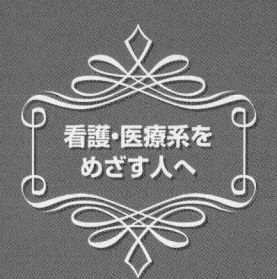

看護・医療系をめざす人へ

ヒューマンケアの理想を目指す
看護職としてのキャリアの一歩を
国立看護大学校からふみ出しませんか

国立看護大学校　看護学部長　飯野 京子さん

JN023252

国立看護大学校は、21世紀の幕開けである2001年に、厚生労働省により設置されまし〔た〕。〔本学〕は、国立高度専門医療研究センター*〔の〕先駆的医療の現場や広く海外で活躍〔する人材〕を育成することです。本学の教育理念〔はヒュ〕ーマンケアの精神に貫かれた看護の実践ができる人材の育成」を掲げています。これは、人間という存在を丸ごと理解し、受け止め、そして、それぞれの対象に合わせた看護ができる人に育ってほしいということです。

本学のパンフレットの表紙に記載されている【ヒューマンケアの風になる：The wind of human caring】というキャッチコピーは、新たな世紀に生まれた本学の学生が、「病める患者さんにとって、さわやかな優しい癒しの風になってほしい」ということ、100年を超える日本の看護界にあって「新しい風であってほしい」という願いがこめられています。

看護師になるための学び

看護師になるための履修は、生命科学、人文科学、保健学、倫理学、情報学などの幅の広い学びを基盤とします。そして、看護の専門科目まで講義・学内演習により積み上げながら履修し、臨地実習において実際の看護経験を通じて学びを統合するとともに、自らの看護観を養っていきます。看護実践の場での実習には、知識・技術・態度のすべての側面を学習したうえで臨むことが不可欠であり、重要です。

また、看護職は高い倫理性を求められる職業であり、日々進歩している医療に対応するためには、自学自習を続けることが必須です。人々を理解し、寄り添い、柔軟に対応できる能力も期待されています。本学は、これらの能力を4年間にわたって切磋琢磨できる学生を求めています。そのためには、人や社会に関心を持ち心身ともに健康であること、そして、科学〔的な素養〕を有し、自らの言葉で的確に表現す〔るこ〕とが重要であると考えています。ま〔た、〕対応できること、多様な人々との連〔携や〕コミュニケーション能力を有してい〔るこ〕〔と、〕誠実で、かつ積極的に学修する習慣が培われていることが必要です。

多様なキャリア形成を目指せる仕事

学生は、高等学校までの学びを経て、看護職となるための学業を修め、倫理観を涵養していきます。そのプロセスで、自己への理解を深め、看護職としての適性を考えながら、今後のキャリア形成への期待や疑問・不安など多くの克服すべき課題に直面することがあります。本学では、チューター制度をとっており、1名の教員が12名程度の学生を担当しながら、一人一人の学業や心身の個別の相談に対応するためのきめの細かい支援を行っています。4年間を通したかかわりの中で、それぞれが自らの適性をふまえたキャリアを目指せるように心がけています。

看護職として就職したのちには、専門看護師、認定看護師、認定看護管理者等の資格を取得し活躍する人も増えるなど、多様なキャリア形成が可能となってきています。人生100年時代に向けて、これからの時代を担う若い人たちの活躍を期待しています。

＊国立高度専門医療研究センターとは、国の医療政策の中心的施設であり、国立国際医療研究センター病院／国府台病院、国立がん研究センター中央病院／東病院、国立循環器病研究センター、国立精神・神経医療研究センター、国立成育医療研究センター、国立長寿医療研究センターのこと。

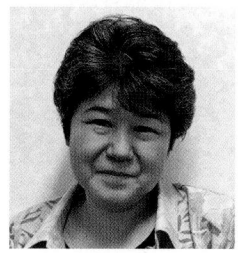

PROFILE

飯野 京子（Iino Keiko）
国立高度専門医療研究センター、厚生省勤務を経て、2001年から国立看護大学校で教育に従事

専門はがん看護学、成人看護学であり、研究課程部にてがん看護専門看護師教育課程担当

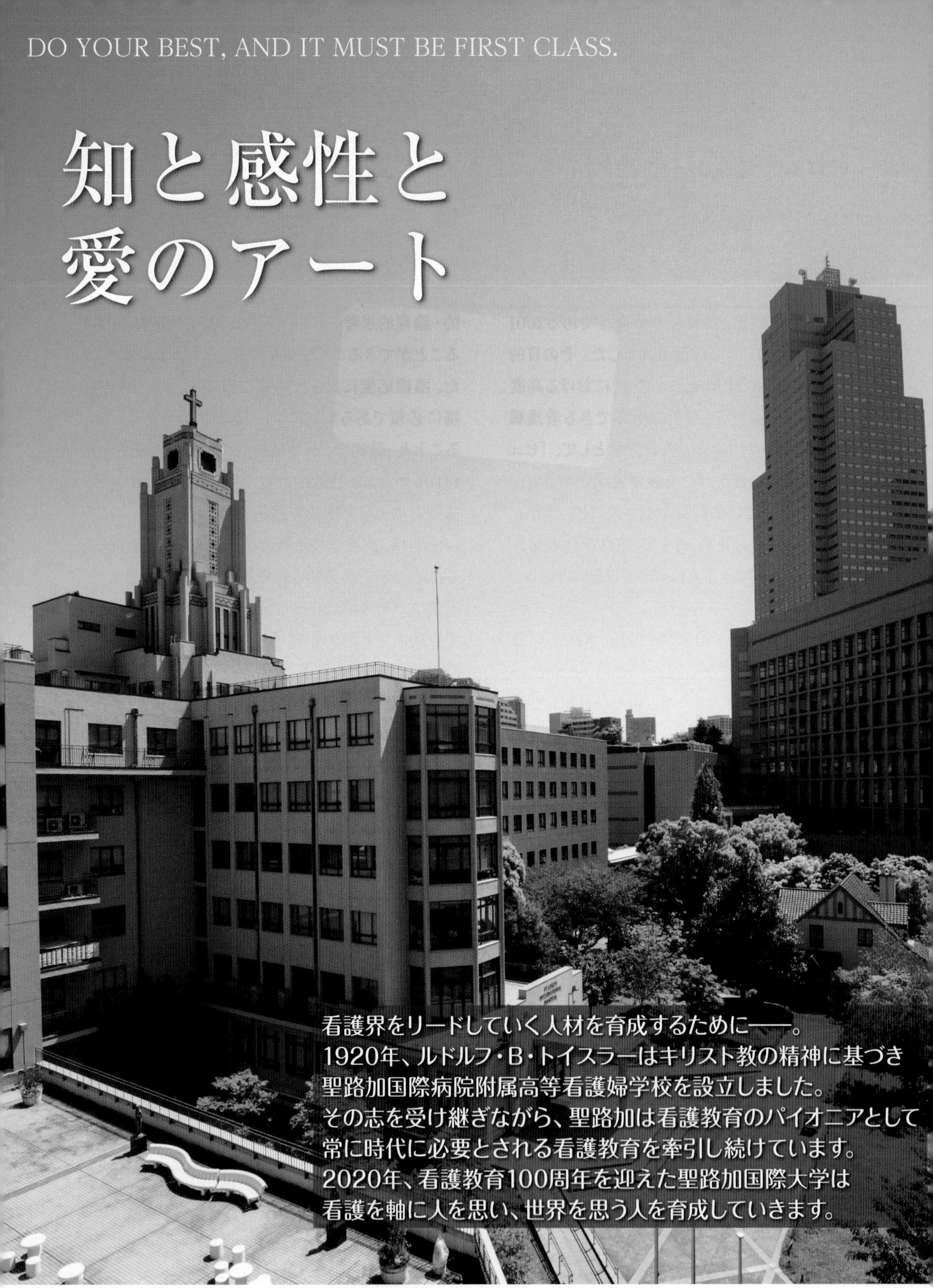

DO YOUR BEST, AND IT MUST BE FIRST CLASS.

知と感性と
愛のアート

看護界をリードしていく人材を育成するために——。
1920年、ルドルフ・B・トイスラーはキリスト教の精神に基づき
聖路加国際病院附属高等看護婦学校を設立しました。
その志を受け継ぎながら、聖路加は看護教育のパイオニアとして
常に時代に必要とされる看護教育を牽引し続けています。
2020年、看護教育100周年を迎えた聖路加国際大学は
看護を軸に人を思い、世界を思う人を育成していきます。

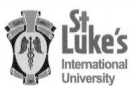

学校法人 聖路加国際大学
St. Luke's International University

〒104-0044 東京都中央区明石町 10-1　TEL 03-3543-6391（代表）
［入試に関するお問い合わせは入試事務課へ］
TEL 03-5550-2347（直通）　e-mail nyushi@slcn.ac.jp
https://university.luke.ac.jp/admission/

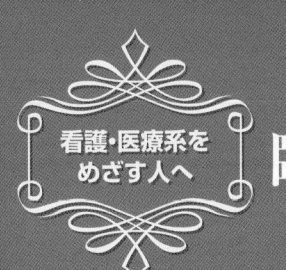

看護・医療系をめざす人へ

看護のリーダーを育成
臨床に強い多様性に富んだ看護職へ

聖路加国際大学 看護学部 学部長 吉田 俊子教授

チーム医療における看護職

看護職は人の健康をともに考え、育み、維持し、寄り添い、生活を大事にしてさまざまな形で健康に関わっていく職業です。また中には、残念ながらお亡くなりになる方もいらっしゃいますが、最後までその人らしさを大切にしたケアを行っていくことが重要です。

現在の医療現場は「チーム医療」体制で動いています。患者さんやご家族もチームの一員です。チームのゴールはひとつ、みな同じゴールを目指します。チームの職種の違いによっては、専門分野での分析の仕方や物の見方が違う場合もあります。そこはお互い情報交換をし、共通言語を用いてさまざまなミーティングを行い、検討していきます。その中で看護職は患者さんの生活をしっかりとケアの中に組み込んでいきます。

例えば、チーム医療の中では医師は治療、理学療法士はリハビリテーション、看護師は看護ケアを主として実施していますが、各職種はそれぞれの対応について十分な相互理解と連携のもと、医療を展開していきます。

各分野の専門性は非常に高いですが、情報の共有化を行うシステム導入によって各分野の専門性を活かした多職種連携は行いやすくなっているといえます。

100周年・看護のリーディング大学として

2020年に100周年を迎えた聖路加国際大学は、100年間にわたりリーディング大学として「看護の質の向上」という責務を果たしてきました。私たちはキリスト教の大学ですので、愛の精神に基づいた対象理解を非常に大切にしています。それとともに「臨床に強いナース」の育成を行っています。

そのため2020年度から新しいカリキュラム改革を行いました。多くの看護系大学が、講義をして演習をし、実習を3年次の後期にまとめて行うのに対し、本学では講義をして演習をし、実習するというサイクルを各領域で繰り返し行うことで、臨床に強いナースとなるための実習強化を実現しました。実習先の聖路加国際病院は、2019年にマグネットホスピタルにも認定されるなど、国内でもトップクラスの質の高いケアを提供していますので、高品質の実習が可能となります。

また、市民と医療従事者がパートナーシップを組み、健康問題に取り組む「People-Centered Care（PCC）」という考えを教育の概念にしています。同時に多様性を磨くために国際化にも力を入れ、英語教育の充実と多彩な留学プログラムを展開しています。コロナ禍によって、WEB教材やWEBでの海外交流・教育プログラムへの変更を余儀なく行いましたが、これらのシステムが充実したことで、多様な人・文化・状況に触れる機会も増えました。学生生活ではアドバイザー制度を採用することで、卒業まで学生1名に対し2〜3名の教員が担当で学業や就職の相談にのり、密に連絡を取り合うことで安心を提供しています。

看護職は医療施設のみではなく、地域の保健・医療・福祉のさまざまな場で看護の仕事をしています。「人が好きで、人の健康を守っていきたい」と考えている人にはとても向いていると思います。色々な学びもあり、素晴らしい職業です。ぜひ看護職を目指していただきたいと思います。

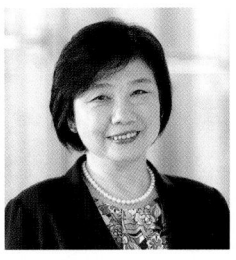

PROFILE

吉田 俊子(Yoshida Toshiko)

聖路加看護大学看護学部看護学科卒業　東北大学大学院医学系研究科障害科学専攻博士後期課程修了（障害科学博士）聖路加国際病院勤務　宮城大学看護学部　学部長を経て、2019年4月より聖路加国際大学　看護学部長・教授／宮城大学名誉教授

職業人教育を通じて社会に貢献する

学校法人 大阪滋慶学園

目指せる 看護・医療職

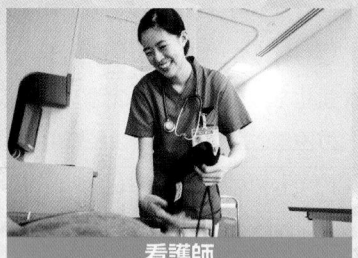

看護師
大阪保健福祉専門学校(昼3年)　大阪医療看護専門学校(昼3年)
出雲医療看護専門学校(昼3年)　鳥取市医療看護専門学校(昼3年)
美作市スポーツ看護専門学校(昼3年)

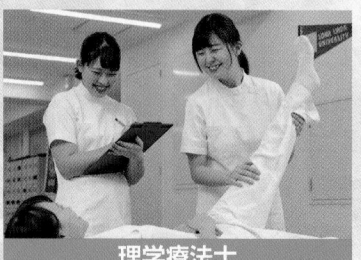

理学療法士
大阪医療福祉専門学校(昼4年・夜4年)
出雲医療看護専門学校(昼3年)　鳥取市医療看護専門学校(昼3年)

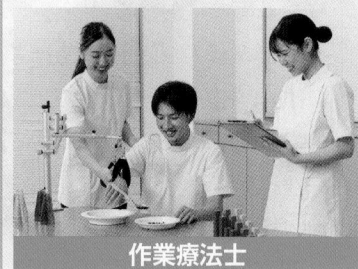

作業療法士
大阪医療福祉専門学校(昼4年・夜4年)
鳥取市医療看護専門学校(昼3年)

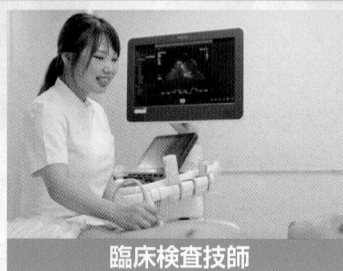

臨床検査技師
大阪医療技術学園専門学校(昼3年)

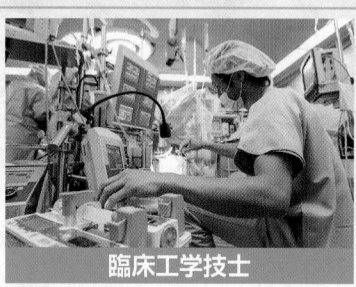

臨床工学技士
滋慶医療科学大学(昼4年)
大阪ハイテクノロジー専門学校(昼3年・夜3年・★昼1年)
出雲医療看護専門学校(昼3年)

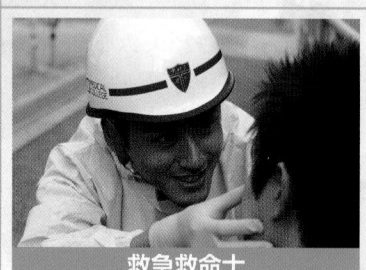

救急救命士
東洋医療専門学校(昼3年・夜3年)

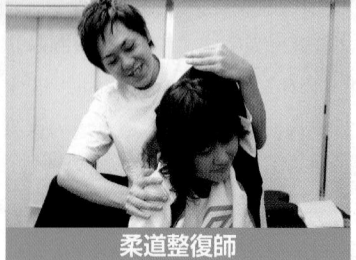

柔道整復師
大阪ハイテクノロジー専門学校(昼3年)
美作市スポーツ医療看護専門学校(昼3年)
東洋医療専門学校(昼3年・夜3年)

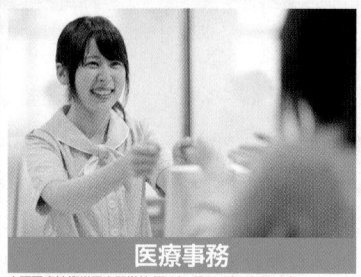

医療事務
大阪医療技術学園専門学校(昼2年・昼2+1年・★昼1年)
大阪医療福祉専門学校(昼2年・昼2+1年)
出雲医療看護専門学校(昼2年)　鳥取市医療看護専門学校(昼2年)

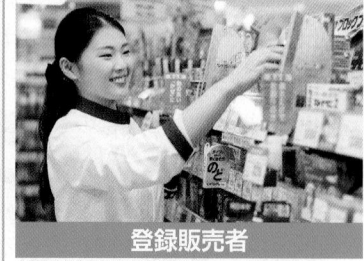

登録販売者
大阪医療技術学園専門学校(昼2年)

■大阪滋慶学園　専門学校一覧

大阪医療技術学園専門学校　学校HP
〒530-0044　大阪市北区東天満2-1-30　TEL:06(6354)2501
[アクセス]JR「大阪天満宮」・大阪メトロ「南森町」・京阪電鉄「天満橋」
駅から徒歩10分以内

大阪ハイテクノロジー専門学校　学校HP
〒532-0003　大阪市淀川区宮原1-2-43　TEL:06(6392)8119
[アクセス]JR新大阪駅3F北口出て「新大阪阪急ビル」経由 徒歩5分
大阪メトロ御堂筋線新大阪駅2番出口徒歩3分

大阪保健福祉専門学校　学校HP
〒532-0003　大阪市淀川区宮原1-2-47　TEL:06(6396)2941
[アクセス]JR・大阪メトロ御堂筋線 新大阪駅より徒歩約5分

大阪医療福祉専門学校　学校HP
〒532-0003　大阪市淀川区宮原1-2-14　TEL:06(6393)2288
[アクセス]大阪メトロ御堂筋線新大阪駅②番出口徒歩1分。JR新大阪
駅3F東改札口から北口(新大阪阪急ビル方面)へ徒歩3分

大阪医療看護専門学校　学校HP
〒560-0045　大阪府豊中市刀根山5-1-1　TEL:06(6846)1080
[アクセス]大阪モノレール・阪急宝塚線「蛍池」駅から徒歩9分

出雲医療看護専門学校　学校HP
〒693-0001　島根県出雲市今市町1151-1　TEL:0853(25)7034
[アクセス]JR山陰本線「出雲市」駅から徒歩6分

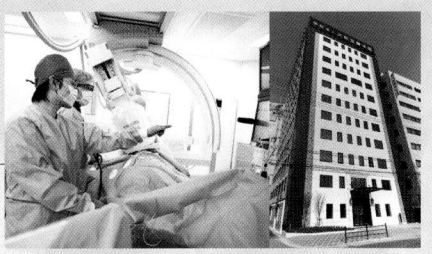
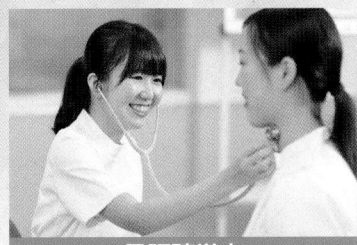
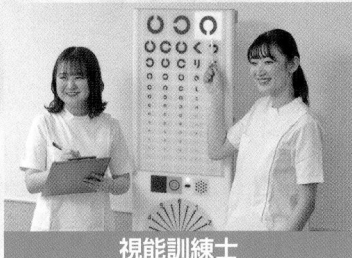
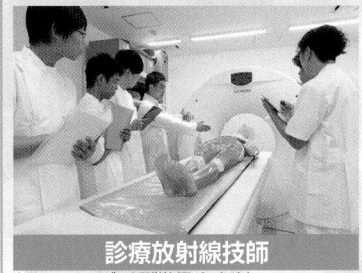
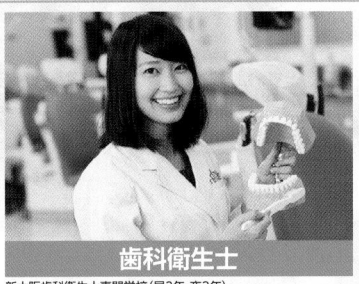
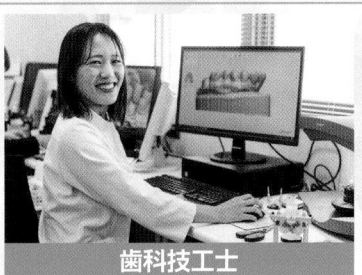
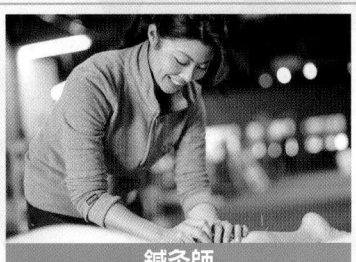
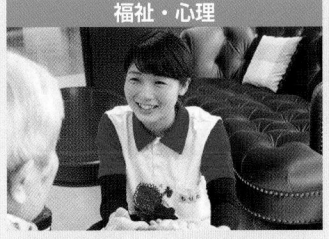
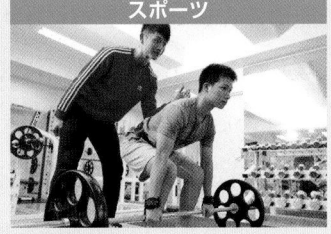
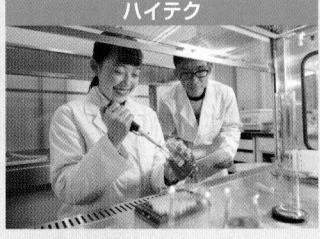

CONTENTS

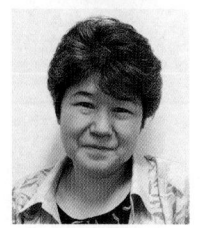
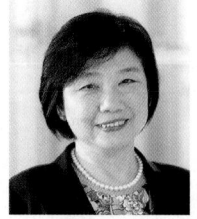

この関門を突破しよう！ 入試対策やお金に関する必須情報

最新情報はこちら！ 自分に"いちばん"の学校を探そう

看護・医療系学校入学全ガイドはWEBサイト「看護医療進学ネット」リニューアルに伴い統合することになりました。

看護・医療系学校入学全ガイドは次年度より弊社オリジナルの看護・医療分野に特化した「看護医療進学ネット」に統合します。
全国の看護・医療系教育機関の学校情報、入試情報を網羅した「看護・医療系学校入学全ガイド」の特徴は継続し、「看護医療進学ネット」にて学校・入試情報が閲覧できるようにいたします。

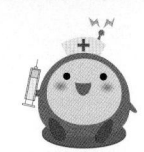

2024年新設校の傾向
短大・専門学校から大学への移行傾向
～設置系統は、看護・リハビリ系が堅調～

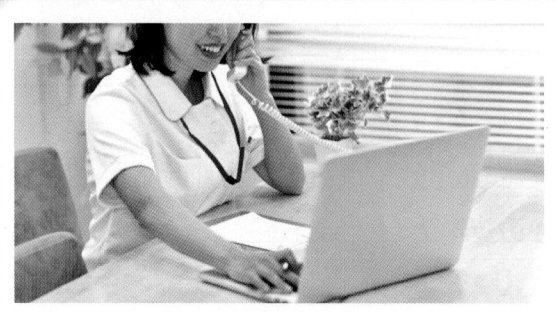

短大・専門学校からの移行が増加

　2024年度の大学新設情報の傾向を見ると、短期大学や専門学校からの移行による大学開設が見受けられます。例を挙げると、仙台青葉学院大学（宮城県）は仙台青葉学院短期大学から移行で看護学部看護学科、リハビリテーション学部リハビリテーション学科理学療法学専攻/作業療法学専攻（認可申請中）を、愛知医療学院大学（愛知県）は、愛知医療学院短期大学から移行でリハビリテーション学部リハビリテーション学科理学療法学専攻/作業療法学専攻（仮称・設置認可申請中）を擁して開学します。

　また高知健康科学大学（高知県）は、土佐リハビリテーションカレッジからの転換で、健康科学部リハビリテーション学科理学療法学専攻/作業療法学専攻（仮称・設置認可申請中）を、北里大学（新潟県）も、北里大学保健衛生専門学院からの

転換で、健康科学部看護学科/医療検査学科（認可申請中）を開設する予定です。

超高齢社会に伴い看護・リハビリ系大学開学傾向

　超高齢社会の昨今、医療も高度化することにより、私たちは健康を堅持し快適な生活を送れるようになりました。目覚ましい医療の進歩により、新たな治療法や新薬が開発され、難治性疾患や感染症にも対応できるようにもなりました。一方で医療技術の高度化により、医療スタッフはこれまでに増して、高度な専門知識や技術に加え、感性豊かな人間性、深い洞察力、論理的思考力、コミュニケーション能力、自己問題提起能力や自己問題解決能力などが求められるようになっています。

看護系学部学科の数は堅調

　現在、医師や歯科医師、薬剤師の育成は大学においてなされていますが、看護師をはじめとした医療技術者の育成も大学での育成が堅実に増えています（グラフ参照）。

　新たに設置される大学の系統を見ても、近年の傾向として看護・医療系の学部・学科が目につきます。こうした看護・医療系をとりまく状況から、2024年度入試においても新設学部・大学での募集が多く予定され、高度先進医療や多職種連携への意識・知識を備えた医療スタッフの養成に期待が寄せられます。

看護系大学数の推移と入学状況

（校）	2018 平成30	2019 令和元	2020 令和2	2021 令和3	2022 令和4 (年度)
大学数	280	288	293	296	303
入学者数（人）	25,048	25,619	25,815	26,110	26,517

（看護師等学校養成所入学状況及び卒業生就業状況調査：厚生労働省）

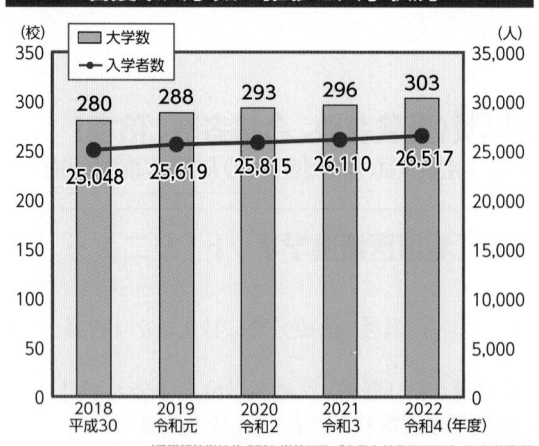

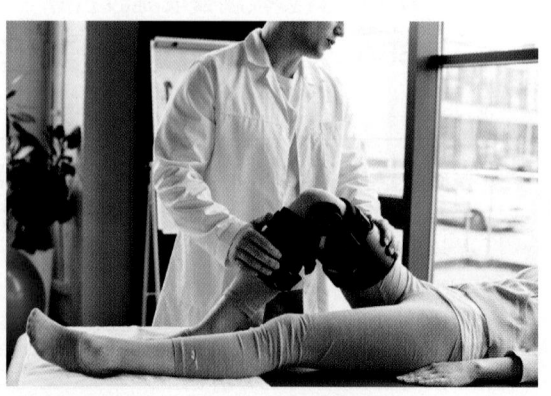

看護・医療系学校の新設（学部・学科・コース）数

看護・医療系学校とは・・・看護師、臨床検査技師、臨床工学技士、診療放射線技師、理学療法士、作業療法士、言語聴覚士、歯科衛生士、歯科技工士、柔道整復師、はり師、きゅう師、あん摩マッサージ指圧師、視能訓練士、義肢装具士、救急救命士のいずれかの資格を目指せる学校を指します。

●円グラフ
看護・医療系の各分野の学部・学科・コース数を分野ごとにあらわしています。数値は本誌「看護・医療系学校入試データ」をもとに算出しています。

●吹き出しの表
新設（学部・学科・コース）の学校数をあらわしています。学校が既設の場合でも、新設学科がある場合には表に加算しています。

■ 大学(4年制)・大学校　■ 短期大学　■ 専門職大学　■ 専門学校・養成施設

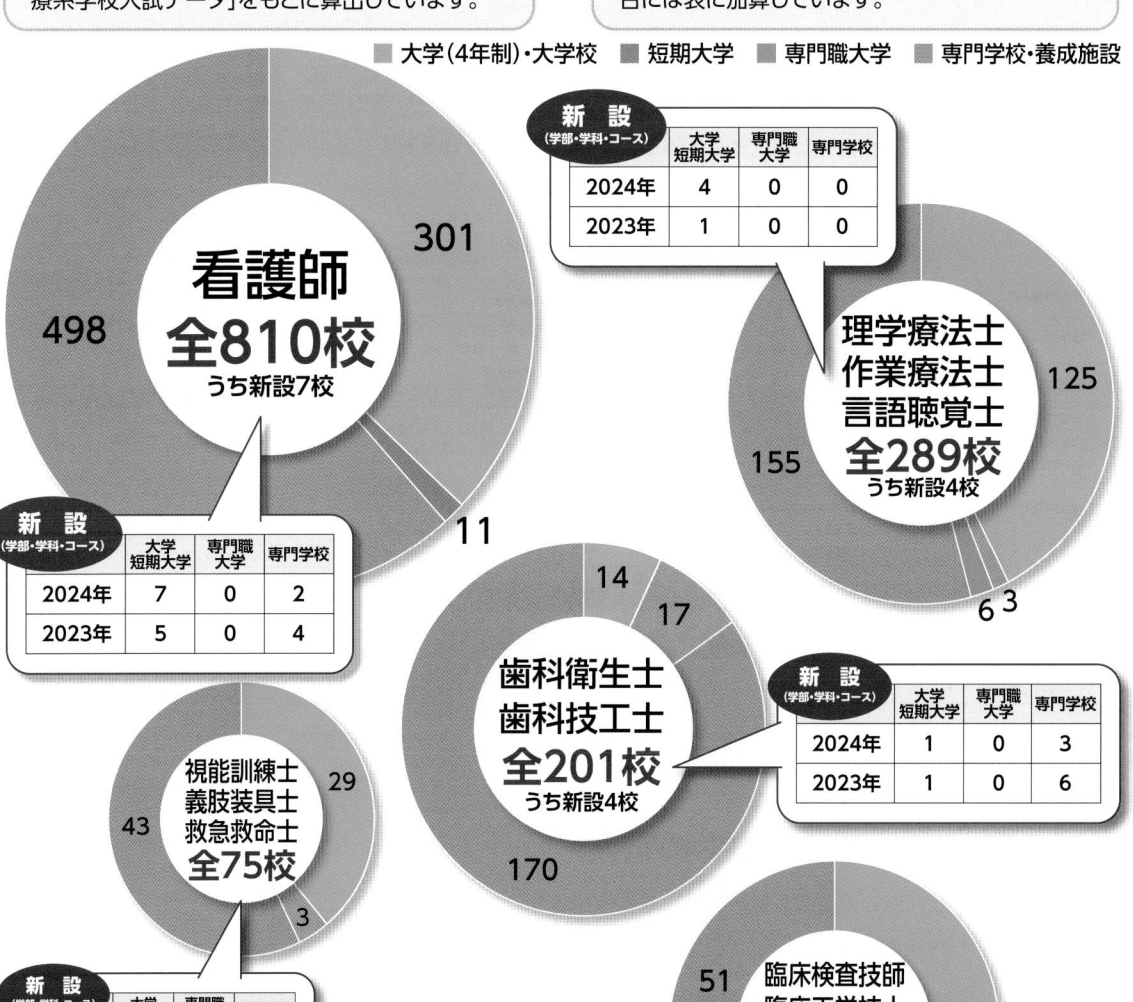

新設（学部・学科・コース）

	大学短期大学	専門職大学	専門学校
2024年	4	0	0
2023年	1	0	0

看護師 全810校 うち新設7校

理学療法士 作業療法士 言語聴覚士 全289校 うち新設4校

301 / 498 / 11

125 / 155 / 6 3

新設（学部・学科・コース）

	大学短期大学	専門職大学	専門学校
2024年	7	0	2
2023年	5	0	4

歯科衛生士 歯科技工士 全201校 うち新設4校

14 / 17 / 170

新設（学部・学科・コース）

	大学短期大学	専門職大学	専門学校
2024年	1	0	3
2023年	1	0	6

視能訓練士 義肢装具士 救急救命士 全75校

29 / 43 / 3

新設（学部・学科・コース）

	大学短期大学	専門職大学	専門学校
2024年	0	0	0
2023年	1	0	0

柔道整復師 はり師・きゅう師 あん摩マッサージ指圧師 全131校 うち新設2校

20 / 1 / 110

新設（学部・学科・コース）

	大学短期大学	専門職大学	専門学校
2024年	1	0	1
2023年	1	0	1

臨床検査技師 臨床工学技士 診療放射線技師 全156校 うち新設2校

51 / 102 / 3

新設（学部・学科・コース）

	大学短期大学	専門職大学	専門学校
2024年	2	0	0
2023年	3	0	0

※2023年8月現在(今後変更の可能性がありますので詳細は各大学のホームページをご確認ください。)

大学・短期大学・専門職大学・専門学校　2024年度・2023年度
新設・新学部・新学科・新コース 学校一覧

2024年度

※看護師、准看護師、」予定臨床検査技師、臨床工学技士、診療放射線技師、理学療法士、作業療法士、言語聴覚士、歯科衛生士、歯科技工士、柔道整復師、はり師・きゅう師、あん摩マッサージ指圧師、視能訓練士、義肢装具士、救急救命士の新設(学部・学科・コース)を有する学校を掲載しています。
※本一覧は、文部科学省から公表されているものおよび2023年7月の弊社調査に基づいてまとめたものです。設置予定のものや設置認可申請中のものが含まれます。変更が生じる場合がありますので、詳しくは各学校へお問い合わせください。

開設予定の大学・学校

●大学

都道府県	学校名	学部・学科など
宮 城	仙台青葉学院大学	看護学部 看護学科・リハビリテーション学部 リハビリテーション学科 理学療法学専攻/作業療法学専攻(仙台青葉学院短期大学から移行)
愛 知	愛知医療学院大学	リハビリテーション学部 リハビリテーション学科 理学療法学専攻/作業療法学専攻(愛知医療学院短期大学から移行)

都道府県	学校名	学部・学科など
高 知	高知健康科学大学	健康科学部 リハビリテーション学科 理学療法学専攻/作業療法学専攻(土佐リハビリテーションカレッジから転換・仮称・設置認可申請中)

●専門学校

都道府県	学校名	学科・コース
栃 木	さくら看護専門学校	看護学科
千 葉	医療創生大学歯科衛生専門学校	歯科衛生第I学科/歯科衛生第II学科(設置認可申請中)
東 京	東京町田歯科衛生学院専門学校(認可申請中)	歯科衛生士コース(設置計画中)

開設・改組・課程変更予定の学部・学科など

●大学

都道府県	学校名	学部・学科など
東 京	東京医療保健大学	医療栄養学科 臨床検査学専攻(仮称・設置構想中)
新 潟	北里大学	健康学部 看護学科/医療検査学科(北里大学保健衛生専門学院から転換・認可申請中)
愛 知	愛知淑徳大学	健康医療科学部 医療貢献学科 理学療法学専攻/臨床検査学専攻(指定学校申請中)
	藤田医科大学	保健衛生学部 リハビリテーション学科 先進理学療法コース/先進作業療法コース(届出申請中)
京 都	京都光華女子大学	看護福祉リハビリテーション学部 福祉リハビリテーション学科 作業療法専攻/言語聴覚専攻・看護学科(仮称・構想中)
大 阪	大阪青山大学	看護学部 看護学科(健康科学部より改組)
	大阪歯科大学	看護学部 看護学科
	森ノ宮医療大学	総合リハビリテーション学部 言語聴覚学科
岡 山	吉備国際大学	看護学部 看護学科(保健医療福祉学部 看護学科より改組)、人間科学部 人間科学科 理学療法学専攻/作業療法学専攻(保健医療福祉学部 理学療法学科/作業療法学科より改組)
山 口	周南公立大学【公】	人間健康科学部 看護学科

都道府県	学校名	学部・学科など
愛 媛	聖カタリナ大学	看護学部 看護学科(人間健康福祉学部より改組)
福 岡	久留米大学	医学部 医療検査学科
	福岡国際医療福祉大学	医療学部 診療放射線学科
宮 崎	九州医療科学大学	社会福祉学部 スポーツ健康福祉学科 救急救命コース

●短期大学

都道府県	学校名	学部・学科など
京 都	京都光華女子大学短期大学部	歯科衛生学科

●専門職大学

都道府県	学校名	学部・学科など
滋 賀	びわこリハビリテーション専門職大学	リハビリテーション学部 言語聴覚療法学科(設置届出・指定学校申請中)

●専門学校

都道府県	学校名	学部・学科など
宮 城	仙台保健福祉専門学校	言語聴覚科
兵 庫	姫路医療専門学校	救急救命士科(設置認可申請中)
宮 崎	延岡看護専門学校	看護学科(全日制3年課程)

名称変更の学校

●大学

都道府県	新校名	現校名
千 葉	ＳＢＣ東京医療大学(届出中)	了德寺大学
宮 崎	九州医療科学大学	九州保健福祉大学

●専門学校

都道府県	新校名	現校名
栃 木	さくら医療福祉専門学校	さくら総合専門学校
埼 玉	大宮呉竹医療専門学校	呉竹医療専門学校
	桔梗十字専修学校	大橋医療高等専修学校

都道府県	新校名	現校名
東 京	東京呉竹医療専門学校	東京医療専門学校
神奈川	横浜呉竹医療専門学校	呉竹鍼灸柔整専門学校
新 潟	村上看護専門学校(届出予定)	新潟看護医療専門学校村上校
石 川	金沢救急救命専門学校(校名変更申請中)	北信越柔整専門学校
岐 阜	中部国際医療学院専門学校	あじさい看護福祉専門学校
宮 崎	九州医療科学大学専門学校	九州保健福祉大学総合医療専門学校

統合予定の大学・学校

●大学

都道府県	学校名	学部・学科など
東 京	東京科学大学【国】(仮称/東京医科歯科大学・東京工業大学が統合予定)	医学部 医学科/保健衛生学科、歯学部 歯学科/口腔保健学科

募集停止の大学・学校

●短期大学

都道府県	学校名	学部・学科など
宮 城	仙台青葉学院短期大学	看護学科 リハビリテーション学科 理学療法学専攻/作業療法学専攻(仙台青葉学院大学へ移行のため募集停止)
愛 知	愛知医療学院短期大学	リハビリテーション学科 理学療法学専攻/作業療法学専攻(愛知医療学院大学へ移行のため募集停止)

●専門学校

都道府県	学校名	学部・学科など
青 森	青森歯科医療専門学校	歯科技工士科
岩 手	一関准看護高等専修学校	
宮 城	東北文化学園専門学校	視能訓練士科
栃 木	上都賀市医師会附属准看護学校	
群 馬	たかさき・ナイチンゲール学院	看護学科
	富岡市甘楽郡医師会立富岡准看護学校	
埼 玉	埼玉福祉保育医療製菓調理専門学校	言語聴覚士科II部【夜間部2年制】(大卒者等対象)
	久喜看護専門学校	看護学科(3年制)(さいたま看護専門学校へ合併予定)

都道府県	学校名	学部・学科など
東 京	聖和看護専門学校	看護学科
	日本医歯薬専門学校	歯科助手学科(夜1年)
神奈川	横浜YMCA学院専門学校	作業療法科
新 潟	北里大学保健衛生専門学院	臨床検査技師養成科/保健看護科(北里大学 健康学部へ転換のため募集停止)
石 川	金沢医療技術専門学校	看護学科
広 島	福山市医師会看護専門学校	准看護科
高 知	土佐リハビリテーションカレッジ	理学療法学科/作業療法学科(高知健康科学大学へ継承に伴い募集停止)
福 岡	久留米大学医学部附属臨床検査専門学校	臨床検査科(久留米大学 医学部 医療検査学科(仮称)を開設予定(設置認可申請中))
	田川看護高等専修学校	准看護科
熊 本	熊本看護専門学校	助産学科(1年制)

2023年度

開設の大学・学校

●専門学校

都道府県	学校名	学部・学科など
北海道	帯広市医師会看護専門学校	看護学科
和歌山	和歌山医療スポーツ専門学校	柔道整復師学科

都道府県	学校名	学部・学科など
大 分	大分平松総合医療専門学校（大分臨床検査技師専門学校、大分臨床工学技士専門学校、大分視能訓練士専門学校の統合により開校）	臨床検査学科、臨床工学科、視能訓練学科

開設・改組・課程変更の学部・学科など

●大学

都道府県	学校名	学部・学科など
北海道	北海道文教大学	医療保健科学部 看護学科/リハビリテーション学科 理学療法学専攻/作業療法学専攻
東 京	杏林大学	保健学部 リハビリテーション学科 言語聴覚療法学専攻
新 潟	新潟医療福祉大学	リハビリテーション学部 鍼灸健康学科
	新潟薬科大学	看護学部 看護学科 医療技術学部 臨床検査学科
石 川	北陸大学	医療保健学部 理学療法学科
三 重	鈴鹿医療科学大学	保健衛生学部 臨床検査学科（保健衛生学部 医療栄養学科 臨床検査学専攻を改組）
大 阪	大阪成蹊大学	看護学部 看護学科
	宝塚医療大学	保健医療学部 口腔保健学科
奈 良	天理大学	医療学部 看護学科/臨床検査学科（天理医療大学との統合に伴い学部移設）
福 岡	国際医療福祉大学	福岡保健医療学部 看護学科
	福岡国際医療福祉大学	医療学部 言語聴覚学科（国際医療福祉大学 福岡保健医療学部 言語聴覚学科を移設）
大 分	大分大学【国】	医学部 先進医療科学科 生命健康科学コース/臨床医工学コース

都道府県	学校名	学部・学科など
大 分	日本文理大学	保健医療学部 保健医療学科 診療放射線学コース/臨床医工学コース
鹿児島	鹿児島国際大学	看護学部 看護学科

●短期大学

都道府県	学校名	学部・学科など
北海道	帯広大谷短期大学	看護学科
宮 城	仙台青葉学院短期大学	救急救命学科
福 岡	福岡医療短期大学	歯科衛生学科（男女共学化）

●専門学校

都道府県	学校名	学部・学科など
宮 城	仙台市医師会看護専門学校	看護師3年課程
埼 玉	上福岡高等看護学院	看護師3年課程
	さいたま柔整専門学校	柔道整復学科II類
東 京	日本医療ビジネス大学校	看護師科
長 野	上田看護専門学校	看護学科・3年課程
兵 庫	神戸リハビリテーション衛生専門学校	歯科衛生学科
福 岡	福岡医療専門学校	歯科衛生科
大 分	大分県歯科技術専門学校	Wライセンスコース

名称変更の学部・学科など

●大学

都道府県	学校名	学部・学科など
東 京	杏林大学	保健学部 リハビリテーション学科　理学療法学専攻/作業療法学専攻（理学療法学科/作業療法学科より改組）

都道府県	学校名	学部・学科など
山 梨	健康科学大学	健康科学部 リハビリテーション学科 理学療法学コース/作業療法学コース（健康科学部 理学療法学科/作業療法学科より改組）

名称変更の学校

●大学

都道府県	新校名	旧校名
北海道	旭川市立大学【公】	旭川大学
鹿児島	鹿児島純心大学（男女共学化）	鹿児島純心女子大学

●短期大学

都道府県	新校名	旧校名
長 野	飯田短期大学（男女共学化）	飯田女子短期大学
奈 良	大和大学白鳳短期大学部	白鳳短期大学

●専門学校

都道府県	新校名	旧校名
岩 手	盛岡医療大学校	盛岡看護医療大学校
宮 城	仙台赤門医療専門学校	赤門鍼灸柔整専門学校
新 潟	新潟薬科大学附属医療技術専門学校	新潟医療技術専門学校
大 阪	大阪府柔道整復師会医療スポーツ専門学校	大阪府柔道整復師会専門学校
兵 庫	神戸リハビリテーション衛生専門学校	神戸リハビリテーション福祉専門学校
広 島	広島歯科技工士専門学校	広島歯科技術専門学校
山 口	岩国YMCA保健看護専門学校	岩国YMCA国際医療福祉専門学校

統合の大学・学校

●大学

都道府県	学校名	学部・学科など
奈 良	天理大学（天理医療大学と統合）	医療学部 看護学科/臨床検査学科

●専門学校

都道府県	学校名	学部・学科など
埼 玉	埼玉福祉保育医療製菓調理専門学校（埼玉福祉保育医療専門学校・埼玉ベルエポック製菓調理専門学校）	言語聴覚士科（午前コース・午後コース3年制）

募集停止の大学・学校

●大学

都道府県	学校名	学部・学科など
福 岡	国際医療福祉大学	福岡保健医療学部 言語聴覚学科（福岡国際医療福祉大学へ移設のため募集停止）

●専門学校

都道府県	学校名	学部・学科など
北海道	駒沢看護専門学校	看護科
千 葉	千葉医療センター附属千葉看護学校	看護学科
	日本大学松戸歯学部附属歯科衛生専門学校	歯科衛生士科
東 京	彰栄リハビリテーション専門学校	作業療法学科夜間部

都道府県	学校名	学部・学科など
新 潟	新潟薬科大学附属医療技術専門学校（2023年4月校名変更 旧校名：新潟医療技術専門学校）	看護学科/臨床検査技師科（新潟薬科大学へ継承に伴い学科募集停止）
長 野	岡谷市医師会附属准看護学院	准看護学科
愛 媛	愛媛医療センター附属看護学校	看護学科
高 知	四万十看護学院	看護学科
長 崎	佐世保市医師会看護専門学校	准看護科、看護科（2年課程）
大 分	日本文理大学医療専門学校	診療放射線学科/臨床検査学科/臨床工学科（日本文理大学 保健医療学部へ継承に伴い募集停止）
	別府医療センター附属大分中央看護学校	看護学科

新設特集

大阪歯科大学 看護学部

問い合わせ先 〒573-1121　大阪府枚方市楠葉花園町8番1号
TEL：072-864-3201
URL：https://www.osaka-dent.ac.jp/faculty/new/nr/
E-mail：kangoiryo-ad@cc.osaka-dent.ac.jp

京都・大阪から30分圏内の駅近キャンパス
看護学部の新棟を建設中

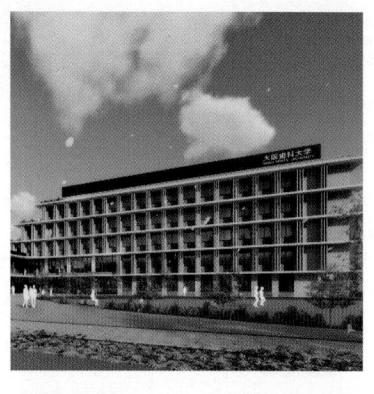

新　　学部・学科／定員

看護学部　看護学科／80名
2024年4月開設

資料請求

資料請求番号 **589900**

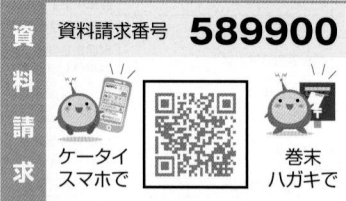

ケータイ
スマホで

巻末
ハガキで

学びの特徴

■充実のシミュレーション設備、ICT環境を使用したカリキュラムで「看護実践力」を身につける
保健・医療・福祉の幅広い分野で人々に寄り添い、健康をまもるために、傷病者や妊産婦の療養上の世話をしたり、診療の補助を行う看護師は、対象となる人の身体や精神、社会、文化など、いわば日常生活を「全方面」から支えます。看護学部看護学科では、患者さんとその家族が少しでも安心・安楽・安全に過ごせるように、情報を総合的にアセスメント（分析・評価）して、必要な看護を的確に判断する力を身につけます。建設中の看護学部のための新棟は京阪樟葉（くずは）駅から徒歩5分。病院同等の機器やICTを活用したシミュレーターなどを整備し、現場さながらの環境で実践力を高めます。
■地域で活躍する医療従事者や地域住民との交流を重視した学習フィールドとキャリアサポートを用意
在学中から自分に合った進路を見いだせるように、地域でのフィールドワークや歯学部・医療保健学部と連携した学びの場として、「地域連携・実践研究センター」を開設予定です。職種の垣根を超えて、多職種と連携・協同する実践力向上をめざします。
また、すべての看護職のキャリアを支援する「教育拠点」を目指して、看護学部、歯学部、医療保健学部、の教育・研究を生かした看護実践教育の機会を設け、在学生や本学の卒業生だけでなく、地元地域で働く医療・福祉従事者のキャリア支援や卒後のフォローアップ、市民セミナーの実施を構想しています。

資　格

看護師国家試験受験資格
保健師国家試験受験資格（選択制）

卒業後の進路

■チーム医療の「要（かなめ）」として多方面で活躍できる
看護師は、国家資格の専門職であり、患者とその家族、医療チームのメンバーをつないで、より安全で安心な治療を支援し、よりあたたかなケアを実現する「要（かなめ）」といえる存在です。近年、その活躍の場が広がっている看護職は、患者や家族のニーズを重層的・複合的に捉えることができ、「チーム医療」「多職種連携」に不可欠な存在です。病院・診療所では入院患者の看護、訪問看護では多職種と連携しながら家庭を訪問しケアの提供、産科・助産所では妊婦さんの出産介

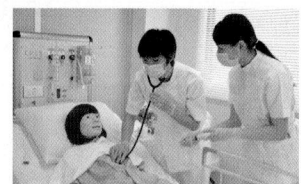

助や子育て支援、保健センター・保健所では地域住民を対象に健康保持・増進の支援、介護保険施設や社会福祉施設では高齢者の健康管理とケア、その他、企業や教育機関などの健康管理室で活躍することも。大学院に進学し、さらなる専門性の探究を続けるなど、卒業後の進路は多方面に広がっています。
※写真提供㈱島津理化・㈱京都科学

入試情報

資料請求者には入試ガイドを配布中。詳細は9月以降発行の入試要項、または大学HPをチェック！

交通案内

京阪本線「樟葉（くずは）駅」（特急停車駅）徒歩5分
■大阪府枚方市楠葉に新棟建設中
京都・大阪の中心地から30分圏内の楠葉キャンパスに、新たに看護学部のための新棟を建設中。京都方面：京阪「丹波橋」駅から約13分、大阪方面：京阪「京橋」駅から約20分

スクール
インフォメーション

資料請求は
コチラから

最新の入試の情報をチェックしよう！ ▶▶▶

※入試データのアイコンはそれぞれ、下記の分野を表しています
(看)…看護師／(工)…臨床工学技士／(理)…理学療法士／(作)…作業療法士／(言)…言語聴覚士／(衛)…歯科衛生士／(救)…救急救命士

Pick Up!

専門学校

宮城	(理・作・言)P.423、(衛)P.473	学校HP
	仙台保健福祉専門学校	

福島	(看)P.232	学校HP
	太田看護専門学校	

福島	(看)P.232、(工)P.372、(言)P.424、(救)P.557	学校HP
	国際医療看護福祉大学校	

神奈川	(看)P.261	学校HP
	おだわら看護専門学校	

岐阜	(衛)P.493	学校HP
	朝日大学歯科衛生士専門学校	

(看)P.000 入試データページ

2019年からスタートした新制度『専門職大学』『専門職短期大学』

「実践的な職業教育」を大学レベルで行う新しい教育機関

2019年度、55年ぶりに新しい学校種『専門職大学』『専門職短期大学』が誕生しました。医療系分野では2019年度に1校、2020年度に3校、2021年度に1校が開校。2022年度にも1校が開校されています。

専門職大学／専門職短期大学ってどんなところ？
→大学と専門学校の教育を融合し、職業の観点からより実践的に学ぶことができる

①柔軟な学習スタイル
4年制課程については、前期課程（1〜2年または1〜3年）と後期課程（3〜4年または4年）に区分されます。これにより、前期課程修了後に就職してから後期課程へ再入学する、社会人が学び直しのために後期課程から編入学するなど、多様な学習スタイルが実現可能となります。

②少人数でプロ（経験豊かな実務家）から学ぶ
同時に授業を受ける学生数を原則40名以下としています。また、専任教員のうち4割以上は専攻分野において約5年以上の実務経験者でなければならないなどの条件を設けています。

③企業や地域と連携したカリキュラム（臨地実務実習など）
4年制で600時間以上、2年制で300時間以上の企業等での「臨地実務実習」が義務付けられています。

専門職大学の多様な学習スタイル

就職

社会人の学び直し
（実務経験を有する学生は企業内実習や資格系科目履修免除可）

就職

前期課程修了後
いったん就職してから後期課程へ再入学

卒業時
学士（専門職）称号付与

後期課程　4年　後期課程
3年
2年
前期課程　1年　前期課程

編入

短期大学
専門学校

専門職大学

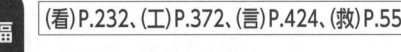

これからのチーム医療の一端を担う
スペシャリストを育成する医療保健学部

看護学科（定員80名）

社会が求めているのは、安全・安心で、思いやりと倫理観にあふれた保健・医療です。高度化する医療技術に適応する技能を身につけ、人をいたわる心を備えた看護師・保健師を養成します。

取得資格：看護師 国家試験受験資格
　　　　　保健師 国家試験受験資格

理学療法学科（定員80名）

医療、福祉、教育、スポーツなど、さまざまな分野で求められている理学療法士の技能。現代社会においてますます必要とされているリハビリテーションの専門家を養成します。

取得資格：理学療法士 国家試験受験資格

保健栄養学科（定員40名）

食と健康・医療の知識をトータルに学び、時代が求める食と栄養のスペシャリスト、管理栄養士・栄養士を養成します。

取得資格：管理栄養士 国家試験受験資格
　　　　　栄養士免許

診療放射線学科（定員80名）

現代のチーム医療に貢献する先進技術と知識を備えた、放射線診断・治療のスペシャリスト、診療放射線技師を養成します。

取得資格：診療放射線技師 国家試験受験資格

臨床検査学科（定員80名）

診断・治療に役立つ検査情報を正確に分析・評価するスペシャリスト、臨床検査技師を養成します。

取得資格：臨床検査技師 国家試験受験資格

医療技術学科（臨床工学技士養成学科）（定員40名）

新たな治療技術に対応できる能力と創造性開発能力を備えた臨床工学技士を養成します。

取得資格：臨床工学技士 国家試験受験資格

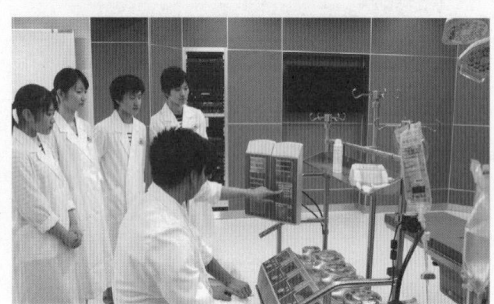

─ 入試特待生制度 ─

一般選抜（1期・2期）、大学入学共通テスト利用選抜（1期・2期・3期）において、入学試験の成績が優秀な合格者に対し、1年次の前期授業料のうち30万円を減免します。特別な申請等の必要はなく、一般選抜（1期・2期）、大学入学共通テスト利用選抜（1期・2期・3期）の受験者全員が選考の対象となります。

■入試日程 ※入試日程等を変更する場合があります。変更が生じた場合、本学Webサイトにて随時公表します。

入試区分		出願期間	試験日	合格発表
学校推薦型選抜 社会人選抜	1期	2023年11月 1日（水）～11月 9日（木）	11月18日（土）	12月 1日（金）
	2期	2023年11月13日（月）～12月 7日（木）	12月16日（土）	12月25日（月）
一般選抜	1期	2024年 1月 5日（金）～ 1月22日（月）	1月27日（土）	2月 6日（火）
	2期	2024年 2月 7日（水）～ 2月19日（月）	2月24日（土）	3月 5日（火）
大学入学共通テスト 利用選抜	1期	2024年 1月 5日（金）～ 2月 5日（月）	令和6年度大学入学 共通テスト試験日 1月13日（土） 1月14日（日）	2月15日（木）
	2期	2024年 2月 6日（火）～ 2月27日（火）		3月 7日（木）
	3期	2024年 2月28日（水）～ 3月 6日（水）		3月15日（金）

◎入試の詳細は「2024年度学生募集要項」でご確認下さい。

つくば国際大学

つくば国際大学キャンパス ：茨城県土浦市真鍋6-20-1　TEL.029-826-6000　FAX.029-826-6937
第２キャンパス　　　　　：茨城県土浦市真鍋6-8-33　TEL.029-826-6622　FAX.029-826-6776
　　　　　　　　　　　　　ＵＲＬ　https://www.ktt.ac.jp/tiu/

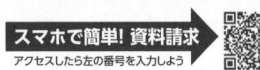
幅広い知識と技術をもつ
「心ある看護者」を育成します。

学部・学科／定員

看護学部 看護学科　80名

学びの特色／教育目的　教育目標

調和の精神と看護専門職としての倫理観を持ち、社会に貢献できる人材を養成します。

● 人間を総合的にとらえ、高い倫理観をもって調和のとれた人間関係を築くことができる。
● あらゆる看護の対象の健康レベル・成長発達に応じて、科学的根拠に基づいた看護実践能力を修得する。
● 地域特性から保健医療福祉ニーズを理解し、地域に貢献できる能力を修得する。
● チーム医療における看護の役割を理解し、他専門職種の人々と協働・連携できる能力を修得する。
● 看護専門職として、自らのキャリアデザインを設計し、自己成長のために探求心をもって、継続的に学習できる。

教育環境

看護教育のための最新の施設・設備が備わった本城キャンパス。
しっかり学びたいあなたには、すばらしい環境が整っています。

資　格

看護師国家試験受験資格
保健師国家試験受験資格（定員80名の選択制）
養護教諭一種免許状（選択制）
第2種ME技術者

主な就職先

足利赤十字病院、佐野厚生総合病院、自治医科大学附属病院、太田記念病院、羽生総合病院、とちぎメディカルセンター、獨協医科大学病院、筑波大学附属病院、埼玉医科大学総合医療センター、日本大学医学部附属板橋病院、さいたま赤十字病院
【保健師】千葉県大網白里市
【養護教諭】栃木県、群馬県
【教員】千葉県　他

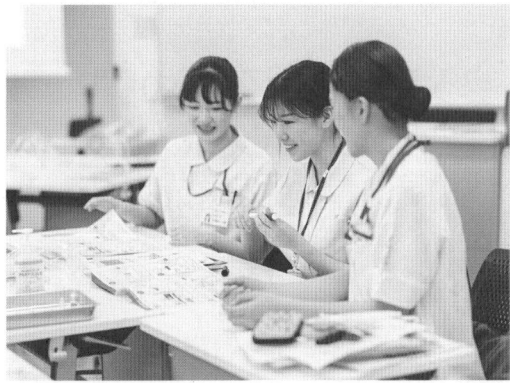

入試情報

● 学校推薦型選抜（指定校・公募制I期）
出 願 期 間：11月1日（水）〜11月15日（水）
試　験　日：11月19日（日）
合 格 発 表：12月1日（金）
● 一般選抜A
出 願 期 間：1月4日（木）〜1月26日（金）
試　験　日：2月3日（土）・2月4日（日）
合 格 発 表：2月13日（火）
※その他詳細は本学ホームページに掲載している募集要項をご確認ください。

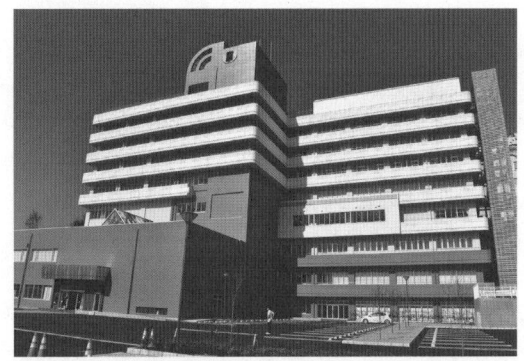

交通案内

【本城キャンパス】
JR「足利」駅より徒歩17分。
東武「足利市」駅より徒歩17分。

足利大学

（2018年4月校名変更 旧校名:足利工業大学）

大前キャンパス　〒326-8558　栃木県足利市大前町268-1　　TEL：0120-62-9980
本城キャンパス　〒326-0808　栃木県足利市本城3丁目2100-1　TEL：0284-64-8511
URL：https://www.ashitech.ac.jp/nursing

もっと詳しい学校情報はコチラから

巻末ハガキ

資料請求番号
587600

スマホで簡単! 資料請求
アクセスしたら左の番号を入力しよう

湘南鎌倉医療大学

問い合わせ先
〒247-0066　神奈川県鎌倉市山崎1195-3
TEL：0467-38-3131（代表）
URL：https://www.sku.ac.jp
E-mail：nyushi@sku.ac.jp

自ら考えて学習できるカリキュラム。
深い知識と高い技術、人としての品格を備えた
質の高い看護師を育成する。

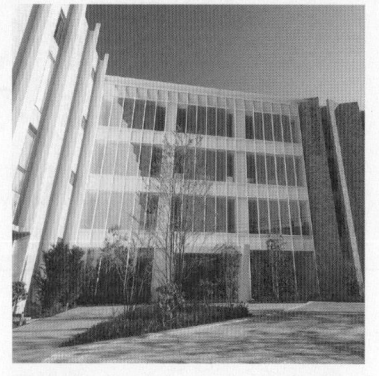

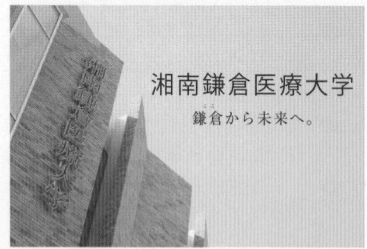

湘南鎌倉医療大学
鎌倉から未来へ。

学部・学科／定員

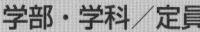

看護学部　看護学科／100名

学びの特徴

母体となる徳洲会グループは「生命だけは平等だ」という理念を掲げ、全国に病院など400施設を展開。いつでもどこでも誰でもが最善の医療・ケアを受けられる社会を目指し、日々研鑽する医療人を育成。①幅広い教養と医療人として必要な倫理観、②多様な場面で人々とのコミュニケーションができる能力、③最新の看護学の知識・技術をもとにした判断力・思考力、④地域で暮らす人々への健康支援・生活支援に貢献、⑤生涯にわたって看護ケアについて探求・研鑽し、看護学の発展に寄与など、幅広い教養と哲学的思考を基盤とする豊かな人間性・高い倫理性を持った看護職を育成します。

資格

看護師国家試験受験資格、保健師国家試験受験資格（選択制・20名）
※保健師免許取得後に養護教諭二種免許、第一種衛生管理者免許。

卒業後の進路

総合病院、クリニック、診療所、訪問看護ステーション、福祉施設、保健所、さらに地方自治体や一般企業、大学院進学など、看護職として活躍できる就職先や進路先も豊富です。主な実習先となる徳洲会グループは全国に病院、診療所、介護老人保健施設など多数展開しているほか、湘南地区にも様々な医療施設があり、幅広いネットワークを活かして、希望に合わせて就職先を選ぶことができます。

入試情報

■【新設】総合型選抜
2023年10月1日（日）
募集：10名
■学校推薦型選抜
2023年11月12日（日）
募集：指定校15名・公募制30名
■一般選抜Ⅰ期
2024年2月4日（日）
募集：40名
■一般選抜Ⅱ期
2024年2月25日（日）
募集：5名

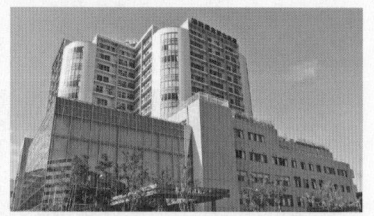

学校設備・施設

4階建てのキャンパスには基礎、母性・小児、成人・老年、公衆衛生・在宅看護など、最新設備の演習室、図書室や食堂も完備しています。また、実習には県内に所在するグループ施設を利用。湘南鎌倉総合病院、湘南藤沢徳洲会病院、茅ケ崎徳洲会病院、大和徳洲会病院、日野病院など8つの病院。加えて4つのクリニック、5つの介護老人保健施設、4つの特別養護老人ホーム、その他の17施設の合計38施設で実習を行います。実習先や実習水準もグループ施設内で十分確保されています。

交通案内

湘南モノレール　富士見町駅下車　徒歩6分
JR東海道線、横須賀線、京浜東北・根岸線
大船駅下車　徒歩20分

愛知医科大学 看護学部

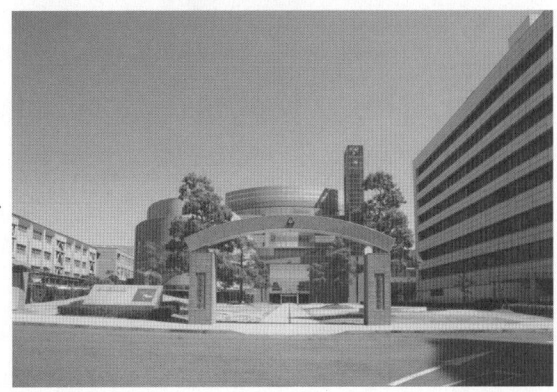

豊かな人間性・地域社会への貢献・
国際性・看護実践能力をキーワードに、
人間味あふれた看護職者を育成。

2024年度 学生募集概要 ※詳細は学生募集要項をご確認ください。

入試区分	募集人員	出願期間（締切日消印有効）	試験日	合格発表日
学校推薦型選抜（公募制）	約15名	10月16日(月)〜10月27日(金)	11月11日(土)	11月21日(火)
社会人等特別選抜	約5名			
一般選抜	約50名	12月18日(月)〜1月15日(月)	1月28日(日)	2月7日(水)
大学入学共通テスト利用選抜（A方式）	約10名	12月18日(月)〜1月19日(金)	1月13日(土)・1月14日(日)（大学入学共通テスト）	2月14日(水)
大学入学共通テスト利用選抜（B方式）	約5名			

※他に学校推薦型選抜（指定校制）[募集人員約15名]

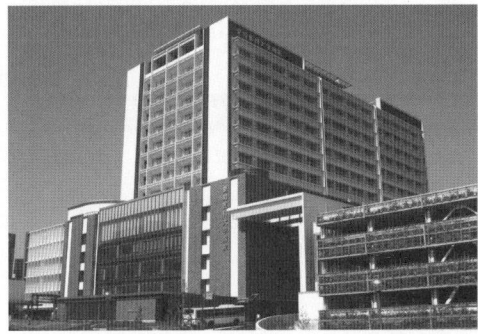

◆愛知医科大学病院との連携教育

大学病院と連携した授業と演習を展開し、働いている看護師などとの関わりを持つ機会を多く設け、より学びを深めることに繋がっています。この連携教育の中では、実際の臨床でのエピソードにも触れることができ、看護実践能力の向上や将来をイメージした学修目標を立てていくことができます。他にも、臨床工学部やリハビリテーション部など多職種と連携してチーム医療について学ぶ機会を設けています。

◎ 学生募集要項（送料とも無料）をご希望の方は、次の方法により請求してください。
　◆ホームページ：https://www.aichi-med-u.ac.jp/
　◆テレメール：資料請求番号212845
　　インターネット　https://telemail.jp

お問い合わせ先	〒480-1195　愛知県長久手市岩作雁又1番地1 愛知医科大学看護学部入試係　TEL：0561-61-5412

もっと詳しい学校情報はコチラから

巻末ハガキ

資料請求番号
542800

スマホで簡単! 資料請求
アクセスしたら左の番号を入力しよう

藤田医科大学〔医学部・医療科学部・保健衛生学部〕

〒470-1192 愛知県豊明市沓掛町田楽ヶ窪1番地98　アドミッションセンター TEL.0562-93-2490

国内トップレベルの大学病院・研究施設を併設する 医療系総合大学

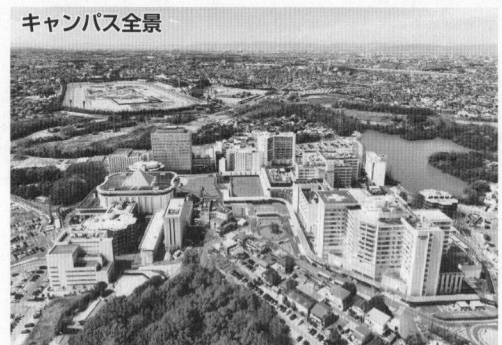

キャンパス全景

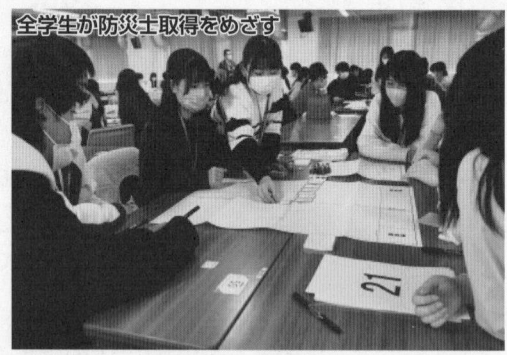

全学生が防災士取得をめざす

■ 未来を開く医学拠点として進化し続ける環境

　本学は1964年の創設以来、教育、研究、医療・福祉の各分野で時代に先駆けた取り組みを行っています。学部の垣根を越えて学ぶ多職種連携（アセンブリ）教育を伝統とし、チーム医療を実践できる良き医療人の育成を目指しています。学びの場である藤田医科大学病院は1376床と日本最大の病床数を誇り、ロボット手術、再生医療、ロボットリハビリなど最先端を日常とする医療を展開。また、精神・神経病態解明センター、がん医療研究センター、国際再生医療センター、感染症研究センター、医科学研究センターの5つの研究機関を開設し、治療法が確立されていない疾患に対する世界水準の研究にも取り組んでいます。

　広域災害対策としては、医療系総合大学として巣立っていく人材が地域の防災力強化に貢献できるよう、全学生が防災士の資格取得をめざすなど、社会の課題にも取り組んでいます。

■ 学部の特色

【医療科学部】では、最先端の医療現場・機器に触れながら、臨床検査技師、臨床工学技士、診療放射線技師を養成します。また、研究活動も活発に行い、国際学会に参加する学生も多くいます。

【保健衛生学部】では、充実した学習環境の中において看護師、保健師、理学療法士、作業療法士を養成します。充実したサポート体制を備え、全国平均を上回る高い国家試験合格率を誇ります。（2022年度合格者：看護師128名、保健師20名、理学療法士67名、作業療法士44名）。

■ 2024年度 医療科学部・保健衛生学部入試日程

試験区分		出願期間（締切日必着）	試験日	合格発表日	学納金納入期限
藤田フロンティア入試（総合型選抜）		9月16日(土)〜10月5日(木)	10月15日(日)	11月1日(水)	11月8日(水)
ふじた独創入試（総合型選抜）					
推薦入試・特別入試		11月1日(水)〜11月13日(月)	11月18日(土)	12月1日(金)	12月8日(金)
一般入試（前期）	A日程	医療科学部：12月18日(月)〜1月24日(水) 保健衛生学部：1月4日(木)〜1月24日(水)	2月1日(木)	2月7日(水)	2月15日(木)※
	B日程	医療科学部：12月18日(月)〜1月29日(月) 保健衛生学部：1月4日(木)〜1月29日(月)	2月8日(木)	2月14日(水)	2月21日(水)※
一般入試（後期）		保健衛生学部：2月5日(月)〜2月21日(水)	2月29日(木)	3月7日(木)	3月14日(木)
共通テスト利用入試（前期）		医療科学部：12月18日(月)〜1月29日(月) 保健衛生学部：1月4日(木)〜1月29日(月)	大学入学共通テスト 1月13日(土)・14日(日)	2月14日(水)	2月21日(水)※
共通テスト利用入試（後期）		医療科学部：2月19日(月)〜3月12日(火) 保健衛生学部：2月27日(火)〜3月8日(金)		医療科学部：3月16日(土) 保健衛生学部：3月15日(金)	3月21日(木)
共通テストプラス入試		医療科学部：12月18日(月)〜1月29日(月) 保健衛生学部：1月4日(木)〜1月29日(月)	一般入試（前期）[A日程][B日程] 大学入学共通テスト	2月14日(水)	2月21日(水)※

(注)医学部入試日程については、本学の学生募集要項をご覧ください。
※入学金とそれ以外の学納金に分けて納入する「学費等二段階納入制度」を利用することができます（詳細は学生募集要項で確認してください）。

URL　https://www.fujita-hu.ac.jp

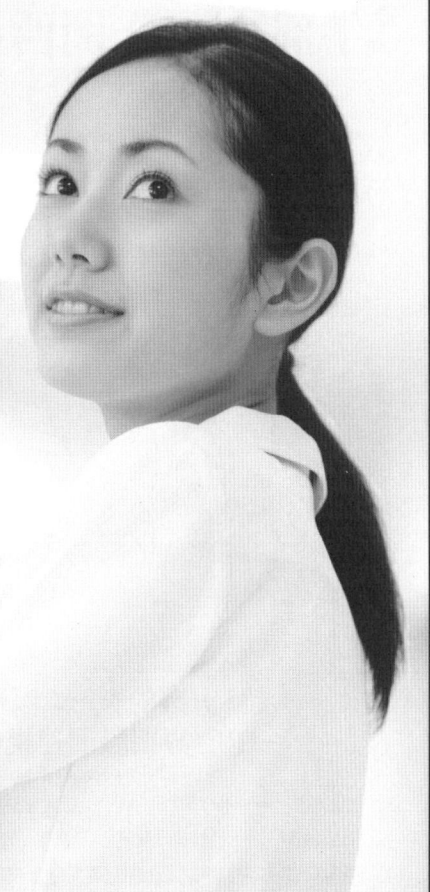
  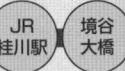

2024年4月、言語聴覚学科 誕生予定
3学部8学科、関西最大級の「医療系総合大学」へ

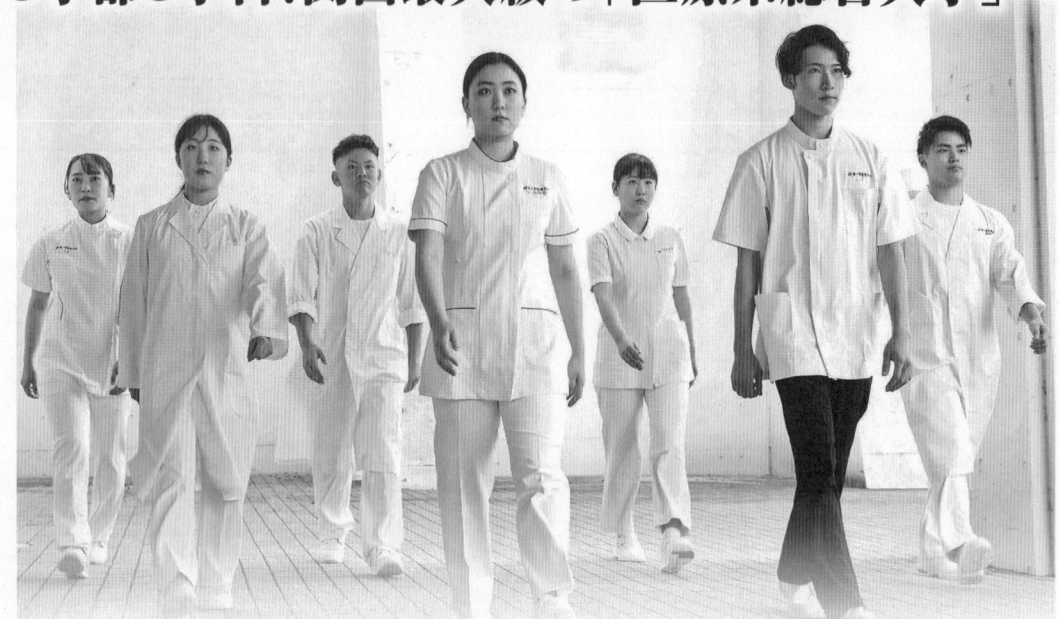

超・実践的チーム医療教育
-IPE〈専門職間連携教育〉-
(InterProfessional Education)

IPEでは、1年次から他学科の学生とともにそれぞれの職種を各実習室で一緒に体験する「チーム医療見学実習」や、他学科の教員が講義を行う「チーム医療論」などの科目を通して、協調性・連携意識を高めることができます。

3年次には、学科混成チームで「ケースカンファレンス(症例検討会)」を実施。チームごとに模擬患者の症例(病気やケガの例)について治療・ケアプランを議論します。多職種の意見を聴きながらも、自分の専門性を生かして実践的に学べます。こうしたカリキュラムをバックアップする体制として、医師免許を持つ教員と各医療分野のエキスパートがそろっているのも強みです。

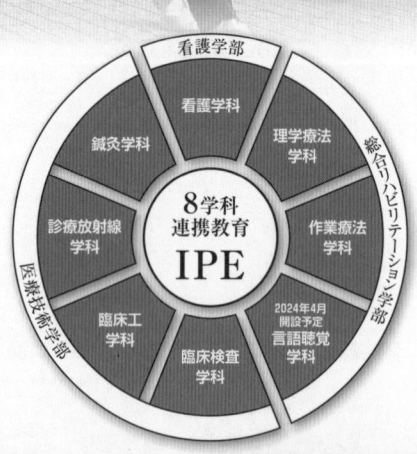

看護学部
看護学科
理学療法学科
作業療法学科
2024年4月開設予定 言語聴覚学科
臨床検査学科
臨床工学科
診療放射線学科
鍼灸学科

総合リハビリテーション学部
医療技術学部

8学科連携教育 IPE

2024年4月、言語聴覚学科が誕生!

「臨床」を重視したカリキュラム構成で、聴覚や言語発達などの分野で経験豊富な教員陣が指導のもと、"話す・聴く・食べる"のスペシャリストである言語聴覚士を養成します。理学療法学科や作業療法学科と連携することで、リハビリテーション分野における学びの領域が広がり、理解が深まります。

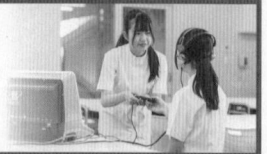

想いのすべてを、医療の力に。

森ノ宮医療大学

📞 0120-68-8908
https://www.morinomiya-u.ac.jp
〒559-8611 大阪市住之江区南港北1-26-16
[TEL] 06-6616-6911 [FAX] 06-6616-6912

看護学部	■ 看護学科
総合リハビリテーション学部	■ 理学療法学科　■ 作業療法学科 ■ 言語聴覚学科(2024年4月開設予定)
医療技術学部	■ 臨床検査学科　■ 臨床工学科　■ 診療放射線学科 ■ 鍼灸学科 (鍼灸コース/スポーツ特修コース)
大学院 保健医療学研究科	■ 保健医療学専攻 修士課程 ■ 医療科学専攻 博士後期課程 ■ 看護学専攻 博士前期課程/博士後期課程
専攻科	助産学専攻科【1年課程】

巻末専用ハガキ **1**　資料請求番号 **576300**　
スマホで簡単! 資料請求
アクセスしたら左の番号を入力しよう

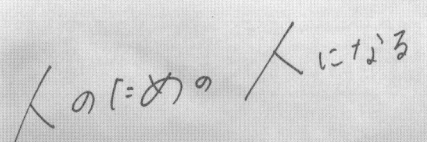

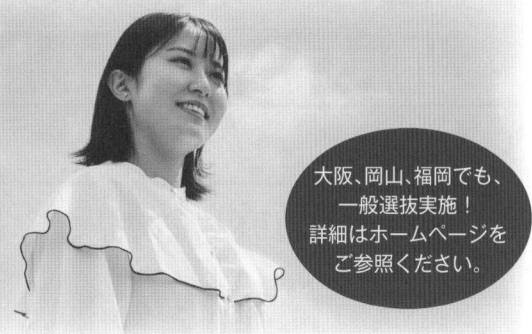

神戸常盤大学では、学生のみなさんの旺盛な好奇心を学ぶ楽しさ、働く喜びへとつなげていくため、技術の奥にある「こころ」を伝える教育を実践しています。

大阪、岡山、福岡でも、一般選抜実施！詳細はホームページをご参照ください。

■保健科学部 医療検査学科〈4年制〉

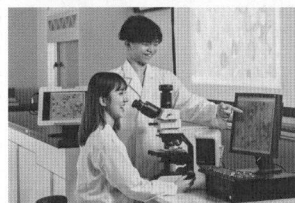

ガン細胞を見つける細胞検査、癌や微生物の種類を特定する遺伝子検査、心電図や超音波検査等を行う生理機能検査など、深い知識と確実な技術を学び、チーム医療に貢献できる臨床検査技師を養成します。細胞検査士と臨床検査技師のダブルライセンス取得可能です。

●取得可能資格
臨床検査技師国家試験受験資格、細胞検査士受験資格（人数制限あり）、第一種衛生管理者免許、中級バイオ技術者受験資格、遺伝子分析科学認定士受験資格
●進路
病院検査部、国公私立研究所、検査・健診・血液センター、企業、生殖補助医療施設（胚培養士）、大学院進学 など

■保健科学部 診療放射線学科〈4年制〉

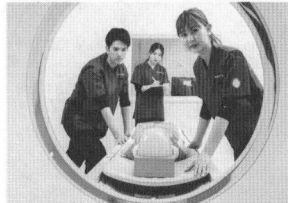

X線（レントゲン）やCT、MRIなどを使った画像検査知識とスキルを身につけ、医師の指示のもと、"がん"などの病気を未然に防ぐ予防医療や、早期発見・早期治療に携わります。

●取得可能資格
診療放射線技師国家試験受験資格、放射線取扱主任者、ガンマ線透過写真撮影作業主任者（※診療放射線技師免許取得後、申請により取得可能）、エックス線作業主任者（※診療放射線技師免許取得後、申請により取得可能）
●進路
医療機関（病院など）、医療機器関連企業、放射線を扱う企業、教育・研究機関、大学院進学 など

■保健科学部 口腔保健学科〈4年制〉

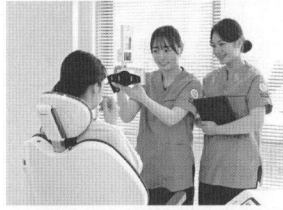

歯科衛生士は、口腔の健康を通して人々の生涯の健康に貢献できるやりがいのある職業です。乳幼児から高齢者までのライフステージにあった適切な支援をするため、口腔や全身の病気、生活環境、心理面など様々な情報を把握して分析する科学的思考を持った歯科衛生士の育成を目指します。また、4年制に移行することで取得可能な資格が増え、幅広く活躍することができます。

●取得可能資格
歯科衛生士国家試験受験資格、社会福祉主事任用資格、保育士（人数制限あり）、市民救命士、食育指導士、食生活アドバイザー、歯科医療事務管理士
●進路
歯科診療所、総合病院の歯科・口腔外科、歯科関係企業、老人保健施設、保健所、市町村保健センター など

■保健科学部 看護学科〈4年制〉

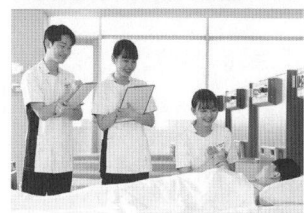

保健医療現場の最前線に立つ看護師に求められる資質は多様性を増しています。
本学科では、幅広い教養を備え、高い倫理観、的確な判断力と技術、ヒューマンケアの視点を持つ人材の育成を目指します。

●取得可能資格
看護師国家試験受験資格、保健師国家試験受験資格（選択制、選抜制・人数制限あり）、養護教諭一種免許状（選択制）、養護教諭二種免許状※、第一種衛生管理者免許※
（※保健師免許取得後申請により取得）
●進路
病院、訪問看護ステーション、老人保健施設、在宅介護支援センター、保健所、学校、企業、大学院進学 など

詳細は学校データ191、362、462ページをごらんください。

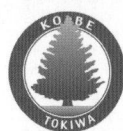

神 戸 常 盤 大 学

保健科学部	医療検査学科〈4年制〉　診療放射線学科〈4年制〉
	口腔保健学科〈4年制〉　看護学科〈4年制〉
教育学部	こども教育学科〈4年制〉

〒653-0838　兵庫県神戸市長田区大谷町2-6-2　　TEL（078）611-1821
URL：https://www.kobe-tokiwa.ac.jp/univ/　e-mail：nyushi@kobe-tokiwa.ac.jp

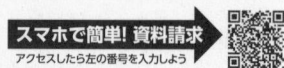
学校法人　新渡戸文化学園　文部科学大臣指定施設

新渡戸文化短期大学臨床検査学科

〔所在地〕〒164-0001　東京都中野区中野3-43-16
〔電話〕03-3381-0121　☎0120-210-567
〔URL〕https://nitobebunka.jp/　〔E-mail〕rinken@nitobebunka.ac.jp

〔交通〕JR中央線・総武線・東京メトロ東西線「中野駅」下車、南口から徒歩6分

日本初の歴史が紡ぐ実績と教育に絶対的な自信!

■沿　革
本学は初代校長新渡戸稲造の建学の精神に基づいた教育を実践し、95年の歴史を誇ります。1952年にわが国最初の臨床検査技師養成施設として創立し、以来70年、今や約4,000名の優秀な臨床検査技師を医療界に送り出し、全国の病院をはじめ各医療機関で高い評価を受けています。臨床検査技師の資格は、人生百年時代では一生の財産となり、あなたの未来と生活の糧となります。本学の独特な教育が、立派な卒業生を育て、すばらしい就職先につながる好スパイラルが自慢です。

■設置学科
臨床検査学科 3年・昼・80名※(男女)
　　　　　　　1クラス 40名※2クラス制

■取得資格
卒業と同時に臨床検査技師国家試験受験資格を取得、本学の国家試験の合格率は、過去3年の平均で91.5%(2022年3月までの過去3年の平均値)と常に全国のトップレベルにあることを誇りにしております。

■校外実習
本学は実践が大事という観点から他学ではなかなか出来ない長期間の臨地実習を首都圏内の先端医療を担う病院で行っております。優秀な医師・技師のいる病院で現場でしか学べない知識や技術の習得、人との触れ合いなど貴重な経験が将来の糧となります。

[2022年主な実習施設]
東京大学医学部附属病院/北里大学メディカルセンター /慶應義塾大学病院/順天堂大学医学部附属順天堂医院/順天堂大学医学部附属練馬病院/聖マリアンナ医科大学病院/聖路加国際病院/杏林大学医学部付属病院/千葉大学医学部附属病院/東京医科大学病院/東京慈恵会医科大学附属病院/東京慈恵会医科大学葛飾医療センター /東京慈恵会医科大学附属柏病院/東京慈恵会医科大学附属第三病院/東京女子医科大学病院/日本医科大学付属病院/日本大学病院/東京医科歯科大学医学部附属病院/がん研究会有明病院/東京都健康長寿医療センター など

■就職・進学
2022年度、求人件数は431件、求人数は約1,293人あり、臨床検査技師としての就職率は100%(45名中45名)。一流病院・企業に決まっています。

■主な就職先
岩手医科大学附属病院、自治医科大学附属病院、筑波大学附属病院つくばヒト組織診断センター、東京大学医学部附属病院、横浜市立大学附属病院、杏林大学医学部付属病院、慶應義塾大学病院、慶應義塾大学医学部臨床研究センター、国際医療福祉大学病院、昭和大学病院、昭和大学藤が丘病院、聖マリアンナ医科大学病院、聖路加国際病院、東海大学医学部付属病院、東京医科大学病院、東京医科大学八王子医療センター、東京慈恵会医科大学附属病院、国立がん研究センター中央病院、国立国際医療研究センター病院、東京都健康長寿医療センター、青森県立中央病院、石巻市立病院、静岡県静岡がんセンター他

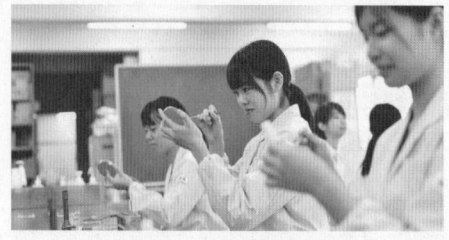

2024年度募集要項

	選抜区分		出願期間	選抜日時	合格通知	入学手続締切
専願	学校推薦型選抜指定校公募A	第1期	11月1日(水)～11月13日(月)必着	11月16日(木)9:45集合	12月1日(金)本人宛発送	12月12日(火)必着
		第2期	11月20日(月)～12月11日(月)必着	12月14日(木)9:45集合	12月15日(金)本人宛発送	12月26日(火)必着
併願	学校推薦型選抜公募B(自己推薦含)	第1期	11月20日(月)～12月11日(月)必着	12月14日(木)9:45集合	12月15日(金)本人宛発送	12月26日(火)必着
		第2期	12月15日(金)～2024年1月18日(木)必着	2024年1月21日(日)9:45集合	2024年1月22日(月)本人宛発送	2024年1月30日(火)必着
専願・併願	一般選抜特別選抜(帰国生徒)	第1期	2024年1月9日(火)～1月29日(月)必着	2月1日(木)9:45集合	2月2日(金)本人宛発送	2月13日(火)必着
		第2期	2024年1月9日(火)～2月8日(木)必着	2月11日(日)9:45集合	2月13日(火)本人宛発送	2月20日(火)必着
		第3期	2024年2月1日(木)～2月19日(月)必着	2月22日(木)9:45集合	2月24日(土)本人宛発送	3月4日(月)必着
		第4期	2024年2月1日(木)～3月11日(月)必着	3月14日(木)9:45集合	3月15日(金)本人宛発送	3月25日(月)必着
	既卒者・社会人選抜	第2期	10月2日(月)～10月16日(月)必着	10月19日(木)9:45集合	10月20日(金)本人宛発送	10月31日(火)必着
		第3期	11月20日(月)～12月11日(月)必着	12月14日(木)9:45集合	12月15日(金)本人宛発送	12月26日(火)必着
		第4期	2024年1月9日(火)～1月29日(月)必着	2月1日(木)9:45集合	2月2日(金)本人宛発送	2月13日(火)必着
		第5期	2024年2月1日(木)～2月19日(月)必着	2月22日(木)9:45集合	2月24日(土)本人宛発送	3月4日(月)必着
		第6期	2024年2月1日(木)～3月11日(月)必着	3月14日(木)9:45集合	3月15日(金)本人宛発送	3月25日(月)必着

◎総合型選抜

選抜期		相談日	願書受付	選抜日	合格通知(発送)	入学手続(締切)
専願・併願	第2期	9月30日(土) 10月7日(土)	～10月16日(月)	10月19日(木)	11月1日(水)	11月13日(月)

交通案内／JR中央線・総武線・東京メトロ東西線
「中野駅」下車、南口から徒歩6分

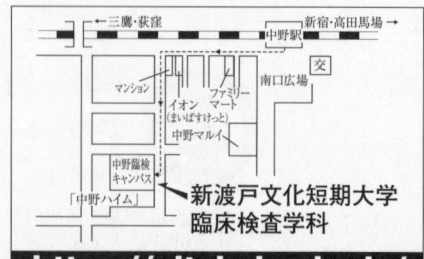

新渡戸文化短期大学
臨床検査学科

https://nitobebunka.jp/

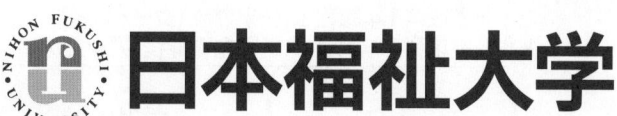

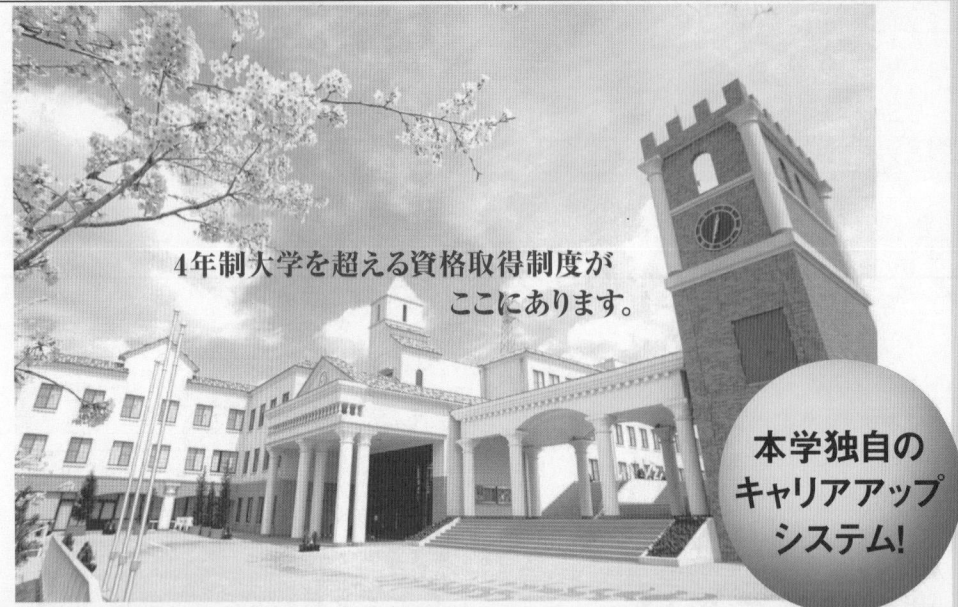

4年制大学を超える資格取得制度が ここにあります。

本学独自の キャリアアップ システム!

■ リハビリテーション学専攻　理学療法士、作業療法士、言語聴覚士と学士(大卒資格)をめざす。

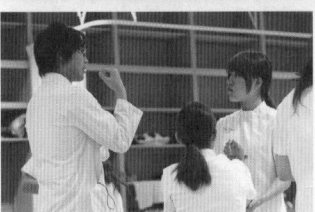

●特徴
3年で効率的に理学療法士、作業療法士をめざします。
さらに、専攻科へ進学(希望者・1年課程)することで言語聴覚士と学士(大卒資格)の取得をめざします。

リハビリテーション学専攻 3年課程
　理学療法学課程(男女40名)
　作業療法学課程(男女30名)

1年課程 日本唯一

専攻科1年課程 リハビリテーション学専攻
　言語聴覚学課程(男女20名)
　理学療法学課程(男女10名)
　作業療法学課程(男女10名)

グループ校大和大学総合リハビリテーション学科への 編入制度がスタート!

■ 看護学専攻　看護師、保健師、助産師、言語聴覚士と学士(大卒資格)をめざす。

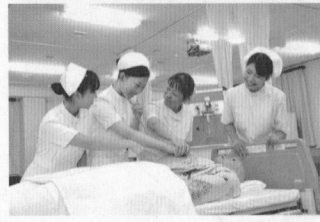

●特徴
3年で看護師をめざします。さらに、専攻科へ進学(希望者・1年課程)することで保健師、助産師、言語聴覚士と学士(大卒資格)の取得をめざします。

看護学専攻 3年課程(男女100名)

専攻科1年課程 地域看護学専攻(男女40名)
専攻科1年課程 助産学専攻(女子40名)
専攻科1年課程 言語聴覚学課程(男女20名)

内部進学 優先制度有

大 和 大 学
白鳳短期大学部

最寄駅「王寺駅」はJR天王寺駅から大和路快速で約20分。**https://www.hakuho.ac.jp**

理学療法士　作業療法士　言語聴覚士　看護師　保健師　助産師　学士(大卒資格)

学校法人 太田アカデミー 太田医療技術専門学校
〈厚生労働省指定養成施設〉

〔所在地〕〒373-0812　群馬県太田市東長岡町1373
〔電　話〕0276-25-2414
〔URL〕https://www.ota.ac.jp　〔携帯URL〕https://ota.ac.jp/medical/

〔交　通〕東武伊勢崎線「韮川」駅下車徒歩10分
東武線「太田」駅南口／JR「足利」駅南口／JR「籠原」駅南口より無料スクールバス運行
北関東自動車道「太田・桐生IC」より車で3分

学校紹介　夢を叶える医療の総合学園

理学療法学科
4年制／昼間80名 夜間40名

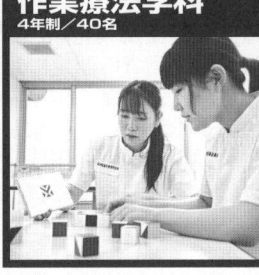

科学的な思考力と論理的な判断力を養うよう、柔軟性のあるカリキュラムときめ細やかな指導で、実践力を持ち創造力に富んだ専門職を育成します。また、本校では開校当初から独自のカリキュラムとして、将来スポーツ選手のケアやトレーナー関連の仕事を目指す学生の育成にも取り組んでいます。

作業療法学科
4年制／40名

患者様一人ひとりに合ったケアができるように、手話や音楽療法、ボランティア活動など幅広い実習を通して心とカラダの両面からサポートできる作業療法士を育成します。

救急救命学科
3年制／50名

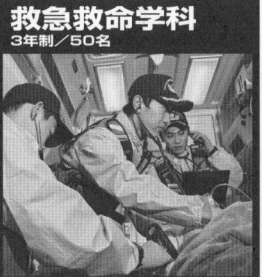

3年制の利点を活かし1年次から消防試験対策を実施し、高い合格率を誇ります。また、様々な災害訓練に参加し、実際の災害現場に近い臨場感を肌で感じることができます。

臨床工学科
3年制／40名

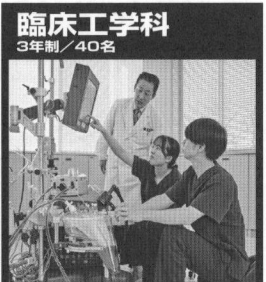

全国トップクラスの国家試験合格実績と開校以来全員就職内定を誇る本校の臨床工学科。最新鋭の施設設備を利用し、徹底した専門教育を行い学生を強力サポートします。

歯科衛生学科
3年制／50名

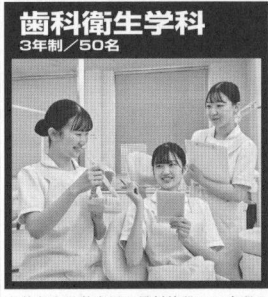

歯科衛生学科専用の最新施設での実習や群馬大学医学部附属病院口腔外科教授による特別講義など、実践的なカリキュラムで即戦力となる人材を育成します。

医療事務管理学科
2年制／40名

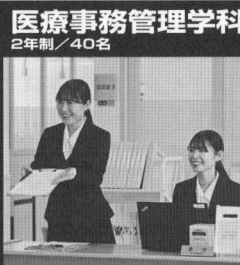

医療事務・秘書学などの専門知識や資格の取得はもちろん、医学博士、看護師ほか、他学科の教員による講義もあり、幅広い医療の知識を持った医療事務職員を育成します。

看護学科
3年制／40名

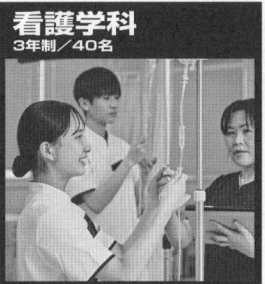

先端医療への対応や病院で働くほかの医療従事者とのコミュニケーションが求められるいま、既存の学科と連携を図り、一貫した教育体制を実現し現場から必要とされる人材を育成します。

介護福祉学科
2年制／40名

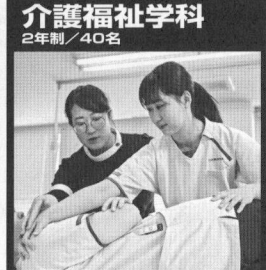

医療技術の養成校として最新の医療・福祉施設環境の充実により、医療・福祉分野の最先端で、高度な医療知識と技術を持った人材を育成します。実戦力のある介護福祉士になるための授業も充実しています。

NEWS!　医療系8学科があることで他学科との連携教育もますます充実！

施設・設備　医療スペシャリストの夢はここからはじまる

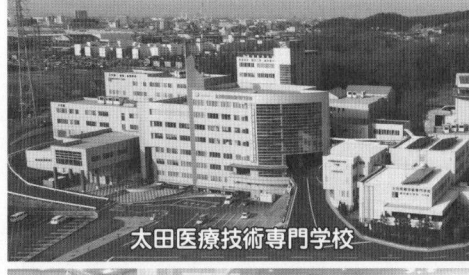
太田医療技術専門学校

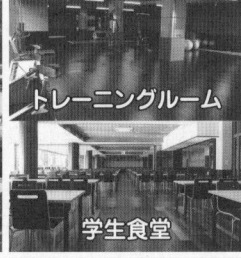
トレーニングルーム

学生食堂

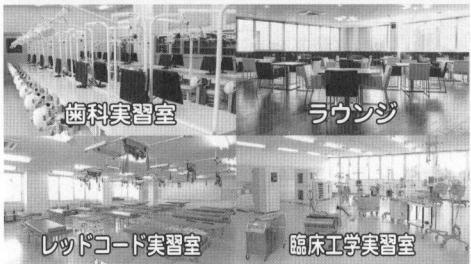
歯科実習室　　ラウンジ

レッドコード実習室　　臨床工学実習室

就職に強い！安心の就職実績！

群馬大学医学部附属病院、群馬県立心臓血管センター、太田記念病院、前橋赤十字病院、黒沢病院、善衆会病院、群馬中央病院、沼田脳神経外科循環器科病院、北関東循環器病院、イムス太田中央総合病院、桐生厚生総合病院、伊勢崎市民病院、渋川中央病院、埼玉医科大学総合医療センター、埼玉県立小児医療センター、埼玉県立循環器・呼吸器病センター、獨協医科大学越谷病院、関東脳神経外科病院、本庄総合病院、深谷赤十字病院、自治医科大学附属病院、獨協医科大学病院、足利赤十字病院、新小山市民病院、佐野市民病院、国際医療福祉大学病院、筑波大学附属病院、古河赤十字病院、古河総合病院、長野市民病院、松本市立病院、安曇野赤十字病院、松代総合病院、小諸厚生総合病院、JA長野厚生連南長野医療センター篠ノ井総合病院、順天堂大学医学部附属練馬病院、総合東京病院、太田市消防本部、桐生市消防本部、伊勢崎市消防本部、館林地区消防組合消防本部、前橋市消防局、高崎市等広域消防局、熊谷市消防本部、深谷市消防本部、足利市消防本部、宇都宮市消防局、長野市消防局、東京消防庁　他多数

入試・オープンキャンパス

【オープンキャンパス日程】
2023年11/11(土)、12/2(土)
2024年1/13(土)、2/3(土)、3/2(土)・23(土)＊
＊…新3年生対象オープンキャンパス
時間：10:00～12:30

【入試】
2023年10/8(日)★・28(土)、11/25(土)、12/16(土)
2024年1/27(土)、2/17(土)、3/16(土)
★…遠隔地入試実施予定
※定員になり次第、募集は終了となります。
募集状況はお問い合わせください。

学校法人 電波学園 東京電子専門学校

〔所在地〕 〒170-8418 東京都豊島区東池袋3-6-1
〔電　話〕 03 (3982) 3131 (代表)

〔交　通〕 JR・地下鉄・西武池袋線・東武東上線　池袋駅
東口より、徒歩約5分

新しい出会いが、新しいキミを育てます。

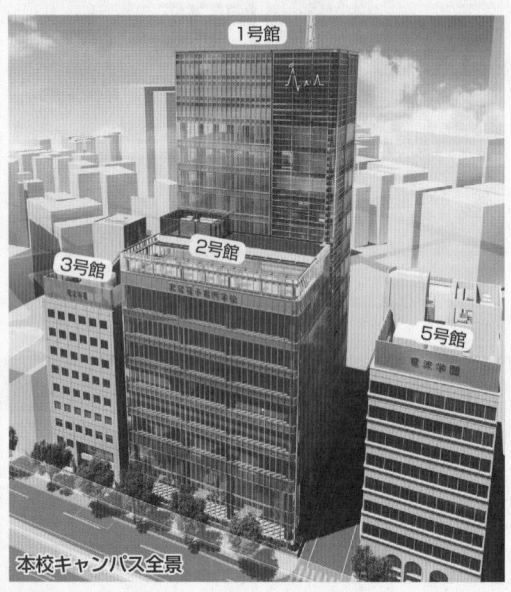
本校キャンパス全景

■本校の特色
●創立77年の歴史と伝統を誇り、高い技術力を持つ優れた技術者を輩出し、多くの卒業生が多方面で活躍
●国家資格取得に関する特典、全16種目
●最新設備と懇切丁寧な指導による徹底した実践教育によって、実力あるスペシャリストを養成

■設置学科

課程		科名	年限	定員
専門課程	医療	診療放射線学科	3年・昼	90
		臨床工学科	3年・昼	80
		臨床検査学科	3年・昼	80

課程		科名	年限	定員
工業専門課程	情報システム系	ウェブ・メディア科	2年・昼	95
		情報処理科	2年・昼	170
		情報処理科3年制	3年・昼	80
		高度情報システム科	4年・昼	80
		セキュリティ・ネットワーク科	3年・昼	60
	電気電子系	電子技術科	2年・昼	60
		電気工学科	2年・昼	80

■各種国家試験免除と受験資格
●厚生労働省の認定による資格
診療放射線技師…国家試験受験資格取得
臨床工学技士……国家試験受験資格取得
臨床検査技師……国家試験受験資格取得
●総務省の認定による資格
第一級陸上特殊無線技士…資格取得
工事担任者(全種目)…一部科目免除
甲種危険物取扱者…受験資格取得
●経済産業省の認定による資格
基本情報技術者試験…科目A試験免除
第二・三種電気主任技術者…実務経験後取得
第二種電気工事士………筆記試験免除
●国土交通省の認定による資格
1・2級電気工事施工管理技士…受験資格(要実務)

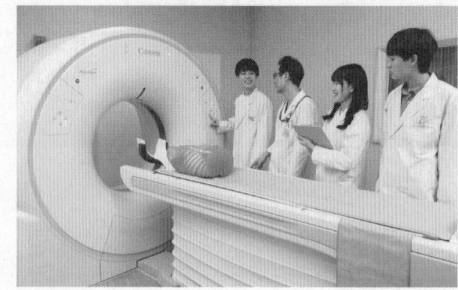
CT検査実習風景

■募集要項
医療系願書受付期間
【推薦入学】10月1日より10月4日まで
【一般入学】11月1日よりR6年3月18日まで(第1期〜6期)
【高校既卒者入学】9月1日より10月31日まで
【AO入学】6月1日よりエントリー受付
※工業専門課程は別日程です。
※出願日程、選考方法等詳細は本校募集要項をご参照ください。

■入学イベント＜事前予約制＞
●体験入学(体験実習あり) 各回共 (10:00〜13:00)
令和5年　10/7(土)、10/22(日)、11/12(日)、12/3(日)
令和6年　1/14(日)、2/11(日)、2/25(日)、3/31(日)
●学校見学会(体験実習なし) 各回共 (10:00〜12:30)
令和5年　12/17(日)
令和6年　3/17(日)
※ご予約、各イベント詳細は本校HPをご参照ください。

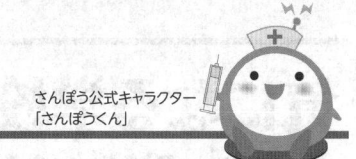

さんぽう公式キャラクター
「さんぽうくん」

この本を上手に活用して自分にいちばんの学校を見つけよう!

『看護・医療系学校最新入学全ガイド』は看護・医療系の資格や仕事、学校情報を網羅した進学情報誌です。将来医療業界をめざす皆様のニーズに応える充実した内容となっています。下記を参考にこの本の中から必要な情報を探し、今後の参考にしてください。

興味のある資格について知りたい!

P42〜 国家資格ガイド

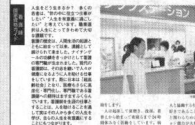

- どうしたら資格が取得できる?
- 学校に入学したらどんなことを学ぶんだろう
- 具体的にどんな仕事をするの?

そんな時はココ!

学校の情報や入試日程について知りたい!

入学者の数、初年度納入金などの基本情報

試験日程や試験科目などの入試情報

そんな時はココ!

P135〜 学校基本データ、入試日程・科目一覧

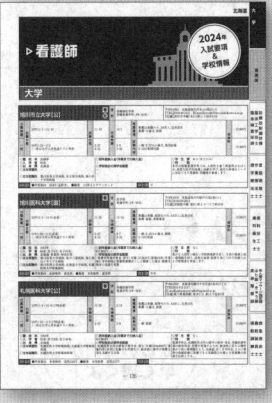

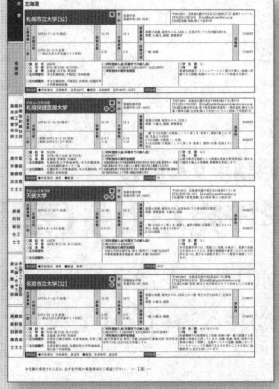

※学校名や資格からカンタンに探せる学校INDEXもあるよ! →P105〜

上記以外にも役立つ情報がもりだくさん! 詳しくはP8の目次をCHECKしよう

気になる学校のパンフレットを取りよせて、さらに詳しく知りたい!!

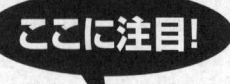
ここに注目!

スクールインフォメーション

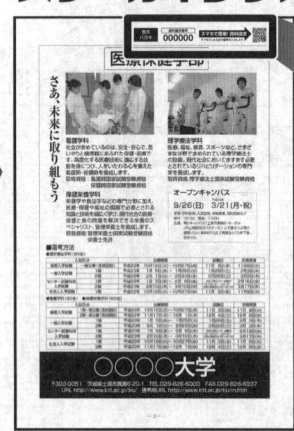

そんな時はココ!

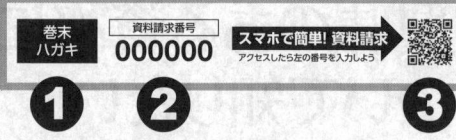

❶ハガキの種類
❷資料請求番号
❸資料請求用のQRコード
（スマートフォンからアクセス）

ハガキで

一度にまとめて請求できるよ！

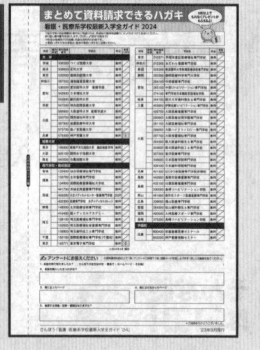

希望の学校が決まっている場合

●巻末・まとめて資料請求できるハガキ

本誌で紹介している学校の資料は、このハガキで入手可能です。希望する学校のチェックボックスに記入してお送りください。

▶▶

直接学校へ資料請求する場合

●巻末・学校宛ハガキ（専用ハガキ）

巻末に学校宛のハガキがある場合は、そのハガキを使って直接学校へ資料請求できます。

▶▶

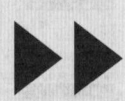
欲しい資料が早く届くよ！

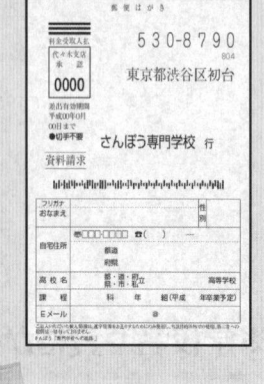

スマートフォンで

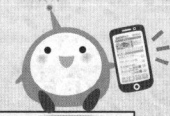

ケータイ・スマホから簡単に資料請求ができます。
アクセス後、必要事項を明記の上、送信してください。

STEP1
各学校プロフィールの右上に
あるQRコードでアクセス >>

STEP2
希望する学校の資料請求番号
を入力 >>

資料請求番号
000000

●さんぽう進学ネットにアクセス

各学校プロフィールに以下のQRコードがありましたら、
「さんぽう進学ネット」にアクセスが可能です。学校の
詳細情報を確認できる
ほか、資料請求も簡単
にできます。

**スマホで
見てみる**

見本

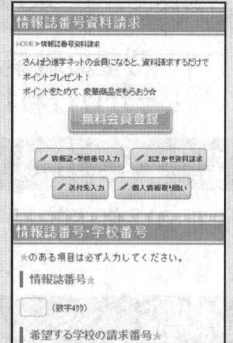

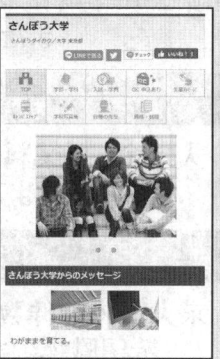

パソコンで

フリーワード検索
機能で学校名を
検索しよう!

学校名がわから
ない場合は、分野
やエリアなどの
条件から検索で
きます。

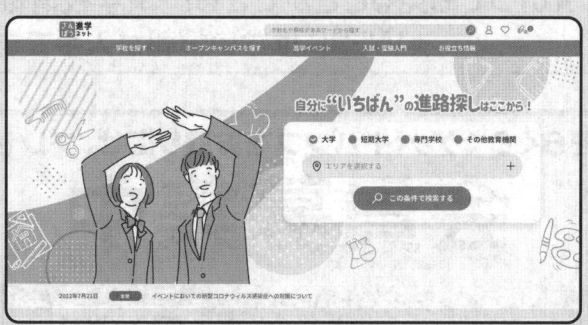

分野やエリアの
一覧からカンタン
に資料請求がで
きます。

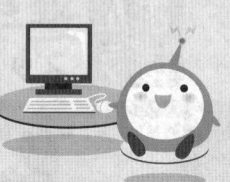

全国の高校生のための進路総合情報サイト

―― あなたの夢を合格まで応援する ――

さんぽう進学ネット

さんぽう進学ネット で 検索

スマートフォンでもさんぽう進学ネット!
https://www.sanpou-s.net/

きみの知りたい進路情報が、スマホならではのラクラク操作で
すぐに探せる、すぐに見つかる!!

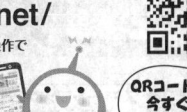

**QRコードで
今すぐ
アクセス!**

会員登録すればますます便利に! 詳しくは次のページをCHECKしよう

パンフレットが届いたらココをCHECK!

カリキュラムの内容

希望の職業につくために必要となる国家試験対策が
しっかり行われているかなど、よく調べて検討しましょう。

施設・設備
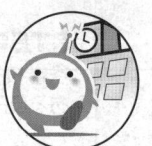

最新の設備・機材がそろっているか、どのくらいの頻度で使えるのか、
慎重に確認しましょう。

実　習
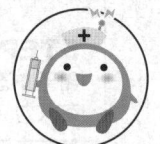

看護・医療系学科には実習が必要です。どんな施設で実習が行われるのか、
また実習時間数も確認しておきましょう。

学費・奨学金

入学金、授業料、実習費、施設設備費、その他の諸経費など、
卒業までにかかる総額を計算してみましょう。

卒業後の進路
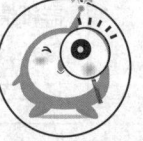

求人案内の件数、就職先一覧、就職サポートの充実度を確認。
希望職種の実績があるか、重要なチェックポイントです!

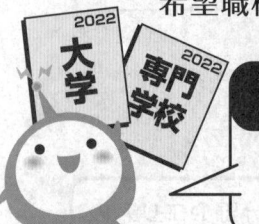

手元にパンフレットがあるメリット

★いつでも見ることができる!　★学校情報を比較できる!
★WEBにはない情報が入手できる!

進路・学校情報をらくらくゲット! パンフをお取り寄せ、プレゼントももらえる!

さんぽう進学ネット　会員募集中

登録・利用
すべて無料

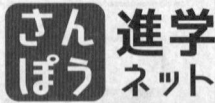

スマートフォンから
このQRコードからアクセス! ▶▶▶

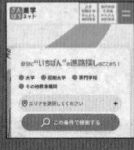

パソコンから　https://www.sanpou-s.net/
「さんぽう進学ネット」で検索!　｜ さんぽう進学ネット ｜　検索

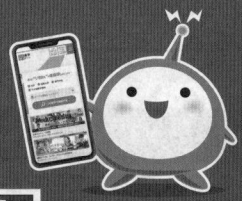

会員登録の方法

1　スマートフォン、パソコンから「さんぽう進学ネット」にアクセス!	3　「メールアドレスで新規登録する」ボタンをクリック!
2　ログイン・登録ボタンをクリックしてみよう!	4　登録情報を入力しよう!

登録完了!

登録情報を確認して、送信ボタンを押すと、仮登録完了のメールが届くよ。そこに書いてあるURLをクリックすると

DT-527050

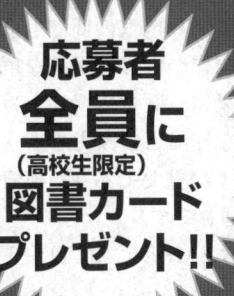
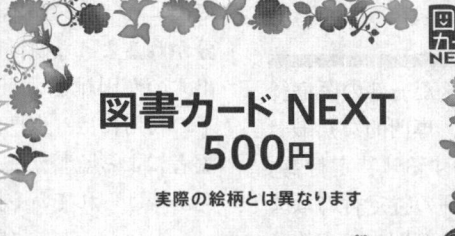
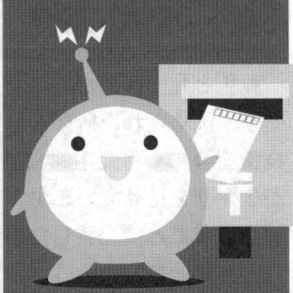
個人情報の取り扱いについて

（株）さんぽうは、進学情報を提供する企業として、個人情報の重要性を認識し、個人情報を確実に保護することは、当社の重要な社会的責務と考えております。当社は、個人情報保護に関する法令、国が定める指針その他の規範を遵守し、個人情報を適正に取り扱うため、以下に掲げた事項を常に念頭に置き、個人情報保護に万全を尽くしてまいります。

1. 個人情報の取得
当社は、氏名、性別、生年月日、住所、電話番号などの特定の個人を識別することができる個人情報について、適法かつ公正な手段で取得いたします。

2. 個人情報の利用目的
当社の保有する個人情報は、以下のような業務を遂行するために利用し、その利用目的の達成に必要な範囲を越えて利用することはありません。万一、目的外利用の必要が生じた場合には、新たな利用目的について再度同意を得た上で利用いたします。
・高等学校内進路説明会、会場進学相談会、大学・短大・専門学校見学会、進路指導研究ゼミナールなどの各種イベントの開催（この場合、各イベントに出席した教育機関等への個人情報の提供を含みます。）
・高等学校内進路説明会の実施に際しての進路希望調査とそれにもとづく統計資料の作成
・当社発行の各種進路情報誌の提供
・当社発行の各種進路情報誌、当社のホームページからの資料請求サービス（この場合、資料請求先の教育機関等への個人情報の提供を含みます。）
・看護・理学療法、作業療法、准看護模擬試験の実施、適性検査等の実施、小論文・作文・志望理由書・履歴書等の添削指導
・資料配布会の開催（この場合、資料提供教育機関等への個人情報の提供を含みます。）
・アンケート調査とそれにもとづく統計資料の作成
・モニター会議の開催
・各種情報誌・ホームページ作成のための取材
・メールマガジンの配信
・お問い合わせへの回答
・当社より各種進路情報、各種生活情報の提供

3. 個人情報の提供
当社は、入手した個人情報について、本人の同意を得ることなく第三者に提供いたしません。ただし、関係法令に定められた以下のような場合には、本人の同意を得ることなく個人情報を提供することもあります。
a) 法令に基づく場合
b) 人の生命、身体又は財産の保護のために必要がある場合であって、本人の同意を得ることが困難である時
c) 公衆衛生の向上又は児童の健全な育成の推進のために必要がある場合であって、本人の同意を得ることが困難である時
d) 国の機関若しくは地方公共団体又はその委託を受けたものが法令の定める事務を遂行することに対して協力する必要がある場合であって、本人の同意を得ることによって当該事務の遂行に支障を及ぼすおそれがあるとき

4. 個人情報の委託
当社は、個人情報の取扱い業務の一部または全部を、外部に委託する場合があります。その場合、当社の厳正な管理の下に、守秘義務契約を締結した企業にのみ委託いたします。

5. 個人情報の管理
当社は、保有する個人情報について、漏洩や紛失、改変などを防止するために、厳重なセキュリティ対策を実施し、適正な個人情報の管理をしております。また、定期的な点検を実施し、発見された違反、事件及び事故に対して、速やかにこれを是正するとともに、弱点に対する予防措置を実施いたします。そのために従業員、委託先に対して、個人情報の保護に関する教育を徹底いたします。

6. 個人情報の訂正・削除
当社の保有する個人情報に関する苦情、相談等のお問い合わせ、またはその訂正、開示、利用の停止または削除を希望される場合には、下記までご連絡ください。
<個人情報に関するお問い合わせ窓口>
〒151-0061 東京都渋谷区初台1-31-16
（株）さんぽう 管理部 個人情報管理課
TEL 03-3378-7111　FAX 03-3373-0880
E-mail　privacy@sanpou-s.net

7. 個人情報保護体制の継続的改善
当社は、個人情報保護に関する法令、国が定める指針その他の規範を遵守し、個人情報を適正に取り扱うため、個人情報の取扱いに関する社内規定を整備し、継続的に個人情報保護マネジメントシステムを見直し、改善していきます。

NEWS & TOPICS
ニュース　　　　　　　　　トピックス

看護師の「特定行為」地域への拡大に期待

　原則として医師がおこなってきた一部の医療行為を、決められた研修を修了し、専門的な知識と技術を身につけた看護師が代行する「特定行為」が広がりを見せています。看護師の特定行為は医師が患者ごとに記載した手順書の範囲内で実施され、具体的に21の分野（区分）と38の医療行為に定められています。一例として「創傷管理」なら床ずれで壊死した組織の除去、「血糖コントロール管理」ならインスリンの投与量の調整、「栄養・水分管理」なら脱水症状に対する輸液の補正などがあげられます。

　この制度は、拡大する在宅医療などを担う看護師の養成と確保を目的とし、2015年に施行されました。現在、全国で6875人（2023年3月時点）が修了看護師として活動していますが、各医療機関や地域の実情に応じた彼らの活用法については、まだまだ模索の段階にあるといえます。

　今後、特定行為をおこなう看護師の責任範囲や技量が問われる場面も想定され、また、進歩し続ける医療技術に対し、修了看護師の質の維持と向上についても検討が必要です。懸念や課題はあるものの、実績と信頼を積み重ねることにより、看護師の特定行為が院内から地域へと広がっていくことが大きく期待されています。

（参考：毎日新聞）

医療分野におけるChat GPT（対話型人工知能）の評価を実施

　今、世間で話題のChat GPT（対話型人工知能）。「AIは医療分野でガイドラインの解釈を補助できるのか？」という疑問に対し、この度、徳島大学医学部の3年生が高血圧治療ガイドラインを用いて評価をおこないました。

　すると、エビデンス（根拠・裏付け）が確立されている質問に対しては高精度に回答できる一方で、エビデンスが不明瞭で専門家の間でも意見が分かれるような質問事項については正確な解答を出すのが困難という結果に。医療現場におけるAIの利用には、専門的な知識と判断力を有する医療者による監督がまだまだ重要であり、模索と研究が続けられていく見通しです。

（参考：MEDICAL TRIBUNE）

歯科技工業界のデジタル化が進む！クラウドとAIシステムを導入

　政府が「国民皆歯科検診制度」の検討を進める一方、問題視されているのが歯科技工士の人手不足。国家資格である歯科技工士の免許取得者は12万2993人（2022年3月末時点）に上るものの、昨今は厳しい勤務環境などが要因で、養成施設への入学志願者数が20年前と比較し3分の1にまで減少。また、50歳以上の高齢化と結婚・育児による若い世代の離職が目立つなど、近い将来の深刻な担い手不足が懸念されています。

　そこで期待されるのが、企業による歯科技工業界のデジタル化です。WHITE CROSS株式会社は、入れ歯やインプラント（人工歯根）、詰め物などの技工物の受発注を効率化するクラウドサービスを開始。歯科医が「歯科技工指示書」と呼ばれる書類に記入し発送するという従来のやり方に対し、クラウドを用いることで、書類の不備や不明点に関する問い合わせに要する時間と手間を7割程度削減できると推測。その分、製作にかける時間を確保でき、生産性の向上につながることが期待されています。

　また、将来の人手不足に備え、義歯を自動設計する人工知能（AI）システムの実用化を目指すのがエミウム株式会社。すでに口腔内の3Dデータから歯の部分だけを自動認識する技術を開発。これにより、従来の設計と比べて、作業時間を十分の一程度に短縮できると見込んでいます。

歯科技工はデジタル化が遅れていると指摘されていた業界のひとつだけに、企業が推し進めるこれらの取り組みは、生産性と質の向上のみに留まらず、技工士の働きやすさ、新しい人材の確保にも影響を与えることが予想されます。

（参考：日本経済新聞）

不妊治療のスペシャリスト「胚培養士」国家資格化も視野

不妊治療を受ける人の増加に伴い、「胚培養士」という専門職が注目されています。胚培養士とは、顕微鏡を使って卵子に精子を注入する「顕微授精」をはじめ、子宮に戻すまでの受精卵の観察や培養、未成熟な卵子を培養液に入れて成熟させるなど、その仕事は多岐にわたります。

緻密で高度な操作技術が必要とされ、日本卵子学会と日本臨床エンブリオロジスト学会は、2001年に独自の資格制度を定めました。しかし、2022年4月に不妊治療にも公的医療保険が適用となり、体外受精をする人が増加したため、胚培養士を国家資格にと望む声が聞かれるようになりました。

胚培養士が国家資格となることで知名度がアップし、受診者の安心感へとつながると同時に、胚培養士を進路のひとつとする学生が増え、今後の人材育成にも期待が持てます。

（参考：毎日新聞）

救急救命士必見！「救急車逼迫アラート」東京消防庁が運用を開始

東京消防庁によると、都内の救急隊の出動件数が、過去最多となった昨年（2022年）を上回るペースで増加していることが分かりました。今年6月25日までの出動件数は41万7001件で、前年同期より2万100件以上多く、このペースで推移した場合、年間でも過去最多だった昨年の87万2075件を上回る可能性が出ています。

こうした状況を受け、東京消防庁が7月1日より運営を開始したのが「救急車逼迫アラート」。23区内または多摩地域内における救急車の出動率が80％を超え、非常用の隊が編成された場合、ホームページやSNSなどにアラームが表示されます。逼迫時には緊急を要する通報への迅速な対応が困難となるため、一人ひとりの適切な利用が求められています。

（参考：時事通信社）

AI（人工知能）が心臓弁膜症を推定 大阪公立大学がモデル開発に成功

2023年7月7日、大阪公立大学の研究グループが人工知能（AI）を活用し、一般的な胸部レントゲン画像から心機能の評価や心臓弁膜症かどうかの推定を高精度でおこなうモデルの開発に成功したと発表しました。

心臓弁膜症は高齢者に多く見られる心臓疾患のため、今後の高齢化社会において、患者数の増加が予想されます。よって今回の研究成果は、医師による診断の効率化だけでなく、医療過疎地域や夜間救急外来、心臓エコー検査が困難な患者などへの活用にも期待が集まります。

（大阪公立大学プレリリース）

高校生の間で蔓延 市販薬の大量摂取が問題に

国立精神・神経医療研究センターの調査（2021年実施）によると、過去1年以内に市販の咳止めや風邪薬を治療目的以外で乱用したと答えた高校生が約60人に1人という割合で存在することが判明。乱用の理由は「精神的な辛さを忘れるため」「多幸感を得るため」だと言い、こうした市販薬の大量摂取（オーバードーズ）を伝えるSNSへの投稿に対し、第三者からの共感や承認を得たいという欲求も見られました。

全国の精神科医療施設で薬物依存の治療を受けた十代患者の原因薬物において、市販薬の割合が急増していることもあり、致死量の成分を含む医薬品が簡単に入手できる今の制度が問題視されています。米国同様、依存性のある薬品販売については、一定の規制を設け、乱用の恐れのある薬品については少包化や販売規制の検討が必要との意見も。しかし、まずは市販薬乱用の危険性を十代の若者たちに認識してもらうことが最重要です。

（参考：MEDICAL TRIBUNE）

注目の医療系資格

国：国家資格　公：地方自治体発行の免許　民：民間団体認定の資格　【 】：民間資格の認定団体

■認定看護師 国+民 ※要看護師国家資格

2020年度から19分野の特定の認定看護分野において熟練した看護技術と知識を用いて水準の高い看護実践ができる看護師。「実践」「指導」「相談」の3つの役割を果たします。【(公社)日本看護協会】

■専門看護師 国+民 ※要看護師国家資格

複雑で解決困難な看護問題をもつ個人・家族や集団に対して、水準の高い看護ケアを効率よく提供するために特定の専門看護分野の知識・技術を深めた看護師。具体的には、「実践」「相談」「調整」「倫理調整」「教育」「研究」という6つの役割を果たします。　　　　　　　　　　【(公社)日本看護協会】

■慢性腎臓病療養指導看護師 国+民 ※要看護師国家資格

慢性腎臓病看護現場における看護ケアの質の向上を図ることを目的とし、熟練した看護技術と知識を用いて水準の高い看護実践のできる看護師。日本透析医学会・日本腎臓学会・日本移植学会・日本泌尿器科学会・日本腹膜透析医学会と合わせて6学会で合同認定。　　【(一社)日本腎不全看護学会】

■消化器内視鏡技師 国 公+民

内視鏡および関連器械の管理や整備・修理、患者の看護と検査後の介助、事務業務、検査予約、資料の管理・保存など、幅広い業務に務めます。特定の医療系国家資格等※1に上乗せする資格です。内視鏡は胃カメラ、大腸カメラ、経鼻カメラなどさまざまな種類があり、専門性の高い資格です。
　　　　　　　　【(一社)日本消化器内視鏡技師会】

■体外循環技術認定士 国+民

体外循環装置を操作するための技術を有する能力を認定するもので、特定の医療系国家資格※2に上乗せする資格です。人工心肺など体外循環装置を導入するケースが多くなってきて、重要性は増しています。【4学会合同体外循環技術認定士認定委員会】

■呼吸療法認定士 国+民

呼吸療法の実施および機器の管理などを行います。特定の医療系国家資格等※3に上乗せする資格です。
　　　　　　【3学会合同呼吸療法認定士認定委員会】

■心臓リハビリテーション指導士 国+民

心臓病あるいは冠動脈危険因子*をもつ患者に対して、運動療法とともに患者教育や退院後の生活指導を行います。特定の医療系国家資格※4または健康運動指導士の資格が前提になる資格です。
　　　　　　【(NPO)日本心臓リハビリテーション学会】
*高血圧、高コレステロール血症、喫煙、糖尿病など、冠動脈疾患を引き起こしやすい因子。

■国際中医師 民

中国の伝統的医学「中医学」の医師資格です。日本では医師としての医療行為はできませんが、考え方や漢方薬の知識などが医療の幅を広げます。「未病先防」「老化予防」など中医学独特の観点が注目されています。【世界中医薬学会連合会(中国)】

■国際中医薬膳師 民

中国政府が認定する薬膳料理の専門家です。中医薬学の「医食同源」理論から、食べ物の組み合わせ方を重視する薬膳の知識で健康を支えるのが使命です。　　　　　【世界中医薬学会連合会(中国)】

■医療秘書 民

病院などの医療機関において、次の3つの分野の業務を担う事務スタッフです。①秘書的業務：医師や看護師の補佐、②医事・受付業務：保険請求、法的届出、計算などの事務、③医療補助業務：医学文献・資料等の管理、調査、研究補助等の補助業務。
　　　　　　【(一社)医療秘書教育全国協議会】

■メディカルクラーク® 民

幅広い分野で医療機関の経営をサポートする「医療事務技能」のエキスパートです。主に「窓口業務」「カルテ管理業務」「レセプト(診療報酬明細書)入力業務」「会計業務」などの業務を行います。
　　　　　　　　　　【(一財)日本医療教育財団】

■ドクターズクラーク® 民

上記のメディカルクラークが医療事務中心であるのに対し、「医師事務作業補助」を主に行います。診療録や医療文書の記載など、「医師事務作業補助」が中心になります。　　【(一財)日本医療教育財団】

■診療情報管理士 民

医療機関における患者の様々な診療情報を中心に人の健康に関する情報を国際統計分類等に基づいて収集・管理し、データベースを抽出・加工・分析し、様々なニーズに適した情報を提供する専門職種です。　　　　　　　　【(一社)日本病院会】

■診療報酬請求事務能力認定試験 民

医療機関の収入の多くは医療保険から支払われる治療費です。支払いを受けるために必要な診療報酬請求事務を行う技能を認定します。医科と歯科に分かれています。【(公財)日本医療保険事務協会】

■細胞検査士 国+民

がんの早期発見のために、被験者の細胞を顕微鏡で観察し、がん細胞や異常な細胞を発見する役割を担います。この資格を取得するには、臨床検査技師か衛生検査技師として1年以上細胞診検査の実務経験が必要です。　【(公社)日本臨床細胞学会】

■臨床ME専門認定士 国+民

患者の診断や治療、監視に使用するME（医用工学）機器の評価・選定・購入・廃棄の助言、ME機器の保守・管理、教育・指導・研究などを行う専門家です。いずれかの医療関係の職種免許※5や一定の実務経験が必要です。　　【(一社)日本医療機器学会】

■超音波検査士 国+民

臨床検査技師の超音波検査（エコー検査）に関連する資格です。必ずしも必要な資格ではありませんが、特定の医療系国家資格※6に上乗せする資格です。専門性の高い超音波検査士資格取得者が医療機関で求められています。
【(公社)日本超音波医学会】

■公認心理師 国

人の心の問題に向き合い、相談や助言などを行う専門家です。2018年に最初の国家試験が行われました。今後、医療機関での診療報酬の適用対象となることや、職域の拡大等が期待されています。そのためこの資格の登場によって、心理職の活躍の機会はますます広がると注目を集めています。
【(一財)日本心理研修センター】

■臨床心理士 民

臨床心理学にもとづく知識や技術を用いて、人間の"こころ"の問題にアプローチする"心の専門家"です。取得には大学院で学ぶことが必須ですが、卒業した大学の学部が問われないため、大卒であれば指定の大学院を経て受験資格を得ることが可能です。　【(公財)日本臨床心理士資格認定協会】

■社会福祉士 国

身体上または精神上の障害などにより日常生活に支障のある人々の福祉に関するあらゆる相談に応じ、助言、指導。福祉サービス関係者との連絡・調整、その他の援助を行います。今後もますます必要度が高くなる国家資格です。「ソーシャルワーカー（SW）」と呼ばれることもあります。

■精神保健福祉士 国

病院や社会福祉施設で、精神障害者の身近な生活相談や退院後の住宅、職探しなど社会復帰を支援する国家資格です。「精神科ソーシャルワーカー（MHSW）」と呼ばれることもあります。

■介護福祉士 国

身体上または精神上の理由等で日常生活に支障のある人の介護と指導を行うための国家資格です。「ケアワーカー（CW）」の一員です。

■ケアマネジャー（介護支援専門職）公

介護保険制度において「要介護」「要支援」と認定された人が適切な介護サービスを受けられるようにケアプラン（介護サービス計画）を作成する専門職です。介護保険分野におけるサービス利用手続き全般が業務範囲です。

■登録販売者 公

一般用医薬品のうち第二類医薬品と第三類医薬品を販売することができる医薬品を取り扱う専門家です。薬局薬店やドラッグストアなどで活躍することの多い資格です。

※1〈第一種〉看護師国家資格／臨床検査技師国家資格／診療放射線技師国家資格／薬剤師国家資格／衛生検査技師資格／
　　臨床工学技士国家資格〈第二種〉准看護師資格
※2 医師国家資格／臨床工学技士国家資格／看護師国家資格／准看護師資格
※3 臨床工学技士国家資格／看護師国家資格／准看護師資格／理学療法士国家資格／作業療法士国家資格
※4 医師国家資格／看護師国家資格／理学療法士国家資格／臨床検査技師国家資格／管理栄養士国家資格／薬剤師国家資格／
　　臨床工学技士国家資格／臨床心理士／公認心理師国家資格／作業療法士国家資格
※5 臨床工学技士国家資格／看護師国家資格／臨床検査技師国家資格／診療放射線技師国家資格／准看護師資格
※6 看護師国家資格／准看護師資格／臨床検査技師国家資格／診療放射線技師国家資格

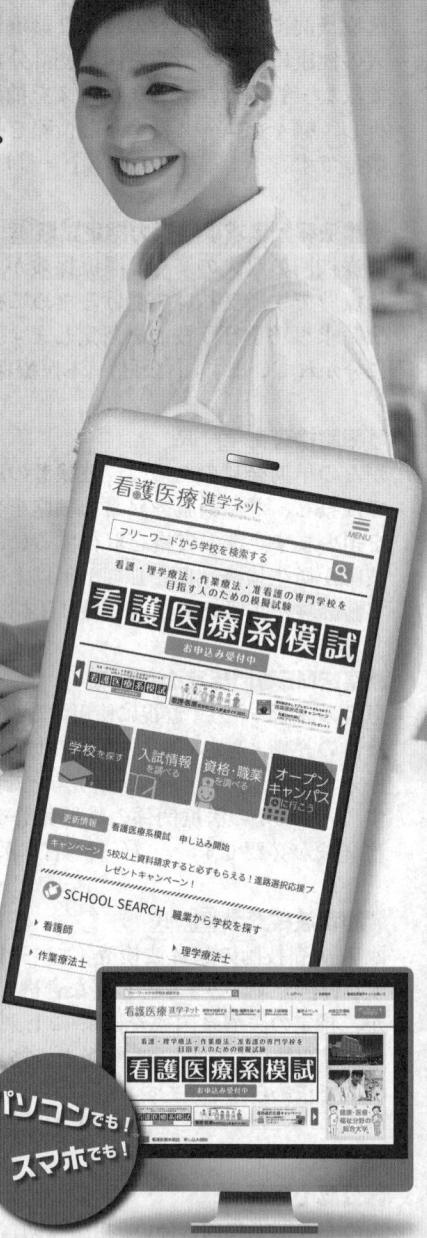

看護医療系の 初任給 例

※初任給の情報は過年度実績。掲載病院・団体の採用を目的とするものではありません。

看護師の給与

	平均基本給与額	平均税込給与総額
新卒看護師初任給(高卒+3 年課程)	203,276円	263,711円(対前年比+4,479円)
新卒看護師初任給(大卒)	209,616円	271,730円(対前年比+4,479円)
勤続10年看護師月額給与(31～32 歳、非管理職)	246,770円	324,446円(対前年比+3,600円)

「2022年病院看護実態調査」公益社団法人 日本看護協会 広報部　2023年3月31日

■看護・医療系職種の給与体系一覧

　看護医療系職種の給与体系は、出身学校による違いとともに、職種、病院により様々な手当てが加算されるという特徴があります。下記、職種別平均支給額一覧は、20歳以上24歳未満の平均額になりますので概ね新卒者の方々の対象年齢となります。

職種別平均支給額一覧

職種	決まって支給する給与 A	うち時間外手当 B	A−B	うち通勤手当
看護師	291,302円	45,115円	246,187円	8,694円
准看護師	228,760円	28,545円	200,215円	6,529円
臨床検査技師	255,476円	22,254円	233,222円	21,656円
理学療法士	242,306円	10,460円	231,846円	8,099円
作業療法士	248,322円	9,655円	238,667円	8,047円
診療放射線技師	280,356円	34,828円	245,528円	19,216円

参考：「平成31年　民間給与の実態」人事院)20歳以上24歳未満平均額

■採用後の人事・給与等について（国立病院機構―関東信越グループ―の例）

基本給　初任給　看護師　大学卒　　　　　　　　207,200円
　　　　　　　　　　　　短大3卒、専門学校（3年）197,900円
　　　　　　　　　　　　短大2卒、専門学校（2年）189,600円
　　　　　　助産師　　　　　　　　　　　　　　210,000円

諸手当（条件に応じて下記の手当を加算）　　　夜勤1回につき3,500円～8,600円
　　　　夜間看護等手当・夜勤手当　　　　　※夜勤をすると、夜間看護等手当に夜勤手当が加算され、
　　　　　　　　　　　　　　　　　　　　　　準夜、深夜の実績に応じて支給。

　　　　※二交替夜勤1回につき概ね11,000円、三交替夜勤1回につき概ね5,000円
　　　　診療看護師手当　　　　　（月額　　60,000円）
　　　　専門看護手当　　　　　　（月額　専門看護師5,000円、認定看護師3,000円）
　　　　救急呼出等待機手当　　　（待機1回　2,000円）
　　　　派遣手当　　　　　　　　（業務した日1日につき4,000円）
　　　　住居手当　　　　　　　　（借家は最高月額27,000円）
　　　　通勤手当　　　　　　　　（月額55,000円まで全額）
　　　　地域手当（都市手当）　　（地域により支給率が異なる　最高基本給等の20%）
　　　　業績手当（ボーナス）　　（年間基本給等の 4.2月分　支給日 6／30、12／10）
　　　　その他　扶養手当、時間外勤務手当等その他給与規程に基づき支給

※令和4年度実績（令和6年度募集要項より）

下記のデータは、主な病院の採用データについてまとめたものです。2023年6月現在、ホームページ等の情報に基づいて作成しておりますので、詳細については、各病院にお問合せください。

病院名・所在地	採用職種	初任給
上尾中央総合病院 〒362-8588　上尾市柏座1-10-10	看護師	(大学卒)212,500円+諸手当 (4年制専門卒)210,800円+諸手当 (短大・専門卒)209,100円+諸手当
	臨床検査技師	209,000円
	診療放射線技師	214,600円
東京慈恵会医科大学附属病院 〒105-8471　東京都港区西新橋3-19-18	看護師	(大卒)213,200円+諸手当 (3年卒)205,600円+諸手当
	助産師	(2年卒※大卒後)226,900円+諸手当 (1年卒※大卒後)219,900円+諸手当
日本赤十字社医療センター 〒150-8935　東京都渋谷区広尾4-1-22	看護師・助産師	(大学卒)258,240円+諸手当 (短大・専門学校卒)251,760円+諸手当
愛知県職員 〒460-8501　愛知県名古屋市中区三の丸3-1-2 愛知県病院事業庁　管理課　人事グループ	看護師	(4年制大卒)253,022円+諸手当 (3年課程卒)247,054円+諸手当 (2年課程卒)237,665円+諸手当
愛知県職員 〒460-8501　愛知県名古屋市中区三の丸3-1-2 愛知県福祉局福祉部福祉総務課　人事グループ	理学療法士	(4年制大卒)約232,700円 (3年制短大・専門卒)約218,600円 (注)初任給は給料及び地域手当の合計額
	歯科衛生士	(3年制短大・専門卒)約205,100円
	診療放射線技師	(4年卒)約232,700円 (3年制短大・専門卒)約218,600円 (注)初任給は給料及び地域手当の合計額
京都岡本記念病院 〒613-0034 京都府久世郡久御山町佐山西ノ口100番地	理学療法士 作業療法士 言語聴覚士	(大学卒)213,100円+諸手当 (4年制専門卒)211,800円+諸手当 (3年制専門卒)210,500円+諸手当
大阪医科薬科大学病院 〒569-8686　大阪府高槻市大学町2-7	看護師	(4年卒)225,200円+諸手当 (3年卒)219,200円+諸手当 (2年卒)213,200円+諸手当
	助産師	(4年卒)225,200円(別途手当10,000円)+諸手当
神戸百年記念病院 〒652-0855　神戸市兵庫区御崎町1-9-1	看護師	(4年制大卒)207,000円+諸手当 (3年生専門・短大卒)204,500円+諸手当 (2年生専門・短大卒)204,000円+諸手当
	言語聴覚士	(4年制大卒)198,600円+諸手当 (3年制専門卒)195,400円+諸手当
	臨床工学技士	(4年制大卒)182,700円+諸手当 (3年制専門卒)180,000円+諸手当

（2023年7月調べ）

連携して治療を行う
チーム医療に携わる職種を知ろう

　チーム医療とは、医療環境のモデルのひとつです。スムーズな連携と各分野の専門性をより発揮することを目的に、各分野の専門スタッフが患者の症状に応じてチームを組み、意見交換しながら病状を分析し治療やケアに当たることをいいます。かつては「医師と患者」「医師と看護師」という関わりで医療活動を行っていた病院ですが、近年では専門スタッフが互いに連動・協働し「チーム」で進めていくのが主流になっています。

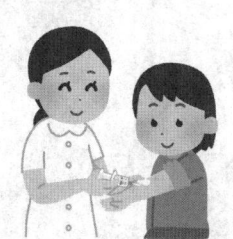

・看護師 （→P.42）
　准看護師 （→P.48）
・保健師 （→P.46）
・助産師 （→P.46）

・診療放射線技師 （→P.57）
・臨床検査技師 （→P.49）

・臨床工学技士 （→P.53）

・救急救命士 （→P.84）

・医師
・歯科医師

・薬剤師

歯科衛生士 （→P.70）

歯科技工士 （→P.72）

・管理栄養士 （→P.92）

・栄養士 （→P.92）

診療情報管理士
医療情報技師

・理学療法士 （→P.60）
・作業療法士 （→P.66）
・言語聴覚士 （→P.82）
・視能訓練士 （→P.79）
・義肢装具士 （→P.88）

・はり師 （→P.74）
・きゅう師 （→P.74）
・あん摩マッサージ指圧師 （→P.74）
・柔道整復師 （→P.77）

看護　技師　臨床　薬剤　栄養　リハビリ　東洋医療　医療情報　歯科　医師

患　者

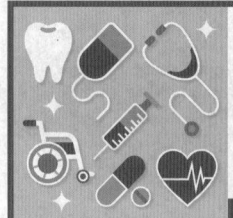

慈愛で見守り、確かな技術で人々の健康を助ける専門職

看護師

-RN-
Registered nurse

人生をどう生きるか？　多くの若者は、"世の中に役立つ仕事がしたい""人生を有意義に過ごしたい"と考えています。職業選択は人生にとってきわめて大切な課題です。

看護の歴史は、人間生活の起源とともに始まって以来、連綿として続けられて来ました。ナイチンゲールの功績をきっかけとして看護の専門職が生まれました。現代の看護師は、その志を継いで人々が健康になるように人を助ける仕事をしています。既に日本は「超高齢社会」となり、医療もさらに高度化・専門化し、専門職である看護師への期待はますますふくらんでいます。看護師を生涯の仕事とすることは、人を助けることを通して実はその人から多くの人生を学び、自らの人生を有意義にすることにもつながります。

■看護師のしごと

看護師が患者さんに対して、医師とともに働いている姿を目にされたことがあると思います。医師は病気の診断と治療が主な仕事です。看護師は、医師とともに医療が安全にできるように診療の補助をします。また、病気で療養される方の日常生活の援助を行いますが、実はこの方が重要な仕事になります。病気で食事が喉を通らなくなった人に対して、その原因を確かめ、栄養が十分にとれ、窒息しないように、おいしく食べられるようにと、食事内容・食べ方・飲み込み方等の工夫をしていきます。また、麻痺があって動けない状態の方でも、安全にしかも気持ちよく、さらに動かない手足の関節が動くようにする方法を考えて入浴の介

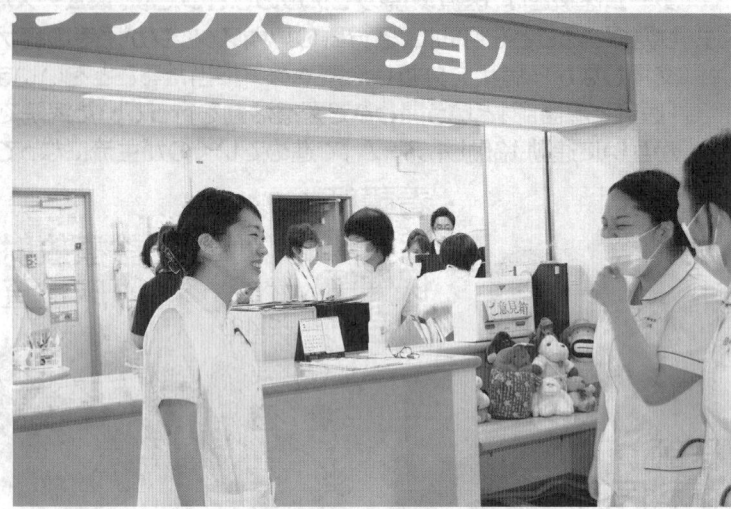

中部看護専門学校［臨地実習］

助をします。

人は起床して歯磨き、洗面、着替えから始まって夜寝るまで24時間休みなく活動をしています。病気になるとこの日常生活が自由に自分でできません。これらを助け、いずれは自分でできるようにするのが看護師の仕事です。また、人間の死は避けられないことです。人は人生の最期だと気づいたとき、安らかな死を望むのではないでしょうか。最期までその人らしく生きることを支えその死にあたって家族をサポートしながら見守っていくのも看護師の仕事です。このようにして24時間継続して見守ることの特殊性が、看護師の夜勤という働き方を必要とするのです。

看護師の役割は患者さんの日常生活を整えることで自然治癒力を高め健康を回復するための援助、さらには健康増進への援助と大きく役割が広がり、あらゆる場で活躍を期待されています。

●看護師の適性

人を助ける仕事であり、多くの

人と協働する仕事ですので、"人が好きであること"が必要です。人と関わるためにはコミュニケーション能力が大切です。多くの人と出会い高めていきましょう。

患者さんの24時間の生活の援助をしていくことや、病気で不安に思う人々の援助を行うためには心も体も健康であることが必要です。日々健康増進に努めていくことが大切です。

医療や看護は、社会情勢・科学の成果に併せて日々進歩発展するものです。その時点での最高の医療看護を提供することは、医療チームのメンバーである者として当然しなければならない責務です。このために、日々、研究心をもち、新しいものを作り出すクリエイティブな感覚が必要です。

国家資格を持つということは国民に対する責任を負うということです。たゆまず努力する誠実さと公共の精神、サービスの提供者としての価値転換が必要で、倫理的な態度が必要とされます。

ライセンスの取り方

　看護師となるためには多くのコースがあり自分の置かれた状況に合わせて選択することができます。

●高校卒業後看護師免許をとる場合

　看護大学、専門職大学、統合カリキュラム校では4年間で看護師国家試験の受験資格を得ることができます。看護大学では、さらに選択制で保健師と助産師の受験資格も得られます。看護師、保健師統合カリキュラム校では全員が看護師、保健師の受験資格を得られます。（保健師および助産師課程は1年以上の修学期間です）

　3年課程の看護師学校と短期大学でも国家試験受験資格を得ることができます。

　この課程で看護師免許取得後保健師あるいは助産師になるために、それぞれの養成課程に進学することが必要です。

●中学卒業後、5年間で看護師免許をとる場合

　高等学校5年一貫教育のコースがあります。

●准看護師免許取得後、看護師学校に進学して看護師免許をとる場合

　高校卒業者の場合は、直ちに2年課程の看護師課程に進学できます。看護師養成校では定時制（カリキュラムによっては修業年限3年）もあり、働きながら学ぶ学生にとっては大切な学習の場です。

　＊卒業時には専門士、短期大学士となり、看護師免許取得後は同様に保健師、助産師課程の養成校に進学できます。また、大学への編入も可能です。

　中学卒業の場合は、3年間の准看護師としての実務経験の後に進学となりますが、この場合は高等学校専攻科や短期大学には入学できません。

　7年間の准看護師の実務経験を持ったのち、2年間の通信制看護師養成校を修了して看護師国家試験受験資格を得られます。

准看護師として働きながら単位をとるもので、臨地実習が少ないカリキュラムです。

●中学卒業後准看護師免許をとる場合

　高等学校衛生看護科と准看護師学校で取得可能です。

　各養成課程に定時制のコースがあります。何らかの仕事に就き経済的に自立し学ぶ体制となっています。

●学校の設置主体

　学校の設置者は多岐にわたり、国公立系の大学、私立系大学の他、公的団体がもつ大学や看護師学校、医師会立の看護師学校、准看護師学校、公立私立の高等学校等さまざまです。大学には、医学部を始めとして他の学部を設置する総合大学の他、単科大学等もあります。病院附属の看護師学校や医学部附属の学校等、それぞれの特徴を生かした教育が行われています。

　教育機関は独自の教育理念を持って教育に当たっていますが、その理念は看護師としての基盤を作る大切なものですので、経済的側面も含め、慎重に検討されることをお勧めします。

こんなことを学ぶ

　看護師課程のカリキュラムが2022年度から改正（一部は2023年度より改正）されました。日本で看護師免許を取るための基準が国の指導で定められています。これは社会の情勢や医療の変化、医療を受ける人々の変化に伴うもので、今後も看護師に必要な教育とは何かが検討、変更されていくことは当然のことでしょう。この指針に基づき、各教育機関では、独自のカリキュラムを組み立て教育に当たっています。

　看護師教育の特徴的なことは、実践において学ぶことを大切にしていることです。実にカリキュラムの1／4弱が臨地実習（病院や施設などの看護の実践の場に限る）です。3年課程では、102単位以上

の学修が看護師免許資格取得要件となっており、このうち実習は23単位です。理論を学ぶのみでなく、臨床場面において理論がどのように実践されているかを体験し、考察することを重要視しているわけで、これらは他のメディカルスタッフに比べても多い時間数です。

　生命の危機状態で医療を受けている人、手術前後の人、在宅療養中の人、出産後の母子あるいは、健康者に対しての看護と、あらゆる年代の人々、あらゆる健康状態にある人々への看護を、実践をとおして学びます。

●教育課程の内容

基礎分野

　看護師学校の独自性を持った科目が選定される分野です。この分野では「専門基礎分野」「専門分野」の基礎となる科目と併せて科学的思考力及びコミュニケーション能力を高め、感性を磨き自由で主体的な判断と行動を促す内容を学びます。人間と社会の仕組みを幅広く理解する内容や国際化、情報通信技術（ICT）を活用するための基礎能力、人権の重要性について十分理解し、人権意識の高揚を図る内容となっています。具体的には、情報科学、統計学、化学などの自然科学、社会学、人間関係論などの社会科学、論理学、心理学などの人文科学があります。

専門基礎分野

　人間の構造と機能、疾病の成り立ちと回復の促進、健康支援と社会保障制度など、専門分野の土台になる内容を学びます。看護実践においては、人の病気や健康状態を論理的・科学的に思考し健康支援することが大切です。専門基礎分野は判断の基礎となる非常に重要な科目です。解剖生理学や生化学、薬理学、病理学、微生物学など、専門職として学んでいることが実感できるでしょう。また、生存権である健康や福祉に貢献できるための保健医療制度や社会保障制度

SPECIALIST MESSAGE

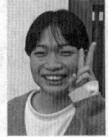

中部看護専門学校
看護科　2年生
青山　雄音さん

皆さんのサポートを受けて夢の実現に邁進

　学校は、地下鉄「本陣駅」、「中村日赤駅」から徒歩約10分、「名古屋駅」から徒歩約20分と好立地にあるため通いやすいです。

　高校・大学を卒業した方や社会人から入学した方など様々な年齢の方がいますが、分け隔てなく楽しい学校生活を送っており、男性も増えてきており安心です。

　授業は、集中して受けるものから、グループワークで皆さんと意見交換を行い理解を深める楽しい授業まで様々です。

　講師の方々は、皆さん経験豊富で面白い講義から考えさせられるような内容など、毎回授業が楽しみです。また、学校の先生方は優しく親しみやすく、解らないところを質問に行くと丁寧に教えてくださいます。

などにも必要な学習内容です。

専門分野Ⅰ

　看護の基礎的な理論と技術を学び、専門分野Ⅱの看護学で活用できるようにする科目です。看護とは何か？を追求する科目や対人関係能力を養成する科目、倫理的判断ができるような科目、そして何をおいても技術が確実でなければなりませんので、看護技術の演習を多く取り入れています。

　根拠に基づいた、食事の援助、排泄の援助、移動の援助、清潔の援助、環境を整える援助、などの直接な身体的援助と、心理的援助、教育指導、調整的役割などについて、理論や演習で学び、臨地実習を通して技術の獲得ができるように学びます。

専門分野Ⅱ

　"ゆりかごから墓場まで"の言葉通り、人の成長発達段階を深く理解し、様々な健康状態にある人々や多様な場で看護を必要とする

人々に対する方法を学びます。母性看護学、小児看護学、成人看護学、老年看護学、精神看護学の各看護学を学びます。

①母性看護学

　妊娠・出産や育児など女性にとって大切な時期の看護を学びます。健康な方の妊娠・出産は病気とは言えません。健康な人をより健康にするというウエルネスの考え方を基本として学びます。また、思春期から更年期までと看護の範囲は広く、女性だけに限らずパートナーとしての男性も含んだ内容です。

②小児看護学

　胎児から思春期まで、子どもは日々成長発達をしていきます。病気になってもその子らしく十分に成長発達できるように家族も含め看護することを学びます。

③成人看護学

　青年期から壮年期のあらゆる病気療養中の看護や健康増進活動について学びます。社会に重要な役割を持っている世代ですので、健康問題も複雑になります。急性期の病気ばかりでなく、現在は生活習慣病の予防も重要であり、人として幸せな人生をおくるためにはこの時期の看護がとても重要です。

④老年看護学

　高齢者は老化によって身体は衰えますが、年を重ねるごとに知恵や経験は豊かになります。個別的で多様な状況を併せ持つ高齢者に対して、病気や障害を持ちながらもその人らしく自立した生活が送れるように看護することを学びます。

⑤精神看護学

　人間を理解するためにはこころの理解が大切です。こころの発達と健康の維持増進のための援助を学び、こころの障害が生じた人への看護を学びます。

統合分野

　専門分野Ⅰ・Ⅱを学んだ後、看護専門職として統合し、実践でき

る能力を培う領域として、2009年から再構成されました。"在宅看護論"と"看護の統合と実践"の内容を学びます。

①在宅看護論

　一生の中で病気やけがで入院して病院ですごす時間はごくわずかです。生活の基盤は家庭ですので、家庭で療養する方を支える看護、最期までその人らしく生きることを支える看護はとても重要になります。家庭や家族への援助の理論及び家庭看護の技術を学びます。

②看護の統合と実践

　人間の生死を分けるような医療の実践の場では、看護師の専門的な知識・技術が十分に発揮できなければなりません。現在の医療の場は多くの機器に囲まれていること、チームで動いていることは報道等で知られるとおりです。医療の質の向上や安全確保のために、チーム医療、マネジメント能力、医療安全、災害時の看護等を学習します。また、卒業時には一人で責任を持った看護ができることを目標として、看護技術の再評価を行い、臨地実習を行います。

卒業後の進路と展望

1）進学
＊専門看護師・認定看護師・看護学修士・看護学博士への道

　看護師免許を取得した後、現在ではさらに看護の専門性を生かした看護師を必要としている状況から、認定看護師、専門看護師を養成しています。ともに5年の実務ののち、認定看護師では6ヶ月以上の研修を、専門看護師では大学院での2年の学修が必要になります。

　また、2014年にはさらにすすむ高齢化を支えるために国の研修制度である「特定行為に係る看護師の研修制度」が新たに創設されました。

2）就職

　看護師の就業場所は、病院、診療所が主ですが、病院ばかりでなく、訪問看護ステーション、保健所、市町村、学校、事業所、老人保健施設、保育所、介護老人福祉施設などの福祉施設での仕事があり、現在約168万人の看護専門職が働いています。

　看護職は多くのチームメンバーと協働します。医療や健康増進場面では、医師を始めとして、薬剤師、臨床検査技師、理学療法士、臨床工学技士など多くのメディカルスタッフと意見交換をしながら、患者さんにとって最も良い支援を考えて実践します。看護師は患者さんを中心としたチーム医療の中で看護師でなければできない分野を提供しています。

＊看護師の勤務について

　多くの新卒業看護師は病院等でスタートを切るようです。

　病院においては24時間の生活援助をすることが看護の基本ですので、多くは3交代（8時間勤務）2交代（夜間16時間勤務　2時間休憩）などを行っています。各病院によって最も良い働き方を従業員と相談しながら作っています。夜勤は3交代であれば月8～9回、2交代であれば4～5回が平均的なところだと思います。家庭を持って子育てしながら働くのには2交代が良いという反応もあります。就職は、将来設計をしながら決定していくことが重要です。

＊新人看護師の臨床教育については努力義務化

　病院等では、新人看護師の教育が努力義務化されました。未熟な状況で責任を持った看護業務をすることは、ストレスもたまり、本人自身が不安と緊張を抱え、看護に至らないケースがあるからです。"あわてずじっくりと看護師を育てよう"の考えが浸透して来て新人看護師の初年度教育はかなり改善されてきました。半年あるいは1年かけて、自分に合った部署での仕事

ができるような配慮がされるようになりました。

＊生涯働くことができる看護師支援体制の充実へ

　病院の中に占める看護師数は全職員の7割以上となります。看護師がいないところでは、患者さんは入院ができませんので、病院経営にとっても重大なことなのです。できるだけ働き続けることができるように、今では、24時間の保育所完備、寮完備、短時間の就業体制の拡充、給与面での配慮も認めるなど各病院は努力をしています。

＊キャリアアップを支えるシステム

　病院では、認定看護師、専門看護師がいることで、看護の質が向上し、病院全体の評価も上がるため、積極的にその応援をしています。自分が学習をしたいという気持ちを持ち続けている限り、キャリアも上がり、周囲からも認められ、給与もまたそれに伴っていくことにもなります。

　日本看護協会は2022年12月現在、認定看護師登録者総数が23,068名になったと発表しました。認定看護師制度は、高度化・専門化が進む医療現場における看護ケアの広がりと看護の質向上を目的に、1995年に制度が発足しました。25年以上が経過した現在、医療関連の求人ニーズが高まる中、診療報酬でも技術が評価されるなど社会的評価も高まっています。

　現在最も多いのは感染管理の3,033人、次いで緩和ケアの2,498人となっています。

　また、専門看護師登録者は、2022年12月現在3,115人であり、登録数が多いのは、がん看護1,043名、精神看護402名となっていて、いずれも看護学の向上に貢献しています。

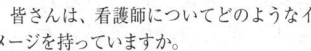

＝SPECIALIST MESSAGE＝

**笑顔　伝える　こころ響かせ、
いのち輝かせる　明日の看護師たちへ。**

加納　幸子先生　中部看護専門学校　教務主任

　皆さんは、看護師についてどのようなイメージを持っていますか。

　現在、世界中が新型コロナウイルス感染症の対応に苦慮しています。そのような中「人の役にたちたい」と考えているあなた、学問的に発展し、体系づけられた専門的知識と技術に基づいた看護をめざしてみてはいかがですか。

　病院や診療所で働く看護師の姿を、一度は目にしたことはあるでしょう。それは、注射をしたり、医師の診察を補助したりするシーンですか。それとも、患者さんに寄り添い、話に耳を傾けるシーンですか。いずれにせよ、看護師は、やさしく微笑みかけてくれたり、明るく振る舞ったりして、元気を与えてくれる存在ではありませんでしたか。

　「看護」の「看」という字は、「手と目を組み合わせて、手を目の上にかざしてよく

見ること」をあらわし、「護」は「手で外から包むように持つ。外からとりまいてかばう。」という意味を持ちます。つまり、看護は誰かを見守りお世話をすることです。

　近年、多くの災害が発生しています。被災した人たちは、こころもからだもボロボロになってしまいます。しかし、生活の糧を失った状況でも、生きていく力を人に与えられるのは、人と人のふれあいであり、支え合いであると考えます。

　当校は医療法人が母体の学校です。開学以来32年間で1,200名を超す卒業生がおり、多くの医療機関で活躍し、伝統と実績があります。看護の技術はもちろんですが、挨拶や身だしなみなど看護師としてのマナーや高いコミュニケーション能力に力をいれております。自ら学ぶ意欲のある学生さん、一緒に学びましょう。全力でサポートします。

保健師

*保健師のしごと

保健師の仕事は、地域に住む人々が健康的な生活が送れるよう保健指導することです。主に保健所や市町村役場で活躍しています。

保健師になるには、看護師養成所を卒業してさらに1年間、文部科学大臣または都道府県知事指定の保健師養成所で学び、国家試験に合格することが必要です。

修業年限が1年の保健師養成所は654ページの養成施設名簿を参照してください。これらの養成所以外では、4年制大学の看護師養成学部・学科（※注意すべての大学ではない）を卒業することでも保健師の受験資格が取得できます。（ただし2012年4月入学者から必修でなくなったため注意が必要です。）

*保健師への道

看護師免許を持った看護師が保健学校に進学し1年以上の学習をし、保健師国家試験受験資格を得るためのカリキュラムです。保健師免許が取れると多くは市町村の保健師、企業の健康管理室の保健師、保健所保健師として活躍できます。また、保健師免許取得後は、上記同様に養護教諭2種の免許や衛生管理者の申請ができ、学校や事業所など働く場が拡大します。

保健師教育課程

教育内容	単位数
公衆衛生看護学	18単位
疫学	2単位
保健統計学	2単位
保健医療福祉行政論	4単位
臨地実習	5単位

> 将来、保健師をめざすなら「保健看護学科」がお得

「保健師・看護師統合カリキュラム」の看護学校は現在10校あり、看護師と保健師養成の教育内容を統合したカリキュラムで4年間学びます。卒業時には看護師国家試験と保健師国家試験の受験資格が取得できます。

ポラリス保健看護学院（福島県）
二葉看護学院（千葉県）
首都医校高度看護保健学科（東京都）
北里大学保健衛生専門学院（新潟県）
専門学校愛知保健看護大学校（愛知県）
名古屋医専高度看護保健学科（愛知県）
（専）京都中央看護保健大学校（京都府）
大阪医専高度看護保健学科（大阪府）
玉野総合医療専門学校（岡山県）
岩国YMCA国際医療福祉専門学校(山口県)

助産師

*助産師のしごと

妊婦への保健指導、育児相談、分娩時の介助などが助産師のおもなしごとです。産院の産科病棟、産婦人科の診療所、市町村の母子保健センターなどが活躍の場ですが、キャリアを積んで助産所を開業することもできます。

助産師になるには、看護師養成所を卒業してさらに1年間、文部科学大臣または都道府県知事指定の助産師養成所で学び、国家試験に合格することが必要です。

修業年限が1年の助産師養成所は654ページの養成施設名簿を参照してください。この他、4年制の看護師養成学部・学科のうち一部の大学に助産師養成課程があり、課程を修了すれば助産師の受験資格が取得できます。

*助産師への道

看護師免許を持った看護師が助産師学校に進学して1年以上の学習をし、助産師国家試験受験資格を得るためのカリキュラムです。

看護師養成学部・学科においては、看護師のカリキュラム単位を取りながら、さらに選択制で助産師の単位をとることができます。ただし、助産師選択制のある大学（学部）は減少しているため、大学4年間で同時に取得を考えている場合は、希望する大学に設置されているか確認が必要です。

看護大学では、大学院において助産師の課程を置き、看護師のためにコースを設けているところもあります。

助産師教育課程

教育内容	単位数
基礎助産学	6単位
助産診断学・技術学	10単位
地域母子保健	2単位
助産管理	2単位
臨地実習	11単位
助産学実習	11単位

●看護師国家試験合格率の推移

実施年	受験者数（人）	合格者数（人）	合格率（%）
2020年（うち新卒者）	65,568（59,319）	58,513（56,174）	89.2（94.7）
2021年（うち新卒者）	66,124（59,593）	59,769（56,868）	90.4（95.4）
2022年（うち新卒者）	65,025（59,148）	59,344（57,057）	91.3（96.5）
2023年（うち新卒者）	64,051（58,911）	58,152（56,276）	90.8（95.5）

●保健師国家試験合格率の推移

実施年	受験者数（人）	合格者数（人）	合格率（%）
2020年（うち新卒者）	8,233（7,318）	7,537（7,050）	91.5（96.3）
2021年（うち新卒者）	7,834（7,281）	7,387（7,094）	94.3（97.4）
2022年（うち新卒者）	7,948（7,504）	7,094（6,975）	89.3（93.0）
2023年（うち新卒者）	8,085（7,477）	7,579（7,235）	93.7（96.8）

●助産師国家試験合格率の推移

実施年	受験者数（人）	合格者数（人）	合格率（%）
2020年（うち新卒者）	2,105（2,098）	2,093（2,088）	99.4（99.5）
2021年（うち新卒者）	2,108（2,097）	2,100（2,091）	99.6（99.7）
2022年（うち新卒者）	2,089（2,078）	2,077（2,071）	99.4（99.7）
2023年（うち新卒者）	2,067（2,055）	1,977（1,971）	95.6（95.9）

（監修／保健師 看護師 神田綾）

いろいろな働き方が選べる！病院以外でも活躍できる看護師の仕事

看護師の職場は、いまや病院やクリニックに限りません。看護師の資格を活かして働ける仕事は多様化しています。ここでは、いくつかの例を挙げてみましょう。

●産業看護師

一般企業に設置されている医務室（企業内健康管理室や企業内診療所）で勤務する看護師は「産業看護師」と呼ばれ、従業員の健康管理が一番の仕事になります。健康相談、保健指導、健診のデータ管理、チェックなど企業に勤務する従業員の健康管理全般を任されます。また、職場でストレスを抱えてしまっている人の話を聞いたり、会社が良い環境になるように提案したりもします。企業によって産業保健への取り組みも様々なので、産業看護師として採用されても、必要に応じて保健師の領域の仕事を任されることも多いようです。

●クリニカルコーディネーター

クリニカルコーディネーター（Clinical Coordinator）とは、医療機器メーカーや製薬メーカーなどに所属して自社製品の紹介や説明などを行う仕事です。病院やクリニックなどの医療機関を対象に営業活動をするという点から看護師資格を取得していれば、看護師の知識や経験が活かせます。
主な仕事の内容は、医療機関向けの自社製品の説明とPR、製品のデモンストレーション・製品の特徴と使い方の説明、製品納入時の使用方法のレクチャーおよびトレーニングなどになります。医療機器メーカーの営業職というイメージを持つ人もいるかもしれませんが、クリニカルコーディネーターは営業担当とチームを組んで販売をサポートする仕事なのです。

●治験コーディネーター（CRC）

新薬の効果を確かめるために協力者に薬を使用してもらい、そのデータを集めることを「治験」と言います。治験コーディネーター（Clinical Research Coordinator）は、この治験の作業がスムーズに実施できるように、医療機関や製薬会社、治験の協力者との間に立って調整役を務めます。また、被験者の体調管理やメンタル面でのケア、スケジュール管理も重要な仕事の一つです。

●治験事務局担当者（SMA）

医薬品に関する幅広い知識を活かし、治験依頼者や医師と関わり、新薬開発の重要なプロセスである治験の契約業務に携わります。製薬企業や医療機関で働くスタッフなど社外の人だけでなく、治験を受注する営業担当者および実際に治験の進行に携わる治験コーディネーター（CRC）など、社内スタッフとの連携も不可欠です。円滑かつ質の高い臨床試験スタートまでの道筋をつくる重要なポジションです。

●訪問看護師

訪問看護師とは病気や障害のある方に対して家庭に訪問してお世話や診療の補助を行う看護師をいいます。高齢化社会が進み、自宅療養を望む人が増えている昨今、訪問看護師もまた需要が高まっています。訪問看護師として働くためには保健師、看護師、准看護師のいずれかの資格が必要になります。また経験を積み訪問看護認定看護師の資格を取得すると患者に対して高レベルな看護が実践できます。

●看護学校の教員

これから看護師になる学生を育成する仕事です。この「看護学校」とは看護専門学校や高等看護学院、准看護学校、看護師養成所などの教育機関を指します。看護学校で教員となるためには、一定の資格や経験などの条件を満たす必要があります。
(1) 看護師（保健師、助産師）の専門領域で5年以上業務に従事していること
(2) 大学または大学院で教育関連の科目を履修したのち卒業し、看護師（保健師、助産師）の専門領域で3年以上業務に従事していること
(3) 専任教師として必要な研修（厚生労働省が認定する看護教員養成講習会や大学の通信制の看護教員養成コースなど）を受けている、もしくはそれと同等以上の学識経験を有していること

●献血ルームのスタッフ

献血センターで働く看護師の仕事は、献血に協力してくれる人から"善意による"血液の提供を受けることです。問診や検診の結果から、医師が献血の可否を判断し、可能であれば採血を行います。具体的な仕事内容は献血会場での受付、問診、検診（献血できるかどうか）、採血（採血キットの穿刺）、採血中（献血中）の献血者の状態観察、採血後の抜針、献血者へ水分補給を促すなどになります。献血事業は、日本赤十字社のもと運営されています。

●臨床開発モニター（CRA）

臨床開発モニター（CRA）は、治験の依頼者である製薬企業の立場から、医療機関で行われる治験が、実施基準や計画書に沿って正しく行われているかどうかの監視と確認（モニタリング）を行います。治験の質はこのモニタリングに依存していますので、その責任は重大です。
治験コーディネーター（CRC）と業務内容は非常に似ていますが、治験を実施する医療機関の立場からチェックを行うので、双方の立場に大きな違いがあります。

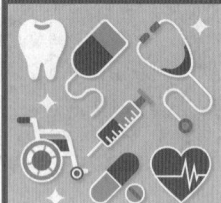

超高齢社会において、医療施設のみならず介護分野でも活躍

准看護師

—PN—
Practical Nurse

▌准看護師養成校と資格、進学課程（看護師課程）、就職について

　1951年4月の保健婦助産婦看護婦法の改正による准看護婦(師)制度スタートは本来、中学校卒業者を看護職に養成することを目的とするものであり、医療機関に勤務しながら養成校に通学する形態が一般的でした。しかし、近年は社会的な背景や世論もあり医療機関に拘束されずに学業に専念できるようになりました。また現況では、中学校卒業の学歴者の合格比率は、高等学校（以下高校）進学率の増加や、高校における衛生看護学科（准看護師養成コース）の設置によって大幅に低下するとともに、中学校卒比率は微数にとどまり、それ以外では少数の大学卒・短大卒を加えて大多数が高校卒業者で占められています。准看護学校のカリキュラムの性質上、学校によっては病院などで看護助手の仕事と両立させることも可能で、2年間という短期間で准看護師資格を得て、資格者としての収入を得ることができるため、社会人の入学者が半数近くになる学校も存在します。ただし、高度看護教育の実践の必要性や、厚生労働省や日本看護協会が准看護師制度の廃止を検討していることにより、相当数の准看護師養成施設が廃校や定員削減となっています。現在、臨床経験が7年以上ある准看護師を対象に通信教育による看護師養成を目的とした短大・専門学校が全国に十数校あります。通信教育とはいえ取得単位数は通常通りで、スクーリングやレポート課題など実際に学校へ通学する日がゼロということではありません。准看護師は准看護師養成所あるいは高等学校の衛生看護科卒業後、各都道府県が実施する資格試験に合格することで当該知事から准看護師の免許が交付されます。欧米の諸外国と違いなぜ日本では看護業務において看護師と准看護師という二つの差別化された資格が存在するのでしょうか？その背景には太平洋戦争終結後の混乱するわが国において絶対的な数の看護師不足を改善するための暫定措置という性格が色濃くあります。現代では高度化する医療に対応すべく看護師業務は高度な専門的臨床知識や臨床技術が必要不可欠となり、看護師が所属する団体でもある日本看護協会は、従来から准看護師制度の廃止を訴えかけていますが、日本医師会との複雑な問題もあり廃止には至っていません。厚生労働省の准看護師問題調査検討会報告では、21世紀初頭の早い段階を目途に看護師養成制度の統合に努めることを提言していますが、日本医師会は反対意見書を提出するなど、この問題はまだまだ解決されそうにはありません。ここで一番問題となるポイントとして准看護師は看護師より安く使える労働力という概念です。日本医師会の会員は医師であり、その大多数が入院設備を持たないクリニックや医院の医師です。そのような現場において看護師のような高度な看護知識や技術はあまり必要なく、それならば賃金の安価な准看護師を採用したいと考え、日本医師会では准看護師資格の存続を求めていると推察されます。しかしその一方で、診療報酬の観点からも、高度医療を実践する急性期総合病院では看護師しか雇用しないケースが近年増加しています。現在、わが国では看護師の数は絶対数が不足しています。2006年4月に看護師の病棟での対患者数の比率に応じて入院基本料を見直す制度が導入されたことで、各病院がこぞって少しでも高い看護基準にしようと看護師の獲得に乗り出し、それまでは准看護師を採用しなかった病院さえも採用はもちろん、准看護学生に奨学金を授与しながら確保のために動いてきました。しかし看護大学の新設ラッシュや潜在看護師の復帰などで徐々に都市部から充足率は高まり、同時に准看護学生への奨学金制度や採用自体を見送る病院も多くなりました。だからこそこの本を読んでいる皆さんは准看護学校へ進学した際は進学課程（看護師課程）へのステップアップが必須であることを念頭に置くことを強くお勧めします。

▌『進学課程』へ進めば看護師の受験資格が得られます

　この進学課程（看護課程）は一般的に准看護師免許取得者や取得見込み者（准看護学校在籍者など）が看護師の資格取得のために新たに進学することです。一般的には進学課程、進学コース、第二看護などと呼称されています。この課程においても学校の授業スタイルは様々であり、全日制の2年制というところもあれば、3年制の定時制という学校も珍しくありません。2年制の学校では1年次は准看護学校で修得した知識をベースに学科中心の勉強をしていきます。そして2年次には臨地実習を受けながら卒業前の2月末に実施される国家試験に臨むのです。この国家試験はもちろん看護大学、専門学校生と同じ試験問題となり、その難易度は准看護師の資格試験と比較してかなり高度で問題数も多くなります。もちろん進学課程に進みしっかり学習し国家試験に合格したあかつきには、晴れて看護師として様々な臨床現場で就労するチャンスが生まれます。

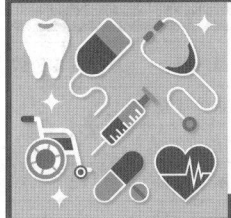

診断・治療・予防のための検体検査や生理学的検査を行う

臨床検査技師

—MT—
Medical technologist

高度化・多様化する現代医療において、臨床検査技師の取り扱う対象はますます幅広く、専門的になっています。このことは臨床検査技師の役割をよりいっそう高めています。同時に、高度な専門技術を使いこなせる優秀な人材が強く求められているのです。

■臨床検査技師のしごと

「チーム医療」が推進されるなか、臨床検査技師は患者さんから得られた検体（血液等）を測定する検体検査や、医療機器を使い患者さん自身を測定する生理学的検査を行うほか、検査説明や検体採取（採血など）から検査報告までの一連の業務を通して医療に貢献しています。すな

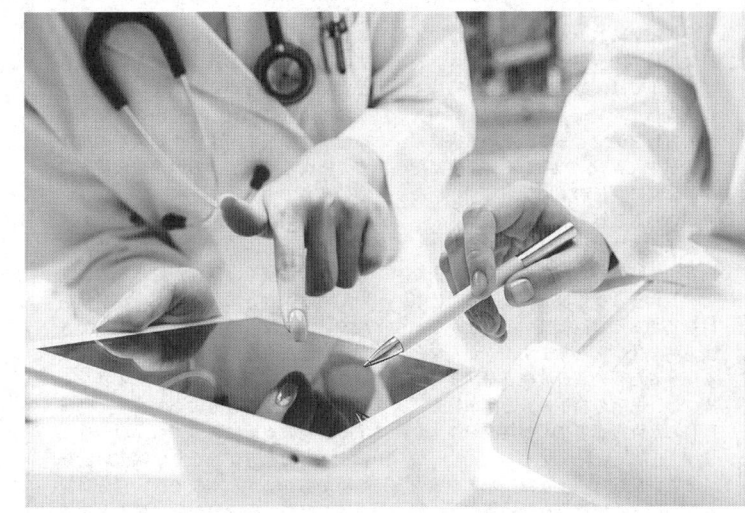

ライセンス取得のプロセス

臨床検査技師

↑

合　格

臨床検査技師国家試験

↑

受験資格取得

大学・専門職大学(昼4年) 短期大学 (昼3年) 保健学科等	指定臨床検査技師 養成所 (専門学校・3年以上)

（　）内は修業年限

↑

高　校　卒　業

わち、病気の診断や治療の方向づけ、病後の経過などを知るために臨床検査技師の役割は非常に重要です。

また、超高齢社会である現在、定期的に健康診断を行うことが制度化されています。そのほとんどが臨床検査の分野です。

臨床検査技師の活躍場所は幅広く、現在、病院や診療所で約6万6千人が働くほか、検査センター・健診センター・医療機器メーカーなどでも多くの臨床検査技師が活躍しています。

●おもな臨床検査技師の業務

①生化学的検査

血液・尿などに含まれるタンパク質・糖質・脂質・酵素・電解質・ホルモンなどを化学的に分析し、病気の診断に役立てます。

②血液学的検査

赤血球・白血球などの細胞の増減、血球の形態学的検査、出血・凝固に関する因子の検査を行い、血液疾患や関連した病気の診断に役立てます。

③微生物学的検査

様々な病気を引き起こす病原菌などの検査や、発見された病原菌が様々な薬剤に対してどのような抵抗力を持っているかなどを検査し、医師はその検査結果をもとに治療方針を決定します。

④免疫学的検査

抗原抗体反応を応用した検査で、梅毒やリウマチ、ウィルス性肝炎などの検査を行うほか、輸血を含む移植に関して血液型判定や交差適合試験などを行います。

⑤病理学的検査

身体から取り出した一部の組織片より標本を作製し、病変があるかどうかを検査します。また細胞診といって、子宮や胃の粘膜あるいは痰や尿から細胞の検査を行い、がんの早期発見に役立てます。この検査を専門に行う人を細胞検査士（スクリーナー）といいます。細胞検査士は臨床検査技師免許取得後に目指せる認定資格です。

SPECIALIST MESSAGE

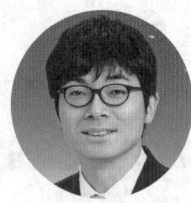

現代医療を支えるのは
臨床検査技師の提供する
正確なデータです

静岡医療科学専門大学校　医学検査学科

学科長　**畑本　大介**先生

現代医学において、医師の診断に不可欠な科学的根拠が臨床検査です。特に、近年では医療機器の発展から様々な検査結果を総合して医師が診断し、治療方針を決定します。その検査結果を提供しているのが臨床検査技師です。非常に責任の重い仕事ですが、やりがいのある魅力的な仕事です。

臨床検査技師の分野は幅広く、仕事内容が多岐にわたります。血液や尿などを分析する検体検査、こうした仕事は患者さんとは直接接することがない裏方的な仕事になりますが、がんなどを調べるための超音波検査やMRI検査では、医師の指示のもと臨床検査技師自らが直接患者さんの検査を担当します。

また、最近は様々なウィルスや強力な細菌による感染症や食中毒などの報道が多くみられます。こうした症状が見られたときに、嘔吐物や便・血液から病原性大腸菌O-157やサルモネラ菌・ノロウィルス・肺炎球菌・エイズウィルスなどを微生物検査等により検出するのも、臨床検査技師の仕事です。病原体の発見により、患者さんの治療方針の決定に貢献でき、さらなる感染の防止活動に役立てることができます。

さらに、最近では臨床検査技師は産婦人科の分野でも活躍の場が広がっています。たとえば不妊症の治療における体外受精を行うことや、胎児を超音

波診断装置にて観察する技術も臨床検査技師は有しており、医師の指示のもと実施することが可能です。

このように病気の予防から診断・感染症予防や公衆衛生、生殖医療の現場まで幅広く活躍できるのが臨床検査技師の魅力です。

大規模病院では、これらの1つの専門性に特化し、追及して仕事をする形となる事が多く、研究が好きな人に向いている働き方になります。小規模病院では、これらの検査全てを実施できなければならない事が多く、視野を広げた仕事をしたい人、アクティブな人に向いている働き方になります。勤務する病院の規模によっても、専門性によっても働き方が異なり、幅広い活躍の場があります。本校では、自分自身だけではなく、教員が共に個性と適性を見極め、個人の適性に合った仕事を考えていきます。あなたにあった魅力ある臨床検査技師の仕事が必ず見つかります。

7つの医療専門職を目指す学科がある本校では、チームで働く医療を体感しながら、医療人として欠くことのできない豊かな人間性を身につける環境があります。教員一同、夢と誇りを持って仕事に就けるようサポートします。「検査」の対象である人間の「生命」に思いを馳せることができる「心」を持った臨床検査技師を目指してほしいと願っています。

	教育内容	単位数
基礎分野	科学的思考の基盤	14
	人間と生活	
	社会の理解	
	（小　計）	14
専門基礎分野	人体の構造と機能	8
	医学検査の基礎とその疾病との関連	5
	保健医療福祉と臨床検査	4
	医療工学及び医療情報	4
	（小　計）	21
専門分野	病態学	7
	形態検査学 血液学的検査4単位 病理学的検査5単位	9
	生物化学分析検査学 尿・糞便等一般検査3単位 生化学的検査・免疫学的検査6単位 遺伝子関連・染色体検査2単位	11
	病因・生体防御検査学 輸血・移植検査4単位 微生物学的検査6単位	10
	生理学的検査	10
	臨床検査総合管理	6
	医療安全管理	2
	臨地実習	12
	（小　計）	67
	合　　計	102

	年齢階層	経験年数計	
		1～4年	
		所定内給与額	年間賞与その他特別給与額
臨床検査技師		円	円
	20～24歳	237,300	631,900
	25～29歳	250,300	785,600
	30～34歳	269,100	730,900
	35～39歳	282,200	838,000
	40～44歳	202,300	178,500
	45～49歳	331,700	1,344,100
	50～54歳	281,000	183,200
	55～59歳	329,400	1,006,000

令和3年賃金構造基本統計調査
職種（小分類）、年齢階級、経験年数階級別所定内給与額及び年間賞与その他特別給与額（産業計）より
企業規模計（10人以上）

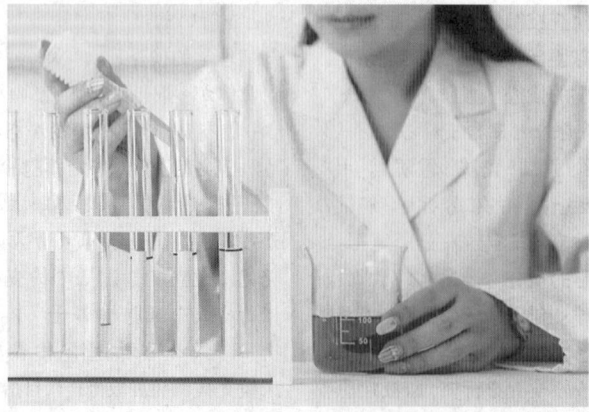

SPECIALIST MESSAGE

臨床検査技師を目指す皆さんへ

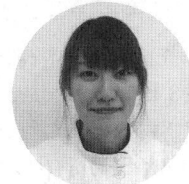

十全記念病院　検査部　臨床検査技師
須山　和子さん

　私が臨床検査技師を目指したきっかけは医療に興味があったこと、資格をもって働きたいと考えたことです。数ある医療職の中でも検査技師を目指したのは、検査が病気の人だけでなく健康な人にとっても将来の病気の予測や予防という意味で重要な役割を担っていると知り、より多くの人々の役に立てる仕事だと考えたからです。

　臨床検査技師になるための学校が静岡県には大学・専門学校ともに当時は一校もなかったので県外の学校を受験しました。最初は地元を離れることや授業の科目数が多いことに不安を感じました。しかし検査学科のカリキュラムでは先生の話を聞くだけの授業だけでなく、実際に超音波の機械を触ったり自分から採取した遺伝子の実験をしたりする実習の授業が多いためクラスメートとすぐに仲良くなれました。またクラス全員が臨床検査技師になるという同じ目標を持っていたことで協力して国試、卒業を迎えることができました。

　実際臨床検査技師として働き始めると、その仕事内容が多種多様なことに驚きました。血液検査、尿検査、微生物検査などの検体検査、患者さんの身体に直接触れるエコー、心電図などの生理検査、また輸血業務や採血業務も行います。私は今それぞれの業務に必要な知識や技術を先輩方に教えていただきながら身につけている最中です。覚えることは多いですが知識が増えるにつれて検査同士の関連性も見えてきてより理解を深めることができます。

　検査技師の仕事は患者さんからはなかなか見えにくく地味な職業だと思われる方もいると思います。しかし検査結果から新たな病気が見つかったり、検査技師が出した検査結果をもとに医師が治療方針を決めたりと縁の下の力もちとなる職業です。責任は重いですが、より正確なデータを出そうという意欲がわいてきます。これからも知識・技術ともに日々成長を目指して頑張っていきたいと思います。

---

①文部科学大臣から指定された大学・専門職大学・短期大学、または都道府県知事より指定された臨床検査技師養成所（専門学校）で3年以上、必要な知識と技術を修得し、卒業する。
②大学の医・歯学部を卒業する。
③大学の保健衛生学部や薬学部・理学部・栄養学部などで指定された科目を履修する。就学年数は4年間となる。
④文部科学省から指定された大学の該当学部を卒業する。

こんなことを学ぶ

　臨床検査技師養成所では基礎分野、専門基礎分野、専門分野からなる教育内容を学ぶことが規則で定められています。

　その中でも専門分野では次の8つに分かれ、それぞれの検査法だけでなく、その結果の解析・評価も学んでいきます。

① 病態学
　各種疾患の病態を体系的に学び、疾患と医学検査との関わりについて理解・評価する。

② 形態検査学
　身体の構造、特に疾病時の臓器・組織・細胞などの形態学的検査についての知識と技術を習得する。

③ 生物化学分析検査学
　各種生体試料に含まれる成分について、生物化学的分析の理論と実際を習得する。

④ 病因・生体防御検査学
　病因・生体防御の仕組みを理解し、感染・免疫・遺伝子・輸血・移植に関する検査の理論と実際を習得する。

⑤ 生理学的検査
　生体から生理機能情報を収集するための理論と実際を習得する。

⑥ 臨床検査総合管理
　医療機関などにおける医学検査の意義を理解し、総合的精度管理およ

---

⑥一般検査
　尿や糞便などを用いて異常を見つけ出すスクリーニング検査や寄生虫を調べる検査を行い、病気の早期発見に役立てます。

⑦遺伝子検査
　ウイルスなどの病原体やがん細胞、生殖細胞の核酸をPCR法で調べ、病気の診断や治療に利用し、また、染色体構造を調べることで先天性疾患の診断に役立てます。

⑧生理学的検査
　各種医療機器を使って患者さんを直接検査します。超音波（エコー）・心電図・脳波・呼吸機能・MRIなどの検査をします。このような検査は、病院や診療所、健診センター等で行われています。

　また、「臨床検査技師等に関する法律」の一部改正により、2015年4月から上記の検査以外に、嗅覚・味覚検査が業務に追加され、さらに、診療の補助として、採血に加え一部の検体採取ができるようになりました。

　このほか、公衆衛生や予防医学の分野でも検査が行われており、研究所や保健所において、公害関係の衛生検査・環境検査などにも携わっています。

ライセンスのとりかた

●臨床検査技師になるには
　臨床検査技師国家試験に合格すると厚生労働大臣より免許が与えられます。国家試験の受験資格を得るには次のような方法があります。

臨床検査技師

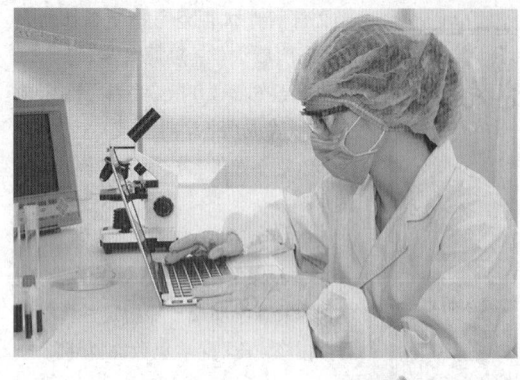

診査（いわゆるメタボ健診）・特定保健指導により健診の需要が高まっています。

現在、臨床検査技師の資格を取得する人は毎年約3,400人程度で、その過半数が女性です。また、健診センターや治験などの活躍場所も増えており、求人も安定しています。

国や地方自治体の公害研究所や労働衛生施設、薬品会社や治験受託企業などに加え、食の安全性の問題から食品衛生業界の求人もあり、臨床検査技師の需要が高まっています。

臨床検査技師の職域は、日常の医療行為と先端医療、予防医学に分かれています。そのいずれもがスペシャリストの仕事といえます。

び機器・情報・運営・安全に関する管理法を習得し、職業倫理を高める。

⑦ 医療安全管理

臨床検査技師の責任および業務の範囲を理解し、感染管理及び医療安全に配慮して、適切に検体採取ができる能力を身につける。

⑧ 臨地実習

臨床検査技師としての基本的な実践技術及び施設における検査部門の運営に関する知識を習得し、被験者との適切な対応を学ぶ。

令和2年4月、取り巻く環境の変化に伴い、指定規則及び指導ガイドラインの教育内容と単位数が見直され、2022年4月入学生より95単位から102単位以上へ引き上げられました。

卒業後の進路と展望

医療の高度化が進む現在、臨床検査技師の取り扱う検査対象はますます幅広く専門的なものになっています。例えば先端医療の分野では、遺伝子とがん発症の関係性の研究が進むに連れて、細密で正確な細胞検査が要求されています。また、エイズなどの免疫不全症の治療や臓器移植

時の拒絶反応の研究などにおいても臨床検査の精密さが求められています。これらのニーズに応えるには新しい検査法の開発と他の医療従事者との協力が必要不可欠です。

予防医学の面では、高齢化と福祉の充実が必要という現状や特定健

●臨床検査技師国家試験合格率の推移

実施年	受験者数（人）	合格者数（人）	合格率（%）
2020年（うち新卒者）	4,854（3,940）	3,472（3,273）	71.5（83.1）
2021年（うち新卒者）	5,115（3,947）	4,101（3,614）	80.2（91.6）
2022年（うち新卒者）	4,948（4,092）	3,729（3,537）	75.4（86.4）
2023年（うち新卒者）	5,002（4,010）	3,880（3,589）	77.6（89.5）

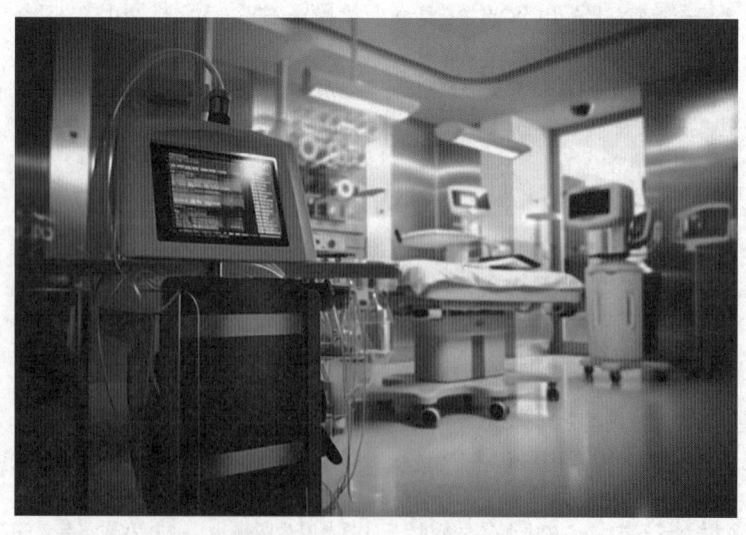

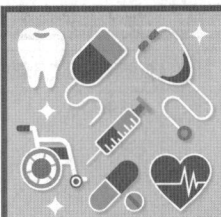

医療機器の操作・管理を行う科学医療の専門職

臨床工学技士

－CE－
Clinical engineer

まさに"科学する医療"の時代。医療の最先端では、人工知能を組み込んだ極めて高度な医療機器が次々と登場しています。これらの医療機器の操作・保守・点検・管理にたずさわる臨床工学技士は、科学医療の中心的存在です。

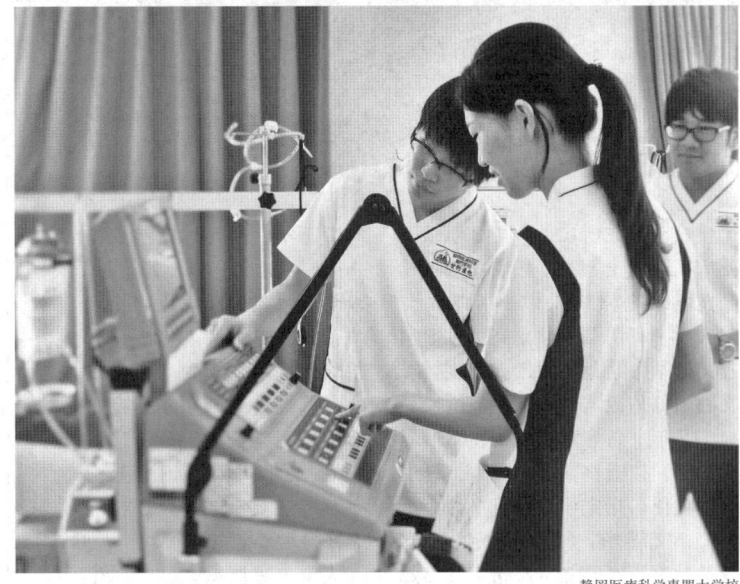

静岡医療科学専門大学校

臨床工学技士のしごと

　人間が生命を維持し、健康なからだを保つために、からだの内部の各臓器はさまざまな機能をしています。そのなかでとくに大切なのは、呼吸、血液の循環、体内の老廃物を尿として排出したりする代謝です。これらの生体のもつ機能が低下し、生命の維持ができなくなったときや、心臓の手術のときなど、一時的に医療機器が生体

の機能の代行や補助をしたりします。このような生体の動きの代りをする医療用機器を生命維持管理装置といいます。

　生命維持管理装置には、血液浄化装置（人工透析装置）、人工心肺装置、人工呼吸装置、高気圧治療装置、除細動装置、体外式心臓ペースメーカーなどがあります。

　臨床工学技士のしごとは、このような心臓手術のときや人工透析治療のときなどに生命維持管理装置を操作して治療の補助をしたり、医療機器が常に安全に有効に使用できるように保守・点検・管理をすることです。

　これらの機器は多くの人の生命を救い、以前は薬では治らない不治の病気で死の道しかなかった人びとも健康をとりもどしてきました。また、多くの医療機器は、医療の質の向上にも大きく貢献してきました。しかし、こうした医療機器はひとつまちがえば、直接患

者さんの生命に関係するものですから、安全で信頼性の高い機器でなければならないことはもちろん、これらを使用する臨床工学技士は高度な知識と技術をもっていることが要求されます。

ライセンスのとりかた

　臨床工学技士になるには大きく2つのコースがあります。高等学校を卒業後3年以上養成所で学ぶコースと大学や他の医療系の学校を卒業後1年あるいは2年養成所で学ぶコースがあります。

●臨床工学技士になるには

　毎年3月に実施される臨床工学技士国家試験に合格すると免許が与えられます（厚生労働大臣免許）。国家試験の受験資格を得るには次のような方法があります。

①大学に入学する資格のある者で、文部科学大臣が指定した学校又は都道府県知事が指定した臨床

ライセンス取得のプロセス

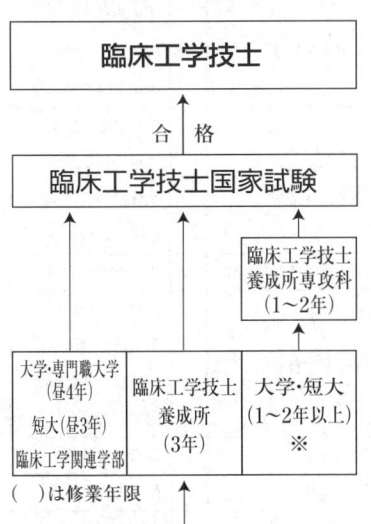

```
          ┌──────────────────┐
          │   臨床工学技士    │
          └──────────────────┘
                   ↑ 合　格
          ┌──────────────────┐
          │ 臨床工学技士国家試験 │
          └──────────────────┘
    ↑              ↑              ↑
```

臨床工学技士養成所専攻科（1〜2年）

大学・専門職大学（昼4年）／短大（昼3年）／臨床工学関連学部

臨床工学技士養成所（3年）

大学・短大（1〜2年以上）※

（　）は修業年限

高等学校卒業（含同等以上）

※厚生労働大臣が指定した科目を修めた者。

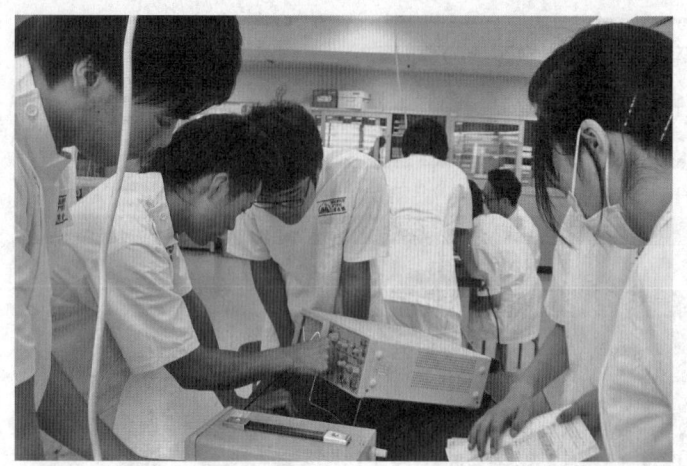

静岡医療科学専門大学校

工学技士養成所において3年以上臨床工学技士として必要な知識及び技能を修得し卒業する。

②大学・専門職大学、高等専門学校又は厚生労働省令で定める学校、文教研修施設若しくは養成所において2年（高等専門学校にあっては5年）以上修業し、かつ、厚生労働大臣の指定する科目を修めた者で、文部科学大臣が指定した学校又は都道府県知事が指定した臨床工学技士養成所において、1年以上臨床工学技士として必要な知識及び技能を修得し卒業する。

③大学・専門職大学、高等専門学校又は厚生労働省令で定める学校、文教研修施設若しくは養成所にお

いて1年（高等専門学校にあっては4年）以上修業し、かつ、厚生労働大臣の指定する科目を修めた者で、文部科学大臣が指定した学校又は都道府県知事が指定した臨床工学技士養成所において、2年以上臨床工学技士として必要な知識及び技能を修得し卒業する。

④大学・専門職大学で厚生労働大臣が指定する科目を修めて卒業した者。

注
②③の学校は入学資格がありますので事前に養成所に確認が必要です。

SPECIALIST MESSAGE

【即戦力としての臨床工学技士の養成】

藤原　宣文先生
静岡医療科学専門大学校　医学工学科　学科長

医療の現場で医療機器の操作や保守管理を担当し、かけがえのない命をサポートするのが臨床工学技士の仕事です。

本校の医学工学科は文武両道の建学の精神のもと、1999年4月に開校しました。本校は静岡県内で唯一の臨床工学技士養成校として貴重な存在で、県内を中心に多くの卒業生を輩出しており、地域医療の向上に貢献しています。

本学科は基礎医学、基礎工学、臨床工学の各実習室、多種多様にわたる医療機器などの設備があり、学生の総合学力の向上や国家試験対策に役立っています。

臨床工学技士国家試験の受験資格の他に取得できる資格として第2種ME技術実力検定試験があります。在学中の第2種ME技術実力検定試験の合格を目指し、定期的に特別対策講座を開催しています。各教員が医学系、工学系など分野別に集中して講義を行うことにより国家試験同様に高い合格率を誇っています。

さらに医療機器工房を設け、医療機器の故障に即応できるよう、日頃から医療機器の分解・修理・組み立てなどを楽しみながら学べる環境を整備しています。

養成所のカリキュラム

教育内容		指定単位	授業科目(全て必須)
基礎分野	科学的思考の基礎	14	物理学
			生物学
			科学
	人間と生活・社会の理解		基礎数学
			臨床心理学
			英語Ⅰ
			英語Ⅱ
			保健体育
専門基礎分野	人体の構造及び機能	6	解剖学
			生理学
			生化学①
	臨床工学に必要な医学的基礎	9	医学概論
			公衆衛生学
			病理学
			生化学②
			免疫学
			薬理学
			チーム医療概論
			関係法規①
	臨床工学に必要な理工学的基礎	16	電気工学
			電子工学
			計測工学
			応用数学
			機械工学
	臨床工学に必要な医療情報技術とシステム工学の基礎	7	医用工学①
	(小計)	38	
専門分野	医用生体工学	7	生体物性工学
			医用材料工学
			医用工学②
	医用機器学及び臨床支援技術	10	医用機器学概論
			医用治療機器学①
			生体計測装置学①
			臨床支援技術学
	生体機能代行技術学	12	生体機能代行技術学
	医療安全管理学	6	医療安全管理学
			医用治療機器学②
			生体計測装置学②
			関係法規②
	関連臨床医学	7	臨床医学総論
	臨床実習	7	臨床実習
	(小計)	49	
合計指定単位		101	

SPECIALIST MESSAGE

【運命の出逢い，臨床工学技士】

静岡医療科学専門大学校
臨床工学科（現　医学工学科）2013年度卒業

佐藤　佑一さん

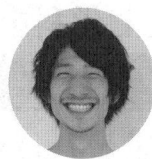

　私は大学を卒業し、静岡医療科学専門大学校（以後本校とする）へと入学しました。入学するきっかけとなったのは大学生時代のアルバイトです。

　私は大学に入学してからは、特に将来について考えることもなく、月日だけが過ぎていきました。そんな時に知人に紹介され始めたのが、透析施設を有するクリニックでの看護助手としてのアルバイトでした。

　初めは働いている方々は皆、看護師の方だと思っていました。しかし、機器のトラブルが発生したり、新しい機器が導入された時に率先してメンテナンスを行ったり、トラブルの原因についての説明やアドバイス等をしている方々がいました。その時初めて臨床工学技士という職業を知りました。私は興味を持ち、現場で働く臨床工学技士の方々からその職業について色々なお話を伺いました。その結果、血液透析だけではなく人工心肺や人工呼吸器、その他幅広い医療機器の保守点検業務等、これからの医療には欠かせない存在だと思いました。不安はいっぱいありましたが、現場の方々からの今からでも遅くはないという言葉や、両親からも了承を得ることができ、本校への入学を決意しました。

　入学してからは本当に日々勉強ばかりでした。工学の知識も臨床の知識もほとんどゼロに近い状態でのスタートで、初めは周りとの差を感じ、三年後に国家試験に受かるのか心配でした。しかし、お互いに励まし、競い合う心強いクラスの仲間。基礎から丁寧に教えて下さり、どんな小さな疑問にも答えて下さる教員の方々。そんな環境で勉強を進めることが出来た結果、上位の成績をおさめることができました。

　勉強するにつれ、臨床工学技士という職業の重要性というものが以前にも増し分かってきました。生命維持管理装置という生命に直結する機器の操作や保守管理、また医療機器は日々進化し続け、それに伴い私達も知識を身に付けていかなければなりません。チーム医療の一員として、他職種の方々とお話しできるための広い知識も持たなければなりません。在学中はクラス一丸となって国家試験合格を目指し切磋琢磨していましたが、医療が進歩し続ける限り、私達の勉強は続いていきます。私は医療機器に関する知識を十分に身に付けてどんな質問に対しても答えることができ、より安全な医療を行っていけるよう、トラブルに対しても即応できる臨床工学技士になりたいと考えております。そのためにも日々努力すること、自分の成長を止めないことを心に決め、医療技術者として充実した人生を送っていきたいと思います。

こんなことを学ぶ

　令和3年3月、取り巻く環境の変化に伴い、指定規則及び指導ガイドラインの教育内容と単位数が見直され、令和5年4月の入学生より現行の93単位から101単位以上へ引き上げられる予定です。

　カリキュラムは基礎分野、基礎専門分野、専門分野にわかれていて、講義と実習で有機的に組み合わされています。

●基礎分野

　人文科学、社会科学、自然科学、外国語など社会人としてまた医療人として必要な知識と幅広い教養を身につけます。専門科目を学ぶために必要な基礎学問を履修します。

●基礎専門分野

　臨床工学技士として必要な理工学的な知識を履修します。ここで学ぶ理工学的な内容は医療機器を操作・保守点検に必要な知識と技術を身につけます。高校までの物理学等とは異なり医療従事者に必要な基礎的な理工学的な内容を学びます。

●専門分野

　臨床工学技士に必要な実践的知識・技術の習得を目指して学びます。

①生体機能代行技術学

　人の呼吸・循環・代謝に関わる生命維持管理装置の原理・構造及びその適正かつ安全な使用法や保守管理に関する実践的知識・技術を学びます。

②医用機器学及び臨床支援技術

　医療の現場で利用される生体計測機器・医用治療機器の原理・構造・構成及びその適正かつ安全な使用法や保守管理に関する実践的知識・技術を学びます。

③医療安全管理学

　医用工学機器を中心とした医療の安全確保のために、機器及び関連施設・設備のシステム安全工学、関連法規・各種規格等や医用安全管理技術を学びます。

④関連臨床医学

⑤臨床実習

　臨床工学技士としての基礎的な実践能力を身につけ、医療における臨床工学の重要性を学び、かつ、患者さんへの対応について臨床現場で学習し、チーム医療の一員としての責任と役割を身につける。

卒業後の進路と展望

　臨床工学技士は1987年に法制化され、翌年施行された医療系では比較的新しい国家資格です。ますます高度化し複雑になる現代医療。もはや医師の知識や技術だけでは対応できなくなっています。とくに、高度な医療機器が進歩してきたため、これらを効果的に安全に操作し、適正で質の高い医療を確保するためには、最先端の工学的な知識と技術をもった臨床工学技士がどうしても必要です。

　臨床工学技士の活躍の場は現在のところ病院が中心でしたが、最近では医療機器メーカーでのユーザーへの機器運用の指導、研究機関での医用機器の研究・開発、臨床工学技士養成所での教育分野からの求人も増加してきました。臨床工学技士は病院だけでなく、幅広い分野で求められている将来性のある資格だといえます。

●臨床工学技士国家試験合格率の推移

実施年	受験者数 （人）	合格者数 （人）	合格率 （%）
2020年 （うち新卒者）	2,642 (2,239)	2,168 (2,031)	82.1 (90.7)
2021年 （うち新卒者）	2,652 (2,310)	2,232 (2,107)	84.2 (91.2)
2022年 （うち新卒者）	2,603 (2,314)	2,096 (2,038)	80.5 (88.1)
2023年	2,706	2,311	85.4

※2023年の新卒者は未発表

国家試験合格率トップクラスを誇る!

高校生あこがれの医療職! 七学科を擁する先端的医療系専門学校。

プロフィール・データ

募集学科及び定員

看　護　学　科（高卒・3年制／60名）
※定員40名から60名に変更承認申請中
助　産　学　科（看護師・1年制／15名）
理 学 療 法 学 科（高卒・3年制／60名）
作 業 療 法 学 科（高卒・3年制／30名）
医 学 工 学 科（高卒・3年制／30名）
医 学 検 査 学 科（高卒・3年制／40名）
医 学 放 射 線 学 科（高卒・3年制／40名）

入学選考方法

学力試験・面接・調査書の結果を総合して行います。推薦入学試験については推薦内容を重視します。
※入学志望学科は第一、第二、第三志望まで。

試験概要

●一般推薦、社会人推薦入試
令和5年10月7日（土）
●一般、社会人入試
Ⅰ期／令和5年12月2日（土）
Ⅱ期／令和6年1月20日（土）
Ⅲ期／令和6年2月24日（土）
看護学科は社会人入試（推薦含む）を実施しません。社会人入試において助産学科は推薦のみで実施します。

施設概要

総床面積　10,488.32㎡
●1号館／理学療法学科・作業療法学科・医学放射線学科・本部事務所・基礎医学実習室・機能訓練室・一般教室
●2号館／看護学科・医学工学科・助産学科・医学検査学科・基礎成人看護学実習室・臨床工学実習室・一般教室・学生ホール
●3号館／造士館（体育館兼講堂）
青翔の間（和室）・同窓会館・中央図書館・多目的イベント広場・大講堂

関連施設

十全記念病院（299床）
新都市病院（50床）
介護老人保健施設エーデルワイス（150床）
かば記念病院（44床）

アクセス

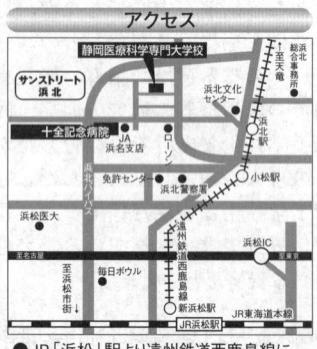

●JR「浜松」駅より遠州鉄道西鹿島線にて約22分、「浜北」駅下車
●本校シャトルバス（無料）にて約5分

本校の特色

The education is firingという言葉があります。「教育とは心に火をつけることである」と訳します。わが青翔学園の建学の精神はこれです。学問、真理の探求に情熱を注ぐ心。医療、福祉に奉仕する心。創造、発展に向けて不屈の努力をする心。わが学園に入学を志望される真摯な学生諸君には、そのような心があると思います。

平成30年4月には、新たに医学放射線学科が開設され、7学科の学生が日々医療専門士を目指し勉強に励んでいます。

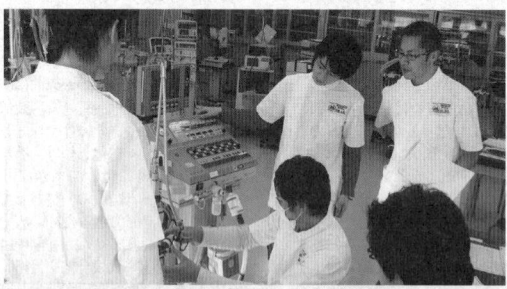

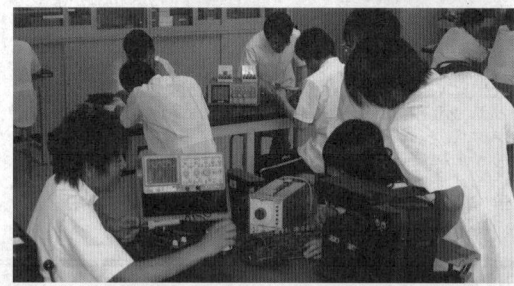

文武両道

文武両道を目指す本校は、野球部が平成18年度全国専門学校軟式野球選手権大会優勝を含む二度の全国制覇を達成し、全国大会の常連校となっており、サッカー部は平成16年度より4年連続全国専門学校サッカー大会出場、バレー部においても平成26年度静岡県専修学校各種学校バレーボール大会男女優勝と各部活とも今後益々躍進が期待でき、部活にも力を注いでいます。また、青翔の間（和室）等において、華道・茶道など日本の伝統文化を学ぶ活動も行っています。汗を流し精神を鍛え、礼儀や作法を学び、そして心の大切さを知ることは人間としての幅を広げ将来、臨床現場で必ず役に立つ事でしょう。

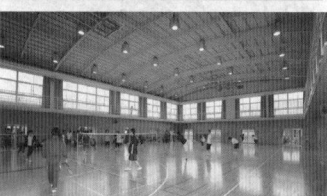
造士館（体育館兼講堂）

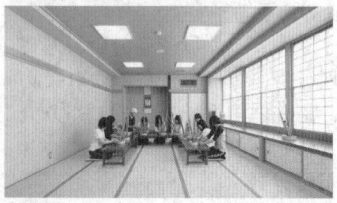
青翔の間

学校法人　十全青翔学園

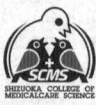 静岡医療科学専門大学校

住　所　〒434-0041 静岡県浜松市浜北区平口2000　　TEL　053-585-1551　　FAX　053-585-2533
E-mail　jimu@shiz-med-sci.ac.jp　　URL　https://www.shiz-med-sci.ac.jp　　資料請求　入試係

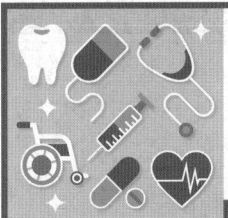

診療放射線技師 —RT—
Radiological technologist

科学技術の発達と同時に、さらに高度化する医療技術。その中で各種放射線は現代医療の診断・治療に欠かすことのできない存在です。診療放射線技師は、医師の指示のもとで放射線診断・治療に関わるスペシャリストとして、その役割が期待されています。

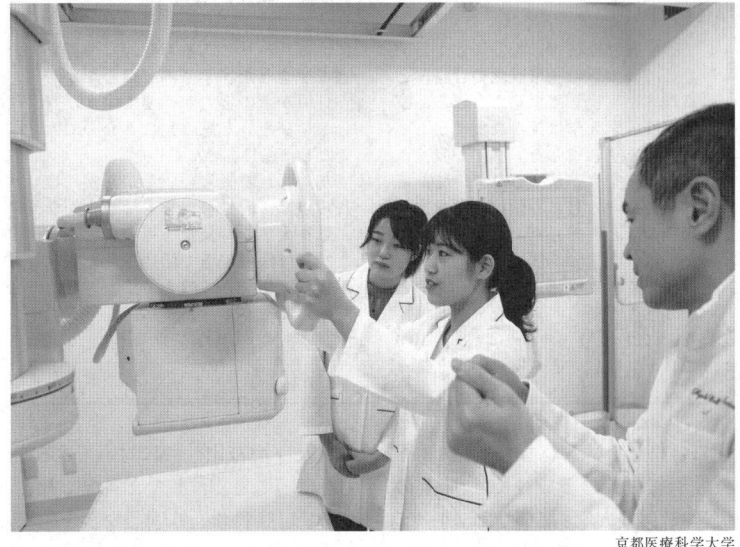

京都医療科学大学

診療放射線技師のしごと

これまでに一度は、胸や骨のX線撮影を受けたことがあるでしょう。病院・診療所では年間1億2千万件以上のX線撮影が行われています。日本の人口とほぼ同じ数字ですので、国民が毎年1回X線撮影を受けている計算になります。その他、CTが年間3千万件、MRIが年間1千5百万件実施されています。このほとんどは診療放射線技師が撮影しています。現代医療では、正確な診断、適格な治療を行うために、これら画像診断が欠かせません。

癌の早期発見、早期治療に癌検診を受けるような運動が行われています。肺癌検診のための胸部X線撮影か肺のCT撮影、胃癌検診のための胃のバリウム検査、乳癌検診のためのマンモグラフィ等ですが、いずれも診療放射線技師が撮影しています。

癌の治療として、手術、抗癌剤とともに放射線治療が行われています。例えば喉頭癌で手術すると声が出なくなりますが、放射線治療では声を温存できます。放射線治療では癌を治すとともに、声を発声する喉頭の機能が保たれます。欧米では癌患者の60％が放射線治療を受けているのに対し、日本ではまだ30％程度の患者しか放射線治療を受けていません。これから日本でも放射線治療を受ける患者が増えることでしょう。

乳癌は近年患者数がどんどん増えています。若い女性も罹患することか

らマンモグラフィ検診が勧められています。マンモグラフィと超音波検査（臨床検査技師も携わっています）が乳癌診断に欠かせません。放射線治療も受けることがあります。また遠くに転移しているかどうかの診断には、PET検査等も行われます。これら全てに診療放射線技師が関与しているのです。

- ▶ 単純X線
- ▶ マンモグラフィ（乳房撮影）
- ▶ 造影X線検査 （胃・大腸バリウム検査）
- ▶ 血管造影検査、IVR
- ▶ エックス線CT
- ▶ 磁気共鳴画像MRI
- ▶ 超音波検査（US）
- ▶ 核医学検査（SPECT,PET）
- ▶ 放射線治療
- ▶ 放射線安全管理

ライセンスのとりかた

診療放射線技師になるには、養成校を卒業後、診療放射線技師国家試

ライセンス取得のプロセス

```
      診療放射線技師
           ↑
          合 格
      診療放射線技師国家試験
           ↑
        受験資格取得
```

大学・専門職大学（昼4年）短大（昼3年）放射線学科等	診療放射線技師養成所（昼3年・昼4年・夜4年）

（ ）内は修業年限

```
           ↑
        高 校 卒 業
```

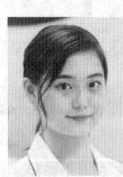
SPECIALIST MESSAGE

同じ目標を持つ友だちと刺激し合いながらがんばれる

盛武 花菜里さん

京都医療科学大学
医療科学部放射線技術学科　卒業

　診療放射線技師になることが目的なので、大学は国家試験の合格率と就職率を重視して探したところ、京都医療科学大学は確かな実績があったため志望しました。歴史が長く、多くの卒業生が活躍していて、就職活動をする際に心強いことも志望理由のひとつでした。入学して驚いたのは、大学の雰囲気です。勉強だけでなく学生生活も充実させたいという学生が多く、みんなアクティブなんです。勉強をする時は集中する、オフは思いきり遊ぶというよう

に、メリハリのある有意義な時間を過ごせました。学修内容はむずかしく日頃からの努力が必要ですが、自分が学びたいと思ったことなので大変だとは感じませんでした。
　友だちと刺激し合いながらがんばれる点は、同じ目標をもつ学生が学ぶ単科大学の特長だと思います。また授業は医療現場で活躍された先生が経験談を交えて教えてくださるので分かりやすく、モチベーションも上がります。

養成所のカリキュラム例

授業科目の区分		卒業に必要な履修単位数		
		必修	選択	計
教養教育科目	科学的思考の基盤	5	－	14
	人間と生活	5	4	
専門基礎科目	人体の構造と機能および疾病の成り立ち	13		
	保健医療福祉における理工学的基礎並びに放射線の科学および技術	18		
専門科目	診療画像技術学・臨床画像学	18	－	88
	核医学検査技術学	6		
	放射線治療技術学	7		
	医療画像情報学	6		
	放射線安全管理学	4		
	医療安全管理学	2		
	実践臨床画像学	2		
	臨床実習	12		
合　　計		102		

（京都医療科学大学の例）
「診療放射線技師学校養成所指定規則別表より」

験に合格しなければなりません。診療放射線技師の養成校には4年制の大学・専門職大学あるいは3年制・4年制の短期大学・専門学校があります。
　毎年2月末に実施される診療放射線技師国家試験に合格すると免許が与えられます（厚生労働大臣免許）。国家試験の受験資格を得るには、指定された以下の科目を修めなければなりません。

こんなことを学ぶ

　診療放射線技師養成校では、専門の知識と技術を95単位以上学ぶことと定められています。ただ大学は124単位以上修得しなければ卒業できませんので、さらに29単位以上学ぶことになります。
　診療放射線技師養成校のカリキュラムは基礎分野、専門基礎科目、専門科目に分かれています。

1) 基礎分野 (14単位以上)

①科学的思考の基盤と②人間と生活から成り、主に1年次に学びます。教育目標は、科学的・論理的思考力を育て、人間性を磨き、自由で主体的な判断と行動を培うこと、生命倫理及び人の尊厳を幅広く理解すること、国

際化及び情報化社会に対応できる能力を養うことです。人文科学、社会科学、自然科学、外国語などを幅広く学び、社会人としての教養も身につけます。

2) 専門基礎科目 (31単位以上)

専門基礎分野は、①人体の構造と機能及び疾病の成り立ち（13単位）と②保健医療福祉における理工学的基礎並びに放射線の科学及び技術（18単位）から成ります。
前者①の教育目標は、人体の構造と機能及び疾病を系統立てて理解し、関連科目を習得するための基礎能力を養うこと、地域社会における公衆衛生について理解すること、造影剤の血管内投与や下部消化管の検査に対応して、病態、解剖及び薬理について、系統立てて理解することです。
後者②の教育目標は、保健・医療・福祉における理工学及び情報科学の基礎知識を習得し、理解する能力を育成すること、保健・医療・福祉における放射線の安全な利用に必要な基礎知識を習得し、理解力、観察力及び判断力を養うことです。電気工学や医用工学など難しい科目も含まれます。

3) 専門科目 (50単位以上。臨床実習12単位を含む)

専門分野には、①診療画像技術学・臨床画像学（18単位）、②核医学検査技術学（6単位）、③放射線治療技術学（7単位）、④医療画像情報学（6単位）、⑤放射線安全管理学（4単位）、⑥医療安全管理学（2単位）と臨床実習（後述、12単位）から成ります。
①診療画像技術学・臨床画像学（18単位）では、X線撮影・CT・MRI・超音波撮影等における装置の構成、動作原理及び保守管理法を理解し、撮影・撮像に必要な知識・技術及び結果の解析と評価について学習します。また、患者接遇の基礎能力を養います。
②核医学検査技術学（6単位）では、核医学検査の原理及び装置の構成、動作原理及び保守管理法を理解し、核医学検査に必要な知識・技術及び結果の解析と評価について学習します。

SPECIALIST MESSAGE

診療放射線技師はこんな仕事です！

水田　正芳先生　京都医療科学大学
医療科学部 放射線技術学科　教授

　近年の医療はチーム医療が主体です。チーム医療とは、医師、看護師、診療放射線技師をはじめ様々な医療職が専門分野の役割を果たしながら患者さんにとってより良い治療を行うことです。

　チーム医療での診療放射線技師の役割は、医療画像のスペシャリストとして医師の指示のもと診断に必要な医療画像を撮影、検査をします。がん治療では、病気の部分に放射線を照射して治療する放射線治療を行います。また、近年では乳がんなど予防医学の高まりから、マンモグラフィ(乳房のX線撮影のこと)検査が増加しており女性の診療放射線技師の活躍する場も広がってきています。現在の医療では画像診断の役割はとても重要です。そのため診療放射線技師は知識や技術の向上に努めねば

なりません。

　自ら考え学習し続けて解決できる能力が、後々のあなたの成長を実感できる職業となることと思います。

　本校は1927(昭和2)年、医療X線装置のパイオニアである島津製作所が医学界の要望に答え、わが国初のレントゲン技術講習所を開設した日本で最も歴史ある大学です。大学内に設置されている最新医療機器を使用した教育、実験を行うことで、将来にわたって活躍できる診療放射線技師教育を行っています。

　また本校では各医療施設に太いパイプを持っていますので施設実習先で色々経験できる機会もあり、安心して診療放射線技師を目指し勉強できる大学です。

③放射線治療技術学(7単位)では、放射線治療の原理及び装置の構成、動作原理及び保守管理法を理解し、放射線治療に必要な知識・技術及び治療計画の解析と評価について学習します。

④医用画像情報学(6単位)では、医用画像の成り立ちに必要な画像情報の理論を理解し、画像解析、評価、処理及び医療情報システムの知識を学習します。

⑤放射線安全管理学(4単位)では、放射線などの安全な取扱いとその関係法規及び保健医療領域における安全管理の知識や技術を学習し、問題解決能力を養います。

⑥医療安全管理学(2単位)では、診療放射線技師の責任及び業務の範囲を理解し、感染管理及び医療安全に配慮して、造影剤の投与など適切に検査に伴う行為ができる能力を身につけます。また、造影剤の投与に伴う危険因子を認識し、特にアナフィラキシーなど重篤な合併症の発生時に適切に対処するため、速やかに医師等に連絡し、自らが一次救命処置を適切に実施

できる能力を身につけます。

4) 臨床実習 (12単位)

臨床実習では診療放射線技師としての基本的な実践能力を身に付け、併せて施設における放射線部門の運営に関する知識・分析力等を養うとともに、被験者及び患者への適切な対応を学びます。また、医療チームの一員として責任と自覚を養うのも臨床実習においてです。

卒業後の進路と展望

　就職先としては、医療機関（総合病院が多い）、検診センター（人間ドックを含む）がほとんどで、診療放射線技師として勤務します。医療機器を製造・販売している企業に就職する人も少数います。

　現代医療に診療放射線技師の仕事は不可欠で、現在5万人を超す診療放射線技師が全国で働いています。昔は「診療放射線技師は男性の仕事だ」と思われていましたが、マンモグラフィが普及し、女性が歓迎されるようになりました。

　放射線を取扱うため、放射線被ばくを心配されることもありますが、診療放射線技師は放射線を系統だって学ぶ唯一の職種です。妊娠中も診療放射線技師として仕事を続けられますし、放射線障害を来した診療放射線技師を聞いたことがありません。安心して診療放射線技師を目指してください。

●診療放射線技師国家試験合格率の推移

実施年	受験者数(人)	合格者数(人)	合格率(%)
2020年(うち新卒者)	2,914(2,395)	2,397(2,207)	82.3(92.2)
2021年(うち新卒者)	2,953(2,528)	2,184(2,099)	74.0(83.0)
2022年(うち新卒者)	3,245(2,613)	2,793(2,447)	86.1(93.6)
2023年(うち新卒者)	3,224(2,874)	2,805(2,704)	87.0(94.1)

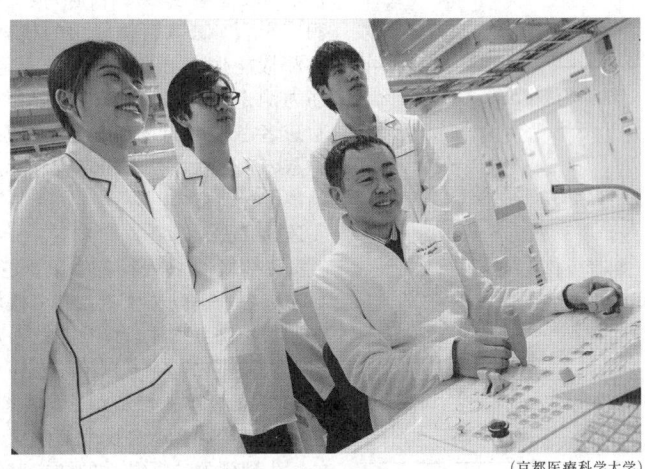

（京都医療科学大学）

診療放射線技師

— 59 —

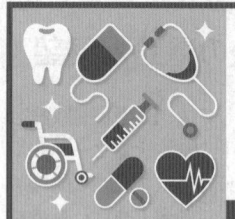

障がいをもった人の運動能力を最大限にひきだす

理学療法士

−PT−
Physical therapist

ライフステージのすべての段階で全人間的復権をめざすリハビリテーションは、成熟した社会においてQOL（生命・生活・人生の質）の向上をはかっていきます。理学療法士は、このリハビリテーションの中心的役割をはたす一職種です。

■理学療法士のしごと

　理学療法士（Physical Therapist 以下PTと略す）のしごとは、医師の指示のもとに、からだに障がいのある人などに治療、練習を行ったり、温熱、寒冷水、光線、電気、マッサージなどの物理的手段を加えたりして、おもにその基本的運動能力の回復をはかることにあります。

ライセンス取得のプロセス

```
┌─────────────────────┐
│     理学療法士       │
└─────────────────────┘
          ↑
        合　格
┌─────────────────────┐
│  理学療法士国家試験  │
└─────────────────────┘
          ↑
      受験資格取得
┌──────────┬──────────┐
│大学・専門職│理学療法士 │
│大学(昼4年)│学校・養成所│
│短大(昼3年)│(昼3年・4年)│
│理学療法学科│(夜4年)   │
│等         │          │
└──────────┴──────────┘
（　）内は修業年限
          ↑
┌─────────────────────┐
│     高 校 卒 業      │
└─────────────────────┘
```

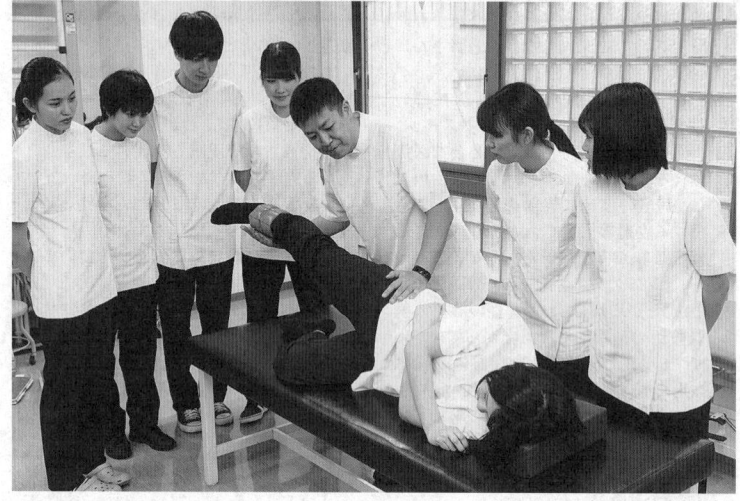
専門学校 東京医療学院

　そして、障がい者の残された機能を最大限に活用できるように、また機能が働かなくても何らかのかたちでそれが代償できるように練習し、患者さんを再び社会の一員として送り出すことを最終目的としています。

●おもな理学療法
　理学療法士は、医師の処方にしたがって患者さんに各種の検査や測定を行います（神経学的検査、心肺機能検査、関節可動域測定、筋力測定など）。その結果を分析し患者さんの問題点を見いだし、つぎのような療法を組み合わせた治療を行います。

①運動療法
　動かなくなった関節や筋肉を、いろいろな運動をすることで機能の回復を図ります。マヒした手足をただ適当に動かせば治るというものではありませんから、神経、筋肉、関節の動きに関する解剖学的・生理学的・運動学的知識が必要です。

②水治療法
　運動療法の補助的意味で行われます。水の中に入ると浮力を受けてからだが軽くなり手足が動きやすくなることを利用した治療法です。治療プール、過流浴、ハバードタンクなどを使用します。物理的効果だけでなく、生理的効果や精神的効果もあります。

③温熱療法
　痛みの治療などには昔から熱を利用する方法が広く用いられています。ホット・パックやパラフィン浴などで温めたあと、かたくなった関節を動かしたり運動したりします。

④電気・光線療法
　筋肉の萎縮を防いだり、痛みをしずめる目的で、低周波をもちいます。深部を温めるために極超短波、超音波を、深部に刺激を加えるためには低出力レーザーをもちいます。

⑤徒手療法
　患者さんの皮ふや筋肉、関節周

教育の内容		単位数
基礎分野	科学的思考の基盤 人間と生活 社会の理解	14
専門基礎分野	人体の構造と機能及び心身の発達	12
	疾病と障害の成り立ち及び回復過程の促進	14
	保健医療福祉とリハビリテーションの理念	4
専門分野	基礎理学療法学	6
	理学療法管理学	2
	理学療法評価学	6
	理学療法治療学	20
	地域理学療法学	3
	臨床実習	20
合　計		101

SPECIALIST MESSAGE

理学療法士を目指す人へのメッセージ

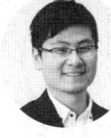

河野　裕也先生　専門学校 東京医療学院
理学療法学科　昼間部教員

　理学療法士は身体機能と身体能力の回復をサポートするスペシャリストです。先天性の障害や、事故・病気による脳障害の麻痺のほか、骨折が原因の歩行障害、慢性的な痛みなど、身体機能に障がいがある方々に対して運動療法などを行います。

　私自身は高校サッカー部の時に腰を痛め、思うようにプレーできなかった経験から理学療法士を目指し、スポーツの分野で活動したいと考え、応急措置、怪我からの復帰、障害予防、パフォーマンスアップなどでスポーツ選手のサポートをしてきました。

　「効果的なトレーニング方法、身体のケアの方法を選手だったころの自分が知っていたらもっとうまくなれたんじゃないか」との思いから選手たちには身体やトレーニングについての基礎知識も伝えています。

　理学療法士は様々な職域での活動を期待されており、病院、在宅・地域医療のほか、スポーツ分野もその一つです。一人でも多くの選手が充実してスポーツと向き合えるようにスポーツの現場でも活躍できる理学療法士を増やしていきたいと考えています。

　本校は3年制の昼間部、4年制の夜間部があり、少人数・担任制のメリットを十分に活かし、入学から卒業まで学生それぞれの能力に適した指導を行い、国家試験合格へ導きます。

　私は本校の卒業生ですが、何でも話しやすい雰囲気は昔から続く本校の魅力です。

　チャレンジに遅すぎることはありません。理学療法士を目指しキャリアアップを図るあなたを応援します。

囲の機能障がいを理学療法士の手で直接患者さんの体に触れ治療する方法です。皮ふや筋肉に対するマッサージ（軟部組織モビライゼーション）などや関節をおだやかに動かす手技（関節モビライゼーション）などがあります。

ライセンスのとりかた

●理学療法士になるには

　理学療法士試験（国家試験）に合格すると免許が与えられます（厚生労働大臣の免許）。国家試験の受験資格を得るにはつぎのような方法があります。

①高校卒業後、文部科学大臣または都道府県知事指定の養成所で3年以上必要な知識と技能を修得する。

②大学・専門職大学の理学療法士養成課程で4年間修学する。

③外国の相当する学校卒業者または免許所持者は日本の国家試験を受験できる。

　近年、老人性疾患をはじめ、事故・災害による障がい者がふえているため、療法士の需要はきわめて高いのですが、養成所の増加にともなう卒業生増も顕著になっています。就職にあたってはしっかりとした目標を定め、基礎からしっかりと学ぶ姿勢が必要です。

こんなことを学ぶ

　PT養成所では、専門の知識と技術を101単位以上学ぶことが法律で定められています。カリキュラムは基礎科目、専門基礎科目、専門分野にわかれています。

　なお、高齢化の進展に伴う医療需要の増大や、地域包括ケアシステムなど、理学療法士を取り巻く環境の変化への対応や、臨床実習の拡充などによる質の高い理学療法士を育成するため、2020年4月入学生より、総単位数の見直しを行った。

●基礎分野

　科学的・論理的思考力を育て、人間性を磨き、自由で主体的な判断と行動する能力を培う。生命倫理、人の尊厳を幅広く理解する。

　国際化及び情報化社会に対応できる能力を培う。

　患者・利用者等との良好な人間関係の構築を目的に、人間関係論、コミュニケーション論等を学ぶ。

●専門基礎分野

①人体の構造と機能及び心身の発達

　人体の構造と機能及び心身の発達を系統だてて理解できる能力を培う。

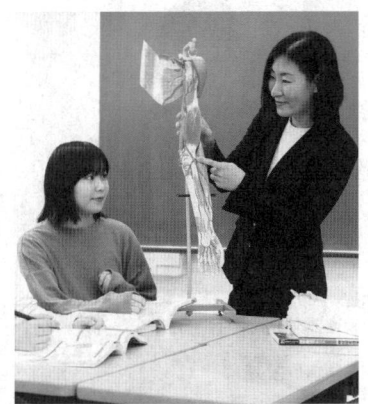

専門学校 東京医療学院

理学療法士

②疾病と障がいの成り立ち及び回復過程の促進

健康、疾病及び障がいについて、その予防と発症・治療、回復過程に関する知識を習得し、理解力、観察力、判断力を養うとともに、高度化する医療ニーズに対応するために栄養学、臨床薬学、画像診断学、救急救命医学等の基礎を学ぶ。

③保健医療福祉とリハビリテーションの理念

国民の保健医療福祉の促進のために、リハビリテーションの理念、社会保障論、地域包括ケアシステムを理解し、理学療法士が果たすべき役割、多職種連携について学ぶ。

地域における関係諸機関との調整及び教育的役割を担う能力を培う。

●専門分野

①基礎理学療法学

系統的な理学療法を構築できるよう、理学療法の過程に関して、必要な知識と技能を習得する。

②理学療法管理学

医療保険制度、介護保険制度を理解し、職場管理、理学療法教育に必要な能力を培うとともに、職業倫理を高める態度を養う。

③理学療法評価学

理学療法評価についての知識と技術を習得する。

④理学療法治療学

保健医療福祉とリハビリテーションの観点から、疾患別、障がい別学療法の適用に関する知識と技術を習得し、対象者の自立生活を支援するために必要な課題解決能力を培う。

⑤地域理学療法学

患者及び障がい児・者、高齢者の地域における生活を支援していくために必要な知識や技術を習得し、課題解決能力を培う。

⑥臨床実習

社会的ニーズの多様化に対応した臨床的観察力・分析力を養うとともに、治療計画立案能力・実践能力を身につける。各障がい、各病期、各年齢層を偏りなく行う対応できる能力を培う。また、チームの一員と

SPECIALIST MESSAGE

信頼される理学療法士をめざして

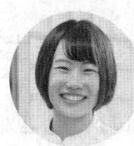

彼島　奈々さん　専門学校　東京医療学院
理学療法学科夜間部 2022年度卒業

中学時代からハンドボール部に所属し、全国大会を目標に毎日厳しい練習をしていましたが、高校最後の大会前にケガで悔しい思いをしました。その経験からトレーナーになることを目指し大学へ進学しましたが、勉強をしていくなかで医療知識の重要性に気づき、更なるステップアップのため大学卒業と同時に専門学校へ進学し理学療法士を目指すことを決めました。

専門学校東京医療学院に入学した一番の理由は、国家試験の合格率が高いからです。先生の多くが卒業生なので、自分の学生時代の体験をもとに学生たちの気持ちや大変さを理解してくださり、少人数制で卒業までのサポート体制が充実していることが高い合格率の理由だと思います。

また、大学時代に学んだ知識を活かせる仕事をしながら理学療法士の勉強をしたかったので、夜間部がありアクセスが良いことも決め手の一つでした。日中は理学療法助手として横浜市スポーツ医科学センターで働き、学校で学びながら医療現場で技術を高めるというとても有意義な学校生活を過ごすことができました。この環境は知識と技術が実践的に身につくので、とても恵まれていたと感じています。

クラスメイトは10代から社会人経験者までと多様ですが、クラスメイトが真剣に勉強する姿勢に刺激されて自分も良い緊張感をもって勉強に取り組むことができました。大学でも生理学や運動学には触れましたが、この学校で学ぶ医療の知識はより深く専門的です。信頼される理学療法士になるため、知識や技術だけでなく、人間性も高められるように今後も頑張っていきたいです。

して連携の方法を習得し、責任と自覚を培う。

卒業後の進路と展望

就職先としては、医療機関（総合病院やクリニックなど）、介護保険領域の施設（介護老人保健施設や特別養護老人ホームなど）があります。

現在、介護保険領域の施設や在宅ケアでの理学療法士のニーズが高まり、これらの領域での求人件数も増加しています。

現代の医療・福祉体制のなかで、リハビリテーション部門がさらに充実していくことは必至で、専門の療法士の必要性は高まるいっぽうです。さまざまな分野で活躍できる理学療法士になるためには、しっかりと勉強・経験を積んでいくことが必要です。

●理学療法士国家試験合格率の推移

実施年	受験者数（人）	合格者数（人）	合格率（%）
2020年（うち新卒者）	12,283（10,749）	10,608（10,019）	86.4（93.2）
2021年（うち新卒者）	11,946（10,522）	9,434（9,093）	79.0（86.4）
2022年（うち新卒者）	12,685（10,549）	10,096（9,296）	79.6（88.1）
2023年（うち新卒者）	12,948（10,824）	11,312（10,272）	87.4（94.9）

（監修/公益社団法人 日本理学療法士協会）

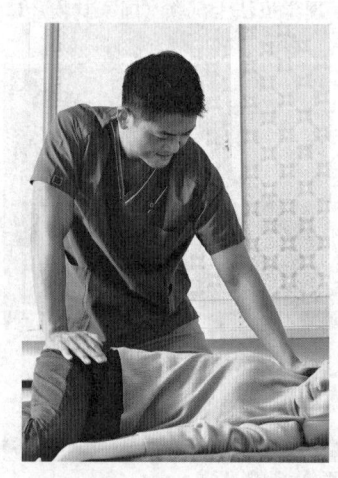

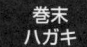
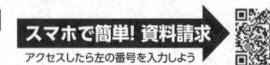
「歯科衛生士・理学療法士を目指すなら、葵学園。」

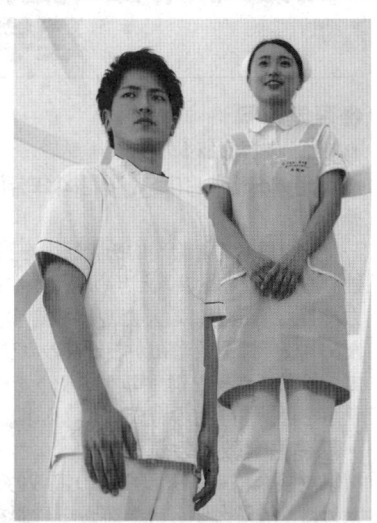

■葵メディカルアカデミー
〒366-0824 埼玉県深谷市西島町3丁目14-4「深谷駅北口徒歩2分」

●歯科衛生科　定員40名　昼3年制　男女
　<取得資格>歯科衛生士国家試験受験資格
　　　　　　専門士(医療専門課程)

●理学療法科　定員40名　昼3年制　男女
　<取得資格>理学療法士国家試験受験資格
　　　　　　専門士(医療専門課程)

■埼玉医療福祉専門学校
〒362-0071 埼玉県上尾市井戸木2-2-1「桶川駅西口徒歩10分」

●理学療法学科　定員40名　昼4年制　男女
　<取得資格>理学療法士国家試験受験資格
　　　　　　高度専門士(医療専門課程)

●理学療法学科　定員40名　夜3年制　男女
　<取得資格>理学療法士国家試験受験資格
　　　　　　専門士(医療専門課程)

学校法人 葵学園　葵メディカルアカデミー
埼玉医療福祉専門学校

救急救命士、理学療法士、作業療法士を最短で!

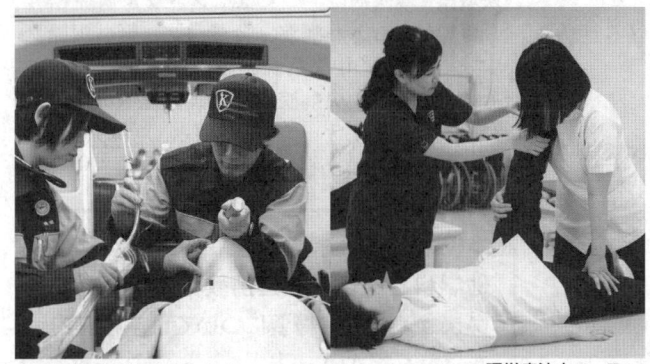

1. モチベーションのある方の資格取得の最短コース
2. 現場に直結の教育&実習
3. 大学にない絆
4. 経験豊富な充実した講師陣
5. 国家試験対策
6. 東京から45分のアクセス(快速停車)
7. 提携賃貸物件の家賃補助あり
8. 希望者には大卒資格のお世話も (編入学・通信)

救急救命学科(2年) リハビリテーション学科 理学療法士コース 作業療法士コース(3年)

オープンキャンパス			他都市会場	入試日程〈年内〉
10月29日(日)	〈令和6年〉	3月 3日(日)	青森、沖縄	10月14日(土)、11月11日(土)
11月26日(日)	1月21日(日)	3月27日(水)		12月9日(土)
12月16日(土)	2月10日(土)			

厚生労働省指定養成校 国際医療福祉専門学校(千葉校)

【千葉校】千葉県千葉市中央区村田町336-8 TEL:043-208-1600　FAX:043-208-1605
Eメール:info@kokuigak.jp ホームページ:https://www.kokuigak.jp

— 63 —

高度な知識・技術と豊かな人間性を身につけた理学療法士を育てる！

●募集学科
◆理学療法学科
昼間4年制・80名、夜間4年制・40名
◆特色
科学的な思考力と論理的な判断力を養うよう、柔軟性のあるカリキュラムときめ細やかな指導で、実践力を持ち創造力に富んだ専門職を育成します。また、本校では開校当初から独自のカリキュラムとして、将来スポーツ選手のケアやトレーナー関連の仕事を目指す学生の育成にも取り組んでいます。

・基礎医学教育の充実
国家試験合格や医療現場での実践力を身につけるために、基礎医学も入学時から時間をかけて丁寧に指導します。実技も交えながら、一人ひとり徹底的に支援することで、国家試験合格や臨床での実践力を身に付けることをサポートします。

・確かな技術で対象者の期待に応える実践力
理学療法士の対象となる、体が上手く動かなくて困っている方々の希望となれるように、講義で理解した理論をもとに、理学療法を実践する力を手厚い指導のもとで育みます。

・学生が主体的に行う学習
理学療法士の仕事は誰かのために考えて動き出す能力が極めて重要になります。本校ではグループワークなどを通して、学生同士で考え、教え合う学習を多く取り入れています。

●オープンキャンパス日程
2023年11/11(土)、12/2(土)
2024年1/13(土)、2/3(土)、3/2(土)・23(土)＊
＊…新3年生対象オープンキャンパス
時間：10:00〜12:30

●入学選考試験日程
2023年10/8(日)★・28(土)、11/25(土)、12/16(土)
2024年1/27(土)、2/17(土)、3/16(土)
★…遠隔地入試実施予定
※定員になり次第、募集は終了となります。募集状況はお問い合わせください。

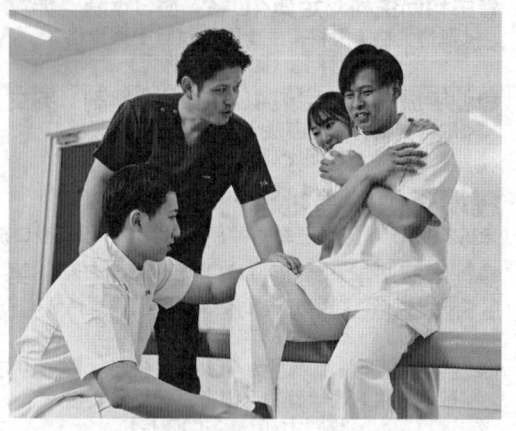

◆就職実績（過去3年の実績 順不同・敬称略）
現場力・実践力が求められているから実現できる就職実績！

〈群馬県〉善衆会病院、群馬リハビリテーション病院、日高病院、美原記念病院、恵愛堂病院　他
〈栃木県〉佐野厚生総合病院、佐野市民病院、鹿島整形外科、リハビリテーション花の舎病院　他
〈埼玉県〉熊谷総合病院、埼玉よりい病院、羽生総合病院、まつだ整形外科リウマチ科　他
〈茨城県〉城西病院、つくばセントラル病院
〈長野県〉くろさわ病院、金澤病院、軽井沢團クリニック、丸子中央病院　他
〈その他〉新潟中央病院、京都民医連中央病院、新横浜リハビリテーション病院、戸塚共立第2病院、牧田総合病院　他

本校は8学科を持つ医療系総合学校です。他学科との多職種連携教育も行われています。学校の概要については学校案内をご覧ください。

※P27・425も合わせてご覧ください。

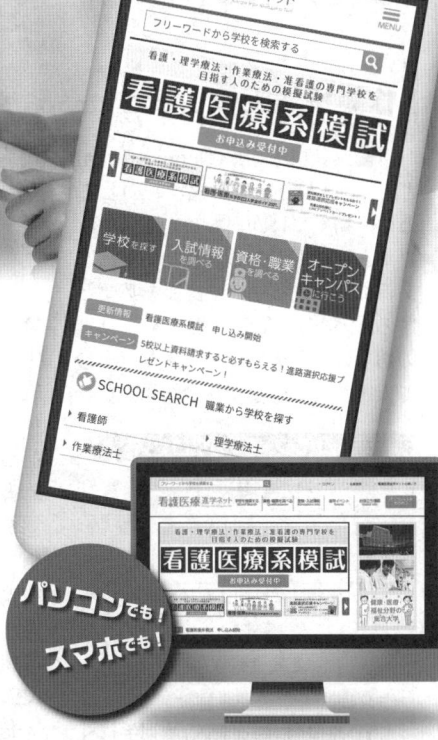

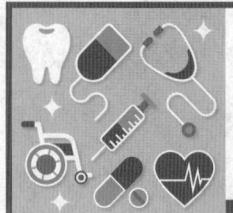

本人なりの自立した生活を支援する専門職

作業療法士

—OT—
Occupational therapist

作業療法は、様々な作業活動等を用いて、身体、精神機能の回復を図り、家庭・社会復帰をめざします。障害を持ちながらも、前向きに生きていけるように全人間的な援助を行っていきます。リハビリテーションの対象は広がっており、作業療法士の必要性はますます高まっています。

作業療法士のしごと

作業療法士（Occupational Therapist 以下 OT と略す）のしごとは、病気やけが、もしくは生まれながらに障害がある人など、年齢に関係なく、日常生活に支援を必要とするすべての人が対象です。人生のあらゆるステージで、作業を通じて人と社会のつながりを作ります。

ライセンス取得のプロセス

```
        作業療法士
           ↑
          合 格
           ↑
     作業療法士国家試験
           ↑
      受験資格取得
  作業療法士学校養成施設
 大学・専門職大学・短大・専門学校
  （昼・夜　3年または4年）
 （　）内は修業年限
           ↑
        高 校 卒 業
```

●作業療法士国家試験合格率の推移

実施年	受験者数（人）	合格者数（人）	合格率（%）
2020年（うち新卒者）	6,352（4,795）	5,548（4,515）	87.3（94.2）
2021年（うち新卒者）	5,549（4,895）	4,510（4,345）	81.3（88.8）
2022年（うち新卒者）	5,723（4,861）	4,608（4,311）	80.5（88.7）
2023年（うち新卒者）	5,719（4,809）	4,793（4,390）	83.8（91.3）

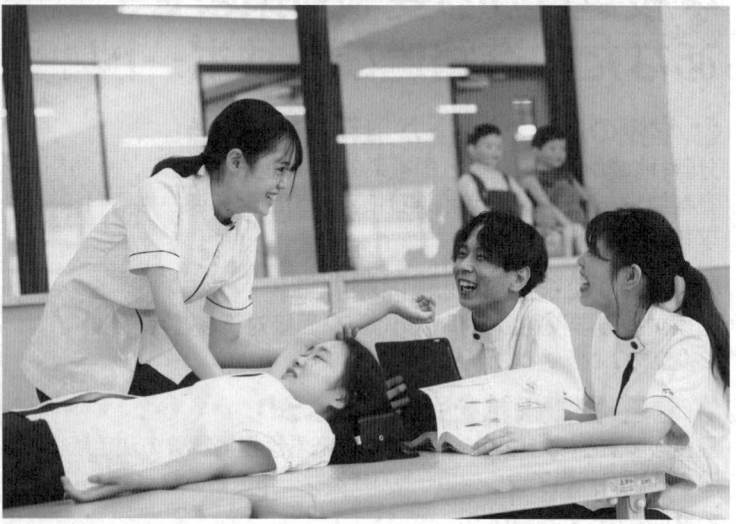

東京福祉専門学校

●作業療法の対象となる人

①こころ
統合失調症、うつ病、双極性障害、依存症、神経症性障害、高次脳機能障害、認知症、発達障害、摂食障害など

②からだ
脳血管障害（脳梗塞、脳出血、くも膜下出血など）、脳腫瘍、脊髄損傷、パーキンソン病、がん、呼吸器疾患、心疾患、末梢神経障害、関節リウマチ、ALS など

③発達期
脳性麻痺、自閉スペクトラム症、注意欠如・多動症、学習障害、重症心身障害など

④高齢期
認知症、骨折、骨関節疾患、廃用症候群、フレイルなど

●作業療法の目標

作業療法は、「基本的な動作能力」（運動や感覚・知覚、心肺や精神・認知などの心身機能）から、「応用的な動作能力」（食事やトイレ、家事など、日常で必要となる活動）、「社会の中に適応する能力」（地域活動への参加、就学・就労）まで、3つの段階の能力を維持・改善し、「その人らしい」生活の獲得を目標にします。その人を取り巻く環境をよりよく整備する働きかけも行います。

●おもな作業療法

〈からだの障害の場合〉
病気やけがで病院や施設でのリハビリテーションが必要となった場合、作業療法士は、その人の状態を見ながら、治療、援助、指導を行っています。

①急性期
病気やけがの直後から、作業療法を開始します。将来の生活を見越し、その時の症状に合わせて、こころとからだの基本的な機能の改善を援助するとともに、新たな機能の低下を予防します。

②回復期
急性期の作業療法を得て、病気やけがの状態が安定したら、より具体的な生活をイメージして機能や

能力の改善を図ります。
生活していくために必要な能力の開発や手段の獲得を通じて、人それぞれに応じた生活の方法を習得します。

③生活期
住み慣れた場所でその人なりの生活を送る支援をします。社会のなかで、それぞれが生きがいをもち、豊かに生きるための、生活の実現を図ります。

〈こころの障害の場合〉
精神障害の場合は、入院中の回復に向けた作業療法に加えて、訪問での作業療法や就労支援など、自立に向けた支援を地域や職場でも行います。障害と向き合いながら、自分に合った生活を組み立てることを目指します。

■ ライセンスのとりかた

●作業療法士になるには

作業療法士試験（国家試験）に合格すると免許が与えられます（厚生労働大臣の免許）。国家試験の受験資格を得るにはつぎのような方法があります。
①高校卒業後、文部科学大臣または都道府県知事指定の作業療法士学校養成施設（大学・専門学校など）で3年または、4年必要な知識と技能を修得します。

■ こんなことを学ぶ

作業療法士学校養成施設では、専門の知識と技術を101単位以上学ぶことが法律で定められています。カリキュラムは基礎分野、専門基礎分野、専門分野に分かれています。

●基礎分野
①科学的・論理的思考力を育て、人間性を磨き、自由で主体的な判断と行動する能力を培う。
②生命倫理、人の尊厳を幅広く理解する。
③国際化及び情報化社会に対応できる能力を培う。

═ SPECIALIST MESSAGE ═

リハビリを通して、その人の生活を支えられる作業療法士になりたい

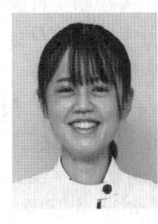

東京福祉専門学校　作業療法士科　2022年度卒業
中野　莉紗さん

私は元々、看護師を目指していましたが、高校の進路の授業で行った適性検査で、看護師ではなく、作業療法士の適性がつきました。作業療法士に興味を持ったのはその時です。その後、東京福祉専門学校のオープンキャンパスに参加して、作業療法士の先生の話を聞いた時に、作業療法士は幅広い年齢の方と関われることや、物作りを通して、その人の生活を支えていくところなど、様々なところに魅力を感じ、作業療法士を目指すことに決めました。今後は、授業や実習で身につけた知識を、実際に使える技術に変えることが目標です。卒業後は作業療法士として、正確に検査や測定、評価をできることはもちろん、対象者の方やその人の生活をしっかりと支えられる作業療法士として、活躍したいです。

═ SPECIALIST MESSAGE ═

作業療法士の仕事

東京福祉専門学校　作業療法士科
濱畑　法生先生

人は、なぜ働くのでしょうか？
もちろん、生活費を得るため、は大きな目的です。
そうなんですけど、それだけじゃないんです。
① 身体を動かすことで、スキルを身に付ける
全身を使った運動もありますし、手先を使った細かい動作もあります。この両方をたくさんすることで、身体の動き方を、楽に、また安全にさせることができます。仕事があることで、こうした身体を使う機会を確保することができます。
② 対人関係を身に付ける
仕事を進めるには一定のルールがあります。そのルールを理解して、その場面で適切な行動を求められますね。相手の言っていることを理解したり、その相手に合わせて行動しなければなりません。仕事をすることで、それが出来るようになります。
③ 自分の居場所を作る
仕事があれば、そこで自分の役割ができます。店番だろうが料理人であろうが、その職場の中では、なくてはならない人になります。

それによって、自分は人から頼られているという感覚になり、自尊心が育ちます。自尊心が育つと、相手を思いやる気持ちも生まれてきます。居場所がないと、これらの感情が負になって、生きづらい社会になってしまいます。
障害があるということは、人が持つこのような力を遮ってしまう恐れがあります。作業療法士は、こうした課題について、身体運動学や臨床心理学、また社会や生活環境などの科目を学んで、一人では行動できなくて困っている人たちに介入する力を身に付けています。
もちろん、たった3年間の学修ですべてを理解できるものではありません。教師も、教師になってから成長していくように、作業療法士も卒業して仕事をするようになってから成長していきます。ですので、いつまでも続けることができる息の長い仕事です。実際、女性の作業療法士が出産等で一旦職場を離れても、この仕事に復帰する割合はかなり高いと言われています。
この時期の選択が、一生を左右する仕事に出会えるチャンスです。

作業療法士

④患者・利用者等との良好な人間関係の構築を目的に、人間関係論、コミュニケーション論等を学ぶ。

●専門基礎分野

①人体の構造と機能及び心身の発達を系統立てて理解できる能力を培う。

②健康、疾病及び障害について、その予防と発症・治療、回復過程に関する知識を習得し、理解力、観察力、判断力を養うとともに、高度化する医療ニーズに対応するため栄養学、臨床薬学、画像診断学、救急救命医学等の基礎を学ぶ。

③国民の保健医療福祉の推進のために、リハビリテーションの理念（自立支援、就労支援等を含む）、社会保障論、地域包括ケアシステムを理解し、作業療法士が果たすべき役割、多職種連携について学ぶ。

④地域における関係諸機関との調整及び教育的役割を担う能力を培う。

●専門分野

①基礎作業療法学：系統的な作業療法を構築できるよう、作業療法の過程に関して、必要な知識と技能を習得する。

②作業療法管理学：医療保険制度、介護保険制度を理解し、職場管理、作業療法教育に必要な能力を培うとともに、職業倫理を高める態度を養う。

③作業療法評価学：作業療法評価（画像情報の利用を含む）についての知識と技術を習得する。

④作業療法治療学：保健医療福祉とリハビリテーションの観点から、疾患別、障害別作業療法の適用に関する知識と技術（喀痰等の吸引を含む）を習得し、対象者の自立生活を支援するために必要な課題解決能力を培う。

⑤地域作業療法学：患者及び障害児者、高齢者の地域における生活を支援していくために必要な知識、技術を修得し、課題解決能力を培う。

⑥臨床実習：社会的ニーズの多様化に対応した臨床的観察力・分析力を養うとともに、治療計画立案能力・実践能力を身につける。各障害、各病期、各年齢層を偏りなく対応できる能力を培う。また、チームの一員として連携の方法を習得し、責任と自覚を培う。

■卒業後の進路と展望

OTの活躍の場は、総合病院、リハビリテーション病院、精神科病院などの医療機関や介護老人保健施設、デイケア、デイサービス、児童発達支援センター、就労移行支援事業所などの介護・福祉施設が主です。その他に保健、教育、労働、司法などの領域にも広がり、治療だけでなく、予防的な働きかけや社会復帰の支援、学校での教育支援など幅広い役割を担っています。

（監修／一般社団法人日本作業療法士協会）

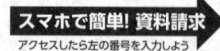

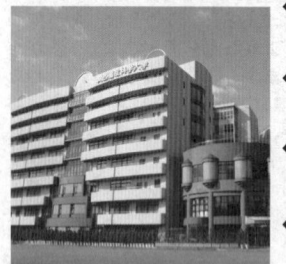
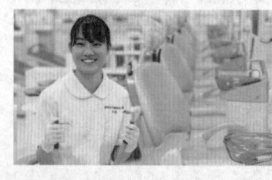
作業療法士

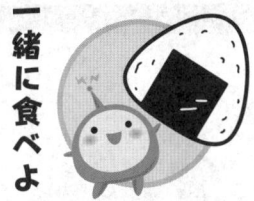

 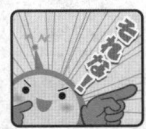 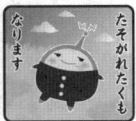 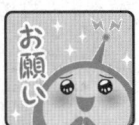

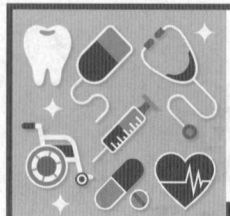

歯のクリーニングや予防処置、診療の補助まで幅広く活躍

歯科衛生士

-Dh-
Dental hygienist

近年全身の健康維持における口腔健康管理の重要性が次々に唱えられ、歯科衛生士は患者さんの生きる喜びを支えるという大切な使命を担うようになっています。昨今では治療や予防だけでなく、矯正やホワイトニングの需要も拡大し、活躍が大いに期待されます。

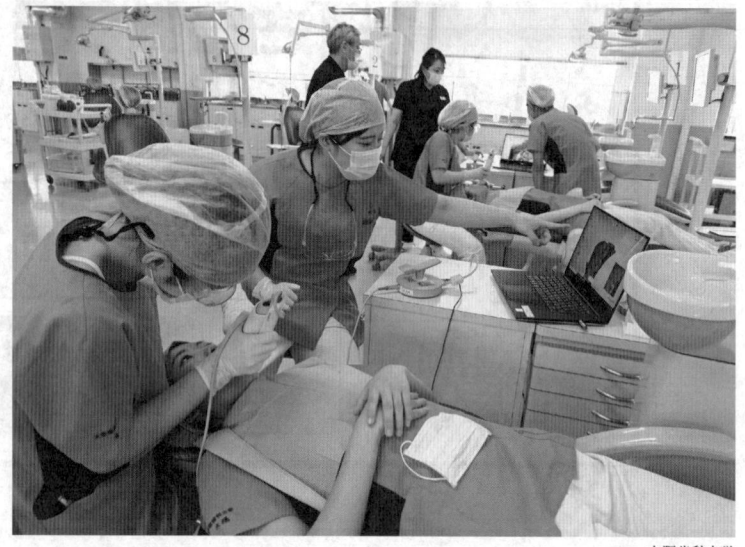

大阪歯科大学

■歯科衛生士のしごと

歯科衛生士は、う蝕や歯周病の歯科予防処置をはじめ、歯科医師のパートナーとして、歯科診療の補助をしたりするのが主な仕事です。また幼稚園や学校、老人ホームなどで地域の方々の歯の健康を促進するための保健指導を行うことも重要な役割です。大きく分けて、以下の3つの役割があげられます。

① 歯科予防処置
歯垢除去やフッ素物塗布などで歯や歯肉の健康を維持・増進
② 歯科診療補助
歯科医師の指示により歯科医行為を行う
③ 歯科保健指導
ライフステージにおける口腔健康管理の方法や歯の大切さを人に伝える

■ライセンスのとりかた

歯科衛生士国家試験に合格すると免許が与えられます。(厚生労働大臣の免許) 国家試験の受験資格を得るには次の方法があります。
・高等学校を卒業後、文部科学大臣または都道府県知事の指定した歯科衛生士学校（大学・専門職大学・短大・専門学校など）を卒業（または卒業見込）する。
・外国の歯科衛生士学校を卒業し、又は外国において歯科衛生士免許を得た者であって、厚生労働大臣の認定を受ける。

■こんなことを学ぶ

入学初期は基礎医学科目を中心に学習し歯科医療人としての土台を築きます。

それらと並行し、専門科目として、歯科衛生学主要三科（歯科予防処置論、歯科保健指導論、歯科診療補助論）の授業や実習を中心に、理論と技術を徹底的に学びます。

高学年において、多職種連携、福祉の視点を携えて、臨床現場での実習に臨みます。

専門科目例
① 歯科予防処置論
基礎となる歯垢や歯石除去技術、スケーラーのシャープニング方法を学び、歯垢や歯石を専門の器具を使用して除去する技術やフッ素

ライセンス取得のプロセス

歯科衛生士

↑

合　格

歯科衛生士国家試験

↑

受験資格取得

大学・専門職大学・短大・専門職短大歯科衛生学科等（3年以上）	歯科衛生士学校・養成所（3年以上）

（　）内は修業年限

↑

高　校　卒　業

塗布の方法などを習得する。

② 歯科診療補助論

歯科材料の種類、取り扱いを学び、口腔外科、保存修復、歯内治療、歯周治療などの診療の流れ、補てつ装置製作時の診療補助に必要な知識や技能を理解する。

③ 歯科保健指導論

口腔清掃の意義や難しさに気付き、発達段階（乳児期から高齢期まで）に応じた歯・口腔の健康づくりの課題を達成できるよう学修する。

④ 臨地・臨床実習

保育園、幼稚園、小学校中学校に赴き、歯や口腔の健康についてとりあげ効果的な授業を展開できる能力を養う。また、培った知識技術を生かし、臨床現場においてチーム医療の一員として、高度なコミュニケーション力と自身の役割を果たす実践能力を養成する。

⑤ 口腔保健学総論

学科、実習で習得した知識技能の中で、口腔保健学に関わる科目を改めて見直し、歯科衛生士としての向上心、問題解決能力を修得し、臨床家、教育者、研究者としての素養を養う。

卒業後の進路と展望

多くは地域の診療所に勤務しており、その他の様々な医療機関、歯科関連企業、福祉施設、教育機関、行政機関等、活躍のフィールドがますます多岐に広がっております。求人倍率は約23倍です。（令和5年全国歯科衛生士教育協議会報告より）

生涯にわたって人の健康と生活をサポートする医療職として、今後ますます期待される職業です。
（監修／公益社団法人 日本歯科衛生士会）

●歯科衛生士国家試験合格率の推移

実施年	受験者数 （人）	合格者数 （人）	合格率 （%）
2020年 （うち新卒者）	7,216 (6,974)	6,808 (6,710)	94.3 (96.2)
2021年 （うち新卒者）	7,099 (6,769)	6,624 (6,437)	93.3 (95.1)
2022年 （うち新卒者）	7,416 (6,985)	7,087 (6,802)	95.6 (97.4)
2023年 （うち新卒者）	7,470 (7,187)	6,950 (6,842)	93.0 (95.2)

SPECIALIST MESSAGE

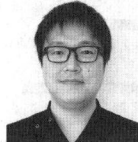

大阪歯科大学　医療保健学部　口腔保健学科
助教　尾形　祐己先生

皆さんは歯科衛生士の仕事と聞いてどんなことをイメージしますか？歯医者さんのお手伝い？歯みがきの仕方を教えること？どちらも正解です。歯科衛生士には3つの大きな仕事があります。それは、「歯科予防処置」「歯科診療補助」「歯科保健指導」です。「歯科予防処置」は、むし歯や歯周病にならないために、患者さんの口の中を掃除したり、薬剤を塗ったりします。「歯科診療補助」は、歯科医師の治療がスムーズに進むよう器具を渡したり、歯科医師に代わって治療の一部担当したりします。「歯科保健指導」は、むし歯や歯周病の原因の説明から、歯みがきの方法まで患者さんの健康が向上するよう支援します。

歯科衛生士が活躍する場は、多岐にわたります。歯科医院の他にも、総合病院、介護施設、保健所、企業、教育機関といったところがあげられます。最近は男性の歯科衛生士も増えてきており、国家資格を生かして生涯にわたり活躍できることが歯科衛生士の大きな魅力です。本学は、全国でも数少ない4年制の歯科衛生士養成機関です。歯科衛生士の三大業務だけでなく、医科歯科連携や社会福祉についてまで、幅広く、そしてじっくり学ぶことが出来ます。とくに、附属病院での臨床実習では、最先端の治療や機材に触れることできるので、将来につながる大きな学びを得ることができます。

歯科衛生士にはどんな人が向いているのでしょうか。人のために何かしたい！その気持ちがあれば、十分です。皆さんが歯科衛生士となり、活躍される日がくることを楽しみにしています。

SPECIALIST MESSAGE

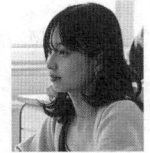

大阪歯科大学　医療保健学部　口腔保健学科
辻野　胡桃さん

歯科衛生士を目指すと決めて進学先を探しているなかで、大阪歯科大学では歯科診療所だけでなく、総合病院へも多くの卒業生が就職していることを知りました。オープンキャンパスで説明を聞くと、この大学には附属の大学病院があって、そこで実習していくことができるので、より高度で専門的な歯科医療を勉強できることがわかりました。また、国家資格試験の合格率も毎年100％ということで、ここなら勉強する内容と就職先も安定していると思い、大阪歯科大学へ入学しようと思いました。

実習では、全体に対して教えている先生とは別に、自分たちが取り組んでいる近くでサポートにまわってくれる先生が何人もいて、わからないことやつまずくことがあっても、すぐに質問できて、できるまで丁寧に教えてくれるので安心です。

放課後は隣駅のくずはモールでご飯を食べたり、京橋に行ってみんなで遊んだり、自由に過ごせる時間もあって充実しています。大変なこともあるけれど、志が同じ人が多く、みんなで支え合ってみんなで夢を目指していけます。

歯科衛生士

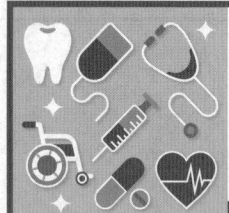

歯科医療に不可欠な義歯や詰め物などを製作・修理・加工

歯科技工士

─Dt─
Dental technician

歯科技工士は、精緻を極めた技術によって、歯科治療に不可欠な義歯や修復物などの装置を歯科医師の指示を受けて製作し、「食べる、噛む、味わう、話す」といった口腔機能の改善・回復を図り、患者さんの幸せな生活を支えています。近年、CAD／CAM、デジタル工学、機械工学、材料工学の応用、3Dプリンターによる歯科技工物製作は歯科技工士の作業効率を格段に向上させています。

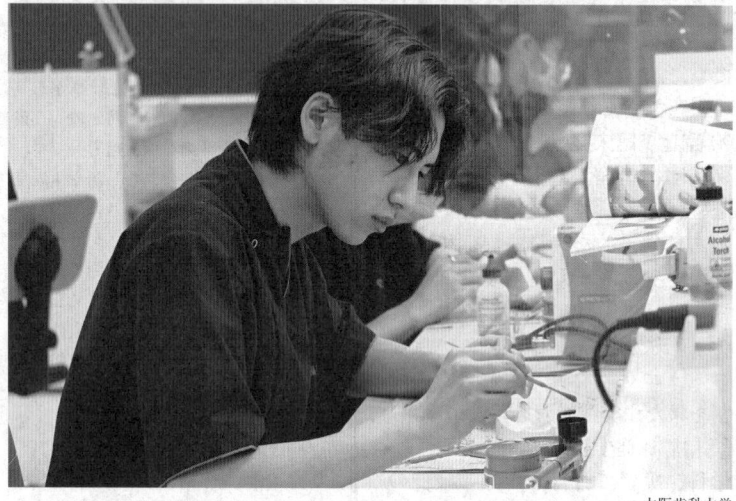

大阪歯科大学

歯科技工士のしごと

歯科医療に欠かせない、高い専門技術を生かし、歯科医師の指示を受けて差し歯などの歯科技工物を製作、修理、加工するのが歯科技工士です。一人ひとりの状態やニーズに合わせて、最適な歯科技工物を作り出すとても重要で誇りの持てる仕事です。

ライセンス取得のプロセス

歯科技工士

↑

合　格

歯科技工士国家試験

↑

受験資格取得

大学・専門職大学(4年)短期大学・専門職短大(2年以上)歯科技工学科等	歯科技工士学校・養成所(昼2年以上・夜3年)

( )内は修業年限

↑

高　校　卒　業

歯科技工物は全てオーダーメイドであり、差し歯を例にするとおおよそは以下の手順で製作されます。
①歯形に石膏を流し、歯の模型を作る。
②模型の上にロウで歯科技工物の原型を作る。
③素材を金属やセラミックスなどに置き換えて加工する。
④調整後、研磨して仕上げる。

小さな技工物を作り上げるにも様々な技術を用いることが必要になります。また、近年はデジタル加工技術の進歩により、生産性・材料の多様性も増してきました。

歯科医院や診療所だけでなく、歯科技工所や歯科器材メーカーでの勤務、そしてゆくゆくは腕を磨いて独立開業することも可能です。

ライセンスのとりかた

歯科技工士国家試験に合格すると免許が与えられます。(厚生労働大臣の免許) 国家試験の受験資格を得るには次の方法があります。
・高等学校を卒業後、文部科学大臣または都道府県知事の指定した歯科技工士学校（大学・専門職大学・短大・専門学校など）を卒業（または卒業見込）する。
・歯科医師国家試験または歯科医師国家試験予備試験の受験資格を得る。

こんなことを学ぶ

基礎科目：歯科医療人としての土台を築きます。
専門知識：歯科技工技術の基礎を徹底的に身に付けます。
さらに実践的な歯科技工技術の習得を目指し、診療所や技工所にて専門実習に臨み、最先端の口腔工学の視点から歯科技工の新たな境地を目指します。
専門科目・専門基礎科目例
①口腔解剖学実習
歯の形態を図に起こし、石膏ブロックを彫刻することで歯の形態の理解を深める。

SPECIALIST MESSAGE

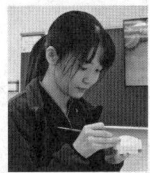

大阪歯科大学　医療保健学部　口腔工学科
針木　菜々子さん

　私自身、歯並びが気になってうまく笑えなかったけれど、矯正治療をして笑顔になれた経験があり、歯科技工士になって、治療した人が思いきり笑えるような矯正器具を作りたいと思っていました。4年制大学を探す中で大阪歯科大学のオープンキャンパスに参加し、一般教養も学べて、少人数制で質問もしやすそう、雰囲気も自分に合っていると感じ、入学しました。

　授業で分からないところは、先生や先輩にも聞きやすいし、苦手なパソコンの操作も情報の授業で習うことができました。高校の時とは分野が全く違

うので、新しい単語が出てきて戸惑うこともあったけれど、色々な人に助けてもらえて慣れることができました。

　実習は2時間連続ですが、集中していて時間が過ぎるのが早いなと思います。作る人によって同じ歯でも少しずつ違いがあって、そこがとても面白いです。

　先生や友達の人柄の良さもこの大学の魅力の一つ。歯科技工士を目指す人たちがたくさんいるので、高校生の時には話せなかったことも話せるし、先生や職員の方々も親身に接してくれるので、大阪歯科大学を選んで良かったなと思います。

② 歯科理工学
歯科材料について用いる目的、取り扱う上での重要な基本知識を学び、成型加工方法の基本原理と加工時の適切な条件知識を学習する。
③ 局部床義歯学実習
局部床義歯製作における作業用模型、耐火模型への金属フレーム設計技術、クラスプの屈曲、金属床の研磨技能、歯肉形成、レジン重合、形態修正・研磨までの技能を習得する。
④ クラウンブリッジ技工学実習
歯冠修復物における作業模型などの製作技能と知識、クラウン製作手順、器具・機材の扱い方知識・技能を学び、ブリッジ製作によって技術と精度を向上させ、ろう付け法を習得する。
⑤ 口腔工学病院臨床実習
歯科医院、診療所で複製した臨床的模型を用いて実習課題を完成させ、臨床現場での見学により応用技能を向上させる。
⑥ 口腔デジタル技工学実習
歯科用CAD/CAMシステムを理解し、設計能力の高い歯科技工士を目指すため、デジタル技術を習得し、生体適合性が高く、精度の高

い高品質な修復物を設計・製作をする。
⑦口腔工学総論
学科、実習で習得した知識技能

の中で、口腔工学に関わる科目を改めて学び直し、歯科技工士としての向上心、問題解決能力を習得し、教育者、研究者の素養を養う。

卒業後の進路と展望

　歯科医療は、歯科技工士なくして患者さんの口腔内の健康を守ることは不可能です。主に歯科技工所、歯科診療所（歯科医院）や総合病院、歯科関連企業、歯科技工士養成機関などで活躍しています。

　日本の歯科技工士の高い技術力は世界的に高評価を受けており、また、デジタル技術の発展により3Dプリンターでの設計、切削加工するシステムも導入されてきました。超高齢社会の現在、高い手技による技術と先進のテクノロジーを駆使できる歯科技工士の需要は増々伸びていくと思われます。

（監修/公益社団法人 日本歯科技工士会）

SPECIALIST MESSAGE

歯科技工士の魅力

大阪歯科大学　医療保健学部　口腔工学科
学科長 柿本　和俊教授

　歯科技工士を知っていますか？　歯科技工士は歯科医師や歯科衛生士のように診療室で患者さんの前に立つことが少ないので、よく知らない人も多いと思います。実は、歯科技工士は国家資格であり、歯科医療にとって、とても重要な役割を果たす無くてはならない職種なのです。入れ歯や歯のかぶせなどの口の中で使用する装置を製作しているのが歯科技工士です。歯が無いと食事が不自由なだけではありません、話もしにくいし、格好も悪いです。外出して人と出会うことを避けてしまうかもしれません。歯科技工士は、このような問題を解決してくれます。

　歯科技工士には、歯科技工室のなかで石膏、蠟、樹脂、金属などを手作業で盛ったり削ったりするイメージが強いかもしれません。そのためか、最近

は歯科技工士になる人が少しずつ減っています。しかし、今はこれまでの手作業から徐々にデジタル技術を駆使した製作法に代わりつつあります。口のなかや模型を三次元スキャナーで読み取り、コンピューターで設計して、加工機で削り出したり、三次元プリンターで作り上げたりするようになってきました。今後も歯科技工の技術革新は急速に進歩します。医療職でありながら先進の生産技術を駆使して人々の健康に役立つ職業が歯科技工士なのです。

　超高齢社会と歯科医療の技術革新は進むなかで歯科技工士の減少は、歯科医療にとって非常に大きな問題で、国も改善に取り組み始めています。今後大きな飛躍が期待できる職種の一つといえるのです。

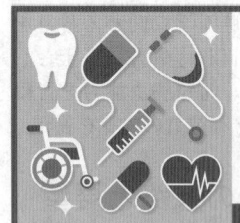

人間のもつ自然治癒力に働きかけるふれあいの医療

はり師 Acupuncturist
きゅう師 Moxibutionist
あん摩マッサージ指圧師 anma massage shiatsu master

東洋医学は、2000年ほど前にその基礎が定まりました。現代医療の光のとどかない病気も多く、その面での効能がクローズアップされています。長い歴史に裏づけられた東洋医学、とくにはり師、きゅう師、あん摩マッサージ指圧師への期待は大きいといえます。

はり師・きゅう師・あん摩マッサージ指圧師のしごと

はり師、きゅう師、あん摩マッサージ指圧師は、医師と同じように人間のからだを対象とする職業であるため、国家試験に合格して免許を取得しなければなりません。これらの免許は別々のものですが、実際には密接な関係があるので、はり師・きゅう師は同時に取得する人が大半です。人間の皮

膚感覚には、触圧の感覚、痛みの感覚、温度の感覚がありますが、あん摩マッサージ指圧は触圧の感覚、鍼は痛みの感覚、灸は温度の感覚をそれぞれ上手に利用した療法です。

●はり師、きゅう師

はり師、きゅう師は、鍼・灸をもちいて病気の予防や治療を行います。オーソドックスな鍼治療・灸治療に加えて最近では、極超短波、赤外線、紫外線などを利用した機器による近代的な治療も行われています。現代医学の進歩によって、鍼・灸治療の原理が医学的に解明されるのにつれて、応用可能な範囲が増えてきています。また、現代人の健康に対する考え方の変化に伴って、はり師・きゅう師のしごとの内容にも大きな変化が予想され、時代のニーズに応える職業として注目されています。

●あん摩マッサージ指圧師

あん摩マッサージ指圧師は、筋

肉の緊張を解き、血行を改善し、痛みを軽減したり、全身の機能の調整をはかり、健康増進や疾病の予防と治療を手技で行う医療専門職です。医療分野のほか、スポーツ・美容・保健の分野でも需要が増大しています。

ライセンスのとりかた

●はり師・きゅう師・あん摩マッサージ指圧師になるには

はり師試験、きゅう師試験、あん摩マッサージ指圧師試験のそれぞれの国家試験に合格すると免許が与えられます（厚生労働大臣の免許）。国家試験の受験資格を得るには、高校卒業後、文部科学大臣または都道府県知事指定の学校・養成所（大学・専門職大学・短大・専門学校など）で3年以上必要な知識と技能を修得することが必要です。

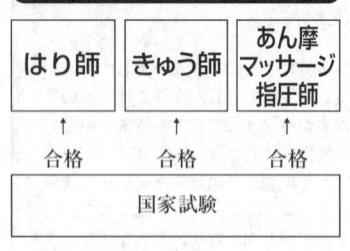

ライセンス取得のプロセス

はり師	きゅう師	あん摩マッサージ指圧師
↑	↑	↑
合格	合格	合格

国家試験

受験資格取得

鍼灸 大学・専門職大学(4年) 短大(3年) 養成所(3年)	あん摩マッサージ指圧師養成所(3年以上)

（ ）内は修業年限

↑

高 校 卒 業

［晴眼者対象］

あん摩マッサージ指圧師 はり師・きゅう師 国家資格ガイド

東洋鍼灸専門学校

SPECIALIST MESSAGE

辛い症状となる根本的な部分にアプローチしつつ、精神的ケアも行えることが魅力

市川 肇先生　はり師、きゅう師、あん摩マッサージ指圧師
東洋鍼灸専門学校　専任教員

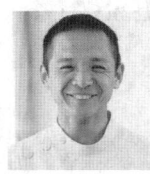

鍼灸と聞くと、「怖い」「痛そう」というイメージがあるかと思いますが、鍼は筋肉を緩ませ、灸は体を温め、どちらも自己免疫力を高める効果があります。そして、手によって治療する事を世間的には「マッサージ」と呼びますが、正式名称は「あん摩マッサージ指圧」です。あん摩は服やタオルの上から間接的に行う施術。マッサージは皮膚へ直接行う施術。指圧は主に親指で押して施術を行います。むやみに強く押せば良いというのではなく、患者様の状況によってはさするだけで治ってしまう事もあります。鍼灸あん摩マッサージ指圧という治療は、病気や怪我の回復を早めるだけでなく、病気にならない、怪我をしない体質に変化させる事ができます。病院に行ってもなかなか治らない病気や怪我が治ってしまう事も多々あります。

実は「整体」「カイロプラティック」は国家資格ではありません。対して、鍼灸あん摩マッサージ指圧は国家資格。これからの超高齢社会では、在宅マッサージのニーズも高まると予想できますが、それにも国家資格が必要です。やはり人の体に触れる仕事なので、3年間

しっかり勉強して、国家資格を取得した方が不安なく仕事ができるのではないでしょうか。

卒業後は治療院勤務や開業のほか、スポーツトレーナーや福祉・美容など、様々な分野で活躍することができます。本校の特徴は卒業後、即戦力となる治療家を育成していることです。国家資格の取得だけでなく、技術指導に力を入れています。実技授業では臨床歴が何十年もあるベテラン講師が直接指導を行うので、現場に即した授業が多数あります。また、社会人経験者も多く、幅広い年齢層の同級生たちが仲良く熱心に学んでいるため、在学中は資格取得に必要な知識・技術以外の広い教養や、社交性・人間性も学ぶことができ、内容の濃い3年間となるはずです。

この仕事の良いところは、ただ辛い症状の部分を治療するだけでなく、辛い症状となる根本的な部分にアプローチできる点であり、この国家資格の強みだと思います。患者様に対して、しっかり話を聞きながら施術ができるため、精神的なケアも行える、やりがいのある仕事です。

養成所のカリキュラム

	教育の内容	あん摩マッサージ指圧師	はり師・きゅう師	あん摩マッサージ指圧師・はり師・きゅう師
基礎分野	科学的思考の基盤 人間と生活	14	14	14
専門基礎分野	人体の構造と機能	12	12	12
	疾病の成り立ち、予防および回復の促進	12	12	12
	保健医療福祉とあん摩マッサージ指圧、はりおよびきゅうの理念	3	3	3
専門分野	基礎あん摩マッサージ指圧学、基礎はり学、基礎きゅう学	7	9	9
	臨床あん摩マッサージ指圧学、臨床はり学、臨床きゅう学	11	13	13
	社会あん摩マッサージ指圧学、社会はり学、社会きゅう学	2	2	2
	実習(臨床実習含む)	14	19	23
	総合領域	10	10	10
合計		85	94	100

●2018年度入学生から、カリキュラム等の変更が行われました。

あん摩マッサージ指圧師 はり師・きゅう師

●学校・養成所

晴眼者対象の大学・専門職大学・養成所はすべて私立です。修業年限は大学・専門職大学4年、短大及び専門学校は3年です。また、国立の視力障害センターが設置されていたり、文部科学大臣の認可による盲学校などがあり、視覚障がい者に対する考慮が払われています。

こんなことを学ぶ

はり師、きゅう師、あん摩マッサージ指圧師を問わず、共通に学ぶ科目は以下のとおりです。

〔専門基礎分野〕

①解剖学

総論と各論にわかれています。総論では、解剖学の意義と分類、細胞・組織・器官系統および人体

の区分を学びます。各論では、運動器系、内臓系、脈管系、神経系、感覚系など、人体を構成する諸器官について学びます。

②生理学

解剖学と生理学は、医療にたずさわる人すべてが学ぶ基礎科目です。各論では、循環、呼吸、消化・吸収、代謝と体温、排泄、神経・筋、感覚、身体の運動、内分泌、生殖、成長と老化、生体と防御機構など、細胞と諸器官の機能を学びます。

③病理学概論

総論として病理学の意義、疾病・症候の意義と分類、疾病の経過・予後・転帰について学びます。各論では、病因、循環障害、退行性病変、進行性病変、炎症、腫瘍、免疫異常・アレルギー、先天性異常を学びます。

④衛生学・公衆衛生学

個人・環境衛生の項では、空気・気象、水、土地・住居、衣服、食品・栄養、廃棄物、健康・疾病、精神衛生を、公衆衛生の項では、伝染病とその予防、衛生統計、母子衛生、産業衛生、公害を学習します。さらに、消毒法で消毒法一般とその種類と方法・応用などの知識を学びます。

〔専門分野〕

⑤臨床医学各論

各疾患についてその概念、原因、症状、治療について学びます。以上のほかに、医療概論（医学史を含む）、臨床医学総論、東洋医学概論、経絡経穴概論、関係法規などは、東洋医学技術者となるための共通の専門科目です。

あん摩マッサージ指圧師・はり師・きゅう師

SPECIALIST MESSAGE

勇気をもって第一歩を!

東洋鍼灸専門学校
鍼灸あん摩マッサージ指圧科昼間部（2022年度卒業）

荒金 胡桃さん

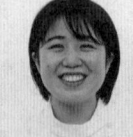

　私は幼い頃から、祖母がマッサージで家族を笑顔にする姿を見ていました。高校卒業後3年間は鍼灸・あん摩マッサージ指圧とは関係のない会社に勤めていましたが、在職中に体をこわし、将来のことを考える機会に。その時、「自分が健康でいなければ周りの人を指圧できない。健康が一番」と祖母が話すのを聞き、私も祖母のように「自分も周りの人も健康で笑顔にすることができる人になりたい」と思い、専門学校への進学を決意しました。退職して異業種の学生になる事は大きな決断でした。勉強についていけるのか、高校新卒の皆さんに混ざってやっていけるのか、不安材料は多かったですが、東洋鍼灸専門学校は平均年齢が30代後半で、18〜60歳まで幅広い年齢層の学生が在籍していると聞き、自分のやりたい事をするために勇気を持って一歩踏み出そうと決意しました。

　入学してからは、人生経験豊富で尊敬できる同級生たちに囲まれ、助け合いながら、不安とは裏腹に楽しく勉強できました。学科授業は人体の構造や病気のことをはじめ、西洋医学なども学ぶことに驚きました。そして、東洋医学や経絡経穴の授業では、ツボの名前とその効果を覚えるのが大変でしたが、人体模型やクラスメートの体を借りながら覚えていきました。1年生の後期からは実技授業の時間数も増え、基礎練習からクラスメート同士の対人練習へ。初めて他人にハリを刺す時には緊張しましたが、先生方の細かく親切な指導で定期試験も無事にクリア。あん摩マッサージ指圧では、「手をつくろう」をテーマにひたすらクラスメートに触れて、治療家の手をつくる訓練を行いました。

　授業は臨床経験豊富な先生方が実際に臨床の場で役立つ施術方法を教えてくださいます。また、課外特別授業では、様々な流派の技術をより詳しく学べます。2年時には、美容鍼灸やスポーツマッサージ、刺さないハリ等の授業、3年時には、小児ハリや緩和ケア等にも参加しました。また、毎日行われる教員立ち合いのもとでの実技室開放も積極的に活用する事で、実際の技術を身につけることができました。卒業した今でも、学校で学んだ事と初心を忘れずに、「自分もまわりも健康に、笑顔にできる施術者」を目指して、日々邁進しています。

●実習（はり師・きゅう師）

　鍼、灸は中国・日本文化の長い歴史の過程で育まれてきたものです。鍼麻酔などの華々しい成果が宣伝され、流行現象になったこともありますが、学生の実技実習は地味な努力と精神統一の連続です。やわらかな細い鍼を鍼管のなかに入れる、あるいは綿のようなやわらかなモグサを適当な大きさや形にまとめるなどの手の細かな筋肉の練習からはじまり、短時間に実習台に鍼をひねりこむなどの基礎的訓練が行われます。やがて、自分の身を挺してツボに鍼をうち、灸をすえます。鍼の感触・ひびき、灸の熱さは自分で体験してみてはじめてわかるものですが、実習中でいちばん緊張するときです。これを経験したあとは、学生同士が模擬患者になり、どんどん実習は進みます。

●実習（あん摩マッサージ指圧師）

　あん摩マッサージ指圧は、日本が世界に誇るべき医療技術財産です。国民の健康保持・増進のために、技術の継承は正確に行われ、かつ時代の要求に対応すべきものと思われます。そのためには、学生個々の技術の修練・熟達が必要となります。さらに、現代生活では不足している"ふれあい"を媒介とし、手のあたたかさを通して病者の心に作用を及ぼすものだけに、実技実習はもっとも重要です。

　学生同士が術者と患者になり、肩背部のあん摩、側臥位でのあん摩、指のマッサージ、肩関節のマッサージ、腹臥位での指圧、下肢の指圧などを順次学習していきます。1時間の内容はもりだくさんで充実しています。ひとつの手技をおぼえると、学生同士繰り返して実習したくなります。みんな喜んで患者役をしてくれるのは、あん摩マッサージ指圧実習の特長です。

■ 卒業後の進路と展望

　一般的には卒業生の8割くらいが病院や施術所・治療院に就職しています。また、私的なインターンとして働きながら臨床経験を積み、自分の腕に自信がもてるようになってから開業する人もいます。
（監修/公益社団法人 日本鍼灸師会）

●はり師国家試験合格率の推移

実施年	受験者数（人）	合格者数（人）	合格率（%）
2020年（うち新卒者）	4,431（3,466）	3,263（3,095）	73.6（89.3）
2021年（うち新卒者）	3,853（2,914）	2,698（2,558）	70.0（87.8）
2022年（うち新卒者）	3,982（3,059）	2,956（2,761）	74.2（90.3）
2023年	4,084	2,877	70.4

●きゅう師国家試験合格率の推移

実施年	受験者数（人）	合格者数（人）	合格率（%）
2020年（うち新卒者）	4,308（3,466）	3,201（3,080）	74.3（88.9）
2021年（うち新卒者）	3,797（2,914）	2,740（2,597）	72.2（89.1）
2022年（うち新卒者）	3,892（3,059）	2,963（2,795）	76.1（91.4）
2023年	4,010	2,875	71.7

●あん摩マッサージ指圧師国家試験合格率の推移

実施年	受験者数（人）	合格者数（人）	合格率（%）
2020年（うち新卒者）	1,432（1,268）	1,213（1,191）	84.7（93.9）
2021年（うち新卒者）	1,295（1,119）	1,089（1,052）	84.1（94.0）
2022年（うち新卒者）	1,278（1,107）	1,082（1,048）	84.7（94.7）
2023年	1,296	1,148	88.6

※いずれも2023年の新卒者は未発表

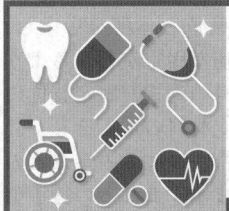

柔道とともに発達した接骨術。"骨折・脱臼"を施術

柔道整復師

judo therapist

「ほねつぎ」「接骨」などと呼ばれ、一般にもなじみの深い柔道整復は、とおく古代ギリシャに接骨治療の源をもち、その後、東洋医学などの影響を受けて今日のような体系を整えてきました。柔道整復師は施術を行いながら、人々に健康の大切さも伝えていきます。

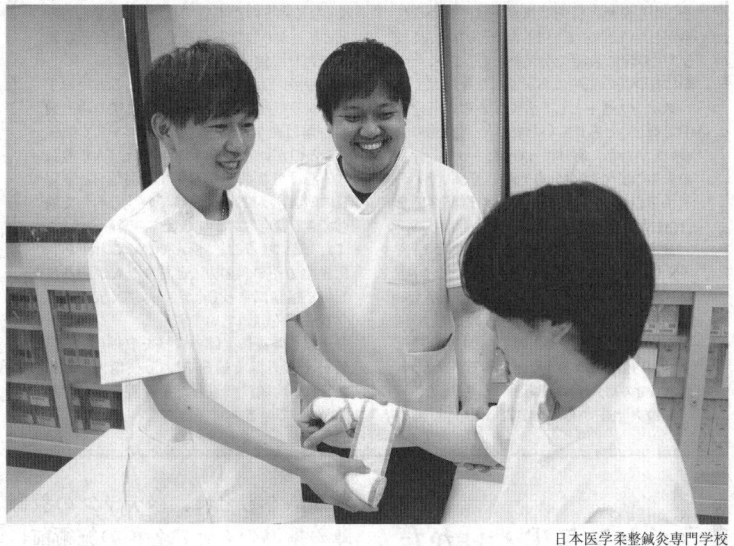

日本医学柔整鍼灸専門学校

柔道整復師のしごと

　柔道整復は、日本古来の武術とともに歩み、明治に入ってからは柔道とともに発達してきました。一般にほねつぎ、整骨、接骨などと呼ばれています。

　柔道整復師の仕事は、打撲、捻挫、脱臼、骨折などのけがの治療です。治療にあたっては、手術を行わずに治療します。骨折の治療の場合は、徒手整復を行うとともに固定や後療法を行い、できるだけ早期に機能回復をさせるところに柔道整復の真価があります。最近では女性もこの分野に進む人が多くなっています。

柔道整復師
国家資格ガイド

ライセンス取得のプロセス

柔道整復師

↑

合　格

柔道整復師国家試験

↑

受験資格取得

大学・専門職大学(4年) 短期大学(3年) 柔道整復学科等	柔道整復師 養成所 （3年・4年）

（　）内は修業年限

↑

高　校　卒　業

SPECIALIST MESSAGE

「医療・介護・スポーツなど幅広い分野で活躍できる」

伊藤　恵里先生　　日本医学柔整鍼灸専門学校
　　　　　　　　　　　柔道整復師学科　専任教員

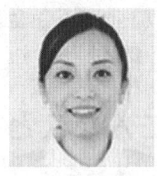

　柔道整復師は、「医療」「福祉」「スポーツ」など幅広い分野で活躍できる国家資格です。

　柔道整復師養成学校では、骨折、脱臼、捻挫、打撲、肉離れなどの外傷治療を中心に様々な疾患を学ぶことができます。

　さらには、人体の構造や機能、運動学、外科学、整形外科学、リハビリテーション医学 にまで及ぶ、医学の基礎知識全般を広く深く学べるカリキュラムとなっています。

　活躍できる就職先は整形外科病院や接骨院、特別養護老人ホームやデイホーム、スポーツジムに至るまで多岐に渡ります。

　本校の柔道整復学科では「自ら考え自ら行動できる専門家の養成」を目的に、より高度な臨床力を養う教育に力を入れています。特に現場実習に力を注いでおり、60施設を超える接骨院、整形外科病院、介護施設など多様な施設と実習提携しているため、将来の進路決定の際に役立つ内容となっています。

　スポーツ分野では「日本医専トレーナーズチーム（NITT）」という独自のトレーナー育成システムを有しており、20チームを超えるプロリーグなどの本格的な現場を学生のうちから体験することができるシステムを整えています。また、『実技ゼミ』という、多分野における知識や技術を学ぶことができる授業外プログラムも開設しています。

　柔道整復師はケガの予防から処置まで対応でき、地域医療を支える重要な職業です。業務範囲が広く様々な活動にチャレンジできる魅力的な資格です。ぜひ一度柔道整復師の世界を覗いてみてください。

SPECIALIST MESSAGE

柔道整復師となって外傷のスペシャリストを
目指しています。

豊島　巧さん　　　日本医学柔整鍼灸専門学校
　　　　　　　　　　柔道整復学科　昼間部　2年

　小さいころから色々なスポーツをしており、そこから漠然と将来はスポーツに携わる仕事がしたいと思っていました。そんな中、高校2年生の時に部活でケガをしてしまい、その際に接骨院の先生にお世話になりました。

　スポーツ選手として活動するのは自分の中で厳しいと感じていたため、心身ともに傷ついていた私に寄り添ってくださった接骨院の先生のように、自分もケガで苦しんでいる選手を心身ともに支えられる柔道整復師を目指したいと思いました。

　日本医専を選んだ理由は「実技ゼミ」や「NITT（日本医専トレーナーズチーム）」など沢山のサポート制度やプログラムがあったからです。特に私は最終的に独立して開業をしたいと考えていたので、「独立開業ゼミ」という開業のノウハウを学べるプログラムがあったのは入学の決め手になりました。

　私は大学生からの入学だったので、高校を卒業してから入学した人が多いクラスにうまくなじめるのか不安でしたが、入学してみるとしっかりした人が多く、とても良い雰囲気で毎日の勉強を頑張れています。

　勉強面では24時間365日使える専用の学習アプリで授業の復習や国家試験の過去問題が解けたりするので、自分のペースで勉強できるのが助かっています。また、1人で勉強するだけでなく、日本医専では月曜日と金曜日に勉強会があり、チームで協力し合って勉強できる機会もあるので、とても楽しいです。また、気になること、悩んでいることがあれば先生方や事務の方など様々な人が親身になって相談に乗ってくださるので、安心して学校生活を送れています。

将来は、柔道整復師の資格を取得して整形外科や接骨院で勤務をして、技術力を高めた後に、地域に密着した接骨院を開業したいと思っています。

■ ライセンスのとりかた

●柔道整復師になるには

柔道整復師試験（国家試験）に合格すると免許が与えられます（厚生労働大臣の免許）。国家試験の受験資格を得るには、高卒後、文部科学大臣または都道府県知事指定の大学・専門職大学・養成所で3年以上必要な知識と技能を修得する必要があります。

■ こんなことを学ぶ

●柔道整復実技

　柔道整復の実技は、骨折、脱臼、捻挫、打撲の外傷性疾患に対する、徒手整復法、固定法、後療法などの柔道整復師が日常行う治療技術の修得を目的とする授業です。

　内容は、柔道整復師が業をおこなうにあたって必要な各種の材料、用具、器具、装置などの使用目的の説明からはじまります。それらと並行して、基礎科目と専門科目の柔道整復理論などの学科で学ん

だ知識をもとに、ベテランの教師陣の指導のもとに各種の施術前に必要な検査法や、治療技術を学びます。

　治療技術の徒手整復法は、模型や学生をモデルに、実際の徒手整復法の操作と施術にあたっての注意すべき点を詳細に指導し、各学生間で組になって同じ操作を繰り返し行い、正確な技術が修得できるまで練習します。また、固定法は、対象となる各外傷性疾患の部位や

患者さんの肢位と体型を考慮し、もっとも適切な固定が行えるように、固定材料の選択、固定肢位にあわせた固定材料の加工そして装着、各種包帯法による固定などの技術を学びます。これらの徒手整復法、固定法と関連して行われる治療に後療法がありますが、これについても最適な方法がとれるように実技指導が繰り返されます。

　このように実技は、実際の臨床を想定し患者さんをあつかうように進められるため、学生がいちばん興味を示し、かつ積極的にとりくむ授業です。

■ 卒業後の進路と展望

　各養成所とも、設備、教科内容ともに徹底した指導をしていて、卒業後、病院、接骨院など就職を希望する人のために道を開き、また保険による治療ができ、有望な医療の分野です。

●柔道整復師国家試験合格率の推移

実施年	受験者数（人）	合格者数（人）	合格率（%）
2020年（うち新卒者）	5,270（3,708）	3,401（3,144）	64.5（84.8）
2021年（うち新卒者）	4,561（3,165）	3,011（2,709）	66.0（85.6）
2022年（うち新卒者）	4,359（3,125）	2,740（2,531）	62.9（81.0）
2023年	4,521	2,244	49.6

※2023年の新卒者は未発表

（監修/公益社団法人 日本柔道整復師会）

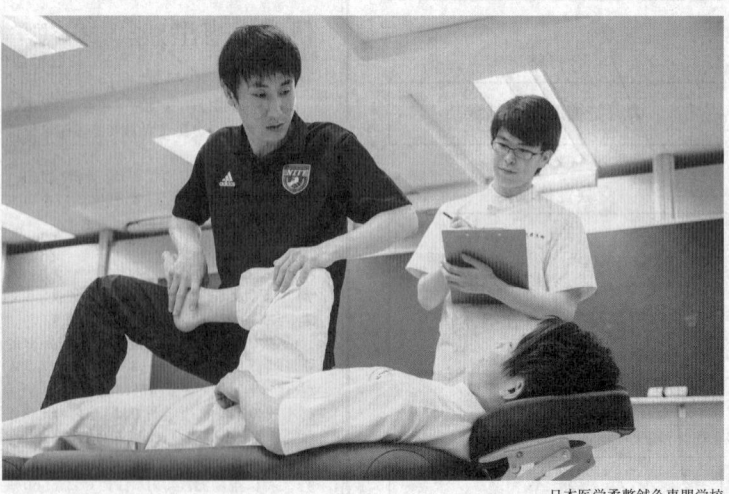

日本医学柔整鍼灸専門学校

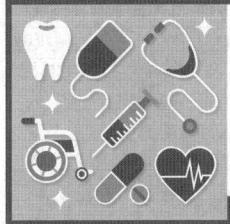

視機能の検査と訓練を担う眼科で唯一の専門職

視能訓練士

―CO―
Certified Orthoptist

医学の驚異的な発達で、医療はより細分化し、より専門化してきました。視能訓練士は、コメディカル部門の一員で、眼科における検査や訓練を担当するスペシャリストです。眼科医療の高度化に伴い、専門領域が細分化され、視能訓練士の重要性はますます高まっています。

■ 視能訓練士のしごと

視能訓練士（Certified Orthoptist＝CO）のしごとは大きくわけて4つあります。1つ目は、眼科一般検査になります。最近では医療の進歩とともに眼科検査も多様化し、様々な検査機器を使用して視機能を検査します。一般検査には視力、視野、屈折、調節、色覚、眼圧、眼位、眼球運動、瞳孔、涙液分泌機能などの他に、超音波、電気生理、眼底写真撮影などがあ

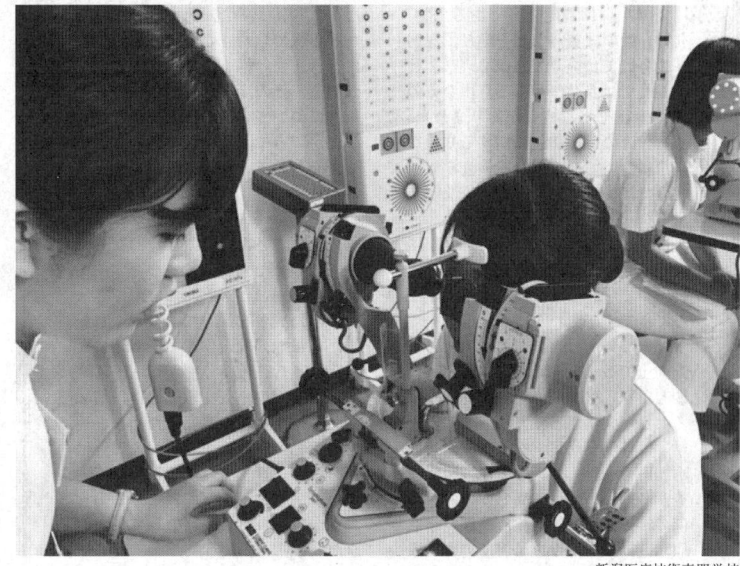

新潟医療技術専門学校

ります。これらの検査によって得られた結果が適切な診断治療につながります。そういった背景から眼科診療チームにおける専門職として重要な役割を担っています。

2つ目は、斜視（両眼の視線が合わない症状）や弱視（メガネをかけても視力が出ない症状）の検査、並びに訓練を行うことです。視能訓練士は検査結果をもとに医師と相談して、訓練に効果があると考えられる場合には訓練のプログラムを立て、正しい視機能が得られるように訓練します。斜視や弱視は、視機能が発達過程の子供のうちに早期に発見して適切な治療をしないと、大人になってからでは正常な視機能を回復させることができません。

3つ目は健診業務などの地域医療活動です。視能訓練士は病院内の検査だけでなく予防医学の視点から、全国の各自治体で行われている乳幼児健診、学校検診や職場検診など様々な検診業務に参加し、視機能の検査を行います。

4つ目は視力低下者のリハビリ指導（ロービジョンケア）です。ロービジョンとは糖尿病や緑内障、その他の疾患により、視力が低くなったり、視野が狭くなることです。残った視機能を検査し、その

ライセンス取得のプロセス

視能訓練士

↑

合 格

視能訓練士国家試験

受験資格取得

視能訓練士養成所（3〜4年）	大学専門職大学視機能療法学科等（4年）	1年以上の養成コースを卒業することが必要			
		各校で2年以上修業し、指定科目※を履修			
		大学専門職大学	短大専門職短期大学	看護師学校・養成所	保育士学校・養成所

↑　　　↑　　（　）内は修業年限

高 校 卒 業

※外国語・心理学・保健体育・生物学・物理学・数学（統計学を含む）及び、教育学・倫理学・精神衛生・社会福祉又は保育のうち2科目の各科目

SPECIALIST MESSAGE

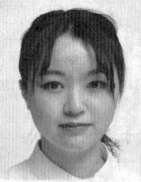

池田　実紅さん
新潟薬科大学附属医療技術専門学校
(2023年4月 新潟医療技術専門学校より校名変更)
視能訓練士科　卒業

　1年次には基礎分野である生物、化学、数学、英語などを学び、専門基礎分野では発達・臨床心理学、社会福祉では身体・目の不自由な方の模擬体験をする機会がありました。専門分野では視機能に関する知識や疾患について学び、視能検査学総論実習では視力検査や視野検査など基礎となる検査技術を学びました。

　2年次には1年次に習得した知識や検査技術を応用し、より専門分野について学びます。内容も難しくなってきますが、わからない部分や理解できない所は自分で調べたり、友達同士で教え合ったり、先生方に質問したりと積極的に知識を身につけることが大切だと感じました。内科学、外科学、病理学など医療全般の専門科目も学んでいきます。視能検査学各論実習では、異常がみられる際の視野検査や眼底検査、眼位検査眼球運動検査などを講義で得た知識を基に実習し練習していきます。

　3年次では約4か月間の臨地実習に行きます。様々な症例をみることができ、その症例に対する検査や治療法について実際の臨床現場で学ぶことができます。また、患者さんに検査を行うことや、指導してくださる視能訓練士の方の検査を見学し、幅広い年齢層の患者さんに合わせた対応、患者さん自身の自覚的な見え方に合わせた誘導の仕方など学内ではできないことも学ぶことができます。臨地実習を通して、意欲や目指したい視能訓練士像がより明確になると思います。

　患者さんの不安を取り除き、信頼される視能訓練士になるために、専門的な知識や技術を習得することはもちろん、コミュニケーション能力や臨機応変に対応・判断できる力を身につけられるよう努力していただきたいと思います。

養成所のカリキュラム

教科			時間数
基礎分野	自然科学	数学・統計学	30
		物理学	15
		生物学	30
		生物学実習	30
		化学	15
	人文・社会科学	倫理学	30
		法学	15
	外国語	英語	30
		英会話	30
	体育	保健体育実習	30
	コンピュータ実習		45
	保育		30
	教養演習		30
	小計		360
専門基礎分野	解剖生理学		30
	解剖生理学実習		30
	臨床生理学概論		15
	医学概論		15
	発達・臨床心理学		30
	学習・認知心理学		15
	小児病学		30
	内科学		15
	外科学		15
	脳神経学		15
	精神医学		15
	病理学		15
	看護学		15
	視器の解剖・生理・病理学		30
	視器の解剖・生理・病理学実習		30
	生理光学		60
	画像診断学		30
	眼科薬理学		30
	社会福祉		15
	視覚障害・地域連携医療		30
	公衆衛生学		15
	関係法規		15
	小計		510
専門分野	視能矯正学総論I		30
	視能矯正学総論II		30
	視覚概論演習		30
	視覚生理学		30
	神経眼科学		30
	神経眼科学実習		30
	視能検査学I		30
	視能検査学II		60
	視能検査学各論実習		180
	検査シミュレーション		30
	視能検査学総論実習I		90
	視能検査学総論実習II		45
	眼疾病学I		30
	眼疾病学II		30
	感染防止論		15
	救急概論		15
	視能矯正学各論II		60
	視能矯正学各論実習		90
	視能矯正学特論I		30
	視能矯正学特論II		180
	臨床実習		630
	小計		1755
	計		2625

（新潟医療技術専門学校の例）

人にあうルーペやモニターによる拡大読書器などの補助具を選び、使い方の指導を行います。

　視能訓練士の検査結果が診断・治療につながり、症状によっては多岐にわたる視機能検査をするので、仕事の適性として責任感が強く根気強い人、子供や高齢者を扱うことが多いことからコミュニケーション能力に長け、思いやりのある性格の人が向いています。

　視能訓練士は、欧米では歴史も古く専門職として高く評価されています。日本でも眼科専門医のいる病院や医院では優秀な視能訓練士を求める声が高まり、1971年に正式な国家資格として認められました。

　女性の比率が高い職業ですが、医療の進歩とともに最先端の機器を扱う機会が増え男性にとっても十分に技術と力量を発揮できる職業です。

視能訓練士

ライセンスのとりかた

●視能訓練士になるには
　視能訓練士国家試験に合格すると免許が与えられます（厚生労働大臣の免許）。国家試験の受験資格を得るにはつぎのような方法があります。
①高校を卒業し、都道府県知事指定の養成所で3年以上必要な知識と技能を修得する。
②大学・専門職大学で厚生労働大臣の指定する科目を修めて卒業する。
③大学・専門職大学・短大・専門職短期大学で2年以上あるいは看護師・保育士養成所で2年以上修業し、厚生労働大臣の指定した科目（外国語、心理学、保健体育、生物学、物理学、数学（統計学含む）の6科目のほか、教育学、倫理学、精神衛生、社会福祉、保育のうち2科目）を履習し、指定の養成所で1年以上必要な知識と技能を修得する。

④外国の視能訓練士に関する学校もしくは養成所を卒業、また外国で視能訓練士の免許に相当する免許を受けた者で、厚生労働大臣が知識技能を有すると認定した者

こんなことを学ぶ

　視能訓練士養成所のカリキュラムは、1年制、3年制、4年制でそれぞれ異なります。ここでは3年制専門学校のケースを紹介します。基礎分野の大半および専門基礎分野と専門分野の一部は1年次で学習。2年次では、専門基礎分野の専門分野の講義と学内実習、3年次は臨地実習および国家試験対策を中心に行います。
●基礎科目
　一般教養科目では、幼児や高齢者、障害者などさまざまな人々に

対する接しかたも学びます。

専門基礎科目では、関係法規、医学概論、解剖学、生理学などを学びます。

●専門基礎分野・専門分野
①視器の解剖・生理・病理学

眼球各部、外眼筋の作用・構造、神経支配とその病態などについて学びます。

②視覚生理学

眼から脳への視覚系全体について、眼科臨床で用いられる網膜電図（ERG）や視覚誘発脳電位（VECP）の理論および検査法などを通じて学びます。

③生理光学

屈折力、屈折率、調節など光学系としての眼について学びます。眼鏡やコンタクトレンズに関する事項も含まれています。

④眼疾病学

遺伝性眼疾患、小児の眼疾患、伝染性眼疾患、網膜や神経の異常など、眼のさまざまな疾患の原因、症状、治療、予防について学びます。

⑤眼科薬理学

眼科の診断・治療について使用する薬物の作用と副作用について学びます。

⑥神経眼科学

視神経、視路、視中枢の構造や機能、眼筋麻痺や眼振、瞳孔・調節系の検査法と診断法について学びます。

⑦視能矯正学

視能矯正における検査・訓練などを学びます。内容は、斜視の検査法・治療法・弱視の検査法・治療を中心に多岐にわたっています。

●実習

実習には、学内実習と臨地実習があります。学内実習は、1年次に専門基礎分野の解剖生理学で豚眼の解剖実習を行います。また、視力検査等の検査も実習が始まります。3年次には生理光学、視能矯正学、神経眼科学などで学んだ事を基に視力検査や視野、両眼視機能の検査および斜視や弱視の訓練方法についての技術を徹底的に学びます。3年次には、学外で臨地実習を行います。臨地実習の目的は、視能訓練士の行う業務の実際的な知識と技術を身につけさせることです。実際に病院や施設で患者様を対象に、医師の指示のもとで他の医療スタッフとチームを組んで行われます。直接患者様と

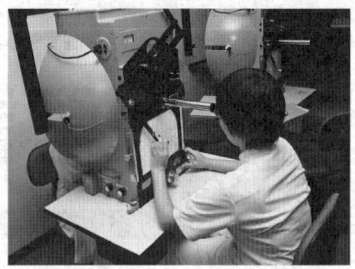
新潟医療技術専門学校

接することや病院でのさまざまな体験を通して、将来医療にたずさわる視能訓練士としてのモラルと確かな自覚が育まれていきます。

●卒業後の進路と展望

視能訓練士の就職先は、設備の整った総合病院、大学病院、国公立病院など都市の病院に集中する傾向がありますが、眼科医院や眼科病院への就職も増えています。さらに、今後は各種保健・福祉施設、リハビリテーション関連施設で働く機会や、より高い専門知識と技術を身につけるため大学院に進学する学生も増えています。

初任給などについては、それぞれの医療機関により異なりますが、ほかの医療系技術者とほぼ同じです。基本的には夜間勤務はありません。

パソコンやスマートフォンなどから得る情報のほとんどは視覚から得ており、現代人の目には大変な負担がかかっています。眼の医療はこれからもますます社会的に重要な位置を占めることは間違いありません。これからは、専門眼科医療の必要性にともない、また、超高齢社会の進展などにより視能訓練士の存在意義はますます大きなものになってくると予想されます。

●視能訓練士国家試験合格率の推移

実施年	受験者数（人）	合格者数（人）	合格率（%）
2020年（うち新卒者）	837（820）	804（801）	96.1（97.7）
2021年（うち新卒者）	850（821）	774（762）	91.1（92.8）
2022年（うち新卒者）	842（780）	773（745）	91.8（95.5）
2023年（うち新卒者）	943（876）	842（821）	89.3（93.7）

（監修/公益社団法人 日本視能訓練士協会）

SPECIALIST MESSAGE

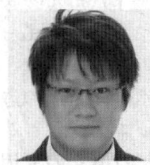

山田　大樹先生
新潟薬科大学附属医療技術専門学校
（2023年4月 新潟医療技術専門学校より校名変更）
視能訓練士科

皆さん、視能訓練士の活躍する場所はご存知ですか。視能訓練士は、昭和46年に制定された視能訓練士法に基づく国家資格をもつ医療技術職です。眼科で日々、患者さんの検査を行っています。医療技術の向上が著しい昨今、視能訓練士が医師の指示の下に眼科に関わる検査を多数行い、眼科診療を担っています。

その他に、低視覚（ロービジョン）者に対する情報提供から補助具の選定を行う事もありますし、3歳児の検診などに参加することで弱視や斜視の早期発見にも貢献しています。

眼球は2個しかない付属器なので単純だと思われがちですが、網膜から視神経を介し、脳につながっているので構造は複雑です。本校では眼球の事はもちろん、人体の構造を学び、その知識を生かして、学内実習で正常な人を検査することで検査法や正常値を学びます。

また、正常値を知ることは、結果を読み取る力を育てます。学外実習では、学校での経験を生かし、患者さんの検査を見学や実際にさせていただき、正常でない結果が意味することを考え、知識と検査を繋ぎ合わせて、眼というものを総合的に考えます。このように基礎知識から臨床現場につながるプロセスを経て視能訓練士は、全国で活躍しています。

視能訓練士

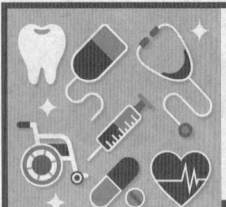

コミュニケーション機能回復のスペシャリスト

言語聴覚士

− ST −
Speech therapist

社会生活をおくる上でコミュニケーションは非常に大切なものです。さまざまな原因で、ことばが不自由になった人たちに、適切な指導や訓練を行う言語聴覚士は、法律により1997年12月より国家資格となり、新たな医療資格の誕生とともに、より重要な医療技術者として期待がもたれています。

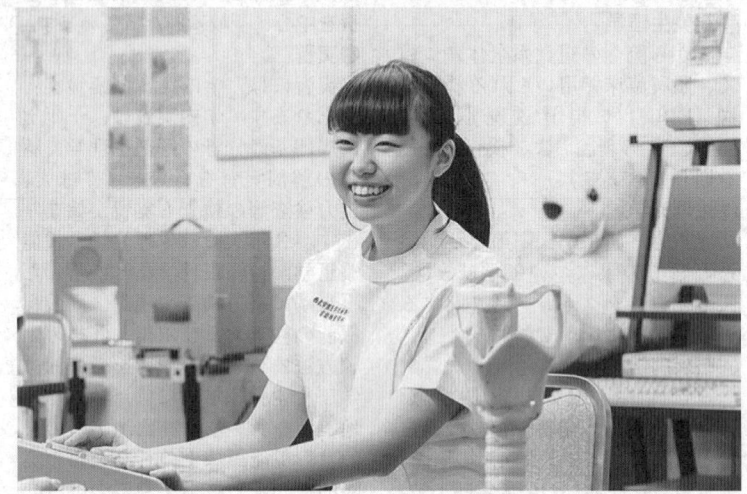

西武学園医学技術専門学校東京池袋校

■ 言語聴覚士のしごと

言語聴覚士の仕事は、医師をはじめ他の専門家と連携しながら、音声、言語、聴覚機能に障害がある人に対して、機能回復や機能維持のための適切な訓練や指導、検査などを行うことです。

ひとくちに言語聴覚の機能障害といってもその内容は、脳疾患による失語症や運動障害性構音障害、嚥下障害、喉や口腔の疾患に

よる音声・構音障害、難聴、脳性麻痺、言語発達の遅れ、吃音など多岐にわたっています。そのため、言語聴覚療法の業務はさまざまあり、それを担当する言語聴覚士には各々の疾患、治療・手術、検査、訓練法に関する高度な専門知識と技術が必要です。

リハビリテーション医療の一翼を担う技術者として言語聴覚士の需要は高まっている反面、その絶対数はかなり不足しているのが現状です。

■ことばの障害

失語症／脳卒中などにより、大脳の言語中枢が損傷を受けることによって「聴く」「話す」「読む」「書く」といった言語能力が障害されます。運動性失語（ブローカ失語）、感覚性失語（ウェルニッケ失語）などのタイプがあります。

運動障害性構音障害／構音（発音）に必要な発語器官（唇、舌顎など）が、麻痺などのために適切に動かすことができず、話しことばが不明瞭になります。

機能性構音障害／聴覚や発語器官などに明らかな原因がないのに、

発音の誤りがある場合を言います。

口蓋裂言語／口蓋裂は外科的な手術によって治療を行いますが、手術後に誤った構音の習慣が固定してしまうことがあります。

吃音／言葉の一部を繰り返したり、引き延ばしたり、詰まって言えなくなります。

言語発達遅滞／精神発達の遅れがあったりコミュニケーション関係が育たないなどの種々の原因で言葉の発達が遅れることがあります。

脳性麻痺／脳性麻痺のために、発声・構音などに障害が発生することがあります。一つのことばを言うのに時間がかかったり、発音がはっきりしなくて言いたいことが相手にうまく伝わらないなどの問題が起こります。

聴覚障害（難聴）／聴覚の障害によって聴こえが悪くなる状態を指します。こどもの場合はことばの発達が遅れる原因になります。先天性感音難聴、中途失聴などが含まれます。

音声障害／様々な原因で生じる声の障害があります。（例：喉頭がんのため喉頭を摘出した場合など）

■ ライセンス取得のプロセス

```
┌─────────────────┐
│   言語聴覚士     │
└─────────────────┘
         ↑
       合　格
┌─────────────────┐
│ 言語聴覚士国家試験 │
└─────────────────┘
         ↑
    受験資格取得
┌──────────────┐  ┌──────────────┐
│ 大学・短期大学・ │  │ 大学・大学院  │
│ 専門職大学    │  │ 短大・専攻科養成所 │
│ 養成所      │  │ （1〜2年制）  │
│ （3〜4年）    │  └──────────────┘
└──────────────┘        ↑
（　）内は修業年限  ┌──────────────┐
                │  4年制大学卒   │
                └──────────────┘
                        ↑
┌─────────────────────────────┐
│          高　校　卒　業          │
└─────────────────────────────┘
        （一般的なプロセス）
```

ライセンスのとりかた

●言語聴覚士になるには

言語聴覚士の国家資格に合格すると免許が与えられます（厚生労働大臣の免許）。一般的なプロセスで、国家試験の受験資格を取得するには、高校卒業後、都道府県知事が指定した養成所、または、文部科学大臣が指定した学校（大学・専門職大学・短期大学）で、3年以上言語聴覚士として必要な知識と技能を修得する必要があります。

●養成所

現在ある言語聴覚士の養成所の修業年限は2年〜4年がほとんどで、2年課程の入学資格は4年制大学卒業以上となっています。

こんなことを学ぶ

●3年課程養成所の例

言語聴覚士養成所では、3年間に専門の知識と技術を93単位程度学ぶことを基本としています。履修する科目は、基礎分野、専門基礎分野、専門分野に大きく分かれています。

基礎分野は、大学・短大の一般教養科目に相当し、人文科学、社会科学、自然科学の3分野と外国語、保健体育からなっています。

専門基礎分野は、専門分野を学ぶうえでの基礎となる科目です。医学系科目には、医学総論、解剖学、生理学、病理学など。心理・言語系科目には、言語発達学、聴覚心理学、言語学、音声学、音響学などがあります。

専門分野では、言語聴覚療法を総合的・体系的に理解するために言語聴覚障害総論からはじまり、各障害ごとに高度で専門的な科目に移っていきます。

講義だけではなく、実習をともなった授業が多くなり、学内実習だけでなく、外部施設での臨床実習も実施されます。

卒業後の進路と展望

病院（耳鼻咽喉科・リハビリテ

ーション科）やリハビリテーションセンターなどの医療機関、老人保健施設、特別養護老人ホームや通所リハビリテーションなどの介護機関、児童発達支援センター（事業所）などの福祉機関などが主な働く場所です。

（監修/一般社団法人 日本言語聴覚士協会）

●言語聴覚士国家試験合格率の推移

実施年	受験者数（人）	合格者数（人）	合格率（%）
2020年（うち新卒者）	2,486（1,856）	1,626（1,474）	65.4（79.4）
2021年（うち卒者）	2,546（1,843）	1,766（1,511）	69.4（82.0）
2022年（うち新卒者）	2,593（1,912）	1,945（1,669）	75.0（87.3）
2023年	2,515	1,696	67.4

SPECIALIST MESSAGE

「言語聴覚士を目指して」

西武学園医学技術専門学校東京池袋校
言語聴覚学科2年

唐澤　里菜さん

私が、言語聴覚士という職業を知ったのは、曾祖父が脳梗塞で入院しリハビリを受けている時でした。曾祖父は、言葉を聞いて理解したり、思っていることを伝えられなくなる失語症を患いました。その際に担当してくださった言語聴覚士の先生が、とても優しく、熱心に曾祖父のことばのリハビリテーションをしてくださいました。私は言語聴覚士の仕事を間近で見させていただくことで、言語聴覚士という仕事に憧れを抱くようになりました。そして、私も曾祖父のように言葉の障害を患い、困っている人達を助けたいと思うようになり、言語聴覚士を目指しました。

言語聴覚士の養成校に入学後、1年次は基礎を作り上げる学習が多いため、内容を理解することがとても大変でした。しかし、2年次は専門科目が増え、少し難しい所もありますが、1年次の基礎と繋げる事で病態を詳しく知れたり、実際の臨床を想像しながら勉強できるため、とても楽しいです。3年次は実際に病院で学ぶ臨床実習が始まるため、これまで学んだ内容を活かせるように勉強を継続していきたいと思います。医学の勉強は難しいことも多く、初めて聞く言葉ばかりですが、習ったこととの繋がりや、積極的に学んでいくという姿勢が言語聴覚士にとってとても大切だと感じています。

将来は、曾祖父を担当してくださった言語聴覚士の方のように、患者さんの心理面をサポートしながら、リハビリテーションが提供できるようになりたいと思います。また、患者さんとご家族の希望に応えられるような言語聴覚士を目指します。

SPECIALIST MESSAGE

「言語聴覚士は人が幸せに生きていくことを支援できる仕事」

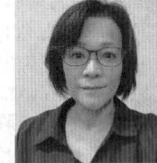

西武学園医学技術専門学校東京池袋校
言語聴覚学科　教務主任

飯塚　菜央先生

言語聴覚士として医療や介護の現場でさまざまな患者様との出会いがありました。失語症でことばが全く出なかった患者様が、懸命にリハビリに取り組み5年が経った頃、「おはよう」と言えるようになりました。それからその患者様は、会う人みんなに「お・は・よ・う」と嬉しそうに自ら挨拶をかわし、その度に周囲も温かい雰囲気に包まれていきました。また、嚥下障害があり誤嚥性肺炎をくり返していた患者さま。これ以上、口から食べることは難しいかなと医療スタッフが悩んでいたのですが、ご本人から「絶対に口から食べたい、諦められない」と強い希望があり、その声に応えるべく、医療スタッフが総力を挙げてその方をサポートしました。3カ月間の集中的なリハビリを乗り越え、その患者様は、その後肺炎を一度も起こすことなく、寿命を全うするまで再び口から食べ続ける

ことができました。

このように、言語聴覚士という仕事は、人が幸せに生きていくために欠かせない「話す・聴く・食べる」ことに困っている方の一番近くで支援することができるとても魅力的で温かい仕事です。一人ひとりの個性や障害に対応するためには、相手の気持ちを「読み取る」力、相手のことばを「きく」力、相手に「伝える」力を必要とします。本学の教育方針は、"すべてに誠を尽くし最後までやり抜く強い意志を養う"であり、確かな知識と技術を身につけるための実学と奉仕の精神を養うホスピタリティ教育を柱としています。

超高齢社会において、言語聴覚士の需要は高まるばかりで将来性のある仕事です。皆さんの力を必要としている方々がたくさんいらっしゃいます。いっしょに言語聴覚士の道を歩んでみませんか。

言語聴覚士

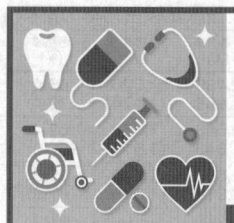

救急医療の最前線で高度な応急処置を行う

救急救命士

−EMT−
Emergency medical technician

救急搬送時の心肺停止傷病者に対して、医学的判断にもとづき高度な救命処置を行うスペシャリスト‥‥‥救急救命士。救急隊員の応急処置をより拡大させ救命率の向上をめざして、1992年に誕生した資格です。一般市民にとって心強い存在です。

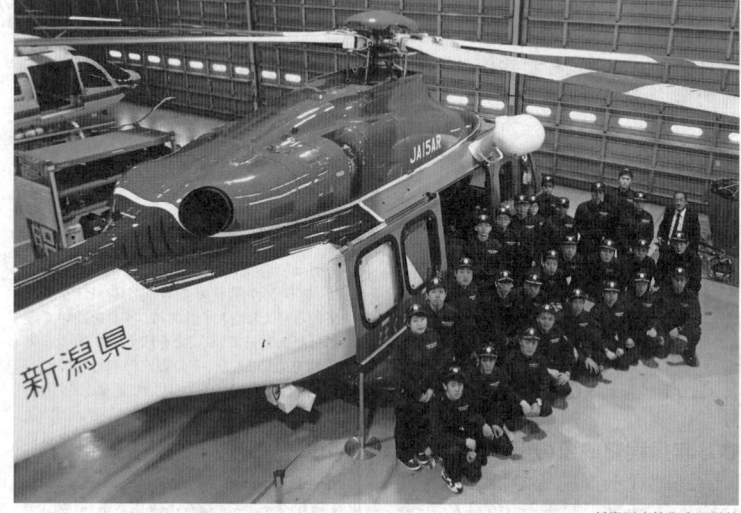

新潟医療技術専門学校

■ 救急救命士のしごと

救急事故の激増、人口の高齢化、疾病構造の変化などを背景に、救急医療機関に運ばれる傷病者数は年々増えています。日本の救急医療体制を、住民や救急隊に対してわかりやすい制度にするため一元化が図られ初期救急医療機関・第二次救急医療機関・第三次救急医療機関、ならびに救急医療情報センターが体系的に整備されました。しかし、救急患者が収容される救急医療機関の設営や充実強化が急務の課題となっています。

交通事故によるけが人、火災・爆発・溺水・ガス中毒などによる重症患者、あるいは高齢化にともない激増している脳血管障害・心筋梗塞・狭心症などの循環器系疾

患者は、救命のための初期治療が早ければ早いほど助かる確率が高いといわれています。

しかし、これまでの日本の救急隊員に許されていた応急処置は、人工呼吸や、心臓マッサージ、止血処置など、処置の範囲に限りがありました。

そこで、救急隊員が行う応急処置の範囲を拡大し救命率の向上をはかるべきだという声があがり、こうした社会的な要請のもとに誕生した国家資格が救急救命士です（「救急救命士法」平成3年法律36号）。

救急救命士が行える行為は「症状が著しく悪化する恐れがあり、その生命が危険な状態にある傷病者に対して、当該重度傷病者の病状の著しい悪化を防止し、またはその生命の危険を回避するために緊急に必要な救急救命処置」といわれているように、非常に高度で専門的なものになっています。

●おもな救急救命処置
①乳酸リンゲル液を用いた静脈路確保のための輸液
②食道閉鎖式エアウェイ、ラリンゲアルマスクまたは気管内チュー

ブによる気道確保
③エピネフリンの投与
④乳酸リンゲル液を用いた静脈路確保および輸液
⑤ブドウ糖溶液の投与
⑥血糖測定器（自己検査用グルコース測定器）を用いた血糖測定
⑦聴診器の使用による心音・呼吸音の聴取
⑧血圧計の使用による血圧の測定
⑨パルスオキシメーターによる血中酸素飽和度の測定
⑩自動式心マッサージ器の使用による胸骨圧迫心マッサージ

などを代表とする33項目の救急救命処置の実施が認められています。

特に、①〜⑤は特定行為と呼ばれ、救急救命士の資格を持つ者しか実施することはできません。

これまで特定行為は心肺停止状態の傷病者でなければ実施できませんでしたが、2014年1月に救急救命士の処置拡大が行われ、心肺停止状態でない傷病者でも一部の特定行為が実施できるようになりました。このように救急救命士の社会的な評価は上がっており、ま

ライセンス取得のプロセス

```
          救急救命士
            ↑
          合 格
            ↑
      救急救命士国家試験
            ↑
       受験資格取得
            ↑
┌─────────────┐  ┌─────────────┐
│大学・専門職大学（昼4年）│  │救急救命研修所│
│救急救命学科等  │  │消防学校    │
│養成所（2年以上）│  │        │
└─────────────┘  └─────────────┘
      ↑              ↑
              ┌─────────┐
              │ 実 務 経 験 │
              └─────────┘
                   ↑
          高 校 卒 業
```

すますその活躍が期待されています。

■ライセンスのとりかた

●救急救命士になるには

救急救命士の国家試験に合格すると免許が与えられます（厚生労働大臣の免許）。国家試験の受験資格を得るには、高校卒業後、文部科学大臣または都道府県知事指定の養成所で2年以上にわたり必要な知識と技能を修得する必要があります。このほか、消防機関に所属し、救急医療の実務経験者に一定期間の教育後受験資格を与える制度があります。

●養成所

高校卒業を条件として入学できる養成所は、すべて私立の学校です。いずれの学校も各種の医療系技術者養成学科を併設しており、それらでつちかってきた教育環境を背景に広範な医療分野の業務における相互理解を深め、より広い視野をもった救急救命士の育成をめざしている点が特徴です。

専門学校は、短期間で資格取得や就職ができるのに対し、4年制大学・専門職大学では、救急救命士の資格の他にも様々な学問を学ぶことができます。

なお、5年以上の実務経験者を対象とする養成課程は、東京・福岡の救急救命研修所をはじめ、全国主要都市の救急救命士養成所または消防学校や自衛隊病院教育部などがあります。

■こんなことを学ぶ

3年制の養成所の主な履修科目は別表のとおりです。大別すると基礎分野、専門基礎分野、専門分野、特論分野に分けられます。合計授業時間は70単位以上で、講義の他に、実習が多く含まれているのが特徴です。この他、カリキュラム以外にも、パソコンなどの資格講習を実施している学校もあります。

1年次は救急医療の知識、技術を身につけるための土台となる期間です。基礎的内容の修得と総合的な理解をはかる一方、社会人に求められる豊かな人格の形成にも力を入れています。救急救命士が傷病者にはもちろん、家族や関係者からも信頼を得るためには、専門家としての知識や技術以上に、豊かな人間性の構築が重要となるからです。

カリキュラムでは、救急医療の根底となる医の倫理から医学を取り巻く環境までを学ぶ医学概論をはじめ人体の構造と機能を知る解剖・生理学、薬物の作用と種類を学ぶ薬理学、細菌やウイルスなど微生物が引き起こす感染症について学ぶ微生物学、医学的解明助言を必要とする法律上の案件、事項について科学的で公正な医学的判断を下す法医学、さらに放射線医学、患者搬送論、看護学概論といった科目を修得していきます。

実習では、心肺蘇生をはじめとする一次救命処置や血圧測定、聴診など救急救命士として基本となる技術を修得します。

2年次になると、いよいよ救急医学について専門的な学習が始まります。呼吸器や循環器やショック循環不全、意識障害、出血、外傷や運動器などの病態ごとの科目を学びます。

実習においても、気管挿管や薬剤投与など特定行為を中心とした内容となるとともに、外傷や疾病などの対応について幅広い知識と技術を修得し、実践できるよう、本格的な想定訓練も始まります。

3年次では、救急救命士になるための総仕上げが行われる期間で、これまで学内で学んだ医療が実際の救急現場においてどのように実践されているか、体験を通じて学習する臨地実習が行われます。主な臨地実習は、救命救急センターなどの地域の中心となる医療機関での病院実習や消防機関における救急車の同乗実習が行われます。学内では、就職に向けた公務員試験対策集中講座や、国家試験合格のための徹底した対策講座が実施されます。

■卒業後の進路と展望

救急救命士の就職先は、現在消防機関を中心に展開していますが、自衛隊、海上保安庁、民間の患者搬送業務事業所などがあり将来的には病院をはじめとする医療機

救急救命士

養成所のカリキュラム

分野	科目群	授業科目	細目	時間数
基礎分野	自然科学	数学・統計学		30
		物理学		30
		生物学		30
		化学		30
	人文社会科学	心理学		15
		倫理学		15
		社会学		15
		法学		15
		教育学		15
	外国語	英語		30
		英会話Ⅰ		30
		英会話Ⅱ		30
	体育	保健		15
		体育実習Ⅰ		30
		体育実習Ⅱ		30
		コンピュータ実習		45
		医用電子工学概論		15
		小計		420
専門基礎分野		解剖学・生理学		60
		生化学		30
		基礎薬剤投与学		15
		病理学		30
		薬理学		15
		臨床検査		15
		微生物学		15
		法医学		15
		放射線医学		15
		公衆衛生学		15
		社会保障・社会福祉		15
		小計		240
専門分野		医学概論		15
		看護学概論		15
		災害医療		15
		患者搬送論		15
		症候学総論（観察）		60
		処置論		60
		麻酔学概論		15
		感染防止概論		15
		臨床薬剤投与学		15
		症候学・病態学Ⅰ	心肺停止	30
		症候学・病態学Ⅱ	意識障害・痙攣・脳圧亢進	15
		症候学・病態学Ⅲ	ショック・循環不全	15
		症候学・病態学Ⅳ	感染症・免疫不全・アレルギー・急性腹症	15
		症候学・病態学Ⅴ	気管挿管・除細動	30
		症候学・病態学Ⅵ	緊急薬剤投与	15
		症候学・病態学Ⅶ	ショックへの輸液・ブドウ糖投与	15
		疾病救急医学Ⅰ	呼吸器系	15
		疾病救急医学Ⅱ	循環器系	15
		疾病救急医学Ⅲ	神経系	15
		疾病救急医学Ⅳ	消化器系、肝臓・胆道・膵臓・脾臓	15
		疾病救急医学Ⅴ	内分泌器系・泌尿生殖器系	15
		疾病救急医学Ⅵ	血液・体液・代謝異常・電解質異常・体温異常	15
		小児科救急医学		15
		高齢者救急医学		15
		産婦人科救急医学		15
		精神科救急医学		15
		外傷救急医学Ⅰ	出血・一般外傷	60
		外傷救急医学Ⅱ	化学損傷等・熱傷・電撃傷	15
		外傷救急医学Ⅲ	（頭部・頸椎損傷・運動器・顔面・頸部）	30
		環境障害・急性中毒学	中毒・熱中症・高山病・溺水・気道異物・消化管異物	15
		シミュレーション実習基礎		45
		シミュレーション実習Ⅰ		180
		シミュレーション実習Ⅱ		180
		シミュレーション実習Ⅲ		90
		シミュレーション実習Ⅳ		270
		病院内実習		225
		救急用自動車同乗実習		45
		気管挿管・除細動実習		45
		緊急薬剤投与実習		45
		小計		1,755
特論分野		救急医学特論Ⅰ		15
		救急医学特論Ⅱ		180
		教養演習Ⅰ		75
		教養演習Ⅱ		75
		教養演習Ⅲ		75
		消防特論		15
		接遇特論		15
		合　計		2,865

（新潟医療技術専門学校3年制の例）

関や診療所のある企業への進出も予想されます。なお、2年制養成施設卒業見込みで在学中に公務員試験を受験し、卒業前に就職先の内定を受けることが可能です。

超高齢社会、生活習慣病の増加、車社会による交通事故・災害等々、救急車の出動は年々増加しています。さまざまな事故が多発する現代社会のなかで、高度な医学的知識と技術をもった救急救命士の活躍が期待されており、これからさき社会的に重要な貢献ができることは間違いありません。

●救急救命士国家試験合格率の推移

実施年	受験者数（人）	合格者数（人）	合格率（%）
2020年（うち新卒者）	2,960（2,775）	2,575（2,535）	87.0（91.4）
2021年（うち新卒者）	2,999（2,696）	2,599（2,465）	86.7（91.4）
2022年（うち新卒者）	3,263（2,944）	2,979（2,797）	91.3（95.0）
2023年	3,255	3,054	93.8

※2023年の新卒者は未発表

SPECIALIST MESSAGE

新潟薬科大学附属医療技術専門学校
（2023年4月 新潟医療技術専門学校より校名変更）
救急救命士科 卒業
根津 拓弥さん

私は、救急救命士になるという目標に向かって様々な知識、技能を身に付けるため日々過ごしました。

私が救急救命士を目指したきっかけは、消防士への憧れでした。私が高校生の頃に救急隊の方たちにお世話になる機会があり、その時私は目の前に倒れている方に対して何もできずに悔しい思いをしている中で救急隊の方たちが倒れている方に対して適切な処置をされている姿を見て私も将来、この方々のような救急隊になりたいと思い救急救命士を目指しました。

入学してからの日々はとても大変でした。まず生活面では初めて親元を離れて一人暮らしを始め、様々なことを自分自身でやらなければならず最初の頃はとても苦労しましたが、親への感謝の気持ちがとても強くなりました。学習面では高校までの学習内容とは異なり初めて聞くような医療用語が多く、定期試験前は夜遅くまで勉強していました。学年が上がるとより専門的な内容になって難しくなり、講義だけでなくシミュレーション実習といった実際の現場を想定して行う想定訓練実習があります。実際に私が隊長として隊を

もち、他の隊員に指示しながら傷病者に対してアプローチしていく実習は、冷静な判断が必要となり、傷病者の命をつなぐことからも緊張感を持ちながら取り組んでいました。シミュレーション実習では、気管挿管や薬剤投与などといった特定行為の手技の修得もあり、とても難しい実習ですが、何度も繰り返し練習を行い、自信を持って措置できるまでになりました。

専門学校生としての学校生活は充実した日々と共に大変な毎日でした。ですがそれらを乗り越えてこられたのは『救急救命士になる』という同じ目標に向かって共に頑張る仲間の存在がとても大きかったと思います。勉強で分からないところは教えあったり、特定行為の手技を空き時間に一緒に練習したりとお互いに助け合いながら頑張ってきました。救急救命士国家試験や消防の採用試験がありますが、卒業を迎えるまでの学校生活を仲間と助け合いながら乗り越えていってください。

これからは、救急救命士として社会に貢献できるように頑張っていきたいです。

SPECIALIST MESSAGE

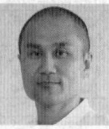

新潟薬科大学附属医療技術専門学校
（2023年4月 新潟医療技術専門学校より校名変更）
救急救命士科
講師 五十嵐 和哲先生

令和3年5月21日に医療法等の一部を改正する法律案が可決（令和3年5月28日・公布）され、令和3年10月1日から医療機関に勤務する救急救命士の救急救命処置が認められました。

これにより救急救命士の活躍の場が広がり、医療機関への就職が増えております。

今まで救急救命士は、重度傷病者を医療機関に搬送するまでの間、救急現場と救急車内でしか業務が許されていませんでしたが、法改正により医療機関に勤務する救命士は重度傷病者が搬送先医療機関に入院するまでの間、または入院を要さない場合はその医療機関に滞在している間、特定行為を含む救急救命処置を実施する事ができることになります。（厚生労働省令で定める事項に関する研修を受けなければならない。）

医療機関での業務としては、救急外来受診患者の緊急度判定、院外・院内心肺停止における蘇生チームへの参加、病院間の患者転院搬送やドクターカーの運用など、医療機関によって活躍の場に差があるようですが、今後は更に院内での救急救命士の存在意義が高まることでしょう。

社会の期待に応えるためには、現状に満足することなく、生涯にわたり新しい知識・技術を修得し続けていく必要があります。同時に、多種多様な職種の医療人が連携して協同するチーム医療をおこなうために、他職種を尊重し、チームワーク力を備え、相手を労う気持ちなど、医療者としての人格の形成も必要となります。

多くの人命にかかわる救急救命士の職は、決して生易しいものではありませんが、厳しいからこそ得られる充実感、達成感があります。

これからも次の日本の救急医療、チーム医療の担い手となるプロフェッショナルな医療人、救急救命士の育成に取り組んでまいります。

皆さん、救急救命士になりたいという夢を共に実現しましょう！

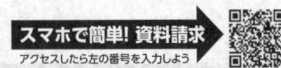
注目の有望医療職「視能訓練士」「救急救命士」を目指す！

≪学校概要≫

3年制の専門学校として新潟県内唯一の「視能訓練士」「救急救命士」養成校。3年制なので短期で国家資格の取得と臨床現場での活躍を目指せます。新潟県内初の医療系専門学校として53年の歴史、5,800名を超える卒業生を輩出した伝統校です。確かな実績と教育で「信頼される医療人」を育てます。

≪学科・修業年限・定員≫

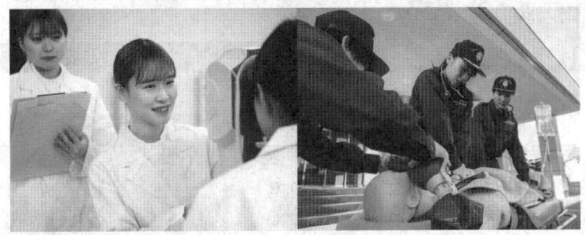

視能訓練士科（3年制・男女40名）　救急救命士科（3年制・男女40名）

≪入学願書受付開始日（2024年度入学生）≫

AO入試（エントリー）／6月1日〜
AO入試／9月15日〜
推薦入試／9月15日〜
一般入試／11月27日〜
※日程詳細は募集要項をご確認ください。

≪選考方法≫

AO入試／面談
推薦入試／書類、面接
一般入試／書類、面接、学力審査

新潟薬科大学附属医療技術専門学校

（旧校名：新潟医療技術専門学校）

〔新潟キャンパス〕視能訓練士科/救急救命士科 〒950-2076 新潟市西区上新栄町5-13-3 TEL：0120-763-678 URL：https://niigata-coll-mt.ac.jp/

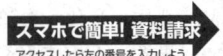
プレホスピタルケアのスペシャリスト
救急救命士を育てる！

●**募集学科**
◆**救急救命学科**（昼間3年制・50名）
命を救うために高度な知識と技術を身につけ、迅速かつ確実な救急救命処置を実践する強い使命感を持った救急救命士を育成しています。主な就職先は、各地の消防局・消防本部や総合病院、民間救急会社などです。

●**オープンキャンパス日程**
2023年11/11（土）、12/2（土）
2024年1/13（土）、2/3（土）、3/2（土）・23（土）＊
＊…新3年生対象オープンキャンパス
時間：10:00〜12:30

●**入学選考試験日程**
2023年10/8（日）★・28（土）、11/25（土）、12/16（土）
2024年1/27（土）、2/17（土）、3/16（土）
★…遠隔地入試実施予定
※定員になり次第、募集は終了となります。募集状況はお問い合わせください。

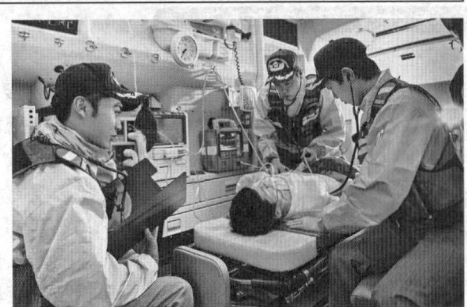

本校は8学科を持つ医療系総合学校です。他学科との多職種連携教育も行われています。学校の概要については学校案内をご覧ください。

※P27・558も合わせてご覧ください。

学校法人 太田アカデミー 太田医療技術専門学校

〒373-0812 群馬県太田市東長岡町1373　TEL：0276-25-2414　URL：https://ota.ac.jp/medical/

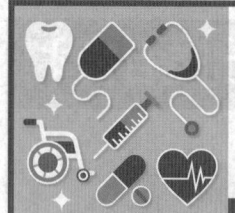

モノづくりで医療を支える技能スペシャリスト

義肢装具士

—PO—
Prosthetist and Orthotist

ピッタリした義肢・装具をつくる医療職……義肢装具士。医学と工学の知識と技術をあわせもつ専門家です。思いやりをもって患者さんを力づけ、一日も早く完全な機能に近づくための協力を惜しまない。今後さらに医療分野で大きな役割を担うことになるでしょう。

義肢装具士のしごと

　義肢装具士（Prosthetist and Orthotist といいPOと略す）のしごとは、リハビリテーションスタッフの一員として、医師の指示のもとに、義肢装具の装着部位の採型・設計・製作・身体への適合をおこない、患者さんのすみやかな社会復帰を手伝うことです。

　義肢は、手足の一部を失った人がその欠損部の機能や外観を補うために装着するもので、いわゆる

ライセンス取得のプロセス

```
        義肢装具士
           ↑
         合　格
        国家試験
           ↑
    ┌─────────────────┐
    │ 義肢装具士の養成校 │
    │    （2年以上）    │
    └─────────────────┘
           ↑
┌──────────────┐  ┌──────────────┐
│ 義肢装具士の養成校 │  │ 大学（1年以上） │
│ ・専門学校(3年または4年) │  │ ※指定科目の履修が必要 │
│ ・大学(4年)   │  └──────────────┘
└──────────────┘
    （　）内は修業年限
           ↑
        高 校 卒 業
```

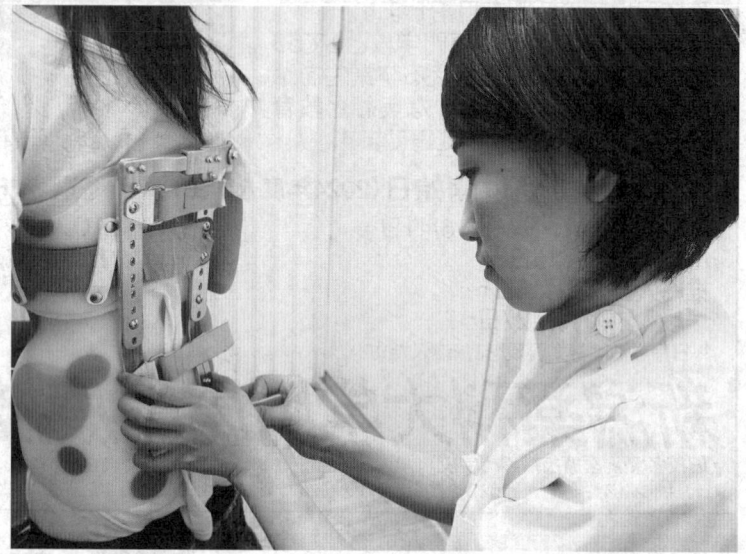

専門学校 日本聴能言語福祉学院

人工の手足です。装具とは、病気やけがの場合に、治療の一部として、あるいは失われた機能の補助を目的として、身体に装着する補助器具です。

　義肢装具は、切断された手足や患部によりよく適合し、機能がすぐれかつ不快感のない耐久性のあるものが要求されます。従って、義肢装具士には医学と工学などの幅広い知識と高度な専門知識や技術が必要です。

　2023年4月現在、全国で6,173名の義肢装具士が活躍しています。

●義肢・装具ができるまで

　まず、患者さんの病状や特徴などを医師から聞き、処方に従って装着部位の型をとります。このとき、使用する本人の希望も聞きます。なによりも温かい思いやりの心を持って接しなければ患者さんは心を開いてはくれません。

　採型の次は製作に入ります。着ける人の病状や希望を的確にとらえ、必要としている義肢装具の製

作を行います。作業はほとんど手作業です。まず義肢装具を製作し、身体に合わせて適合を確かめます（仮合わせ）。人間の身体は各人の体型が違うので、細かな違いを読みとって、身体にぴったりと合うものを製作します。

　できあがった義肢装具を患者さんに装着してもらい、適合の状態をみて、手直しがあれば修正を加えます。この様にして、機能の回復をはかり、社会復帰を目指すのです。

ライセンスのとりかた

●義肢装具士になるには

　義肢装具士国家試験に合格すると免許が与えられます（厚生労働大臣の免許）。国家試験の受験資格を得るには次のような方法があります。

①高校卒業後、文部科学大臣または都道府県知事指定の養成所（専門学校など）で3年以上必要な知

識と技能を修得する。
②大学などで1年（高等専門学校は4年）以上修業し、厚生労働大臣の指定する科目を修め、指定養成所で2年以上必要な知識と技能を修得する。
③厚生労働省の義肢装具の技能検定に合格し、指定の養成所で、1年以上必要な知識と技能を修得する。
④外国の相当する学校卒業者または免許所持者で、厚生労働大臣の認定を受ける。
●養成所
　義肢装具士の養成施設は全国に10校あります（国立1、私立9）。国立校は、国立障害者リハビリテーションセンター学院（埼玉県所沢市）、私立校は、北海道科学大学（北海道札幌市）、北海道ハイテクノロジー専門学校（北海道恵庭市）、人間総合科学大学（埼玉県さいたま市）、西武学園医学技術専門学校東京新宿キャンパス（東京都新宿区）、新潟医療福祉大学（新潟市北区）、専門学校日本聴能言語福祉学院（名古屋市中村区）、神戸医療福祉専門学校三田校（兵庫県三田市）、広島国際大学（広島県東広島市）、熊本総合医療リハビリテーション学院（熊本市東区）です。

こんなことを学ぶ

　3年制の義肢装具士養成所では専門の知識と技術を93単位以上学ぶことが法律で定められています。カリキュラムは基礎分野、専門基礎分野（医学系の科目と工学系の科目があります）、専門分野の三つに分かれています。
●基礎分野「科学的思考の基盤 人間と生活」
　大学の一般教養の科目に相当し、おもに1年次で履修します。心理学、倫理学、物理学、生物学など14単位を修得します。
●専門基礎分野「人体の構造と機能及び心身の発達」「疾病と障害の成り立ち及び回復過程の促進」「保健医療福祉とリハビリテーションの理念」「義肢装具領域における工学」
　基礎専門科目では4つの教育内容を柱に、医学分野と工学分野の36単位を修得します。医学系では、公衆衛生学、医学概論、解剖学、生理学、病理学概論、機能解剖学、臨床神経学、整形外科学、リハビリテーション医学、理学療法学、作業療法学、臨床心理学など、義肢装具の適合を行う上で必要な医学的知識を修得します。
　工学系では、図学・製図学、機構学、電子計算機演習、義肢装具材料学、義肢装具材料力学、システム制御工学など、義肢装具の設計、製作に必要な知識を修得します。
●専門分野「基礎義肢装具学」「応用義肢装具学」「臨床実習」
　専門科目では3つの教育内容を柱に、義肢装具に関する基礎理論や製作方法を学び、43単位を修得します。
①義肢装具概論
　義肢装具の歴史や義肢装具の概要を学びます。
②基本工作論
　義肢・装具の基本的な製作方法、機械の操作方法を学びます。
③下肢装具概論
　下肢装具の適応となる病気について学び、下肢装具が果たす役割について学習します。
④下肢装具（実習）
　下肢装具を実際に製作し、材料の選択方法や適合理論について学習します。
⑤義足概論
　各種義足の体重支持原理やパーツの機能などについて学習します。
⑥大腿義足（実習）
　大腿義足を実際に製作し、材料の選択方法や適合理論について学習します。
⑦臨床実習
　義肢装具の採型、製作、適合を義肢装具製作会社、リハビリテーションセンター、病院など実際の医療施設で実習します。4単位を

分野	教育内容	授業科目	1年	2年	3年
基礎分野	科学的思考の基盤 人間と生活	心理学	●		
		倫理学	●		
		物理学	●		
		生物学	●		
		数理統計学	●		
		外国語	●	●	
		卒業研究		●	●
		美術		●	
専門基礎分野	人体の構造と機能及び心身の発達	解剖学	●		
		人間発達学	●		
		生理学	●		
		運動学	●		
		機能解剖学	●		
	疾病と障害の成り立ち及び回復過程の促進	医学概論	●		
		臨床神経学		●	
		整形外科学		●	
		臨床心理学	●		
		病理学概論			●
	保健医療福祉とリハビリテーションの理念	公衆衛生学	●		
		リハビリテーション医学		●	
		理学療法学			●
		作業療法学			●
		社会福祉学			●
		関係法規			●
	義肢装具領域における工学	図学製図学	●		
		機構学		●	
		電子計算機演習	●		
		義肢装具材料学	●		
		義肢装具材料力学	●		
		システム制御工学			●
専門分野	基礎義肢装具学	義肢装具学概論	●		
		義肢装具基本工作論（実習）	●		
		下肢装具概論		●	
		体幹装具概論I	●		
		体幹装具概論II			●
		義手概論		●	
		義足概論I		●	
		義足概論II		●	
		義足概論III			●
		座位保持装置			●
		上肢装具概論			●
	応用義肢装具学	体幹装具（実習）	●		
		下腿義足I（実習）		●	
		下腿義足II（実習）			●
		前腕義手（実習）		●	
		上腕義手（実習）		●	
		下肢装具I（実習）		●	
		下肢装具II（実習）		●	
		下肢装具III（実習）		●	
		大腿義足（実習）			●
		上肢装具（実習）			●
	実習 臨床	臨床実習I		●	
		臨床実習II			●

専門学校 日本聴能言語福祉学院の例

義肢装具士

修得します。

■卒業後の進路と展望

1987年に義肢装具士法が成立し義肢装具士は国家資格となりました。比較的新しい資格のため、有資格者は現在も不足しています。義肢装具士の資格を得るためには文部科学大臣指定または都道府県知事指定の養成所を卒業しなければなりませんが、現在指定養成所は全国に10校しかなく、学生定員も少ないため、全国からの求人に対応しきれないのが現状です。

進路としては、民間の義肢装具製作会社をはじめ、各都道府県のリハビリテーションセンターなどの義肢装具施設のある病院、義肢装具士養成所や職業訓練校などの教育機関などがあります。

最近では一定期間のトレーニングの後に、発展途上国や戦争被災国に国際援助活動に赴くことも多くなっています。また、医学、工学技術の進歩に伴い、義肢装具の研究・開発分野への進出も期待されます。

いずれにしても、卒業生はパイオニアとして義肢装具分野をリードしていくわけですから、それなりの自覚と努力が必要ですし、それだけにやりがいのある職業です。

●義肢装具士国家試験合格率の推移

実施年	受験者数 (人)	合格者数 (人)	合格率 (%)
2020年 (うち新卒者)	208 (192)	164 (164)	78.8 (85.4)
2021年 (うち新卒者)	227 (194)	165 (156)	72.7 (80.4)
2022年 (うち新卒者)	181 (143)	124 (109)	68.5 (76.2)
2023年	200	162	81.0

※2023年の新卒者は未発表

SPECIALIST MESSAGE
コメディカルスタッフとしての義肢装具士

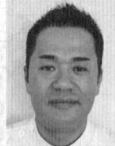

中川　三吉先生
学校法人 珪山学園
専門学校 日本聴能言語福祉学院
義肢装具学科　教務主任

義肢（ぎし）とは、病気やケガにより手足を切断した場合に、元の手足の機能や外観を補うために切断者自身が装着する人工の手足をいいます。また、装具（そうぐ）とは、病気によってからだに障害が残ってしまった場合に、これらの障害を軽減するために使用する補助器具をいいます。最近では義肢装具を使用する患者さん、あるいは切断者のニーズも多様化しており、治療の場面だけでなく、さまざまなスポーツに使用する義肢装具の開発が進んでいます。障害を持つ人のQOL（生活の質）の向上が求められている社会のなかで、義肢装具士（PO）はまさにその鍵を握る重要な医療職だと思います。

最近ではテレビや新聞などで義肢装具士の仕事が報道されることが多くなり、医療現場で患者さんの義足（ぎそく）やコルセットをつくる「モノづくりの職人」と紹介されることがよくあります。しかし、患者さんのからだに合わせてモノづくりをすることは、義肢装具士の仕事のひとつの側面でしかありません。モノづくり以外にも、義肢装具士が医療現場で担っている重要な仕事があります。それは「患者さんの治療に医療職として介入する」という

ことです。おそらく、多くの方はモノづくり以外の義肢装具士の仕事を知らないと思います。義肢装具士は主に整形外科あるいはリハビリテーション科の分野でコメディカルスタッフとして他の医療職と連携し、患者さんの治療に介入をしています。そのためには、患者さんの病態（病気の容態）を医学的に理解し、医師が決定した治療プログラムに合わせて的確に義肢装具を提案する必要があります。つまり、モノづくりの技術だけでは患者さんを治療することはできませんので、そこには医療職としての医学的な知識が求められます。また、患者さんの病態は日々刻々と変化していくため、病態に合わせて義肢装具を細かく調整する必要があります。患者さんが装着している義肢装具を直接調整するのは、もちろん義肢装具士が行います。最初に製作した義肢装具が患者さんのからだにずっと適合していることは少なく、病気の進行状況や回復過程に合わせて義肢装具を頻繁に調整する必要があります。また、義肢装具によって予測した通りの治療効果が得られない場合は、新たに別の義肢装具を検討し再製作することもあります。この場合も理学療法士あるいは作業療法士と同じ情報を共有し、科学的根拠に基づいた義肢装具の提案が必要となります。このように、義肢装具士はモノづくりの技術だけでなく、医療職として患者さんの治療に介入し、病院を退院してからも切れ目なく患者さんの生活をサポートしています。

多くの高校生の皆さんにこの仕事の魅力を知っていただき、義肢装具士を目指していただきたいと思います。

SPECIALIST MESSAGE
義肢装具を必要とする患者さんの支えになりたい

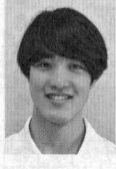

小島　紳貴さん
学校法人 珪山学園
専門学校 日本聴能言語福祉学院
義肢装具学科　第1学年

私は高校2年生の時、担任の先生から義肢装具士という医療職があることを聞き、そこから自分でこの仕事について調べるようになりました。幼いころからモノづくりが好きで、将来はモノづくりで人の役に立ちたいと考えていた私にとって、義肢装具士の仕事はとても魅力的だと思いました。それから義肢装具士の専門学校や大学に絞ってオープンキャンパスに参加し、自分にどんな学校が合っているのかよく調べました。学校ごとにさまざまな特色があり、とても迷いましたが、そのなかで私が最も重視していたことは、「義肢装具士としての知識と技術をバランスよく学ぶことができる学校であること」「医療現場で患者さんを診るために必要なスキルが確実に身につけられる学校であること」という2つの点でした。このことを担任の先生や両親にも伝え、担任の先生からの薦めもあって、専門学校に進学することを決めました。

入学してまだ半年しか経っていませんが、医学や工学、製作実習の講義を通して義肢装具士が身につけなくてはいけない知識の幅広さや義肢装具を製作することの難しさを日々感じています。例えば、1年生の講義では人体の構造や仕組みを学ぶための解剖学、運動学、生理学など医学系の科目や、義肢装具を製作するための図学製図学、材料学、材料力学など工学系の科目を学習しています。特に医学系の科目はこれまで学んだことがなく、最初は戸惑いましたが、学びを進めていくなかで工学系の科目や義肢装具の専門科目と関連づけて理解することができるようになり、いまは義肢装具の知識が増えることがとても楽しく感じています。また、毎日の講義は義肢装具士として臨床経験豊富な先生方がとても熱心に指導してくださり、先生方と学生の距離が近いということが、何よりも専門学校に進学をして良かったと思うところです。また、講義終了後には学生同士でその日の講義内容を復習することが多く、国家資格取得という同じ目標を持つ仲間だからこそ自主的に学ぶ雰囲気が学校にあり、ここも専門学校の魅力だと思いました。

私の義肢装具士になるための学生生活はまだ始まったばかりですが、将来、義肢装具を必要とする患者さんの支えになれるよう、一歩一歩、前を向いて進んでいきたいと思います。

義肢装具士

医療法人 珪山会　学校法人 珪山学園

中部看護専門学校
専門学校日本聴能言語福祉学院
中部リハビリテーション専門学校

中部看護専門学校　〒453-0028 名古屋市中村区寿町29番地　TEL 052-461-3133　　URL https://kzan.jp/（3校共通）

専門学校日本聴能言語福祉学院　〒453-0023 名古屋市中村区若宮町二丁目14番地　TEL 052-482-8788　フリーダイヤル0120-112-436

中部リハビリテーション専門学校　〒453-0023 名古屋市中村区若宮町二丁目2番地　TEL 052-461-1677

交通〈看護〉地下鉄東山線「中村日赤」、「本陣」下車徒歩7分、地下鉄桜通線「太閤通」下車徒歩10分、〈リハ・聴能〉地下鉄桜通線「太閤通」下車1番出口より徒歩1分

中部看護専門学校

I Think. 自ら思い、考える

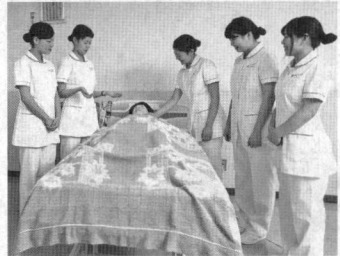

看護科（昼3年）

高い技術と真心で、患者さまと向き合う、看護師をめざして

医療技術がめざましく進歩する一方で、高齢化や社会のストレスによって病気に悩む人々は増加し続けています。

こうした中で求められているのは、技術的・人間的にも信頼できる看護師。

看護師は、患者さまを深く理解し、確実に、快適に快方へと導く、大切な役割を担っています。

〈本校の特色〉
・国家試験合格に向けて徹底指導
・多彩な医療現場で実習を展開
・卒業後の就職がスムーズ
・多職種連携教育も実施

〈入試日程〉
■推薦
2023年 10/14（土）
■一般
一次：2024年　1/12（金）、13（土）
二次：2024年　2/16（金）
三次：2024年　3/19（火）

専門学校 日本聴能言語福祉学院

確かな技術をあつい心とともに!

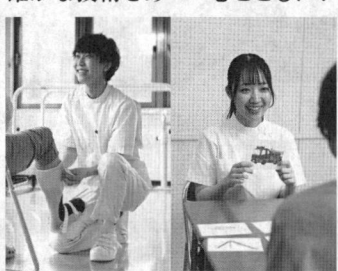

補聴言語学科（昼3年）

ことば、きこえ、のみこみに障害を持つ方々に対し、検査や訓練、その他の援助を行う専門職、言語聴覚士を養成します。本学院は1985年の開校以来、1300名以上の言語聴覚士を送り出しており、全国で活躍しています。

〈オープンキャンパス日程〉
10/21（土）、11/18（土）、12/23（土）、2/3（土）

義肢装具学科（昼3年）

本校の義肢装具学科は、私学としては国内で最初に設立された歴史と伝統のある学科です。長い時間をかけ培った「国家試験合格のノウハウ」と「最先端の実習設備」を持ち、人間味あふれる義肢装具士（ぎしそうぐし）の養成をしています。モノづくりを通して医療に貢献する仕事、それが義肢装具士です。

〈オープンキャンパス日程〉
10/21（土）、11/11（土）、1/13（土）、2/24（土）、3/23（土）

中部リハビリテーション専門学校

学生の夢を全力サポート

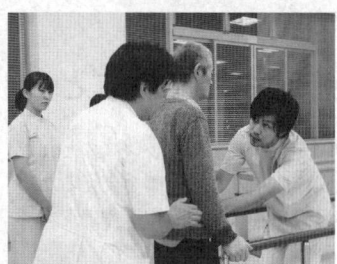

理学療法学科（昼3年・夜4年）

●開学41年目で、既に2,200名以上の卒業生を輩出。卒業生数は中部地区で最多。

●病院に併設した養成校なので、教員の授業ばかりでなく、関連施設の理学療法士や患者さまのご協力で、実践的な学習が可能。

●臨床実習を重視していて、7週間の総合実習を3回行っていますので、就職前に十分なトレーニングを積むことができます。しかも、実習施設の多くは愛知県内。岐阜県・三重県の施設にもご協力をいただき、愛知県外からの学生の実習にも配慮しています。

●理学療法士国家試験の合格率は、常に全国平均を上回っています。

〈オープンキャンパス日程〉
9/30（土）、10/21（土）、11/18（土）、12/16（土）、1/20（土）、2/17（土）

珪山会グループ

医療法人と学校法人で構成される珪山会グループは医療現場で活躍できる、優れた人材育成に力を入れています。

医療法人珪山会の中部看護専門学校。

学校法人珪山学園の専門学校日本聴能言語福祉学院、中部リハビリテーション専門学校。

それぞれがグループの医療機関と連携して、ハイレベルな技術と深い思いやりを分かりやすくレクチャーしていきます。

各校ともJR名古屋駅の近くに位置し、中部地方では最も多くの学生が在籍しています。

また、国家試験の合格率も高く、就職も、グループの病院等と連携し安定しています。

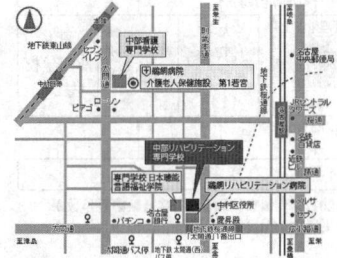

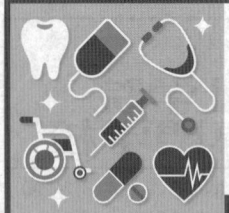

健康保持増進のためのスペシャリスト

管理栄養士

—RD—
Registered dietitian

栄養士より一段上位の資格者が、管理栄養士です。仕事の内容は、栄養指導など通常の栄養士の業務のほかに、職場内のマネジメントや予算のことなど、管理・運営面の仕事が加わります。

管理栄養士のしごと

　栄養士は、栄養バランスのとれた献立作成や人々の健康を支えるための栄養や食に関する指導やアドバイスを行うのが主な仕事です。

　管理栄養士は、傷病者に対する療養のために必要な栄養の指導や個人の身体の状況、栄養状態等に応じた献立作成、および、栄養改善上必要な栄養指導を行います。そのために食品の栄養素の代謝や役割についての高度な栄養学に関する専門知識と技術を身につけ、さらに、医学的な知識も学ぶ必要があります。

　病院、診療所に勤務する場合、病気の治療、再発防止、合併症予防の

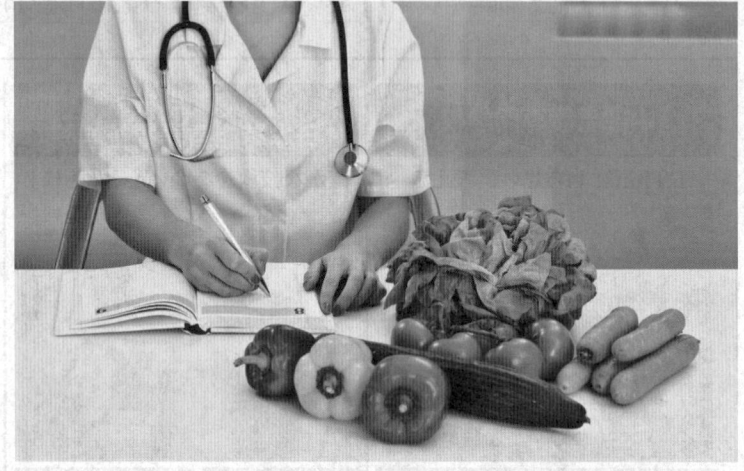

ために、患者さんに必要な栄養の管理、栄養指導を食事とともに行っています。これは2006年4月に、入院時基本料の1つとして『栄養管理実施加算』が行われるようになり、常勤の管理栄養士による患者さんの個々に合った入院時の食事療養や栄養管理が重要となり、医療チームの一員として医師や他の医療職と共に働いています。管理栄養士は健康保持増進のために食事の管理・指導や知識の普及を必要とする学校、福祉施設、保健所、食品会社などであらゆる職業領域で食事指導・栄養管理に必要とされています。また、健康な人を守るためにも健康診断では食事のかたより、運動不足による「メタボリックシンドローム」という生活習慣病になりやすい身体状況の改善でも管理栄養士が食事指導や運動指導を行っています。さらに、生活習慣を子どもの時から正しい知識と実践をするように、未来を担う子どもたちから食事の正しい取り方・栄養素など知識の必要性から「食育」の取り組みが行われ、食育基本法の制定や義務教育での管理栄養士による

食に関する指導を行う「栄養教諭」の設置などが現在では行われるようになりました。

　今後も多方面で管理栄養士の必要性が高くなると思われます。

ライセンスのとりかた

管理栄養士になるには大きく2つのコースがあります。管理栄養士養成所で学ぶコースと栄養士養成所で学んだ後実務経験を経るコースがあります。

●管理栄養士になるには
毎年3月に実施される管理栄養士国家試験に合格すると免許が与えられます（厚生労働大臣の免許）。国家試験の受験資格を得るには次のような方法があります。

①管理栄養士養成所（修業年限4年の大学・専門職大学、専門学校）を卒業し、栄養士免許と管理栄養士国家試験の受験資格を（実務経験不要）取得し受験する。

②栄養士養成所（修業年限4年の大学・専門職大学）を卒業して、栄養士免許を取得、厚生労働省令で定め

ライセンス取得のプロセス

管理栄養士

合格 ↑

管理栄養士国家試験

試験科目9科目	実務経験1年	実務経験2年	実務経験3年

栄養士免許取得
（申請手続き）

管理栄養士養成所大学・専門職大学・専門学校（4年）	大学・専門職大学専門学校（4年）	専門学校（昼3年）	短大専門学校（昼2年）

（ ）内は修業年限

高校卒業

※2017年度国家試験より実務経験必要年数が変更になりました。

左段

る施設において実務経験1年以上で管理栄養士国家試験の受験資格を得て受験する。

③栄養士養成所（修業年限3年の短期大学、専門職短期大学、専門学校）を卒業して、栄養士免許を取得、厚生労働省令で定める施設において実務経験2年以上で管理栄養士国家試験の受験資格を得て受験する。

④栄養士養成所（修業年限2年の短期大学、専門職短期大学、専門学校）を卒業し、栄養士免許を取得、厚生労働省令で定める施設において実務経験3年以上で管理栄養士国家試験の受験資格を得て受験する。

※ 厚生労働省令で定める施設とは以下の施設を言います。

・寄宿舎、学校、病院等の施設であって、特定多数人に対して継続的に食事を供給する

・食品の製造、加工、調理又は販売業を業とする営業の施設

・学校教育法第1条に規定する学校、同法第124条に規定する専修学校及び同法第134条第1項に規定する各種学校並びに就学前の子どもに関する教育、保育等の総合的な提供の推進に関する法律第2条第7項に規定する幼保連携型認定こども園

・栄養に関する研究施設及び保健所、その他の栄養に関する事務を所掌する行政機関

・前各号に掲げる施設の他、栄養に関する知識の普及向上その他の栄養の指導の業務が行われる施設

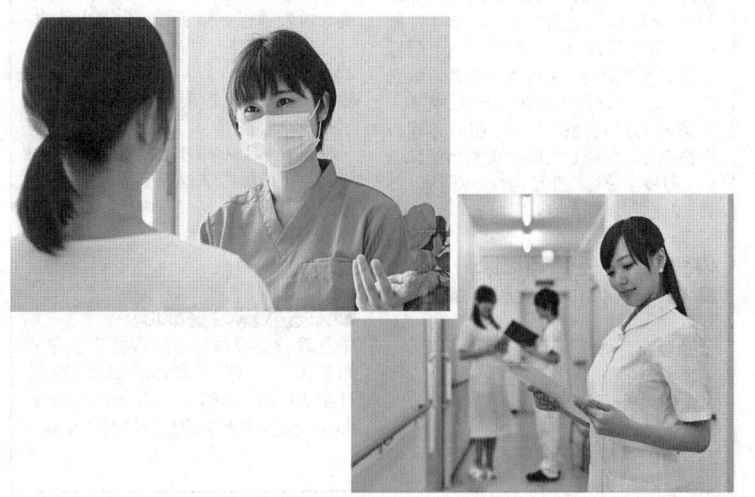

こんなことを学ぶ

管理栄養士養成所では専門の知識と技術を82単位以上履修することが規則で定められています。カリキュラムは、基礎分野・専門基礎分野・専門分野に分かれており、講義と実習で有機的に組み合わされています。

基礎分野

人文科学・社会科学・自然科学・外国語・保健体育など社会人として、また医療人として必要な知識と幅広い教養を身につけます。専門科目を学ぶために必要な基礎学問を履修します。

基礎専門分野・専門分野

管理栄養士に必要な実践的知識・技術の習得を目指して学びます。

①社会・環境と健康分野

健康とは何か、公衆衛生とは何かを、歴史・社会・環境との関わりの中で明らかにし、人間や生活についての理解を深め、社会や環境が人間の健康をどう左右するのか学びます。主な生活習慣病の基本的知識・データも頭に入れつつ、社会に提供される保健・医療・福祉・介護サービスの基盤となる制度、施策、法律を学びます。

②人体の構造と機能及び疾病の成り立ち分野

人体の構造と機能では、適切に栄養ケアを行うために必要な知識とし

右段

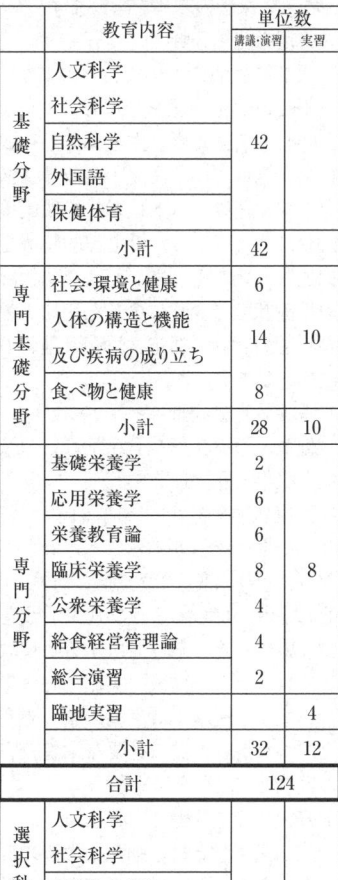

養成所のカリキュラムの例

教育内容		単位数	
		講義・演習	実習
基礎分野	人文科学	42	
	社会科学		
	自然科学		
	外国語		
	保健体育		
	小計	42	
専門基礎分野	社会・環境と健康	6	
	人体の構造と機能及び疾病の成り立ち	14	10
	食べ物と健康	8	
	小計	28	10
専門分野	基礎栄養学	2	
	応用栄養学	6	
	栄養教育論	6	
	臨床栄養学	8	8
	公衆栄養学	4	
	給食経営管理論	4	
	総合演習	2	
	臨地実習		4
	小計	32	12
合計		124	
選択科目	人文科学		
	社会科学		
	専門基礎分野		
	専門分野		

※基礎分野は学校いより多少異なる

管理栄養士

て、遺伝子から組織・器官レベルまでの構造や機能と、三大栄養素が身体のどの臓器でどのように代謝されるのかを学びます。疾病では、主な疾病の成因、病態、診断、治療の知識について学びます。

③食べ物と健康分野

食品と人間の生活とのかかわりという観点から、食べ物それ自体の成分や働きを学びます。食品の各種成分や機能性、生産から人に摂取されるまでの過程、人体に対する安全面の影響など、また、食品の特性を高める加工・調理方法についても学びます。

④基礎栄養学分野

栄養とは何かを理解し、栄養の大切さや、健康の保持・増進・疾病の予防・治療における栄養素の役割を

学びます。エネルギーや栄養素の代謝など、栄養の基礎を学びます。

⑤応用栄養学分野

人間の生活において、どのように望ましい栄養状態を管理していくかを詳しく学びます。生まれてから成長し、老いていくまでの各ライフステージや運動、ストレス、特殊環境における人のからだの生理的特徴を把握し、妊娠や加齢など、身体状況や栄養状態の変化に応じた適切な栄養状態の評価・判定、栄養管理の方法を学びます。

⑥栄養教育論分野

健康・栄養状態や食生活などの情報を収集・分析します。

健康状態を客観的に把握し、問題となる生活習慣があることがわかったら、管理栄養士は、対象者自らがそれを改善できるような食生活改善について、それを可能にする栄養教育プログラムの作成・実施・評価を行います。健康や「生活の質」の向上につながる支援に必要な栄養教育の理論と方法を学びます。

⑦臨床栄養学分野

臨床栄養学とは、病気と栄養の関連を明らかにし、栄養ケアとして栄養を治療や予防に役立てるための学問です。傷病者の状態に基づき、適切な栄養管理を行うための栄養ケアプランの作成や栄養補給、栄養教育、食品と医薬品の相互作用やチーム医療における役割などを学びます。

⑧公衆栄養学分野

公衆栄養学とは、地域や施設などでの健康・栄養問題に関する情報について学ぶ学問です。国民栄養の現状と課題を踏まえ、保健・医療・福祉・介護などの環境の中で、地域や職域等における人々に適切な栄養関連サービスを提供するプログラム作成・実施・評価の理論と方法を学びます。

⑨給食経営管理論分野

給食とは、特定の集団に対して継続して食事を提供することです。状況に応じて栄養素バランスやエネルギー量を決定し、計画的な栄養・食事管理が行われます。また、給食は何人もの人手とコストとを伴う業務であることから、無駄なく効率的に運営するために、組織・経営の面からマネジメントする必要があります。管理栄養士として必要な栄養・食事管理に加え事務管理、会計・原価管理、危機管理などを学びます。

卒業後の進路と展望

管理栄養士養成所の卒業生の多くは、病院、給食産業、食品メーカー、学校、福祉施設などで活躍中です。免許取得者は様々な分野で就職し、公私立健康増進センターの総合指導や市町村保健センターの健康教育担当など、その活躍範囲は大きく広がっています。就職後もそれぞれの分野に必要な様々な資格を取得し、それぞれの専門分野で活躍が可能です。例えば、健康運動指導士、糖尿病療養指導士、病態栄養専門管理栄養士、栄養サポートチーム（NST）専門療法士等の資格です。また、4年制の養成所であれば学士（大学）、高度専門士（専門学校）の学位・称号を取得した後、大学院へ進学してさらに学びを深めることもできます。

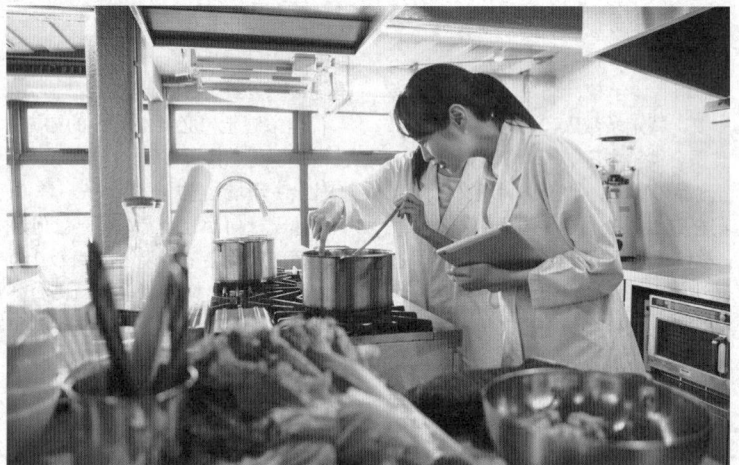

●栄養教諭とは…

朝食抜きや孤食、偏食など食生活の乱れが目立つ中、子どもに正しい知識と食習慣を身につけさせることをねらいとして、栄養教諭普通免許状（専修、一種、二種）が新設されました（2004年5月学校教育法改正、2005年4月施行）。栄養教諭は、一般教員と同様に教員免許取得が必要で、給食の献立づくりや食材・衛生管理に加え、児童・生徒の成長発達やこの時期の心理の特性などに配慮した健全な食習慣についての授業を行うなど「食の専門家」としての役割が期待されています。

●教員免許を取るには…

■専修免許状（大学院修士課程修了程度）
〈必要な資格〉
・修士の学位
・管理栄養士免許
〈必要な単位〉
24単位（一種免許状授与の所要資格に加えて必要な単位数）

■一種免許状（大学学部卒業程度）
〈必要な資格〉
・学士の学位（管理栄養士養成所4年制の専門学校卒業も含む）
・管理栄養士免許もしくは管理栄養士養成所の課程を修了し、栄養士免許
〈必要な単位〉
22単位

■二種免許状（短期大学卒業程度）
〈必要な資格〉
・短期大学士の称号（栄養士養成所2年制以上の専門学校等卒業も含む）
・栄養士免許
〈必要な単位〉
14単位

●栄養教諭の養成は…

栄養教諭養成に係る課程認定大学・短期大学・専門学校の詳細は、文部科学省のホームページ（http://www.mext.go.jp/）を参照してください。

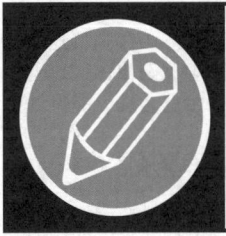

知っておきたい 看護・医療系学校の奨学金

学費とあなたを支える奨学金

　看護・医療系への進学でとても重要となるのは学費や奨学金です。特に私立の大学や専門学校への進学（特に医療系や私立看護大学）の場合、学費が高額になることもあります。また自宅を離れての進学は衣食住のお金など、自宅通学とは比較にならない程の経費がかかります。そこで少しでも読者の皆さんの進学のお役に立てるよう一般的な奨学金制度や国の教育ローンの情報など進学にまつわるお金の情報を以下にまとめてみました。

■奨学金

　奨学金には大きく3通りのものがあります。1つは日本学生支援機構（旧・日本育英会）、都道府県市町村等の奨学金で基本的に貸与された金額を所定の年限によって返還するもの、2つめが学校独自の奨学金制度や特待生制度で学費免除や貸与があり、返済不要の場合もあります。3つめが卒業してから指定の病院等で一定期間勤務することを条件として貸与されるものです。
　学校または設置形態によって様々な奨学金が用意されていますが、将来の進路や目的に合った奨学金を利用することが大切です。

●独立行政法人日本学生支援機構（JASSO）奨学金

　奨学金として最もポピュラーなものです。利用者も多いですが、希望者のすべてが給付を受けられるわけではありません。学力基準と家計基準（保護者の収入）があり、また各学校で利用者の定員が決められている選考もあります。学校・通学の形態によっても支給金額が異なります。一般的な学生支援機構の奨学金は一種と二種があり、一種は無利子、二種は所定の利子をつけて返済します。いずれにせよこの奨学金はどのような場合でも免除にはならず完全返済していくことになります。

❶第一種(利息なし)　2018年度以降入学者 【通常の月額】

区分	自宅	自宅外
国公立大学	20,000円 30,000円 45,000円	20,000円 30,000円 40,000円 51,000円
私立大学	20,000円 30,000円 40,000円 54,000円	20,000円 30,000円 40,000円 50,000円 64,000円

2020年4月から始まった新しい給付奨学金と併せて第一種奨学金の貸与を希望する場合、第一種奨学金の貸与月額が制限されます。

❷第二種(利息あり) 【通常の月額】
　月額20,000円～120,000円(10,000円刻み)
※私立大学の医・歯学の課程の場合、120,000円に40,000円の増額が可能です。
　毎月、本人名義の銀行、信用金庫又は労働金庫の普通口座に振り込まれます。実際の申し込みは入学する前の申込み（予約採用）と、大学・専門学校に在学中の申込み（在学採用）の2通りがあり、申し込み資格や募集の時期等はそれぞれ異なりますので詳細は「日本学生支援機構」のホームページより確認してください。

■給付型奨学金【高等教育の修学支援新制度】(2020年4月スタート)
◉募集対象者
2024年度に大学（学部）、短期大学、専修学校（専門課程）に進学を予定している人、及び高等専門学校3年次から4年次に進級する予定の人。
ア．住民税非課税世帯の人、およびそれに準ずる世帯の人
イ．学ぶ意欲がある学生であること
◉給付月額

給付型奨学金の支給月額　（住民税非課税世帯〈第Ⅰ区分〉の場合）

区　分		自宅通学	自宅外通学
大学・短期大学・専門学校	国公立	29,200円 (33,300円)	66,700円
	私立	38,300円 (42,500円)	75,800円
高等専門学校 (4・5年)	国公立	17,500円 (25,800円)	34,200円
	私立	26,700円 (35,000円)	43,300円

※生活保護世帯で自宅から通学する人及び児童養護施設等から通学する人は、カッコ内の金額となります。

被災や生計維持者の死亡や事故、病気など予期できない事由で家計が急変した際の給付奨学金を実施しています。詳しい情報は、日本学生支援機構のホームページでご確認ください。

■看護師等修学資金貸与事業（東京都福祉保健局）
～2022年4月　制度改正～
◆2021年度以前に貸与を開始された方は制度が異なります◆
●主な改正内容
1）貸与月額
希望に応じて4種類（2.5万円、5万円、7.5万円、10万円）の貸与金額から選べるようになりました。
2）申込資格
都内に居住地を有し、都外の養成施設に在学し、かつ将来都内において看護業務に従事しようとする方も申

込ができるようになりました。

3）返還免除

返還免除となる施設を指定施設に加えて都内施設（200床以上の病院等）にも拡大するとともに、従事期間に応じて返還免除額を拡大しました。

●目的

東京都看護師等修学資金（以下「修学資金」という。）は、看護師等養成施設等に在学し、将来都内で看護業務に従事する意思がある方に対し、修学資金を貸与（貸付）することにより修学を容易にし、都内の看護職員の確保等を図ることを目的とした制度です。

●貸与資格

・保健師、助産師、看護師及び准看護師の養成施設又は大学院修士課程に在学していること。都外の養成施設等に在学している方は都内に住所があること。
・成績優秀で心身健全な方
・経済的理由で修学が困難な方
・同種の修学資金を借りていない方
・卒業または修了後、(都内)指定施設または都内施設において引き続き5年以上、看護業務に従事する意思を有する方

●貸与金額・期間

養成施設等	貸与月額	貸与期間(最大)
保健師・助産師、看護師、准看護師、大学院修士課程（看護に関する専門知識を修得するもの）	25,000円 50,000円 75,000円 100,000円 ※いずれか1つ	正規の修業年限

●利子

無利子。

ただし、延滞利率あり（2022年4月以降の返還に係る延滞利率3％）

●返還免除

卒業・免許取得後、下記の免除条件に該当した場合、申請により免除が受けられます。

免除条件	貸与金額／月	免除金額
都内施設（※1）に5年間従事	25,000円〜100,000円	25,000円 × 貸与月数
指定施設（※2）に5年間従事	25,000円	25,000円 × 貸与月数
	50,000円〜100,000円	50,000円 × 貸与月数
指定施設（※2）に7年間従事	25,000円〜50,000円	貸与金額× 貸与月数
	75,000円〜100,000円	75,000円 × 貸与月数

※1　都内施設：200床以上の病院等、都内に存する施設であって、医療法その他法令に基づき、保健師、助産師、看護師又は准看護師のいずれかを配置する施設
※2　指定施設：200床未満の病院、病床数の80％以上が精神科病床の病院、診療所、介護老人保健施設、訪問看護ステーション等

●返還

卒業、修了、貸与期間の終了、貸与の辞退、退学、都外転出(都外養成施設等在学者) の返還事由に該当した場合には、貸与を受けた金額の全部又は一部の返還が必要となります。

詳細は 東京都看護師等修学資金貸与事業 で検索

■日本政策金融公庫　国の教育ローン
　〜2022年4月　制度改正〜
　⇒要 返 済（借入金なので奨学金ではありません）
　⇒融 資 額　学生・生徒1人につき 350 万円以内
　⇒利用資格（入学資金の場合は、合格発表前に申込が可能。）

学生・生徒の保護者で、世帯の年間収入（所得）が次表の金額以内

「子供の人数」とは、申込者の扶養している子供の人数を指します。年齢、就学の有無を問いません。

子供の人数(注)	給与所得者（事業所得者）
1人	790万円（600万円）
2人	890万円（690万円）
3人	990万円（790万円）

※上表の金額を満たさない場合でも、「特例要件」に該当する場合は利用可能です。
※世帯の年間収入（所得）には、世帯主のほか、配偶者等の収入（所得）も含まれます。
※独立行政法人日本学生支援機構の奨学金と重複してご利用が可能です。

⇒返済期間
18年以内
⇒元金据置期間
在学期間内について元金の返済を猶予することが可能です。
※在学期間内は利息のみの返済とすることができます。
※元金据置期間は返済期間に含まれます。
⇒取扱窓口
●日本政策金融公庫 国民生活事業の各支店
　（全国152店舗）
●最寄りの金融機関
　（銀行、信用金庫、信用組合、労働金庫、農協、漁協）
●沖縄に住所を有する方は、沖縄振興開発金融公庫が窓口となります。

●学校独自の奨学金制度

大学や短期大学、専門学校など多くの学校でそれぞれ独自の奨学金制度や特待生制度などの学費支援制度を設けています。種類は給付、貸与（無利子・有利子）など、金額についても月額数万円や授業料全額免除など様々です。奨学金は経済状況や成績の条件がつくものもあるので、自分がその条件に合っているのか、確認が必要です。

また、災害などにより家計が急変した方に対する奨学金や、教育ローンを利用している人の利息分を補助する制度、一人暮らし補助、資格取得者、海外留学希望者への奨学金など様々なサポート制度もあり、条件を見極め上手に活用することで学費の負担を抑えることができるでしょう。

返済免除の病院奨学金とは

●学費の問題をクリアさせることで安心・安定した
学校生活を送ることができます。

私立大学の場合はとりわけ学費が高いことが進学のネックとなっている受験生は沢山います。ただし前項で述べたように様々な奨学金制度の利用や借入で進学のチャンスが生まれることもあります。

●私立病院に関する奨学金の主な3パターン

①私立の大学病院が大学、看護専門学校を併設し奨学金制度を設けているケース

②（国公）私立の一般病院（医療法人など）・施設が大学、看護専門学校を併設もしくは連携し奨学金制度を設けているケース

③私立の一般病院、施設、クリニック、医院等が独自に奨学金制度を設けているケース

※一部の国公立病院においては上記と同じ仕組みの奨学金制度を設けているところもあります。（居住地域で確認してください）

それでは一般的によく耳にする『病院の奨学金』制度、すなわち上記③のパターンについて詳しく解説していきましょう。

私立の病院・施設では以下に挙げる奨学金制度が一般的なものです。ここでしっかり理解しておかなければならないポイントはあくまでもこの制度は個人と病院との間に結ばれた社会契約（法的拘束力がある）であるため以下のルールをしっかりと確認してください。

よくある例として看護学生やその保護者も「病院から奨学金を出してもらい、その見返りにその病院で働くことで、返済免除になるから経済的にとても助かる」といった甘い考えです。あくまでも修学のための資金として病院から社会契約として借受けし、看護師資格取得後はその医療機関の一員として責任ある職務を全うする（契約を果たす）ことで返済の免除になるのです。近年4年制看護大学の増加により、一般の他学部の大学進学と同じように自費（日本政策金融公庫といった国の教育ローンから借り入れ活用を）、あるいは公的な奨学金制度を利用して大学や専門学校へ進学する学生も増加傾向です。一般専門学校はもちろん、とりわけ私立大学では学費が高額なため単純に貰えるものは貰っておいた方が得、という考えでは後にトラブルになることもあるからこそ本人と保護者との意思確認や当該病院との契約条件の確認が重要です。在学中に助産師になりたい、看護師としてやりたい方向性が定まったが、自分の奨学金受給病院には当該診療科がないなどの可能性も考えられます。就職に直結する行為でもあるためとりわけ慎重に考えましょう。

私立A病院の場合 （あくまでも一例であり、金額や就労免除の義務年限は病院により相違します）

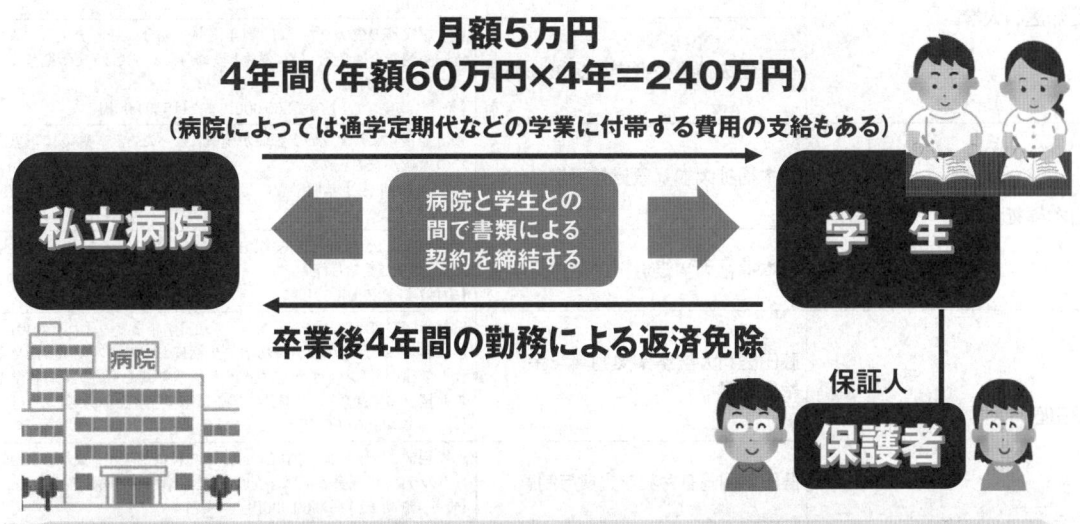

病院により月額30,000円というところもあれば、月額100,000円という高額な奨学金を支給するところもあります。ただし高額な奨学金を支給する場合は大学・専門学校の在籍期間（受給期間）より少し就労する義務年限が長くなることが一般的です。また学校を途中退学や就労義務年限の途中で退職する場合はもちろん支給された奨学金の返済が求められます。（一括返済が原則、病院により利息あり）
また仕事を途中退職した場合、病院により返済金額の設定（日割り、年割り、全額）が異なります。重ねて言及しますが奨学金契約の際はしっかりとその契約内容を理解することで後々のトラブル防止につながるのでしっかりと保護者と相談して決定しましょう。

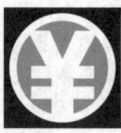 # 学校独自の奨学金・支援制度一覧（一例）

●下記の表は本誌掲載校で実施されている奨学金制度の一部をご紹介したものです（各校よりご回答いただきましたアンケートをもとに、編集部で再編集しております）。このほかにも奨学金制度を設けている場合がありますので、詳細は各学校にご確認ください。

■大学・大学校・短期大学

学校名	名称	受給資格・内容
足利大学	学業特待生A、学業特待生B	一般選抜A・B合格者のうち成績優秀者最大8名、大学入学共通テスト利用選抜A・B合格者のうち成績優秀者最大5名。 【免除（減免含む）】学業特待生A：年額940,000円（2年間は確定）、学業特待生B：年額520,000円（2年間は確定）
聖路加国際大学	聖路加国際大学グローカル奨学金	聖路加国際大学看護学部一般選抜A方式を受験し、入学を許可された学生で①②の条件を満たす方　①出願時の住民票住所が東京都（島嶼部を除く）、神奈川県、埼玉県、千葉県以外の方　②修学上経済的に困難な方。 【給付】年額1,000,000円
	聖路加国際大学特待生奨学金	聖路加国際大学看護学部一般選抜A方式を受験し、入学を許可された学生で、修学上経済的に困難な方 【給付】年額1,580,000円
明治国際医療大学	特待生選抜制度	一般入試・共通テスト利用入試（いずれもA日程）および特待生選抜試験の成績優秀者の中から定員の10%以内の方。 【給付】授業料全額・半額・25%相当額を最大4年間
湘南鎌倉医療大学	特待生制度（特待A）	一般選抜Ⅰ期で成績上位5位までの合格者 【給付】年額1,700,000円
	特待生制度（特待B）	一般選抜Ⅰ期で成績上位6〜10位までの合格者 【給付】年額850,000円
愛知医科大学	入学時成績優秀者学納金減免制度	一般選抜試験成績上位者100名（学校推薦型選抜および社会人等特別選抜合格者の奨学試験受験者を含む）のうち入学した方。 【免除（減免含む）】初年度の教育充実費および実験実習費全額370,000円
	在学生成績優秀者学納金減免制度	在学中成績の優秀な方には、翌年度前学期分の教育充実費および実験実習費全額免除。特に優秀と認められる方には、後学期分についても全額免除。 【免除（減免含む）】年額260,000円または520,000円
日本福祉大学	日本福祉大学緊急貸与奨学金	家計急変により学費の支払いが困難になった方。卒業後10年以内での返還が求められる。 【貸与（無利子）】年間学費の4分の1を上限とする金額（在学中2回まで）
	日本福祉大学経済援助給付奨学金	世帯の収入状況・成績を基準に書類選考・面接選考を行う。在学中最大2回まで受給可能。 【給付】年額250,000円
藤田医科大学	藤田医科大学学業奨励奨学金給付制度	給付年度の前年度となる第1学年から第3学年までのそれぞれの1カ年において、学業成績が優れ学生生活において他の模範と認められる学生のうち、本学が定める選考基準を満たす方。かつ各学部の教授会にて選考し、学部長の推薦に基づき学長が決定した方。 【給付】年額300,0000円
	藤田学園同窓会奨学金貸与制度	志操穏健、品行方正、向学心旺盛にして経済的理由により修学困難な方のうち、学部長の推薦を受け、同窓会理事会で承認を得た方。 【貸与（無利子）】月額60,000円
大阪歯科大学　看護学部	一般選抜（前期）特待生チャレンジ	一般選抜（3教科型）へ出願した方がチャレンジできる制度。一般選抜（2教科型）選択者も3教科型を併願すればチャレンジ可能。対象者は一般選抜（前期）の募集人員の約半数。 【免除（減免含む）】年額1,100,000円または550,000円
	大学入学共通テスト利用特待生チャレンジ制度	大学入学共通テスト利用選抜（後期）の出願期間中に申請すれば、どの選抜区分で合格・入学手続きを行った入学予定者もチャレンジできる制度。対象者は3名。 【免除（減免含む）】年額260,000円

学校名	名称	受給資格・内容
関西福祉科学大学	一般選抜奨学金	入試成績上位者で得点70%以上かつ当該学科・専攻を第1志望とする方。学科ごとに対象人数・給付金額は異なる。 【給付】年額275,000円～375,000円
	遠隔地学生奨学金制度	次の①～③を満たす方。 ①保護者が本学の指定する地域に在住する方 ②入学後に下宿（アパート等での一人暮らしを含む）あるいは学生寮（女子寮）に入寮する方 ③保護者の所得が一定以下の方 【給付】年額360,000円
森ノ宮医療大学	入学時成績優秀者学納金減免制度	一般選抜前期（3科目型）に合格した全学部の成績上位15名以内で本学に入学する方（審査あり）。 【免除（減免含む）】年額1,600,000円
	成績優秀者給付奨学金	全学科2～4学年の在学生のうち、前年度学業成績優秀な方。給付額は2段階、それぞれ各学科6名以内（作業療法学科・言語聴覚学科は3名以内）に給付。その他給付要件として収入条件あり（審査あり）。 【給付】年額200,000円または100,000円
神戸常盤大学	神戸常盤大学修学支援奨学金	優秀な資質を有しながら経済的な理由により修学が困難な学生に対し、学費の負担を少しでも軽減し、学業の継続、向上を支援。 【給付】年額最高1,000,000円
国立看護大学校	国立看護大学校後援会 長谷川美佐保記念奨学基金	学業成績優秀で経済的な理由により修学が困難な大学校生。 【貸与（無利子）】月額30,000円または50,000円
新渡戸文化短期大学 臨床検査学科	豊川メディカルスカラーシップ制度	2年次・3年次に在学する学生のうち、学業・人物ともに優秀な者を対象 【給付】年額300,000円
	入学特待生制度 （新渡戸未来サポート）	総合型選抜、学校推薦型選抜〔指定校・公募単願〕において、入学者選抜合格者の中から総合成績上位者を対象 【免除】S特待生：入学金全額300,000円、A特待生：入学金200,000円、B特待生：入学金100,000円

■専門学校・その他

学校名	名称	受給資格・内容
仙台保健福祉専門学校	菅原学園奨学金制度	進学したいが経済的に支障がある方を対象。書類選考あり。学園全体で30名程度。 【給付】年額240,000円
茨城北西看護専門学校	志村学園奨学金制度	何らかの理由で他奨学金制度が受けられない方。本校に入学したいが経済的に修学を続けていくことが困難な方。 【貸与（無利子）】月額70,000円または35,000円
埼玉医療福祉会看護専門学校	埼玉医療福祉会奨学金	埼玉医科大学および埼玉医療福祉会に就職を希望する方。卒業後、常勤の看護師として指定の医療機関に就職し3年間勤務した場合は返還免除。 【貸与（有利子）・給付】月額30,000円
埼玉歯科技工士専門学校	学費減額制度	該当する方はそれぞれ初年度学費より減額。 【免除（減免含む）】AO入試減額制：200,000円、成績優秀者減額制度：300,000円、社会人減額制度300,000円、遠方地支援制度700,000円
	企業奨学金制度	入学前、または最終学年進級時期に企業より貸与。卒業後、貸与先企業に就職し、各企業が規定する年数の就労を行った場合は返還免除（企業により内容・期間が異なる）。 【貸与（無利子）・給付】年額500,000円～1,200,000円
東京電子専門学校	電波学園　奨学制度	成績優秀者が対象 【貸与（無利子）】月額50,000円　高度情報システム科のみ50,000円または70,000円
	電波学園　特待生制度	A：本校のみ受験する方で、学業、人物共に優れかつ勉学意欲旺盛であるが経済的理由で本校特待生制度を強く希望する方。本校指定の資格を有する方。B：本校のみ受験する方で、学業、人物共に優れかつ勉学意欲旺盛であるが経済的理由で本校特待生制度を強く希望する方。本校指定の資格を有する方、もしくは調査書の評定平均3.8以上かつ3年間の欠席日数が10日以内の方。 【免除（減免含む）】A：200,000円、B：100,000円入学手続き時納入金から免除

学校名	名称	受給資格・内容
早稲田速記医療福祉専門学校	看護科特別奨学生	社会人・キャリア入試、一般入試1期で合格した方で、入試成績により選考。2年次・3年次の奨学金支給にあたっては各進級時に一定の基準を満たしている方。 【免除（減免含む）】200,000円
	学習奨励奨学金	在校生の中から人物・成績が優秀と認められた方。進級学年の後期学費より減免。 【免除（減免含む）】100,000円
新潟薬科大学附属 医療技術専門学校	卒業生子女等学費減免制度	学園設置校の卒業生または在校生の家族（子および兄弟姉妹）が入学した場合。 【免除（減免含む）】入学金100,000円
静岡医療科学専門大学校	看護学科 MJ 奨学金制度	看護学科に入学する学生で、卒業後、医療法人社団明徳会の関連医療施設の看護師として勤務を希望する方（3年間勤務で返還免除）。 【貸与・給付】年額550,000円×3年間
学校法人 大阪滋慶学園 　滋慶医療科学大学 　大阪医療看護専門学校 　大阪医療技術学園専門学校 　大阪医療福祉専門学校 　大阪ハイテクノロジー専門学校 　大阪保健福祉専門学校 　新大阪歯科衛生士専門学校 　新大阪歯科技工士専門学校 　東洋医療専門学校 　鳥取市医療看護専門学校 　出雲医療看護専門学校 　美作市スポーツ医療看護専門学校	大阪滋慶奨学金	合格時点で受験生本人または家族が、大阪滋慶学園姉妹校に在籍または卒業している場合。 【給付】金額100,000円
はくほう会医療専門学校 赤穂校	伯鳳会グループ奨学金	作業療法学科のみ。貸与に加え入学金免除・授業料補助あり。法人関連施設に就職した場合、返還の義務なし。 【貸与（無利子）】月額50,000円
島根リハビリテーション学院	学費減免特待生制度	経済的理由で就学困難な方（申込者と生計を一にする方の年間収入合計が500万円未満）。 【免除（減免含む）】年額300,000円
	兄弟姉妹在学給付金制度	正規の修業期間において、兄弟姉妹で本学院に在学する学生のうち、奥出雲町内に住所を有し、かつ、町指定の宿舎に入居している方（学費減免特待生を除く）。 【給付】年額200,000円

＜災害等に関連して緊急時に利用可能な奨学金制度＞

学校名	名称	受給資格・内容
足利大学	自然災害による学生等に対する授業料の減免	大規模な自然災害により被災した本学への入学予定者および在学生 【減免】入学金・授業料の全額または半額
つくば国際大学	授業料減免制度	大規模災害により罹患し学費の支弁が困難になった方、または主たる学費負担者である保証人の失業、死亡などにより家計が急変し学費の支弁が困難になった方。 【免除（減免含む）】授業料の半額または4分の1額
聖路加国際大学	災害特別奨学金	災害救助法が適用された地域で被災された学生および保証人 【給付】被災状況に応じ授業料1年分または半期分相当額
藤田医科大学	学校法人藤田学園奨学金貸与制度	在学中においての不慮の災害等による経済的理由により、修学が困難となった学生のうち、品行方正、学業成績優秀にして他の学生の模範と認められる方。 【貸与（無利子）】授業料の全額、または奨学金貸与委員会で査定した金額
森ノ宮医療大学	応急支援授業料減免制度	保護者または保証人の死亡、重度後遺障害、失業、破産により授業料の納入および学生生活が困難になった。家計急変前後の収入金額を比較し、30％以上の減少が認められる方。その他減免要件として、収入条件・学業成績の条件あり（審査あり）。 【免除（減免含む）】当該年度の授業料の2分の1相当額

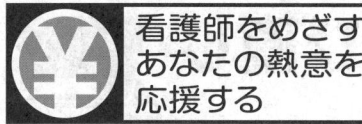

病院の支援制度一覧

看護師をめざす
あなたの熱意を
応援する

●下記の表では看護学生を対象とする奨学金の一部を掲載しています。一般的には機関指定の病院で一定期間（奨学金貸与期間相当）
働くことにより、返済が減額または免除されます。調査後に変更・追加等が生じる場合もあります。　　　　　（2023年6月現在）

病院・グループ名		金額
国立病院機構関連医療施設	全国	各施設による。年額40万円～80万円程度
日本赤十字社	全国	各施設による。年額60万円
徳洲会グループ	全国	月額5万円
IMSグループ	東日本地域	月額5万円
釧路協立病院	北海道	月額4万円または6万円
大崎市民病院	宮城	月額5万円
市立角館総合病院	秋田	月額5万円（入学一時金として10万円加算）
庄内余目病院	山形	月額5万円
JA福島厚生連	福島	自宅からの通学生：年額36万円　　自宅外からの通学生：年額60万円
JA茨城県厚生連	茨城	月額5万円
常仁会グループ	茨城・新潟ほか	年額72万円
済生会宇都宮病院	栃木	月額5万円または3万円（年間60万円または36万円）
埼玉県済生会栗橋病院	埼玉	月額5万円
セコメディック病院	千葉	月額6万円
稲城市立病院	東京	月額5万円
立川相互病院	東京	月額5～8万円
東京臨海病院	東京	年額60万円（月額5万円）
海老名総合病院	神奈川	年額100万円（300万円を上限とする）
太田総合病院	神奈川	10万円
新潟医療生活協同組合 木戸病院	新潟	月額6万円
相澤病院	長野	月額5万円（年間60万円）、または月額8万円（年間96万円）
大隈病院	愛知	月額5万円
中部ろうさい病院	愛知	看護系大学・大学院：月額8万円、看護専門学校：月額4万円
名南病院	愛知	月額5万円
岐阜県立多治見病院	岐阜	月額3万円
三重大学医学部附属病院	三重	月額5万円
京都下鴨病院	京都	年間上限90万円（3年制は270万円、4年制は360万円）　入学金、授業料、施設費が対象。寮費等生活費は対象外。
共和病院	大阪	月額5万円
社会医療法人ペガサス馬場記念病院	大阪	月額5万円
友紘会総合病院	大阪	月額5万円
公立豊岡病院組合	兵庫	年額60万円（月額5万円）
関西労災病院	兵庫	月額3万～5万円
白浜はまゆう病院	和歌山	月額5万円（年額60万円）
愛宕病院	高知	Aコース：192万円（在学期間2年）、Bコース：252万円（在学期間3年）、Cコース：288万円（在学期間4年）
千鳥橋病院	福岡	大学生：月額4万円
宮崎医療センター病院	宮崎	年額72万円（左記の金額に加えて入学一時金を支給する制度あり）
上戸町病院	長崎	月額5万円
大分健生病院	大分	月額5万円

医療系教育機関の社会人学び直し
～国もリカレント教育を応援～

卒業後、社会に出た途端に学ぶことから遠ざかっている人が多い中、目まぐるしい社会変化や技術の発展に伴い、仕事の内容やスタイルも大きく変化しており、いくつになっても新たな知識やスキルを身に付ける「リカレント教育」は重要です。

特に近年ではオンラインで学ぶ環境が整い、隙間時間を利用して手軽に学ぶことも可能となりました。

公益社団法人日本看護協会が毎年、病院看護職員の需給動向や労働状況、看護業務の実態把握を目的として「病院看護実態調査」を実施していますが、その2022年の本調査によると、離職率（2021年度）が正規雇用看護職員は11.6%（対前年比1.0ポイント増）、新卒採用者は10.3%（同2.0ポイント増）に増加しています。既卒採用者は16.8%（同1.9ポイント増）となっています。新卒採用者の離職率は同様の方法で把握してきた2005年以降、初めて10%を超えました。

離職率増加の背景には、新型コロナウイルス感染症の影響が一定程度あったと考えられ、2021年度の早退職者が増加したと回答した病院は約35%で昨年度調査よりも増加し、そのうちの約38%に新型コロナが影響していました。

少子高齢化の進展とともに、医療や福祉サービスに対するニーズは急増しています。国も働く人の主体的な能力開発の取り組みを支援すべく、雇用の安定と再就職の促進を図ることを目的とした厚生労働省「教育訓練給付制度」を整備し、応援しています。給付条件を満たす方が、厚生労働大臣の指定する教育講座を受講し、修了した場合、受講料の20%～最大70%まで修了後に給付される仕組みです。

右の表は厚生労働省が発表した、教育訓練給付の対象となる「専門実践教育訓練」の2023年4月1日付け指定講座です。働きながら学びやすくする観点から、オンライン講座や夜間、土日の講座の充実も図っているところが特徴で注目されます。

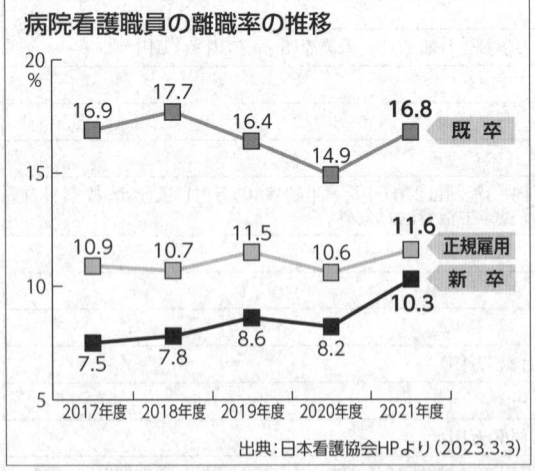

病院看護職員の離職率の推移

既卒: 16.9 / 17.7 / 16.4 / 14.9 / 16.8
正規雇用: 10.9 / 10.7 / 11.5 / 10.6 / 11.6
新卒: 7.5 / 7.8 / 8.6 / 8.2 / 10.3

2017年度 2018年度 2019年度 2020年度 2021年度

出典：日本看護協会HPより（2023.3.3）

学び直してキャリアアップ！
リカレント教育のすすめ

医療・社会福祉・保健衛生関係の資格や講座

同行援護従事者研修　※1	保育士
介護職員初任者研修	栄養士
介護支援専門員実務研修等	歯科衛生士
特定行為研修	歯科技工士
喀痰吸引等研修	社会福祉士
福祉用具専門相談員	柔道整復師
登録販売者試験　※2	精神保健福祉士
看護師	はり師
准看護師	あん摩マッサージ指圧師
助産師	臨床工学技士
保健師	言語聴覚士
介護福祉士（実務者養成研修含む）	理学療法士
美容師	作業療法士
理容師	視能訓練士　※3

※1の資格や講座は費用20%（上限年間10万円）支援
※2の資格や講座は費用40%（上限年間20万円）支援
※3の資格や講座は費用最大70%（最大224万円）支援
　　（厚生労働省HP・教育訓練給付制度より）

今がチャンス！社会人の学び直し
専門実践教育訓練給付金がバックアップ！

厚生労働省は、教育訓練給付（※1）の対象となる「専門実践教育訓練」の2023年4月1日付け指定講座を決定しました。働きながら学びやすくする観点から、オンライン講座や夜間、土日の講座の充実も図っているところが特徴です。

専門実践教育訓練　新規指定講座一覧（2023年4月1日付け）

目標資格等	都道府県	施設名／講座名	実施方法	実施区分	訓練期間
看護師【16講座】	北海道	北見医師会看護専門学校／看護学科	通学	平日昼間	36か月
	岩手県	水沢学苑看護専門学校／看護科	通学	平日昼間	36か月
	群馬県	東群馬看護専門学校／看護学科	通学	平日昼間	36か月
	埼玉県	上尾中央看護専門学校／第一学科（看護専門課程　3年課程全日制）	通学	平日昼間	36か月
	千葉県	千葉県立鶴舞看護専門学校／看護学科	通学	平日昼間	36か月
		勤医会東葛看護専門学校／看護学科	通学	平日昼間	36か月
	神奈川県	横浜未来看護専門学校／看護学科	通学	平日昼間	36か月
		聖マリアンナ医科大学看護専門学校／看護学科	通学	平日昼間	36か月
	新潟県	長岡赤十字看護専門学校／医療専門課程　看護学科（3年課程）	通学	平日昼間	36か月
	愛知県	半田常滑看護専門学校／看護学科	通学	平日昼間	36か月
	京都府	京都第二赤十字看護専門学校／医療専門課程　看護学科（3年課程）	通学	平日昼間	36か月
	兵庫県	尼崎健康医療財団看護専門学校／医療専門課程看護学科	通学	平日昼間	36か月
	奈良県	奈良県医師会看護専門学校／看護学科	通学	平日昼間	36か月
	和歌山県	和歌山県立なぎ看護学校／看護学科	通学	平日昼間	36か月
	岡山県	美作市スポーツ医療看護専門学校／看護学科	通学	平日昼間	36か月
	広島県	広島市医師会看護専門学校／医療専門課程　2年課程（全日コース）	通学	平日昼間	24か月
歯科衛生士【9講座】	宮城県	仙台保健福祉専門学校／歯科衛生科	通学	平日昼間	36か月
	東京都	東京医学技術専門学校／歯科衛生士科　夜間部	通学	平日夜間	36か月
	神奈川県	神奈川歯科大学短期大学部／歯科衛生学科	通学	平日昼間	36か月
	長野県	長野医療衛生専門学校／歯科衛生士学科	通学	平日昼間	36か月
		長野平青学園／歯科衛生士科	通学	平日昼間	36か月
	愛知県	専門学校中部ビューティ・デザイン・デンタルカレッジ／歯科衛生士科	通学	平日昼間	36か月
	大分県	大分歯科専門学校／歯科衛生士科	通学	平日昼間	36か月
		藤華歯科衛生専門学校／歯科衛生学科	通学	平日昼間	36か月
	鹿児島県	鹿児島医療福祉専門学校／歯科衛生学科	通学	平日昼間	36か月
柔道整復師【5講座】	群馬県	育英メディカル専門学校／柔道整復学科　Ⅰ部（午前部）	通学	平日昼間	36か月
		育英メディカル専門学校／柔道整復学科　Ⅱ部（午後部）	通学	平日昼間	36か月
	長野県	長野救命医療専門学校／柔道整復師学科	通学	平日昼間	36か月
	岡山県	朝日医療大学校／柔道整復学科　午前コース	通学	平日昼間	36か月
		朝日医療大学校／柔道整復学科　午後コース	通学	平日昼間	36か月
作業療法士【4講座】	北海道	札幌医学技術福祉歯科専門学校／作業療法士科	通学	平日昼間	36か月
	愛知県	国立病院機構　東名古屋病院附属リハビリテーション学院／作業療法学科	通学	平日昼間	36か月
	兵庫県	神戸総合医療専門学校／作業療法士科	通学	平日昼間	36か月
	沖縄県	琉球リハビリテーション学院／作業療法学科　夜間課程	通学	平日夜間、土日	36か月
臨床工学技士【3講座】	千葉県	国際医療福祉大学成田キャンパス／臨床工学特別専攻科	通学	平日昼間、土日	12か月
	大阪府	日本メディカル福祉専門学校／臨床工学専攻科	通学	平日夜間	24か月
	香川県	四国医療福祉専門学校／臨床工学学科	通学	平日昼間	36か月
言語聴覚士【1講座】	群馬県	前橋医療福祉専門学校／言語聴覚学科	通学	平日昼間	24か月
はり師【1講座】	大阪府	国際東洋医療学院／鍼灸学科　昼間部	通学	平日昼間	36か月

※1「教育訓練給付」とは、労働者の主体的なキャリアアップを支援するため、厚生労働大臣が指定する教育訓練を受講・修了した際に、訓練経費の一部を雇用保険により給付するもので、そのうち「専門実践教育訓練給付」は、中長期的なキャリア形成に資する講座について、受講する労働者が支給要件などを満たし、かつ、ハローワークで支給申請手続を行うことで、受講費用の50％（年間上限40万円）を6か月ごとに支給するものです。また、訓練修了後1年以内に資格などを取得し、就職などをした場合には、受講費用の20％（年間上限16万円）を追加支給します。

動画でみる！ 学校の系統・分野・職業理解
ガイダンスホームワーク

「学びたい分野」+「就きたい職業」をみつける進路情報サイト

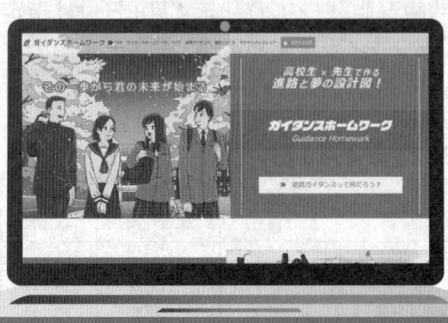 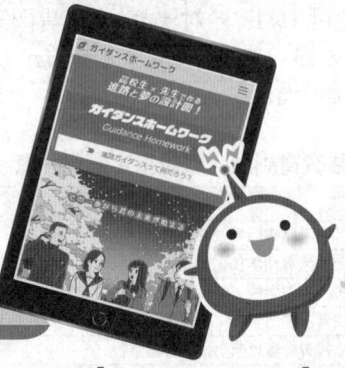

進路適性検査

進路学習動画

系統・分野・職業
理解動画

使って
みよう！

https://www.sanpou-s.net/homework/
QRコードから系統・分野・職業の理解動画、進路学習動画の
視聴、進路適性検査にアクセス！

大学・短期大学の興味のある系統から動画を視聴してみよう！

14 系統

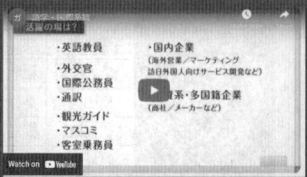

専門学校の興味のある分野から動画を視聴してみよう！

17 分野

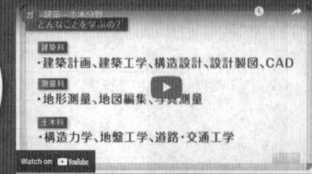

仕事・職業の興味のある種類から動画を視聴してみよう！

27 職種

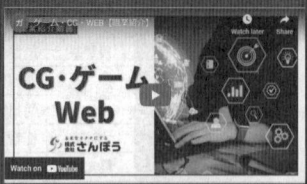

進路学習動画を視聴してみよう

●進路サポート動画
「オープンキャンパスに行く前に」
「進路にかかる費用を知ろう！」 など

●進路YouTubeチャンネル
「5分でわかる！オンライン面接シリーズ」
「SDGsな日常」 など

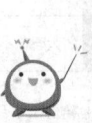

進路適性検査をやってみよう

大学？ 専門学校？ 分野は？
何に向いてる？
キミに合った進路がわかります。
あてはまる答えを選ぶだけ！

未来をカタチにする
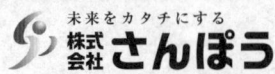
株式会社 さんぽう

気になる学校がすぐに探せる!

看護・医療系学校 INDEX

看護師、臨床検査技師、臨床工学技士、診療放射線技師、理学療法士、作業療法士、言語聴覚士、歯科衛生士、歯科技工士、はり師、きゅう師、あん摩マッサージ指圧師、柔道整復師、視能訓練士、義肢装具士、救急救命士

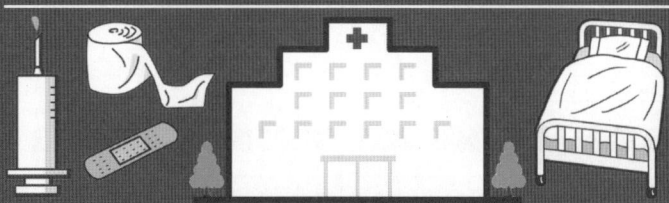

大学・看護学部(看護師養成学科)における保健師・助産師表記方法の説明

4年制大学 (看護師養成学科) においては、卒業時に保健師・助産師の国家試験受験資格が取得出来るかは、大学によりさまざまです。受験を希望されるかたの参考にしていただくために、一覧にまとめています。(出典:令和4年看護関係統計資料集など) 後日、内容の変更が生じる場合もありますので、受験希望者は必ず募集要項等でご確認ください。

★一部新設予定大学につきましては、詳細は大学にお問い合わせ下さい。(短期大学においては卒業後、別科または専科への進学が必要です。)

- ○ 卒業時受験資格取得
- △ 選択制
- × 取得不可
- 専 専攻科で取得可
- 別 別科で取得可
- 院 大学院で取得可
- ※ 大学院開設・移行予定

大学

＊P.105参照

学 校 名	学校情報ページ	看護師 保健師*	看護師 助産師*	臨床検査技師／臨床工学技士／診療放射線技師	理学療法士／作業療法士／言語聴覚士	歯科技工士	歯科衛生士	あん摩マッサージ指圧師／はり師・きゅう師／柔道整復師	救急救命士／義肢装具士／視能訓練士
●北海道									
旭川医科大学【国】		135	△	△					
旭川市立大学【公】		135	△	×					
札幌医科大学【公】		135	専	専		385			
札幌市立大学【公】		136	×	専					
札幌保健医療大学		136	×	×					
天使大学		136	院	院					
名寄市立大学【公】		136	△	×					
日本医療大学		137	×	×	344	385			
日本赤十字北海道看護大学		137	△	院					
北海道大学【国】		137	院	院	344	385			
北海道医療大学		137	※	×	344	386			
北海道科学大学		138	専	×	345	386			547
北海道情報大学					345				
北海道千歳リハビリテーション大学						386			
北海道文教大学		138	×	×		386			
●青森県									
青森県立保健大学【公】		138	△	△		387			
青森中央学院大学		138	△	別					
八戸学院大学		139	△	別					
弘前大学【国】		139	△	△	345	387			
弘前医療福祉大学		139	△	×		387			
弘前学院大学		139	△	×					
●岩手県									
岩手医科大学		140	△	△					
岩手県立大学【公】		140	△	△					
岩手保健医療大学		140	△	×					
●宮城県									
仙台青葉学院大学（2024年4月 開学予定）		140	-	-		387			
東北大学【国】		141	院	△	345				
東北福祉大学		141	△	△		388			547
東北文化学園大学		141	△	×	346	388			547
宮城大学【公】		141	△	×					
●秋田県									
秋田大学【国】		142	△	△		388			
秋田看護福祉大学		142	△	△					
日本赤十字秋田看護大学		142	△	院					
●山形県									
山形大学【国】		142	△	△					
山形県立保健医療大学【公】		143	△	△		388			
●福島県									
医療創生大学 いわきキャンパス		143	△	×		389			
福島県立医科大学【公】		143	△	別・※	346	389			
●茨城県									
茨城キリスト教大学		144	△	×					
茨城県立医療大学【公】		144	△	専	346	389			
筑波大学【国】		144	△	院	346				
つくば国際大学	16	144	△	×	347	390			
常磐大学		145	△	×					
●栃木県									
足利大学	17	145	△	×					
国際医療福祉大学 大田原キャンパス		145	△	院	347	390			548
自治医科大学		145	○	△					
帝京大学 宇都宮キャンパス								513	
獨協医科大学		146	○	専					
●群馬県									
桐生大学		146	△	△・別					
群馬大学【国】		146	△	△	347	390			

大学

＊P.105参照

学 校 名	学校情報ページ	看護師	保健師＊	助産師＊	臨床検査技師 臨床工学技士 診療放射線技師	理学療法士 作業療法士 言語聴覚士	歯科技工士 歯科衛生士	あん摩マッサージ指圧師 はり師・きゅう師 柔道整復師	救急救命士 義肢装具士 視能訓練士
群馬医療福祉大学		146	△	×	347	390			
群馬県立県民健康科学大学【公】		147	△	×	348				
群馬パース大学		147	△	△	348	391			
上武大学		147	△	×				513	548
高崎健康福祉大学		147	△	院		391			
●埼玉県									
埼玉医科大学		148	△	×	348	391			
埼玉県立大学【公】		148	△	△	348	391	460		
女子栄養大学					349				
西武文理大学		148	△	×					
大東文化大学		148	△	×	349				
東京家政大学　狭山キャンパス		149	△	△		392			
東京国際大学						392			
東都大学　深谷キャンパス		149	△	×					
日本医療科学大学		149	△	×	349	392			
日本赤十字看護大学　大宮キャンパス		149	△	院					
日本保健医療大学		150	△	×		392			
人間総合科学大学		150	△	×		393			548
文京学院大学		150	△	×	349	393			
目白大学		150	△	×		393			
●千葉県									
医療創生大学　柏キャンパス		151	×	×					
植草学園大学						393			
SBC東京医療大学　（2024年4月 了徳寺大学より校名変更予定/届出中）		151	△	×		394		513	
亀田医療大学		151	△	院					
国際医療福祉大学　成田キャンパス		151	△	×	350	394			
秀明大学		152	△	×					
淑徳大学		152	△	×					
順天堂大学　浦安キャンパス		152	△	△					
順天堂大学　浦安・日の出キャンパス					350				
城西国際大学　千葉東金キャンパス		152	△	△		394			
聖徳大学		153	△	×					
千葉大学【国】		153	○	△					
千葉科学大学		153	△	×	350				548
千葉県立保健医療大学【公】		154	○	△		394	460		
帝京平成大学　千葉キャンパス		154				395		514	549
東京医療保健大学　船橋キャンパス		154	△	×					
東京情報大学		154	△	×					
東都大学　幕張キャンパス		155	△	×	350	395			
東邦大学　習志野キャンパス		155	×	×	351				
明海大学							460		
和洋女子大学		155	△	×					
●東京都									
共立女子大学		155	△	×					
杏林大学		156	△	△	351	395			549
国士舘大学									549
駒澤大学					351				
駒沢女子大学		156	△	×					
三育学院大学		156	△	×					
順天堂大学　本郷・お茶の水キャンパス					351	395			
上智大学		156	△	専					
聖路加国際大学	4	157	院	院					
創価大学		157	×	×					
帝京大学　板橋キャンパス		157	△	専	352				549
帝京科学大学　千住キャンパス		157	△	×	352	396		514	
帝京平成大学　池袋キャンパス					352	396		514	550
帝京平成大学　中野キャンパス		158	△	△					
東京大学【国】		158	院	院					

学　校　名	学校情報ページ	看護師	保健師*	助産師*	診療放射線技師	臨床工学技士	臨床検査技師	理学療法士	作業療法士	言語聴覚士	歯科技工士	歯科衛生士	あん摩マッサージ指圧師・はり師・きゅう師・柔道整復師	視能訓練士	義肢装具士	救急救命士
東京有明医療大学		158	△	×									514			
東京医科大学		158	△	×												
東京医科歯科大学【国】		159	△	×	352						461					
東京医療学院大学		159	×	△				396								
東京医療保健大学		159	△・院	専・院												
東京工科大学		159	△	×	353			396								
東京慈恵会医科大学　国領キャンパス		160	△	×												
東京純心大学		160	△	×												
東京女子医科大学		160	△	院												
東京都立大学【公】		160	△	専	353			397								
東邦大学　大森キャンパス		161	院	院												
日本赤十字看護大学		161	△	院												
武蔵野大学		161	△	×												
●神奈川県																
麻布大学					353											
神奈川県立保健福祉大学【公】		161	△	院				397								
神奈川工科大学		162	△	×	353											
川崎市立看護大学【公】		162	△	×												
関東学院大学		162	×	×												
北里大学		162	△	△	354			397								550
慶應義塾大学		163	△	△												
国際医療福祉大学　小田原キャンパス		163	△	×				397								
松蔭大学		163	×	×												
湘南医療大学		164	専	専・院				398								
湘南鎌倉医療大学	18	164	△	×												
昭和大学		164	△	専				398								
桐蔭横浜大学					354											
東海大学　湘南キャンパス伊勢原校舎		164	△	×												
東海大学　湘南キャンパス湘南校舎					354											
日本体育大学													515			550
横浜市立大学【公】		165	△	院												
横浜創英大学		165	△	×												
●新潟県																
長岡崇徳大学		165	△	×												
新潟大学【国】		165	△	△	354						461					
新潟医療福祉大学		166	△	△	355			398					515			550
新潟県立看護大学【公】		166	△	×												
新潟青陵大学		166	△	△												
新潟薬科大学		166	△	×	355											
新潟リハビリテーション大学								398								
●富山県																
富山大学【国】		167	専	専												
富山県立大学【公】		167	専	専												
●石川県																
石川県立看護大学【公】		167	○	院												
金沢大学【国】		167	△	院	355			399								
金沢医科大学		168	△	△												
金城大学		168	専	×				399								
公立小松大学【公】		168	△	×	355											
北陸大学					356			399								
●福井県																
敦賀市立看護大学【公】		168	△	専												
福井大学【国】		169	△	△												
福井医療大学		169	×	×				400								
福井県立大学【公】		169	△	×												
●山梨県																
健康科学大学		169	△	×				400								
帝京科学大学　東京西キャンパス								400					515			

大学

＊P.105参照

学 校 名	学校情報ページ	保健師* (看護師)	助産師* (看護師)	診療放射線技師/臨床工学技士/臨床検査技師	理学療法士	作業療法士	言語聴覚士	歯科衛生士	歯科技工士	あん摩マッサージ指圧師/はり師・きゅう師/柔道整復師	視能訓練士	義肢装具士	救急救命士
山梨大学【国】		△	△	170									
山梨県立大学【公】		△	×	170									
●長野県													
佐久大学		△	専	170									
信州大学【国】		△	△	356	400								
清泉女学院大学		×	専	171									
長野県看護大学【公】		○	専	171									
長野保健医療大学		△	×	171	401								
松本看護大学		△	×	171									
●静岡県													
静岡県立大学【公】		△	院	172									
順天堂大学　三島キャンパス		○	×	172									
聖隷クリストファー大学		△	専	172	401								
東都大学　沼津キャンパス		△	×	172									
常葉大学		×	×	173	401						515		
浜松医科大学【国】		○	院	173									
●愛知県													
愛知医科大学	19	△	×	173									
愛知学院大学					401								
愛知県立大学【公】		院	院	174									
愛知淑徳大学（2024年4月 理学療法学専攻、作業療法学専攻新設予定）				356	402						551		
一宮研伸大学		×	△	174									
金城学院大学		△	×	174									
修文大学		△	×	356									
椙山女学園大学		△	×	175									
星城大学					402								
中部大学		△	×	357	402						551		
豊橋創造大学		△	△	175	402								
名古屋大学【国】		△	院	357	403								
名古屋学院大学					403								
名古屋学芸大学		×	別	176									
名古屋女子大学		△	×	176	403								
名古屋市立大学【公】		○	院	176									
日本赤十字豊田看護大学		△	×	176									
日本福祉大学	25	△	×	177	403								
人間環境大学　大府キャンパス		△	院	177									
藤田医科大学（2024年4月 先進理学療法コース、先進作業療法コース新設予定）	20	△	×	357	404								
●岐阜県													
朝日大学		△	×	178									
岐阜大学【国】		△	△	178									
岐阜医療科学大学		△	専	357									
岐阜協立大学		△	△	178									
岐阜県立看護大学【公】		○	△	179									
岐阜聖徳学園大学		△	×	179									
岐阜保健大学		院	院	179	404								
中京学院大学		△	×	179									
中部学院大学		△	×	180	404								
東海学院大学				358	404						551		
●三重県													
鈴鹿医療科学大学		△	×	358	405						516	551	
三重大学【国】		△	△	180									
三重県立看護大学【公】		○	△	180									
四日市看護医療大学		△	△	358									
●滋賀県													
滋賀医科大学【国】		△	△	181									
滋賀県立大学【公】		△	院	181									
聖泉大学		△	別	181									
長浜バイオ大学				358									

大学

学校名	学校情報ページ	看護師	保健師*	助産師*	診療放射線技師／臨床検査技師／臨床工学技士	理学療法士／作業療法士／言語聴覚士	歯科技工士／歯科衛生士	あん摩マッサージ指圧師／はり師・きゅう師／柔道整復師	義肢装具士／視能訓練士	救急救命士
●京都府										
京都大学【国】		182	△	院	359	405				
京都医療科学大学					359					
京都看護大学		182	院	×						
京都光華女子大学（2024年4月 看護福祉リハビリテーション学部開設予定・設置構想中）		182	△	専		405				
京都先端科学大学		182	△	×		405				
京都橘大学		183	△	△	359	406			552	
京都府立医科大学【公】		183	△	△						
同志社女子大学		183	△	院						
佛教大学		184	△	×		406				
明治国際医療大学	21	184	△	△				516	552	
●大阪府										
藍野大学		184	△	×	359	406				
大阪大学【国】		184	院	院	360					
大阪青山大学（2024年4月 看護学部新設予定・認可申請中）		185	△	×						
大阪医科薬科大学		185	△	△						
大阪河﨑リハビリテーション大学						406				
大阪公立大学【公】		185	※	院		407				
大阪歯科大学　医療保健学部	14						461			
大阪歯科大学　看護学部（2024年4月 開設予定）	14	185	-	-						
大阪信愛学院大学		186	×	×						
大阪成蹊大学		186	△	×						
大阪電気通信大学					360	407				
大阪人間科学大学						407			552	
大阪物療大学					360					
大阪保健医療大学						407				
大阪行岡医療大学						408				
大手前大学		186	院	院						
関西医科大学		186	○	△		408				
関西医療大学		187	△	△	360	408		516		
関西福祉科学大学	68					408				
滋慶医療科学大学	6				361					
四條畷学園大学		187	×	×		409				
四天王寺大学		187	△	△						
摂南大学		187	△	△						
千里金蘭大学		188	△	△						
太成学院大学		188	△	×						
宝塚大学 大阪梅田キャンパス		188	×	専						
梅花女子大学		188	△	×			462			
森ノ宮医療大学（2024年4月 言語聴覚学科開設予定）	22	189	△	専	361	409		516		
大和大学		189	△	△		409				
●兵庫県										
関西看護医療大学		189	△	院						
関西国際大学		189	△	△						
関西福祉大学		190	△	△						
甲南女子大学		190	△	△		410				
神戸大学【国】		190	院	院	361	410				
神戸学院大学					361	410				
神戸国際大学						410				
神戸市看護大学【公】		190	△	院						
神戸女子大学		191	△	△						
神戸常盤大学	23	191	△	×	362		462			
園田学園女子大学		191	△	△						
宝塚医療大学						411	462	517		
姫路大学		191	△	△						
姫路獨協大学		192	△	×	362	411				
兵庫大学		192	△	×						
兵庫医科大学		192	△	△		411				

大学

学　校　名	学校情報ページ	看護師	保健師＊	助産師＊	臨床検査技師／臨床工学技士／診療放射線技師	理学療法士／作業療法士／言語聴覚士	歯科衛生士／歯科技工士	あん摩マッサージ指圧師 はり師・きゅう師 柔道整復師	視能訓練士／義肢装具士	救急救命士
兵庫県立大学【公】		192	○	△						
武庫川女子大学		193	院	×						
●奈良県										
畿央大学		193	△	専		411				
天理大学		193	×	×	362					
奈良学園大学		194	△	△		412				
奈良県立医科大学【公】		194	△	院						
●和歌山県										
宝塚医療大学　和歌山キャンパス		194	×	×		412				
東京医療保健大学　雄湊キャンパス		194	△	専						
和歌山県立医科大学【公】		195	△	専						
●鳥取県										
鳥取大学【国】		195	○	△	362					
鳥取看護大学		195	△	×						
●島根県										
島根大学【国】		195	△	院						
島根県立大学【公】　出雲キャンパス		196	△	別・院						
●岡山県										
岡山大学【国】		196	△	院	363					
岡山県立大学【公】		196	院	△						
岡山理科大学					363					
川崎医療福祉大学		196	△	院	363	412				552
IPU・環太平洋大学								517		
吉備国際大学 (2024年4月 人間科学部 人間科学科/看護学部開設予定)		197	△	×		412				
倉敷芸術科学大学					364					553
山陽学園大学		197	△	専						
新見公立大学【公】		197	△	専						
●広島県										
県立広島大学【公】		197	△	専		413				
日本赤十字広島看護大学		198	△	△						
広島大学【国】		198	△	△		413	462			
広島工業大学					364					
広島国際大学		198	△	専	364	413				553
広島都市学園大学		198	△	×		413				
広島文化学園大学		199	△	×						
福山平成大学		199	△	専						
安田女子大学		199	△	△						
●山口県										
宇部フロンティア大学		199	△	×						
周南公立大学【公】 (2024年4月 人間健康科学部 看護学科開設予定)		200	-	-						
東亜大学					364			517		553
山口大学【国】		200	○	△	365					
山口県立大学【公】		200	△	別						
●徳島県										
四国大学		200	△	△・院						
徳島大学【国】		201	△	院	365		463			
徳島文理大学		201	△	△・専		414	463			
●香川県										
香川大学【国】		201	院	院						
香川県立保健医療大学【公】		201	院	院	365					
徳島文理大学　香川キャンパス					365					
●愛媛県										
愛媛大学【国】		202	△	×						
愛媛県立医療技術大学【公】		202	△	専	366					
聖カタリナ大学 (2024年4月 看護学部 看護学科開設予定)		202	△	×						
人間環境大学　松山キャンパス		202	△	×						
●高知県										
高知大学【国】		203	△	院						

大学

学校名	学校情報ページ	看護師 保健師*	看護師 助産師*	臨床検査技師/臨床工学技士/診療放射線技師	理学療法士/作業療法士/言語聴覚士	歯科衛生士/歯科技工士	あん摩マッサージ指圧師/はり師・きゅう師/柔道整復師	救急救命士/義肢装具士/視能訓練士
高知学園大学				366				
高知健康科学大学（仮称）（2024年4月開校予定）					414			
高知県立大学【公】	203	△	△					
●福岡県								
九州大学【国】	204	△	院	366				
九州栄養福祉大学					414			
九州歯科大学【公】						463		
久留米大学（2024年4月 医療検査学科開設予定）	204	△	院	366				
国際医療福祉大学 大川キャンパス	204	△	×	367	414			
産業医科大学	204	△	×					
純真学園大学	205	△	×	367				
西南女学院大学	205	△	別					
聖マリア学院大学	205	△	専					
第一薬科大学	205	△	△					
帝京大学　福岡キャンパス	206	△	△	367	415			553
日本赤十字九州国際看護大学	206	△	院					
福岡大学	206	△	×					
福岡看護大学	206	△	△					
福岡県立大学【公】	207	△	院					
福岡国際医療福祉大学（2024年4月 診療放射線学科開設予定）	207	△	×		415			554
福岡女学院看護大学	207	△	×					
令和健康科学大学	207	×	×		415			
●佐賀県								
佐賀大学【国】	208	△	△					
西九州大学	208	△	×		415			
●長崎県								
活水女子大学	208	△	△					
長崎大学【国】	208	院	院		416			
長崎県立大学【公】　シーボルト校	209	院	×					
長崎総合科学大学				367				
●熊本県								
九州看護福祉大学	209	△	専		416	463	518	
熊本大学【国】	209	△	△	368				
熊本保健科学大学	209	×	別	368	416			
崇城大学				368				
東海大学　九州キャンパス熊本校舎				368				
●大分県								
大分大学【国】	210	○	×	369				
大分県立看護科学大学【公】	210	院	院					
日本文理大学				369				
●宮崎県								
九州医療科学大学（2024年4月九州保健福祉大学より校名変更予定）				369	416		518	554
宮崎大学【国】清武キャンパス	210	△	院					
宮崎県立看護大学【公】	210	院	別					
●鹿児島県								
鹿児島大学【国】	211	院	院		417			
鹿児島純心大学	211	△	△					
●沖縄県								
沖縄県立看護大学【公】	211	○	別					
名桜大学【公】	211	△	専					
琉球大学【国】	212	△	△	369				

大学校

学校名	学校情報ページ	看護師	保健師*	助産師*	診療放射線技師/臨床工学技士/臨床検査技師	理学療法士/作業療法士/言語聴覚士	歯科技工士/歯科衛生士	あん摩マッサージ指圧師/はり師・きゅう師/柔道整復師	救急救命士/義肢装具士/視能訓練士
●埼玉県									
防衛医科大学校【国】		212	○	×					
●東京都									
国立看護大学校【国】	2	212	×	△					

短期大学

学校名	学校情報ページ	看護師	診療放射線技師/臨床工学技士/臨床検査技師	理学療法士/作業療法士/言語聴覚士	歯科技工士/歯科衛生士	あん摩マッサージ指圧師/はり師・きゅう師/柔道整復師	救急救命士/義肢装具士/視能訓練士
●北海道							
帯広大谷短期大学		213					
●青森県							
弘前医療福祉大学短期大学部					464		554
●宮城県							
仙台赤門短期大学		213					
仙台青葉学院短期大学				417	464		555
●埼玉県							
埼玉医科大学短期大学		213					
●東京都							
帝京短期大学			370			518	
東京歯科大学短期大学					464		
新渡戸文化短期大学　中野臨検キャンパス	24		370				
日本歯科大学東京短期大学					465		
目白大学短期大学部					465		
●神奈川県							
神奈川歯科大学短期大学部		214			465		
鶴見大学短期大学部					465		
●新潟県							
日本歯科大学新潟短期大学					466		
明倫短期大学					466		
●富山県							
富山福祉短期大学		214					
●長野県							
飯田短期大学		214					
●静岡県							
静岡県立大学短期大学部【公】					466		
●愛知県							
愛知学院大学短期大学部					466		
●岐阜県							
大垣女子短期大学					467		
平成医療短期大学		214		417			555
●京都府							
京都光華女子大学短期大学部（2024年4月 歯科衛生学科開設予定）					467		
●大阪府							
藍野大学短期大学部 大阪富田林キャンパス		215					
関西女子短期大学	68				467		
●兵庫県							
大手前短期大学					467		

短期大学

学校名	学校情報ページ	看護師	診療放射線技師/臨床工学技士/臨床検査技師	理学療法士/作業療法士/言語聴覚士	歯科衛生士/歯科技工士	あん摩マッサージ指圧師/はり師・きゅう師/柔道整復師	救急救命士/義肢装具士/視能訓練士
●奈良県							
大和大学白鳳短期大学部	26	215		418			
●岡山県							
川崎医療短期大学		215					
●広島県							
山陽女子短期大学			370				
●高知県							
高知学園短期大学		215			468		
●福岡県							
福岡医療短期大学					468		

専門職大学

学校名	学校情報ページ	看護師	診療放射線技師/臨床工学技士/臨床検査技師	理学療法士/作業療法士/言語聴覚士	歯科衛生士/歯科技工士	あん摩マッサージ指圧師/はり師・きゅう師/柔道整復師	救急救命士/義肢装具士/視能訓練士
●茨城県							
アール医療専門職大学				418			
●東京都							
東京保健医療専門職大学				418			
●滋賀県							
びわこリハビリテーション専門職大学 (2024年4月 言語聴覚療法学科開設予定・指定学校申請中)				419			
●和歌山県							
和歌山リハビリテーション専門職大学				419			
●岡山県							
岡山医療専門職大学				419			
●高知県							
高知リハビリテーション専門職大学				420			

専門学校・養成施設

学校名	学校情報ページ	看護師	診療放射線技師/臨床工学技士/臨床検査技師	理学療法士/作業療法士/言語聴覚士	歯科衛生士/歯科技工士	あん摩マッサージ指圧師/はり師・きゅう師/柔道整復師	救急救命士/義肢装具士/視能訓練士
●北海道							
旭川厚生看護専門学校		216					
旭川歯科学院専門学校					468		
岩見沢市立高等看護学院【公】		216					
浦河赤十字看護専門学校		216					
小樽歯科衛生士専門学校					469		
小樽市立高等看護学院【公】		217					
帯広コア専門学校					469		

専門学校・養成施設

学 校 名	学校情報ページ	データページ					
		看護師	診療放射線技師 臨床工学技士 臨床検査技師	言語聴覚士 作業療法士 理学療法士	歯科技工士 歯科衛生士	あん摩マッサージ指圧師 はり師・きゅう師 柔道整復師	救急救命士 義肢装具士 視能訓練士
帯広高等看護学院		217					
帯広市医師会看護専門学校		217					
オホーツク社会福祉専門学校					469		
北見医師会看護専門学校		217					
勤医協札幌看護専門学校		218					
釧路孝仁会看護専門学校		218					
釧路市医師会看護専門学校		218					
釧路市立高等看護学院【公】		218					
釧路労災看護専門学校		219					
札幌青葉鍼灸柔整専門学校						519	
札幌医学技術福祉歯科専門学校			371	420	470		
札幌医療リハビリ専門学校				420			
札幌看護医療専門学校		219	371		470		555
札幌歯科学院専門学校					470		
札幌スポーツ&メディカル専門学校						519	
札幌リハビリテーション専門学校				421			
三草会札幌看護専門学校		219					
市立函館病院高等看護学院【公】		219					
市立室蘭看護専門学院【公】		220					
砂川市立病院附属看護専門学校【公】		220					
滝川市立高等看護学院【公】		220					
苫小牧看護専門学校		220					
中村記念病院附属看護学校		221					
日鋼記念看護学校		221					
函館看護専門学校		221					
函館厚生院看護専門学校		221					
函館市医師会看護・リハビリテーション学院		222		421			
函館歯科衛生士専門学校					470		
深川市立高等看護学院【公】		222					
富良野看護専門学校【公】		222					
北都保健福祉専門学校		222		421			
北海道医学技術専門学校			371				
北海道医薬専門学校		223	372				
北海道医療センター附属札幌看護学校		223					
北海道医療大学歯学部附属歯科衛生士専門学校					471		
北海道看護専門学校		223					
北海道歯科衛生士専門学校					471		
北海道歯科技術専門学校					471		
北海道社会事業協会帯広看護専門学校		223					
北海道柔道整復専門学校						519	
北海道鍼灸専門学校						520	
北海道ハイテクノロジー専門学校						520	556
北海道立旭川高等看護学院【公】		224					
北海道立江差高等看護学院【公】		224					
北海道立紋別高等看護学院【公】		224					
専門学校北海道リハビリテーション大学校				421			
吉田学園医療歯科専門学校			372		471		556
●青森県							
青森歯科医療専門学校					472		
東北メディカル学院				422			
八戸看護専門学校		224					
八戸保健医療専門学校					472	520	
弘前総合医療センター附属看護学校		225					
●岩手県							
岩手医科大学医療専門学校					472		
岩手看護専門学校		225					
岩手県立一関高等看護学院【公】		225					
岩手県立二戸高等看護学院【公】		225					

学 校 名	学校情報ページ	データページ					
		看護師	診療放射線技師 臨床工学技士 臨床検査技師	理学療法士 作業療法士 言語聴覚士	歯科技工士 歯科衛生士	あん摩マッサージ指圧師 はり師・きゅう師 柔道整復師	救急救命士 義肢装具士 視能訓練士
岩手県立宮古高等看護学院【公】		226					
岩手リハビリテーション学院				422			
国際医療福祉専門学校一関校				422			556
花巻高等看護専門学校		226					
水沢学苑看護専門学校		226					
盛岡医療大学校		226			472	520	
●宮城県							
葵会仙台看護専門学校		227					
石巻赤十字看護専門学校		227					
気仙沼市立病院附属看護専門学校【公】		227					
仙台赤門医療専門学校						521	
仙台医健・スポーツ専門学校				422		521	556
仙台医療センター附属仙台看護助産学校		227					
仙台市医師会看護専門学校		228					
仙台歯科技工士専門学校					473		
仙台接骨医療専門学校						521	
仙台徳洲看護専門学校		228					
仙台保健福祉専門学校（2024年4月 言語聴覚科開設予定）	15			423	473		
仙台リハビリテーション専門学校				423			
東北歯科技工専門学校					473		
東北保健医療専門学校				423	473		
東北労災看護専門学校		228					
東日本医療専門学校						521	
宮城高等歯科衛生士学院					474		
●秋田県							
秋田県歯科医療専門学校					474		
秋田県立衛生看護学院【公】		228					
秋田市医師会立秋田看護学校		229					
秋田しらかみ看護学院		229					
秋田リハビリテーション学院				423			
中通高等看護学院		229					
由利本荘看護学校		229					
●山形県							
酒田市立酒田看護専門学校【公】		230					
三友堂看護専門学校		230					
鶴岡市立荘内看護専門学校【公】		230					
山形医療技術専門学校				424			
山形厚生看護学校		230					
山形歯科専門学校					474		
山形市立病院済生館高等看護学院【公】		231					
山形病院附属看護学校		231					
●福島県							
いわき市医療センター看護専門学校【公】		231					
公立岩瀬病院附属高等看護学院【公】		232					
太田看護専門学校	15	231					
大原看護専門学校		232					
温知会看護学院		232					
郡山健康科学専門学校				424		522	
国際医療看護福祉大学校	15	232	372	424			557
白河厚生総合病院付属高等看護学院		233					
相馬看護専門学校【公】		233					
竹田看護専門学校		233					
東北歯科専門学校					474		
福島医療専門学校					475	522	
福島看護専門学校		234					
ポラリス保健看護学院		234					
松村看護専門学校		234					

専門学校・養成施設

学校名	学校情報ページ	看護師	臨床検査技師／臨床工学技士／診療放射線技師	理学療法士／作業療法士／言語聴覚士	歯科衛生士／歯科技工士	あん摩マッサージ指圧師／はり師・きゅう師／柔道整復師	視能訓練士／義肢装具士／救急救命士
●茨城県							
アール医療福祉専門学校		234					
茨城県きぬ看護専門学校		235					
茨城県結城看護専門学校		235					
茨城県立中央看護専門学校【公】		235					
茨城県立つくば看護専門学校【公】		235					
茨城歯科専門学校					475		
茨城北西看護専門学校	675	236					
晃陽看護栄養専門学校		236			475		557
つくば栄養医療調理製菓専門学校							557
筑波学園看護専門学校		236					
つくば歯科福祉専門学校					475		
土浦看護専門学校		236					
土浦協同病院附属看護専門学校		237					
東京医科大学霞ヶ浦看護専門学校		237					
取手歯科衛生専門学校					476		
白十字看護専門学校		237					
日立メディカルセンター看護専門学校	675	237					
水戸看護福祉専門学校		238					
医療専門学校　水戸メディカルカレッジ	668	238		424			
宮本看護専門学校		238					
●栃木県							
宇都宮歯科衛生士専門学校					476		
国際医療福祉大学塩谷看護専門学校		238					
国際看護介護保育専門学校		239					
国際ティビィシィ小山看護専門学校		239					
小山歯科衛生士専門学校					476		
済生会宇都宮病院看護専門学校		239					
さくら医療福祉専門学校（2024年4月さくら総合専門学校より校名変更予定）			372				557
さくら看護専門学校（2024年4月 開設予定）		239					
栃木医療センター附属看護学校		240					
栃木県立衛生福祉大学校【公】		240	373		476		
獨協医科大学附属看護専門学校		240					
那須看護専門学校		240					
報徳看護専門学校		241					
マロニエ医療福祉専門学校		241		425			
●群馬県							
育英メディカル専門学校						522	
伊勢崎敬愛看護学院		241					
太田医療技術専門学校	27・64・87	241	373	425	477		558
太田高等看護学院		242					
群馬県高等歯科衛生士学院					477		
渋川看護専門学校		242					
高崎歯科衛生専門学校					477		
高崎総合医療センター附属高崎看護学校		242					
専門学校高崎福祉医療カレッジ		243					
公立館林高等看護学院【公】		242					
中央医療歯科専門学校太田校					477		
中央医療歯科専門学校高崎校					478		
中央スポーツ医療専門学校						522	
東群馬看護専門学校		243					
前橋医療福祉専門学校				425			
前橋東看護学校		243					
●埼玉県							
葵メディカルアカデミー	63			425	478		
上尾看護専門学校		244					
上尾中央医療専門学校				426			
上尾中央看護専門学校		244					

学校名	学校情報ページ	データページ 看護師	診療放射線技師 臨床工学技士 臨床検査技師	理学療法士 作業療法士 言語聴覚士	歯科技工士 歯科衛生士	あん摩マッサージ指圧師 はり師・きゅう師 柔道整復師	視能訓練士 義肢装具士	救急救命士
専門学校医学アカデミー				426				
浦和専門学校						523	558	
大川学園医療福祉専門学校						523		
大宮医療専門学院						523		
大宮呉竹医療専門学校（2024年4月呉竹医療専門学校より校名変更予定）						523		
大宮歯科衛生士専門学校					478			
春日部市立看護専門学校【公】		244						
上福岡高等看護学院		244						
川口市立看護専門学校【公】		245						
川越看護専門学校		245						
北里大学看護専門学校		245						
国際医療専門学校		245	374					
国立障害者リハビリテーションセンター学院【国】				426			558	
済生会川口看護専門学校		246						
埼玉医科大学附属総合医療センター看護専門学校		246						
埼玉医療福祉専門学校	63			426				
埼玉医療福祉会看護専門学校	676	246						
さいたま看護専門学校		246						
埼玉県立高等看護学院【公】		247						
埼玉歯科衛生専門学校					478			
埼玉歯科技工士専門学校	669				479			
さいたま柔整専門学校						524		
さいたま市立高等看護学院【公】		247						
埼玉福祉保育医療製菓調理専門学校				427				
坂戸鶴ヶ島医師会立看護専門学校		247						
幸手看護専門学校		247						
西武学園医学技術専門学校			374					
西武学園医学技術専門学校　東京池袋校				429				
西武学園医学技術専門学校　東京新宿校							559	
秩父看護専門学校		248						
戸田中央看護専門学校		248						
獨協医科大学附属看護専門学校三郷校		248						
西埼玉中央病院附属看護学校		248						
専門学校日本医科大学校		249					558	
深谷大里看護専門学校		249						
本庄児玉看護専門学校		249						
蕨戸田市医師会看護専門学校		249						
●千葉県								
旭中央病院附属看護専門学校		250						
安房医療福祉専門学校		250						
医療創生大学歯科衛生専門学校（2024年4月開校予定・認可申請中）					479			
亀田医療技術専門学校		250						
関東鍼灸専門学校						524		
北原学院歯科衛生専門学校					479			
北原学院千葉歯科衛生専門学校					480			
君津中央病院附属看護学校		250						
勤医会東葛看護専門学校		251						
国際医療福祉専門学校	63			427			559	
山王看護専門学校		251						
慈恵柏看護専門学校		251						
千葉医療福祉専門学校				427				
千葉・柏リハビリテーション学院				427				
千葉県立鶴舞看護専門学校【公】		251						
千葉県立野田看護専門学校【公】		252						
千葉市青葉看護専門学校		252						
千葉労災看護専門学校		252						
日本医科大学看護専門学校		252						
藤リハビリテーション学院				428				

専門学校・養成施設

学 校 名	学校情報ページ	データページ 看護師	診療放射線技師 臨床工学技士 臨床検査技師	言語聴覚士 作業療法士 理学療法士	歯科技工士 歯科衛生士	あん摩マッサージ指圧師 はり師・きゅう師 柔道整復師	救急救命士 義肢装具士 視能訓練士
二葉看護学院		253					
船橋市立看護専門学校【公】		253					
松戸市立総合医療センター附属看護専門学校【公】		253					
八千代リハビリテーション学院				428			
●東京都							
アポロ歯科衛生士専門学校					480		
アルファ医療福祉専門学校						524	
池見東京医療専門学校			374				
板橋中央看護専門学校		254					
江戸川看護専門学校		254					
お茶の水はりきゅう専門学校						524	
関東柔道整復専門学校						525	
関東リハビリテーション専門学校				428			
国際鍼灸専門学校						525	
JR東京総合病院高等看護学園		254					
慈恵看護専門学校		254					
慈恵第三看護専門学校		255					
至誠会看護専門学校		255					
専門学校 社会医学技術学院				428			
首都医校		255	374	429	480	525	559
彰栄リハビリテーション専門学校				429			
城西放射線技術専門学校			375				
昭和医療技術専門学校			375				
昭和大学医学部附属看護専門学校		255					
新宿医療専門学校					480	525	
新東京歯科衛生士学校					481		
新東京歯科技工士学校					481		
スポーツ健康医療専門学校						526	
太陽歯科衛生士専門学校					481		
多摩リハビリテーション学院専門学校				430			
中央医療技術専門学校			375				
長生学園						526	
帝京高等看護学院		256					
東京医学技術専門学校			375		481		
東京医薬看護専門学校		256	376	430	482		559
専門学校　東京医療学院				430			
東京医療福祉専門学校						526	
東京衛生学園専門学校		256		430		526	
東京呉竹医療専門学校（2024年4月　東京医療専門学校より校名変更予定）						527	
東京警察病院看護専門学校		256					
東京歯科衛生専門学校					482		
東京柔道整復専門学校						527	
東京女子医科大学看護専門学校		257					
東京新宿メディカルセンター附属看護専門学校		257					
東京墨田看護専門学校		257					
東京立川歯科衛生学院専門学校					482		
東京電子専門学校	28		376				
東京西の森歯科衛生士専門学校					482		
東京福祉専門学校				431			
東京町田歯科衛生学院専門学校（2024年4月開校予定　認可申請中）					483		
東京メディカル・スポーツ専門学校				431		527	
東京YMCA医療福祉専門学校				431			
専門学校東都リハビリテーション学院				431			
東邦歯科医療専門学校					483		
専門学校東洋公衆衛生学院			376				
東洋鍼灸専門学校						527	
都立板橋看護専門学校【公】		257					
都立荏原看護専門学校【公】		258					

学校名	学校情報ページ	データページ					
		看護師	診療放射線技師／臨床工学技士／臨床検査技師	理学療法士／作業療法士／言語聴覚士	歯科技工士／歯科衛生士	あん摩マッサージ指圧師／はり師・きゅう師／柔道整復師	救急救命士／義肢装具士／視能訓練士
都立青梅看護専門学校【公】		258					
都立北多摩看護専門学校【公】		258					
都立広尾看護専門学校【公】		258					
都立府中看護専門学校【公】		259					
都立南多摩看護専門学校【公】		259					
西新井看護専門学校		259					
日本医学柔整鍼灸専門学校						528	
日本医歯薬専門学校					483		560
日本医療ビジネス大学校		259					
日本ウェルネス歯科衛生専門学校					483		
日本健康医療専門学校						528	
日本工学院八王子専門学校						528	
日本指圧専門学校						528	
日本柔道整復専門学校						529	
日本鍼灸理療専門学校						529	
日本総合医療専門学校						529	
日本体育大学医療専門学校					484	530	
日本大学医学部附属看護専門学校		260					
日本大学歯学部附属歯科衛生専門学校					484		
日本大学歯学部附属歯科技工専門学校					484		
日本福祉教育専門学校				432			
日本リハビリテーション専門学校				432			
博慈会高等看護学院		260					
八王子市立看護専門学校【公】		260					
読売理工医療福祉専門学校			376				
早稲田医学院歯科衛生士専門学校					484		
早稲田速記医療福祉専門学校	670	260					
●神奈川県							
厚木看護専門学校		261					
厚木総合専門学校					485		
イムス横浜国際看護専門学校		261					
小澤高等看護学院		261					
おだわら看護専門学校	15	261					
神奈川衛生学園専門学校		262				530	
神奈川県立衛生看護専門学校【公】		262					
神奈川県立平塚看護大学校【公】		262					
神奈川県立よこはま看護専門学校【公】		262					
神奈川柔整鍼灸専門学校						530	
相模原看護専門学校		263					
湘央医学技術専門学校			377				
湘央生命科学技術専門学校							560
湘南医療福祉専門学校						530	560
湘南看護専門学校		263					
湘南歯科衛生士専門学校					485		
湘南平塚看護専門学校		263					
新横浜歯科衛生士・歯科技工士専門学校					485		
聖マリアンナ医科大学看護専門学校		264					
積善会看護専門学校		264					
たまプラーザ看護学校		264					
茅ヶ崎看護専門学校		264					
茅ヶ崎リハビリテーション専門学校				432			
藤沢市立看護専門学校【公】		265					
横須賀市立看護専門学校【公】		265					
横浜医療センター附属横浜看護学校		265					
横浜医療専門学校						531	
横浜呉竹医療専門学校（2024年4月　呉竹鍼灸柔整専門学校より校名変更予定）						531	
横浜市医師会聖灯看護専門学校		265					
横浜歯科医療専門学校					485		

専門学校・養成施設

学 校 名	学校情報ページ	データページ					
		看護師	診療放射線技師 臨床工学技士 臨床検査技師	理学療法士 作業療法士 言語聴覚士	歯科技工士 歯科衛生士	あん摩マッサージ指圧師 はり師・きゅう師 柔道整復師	救急救命士 義肢装具士 視能訓練士
横浜実践看護専門学校		266					
横浜市病院協会看護専門学校		266					
横浜中央看護専門学校		266					
横浜未来看護専門学校		266					
横浜リハビリテーション専門学校				432			
横浜労災看護専門学校		267					
●新潟県							
看護リハビリ新潟保健医療専門学校		267		433			
国際メディカル専門学校		267	377			531	
三条看護・医療・歯科衛生専門学校		267			486		
上越看護専門学校		268					
晴陵リハビリテーション学院				433			
晴麗看護学校		268					
長岡赤十字看護専門学校		268					
新潟看護医療専門学校		268				531	
新潟県厚生連佐渡看護専門学校		269					
新潟県厚生連中央看護専門学校		269					
新潟県立新発田病院附属看護専門学校【公】		269					
新潟県立十日町看護専門学校【公】		269					
新潟柔整専門学校						532	
新潟病院附属看護学校		270					
新潟薬科大学附属医療技術専門学校	87						560
村上看護専門学校 (2024年4月新潟看護医療専門学校村上校より校名変更予定)		270					
●富山県							
富山医療福祉専門学校		270		433			
富山県高岡看護専門学校		270					
富山歯科総合学院					486		
富山市立看護専門学校【公】		271					
富山リハビリテーション医療福祉大学校				433			
●石川県							
石川県歯科医師会立歯科医療専門学校					486		
石川県立総合看護専門学校【公】		271					
加賀看護学校【公】		271					
金沢医療技術専門学校					486	532	
金沢医療センター附属金沢看護学校		271					
金沢看護専門学校		272					
金沢救急救命専門学校 (2024年4月北信越柔整専門学校より校名変更予定・校名変更申請中)							561
専門学校 金沢リハビリテーションアカデミー				434			
国際医療福祉専門学校 七尾校				434			561
七尾看護専門学校		272					
●福井県							
公立若狭高等看護学院【公】		272					
武生看護専門学校		272					
福井県立看護専門学校【公】		273					
福井市医師会看護専門学校		273					
福井歯科専門学校					487		
若狭医療福祉専門学校				434			
●山梨県							
共立高等看護学院		273					
甲府看護専門学校		274					
帝京山梨看護専門学校		274					
富士吉田市立看護専門学校【公】		274					
山梨県歯科衛生専門学校					487		
●長野県							
上田看護専門学校		274					
小諸看護専門学校		275					
佐久総合病院看護専門学校		275					
信州スポーツ医療福祉専門学校						532	

専門学校・養成施設

学校名	学校情報ページ	看護師	診療放射線技師／臨床工学技士／臨床検査技師	言語聴覚士／作業療法士／理学療法士	歯科技工士／歯科衛生士	あん摩マッサージ指圧師／はり師・きゅう師／柔道整復師	救急救命士／義肢装具士／視能訓練士
信州木曽看護専門学校		275					
信州リハビリテーション専門学校				434			
諏訪赤十字看護専門学校		275					
諏訪中央病院看護専門学校		276					
長野医療衛生専門学校				435	487		
長野看護専門学校		276					
長野救命医療専門学校						532	561
長野県公衆衛生専門学校【公】					487		
長野県須坂看護専門学校【公】		276					
長野平青学園					488		
松本看護専門学校		276					
松本歯科大学衛生学院					488		
●静岡県							
組合立静岡県中部看護専門学校		277					
御殿場看護学校		277					
JA静岡厚生連するが看護専門学校		277					
静岡医療科学専門大学校	56	277	377	435			
静岡医療学園専門学校						533	
静岡医療センター附属静岡看護学校		278					
静岡県厚生連看護専門学校		278					
静岡県立看護専門学校【公】		278					
静岡済生会看護専門学校		278					
静岡市立静岡看護専門学校【公】		279					
静岡市立清水看護専門学校【公】		279					
静岡東都医療専門学校				435		533	
静岡福祉医療専門学校							561
島田市立看護専門学校【公】		279					
湘南医療大学附属下田看護専門学校		279					
専門学校中央医療健康大学校				435	488	533	
中央歯科衛生士調理製菓専門学校					488		
東海アクシス看護専門学校【公】		280					
東海医療学園専門学校						533	
東海歯科衛生士専門学校					489		
沼津市立看護専門学校【公】		280					
専門学校 浜松医療学院						534	
浜松歯科衛生士専門学校					489		
浜松市立看護専門学校【公】		280					
富士市立看護専門学校【公】		280					
専門学校富士リハビリテーション大学校				436			
●愛知県							
愛生会看護専門学校		281					
愛知学院大学歯科技工専門学校					489		
愛知県立総合看護専門学校【公】		281					
専門学校愛知保健看護大学校		281					
あいち福祉医療専門学校				436			
愛北看護専門学校		281					
安城碧海看護専門学校		282					
えきさい看護専門学校		282					
岡崎市立看護専門学校【公】		282					
蒲郡市立ソフィア看護専門学校【公】		282					
加茂看護専門学校		283					
更生看護専門学校		283					
公立春日井小牧看護専門学校【公】		283					
公立瀬戸旭看護専門学校【公】		284					
公立西知多看護専門学校【公】		284					
国際医学技術専門学校				436			
慈恵歯科医療ファッション専門学校					490		
専門学校 星城大学リハビリテーション学院				436			

専門学校・養成施設

学 校 名	学校情報ページ	データページ						
		看護師	診療放射線技師 / 臨床工学技士 / 臨床検査技師	理学療法士 / 作業療法士 / 言語聴覚士	歯科技工士 / 歯科衛生士	あん摩マッサージ指圧師 / はり師・きゅう師 / 柔道整復師	義肢装具士 / 視能訓練士	救急救命士
中部看護専門学校	91	284						
専門学校 中部ビューティ・デザイン・デンタルカレッジ					490			
中部リハビリテーション専門学校	91			437				
中部労災看護専門学校		284						
中和医療専門学校						534		
津島市立看護専門学校【公】		285						
東海医療科学専門学校		285	377	437		534		
東海医療技術専門学校			378					
東海医療工学専門学校							562	
東海歯科医療専門学校					490			
トヨタ看護専門学校		285						
豊田地域看護専門学校		285						
豊橋歯科衛生士専門学校					490			
豊橋市立看護専門学校【公】		286						
ナゴノ福祉歯科医療専門学校					491			
名古屋医健スポーツ専門学校				437	491	534		
名古屋医専		286	378	437	491	535	562	
名古屋歯科医療専門学校					491			
名古屋市歯科医師会附属歯科衛生士専門学校					492			
専門学校名古屋鍼灸学校						535		
専門学校名古屋デンタル衛生士学院					492			
名古屋平成看護医療専門学校		286		438		535		
名古屋ユマニテク歯科衛生専門学校					492			
西尾市立看護専門学校【公】		286						
専門学校 日本聴能言語福祉学院	91			438			562	
日本福祉大学中央福祉専門学校				438				
半田常滑看護専門学校		287						
東名古屋病院附属リハビリテーション学院				438				
東三河看護専門学校		287						
尾北看護専門学校		287						
穂の香看護専門学校		287						
まつかげ看護専門学校		288						
三河歯科衛生専門学校					492			
名鉄看護専門学校		288						
米田柔整専門学校						535		
理学・作業名古屋専門学校				439				
●岐阜県								
朝日大学歯科衛生士専門学校	15				493			
岐阜県立衛生専門学校【公】		288			493			
岐阜県立下呂看護専門学校【公】		288						
岐阜県立多治見看護専門学校【公】		289						
岐阜市立看護専門学校【公】		289						
岐阜保健大学医療専門学校						536		
サンビレッジ国際医療福祉専門学校				439				
JA岐阜厚生連看護専門学校		289						
中部国際医療専門学校(2024年4月あじさい看護福祉専門学校より校名変更予定)		289						
●三重県								
伊勢志摩リハビリテーション専門学校	671			439				
伊勢保健衛生専門学校		290			493			
岡波看護専門学校		290						
桑名医師会立桑名看護専門学校		290						
聖十字看護専門学校		290						
津看護専門学校		291						
名張市立看護専門学校【公】		291						
松阪看護専門学校		291						
三重看護専門学校		291						
三重県立公衆衛生学院【公】					493			
三重中央医療センター附属三重中央看護学校		292						

学校名	学校情報ページ	データページ					
		看護師	診療放射線技師／臨床工学技士／臨床検査技師	理学療法士／作業療法士／言語聴覚士	歯科衛生士／歯科技工士	あん摩マッサージ指圧師／はり師・きゅう師／柔道整復師	救急救命士／義肢装具士／視能訓練士
専門学校　ユマニテク医療福祉大学校				440	494		
ユマニテク看護助産専門学校		292					
四日市医師会看護専門学校		292					
●滋賀県							
大津赤十字看護専門学校		292					
草津看護専門学校		293					
甲賀看護専門学校		293					
滋賀県堅田看護専門学校		294					
滋賀県済生会看護専門学校		294					
滋賀県立看護専門学校【公】		294					
滋賀県立総合保健専門学校【公】		294			494		
ルネス紅葉スポーツ柔整専門学校						536	
●京都府							
京都医健専門学校				440		536	562
京都医療センター附属京都看護助産学校		295					
京都歯科医療技術専門学校					494		
京都歯科衛生学院専門学校					494		
京都第一赤十字看護専門学校		295					
京都第二赤十字看護専門学校		295					
(専)京都中央看護保健大学校		295					
京都中部総合医療センター看護専門学校【公】		296					
京都府医師会看護専門学校		296					
京都府仏眼鍼灸理療専門学校						536	
京都府立看護学校【公】		296					
京都文化医療専門学校					495		
京都保健衛生専門学校		296	378				
近畿高等看護専門学校		297					
洛和会京都厚生学校		297					
●大阪府							
愛仁会看護助産専門学校		297					
浅香山病院看護専門学校		297					
泉佐野泉南医師会看護専門学校		298					
AST関西医科専門学校				440			
大阪医専		298	378	440	495	537	563
大阪医療看護専門学校	6	298					
大阪医療技術学園専門学校	6		379	441		537	
大阪医療センター附属看護学校		298					
大阪医療福祉専門学校	6			441			563
大阪警察病院看護専門学校		299					
大阪済生会中津看護専門学校		299					
大阪済生会野江看護専門学校		299					
大阪歯科衛生学院専門学校					495		
大阪歯科衛生士専門学校					495		
大阪歯科学院専門学校					496		
大阪大学歯学部附属歯科技工士学校【国】					496		
大阪府歯科医師会附属歯科衛生士専門学校					496		
大阪ハイテクノロジー専門学校	6		379			537	
大阪病院附属看護専門学校		299					
大阪府柔道整復師会医療スポーツ専門学校						537	
大阪府病院協会看護専門学校		300					
大阪保健福祉専門学校	6	300					
大阪行岡医療専門学校長柄校			379			538	
大阪リハビリテーション専門学校				441			
大阪労災看護専門学校		300					
大原簿記専門学校大阪校							563
河﨑会看護専門学校		300					
関西医療学園専門学校				441	496	538	
関西看護専門学校		301					

専門学校・養成施設

学校名	学校情報ページ	看護師	診療放射線技師／臨床工学技士／臨床検査技師	理学療法士／作業療法士／言語聴覚士	歯科技工士／歯科衛生士	あん摩マッサージ指圧師／はり師・きゅう師／柔道整復師	救急救命士／義肢装具士／視能訓練士
近畿医療専門学校						538	
近畿大学附属看護専門学校		301					
近畿リハビリテーション学院				442			
錦秀会看護専門学校		301					
久米田看護専門学校		301					
国際東洋医療学院						538	
香里ヶ丘看護専門学校		302					
堺看護専門学校		302					
堺歯科衛生士専門学校					497		
新大阪歯科衛生士専門学校	6				497		
新大阪歯科技工士専門学校	6				497		
清恵会医療専門学院		302					
清恵会第二医療専門学院			379				
泉州看護専門学校		302					
太成学院大学歯科衛生専門学校					497		
東洋医療専門学校	6				498	539	564
なにわ歯科衛生専門学校					498		
南海福祉看護専門学校		303					
日本医療学院専門学校	676		380				
日本歯科学院専門学校	676				498		
日本メディカル福祉専門学校			380				
阪奈中央リハビリテーション専門学校				442			
PL学園衛生看護専門学校		303					
平成医療学園専門学校						539	
ペガサス大阪南看護学校		303					
専門学校　ベルランド看護助産大学校		304					
松下看護専門学校		304					
南大阪看護専門学校		304					
箕面学園福祉保育専門学校				442			
美原看護専門学校		304					
明治東洋医学院専門学校						539	
森ノ宮医療学園専門学校						539	
行岡医学技術専門学校		305			498		
履正社国際医療スポーツ専門学校				442		540	
●兵庫県							
相生市看護専門学校【公】		305					
明石医療センター附属看護専門学校		305					
尼崎健康医療財団看護専門学校		305					
関西健康科学専門学校						540	
関西総合リハビリテーション専門学校				443			
関西労災看護専門学校		306					
神戸医療福祉専門学校三田校				443			564
神戸医療福祉専門学校中央校						540	
神戸看護専門学校		306					
神戸市医師会看護専門学校		306					
神戸総合医療専門学校			380	443	499		564
神戸東洋医療学院						540	
神戸リハビリテーション衛生専門学校				443	499		
公立八鹿病院看護専門学校【公】		306					
西神看護専門学校		307					
宝塚市立看護専門学校【公】		307					
丹波市立看護専門学校【公】		307					
西宮市医師会看護専門学校		307					
はくほう会医療専門学校　明石校		308					
はくほう会医療専門学校　赤穂校	677			444			
播磨看護専門学校【公】		308					
姫路医療専門学校(2024年4月 救急救命士科開設予定・設置認可申請中)			380	444			564
姫路医療センター附属看護学校		308					

専門学校・養成施設

学校名	学校情報ページ	看護師	臨床検査技師 臨床工学技士 診療放射線技師	理学療法士 作業療法士 言語聴覚士	歯科衛生士 歯科技工士	あん摩マッサージ指圧師 はり師・きゅう師 柔道整復師	救急救命士 義肢装具士 視能訓練士
姫路市医師会看護専門学校		308					
姫路歯科衛生専門学校					499		
姫路赤十字看護専門学校		309					
姫路ハーベスト医療福祉専門学校				444			
兵庫県立総合衛生学院【公】					500		
兵庫県歯科医師会附属兵庫歯科衛生士学院					500		
兵庫鍼灸専門学校						541	
兵庫徳誠会歯科衛生士学校					500		
平成淡路看護専門学校		309					
平成リハビリテーション専門学校				444			
●奈良県							
関西学研医療福祉学院		309		445			
田北看護専門学校		309					
奈良看護大学校【公】		310					
奈良県医師会看護専門学校		310					
奈良県病院協会看護専門学校		310					
奈良歯科衛生士専門学校					500		
奈良市立看護専門学校【公】		310					
奈良リハビリテーション専門学校				445			
ハートランドしぎさん看護専門学校		311					
阪奈中央看護専門学校		311					
南奈良看護専門学校		311					
大和高田市立看護専門学校【公】		311					
●和歌山県							
紀南看護専門学校		312					
国保野上厚生総合病院附属看護専門学校		312					
日高看護専門学校		312					
和歌山医療スポーツ専門学校						541	
和歌山県歯科衛生士専門学校					501		
和歌山県立高等看護学院【公】		312					
和歌山県立なぎ看護学校【公】		313					
和歌山市医師会看護専門学校		313					
●鳥取県							
鳥取県立倉吉総合看護専門学校【公】		313					
鳥取県立歯科衛生専門学校【公】					501		
鳥取県立鳥取看護専門学校【公】		314					
鳥取市医療看護専門学校	6	314		445			
米子医療センター附属看護学校		314					
YMCA米子医療福祉専門学校				445			
●島根県							
出雲医療看護専門学校	6	314	381	446			
島根県歯科技術専門学校					501		
島根県立石見高等看護学院【公】		315					
島根リハビリテーション学院	672			446			
浜田医療センター附属看護学校		315					
松江総合医療専門学校		315		446			
リハビリテーションカレッジ島根				446			
●岡山県							
朝日医療大学校		315		447	501	541	
旭川荘厚生専門学院		316					
インターナショナル岡山歯科衛生専門学校					502		
岡山医療センター附属岡山看護助産学校		316					
岡山医療福祉専門学校		316					
岡山高等歯科衛生専門学院					502		
岡山済生会看護専門学校		316					
岡山歯科技工専門学院					502		
岡山赤十字看護専門学校		317					
岡山労災看護専門学校		317					

専門学校・養成施設

学 校 名	学校情報ページ	データページ						
		看護師	診療放射線技師 臨床工学技士 臨床検査技師	作業療法士 理学療法士	言語聴覚士	歯科技工士 歯科衛生士	あん摩マッサージ指圧師 はり師・きゅう師 柔道整復師	救急救命士 義肢装具士 視能訓練士
専門学校川崎リハビリテーション学院				447				
倉敷看護専門学校		317						
倉敷中央看護専門学校		317						
専門学校倉敷リハビリテーション学院				447				
ソワニエ看護専門学校		318						
玉野総合医療専門学校		318		447				
津山中央看護専門学校		318						
美作市スポーツ医療看護専門学校	6	318					541	
●広島県								
IGL医療福祉専門学校						502	542	
朝日医療専門学校 広島校							542	
MSH医療専門学校							542	
尾道市医師会看護専門学校		319						
呉医療センター附属呉看護学校		319						
呉共済病院看護専門学校		319						
呉市医師会看護専門学校		319						
トリニティカレッジ広島医療福祉専門学校			381					
広島医療保健専門学校				448				
広島県厚生連尾道看護専門学校		320						
広島県立三次看護専門学校【公】		320						
広島高等歯科衛生士専門学校						503		
広島国際医療福祉専門学校				448				
広島歯科技工士専門学校						503		
広島市立看護専門学校【公】		320						
広島デンタルアカデミー専門学校						503		
福山医療専門学校	673	320		448				565
福山市医師会看護専門学校		321						
専門学校福山歯科衛生士学校						503		
●山口県								
岩国医療センター附属岩国看護学校		321						
岩国YMCA保健看護専門学校		321						
大島看護専門学校【公】		321						
下松デンタルアカデミー専門学校						504		
下関看護リハビリテーション学校		322		448				
徳山看護専門学校		322						
山口県立萩看護学校【公】		322						
山口コ・メディカル学院				449				
山口県高等歯科衛生士学院						504		
よしみず病院附属看護学院		322						
YIC看護福祉専門学校		323						
専門学校YICリハビリテーション大学校				449				
●徳島県								
専門学校 健祥会学園				449				
四国歯科衛生士学院専門学校						504		
専門学校徳島穴吹カレッジ						504		
徳島医療福祉専門学校				450				
徳島歯科学院専門学校						505		
徳島県鳴門病院附属看護専門学校		323						
徳島県立総合看護学校【公】		323						
●香川県								
穴吹医療大学校		324				505		
専門学校穴吹リハビリテーションカレッジ				450				
香川看護専門学校		324						
香川県歯科医療専門学校						505		
四国医療専門学校		324		450			542	
四国医療福祉専門学校			381					
四国こどもとおとなの医療センター附属善通寺看護学校		324						
守里会看護福祉専門学校		325						

専門学校・養成施設

学校名	学校情報ページ	看護師	診療放射線技師 / 臨床工学技士 / 臨床検査技師	理学療法士 / 作業療法士 / 言語聴覚士	歯科技工士 / 歯科衛生士	あん摩マッサージ指圧師 / はり師・きゅう師 / 柔道整復師	視能訓練士 / 義肢装具士 / 救急救命士
●愛媛県							
今治看護専門学校		325					
宇和島看護専門学校		325					
愛媛十全医療学院				450			
河原医療大学校		325		451	505		
河原医療大学校　新居浜校					506		
河原医療福祉専門学校						543	
四国医療技術専門学校			381				
四国中央医療福祉総合学院		326		451			
十全看護専門学校		326					
東城看護専門学校		326					
松山看護専門学校		326					
松山歯科衛生士専門学校	677				506		
●高知県							
高知医療学院				451			
高知開成専門学校		327					
高知県立幡多看護専門学校【公】		327					
四国医療工学専門学校			382				
近森病院附属看護学校		327					
龍馬看護ふくし専門学校		327					
●福岡県							
あさくら看護学校		328					
専門学校麻生看護大学校		328					
専門学校麻生リハビリテーション大学校				451			
遠賀中央看護助産学校		329					
大川看護福祉専門学校		328					
おばせ看護学院		328					
専門学校北九州看護大学校		329					
北九州市立看護専門学校【公】		329					
北九州リハビリテーション学院				452			
九州医療スポーツ専門学校	674	329		452	506	543	
久留米歯科衛生専門学校					507		
専門学校久留米リハビリテーション学院				452			
健和看護学院		330					
公務員ビジネス専門学校							565
古賀国際看護学院		330					
小倉リハビリテーション学院				452			
製鉄記念八幡看護専門学校		330					
髙尾看護専門学校		330					
西日本看護専門学校		331					
博多メディカル専門学校			382		507		
原看護専門学校		331					
福岡医健・スポーツ専門学校		331		453	507	543	565
福岡医療専門学校		331	382	453	507	543	
福岡県私設病院協会看護学校		332					
福岡市医師会看護専門学校		332					
福岡歯科衛生専門学校					508		
福岡天神医療リハビリ専門学校				453		544	
福岡水巻看護助産学校		332					
福岡リハビリテーション専門学校				453			
美萩野保健衛生学院					508		
美萩野臨床医学専門学校			382				
宗像看護専門学校		332					
専門学校 柳川リハビリテーション学院				454			
八幡医師会看護専門学院		333					
●佐賀県							
アカデミー看護専門学校		333					
医療福祉専門学校緑生館		333		454			

専門学校・養成施設

学 校 名	学校情報ページ	看護師	診療放射線技師 / 臨床工学技士 / 臨床検査技師	理学療法士 / 作業療法士	言語聴覚士	歯科技工士 / 歯科衛生士	あん摩マッサージ指圧師 はり師・きゅう師 / 柔道整復師	救急救命士 / 義肢装具士 / 視能訓練士
嬉野医療センター附属看護学校		334						
九州医療専門学校						508	544	
佐賀県医療センター好生館看護学院		334						
佐賀歯科衛生専門学校						508		
武雄看護リハビリテーション学校		334		454				
●長崎県								
九州医学技術専門学校			383					
九州文化学園歯科衛生士学院						509		
こころ医療福祉専門学校				454			544	
こころ医療福祉専門学校　佐世保校							544	
佐世保市立看護専門学校【公】		334						
島原市医師会看護学校		335						
長崎医療技術専門学校				455				
長崎医療こども専門学校							545	
長崎市医師会看護専門学校		335						
長崎歯科衛生士専門学校						509		
長崎リハビリテーション学院				455				
●熊本県								
天草市本渡看護専門学校【公】		335						
上天草看護専門学校【公】		335						
九州中央リハビリテーション学院		336		455				
熊本医療センター附属看護学校		336						
熊本駅前看護リハビリテーション学校		336		455				
熊本看護専門学校		336						
熊本市医師会看護専門学校		337						
熊本歯科衛生士専門学院						510		
熊本歯科技術専門学校						510		
熊本総合医療リハビリテーション学院			383	456				565
熊本労災看護専門学校		337						
西日本教育医療専門学校								566
●大分県								
IVY大分医療総合専門学校						510		
大分医学技術専門学校							545	
大分県歯科技術専門学校						510		
大分歯科専門学校						511		
大分平松総合医療専門学校			384					566
大分リハビリテーション専門学校				456				
藤華医療技術専門学校		337		456				
藤華歯科衛生専門学校						511		
別府市医師会立別府青山看護学校		337						
●宮崎県								
九州医療科学大学専門学校 (2024年4月九州保健福祉大学総合医療専門学校より校名変更予定)		338						
小林看護医療専門学校		338						
延岡看護専門学校 (2024年4月 看護学科 (全日制3年過程) 開設予定)		338						
日南看護専門学校		338						
フィオーレKOGA看護専門学校		339						
藤元メディカルシステム付属医療専門学校		339						
都城医療センター附属看護学校		339						
都城デンタルコアカレッジ						511		
都城リハビリテーション学院				456				
宮崎医療福祉専門学校		339		457				
宮崎歯科技術専門学校						511		
宮崎保健福祉専門学校				457				
宮崎リハビリテーション学院				457				
●鹿児島県								
赤塚学園看護専門学校		340						
奄美看護福祉専門学校		340						
今村学園ライセンスアカデミー							545	

専門学校・養成施設

学校名	学校情報ページ	看護師	診療放射線技師 臨床工学技士 臨床検査技師	理学療法士 作業療法士 言語聴覚士	歯科技工士 歯科衛生士	あん摩マッサージ指圧師 はり師・きゅう師 柔道整復師	視能訓練士 義肢装具士 救急救命士
鹿児島医療技術専門学校 (谷山キャンパス)		340					
鹿児島医療技術専門学校 (平川キャンパス)			384	457			
鹿児島医療工学専門学校			384				
鹿児島医療福祉専門学校		340		458	512		
鹿児島歯科学院専門学校					512		
鹿児島鍼灸専門学校						545	
鹿児島第一医療リハビリ専門学校				458		546	
鹿児島中央看護専門学校		341					
加治木看護専門学校		341					
鹿屋市立鹿屋看護専門学校【公】		341					
神村学園専修学校		342		458			
仁心看護専門学校		342					
川内看護専門学校		342					
●沖縄県							
浦添看護学校		342					
沖縄医療工学院			384	458		546	566
沖縄看護専門学校		343					
沖縄歯科衛生士学校					512		
専門学校沖縄統合医療学院				459		546	
沖縄リハビリテーション福祉学院				459			
ぐしかわ看護専門学校		343					
専門学校 大育					512		
那覇市医師会那覇看護専門学校		343					
北部看護学校		343					
専門学校琉球リハビリテーション学院　金武校				459		546	
専門学校琉球リハビリテーション学院　那覇校				459			

予備校

学校名	学校情報ページ	看護師	診療放射線技師 臨床工学技士 臨床検査技師	理学療法士 作業療法士 言語聴覚士	歯科技工士 歯科衛生士	あん摩マッサージ指圧師 はり師・きゅう師 柔道整復師	視能訓練士 義肢装具士 救急救命士
●兵庫県							
栄進看護医療ゼミナール	678						
神戸看護受験セミナー	678						

さんぽうの看護・医療系学校進学情報誌

(株)さんぽうの看護・医療系情報誌は役に立つ情報が満載! 全国の高等学校や看護・医療系関係者からも高い評価を得ています。看護・医療系の学校情報や受験情報など、この分野を志すあなたにぜひオススメです!

最新版 看護・医療系学校最新入学全ガイド 2024年度入学用
1,300円(税込) ※送料 1冊450円／2冊以上550円 有料

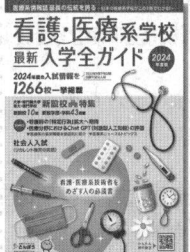

初版から40余年の実績を誇る看護・医療系ガイドの決定版!

入試日程・入試科目総覧・国家資格別進学ガイド・養成学校案内・新設予定校最新情報など看護・医療系学校の受験から入学までを完全にサポートする情報誌です。

電子書籍<最新版>も販売中!
電子書籍のご注文はこちらから▶▶▶
各電子書籍ストアでもお買い求めいただけます

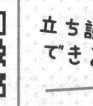

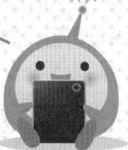

立ち読みもできるよ!

【分野別ガイドブックシリーズ】 無料
医歯薬・看護・福祉・医療系をめざす人へ

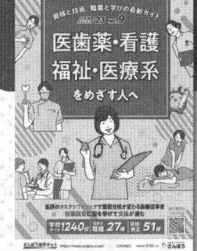

学校選びに役立つ医療系分野の学校情報はもちろん、医療の学びについて、医療系資格について、そのほか就職情報として、医歯薬・看護・福祉・医療系業界の現状と展望、業界を代表する企業・施設の紹介、卒業後の進路選択まで完全サポートします!

【高校生の新しい学びのすすめシリーズ】 無料
医学・歯学・薬学・看護学・保健衛生学・医療技術学系

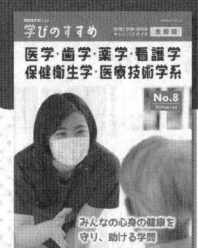

医療系の大学・短期大学の情報はもちろん、おもな学部・学科と学ぶ内容についての解説、各大学教授からの「この学問の魅力」、在学生・卒業生へのインタビュー記事、奨学金制度の紹介、卒業後の進路など入学後、卒業後についての情報も満載の1冊です!

【つくにはブックスシリーズ】 無料
こども・福祉・心理・看護・医療・健康の仕事につくには

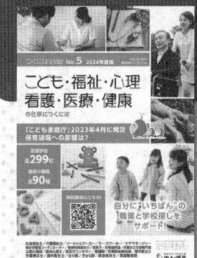

保育・福祉と医療系専門職について、それぞれの仕事の内容、その職業につくための進路、その仕事で求められる人材などを紹介。
中学校・高等学校のキャリア教育指導のテキストとしてもご活用いただいています。

情報誌のお申し込みはコチラ

ご注文はさんぽう進学ネットの情報誌ページから

さんぽう進学ネット で 検索 ▶ https://www.sanpou-s.net/magazine/

欲しい本を選んで必要事項を入力するだけ!
QRコード+スマートフォンで、カンタン資料請求

未来をカタチにする さんぽう

DT-409050

2024年入試速報

厚生労働大臣・文部科学大臣・都道府県知事指定　全国の養成施設を収録

看護・医療系学校入試データ
全1266校 ＜最新版＞

〈データの見方〉

● このデータは、各校よりご回答いただきましたアンケートなどをもとに、編集部で再編集したものです。
● データは『看護師』『臨床検査技師・臨床工学技士・診療放射線技師』『理学療法士・作業療法士・言語聴覚士』『歯科衛生士・歯科技工士』『柔道整復師・はり師・きゅう師・あん摩マッサージ指圧師』『視能訓練士・義肢装具士・救急救命士』の6つの分野に分けて掲載しています。
● 『看護師』分野は3年制・4年制学科を対象としており、准看護師資格取得者対象の学科は対象外です。
● 『准看護師』分野の入試日程は別ページ（P.649～）に掲載しています。
● 各項目の内容は、各校からの回答によるため、表示の統一に欠ける部分があります。
＊ このデータは、2023年7月の調査に基づいた2024年4月入学者用のデータです。調査後に募集要項の変更・追加等が生じる場合もありますので、受験を希望される方は、必ず各学校へ直接ご確認ください。

Ⓐ 学校名・設置学科など

◇ 該当分野及び入試制度のアイコンを入れています

看＝看護師	検＝臨床検査技師	工＝臨床工学技士
診＝診療放射線技師	理＝理学療法士	作＝作業療法士
言＝言語聴覚士	衛＝歯科衛生士	技＝歯科技工士
柔＝柔道整復師	は＝はり師・きゅう師	あ＝あん摩マッサージ指圧師
視＝視能訓練士	義＝義肢装具士	救＝救急救命士

◇ 下記アイコンが入っている場合、別ページにて入試日程を掲載しています。
（9月下旬以降に出願可能で、かつアンケートにご回答いただいた日程に限ります）
※ 社会人入試以外でも社会人が受験可能な場合がありますので、詳しくは各学校にご確認ください。

共＝大学入学共通テストを利用する入試
〈大学・短大（私立）〉（P.570～）
総＝総合型選抜　　社＝社会人入試（P.606～）
AO＝AO入試（P.583～）

【国】＝国立
【公】＝公立
無印＝私立

学校情報ページ

【統】＝統合カリキュラム（統合カリキュラムの詳細はP.●●をご確認ください）
【定】＝昼間定時制

（　）内はWEB出願を利用すると受験料が異なる場合の金額です。

Ⓐ

学校法人さんぽう **さんぽう大学** ➡P.000	看検工診共総社	学科	看護学科(50名)【統】	〒151-0061　東京都渋谷区初台1-31-16【TEL】03-3379-6612【E-mail】sanpou@sanpou-s.net【交通】京王新線「初台」駅より徒歩10分

Ⓑ

		出願日程	試験日程	合格発表	推薦基準・試験内容	受験料
公募推薦		23年11/1～11/10(必着) 23年12/20～24年1/10(必着)	11/20 1/20	11/25 1/25	推薦は専願、現役生のみ、定員10名 推薦：書類審査、コミ英ⅠⅡ	30,000円 (25,000円)
一般		〈1期〉23年11/1～11/10(必着) 〈2期〉23年12/1～12/10(必着) 〈3期〉24年1/4～1/15(必着) 〈4期〉24年2/1～2/10(必着) 〈5期〉24年3/1～3/10(必着)	11/20 12/20 1/20 2/20 3/20	11/25 12/25 1/25 2/25 3/25	一般：面接、書類審査	30,000円 (25,000円)

Ⓒ

◇ 開 校 年　1980年
◇ 入 学 者　66名(男子14名／女子52名)
◇ 出 身 県　北海道・茨城県・秋田県
◇ 主な実習先　○○病院、○○○病院、○○○病院他
◇ 主な就職先　○○病院、○○○病院、○○○病院他

◇初年度納入金 (卒業までの納入金)
1,500,000円 (5,400,000円)
◇学校独自の奨学金制度
・○○大学貸与奨学金：貸与[年額]上限600,000円[募集内容]人物、学業成績ともに優秀で、経済的に修学が困難な学生
・○○大学奨学金：給付[年額]100,000円[募集内容]人物、学業成績ともに優秀で、経済的に修学が困難な学生

◇学生寮　あり(女子のみ)
◇特徴
本学の看護学科では、同じキャンパス内に他の医療系学科もあるため、相互に連携した実習を行うなどより広い視点から看護について考え、技術を身に付けることができます。

資料請求	●学校案内　無料　●願書　無料	WEB出願　可(一般のみ)	残りの日程はWEBでCheck

＊公募推薦は、出願条件を満たし高校から推薦書がもらえれば、だれでも受験できる"公募制一般推薦入試"のみを対象とさせていただいております。

Ⓑ 入試情報

◇入試日程は9月26日以降に出願が可能なものを優先し、公募推薦・一般入試について5期分までを掲載しています。弊誌発行の時点で受験可能な日程が終了している入試につきましては、"※9月26日以降、該当する試験はありません"と記載しています。なお、枠の右下に"残りの日程はWEBをCheck"とある場合は掲載分以降の出願も可能な学校です。日程はWEBサイト「看護医療進学ネット」に掲載されていますので、ご確認ください。

◇出願日程は基本的に郵送やWEB出願の日程を掲載しています。別途窓口受付日を設けている学校もありますので、各学校にご確認ください。

◇国立・公立の大学、短期大学の一般選抜で2月・3月の日程のあるものはそれぞれ前期、後期を表しています。試験科目は個別試験科目のみ掲載しています。

◇推薦入学出願条件欄で、3.5などの数字は学習成績の状況（評定平均値）を表し、Bなどのアルファベットは成績概評を表しています。現役生は2024年3月卒業見込みの者を表しています。本誌掲載の推薦入学は公募制で、出願条件にかなっていれば、だれでも応募できます（出願条件は記載している内容以外にも設けている場合があります）。公募制の他にも指定校制、地域指定制、その他学校によりさまざまな推薦入試がありますので、希望の学校の募集要項を必ず確認しましょう。

◇一般選抜が大学入学共通テスト利用型選抜のみ実施の場合はこの枠内に日程等を掲載しています（P.570～の日程一覧には掲載していません）。

◇新型コロナウイルス感染症対応等で追試験日を設けている場合もありますので、各学校に確認してください。

◎ **入試情報は以下のように省略して表記しています。**

【出願期間】	【試験日】
消印有効＝消有	「・」は2日に分けて実施

【試験内容】

国語＝国	数学＝数Ⅰ／数ⅠA／数ⅠⅡAB　など	
国語総合＝国総	物理＝物	物理基礎＝物基
国語表現＝国表	化学＝化	化学基礎＝化基
古文＝古	生物＝生	生物基礎＝生基
漢文＝漢	日本史＝日	政治経済＝政経
英語＝英	世界史＝世	地歴・公民＝歴民
コミュニケーション英語＝コミ英	地学＝地	
英語表現＝英表		

Ⓒ 学校情報

◇出身県は上位3県までを表示しました。

◇入学者数は2023年4月入学生のデータです。

◇初年度納入金は2024年度入学者用のものです。

・入学金＋授業料（1年目の年間合計金額）＋施設費＋実習費＋その他の合計の額を表しています。

・学科内で金額が異なる場合は、最低額から最高額までを表示しています。

・卒業までの納入金は入学から卒業までの納入金の合計を表しています（初年度納入金を含む）。

・掲載されている金額以外に諸経費が必要な場合があります。

◇資料の料金については、郵便料金の改定や資料の重量変更により変更になる場合があります。詳細は各学校にお問い合わせください。

学科名末尾の記号は下記を表しています。

＊1…大学、指定養成施設卒業者対象

＊2…大学、短大、文部科学大臣または厚生労働大臣指定の保育士または看護師養成施設で2年以上修業かつ指定の科目を修めた者が対象

＊3…特定の養成施設の卒業または修業期間を必要とする（詳細は学校にお問い合わせください）

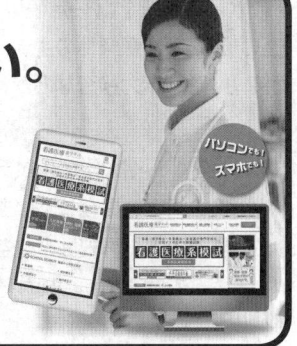

2021年度より変わった大学・短期大学入試

　文部科学省が主導する高大接続改革（※）に伴い、2021年度入試より大学・短期大学入学者選抜改革が行われました。全体的な流れは2020年度までと変わりませんが、入試の名称や試験内容が変更になりました。

　新しい入試区分では"学力の3要素"が重視されます。"学力の3要素"とは、「知能・技能」「思考力・判断力・表現力」「主体性をもち、多様な人々と協働しつつ学ぶ態度」をいいます。知識や技能だけでなく、考える力や高校生活の実績など多面的に評価する選抜方法を取り入れ、この"学力の3要素"を問う入試制度に移行しようとするものです。

知識技能

学力の3要素

思考力
判断力
表現力

主体性
多様性
協働性

※高大接続改革とは、グローバル化の進展、技術革新、国内における生産年齢人口の急減などに伴い、予見の困難な時代の中で新たな価値を創造していく力を育てることの必要性に対し、高等学校教育、大学教育、大学入学者選抜を通じて学力の3要素を確実に育成・評価する、三者の一体的な改革を進める取組み。

AO入試
➡総合型選抜

　学力だけでなく、将来の目標や学習意欲などを総合的に判断する入試です。出願条件には「学習成績の状況」（評定平均値）の基準を設けていない大学が多く、各大学の求める学生像（アドミッションポリシー）に基づいて選考されます。

　従来のAO入試と異なり学力の確認が求められるようになったため、小論文やレポート、語学検定などの条件を課される事例が多くなっています。

《特徴》
①学校長の推薦は不要。出願要件を満たしていれば受験できる。
②面接や面談、レポートなど大学によって独自の選考方法がある。
※多くの国立大学の総合型選抜では、大学入学共通テストの受験を課す予定です。

推薦入試
➡学校推薦型選抜

　高校時代の活動実績（勉強、スポーツ、課外活動など）を評価する入試です。「一定値以上の評定平均値＋学校長の推薦」が出願条件の主流。試験内容は書類審査・面接・小論文・学力検査などがあります。

《指定校制推薦と公募制推薦》
①指定校制推薦は大学が指定した特定の高等学校の生徒のみ受験可能。
②公募制推薦は大学が規定する出願条件を満たしていれば、どの高等学校の生徒でも受験可能。

大学入試センター試験
➡大学入学共通テスト

　2024年度試験はこれまでと同様、大学入試センター試験と同じマークシート方式で行います。前述の「学力の3要素」を問う試験内容となっています。本試験（2024年1月13日（土）、14日（日））、追・再試験（2024年1月27日（土）、28日（日））が実施されます。

一般入試
➡一般選抜

　かつての一般入試では、おもに筆記試験の結果で合否を判定していました。新しい「一般選抜」では従来の筆記試験に加えて、調査書や受験生本人が記載する書類、英語の外部検定試験スコアなども入れた【総合評価型】へと移行しています。

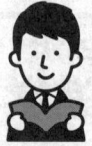

◇本誌の大学・短期大学の入試データでは、原則「公募推薦」欄に学校推薦型選抜の公募制、「一般」欄に一般選抜の情報を掲載しています。また、学校推薦型選抜以外の入試区分に公募制推薦を設けている場合もありますので、詳細は必ず各学校にお問い合わせください。
◇学校によってはその他の異なる名称を用いている場合もあります。

▶ 看護師

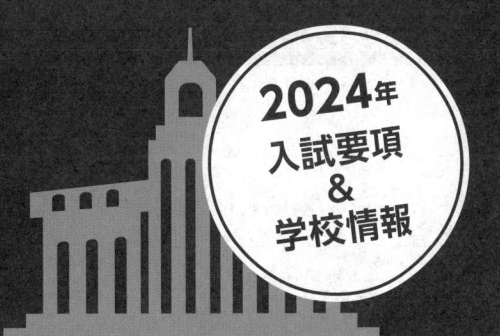

2024年 入試要項 & 学校情報

大学

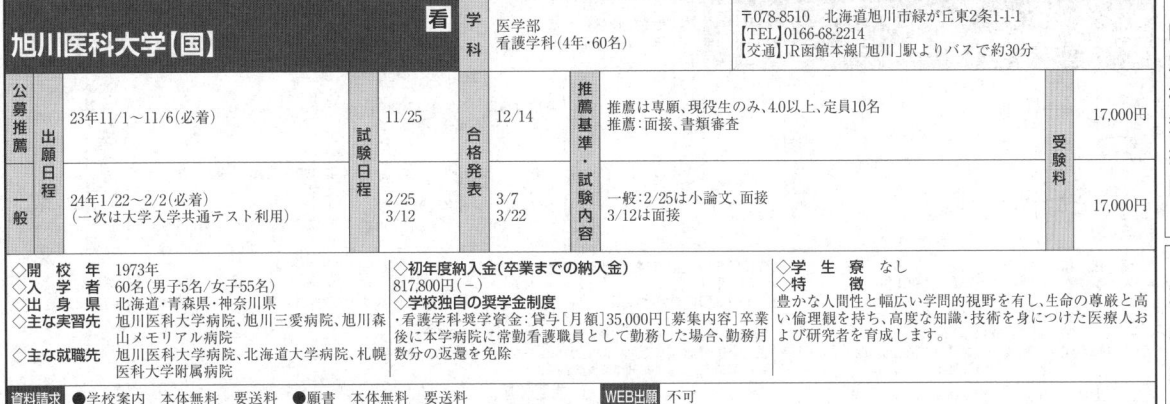

旭川医科大学【国】

看 / 学科　医学部　看護学科（4年・60名）

〒078-8510　北海道旭川市緑が丘東2条1-1-1
【TEL】0166-68-2214
【交通】JR函館本線「旭川」駅よりバスで約30分

出願日程		試験日程	合格発表	推薦基準・試験内容	受験料
公募推薦	23年11/1〜11/6（必着）	11/25	12/14	推薦は専願、現役生のみ、4.0以上、定員10名 推薦：面接、書類審査	17,000円
一般	24年1/22〜2/2（必着） （一次は大学入学共通テスト利用）	2/25 3/12	3/7 3/22	一般：2/25は小論文、面接 3/12は面接	17,000円

◇開校年　1973年
◇入学者　60名（男子5名／女子55名）
◇出身県　北海道・青森県・神奈川県
◇主な実習先　旭川医科大学病院、旭川三愛病院、旭川森山メモリアル病院
◇主な就職先　旭川医科大学病院、北海道大学病院、札幌医科大学附属病院

◇初年度納入金（卒業までの納入金）
817,800円（−）
◇学校独自の奨学金制度
・看護学科奨学資金：貸与［月額］35,000円［募集内容］卒業後に本学病院に常勤看護職員として勤務した場合、勤務月数分の返還を免除

◇学生寮　なし
◇特徴　豊かな人間性と幅広い学問的視野を有し、生命の尊厳と高い倫理観を持ち、高度な知識・技術を身につけた医療人および研究者を育成します。

資料請求　●学校案内　本体無料　要送料　●願書　本体無料　要送料　　WEB出願　不可

旭川市立大学【公】

看 / 社 / 学科　保健福祉学部　保健看護学科（4年・60名）

〒079-8501　北海道旭川市永山3条23-1-9
【TEL】0166-48-3121　【E-mail】nyushi@live.asahikawa-u.ac.jp
【交通】JR宗谷本線「永山」駅より徒歩15分

出願日程		試験日程	合格発表	推薦基準・試験内容	受験料
公募推薦	23年11/1〜11/10	11/19	12/1	推薦は専願のみ、3.8以上、定員25名 推薦：小論文、面接	17,000円
一般	24年1/22〜2/2 （一次は大学入学共通テスト利用）	2/27 3/12	3/6 3/22	一般：2/27は小論文、集団討論 3/12は集団討論	17,000円

◇開校年　2008年
◇入学者　60名
◇出身県　北海道
◇主な実習先　−
◇主な就職先　旭川医科大学病院、市立旭川病院、旭川赤十字病院他

◇初年度納入金（卒業までの納入金）
−
◇学校独自の奨学金制度
−

◇学生寮　あり（女子のみ）
◇特徴　本学の保健看護学科では、人間性を養う教養科目をはじめ、高度な医学的知識と技術を学び、現代の多様なニーズに対応できる看護師・保健師を養成します。

資料請求　●学校案内　250円（送料込）　●願書　※HPよりダウンロード　　WEB出願　可

札幌医科大学【公】

看 / 学科　保健医療学部　看護学科（4年・50名）

〒060-8556　北海道札幌市中央区南1条西17丁目
【TEL】011-611-2111
【E-mail】gakumu-nyushi@sapmed.ac.jp
【交通】地下鉄東西線「西18丁目」駅より徒歩5分

出願日程		試験日程	合格発表	推薦基準・試験内容	受験料
公募推薦	23年11/1〜11/6（17時必着）	11/25	2/13	推薦は専願、現役生のみ、4.0以上、定員10名 推薦：小論文、面接	17,000円
一般	24年1/22〜2/2（17時必着） （一次は大学入学共通テスト利用）	2/25	3/8	一般：面接	17,000円

◇開校年　1950年
◇入学者　50名（男子2名／女子48名）
◇出身県　北海道
◇主な実習先　札幌医科大学附属病院、北海道大学附属病院他
◇主な就職先　札幌医科大学附属病院他

◇初年度納入金（卒業までの納入金）
817,800円（−）
◇学校独自の奨学金制度
・札幌医科大学小野和子奨学金：貸与［年額］600,000円［募集内容］本学に在籍する学部生で、経済的に修学が困難な者を支援する目的

◇学生寮　なし
◇特徴　看護学科は、札幌医科大学の建学の精神・理念、保健医療学部の教育理念・目標を実現するため、創造性に富み人間愛豊かで高い倫理観をもち、北海道、広く日本社会、さらに世界に向けて看護・医療に貢献できる実践能力を備えた看護職の育成を目的とする。

資料請求　●学校案内　本体無料　送料250円　●願書　本体無料　送料215円　　WEB出願　−

札幌市立大学【公】

看　学科

看護学部
看護学科(4年・85名)

〒060-0011　北海道札幌市中央区北11条西13丁目(桑園キャンパス)
【TEL】011-726-2500　【E-mail】so.kyomu@scu.ac.jp
【交通】JR線「桑園」駅より徒歩3分

	出願日程	試験日程	合格発表	推薦基準・試験内容	受験料
公募推薦	23年11/1～11/6(消有)	11/18	12/4	推薦は専願、現役生のみ、4.0以上、定員37名(うち市内優先枠5名) 推薦:小論文、面接、書類審査	17,000円
一般	24年1/22～2/2(必着) (一次は大学入学共通テスト利用)	2/25	3/8	一般:面接	17,000円

◇開校年　2006年
◇入学者　87名(男子8名/女子79名)
◇出身県　北海道・岩手県・群馬県
◇主な実習先　市立札幌病院、手稲渓仁会病院他
◇主な就職先　市立札幌病院、手稲渓仁会病院、札幌医科大学附属病院他

◇初年度納入金(卒業までの納入金)
676,800円～817,800円(2,284,200円～2,425,200円)
◇学校独自の奨学金制度

◇学生寮　なし
◇特徴
看護実践能力・コミュニケーション能力を備え、地域に貢献できる保健・医療のスペシャリストの育成を目指す。

資料請求　●学校案内　本体無料　送料250円　●願書　本体無料　送料180円～215円　　WEB出願　－

学校法人吉田学園

札幌保健医療大学

看　共　総　学科

保健医療学部
看護学科(4年・100名)

〒007-0894　北海道札幌市東区中沼西4条2丁目1番15号
【TEL】011-792-3350　【E-mail】public@sapporo-hokeniryo-u.ac.jp
【交通】札幌市営交通・地下鉄東豊線「新道東」・「環状通東」駅または地下鉄南北線「北34条」駅より中央バス「モエレ団地」下車徒歩7分

	出願日程	試験日程	合格発表	推薦基準・試験内容	受験料
公募推薦	23年11/1～11/10(消有)	11/18	12/1	推薦は専願、現役生のみ、3.5以上 推薦:小論文、面接、書類審査	30,000円
一般	〈前期〉24年1/9～1/19(消有) 〈後期〉24年3/1～3/7(消有)	2/4・5 3/12	2/14 3/18	一般:2/4は国総(古漢除く)、コミ英ⅠⅡ・英表Ⅰ、選択=数ⅠA、生基、化基より1科目 2/5は国総(古漢除く)、生基 3/12は国総(古漢除く)、コミ英ⅠⅡ・英表Ⅰ、選択=生基、化基より1科目	30,000円

◇開校年　2013年
◇入学者　107名(男子16名/女子91名)
◇出身県　北海道・青森県・茨城県
◇主な実習先　札幌医科大学附属病院、市立札幌病院、KKR札幌医療センター他
◇主な就職先　札幌医科大学附属病院、市立札幌病院、手稲渓仁会病院他

◇初年度納入金(卒業までの納入金)
1,90,000円(－)
◇学校独自の奨学金制度
・札幌保健医療大学学業成績優秀給付奨学金:給付[金額]授業料の一部相当額[募集内容]学力、人物ともに優秀な他の学生の模範となる学生
・札幌保健医療大学給付奨学金:給付[金額]授業料年額の半額相当額[募集内容]経済的事由により学業の継続が困難な学生

◇学生寮　あり
◇特徴
人間力教育を根幹とした医療人育成を教育理念に、豊かな人間性を備える看護師、保健師を育成します。

資料請求　●学校案内　無料　●願書　無料　　WEB出願　可

学校法人天使学園

天使大学

看　共　社　学科

看護栄養学部
看護学科(4年・100名)

〒065-0013　北海道札幌市東区北13条東3丁目1-30
【TEL】011-741-1051　【E-mail】nyushi@tenshi.ac.jp
【交通】地下鉄東豊線「北13条東」駅より徒歩3分

	出願日程	試験日程	合格発表	推薦基準・試験内容	受験料
公募推薦	23年11/1～11/7(必着)	11/18	12/1	推薦は専願、現役生のみ、定員40名(うち指定校5名程度) 推薦:書類審査、小論文、面接	30,000円
一般	24年1/9～1/19(必着)	2/6・15	2/26	一般:2/6はコミ英ⅠⅡ・英表Ⅰ、選択=国総(古漢除く)、数ⅠAより1科目、化基、生基より1科目 2/15は面接	30,000円

◇開校年　1947年
◇入学者　103名(男子1名/女子102名)
◇出身県　北海道・岩手県・青森県
◇主な実習先　－
◇主な就職先　－

◇初年度納入金(卒業までの納入金)
1,880,500円(6,469,000円)
◇学校独自の奨学金制度
・天使大学貸与奨学金:貸与(無利子)[月額]30,000円
・学業成績優秀者奨励金:給付[年額]50,000円

◇学生寮　なし
◇特徴
本学看護学科では、「理論」と「実践」を統合し、看護の実践力を高めるとともに、多様な価値観を尊重しながら自分自身を見つめ、豊かな人間性を育んでいく教育を展開しています。

資料請求　●学校案内　無料　●願書　無料　　WEB出願　不可

名寄市立大学【公】

看　社　学科

保健福祉学部
看護学科(4年・50名)

〒096-8641　北海道名寄市西4条北8丁目1番地
【TEL】01654-2-4194　【E-mail】shingaku@nayoro.ac.jp
【交通】JR線「名寄」駅より市内西まわりバス10分もしくは徒歩25分

	出願日程	試験日程	合格発表	推薦基準・試験内容	受験料
公募推薦	23年11/1～11/7(必着)	11/21	12/5	推薦は専願、現役生のみ、3.8以上かつ数・理それぞれ4.0以上、定員25名 推薦:小論文、面接	17,000円
一般	24年1/22～2/2(必着) (一次は大学入学共通テスト利用)	2/25 3/12	3/7 3/20	一般:小論文、面接	17,000円

◇開校年　1960年
◇入学者　52名(男子5名/女子47名)
◇出身県　北海道・岩手県・青森県
◇主な実習先　名寄市立総合病院、名寄東病院、名寄三愛病院他
◇主な就職先　名寄市立総合病院、札幌医科大学附属病院、旭川赤十字病院他

◇初年度納入金(卒業までの納入金)
1,026,800円～1,120,800円(3,543,200円～3,637,200円)
・給付型奨学金:給付[月額]20,000円[募集内容]各学科各学年で1名、合計16名を対象とする

◇学生寮　あり(女子のみ)
◇特徴
医療機関や行政機関など保健・医療の第一線で活躍する看護職の育成を目指しています。保健・医療・福祉・保育の各領域を幅広く理解し、支援サービスの連携・協働においてパートナーシップを発揮できる力を育むことを目的に「連携教育」に重点を置いています。

資料請求　●学校案内　本体無料　要送料　●願書　本体無料　要送料　　WEB出願　－

※受験を希望される方は、必ず各学校の募集要項をご確認ください。　― 136 ―

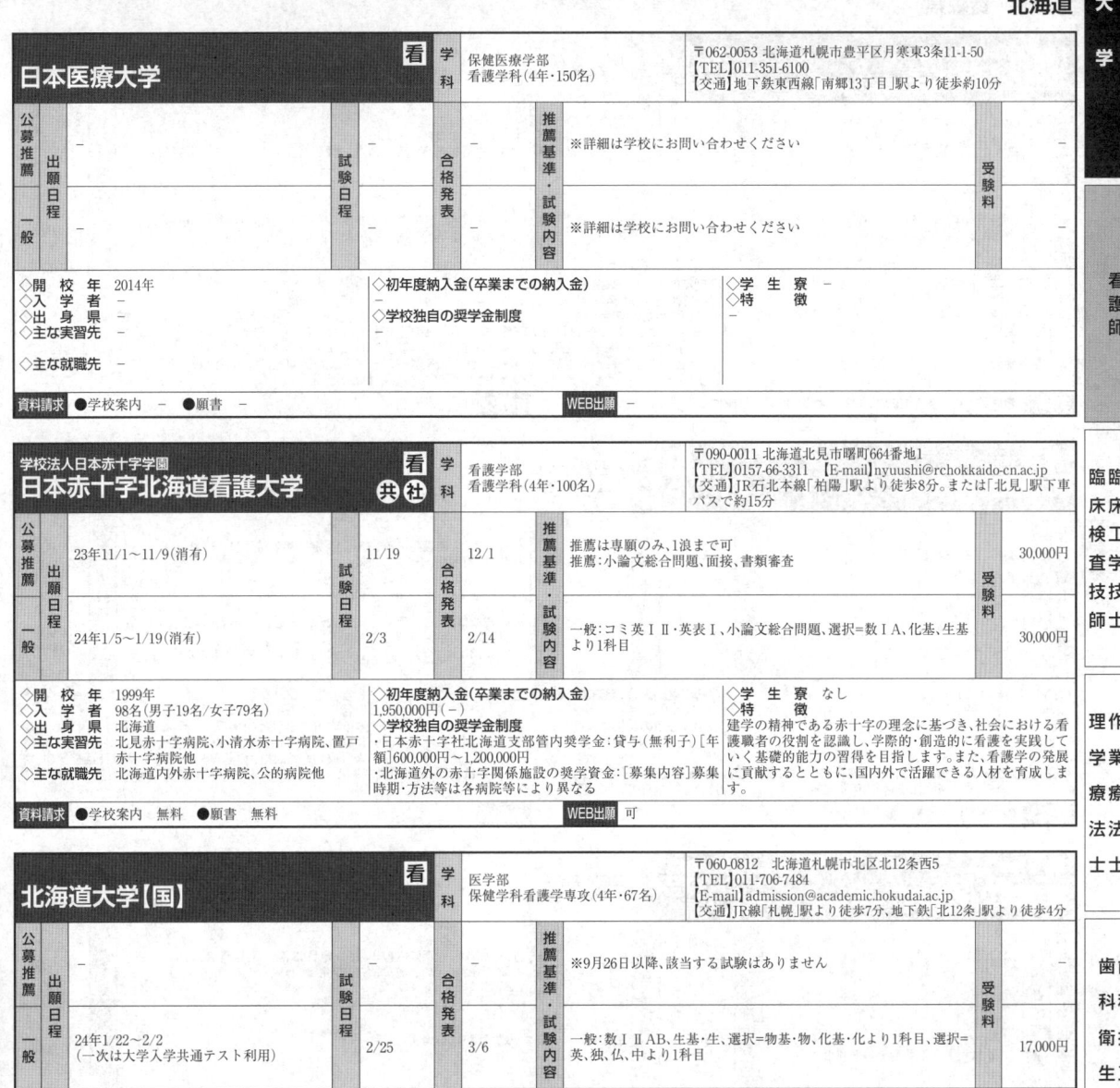

日本医療大学

看 学科：保健医療学部 看護学科（4年・150名）

〒062-0053 北海道札幌市豊平区月寒東3条11-1-50
【TEL】011-351-6100
【交通】地下鉄東西線「南郷13丁目」駅より徒歩約10分

	出願日程	試験日程	合格発表	推薦基準・試験内容	受験料
公募推薦	－	－	－	※詳細は学校にお問い合わせください	－
一般	－	－	－	※詳細は学校にお問い合わせください	－

◇開校年 2014年
◇入学者 －
◇出身県 －
◇主な実習先 －
◇主な就職先 －

◇初年度納入金（卒業までの納入金）
◇学校独自の奨学金制度

◇学生寮 －
◇特徴

資料請求 ●学校案内 － ●願書 － 　WEB出願 －

学校法人日本赤十字学園 日本赤十字北海道看護大学

看 共 社 学科：看護学部 看護学科（4年・100名）

〒090-0011 北海道北見市曙町664番地1
【TEL】0157-66-3311 【E-mail】nyuushi@rchokkaido-cn.ac.jp
【交通】JR石北本線「柏陽」駅より徒歩8分。または「北見」駅下車バスで約15分

	出願日程	試験日程	合格発表	推薦基準・試験内容	受験料
公募推薦	23年11/1～11/9（消有）	11/19	12/1	推薦は専願のみ、1浪まで可 推薦：小論文総合問題、面接、書類審査	30,000円
一般	24年1/5～1/19（消有）	2/3	2/14	一般：コミ英ⅠⅡ・英表Ⅰ、小論文総合問題、選択＝数ⅠA、化基、生基より1科目	30,000円

◇開校年 1999年
◇入学者 98名（男子19名/女子79名）
◇出身県 北海道
◇主な実習先 北見赤十字病院、小清水赤十字病院、置戸赤十字病院他
◇主な就職先 北海道内外赤十字病院、公的病院他

◇初年度納入金（卒業までの納入金）
1,950,000円（－）
◇学校独自の奨学金制度
・日本赤十字社北海道支部管内奨学金：貸与（無利子）[年額]600,000円～1,200,000円
・北海道外の赤十字関係施設の奨学資金：[募集内容]募集時期・方法等は各病院等により異なる

◇学生寮 なし
◇特徴
建学の精神である赤十字の理念に基づき、社会における看護職者の役割を認識し、学際的・創造的に看護を実践していく基礎的な能力の習得を目指します。また、看護学の発展に貢献するとともに、国内外で活躍できる人材を育成します。

資料請求 ●学校案内 無料 ●願書 無料 　WEB出願 可

北海道大学【国】

看 学科：医学部 保健学科看護学専攻（4年・67名）

〒060-0812 北海道札幌市北区北12条西5
【TEL】011-706-7484
【E-mail】admission@academic.hokudai.ac.jp
【交通】JR線「札幌」駅より徒歩7分、地下鉄「北12条」駅より徒歩4分

	出願日程	試験日程	合格発表	推薦基準・試験内容	受験料
公募推薦	－	－	－	※9月26日以降、該当する試験はありません	－
一般	24年1/22～2/2（一次は大学入学共通テスト利用）	2/25	3/6	一般：数ⅠⅡAB、生基・生、選択＝物基・物、化基・化より1科目、選択＝英、独、仏、中より1科目	17,000円

◇開校年 1980年
◇入学者 66名（男子6名/女子60名）
◇出身県 －
◇主な実習先 北海道大学病院、札幌市内の病院他
◇主な就職先 北海道大学病院、手稲渓仁会病院、斗南病院他

◇初年度納入金（卒業までの納入金）
817,800円（－）
◇学校独自の奨学金制度

◇学生寮 あり
◇特徴
看護実践能力と国際的視野を持った看護師を育成することを目的としています。卒業要件を満たすことで看護師国家試験受験資格が得られます。

資料請求 ●学校案内 本体無料 送料250円 ●願書 ※WEB出願 　WEB出願 可

学校法人東日本学園 北海道医療大学

看 共 総 学科：看護福祉学部 看護学科（4年・100名）

〒061-0293 北海道石狩郡当別町金沢1757
【TEL】0120-068-222 【E-mail】nyushi@hoku-iryo-u.ac.jp
【交通】JR学園都市線「北海道医療大学」駅直通

	出願日程	試験日程	合格発表	推薦基準・試験内容	受験料
公募推薦	23年11/1～11/13	11/19	12/1	推薦は専願のみ、浪人可 推薦：小論文、書類審査、面接	30,000円
一般	〈前期〉23年12/22～24年1/22 〈後期〉24年2/9～3/3	1/29・30・31 3/7	2/15 3/13	一般：コミ英ⅠⅡ・英表Ⅰ、書類審査、選択＝化基、生基、物基、日B、政経より1科目、選択＝数ⅠA、国総（古漢除く）より1科目	30,000円

◇開校年 1974年
◇入学者 118名
◇出身県 北海道・青森県
◇主な実習先 札幌市内・近郊の病院
◇主な就職先 道内外の病院

◇初年度納入金（卒業までの納入金）
1,500,000円（6,000,000円）
◇学校独自の奨学金制度
・特待奨学生（入学者選抜で選考）：免除[金額]A特待：授業料半額免除、B特待：授業料4分1免除
・学校法人東日本学園奨学金：貸与[年額]500,000円（無利子、卒業後返還）

◇学生寮 あり
◇特徴
6学部9学科の北海道最大の医療系総合大学です。最大の特徴は多職種連携教育。同じ医療を志す仲間たちと一緒に、学部学科を越えてチーム医療を学びます。また、多彩な学修プログラムで国家試験合格へ力強くサポートします。

資料請求 ●学校案内 無料 ●願書 無料 　WEB出願 可

北海道科学大学

学校法人北海道科学大学 【看】【共】

学科	保健医療学部 看護学科（4年・90名）

〒006-8585　北海道札幌市手稲区前田7条15丁目4-1
【TEL】0120-248-059　【E-mail】nyushi@hus.ac.jp
【交通】JR線「手稲」駅よりバス約9分、徒歩約25分

	出願日程	試験日程	合格発表	推薦基準・試験内容	受験料
公募推薦	23年11/1～11/8（必着）	11/18	12/1	推薦は1浪まで可、3.3以上 推薦：書類審査、面接、実績点、選択＝数ⅠA、コミ英Ⅰより1科目	30,000円
一般	〈前期〉24年1/5～1/18（必着）〈後期〉24年2/15～3/4（必着）	2/1・2 3/9	2/14 3/15	一般：選択＝数ⅠA、数ⅠAⅡBより1科目、選択＝国総（古漢除く）、コミ英ⅠⅡ、理（物基・物、化基・化、生基・生）より2科目	30,000円

◇開校年　1967年
◇入学者　-
◇出身県　北海道
◇主な実習先　-
◇主な就職先　-

◇初年度納入金（卒業までの納入金）
1,812,300円（6,509,700円）
◇学校独自の奨学金制度
・スカラーシップS：免除［金額］4年間で6,200,000円［募集内容］一般選抜［前期］（大学入学共通テスト利用選抜　前期）の成績優秀者に対し授業料を全額免除
・スカラーシップA：免除［金額］4年間で3,100,000円［募集内容］一般選抜［前期］（大学入学共通テスト利用選抜　前期）の成績優秀者に対し授業料を半額免除

◇学生寮　なし
◇特徴
時代の流れに相応した実践力のある看護師を養成。本学ならではのICT（情報通信技術）能力も身に付け、看護の場で新たな医療のあり方を提案できる能力および主体的にさまざまな課題を探究し、それを解決していく能力を培う教育を展開。

資料請求　●学校案内　本学HPにて掲載　●願書　本学HPにて掲載　　WEB出願　可

北海道文教大学

学校法人鶴岡学園 【看】【共】【総】【社】

学科	医療保健科学部 看護学科（4年・80名）

〒061-1449　北海道恵庭市黄金中央5-196-1
【TEL】0123-34-0160　【E-mail】nyushi@do-bunkyodai.ac.jp
【交通】JR千歳線「恵庭」駅より徒歩8分

	出願日程	試験日程	合格発表	推薦基準・試験内容	受験料
公募推薦	23年11/1～11/10（必着）	11/23	12/3	推薦は専願、現役生のみ、3.5以上、定員30名（指定校含む） 推薦：書類審査、小論文、面接	30,000円（27,000円）
一般	〈A期〉24年1/6～1/25（必着）〈B期〉24年2/8～3/6（必着）	2/2・3 3/13	2/15 3/18	一般：2/2は国総（古漢除く）、選択＝コミ英ⅠⅡ・英表Ⅰ、数ⅠAより1科目、選択＝生基、化基より1科目 2/3、3/13は国総（古漢除く）、選択＝数ⅠA、生基、化基より1科目	30,000円（27,000円）

◇開校年　1942年
◇入学者　99名
◇出身県　-
◇主な実習先　北海道大学病院、札幌医科大学附属病院、愛育病院他※過去3年間実績
◇主な就職先　-

◇初年度納入金（卒業までの納入金）
1,854,870円（-）
◇学校独自の奨学金制度
・北海道文教大学奨学金：給付［月額］40,000円または30,000円
・北海道文教大学冠奨学金：内容については、奨学金選考委員会の議を経て、学長が決定

◇学生寮　なし
◇特徴
本学の看護学科は、4年間修学すると看護師の国家試験受験資格が得られます。医療の高度専門化に対応できる医療人育成のため、医学の基礎や特色ある専門科目を学び、病院、その他の医療施設の現場で多くの臨地実習を行います。

資料請求　●学校案内　無料　●願書　無料　　WEB出願　可

青森県立保健大学【公】

学科	健康科学部 看護学科（4年・105名）

〒030-8505　青森県青森市浜館間瀬58-1
【TEL】017-765-2061
【交通】青い森鉄道「東青森」駅または「小柳」駅より徒歩10分

	出願日程	試験日程	合格発表	推薦基準・試験内容	受験料
公募推薦	23年11/1～11/8	11/25・26	12/6	推薦は専願、青森県内の現役生、定員43名（うち県外者7名） 推薦：小論文、作文、面接、書類審査	17,000円
一般	24年1/22～2/2（一次は大学入学共通テスト利用）	2/25 3/12	3/6 3/20	一般：2/25は小論文、面接 3/12は面接	17,000円

◇開校年　1999年
◇入学者　-
◇出身県　-
◇主な実習先　-
◇主な就職先　-

◇初年度納入金（卒業までの納入金）
792,400円～905,200円（-）
◇学校独自の奨学金制度
・授業料の減免等／減免［募集内容］経済的理由によって授業料の納入が困難であり、かつ、学業が優秀であると認められる者、その他特に必要があると認められる者に対して、授業料の全部若しくは一部を免除し、又は徴収を猶予する制度

◇学生寮　あり
◇特徴
国家試験合格率は毎年高い結果を出しています。就職率もそれに連動して高く、青森県内で多くの卒業生が看護師や保健師、助産師として現場で活躍しています。

資料請求　●学校案内　本体無料　要送料　●願書　本体無料　要送料（セットで250円）　　WEB出願

青森中央学院大学

学校法人青森田中学園 【看】【共】【総】【社】

学科	看護学部 看護学科（4年・80名）

〒030-0132　青森県青森市横内字神田12番地
【TEL】017-728-0131　【E-mail】ao2@aomoricgu.ac.jp
【交通】JR線「青森」駅よりバス35分、「青森中央学院大学前」下車

	出願日程	試験日程	合格発表	推薦基準・試験内容	受験料
公募推薦	23年11/1～11/10（消有）	11/18	12/1	推薦は専願のみ、1浪まで可、3.5以上、定員40名 推薦：小論文、個別面接、書類審査	30,000円
一般	〈第1期〉24年1/9～1/24（消有）〈第2期〉24年2/6～2/29（消有）	2/3 3/9	2/14 3/16	一般：2/3は国（近代以降の文章）、英、グループ面接、書類審査、選択＝数ⅠA、生基より1科目 3/9は英、小論文、グループ面接、書類審査、選択＝数ⅠA、生基、化基より1科目	30,000円

◇開校年　1998年
◇入学者　76名（男子13名／女子63名）
◇出身県　青森県・秋田県・北海道
◇主な実習先　青森中央病院、青森市民病院、青森厚生病院他
◇主な就職先　青森県立中央病院、八戸市立市民病院、東北医科薬科大学病院他

◇初年度納入金（卒業までの納入金）
1,400,000円（4,850,000円）
◇学校独自の奨学金制度
・特待生制度：免除［金額］授業料の全額、半額、3割［募集内容］特待生選抜試験受験者中、成績上位者から選抜。進級時にも継続審査あり
・教育ローン利子補給奨学金：給付［年額］上限50,000円

◇学生寮　あり
◇特徴
建学の精神の基に科学的な根拠に裏付けられた判断力と実践力を養い、チーム医療の一員として地域社会に貢献する人材の育成をめざします。

資料請求　●学校案内　無料　●願書　無料　　WEB出願　可

左側縦：看護師／臨床検査技師　臨床工学技士　診療放射線技師／理学療法士　作業療法士　言語聴覚士／歯科衛生士　歯科技工士／柔道整復師　はり師・きゅう師　あん摩マッサージ指圧師／視能訓練士　義肢装具士　救急救命士

八戸学院大学（学校法人光星学院）

看 共 総 社

学科	健康医療学部 看護学科（4年・80名）	〒031-0844　青森県八戸市美保野13-98 【TEL】0178-25-2711 【交通】JR東北新幹線「八戸」駅より車約40分

	出願日程	試験日程	合格発表	推薦基準・試験内容	受験料
公募推薦	23年11/1～11/7(必着)	11/18	12/1	推薦は専願、現役生のみ、3.4以上、定員40名 推薦：書類審査、小論文、面接	30,000円
一般	〈Ⅰ期〉24年1/9～1/29(必着) 〈Ⅱ期〉24年2/14～2/26(必着)	2/8 3/8	2/16 3/15	一般：国(近代以降の文章)、英(筆記)、数ⅠA、書類審査	30,000円

◇開校年　1981年
◇入学者　47名(男子5名/女子42名)
◇出身県　青森県・岩手県・宮城県
◇主な実習先　八戸市民病院、八戸赤十字病院、青森労災病院他
◇主な就職先　八戸市民病院、八戸赤十字病院、聖マリアンナ医科大学病院他

◇初年度納入金(卒業までの納入金)
1,834,000円(6,262,000円)
◇学校独自の奨学金制度
・学業特待生：給付・免除[募集内容]入学試験において優秀な成績を収めた者、あるいは在学生で学業成績優秀の者が対象
・修学奨励生：給付・免除[募集内容]経済的な理由による学業継続が困難であると認められる学生が対象

◇学生寮　なし
◇特徴
幅広い教養基盤に支えられた豊かな人間性と高い倫理観、主体的な判断力と行動力、基礎的な研究能力を有して、地域医療のあらゆる現場において、科学的な根拠に基づく看護ケアを提供できる応用力のある看護実践者を養成します。

資料請求　●学校案内　無料　●願書　無料　　WEB出願　可

弘前大学【国】

看 総 社

学科	医学部保健学科 看護学専攻（4年・80名）	〒036-8564　青森県弘前市本町66-1（本町キャンパス） 【TEL】0172-39-3122 【交通】JR線「弘前」駅よりバス約15分

	出願日程	試験日程	合格発表	推薦基準・試験内容	受験料
公募推薦	－	－	－	※9月26日以降、該当する試験はありません	
一般	24年1/22～2/2(最終日17時必着) (一次は大学入学共通テスト利用)	2/25	3/6	一般：小論文、選択=数ⅠⅡAB、コミ英ⅠⅢⅢ・英表ⅠⅡより1科目	17,000円

◇開校年　1949年
◇入学者　82名(男子17名/女子65名)
◇出身県　青森県・北海道・岩手県
◇主な実習先　弘前大学医学部附属病院他
◇主な就職先　弘前大学医学部附属病院、東北大学病院、北海道大学病院他

◇初年度納入金(卒業までの納入金)
817,800円(－)
◇学校独自の奨学金制度
・岩谷元彰弘前大学育英基金：給付[募集内容]詳細は弘前大学ホームページをご確認ください
・弘前大学基金トヨペット未来の青森県応援事業：給付[募集内容]詳細は弘前大学ホームページをご確認ください

◇学生寮　あり
◇特徴
本専攻では、看護の対象を理解し、根拠に基づき主体的・創造的に看護を実践できる能力を養い、教育・研究能力の基礎を備え、専門職として自ら学び続けることのできる能力を持ち、社会に貢献できる人材を育成しています。

資料請求　●学校案内　本体無料　要送料　●願書　※WEB出願　　WEB出願　可

弘前医療福祉大学（学校法人弘前城東学園）

看 共 総 社

学科	保健学部 看護学科（4年・50名）	〒036-8102　青森県弘前市大字小比内3-18-1 【TEL】0172-27-1001　【E-mail】office@jyoto-gakuen.ac.jp 【交通】JR線「弘前」駅より車で約10分。弘南線「運動公園前」駅徒歩3分

	出願日程	試験日程	合格発表	推薦基準・試験内容	受験料
公募推薦	〈Ⅰ期〉23年11/1～11/10(必着) 〈Ⅱ期〉23年12/1～12/8(必着)	11/18 12/16	12/1 12/22	推薦は専願、現役生のみ、3.6以上、定員17名 推薦：書類審査、小論文、面接	30,000円
一般	〈前期〉24年1/10～1/26(必着) 〈後期〉24年2/13～2/22(必着)	2/3 3/2	2/15 3/8	一般：面接、書類審査、選択=国総(近代以降)、英(筆記)より1科目、選択=数ⅠA、化基、生基より1科目	30,000円

◇開校年　2009年
◇入学者　42名(男子8名/女子34名)
◇出身県　青森県・秋田県・岩手県
◇主な実習先　健生病院、弘前記念病院、ときわ会病院他
◇主な就職先　青森県立中央病院、国立病院機構弘前総合医療センター、健生病院他

◇初年度納入金(卒業までの納入金)
1,640,000円(5,810,000円)
◇学校独自の奨学金制度
・特待生奨学金制度2019：給付[金額]A：1,170,000円×4年間、B：585,000円×4年間[募集内容]一般once前で成績上位の者(A)と学科専攻分野の成績上位の者名(B)
・在学特待生授業料減免制度：給付[年額]授業料および諸経費の半額[募集内容]入学後、年度内成績が最優秀な者各学科専攻別1名が選定され翌年度に給付

◇学生寮　あり(女子のみ)
◇特徴
ホスピタリティー精神を基盤に豊かな人間性を兼ね備え、人間の尊厳を基本とし、さまざまな健康・福祉に関する問題を総合的にとらえ、科学的に解決できる専門知識と技能を養い、地域に貢献できる質の高い専門資格者の教育を行います。

資料請求　●学校案内　無料　●願書　無料　　WEB出願　可

弘前学院大学（学校法人弘前学院）

看 共 総 社

学科	看護学部 看護学科（4年・70名）	〒036-8577　青森県弘前市稔町13-1 【TEL】0172-34-5211　【E-mail】nyushi@hirogaku-u.ac.jp 【交通】JR線「弘前」駅中央口より「小栗山・狼森」行きバス乗車9分、「第三中学校前」下車徒歩8分

	出願日程	試験日程	合格発表	推薦基準・試験内容	受験料
公募推薦	〈Ⅰ期〉23年11/1～11/14(消有) 〈Ⅱ期〉23年11/20～12/11(消有) 〈Ⅲ期〉23年12/18～24年1/16(消有)	11/18 12/16 1/20	12/1 12/25 1/27	推薦は専願のみ、1浪まで可、3.6以上、定員32名 推薦：小論文、面接、書類審査	30,000円
一般	〈Ⅰ期〉24年1/9～2/1(消有) 〈Ⅱ期〉24年2/8～2/28(消有)	2/7 3/4	2/14 3/9	一般：国総(近代以降の文章)、選択=コミ英ⅠⅡ・英表Ⅰ・生より1科目	30,000円

◇開校年　1971年
◇入学者　45名(男子10名/女子35名)
◇出身県　青森県・北海道・秋田県
◇主な実習先　弘前大学医学部附属病院、津軽保健生活協同組合健生病院、弘前病院他
◇主な就職先　弘前市立中央病院、つがる総合病院、健生病院他

◇初年度納入金(卒業までの納入金)
1,660,000円(－)
◇学校独自の奨学金制度
・弘前学院奨学金：貸与[月額]32,000円[募集内容]学業成績、人物、家庭環境等を考慮して選考
・弘前学院大学中内奨学金：免除[募集内容]1年間の授業料を半額免除。在学2年目以上が対象

◇学生寮　なし
◇特徴
弘前学院大学の看護学科は、1学年の定数が70名と小規模ながら、高い倫理観と豊かな人間性を備えた専門職業人の育成を目指しています。多くの卒業生が医療機関や行政機関において、それぞれ将来を担う人材として活躍しています。

資料請求　●学校案内　無料　●願書　※WEB出願　　WEB出願　可

右欄（縦書き）：看護師　臨床検査技師　臨床工学技士　診療放射線技師　理学療法士　作業療法士　言語聴覚士　歯科衛生士　歯科技工士　柔道整復師　はり師・きゅう師　あん摩マッサージ指圧師　視能訓練士　義肢装具士　救急救命士

左側縦欄（分野索引）:
看護師 / 臨床検査技師 臨床工学技士 診療放射線技師 / 理学療法士 作業療法士 言語聴覚士 / 歯科衛生士 歯科技工士 / 柔道整復師 はり師・きゅう師 あん摩マッサージ指圧師 / 視能訓練士 義肢装具士 救急救命士

学校法人岩手医科大学　岩手医科大学

看・社　｜　学科：看護学部　看護学科(4年・90名)

〒028-3694　岩手県紫波郡矢巾町医大通1-1-1
【TEL】019-651-5111　【E-mail】nyushi@j.iwate-med.ac.jp
【交通】JR東北本線「矢幅」駅より徒歩約15分

	出願日程	試験日程	合格発表	推薦基準・試験内容	受験料
公募推薦	23年11/1〜11/10(消有)	11/19	12/1	推薦は専願のみ、1浪まで可、3.5以上、定員40名　推薦：小論文、コミ英ⅠⅡ・英表Ⅰ、面接	30,000円
一般	〈前期〉24年1/4〜1/25(消有)　〈後期〉24年2/19〜2/29(消有)	2/5　3/11	2/13　3/15	一般：コミ英ⅠⅡ・英表Ⅰ、国総(古漢除く)、面接、選択=数ⅠA、理(化基・化、生基・生より1科目または化基・生基)より1科目	30,000円

◇開校年　1897年
◇入学者　92名(男子7名／女子85名)
◇出身県　岩手県
◇主な実習先　岩手医科大学附属病院
◇主な就職先　岩手医科大学附属病院他

◇初年度納入金(卒業までの納入金)
1,650,000円(5,850,000円)
◇学校独自の奨学金制度
・奨学金制度：貸与[年額]360,000円[募集内容]各学年10名以内、最長4年間の貸与となります

◇学生寮　あり
◇特徴
岩手医科大学は、医療人の育成を続けて120年以上の歴史を誇る医療系総合大学です。医・歯・薬・看護の4学部が同じキャンパスで共に学ぶ強みを活かして「チーム医療」を在学中に実践し、医療の現場で求められる人材の育成を目指しています。

資料請求　●学校案内　無料　●願書　－　｜　WEB出願　可

岩手県立大学【公】

看・社　｜　学科：看護学部　看護学科(4年・90名)

〒020-0693　岩手県滝沢市巣子152-52
【TEL】019-694-2014　【E-mail】ipu-nyushi@ml.iwate-pu.ac.jp
【交通】IGRいわて銀河鉄道線「滝沢」駅より徒歩15分、JR線「盛岡」駅よりバス40分

	出願日程	試験日程	合格発表	推薦基準・試験内容	受験料
公募推薦	23年11/6〜11/13(必着)	11/26	12/4	推薦は専願、現役生のみ、4.0以上、定員27名　推薦：総合問題、面接	17,000円
一般	24年1/22〜2/2(必着)　(一次は大学入学共通テスト利用)	2/25　3/12	3/4　3/22	一般：小論文、面接	17,000円

◇開校年　1998年
◇入学者　91名(男子5名／女子86名)
◇出身県　岩手県・青森県
◇主な実習先　岩手県立病院、岩手医科大学附属病院、盛岡赤十字病院
◇主な就職先　岩手県立病院局、岩手医科大学附属病院、東北大学病院他

◇初年度納入金(卒業までの納入金)
936,400円〜1,049,200円(2,543,800円〜2,656,600円)
◇学校独自の奨学金制度
・岩手県立大学学業奨励金(第1種)：貸与[月額]30,000円[募集内容]学校推薦型選抜で入学した1年生で、模範となる資質を持つと認められる者・岩手県立大学学業奨励金(第2種)：貸与[月額]30,000円[募集内容]学部2年生で、学業成績、学業態度が他の学生の模範となると認められる者

◇学生寮　要問い合わせ
◇特徴
アカデミックスキルをもとに看護実践能力を身につけ、「岩手の看護をリードする」人材を育成する。看護師国家試験受験資格に加え、各選考試験の合格により、保健師、助産師の国家試験受験資格、養護教諭一種免許状のいずれかを取得できるカリキュラムがある。

資料請求　●学校案内　本体無料　送料336円　●願書　－　｜　WEB出願　可

学校法人二戸学園　岩手保健医療大学

看・社　｜　学科：看護学部　看護学科(4年・80名)

〒020-0045　岩手県盛岡市盛岡駅西通1-6-30
【TEL】019-606-7030
【E-mail】nyushi-kouhou@iwate-uhms.ac.jp
【交通】JR線「盛岡」駅より徒歩5分

	出願日程	試験日程	合格発表	推薦基準・試験内容	受験料
公募推薦	23年11/1〜11/10(必着)	11/18	12/1	推薦は専願、現役生のみ、3.5以上、定員40名　推薦：小論文、面接	30,000円
一般	〈A日程〉24年1/11〜1/26(必着)　〈B日程〉24年2/13〜2/26(必着)　〈C日程〉24年3/1〜3/14(必着)	2/3　3/2　3/19	2/7　3/6　3/21	一般：面接、国(古漢除く)、コミ英ⅠⅡ・英表Ⅰ、選択=数ⅠA、化基、生基より1科目	30,000円

◇開校年　2017年
◇入学者　78名(男子15名／女子63名)
◇出身県　岩手県・秋田県・青森県
◇主な実習先　岩手県立中央病院、盛岡市立病院、国立病院機構盛岡病院他
◇主な就職先　岩手県医療局、岩手医科大学附属病院、盛岡赤十字病院他

◇初年度納入金(卒業までの納入金)
1,600,000円(5,650,000円)
◇学校独自の奨学金制度
－

◇学生寮　なし
◇特徴
2017年4月、岩手県盛岡市に新たに誕生した看護系大学です。地域の看護師不足に対応し、保健医療・福祉に貢献できる質の高い看護専門職者の育成を目指しています。岩手で学び、地元の看護に誇りをもち、地元で活躍する看護師・保健師を育成します。

資料請求　●学校案内　無料　●願書　無料　｜　WEB出願　不可

学校法人北杜学園　仙台青葉学院大学
（2024年4月開学予定/認可申請中中）

看　｜　学科：看護学部　看護学科(4年・90名)

〒984-0022　宮城県仙台市若林区五橋3-5-75(本部)
【TEL】022-369-8000　【E-mail】sg-kouhou@seiyogakuin.ac.jp
【交通】JR線「仙台」駅より徒歩10分

	出願日程	試験日程	合格発表	推薦基準・試験内容	受験料
公募推薦				※調査時点で詳細は未決定・未発表　詳細は学校にお問い合わせください	
一般				※調査時点で詳細は未決定・未発表　詳細は学校にお問い合わせください	

◇開校年　2024年予定
◇入学者　－
◇出身県　－
◇主な実習先　－
◇主な就職先　※2024年開学予定のため実績なし

◇初年度納入金(卒業までの納入金)
－
◇学校独自の奨学金制度
－

◇学生寮　－
◇特徴
－

資料請求　●学校案内　－　●願書　－　｜　WEB出願　－

看護師　臨床検査技師　診療放射線技師　臨床工学技士　理学療法士　作業療法士　言語聴覚士　歯科衛生士　歯科技工士　あん摩マッサージ指圧師　はり師・きゅう師　柔道整復師　視能訓練士　義肢装具士　救急救命士

東北大学【国】

看 総

学科：医学部 保健学科看護学専攻（4年・70名）

〒980-8575　宮城県仙台市青葉区星陵町2-1
【TEL】022-795-4800　【E-mail】nyushi1@grp.tohoku.ac.jp
【交通】JR線「仙台」駅よりバス約20分

	出願日程		試験日程	合格発表	推薦基準・試験内容	受験料
公募推薦	－		－	－	※9月26日以降、該当する試験はありません	17,000円
一般	24年1/22～2/2（一次は大学入学共通テスト利用）		2/25・26	3/9	一般：コミ英ⅠⅡⅢ・英表ⅠⅡ、数ⅠⅡAB、面接、選択＝物基・物・化基・化、生基・生より2科目	

◇開校年　1907年
◇入学者　73名
◇出身県　－
◇主な実習先　－
◇主な就職先　－

◇初年度納入金（卒業までの納入金）
817,000円（－）
◇学校独自の奨学金制度
・東北大学元気・前向き奨学金（修学支援基金）：給付[年額]360,000円[募集内容]経済的な理由で修学が困難な学部学生で学業成績優秀者
・東北大学総長賞

◇学生寮　あり
◇特徴

資料請求　●学校案内　－　●願書　－　　WEB出願　－

学校法人栴檀学園
東北福祉大学

看 共 社

学科：健康科学部 保健看護学科（4年・80名）

〒981-8522　宮城県仙台市青葉区国見1-8-1
【TEL】022-717-3312
【交通】JR仙山線「東北福祉大前」駅より徒歩約5分。仙台市営バス「東北福祉大前」バス停下車

	出願日程		試験日程	合格発表	推薦基準・試験内容	受験料
公募推薦	23年11/1～11/8		11/23	12/1	推薦は専願のみ、浪人可、3.5以上の者もしくは3.0以上で部活動等で特に優れた能力を有し、実績があり人物ともに優秀な者、定員10名　推薦：書類審査、小論文、面接	30,000円
一般	〈A日程〉24年1/10～1/22　〈B日程〉24年2/16～2/21		2/4・5　3/3・4	2/16　3/13	一般：2/4、3/4は国総（古文除く）・現代文B、コミ英ⅠⅡⅢ・英表ⅠⅡ、選択＝政経、日B、世B、地理B、数、生基、化基より1科目　2/5は国総（古文除く）・現代文B、コミ英ⅠⅡⅢ・英表ⅠⅡ、選択＝数、生基・生、化基・化より1科目　3/3は国総（古文除く）・現代文B、コミ英ⅠⅡⅢ・英表ⅠⅡ、面接	30,000円

◇開校年　1962年
◇入学者　90名（男子6名／女子84名）
◇出身県　－
◇主な実習先　東北福祉大学関連病院・福祉施設、仙台オープン病院、仙台赤十字病院他
◇主な就職先　東北大学病院、仙台厚生病院、東北医薬科大学病院他

◇初年度納入金（卒業までの納入金）
1,944,200円（7,284,800円）
◇学校独自の奨学金制度
・東北福祉大学奨学金（給付奨学金）：給付[月額]50,000円
・東北福祉大学奨学金（貸与奨学金）：貸与（無利子）[月額]50,000円

◇学生寮　あり
◇特徴
看護師・保健師・助産師をめざして、リハビリ・医療経営・介護など、他の職種を目指す仲間と互いに刺激しあいながら専門性を高めます。また、様々な経験や経歴を持つ教職員が学生一人ひとりに寄り添い、悩みや迷いをサポートします。

資料請求　●学校案内　無料　●願書　※WEB出願　　WEB出願　可

学校法人東北文化学園大学
東北文化学園大学

看 共 総 社

学科：医療福祉学部 看護学科（4年・80名）

〒981-8551　宮城県仙台市青葉区国見6-45-1
【TEL】0120-556-923　【E-mail】nyugaku@office.tbgu.ac.jp
【交通】JR仙山線「国見」駅より徒歩1分

	出願日程		試験日程	合格発表	推薦基準・試験内容	受験料
公募推薦	〈Ⅰ期〉23年10/30～11/7（消有）　〈Ⅱ期〉23年11/28～12/6（消有）		11/18　12/17	12/1　12/22	推薦は専願のみ、1浪まで可、3.7以上、定員27名　推薦：小論文、面接、書類審査	30,000円
一般	〈前期〉24年1/9～1/23（消有）　〈後期〉24年2/19～2/28（消有）		2/7　3/6	2/16　3/13	一般：2/7は国総（古漢除く）、コミ英ⅠⅡ（リスニング除く）、集団面接、選択＝数Ⅰ、生基より1科目　3/6は集団面接、選択＝国総（古漢除く）、コミ英ⅠⅡ（リスニング除く）、数Ⅰより2科目以上	30,000円

◇開校年　1999年
◇入学者　58名（男子17名／女子41名）
◇出身県　宮城県・山形県・岩手県
◇主な実習先　仙台市立病院、宮城県立こども病院、西仙台病院他
◇主な就職先　国立大学法人東北大学、独立行政法人地域医療機能推進機構、医療法人IMSグループ他

◇初年度納入金（卒業までの納入金）
1,850,000円（－）
◇学校独自の奨学金制度
・兄弟姉妹等優遇制度：免除[金額]240,000円または120,000円[募集内容]在学生や卒業生の親族入学者の入学金を全額または半額免除
・姉妹校優遇週制度：免除[募集内容]法人設置の学校の卒業生が入学する場合、入学金を全額免除

◇学生寮　あり
◇特徴
チーム医療を担う専門能力と豊かな人間性を備えた人材を育成。お互いの専門業務を相互理解するため、専門職連携セミナーを実施。

資料請求　●学校案内　無料　●願書　※WEB出願　　WEB出願　可

宮城大学【公】

看 総 社

学科：看護学群 看護学類（4年・95名）

〒981-3298　宮城県黒川郡大和町学苑1番地1（大和キャンパス）
【TEL】022-377-8333　【E-mail】nyushi@myu.ac.jp
【交通】地下鉄「泉中央」駅より、バス「泉パークタウン」行き約30～35分、「宮城大学前」下車

	出願日程		試験日程	合格発表	推薦基準・試験内容	受験料
公募推薦	23年12/12～12/19（必着）（大学入学共通テスト利用）		2/4	2/12	推薦は専願、現役生のみ、4.0以上、定員24名　推薦：面接、書類審査	17,000円
一般	24年1/22～2/2（消有）（一次は大学入学共通テスト利用）		2/25・26　3/12・13	3/6　3/20	一般：2/25・3/12はコミ英ⅠⅡⅢ・英表ⅠⅡ、論説　2/26・3/13は面接	17,000円

◇開校年　1997年
◇入学者　97名（男子6名／女子91名）
◇出身県　宮城県・岩手県・山形県
◇主な実習先　－
◇主な就職先　東北大学病院、宮城県立こども病院、東北医科薬科大学病院他

◇初年度納入金（卒業までの納入金）
884,916円～1,166,916円（2,774,316円～2,774,316円）
◇学校独自の奨学金制度
－

◇学生寮　なし
◇特徴
人間力を基盤に、新たな時代の看護を創造し、実践できる看護専門職を目指します。

資料請求　●学校案内　本体無料　要送料　●願書　※WEB出願　　WEB出願　可

秋田大学【国】

看 学科 医学部保健学科 看護学専攻(4年・70名)

〒010-8543　秋田県秋田市本道1-1-1
【TEL】018-889-2256　【E-mail】nyushi@jimu.akita-u.ac.jp
【交通】JR線「秋田」駅よりバス約15分

出願日程		試験日程	合格発表	推薦基準・試験内容		受験料
公募推薦				※詳細は学校にお問い合わせください		
一般				※詳細は学校にお問い合わせください		

◇開校年　1949年
◇入学者　−
◇出身県　−
◇主な実習先　−
◇主な就職先　−

◇初年度納入金(卒業までの納入金)
◇学校独自の奨学金制度

◇学生寮　−
◇特徴

資料請求　●学校案内　−　●願書　−　　WEB出願　−

学校法人ノースアジア大学
秋田看護福祉大学

看 共 社 学科 看護福祉学部 看護学科(4年・50名)

〒017-0046　秋田県大館市清水2-3-4
【TEL】0186-43-6510　【E-mail】nyushi@well.ac.jp
【交通】JR線「大館」駅より徒歩約8分

出願日程		試験日程	合格発表	推薦基準・試験内容	受験料
公募推薦	23年10/30〜11/10(必着)	11/18	12/1	推薦は専願のみ、1浪まで可、3.6以上、定員22名　推薦:小論文、面接	30,000円
一般	〈前期〉24年1/15〜1/30(必着)　〈後期〉24年2/19〜3/7(必着)	2/4　3/12	2/16　3/19	一般:国(近代以降の文章)、コミ英ⅠⅡ・英表Ⅰ、選択=数ⅠA、生基・化基、生、化1科目	30,000円

◇開校年　2005年
◇入学者　33名(男子4名/女子29名)
◇出身県　秋田県・青森県・山形県
◇主な実習先　大館市立総合病院、秋田労災病院、能代厚生医療センター他
◇主な就職先　大館市病院職員、JA秋田厚生連、秋田大学医学部附属病院他

◇初年度納入金(卒業までの納入金)
1,566,500円(5,366,000円)
◇学校独自の奨学金制度
・学業奨学生制度(Ⅱ種奨学生):免除[金額]入学金300,000円[募集内容]学校推薦型、一般選抜(前期)で試験成績、調査書等を総合して選考(若干名)
・学業奨学生制度(Ⅰ種奨学生):免除[年額]授業料の1/2[募集内容]2年生以上で、各学年2名以内。学業成績、面接等を総合して選考

◇学生寮　なし
◇特徴
本学科のカリキュラムは、卒業と同時に看護師国家試験受験資格を取得できるようになっています。保健師国家試験受験資格と助産師国家試験受験資格の取得を希望する場合は、資格取得のために定められた科目を履修します(選抜による履修人数制限があります)。

資料請求　●学校案内　無料　●願書　HP掲載(郵送なし)　　WEB出願　可

学校法人日本赤十字学園
日本赤十字秋田看護大学

看 共 社 学科 看護学部 看護学科(4年・100名)

〒010-1493　秋田県秋田市上北手猿田字苗代沢17番地3
【TEL】018-829-3759　【E-mail】koho@rcakita.ac.jp
【交通】JR線「秋田」駅よりバス約15分

出願日程		試験日程	合格発表	推薦基準・試験内容	受験料
公募推薦	23年11/1〜11/8(必着)	11/18	12/1	推薦は専願のみ、現役生のみ、3.6以上、定員40名(指定校含む)　推薦:小論文、面接、書類審査	30,000円
一般	24年1/10〜1/29(必着)	2/6	2/16	一般:書類審査、国(近代以降の文章)、コミ英ⅠⅡ・英表Ⅰ(リスニング除く)、選択=数ⅠA、生基・化基より1科目	30,000円

◇開校年　2009年
◇入学者　104名(男子11名/女子93名)
◇出身県　秋田県・青森県・宮城県
◇主な実習先　秋田赤十字病院

◇初年度納入金(卒業までの納入金)
1,750,000円(6,100,000円)
◇学校独自の奨学金制度
・特待生A:給付[年額]850,000円(年間授業料全額)[募集内容]一般入学選抜、指定校制推薦選抜の成績が上位の者1名を対象に選考(2名)
・特待生B:給付[年額]425,000円(年間授業料半額)[募集内容]前年度の修得単位数が標準数を超え、かつ学業成績が上位4名を対象に選考

◇学生寮　あり(女子のみ)
◇特徴
東北地方で唯一の赤十字看護大学です。秋田における赤十字の看護教育は127年の歴史があり、人道(Humanity)の理念を実践する世界的な人道機関赤十字の一員として、多様化する価値観を持つ人々に対応し、主体的に学び続ける人材を養成します。

資料請求　●学校案内　無料　●願書　無料　　WEB出願　可(※本学HPより必要書類をダウンロード)

山形大学【国】

看 学科 医学部 看護学科(4年・60名)

〒990-8560　山形県山形市小白川町1-4-12
※2〜4年次は飯田キャンパス
【TEL】023-628-4063　【交通】JR線「山形」駅より山形県庁行きバス「山形南高前山大入口」停より徒歩約7分

出願日程		試験日程	合格発表	推薦基準・試験内容	受験料
公募推薦	24年1/15〜1/18(必着)(大学入学共通テスト利用)	2/3	2/9	推薦は専願、現役生のみ、定員20名　推薦:書類審査、面接	17,000円
一般	24年1/22〜2/2(必着)(一次は大学入学共通テスト利用)	2/25・26　3/12	3/6　3/20	一般:2/25・26はコミ英ⅠⅡⅢ・英表Ⅰ、面接　3/12は面接	17,000円

◇開校年　1949年
◇入学者　62名(男子3名/女子59名)
◇出身県　山形県・宮城県・岩手県
◇主な実習先　−
◇主な就職先　山形大学医学部附属病院、日本海総合病院、済生会山形済生病院他

◇初年度納入金(卒業までの納入金)
817,800円(−)
◇学校独自の奨学金制度
・山形大学山澤貞雄奨学金:給付[月額]50,000円[募集内容]給付型(返還なし)奨学金の支給及び入学料・授業料の免除
・山形大学エリアキャンパスもがみ土田秀也奨学金:給付[月額]40,000円[募集内容]給付型(返還なし)奨学金の支給及び入学料・授業料の免除

◇学生寮　あり
◇特徴
看護学科は、1993年に東北・北海道初の国立4年制大学として設立され、時代の要請に柔軟に対応できる知識・技術と豊かな人間性を備えた看護職者を養成しています。卒業後は、地域医療の第一線や、国内外の様々な医療・研究機関で広く活躍しています。

資料請求　●学校案内　−　●願書　−　　WEB出願　可

サイドバー: 看護師　臨床検査技師　臨床工学技士　診療放射線技師　理学療法士　作業療法士　言語聴覚士　歯科衛生士　歯科技工士　柔道整復師　はり師・きゅう師　あん摩マッサージ指圧師　視能訓練士　義肢装具士　救急救命士

山形県立保健医療大学【公】

看総　学科　保健医療学部　看護学科（4年・63名）

〒990-2212　山形県山形市上柳260番地
【TEL】023-686-6688　【E-mail】kyogaku@yachts.ac.jp
【交通】JR奥羽本線「南出羽」駅より徒歩約10分

出願日程		試験日程	合格発表	推薦基準・試験内容		受験料
公募推薦	23年11/1～11/8（必着）（大学入学共通テスト利用）	11/21	2/9	推薦は専願、現役生のみ（山形県内の学生）、定員18名 推薦：小論文、面接、書類審査		17,000円
一般	24年1/22～2/2（消有）（一次は大学入学共通テスト利用）	2/25	3/4	一般：総合問題、面接、書類審査		17,000円

◇開校年　2000年
◇入学者　63名（男子4名/女子59名）
◇出身県　山形県・宮城県・福島県
◇主な実習先　山形県立中央病院、その他病院や福祉施設
◇主な就職先　山形県病院事業局、山形衛生病院、公立置賜総合病院他

◇初年度納入金（卒業までの納入金）
817,800円～1,099,800円（2,425,200円～2,707,200円）
◇学校独自の奨学金制度
－

◇学生寮　なし
◇特徴
本学では幅広い教養と豊かな人間性を備え、高度な知識と技術を持ち、専門職としての理念に基づき行動できる人材を育成します。

資料請求　●学校案内　本体無料　送料210円　●願書　本体無料　送料210円　　WEB出願　－

医療創生大学　いわきキャンパス

学校法人医療創生大学

共総社　看　学科　看護学部　看護学科（4年・80名）

〒970-8551　福島県いわき市中央台飯野5-5-1
【TEL】0120-295110　【E-mail】kikaku@isu.ac.jp
【交通】JR常磐線「いわき」駅よりバス20分

出願日程		試験日程	合格発表	推薦基準・試験内容		受験料
公募推薦	23年11/1～11/14（消有）	11/18	12/1	推薦は専願、現役生のみ（特に出身学校長の推薦のある者は3浪まで可）、定員35名（指定校含む） 推薦：書類審査、小論文、面接（口頭試問を含む）		35,000円
一般	〈前期〉24年1/5～1/29（必着） 〈後期〉24年2/22～3/11（必着）	2/2 3/15	2/14 3/25	一般：コミ英ⅠⅡ、選択＝国総（古漢除く）、数Ⅰより1科目		35,000円

◇開校年　1987年
◇入学者　－
◇出身県　福島県・茨城県・宮城県
◇主な実習先　いわき市医療センター、福島労災病院他
◇主な就職先　いわき市医療センター、福島労災病院、いわき病院他

◇初年度納入金（卒業までの納入金）
1,817,000円（6,365,000円）
◇学校独自の奨学金制度
・特待生制度

◇学生寮　あり（女子のみ）
◇特徴
「こころ」と「からだ」の学びを一体化し実践力を身につけながら、災害看護学の導入や、各学部との連携といった特色あるカリキュラムにより、地域医療の課題解決や人々の生活をサポートする、自律して看護を実践できる看護師を養成します。

資料請求　●学校案内　無料　●願書　HP掲載　　WEB出願　可

福島県立医科大学【公】

看　学科　看護学部　看護学科（4年・84名）

〒960-1295　福島県福島市光が丘1番地
【TEL】024-547-1093　【E-mail】gakuseik@fmu.ac.jp
【交通】JR線「福島」駅よりバス35分

出願日程		試験日程	合格発表	推薦基準・試験内容		受験料
公募推薦	23年11/1～11/8（必着）	11/25	12/7	推薦は併願可、1浪まで可、3.8以上、定員30名 推薦：総合問題（英文・科学的資料の読解含む）、面接、書類審査		17,000円
一般	24年1/22～2/2（必着）（一次は大学入学共通テスト利用）	2/25・26 3/12	3/8 3/22	一般：総合問題、面接、書類審査		17,000円

◇開校年　1947年
◇入学者　84名（男子13名/女子71名）
◇出身県　福島県・宮城県・山形県
◇主な実習先　福島県立医科大学附属病院他
◇主な就職先　福島県立医科大学附属病院、福島市役所、福島県他

◇初年度納入金（卒業までの納入金）
974,800円～1,256,800円（－）
◇学校独自の奨学金制度
－

◇学生寮　あり
◇特徴
学生寮2016年4月開寮。4年間の学部教育の中で、看護師、保健師（選択制）の国家試験資格を得るカリキュラム構成。

資料請求　●学校案内　本体無料　送料300円　●願書　※WEB出願　　WEB出願　可

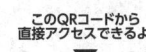

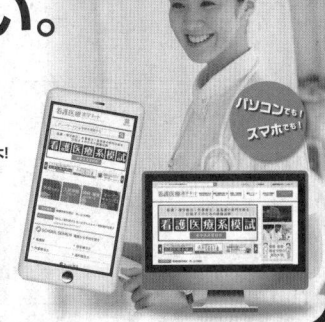
右側欄：看護師　臨床検査技師　臨床工学技士　診療放射線技師　理学療法士　作業療法士　言語聴覚士　歯科衛生士　歯科技工士　柔道整復師　はり師・きゅう師　あん摩マッサージ指圧師　視能訓練士　義肢装具士　救急救命士

茨城キリスト教大学

学校法人茨城キリスト教学園

看　共　総　社　学科

看護学部
看護学科(4年・80名)

〒319-1295　茨城県日立市大みか町6-11-1
【TEL】0120-56-1890　【E-mail】nyushi@icc.ac.jp
【交通】常磐自動車道・日立南太田I.C.より6分、JR常磐線「大甕(おおみか)」駅西口(学園口)隣接

		出願日程	試験日程	合格発表	推薦基準・試験内容	受験料
公募推薦		23年11/1～11/9(必着)	11/18	12/1	推薦は専願のみ、1浪まで可、3.3以上、定員40名 推薦:小論文、面接	32,000円
一般		〈1期〉24年1/9～1/19(必着) 〈2期〉24年2/5～2/19(必着)	2/2 3/2	2/13 3/8	一般:2/2は選択=コミ英ⅠⅡⅢ・英表ⅠⅡ、国総(現代文)・現代文Bより1科目、選択=生basic、数Ⅰより1科目 3/2は数Ⅰ、選択=コミ英ⅠⅡⅢ・英表ⅠⅡ、国総(現代文)・現代文Bより1科目	32,000円

◇開校年　1967年
◇入学者　93名(男子8名/女子85名)
◇出身県　茨城県・福島県・栃木県
◇主な実習先　日本赤十字社水戸赤十字病院、(株)日立製作所日立総合病院、(社福)水戸済生会総合病院他
◇主な就職先　(株)日立製作所日立総合病院、筑波大学附属病院、日本赤十字社水戸赤十字病院他

◇初年度納入金(卒業までの納入金)
1,894,500円(6,768,000円)
◇学校独自の奨学金制度
・茨城キリスト教大学大学生奨学金:給付[年額]100,000円程度(金額は毎年異なる)
・授業料減免制度:減免[金額]大学等における修学支援の第Ⅲ区分の給付奨学金と、授業料減免額の合計金額相当

◇学生寮　あり(女子のみ)
◇特徴
少人数教育による丁寧な指導を通じて、科学的な根拠に基づいた高度な専門知識・技術と豊かな人間性を兼ね備えた看護の専門職者を育てます。

資料請求　●学校案内　無料　●願書　※WEB出願のみ　　WEB出願　可

茨城県立医療大学【公】

看　社　学科

保健医療学部
看護学科(4年・50名)

〒300-0394　茨城県稲敷郡阿見町阿見4669-2
【TEL】029-840-2108
【交通】JR常磐線「土浦」駅西口よりバスで約25分、または「荒川沖」駅東口よりバスで約20分

		出願日程	試験日程	合格発表	推薦基準・試験内容	受験料
公募推薦		23年11/1～11/7(必着)	11/15・16	12/1	推薦は専願、現役生のみ、3.0以上、定員20名 推薦:総合問題、小論文、面接、書類審査	17,000円
一般		24年1/22～2/2(消有) (一次は大学入学共通テスト利用)	2/25 3/12	3/5 3/21	一般:小論文、面接	17,000円

◇開校年　1995年
◇入学者　51名(男子3名/女子48名)
◇出身県　茨城県・千葉県・愛知県
◇主な実習先　－
◇主な就職先　病院、診療所、保健所他

◇初年度納入金(卒業までの納入金)
817,800円～1,099,800円(2,425,200円～2,707,200円)
◇学校独自の奨学金制度
　－

◇学生寮　なし
◇特徴
学生が持つ個別の力を大切に、論理的思考力、問題解決能力、豊かな人間性を基盤とした医療者としての高い倫理観を育成します。4年間で看護師(全員)と保健師(所定の科目を履修した場合)の受験資格を取得できるカリキュラムとなっています。

資料請求　●学校案内　本体無料　送料215円　●願書　本体無料　送料215円　　WEB出願　不可

筑波大学【国】

看　学科

医学群
看護学類(4年・94名)

〒305-8577　茨城県つくば市天王台1-1-1　【TEL】029-853-7385
【交通】つくばエクスプレス「つくば」駅よりバスで「筑波大学病院入口」下車、常磐線「土浦」駅・「荒川沖」駅・「ひたち野うしく」駅よりバスで「筑波大学病院入口」下車

		出願日程	試験日程	合格発表	推薦基準・試験内容	受験料
公募推薦		23年11/1～11/8(必着)	11/29・30	12/13	推薦は専願、現役生のみ、A以上、定員3名 推薦:小論文、面接	17,000円
一般		24年1/22～2/2(必着) (一次は大学入学共通テスト利用)	2/25・26	3/8	一般:面接、選択=現代文B・物基・物、化基・化、生基・生より1科目、選択=英、独、仏より1科目	17,000円

◇開校年　1978年
◇入学者　67名(男子2名/女子65名)
◇出身県　－
◇主な実習先　－
◇主な就職先　筑波大学附属病院、東京大学医学部附属病院、東京医科歯科大学医学部附属病院他

◇初年度納入金(卒業までの納入金)
817,800円(－)
◇学校独自の奨学金制度
・筑波大学学生奨学金「つくばスカラシップ」

◇学生寮　あり
◇特徴
総合大学である特長を活かし、他学類の授業や、他学類において医療・福祉に関連した科目を学ぶ学生たちとチーム医療を学ぶことができる。

資料請求　●学校案内　本体無料　要送料　●願書　※WEB出願のみ　　WEB出願　可

つくば国際大学

→P.16

看　共　総　社　学科

医療保健学部
看護学科(4年・80名)

〒300-0051　茨城県土浦市真鍋6-8-33
【TEL】029-826-6622　【E-mail】info@tius.ac.jp
【交通】JR「土浦」駅西口バスターミナル5番乗り場より「高岡、波山口、下妻駅」行きバスで15分、「真鍋台」バス停下車、徒歩2分

		出願日程	試験日程	合格発表	推薦基準・試験内容	受験料
公募推薦		〈1期〉23年11/1～11/9(必着) 〈2期〉23年11/13～12/7(必着)	11/18 12/16	12/1 12/25	推薦は専願のみ、1浪まで可、3.2以上、定員25名(併設校からの推薦入学枠若干名を含む) 推薦:小論文、面接、書類審査	31,000円
一般		〈1期〉24年1/5～1/22(必着) 〈2期〉24年2/7～2/19(必着)	1/27 2/24	2/6 3/5	一般:コミ英ⅠⅡ・英表Ⅰ、選択=国総(古漢除く)、数ⅠA、物基、化基、生基より2科目	31,000円

◇開校年　2007年
◇入学者　－
◇出身県　－
◇主な実習先　－
◇主な就職先　つくばセントラル病院、牛久愛和総合病院、筑波大学附属病院他

◇初年度納入金(卒業までの納入金)
1,893,370円(6,603,370円)
◇学校独自の奨学金制度
　－

◇学生寮　あり(女子のみ)
◇特徴
高度化する医療技術に適応する技能を身につけ、人をいたわる心を備えた看護師、保健師を養成します。

資料請求　●学校案内　無料　●願書　無料　　WEB出願　可

常磐大学（学校法人常磐大学）

看 / 共 総 社

学科	看護学部 看護学科(4年・80名)
〒310-8585	茨城県水戸市見和1-430-1
【TEL】029-232-0007	【E-mail】kouhou@tokiwa.ac.jp
【交通】	JR常磐線「水戸」駅よりバス約20分

	出願日程	試験日程	合格発表	推薦基準・試験内容	受験料
公募推薦	23年11/1〜11/7(消有)	11/19	12/1	推薦は専願のみ、1浪まで可、3.3以上、定員30名(指定校含む) 推薦:小論文、面接	32,000円
一般	〈Ⅰ期〉24年1/5〜1/25(消有) 〈Ⅱ期〉24年2/14〜2/26(消有)	2/3 3/4	2/9 3/7	一般:2/3はコミ英ⅠⅡ・英表Ⅰ、面接、選択=国総(古漢除く)、数ⅠA、生基より1科目 3/4はコミ英ⅠⅡ・英表Ⅰ、国総(古漢除く)、面接	32,000円

- ◇開校年 1983年
- ◇入学者 87名(男子9名/女子78名)
- ◇出身県 茨城県・栃木県・福島県
- ◇主な実習先 水戸医療センター、霞ヶ浦医療センター、茨城東病院他
- ◇主な就職先 水戸医療センター、茨城東病院、霞ヶ浦医療センター他

◇初年度納入金(卒業までの納入金) 1,770,000円(—)
◇学校独自の奨学金制度
・諸澤幸雄奨学金(Ⅰ種・Ⅱ種):免除[金額](Ⅰ種)年237,500円(Ⅱ種)半年475,000円[募集内容]人物・学業ともに優れ、経済的に学業の継続が困難となった在学生が対象
・ローズヴィラ水戸奨学金:給付[年額]550,000円[募集内容]人物・学業ともに優れ、看護職として業務に従事することをめざす在学生が対象

◇学生寮 あり
◇特徴 茨城県の国立病院機構水戸医療センターと霞ヶ浦医療センターの多くを水戸医療センターで実施し、実習期間は近接する桜の郷キャンパスで活動することで充実した実習環境を実現します。

資料請求 ●学校案内 無料 ●願書 無料　WEB出願 可

足利大学（学校法人足利大学）　➡P.17

看 / 共 総 社

学科	看護学部 看護学科(4年・80名)
〒326-0808	栃木県足利市本城3丁目2100-1
【TEL】0284-64-8511	【E-mail】aithome@g.ashikaga.ac.jp
【交通】	JR両毛線「足利」駅より徒歩17分

	出願日程	試験日程	合格発表	推薦基準・試験内容	受験料
公募推薦	23年11/1〜11/15(必着)	11/19	12/1	推薦は併願可、現役生のみ、3.3以上、定員15名 推薦:小論文、基礎学力調査、面接、書類審査 ※web出願の場合、11/12締切	30,000円
一般	〈A〉24年1/4〜1/26(必着) 〈B〉24年1/29〜2/19(必着) 〈C〉24年2/20〜3/7(必着) 〈D〉24年3/8〜3/22(必着)	2/3・4 2/25 3/12 3/25	2/13 2/29 3/16 3/26	一般:2/3・4、2/25はコミ英ⅠⅡ、面接、書類審査、選択=国(古漢除く)、数ⅠA、生基より1科目 3/12は小論文、面接、書類審査、選択=コミ英ⅠⅡ、数ⅠAより1科目 3/25は面接、書類審査、選択=コミ英ⅠⅡ、数ⅠAより1科目 ※web出願の場合、〈A〉1/23〈B〉2/16〈C〉3/4〈D〉3/19締切	30,000円

- ◇開校年 2014年
- ◇入学者 81名(男子10名/女子71名)
- ◇出身県 栃木県・群馬県・埼玉県
- ◇主な実習先 足利赤十字病院、佐野厚生総合病院、イムス太田中央総合病院他
- ◇主な就職先 足利赤十字病院、佐野厚生総合病院、自治医科大学附属病院

◇初年度納入金(卒業までの納入金) 1,795,000円(—)
◇学校独自の奨学金制度
・学業特待生入試:免除[年額]A:940,000円B:520,000円[募集内容]一般選抜A・B、大学入学共通テスト利用選抜A・Bのうち成績優秀者

◇学生寮 あり(女子のみ)
◇特徴 看護師国家試験受験資格のみならず、保健師国家試験受験資格、養護教諭の資格等が取得できる充実したカリキュラムを編成しています。

資料請求 ●学校案内 無料 ●願書 無料　WEB出願 可

国際医療福祉大学 大田原キャンパス（学校法人国際医療福祉大学）

看 / 共 総 社

学科	保健医療学部 看護学科(4年・115名)
〒324-8501	栃木県大田原市北金丸2600-1
【TEL】0287-24-3200	【E-mail】nyushi@iuhw.ac.jp
【交通】	JR東北新幹線・東北本線「那須塩原」駅よりスクールバスにて約20分

	出願日程	試験日程	合格発表	推薦基準・試験内容	受験料
公募推薦	23年11/1〜11/9(消有)	11/18	12/1	推薦は専願のみ、1浪まで可、3.5以上、定員25名(指定校含む) 推薦:学科適性試験(基礎学力試験)、小論文、面接	30,000円
一般	〈前期〉23年12/19〜24年1/16(消有) 〈後期〉24年2/13〜2/22(消有)	1/28・29・30 3/2	2/7 3/8	一般:1/28・29・30はコミ英ⅠⅡ・英表Ⅰ、小論文、選択=国総(古漢除く)、数ⅠA、数ⅡB、物基・物、化基・化、生基・生、物基・化基、生基・化基、日Bより1科目 3/2はコミ英ⅠⅡ・英表Ⅰ、面接	30,000円

- ◇開校年 1995年
- ◇入学者 118名(男子14名/女子104名)
- ◇出身県 栃木県・茨城県・福島県
- ◇主な実習先 国際医療福祉大学病院、国際医療福祉大学塩谷病院、国際医療福祉大学三田病院他
- ◇主な就職先 国際医療福祉大学病院、国際医療福祉大学三田病院、国際医療福祉大学成田病院他

◇初年度納入金(卒業までの納入金) 1,655,000円(6,320,000円)
◇学校独自の奨学金制度
・国際医療福祉大学特待奨学生奨学金(4年間):給付[年額]授業料の最大100%相当額
・国際医療福祉大学年間成績優秀賞:給付[年額]授業料の50%

◇学生寮 あり
◇特徴 他の医療福祉専門職と協働して最善のサービスを提供できる人材の育成をめざす。

資料請求 ●学校案内 無料 ●願書 HPよりダウンロード　WEB出願 可

自治医科大学（学校法人自治医科大学）

看

学科	看護学部 看護学科(4年・105名)
〒329-0498	栃木県下野市薬師寺3311-159
【TEL】0285-58-7447	【E-mail】kangonyu@jichi.ac.jp
【交通】	JR宇都宮線(東北本線)「自治医大」駅より徒歩15分

	出願日程	試験日程	合格発表	推薦基準・試験内容	受験料
公募推薦	—	—	—	※9月26日以降、該当する試験はありません	
一般	24年1/4〜1/12(消有)	1/20 (2次)2/3	1/26 (2次)2/9	一般:1/20は国総(古漢除く)、コミ英ⅠⅡ、数ⅠA 2/3は面接	30,000円

- ◇開校年 2002年
- ◇入学者 111名(男子4名/女子107名)
- ◇出身県 栃木県・茨城県・埼玉県
- ◇主な実習先 自治医科大学附属病院他
- ◇主な就職先 自治医科大学附属病院、自治医科大学附属さいたま医療センター他

◇初年度納入金(卒業までの納入金) 1,850,000円(—)
◇学校独自の奨学金制度
・自治医科大学看護学部奨学金:貸与[月額]50,000円までは無条件で貸与します

◇学生寮 あり
◇特徴 地域住民の保健医療及び福祉に貢献するために、高い資質と倫理観を持ち、高度な医療並びに地域の看護に従事できる総合的な看護職者を育成します。「高度先進医療機関である附属病院を中心とした実習」と「へき地を含めた地域での実習」を行います。

資料請求 ●学校案内 無料 ●願書 無料　WEB出願 不可

右欄タブ：看護師／臨床検査技師／臨床工学技士／診療放射線技師／理学療法士／作業療法士／言語聴覚士／歯科衛生士／歯科技工士／柔道整復師／あん摩マッサージ指圧師・はり師・きゅう師／視能訓練士／義肢装具士／救急救命士

獨協医科大学（学校法人獨協学園）

看共　学科：看護学部 看護学科(4年・145名予定※)　※定員増認可申請中

〒321-0293 栃木県下都賀郡壬生町北小林880
【TEL】0282-87-2489　【E-mail】kangogakubu@dokkyomed.ac.jp
【交通】東武宇都宮線「おもちゃのまち」駅より徒歩15分

区分	出願日程	試験日程	合格発表	推薦基準・試験内容	受験料
公募推薦	23年11/6～11/13(必着)	11/18	12/1	推薦は専願、現役生のみ、3.5以上、定員65名※認可申請中(指定校含む)　推薦：書類審査、適性試験、面接	30,000円
一般	〈A日程〉23年12/11～24年1/12(必着)　〈B日程〉24年1/31～2/20(必着)	1/19 2/27	1/25 3/1	一般：1/19はコミ英ⅠⅡ、国(近代以降の文章・記述式問題含む)、書類審査、選択＝数ⅠA、化基、生基より1科目　2/27はコミ英ⅠⅡ、国(近代以降の文章・記述式問題含む)、書類審査	30,000円

◇開校年 2007年
◇入学者 95名(男子4名/女子91名)
◇出身県 栃木県・茨城県・埼玉県
◇主な実習先 獨協医科大学病院、獨協医科大学埼玉医療センター、獨協医科大学日光医療センター
◇主な就職先 獨協医科大学病院、獨協医科大学埼玉医療センター、獨協医科大学日光医療センター

◇初年度納入金(卒業までの納入金) 1,980,000円(6,030,000円)
◇学校独自の奨学金制度・獨協医科大学看護学部奨学金：貸与[月額]50,000円以内・獨協医科大学特別奨学金：給付[年額]300,000円

◇学生寮 あり
◇特徴 緑豊かで大学病院に隣接した広大なキャンパス。看護師ならびに保健師国家試験受験資格が全員に得られるカリキュラムです。

資料請求 ●学校案内 無料 ●願書 無料　WEB出願 可

桐生大学（学校法人桐丘学園）

共総社　学科：医療保健学部 看護学科(4年・100名)

〒379-2392 群馬県みどり市笠懸町阿左美606-7
【TEL】0277-76-2400　【E-mail】nyushi@kiryu-u.ac.jp
【交通】東武線「阿左美」駅より徒歩15分、JR線「桐生」駅よりスクールバスで20分

区分	出願日程	試験日程	合格発表	推薦基準・試験内容	受験料
公募推薦	〈Ⅰ期〉23年11/1～11/10(必着)　〈Ⅱ期〉23年11/27～12/6(必着)	11/18 12/9	12/1 12/14	推薦は専願のみ、1浪まで可、3.0以上　推薦：小論文、面接、書類審査	30,000円
一般	〈Ⅰ期〉23年12/21～24年1/26(必着)　〈Ⅱ期〉24年2/5～2/19(必着)　〈Ⅲ期〉24年2/23～3/6(必着)	2/1 2/22 3/11	2/9 3/1 3/14	一般：2/1は選択＝国総(近代以降の文章)、コミ英ⅠⅡ・英表Ⅰより1科目、選択＝数ⅠA、化基・生基、化基・化、生基・生より1科目　2/22は選択＝国総(近代以降の文章)、数ⅠAより1科目　3/11は論述式総合問題、面接	30,000円

◇開校年 2008年
◇入学者 102名(男子19名/女子83名)
◇出身県 群馬県・栃木県・新潟県
◇主な実習先 桐生厚生総合病院、伊勢崎市民病院、東邦病院他
◇主な就職先 桐生厚生総合病院、伊勢崎市民病院、東邦病院他

◇初年度納入金(卒業までの納入金) 1,750,000円(－)
◇学校独自の奨学金制度

◇学生寮 なし
◇特徴 社会に出て役立つ人間の育成という建学精神のもと、幅広い知識と確かな技術をもつ、対応力に優れた専門職の育成を目指す。

資料請求 ●学校案内 無料 ●願書 無料　WEB出願 可

群馬大学【国】

看社　学科：医学部 保健学科看護学専攻(4年・80名)

〒371-8511 群馬県前橋市昭和町3-39-22
【TEL】027-220-8909
【交通】JR両毛線「前橋」駅より関越交通バスで「群大病院入口」下車、徒歩6分

区分	出願日程	試験日程	合格発表	推薦基準・試験内容	受験料
公募推薦	23年11/1～11/7	11/17・18	12/6	※調査時点で詳細は未決定・未発表　詳細は学校にお問い合わせください	17,000円
一般	24年1/22～2/2 (一次は大学入学共通テスト利用)	2/25 3/12	3/7 3/20	※調査時点で詳細は未決定・未発表　詳細は学校にお問い合わせください	17,000円

◇開校年 1949年
◇入学者 81名
◇出身県 －
◇主な実習先 －
◇主な就職先 －

◇初年度納入金(卒業までの納入金) －
◇学校独自の奨学金制度 －

◇学生寮 －
◇特徴 －

資料請求 ●学校案内 － ●願書 －　WEB出願 －

群馬医療福祉大学（学校法人昌賢学園）

共総社　学科：看護学部 看護学科(4年・80名)

〒375-0024 群馬県藤岡市藤岡787-2(藤岡キャンパス)
【TEL】0274-24-2941　【E-mail】nyushi@shoken-gakuen.ac.jp
【交通】JR八高線「群馬藤岡」駅西口より徒歩5分

区分	出願日程	試験日程	合格発表	推薦基準・試験内容	受験料
公募推薦	〈Ⅰ期〉23年11/1～11/10(必着)　〈Ⅱ期〉23年12/1～12/11(必着)	11/18 12/16	12/1 12/22	推薦は専願のみ、1浪まで可、3.2以上、定員11/18は15名、12/16は3名(定員は予定)　推薦：書類審査、小論文、面接	20,000円
一般	〈前期〉24年1/5～1/23(必着)　〈後期〉24年2/5～2/26(必着)	2/1・2 3/7	2/9 3/13	一般：2/1・2は書類審査、面接、選択＝国総(古漢除く)、コミ英ⅠⅡ・英表Ⅰ、数ⅠAより1科目、選択＝生、化、物、生基・化基、生基・物基、化基・物基より1科目　3/7は書類審査、面接、総合問題、選択＝生、化、物、生基・化基、生基・物基、化基・物基より1科目	20,000円

◇開校年 2010年
◇入学者 90名(男子20名/女子70名)
◇出身県 群馬県・長野県・栃木県
◇主な実習先 公立藤岡総合病院、くすの木病院、済生会前橋病院他
◇主な就職先 公立藤岡総合病院、群馬県立病院、前橋赤十字病院他

◇初年度納入金(卒業までの納入金) 1,660,000円(5,740,000円)
◇学校独自の奨学金制度・離島、沖縄出身者奨学金制度：免除[金額]入学金300,000円[募集内容]離島振興法及び沖縄振興特別措置法に定める地域に居住している者またはその地域の高等学校等の出身者・同窓生子女・子弟奨学金制度：免除[金額]入学金300,000円[募集内容]父母・兄弟姉妹が本学園の卒業生または在校生である新入生対象

◇学生寮 あり
◇特徴 人間を理解し、病気の人やその家族が幸せになれるよう本気で考え、根拠をもって看護活動ができる看護師・保健師・養護教諭を育成します。

資料請求 ●学校案内 無料 ●願書 無料　WEB出願 可

左側欄：看護師　臨床検査技師・臨床工学技士・診療放射線技師　理学療法士・作業療法士・言語聴覚士　歯科衛生士・歯科技工士　あん摩マッサージ指圧師・はり師・きゅう師・柔道整復師　視能訓練士・義肢装具士・救急救命士

群馬県立県民健康科学大学【公】

看 社 | 学科 | 看護学部　看護学科(4年・80名)

〒371-0052　群馬県前橋市上沖町323-1
【TEL】027-235-1211　【E-mail】nyuusi@gchs.ac.jp
【交通】上毛電鉄「片貝」駅より徒歩15分、JR「前橋」駅より永井バス荻窪公園行き、「県民健康科学大学前」下車

	出願日程	試験日程	合格発表	推薦基準・試験内容	受験料
公募推薦	23年11/1～11/8(消有)	11/18	12/1	推薦は専願、現役生のみ、定員35名　推薦:小論文(和文・英文)、面接	17,000円
一般	24年1/22～2/2(消有)(一次は大学入学共通テスト利用)	2/25・26	3/4	一般:面接、小論文(和文)	17,000円

◇開校年　2005年
◇入学者　82名(男子5名/女子77名)
◇出身県　群馬県・栃木県・埼玉県
◇主な実習先　前橋赤十字病院、群馬県立病院、伊勢崎市民病院他
◇主な就職先　群馬県立病院、前橋赤十字病院、群馬県(保健師)他

◇初年度納入金(卒業までの納入金)
722,170円～863,170円(円)
◇学校独自の奨学金制度
−

◇学生寮　なし
◇特徴
理論と実践を融合させた先進的カリキュラム、臨床経験豊富な教授陣による少人数教育、質・量ともに充実した実習、学部合同チーム連携授業。

資料請求　●学校案内　本体無料　送料250円　●願書　−　／　WEB出願　可

学校法人群馬パース大学
群馬パース大学

看 共 総 社 | 学科 | 看護学部　看護学科(4年・80名)

〒370-0006　群馬県高崎市問屋町1-7-1
【TEL】027-365-3366　【E-mail】nyushi-koho@paz.ac.jp
【交通】JR上越線・両毛線「高崎問屋町」駅より徒歩10分

	出願日程	試験日程	合格発表	推薦基準・試験内容	受験料
公募推薦	23年11/6～11/17(消有)	11/25	12/1	推薦は専願のみ、1浪まで可、定員25名(指定校含む)　推薦:基礎学力試験、面接、調査書	33,000円
一般	〈前期〉24年1/4～1/24(消有)　〈後期〉24年2/9～2/23(消有)	2/3　3/2	2/9　3/8	一般:選択=国総(古漢除く)、数IA、コミ英IⅡ・英表Iより1科目、選択=物基、化基、生基より2科目または物、化、生より1科目	33,000円

◇開校年　1998年
◇入学者　89名(男子7名/女子82名)
◇出身県　−
◇主な実習先　群馬大学医学部附属病院、高崎総合医療センター、日高病院他
◇主な就職先　前橋赤十字病院、済生会前橋病院、日本医科大学病院他

◇初年度納入金(卒業までの納入金)
1,750,000円(6,550,000円)
◇学校独自の奨学金制度
・特待生奨学金:減免[金額]年間または後期授業料全額[募集内容]一般選抜(前期)に出願、試験で優秀な成績を収めた者が対象・神戸奨学金:減免[金額]300,000円[募集内容]本学に在籍する～4年生が対象。各学科数名

◇学生寮　なし
◇特徴
①看護師のみ②看護師・保健師③看護師・助産師という3つのパターンで国家試験受験資格を得ることができます。1年次から4年次まで全学年に臨地実習科目があり、学内で行う講義、演習科目と連動させながら学習ステップを踏めるため、確実に看護実践力を高めることができます。

資料請求　●学校案内　無料(入試ガイド含む)　●願書　※WEB出願　／　WEB出願　可

学校法人文館
上武大学

看 共 総 社 | 学科 | 看護学部　看護学科(4年・100名)

〒370-1393　群馬県高崎市新町270-1
【TEL】0270-32-1010　【E-mail】nyushi@jobu.ac.jp
【交通】JR高崎線「新町」駅より徒歩約15分

	出願日程	試験日程	合格発表	推薦基準・試験内容	受験料
公募推薦	〈Ⅰ期〉23年11/1～11/9(消有)　〈Ⅱ期〉23年11/10～11/30(消有)	11/19　12/9	12/1　12/14	推薦は併願可、1浪まで可、3.0以上　推薦:小論文、面接(口頭試問)、書類審査	30,000円
一般	〈全学統一〉23年12/25～24年1/23(消有)	2/2・3	2/9	一般:国総(近代以降の文章)、書類審査、選択=コミ英IⅡ、数IA、生基・生、生基・化基より1科目	30,000円

◇開校年　1968年
◇入学者　−
◇出身県　−
◇主な実習先　−
◇主な就職先　−

◇初年度納入金(卒業までの納入金)
1,639,500円(5,958,000円)
◇学校独自の奨学金制度
−

◇学生寮　−
◇特徴
−

資料請求　●学校案内　−　●願書　−　／　WEB出願　可

学校法人高崎健康福祉大学
高崎健康福祉大学

看 共 総 社 | 学科 | 保健医療学部　看護学科(4年・100名)

〒370-0033　群馬県高崎市中大類町37-1
【TEL】027-352-1290　【E-mail】admission@takasaki-u.ac.jp
【交通】JR線「高崎」駅東口よりスクールバスが通学時に運行

	出願日程	試験日程	合格発表	推薦基準・試験内容	受験料
公募推薦	23年11/1～11/10	11/18	12/1	推薦は専願のみ、2浪まで可、3.0以上、定員40名　推薦:小論文、面接、書類審査	30,000円
一般	〈A日程〉23年12/22～24年1/21　〈B日程〉24年1/29～2/18	1/31・2/1　2/29	2/8　3/8	一般:1/31・2/1は選択=コミ英IⅡ・英表I(リスニング除く)、国数(国総・現代文B(古漢除く)または数IA)より1科目、物基・物、化基・化、生基・生、物基・化基、化基・生基、生基より1科目　2/29は選択=国総・現代文B(古漢除く)、数IA、コミ英IⅡ・英表I(リスニング除く)より1科目、選択=化基・生基、化基・生、生基より1科目	30,000円

◇開校年　1966年
◇入学者　112名(男子14名/女子98名)
◇出身県　群馬県・埼玉県・栃木県
◇主な実習先　群馬大学医学部附属病院、伊勢崎市民病院、前橋赤十字病院他
◇主な就職先　群馬大学医学部附属病院、前橋赤十字病院、自治医科大学附属さいたま医療センター他

◇初年度納入金(卒業までの納入金)
1,800,370円(−円)
◇学校独自の奨学金制度
・大学奨学金制度:給付[年額]授業料の30%
・学生支援奨学金制度:貸与(無利子)[月額]30,000円(自宅生)、35,000円(自宅外生)

◇学生寮　あり(女子のみ)
◇特徴
チーム医療のキーパーソンとなる「看護師」へ。確かな知識に裏付けられた技術とともに人間性を養います。

資料請求　●学校案内　無料　●願書　無料　／　WEB出願　可

看護師　臨床検査技師　臨床工学技士　診療放射線技師　理学療法士　作業療法士　言語聴覚士　歯科衛生士　歯科技工士　柔道整復師　あん摩マッサージ指圧師　はり師・きゅう師　視能訓練士　義肢装具士　救急救命士

左側縦書き: 看護師 / 臨床検査技師 臨床工学技士 診療放射線技師 / 理学療法士 作業療法士 言語聴覚士 / 歯科技工士 歯科衛生士 / 柔道整復師 あん摩マッサージ指圧師 はり師・きゅう師 / 視能訓練士 義肢装具士 救急救命士

埼玉医科大学

看 学科：保健医療学部 看護学科（4年・80名）

〒350-1241　埼玉県日高市山根1397-1
【TEL】042-984-4801　【E-mail】hokeniryou@saitama-med.ac.jp
【交通】JR川越線「高麗川」駅よりバス約10分

	出願日程	試験日程	合格発表	推薦基準・試験内容	受験料
公募推薦	-	-	-	※詳細は学校にお問い合わせください	
一般	-	-	-	※詳細は学校にお問い合わせください	

◇開校年　2006年
◇入学者　-
◇出身県　-
◇主な実習先　-
◇主な就職先　-

◇初年度納入金（卒業までの納入金）
◇学校独自の奨学金制度

◇学生寮　-
◇特徴

資料請求　●学校案内　-　●願書　-　WEB出願　-

埼玉県立大学【公】

看 社 学科：保健医療福祉学部 看護学科（4年・130名）

〒343-8540　埼玉県越谷市三野宮820番地
【TEL】048-973-4117　【E-mail】nyushi@spu.ac.jp
【交通】東武スカイツリーライン「せんげん台」駅西口より徒歩20分、または県立大学行バス約5分

	出願日程	試験日程	合格発表	推薦基準・試験内容	受験料
公募推薦	23年11/1～11/7（必着）	11/19	12/15	推薦は専願、現役生のみ、3.5以上、定員65名（県内要件有り）／推薦：小論文、面接、書類審査	17,000円
一般	24年1/22～2/2（必着）（一次は大学入学共通テスト利用）	2/25	3/6	一般：小論文、面接、書類審査	17,000円

◇開校年　1999年
◇入学者　133名（男子8名/女子125名）
◇出身県　-
◇主な実習先　埼玉県立がんセンター、埼玉県立小児医療センター、埼玉協同病院他
◇主な就職先　埼玉メディカルセンター、埼玉県立小児医療センター、自治医科大学附属さいたま医療センター他

◇初年度納入金（卒業までの納入金）
832,500円～1,044,000円（2,695,500円～2,907,000円）
◇学校独自の奨学金制度　-

◇学生寮　なし
◇特徴
保健・医療・福祉分野に強みを持つ公立大学。国家試験合格率、就職率は全国トップクラス。

資料請求　●学校案内　本体無料　要送料　●願書　※WEB出願のみ　WEB出願　可

西武文理大学

学校法人文理佐藤学園

看 総 社 学科：看護学部 看護学科（4年・80名）

〒350-1336　埼玉県狭山市柏原新田311-1
【TEL】04-2954-7575
【交通】西武新宿線「新狭山」駅、JR埼京線・川越線・東武東上線「川越」駅、他2駅よりスクールバス運行

	出願日程	試験日程	合格発表	推薦基準・試験内容	受験料
公募推薦	〈A〉23年11/1～11/14（必着）〈B〉23年12/1～12/12（必着）	11/18　12/16	12/1　12/20	推薦は〈A〉併願可〈B〉専願、1浪まで可、3.3以上、定員30名（指定校含む）／推薦：小論文、面接、書類審査	30,000円
一般	〈A〉24年1/5～1/26（必着）〈B〉24年2/5～2/22（必着）〈C〉24年2/26～3/4（必着）	2/2　2/28　3/8	2/8　3/1　3/12	一般：2/1はコミ英ⅠⅡ・英表Ⅰ、書類審査、選択=国総（古漢除く）、数ⅠA、生基より1科目／2/28は書類審査、選択=国総（古漢除く）、コミ英ⅠⅡ・英表Ⅰ、数ⅠAより1科目／3/8は小論文、面接、書類審査	30,000円

◇開校年　1999年
◇入学者　69名（男子16名/女子53名）
◇出身県　-
◇主な実習先　川口市立医療センター、埼玉医科大学総合医療センター、順天堂大学医学部附属練馬病院他
◇主な就職先　さいたま赤十字病院、国立成育医療研究センター病院、埼玉医科大学病院他

◇初年度納入金（卒業までの納入金）
1,850,000円（6,500,000円）
◇学校独自の奨学金制度
・西武文理大学奨学金：減免［金額］500,000円または300,000円［募集内容］経済的理由により修学が困難で、学業優秀・品行方正な学生に選考のうえ給付
・奨学生奨学金：減免［金額］500,000円［募集内容］一般選抜A日程の成績優秀者

◇学生寮　なし
◇特徴
看護の対象となる人を一人の人間として理解し、ホスピタリティ教育を基盤とした豊かな人間性を育み、専門的な知識と技術に裏付けられた的確な判断力と問題解決力を身につけた看護者を育成します。

資料請求　●学校案内　無料　●願書　※WEB出願　WEB出願　可

大東文化大学

学校法人大東文化学園

看 共 総 学科：スポーツ・健康科学部 看護学科（4年・100名）

〒355-8501　埼玉県東松山市岩殿560
【TEL】0493-31-1504　【E-mail】nyushi@ic.daito.ac.jp
【交通】東武東上線「高坂」駅よりスクールバス約10分

	出願日程	試験日程	合格発表	推薦基準・試験内容	受験料
公募推薦	23年11/6～11/13（消有）	11/19	12/1	推薦は専願のみ、2浪まで可、3.3以上、定員15名／推薦：小論文、面接、書類審査	35,000円
一般	〈全学統一前期〉23年12/18～24年1/17（必着）※〈3教科〉23年12/18～24年1/24（必着）※〈全学統一後期〉24年2/1～2/19（必着）※〈英語民間試験活用総合評価型〉24年3/6～3/18（必着）※	2/1　2/5～8　2/26	2/10　2/15　3/5　3/25	一般：2/1、2/26はコミ英ⅠⅡⅢ・英表ⅠⅡ、国総（近代以降の文章）、選択=数ⅠA、化基、生基より1科目、B方式はコミ英ⅠⅡⅢ・英表ⅠⅡ、数ⅠA、選択=化基、生基より1科目（英語民間試験活用型は外部試験スコア等活用）　※web出願の場合、1/16、1/23は17:00、2/15、3/18は12:00締切	35,000円

◇開校年　1923年
◇入学者　112名（男子20名/女子92名）
◇出身県　東京都・群馬県
◇主な実習先　埼玉県内外の私立・公立二次救急医療機関、訪問看護ステーション・老人保健施設などの医療・福祉施設他
◇主な就職先　関東圏の大学附属病院、埼玉県内外の私立・公立二次・三次救急医療機関、訪問看護ステーション他

◇初年度納入金（卒業までの納入金）
1,974,900円（-）
◇学校独自の奨学金制度
・桐門の翼奨学金：給付［年額］1年次1,000,000円・2～4年次500,000円［募集内容］1年次の授業料全額、2～4年次の授業料半額減免。所得、学力の基準あり
・温故知新奨学金：給付［年額］200,000円［募集内容］2年次以上の学業成績が優秀と認められる学生が対象

◇学生寮　あり
◇特徴
「地域包括ケアシステム」に対応できる"新時代の看護師"を育成する2018年に開設されました。文系総合大学の看護学科の強みを活かした科目編成が特徴で、2022年度より看護師教育課程も開設しました。昨年度の看護師国家試験の合格率は96.0%でした。

資料請求　●学校案内　無料　●願書　無料　WEB出願　可

東京家政大学　狭山キャンパス

学校法人 渡辺学園

看 共 社

学科：健康科学部 看護学科（4年・女子100名）

〒350-1398　埼玉県狭山市稲荷山2-15-1
【TEL】03-3961-5228（板橋キャンパス・アドミッションセンター）
【E-mail】nyushi@tokyo-kasei.ac.jp
【交通】西武池袋線「稲荷山公園」駅より徒歩約3分

	出願日程	試験日程	合格発表	推薦基準・試験内容	受験料
公募推薦	23年11/1～11/7(必着)	11/12	12/1	推薦は専願、現役生のみ 推薦：書類審査、国(情報観点含む)、英(数的観点含む)、個人面接	34,000円
一般	24年1/9～1/18(必着)	1/26・27	2/1	一般＝コミ英ⅠⅡ、選択＝国総(古漢除く)・現代文B、数ⅠA、化基、生基より2科目(化基、生基2科目での受験不可)	34,000円

◇開校年　1949年
◇入学者　－
◇出身県　－
◇主な実習先　武蔵野赤十字病院、青梅市立総合病院、公立福生病院他
◇主な就職先　東京都済生会中央病院、杏林大学医学部付属病院、武蔵野赤十字病院他

◇初年度納入金(卒業までの納入金)
1,877,500円(－)
◇学校独自の奨学金制度
・新入生成績優秀者奨学金制度：免除[年額]510,000円[募集内容]入試における成績優秀者に対し、奨学金として1年次後期の授業料を免除
・在学生特待生奨学金制度：免除[年額]520,000円[募集内容]学業・人物に優れ、かつ学業以外の分野でも活動する在学生の支援を目的とする

◇学生寮　あり(女子のみ)
◇特徴
いのちの誕生から老いまで、あらゆる年代における人々の健康保持増進と生活の質を維持する看護の実践力を持つ看護者を育てることを目指しています。学内で学んだ基礎的知識・技術態度を実践する臨地実習を1年次より行い、着実に専門性を深めます。

資料請求　●学校案内　無料　●願書　※WEB出願(一部の特別入試を除く)　　WEB出願　可

東都大学　深谷キャンパス

学校法人青淵学園

看 共 総 社

学科：ヒューマンケア学部 看護学科(4年・100名)

〒366-0052　埼玉県深谷市上柴町西4-2-11　【TEL】048-574-2500
【交通】JR高崎線「籠原」駅南口、東武東上線「森林公園」駅北口、秩父鉄道「武川」駅よりスクールバス。JR高崎線「深谷」駅南口よりアリオ深谷との共同運行バスで10分

	出願日程	試験日程	合格発表	推薦基準・試験内容	受験料
公募推薦	〈Ⅰ期〉23年11/1～11/6(必着) 〈Ⅱ期〉23年12/1～12/11(必着)	11/11 12/16	12/1 12/18	推薦は専願のみ、3.2以上、定員30名程度(指定校含む) 推薦：書類審査、文章読解力考査、面接	30,000円
一般	〈Ⅰ期〉24年1/15～1/23(必着) 〈Ⅱ期〉24年2/1～2/9(必着) 〈Ⅲ期〉24年2/22～3/1(必着)	2/1 2/17 3/11	2/6 2/19 3/12	一般＝書類審査、面接、選択＝国総(古漢除く)、コミ英ⅠⅡより1科目、選択＝数ⅠA、生基、化基、物基より1科目	30,000円

◇開校年　2009年
◇入学者　－
◇出身県　－
◇主な実習先　深谷赤十字病院、小川赤十字病院、埼玉県立循環器・呼吸器病センター他
◇主な就職先　東都文京病院、獨協医科大学さいたま医療センター、熊谷総合病院他

◇初年度納入金(卒業までの納入金)
1,759,370円(6,279,370円)
◇学校独自の奨学金制度
・学校法人青淵学園奨学金：貸与[月額]30,000円・50,000円[募集内容]卒業、免許取得後、大学関連病院に就職し、貸与期間以上勤務すると返還免除

◇学生寮　なし
◇特徴
看護師、保健師、助産師の国家資格を取得し、"医療人として第一線で活躍する"という目標を叶える大学！

資料請求　●学校案内　無料　●願書　無料　　WEB出願　可

日本医療科学大学

学校法人城西医療学園

看 共 総 社

学科：保健医療学部 看護学科(4年・80名)

〒350-0435　埼玉県入間郡毛呂山町下川原1276
【TEL】049-230-5000
【交通】東武越生線「川角」駅より徒歩約10分

	出願日程	試験日程	合格発表	推薦基準・試験内容	受験料
公募推薦	〈A日程〉23年11/1～11/16(必着) 〈B日程〉23年11/20～12/12(必着)	11/19 12/17	12/1 12/18	推薦は専願のみ、1浪まで可、3.2以上、定員27名(指定校含む) 推薦：書類審査、適性検査(基礎的な数学または小論文)、面接	30,000円
一般	〈Ⅰ期〉23年12/25～24年1/31(必着) 〈Ⅱ期〉24年2/5～2/24(必着) 〈特別〉24年2/19～3/5(必着)	2/5 2/24 3/9	2/8 2/27 3/11	一般：2/5・2/24は書類審査、面接、選択＝コミ英ⅠⅡ・英表Ⅰ、国総(古漢除く)、数ⅠA、物基、化基、生基より2科目 3/9は書類審査、面接、選択＝国総(古漢除く)、数ⅠAより1科目	30,000円

◇開校年　2007年
◇入学者　86名(男子23名/女子63名)
◇出身県　埼玉県・東京都・群馬県
◇主な実習先　埼玉県立小児医療センター、健康長寿医療センター、板橋中央総合病院他
◇主な就職先　川口市立医療センター、東京慈恵会医科大学附属病院、聖マリアンナ医科大学病院他

◇初年度納入金(卒業までの納入金)
1,863,000円(6,682,000円)
◇学校独自の奨学金制度

◇学生寮　なし
◇特徴
高度な専門性を備えた医療人の育成を目指し、診療放射線学・理学療法士・作業療法学・看護学・臨床工学・臨床検査学に関する教育と研究を行っています。1年次から「チーム医療演習」を導入。多職種との連携方法を学び、即戦力となる医療人を育成します。

資料請求　●学校案内　無料　●願書　無料　　WEB出願　可

日本赤十字看護大学　大宮キャンパス

学校法人日本赤十字学園

看 共

学科：さいたま看護学部 看護学科(4年・80名)

〒338-0001　埼玉県さいたま市中央区上落合8-7-19
【TEL】048-799-2747　【E-mail】s-nyushikoho@redcross.ac.jp
【交通】JR各線「大宮」駅より徒歩約10分

	出願日程	試験日程	合格発表	推薦基準・試験内容	受験料
公募推薦	23年11/1～11/7(消有)	11/18	12/4	推薦は専願、現役生のみ、4.0以上、定員40名(指定校・赤十字特別推薦含む) 推薦：資料読解(記述式含む)、面接(グループ討議・個人)、書類審査	35,000円
一般	23年12/19～24年1/12(消有)	2/1 (2次)2/9	2/7 (2次)2/16	一般：2/1はコミ英ⅠⅡ、国総(古漢除く)、選択＝数ⅠA、生・化基・生基・化基より1科目 2/9は面接(グループ討議・個人)	35,000円

◇開校年　1986年
◇入学者　90名(男子8名/女子82名)
◇出身県　埼玉県・東京都
◇主な実習先　さいたま赤十字病院、小川赤十字病院、深谷赤十字病院他
◇主な就職先　※2020年度開設のため実績なし

◇初年度納入金(卒業までの納入金)
1,780,000円(－)
◇学校独自の奨学金制度
・日本赤十字社奨学金：貸与[月額]50,000円～100,000円程度[募集内容]卒業後、各赤十字病院に看護師として勤務する者に貸与
・伊藤・有馬記念基金奨学金：給付[年額]200,000円以内[募集内容]年度毎に申請でき、前年度もしくは当該年度の経済状況等により選考

◇学生寮　なし
◇特徴
赤十字の理念に基づき、看護の実践と研究に必要な基礎的能力を持ち、幅広い教養と豊かな人間性のある人材を育てます。また、看護を必要とする当事者の視点に立ったケアを実現し、地域社会に貢献できる力を養う教育を目指します。

資料請求　●学校案内　無料　●願書　無料(ダウンロード)　　WEB出願　可

大学
看護師
診療放射線技師
臨床工学技士
臨床検査技師
理学療法士
作業療法士
言語聴覚士
歯科技工士
歯科衛生士
柔道整復師
はり師・きゅう師
あん摩マッサージ指圧師
視能訓練士
義肢装具士
救急救命士

日本保健医療大学

学校法人共済学院　共 総 社　看学科

保健医療学部　看護学科（4年・100名）

〒340-0113　埼玉県幸手市幸手1961-2
【TEL】0480-40-4848　【E-mail】admission@jhsu.ac.jp
【交通】東武日光線「幸手」駅よりスクールバス約5分

	出願日程	試験日程	合格発表	推薦基準・試験内容	受験料
公募推薦	〈第1回〉23年11/1〜11/15（必着） 〈第2回〉23年11/16〜12/13（必着） 〈第3回〉23年12/14〜24年1/4（必着）	11/19 12/17 1/8	12/1 12/21 1/11	推薦は専願のみ、1浪まで可、定員50名（指定校含む） 推薦：書類審査、一般常識テスト、面接	30,000円
一般	〈第1回〉23年12/14〜24年1/17（必着） 〈第2回〉24年1/18〜1/31（必着） 〈第3回〉24年1/18〜1/31（必着） 〈第4回〉24年2/15〜2/25（必着） 〈第5回〉24年2/22〜3/13（必着）	1/21 2/3 2/4 2/25 3/17	1/25 2/8 2/8 2/29 3/21	一般：1/21、2/3・4は書類審査、面接、選択＝コミ英ⅠⅡ・英表Ⅰ、国総（古漢除く）、数ⅠAより1科目 2/25、3/17は書類審査、面接、選択＝コミ英ⅠⅡ・英表Ⅰ、国総（古漢除く）、数ⅠAより1科目	30,000円

◇開校年　2010年
◇入学者　41名
◇出身県　埼玉県・東京都・栃木県
◇主な実習先　獨協医科大学埼玉医療センター、東埼玉総合病院、春日部中央総合病院他
◇主な就職先　自治医科大学附属さいたま医療センター、埼玉県立病院（4施設）、順天堂大学医学部附属順天堂病院他

◇初年度納入金（卒業までの納入金）　1,970,000円（6,800,000円）
◇学校独自の奨学金制度
・日本保健医療大学紹介病院奨学金：貸与［金額］①月額50,000円〔年間600,000円〕を3年または4年間貸与と②入学金300,000円を貸与③月額50,000円を限度とした生活協力金

◇学生寮　なし
◇特徴　人間性を培う幅広い基礎科目、医療・福祉に携わる人に必要な健康観・文化観を養う専門基礎科目を基に、看護学の専門知識と技術を修得する看護学専門科目により実践能力を磨きます。

資料請求　●学校案内　無料　●願書　無料　WEB出願　可

人間総合科学大学

学校法人早稲田医療学園　共 総 社　看学科

保健医療学部　看護学科（4年・90名）

〒339-8555　埼玉県さいたま市岩槻区太田字新正寺曲輪354-3
【TEL】048-749-6120　【E-mail】admin@human.ac.jp
【交通】東武野田線「岩槻」駅より徒歩14分（またはバスで4分）

	出願日程	試験日程	合格発表	推薦基準・試験内容	受験料
公募推薦	〈A日程〉23年11/1〜11/7（必着） 〈B日程〉23年11/27〜12/6（必着）	11/12 12/10	12/1 12/13	推薦は専願のみ、3浪まで可、3.2以上、定員25名（指定校・病院奨学生含む） 推薦：書類審査、小論文、面接	35,000円
一般	〈A日程〉24年1/5〜1/16（必着） 〈B日程〉24年1/30〜2/8（必着） 〈C日程〉24年3/1〜3/8（必着）	1/21 2/14 3/13	1/25 2/19 3/15	一般：1/21は面接、選択＝国（現代文のみ）、コミ英ⅠⅡ・英表Ⅰ（リスニング除く）、数ⅠA、生基、化基より2科目 2/14は面接、選択＝国（現代文のみ）、数ⅠAより1科目 3/13は小論文、面接、書類審査	35,000円

◇開校年　2000年
◇入学者　89名
◇出身県　−
◇主な実習先　丸山記念総合病院、羽生総合病院、埼玉県済生会加須病院他
◇主な就職先　丸山記念総合病院、羽生総合病院、埼玉県済生会加須病院他

◇初年度納入金（卒業までの納入金）　1,800,000円（6,600,000円）
◇学校独自の奨学金制度
・一般選抜成績優秀者対象奨学金：給付［金額］授業料半期分相当額
・成績優秀者対象奨学金：給付［年額］100,000円

◇学生寮　なし
◇特徴　こころとからだの相関から人間を総合的に理解できる看護師の育成を目指しています。実習病院、就職実績病院と連携した独自の入試制度「病院奨学生推薦入試」を導入しています。

資料請求　●学校案内　無料　●願書　無料　WEB出願　可

文京学院大学

学校法人文京学院　共 総　看学科

保健医療技術学部　看護学科（4年・100名）

〒356-8533　埼玉県ふじみ野市亀久保1196
（1年次はふじみ野キャンパス、2〜4年次は本郷キャンパス）
【TEL】049-261-6417　【交通】東武東上線「ふじみ野」駅よりスクールバス7分または東武バス9分

	出願日程	試験日程	合格発表	推薦基準・試験内容	受験料
公募推薦	23年11/1〜11/8（消有）	11/18	12/1	推薦は1浪まで可、専願3.5以上、併願3.8以上、定員35名（専願、併願合わせて） 推薦：小論文、面接、書類審査	35,000円
一般	〈全学統一〉23年12/14〜24年1/15（消有） 〈Ⅰ期〉23年12/14〜24年1/17（消有） 〈Ⅱ期〉23年12/14〜24年2/7（消有） 〈Ⅲ期〉23年12/14〜24年2/26（消有）	1/26 2/2 2/17 3/4	2/7 2/13 2/22 3/15	一般：1/26はコミ英ⅠⅡ・英表Ⅰ（リスニング除く）、面接、選択＝数ⅠA、化基・化、生基・生、国総（近代以降の文章）より1科目 2/2、2/17、3/4は面接、選択＝コミ英ⅠⅡ・英表Ⅰ（リスニング除く）、国総（近代以降の文章）、数ⅠA、化基・化、生基・生より2科目（3/4は＋総合問題より2科目）	35,000円

◇開校年　1991年
◇入学者　−
◇出身県　東京都・埼玉県
◇主な実習先　日本医科大学付属病院、東京医科歯科大学医学部附属病院、順天堂大学医学部附属順天堂医院他
◇主な就職先　東京医科歯科大学埼玉医療センター、順天堂大学医学部附属練馬病院他

◇初年度納入金（卒業までの納入金）　1,968,560円（7,010,060円）
◇学校独自の奨学金制度
・学業成績特別給付制度：給付［金額］初年次と2年次の授業料半額免除
・生活支援特別給付制度：給付［年額］120,000円を2年間

◇学生寮　あり（女子のみ）
◇特徴　チーム医療現場での活躍を想定した総合大学ならではのカリキュラム。メディカルタウンと呼ばれる文京区中心に厳選された実習先を用意。

資料請求　●学校案内　無料　●願書　無料　WEB出願　可

目白大学

学校法人目白学園　共 社　看学科

看護学部　看護学科（4年・105名）

〒339-8501　埼玉県さいたま市岩槻区浮谷320
【TEL】048-797-2222　【E-mail】univnyushi@mejiro.ac.jp
【交通】東武野田線「岩槻」駅よりバスで12分、JR武蔵野線・埼玉高速鉄道線「東川口」駅よりバスで23分

	出願日程	試験日程	合格発表	推薦基準・試験内容	受験料
公募推薦	〈前期〉23年11/1〜11/8（必着） 〈後期〉23年11/28〜12/12（必着）	11/19 12/16	12/1 12/22	推薦は専願、現役生のみ、3.2以上（かつ欠席20日以内）、定員30名（指定校含む） 推薦：書類審査、小論文、面接	35,000円
一般	〈全学部統一〉24年1/4〜1/17（消有） 〈A日程〉24年1/4〜1/23（消有） 〈B日程〉24年2/8〜2/14（消有） 〈C日程〉24年2/22〜3/2（消有）	1/31 2/4 2/22 3/8	2/9 2/9 2/22 3/15	一般：1/31は国総（古漢除く）、コミ英ⅠⅡ・英表Ⅰ、選択＝数ⅠA、生基・生より1科目　2/4はコミ英ⅠⅡ・英表Ⅰ、面接、選択＝国総（古漢除く）、数ⅠA、生基・生より1科目 2/22、3/8はコミ英ⅠⅡ・英表Ⅰ、面接	35,000円

◇開校年　1994年
◇入学者　117名（男子10名/女子107名）
◇出身県　東京都・埼玉県・千葉県
◇主な実習先　（独）国立病院機構埼玉病院、（独）国立病院機構東京病院、（独）国立病院機構東埼玉病院他
◇主な就職先　（独）国立病院機構埼玉病院、（独）国立病院機構東京病院、（独）国立病院機構東埼玉病院他

◇初年度納入金（卒業までの納入金）　1,928,500円（7,109,000円）
◇学校独自の奨学金制度
・目白大学特待生奨学金：給付［金額］1年間授業料の半額相当額［募集内容］入学者選抜で優秀な成績を収めると最長4年間の授業料の半額相当額が免除

◇学生寮　あり
◇特徴　本学の建学の精神である「主・師・親」に基づき、看護に必要な専門的知識・技術と態度を身につけ、実践力のある看護師、保健師の養成を目指します。

資料請求　●学校案内　無料　●願書　無料　WEB出願　可

※受験を希望される方は、必ず各学校の募集要項をご確認ください。

右側縦帯: 看護師／臨床検査技師・臨床工学技士・診療放射線技師／理学療法士・作業療法士・言語聴覚士／歯科衛生士・歯科技工士／柔道整復・はり師きゅう師・あん摩マッサージ指圧師／視能訓練士・義肢装具士・救急救命士

学校法人医療創生大学　医療創生大学　柏キャンパス　共総社看

学科：国際看護学部　看護学科（4年・80名）
〒2770803　千葉県柏市小青田1-3-4
【TEL】04-7136-0007　【E-mail】kashiwa.koho@isu.ac.jp
【交通】つくばエクスプレス「柏たなか」駅より徒歩約5分

出願日程		試験日程	合格発表	推薦基準・試験内容	受験料
公募推薦	〈Ⅰ期〉23年11/2〜11/17(消有)　〈Ⅱ期〉23年11/30〜12/19(消有)	11/25　12/23	12/6　1/10	推薦は専願のみ、2浪まで可、3.2以上　推薦：書類審査、面接（口頭試問もあり）	35,000円
一般	〈前期〉24年1/5〜1/29(必着)　〈中期〉24年2/2〜2/15(必着)　〈後期〉24年2/22〜3/11(必着)	2/2・3　2/17　3/15	2/14　2/22　3/25	一般：英、選択＝国(古漢除く)、数より1科目	35,000円

◇開校年　1987年
◇入学者　83名（男子14名/女子69名）
◇出身県　千葉県・茨城県・埼玉県
◇主な実習先　柏たなか病院、柏厚生総合病院他
◇主な就職先　−

◇初年度納入金（卒業までの納入金）1,807,000円（6,325,000円）
◇学校独自の奨学金制度

◇学生寮　なし
◇特徴　本学は葵会グループに属しており、同敷地内にグループ病院・施設を併設しています。実践的な環境で学べる大学となっています。

資料請求　●学校案内　無料　●願書　無料　WEB出願　可

SBC東京医療大学（2024年4月 了徳寺大学より校名変更予定※）　看総社

学科：健康科学部　看護学科（4年・100名）
〒279-8567　千葉県浦安市明海5丁目8-1
【TEL】047-382-2111
【交通】JR京葉線・武蔵野線「新浦安」駅よりバス約8分

出願日程		試験日程	合格発表	推薦基準・試験内容	受験料
公募推薦	23年11/1〜11/13(必着)	11/19	12/1	推薦は併願可、現役生のみ、3.0以上（英・数・国）、定員40名（指定校含む）　推薦：現代文、面接、書類審査	19,800円
一般	〈A日程〉23年12/28〜24年1/12(必着)　〈B日程〉23年12/28〜24年1/29(必着)　〈C日程〉24年2/5〜2/19(必着)　〈D日程〉24年2/14〜3/7(必着)	1/20・21　2/4　2/25　3/12	1/25　2/9　3/1　3/15	一般：1/20・21、2/4は面接、書類審査、選択＝コミ英ⅠⅡ・英表Ⅰ(リスニング除く)、数ⅠA、国(近代以降の文章・古典除く)より2科目　2/25、3/12は面接、書類審査、選択＝コミ英ⅠⅡ・英表Ⅰ(リスニング除く)、数ⅠAより1科目	19,800円

◇開校年　2006年
◇入学者　100名（男子12名/女子88名）
◇出身県　千葉県・東京都・埼玉県
◇主な実習先　行徳総合病院、東京臨海病院、八潮中央総合病院他
◇主な就職先　東邦大学医療センター、順天堂大学医学部附属浦安病院、東京慈恵会医科大学附属病院他

◇初年度納入金（卒業までの納入金）1,600,000円（5,800,000円）
◇学校独自の奨学金制度
・スカラシップ選抜特待生制度：免除[年額]授業料700,000円[募集内容]スカラシップ選抜を受験した中から成績優秀な受験生を選出
・在校生特待制度：免除[年額]授業料800,000円[募集内容]在学時に前年度成績上位2名を選出

◇学生寮　なし
◇特徴　豊かな人間性を培い、芸術を通じて感性を育むと共に看護の専門知識・技術、専門職としての誇りを身につけ、将来指導的立場に立って看護職の役割と義務を果たし、変化する地域社会・医療・福祉に貢献出来る人材を育成します。
※名称変更は届出中であり、変更となる場合があります。

資料請求　●学校案内　無料　●願書　無料　WEB出願　可

学校法人鉄蕉館　亀田医療大学　看総社

学科：看護学部　看護学科（4年・80名）
〒296-0001　千葉県鴨川市横渚462
【TEL】04-7099-1211　【E-mail】kamedadaigaku@kameda.ac.jp
【交通】JR外房線「安房鴨川」駅より徒歩12分

出願日程		試験日程	合格発表	推薦基準・試験内容	受験料
公募推薦	23年11/2〜11/10(消有)	11/18	12/1	推薦は専願、現役生のみ、3.0以上、定員5名　推薦：小論文、面接、書類審査	30,000円
一般	〈Ⅰ期〉24年1/4〜1/25(消有)　〈Ⅱ期〉24年2/13〜2/26(消有)　〈Ⅲ期〉24年3/4〜3/11(消有)	2/3　3/2　3/16	2/9　3/8　3/22	一般：2/3、3/2は書類審査、選択＝国総(古漢除く)、コミ英ⅠⅡより1科目＝数ⅠA、化基、生基より1科目　3/16は小論文、書類審査	30,000円

◇開校年　2012年
◇入学者　76名
◇出身県　千葉県・東京都
◇主な実習先　亀田総合病院、亀田リハビリテーション病院、亀田クリニック他
◇主な就職先　亀田総合病院、亀田リハビリテーション病院、亀田クリニック他

◇初年度納入金（卒業までの納入金）1,800,000円（6,300,000円）
◇学校独自の奨学金制度
・医療法人鉄蕉会(亀田メディカルセンター)奨学金制度：貸与[月額]50,000円、60,000円（返済免除要件有）
・医療法人鉄蕉会(亀田メディカルセンター)修学資金貸付制度：貸与[月額]30,000円、60,000円

◇学生寮　なし
◇特徴　リベラルエデュケーションに重点を置いています。幅広い教養と国際的な視野を持ち、看護の専門知識と臨地実践能力を身につけ、地域社会の保健、医療、福祉システムを担う医療チームの一員、及びリーダーとして活動する看護師・保健師の育成を目指します。

資料請求　●学校案内　無料　●願書　※WEB出願　WEB出願　可

学校法人国際医療福祉大学　国際医療福祉大学　成田キャンパス　共社看

学科：成田看護学部　看護学科（4年・100名）
〒286-8686　千葉県成田市公津の杜4-3
【TEL】0476-20-7810　【E-mail】admission@iuhw.ac.jp
【交通】京成本線「公津の杜（こうづのもり）」駅より徒歩1分

出願日程		試験日程	合格発表	推薦基準・試験内容	受験料
公募推薦	23年11/1〜11/9(消有)	11/18	12/1	推薦は専願のみ、1浪まで可、3.5以上、定員32名（指定校含む）　推薦：基礎学力試験、小論文、面接、書類審査	30,000円
一般	〈前期〉23年12/19〜24年1/16(消有)　〈後期〉24年2/13〜2/22(消有)	1/28・29・30　3/2	2/7　3/8	一般：1/28・29・30はコミ英ⅠⅡ・英表Ⅰ、小論文、選択＝国総(古漢除く)、B日、数ⅠA、数ⅡB、物基・物、化基・化、生基・生、物基・化基、生基・化基より2科目　3/2はコミ英ⅠⅡ・英表Ⅰ、面接	30,000円

◇開校年　1995年
◇入学者　102名
◇出身県　−
◇主な実習先　成田市内を中心とした、千葉県内の主要な病院
◇主な就職先　国際医療福祉大学成田病院、国際医療福祉大学市川病院、国際医療福祉大学三田病院他

◇初年度納入金（卒業までの納入金）1,610,000円（6,140,000円）
◇学校独自の奨学金制度
・特待奨学生制度：給付[募集内容]特待奨学生特別選抜、一般選抜前期、大学入学共通テスト利用選抜の成績上位合格者を対象に、特待奨学生を選抜。4年間の授業料に対し、特待奨学生Sは100%、Aは50%、Bは30%相当額の奨学金を給付

◇学生寮　あり
◇特徴　成田キャンパスでは、地域社会にとどまらず、国際医療協力に幅広く貢献できるグローバルな視点をもった医療福祉の専門的な人材を育成します。医療を通じた国際貢献に興味のある方などを求めます。

資料請求　●学校案内　無料　●願書　募集要項をHPよりダウンロード　WEB出願　可

学校法人秀明学園　秀明大学　看　共　総

学科	看護学部 看護学科(4年・80名)

〒276-0003　千葉県八千代市大学町1-1
【TEL】047-488-2331　【E-mail】nyushi@adm.shumei-u.ac.jp
【交通】東京メトロ東西線直通東葉高速鉄道「八千代緑が丘」駅・北総線「千葉ニュータウン中央」駅より無料スクールバス15分

	出願日程	試験日程	合格発表	推薦基準・試験内容	受験料
公募推薦	23年11/1～11/8(消有)	11/19	12/1	推薦は専願のみ、1浪まで可、3.5以上、定員35名(指定校含む) 推薦:適性検査、面接、書類審査	30,000円
一般	〈全学統一〉24年1/5～1/17(消有) 〈前期〉24年1/15～1/24(消有) 〈中期〉24年1/18～2/1(消有) 〈後期〉24年2/19～3/11(消有)	1/28 2/4 2/11 3/18	2/1 2/8 2/16 3/19	一般:筆記試験、面接、書類審査	30,000円

◇開校年　1988年
◇入学者　75名(男子7名/女子68名)
◇出身県　千葉県・茨城県・東京都
◇主な実習先　東京女子医科大学八千代医療センター、鎌ケ谷総合病院、八千代病院他
◇主な就職先　千葉大学医学部附属病院、筑波大学附属病院、東京女子医科大学八千代医療センター他

◇初年度納入金(卒業までの納入金)
1,850,000円(6,470,000円)
◇学校独自の奨学金制度
・秀明大学給付型奨学金:給付[金額]4年間合計金額300,000円～4,000,000円(種類により異なる)[募集内容]最大4,000,000円の給付奨学金(返還不要)は、他に類を見ない奨学金制度です

◇学生寮　あり
◇特徴
秀明大学看護学部は、大学の地元八千代市の熱い要請に応え、2017年4月に開設しました。大学と八千代市、八千代市医師会、東京女子医科大学八千代医療センターとの四者連携体制を確立。奨学金や実習先、就職まで幅広く万全なサポートを受けられます。

資料請求　●学校案内　無料　●願書　HPよりダウンロード　　WEB出願　可

学校法人大乗淑徳学園　淑徳大学　看　共　総　社

学科	看護栄養学部 看護学科(4年・100名)

〒260-8703　千葉県千葉市中央区仁戸名町673
【TEL】043-265-6881
【交通】JR線「蘇我」駅東口よりスクールバスで約15分

	出願日程	試験日程	合格発表	推薦基準・試験内容	受験料
公募推薦	23年11/1～11/10(必着)	11/18	12/1	推薦は専願、現役生のみ、3.5以上、定員25名 推薦:面接、小論文、書類審査 ※オリエンテーションへの参加が必要	35,000円
一般	〈A〉24年1/6～1/19(必着) 〈B〉24年1/24～2/13(必着) 〈C〉24年2/16～3/5(必着)	2/1・2 2/21 3/12	2/14 2/29 3/18	一般:2/1・2は書類審査、面接、選択=国総(古漢除く)より1科目、選択=化基、生基、数ⅠAより1科目 2/21は国総(古漢除く)、コミ英ⅠⅡ、書類審査、面接 3/12は面接、書類審査、一般教養テスト	35,000円

◇開校年　1965年
◇入学者　106名(男子11名/女子95名)
◇出身県　千葉県・東京都・福島県
◇主な実習先　国立病院機構千葉東病院、千葉県がんセンター、千葉市立海浜病院他
◇主な就職先　国立病院機構千葉東病院、千葉大学医学部附属病院、船橋市立医療センター他

◇初年度納入金(卒業までの納入金)
1,914,320円(－)
◇学校独自の奨学金制度
・淑徳大学特別給付奨学金:免除[募集内容]人物・学業成績が特に優れ学費の納入が困難な者に授業料相当額を給付
・淑徳大学貸与奨学金:貸与[年額]525,000円[募集内容]人物・学業成績が優れ学費の納入が困難な者に授業料半額を貸与

◇学生寮　あり(女子のみ)
◇特徴
国立病院機構と連携した日本初の看護教育の場として国立病院機構千葉東病院の敷地内にキャンパスを設置。千葉県がんセンター、ジェイコー千葉病院にも隣接し、実習を間近に行える環境を実現。組織的サポートにより看護師国家試験では毎年高い合格実績を誇る。

資料請求　●学校案内　無料　●願書　無料　　WEB出願　可

学校法人順天堂　順天堂大学　浦安キャンパス　看　共　総

学科	医療看護学部 看護学科(4年・220名)

〒279-0023　千葉県浦安市高洲2-5-1
【TEL】047-355-3111
【交通】JR京葉線「新浦安」駅よりバス5～10分

	出願日程	試験日程	合格発表	推薦基準・試験内容	受験料
公募推薦	23年11/1～11/8(消有)	11/19	12/1	推薦は専願のみ、1浪まで可、3.8以上、定員80名 推薦:小論文、総合問題、面接	30,000円
一般	23年12/20～24年1/22(消有)	2/2・5 (2次)2/12・13	2/9 (2次)2/17	一般:2/2・5は国総(近代以降の文章)、コミ英ⅠⅡ・英表Ⅰ、選択=数ⅠA、化基・化・生基・生より1科目 2/12・13は面接	30,000円

◇開校年　1951年
◇入学者　221名(男子7名/女子214名)
◇出身県　－
◇主な実習先　順天堂大学医学部附属順天堂医院、順天堂大学医学部附属浦安病院他
◇主な就職先　順天堂大学医学部附属順天堂医院、順天堂大学医学部附属浦安病院他

◇初年度納入金(卒業までの納入金)
1,850,000円(－)
◇学校独自の奨学金制度
・特待生制度:免除[募集内容]1年次の学費については、授業料と施設設備費に相当する額1,200,000円を全額免除
・順天堂大学看護学部同窓会奨学金:貸与[年額]600,000円まで

◇学生寮　なし
◇特徴
180年に及ぶ伝統で培われた全人教育に基づき、身体のみならず「心を癒す看護」を実践する看護職者を育成しています。

資料請求　●学校案内　無料　●願書　※WEB出願　　WEB出願　可

城西国際大学　千葉東金キャンパス　看　共　総

学科	看護学部 看護学科(4年・100名)

〒283-8555　千葉県東金市求名1番地
【TEL】0475-55-8855　【E-mail】admis@jiu.ac.jp
【交通】JR東金線「求名」駅より徒歩5分

	出願日程	試験日程	合格発表	推薦基準・試験内容	受験料
公募推薦	23年11/1～11/8(必着)	11/19	12/1	推薦は併願可、1浪まで可、3.0以上 推薦:書類審査、基礎能力テスト(数Ⅰ、化基、生基から計6題より4題を自由選択)、面接	35,000円
一般	24年1/10～1/19(必着)	2/1・2	2/9	一般:コミ英ⅠⅡ・英表Ⅰ、面接、選択=国総(古漢除く)・現代文B、数ⅠAより1科目、選択=化基、生基より1科目 ※高得点2科目で判定	35,000円

◇開校年　1992年
◇入学者　－
◇出身県　－
◇主な実習先　－
◇主な就職先　－

◇初年度納入金(卒業までの納入金)
1,927,000円(6,818,000円)
◇学校独自の奨学金制度
－

◇学生寮　－
◇特徴
－

資料請求　●学校案内　無料　●願書　※WEB出願　　WEB出願　可

聖徳大学
学校法人東京聖徳学園

看 共 総 社

学科	看護学部 看護学科（4年・女子80名）

〒271-8555　千葉県松戸市岩瀬550
【TEL】0120-66-5531
【交通】JR常磐線、JR上野東京ライン、JR乗り入れ地下鉄千代田線、新京成線「松戸」駅東口より徒歩5分

	出願日程	試験日程	合格発表	推薦基準・試験内容	受験料
公募推薦	23年11/1〜11/6（必着）	11/12	12/1	推薦は専願のみ、1浪まで可、3.2以上　推薦＝書類審査、小論文、面接	35,000円（30,000円）
一般	〈A日程〉23年12/18〜24年1/15（必着）〈B日程〉24年2/1〜2/14（必着）〈C日程〉24年2/20〜3/5（必着）	1/20・21 2/19 3/11	1/27 2/23 3/15	一般＝書類審査、面接、国（近代以降の文章）、選択＝英、数ⅠA、化基、生基より1科目	35,000円（30,000円）

◆開校年　1990年
◆入学者　74名（女子74名）
◆出身県　東京都・千葉県・埼玉県
◆主な実習先　新東京病院、松戸市立総合医療センター、国立研究開発法人 国立がん研究センター東病院他
◆主な就職先　国立研究開発法人国立がん研究センター中央病院、国立研究開発法人国立成育医療研究センター、東京女子医科大学研究所附属病院他

◆初年度納入金（卒業までの納入金）
2,397,000円（8,304,540円）
◆学校独自の奨学金制度
・高校成績・資格特待制度：免除［金額］入学金半額または全額［募集内容］高校での学習成績状況／指定資格を取得していることで入学金免除
・得点明示型］学力特待制度：免除［金額］入学金に加え授業料全額もしくは半額［募集内容］一般・共通テストの得点により授業料等免除

◆学生寮　あり（女子のみ）
◆特徴
看護に必要不可欠な「豊かな人間性を養うための体系的な教育」と実践力を確実に伸ばすことができる高機能シミュレータを用いた「実践的な技術教育」を軸に気品と実践力を備えた凛とした看護職を育成しています。

資料請求　●学校案内　無料　●願書　無料　　　WEB出願　可

千葉大学【国】

看 社

学科	看護学部 看護学科（4年・80名）

〒260-8672　千葉県千葉市中央区亥鼻1-8-1
【TEL】043-226-2381
【交通】JR線「千葉」駅よりバス約15分

	出願日程	試験日程	合格発表	推薦基準・試験内容	受験料
公募推薦	23年11/1〜11/6（必着）（大学入学共通テスト利用）	11/18	2/8	推薦は専願、現役生のみ、A以上、定員24名　推薦＝書類審査、小論文、面接	17,000円
一般	24年1/22〜2/2（必着）（一次は大学入学共通テスト利用）	2/25・26	3/9	一般＝面接、コミ英ⅠⅡⅢ、選択＝物基・物、化基・化、生基・生より2科目	17,000円

◆開校年　1949年
◆入学者　84名（男子6名/女子78名）
◆出身県　－
◆主な実習先　千葉大学医学部附属病院、その他保健所、介護保健施設
◆主な就職先　千葉大学医学部附属病院、千葉県こども病院、虎の門病院他

◆初年度納入金（卒業までの納入金）
924,960円（－）
◆学校独自の奨学金制度
－

◆学生寮　あり
◆特徴
本学の看護学部では、総合的視野をもった保健師・助産師・看護師の基礎教育となる看護学を教授すると同時に、大学院看護学研究科（修士・博士）の教育目標に連動する基礎的な能力を育成します。

資料請求　●学校案内　本体無料　送料250円　●願書　本体無料　送料140円（推薦）　　　WEB出願　可（一般選抜のみ）

千葉科学大学
学校法人加計学園

看 共 総

学科	看護学部 看護学科（4年・90名）

〒288-0025　千葉県銚子市潮見町3番
【TEL】0120-919-126　【E-mail】koho@cis.ac.jp
【交通】JR総武本線「銚子」駅よりバス約10分

	出願日程	試験日程	合格発表	推薦基準・試験内容	受験料
公募推薦	23年11/1〜11/9（必着）	11/19	12/1	推薦は専願、現役生のみ、3.2以上　推薦＝書類審査、面接	35,000円
一般	〈前期A方式〉24年1/9〜1/22（必着）〈前期B方式〉24年2/6〜2/21（必着）〈後期〉24年2/26〜3/11（必着）	2/3・4 3/7 3/19	2/16 3/15 3/25	一般：2/3・4は選択＝物基・物、化基・化、生基・生、コミ英ⅠⅡ・英表Ⅰ、数ⅠⅡA、国総（古漢除く）より2科目　3/7は選択＝物基・物、化基・化、生基・生、コミ英ⅠⅡ・英表Ⅰ、数ⅠⅡAB、数ⅠA、国総（古漢除く）より2科目（高得点の1科目で判定、理科2科目選択は不可）　3/19は選択＝化基・化、生基・生、コミ英ⅠⅡ・英表Ⅰ、数ⅠⅡA、国総（古漢除く）より1科目	35,000円

◆開校年　2004年
◆入学者　－
◆出身県　千葉県・茨城県
◆主な実習先　－
◆主な就職先　－

◆初年度納入金（卒業までの納入金）
1,955,000円（6,995,000円）
◆学校独自の奨学金制度
・特待生制度：減免［募集内容］特定の入試において、入試成績により授業料部分の全額または半額を減免

◆学生寮　あり（女子のみ）
◆特徴
地域・救急・災害医療などあらゆる現場で、即戦力として活躍できる看護師を養成します。

資料請求　●学校案内　無料　●願書　無料　　　WEB出願　可

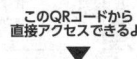

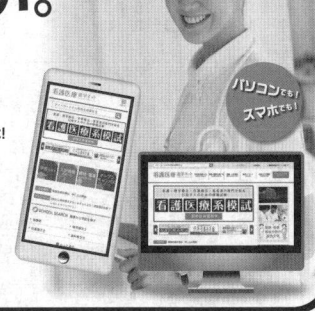
右端縦書き見出し：看護師　臨床検査技師　臨床工学技士　診療放射線技師　理学療法士　作業療法士　言語聴覚士　歯科衛生士　歯科技工士　柔道整復師　はり師・きゅう師　あん摩マッサージ指圧師　視能訓練士　義肢装具士　救急救命士

千葉県立保健医療大学【公】

看社　学科

健康科学部
看護学科(4年・80名)

〒261-0014　千葉県千葉市美浜区若葉2-10-1
【TEL】043-296-2000
【交通】JR線「幕張」駅・「海浜幕張」駅、「京成幕張」駅より徒歩15分

	出願日程	試験日程	合格発表	推薦基準・試験内容	受験料
公募推薦	23年11/1〜11/8(必着)	11/18	12/1	推薦は専願、現役生のみ、3.8以上、定員40名(社会人若干名含む) 推薦:小論文、面接、書類審査	17,000円
一般	24年1/22〜2/2(必着) (一次は大学入学共通テスト利用)	2/25	3/7	一般:小論文、面接、書類審査	17,000円

◇開校年　2009年
◇入学者　83名(男子1名/女子82名)
◇出身県　−
◇主な実習先　県立病院等内医療機関、介護老人保健施設、県健康福祉センター他
◇主な就職先　千葉県病院局、千葉市病院局、千葉大学医学部附属病院他

◇初年度納入金(卒業までの納入金)
817,800円〜958,800円(−)
◇学校独自の奨学金制度
−

◇学生寮　なし
◇特徴
本学では、千葉県内で保健医療技術者を目指す学生を、総合的な健康づくりの推進力となる人材や、実践力があり将来的に指導者となりうる人材として育成することを目指しています。

資料請求　●学校案内　本体無料　送料180円　●願書　本体無料　送料180円　WEB出願　可

看護師

学校法人帝京平成大学　帝京平成大学　千葉キャンパス

看総　学科

健康医療スポーツ学部
看護学科(4年・135名)

〒290-0193　千葉県市原市うるいど南4-1
【TEL】03-5843-3200(池袋キャンパス)
【交通】JR内房線「八幡宿」駅よりスクールバスで22分、京成千原線「ちはら台」駅よりスクールバスで12分

	出願日程	試験日程	合格発表	推薦基準・試験内容	受験料
公募推薦	23年10/30〜11/9(必着)	11/18	12/1	推薦は併願可 推薦:面接、書類審査、選択=国総(古漢除く)、コミ英ⅠⅡ・英表Ⅰ、数ⅠAより1科目	35,000円
一般	〈Ⅰ期〉24年1/4〜1/15(必着) 〈Ⅱ期〉24年2/1〜2/10(必着) 〈Ⅲ期〉24年2/19〜2/29(必着)	1/23・24・25 2/17・18 3/6・7	2/1 2/21 3/9	一般:面接、書類審査、選択=国総(古漢除く)、コミ英ⅠⅡ・英表Ⅰ、数ⅠA、化基・化、生基・生より2科目(国・英の組合せ不可)	35,000円

◇開校年　1987年
◇入学者　−
◇出身県　−
◇主な実習先　医療法人社団爽友会　津田沼中央総合病院、帝京大学ちば総合医療センター、帝京大学医学部附属溝口病院他
◇主な就職先　帝京大学ちば総合医療センター、帝京大学医学部附属溝口病院、帝京大学医学部附属病院他

◇初年度納入金(卒業までの納入金)
1,823,300円(6,383,300円)
◇学校独自の奨学金制度
・帝京平成大学特別奨学生制度:減免[募集内容]高い学修意欲があり、入学後家計が急変し経済的に修学の継続が困難となった者
・帝京平成大学沖永特待生制度:減免[募集内容]学業成績が優秀で、人物に優れ、他の模範となるに相応しいと認められる者

◇学生寮　あり
◇特徴
充実した実習設備・施設で専門職としての実践能力を修得も可能です。4年間で保健師または助産師の資格を取ることも可能です。卒業時、助産師別科を受験することで助産師資格取得への道も広がります。

資料請求　●学校案内　無料　●願書　WEB出願のみ　WEB出願　可

臨床検査技師　臨床工学技士　診療放射線技師　理学療法士　作業療法士　言語聴覚士

東京医療保健大学　船橋キャンパス

看総　学科

千葉看護学部
看護学科(4年・100名)

〒273-8710　千葉県船橋市海神町西1-1042-2
【TEL】047-495-7751　【E-mail】info@thcu.ac.jp
【交通】JR・東京メトロ東西線・東葉高速鉄道「西船橋」駅より徒歩12分

	出願日程	試験日程	合格発表	推薦基準・試験内容	受験料
公募推薦	23年11/1〜11/6(消有)	11/12	12/1	推薦は定員18名 推薦:小論文、面接、書類審査	35,000円
一般	〈A日程〉23年12/14〜24年1/11(消有) 〈B日程〉23年12/14〜24年1/17(消有) 〈C日程〉24年1/30〜2/8(消有)	1/23・24 2/4 2/18	1/31 2/9 2/24	一般:1/23・24は英、選択=国、数ⅠA、生基・生、化基・化、生基・化基より1科目 2/4は英、選択=国、数ⅠA、生基・生、化基・化、生基・化基より2科目 2/18は英、書類審査、選択=国、数ⅠA、生基・生、化基・化、生基・化基より1科目	35,000円

◇開校年　2005年
◇入学者　−
◇出身県　−
◇主な実習先　独立行政法人地域医療機能推進機構(JCHO)船橋中央病院他
◇主な就職先　国立研究開発法人　国立がん研究センター中央病院、千葉大学医学部附属病院、北里大学北里研究所病院他

◇初年度納入金(卒業までの納入金)
1,905,200円(6,720,800円)
◇学校独自の奨学金制度
・千葉看護学部奨学金制度:貸与[年額]600,000円[募集内容]卒業後船橋中央病院に勤務を希望する学生に奨学金を貸与。卒業後船橋中央病院に常勤職員として貸与期間相当の業務従事で全額返還免除

◇学生寮　あり
◇特徴
地域医療を全国的に推進する独立行政法人地域医療機能推進機構(JCHO)との連携による学びが特徴。JCHOの中核病院である船橋中央病院を主な実習施設として、船橋キャンパスにおいて履修。地域の暮らしを支え、地域包括ケアに貢献できる看護師を目指します。

資料請求　●学校案内　本体無料　送料無料　●願書　HPよりダウンロード　WEB出願　可

歯科衛生士　歯科技工士　柔道整復師　はり師・きゅう師　あん摩マッサージ指圧師　視能訓練士　義肢装具士　救急救命士

学校法人東京農業大学　東京情報大学

看総社　学科

看護学部
看護学科(4年・100名)

〒265-8501　千葉県千葉市若葉区御成台4-1
【TEL】043-236-1408　【E-mail】tju@affrs.tuis.ac.jp
【交通】「千葉」駅よりバス40分

	出願日程	試験日程	合格発表	推薦基準・試験内容	受験料
公募推薦	〈Ⅰ期〉23年11/1〜11/10 〈Ⅱ期〉23年11/20〜12/11	11/18 12/16	12/1 12/20	推薦は専願のみ、3.5以上、定員4名 推薦:面接、小論文	30,000円
一般	〈Ⅰ期〉23年12/15〜24年1/25 〈Ⅱ期〉24年2/5〜2/20	2/3・4 2/28	2/8 3/4	一般:コミ英ⅠⅡ・英表Ⅰ、選択=国総(古漢除く)、数ⅠAより1科目、選択=化基、生基より1科目	30,000円

◇開校年　1988年
◇入学者　−
◇出身県　千葉県・東京都・茨城県
◇主な実習先　千葉中央メディカルセンター、昭和大学病院、船橋中央病院他
◇主な就職先　順天堂大学医学部附属浦安病院、千葉大学医学部附属病院、江戸川病院他

◇初年度納入金(卒業までの納入金)
1,657,500円(6,780,000円)
◇学校独自の奨学金制度
−

◇学生寮　あり(女子のみ)
◇特徴
−

資料請求　●学校案内　無料　●願書　−　WEB出願　可

千葉県・東京都

大学
看護師
臨床検査技師
臨床工学技士
診療放射線技師
理学療法士
作業療法士
言語聴覚士
歯科衛生士
歯科技工士
柔道整復師
はり師・きゅう師
あん摩マッサージ指圧師
視能訓練士
義肢装具士
救急救命士

学校法人青淵学園 東都大学 幕張キャンパス

共 総 社 看

学科 幕張ヒューマンケア学部 看護学科（4年・120名）

〒261-0021 千葉県千葉市美浜区ひび野1-1
【TEL】043-274-1917
【交通】JR京葉線「海浜幕張」駅より徒歩約10分

	出願日程	試験日程	合格発表	推薦基準・試験内容	受験料
公募推薦	〈Ⅰ期〉23年11/1～11/6（必着） 〈Ⅱ期〉23年12/1～12/11（必着）	11/11 12/16	12/1 12/18	推薦は専願のみ、3.2以上、定員35名程度（指定校含む） 推薦：書類審査、文章読解力考査、面接	30,000円
一般	〈Ⅰ期〉24年1/15～1/23（必着） 〈Ⅱ期〉24年2/1～2/9（必着） 〈Ⅲ期〉24年2/22～3/1（必着）	2/1 2/17 3/11	2/6 2/19 3/12	一般：書類審査、面接、選択=国総（古漢除く）、コミ英ⅠⅡより1科目、選択=数ⅠA、生基、化基、物基Ⅱより1科目	30,000円

◆開 校 年 2018年
◆入 学 者 －
◆出 身 県
◆主な実習先 日本医科大学千葉北総病院、セコメディック病院、千葉西総合病院他
◆主な就職先 千葉大学医学部附属病院、船橋総合病院、板橋中央総合病院他

◆初年度納入金（卒業までの納入金）
1,759,370円（6,279,370円）
◆学校独自の奨学金制度
・学校法人青淵学園奨学金：貸与［月額］30,000～50,000円［募集内容］卒業、免許取得後、大学関連病院に就職し、貸与期間以上勤務すると返済免除

◆学 生 寮 あり
◆特 徴
看護師、保健師の国家資格を取得し、"医療人として第一線で活躍する"という目標を叶える大学！

資料請求 ●学校案内 無料 ●願書 無料　WEB出願 可

東邦大学 習志野キャンパス

共 総 社 看

学科 健康科学部 看護学科（4年・60名）

〒274-8510 千葉県船橋市三山2-2-1
【TEL】047-472-0666
【交通】京成線「京成大久保」駅より徒歩10分、JR総武線「津田沼」駅よりバス約10分

	出願日程	試験日程	合格発表	推薦基準・試験内容	受験料
公募推薦	23年11/1～11/10（必着）	11/23	12/1	推薦は専願のみ、1浪まで可、3.5以上、定員約5名 推薦：書類審査、小論文、面接（口頭試問含む）	35,000円
一般	23年12/11～24年1/17（必着）	1/24・25 2/1・2	2/10	・一般：1/24または25は面接（口頭試問含む） 2/1はコミ英ⅠⅡ・英表Ⅰ、国総（近代以降の文章）、選択=数ⅠA、化基、生基より1科目 2/2は選択=コミ英ⅠⅡ・英表Ⅰ、国総（近代以降の文章）より1科目、選択=数ⅠA、化基、生基より1科目	35,000円

◆開 校 年 1925年
◆入 学 者 68名（男子5名/女子63名）
◆出 身 県 －
◆主な実習先 東邦大学医療センター大森病院、東邦大学医療センター大橋病院、東邦大学医療センター佐倉病院他
◆主な就職先 東邦大学医療センター大森病院、東邦大学医療センター大橋病院、東邦大学医療センター佐倉病院他

◆初年度納入金（卒業までの納入金）
1,820,370円（－）
◆学校独自の奨学金制度
・東邦大学青藍会貸与奨学金：貸与
・健康科学部学費減免制度：給付

◆学 生 寮 なし
◆特 徴
人々の健康的な生活を支える看護の専門知識と優れた実践力、洗練された倫理観を身につけた善き医療人として自ら成長していくことができるように支援していきます。保健・医療・福祉に関わる他の職種と連携するチーム活動やリーダーシップを発揮する実践力も養うことができます。

資料請求 ●学校案内 無料 ●願書 ※WEB出願　WEB出願 可

学校法人 和洋学園 和洋女子大学

共 総 社 看

学科 看護学部 看護学科（4年・女子100名）

〒272-8533 千葉県市川市国府台2-3-1
【TEL】047-371-1127 【E-mail】iko@wayo.ac.jp
【交通】JR「市川」駅よりバス8分、京成線「国府台（和洋女子大学前）」駅より徒歩9分

	出願日程	試験日程	合格発表	推薦基準・試験内容	受験料
公募推薦	23年11/1～11/6（必着）	11/12	12/1	推薦は専願、現役生のみ、3.5以上、定員35名（指定校含む） 推薦：小論文、面接、書類審査	35,000円
一般	〈A日程〉24年1/5～1/17（必着） 〈B日程〉24年1/18～2/1（必着） 〈C日程〉24年2/2～2/14（必着）	1/24 2/7 2/20	1/31 2/13 2/27	一般：国総（古漢除く※2/20は基礎的な国語の知識含む）、コミ英ⅠⅡ・英表Ⅰ、面接、選択=化基、生基より1科目	35,000円

◆開 校 年 1897年
◆入 学 者 118名（女子118名）
◆出 身 県 千葉県・東京都・茨城県
◆主な実習先 国立国際医療研究センター国府台病院、東京歯科大学市川総合病院、IMSグループ医療法人財団明理会行徳総合病院
◆主な就職先 国立国際医療研究センター国府台病院、東京歯科大学市川総合病院、国立国際医療研究センター病院他

◆初年度納入金（卒業までの納入金）
1,938,900円（6,923,700円）
◆学校独自の奨学金制度
・稗方・むら竹会奨学金：給付［一時金］300,000円［募集内容］成績優秀な学生を対象に、家計の状況を考慮し給付する
・フレンドシップ奨学金：給付［一時金］100,000円［募集内容］経済的理由で修学困難になったボランティア活動に熱意ある学生へ給付する

◆学 生 寮 あり（女子のみ）
◆特 徴
ホスピタリティ精神を持ち、地域に貢献できる人材を育成します。学生が主体的に学ぶアクティブラーニング等を採用。また、講義や演習では、電子カルテや各種シミュレーション機器等を活用し、より臨床現場に近い場面を設定。学生の判断力を養成します。

資料請求 ●学校案内 無料 ●願書 ※WEB出願　WEB出願 可

学校法人共立女子学園 共立女子大学

共 総 社 看

学科 看護学部 看護学科（4年・女子100名）

〒101-8437 東京都千代田区一ツ橋2-2-1
【TEL】03-3237-5927 【E-mail】koho.gr@kyoritsu-wu.ac.jp
【交通】地下鉄「神保町」駅A8番出口より徒歩すぐ

	出願日程	試験日程	合格発表	推薦基準・試験内容	受験料
公募推薦	23年11/1～11/7（必着）	11/12	12/1	推薦は専願、現役生のみ、3.6以上（化基または化、生基または生を履修していること）、定員8名 推薦：書類審査、小論文（基礎学力テストを含む）、面接	35,000円
一般	〈全学統一〉23年12/18～24年1/15（必着） 〈2月日程〉23年12/18～24年1/26（必着） 〈3月日程〉23年12/18～24年2/26（必着）	1/22 2/4 3/1	1/29 2/11 3/8	一般：1/22、2/4は国総（漢除く・古文選択制）、コミ英ⅠⅡⅢ・英表Ⅰ、書類審査、選択=数ABⅠⅡ（1/22のみ）、化基・化、生基・生より1科目 3/1は国総（漢除く・古文選択制）、コミ英ⅠⅡⅢ・英表ⅠⅡ 2/4は外部英語検定利用方式を導入	35,000円

◆開 校 年 1949年
◆入 学 者 110名（女子110名）
◆出 身 県 千葉県・東京都・埼玉県
◆主な実習先 関東中央病院、東京都済生会中央病院、三井記念病院他
◆主な就職先 三井記念病院、東京都済生会中央病院、関東中央病院他

◆初年度納入金（卒業までの納入金）
1,850,000円（－）
◆学校独自の奨学金制度
・共立女子大学・共立女子短期大学給付奨学金：給付［金額］学費の全額相当分［募集内容］学業成績・人物ともに優れ、勉学意欲があるにもかかわらず、家計が急変するなど修学が困難になった学生を支援します

◆学 生 寮 あり（女子のみ）
◆特 徴
現代の医療に対応する最新の充実したカリキュラムと都心の中心に位置する総合大学の中にある、ひとつの学部である。
保健師養成課程あり

資料請求 ●学校案内 無料 ●願書 ※WEB出願　WEB出願 可

東京都

左側：看護師／臨臨診床床療検工放査学射技技線技師師師／理作言学業語療療聴法法覚士士士／歯歯科科衛技生工士士／あん摩マッサージ指圧師・はり師・きゅう師／柔道整復師／視義救能肢急訓装救練具命士士士

杏林大学

学校法人杏林学園　看共総　学科：保健学部看護学科
(1)看護学専攻(4年・100名)[三鷹キャンパス]
(2)看護養護教育学専攻(4年・50名)[井の頭キャンパス]

（三鷹キャンパス）〒181-8611　東京都三鷹市新川6-20-2　【TEL】0422-47-5511
【交通】「三鷹」駅、「吉祥寺」駅、「仙川」駅、「調布」駅よりバス
（井の頭キャンパス）〒181-8612　東京都三鷹市下連雀5-4-1　【TEL】0422-47-8000
【交通】「三鷹」駅「吉祥寺」駅「仙川」駅「千歳烏山」駅、「調布」駅よりバス(15分)

	出願日程	試験日程	合格発表	推薦基準・試験内容	受験料
公募推薦	23年11/1～11/8(必着)	11/19	12/1	推薦は専願のみ、1浪まで可、定員(1)32名(2)15名 推薦：適性検査(コミ英ⅠⅡ・英表ⅠⅡ)、国総(近代以降の文章)、数ⅠA、物基、化基、生基)、面接	35,000円
一般	〈A日程〉23年12/20～24年1/18(必着) 〈B日程〉23年12/20～24年1/26(必着)	1/29・30 2/6	2/8 2/14	一般：コミ英ⅠⅡⅢ・英表ⅠⅡ、選択＝国総(近代以降の文章)、数ⅠA、物基、化基、生基より2科目	35,000円

◇開校年　1970年
◇入学者　－
◇出身県　東京都・神奈川県・埼玉県
◇主な実習先　杏林大学医学部付属病院、日本赤十字医療センター、東京都多摩総合医療センター(学部全体)
◇主な就職先　杏林大学医学部付属病院、東京消防庁、順天堂大学医学部附属順天堂医院(学部全体)

◇初年度納入金(卒業までの納入金)　1,988,370円(6,998,370円)
◇学校独自の奨学金制度
・杏林大学奨学金：給付[年額]360,000円[募集内容]年1回給付

◇学生寮　なし
◇特徴　あらゆる診療科目と専門医療のセンターを備えた医学部付属病院との連携による高度な医療と看護を学ぶことができる。学生約10人に対し教員1人の充実した教育環境を実現。2016年度よりWEB出願を導入。

資料請求　●学校案内　無料　●願書　※WEB出願　　WEB出願　可

駒沢女子大学

学校法人駒澤学園　看共　学科：看護学部　看護学科(4年・女子80名)

〒206-8511　東京都稲城市坂浜238
【TEL】042-350-7110
【交通】京王相模原線「稲城」駅よりバス約7分、小田急線「新百合ヶ丘」駅よりバス約20分、JR南武線「稲城長沼」駅よりスクールバス約14分

	出願日程	試験日程	合格発表	推薦基準・試験内容	受験料
公募推薦	〈Ⅰ期〉23年11/7～11/13(消有)	11/18	12/1	推薦は専願、現役生のみ、3.5以上、定員35名 推薦：化・生の基礎テスト、面接、調査書	30,000円
一般	〈A日程〉24年1/5～1/16(消有) 〈B日程〉24年2/2～2/13(消有)	1/23 2/19	1/31 2/29	一般：面接、選択＝国総(古漢除く)、コミ英ⅠⅡ・英表Ⅰ(リスニング除く)化・生の基礎テスト、面接、調査書	30,000円

◇開校年　1993年
◇入学者　85名(女子85名)
◇出身県　東京都・神奈川県・埼玉県
◇主な実習先　相模原協同病院、稲城市立病院、聖マリアンナ医科大学病院他
◇主な就職先　川崎市立多摩病院、聖マリアンナ医科大学病院、榊原記念病院他

◇初年度納入金(卒業までの納入金)　1,918,000円(6,829,000円)
◇学校独自の奨学金制度
・学校法人駒澤学園奨学金：給付[募集内容]年間授業料の半額以内の額を給付
・在学生スカラシップ制度：減免[金額]年間授業料の半額[募集内容]2年次以上の学生で、入学後優秀な学業成績を修めた者に対し、授業料を減免

◇学生寮　あり(女子のみ)
◇特徴　知性と理性を兼ね備え、信頼される看護師を育成します。教養を身につけ、看護現場において自らの力で物事や状況の本質を見抜くスキルと自らの判断で行動できる力を育てます。看護学科2期生(2023年3月卒)：第1回卒業生に引き続き第2回卒業生も看護師国家試験全員合格

資料請求　●学校案内　無料　●願書　※WEB出願　　WEB出願　可

三育学院大学

学校法人三育学院　看総社　学科：看護学部　看護学科(4年・50名)

〒167-0032　東京都杉並区天沼3-17-15
【TEL】03-3393-7810　【E-mail】nyuushi@saniku.ac.jp
【交通】JR中央線「荻窪」駅より徒歩約7分

	出願日程	試験日程	合格発表	推薦基準・試験内容	受験料
公募推薦	〈Ⅰ期〉23年11/6～11/20 〈Ⅱ期〉23年12/4～12/11	11/26 12/17	12/1 12/22	推薦は専願、3.0以上、現役生のみ、定員25名(系列校・指定校含む) 推薦：面接、書類審査	30,000円
一般	〈Ⅰ期〉24年1/8～1/22 〈Ⅱ期〉24年2/5～2/19 〈Ⅲ期〉24年3/4～3/11	1/28 2/25 3/17	2/2 3/1 3/22	一般：面接、選択＝国総(古漢除く)、コミ英Ⅰ、生基、数Ⅰより3科目(うち高得点2科目で選考)	30,000円

◇開校年　1971年
◇入学者　－
◇出身県　東京都・沖縄県・広島県
◇主な実習先　東京都、神戸市他
◇主な就職先　東京都、神戸市、沖縄県他

◇初年度納入金(卒業までの納入金)　1,850,000円(6,800,000円)
◇学校独自の奨学金制度
・看護学科特待生奨学金：給付[金額]950,000円(初年度)
・アドベンチスト病院協議会奨学金：給付[年額]600,000円

◇学生寮　あり
◇特徴　本学では、全人的教育という教育理念のもと、学寮教育を重視しています。原則として新入生には学内の寮への入寮を義務付けています。ただし、一定の条件を満たす場合は通学を認めます。条件については、学生募集要項参照のこと。

資料請求　●学校案内　無料　●願書　無料　　WEB出願　可

上智大学

学校法人上智学院　看共　学科：総合人間科学部　看護学科(4年・70名)

〒102-8554　東京都千代田区紀尾井町7-1
【TEL】03-3238-3167　【E-mail】admission-u-co@sophia.ac.jp
【交通】JR・東京メトロ丸ノ内線・南北線「四ツ谷」駅より徒歩3分

	出願日程	試験日程	合格発表	推薦基準・試験内容	受験料
公募推薦	23年11/1～11/8(消有)	11/25	12/7	推薦は併願可(ただし本学が第一希望)、現役生のみ、4.0以上、英検2級他、定員20名 推薦：小論文	35,000円
一般	〈TEAPスコア利用方式〉24年1/4～1/23(消有)	2/6 (2次)2/19	2/15 (2次)2/22	一般：2/6は国総(古漢含む)、数ⅠⅡAB 2/19は面接 ※TEAPまたはTEAP　CBTの検定試験結果を利用	35,000円

◇開校年　1913年
◇入学者　－
◇出身県　－
◇主な実習先　国立がん研究センター中央病院、東京都立墨東病院、聖マリアンナ医科大学病院他
◇主な就職先　－

◇初年度納入金(卒業までの納入金)　1,866,650円(－)(2023年度実績)
◇学校独自の奨学金制度
・上智大学新入生奨学金：減免[金額]入学初年度授業料の全額/半額/3分の1のいずれか[募集内容]本学に入学する以前の学校の成績が優秀で本学を第一希望とする者に対し

◇学生寮　あり
◇特徴　上智大学は、多くの仲間や、マネージャーまたは寮長・寮母が寮生活を支援する直営寮、専用寮や推薦寮を有しています。

資料請求　●学校案内　本体無料　送料200円　●願書　－　　WEB出願　可

※受験を希望される方は、必ず各学校の募集要項をご確認ください。

聖路加国際大学（学校法人聖路加国際大学）→P.4

看・共・総　学科：看護学部 看護学科（4年・100名）

〒104-0044　東京都中央区明石町10-1
【TEL】03-5550-2347　【E-mail】nyushi@slcn.ac.jp
【交通】東京メトロ日比谷線「築地」駅3番または4番出口より徒歩3分

区分	出願日程	試験日程	合格発表	推薦基準・試験内容	受験料
公募推薦	－	－	－	※9月26日以降、該当する試験はありません	35,000円
一般	〈A〉23年12/18～24年1/17(消有)〈B〉23年12/18～24年1/17(消有)	2/1(2次)2/8 2/16	2/6(2次)2/13 2/21	一般：2/1はコミ英ⅠⅡ・英表ⅠⅡ、選択=国総(古漢除く)・現代文AB、数ⅠAⅡB、化基・化、生基・生より1科目、2/8は小論文、面接 2/16はコミ英ⅠⅡ・英表ⅠⅡ、小論文、書類審査 ※外部英語資格検定・試験等の利用あり	

◇開校年 1920年
◇入学者 100名(男子1名/女子99名)
◇出身県 東京都・神奈川県・埼玉県
◇主な実習先 聖路加国際病院他
◇主な就職先 聖路加国際病院、虎の門病院、東京大学医学研究所附属病院他

◇初年度納入金(卒業までの納入金) 1,830,000円(6,570,000円)　※2024年度実績
◇学校独自の奨学金制度
・グローカル奨学金：給付[年額]1,000,000円[募集内容]一般A方式合格し成績優秀かつ出願時住所が一都三県以外の者(家計基準あり)
・特待生奨学金：給付[年額]1,580,000円[募集内容]一般A方式合格し成績優秀の者(家計基準あり)　※2024年度実績

◇学生寮 なし
◇特徴
1. 少人数制でアットホーム
2. 学ぶ看護と集まる仲間のクオリティの高さ
3. グローバルな人材の育成

資料請求：●学校案内 無料　●願書 ※WEB出願　WEB出願 可

創価大学

看・共　学科：看護学部 看護学科（4年・80名）

〒192-8577　東京都八王子市丹木町1-236
【TEL】042-691-4617　【E-mail】nyushi@soka.ac.jp
【交通】JR線「八王子」駅よりバスで約20分

区分	出願日程	試験日程	合格発表	推薦基準・試験内容	受験料
公募推薦	23年11/1～11/8(消有)	11/18	12/1	推薦は専願、現役生のみ、3.0以上、定員15名 推薦：書類審査、面接、選択=コミ英ⅠⅢ・英表ⅠⅡ、数ⅠⅡAB、国総(現代文のみ)より1科目 ※英語は外部英語検定試験利用可	33,000円
一般	〈全学統一〉23年12/15～24年1/16(消有)〈3科目方式〉23年12/15～24年2/1(消有)	2/3 2/13	2/15 2/23	一般：コミ英ⅠⅢ・英表ⅠⅡ、化基・生基、選択=数ⅠA、国総(現代文のみ)より1科目 ※英語は外部英語検定試験利用可	33,000円

◇開校年 1971年
◇入学者 －
◇出身県 －
◇主な実習先 公立阿伎留医療センター、八王子山王病院、東京西徳洲会病院他
◇主な就職先 国立大学法人 東京大学医学部附属病院、(公財)がん研究会有明病院、国立がん研究センター東病院他

◇初年度納入金(卒業までの納入金) 1,600,000円(5,800,000円)
◇学校独自の奨学金制度
・創価大学特別奨学生：給付[年額]500,000円[募集内容]入試成績により、4年間支給。毎年学業成績による継続審査あり
・Learning Agreement(LA)奨学生：給付[年額]500,000円[募集内容]大学入学共通テスト利用入試で高得点で合格した者に4年間支給。受験前に先行確約する制度

◇学生寮 あり
◇特徴
人々の幸福を願い、健康上の課題を解決するため、看護学部ではまず「知力」「人間力」、2つ目は、幅広い医療・看護の現場で創造的な看護実践を発揮する力、3つ目は、グローバルな健康上の課題に対する専門的・先進的な知識や情報に対応できる、3つの力を養成します。

資料請求：●学校案内 無料　●願書 WEB出願　WEB出願 可

帝京大学 板橋キャンパス（学校法人帝京大学）

看・共・総　学科：医療技術学部 看護学科（4年・130名）

〒173-8605　東京都板橋区加賀2-11-1
【TEL】03-6910-1010(代)　【E-mail】
【交通】JR埼京線「十条」駅より徒歩約10分

区分	出願日程	試験日程	合格発表	推薦基準・試験内容	受験料
公募推薦	23年11/1～11/7(必着)	11/12	12/1	推薦は併願可、定員17名(指定校含む) 推薦：面接、書類審査、選択=コミ英ⅠⅡ・英表Ⅰ、国総(古漢除く)、数Ⅰ、物基・物、化基・化、生基・生より2科目 ※英・国の組み合わせ不可	35,000円
一般	〈Ⅰ期〉23年12/19～24年1/18(必着)〈Ⅱ期〉24年2/1～2/14(必着)〈Ⅲ期〉24年2/21～3/5(必着)	1/30・31・2/1 2/22・23 3/10	2/10 2/29 3/14	一般：コミ英ⅠⅢ・英表ⅠⅡ、面接、書類審査、選択=国総(古漢除く)、数ⅠA、物基・物、化基・化、生基・生より2科目	35,000円

◇開校年 1966年
◇入学者 －
◇出身県 －
◇主な実習先 帝京大学医学部附属病院、帝京大学医学部附属溝口病院、虎の門病院他
◇主な就職先 帝京大学医学部附属病院、帝京大学ちば総合医療センター、東京医科大学病院他

◇初年度納入金(卒業までの納入金) 2,102,620円(－)
◇学校独自の奨学金制度
・"自分流"奨学金制度：減免[年額]1,000,000円[募集内容]家計が急変し経済的に修学が困難となった、学部等で選考基準以上の学生
・帝京大学成績優秀者奨学金制度(第一種)：減免[年額]200,000円[募集内容]2年次以降で、各学科前年度の成績上位者

◇学生寮 なし
◇特徴
多様化する人の健康と生活のニーズに対応できる、人間性あふれる看護師を養成する。

資料請求：●学校案内 無料　●願書 ※WEB出願のみ　WEB出願 可

帝京科学大学 千住キャンパス（学校法人帝京科学大学）

看・共・総　学科：医療科学部 看護学科（4年・80名）

〒120-0045　東京都足立区千住桜木2-2-1
【TEL】03-6910-1010(代)　【E-mail】koho@ntu.ac.jp
【交通】JR常磐線・東京メトロ・東武スカイツリーライン・つくばエクスプレス「北千住」駅西口よりバス5分

区分	出願日程	試験日程	合格発表	推薦基準・試験内容	受験料
公募推薦	23年11/1～11/20(必着)	11/26	12/1	推薦は併願可、浪人可 推薦：小論文、面接、書類審査	35,000円
一般	〈Ⅰ期〉23年12/18～24年1/12(必着)〈Ⅱ期〉24年1/25～2/8(必着)	1/21・22・23 2/16	2/1 2/22	一般：書類審査、選択=コミ英ⅠⅡ、国総(古漢除く)、数ⅠⅡAB、物基・物、化基・化、生基・生より2科目	35,000円

◇開校年 1990年
◇入学者 94名
◇出身県 －
◇主な実習先 －
◇主な就職先 －

◇初年度納入金(卒業までの納入金) 1,894,500円(6,784,500円)
◇学校独自の奨学金制度
・帝京科学大学特待生：免除[金額]一般選抜試験(Ⅰ期)合格者のうち、学部・学科・コースを問わず上位100位以内の成績優秀者の授業料の半額
・帝京科学大学奨学金：減免[金額]申請学期授業料の半額[募集内容]いずれも詳細は入学試験要項で確認

◇学生寮 なし
◇特徴
地域包括ケアのニーズが高まっている現状を踏まえ、地域社会と密接に連携した教育を展開。病院や地域において、多職種と連携しながらチーム医療をリードすることができる総合力を身に付けた看護師・保健師を養成します。

資料請求：●学校案内 無料　●願書 無料　WEB出願 可

看護師　臨床検査技師　臨床工学技士　診療放射線技師　理学療法士　作業療法士　言語聴覚士　歯科衛生士　歯科技工士　柔道整復師　はり師 きゅう師　あん摩マッサージ指圧師　視能訓練士　義肢装具士　救急救命士

東京都

左端縦書き：看護師／臨床検査技師 臨床工学技士 診療放射線技師／理学療法士 作業療法士 言語聴覚士／歯科衛生士 歯科技工士／柔道整復師 あん摩マッサージ指圧師 はり師・きゅう師／視能訓練士 義肢装具士 救急救命士

学校法人帝京平成大学　帝京平成大学　中野キャンパス

共総（看）（学科）

ヒューマンケア学部
看護学科（4年・129名）

〒164-8530　東京都中野区中野4-21-2
【TEL】03-5843-3200（池袋キャンパス）
【交通】JR線「中野」駅北口より徒歩9分

	出願日程		試験日程	合格発表	推薦基準・試験内容	受験料
公募推薦	23年10/30〜11/9（必着）		11/18	12/1	推薦は併願可 推薦：面接、書類審査、選択=国総（古漢除く）、コミ英ⅠⅡ・英表Ⅰ、数ⅠAより1科目	35,000円
一般	〈Ⅰ期〉24年1/4〜1/15（必着）〈Ⅱ期〉24年2/1〜2/10（必着）〈Ⅲ期〉24年2/19〜2/29（必着）		1/23・24・25 2/17・18 3/6・7	2/1 2/21 3/9	一般：面接、書類審査、選択=国総（古漢除く）、コミ英ⅠⅡ・英表Ⅰ、数ⅠA、化基・化、生基・生より2科目（国・英の組合せ不可）	35,000円

◇開校年　1987年
◇入学者　−
◇出身県　−
◇主な実習先　帝京大学医学部附属病院、帝京大学医学部附属溝口病院他
◇主な就職先　帝京大学医学部附属病院、帝京大学医学部附属溝口病院、帝京大学ちば総合医療センター他

◇初年度納入金（卒業までの納入金）
1,943,300円（6,863,300円）
◇学校独自の奨学金制度
・帝京平成大学特別奨学生制度：減免［募集内容］高い学修意欲があり、入学後家計が急変し経済的に修学の継続が困難となった者
・帝京平成大学沖永特待生制度：減免［募集内容］学業成績が優秀で、人物に優れ、他の模範となるに相応しいと認められる者

◇学生寮　なし
◇特徴
最新の施設・設備が整った中野キャンパスで、科学的思考力と高いコミュニケーション能力を磨くカリキュラムを用意しています。薬学部薬学科と看護学科ではチーム医療を想定した合同講義を行っています。

資料請求　●学校案内　無料　●願書　WEB出願のみ　　WEB出願　可

東京大学【国】

看（学科）

医学部
健康総合科学科（4年）

〒113-8654　東京都文京区本郷7-3-1
【TEL】03-5841-1222
【交通】東京メトロ丸ノ内線・都営地下鉄大江戸線「本郷三丁目」駅より徒歩6〜8分

	出願日程		試験日程	合格発表	推薦基準・試験内容	受験料
公募推薦	−		−	−	※詳細は学校にお問い合わせください	−
一般	−		−	−	※詳細は学校にお問い合わせください	−

◇開校年　1877年
◇入学者　−
◇出身県　−
◇主な実習先　−
◇主な就職先　−

◇初年度納入金（卒業までの納入金）
◇学校独自の奨学金制度

◇学生寮　−
◇特徴

資料請求　●学校案内　−　●願書　−　　WEB出願　−

学校法人花田学園　東京有明医療大学

看社（学科）

看護学部
看護学科（4年・50名）

〒135-0063　東京都江東区有明2-9-1
【TEL】03-6703-7000
【交通】りんかい線「国際展示場」駅、「東雲」駅より徒歩13分

	出願日程		試験日程	合格発表	推薦基準・試験内容	受験料
公募推薦	23年11/1〜11/13（消有）		11/19	12/1	推薦は専願、現役生のみ、3.8以上、定員15名 推薦：筆記試験、面接、書類審査	35,000円
一般	〈第1回〉24年1/10〜1/24（消有）〈第2回〉24年2/5〜2/13（消有）		2/3 （2次）2/5 2/18	2/4 （2次）2/9 2/22	一般：2/3は国総（古漢除く）、選択=コミ英ⅠⅡ（リスニング除く）、数Ⅰ、生基より2科目 2/5は面接、書類審査 2/18は国総（古漢除く）、筆記試験、面接、書類審査	35,000円

◇開校年　2009年
◇入学者　60名
◇出身県　東京都・神奈川県・千葉県
◇主な実習先　東京大学医学部附属病院、保健所、訪問看護ステーション他
◇主な就職先　東京大学医学部附属病院、がん研有明病院、日本大学病院他

◇初年度納入金（卒業までの納入金）
1,900,000円（7,300,000円）
◇学校独自の奨学金制度
・入学生授業料減免：減免［年額］400,000円［募集内容］入学者対象（第1回一般選抜成績優秀者）、免除期間1年
・在校生授業料減免：減免［年額］200,000円〜400,000円［募集内容］在校生対象（前年度学業成績最優秀者）、免除期間1年

◇学生寮　なし
◇特徴
本学科では、「看護の本質」をしっかり踏まえ、自律して考え、行動できる人材を育成することで、どのような場においても人の生きる力を引き出し、よりよい看護を提供できる力を養います。

資料請求　●学校案内　本体無料　送料無料　●願書　−　　WEB出願　可

学校法人東京医科大学　東京医科大学

共社（看）（学科）

医学部
看護学科（4年・80名）

〒160-8402　東京都新宿区新宿6-1-1
【TEL】03-3351-6141
【交通】東京メトロ丸ノ内線「新宿御苑前」駅3番出口より徒歩約7分

	出願日程		試験日程	合格発表	推薦基準・試験内容	受験料
公募推薦	23年11/1〜11/15（消有）		11/25	12/1	推薦は専願、現役生のみ、3.8以上、定員15名 推薦：小論文、面接、書類審査	30,000円
一般	23年12/18〜24年1/17（消有）		2/3 （2次）2/13	2/9 （2次）2/15	一般：2/3は国総（古漢除く）、コミ英ⅠⅡ、選択=数ⅠA、化基、生基より1科目 2/13は面接	30,000円

◇開校年　1918年
◇入学者　−
◇出身県　−
◇主な実習先　東京医科大学病院、東京医科大学八王子医療センター、東京医科大学茨城医療センター他
◇主な就職先　東京医科大学病院、東京医科大学八王子医療センター、国立がん研究センター中央病院他

◇初年度納入金（卒業までの納入金）
1,900,000円（6,700,000円）
◇学校独自の奨学金制度
・東京医科大学医学部奨学金：貸与［月額］50,000円［募集内容］学業成績優秀者で、経済的な理由により修学に支障が生じた学生が対象、返還免除制度あり

◇学生寮　なし
◇特徴
東京医科大学の建学の精神である「自主自学」に基づき、人々の健康や看護学の発展に寄与できる看護職を育てる。高い倫理観を持ち、豊かな教養と人間性および科学的な思考力を備え、社会を切り拓く素地を養う。

資料請求　●学校案内　本体無料　送料200円　●願書　−　　WEB出願　可

東京医科歯科大学【国】

看　学科：医学部保健衛生学科 看護学専攻（4年・55名）

共・総

〒113-8510 東京都文京区湯島1-5-45
【E-mail】nyu-gakubu-02.adm@tmd.ac.jp
【交通】東京メトロ丸ノ内線「御茶ノ水」駅より下車すぐ

	出願日程	試験日程	合格発表	推薦基準・試験内容	受験料
公募推薦	23年11/1～11/6	11/27・28	12/15	推薦は専願、現役生のみ、A以上、定員20名 推薦：小論文、面接、書類審査	17,000円
一般	24年1/22～2/2 （一次は大学入学共通テスト利用）	2/25・26	3/8	一般：コミ英ⅠⅡⅢ、小論文、面接	17,000円

◇開校年　1928年
◇入学者　57名（男子2名/女子55名）
◇出身県　東京都・千葉県・神奈川県
◇主な実習先　東京医科歯科大学病院他
◇主な就職先　東京医科歯科大学病院、国立国際医療研究センター、東京大学医学部附属病院他

◇初年度納入金（卒業までの納入金）
916,960円（－）
◇学校独自の奨学金制度
・東京医科歯科大学修学支援基金：給付

◇学生寮　あり
◇特徴
病院、施設、地域等の看護活動を包括的視野で捉え高度化と多様化する保健・医療・福祉の領域において学際的・国際的視野をもって様々な職種と連携・協働し、チームの中で看護の専門的役割を果たすと共に、看護学の発展に寄与する能力のある人材を養成する。3月の国家試験、全員合格。

資料請求　●学校案内 215円（送料込）　●願書 ※WEB出願のみ　　WEB出願　可

学校法人常陽学園
東京医療学院大学

看　学科：保健医療学部 看護学科（4年・80名）

共・総

〒206-0033　東京都多摩市落合4-11
【TEL】042-373-8118　【E-mail】nyushi@u-ths.ac.jp
【交通】京王相模原線・小田急多摩線・多摩モノレール「多摩センター」駅よりバス5分

	出願日程	試験日程	合格発表	推薦基準・試験内容	受験料
公募推薦	23年11/1～11/9（消有）	11/19	12/1	推薦は専願のみ、1浪まで可、3.5以上、定員40名 推薦：小論文、面接	30,000円
一般	〈1期〉24年1/4～1/25（消有） 〈2期〉24年2/13～2/22（消有）	2/4 3/3	2/8 3/6	一般：2/4はコミ英ⅠⅡ（リスニング除く）、選択=国総（古漢除く）・現代文B、数ⅠA、理（化基または生基）より2科目 3/3はコミ英ⅠⅡ（リスニング除く）、面接	30,000円

◇開校年　2012年
◇入学者　87名（男子5名/女子82名）
◇出身県　東京都・神奈川県・山梨県
◇主な実習先　国立精神・神経医療研究院、JR東京総合病院、かもめ助産院他
◇主な就職先　日本大学病院、三井記念病院、国立研究開発法人国立がん研究センター他

◇初年度納入金（卒業までの納入金）
1,930,000円（－）
◇学校独自の奨学金制度
・東京医療学院大学特待生制度：[金額]翌年度授業料1/2免除[募集内容]人物に優れ、学業成績が優秀である学生に対し、表彰し授業料を減免する

◇学生寮　なし
◇特徴
医療の魅力を伝える大学。「人に優しく、社会に貢献できる人材の育成」が建学の精神です。

資料請求　●学校案内 無料　●願書 －　　WEB出願　可

東京医療保健大学

看　学科：(1)医療保健学部看護学科（4年・100名）
共・総　(2)東が丘看護学部看護学科（4年・100名）
(3)立川看護学部看護学科（4年・100名）

(1)〒141-8648　東京都品川区東五反田4-1-17　(2)〒152-8558 東京都目黒区東が丘2-5-1　(3)〒190-8590　東京都立川市緑町3256　【TEL】03-5779-5071　【E-mail】info@thcu.ac.jp　【交通】(1)五反田キャンパス：JR山手線ほか「五反田」駅より徒歩8分

	出願日程	試験日程	合格発表	推薦基準・試験内容	受験料
公募推薦	23年11/1～11/6（消有）	11/12	12/1	推薦は定員(1)14名(2)23名(3)23名 推薦：小論文、面接、書類審査	35,000円
一般	〈A日程〉23年12/14～24年1/11（消有） 〈B日程〉23年12/14～24年1/17（消有） 〈C日程〉24年1/30～2/8（消有）	1/23・24 2/4 2/18	1/31 2/9 2/24	一般：1/23・24は英、選択=数ⅠA、生基・生、化基・化、生基・化基より1科目 2/4は英、選択=国、数ⅠA、生基・生、化基・化、生基・化基より2科目 2/18は英、書類審査、選択=国、数ⅠA、生基・生、化基・化、生基・化基より1科目	35,000円

◇開校年　2005年
◇入学者　－
◇出身県　－
◇主な実習先　NTT東日本関東病院、東京医療センター、災害医療センター他
◇主な就職先　NTT東日本関東病院、国立研究開発法人国立がん研究センター、関東労災病院他

◇初年度納入金（卒業までの納入金）
1,903,600円～1,904,100円（6,714,400円～6,716,400円）
◇学校独自の奨学金制度
・スカラシップ制度：免除[金額]入学金と1年間の授業料全額～授業料の半額[募集内容]一般選抜A日程入試・B日程入試の成績上位者を対象に、特待生として免除

◇学生寮　あり（女子のみ）
◇特徴
(1)医療保健学部3学科合同で行う「協働実践演習」が特徴で、多職種と連携・協働する力を磨き、「チーム医療」の中核となる看護師を育てます。(2)高度な知識と実践力をもった、臨床に強い、自ら考え判断して行動できる"tomorrow's Nurse"の育成を目指します。(3)災害医療・災害看護について実践的に学び、"地域から信頼される Nurse"を目指します。

資料請求　●学校案内 本体無料　送料無料　●願書 HPよりダウンロード　　WEB出願　可

学校法人片柳学園
東京工科大学

看　学科：医療保健学部 看護学科（4年・80名）

共

〒144-8535　東京都大田区西蒲田5-23-22
【TEL】0120-444-925　【E-mail】pr@stf.teu.ac.jp
【交通】JR京浜東北線・東急池上線・東急多摩川線「蒲田」駅西口より徒歩2分

	出願日程	試験日程	合格発表	推薦基準・試験内容	受験料
公募推薦	－	－	－	※9月26日以降、該当する試験はありません	
一般	〈A日程〉23年12/15～24年1/22（消有） 〈B日程〉24年2/9～2/19（必着）	2/7・8・9・10 2/29	2/16 3/13	一般：選択=英、数、理、国より3教科	33,000円

◇開校年　1986年
◇入学者　83名
◇出身県　－
◇主な実習先　東京労災病院、関東労災病院他
◇主な就職先　国立病院機構災害医療センター、済生会横浜市東部病院、都立松沢病院他

◇初年度納入金（卒業までの納入金）
2,123,300円（7,269,300円）
◇学校独自の奨学金制度
・奨学生入試：給付[金額]5,200,000円[募集内容]奨学生合格者として入学した方に、返還不要の年額1,300,000円の奨学金を最長4年間支給

◇学生寮　なし
◇特徴
模擬患者やICT機器を活用した学内演習で課題対応能力を養成。産業保健を学べる体制も充実しています。

資料請求　●学校案内 無料　●願書 ※WEB出願　　WEB出願　可

学校法人 慈恵大学　東京慈恵会医科大学　国領キャンパス

看｜学科　医学部　看護学科(4年・60名)

〒182-8570　東京都調布市国領町8-3-1
【TEL】03-3480-1151(学事課)
【交通】京王線「国領」駅より徒歩約12分

	出願日程	試験日程	合格発表	推薦基準・試験内容	受験料
公募推薦	－	－	－	※9月26日以降、該当する試験はありません	
一般	24年1/4～1/24(必着)	2/4 (2次)2/7	2/6 (2次)2/9	一般:2/4は国総(古漢除く)、現代文B、数ⅠA、コミ英ⅠⅢ、選択=化基、生基より1科目 ※英語は外部資格検定試験スコア利用可 2/7は面接	30,000円

◇開校年　1992年
◇入学者　60名(男子4名/女子56名)
◇出身県　東京都・神奈川県・埼玉県
◇主な実習先　東京慈恵会医科大学附属病院、東京慈恵会医科大学葛飾医療センター、東京慈恵会医科大学附属第三病院他
◇主な就職先　東京慈恵会医科大学附属病院、東京慈恵会医科大学附属第三病院、東京慈恵会医科大学葛飾医療センター他

◇初年度納入金(卒業までの納入金)
1,500,000円(4,500,000円)
◇学校独自の奨学金制度
・慈恵大学看護学生奨学金:貸与[月額]30,000円[募集内容]卒業後、東京慈恵会医科大学附属病院(本院・葛飾・第三・柏)に勤務することを条件に、学年定員の5分の1に対して

◇学生寮　なし
◇特徴
定員60名の少人数教育と、医学科学生と学ぶ共修制度を特徴としております。

資料請求　●学校案内　本体無料　送料無料　●願書　－　　WEB出願　不可

東京純心大学

看｜共｜総｜社｜学科　看護学部　看護学科(4年・80名)

〒192-0011　東京都八王子市滝山町二丁目600番地
【TEL】0120-13-0326　【E-mail】nyushi@g.t-junshin.ac.jp
【交通】京王線・JR線「八王子」駅より西東京バスにて「純心女子学園」下車

	出願日程	試験日程	合格発表	推薦基準・試験内容	受験料
公募推薦	〈第1回〉23年11/1～11/8(消有) 〈第2回〉23年11/22～12/13(消有)	11/12 12/17	12/1 12/21	推薦は専願のみ、1浪まで可、3.3以上(国、数、理、英の平均)、定員35名(指定校含む) 推薦:小論文、面接、書類審査	35,000円
一般	〈第1回〉24年1/4～1/23(消有) 〈第2回〉24年1/24～2/14(消有) 〈第3回〉24年2/15～3/6(消有)	1/28 2/18 3/10	2/1 2/22 3/14	一般:国総(古漢除く)、コミ英ⅠⅡ(リスニング除く)、面接、書類審査、選択=数ⅠA、化基、生基より1科目	35,000円

◇開校年　1996年
◇入学者　78名(男子10名/女子68名)
◇出身県　東京都・神奈川県・埼玉県
◇主な実習先　聖マリアンナ医科大学病院、東海大学医学部付属八王子病院、川崎市立多摩病院他
◇主な就職先　聖マリアンナ医科大学病院、杏林大学医学部付属病院、東京都福祉保健局東京都立府中療育センター他

◇初年度納入金(卒業までの納入金)
1,890,000円(－)
◇学校独自の奨学金制度
・特待生制度:免除[募集内容]当該年度入学上位者の当該年度授業料・教育充実費の全額もしくは半額を免除
・東京純心大学後援会奨学金:給付[金額]後期授業のうち200,000円[募集内容]経済事由により学業の継続が困難な学生の学資金の一部を援助する

◇学生寮　なし
◇特徴
命をもつものはかけがえのない存在であると認識し、他者を思いやる心をもつ看護専門職として社会に貢献でき、生涯をとおして自己の可能性に挑戦し続けられる人材を育成します。

資料請求　●学校案内　無料　●願書　※WEB出願のみ　　WEB出願　可

学校法人 東京女子医科大学　東京女子医科大学

看｜学科　看護学部　看護学科(4年・女子90名)

〒162-8666　東京都新宿区河田町8-1
【TEL】03-3353-8111
【交通】都営大江戸線「若松河田」駅より徒歩5分

	出願日程	試験日程	合格発表	推薦基準・試験内容	受験料
公募推薦	23年11/1～11/17(必着)	11/25	12/1	推薦は専願、現役生のみ、3.6以上、定員40名程度(指定校含む) 推薦:小論文、面接 ※ネット出願登録11/15締切	40,000円
一般	23年12/18～24年1/17(必着)	1/27	2/2	一般:英、国、選択:化、生より1科目 ※ネット出願登録1/15締切	40,000円

◇開校年　1900年
◇入学者　91名(女子91名)
◇出身県　東京都・埼玉県・神奈川県
◇主な実習先　東京女子医科大学病院、東京女子医科大学附属足立医療センター、東京女子医科大学八千代医療センター他
◇主な就職先　東京女子医科大学、慶應義塾大学、筑波大学他

◇初年度納入金(卒業までの納入金)
2,162,200円(7,430,800円)
◇学校独自の奨学金制度

◇学生寮　なし
◇特徴
高度な医療施設が隣接する新宿河田町キャンパスに新校舎が2020年4月に完成しました。分散していた医学部と看護学部を新校舎に集約し、医学部と看護学部、教室間の垣根、学生と教職員、異なる空間と異なる心を繋ぐ、協働教育の場を創出していきます。

資料請求　●学校案内　本体無料　送料無料　●願書　－　　WEB出願　可

東京都立大学【公】

看｜社｜学科　健康福祉学部　看護学科(4年・80名)

〒192-0397　東京都八王子市南大沢1-1
【TEL】042-677-1111
【交通】京王相模原線「南大沢」駅より徒歩5分(1年次通学キャンパス)

	出願日程	試験日程	合格発表	推薦基準・試験内容	受験料
公募推薦	23年11/1～11/4	書類審査 (2次)11/25	11/17 (2次)12/18	推薦は専願、現役生のみ、4.0以上、定員31名 推薦:1次は書類審査、2次は書類審査、小論文、面接(口頭試問含む)	17,000円
一般	24年1/22～2/2 (一次は大学入学共通テスト利用)	2/26 3/12	3/8 3/21	一般:面接(口頭試問含む)、書類審査	17,000円

◇開校年　2005年
◇入学者　86名
◇出身県　－
◇主な実習先　専門の実習先も充実しています
◇主な就職先　東京都立病院機構、国立国際医療研究センター、東京大学医学部附属病院他

◇初年度納入金(卒業までの納入金)
661,800円～802,800円(－)
◇学校独自の奨学金制度
・授業料の減額または免除の制度あり

◇学生寮　あり
◇特徴
多種多様な健康・医療課題を有する方々と時間を共有し、その方々を敬愛し寄り添うことができ、かつ、自己の成長とともに豊かな人間性を得るために自己研鑽できる人材を育成します。大都市の健康未来を創ることのできる実践的医療職、専門職を養成します。

資料請求　●学校案内　本体無料　送料実費　●願書　※WEB出願　　WEB出願　可

※受験を希望される方は、必ず各学校の募集要項をご確認ください。　— 160 —

東邦大学　大森キャンパス

				看 総 社	学科	看護学部 看護学科(4年・102名)	〒143-0015　東京都大田区大森西4-16-20 【TEL】03-3762-9881 【交通】京浜急行「梅屋敷」駅より徒歩8分	
出願日程	公募推薦	23年11/1～11/10(必着)	試験日	11/18	合格発表	12/1	推薦基準・試験内容	推薦は専願、現役生のみ、3.5以上、定員37名(指定校含む) 推薦:小論文、面接 ※WEB出願締切は11/8・23:00	受験料	40,000円
	一般	23年12/11～24年1/19(必着)		2/6 (2次)2/9		2/7 (2次)2/11		一般:2/6はコミ英ⅠⅡ・英表Ⅰ、選択=数ⅠA、化基、生基より1科目 2/9は面接 ※WEB出願締切は1/17・23:00		40,000円

◆開校年　1925年
◆入学者　111名(男子11名/女子100名)
◆出身県　神奈川県・東京都・千葉県
◆主な実習先　東邦大学医療センター大森病院、東邦大学医療センター大橋病院、東邦大学医療センター佐倉病院他
◆主な就職先　東邦大学医療センター大森・大橋・佐倉病院、慶應義塾大学病院、虎の門病院他

◆初年度納入金(卒業までの納入金)
2,480,370円(8,295,370円)
◆学校独自の奨学金制度
・東邦大学青藍会(父母会)貸与奨学金:貸与
・東邦大学看護同窓会貸与奨学金:貸与[金額]毎年600,000円、4年を限度とする[人数]若干名

◆学生寮　なし
◆特徴
人の想いによりそえる看護の専門家を育成するため、一般教育科目で人間の幅を広げ専門領域で看護のプロとしての技術・知識を養います。

資料請求　●学校案内　無料　●願書　※WEB出願　　WEB出願 可

学校法人日本赤十字学園
日本赤十字看護大学

				看 共	学科	看護学部 看護学科(4年・130名)	〒150-0012　東京都渋谷区広尾4-1-3 【TEL】03-3409-0950　【E-mail】koho@redcross.ac.jp 【交通】JR線「渋谷」駅・「恵比寿」駅より都営バス「日赤医療センター前」行、東京メトロ日比谷線「広尾」駅より徒歩約15分	
出願日程	公募推薦	23年11/1～11/7(消有)	試験日	11/18	合格発表	12/4	推薦基準・試験内容	推薦は専願、現役生のみ、4.0以上、定員65名(指定校・赤十字特別推薦含む) 推薦:資料読解(記述含む)、面接(グループ討議・個人)、書類審査	受験料	35,000円
	一般	23年12/19～24年1/12(消有)		2/3 (2次)2/10		2/8 (2次)2/17		一般:2/3はコミ英ⅠⅡ、国総(古漢除く)、選択=数ⅠA、生基・生、化基・化、生基・生より1科目 2/10は面接(グループ討議・個人)		35,000円

◆開校年　1986年
◆入学者　134名(男子6名/女子128名)
◆出身県　東京都・神奈川県・千葉県
◆主な実習先　日本赤十字社医療センター大森病院、武蔵野赤十字病院、横浜市立みなと赤十字病院他
◆主な就職先　日本赤十字社医療センター、武蔵野赤十字病院、横浜市立みなと赤十字病院他

◆初年度納入金(卒業までの納入金)
1,840,000円(－)
◆学校独自の奨学金制度
・日本赤十字看護大学伊藤・有馬記念基金学生奨学金/日本赤十字看護大学大嶽眞子記念奨学金:給付[年額]200,000円以内[募集内容]年度毎に申請でき、経済的理由により選考、給付

◆学生寮　なし
◆特徴
1890年に開始された日本赤十字社による看護婦育成にルーツを持つ本学の特徴は、グループワークやアクティブ・ラーニングを取り入れた高度な看護実践力の育成と、赤十字のネットワークを活かした国際・災害看護学領域における教育研究活動です。

資料請求　●学校案内　無料　●願書　無料(ダウンロード)　　WEB出願 可

学校法人武蔵野大学
武蔵野大学

				看 共 社	学科	看護学部 看護学科(4年・125名)	〒135-8181　東京都江東区有明三丁目3番3号 【TEL】03-5530-7300　【E-mail】nyushi@musashino-u.ac.jp 【交通】りんかい線「国際展示場」駅より徒歩7分、ゆりかもめ「東京ビッグサイト」駅より徒歩6分	
出願日程	公募推薦		試験日		合格発表		推薦基準・試験内容	※9月26日以降、該当する試験はありません	受験料	
	一般	〈全学部〉23年12/18～24年1/12(消有) 〈A日程〉23年12/18～24年1/17(消有) 〈B日程〉23年12/18～24年1/31(消有) 〈C日程〉23年12/18～24年2/16(消有)		1/28 2/5 2/15 3/3		2/1 2/11 2/22 3/8		一般:1/28はコミ英ⅠⅡ・英表Ⅰ、選択=国総、数ⅠⅡAB、より1科目、数ⅠA、化基・化、生基・生より1科目(数学2科目は選択不可) 2/5はコミ英ⅠⅡ・英表Ⅰ、国総、選択=数ⅠA、生基・生より1科目 2/15、3/3はコミ英ⅠⅡ・英表Ⅰ、選択=国総、数ⅠA、化基・化、生基・生より1科目		35,000円 ※C日程は30,000円

◆開校年　1924年
◆入学者　117名
◆出身県
◆主な実習先　東邦大学医療センター大橋病院、東京都済生会中央病院、虎の門病院分院他
◆主な就職先　東京大学医学部附属病院、慶應義塾大学病院、国立がん研究センター中央病院他

◆初年度納入金(卒業までの納入金)
1,872,600円(7,447,400円)
◆学校独自の奨学金制度
・武蔵野大学予約型奨学金「2050年のあなたへ。奨学金」:給付[年額]500,000円[募集内容]経済的理由により就学困難な一都三県以外の高校出身者が対象
・武蔵野大学沼田奨学金:給付[年額]500,000円[募集内容]学業・人物ともに優秀で仏教伝道を志す学生が対象

◆学生寮　なし
◆特徴
総合大学ならではの学びと環境のなかで、高い専門スキルと人々の心に寄り添える豊かな人間性を身に付けます。毎年の看護師国家試験では高い合格実績を残しています。実習室やシミュレーション室等の最新設備を備えた校舎で、最先端の看護を学べます。

資料請求　●学校案内　無料　●願書　※HPよりダウンロード　　WEB出願 可

神奈川県立保健福祉大学【公】

				看 社	学科	保健福祉学部 看護学科(4年・90名)	〒238-8522　神奈川県横須賀市平成町1-10-1 【TEL】046-828-2511　【E-mail】admission@kuhs.ac.jp 【交通】京浜急行線「県立大学」駅より徒歩7分、「横須賀中央」駅より徒歩約15分	
出願日程	公募推薦	23年11/1～11/6(消有)	試験日	11/23	合格発表	12/8	推薦基準・試験内容	推薦は専願のみ、県内在住または在学の現役生のみ、4.0以上、定員37名 推薦:小論文、面接	受験料	17,000円
	一般	24年1/22～2/2(消有) (一次は大学入学共通テスト利用)		2/25 3/12		3/6 3/21		一般:2/25は総合問題、面接 3/12は小論文、面接		17,000円

◆開校年　2003年
◆入学者　93名(男子5名/女子88名)
◆出身県　神奈川県・東京都・静岡県
◆主な実習先　横須賀共済病院、聖マリアンナ医科大学病院他
◆主な就職先　神奈川県立がんセンター、神奈川県立こども医療センター、横須賀共済病院他

◆初年度納入金(卒業までの納入金)
817,800円～1,099,800円(－)
◆学校独自の奨学金制度

◆学生寮　なし
◆特徴
ヒューマンサービスの理念の下、専門分野のみならずトータルに保健・医療・福祉を学びます。高い国家試験合格率、就職率の実績があります。

資料請求　●学校案内　本体無料　要送料　●願書　※WEB出願　　WEB出願 可

右側縦帯:
看護師
臨床検査技師
診療放射線技師
臨床工学技士
理学療法士
作業療法士
言語聴覚士
歯科衛生士
歯科技工士
柔道整復師
はり師・きゅう師
あん摩マッサージ指圧師
視能訓練士
義肢装具士
救急救命士

神奈川工科大学 （看 共 総）

健康医療科学部　看護学科(4年・80名)

〒243-0292　神奈川県厚木市下荻野1030
【TEL】046-291-3000【E-mail】nys@kait.jp
【交通】小田急線「本厚木」駅よりバス約20分

区分	出願日程	試験日程	合格発表	推薦基準・試験内容	受験料
公募推薦	23年11/1～11/7(消有)	11/18	12/1	推薦は併願可、現役生のみ、3.2以上、定員11名　推薦:面接、書類審査、適性検査(数ⅠⅡA)	30,000円
一般	〈A日程〉24年1/3～1/24(消有)〈B日程〉24年2/3～2/21(消有)	1/30・31・2/12/27	2/103/2	一般:コミ英ⅠⅢ・英表Ⅰ、書類審査、選択=数ⅠA、理(化基・化・生基・生より1科目)、国総(現代文のみ)より2科目	30,000円

◇開校年　1963年
◇入学者　79名(男子18名/女子61名)
◇出身県　－
◇主な実習先　病院、老人保健施設、訪問看護ステーション他
◇主な就職先　－

◇初年度納入金(卒業までの納入金)
1,908,000円(7,053,000円)
◇学校独自の奨学金制度
・学部生給付奨学金:給付[年額]600,000円
・幾徳学園奨学金:貸与[月額]34,000円

◇学生寮　あり
◇特徴
看護師・保健師(国家試験)の資格を希望する学生を徹底支援し、高い合格率を実現。最新の設備と実習施設が整備された看護医療棟にて、理想とする看護師・保健師を育てることに情熱を持った教員が親身の指導をします。

資料請求　●学校案内　無料　●願書　無料　　WEB出願　可

川崎市立看護大学【公】 （看 社）

看護学部　看護学科(4年・100名)

〒212-0054　神奈川県川崎市川崎区小倉4-30-1
【TEL】044-587-3503
【交通】JR南武線「川崎」駅よりバス約15分

区分	出願日程	試験日程	合格発表	推薦基準・試験内容	受験料
公募推薦	23年11/1～11/7(必着)	11/18	12/12	推薦は専願のみ、1浪まで可、3.8以上、定員25名　推薦:面接、小論文、書類審査	17,000円
一般	24年1/22～2/2(必着)(一次は大学入学共通テスト利用)	2/253/12	3/53/21	一般:面接、小論文、書類審査	17,000円

◇開校年　2022年
◇入学者　100名(男子6名/女子94名)
◇出身県　神奈川県・東京都
◇主な実習先　川崎市立川崎病院、川崎市立井田病院
◇主な就職先　※2022年開学のため実績なし

◇初年度納入金(卒業までの納入金)
940,800円(2,548,200円)
◇学校独自の奨学金制度
・給付型奨学金:給付[月額]50,000円[募集内容]2次の成績優秀者で、卒業後に市内医療機関等に就職する者(10名程度)
・貸与型奨学金:貸与(無利子)[月額]10,000円～50,000円[募集内容]卒業後に市内医療機関等に就職する者(10名程度)

◇学生寮　なし
◇特徴
－

資料請求　●学校案内　テレメール　●願書　テレメール　　WEB出願　不可

関東学院大学 （共 総 社）

学校法人関東学院

看護学部　看護学科(4年・80名)

〒236-8501　神奈川県横浜市金沢区六浦東1-50-1
【TEL】045-786-7019　【E-mail】nyushi@kanto-gakuin.ac.jp
【交通】京浜急行線「金沢八景」駅より徒歩15分

区分	出願日程	試験日程	合格発表	推薦基準・試験内容	受験料
公募推薦	－	－	－	※9月26日以降、該当する試験はありません	－
一般	〈前期3科目型〉24年1/5～1/22(消有)〈前期2科目型〉24年1/5～1/22(消有)〈中期3科目型〉24年2/2～2/7(消有)〈後期〉24年2/13～2/21(消有)	2/3・4・52/62/183/3	2/172/173/123/12	一般:2/3・4・5は国総(漢除く※古は選択問題)、コミ英ⅠⅡ・英表Ⅰ、選択=化基・生基、化・生基・生より1科目　2/6はコミ英ⅠⅡ・英表Ⅰ、選択=国総(漢除く※古は選択問題)、数ⅠAより1科目　2/18は国総(古漢除く)、コミ英ⅠⅡ・英表Ⅰ、数ⅠA　3/3はコミ英ⅠⅡ・英表Ⅰ、生基・生	35,000円

◇開校年　1884年
◇入学者　－
◇出身県　神奈川県・東京都・静岡県
◇主な実習先　横浜南共済病院、横須賀共済病院、横浜栄共済病院他
◇主な就職先　横浜南共済病院、横須賀共済病院、横浜栄共済病院他

◇初年度納入金(卒業までの納入金)
1,830,660円(－)
◇学校独自の奨学金制度
・スカラシップ制度:免除[金額]入学初年度の入学金と年間授業料全額[募集内容]一般選抜(前期3科目(均等配点)型)合格者のうち成績優秀者100名(全学部合計)と大学入学共通テスト利用選抜(後期・5科目スカラシップ型)の合格者全員

◇学生寮　あり
◇特徴
校訓「人になれ奉仕せよ」を具現化し、高い倫理観と実践力を持った人材の育成を目指します。

資料請求　●学校案内　無料　●願書　※WEB出願　　WEB出願　可

北里大学 （看 社）

学校法人北里研究所

看護学部　看護学科(4年・125名)

〒252-0373　神奈川県相模原市南区北里1-15-1
【TEL】042-778-9760　【交通】小田急線「相模大野」駅(北口)下車、神奈川中央交通バス1番乗り場より北里大学病院行、北里大学経由相模原駅南口行に乗車「北里大学病院・北里大学」下車

区分	出願日程	試験日程	合格発表	推薦基準・試験内容	受験料
公募推薦	－	－	－	※9月26日以降、該当する試験はありません	－
一般	23年12/15～24年1/19(消有)	2/2	2/8	一般:コミ英ⅠⅡ・英表Ⅰ、小論文、選択=数ⅠA、化基、生基より1科目	33,000円

◇開校年　1962年
◇入学者　136名(男子5名/女子131名)
◇出身県　神奈川県・東京都・千葉県
◇主な実習先　北里大学病院、北里大学北里研究所病院他
◇主な就職先　北里大学病院、東京大学医学部附属病院、慶応義塾大学病院他

◇初年度納入金(卒業までの納入金)
1,900,000円(－)
◇学校独自の奨学金制度
・北里大学学生表彰による奨学金(北島賞):給付[金額]100,000円[募集定員]各学年、各学部2名程度
・北里大学給付奨学金制度:給付[年額]学費年額の1/2相当額[募集定員]25名程度

◇学生寮　なし
◇特徴
医療チームのなかで協働できる看護師を養成する「チーム医療教育」、大学附属病院との強い連携のもとに実現している「臨地実習」、卒後教育を含めて継続したキャリア支援を行う「看護生涯学習の支援システム」など、実践的な教育やサポートを行っています。

資料請求　●学校案内　無料　●願書　※WEB出願　　WEB出願　可

学校法人慶應義塾　慶應義塾大学

学科	看護医療学部　看護学科(4年)
所在地	〒252-0882　神奈川県藤沢市遠藤5322 【TEL】0466-49-6200 【交通】小田急江ノ島線・相鉄いずみ野線・横浜市営地下鉄ブルーライン「湘南台」駅西口よりバス約15分

	出願日程	試験日程	合格発表	推薦基準・試験内容	受験料
公募推薦	－	－	－	※詳細は学校にお問い合わせください	
一般				※詳細は学校にお問い合わせください	

◇開校年　1858年
◇入学者　－
◇出身県　－
◇主な実習先　－
◇主な就職先　－

◇初年度納入金(卒業までの納入金)　－
◇学校独自の奨学金制度　－

◇学生寮　－
◇特徴　－

資料請求　●学校案内　－　●願書　－　WEB出願　－

学校法人国際医療福祉大学　国際医療福祉大学　小田原キャンパス

共　総　社　看

学科	小田原保健医療学部　看護学科(4年・80名)
所在地	〒250-8588　神奈川県小田原市城山1-2-25(本校舎) 【TEL】0465-21-0361　【E-mail】od-nyushi@iuhw.ac.jp 【交通】JR東海道本線・東海道新幹線・小田急線・箱根登山鉄道・大雄山線「小田原」駅隣接

	出願日程	試験日程	合格発表	推薦基準・試験内容	受験料
公募推薦	23年11/1～11/9(消有)	11/18	12/1	推薦は専願のみ、1浪まで可、3.5以上 推薦=学科適性試験(基礎学力試験)、小論文、面接	30,000円
一般	〈前期〉23年12/19～24年1/16(消有) 〈後期〉24年2/13～2/22(消有)	1/28・29・30 3/2	2/7 3/8	一般:1/28・29・30はコミ英ⅠⅡ・英表Ⅰ、小論文、選択=国総(古漢除く)、ⅡB、数ⅠA、数ⅡB、物基・物、化基・化、生基・生、物基・化基・生基・化基より1科目 3/2はコミ英ⅠⅡ・英表Ⅰ、面接	30,000円

◇開校年　1995年
◇入学者　82名(男子10名/女子72名)
◇出身県　神奈川県・静岡県・東京都
◇主な実習先　国際医療福祉大学熱海病院、国際医療福祉大学三田病院、山王病院他
◇主な就職先　国際医療福祉大学熱海病院、国際医療福祉大学三田病院、国際医療福祉大学市川病院他

◇初年度納入金(卒業までの納入金)　1,610,000円(6,140,000円)
◇学校独自の奨学金制度
・特待奨学生制度(4年間):給付[年額]授業料の最大100%相当額
・国際医療福祉大学年間成績優秀者:給付[年額]授業料の50%

◇学生寮　－
◇特徴　全国にある多くの附属病院や関連施設が教育、実習をバックアップ。さらに医療福祉現場の「チーム医療・チームケア」を学部学科の垣根を越えて学べる。国家試験は毎年全国トップクラスの合格率。アットホームで手厚い教育・指導が受けられる大学です。

資料請求　●学校案内　無料　●願書　WEBで確認　WEB出願　可

松蔭大学

共　社　看

学科	看護学部　看護学科(4年・80名)
所在地	〒243-0124　神奈川県厚木市森の里若宮9の1 【TEL】046-247-1511　【E-mail】shoin_koho@shoin-u.ac.jp 【交通】小田急線「愛甲石田」駅よりバス約10分

	出願日程	試験日程	合格発表	推薦基準・試験内容	受験料
公募推薦	〈Ⅰ期〉23年11/1～11/12(消有) 〈Ⅱ期〉23年12/1～12/11(消有)	11/18 12/16	12/1 12/19	推薦は3.0以上、定員38名 推薦=基礎学力テスト(マークシート方式:国総、現代文B、コミ英基、コミ英ⅠⅡ、英表Ⅰ)、面接、書類審査	30,000円
一般	〈Ⅰ期〉24年1/10～1/23(消有) 〈Ⅱ期〉24年2/3～2/10(消有) 〈Ⅲ期〉24年2/24～3/2(消有)	1/27 2/14 3/6	2/1 2/17 3/9	一般:国総・現代文B、面接、書類審査、選択=英(コミ英基、コミ英ⅠⅡ、英表Ⅰ)、生基より1科目	30,000円

◇開校年　2000年
◇入学者　－
◇出身県　－
◇主な実習先　厚木市立病院、東名厚木病院、平塚市民病院他
◇主な就職先　－

◇初年度納入金(卒業までの納入金)　1,883,000円(－)
◇学校独自の奨学金制度
・一般Ⅰ期・共通テストⅠ期成績優秀者入学金免除
・松蔭大学松韻会奨学金:貸与[金額]年間授業料の半額に最大で施設設備費を加えた額

◇学生寮　あり
◇特徴　日々進化を続ける医療の現場で、「自信を持って仕事に取り組めるプロの看護師」の育成を目標としています。

資料請求　●学校案内　無料　●願書　無料　WEB出願　可

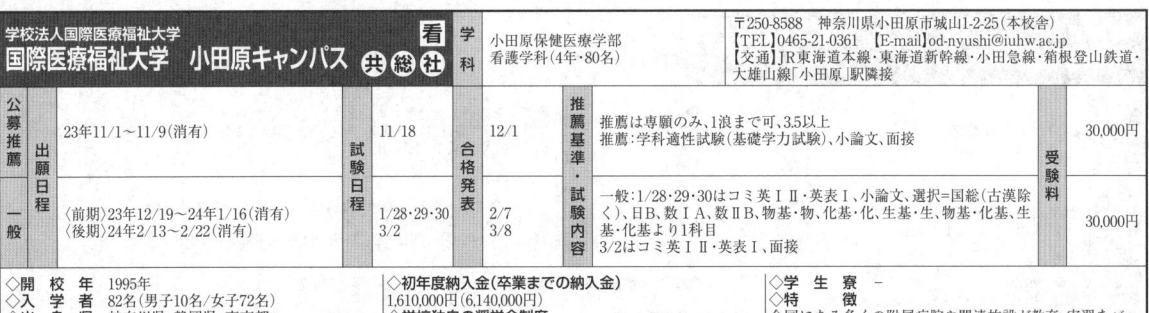

看護師

臨床検査技師　臨床工学技士　診療放射線技師

理学療法士　作業療法士　言語聴覚士

歯科衛生士　歯科技工士

柔道整復師　あん摩マッサージ指圧師　はり師・きゅう師

視能訓練士　義肢装具士　救急救命士

大　学　神奈川県

学校法人湘南ふれあい学園
湘南医療大学　看 共 総　学科

保健医療学部
看護学科(4年・140名)

〒244-0806　神奈川県横浜市戸塚区上品濃16-48
【TEL】045-821-0111　【E-mail】nyushi@sums.ac.jp
【交通】JR横須賀線・湘南新宿ライン「東戸塚」駅より徒歩12分

出願日程		試験日程	合格発表	推薦基準・試験内容	受験料
公募推薦	〈Ⅰ期〉23年10/6～10/20(必着) 〈Ⅱ期〉23年12/25～24年1/15(必着)	10/29、11/12 1/21	12/1 1/24	推薦は専願、現役生のみ、10/29、11/12(複数日受験可)は3.2以上、1/21は3.0以上、定員70名 推薦:面接、書類審査、選択=国総(古漢除く)、数Ⅰ、コミ英ⅠⅡ・英表Ⅰより3科目から2科目 ※英語外部試験成績利用可	30,000円
一般	〈Ⅰ期〉24年1/4～1/19(必着) 〈Ⅱ期〉24年2/5～2/16(必着)	1/27、28 2/23	2/1 2/28	一般:面接、書類審査、選択=国総(古漢除く)、数Ⅰ、コミ英ⅠⅡ・英表Ⅰ、生基より4科目から2科目(1/27、28は複数日受験可) ※英語外部試験成績利用可	30,000円

◇開校年　2015年
◇入学者　－
◇出身県　－
◇主な実習先　－
◇主な就職先　－

◇初年度納入金(卒業までの納入金)
1,710,000円(6,600,000円)
◇学校独自の奨学金制度
・ふれあいグループ奨学金:貸与[月額]50,000円または30,000円[募集内容]本学の学生にふれあいグループが選考基準に基づき貸与

◇学生寮　なし
◇特徴
大学の関連病院、福祉施設、訪問看護センターなどのさまざまなグループ内の施設で実習を行うことができます。また少人数チューター制を導入しています。入学から卒業まで確実なステップアップを目指して進路相談・国試対策などのアドバイスを行っています。

資料請求　●学校案内　無料　●願書　無料　　WEB出願　可

学校法人徳洲会　➡P.18　看　学科
湘南鎌倉医療大学

看護学部
看護学科(4年・100名)

〒247-0066　神奈川県鎌倉市山崎1195-3
【TEL】0467-38-3106　【E-mail】nyushi@sku.ac.jp
【交通】湘南モノレール「富士見町」駅より徒歩約6分

出願日程		試験日程	合格発表	推薦基準・試験内容	受験料
公募推薦	23年11/1～11/6(消有)	11/12	12/1	推薦は専願のみ、1浪まで可、3.5以上、定員30名 推薦:書類審査、面接、小論文、基礎学力試験(コミ英ⅠⅡ、国総(近代以降の文章)、数Ⅰ、生基、化基)	30,000円
一般	〈Ⅰ期〉23年12/18～24年1/24(消有) 〈Ⅱ期〉24年1/25～2/19(消有)	2/4 2/25	2/10 3/2	一般:2/4はコミ英ⅠⅡ、国総(近代以降の文章)、書類審査、面接、選択=数ⅠA、化基、化基より1科目 2/25はコミ英ⅠⅡ、国総(近代以降の文章)、書類審査、面接	30,000円

◇開校年　2020年
◇入学者　100名
◇出身県　神奈川県・静岡県・東京都
◇主な実習先　湘南鎌倉総合病院、湘南藤沢徳洲会病院、大和徳洲会病院
◇主な就職先　※2020年開学のため実績なし

◇初年度納入金(卒業までの納入金)
1,700,000円(－)
◇学校独自の奨学金制度
・奨学生制度:給付[金額]初年度入学金・授業料等の半額相当(850,000円)[募集内容]成績優秀で経済的援助が必要と認められる者
・特別奨学生制度:給付[年額]授業料等の半額相当(750,000円)を最長4年次まで[募集内容]家庭の経済的状況急変により修学困難かつ学業継続の意志のある者

◇学生寮　なし
◇特徴
高度医療である急性期医療から在宅医療まで、さまざまな看護の知識・技術を身に付けられます。またグループワーク、アクティブラーニングを活用して学生が自ら考え、主体となって学習。現場で活躍する看護師による授業は最新情報が豊富です。

資料請求　●学校案内　無料　●願書　無料　　WEB出願　可

学校法人昭和大学　看 共　学科
昭和大学

保健医療学部
看護学科(4年・95名)

〒226-8555　神奈川県横浜市緑区十日市場町1865
【TEL】045-985-6503
【交通】JR横浜線「十日市場」駅よりバス

出願日程		試験日程	合格発表	推薦基準・試験内容	受験料
公募推薦	23年11/1～11/10(必着)	11/25	12/1	推薦は専願、現役生のみ、定員37名(特別協定校含む) 推薦:コミ英Ⅰ、小論文、面接、選択=国総(現代文のみ)、数Ⅰ(データの分析を除く)より1科目、物基、化基、生基より1科目	35,000円
一般	〈Ⅰ期〉23年12/6～24年1/16(必着) 〈Ⅱ期〉24年2/1～2/14(必着)	2/1 3/3	2/7 3/5	一般:コミ英ⅠⅡ・英表Ⅰ、面接、選択=国総(現代文のみ)、数ⅠA(データの分析を除く)より1科目、物基・物、化基・化、生基・生より1科目	35,000円

◇開校年　1928年
◇入学者　101名(男子6名/女子95名)
◇出身県　神奈川県・東京都・長野県
◇主な実習先　本学附属病院(昭和大学病院、昭和大学藤が丘病院、昭和大学横浜市北部病院他)
◇主な就職先　本学附属病院

◇初年度納入金(卒業までの納入金)
2,419,000円(7,579,000円)
◇学校独自の奨学金制度
・昭和大学奨学金:貸与[年額]500,000円[募集内容]全学部・全学年を対象とした無利息で卒業後10年間で返済するもの
・シンシアー奨学金:給付[年額]2・3・4年次の当該年度の授業料相当[募集内容]全学部を対象(定員あり)としたもの

◇学生寮　あり
◇特徴
医学部、歯学部、薬学部、保健医療学部(看護学科、リハビリテーション学科理学療法学専攻/作業療法学専攻)からなる医療系総合大学です。1年次は富士吉田で寮生活を送り「チーム医療」に必要な思いやり・助け合いの心を養います。2年次より専門的知識や技術を習得し、全学部生が附属病院で実習を行います。

資料請求　●学校案内　無料　●願書　配布なし　　WEB出願　可

学校法人東海大学　看 共　学科
東海大学　湘南キャンパス伊勢原校舎

医学部
看護学科(4年・95名)

〒259-1193　神奈川県伊勢原市下糟屋143
【TEL】0463-93-1121
【交通】小田急線「伊勢原」駅より、東海大学病院又は愛甲石田駅行きバス「東海大学病院」下車

出願日程		試験日程	合格発表	推薦基準・試験内容	受験料
公募推薦	23年11/1～11/8(必着) ※WEB登録11/6締切	11/19	12/1	推薦は専願、現役生のみ、3.5以上 推薦:書類審査、小論文、面接	32,000円
一般	〈一般〉24年1/4～1/26(必着) 〈文系・理系学部統一選抜後期〉24年2/1～2/16(必着) ※WEB登録はそれぞれ1/23,2/14締切	2/7・8 2/28	2/19 3/6	一般:2/7、8はコミ英ⅠⅡⅢ・英表ⅠⅡ、書類審査、選択=国数ⅠAより1科目、化基・化、生基・生より1科目(コミ英ⅠⅡⅢ・英表Ⅰは文系(コミ英ⅠⅡⅢ・英表Ⅱ)) ※、国総(古漢除く)、書類審査、選択=日B、世B、地理、政経より1科目)、理系(コミ英ⅠⅡⅢ・英表ⅠⅡ、数ⅠⅡAB、書類審査、選択=物基・物、化基・化、生基・生より1科目)いずれか選択 ※英語外部試験のスコア利用可能	32,000円

◇開校年　1946年
◇入学者　－
◇出身県　－
◇主な実習先　東海大学医学部付属病院他

◇初年度納入金(卒業までの納入金)
1,638,200円(－)
◇学校独自の奨学金制度
・[松前重義記念基金]学習奨学金(1種):給付[金額]春学期・秋学期各200,000円
・[松前重義記念基金]自己研鑽奨学金:給付[金額]個人:300,000円以内、グループ:500,000円以内[募集内容]さまざまな活動分野において実現に努力している学生

◇学生寮　－
◇特徴
現場での調整能力に優れたバランスある人材を育成。

◇主な就職先　東海大学医学部付属病院、東京医科歯科大学医学部附属病院、昭和大学横浜市北部病院他

資料請求　●学校案内　無料　●願書　※WEBのみ　　WEB出願　可

※受験を希望される方は、必ず各学校の募集要項をご確認ください。　— 164 —

横浜市立大学【公】

		看	学科	医学部 看護学科(4年・100名)				(金沢八景キャンパス)〒236-0027　神奈川県横浜市金沢区瀬戸22-2 (福浦キャンパス)〒236-0004　神奈川県横浜市金沢区福浦3-9 【TEL】045-787-2055 【交通】(金沢八景キャンパス)京浜急行「金沢八景」 駅より徒歩5分(福浦キャンパス)シーサイドライン「市大医学部」駅より徒歩1分	

| 出願日程 | 公募推薦 | 23年11/1～11/6(必着)
(三次は大学入学共通テスト利用) | 試験日程 | 書類審査
11/18 | 合格発表 | 11/10
12/1
2/13 | 推薦基準・試験内容 | 推薦:書類審査、面接 | 受験料 | 22,000円 |
| | 一般 | 24年1/22～2/2(必着)
(一次は大学入学共通テスト利用) | | 2/26 | | 3/9 | | 一般:論文、面接 | | 22,000円 |

◇開校年　1928年
◇入学者　100名(男子2名/女子98名)
◇出身県　神奈川県・東京都・静岡県
◇主な実習先　横浜市立大学附属病院、横浜市立大学附属市民総合医療センター、横浜市立市民病院他
◇主な就職先　横浜市立大学附属病院、横浜市立大学附属市民総合医療センター、日本赤十字社医療センター他

◇初年度納入金(卒業までの納入金)
795,400円～961,400円(2,517,700円～2,683,700円)
◇学校独自の奨学金制度
・成績優秀者特待生制度
・看護学科修学資金貸与制度:貸与[月額]50,000円[募集内容]卒業後、附属2病院に就職する学生に対して、修学資金を貸与する制度

◇学生寮　なし
◇特徴
横浜市立大学医学部看護学科は創設以来、地域社会の人々と時代の期待に応えるべく、多くの優秀な看護人材を、横浜市はもとより全国に輩出し、今日を迎えております。

資料請求　●学校案内　本体無料　送料250円　●願書　※一般選抜はWEB出願のみ　WEB出願　可

横浜創英大学
学校法人堀井学園

	看共総	学科	看護学部 看護学科(4年・80名)		〒226-0015　神奈川県横浜市緑区三保町1番地 【TEL】045-922-6105 【E-mail】nyushi@soei.ac.jp 【交通】JR横浜線「十日市場」駅前バス停1番乗り場より「若葉台中央」行き(23系統)「郵便局前」下車徒歩5分	

| 出願日程 | 公募推薦 | 〈Ⅰ期〉23年11/1～11/13(消有)
〈Ⅱ期〉23年12/1～12/11(消有) | 試験日程 | 11/19
12/16 | 合格発表 | 12/1
12/21 | 推薦基準・試験内容 | 推薦は専願のみ、1浪まで可、3.2以上、定員40名(指定校含む)
推薦:筆記試験(基礎総合)、面接、書類審査 | 受験料 | 35,000円 |
| | 一般 | 〈Ⅰ期〉24年1/5～1/26(消有)
〈Ⅱ期〉24年2/9～2/20(消有) | | 2/3
2/27 | | 2/9
3/4 | | 一般:面接、書類審査、選択=国(古漢除く)、コミ英ⅠⅡより1科目、選択=数Ⅰ、生基より1科目 | | 35,000円 |

◇開校年　2012年
◇入学者　89名(男子11名/女子78名)
◇出身県　神奈川県・東京都・静岡県
◇主な実習先　聖マリアンナ医科大学東横病院、横浜市立市民病院、神奈川県立こども医療センター他
◇主な就職先　東邦大学医療センター大森病院、横浜市立大学附属病院、横浜労災病院他

◇初年度納入金(卒業までの納入金)
1,933,500円(6,768,000円)
◇学校独自の奨学金制度
・横浜創英大学奨学金:給付[年額]180,000円[募集内容]在学中の前年度学業成績が優秀で品行方正な学生に対して給付
・横浜創英大学後援会家計支援奨学金:給付[年額]250,000円[募集内容]家計の事情が変わり家計が困難と認められる学生の学納金援助を目的として給付

◇学生寮　なし
◇特徴
国家試験対策、キャリア支援まで充実したサポート体制を用意。学生一人ひとりに合わせた個別指導を実施。独自のキャリア支援プログラムにより、1年次から「なりたい将来像」を形にするためのサポートが充実しています。

資料請求　●学校案内　本体無料　送料無料　●願書　本体無料　送料無料　WEB出願　可

長岡崇徳大学
学校法人悠久崇徳学園

	看共総社	学科	看護学部 看護学科(4年・80名)		〒940-2135　新潟県長岡市深沢町2278番地8 【TEL】0258-46-6666 【E-mail】boshu-s@yukyusutoku.jp 【交通】JR線「長岡」駅よりバス約30分	

| 出願日程 | 公募推薦 | 〈Ⅰ期〉23年11/1～11/8(必着)
〈Ⅱ期〉23年12/1～12/14(必着) | 試験日程 | 11/18
12/23 | 合格発表 | 12/1
12/27 | 推薦基準・試験内容 | 推薦は専願のみ、3浪まで可、3.3以上、定員35名(指定校含む)
推薦:面接及びプレゼンテーション、書類審査 | 受験料 | 35,000円 |
| | 一般 | 〈Ⅰ期〉24年1/15～1/24(必着)
〈Ⅱ期〉24年2/13～2/20(必着) | | 2/3
2/25 | | 2/16
3/4 | | 一般:国総(古漢除く)、面接、選択=コミ英ⅠⅡ(リスニング除く)、数ⅠA(場合の数と確率)、生基より1科目 | | 35,000円 |

◇開校年　2019年
◇入学者　44名(男子5名/女子39名)
◇出身県　新潟県・山形県・長野県
◇主な実習先　田宮病院、長岡西病院、小千谷さくら病院
◇主な就職先　JA新潟厚生連、燕労災病院、田宮病院

◇初年度納入金(卒業までの納入金)
1,950,000円(6,900,000円)
◇学校独自の奨学金制度
・長岡医療と福祉の里奨学金[月額]60,000円[募集内容]免除制度あり

◇学生寮　あり
◇特徴
これからの看護職は病院だけでなく、在宅、保健機関、福祉施設等でリーダーシップを発揮することが求められます。「地域包括ケア論」では当学園グループの施設であるこぶし園の取組等から、全国でも先駆的なケアシステムが学べます。

資料請求　●学校案内　無料　●願書　無料　WEB出願　不可

新潟大学【国】

	看社	学科	医学部保健学科 看護学専攻(4年・80名)		〒951-8518　新潟県新潟市中央区旭町通2番町746番地 【TEL】025-227-2357【E-mail】gaku1@clg.niigata-u.ac.jp 【交通】JR越後線「白山」駅より徒歩約15分	

| 出願日程 | 公募推薦 | 23年11/1～11/6(必着) | 試験日程 | 11/24 | 合格発表 | 12/14 | 推薦基準・試験内容 | 推薦は専願、現役生のみ、3.8以上、定員28名
推薦:小論文、面接、書類審査 | 受験料 | 17,000円 |
| | 一般 | 24年1/22～2/2(必着)
(一次は大学入学共通テスト利用) | | 2/26
3/12 | | 3/8
3/22 | | 一般:2/26は国総(古漢除く)・現代文B、コミ英ⅠⅡⅢ・英表ⅠⅡ
3/12は面接 | | 17,000円 |

◇開校年　1949年
◇入学者　81名(男子6名/女子75名)
◇出身県　新潟県・山形県・栃木県
◇主な実習先　−
◇主な就職先　−

◇初年度納入金(卒業までの納入金)
887,800円(2,495,200円)
◇学校独自の奨学金制度
・輝け未来! 新潟大学入学応援奨学金制度:給付[金額]400,000円[募集内容]経済的理由により進学を断念せざるを得ない学業優秀者に入学前に給付する
・新潟大学修学応援特別奨学金:給付[月額]30,000円[募集内容]家計の急変等修学の継続が困難となった者に給付する

◇学生寮　あり
◇特徴
−

資料請求　●学校案内　本体無料　送料215円　●願書　※WEB出願　WEB出願　可

右端縦書き見出し:
大学／看護師／診療放射線技師／臨床検査技師／臨床工学技士／理学療法士／作業療法士／言語聴覚士／歯科技工士／歯科衛生士／柔道整復／はり師・きゅう師／あん摩マッサージ指圧師／視能訓練士／義肢装具士／救急救命士

新潟医療福祉大学

学校法人新潟総合学園
看 共 総 社

学科	看護学部　看護学科(4年・107名)

〒950-3198　新潟県新潟市北区島見町1398
【TEL】025-257-4459　【E-mail】nyuusi@nuhw.ac.jp
【交通】JR白新線「豊栄」駅よりスクールバスで20分

	出願日程		試験日程	合格発表	推薦基準・試験内容	受験料
公募推薦	〈前期〉23年11/1～11/9(消有)		11/25	12/6	推薦は専願のみ、1浪まで可、3.5以上、定員13名 推薦：書類審査、小論文、対面型グループディスカッション	35,000円 (32,000円)
一般	〈前期〉23年12/18～24年1/15(消有) 〈後期〉24年2/5～2/19(消有)		2/1・2 2/29	2/16 3/8	一般：2/1・2はコミ英ⅠⅡ・英表Ⅰ(リスニング除く)、国総(古漢除く)、選択=数ⅠA、物基・化基、物基・生基、化基・生基、物、化、生、世B、日B、地理Bより1科目　2/29はコミ英ⅠⅡ・英表Ⅰ(リスニング除く)、国総(古漢除く)、数ⅠAは受験任意) ※2/1・2は自由選択制(両日受験可)	35,000円 (32,000円)

◇開校年　2001年
◇入学者　99名(男子13名/女子86名)
◇出身県　新潟県・福島県・長野県
◇主な実習先　新潟医療センター病院、新潟市民病院、新潟医療センター他
◇主な就職先　新潟大学医歯学総合病院、新潟市民病院、長野市民病院他

◇初年度納入金(卒業までの納入金)
1,950,000円(6,900,000円)
◇学校独自の奨学金制度
・新潟医療福祉大学奨学金制度：給付[年額]250,000円[募集内容]在籍する2～4年生のうち、経済的理由により修学困難でかつ成績が優秀な者
・新潟医療福祉大学学費融資奨学金制度：給付[金額]融資元本3,000,000円を上限とする教育ローンの利子相当額[募集内容]各学部に在籍し、学費の支弁が困難な者

◇学生寮　あり
◇特徴
【看護師】に加え、【保健師】【助産師】【養護教諭】の資格取得に対応した選択科目を配置しています。「シミュレーション教育」で実践的な高い看護技術を磨きます。

資料請求　●学校案内　無料　●願書　無料　　WEB出願　可

新潟県立看護大学【公】

看 社

学科	看護学部　看護学科(4年・95名)

〒943-0147　新潟県上越市新南町240
【TEL】025-526-2811　【E-mail】kyoumu@niigata-cn.ac.jp
【交通】えちごトキめき鉄道妙高はねうまライン「高田」駅より中央病院行きバスで「看護大学」下車

	出願日程		試験日程	合格発表	推薦基準・試験内容	受験料
公募推薦	23年11/1～11/9		11/18	12/1	推薦は専願、現役生のみ、3.8以上、定員40名 推薦：小論文試験(図表読解、英文読解含む)、面接、書類審査	17,000円
一般	24年1/22～2/2 (一次は大学入学共通テスト利用)		2/25 3/12	3/4 3/21	一般：2/25は面接、出願書類 3/12は小論文、面接、書類審査	17,000円

◇開校年　2002年
◇入学者　93名
◇出身県　－
◇主な実習先　県立中央病院、上越総合病院、新潟労災病院他
◇主な就職先　新潟県立病院(中央病院、十日町、新発田)、独立行政法人国立病院機構さいがた医療センター/他

◇初年度納入金(卒業までの納入金)
945,800円～1,227,800円(－)
◇学校独自の奨学金制度
－

◇学生寮　なし
◇特徴
豊かな自然とあたたかい人たちに囲まれて、貴重な学生生活を送ることができるキャンパスです。

資料請求　●学校案内　本体無料　送料250円　●願書　－　　WEB出願　可

新潟青陵大学

学校法人新潟青陵学園
看 共 総 社

学科	看護学部　看護学科(4年・90名)

〒951-8121　新潟県新潟市中央区水道町1丁目5939番地
【TEL】025-368-7411　【E-mail】pr4@n-seiryo.ac.jp
【交通】JR越後線「白山」駅より徒歩15分

	出願日程		試験日程	合格発表	推薦基準・試験内容	受験料
公募推薦	23年11/13～11/20(消有)		12/2	12/11	推薦は、専願、浪人可、3.6以上、定員32名(指定校含む) 推薦：小論文、面接、書類審査	35,000円
一般	24年1/9～1/22(消有)		2/4	2/16	一般：国総(古漢除く)、コミ英ⅠⅡ・英表Ⅰ(リスニング除く)、面接、書類審査、選択=数(数ⅠA、数ⅡBより1科目)、理(物、化、生より1科目、または物基、化基、生基、地基より2科目)より1科目	35,000円

◇開校年　2000年
◇入学者　95名(男子2名/女子93名)
◇出身県　－
◇主な実習先　－
◇主な就職先　新潟大学医歯学総合病院、慶應義塾大学病院、北里大学病院他

◇初年度納入金(卒業までの納入金)
2,031,600円(7,162,500円)
◇学校独自の奨学金制度
・親子奨学金：給付[年額]入学金半額相当額[募集内容]本学の卒業生の実子に対して給付
・兄弟姉妹奨学金：給付[年額]入学金全額相当額[募集内容]本人の兄弟姉妹が本学の卒業生または在学生である者に対して給付

◇学生寮　あり
◇特徴
看護師・助産師・保健師・養護教諭の4つの看護職を目指せる。深い人間理解に基づく看護につながる専門科目に加え、患者やその家族を精神面で支援する「心理」の分野もしっかり学ぶことができる。

資料請求　●学校案内　HPよりダウンロード　●願書　HPよりダウンロード　　WEB出願　可

新潟薬科大学

学校法人新潟科学技術学園
看 共 総 社

学科	看護学部　看護学科(4年・80名)

〒956-8603　新潟県新潟市秋葉区東島265-1
【TEL】0250-25-5395　【E-mail】nyuushi@nupals.ac.jp
【交通】JR信越本線「新津」駅よりスクールバス約9分

	出願日程		試験日程	合格発表	推薦基準・試験内容	受験料
公募推薦	23年11/1～11/8(必着)		11/18	12/1	推薦は専願、1浪まで可、3.3以上、定員40名(指定校含む) 推薦：小論文、面接、書類審査	33,000円
一般	〈Ⅰ期〉24年1/1～1/19(必着) 〈Ⅱ期〉24年1/20～2/6(必着) 〈Ⅲ期〉24年2/16～3/4(必着)		1/27 2/14 3/8	2/1 2/17 3/13	一般：国総(古漢除く)、コミ英ⅠⅡⅢ、書類審査、選択=数(数ⅠA、数ⅠⅡABより1科目)、理(物基・物、化基・化、生基・生、物基・化基、物基・生基、化基・生基より1科目)より1科目 ※選択は出願時	33,000円

◇開校年　1977年
◇入学者　72名(男子9名/女子63名)
◇出身県　新潟県・山形県・福島県
◇主な実習先　－
◇主な就職先　※2023年学部開設のため実績なし

◇初年度納入金(卒業までの納入金)
1,950,000円(6,900,000円)
◇学校独自の奨学金制度
・入試特待生制度：免除[金額]初年度の学費全額[募集内容]一般選抜Ⅰ期において成績上位10名に初年次の学費を全額から1/4まで免除
・入学者成績による奨学金制度：給付[年額]300,000円[募集内容]各学年成績上位3名に給付

◇学生寮　あり
◇特徴
指定の学生寮あり。

資料請求　●学校案内　本体無料　送料無料　●願書　本体無料　送料無料　　WEB出願　可

※受験を希望される方は、必ず各学校の募集要項をご確認ください。　— 166 —

富山大学【国】

看 社	学科	医学部 看護学科(4年・80名)	〒930-0194　富山県富山市杉谷2630番地 【TEL】076-434-7138　【E-mail】nyuushi@adm.u-toyama.ac.jp 【交通】JR線「富山」駅より富山大学附属病院行バス約30分

	出願日程		試験日程	合格発表	推薦基準・試験内容		受験料
公募推薦	23年11/20〜11/27 (大学入学共通テスト利用)		12/11	2/9	推薦は専願、現役生のみ、定員20名 推薦:書類審査、小論文、面接		17,000円
一般	24年1/22〜2/2 (一次は大学入学共通テスト利用)		2/25 3/12	3/7 3/21	一般:2/25は外国語、小論文 3/12は小論文、面接		17,000円

- ◇開校年　1993年
- ◇入学者　80名(男子6名/女子74名)
- ◇出身県　富山県・長野県・石川県
- ◇主な実習先　富山大学附属病院、地域の関連施設他
- ◇主な就職先　富山大学附属病院、富山赤十字病院、富山県庁他

- ◇初年度納入金(卒業までの納入金) 817,800円(−)
- ◇学校独自の奨学金制度

- ◇学生寮　あり
- ◇特徴 医療に関わる職業を志す者が同一キャンパスで学ぶことができる。その特性を生かし、医・薬学部の混成による少人数教育を行う科目あり。

資料請求　●学校案内　本体無料　送料250円　●願書　※WEB出願のみ　　WEB出願　可

富山県立大学【公】

看 社	学科	看護学部 看護学科(4年・120名)	〒930-0975　富山県富山市西長江2-2-78(富山キャンパス) 【TEL】076-464-5410 【交通】富山地方鉄道「栄町」駅より徒歩7分

	出願日程		試験日程	合格発表	推薦基準・試験内容		受験料
公募推薦	23年11/1〜11/6(必着)		11/24	12/8	推薦は専願、現役生のみ(富山県に所在地のある高等学校等からの推薦に限る)、定員48名 推薦:コミ英ⅠⅡ、数ⅠA、小論文、個人面接		17,000円
一般	24年1/22〜2/2(必着) (一次は大学入学共通テスト利用)		2/25 3/12	3/8 3/22	一般:2/25は小論文、個人面接 3/12は個人面接		17,000円

- ◇開校年　1990年
- ◇入学者　120名(男子6名/女子114名)
- ◇出身県　富山県・石川県・長野県
- ◇主な実習先　富山県立中央病院等県内公的病院、訪問看護ステーション、老人保健施設他
- ◇主な就職先　富山県立中央病院などの県内外公的病院他

- ◇初年度納入金(卒業までの納入金) 723,800円〜817,800円(2,331,200円〜2,425,200円)
- ◇学校独自の奨学金制度 −

- ◇学生寮　なし
- ◇特徴 2019年に看護学部を開設しました。看護の基礎教育を重視し、学生の看護力を最大限に伸ばします。文系・理系双方から受験可能です。※記載内容は今後変更になる場合があります。入試情報は必ず「学生募集要項」を確認してください。

資料請求　●学校案内　本体無料　要送料　●願書　請求不可(WEB出願のみ)　　WEB出願　可

石川県立看護大学【公】

看 社	学科	看護学部 看護学科(4年・80名)	〒929-1210　石川県かほく市学園台1丁目1番地 【TEL】076-281-8302　【E-mail】nyushi@ishikawa-nu.ac.jp 【交通】JR線「高松」駅よりバス約5分

	出願日程		試験日程	合格発表	推薦基準・試験内容		受験料
公募推薦	23年11/1〜11/7(必着)		11/18	12/1	推薦は専願、県内高校の現役生のみ、4.0以上、定員30名 推薦:小論文、面接、活動報告書		17,000円
一般	24年1/22〜2/2 (一次は大学入学共通テスト利用)		2/25 3/12	3/8 3/20	一般:小論文、面接		17,000円

- ◇開校年　2000年
- ◇入学者　83名(男子5名/女子78名)
- ◇出身県　石川県・富山県・新潟県
- ◇主な実習先　石川県立中央病院他
- ◇主な就職先　石川県立中央病院、金沢大学附属病院、金沢病院他

- ◇初年度納入金(卒業までの納入金) 817,800円〜958,800円(−)
- ◇学校独自の奨学金制度 −

- ◇学生寮　なし
- ◇特徴 全学生が卒業時に看護師・保健師の受験資格を取得する。

資料請求　●学校案内　本体無料　送料180円　●願書　(推薦)　本体無料　送料215円　　WEB出願　可(一般選抜)

金沢大学【国】

看	学科	医薬保健学域保健学類 看護学専攻(4年・79名)	〒920-0942　石川県金沢市小立野5-11-80 【TEL】076-265-2515 【交通】JR線「金沢」駅より北陸鉄道バス「金沢学院大学」行き等に乗車し、小立野(こだつの)で下車(約20分)

	出願日程		試験日程	合格発表	推薦基準・試験内容		受験料
公募推薦	23年11/1〜11/8 (大学入学共通テスト利用)		12/2	2/13	推薦は専願、現役生のみ、定員14名 推薦:書類審査、口述試験		17,000円
一般	24年1/22〜2/2 (大学入学共通テスト利用)		2/25	3/9	一般:数ⅠⅡAB、コミ英ⅡⅢ・英表ⅠⅡ、選択=物基・物、化基・化、生基・生より1科目		17,000円

- ◇開校年　1995年
- ◇入学者　78名(男子2名/女子76名)
- ◇出身県　石川県・長野県・富山県
- ◇主な実習先　金沢大学附属病院、県内病院、訪問看護ステーション他
- ◇主な就職先　金沢大学附属病院など全国の大学病院、国立病院機構各機関、各自治体医療機関他

- ◇初年度納入金(卒業までの納入金) 823,170円(−)
- ◇学校独自の奨学金制度 ・金沢大学学生特別支援制度:給付

- ◇学生寮　なし
- ◇特徴 看護師だけでなく勉学を進めることで保健師、養護教諭、ケアマネージャーになることが可能です。大学院に進学し助産師や研究者になることもできます。

資料請求　●学校案内　本体無料　送料250円　●願書　※WEB出願のみ　　WEB出願　可

看護師

臨床検査技師 臨床工学技士 診療放射線技師

理学療法士 作業療法士 言語聴覚士

歯科衛生士 歯科技工士

あん摩マッサージ指圧師 はり師・きゅう師 柔道整復師

視能訓練士 義肢装具士 救急救命士

石川県・福井県

大学

学校法人金沢医科大学 金沢医科大学　【看】

〒920-0293　石川県河北郡内灘町大学1-1
【TEL】076-286-2211　【E-mail】nyusi@kanazawa-med.ac.jp
【交通】JR線「金沢」駅より北鉄浅野川線乗車。終点「内灘」駅で北鉄バスに乗り換え、大学前下車

学科：看護学部 看護学科(4年・75名)

	出願日程	試験日程	合格発表	推薦基準・試験内容	受験料
公募推薦	23年11/6～11/11(消有)	11/19	11/21	推薦は専願のみ、1浪まで可、3.5以上、定員25名(指定校含む)　推薦：基礎学力テスト(コミ英ⅠⅡ、選択=数ⅠA、物基、化基、生基より1科目)、小論文、面接	30,000円
一般	24年1/4～1/24(消有)	2/10	2/16	一般：コミ英ⅠⅡ・英表Ⅰ、小論文、選択=数ⅠA、物基、化基、生基より1科目	30,000円

- ◇開校年　1972年
- ◇入学者　75名(男子2名/女子73名)
- ◇出身県　石川県・富山県・新潟県
- ◇主な実習先　金沢医科大学病院他
- ◇主な就職先　金沢医科大学病院、金沢医科大学氷見市民病院、公立能登総合病院他
- ◇初年度納入金(卒業までの納入金)　1,689,500円(－)
- ◇学校独自の奨学金制度　・特別奨学金貸与制度：貸与[年額]900,000円[募集内容]人数2名以内　・一般奨学金貸与制度：貸与[年額]400,000円[募集内容]人数50名以内
- ◇学生寮　なし
- ◇特徴　石川県内で唯一4年間で助産師の国家試験受験資格を取得可能。実習施設として大学病院が同じ敷地内にある。国家試験合格率は開学以来高水準を維持。

資料請求 ●学校案内 無料 ●願書 ※WEB出願　WEB出願 可

学校法人金城学園 金城大学　【看】【共】【総】

〈松任キャンパス〉
〒924-0865　石川県白山市倉光1丁目250番地(公立松任石川中央病院横)
【TEL】076-276-6630　【E-mail】nyushi@kinjo.ac.jp
【交通】JR線「松任」駅よりシャトルバス6分

学科：看護学部 看護学科(4年・80名)

	出願日程	試験日程	合格発表	推薦基準・試験内容	受験料
公募推薦	23年11/1～11/10(必着)	11/19	12/1	推薦は専願のみ、1浪まで可、3.5以上、定員20名(指定校等含む)　推薦：面接、小論文、書類審査	30,000円
一般	〈前期〉23年12/18～24年1/18(必着)〈後期〉24年2/12～2/21(必着)	2/1・2・3 / 3/3	2/10 / 3/9	一般：コミ英ⅠⅡ・英表Ⅰ、書類審査、選択=国総(古漢除く)、数ⅠA、理(物基・物・化基・化、生基・生より1科目または物基、化基、生基より2科目)より2科目	30,000円

- ◇開校年　2000年
- ◇入学者　83名(男子7名/女子76名)
- ◇出身県　－
- ◇主な実習先　－
- ◇主な就職先　－
- ◇初年度納入金(卒業までの納入金)　1,630,000円(6,020,000円)
- ◇学校独自の奨学金制度　・成績優秀者奨学生制度：減免[年額]A：960,000円、B：550,000円[募集内容]一般選抜の成績優秀者に対し、入学初年度の年間授業料より減免
- ◇学生寮　なし
- ◇特徴

資料請求 ●学校案内 本体無料 送料無料 ●願書 －　WEB出願 可

公立小松大学【公】　【看】【社】

〒923-0921　石川県小松市土居原町10番地10
【TEL】0761-23-6610　【E-mail】nyushi@komatsu-u.ac.jp
【交通】JR線「小松」駅より徒歩約1分

学科：保健医療学部 看護学科(4年・50名)

	出願日程	試験日程	合格発表	推薦基準・試験内容	受験料
公募推薦	23年12/14～12/22(必着)(大学入学共通テスト利用)	2/3	2/7	推薦は専願、現役生のみ、B3.5以上、定員2名　推薦：書類審査、面接	17,000円
一般	24年1/22～2/2(必着)(一次は大学入学共通テスト利用)	2/25 / 3/10	3/6 / 3/21	一般：面接	17,000円

- ◇開校年　2018年
- ◇入学者　52名(男子2名/女子50名)
- ◇出身県　石川県・富山県・福井県
- ◇主な実習先　－
- ◇主な就職先　－
- ◇初年度納入金(卒業までの納入金)　917,800円～1,058,800円(－)
- ◇学校独自の奨学金制度　－
- ◇学生寮　あり
- ◇特徴　人々の健康回復と維持・増進、疾病予防について、幅広くきめ細やかに支援できる看護師を養成。選択制で保健師を目指すことも可能(25名)。

資料請求 ●学校案内 本体無料 送料215円 ●願書 ※WEBのみ　WEB出願 可

敦賀市立看護大学【公】　【看】【社】

〒914-0814　福井県敦賀市木崎78-2-1
【TEL】0770-20-5540
【交通】JR線「敦賀」駅よりバス約14分

学科：看護学部 看護学科(4年・50名)

	出願日程	試験日程	合格発表	推薦基準・試験内容	受験料
公募推薦	23年11/2～11/10(消有)	11/18	12/1	推薦は専願、現役生のみ、4.0以上、定員15名　推薦：小論文、面接	17,000円
一般	24年1/22～2/2(消有)(一次は大学入学共通テスト利用)	2/25 / 3/12	3/1 / 3/20	一般：小論文、面接	17,000円

- ◇開校年　2014年
- ◇入学者　56名(男子4名/女子52名)
- ◇出身県　福井県・岐阜県・滋賀県
- ◇主な実習先　市立敦賀病院、国立病院機構敦賀医療センター他
- ◇主な就職先　市立敦賀病院、国立病院機構敦賀医療センター、その他県内外医療機関
- ◇初年度納入金(卒業までの納入金)　731,300円～897,300円(2,427,200円～2,593,200円)
- ◇学校独自の奨学金制度　－
- ◇学生寮　なし
- ◇特徴　本学では、基礎看護、領域別看護学にプラスして、救急・災害看護学、在宅看護学、地域看護学の3つの応用看護から関心の高い分野を選択し、学習を深め、将来のキャリア開発に役立てられるような学習の機会を提供します。

資料請求 ●学校案内 本体無料 送料180円 ●願書 本体無料 送料215円　WEB出願 不可

※受験を希望される方は、必ず各学校の募集要項をご確認ください。　— 168 —

福井大学【国】

		看	学科	医学部 看護学科(4年・60名)	〒910-1193 福井県吉田郡永平寺町松岡下合月23-3 【TEL】0776-61-8830 【交通】JR線「福井」駅よりバス約35分、「福井大学病院」下車	
公募推薦	出願日程	23年11/1〜11/7(必着)	試験日程 11/18	合格発表 12/22	推薦基準・試験内容 推薦は専願、現役生のみ、4.0以上、定員25名 推薦:小論文、面接	受験料 17,000円
一般		24年1/22〜2/2(必着) (一次は大学入学共通テスト利用)	2/25 3/12	3/6 3/20	一般:小論文、面接	17,000円

◇開校年 1978年
◇入学者 63名(男子3名/女子60名)
◇出身県 福井県・石川県
◇主な実習先 福井大学医学部附属病院他
◇主な就職先 福井大学医学部附属病院、福井赤十字病院、京都大学医学部附属病院他

◇初年度納入金(卒業までの納入金)
817,800円(2,425,200円)
◇学校独自の奨学金制度
・福井大学生協奨学金:給付[金額]100,000円
・福井大学基金予約型:給付[金額]300,000円

◇学生寮 なし
◇特徴
高い倫理観と良識ある人間性を有し、科学的根拠に基づいた看護を実践でき、知識・技能を生涯にわたり修得し続ける高度専門職業人の育成を目指す。

資料請求 ●学校案内 本体無料 要送料 ●願書 ※WEB出願　WEB出願 可

学校法人新田塚学園
福井医療大学

		看 共 総 社	学科	保健医療学部 看護学科(4年・60名)	〒910-3190 福井県福井市江上町55-13-1 【TEL】0776-59-2207 【E-mail】daigaku@fukui-hsu.ac.jp 【交通】京福バス「福井」駅4番乗り場より「福井医療大学前」下車	
公募推薦	出願日程	〈Ⅰ〉23年11/1〜11/10(必着) 〈Ⅱ〉23年11/14〜12/1(必着)	試験日程 11/17 12/8	合格発表 11/27 12/15	推薦基準・試験内容 推薦は定員18名 推薦:11/17は小論文、面接 12/8は面接、選択=国総(現代文のみ)、数ⅠA、英(リスニング除く)、化基、生基、現社より2科目(理科同時選択不可)	受験料 30,000円
一般		〈第1次〉24年1/9〜1/26(必着) 〈第2次〉24年2/14〜2/29(必着)	2/7・8 3/7	2/16 3/15	一般:選択=国総(現代文のみ)、数ⅠA、英(リスニング除く)、理(化基・生基、化、生より1科目)、現社より3科目	30,000円

◇開校年 2017年
◇入学者 65名
◇出身県 福井県・石川県・富山県
◇主な実習先 福井総合病院、福井総合クリニック、福井病院他
◇主な就職先 福井総合病院、福井県立病院、市立敦賀病院

◇初年度納入金(卒業までの納入金)
1,150,000円(3,850,000円)
◇学校独自の奨学金制度
・特待生制度:免除[金額]入学金および授業料[募集内容]本学全選抜受験者で、成績、収入基準の条件を満たす者

◇学生寮 あり
◇特徴
高齢社会に無くてはならない各種の医療職を充実した関連施設と教育システムで育成します。

資料請求 ●学校案内 無料 ●願書 無料　WEB出願 可

福井県立大学【公】

		看 社	学科	看護福祉学部 看護学科(4年・50名)	〒910-1195 福井県永平寺町松岡兼定島4-1-1 【TEL】0776-61-6000 【E-mail】nyuushi@fpu.ac.jp 【交通】JR線「福井」駅西口バスターミナルより大学病院線「県立大学」下車	
公募推薦	出願日程	23年11/1〜11/9(消有)	試験日程 11/18	合格発表 12/1	推薦基準・試験内容 推薦は専願、現役生のみ、4.0以上 推薦:小論文、面接	受験料 17,000円
一般		24年1/22〜2/2(2/1の消有) (一次は大学入学共通テスト利用)	2/25 3/12	3/6 3/21	一般:面接	17,000円

◇開校年 1992年
◇入学者 55名(男子5名/女子50名)
◇出身県 福井県
◇主な実習先 福井県立病院他
◇主な就職先 福井大学医学部附属病院、福井県立病院、福井赤十字病院他

◇初年度納入金(卒業までの納入金)
723,800円〜817,800円(−)
◇学校独自の奨学金制度
−

◇学生寮 なし
◇特徴
経験豊富な教員による少人数教育、専門職体験と人間的成長につながる実習体験。高い看護師国家試験合格率。養護教諭一種免許の取得も可能。

資料請求 ●学校案内 本体無料 送料着払い ●願書 本体無料 送料着払い(特別選抜)　WEB出願 可(一般・推薦)

学校法人健康科学大学
健康科学大学

		看 共 総	学科	看護学部 看護学科(4年・80名)	〒402-8580 山梨県都留市四日市場909-2 【TEL】0555-83-5231 【E-mail】nyuushi@kenkoudai.ac.jp 【交通】富士急行線「赤坂」「禾生」駅より徒歩約15分	
公募推薦	出願日程	〈Ⅰ期〉23年11/1〜11/15(消有) 〈Ⅱ期〉23年11/27〜12/12(消有)	試験日程 11/25 12/16	合格発表 12/5 12/25	推薦基準・試験内容 推薦は併願可、1浪まで可、3.0以上、定員11/25は20名、12/16は若干名 推薦:書類審査、小論文、面接	受験料 0円
一般		〈Ⅰ期〉24年1/5〜1/19(消有) 〈Ⅱ期〉24年1/23〜2/9(消有)	2/1 2/15	2/12 2/26	一般:2/1は選択=国総(古漢除く)、コミ英ⅠⅡ(リスニング除く)、数ⅠA、理(物基、化基、生基より1科目)、現社より2科目 2/15は選択=国総(古漢除く)、コミ英ⅠⅡ(リスニング除く)、数ⅠAより2科目	0円

◇開校年 2003年
◇入学者 62名
◇出身県 山梨県・長野県・静岡県
◇主な実習先 都留市立病院、山梨赤十字病院、富士吉田市立病院他
◇主な就職先 山梨大学医学部附属病院、長野赤十字病院、国立病院機構他

◇初年度納入金(卒業までの納入金)
1,800,000円(6,300,000円)
◇学校独自の奨学金制度
・入学特待制度:給付[募集内容]一般選抜Ⅰ期(試験日2/1)成績優秀者若干名に入学金相当額を支給

◇学生寮 なし
◇特徴
山梨県内私立大学では唯一の「看護学部」を開設。地域に根ざした看護師の育成に努めます。保健師国家試験受験資格も目指せます(選択制)。

資料請求 ●学校案内 無料 ●願書 HPからダウンロード　WEB出願 可

看護師

臨床検査技師

臨床工学技士

診療放射線技師

理学療法士

作業療法士

言語聴覚士

歯科衛生士

歯科技工士

柔道整復師

はり師・きゅう師

あん摩マッサージ指圧師

視能訓練士

義肢装具士

救急救命士

山梨大学【国】

					看	学科	医学部 看護学科(4年・60名)	〒409-3898　山梨県中央市下河東1110 【TEL】055-220-8046　【E-mail】nyushi@yamanashi.ac.jp 【交通】JR身延線「常永」駅より徒歩15分、甲府駅南口3番バス乗場「山梨大学医学部附属病院」下車		
公募推薦	出願日程	23年11/1～11/9	試験日程	11/18	合格発表	12/8	推薦基準・試験内容	推薦は専願のみ、2浪まで可、4.0以上、定員25名 推薦:小論文、面接、書類審査	受験料	17,000円
	一般	24年1/22～2/2 (一次は大学入学共通テスト利用)		2/25 3/14		3/6 3/21		一般:2/25は小論文、面接 3/14は面接		17,000円

◇開校年　1949年
◇入学者　－
◇出身県　山梨県・長野県・静岡県
◇主な実習先　山梨大学医学部附属病院他
◇主な就職先　山梨大学医学部附属病院他

◇初年度納入金(卒業までの納入金)
817,800円(－)
◇学校独自の奨学金制度
・山梨大学特別待遇学生制度:免除[金額]半期267,900円[募集内容]学業、人物ともに優秀な学部最終学年の学生に対し、前期授業料を免除
・山梨大学学業成績優秀者表彰制度:給付[年額]100,000円[募集内容]学業成績が特に優れている学部3年次生に対し表彰をする制度

◇学生寮　あり
◇特徴
卒業時には全員看護師・保健師の国家資格が得られ、選考試験に合格した者には助産師国家試験の道が開かれている。

資料請求　●学校案内　本体無料　送料250円　●願書　※WEB出願のみ　　WEB出願　可

山梨県立大学【公】

					看 社	学科	看護学部 看護学科(4年・100名)	〒400-0062　山梨県甲府市池田1-6-1(池田キャンパス) 【TEL】055-253-7780 【交通】JR線「甲府」駅南口より山梨交通バス「県立大学看護学部」下車徒歩3分		
公募推薦	出願日程	23年11/1～11/8(必着)	試験日程	11/18	合格発表	12/6	推薦基準・試験内容	推薦は専願、現役生のみ(出願時点で本人または保護者が山梨県在住または本人が山梨県内の高校に在籍)、4.0以上、定員45名 推薦:小論文、書類審査、面接	受験料	17,000円
	一般	24年1/22～2/2(必着) (一次は大学入学共通テスト利用)		2/25 3/12		3/5 3/21		一般:小論文、書類審査、面接		17,000円

◇開校年　2005年
◇入学者　106名(男子8名/女子98名)
◇出身県　山梨県・静岡県・長野県
◇主な実習先　山梨県立中央病院他
◇主な就職先　山梨県立病院機構、山梨大学医学部附属病院、国立病院機構甲府病院他

◇初年度納入金(卒業までの納入金)
817,800円(－)
◇学校独自の奨学金制度
－

◇学生寮　なし
◇特徴
看護学部では、豊かな人間性を育成していく教育、また「施設の実習指導者とともに看護専門職を育てる体制づくり」を行っています。

資料請求　●学校案内　本体無料　送料250円　●願書　※WEB出願　　WEB出願　可

佐久大学
学校法人佐久学園

					看 共 総 社	学科	看護学部 看護学科(4年・90名)	〒385-0022　長野県佐久市岩村田2384 【TEL】0267-68-6680　【E-mail】admission@saku.ac.jp 【交通】JR北陸新幹線「佐久平」駅よりスクールバス約5分		
公募推薦	出願日程	〈Ⅰ期〉23年11/1～11/10(必着) 〈Ⅱ期〉23年11/13～12/8(必着)	試験日程	11/18 12/16	合格発表	12/1 12/27	推薦基準・試験内容	推薦は専願のみ、1浪まで可、3.3以上 推薦:小論文、面接、書類審査	受験料	30,000円
	一般	〈前期〉24年1/9～1/24(必着) 〈後期〉24年2/15～2/28(必着)		2/5 3/6		2/14 3/15		一般:書類審査、国総(近代以降の文章)、英、面接、選択=数ⅠA、化・生・基より1科目		30,000円

◇開校年　2008年
◇入学者　90名(男子18名/女子72名)
◇出身県　長野県・山梨県・新潟県
◇主な実習先　JA長野厚生連佐久総合病院、佐久市立国保浅間総合病院、長野県立こども病院他
◇主な就職先　JA長野厚生連佐久総合病院、JA長野県厚生連ノ井総合病院、信州大学医学部附属病院他

◇初年度納入金(卒業までの納入金)
1,765,000円(6,349,000円)
◇学校独自の奨学金制度
・佐久大学特別奨学生:免除[募集内容]総合型選抜(特別奨学生)の合格者は、1年次の授業料の全額が免除。特別奨学生選抜以外の全入試において学業成績その他の活動が優秀と認定された場合、授業料の一部を免除

◇学生寮　なし
◇特徴
「地域医療先進エリア佐久」で看護をしっかり学びます。地域の拠点として高度医療を実践する総合病院や、地域に密着したリハビリテーションセンターなどでの実習を通して最新医療を体験すると同時に、自分が進みたい方向性を見定めることができます。

資料請求　●学校案内　無料　●願書　※WEB出願　　WEB出願　可

信州大学【国】

					看	学科	医学部 保健学科看護学専攻(4年・70名)	〒390-8621　長野県松本市旭3-1-1 【TEL】0263-37-2356　【E-mail】shinhp@shinshu-u.ac.jp 【交通】JR線「松本」駅よりバス「信州大学前」下車徒歩5分		
公募推薦	出願日程	23年11/1～11/7(消有) (大学入学共通テスト利用)	試験日程	11/23	合格発表	2/8	推薦基準・試験内容	推薦は専願、現役生のみ、4.0以上、定員20名 推薦:面接、書類審査	受験料	17,000円
	一般	24年1/22～2/2(消有) (一次は大学入学共通テスト利用)		2/25 3/12		3/6 3/20		一般:2/25は数ⅠⅡAB、コミ英ⅠⅡⅢ・英表ⅠⅡ、書類審査 3/12は面接、書類審査		17,000円

◇開校年　1949年
◇入学者　70名(男子6名/女子64名)
◇出身県　長野県・愛知県・大阪府
◇主な実習先　信州大学医学部附属病院他
◇主な就職先　信州大学医学部附属病院、松本市役所、相澤病院

◇初年度納入金(卒業までの納入金)
817,800円(－)
◇学校独自の奨学金制度
・知の森基金奨学金:給付[年額]400,000円[募集内容]入学時に必要な学資の一部を奨学金として給付して支援することを目的とする

◇学生寮　あり
◇特徴
豊かな感性をもち、幅広い視野で考え、人々を尊重しながら科学的根拠に裏付けられた質の高い看護を提供できる看護職の人材育成を目指しています。

資料請求　●学校案内　本体無料　送料215円　●願書　※WEB出願　　WEB出願　可

（左側縦書き項目）
看護師
臨床検査技師
診療放射線技師
臨床工学技士
理学療法士
作業療法士
言語聴覚士
歯科衛生士
歯科技工士
柔道整復師
はり師・きゅう師
あん摩マッサージ指圧師
視能訓練士
義肢装具士
救急救命士

清泉女学院大学

看 共 総 社

学科	看護学部 看護学科(4年・76名)

〒380-0921 長野県長野市栗田2277番地(長野駅東口キャンパス)
【TEL】026-295-1310(広報部) 【E-mail】info@seisen-jc.ac.jp
【交通】JR線「長野」駅より徒歩約1分

	出願日程		試験日程	合格発表	推薦基準・試験内容	受験料
公募推薦	〈I専願型〉23年11/1～11/13(必着) 〈II併願型〉23年11/20～12/12(必着)		11/18 12/16	12/1 12/20	推薦は専願(I)と併願可(II)、現役生のみ、3.3以上、Iは25名(指定校Iと合計)、IIは若干数(指定校IIと合計) 推薦:小論文、面接	30,000円
一般	〈A日程〉24年1/9～1/23(必着) 〈B日程〉24年2/5～2/22(必着)		2/1 2/28	2/9 3/4	一般:2/1は国総(古漢除く)、コミ英III(リスニング除く)、選択=数IA、生基・化基より1科目、面接 2/28は小論文、面接	30,000円

◇開校年 2003年
◇入学者 86名(男子2名/女子84名)
◇出身県 長野県・新潟県・群馬県
◇主な実習先 長野赤十字病院、長野中央病院、長野市民病院他
◇主な就職先 長野赤十字病院、長野中央病院、長野市民病院他

◇初年度納入金(卒業までの納入金)
1,870,000円(6,520,000円)
◇学校独自の奨学金制度
・ラファエラ・マリアスカラシップI-①(入学時選考型):給付[金額]入学金相当額320,000円[募集内容]総合型選抜(特待方式)で成績、人物とも優秀と判断される方(エントリー制)※成績基準あり、専願のみ

◇学生寮 なし
◇特徴 充実の学内設備と最新の実習機器がそろう環境で最新のスキルと知識を修得できます。看護師資格と養護教諭免許の取得が可能です。ミッション系大学ならではの「こころ」の在り方で他者に寄り添いながら自ら考え物事を柔軟に対応できる人々を育成します。

資料請求 ●学校案内 WEB ●願書 ※WEB出願　WEB出願 可

長野県看護大学【公】

看 社

学科	看護学部 看護学科(4年・80名)

〒399-4117 長野県駒ヶ根市赤穂1694
【TEL】0265-81-5100 【E-mail】kyomu-gakusei@pref.nagano.lg.jp
【交通】JR飯田線「駒ヶ根」駅より徒歩約15分

	出願日程		試験日程	合格発表	推薦基準・試験内容	受験料
公募推薦	〈A〉23年11/6～11/13(必着) 〈B〉24年1/18～1/24(必着)		11/25 2/2	12/7 2/7	推薦は専願、現役生のみ、〈A〉4.0以上〈B〉3.8以上 推薦:11/25は小論文、面接、書類審査 2/2は大学入学共通テスト、面接、書類審査	17,000円
一般	24年1/22～2/2 (一次は大学入学共通テスト利用)		2/26 3/8	3/1 3/21	一般:小論文、面接、書類審査	17,000円

◇開校年 1995年
◇入学者 85名(女子85名)
◇出身県 長野県・愛知県・静岡県
◇主な実習先 昭和伊南総合病院、伊那中央病院、長野県立こころの医療センター駒ヶ根他
◇主な就職先 長野市民病院、伊那中央病院、信州大学医学部附属病院他

◇初年度納入金(卒業までの納入金)
1,118,706円(－)
◇学校独自の奨学金制度
－

◇学生寮 あり
◇特徴 看護実践に関する総合的な能力を養成し、看護の社会的機能を担い人々の健康福祉の向上に貢献する人材を育成する。

資料請求 ●学校案内 本体無料 送料210円 ●願書 HPよりダウンロード(要項)　WEB出願 可

長野保健医療大学
学校法人四徳学園

看 共 総 社

学科	看護学部 看護学科(4年・80名)

〒381-2227 長野県長野市川中島町今井原11-1
【TEL】026-283-6111 【E-mail】info@shitoku.ac.jp
【交通】JR信越本線「今井」駅より徒歩2分

	出願日程		試験日程	合格発表	推薦基準・試験内容	受験料
公募推薦	23年11/1～11/13		11/18	12/1	推薦は専願のみ、1浪まで可、3.3以上、定員32名(指定校・自己推薦含む) 推薦:小論文、面接	30,000円
一般	〈I期〉24年1/9～1/29 〈II期〉24年2/13～2/19 〈III期〉24年3/6～3/11		2/3 2/23 3/13	2/9 3/3 3/15	一般:2/3、2/23は国総(古漢除く)、コミ英III(リスニング除く)、面接、選択=数IA、物基・化基、化基・生基、生基・物基より1科目 3/13は小論文、面接 ※3/13は実施しない場合あり	30,000円

◇開校年 2015年
◇入学者 79名(男子10名/女子69名)
◇出身県 長野県・新潟県・富山県
◇主な実習先 長野赤十字病院、篠ノ井総合病院、県立こども病院
◇主な就職先 長野赤十字病院、篠ノ井総合病院、信州大学医学部附属病院

◇初年度納入金(卒業までの納入金)
1,600,000円(6,160,000円)
◇学校独自の奨学金制度
・特別奨学生S:免除[金額]4年間の授業料(3,600,000円)[募集内容]一般I期入試優秀合格者対象
・特別奨学生A:免除[金額]1年次の授業料の1/3(300,000円)[募集内容]一般I期入試優秀合格者対象

◇学生寮 なし
◇特徴 医療、保健、福祉を取り巻く環境の変化に伴う役割拡大に対応できる、総合力のある看護師・保健師を養成します。併設する保健科学部、附属整形外科リハビリクリニック等で、関連職種の理解を深めてチームワーク技法の修得をめざします。

資料請求 ●学校案内 無料 ●願書 無料　WEB出願 可

松本看護大学
学校法人松本学園

看 総 社

学科	看護学部 看護学科(4年・70名)

〒399-0033 長野県松本市笹賀3118
【TEL】0263-58-4417
【交通】JR篠ノ井線「村井」駅よりスクールバス10分

	出願日程		試験日程	合格発表	推薦基準・試験内容	受験料
公募推薦	23年11/20～12/1(必着)		12/9	12/15	推薦は専願のみ、5浪まで可、定員10名 推薦:小論文、面接、書類審査	30,000円
一般	〈1期〉24年1/11～1/24(必着) 〈2期〉24年2/14～2/27(必着)		2/4 3/5	2/9 3/8	一般:国総、コミ英、面接、書類審査、選択=数I、生基、化基より1科目	30,000円

◇開校年 2021年
◇入学者 67名(男子24名/女子43名)
◇出身県 長野県・富山県・岐阜県
◇主な実習先 相澤病院、一之瀬脳神経外科病院
◇主な就職先 －

◇初年度納入金(卒業までの納入金)
1,590,000円(6,210,000円)
◇学校独自の奨学金制度
－

◇学生寮 なし
◇特徴 2021年4月に誕生した「松本看護大学」では、高い専門知識と看護実践力を身につけた、人間性豊かな看護職を育成し、「知識力・実践力・人間力」で地域の保健医療福祉分野を支えます。

資料請求 ●学校案内 無料 ●願書 無料　WEB出願 不可

静岡県立大学【公】

看 / 学科：看護学部 看護学科(4年・120名)

〒422-8526 静岡県静岡市駿河区谷田52-1(草薙キャンパス)
〒422-8021 静岡県静岡市駿河区小鹿2-2-1(小鹿キャンパス)
【TEL】054-264-5007(学生部 入試室)　【交通】JR線「草薙」駅より徒歩15分(草薙)、JR線「東静岡」駅より徒歩約20分(小鹿)

区分	出願日程	試験日程	合格発表	推薦基準・試験内容	受験料
公募推薦	23年11/2～11/9(必着)	12/1	12/11	推薦は専願、静岡県内高校の現役生のみ、4.0以上、定員30名／推薦：適性検査(英語能力)、面接、口頭試問、書類審査	17,000円
一般	24年1/22～2/2(必着)(一次は大学入学共通テスト利用)	2/25 3/12	3/6 3/21	一般：面接、口頭試問、書類審査	17,000円

◇開校年　1987年
◇入学者　120名(男子14名/女子106名)
◇出身県　静岡県・愛知県・岐阜県
◇主な実習先　静岡県立総合病院、静岡赤十字病院、静岡県立こども病院他
◇主な就職先　静岡県立病院機構、静岡県立静岡がんセンター、浜松医科大学医学部附属病院他

◇初年度納入金(卒業までの納入金)　802,121円～1,027,721円(2,409,521円～2,635,121円)
◇学校独自の奨学金制度
・成績優秀者学修奨励費：給付[金額]各学部の基準による(図書カード)[募集内容]学部2年次の成績優秀者に支給
・ドリーマーズ奨学金：給付[金額]50,000円[募集内容]1年生のうち外国から移住した背景を持つ者最大4名

◇学生寮　なし
◇特徴　生命の尊厳と人間理解に基づいた専門知識・技術を身に付け、人々の健康生活の実現のためにチーム医療の中心的役割を担う看護専門職の育成。

資料請求　●学校案内 本体無料 要送料　●願書 本体無料 要送料　WEB出願 可

学校法人順天堂　順天堂大学　三島キャンパス

看 共 総 / 学科：保健看護学部 看護学科(4年・160名)

〒411-8787　静岡県三島市大宮町3-7-33
【TEL】055-991-3111　【E-mail】mishima@juntendo.ac.jp
【交通】JR東海道新幹線・東海道線「三島」駅より徒歩10分以内

区分	出願日程	試験日程	合格発表	推薦基準・試験内容	受験料
公募推薦	23年11/1～11/8(必着)	11/17	12/4	推薦は専願のみ、1浪まで可、国・数・外・理・社の平均が3.5以上または国・数・外・理・社の平均が3.5以上、定員55名(指定校含む)／推薦：小論文、面接、書類審査	30,000円
一般	〈A日程〉24年1/5～1/25(必着)〈B日程〉24年1/5～1/25(必着)	2/2 (2次)2/12・13 2/5	2/9 (2次)2/22 2/22	一般：2/2は国総(近代以降の文章)、コミ英ⅠⅡ・英表Ⅰ、選択=数ⅠA、化基・化、生基・生より1科目 2/5は国総(近代以降の文章)、コミ英ⅠⅡ・英表Ⅰ、選択=数ⅠA、化基・化、生基・生、化基・生基より1科目 2/12・13は面接	35,000円

◇開校年　1946年
◇入学者　132名(男子11名/女子121名)
◇出身県　静岡県・神奈川県・長野県
◇主な実習先　順天堂大学医学部附属病院他
◇主な就職先　順天堂大学医学部附属静岡病院、順天堂大学医学部附属順天堂医院他

◇初年度納入金(卒業までの納入金)　1,864,000円(6,724,000円)
◇学校独自の奨学金制度
・順天堂大学静岡病院奨学金：貸与[月額]50,000円

◇学生寮　なし
◇特徴　医学部附属6病院と連携し、最新医療に関する知識の習得と技術の伝授に努め、人間味のある感性豊かな看護職者を育成します。

資料請求　●学校案内 無料　●願書 無料　WEB出願 可

学校法人聖隷学園　聖隷クリストファー大学

看 共 総 社 / 学科：看護学部 看護学科(4年・150名)

〒433-8558　静岡県浜松市北区三方原町3453
【TEL】053-439-1401　【E-mail】cl-entrance@seirei.ac.jp
【交通】JR線「浜松」駅北口より遠州鉄道バス15番のりば「聖隷三方原病院経由気賀・三ヶ日行」乗車「聖隷三方原病院」下車後徒歩約3分

区分	出願日程	試験日程	合格発表	推薦基準・試験内容	受験料
公募推薦	23年11/1～11/9(消有)	11/18	12/1	推薦は専願、現役生のみ、3.8以上、定員50名(公募以外を含む)／推薦：小論文Ⅰ・Ⅱ、面接、書類審査	30,000円
一般	〈前期〉24年1/10～1/29(消有)〈後期〉24年2/13～2/22(消有)	2/5 2/29	2/16 3/6	一般：2/5は書類審査、選択=国総(古漢除く)、数ⅠA、物基、化基、生基、コミ英ⅠⅡ・英表Ⅰより3教科3科目 2/29は国総(古漢除く)、選択=数ⅠA、化基、生基、コミ英ⅠⅡ・英表Ⅰより2教科2科目	30,000円

◇開校年　1992年
◇入学者　158名
◇出身県　静岡県・愛知県・長野県
◇主な実習先　聖隷三方原病院、聖隷浜松病院、聖隷クリストファー大学附属クリストファーこども園他
◇主な就職先　聖隷浜松病院、聖隷三方原病院、聖隷横浜病院他

◇初年度納入金(卒業までの納入金)　1,789,000円(6,556,000円)
◇学校独自の奨学金制度
・菅野・太田・長谷川奨学金：貸与[月額]64,000円
・大学同窓会・後援会奨学金：貸与[月額]40,000円

◇学生寮　なし
◇特徴　建学の精神「生命の尊厳と隣人愛」を生かした人間教育と看護実践能力の育成を行っています。学内では、高機能シミュレータを用いた実践的な演習を行い、臨地実習においては、優れた現場の専門識者から臨床指導を受けることができる質の高い実習体制を整えています。

資料請求　●学校案内 無料　●願書 ※HPに掲載　WEB出願 可

学校法人青淵学園　東都大学　沼津キャンパス

看 共 総 社 / 学科：沼津ヒューマンケア学部 看護学科(4年・100名)

〒410-0032 静岡県沼津市日の出町1-1
【TEL】055-922-6688
【交通】JR線「沼津」駅より徒歩12分

区分	出願日程	試験日程	合格発表	推薦基準・試験内容	受験料
公募推薦	〈Ⅰ期〉23年11/1～11/6(必着)〈Ⅱ期〉23年12/1～12/11(必着)	11/11 12/16	12/1 12/18	推薦は専願のみ、3.2以上、定員35名程度(指定校含む)／推薦：書類審査、文章読解力考査、面接	30,000円
一般	〈Ⅰ期〉24年1/15～1/23(必着)〈Ⅱ期〉24年2/1～2/9(必着)〈Ⅲ期〉24年2/22～3/1(必着)	2/1 2/17 3/11	2/6 2/19 3/12	一般：書類審査、面接、選択=国総(古漢除く)、コミ英ⅠⅡより1科目、選択=数ⅠA、生基、化基、物基より1科目	30,000円

◇開校年　2018年
◇入学者　－
◇出身県　－
◇主な実習先　－
◇主な就職先　※2021年度開設のため実績なし

◇初年度納入金(卒業までの納入金)　1,759,370円(6,279,370円)
◇学校独自の奨学金制度
・学校法人青淵学園奨学金：貸与[月額]30,000円～50,000円[募集内容]卒業し免許取得後、大学関連病院に就職し、貸与期間以上勤務すると返済免除

◇学生寮　－
◇特徴　－

資料請求　●学校案内 無料　●願書 無料　WEB出願 可

※受験を希望される方は、必ず各学校の募集要項をご確認ください。

常葉大学

学校法人常葉大学

看共社　学科：健康科学部 看護学科(4年・80名)

〒420-0831　静岡県静岡市葵区水落町1-30
【TEL】054-263-1126　【E-mail】nyushi@tokoha-u.ac.jp
【交通】(静岡水落キャンパス)JR線「静岡」駅より徒歩約15分

区分	出願日程	試験日程	合格発表	推薦基準・試験内容	受験料
公募推薦	23年10/13～11/1(消有)	11/12	11/25	推薦は専願のみ、1浪まで可、3.5以上、定員26名 推薦：小論文、面接、書類審査(外部試験等加点あり)	30,000円
一般	〈前期〉24年1/5～1/17(消有) 〈後期〉24年2/5～2/21(消有)	1/30・31 3/5	2/16 3/16	一般：コミ英ⅠⅡ・英表Ⅰ、選択=国総(古漢除く)、理(物基、化基、生基より2科目)、数ⅠA、数ⅠAⅡBより2教科2科目	30,000円

◇開校年　2013年
◇入学者　75名(男子10名/女子65名)
◇出身県　静岡県・山梨県
◇主な実習先　静岡赤十字病院、静岡県立こども病院、静岡市立静岡病院他
◇主な就職先　静岡県立総合病院、静岡県立こころの医療センター、浜松医科大学医学部附属病院他

◇初年度納入金(卒業までの納入金)
1,930,000円(7,000,000円)
◇学校独自の奨学金制度
・奨学生入試　奨学生A・B：減免[年額]授業料のA：全額　B：半額*原則2年、審査を経て第2年継続[募集内容]出願期間11/13～27、試験日12/9、合格発表12/22*一般合格あり
・特別奨学生：減免[年額]初年度授業料から200,000円減免[募集内容]一般入試前期日程、共通テスト利用入試前期日程の成績上位者各30名

◇学生寮　あり(女子のみ)
◇特徴　チーム医療の一員としてもさらに期待の高まっている看護師は、優れたコミュニケーション能力、幅広い教養、高度な専門知識・技術が求められます。本学科は、「看護師教育に特化したカリキュラム」により、時代が求める看護師としての専門性と実践力を高めます。

資料請求　●学校案内　無料　●願書　HPよりダウンロード
WEB出願　可(奨学生入試・一般入試・共通テストプラス・共通テスト利用入試)

浜松医科大学【国】

看共社　学科：医学部 看護学科(4年・60名)

〒431-3192　静岡県浜松市東区半田山一丁目20番1号
【TEL】053-435-2205　【E-mail】nyushi@hama-med.ac.jp
【交通】JR「浜松」駅より遠鉄バス、市役所山の手医大行き「医科大学」下車

区分	出願日程	試験日程	合格発表	推薦基準・試験内容	受験料
公募推薦	23年11/13～11/22 (大学入学共通テスト利用)	2/3	2/13	推薦は専願のみ、1浪まで可、3.8以上、定員20名 推薦：小論文、面接、書類審査	17,000円
一般	24年1/22～2/2 (一次は大学入学共通テスト利用)	2/25	3/7	一般：コミ英ⅠⅡⅢ・英表Ⅰ、面接、書類審査	17,000円

◇開校年　1974年
◇入学者　60名(男子2名/女子58名)
◇出身県　静岡県・愛知県
◇主な実習先　浜松医科大学医学部附属病院他
◇主な就職先　浜松医科大学医学部附属病院他

◇初年度納入金(卒業までの納入金)
949,280円(2,556,680円)
◇学校独自の奨学金制度
・なし

◇学生寮　なし
◇特徴　1974年6月7日医学部設置、1995年4月看護学科設置。本学看護学科は、生命の尊厳を尊重する倫理観と豊かな人間性、科学的知識に裏付けられた看護実践能力を持つ看護職の育成を目指した教育を行っています。

資料請求　●学校案内　180円(送料込)　●願書　※WEB出願
WEB出願　可

愛知医科大学　→P.19

学校法人愛知医科大学

看共社　学科：看護学部 看護学科(4年・100名)

〒480-1195　愛知県長久手市岩作雁又1番地1
【TEL】0561-61-5412　【E-mail】knyushi@aichi-med.ac.jp
【交通】地下鉄東山線「藤が丘」駅より名鉄バス約15分

区分	出願日程	試験日程	合格発表	推薦基準・試験内容	受験料
公募推薦	23年10/16～10/27(消有)	11/11	11/21	推薦は専願のみ、1浪まで可、定員約15名 推薦：国総(古漢除く)・現代文B、数ⅠA、コミ英ⅠⅡ・英表Ⅰ、面接	35,000円
一般	23年12/18～24年1/15(消有)	1/28	2/7	一般：コミ英ⅠⅡ・英表Ⅰ、選択=国総(古漢除く)・現代文B、数ⅠⅡAより1科目、物基、化基、生基より1科目	35,000円

◇開校年　2000年
◇入学者　103名(男子7名/女子96名)
◇出身県　愛知県・岐阜県・静岡県他
◇主な実習先　愛知医科大学病院、愛知医科大学メディカルセンター他
◇主な就職先　愛知医科大学病院、名古屋大学医学部附属病院、名古屋市立大学病院他

◇初年度納入金(卒業までの納入金)
1,760,000円(6,380,000円)
◇学校独自の奨学金制度
・成績優秀者学納金減免制度：免除[募集内容]一般選抜の成績上位者100名のうち入学した者には、初年度の教育充実費及び実験実習費を全額免除、在学中の成績優秀な者には教育充実費・実験実習費を全額または半額免除

◇学生寮　なし
◇特徴　豊かな人間性・地域社会への貢献・国際性・看護実践能力をキーワードに、質の高い思いやりのある看護を提供できる看護職者を育成。

資料請求　●学校案内　無料　●願書　※WEBのみ
WEB出願　可

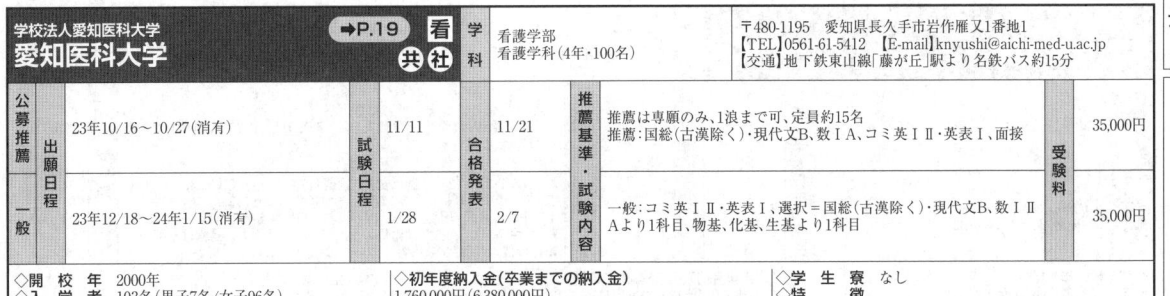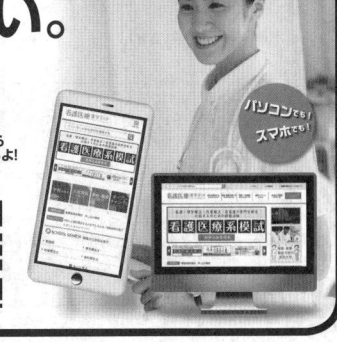

愛知県立大学【公】

看／社

		学科	看護学部　看護学科(4年・90名)

〒463-8502　愛知県名古屋市守山区上志段味東谷
【TEL】052-778-7102
【交通】JR中央本線・愛知環状線鉄道「高蔵寺」駅よりスクールバス約8分

出願日程		試験日程	合格発表	推薦基準・試験内容	受験料
公募推薦	23年11/1～11/8(必着)	11/25	12/4	※詳細は募集要項をご確認ください	―
一般	〈前期〉24年1/22～2/2(必着)　〈後期〉24年1/22～2/2(必着)	2/25　3/12	3/7　3/22	※詳細は募集要項をご確認ください	

◇開校年　1966年
◇入学者　92名(男子3名/女子89名)
◇出身県　愛知県・岐阜県・三重県
◇主な実習先　愛知県がんセンター、日本赤十字社愛知医療センター名古屋第一病院、公立陶生病院他
◇主な就職先　名古屋市立大学病院、名古屋大学医学部附属病院、安城更生病院他

◇初年度納入金(卒業までの納入金)　823,170円(―)
◇学校独自の奨学金制度
・「はばたけ　県大生」奨学金：給付[金額]上限250,000円

◇学生寮　なし
◇特徴
保健医療福祉施設、在宅、地域などの様々な場において、科学的・理論的かつ倫理的に判断し、看護を展開できる人材を育成します。

資料請求　●学校案内　本体無料　送料215円　●願書　※WEB出願　　WEB出願　可

一宮研伸大学

学校法人研伸学園　看／共／社

		学科	看護学部　看護学科(昼4年・80名)

〒491-0063　愛知県一宮市常願通5-4-1
【TEL】0586-28-8110　【E-mail】koho@ikc.ac.jp
【交通】名鉄「一宮」駅よりバス10分バス停留所より徒歩4分

出願日程		試験日程	合格発表	推薦基準・試験内容	受験料
公募推薦	〈1期〉23年11/1～11/10(消有)　〈2期〉23年11/27～12/11(消有)	11/18　12/16	12/4　12/21	推薦は単願・併願可、1浪まで可、定員1期30名、2期若干名　推薦：面接、小論文、調査書、志望理由書	30,000円
一般	〈1期〉24年1/9～1/26(消有)　〈2期〉24年2/9～2/22(消有)	2/3　3/2	2/19　3/7	一般：国総(古漢除く)、コミ英I(筆記試験のみ)、選択=数IA、生基より1科目、調査書	30,000円

◇開校年　2017年
◇入学者　86名
◇出身県　愛知県・岐阜県・三重県
◇主な実習先　総合大雄会病院、大雄会第一病院、一宮市立市民病院他
◇主な就職先　総合大雄会病院、一宮市立市民病院、名古屋大学医学部附属病院他

◇初年度納入金(卒業までの納入金)　1,680,000円(―)
◇学校独自の奨学金制度
・特待生奨学金：減免[金額]半期350,000円または175,000円　該当の入学試験成績優秀者と前学期の成績優秀者(若干名)
・勤労奨学金制度：給付[年額]200,000円[募集内容]学内において、図書館やオープンキャンパス等の手伝いを年間200時間

◇学生寮　あり(女子のみ)
◇特徴
東海エリアでは、大変珍しい4年間で「助産師」の受験資格取得を目指すことができる大学です。(1学年5名程度)

資料請求　●学校案内　無料　●願書　無料　　WEB出願　可

金城学院大学

学校法人金城学院　看／共

		学科	看護学部　看護学科(4年・女子100名)

〒463-8521　愛知県名古屋市守山区大森2-1723
【TEL】0120-331791　【E-mail】nyushi@kinjo-u.ac.jp
【交通】名鉄瀬戸線「大森・金城学院前」駅より徒歩4～5分

出願日程		試験日程	合格発表	推薦基準・試験内容	受験料
公募推薦	23年11/1～11/7(必着)	11/18	12/1	推薦は併願可、1浪まで可、定員20名　推薦：国総(古漢除く)・現代文B、コミ英IⅡ・英表I、調査書(学習成績の状況)	35,000円
一般	〈前期〉24年1/5～1/19　〈後期〉24年2/5～2/22	2/1～2/3　3/4	2/16　3/6	一般：2/1・2・3の2科目型は選択=国総(古漢除く)・現代文B、コミ英IⅡ・英表Iより1科目、生基、数IAまたは化基より1科目　3科目型は選択=国総(古漢除く)・現代文B、コミ英IⅡ・英表Iより1科目、生基、数IAまたは化基より2科目=数・化両方の選択は不可　※その他の日程、試験内容についてはHPでご確認ください。	30,000円

◇開校年　1889年
◇入学者　98名(女子98名)
◇出身県　愛知県・岐阜県・三重県
◇主な実習先　藤田医科大学病院、愛知医科大学病院、名古屋市立大学医学部附属東部医療センター他
◇主な就職先　―

◇初年度納入金(卒業までの納入金)　1,935,870円(7,080,870円)※詳細は1学校HP「受験生応援サイト」を参照
◇学校独自の奨学金制度
・金城サポート奨学金：給付[募集内容]年間学費が500,000円になる奨学金制度。給付対象200名。詳細は本学「受験生応援サイト」を参照のこと

◇学生寮　なし
◇特徴
常に進展・高度化する医療に対応するため、看護の専門知識と実践能力はもちろん、多文化・多様性などを学び、自ら考え、判断し、実践できる看護師を育てます。

資料請求　●学校案内　無料　●願書　無料　　WEB出願　可(公募推薦・一般・共通テストプラス方式・共通テスト利用)

修文大学

学校法人修文学院　看／共／総／社

		学科	看護学部　看護学科(4年・100名)

〒491-0938　愛知県一宮市日光町6番地
【TEL】0586-45-2101　【E-mail】shubunkouhou@shubun.ac.jp
【交通】JR東海道本線「尾張一宮」駅、名鉄本線「名鉄一宮」駅より徒歩15分

出願日程		試験日程	合格発表	推薦基準・試験内容	受験料
公募推薦	23年11/1～11/10(消有)	11/25・26	12/2	推薦は専願(A方式)、併願可(B方式)、5浪まで可、3.5以上(A方式)、基準なし(B方式)、定員30名　推薦：書類審査、小論文、面接による総合判定	30,000円
一般	〈前期〉24年1/9～1/19(消有)　〈後期〉24年2/5～2/22(消有)	2/2・3　3/5	2/17　3/13	一般：コミ英IⅡ・英表I、書類審査、選択=国総(古漢除く)・現代文AB、数IAより1科目、物基、化基、生基より1科目	30,000円

◇開校年　2008年
◇入学者　127名(男子22名/女子105名)
◇出身県　愛知県・岐阜県・三重県
◇主な実習先　一宮市立市民病院、名古屋大学医学部附属病院、一宮西病院他
◇主な就職先　一宮市立市民病院、江南厚生病院、藤田医科大学病院他

◇初年度納入金(卒業までの納入金)　1,650,000円(6,000,000円)
◇学校独自の奨学金制度
・修文奨学生「S100」・「S50」：減免[年額]「S100」990,000円、「S50」495,000円[募集内容]対象選抜は総合型選抜前期、学校推薦型選抜(指定校)、一般選抜前期

◇学生寮　あり(女子のみ)
◇特徴
看護の基礎知識・技術だけでなく、豊かな人間性、高度な論理的思考、困難な問題解決能力を身につけ、看護支援地域の医療に貢献し、人々の健康に寄与できる看護師を育てます。また、学内の交流を活かした学びで、多職種連携に必要なコミュニケーション能力を養います。

資料請求　●学校案内　無料　●願書　無料　　WEB出願　可

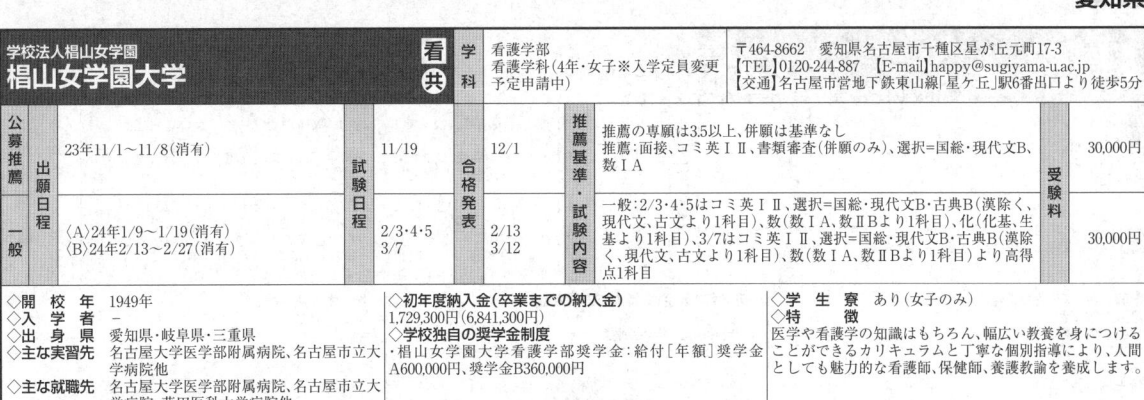

椙山女学園大学
学校法人椙山女学園

看 共

| 学科 | 看護学部
看護学科(4年・女子※入学定員変更予定申請中) | 〒464-8662　愛知県名古屋市千種区星が丘元町17-3
【TEL】0120-244-887　【E-mail】happy@sugiyama-u.ac.jp
【交通】名古屋市営地下鉄東山線「星ケ丘」駅6番出口より徒歩5分 |

	出願日程	試験日程	合格発表	推薦基準・試験内容	受験料
公募推薦	23年11/1～11/8(消有)	11/19	12/1	推薦の専願は3.5以上、併願は基準なし 推薦=面接、コミ英ⅠⅡ、書類審査(併願のみ)、選択=国総・現代文B、数ⅠA	30,000円
一般	〈A〉24年1/9～1/19(消有) 〈B〉24年2/13～2/27(消有)	2/3・4・5 3/7	2/13 3/12	一般:2/3・4・5はコミ英ⅠⅡ、選択=国総・現代文B・古典B(漢除く、現代文、古文より1科目)、数(数ⅠA、数ⅡBより1科目)、化(化基、生基より1科目)、3/7はコミ英ⅠⅡ、選択=国総・現代文B・古典B(漢除く、現代文、古文より1科目)、数(数ⅠA、数ⅡBより1科目)より高得点1科目	30,000円

◇開校年	1949年	◇初年度納入金(卒業までの納入金) 1,729,300円(6,841,300円)	◇学生寮　あり(女子のみ) ◇特徴
◇入学者	－	◇学校独自の奨学金制度	医学や看護学の知識はもちろん、幅広い教養を身につける
◇出身県	愛知県・岐阜県・三重県	・椙山女学園大学看護学部奨学金:給付[年額]奨学金	ことができるカリキュラムと丁寧な個別指導により、人間
◇主な実習先	名古屋大学医学部附属病院、名古屋市立大学病院他	A600,000円、奨学金B360,000円	としても魅力的な看護師、保健師、養護教諭を養成します。
◇主な就職先	名古屋大学医学部附属病院、名古屋市立大学病院、藤田医科大学病院他		

資料請求　●学校案内　無料　●願書　無料　　　　WEB出願　可

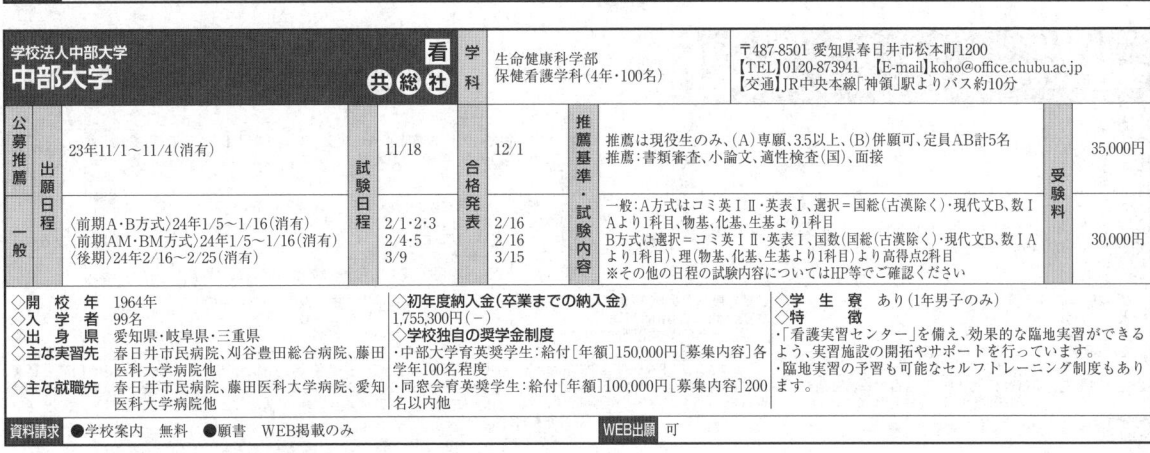

中部大学
学校法人中部大学

看 共 総 社

| 学科 | 生命健康科学部
保健看護学科(4年・100名) | 〒487-8501　愛知県春日井市松本町1200
【TEL】0120-873941　【E-mail】koho@office.chubu.ac.jp
【交通】JR中央本線「神領」駅よりバス約10分 |

	出願日程	試験日程	合格発表	推薦基準・試験内容	受験料
公募推薦	23年11/1～11/4(消有)	11/18	12/1	推薦は現役生のみ、(A)専願、3.5以上、(B)併願可、定員AB計5名 推薦=書類審査、小論文、適性検査(国)、面接	35,000円
一般	〈前期A・B方式〉24年1/5～1/16(消有) 〈前期AM・BM方式〉24年1/5～1/16(消有) 〈後期〉24年2/16～2/25(消有)	2/1・2・3 2/4・5 3/9	2/16 2/16 3/15	一般:A方式はコミ英ⅠⅡ・英基Ⅰ、選択=国数(古漢除く)・現代文B、数ⅠAより1科目、物基、化基、生基より1科目 B方式は選択=コミ英ⅠⅡ・英基Ⅰ、国数(国総(古漢除く)・現代文B、数ⅠAより1科目)、理(物基、化基、生基より1科目)より高得点2科目 ※その他の日程の試験内容についてはHP等でご確認ください	30,000円

◇開校年	1964年	◇初年度納入金(卒業までの納入金) 1,755,300円(－)	◇学生寮　あり(1年男子のみ) ◇特徴
◇入学者	99名	◇学校独自の奨学金制度	・「看護実習センター」を備え、効果的な臨地実習ができる
◇出身県	愛知県・岐阜県・三重県	・中部大学育英奨学生:給付[年額]150,000円[募集内容]各	よう、実習施設の開拓やサポートを行っています。
◇主な実習先	春日井市民病院、刈谷豊田総合病院、藤田医科大学病院他	学年100名程度	・臨地実習の予習も可能なセルフトレーニング制度もあり
◇主な就職先	春日井市民病院、藤田医科大学病院、愛知医科大学病院他	・同窓会育英奨学生:給付[年額]100,000円[募集内容]200名以内他	ます。

資料請求　●学校案内　無料　●願書　WEB掲載のみ　　　　WEB出願　可

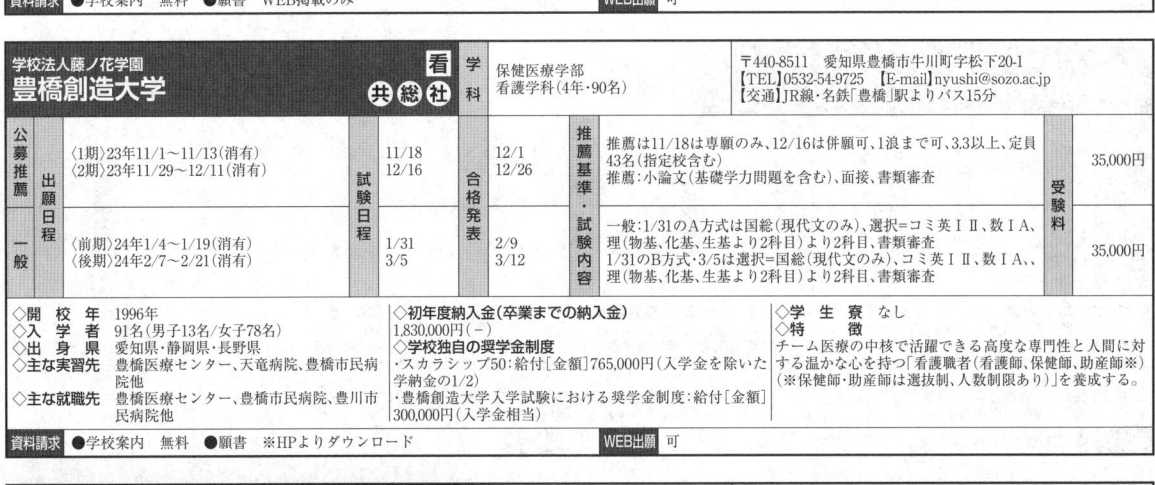

豊橋創造大学
学校法人藤ノ花学園

看 共 総 社

| 学科 | 保健医療学部
看護学科(4年・90名) | 〒440-8511　愛知県豊橋市牛川町字松下20-1
【TEL】0532-54-9725　【E-mail】nyushi@sozo.ac.jp
【交通】JR線・名鉄「豊橋」駅よりバス15分 |

	出願日程	試験日程	合格発表	推薦基準・試験内容	受験料
公募推薦	〈1期〉23年11/1～11/13(消有) 〈2期〉23年11/29～12/11(消有)	11/18 12/16	12/1 12/26	推薦は11/18を専願のみ、12/16を併願可、1浪まで可、3.3以上、定員43名(指定校含む) 推薦=小論文(基礎学力問題を含む)、面接、書類審査	35,000円
一般	〈前期〉24年1/4～1/19(消有) 〈後期〉24年2/7～2/21(消有)	1/31 3/5	2/9 3/12	一般:1/31のA方式は国総(現代文のみ)、選択=コミ英ⅠⅡ、数ⅠA、理(物基、化基、生基より2科目)より2科目、書類審査 1/31のB方式・3/5は選択=コミ英ⅠⅡ、数ⅠA、理(物基、化基、生基より2科目)より2科目、書類審査	35,000円

◇開校年	1996年	◇初年度納入金(卒業までの納入金) 1,830,000円(－)	◇学生寮　なし ◇特徴
◇入学者	91名(男子13名/女子78名)	◇学校独自の奨学金制度	チーム医療の中核で活躍できる高度な専門性と人間に対
◇出身県	愛知県・静岡県・長野県	・スカラシップ50:給付[金額]765,000円(入学金を除いた学納金の1/2)	する温かな心を持つ「看護職者(看護師、保健師、助産師※)」
◇主な実習先	豊橋医療センター、天竜病院、豊橋市民病院他	・豊橋創造大学入学試験における奨学金制度:給付[金額]	(※保健師・助産師は選抜制、人数制限あり)」を養成する。
◇主な就職先	豊橋医療センター、豊橋市民病院、豊川市民病院他	300,000円(入学金相当)	

資料請求　●学校案内　無料　●願書　※HPよりダウンロード　　　　WEB出願　可

名古屋大学【国】

看 学科

| 学科 | 医学部
保健学科看護学専攻(4年・80名) | 〒461-8673　愛知県名古屋市東区大幸南1-1-20
【TEL】052-719-1518
【交通】地下鉄名城線「ナゴヤドーム前矢田」駅より徒歩5分 |

	出願日程	試験日程	合格発表	推薦基準・試験内容	受験料
公募推薦	24年1/16～1/19(必着) (大学入学共通テスト利用)	2/9	2/13	推薦は専願、現役生のみ、定員35名 推薦=書類審査、口頭試問	17,000円
一般	24年1/22～2/2 (一次は大学入学共通テスト利用)	2/25・26	3/8	一般:国総・現代文B(古漢除く)、数ⅠⅡⅢAB、選択=物基・物、化基・化、生基・生より2科目、コミ英ⅠⅡⅢ、英表ⅠⅡ	17,000円

◇開校年	1939年	◇初年度納入金(卒業までの納入金) 817,800円(－)	◇学生寮　あり ◇特徴
◇入学者	81名(男子3名/女子78名)	◇学校独自の奨学金制度	「人間・環境・健康・看護」を学習することにより看護を学問
◇出身県	愛知県・岐阜県・三重県	・名古屋大学下駄の会緑峰奨学金:給付[年額]600,000円[募集定員]4名(昨年度実績)	として追究し、将来の指導的看護専門職者及び教育・研究者を育成します。
◇主な実習先	名古屋大学医学部附属病院、国公私立病院、企業診療所他		
◇主な就職先	名古屋大学医学部附属病院、国公私立病院、企業診療所他		

資料請求　●学校案内　本体無料　送料未定　●願書　※WEB出願　　　　WEB出願　－

右欄(縦書き索引):
看護師／診療放射線技師／臨床工学技士／臨床検査技師／理学療法士／作業療法士／言語聴覚士／歯科衛生士／歯科技工士／柔道整復師／はり師・きゅう師／あん摩マッサージ指圧師／救急救命士／義肢装具士／視能訓練士

名古屋学芸大学（学校法人中西学園）

看・共・総・社

学科　看護学部　看護学科（4年・100名）

〒460-0001　愛知県名古屋市中区三の丸4-1-1
【TEL】052-954-1222
【交通】地下鉄名城線「名古屋城」駅より徒歩2分

出願日程		試験日程	合格発表	推薦基準・試験内容	受験料
公募推薦	23年11/1～11/9（必着）	11/19	12/1	推薦は併願可、1浪まで可、3.2以上（欠席が過度に多くない者）、定員20名　推薦＝書類審査、選択＝国総（古漢除く）、コミ英ⅠⅡより1科目、選択＝数ⅠA、化基、生基より1科目、面接	35,000円
一般	〈前期〉24年1/5～1/19（必着）〈後期〉24年2/16～2/24（必着）	2/6・7・8　3/4	2/20　3/15	2/6・7・8の2科目型は選択＝国総（古漢除く）・現代文B、コミ英ⅠⅡ・英表Ⅰより1科目、選択＝数ⅠA、化基、生基より1科目、3科目型は国総（古漢除く）・現代文B、コミ英ⅠⅡ、選択＝数ⅠA、化基、生基より1科目　3/4は選択＝国総（古漢除く）・現代文B、コミ英ⅠⅡ・英表Ⅰより1科目、選択＝数ⅠA、化基、生基より1科目	35,000円

◇開校年　2002年
◇入学者　－
◇出身県　－
◇主な実習先　－
◇主な就職先　－

◇初年度納入金（卒業までの納入金）　1,800,000円（－）
◇学校独自の奨学金制度
・緊急経済支援奨学金：免除［年額］半期授業料の1/2相当［募集内容］経済状況の悪化による家計急変により学費納付が困難な学生（20名程度）が対象
・学業成績最優秀奨学金：給付「名古屋芸大学生表彰規程」に基づき学業成績優秀者に対して授業料の一部金額を給付

◇学生寮　なし
◇特徴

資料請求　●学校案内　無料　●願書　インターネット出願　　WEB出願　可

名古屋女子大学（学校法人越原学園）

看・共・総・社

学科　健康科学部　看護学科（女子4年・120名）

〒467-8610　愛知県名古屋市瑞穂区汐路町3-40
【TEL】0120-758-206　【E-mail】nyusi@nagoya-wu.ac.jp
【交通】地下鉄桜通線「瑞穂区役所」駅より徒歩約3分

出願日程		試験日程	合格発表	推薦基準・試験内容	受験料
公募推薦	23年10/16～10/24（消有）	11/4	11/15	推薦：選択＝国総（古漢除く）・現代文AB、コミ英ⅠⅡ・英表Ⅰ、化基、生基より1科目、面接、書類審査	30,000円
一般	〈Ⅰ期〉23年12/25～24年1/18（消有）〈Ⅱ期〉24年2/14～2/21（消有）	1/31・2/1・2　3/2	2/15　3/11	一般：1/31・2/1・2の2教科2科目型は選択＝国総（古漢除く）・現代文AB、コミ英ⅠⅡ・英表Ⅰ、世B、日BⅠより1科目、選択＝数ⅠA、化基、生基より1科目、書類審査　理科型は化基、生基、書類審査　3/2は選択＝国総（古漢除く）、化基、生基より1科目、書類審査	30,000円

◇開校年　1964年
◇入学者　－
◇出身県　－
◇主な実習先　名古屋掖済会病院、藤田医科大学病院、中京病院他
◇主な就職先　藤田医科大学病院、名古屋掖済会病院、国立長寿医療研究センター他

◇初年度納入金（卒業までの納入金）　1,707,920円（6,318,680円）
◇学校独自の奨学金制度
・成績優秀者奨学金：給付［初年次の授業料及び教育充実費を全額免除。または、年額500,000円を支給。学業成績により2年次以降も継続あり］
・春光会（同窓会）奨学金：給付［年額］150,000円［募集内容］学業・人物・健康共に優れ、ボランティアで同窓会の運営援助が可能な学生対象

◇学生寮　あり（女子のみ）
◇特徴
キャンパスは名古屋市内。最寄駅から徒歩3分とアクセス良好で通いやすさが魅力です。多くの管理栄養士を輩出している健康栄養学科と、リハビリテーション専門職を養成する医療科学部と連携し、チーム医療や「地域包括ケアシステム」において活躍できる看護師を育てます。

資料請求　●学校案内　無料　●願書　無料　　WEB出願　可（一般のみ）

名古屋市立大学【公】

看・学科

学科　看護学部　看護学科（4年・120名）

〒467-8601　愛知県名古屋市瑞穂区瑞穂町字川澄1
【TEL】052-853-8020　【E-mail】shingaku@adm.nagoya-cu.ac.jp
【交通】名古屋市営地下鉄桜通線「桜山」駅下車3番出口よりすぐ

出願日程		試験日程	合格発表	推薦基準・試験内容	受験料
公募推薦	24年1/15～1/19（必着）（大学入学共通テスト利用）	－	2/14	推薦は専願、5浪まで可、定員60名（うち5名は名古屋市高大接続枠）　推薦：書類審査	17,000円
一般	24年1/22～2/2（必着）（大学入学共通テスト利用）	2/25・26	3/6	一般：コミ英ⅠⅡⅢ・英表ⅠⅡ、面接、小論文	17,000円

◇開校年　1999年
◇入学者　121名（男子3名/女子118名）
◇出身県　愛知県・岐阜県・三重県
◇主な実習先　名古屋市立大学病院、愛知県内保健所、名古屋市保健所他
◇主な就職先　名古屋市立大学病院、名古屋市立大学医学部附属西部医療センター、名古屋市他

◇初年度納入金（卒業までの納入金）　854,170円～954,170円（－）
◇学校独自の奨学金制度
・田坂奨学金（修学支援）：給付［年額］360,000円（所得制限あり）
・田坂奨学金（就職支援）：給付［年額］200,000円［募集内容］修学支援・就職支援いずれも附属病院に就職する人が対象

◇学生寮　なし
◇特徴
公立大学の中でも医学部・薬学部・看護学部の医療系3学部を有する唯一の大学で、人間性豊かな看護のプロフェッショナルを育成します。

資料請求　●学校案内　本体無料　送料180円　●願書　※WEB出願　　WEB出願　可

日本赤十字豊田看護大学（学校法人日本赤十字学園）

看・共・社

学科　看護学部　看護学科（4年・120名）

〒471-8565　愛知県豊田市白山町七曲12-33
【TEL】0565-36-5111　【E-mail】kikaku-ka@rctoyota.ac.jp
【交通】名鉄豊田線「三好ヶ丘」駅、愛知環状鉄道「新豊田」駅よりスクールバス運行

出願日程		試験日程	合格発表	推薦基準・試験内容	受験料
公募推薦	23年11/1～11/17（必着）	11/25	12/1	推薦は専願のみ、1浪まで可、3.6以上、定員30名程度　推薦：英、小論文、面接	35,000円
一般	24年1/4～1/18（必着）	1/27	2/2	一般：国総（古漢除く）、コミ英ⅠⅡ・英表Ⅰ、選択＝数ⅠA、化基、生基より1科目　※大学独自選抜	35,000円

◇開校年　2004年
◇入学者　132名（男子18名/女子114名）
◇出身県　愛知県・岐阜県・三重県
◇主な実習先　日本赤十字愛知医療センター名古屋第一病院、日本赤十字社愛知医療センター名古屋第二病院、刈谷豊田総合病院他
◇主な就職先　日本赤十字愛知医療センター名古屋第一病院、日本赤十字社愛知医療センター名古屋第二病院、刈谷豊田総合病院他

◇初年度納入金（卒業までの納入金）　1,900,000円（－）
◇学校独自の奨学金制度
・特待生制度：免除［金額］授業料全額［募集内容］大学独自選抜の成績5位以内の者に1年間授業料を全額免除

◇学生寮　なし
◇特徴
赤十字は基本原則であるHumanityのもと、いかなる状況下でも人間のいのちと健康、尊厳を守るという使命を持っています。これらの原則を基盤に病や障がいから回復する力をどのように支援するのか、1年生から授業・演習・実習を通して実践的に学びます。

資料請求　●学校案内　無料　●願書　HPからダウンロード可　　WEB出願　可

日本福祉大学　→P.25 [看] [共][総][社]

学科	看護学部 看護学科(4年・100名)
所在地	〒477-0031 愛知県東海市大田町川南新田229　【TEL】0569-87-2212　【交通】名鉄「太田川」駅より徒歩約5分

区分	出願日程	試験日程	合格発表	推薦基準・試験内容	受験料
公募推薦	〈前期〉23年11/1～11/15 〈後期〉23年11/24～12/6	11/26 12/17	12/7 12/23	推薦は現役生のみ 推薦:小論文、グループディスカッション	25,000円
一般	〈前期〉24年1/4～1/19 〈中期〉24年2/2～2/19 〈後期〉24年2/23～3/6	2/3・4・5 2/25 3/10	2/17 3/2 3/16	一般:選択=数ⅠⅡⅢAB、国総(古漢除く)、コミ英ⅠⅡ、英表ⅠⅡ、理(物基、化基、生基、物、化、生)より1科目※基礎科目は2科目)より2教科または3教科	25,000円

◇開校年 1957年
◇入学者 —
◇出身県 愛知県・岐阜県・三重県
◇主な実習先 名古屋厚生病院、笠寺病院、公立西知多総合病院他
◇主な就職先 名古屋大学医学部附属病院、あいち小児保健医療総合センター、静岡県立静岡がんセンター他

◇初年度納入金(卒業までの納入金)
1,948,800円(—)
◇学校独自の奨学金制度
・緊急貸与奨学金：貸与[金額]学費の4分の1[募集内容]計急変等により、学費の支払いが困難になった方対象
・経済援助給付奨学金：給付[金額]250,000円[募集内容]経済的困難を抱える学生に対し給付

◇学生寮 なし
◇特徴
看護学部では、ゆとりあるカリキュラム、徹底した少人数教育、充実した実習環境などを通し、対象者を理解し、計画を立てて技術を発揮し、結果を評価して次に役立てる一連の看護実践プロセスを確実に行うことができる看護職を養成します。

資料請求 ●学校案内 無料 ●願書 ※WEB出願　WEB出願 可

学校法人河原学園 人間環境大学　大府キャンパス [看][共][社]

学科	看護学部 看護学科(4年・95名)
所在地	〒474-0035 愛知県大府市江端町3-220　【TEL】0120-48-7812　【交通】JR線「大府」駅西口ロータリーより徒歩2分

区分	出願日程	試験日程	合格発表	推薦基準・試験内容	受験料
公募推薦	23年10/19～10/25(消有)	11/4	11/13	推薦は専願のみ、2浪まで可、定員15名 推薦:入学志望理由書、基礎学力テスト(英・国)、面接、書類審査(推薦書・調査書等)	35,000円
一般	〈Ⅰ期〉24年1/4～1/19(消有) 〈Ⅱ期〉24年1/4～2/16(消有) 〈Ⅲ期〉24年1/4～3/2(消有) 〈Ⅳ期〉24年3/4～3/18(必着)	2/2・6 2/23 3/10 3/22	2/15 3/1 3/15 3/22	一般:2/2・6はコミ英ⅠⅡ、英表Ⅰ・国総(古漢除く)、選択=数ⅠA、理(化基または生基)より1科目 2/23はコミ英ⅠⅡ・英表Ⅰ、選択=国総(古漢除く)、数ⅠAより1科目 3/10は選択=国総(古漢除く)、コミ英ⅠⅡ・英表Ⅰ、数ⅠAより1科目 3/22は小論文、面接	35,000円

◇開校年 2000年
◇入学者 100名(男子11名/女子89名)
◇出身県 愛知県・岐阜県・静岡県
◇主な実習先 名古屋大学医学部附属病院、あいち小児保健医療総合センター
◇主な就職先 名古屋大学医学部附属病院、藤田医科大学病院、名古屋市立大学病院

◇初年度納入金(卒業までの納入金)
1,795,000円(6,580,000円)
◇学校独自の奨学金制度
・特別奨学生選抜試験 特別奨学生A:免除[金額]授業料全額相当(最長4年間)[募集内容]国公立・私立大学との併願可能
・特別奨学生選抜試験 特別奨学生B:免除[金額]授業料半額相当(最長4年間)[募集内容]国公立・私立大学との併願可能

◇学生寮 なし
◇特徴
最先端の知識と技能をもった看護のスペシャリストを育成します。看護師に加え、保健師、養護教諭一種の資格も取得可能なカリキュラムです。2020年4月に愛知県内の私立看護系大学院で初めて「助産師養成課程」を開設し、常に時代に求められる看護職者の教育を追求しています。

資料請求 ●学校案内 無料 ●願書 HPよりダウンロード　WEB出願 可

学校法人藤田学園 藤田医科大学　→P.20 [看][共][総][社]

学科	保健衛生学部 看護学科(4年・135名)
所在地	〒470-1192 愛知県豊明市沓掛町田楽ヶ窪1番地98　【TEL】0562-93-2490　【E-mail】kouhou-n@fujita-hu.ac.jp　【交通】名古屋市営地下鉄通線「徳重」駅よりバス16分

区分	出願日程	試験日程	合格発表	推薦基準・試験内容	受験料
公募推薦	23年11/1～11/13(必着)	11/18	12/1	推薦は専願のみ、2浪まで可、定員35名(一般公募推薦、専門高校推薦、社会人自己推薦若干名と指定校等15名程度を含む) 推薦:小論文、面接	35,000円
一般	〈前期A日程〉24年1/4～1/24(必着) 〈前期B日程〉24年1/4～1/29(必着) 〈後期〉24年2/5～2/21(必着)	2/1 2/8 2/29	2/7 2/14 3/7	一般:コミ英ⅠⅡ・英表Ⅰ、選択=国(古漢除く)、数ⅠⅡA、物基、化、生基より2科目	35,000円

◇開校年 1968年
◇入学者 —
◇出身県 愛知県・岐阜県・三重県
◇主な実習先 藤田医科大学病院、藤田医科大学ばんたね病院、藤田医科大学地域包括ケア中核センター他
◇主な就職先 藤田医科大学病院、名古屋市立大学病院、名古屋大学医学部附属病院他

◇初年度納入金(卒業までの納入金)
1,846,000円(—)
◇学校独自の奨学金制度
・学校法人藤田学園奨学金貸与制度：貸与[金額]授業料全額または奨学金貸与委員会で査定した金額
・藤田学園同窓会奨学金貸与制度：貸与[月額]60,000円まで[募集内容]志操穏健、品行方正、向学心旺盛にして経済的理由により修学困難な者

◇学生寮 なし
◇特徴
国内最大規模(病床数)の教育病院との強固な連携で、保健・医療・福祉チームの中で社会的責任をもって臨床現場に臨めるよう、実践能力を高める教育に取り組んでいます。

資料請求 ●学校案内 無料 ●願書 ※WEB出願　WEB出願 可

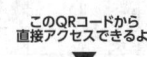

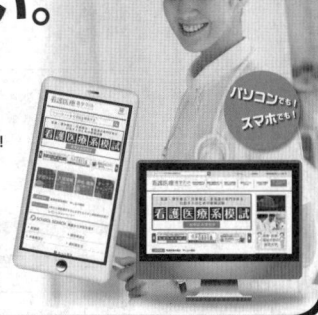
大学　看護師　臨床検査技師 臨床工学技士 診療放射線技師　理学療法士 作業療法士 言語聴覚士　歯科衛生士 歯科技工士　柔道整復師 あん摩マッサージ指圧師 はり師・きゅう師　視能訓練士 義肢装具士 救急救命士

朝日大学

看 共 総 社　｜ 学科

保健医療学部
看護学科(4年・80名)

〒501-0296　岐阜県瑞穂市穂積1851
【TEL】058-329-1088　【E-mail】nyuusi@alice.asahi-u.ac.jp
【交通】JR東海道本線「穂積」駅より朝日大学スクールバスで5分

	出願日程		試験日程	合格発表	推薦基準・試験内容	受験料
公募推薦	〈Ⅰ期〉23年10/20～11/3 〈Ⅱ期〉23年11/20～12/3		11/11 12/9	12/1 12/15	推薦は併願可、1浪まで可、3.0以上、定員26名(指定校含む) 推薦[小論文型]:小論文、面接、書類審査、[基礎学力型]:コミ英Ⅰ、国(古漢除く)、面接、書類審査	30,000円
一般	〈Ⅰ期〉23年12/15～24年1/16 〈Ⅱ期〉24年1/30～2/14 〈Ⅲ期〉24年2/20～3/6		1/24・25・26 2/22 3/14	2/2 3/1 3/19	一般=書類審査、選択=コミ英ⅠⅡ・英表Ⅰ・国総(古漢除く)・現代文B、数ⅠⅡA、物基・物、化基・化、生基・生より2科目	30,000円

◇開校年　1971年
◇入学者　103名(男子12名/女子91名)
◇出身県　岐阜県・愛知県・三重県
◇主な実習先　朝日大学学部附属病院、松波総合病院、岐阜県総合医療センター他
◇主な就職先　朝日大学病院、大垣市民病院、岐阜大学医学部附属病院他

◇初年度納入金(卒業までの納入金)
1,751,500円(-)
◇学校独自の奨学金制度
・看護学科特別奨学金:給付[年額]725,000円または360,000円[募集内容]一般入試Ⅰ期・大学入学共通テスト利用入試Ⅰ期の合格者で上位20名が対象

◇学生寮　なし
◇特徴
26の診療科を擁し、高度で先進的な医療を提供し続ける朝日大学病院と連携し、確かな看護を学ぶことが可能です。

資料請求　●学校案内　無料　●願書　※WEB出願のみ　　WEB出願　可

岐阜大学【国】

看 社　｜ 学科

医学部
看護学科(4年・80名)

〒501-1194　岐阜県岐阜市柳戸1-1
【TEL】058-293-3217
【交通】JR・名鉄線「岐阜」駅よりバスで約30分

	出願日程		試験日程	合格発表	推薦基準・試験内容	受験料
公募推薦	23年11/1～11/6(消有)		11/11	12/1	推薦は専願、現役生のみ、A以上、定員15名 推薦:書類審査、小論文、面接	17,000円
一般	24年1/22～2/2(必着) (一次は大学入学共通テスト利用)		2/25 3/12	3/6 3/21	一般:2/25はコミ英ⅠⅡ・英表Ⅰ、選択=国総、数ⅠⅡABより1科目 3/12は小論文、面接	17,000円

◇開校年　1949年
◇入学者　80名(男子5名/女子75名)
◇出身県　岐阜県・愛知県・東京都
◇主な実習先　岐阜大学医学部附属病院、岐阜赤十字病院、一宮市市民病院
◇主な就職先　岐阜大学医学部附属病院、岐阜県総合医療センター、名古屋市立大学病院

◇初年度納入金(卒業までの納入金)
817,800円(-)
◇学校独自の奨学金制度
・岐阜大学応援奨学生
・岐阜大学短期留学(派遣)奨学生

◇学生寮　あり
◇特徴
人を愛し、命を尊び、全ての人々の健康向上に寄与する看護職を育てます。

資料請求　●学校案内　本体無料　送料310円　●願書　本体無料　送料215円　　WEB出願　可

岐阜医療科学大学

学校法人神野学園

看 共 総 社　｜ 学科

看護学部
看護学科(4年・100名)

〒509-0293　岐阜県可児市虹ケ丘4-3-3(可児キャンパス)
【TEL】0574-65-6555　【E-mail】gumsk@u-gifu-ms.ac.jp
【交通】名鉄線「西可児」駅よりスクールバス約10分

	出願日程		試験日程	合格発表	推薦基準・試験内容	受験料
公募推薦	23年11/1～11/7		11/19	12/1	推薦は専願・併願あり、1浪まで可、3.0以上、定員50名(指定校含む) 推薦:作文、面接(専願のみ)、選択=コミ英Ⅰ、数ⅠA、国総(古漢除く)、化基、生基より1科目※併願制は2科目(2科目以上解答した場合、高得点1科目を判定に利用)	30,000円
一般	〈前期〉24年1/9～1/19 〈後期〉24年2/5～2/16		1/28 2/28	2/9 3/8	一般:1/28・2/28は選択=コミ英ⅠⅡ・英表Ⅰ、数ⅠⅡA、現代文AB、物基、化基、生基より2科目	30,000円

◇開校年　1973年
◇入学者　105名(男子8名/女子97名)
◇出身県　岐阜県・愛知県
◇主な実習先　中部国際医療センター、犬山病院、松波総合病院他
◇主な就職先　岐阜県総合医療センター、名古屋医療センター、愛知県がんセンター中央病院他

◇初年度納入金(卒業までの納入金)
1,778,000円(6,128,000円)
◇学校独自の奨学金制度
・奨学生制度:給付[月額]20,000円[募集内容]一般選抜において成績かつ人物が特に優れていると認められる者:各学科6名
・在学生に対する特待生制度:給付[募集内容]勤勉かつ成績優秀な学生に対して、奨励金を給付する特待生制度

◇学生寮　なし
◇特徴
看護の基本を徹底的に学ぶだけでなく、卒業研究を通して倫理的に物事を考え、医療従事者として貢献できる人材を育成します。

資料請求　●学校案内　無料　●願書　※WEB出願　　WEB出願　可

岐阜協立大学

学校法人大垣総合学園

看 共 総 社　｜ 学科

看護学部
看護学科(4年・80名)

〒503-8550　岐阜県大垣市北方町5-50
【TEL】0584-77-3510　【E-mail】nyuusi@gku.ac.jp
【交通】JR線「大垣」駅よりスクールバス約10分

	出願日程		試験日程	合格発表	推薦基準・試験内容	受験料
公募推薦	〈Ⅰ期〉23年11/1～11/11(必着) 〈Ⅱ期〉23年12/1～12/8(必着)		11/18・19 12/10	12/1 12/15	推薦は併願可、現役生のみ、基準なし、定員32名 推薦:書類審査、口頭試問、小論文	30,000円
一般	〈Ⅰ期〉24年1/9～1/19(必着) 〈Ⅱ期〉24年2/15～2/29(必着) 〈Ⅲ期〉24年3/7～3/15(必着)		2/2・3・4 3/2 3/17	2/14 3/8 3/22	一般:国総(古漢除く)・現代文B、選択=数ⅠA、コミ英ⅠⅡ・英表Ⅰ(リスニング除く)より1科目 ※外部検定試験の資格取得者優遇措置対象	30,000円

◇開校年　1967年
◇入学者　57名(男子14名/女子43名)
◇出身県　岐阜県・愛知県・静岡県
◇主な実習先　大垣市民病院、博愛会病院、大垣徳洲会病院他
◇主な就職先　大垣市民病院、岐阜清流病院、揖斐厚生病院他

◇初年度納入金(卒業までの納入金)
1,723,370円(6,291,370円)
◇学校独自の奨学金制度
・学業成績最優秀奨学生:給付[年額]授業料相当額[募集内容]該当年度において、学業成績が極めて優秀な者に対して、奨学金を給付する
・学業成績優秀奨学生:給付[年額]授業料半額相当額[募集内容]該当年度において、学業成績が優秀な者に対して、奨学金を給付する

◇学生寮　なし
◇特徴
地域社会と協働しながら未来を担う看護職者を育成します。地域におけるヘルスプロモーションや予防も含め、さまざまな場面で人々の身体状況を観察・判断し、状況に応じた適切な対応ができる看護実践能力を身に付けます。

資料請求　●学校案内　無料　●願書　無料　　WEB出願　可

左側縦書き: 看護師／臨床検査技師・臨床工学技士・診療放射線技師・診療放射線技師／理学療法士・作業療法士・言語聴覚士／歯科衛生士・歯科技工士／あん摩マッサージ指圧師・はり師・きゅう師／柔道整復師／視能訓練士・義肢装具士・救急救命士

岐阜県立看護大学【公】

		看	学科	看護学部 看護学科(4年・80名)	〒501-6295　岐阜県羽島市江吉良町3047番1 【TEL】058-397-2300　【E-mail】gakumu@gifu-cn.ac.jp 【交通】名鉄竹鼻羽島線「新羽島」駅下車		

	公募推薦	23年11/1〜11/8(必着) 24年1/15〜1/21(必着)※ (※大学入学共通テスト利用)	試験日程	11/18 2/1	合格発表	12/1 2/9	推薦基準・試験内容	推薦の11/18は専願、現役生のみ、4.0以上、定員20名 2/1は専願(ただし推薦Aの不合格者出願可能)、現役生のみ、3.5以上、定員12名 推薦:11/18は小論文、面接　2/1は面接	受験料	17,000円
出願日程	一般	24年1/22〜2/2(必着) (一次は大学入学共通テスト利用)		2/26		3/6		一般:小論文、面接		17,000円

◆開校年　2000年
◆入学者　80名(男子0名/女子80名)
◆出身県　岐阜県・愛知県・滋賀県
◆主な実習先　病院・保健所、市町村の保健センター、訪問看護ステーション他
◆主な就職先　岐阜県総合医療センター、県立多治見病院、長良医療センター他

◆初年度納入金(卒業までの納入金)
837,800円〜949,800円(―)
◆学校独自の奨学金制度
―

◆学生寮　なし
◆特徴
1年次から専門科目を学び、高学年次に看護現場での実習を体験した後、教養選択科目を学ぶカリキュラムである。

資料請求　●学校案内　本体無料　送料180円　●願書　本体無料　送料180円　｜　WEB出願　不可

岐阜聖徳学園大学

学校法人聖徳学園

		看 共 総 社	学科	看護学部 看護学科(4年・80名)	〒501-6194　岐阜県岐阜市柳津町高桑西一丁目1番地 【TEL】058-279-0804　【E-mail】nyugaku@shotoku.ac.jp 【交通】JR東海道線「岐阜」駅よりバス約25分		

	公募推薦	〈専門・総合〉23年11/1〜11/8(必着) 〈高校後期〉23年11/20〜12/5(必着)	試験日程	11/17 12/9	合格発表	12/1 12/14	推薦基準・試験内容	推薦は併願可、〈専門・総合〉は現役生のみ、3.5以上、〈高校後期〉は1浪まで可、3.0以上 推薦審査、面接、〈専門・総合〉は小論文、〈高校後期〉は基礎学力試験(国)	受験料	30,000円
出願日程	一般	〈A日程〉24年1/5〜1/18(必着) 〈B日程〉24年1/5〜1/31(必着) 〈C日程〉24年2/13〜2/28(必着)		2/1・2 2/8・9・10 3/5		2/5 2/21 3/9		一般:2/1・2は選択=コミ英ⅠⅡⅢ・英表Ⅰと国総(古漢除く)、数ⅠAまたは生基より2科目、書類審査　2/8・9・10は選択=①コミ英ⅠⅡⅢ・英表Ⅰ②国総(古漢除く)、物基・物、化基・化、生基・生より1科目③世B、日B、地理B、数ⅠA、数ⅡABより1科目の①②③より高得点2科目を採用、書類審査　3/5はコミ英ⅠⅡⅢ・英表Ⅰ、国総(古漢除く)、書類審査		30,000円

◆開校年　1972年
◆入学者　83名(男子11名/女子72名)
◆出身県　岐阜県・愛知県・福井県
◆主な実習先　岐阜大学医学部附属病院、岐阜県総合医療センター、長良医療センター
◆主な就職先　岐阜大学医学部附属病院、名古屋大学医学部附属病院、名古屋市立大学病院他

◆初年度納入金(卒業までの納入金)
1,900,000円(6,700,000円)
◆学校独自の奨学金制度
・スカラシップ:免除[年額]学費全額または授業料半額[募集内容]一般選抜A日程・B日程合格者のうち成績上位者
Yawaragi奨学金:免除[年額]授業料半額450,000円[募集内容]総合型選抜Yawaragi方式入学者※対象合格者のみ

◆学生寮　あり
◆特徴
建学の精神である大乗仏教の精神に根ざし、深い人間理解と高い倫理観を備えた看護専門職として社会に貢献できる人材の育成を目指しています。看護師と保健師、両方の受験資格や養護教諭一種免許状が取得できるため、卒業後の活躍の場が広がります。

資料請求　●学校案内　無料　●願書　※WEB出願　｜　WEB出願　可

岐阜保健大学

学校法人豊田学園

		看 共 総 社	学科	看護学部 看護学科(4年・80名)	〒500-8281　岐阜県岐阜市東鶉2-92 【TEL】058-274-5001　【E-mail】koho@toyota.ac.jp 【交通】JR東海道線「岐阜」駅よりバス約18分		

	公募推薦	〈Ⅰ期〉23年11/1〜11/8(必着) 〈Ⅱ期〉23年11/13〜12/4(必着)	試験日程	11/12 12/10	合格発表	12/1 12/16	推薦基準・試験内容	推薦は併願可、1浪まで可、定員7名 推薦:11/12は国語基礎学力テスト、面接 12/10は小論文、面接	受験料	30,000円
出願日程	一般	〈Ⅰ期〉24年1/5〜1/26(必着) 〈Ⅱ期〉24年1/5〜2/19(必着) 〈Ⅲ期〉24年1/5〜3/5(必着) 〈Ⅳ期〉24年3/1〜3/19(必着)		2/1・5 2/21 3/8 3/21		2/9 2/27 3/12 3/22		一般:2/1・5・2/21はコミ英ⅠⅡ・英表Ⅰ、国総(古漢除く)、書類審査　3/8・3/21の小論型は小論文、面接、英語評価型は英語民間試験の成績利用または大学入学共通テスト「英語」の得点利用、面接		30,000円

◆開校年　2019年
◆入学者　―
◆出身県　岐阜県・愛知県・三重県
◆主な実習先　岐阜大学医学部附属病院、国立病院機構長良医療センター、岐阜県立総合医療センター他
◆主な就職先　名古屋市立大学病院、名古屋市立大学附属西部医療センター、愛知医科大学病院他

◆初年度納入金(卒業までの納入金)
1,650,000円(6,000,000円)
◆学校独自の奨学金制度
・特別奨学生制度:給付[募集内容]特別奨学生入試、大学入学共通テスト利用入試において特別奨学生AやBを選考
・指定校制推薦入試　学納金減免制度:免除[募集内容]入学金免除や授業料の20%を免除。一人暮らし応援制度などがある

◆学生寮　なし
◆特徴
本学は、豊かな人間性を養うとともに、科学的根拠に基づいて解決に導く知識・技術を備えた、チーム医療で活躍できる看護師の養成をめざして開学しました。地域の文化や生活習慣を理解し、地域の病院や高齢者施設および在宅看護の場での活躍も目標としています。

資料請求　●学校案内　無料　●願書　無料　｜　WEB出願　可

中京学院大学

学校法人中京学院

		看 共 総 社	学科	看護学部 看護学科(4年・80名)	〒509-6192　岐阜県瑞浪市土岐町2216 【TEL】0572-68-4555 【交通】JR中央本線「瑞浪」駅よりスクールバス5分		

	公募推薦	〈専願Ⅰ〉23年10/10〜10/27(消有) 〈併願Ⅱ〉23年11/6〜11/24(消有) 〈併願Ⅲ〉23年11/27〜12/8(消有)	試験日程	11/4 12/2 12/16	合格発表	12/1 12/8 12/22	推薦基準・試験内容	推薦は定員10名 推薦:事前課題による口頭試問	受験料	30,000円
出願日程	一般	〈前期〉24年1/5〜1/19(消有) 〈中期〉24年1/22〜2/16(消有) 〈後期国語面接型Ⅰ・小論文面接型〉24年2/19〜3/4(消有) 〈後期国語面接型Ⅱ・数学面接型〉24年3/1〜3/14(消有)		1/27・28 2/24 3/7 3/18		2/5 3/1 3/12 3/21		一般:1/27.28の2科目受験型は選択=国、英、数、生より2科目、書類審査　国語利用面接型は1科目利用面接型は1/27の高得点1科目、面接、書類審査　2/24は選択=国、英、数、生より2科目、書類審査　3/7の国語面接型は国、面接、書類審査　小論文面接型は小論文、面接、書類審査　3/18の国語面接型は国、面接、書類審査　数学面接型は数、面接、書類審査		30,000円

◆開校年　1962年
◆入学者　―
◆出身県　岐阜県・愛知県・長野県
◆主な実習先　東濃厚生病院、岐阜県立多治見病院、市立恵那病院他
◆主な就職先　中津川市民病院、市立恵那病院、東濃厚生病院他

◆初年度納入金(卒業までの納入金)
1,740,000円(―)
◆学校独自の奨学金制度
・特待生選抜テスト:免除[募集内容]成績優秀者は、特待生として学納金500,000円、300,000円、入学金の免除を適用
・一般選抜における特待生選抜:免除[募集内容]一般選抜の筆記試験の得点率に応じ学納金500,000円、300,000円、入学金の免除を適用

◆学生寮　あり(男子のみ)
◆特徴
入学直後の5月から地域の医療施設での実習をスタート。高度医療に対応できる技術の修得をめざす。山間地域医療について学ぶことができる。

資料請求　●学校案内　無料　●願書　無料　｜　WEB出願　可

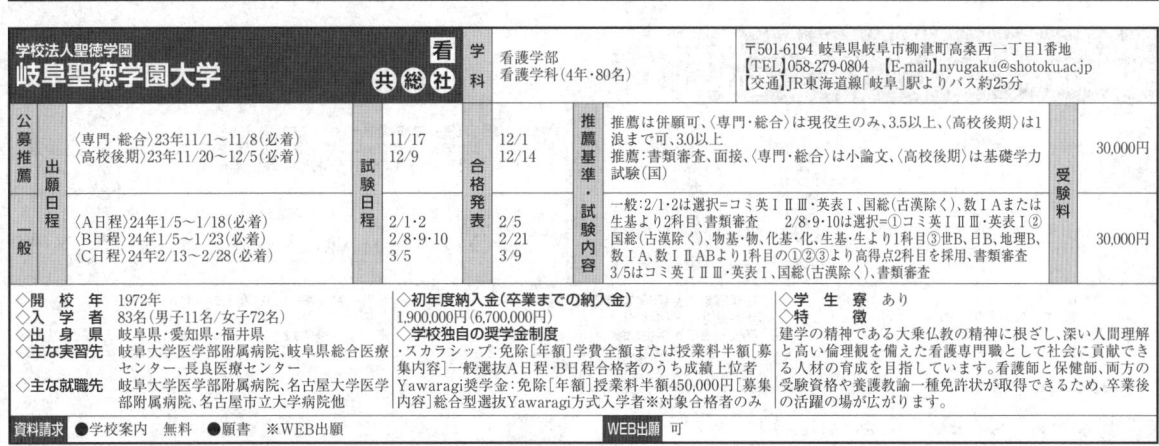

右欄外(縦書き):
大学
看護師
診療放射線技師
臨床検査技師
臨床工学技士
理学療法士
作業療法士
言語聴覚士
歯科技工士
歯科衛生士
あん摩マッサージ指圧師
はり師・きゅう師
柔道整復師
視能訓練士
義肢装具士
救急救命士

中部学院大学
学校法人岐阜済美学院　看／共／総／社

学科：看護リハビリテーション学部　看護学科(4年・80名)

〒501-3993　岐阜県関市桐ヶ丘2-1
【TEL】0575-24-2213　【E-mail】nyushi@chubu-gu.ac.jp
【交通】名鉄線「三柿野」駅より岐阜バス倉知線で「関商工前」下車　徒歩1分

区分	出願日程	試験日程	合格発表	推薦基準・試験内容	受験料
公募推薦	〈前期〉23年11/1～11/14(必着) 〈後期〉23年11/20～12/5(必着)	11/18 12/9	12/1 12/15	推薦の11/18は専願のみ、12/9は併願可、浪人可 推薦：書類審査、面接、小論文	30,000円
一般	〈A～D日程〉24年1/5～1/24(必着) 〈3月〉24年2/13～2/27(必着)	2/2～5 3/3	2/10 3/8	一般：2/2～5は書類審査、選択=国総(古漢除く)、コミ英ⅠⅡ・英表Ⅰ、数ⅠA、地歴(日Bまたは世B)、理(物基、化基、生基より1科目)より2科目 3/3は小論文(B方式のみ)、書類審査、選択=国総(古漢除く)、コミ英ⅠⅡ・英表Ⅰ、数ⅠAよりA方式は2教科、B方式は1教科	30,000円

◇開校年　1997年
◇入学者　－
◇出身県　岐阜県・愛知県・長野県
◇主な実習先　岐阜県総合医療センター、東海中央病院、岐阜大学医学部附属病院他
◇主な就職先　岐阜大学医学部附属病院、長良医療センター、岐阜県総合医療センター他
◇初年度納入金(卒業までの納入金)　1,829,000円(－)
◇学校独自の奨学金制度　・指定校推薦入試特別奨学金　・学業優秀者奨学金
◇学生寮　なし
◇特徴　保健・医療の専門性はもちろん、総合大学の強みを活かし、理学療法学科・人間福祉学科との連携で培う「チーム医療」にもつながる力を磨く。

資料請求　●学校案内　無料　●願書　無料　　WEB出願　可

鈴鹿医療科学大学
学校法人鈴鹿医療科学大学　看／共／総

学科：看護学部　看護学科(4年・100名)

〒513-8670　三重県鈴鹿市南玉垣町3500-3(白子キャンパス)
【TEL】059-383-9591　【E-mail】nyushi@suzuka-u.ac.jp
【交通】近鉄名古屋線「白子」駅よりバス約5分

区分	出願日程	試験日程	合格発表	推薦基準・試験内容	受験料
公募推薦	23年11/1～11/9(消有)	11/16・17	12/1	推薦は併願可、1浪まで可(基礎テスト方式)、定員50名 推薦：11/17は書類審査、選択=コミ英ⅠⅡ、国総(現代文)、数ⅠA、化基、生基より2科目(現役生のみ11/16特別枠あり(専願))	32,000円
一般	〈A日程〉23年12/19～24年1/19(消有) 〈B日程〉24年2/13～3/1(消有)	1/30 3/7	2/9 3/15	一般：1/30は選択=コミ英ⅠⅡ・英表Ⅰ、国総(現代文)、数ⅠⅡA、化基、生基より2科目 3/7は選択=コミ英ⅠⅡ・英表Ⅰ、国総(現代文)、数ⅠA、化基、生基より2科目	32,000円

◇開校年　1991年
◇入学者　633名※大学全体
◇出身県　三重県・愛知県
◇主な実習先　県内の病院・施設
◇主な就職先　全国の病院・施設
◇初年度納入金(卒業までの納入金)　1,700,000円(6,500,000円)
◇学校独自の奨学金制度　・特待生(授業料減免)制度：減免[金額]授業料半期分相当額[募集内容]対象入試の成績優秀者は授業料半期分を減免。最長4年間継続可(条件あり)
◇学生寮　あり(女子のみ)
◇特徴　確かな看護実践能力と豊かな人間性を備え、広い視野に立って地域社会に貢献できる看護専門職(看護師・保健師)を養成します。

資料請求　●学校案内　無料　●願書　※WEB出願のみ　　WEB出願　可

三重大学【国】
看

学科：医学部　看護学科(4年・80名)

〒514-8507　三重県津市栗真町屋町1577
【TEL】059-231-9063　【E-mail】nyusiteam@ab.mie-u.ac.jp
【交通】近鉄線「江戸橋」駅より徒歩約15分

区分	出願日程	試験日程	合格発表	推薦基準・試験内容	受験料
公募推薦	23年12/13～12/18 (一次は大学入学共通テスト利用)	2/9	2/13	推薦は専願、4.0以上、定員20名(地域枠13名程度含む) 推薦：面接	17,000円
一般	24年1/22～2/2 (一次は大学入学共通テスト利用)	2/25・26 3/12	3/8 3/22	一般：2/25・26はコミ英ⅠⅡⅢ・英表ⅠⅡ、面接、選択=国総、数ⅠⅡABより1科目 3/12は小論文、面接	17,000円

◇開校年　1949年
◇入学者　80名(男子7名/女子73名)
◇出身県　三重県・愛知県・岐阜県
◇主な実習先　三重大学医学部附属病院、伊勢赤十字病院、三重県立こころの医療センター
◇主な就職先　三重大学医学部附属病院、伊勢赤十字病院、鈴鹿中央総合病院
◇初年度納入金(卒業までの納入金)　817,800円(－)
◇学校独自の奨学金制度　三重大学医学部附属病院奨学金：貸与[月額]50,000円[募集定員]20名程度
◇学生寮　あり
◇特徴　高度で専門的な教育を提供し、地域社会への貢献はもとより、国際的な視野に立って活躍できる高い資質を持った看護専門職者を育成する。

資料請求　●学校案内　本体無料　送料250円　●願書　※WEB出願　　WEB出願　可

三重県立看護大学【公】
看／社

学科：看護学部　看護学科(4年・100名)

〒514-0116　三重県津市夢が丘1-1-1
【TEL】059-233-5602　【E-mail】daihyo@mcn.ac.jp
【交通】近鉄・JR線「津」駅西口よりバス約15分

区分	出願日程	試験日程	合格発表	推薦基準・試験内容	受験料
公募推薦	23年11/1～11/8	11/18	12/8	推薦は専願、県内高校に在籍または県内に住所を有する現役生のみ、3.8以上(学校推薦型)、4.3以上(地域推薦型)、定員40名 推薦：学校推薦型は国総(古漢除く)、数ⅠA、コミ英ⅠⅡⅢ・英表Ⅰ、書類審査、面接、選択=化基・生基、化、生より1科目 地域推薦型はコミ英ⅠⅡⅢ・英表ⅠⅡ、書類審査、面接	17,000円
一般	24年1/22～2/2 (大学入学共通テスト利用)	2/25 3/12	3/1 3/20	一般：2/25は面接、コミ英ⅠⅡⅢ・英表ⅠⅡ、選択=国総(古漢除く)、数ⅠⅡABより1科目 3/12は面接	17,000円

◇開校年　1997年
◇入学者　101名(男子3名/女子98名)
◇出身県　三重県・愛知県・岐阜県
◇主な実習先　三重県立総合医療センター、伊勢赤十字病院他
◇主な就職先　三重大学医学部附属病院、三重県立総合医療センター他
◇初年度納入金(卒業までの納入金)　723,800円～911,800円(－)
◇学校独自の奨学金制度　・みかん大進学支援給付金制度：給付[金額]200,000円
◇学生寮　なし
◇特徴　三重県の看護の教育・研究の拠点として開学。人々の生涯を通じての看護ニーズに応える能力とともに看護実践に関する総合的な能力を養う。卒業時に看護師・保健師の国家試験受験資格を取得でき、所定の単位取得により助産師の国家試験受験資格も得られる。

資料請求　●学校案内　本体無料　送料180円　●願書　※WEB出願のみ　　WEB出願　可

四日市看護医療大学

学校法人暁学園　看　共　社

学科	看護医療学部　看護学科(4年・100名)

〒512-8045　三重県四日市市萱生町1200
【TEL】059-340-0707　【E-mail】nyushi@y-nm.ac.jp
【交通】近鉄線「富田」駅よりバス約12分

出願日程		試験日程	合格発表	推薦基準・試験内容	受験料
公募推薦	23年10/23〜11/6(消有)	11/10・11	11/24	推薦は併願可、1浪まで可、3.0以上、定員20名　推薦:11/10は書類審査、選択=コミ英ⅠⅡ、国総(古漢除く)、数ⅠⅡA、化基、生基より2科目※理科2科目の選択は不可　11/11は小論文、面接、書類審査	35,000円
一般	〈前期〉23年12/25〜24年1/17(消有)　〈後期〉24年2/15〜2/28(消有)	1.23・25　3/6	2/9　3/15	一般:1/23・25はコミ英ⅠⅡ、選択=国総(古漢除く)、数ⅠⅡA、化基、生基より2科目※理科2科目の選択は不可　3/6は選択=コミ英ⅠⅡ、国総(古漢除く)、数ⅠⅡA、化基、生基より2科目※理科2科目の選択は不可	35,000円

◇開校年　2007年
◇入学者　105名(男子8名/女子97名)
◇出身県　三重県・愛知県・岐阜県
◇主な実習先　市立四日市病院、四日市市保健所、本田技研工業他
◇主な就職先　市立四日市病院、三重県立総合医療センター、四日市市他

◇初年度納入金(卒業までの納入金)
1,815,000円(ー)
◇学校独自の奨学金制度
・四日市看護医療大学育成会奨学金:貸与[年額]授業料相当額[募集定員]30名[募集内容]奨学生選抜を受験し、合格した者。全額返還免除あり。

◇学生寮　なし
◇特徴
四日市市、市立四日市病院、学校法人暁学園との公私協力方式によって設立された。看護学科は、看護師に加え、4年間で保健師または助産師の国家試験受験資格も取得可能。

資料請求	●学校案内　無料　●願書　HPで公開	WEB出願　可

滋賀医科大学【国】

看

学科	医学部　看護学科(4年・60名)

〒520-2192　滋賀県大津市瀬田月輪町
【TEL】077-548-2071　【E-mail】hqnyushi@belle.shiga-med.ac.jp
【交通】JR東海道本線「瀬田」駅よりバス「大学病院行き」にて「医大西門」停下車すぐ

出願日程		試験日程	合格発表・試験内容	推薦基準・試験内容	受験料
公募推薦	23年11/1〜11/8(大学入学共通テスト利用)	12/16	2/13	推薦は専願、現役生のみ、4.0以上、定員15名　推薦:書類審査、面接	17,000円
一般	24年1/22〜2/2(一次は大学入学共通テスト利用)	2/25	3/8	一般:小論文、面接(グループ)	17,000円

◇開校年　1974年
◇入学者　60名(男子3名/女子57名)
◇出身県　滋賀県・京都府・大阪府
◇主な実習先　滋賀医科大学医学部附属病院、京都大学医学部附属病院、大阪医科薬科大学病院他
◇主な就職先　滋賀医科大学医学部附属病院、京都大学医学部附属病院、大阪医科薬科大学病院他

◇初年度納入金(卒業までの納入金)
817,800円※2022年度実績(ー)
◇学校独自の奨学金制度
ー

◇学生寮　なし
◇特徴
・看護部と一体となった教育
・学士力を高める教育

資料請求	●学校案内　本体無料　送料必要　●願書　本体無料　送料必要	WEB出願　不可

滋賀県立大学【公】

看

学科	人間看護学部　人間看護学科(4年・70名)

〒522-8533　滋賀県彦根市八坂町2500
【TEL】0749-28-8217　【E-mail】nyushi@office.usp.ac.jp
【交通】JR線「南彦根」駅よりバスで15分

出願日程		試験日程	合格発表	推薦基準・試験内容	受験料
公募推薦	23年11/1〜11/8(消有)	11/25	12/14	推薦は専願、現役生のみ、定員A:20名、D10名　推薦:総合問題、書類審査、面接	17,000円
一般	24年1/22〜2/2(消有)(一次は大学入学共通テスト利用)	2/25　3/12	3/8　3/22	一般:2/25はコミ英ⅠⅡⅢ・英表ⅠⅡ　3/12は面接(グループ)	17,000円

◇開校年　1995年
◇入学者　70名
◇出身県　滋賀県・京都府・岐阜県
◇主な実習先　彦根市立病院、大津赤十字病院、市立長浜病院他
◇主な就職先　滋賀医科大学附属病院、京都大学医学部附属病院、大津市民病院他

◇初年度納入金(卒業までの納入金)
867,800円〜1,008,800円(ー)
◇学校独自の奨学金制度
・学校推薦型選抜D入学者奨学金:貸与[年額]600,000円×4年[募集内容]卒業後、滋賀県内において看護職員(看護師、保健師、助産師)の業務に6年以上就業すれば返還不要

◇学生寮　なし
◇特徴
「自ら学び、自ら育とう!」をモットーにしています。①共通科目の「人間学」を通して、豊かな人間性を養う②成長・発達を軸として、人間を総合的に理解し支える看護を学ぶ③実習を通して理論と実践を統合し、科学的根拠に基づいた技術力・応用力・判断力を養う。

資料請求	●学校案内　本体無料　●願書　※WEB出願	WEB出願　可

聖泉大学

学校法人聖泉学園　看　共　総　社

学科	看護学部　看護学科(4年・90名)

〒521-1123　滋賀県彦根市肥田町720
【TEL】0749-43-7511　【E-mail】nyushi@seisen.ac.jp
【交通】JR琵琶湖線「稲枝」駅よりスクールバス3分

出願日程		試験日程	合格発表	推薦基準・試験内容	受験料
公募推薦	〈A日程〉23年11/1〜11/10(消有)　〈B日程〉23年11/27〜12/8(消有)	11/18　12/16	12/1　12/22	推薦は併願可、2浪まで可、定員42名(指定校含む)　推薦:11/18の基礎学力試験方式は面接、書類審査、選択=コミ英ⅠⅡ・英表Ⅰ、国総(古漢除く)、現代文、数ⅠAより1科目　11/18の小論文方式と12/16は課題付小論文、面接、書類審査	35,000円
一般	〈A日程〉24年1/4〜1/26(消有)　〈B日程〉24年2/5〜2/22(消有)　〈C日程〉24年2/26〜3/8(消有)	2/3　3/2　3/12	2/9　3/8　3/15	一般:2/3・3/2はコミ英ⅠⅡ・英表Ⅰ、書類審査、選択=国総(古漢除く)・現代文、数ⅠAより1科目　3/12は課題付小論文、面接、書類審査	35,000円

◇開校年　2003年
◇入学者　91名(男子20名/女子71名)
◇出身県　滋賀県・京都府・福井県
◇主な実習先　大津赤十字病院、近江八幡市立総合医療センター、彦根市立病院他
◇主な就職先　滋賀医科大学附属病院、近江八幡市立総合医療センター、済生会滋賀県病院他

◇初年度納入金(卒業までの納入金)
1,790,000円(ー)
◇学校独自の奨学金制度
・特別奨学金A:免除[年額]1,050,000円[募集内容]一般選抜A・Bで成績上位者4名に対して最長4年間授業料全額免除(申請要あり)
・特別奨学金B:免除[年額]525,000円[募集内容]学校推薦型選抜(公募制・A)で成績上位者4名に対して最長4年間授業料半額免除

◇学生寮　あり
◇特徴
将来のキャリア形成を考え、資格取得を重視。入学定員90名に対して保健師養成課程は30名と近隣私学では指折りの定員数を誇り、在学中に全員が「防災士」資格を目指せます。さらに別科助産専攻では助産師資格も目指せるなど、看護師"プラスワン"資格を目指せる大学です。

資料請求	●学校案内　無料　●願書　無料	WEB出願　不可

看護師
診療放射線技師
臨床工学技士
臨床検査技師
理学療法士
作業療法士
言語聴覚士
歯科技工士
歯科衛生士
柔道整復師
はり師・きゅう師
あん摩マッサージ指圧師
視能訓練士
義肢装具士
救急救命士

京都大学【国】

看 | 学科：医学部人間健康科学科 先端看護科学コース（4年・100名※学科全体）

〒606-8507 京都府京都市左京区聖護院川原町53
【TEL】075-753-9313
【交通】京阪電車「神宮丸太町」駅より徒歩約5分

	出願日程	試験日程	合格発表	推薦基準・試験内容	受験料
公募推薦	—	—	—	※詳細は学校にお問い合わせください	
一般	—	—	—	※詳細は学校にお問い合わせください	

◇開校年 1869年
◇入学者 —
◇出身県 —
◇主な実習先 —
◇主な就職先 —

◆初年度納入金(卒業までの納入金) —
◆学校独自の奨学金制度 —

◇学生寮 —
◇特徴 —

資料請求 ●学校案内 — ●願書 —　WEB出願 —

学校法人 京都育英館
京都看護大学

看 共 社 | 学科：看護学部 看護学科(4年・100名)

〒604-8845 京都府京都市中京区壬生東高田町1-21
【TEL】075-311-0123 【E-mail】kouhou@kyotokango.ac.jp
【交通】JR嵯峨野線「丹波口」駅より徒歩13分、阪急京都線・京福嵐山線「西院」駅より徒歩9分

	出願日程	試験日程	合格発表	推薦基準・試験内容	受験料
公募推薦	〈A日程〉23年11/1〜11/13(消有) 〈B日程〉23年11/1〜11/13(消有)	11/18 11/19	12/1 12/1	推薦の11/18は専願、現役生のみ、3.5以上、11/19は併願可、1浪まで可、定員48名 推薦:11/18は小論文、グループ面接(ディスカッション含む)、書類審査　11/19は国総(古漢除く)・現代文B、選択=コミ英ⅠⅡ・数ⅠAより1科目、書類審査	35,000円
一般	〈A日程〉23年12/18〜24年1/22(消有) 〈B日程〉23年12/18〜24年2/5(消有) 〈C日程〉24年2/5〜2/26(消有) 〈C日程のみ大学入学共通テスト利用〉	1/28 2/11 3/2	2/2 2/16 3/7	一般:1/28の3教科方式は国総(古漢除く)・現代文B、コミ英ⅠⅡ・数ⅠA、書類審査、2教科方式は国総(古漢除く)・現代文B、選択=コミ英ⅠⅡ・数ⅠAより1科目、書類審査　2/11は国総(古漢除く)・現代文B、コミ英ⅠⅡ、数ⅠA、書類審査　3/2は小論文、個人面接、書類審査	35,000円

◇開校年 2014年
◇入学者 107名(男子16名/女子91名)
◇出身県 京都府・滋賀県・大阪府
◇主な実習先 京都市立病院、京都府立医科大学医学部附属病院、京都市立医科大学附属病院他
◇主な就職先 武田病院グループ、京都府立医科大学附属病院、京都市立医科大学附属病院他

◆初年度納入金(卒業までの納入金) 1,900,000円(7,000,000円)
◆学校独自の奨学金制度
・京都看護大学特別奨学金Ⅰ:貸与[募集内容]「京都看護師修学資金融資制度」の利用希望者に審査の上、貸与
・京都看護大学特別奨学金Ⅱ:給付[年額]300,000円〜200,000円[募集内容]2〜4回生各学年の成績優秀者若干名に給付

◇学生寮 なし
◇特徴
京都唯一の看護系学科大学・大学院として、京都看護大学だからこそできる4年制の看護師エキスパート教育で「いつくしみの心と技」をもった看護師を育成。看護師養成教育から看護継続教育(卒後教育・リカレント教育・産官学連携)まで、生涯看護教育を実践。

資料請求 ●学校案内 無料 ●願書 無料　WEB出願 可

学校法人 光華女子学園
京都光華女子大学

看 共 総 社 | 学科：看護福祉リハビリテーション学部※ 看護学科(4年・85名) ※2024年4月開設予定(設置構想中)

〒615-0882 京都府京都市右京区西京極葛野町38
【TEL】075-312-1899 【E-mail】jk2@mail.koka.ac.jp
【交通】阪急京都線「西京極」駅より徒歩7分、JR線「京都」駅よりバスで25分

	出願日程	試験日程	合格発表	推薦基準・試験内容	受験料
公募推薦	〈前期〉23年11/1〜11/13(消有) 〈後期〉23年11/20〜12/8(消有)	11/18 12/16	12/1 12/22	推薦は12/16のみ数学3.3以上、定員15名 11/18は英、選択=国、数より1科目、口頭試問(グループディスカッション)、書類審査 12/16は英、口頭試問(面接)、書類審査	31,500円
一般	〈前期A〉24年1/4〜1/19(消有) 〈前期B〉24年1/4〜1/19(消有) 〈前期C〉24年1/22〜2/13(消有) 〈後期〉24年2/14〜3/5(消有)	2/2 2/3 2/19 3/9	2/10 2/10 2/28 3/15	一般:2/2・3は英、国、選択=数、生、化、理基より1科目 2/19・3/9は英、国、選択=数、生より1科目	31,500円

◇開校年 1939年
◇入学者 92名(女子92名)
◇出身県 滋賀県・大阪府
◇主な実習先 医療法人財団康生会 武田病院、医療法人医仁会 武田総合病院、宇治武田病院他
◇主な就職先 武田病院グループ、京都市立病院、京都大学医学部附属病院他

◆初年度納入金(卒業までの納入金) 1,779,100円(7,115,800円)
◆学校独自の奨学金制度
・経済支援奨学金:給付[年額]200,000円[募集内容]学修意欲があり学業修了見込者で家計負担者の経済的理由により修学困難な学生
・東本願寺奨学金:給付[年額]100,000円[募集内容]学業の継続の理由により修学が困難で、レポート提出、アンケート協力が可能な学生

◇学生寮 あり(女子のみ)
◇特徴
看護職の本分、おもいやりの心を育む「仏教看護」。基礎をしっかり身につけ実践力を磨く。保健師の国家試験対策も万全。2018年度より、助産学専攻科を開設。離島での臨地実習などを通じて実践力を養う。

資料請求 ●学校案内 無料 ●願書 無料　WEB出願 可

学校法人永守学園
京都先端科学大学

看 共 | 学科：健康医療学部 看護学科(4年・80名)

〒615-8577 京都府京都市右京区山ノ内五反田町18
【TEL】075-406-9270 【E-mail】nyushi@kuas.ac.jp
【交通】京都市営地下鉄東西線「太秦天神川」駅より徒歩約3分

	出願日程	試験日程	合格発表	推薦基準・試験内容	受験料
公募推薦	〈A日程〉23年10/27〜11/4(必着) 〈B日程〉23年11/27〜12/9(必着)	11/12 12/17	12/1 12/26	推薦は併願可、一浪まで可 推薦:英、選択=国(古漢除く)、数ⅠAより1科目、書類審査	35,000円
一般	〈A日程〉24年1/5〜1/16(必着) 〈B日程〉24年1/23〜2/12(必着) 〈C日程〉24年2/13〜2/28(必着)	1/26,2/1・2 2/20 3/7	2/15 3/1 3/15	一般:3科目型は英、国(古漢除く)、選択=数ⅠA、理(生・化)より1科目、高得点2科目型は先記3科目のうち2科目で判定	35,000円 (両方出願は40,000円)

◇開校年 1969年
◇入学者 —
◇出身県 京都府・大阪府・滋賀県
◇主な実習先 京都府立医科大学附属病院、京都第二赤十字病院、京都市立病院他
◇主な就職先 京都市立病院、京都大学医学部附属病院、京都第二赤十字病院他

◆初年度納入金(卒業までの納入金) 1,957,240円(—)
◆学校独自の奨学金制度 —

◇学生寮 あり
◇特徴
少人数教育、最新医療機器やシュミレータの活用、実用的な英語教育、国際看護の体験を通して、看護学の基礎力と専門知識を身につけ、実践力を養います。1年生から計画的に国家試験対策を実施し、高い合格率、就職率を実現しています。

資料請求 ●学校案内 無料 ●願書 ※WEB出願　WEB出願 可

京都橘大学

看共　学科：看護学部 看護学科（4年・95名）

〒607-8175　京都府京都市山科区大宅山田町34
【TEL】075-574-4116　【E-mail】admis@tachibana-u.ac.jp
【交通】JR・京阪・地下鉄東西線「山科」駅より京阪バス「京都橘大学」行き乗車約15分

	出願日程	試験日程	合格発表	推薦基準・試験内容	受験料
公募推薦	23年10/20〜11/1	11/15	12/1	推薦は併願可（専願制あり）、浪人可、定員32名　推薦：書類審査、選択＝コミ英ⅠⅡⅢ・英表ⅠⅡ、国総（古漢除く）・現代文B、〔数ⅠA、数ⅠAⅡBより1科目〕より2科目	35,000円
一般	〈前期A・B日程〉23年12/25〜24年1/11　〈前期C日程〉23年12/25〜24年1/26　〈後期日程〉24年2/14〜2/26	1/23・24　2/10　3/6	2/7　2/22　3/15	一般：1/23はコミ英ⅠⅡⅢ・英表ⅠⅡ、選択＝国総（古漢除く）・現代文B、数ⅠAⅡBから1科目、選択＝日B、世B、政経、数ⅠA、物、化、生から1科目　1/24はコミ英ⅠⅡⅢ・英表ⅠⅡ、選択＝国総（古漢除く）・現代文B、日B、世B、政経、数ⅠA、数ⅠAⅡB、物、化、生から1科目　2/10はコミ英ⅠⅡⅢ・英表ⅠⅡ、選択＝国総（古漢除く）・現代文B、数ⅠA、数ⅠAⅡBから1科目　3/6はコミ英ⅠⅡⅢ・英表ⅠⅡ、選択＝国総（古漢除く）・現代文B、数ⅠA、数ⅠAⅡBから1科目	35,000円

◇開校年　1967年
◇入学者　98名（男子9名/女子89名）
◇出身県　京都府・滋賀県・大阪府
◇主な実習先　京都第二赤十字病院、京都市立病院、滋賀医科大学医学部附属病院他
◇主な就職先　京都大学医学部附属病院、滋賀医科大学医学部附属病院、大阪市立総合医療センター他

◇初年度納入金（卒業までの納入金）
1,730,000円（−）
◇学校独自の奨学金制度
・大学入学共通テスト受験奨励奨学金：給付〔年額〕400,000円〔募集内容〕大学入学共通テスト利用選抜前期（4科目型）の合格者が対象
・地方創生・進学支援奨学金：給付〔年額〕400,000円〔募集内容〕入学年度の大学入学共通テストの本学指定3科目を受験した者が対象

◇学生寮　なし
◇特徴　18年の実績に対する高い評価のもと、看護教育の最先端で「人によりそう看護学」を学びます。看護師に加え、保健師、助産師、養護教諭一種免許状の4つの資格課程を設置しています。

資料請求　●学校案内　無料　●願書　無料　　WEB出願　可

京都府立医科大学【公】

看　学科：医学部 看護学科（4年・85名）

〒602-0857　京都府京都市上京区清和院口寺町東入中御霊町410
【TEL】075-251-5167　【E-mail】nyushi@koto.kpu-m.ac.jp
【交通】京阪電鉄線「神宮丸太町」駅より徒歩10分

	出願日程	試験日程	合格発表	推薦基準・試験内容	受験料
公募推薦	23年11/1〜11/8（必着）	11/25	12/8	※詳細は学校にお問い合わせください	
一般	24年1/22〜2/2（必着）	2/25	3/8	※詳細は学校にお問い合わせください	

◇開校年　2002年
◇入学者　85名（男子6名/女子79名）
◇出身県　京都府
◇主な実習先　−
◇主な就職先　−

◇初年度納入金（卒業までの納入金）
◇学校独自の奨学金制度

◇学生寮　−
◇特徴　−

資料請求　●学校案内　−　●願書　−　　WEB出願　不可

学校法人 同志社　同志社女子大学

看共社　学科：看護学部 看護学科（4年・90名）

〒610-0395　京都府京田辺市興戸
【TEL】0774-65-8712　【E-mail】examstaff@dwc.doshisha.ac.jp
【交通】JR線「同志社前」駅より徒歩約3分、近鉄「興戸」駅より徒歩約10分

	出願日程	試験日程	合格発表	推薦基準・試験内容	受験料
公募推薦	23年10/19〜10/31（消有）	11/12	11/21	推薦は併願可、1浪まで可、定員24名　推薦：英、選択＝現代文、数ⅠAより1科目	35,000円
一般	〈前期〉24年1/4〜1/15（消有）　〈後期〉24年2/14〜2/26（消有）	1/26〜29　3/9	2/7　3/15	一般：1/26・27はコミ英ⅠⅡⅢ・英表ⅠⅡ、選択＝国総（古漢除く）・現代文B、数ⅠAより1科目、化基・化、生基・化より1科目、1/28・29はコミ英ⅠⅡⅢ・英表ⅠⅡ、選択＝国総（古漢除く）・現代文B、数ⅠAより1科目　3/9はコミ英ⅠⅡⅢ・英表ⅠⅡ、選択＝国総（古漢除く）・現代文B、理〔化基・化、生基・化より1科目〕より1科目	35,000円

◇開校年　1876年
◇入学者　90名（女子90名）
◇出身県　大阪府・京都府・奈良県
◇主な実習先　京都府・滋賀県・大阪府・奈良県の病院、高齢者施設、訪問看護ステーション他
◇主な就職先　京都大学医学部附属病院、大阪大学医学部附属病院、奈良県立医科大学附属病院他

◇初年度納入金（卒業までの納入金）
1,743,000円（6,987,000円）
◇学校独自の奨学金制度
・同志社女子大学奨学金：給付〔募集内容〕経済上の補助を必要とする優秀な学生に授業料相当額の1/2以内を給付する

◇学生寮　あり（女子のみ）
◇特徴　キリスト教主義、国際主義、リベラル・アーツの3つの教育理念を礎に、看護学に関する専門的な知識・技術に加えて、円満な人格と幅広い教養を備えた看護職者の育成を目指します。

資料請求　●学校案内　無料　●願書　※WEB出願　　WEB出願　可

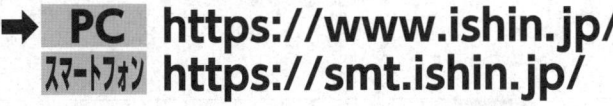
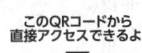

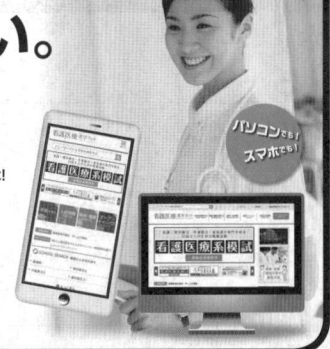
右端縦見出し：大学／看護師／臨床検査技師／臨床工学技士／診療放射線技師／理学療法士／作業療法士／言語聴覚士／歯科衛生士／歯科技工士／柔道整復師／はり師・きゅう師／あん摩マッサージ指圧師／視能訓練士／義肢装具士／救急救命士

佛教大学

学校法人佛教教育学園　看共　学科

保健医療技術学部　看護学科(4年・65名)

〒604-8418　京都府京都市中京区西ノ京栂尾町7(二条キャンパス)
【TEL】075-366-5550(入学部)
【E-mail】butsu-dai@bukkyo-u.ac.jp
【交通】JR山陰本線・地下鉄東西線「二条」駅より徒歩1分

	出願日程		試験日程	合格発表	推薦基準・試験内容	受験料
公募推薦	23年11/1〜11/7		11/21・22・23	12/4	推薦は併願可、1浪まで可 推薦:コミ英ⅠⅡ・英表Ⅰ、選択=国総(古漢除く)、数ⅠAより1科目 ※総合評価方式は書類審査あり	35,000円
一般	〈A日程〉23年12/22〜24年1/16 〈B日程〉24年2/9〜2/21		1/31・2/1・2・3 3/5	2/13 3/12	一般:1/31はコミ英ⅠⅡ・英表Ⅰ、選択=国総(古漢除く)、数ⅠAより1科目　2/1・2・3は国総(漢文除く・古文は選択制)、コミ英ⅠⅡ・英表Ⅰ、選択=数ⅠA、生基、化基より1科目 3/5はコミ英ⅠⅡ・英表Ⅰ、選択=国総(古漢除く)、数ⅠAより1科目 ※共通テスト併用方式の場合は高得点の1科目の得点を追加	35,000円

◇開校年　1949年
◇入学者　70名(男子6名/女子64名)
◇出身県　京都府・滋賀県・大阪府
◇主な実習先　京都市立病院、京都大学医学部附属病院、京都第一赤十字病院他
◇主な就職先　京都大学医学部附属病院、国立がん研究センター中央病院、京都第一赤十字病院他

◇初年度納入金(卒業までの納入金)　1,975,500円(−)
◇学校独自の奨学金制度
・佛教大学入学試験成績優秀者奨学金:給付[金額]各学部の半期学費相当額[募集内容]最大4年間
・佛教大学奨学金:給付[年額]300,000円[募集内容]学業・人物ともに優秀である2年生以上の学生が対象

◇学生寮　なし
◇特徴
学生一人ひとりの意欲や目標に応えるため、1学年定員65名の学生に対して専門領域も多彩な教員が高度な知識と技術、豊かな経験に基づき指導。特に看護師・保健師の実践力を育成する実習では、学生一人ひとり顔が見える丁寧な教育や指導を行っています。

資料請求　●学校案内　無料　●願書　無料　　WEB出願　可

明治国際医療大学

学校法人明治東洋医学院　→P.21　看　共総社　学科

看護学部　看護学科(4年・80名)

〒629-0392　京都府南丹市日吉町
【TEL】0771-72-1188
【交通】阪急「桂」駅、JR線「桂川」駅より直行バス運行

	出願日程		試験日程	合格発表	推薦基準・試験内容	受験料
公募推薦	〈A日程〉23年11/1〜11/8(消有) 〈B日程〉23年11/22〜12/1(消有)		11/18 12/9	12/1 12/18	推薦は併願可、1浪まで可で、3.0以上、定員35名 推薦:面接、書類審査、選択=英、国、数より2科目	30,000円
一般	〈A日程〉24年1/8〜1/24(消有) 〈B日程〉24年2/4〜2/16(消有) 〈C日程〉24年2/21〜3/1(消有)		2/3 2/24 3/9	2/16 3/1 3/15	一般:2/3・2/24は面接、選択=コミ英ⅠⅡ、国総(古漢除く)、数ⅠA、生基・化基より2科目 3/9は面接、小論文、数ⅠA	30,000円

◇開校年　1983年
◇入学者　68名(男子16名/女子52名)
◇出身県　京都府・大阪府・滋賀県
◇主な実習先　明治国際医療大学附属病院、京都市立病院、京都中部総合医療センター他
◇主な就職先　京都府立医科大学附属病院、静岡県立総合病院、愛知県厚生連名古屋第二病院

◇初年度納入金(卒業までの納入金)　1,880,000円(6,920,000円)
◇学校独自の奨学金制度
・特待生選抜制度:給付[年額]授業料の全額・半額・25%相当額[募集内容]一般・共通テスト利用入試A日程の成績優秀者(定員の10%以内)

◇学生寮　あり(女子のみ)
◇特徴
キャンパス内に附属病院を有し、地域医療の拠点であると同時に、学生たちの日々の臨床実習の場として活躍。実習を通して、「統合医療」の実践を体験的に学ぶほか、「チーム医療」への理解も深め、医療人としての豊かな人間性を身につけていきます。

資料請求　●学校案内　無料　●願書　無料　　WEB出願　可

藍野大学

学校法人藍野大学　看　共社　学科

医療保健学部　看護学科(4年・115名)

〒567-0012　大阪府茨木市東太田4-5-4
【TEL】072-627-1766(入試広報グループ直通)
【E-mail】nyusi@kanri-u.aino.ac.jp
【交通】JR京都線「摂津富田」駅より徒歩約15分(スクールバス7分)

	出願日程		試験日程	合格発表	推薦基準・試験内容	受験料
公募推薦	〈A日程〉23年10/23〜11/2(必着) 〈B日程〉23年11/15〜12/8(必着)		11/11・12 12/17	11/22 12/22	推薦は専願、1浪まで可で、定員45名 推薦:選択=コミ英ⅠⅡ・英表Ⅰ、国総(古漢除く)・現代文B、数ⅠAより1科目または2科目、面接、書類審査	30,000円
一般	〈前期〉23年12/18〜24年1/17(必着) 〈中期〉24年1/23〜2/14(必着) 〈後期〉24年2/19〜3/4(必着)		1/26 2/20 3/8	2/9 2/29 3/15	一般:1/26はコミ英ⅠⅡ・英表Ⅰ、選択=国総(古漢除く)・現代文B、数ⅠA、物基・物、化基・化、生基・生より1科目または2科目 2/20・3/8は選択=コミ英ⅠⅡ・英表Ⅰ、国総(古漢除く)・現代文B、数ⅠA、生基・生より2科目	30,000円

◇開校年　2004年
◇入学者　129名(男子26名/女子103名)
◇出身県　大阪府・兵庫県・滋賀県
◇主な実習先　大阪医科薬科大学病院、京都済生会病院、兵庫県立尼崎総合医療センター
◇主な就職先　大阪医科薬科大学附属病院、関西労災病院、大阪市立総合医療センター

◇初年度納入金(卒業までの納入金)　1,850,000円(6,950,000円)
◇学校独自の奨学金制度
・特待生制度
・家族入学優遇制度

◇学生寮　なし
◇特徴
関連病院をはじめ近畿圏の病院などで臨地実習を実施します。さまざまな医療の現場に応じた看護ができるよう、実習前に施設ごとのていねいなオリエンテーションを実施しています。

資料請求　●学校案内　無料　●願書　※WEB出願　　WEB出願　可

大阪大学【国】

看　学科

医学部　保健学科看護学専攻(4年・80名)

〒565-0871　大阪府吹田市山田丘1-7　【TEL】06-6879-2512
【交通】阪急千里線「北千里」駅より徒歩約25分。大阪モノレール「阪大病院前」駅より徒歩約15分

	出願日程		試験日程	合格発表	推薦基準・試験内容	受験料
公募推薦	−		−	−	※詳細は学校にお問い合わせください	−
一般	−		−	−	※詳細は学校にお問い合わせください	−

◇開校年　1931年
◇入学者　−
◇出身県　−
◇主な実習先　−
◇主な就職先　−

◇初年度納入金(卒業までの納入金)
◇学校独自の奨学金制度

◇学生寮　−
◇特徴

資料請求　●学校案内　●願書　−　　WEB出願　−

大阪青山大学
学校法人大阪青山学園

看 社

| 学科 | 看護学部※
看護学科(4年・90名)
※2024年4月新設予定認可申請中 | 〒562-8580　大阪府箕面市新稲2-11-1
【TEL】072-723-4480　【E-mail】adm21@osaka-aoyama.ac.jp
【交通】阪急線「箕面」駅より、西へ1.3kmまたはスクールバスで約5分 |

	出願日程	試験日程	合格発表	推薦基準・試験内容	受験料
公募推薦	〈A日程〉23年10/10~10/27(消有) 〈B日程〉23年11/1~11/17(消有) 〈C日程〉23年11/20~12/8(消印有)	11/5 11/26 12/17	11/10 12/1 12/22	推薦は併願可、1浪まで可 推薦：書類審査、面接、選択=国総・現代文B、コミ英ⅠⅡ・英表Ⅰ、数ⅠAより1科目 専願優遇制度：専願で出願の場合、試験科目合計点(総点)に3点加点	35,000円
一般	〈A日程〉23年12/25~24年1/19(消有) 〈B日程〉24年1/22~2/9(消有) 〈C日程〉24年2/12~2/28(消有)	1/28 2/20 3/6	2/2 2/27 3/12	一般：選択=理(化基・生基、化基・化、生基・生)より1科目)、数ⅠAより1科目、国総・現代文B、コミ英ⅠⅡ・英表Ⅰより1科目	35,000円

◇開校年　1967年
◇入学者　93名(男子22名/女子71名)
◇出身県　大阪府・兵庫県・京都府
◇主な実習先　箕面市立病院、協立病院、千里中央病院他
◇主な就職先　病院・診療所、老人保健施設、保健所・保健センター他

◇初年度納入金(卒業までの納入金)
1,965,660円(6,975,660円)
◇学校独自の奨学金制度
・大阪青山大学入学試験成績優秀者給付奨学金：給付[金額]1年次前期授業料半額[募集内容]一般選抜A日程成績優秀者各学科上位10%以内の者
・3学部制スタート記念奨学金：給付[年額]240,000円[募集内容]高等学校の全体の学習成績の状況が4.0以上で、対象入試を受験し、入学する者

◇学生寮　なし
◇特徴
クラス・担任制に加え、チューター制のW体制で日々の学修から実習、国家試験、卒業後の進路まで、4年間を総合的にサポート。また、他学科と連携した多彩なカリキュラムを設定。人のこころとからだをトータルにケアできる看護師・保健師を育成します。

資料請求　●学校案内　無料　●願書　無料　　WEB出願　可

大阪医科薬科大学
学校法人大阪医科薬科大学

看 共 総

| 学科 | 看護学部
看護学科(4年・85名) | 〒569-8686　大阪府高槻市大学町2-7
【TEL】072-684-7117　【E-mail】nyushi@ompu.ac.jp
【交通】阪急京都線「高槻市」駅より1番出口すぐ、JR東海道本線「高槻」駅より徒歩約8分 |

	出願日程	試験日程	合格発表	推薦基準・試験内容	受験料
公募推薦	23年11/1~11/9	11/23	12/1	推薦は専願、併願、現役生のみ、定員10名(専願)、5名(併願) 推薦：学力試験(英)、面接、書類審査	35,000円
一般	23年12/11~24年1/16	2/3・4	2/14	一般：2/3はコミ英ⅠⅡⅢ・英表ⅠⅡ、選択=国総(古漢除く)、数ⅠAより1科目 2/4はコミ英ⅠⅡⅢ・英表ⅠⅡ、国総(古漢除く)、選択=数ⅠA、化基、生基より1科目	35,000円

◇開校年　2021年
◇入学者　89名(男子7名/女子82名)
◇出身県　大阪府・京都府・兵庫県
◇主な実習先　大阪医科薬科大学病院、三島南病院、北摂総合病院他
◇主な就職先　大阪医科薬科大学病院、大阪市、大阪公立大学医学部附属病院

◇初年度納入金(卒業までの納入金)
1,900,000円(7,000,000円)
◇学校独自の奨学金制度
・看護学部学費減免制度：減免[年額]実習科・施設拡充費相当額(500,000円/年、計4年)[募集内容]看護学部「至誠仁術」入試(専願制)に合格し入学した者

◇学生寮　なし
◇特徴
医薬看の3学部を擁する医療系総合大学としてIPE(専門職連携教育)を推進し、病院、在宅、地域など様々なフィールドで活躍できる看護職者を育成します。

資料請求　●学校案内　無料　●願書　無料　　WEB出願　可

大阪公立大学【公】
公立大学法人大阪

看

| 学科 | 看護学部
看護学科(4年・160名) | 〒545-8585　大阪府大阪市阿倍野区旭町1-4-3
【TEL】06-6645-3511
【交通】JR線・OsakaMetro「天王寺」駅より徒歩10分 |

	出願日程	試験日程	合格発表	推薦基準・試験内容	受験料
公募推薦	23年11/1~11/6(必着) (大学入学共通テスト利用)	-	2/13	推薦は専願、現役生のみ、定員55名 推薦：書類審査	30,000円
一般	〈前期〉24年1/22~2/2(必着) 〈後期〉24年1/22~2/2(必着)	2/25 3/12	3/9 3/22	一般：2/25はコミ英ⅠⅡⅢ・英表ⅠⅡ、選択=国総・現代文B、数ⅠⅡABより1科目 3/12は面接	30,000円

◇開校年　2022年
◇入学者　160名(男子9名/女子151名)
◇出身県　大阪府・兵庫県・奈良県
◇主な実習先　大阪公立大学医学部附属病院、大阪急性期・総合医療センター、大阪国際がんセンター
◇主な就職先　-

◇初年度納入金(卒業までの納入金)
817,800円~917,800円(-)
◇学校独自の奨学金制度
・グローバルリーダー育成奨学金：給付[年額]300,000円[募集内容]国際性豊かなリーダーとして世界に貢献する人材の育成を目的とした奨学金制度
・河村孝夫記念奨学金：給付[年額]100,000円[募集内容]経済的な理由により十分に勉学に励むことのできない学生(外国人留学生除く)

◇学生寮　-
◇特徴
多様なキャリアパスを志向し、看護の対象や他職種と看護の価値を創造する共創的看護を提供できる実践力をもつ看護人材や、ケアと科学を融合できる創造的力をもつ看護人材を育成します。

資料請求　●学校案内　本体無料　送料215円　●願書　※WEB出願(一部を除く)　　WEB出願　可

大阪歯科大学 看護学部
学校法人大阪歯科大学　→P.14

看 共

| 学科 | 看護学部
看護学科(4年・80名)
※2024年4月開設予定 | 〒573-1121　大阪府枚方市楠葉花園町8-1
【TEL】072-864-3201　【E-mail】kangoiryo-ad@cc.osaka-dent.ac.jp
【交通】京阪本線「樟葉」駅より徒歩5分 |

	出願日程	試験日程	合格発表	推薦基準・試験内容	受験料
公募推薦	〈A日程〉23年11/1~11/10(必着) 〈B日程〉23年11/20~12/8(必着)	11/18・19 12/16・17	12/1 12/26	推薦は併願可、1浪まで可、基準なし、定員35名 推薦：書類審査、面接、英、選択=数、国から1教科	35,000円
一般	〈前期〉23年12/18~24年1/18(必着) 〈後期〉24年2/2~2/19(必着)	1/25 2/25	2/8 3/1	一般：書類審査、1/25は英、選択=数、国、理から1教科または2教科 2/25は英、面接	35,000円

◇開校年　2024年
◇入学者　-
◇出身県　-
◇主な実習先　-
◇主な就職先　-

◇初年度納入金(卒業までの納入金)
1,900,000円(7,180,000円~7,380,000円)
◇学校独自の奨学金制度
・一般選抜(前期)特待生チャレンジ：免除[年額]1,100,000円または550,000円[募集内容]3教科型への出願でチャレンジできる。対象者は一般前期募集人員の約半数
・大学入学共通テスト利用特待生チャレンジ制度：減免[年額]260,000円[募集内容]どの選抜区別でもチャレンジ可。共通テスト成績証票添付要

◇学生寮　なし
◇特徴
2024年4月より看護学部看護学科を開設。

資料請求　●学校案内　無料　●願書　無料　　WEB出願　可

看護師

臨床検査技師
臨床工学技士
診療放射線技師

理学療法士
作業療法士
言語聴覚士

歯科衛生士
歯科技工士

柔道整復
はり師・きゅう師
あん摩マッサージ指圧師

視能訓練士
義肢装具士
救急救命士

大阪信愛学院大学

看 共 総 社

学科	看護学部　看護学科（4年・80名）

〒536-8585　大阪府大阪市城東区古市2-7-30
【TEL】06-6939-4391　【E-mail】univ-ad@osaka-shinai.ac.jp
【交通】今里筋線「新森古市」駅より徒歩5分

	出願日程	試験日程	合格発表	推薦基準・試験内容	受験料
公募推薦	〈前期〉23年10/23～11/2(消有)　〈後期〉23年11/20～12/8(消有)	11/11　12/17	12/1　12/22	推薦は併願可、浪人可、定員25名　推薦：面接、書類審査、選択=国総(古漢除く)、コミ英IⅡ・英表I、数IAより2科目	35,000円
一般	〈前期〉23年12/25～24年1/16(消有)　〈中期〉24年1/29～2/9(消有)　〈後期I日程〉24年2/19～2/28(消有)	1/24　2/17　3/5	2/5　2/26　3/15	一般：1/24は【A方式】面接、書類審査、選択=国総(古漢除く)、コミ英IⅡ・英表I、数IA、生基・生Iより3科目、【B方式】面接、書類審査、選択=国総(古漢除く)、コミ英IⅡ・英表I、数IAより2科目　2/17は面接、書類審査、選択=国総(古漢除く)、コミ英I・英表I、数IAより2科目、3/5は面接、書類審査、選択=国総(古漢除く)、コミ英I、数Iより2科目	35,000円

◇開校年　2022年
◇入学者　96名(男子10名/女子86名)
◇出身県　大阪府・兵庫県・奈良県
◇主な実習先　大阪赤十字病院、大阪大学医学部附属病院、国立循環器病研究センター

◇初年度納入金(卒業までの納入金)　1,951,520円（7,356,920円）
◇学校独自の奨学金制度
・進学独特待生奨学金(信愛大学かがやき奨学金)：給付[金額]入学金相当額および授業料半期相当額[募集内容]一般前期A方式合格者のうち上位20%以内の入試成績を修め、入学した者
・在学時成績最優秀者奨学金(レーヌ・アンティエ奨学金)：給付[年額]200,000円[募集内容]入学後の学業成績および生活態度等を1年間通じて総合的に評価し、推薦

◇学生寮　なし
◇特徴　豊富な知識と確実な技術、そして人間の尊厳を大切にするこころを持ち、人々の必要とする的確なケアを実践できる看護師をめざします。
【取得できる免許・資格】看護師国家試験受験資格、養護教諭一種免許状

資料請求　●学校案内　無料　●願書　無料　　　　WEB出願　可

学校法人大阪成蹊学園

大阪成蹊大学

看 共 総 社

学科	看護学部　看護学科（4年・80名）

〒533-0007　大阪府大阪市東淀川区相川3丁目10-62
【TEL】06-6829-2554
【交通】阪急京都線「相川」駅より徒歩5分

	出願日程	試験日程	合格発表	推薦基準・試験内容	受験料
公募推薦	〈A日程〉23年11/1～11/10(消有)　〈C日程〉23年11/1～12/7(消有)	11/18　12/16	12/1　12/22	推薦は併願可、5浪まで可　推薦：11/18の2科目型は英、選択=国、数I、化、生Iより1科目(化、生の同時選択不可)　11/18の3科目型は英、選択=国、数I、化・生Iより2科目	35,000円
一般	〈A日程〉23年12/17～24年1/22(消有)　〈B日程〉23年12/17～24年1/22(消有)　〈D日程〉24年1/9～2/13(消有)	1/30　1/31　2/22	2/9　2/9　3/1	一般：1/30・31、2/22の2科目型は英、選択=国、数I、化、生Iより1科目(化、生の同時選択不可)、書類審査　1/30・31、2/22の3科目型は英、選択=国、数I、化・生Iより2科目、書類審査	35,000円

◇開校年　2003年
◇入学者　－
◇出身県　－
◇主な実習先　－
◇主な就職先　－

◇初年度納入金(卒業までの納入金)　1,894,000円（－）
◇学校独自の奨学金制度
・成績優秀者特別奨学金：減免[金額]授業料より1,000,000円を減免[募集内容]一般選抜入試A日程の成績優秀者(指定校推薦入試A日程の合格者もチャレンジ可)

◇学生寮　－
◇特徴　－

資料請求　●学校案内　無料　●願書　－　　　　WEB出願　可

学校法人大手前学園

大手前大学

看 共 総 社

学科	国際看護学部　看護学科（4年・80名）

〒540-0008　大阪府大阪市中央区大手前2-1-88
【TEL】0798-36-2532
【交通】大阪メトロ谷町線「天満橋」駅より徒歩5分

	出願日程	試験日程	合格発表	推薦基準・試験内容	受験料
公募推薦	〈A日程〉23年10/6～10/19(消有)　〈B日程〉23年11/16～11/30(消有)	11/1・2　12/10	11/16　12/15	推薦は併願可、5浪まで可、定員30名　推薦：11/1・2、12/10の2科目選択方式はコミ英IⅢⅢ・英表IⅡ、面接、書類審査、選択=国総(古漢除く)・現代文B、数IA、化基・化、生基・生Iより1科目　11/1・2の3科目選択方式はコミ英IⅢⅢ、国総(古漢除く)・現代文B、面接、書類審査、選択=数IA、化基・化、生基・生Iより1科目	30,000円（専願25,000円）
一般	〈A日程〉24年1/5～1/12(消有)　〈B日程〉24年2/1～2/15(消有)　〈ファイナルチャレンジ〉24年2/23～3/6(消有)	1/24・25　2/28・29　3/14	2/8　3/6　3/15	一般：2科目選択方式はコミ英IⅢⅢ・英表IⅡ、選択=国総(古漢除く)・現代文B、数IA、化基・化、生基・生Iより1科目　3科目選択方式はコミ英IⅢⅢ・英表IⅡ、国総(古漢除く)・現代文B、選択=数IA、化基・化、生基・生Iより1科目　3/14は小論文、面接	30,000円

◇開校年　1966年
◇入学者　90名(男子38名/女子82名)
◇出身県　大阪府・兵庫県・京都府
◇主な実習先　明和病院、尼崎総合医療センター、兵庫県立こども病院他
◇主な就職先　大阪国際がんセンター、神戸大学医学部附属病院他

◇初年度納入金(卒業までの納入金)　1,910,000円（－）
◇学校独自の奨学金制度
・大手前学園入試特別奨学金制度：免除[募集内容]一般選抜2科目選択合格者のうち成績上位10%に最大4年間授業料半額免除、一般選抜3科目選択合格者のうち成績上位10%に最大4年間の授業料全額免除

◇学生寮　あり
◇特徴　外国人が多く暮らす大阪にある本学部は、これからの日本が抱える医療現場の課題に実感をもって学ぶことができる場。グローバルな視点で対象者と向き合い、言語や文化を超えた人類共通の思いやりをもった看護師を養成します。

資料請求　●学校案内　無料　●願書　無料　　　　WEB出願　可

学校法人関西医科大学

関西医科大学

看 共

学科	看護学部　看護学科（4年・100名）

〒573-1010　大阪府枚方市新町2-5-1
【TEL】072-804-0101（代表）
【E-mail】nyushi@hirakata.kmu.ac.jp
【交通】京阪本線・交野線「枚方市」駅より徒歩約5分

	出願日程	試験日程	合格発表	推薦基準・試験内容	受験料
公募推薦	23年11/1～11/10(消有)	11/26	12/2	推薦は併願可(専願あり)、1浪まで可、定員42名(指定校含む)　推薦：適性能力試験(英・国または英・数)、小論文、面接	35,000円
一般	23年12/11～24年1/17(消有)	2/2	2/15	一般：(3教科型)はコミ英IⅢⅢ・英表IⅡ、国(近代以降の文章のみ)、選択=数IA、生基・生、化基・化、物基・物より1科目　(2教科型)はコミ英IⅢⅢ・英表IⅡ、選択=数IA、生基・生、化基・化、物基・物より1科目	35,000円

◇開校年　1928年
◇入学者　101名(男子4名/女子97名)
◇出身県　－
◇主な実習先　関西医科大学附属の医療機関、近隣訪問看護ステーション、福祉施設他
◇主な就職先　関西医科大学附属の医療機関、国立循環器病研究センター、大阪急性期・総合医療センター

◇初年度納入金(卒業までの納入金)　1,650,000円（6,600,000円）
◇学校独自の奨学金制度
・関西医科大学特待生制度：免除[年額]1,550,000円[募集内容]一般選抜試験(3教科型)共通テスト利用試験(3・5教科型)合格者のうち成績優秀者13名

◇学生寮　なし
◇特徴　看護師・保健師国家試験受験資格を全員が取得でき、さらに10名は助産師国家試験受験資格も取得可能。常に臨床の現場が身近にある環境で、医・リハビリテーション学部との合同授業や附属病院・地域での実習を通じ、疾病だけでなく「人」を理解できる看護力を養います。

資料請求　●学校案内　無料　●願書　無料　　　　WEB出願　可

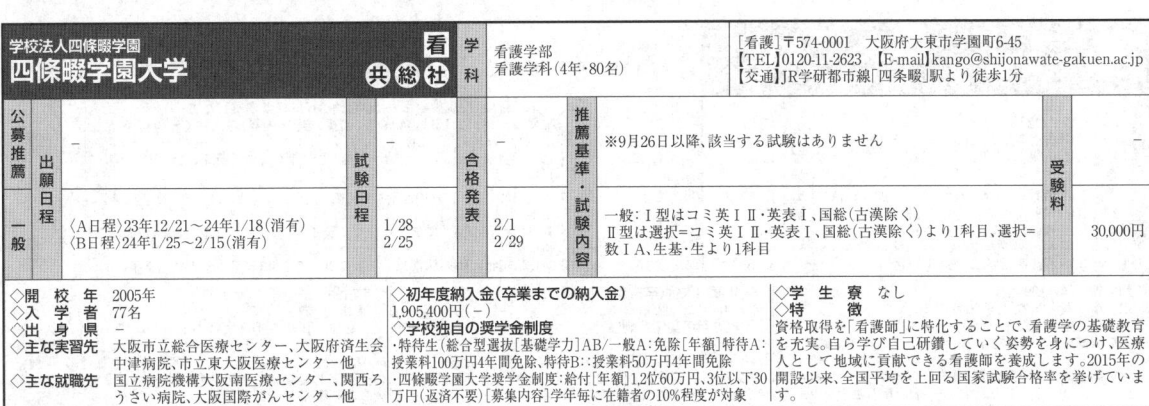

看護師

臨床検査技師／臨床工学技士／診療放射線技師

理学療法士／作業療法士／言語聴覚士

歯科衛生士／歯科技工士

柔道整復／はり師・きゅう師／あん摩マッサージ指圧師

視能訓練士／義肢装具士／救急救命士

関西医療大学

学校法人関西医療学園

看　共　総　社

学科	保健看護学部 保健看護学科（4年・90名）	〒590-0482　大阪府泉南郡熊取町若葉2-11-1 【TEL】072-453-8284 【交通】JR阪和線・関西空港線「熊取」駅よりスクールバスまたは南海バス約15分

	出願日程	試験日程	合格発表	推薦基準・試験内容	受験料
公募推薦	〈Ⅰ期〉23年10/17～10/27（消有） 〈Ⅱ期〉23年11/7～11/17（消有）	11/5 11/26	11/13 12/2	推薦は併願可、浪人可、定員32名 推薦：面接（専願制のみ）、書類審査、選択＝国総・現代文B、コミ英Ⅰ Ⅱ・英表Ⅰより1科目、数ⅠA、化基、生基より1科目	30,000円
一般	〈前期A日程〉24年1/9～1/19（消有） 〈前期B日程〉24年1/9～1/19（消有） 〈後期〉24年2/13～2/23（消有）	1/28 1/29 3/3	2/8 2/8 3/7	一般：1/28・29の3科目型は国総・現代文B、選択＝コミ英Ⅰ Ⅱ・英表Ⅰ、数ⅠA、化基、生基より2科目 全日程の2科目型は選択＝国総・現代文B、コミ英Ⅰ Ⅱ・英表Ⅰより1科目、選択＝数ⅠA、化基、生基より1科目	30,000円

◆開校年　1985年
◆入学者　101名
◆出身県　大阪府・和歌山県・兵庫県
◆主な実習先　大阪国際がんセンター急性期・総合医療センター、JR大阪鉄道病院他
◆主な就職先　大阪府立病院機構（大阪急性期・総合医療センター、大阪母子医療センター、大阪国際がんセンターなど）他

◆初年度納入金（卒業までの納入金）
1,840,000円（-）
◆学校独自の奨学金制度
・特待生制度（1年次）：給付［年額］1,000,000円［募集内容］各学科の入学定員の10%を上限とし入学試験成績上位者に100万円を支給
・特待生制度（2年次以降）［年額］400,000円［募集内容］学科学年ごとに成績上位者3～5名について、一律40万円を免除

◆学生寮　なし
◆特徴
東洋医療（はり・灸、手技療法等）や手話等、従来の看護の領域を超えた独自の学びで、"心も身体も癒せる"次代のナースを養成する。

資料請求　●学校案内　無料　●願書　無料　　WEB出願　可

四條畷学園大学

学校法人四條畷学園

看　共　総　社

学科	看護学部 看護学科（4年・80名）	［看護］〒574-0001　大阪府大東市学園町6-45 【TEL】0120-11-2623　【E-mail】kango@shijonawate-gakuen.ac.jp 【交通】JR学研都市線「四条畷」駅より徒歩1分

	出願日程	試験日程	合格発表	推薦基準・試験内容	受験料
公募推薦		-	-	※9月26日以降、該当する試験はありません	
一般	〈A日程〉23年12/21～24年1/18（消有） 〈B日程〉24年1/25～2/15（消有）	1/28 2/25	2/1 2/29	一般：Ⅰ型はコミ英Ⅰ Ⅱ・英表Ⅰ、国総（古漢除く） Ⅱ型は選択＝コミ英Ⅰ Ⅱ・英表Ⅰ、国総（古漢除く）より1科目、選択＝数ⅠA、生基・生より1科目	30,000円

◆開校年　2005年
◆入学者　77名
◆出身県　-
◆主な実習先　大阪市立総合医療センター、大阪府済生会中津病院、市立東大阪医療センター他
◆主な就職先　国立病院機構大阪南医療センター、関西ろうさい病院、大阪国際がんセンター他

◆初年度納入金（卒業までの納入金）
1,905,400円（-）
◆学校独自の奨学金制度
・特待生（総合型選抜）［基礎学力］AB／一般A：免除［年額］特待A：授業料100万円4年間免除、特待B：授業料50万円4年間免除
・四條畷学園大学奨学金制度：給付［年額］1,2位60万円、3位以下30万円（返済不要）［募集内容］学年毎に在籍者の10%程度が対象

◆学生寮　なし
◆特徴
資格取得を「看護師」に特化することで、看護学の基礎教育を充実。自ら学び自己研鑽していく姿勢を身につけ、医療人として地域に貢献できる看護師を養成します。2015年の開設以来、全国平均を上回る国家試験合格率を挙げています。

資料請求　●学校案内　無料　●願書　無料　　WEB出願　可

四天王寺大学

看　共　総　社

学科	看護学部 看護学科（4年・80名）	〒583-8501　大阪府羽曳野市学園前3-2-1 【TEL】072-956-3183　【E-mail】nyushi@shitennoji.ac.jp 【交通】近鉄南大阪線「藤井寺」「古市」駅より近鉄バス約15分

	出願日程	試験日程	合格発表	推薦基準・試験内容	受験料
公募推薦	〈前期〉23年10/27～11/7 〈後期〉23年11/16～12/5	11/16・17 12/12	12/1 12/20	推薦は浪人可、定員25名 11/16・17はコミ英Ⅰ Ⅱ Ⅲ、選択＝国総（古漢除く）、数ⅠAより1科目、調査書 12/12は選択＝コミ英Ⅰ Ⅱ Ⅲ、選択＝国総（古漢除く）、数ⅠA、小論文より1科目、調査書	32,000円
一般	〈前期〉23年12/20～24年1/15 〈中期〉24年1/16～2/12 〈後期〉24年2/13～3/10	1/25・26 2/16 3/15	2/7 2/26 3/22	一般：1/25・26の3科目型はコミ英Ⅰ Ⅱ Ⅲ、国総（古漢除く）・現代文B、選択＝数ⅠA、生基、化基より1科目　2科目型はコミ英Ⅰ Ⅱ Ⅲ・英表Ⅰ Ⅱ、選択＝国総（古漢除く）・現代文B、数ⅠA、生基、化基より1科目 2/16は国総（古漢除く）・現代文B、選択＝コミ英Ⅰ Ⅱ Ⅲ、数ⅠA、生基より1科目　3/15は国総（古漢除く）・現代文B、コミ英Ⅰ Ⅱ Ⅲ	32,000円

◆開校年　1967年
◆入学者　100名（男子8名／女子92名）
◆出身県　-
◆主な実習先　四天王寺悲田院、四天王寺病院、城山病院他
◆主な就職先　四天王寺公立大学医学部附属病院、淀川キリスト教病院、大阪はびきの医療センター他

◆初年度納入金（卒業までの納入金）
1,888,000円（6,922,000円）
◆学校独自の奨学金制度
・看護学部特別奨学金：給付［募集内容］一般選抜前期日程の成績優秀者を対象に、授業料全額または半額相当額を支給

◆学生寮　あり
◆特徴
一人ひとりがめざす看護師像に合わせて、4つのコースから選ぶことができます。看護師に加え、保健師や助産師などの国家試験受験資格、養護教諭免許状の取得をめざせます。特待生のための奨学金制度も充実しています。

資料請求　●学校案内　無料　●願書　無料　　WEB出願　可

摂南大学

学校法人　常翔学園

看　共　社

学科	看護学部 看護学科（4年・100名）	〒573-0101　大阪府枚方市長尾峠町45-1 【TEL】072-839-9104　【E-mail】SETSUNAN.Nyushi@josho.ac.jp 【交通】京阪本線「樟葉」またはJR学研都市線「松井山手」駅より京阪バスで「摂南大学北口」下車

	出願日程	試験日程	合格発表	推薦基準・試験内容	受験料
公募推薦	〈前期〉23年10/27～11/6 〈後期〉23年11/25～12/5	11/16・17 12/15	12/1 12/27	推薦は1浪まで可 推薦：コミ英Ⅰ Ⅱ Ⅲ・英表Ⅰ Ⅱ、選択＝国総（近代以降の文章）・現代文B、数ⅠAより1科目、面接（後期のみ）	30,000円
一般	〈前期3科目型・2科目型〉23年12/16～24年1/10 〈中期〉23年12/16～24年1/30 〈後期〉24年2/5～2/26	1/20・21 2/9 3/5	2/5 2/22 3/14	一般：1/20・21の3科目型はコミ英Ⅰ Ⅱ Ⅲ・英表Ⅰ Ⅱ、国総（近代以降の文章）・現代文B、選択＝数ⅠA、生基・生より1科目　2科目型はコミ英Ⅰ Ⅱ Ⅲ・英表Ⅰ Ⅱ、選択＝国総（近代以降の文章）・現代文B、数ⅠA、生物基・生より1科目　2/9はコミ英Ⅰ Ⅱ Ⅲ・英表Ⅰ Ⅱ、選択＝国総（近代以降の文章）・現代文B、数ⅠA、生物基・生より1科目　3/5はコミ英Ⅰ Ⅱ Ⅲ、選択＝国総（近代以降の文章）・現代文B、数ⅠAより1科目	30,000円

◆開校年　1975年
◆入学者　118名（男子15名／女子103名）
◆出身県　大阪府・京都府・奈良県
◆主な実習先　星ヶ丘医療センター、関西医科大学附属病院、市立ひらかた病院他
◆主な就職先　大阪医療センター、大阪府済生会病院、関西医科大学総合医療センター

◆初年度納入金（卒業までの納入金）
1,900,000円（7,150,000円）
◆学校独自の奨学金制度
・特別奨学金制度（一般選抜前期3科目型）：給付［金額］825,000円［募集定員］15名（看護学科）［募集内容］入試成績優秀者を認定
・特別奨学金制度（大学入学共通テスト利用方式）：給付［金額］1,650,000円［募集定員］4名［募集内容］入試成績優秀者を認定

◆学生寮　なし
◆特徴
①最新の設備と徹底した少人数教育により実践能力を養成
②薬学部との連携により薬の知識を強化
③国家試験対策の充実

資料請求　●学校案内　無料　●願書　無料　　WEB出願　可

大阪府

大学

看護師

臨床検査技師 臨床工学技士 診療放射線技師

理学療法士 作業療法士 言語聴覚士

歯科医師 歯科衛生士 科技工士

あん摩マッサージ指圧師 はり師・きゅう師 柔道整復師

視能訓練士 義肢装具士 救急救命士

千里金蘭大学

学校法人金蘭会学園

看 共 総 社

学科 看護学部
看護学科(4年・女子90名)

〒565-0873　大阪府吹田市藤白台5-25-1
【TEL】06-6872-0721　【E-mail】app@cs.kinran.ac.jp
【交通】阪急「北千里」駅より徒歩10分、御堂筋線「千里中央」駅からバス約10分

	出願日程	試験日程	合格発表	推薦基準・試験内容	受験料
公募推薦	—			※9月26日以降、該当する試験はありません	
一般	〈前期〉23年12/18〜24年1/11(必着)〈中期〉24年1/15〜2/5(必着)〈後期〉24年2/13〜2/26(必着)	1/18 2/11 3/3	1/26 2/16 3/8	一般:1/18の3科目型は国総(古漢除く)、コミ英ⅠⅡ・英基Ⅰ、選択=数ⅠA、化基・生基、化基・化、生基・化、生基・生より1科目　1/18の2科目型・2/11は選択=国総(古漢除く)、コミ英ⅠⅡ・英基Ⅰより1科目、選択=数ⅠA、化基・生基、化基・化、生基・生より1科目　3/3は選択=国総(古漢除く)、コミ英ⅠⅡ・英基Ⅰより1科目、選択=数ⅠA、化基・生基、生基・生より1科目	30,000円

◇開校年　2003年
◇入学者　106名(女子106名)
◇出身県　大阪府・兵庫県・岡山県
◇主な実習先　住友病院、市立豊中病院、大阪大学医学部附属病院
◇主な就職先　住友病院、市立豊中病院、大阪大学医学部附属病院

◇初年度納入金(卒業までの納入金)
1,963,180円(6,892,180円)
◇学校独自の奨学金制度
・入学試験成績優秀者奨学金:免除[年額]240,000円[募集内容]一般選抜前期(3科目型)において、高得点(60%)を取得した者のうち成績上位者
・遠隔地学生奨学金:給付[年額]120,000円[募集内容]本学から自宅までの最短営業距離(電車・バス)が70km離れた下宿居住者

◇学生寮　なし
◇特徴
患者さんとの対話力を磨く「模擬患者参加型授業」や最新の症例シミュレータやVRを使用した現場さながらの演習授業を導入。提携病院である住友病院・市立豊中病院をはじめとした高水準を有する医療機関で実習を体験できます。

資料請求　●学校案内　無料　●願書　無料　　WEB出願　可

太成学院大学

学校法人天満学園

看 共 総

学科 看護学部
看護学科(4年・女子80名)

〒587-8555　大阪府堺市美原区平尾1060-1
【TEL】0120-623-732　【E-mail】nyushi@tgu.ac.jp
【交通】近鉄長野線「喜志」駅より無料シャトルバス9分

	出願日程	試験日程	合格発表	推薦基準・試験内容	受験料
公募推薦	〈A日程〉23年11/1〜11/4(消有)〈B日程前期〉23年11/13〜11/25(消有)〈B日程後期〉23年11/27〜12/9(消有)	11/12 12/2 12/16	12/1 12/8 12/22	推薦は併願可、現役生または2023年3月以降に卒業した方 推薦:11/12・12/16は書類審査、面接、選択=国総(古漢除く)、コミ英Ⅰ、数ⅠA、生基より2科目 12/2は書類審査、面接、選択=国総(古漢除く)、コミ英Ⅰ、数ⅠAより1科目	35,000円 ※初回のみ
一般	〈A日程前期・後期〉24年1/3〜1/20(消有)〈B日程前期〉24年1/15〜1/27(消有)〈B日程後期〉24年1/29〜2/8(消有)〈C日程前期〉24年2/12〜2/24(消有)〈C日程後期〉24年2/26〜3/7(消有)	1/27・28 2/5 2/19 3/6 3/15	2/2 2/9 2/26 3/6 3/15	一般:1/27・28・2/5・19は選択=国総(古漢除く)、コミ英ⅠⅡ、数ⅠA、生基・生より2科目 3/1は選択=国総(古漢除く)、コミ英ⅠⅡ、数ⅠAより2科目+学習成績併用 3/15は選択=国総(古漢除く)、コミ英ⅠⅡより1科目＋学習成績併用	35,000円 ※初回のみ

◇開校年　1998年
◇入学者　80名(女子80名)
◇出身県　大阪府・奈良県・和歌山県
◇主な実習先　大阪急性期・総合医療センター、大阪はびきの医療センター、堺市立総合医療センター他
◇主な就職先　大阪急性期・総合医療センター、大阪はびきの医療センター、大阪南医療センター他

◇初年度納入金(卒業までの納入金)
1,838,000円(6,602,000円)
◇学校独自の奨学金制度
・太成学院大学奨学金:給付[金額]授業料の半額を初年度から最長4年間免除[対象入試]一般選抜A日程・B日程(前期・後期)
・太成学院大学資格奨学金:給付[金額]入学金全額250,000円または半額125,000円[対象入試]全選抜対象

◇学生寮　あり(女子のみ)
◇特徴
多様化する医療を担う実践力と豊かな感性をもつ医療従事者をめざし、医療現場で活躍する看護師資格に加え、地域の人々の健康を守り促進する役割を担う保健師、保健室の先生として学校の保健活動の中核的な役割を果たす養護教諭の資格をめざします。

資料請求　●学校案内　無料　●願書　無料(インターネット出願)　　WEB出願　可

宝塚大学　大阪梅田キャンパス

学校法人宝塚大学

看 共 総 社

学科 看護学部
看護学科(4年・100名)

〒530-0012　大阪府大阪市北区芝田一丁目13番16号
【TEL】0120-580-007　【E-mail】kango@takara-univ.ac.jp
【交通】阪急電鉄線「大阪梅田」駅より徒歩5分

	出願日程	試験日程	合格発表	推薦基準・試験内容	受験料
公募推薦	23年11/3〜11/16	11/26	12/1	推薦は1浪まで可、定員15名 推薦:コミ英Ⅰ、国総(古漢除く)、数Ⅰ、グループ討論、書類審査	30,000円
一般	〈第1期〉24年1/6〜1/18〈第2期〉24年2/9〜2/21	2/4 3/3	2/9 3/8	一般:書類審査、コミ英ⅠⅡ、国総(古漢除く)、選択=数ⅠA、生基より1科目(※全3科目または高得点2科目)	30,000円

◇開校年　1987年
◇入学者　108名(男子19名/女子89名)
◇出身県　大阪府・兵庫県
◇主な実習先　川西市立総合医療センター、兵庫県立尼崎総合医療センター、大阪府済生会中津病院
◇主な就職先　大阪急性期・総合医療センター、大阪晩明館病院、大阪市立総合医療センター

◇初年度納入金(卒業までの納入金)
1,900,000円(—)
◇学校独自の奨学金制度
・特別奨学生制度:給付[年額]800,000円[募集内容]1年次生で、学業成績・人物ともに優秀、かつ経済的支援を必要とする者
・入学試験成績優秀者特待生:免除[年額]1,600,000円[募集内容]看護学部一般入試第1期で入試成績が1位、2位のある者、入学意思のある者

◇学生寮　なし
◇特徴
心とからだのトータルケアをめざし、1年次から芸術科目を取り入れ、医療現場で実践されているさまざまな芸術療法やホスピタルアートの技と知識を身につけます。また、看護学部のメインキャンパスは大阪梅田にあり、通学に大変便利です。

資料請求　●学校案内　無料　●願書　※WEB出願　　WEB出願　可

梅花女子大学

学校法人　梅花学園

看 共 総 社

学科 看護保健学部
看護学科(女子4年)

〒567-8578　大阪府茨木市宿久庄2-19-5
【TEL】072-643-6566　【E-mail】nyushikun@baika.ac.jp
【交通】阪急「石橋阪大前」駅「北千里」駅「茨木市」駅、JR「茨木」駅、北大阪急行「千里中央」駅よりスクールバス(無料)

	出願日程	試験日程	合格発表	推薦基準・試験内容	受験料
公募推薦	—			※9月26日以降、該当する試験はありません	
一般	〈Ⅰ期〉23年12/26〜24年1/13(必着)〈Ⅱ期〉24年1/22〜2/6(必着)〈Ⅲ期〉24年2/9〜2/28(必着)	1/20・21 2/9 3/2	1/26 2/16 3/8	一般:1/20・21・2/9は国総(古漢除く)、コミ英ⅠⅡ、選択=数ⅠA、生基より1科目 3/2は国総(古漢除く)、コミ英ⅠⅡ	35,000円

◇開校年　1878年
◇入学者　116名(女子116名)
◇出身県　大阪府・兵庫県・京都府
◇主な実習先　北野病院、市立豊中病院、淀川キリスト教病院
◇主な就職先　国立循環器病研究センター、市立吹田市民病院、関西医科大学附属病院

◇初年度納入金(卒業までの納入金)
1,952,150円(7,335,650円)
◇学校独自の奨学金制度
・澤山奨学金:給付[年額]半期授業料の1/2[募集内容]就学の熱意がありかつ経済的困難な意欲と能力ある修学支援
・特別奨学金:給付[募集内容]勉学の熱意あるにもかかわらず、入学後雇災、家計支持者の死亡、その他突発的な理由により経済状況が急変し修学困難となった者

◇学生寮　あり(女子のみ)
◇特徴
看護の専門能力をもって、キリスト教精神の「愛」と教養を身につける教育を行うことで、「その人らしく生きること」を支援し、社会に貢献する看護師を育成します。また、学生一人ひとりのペースに合わせて教員がフォロー。面倒見の良さも魅力の一つです。

資料請求　●学校案内　無料　●願書　無料　　WEB出願　可

※受験を希望される方は、必ず各学校の募集要項をご確認ください。　— 188 —

森ノ宮医療大学

学校法人森ノ宮医療学園 →P.22 看 共 総 社

学 科：看護学部 看護学科（4年・90名）

〒559-8611　大阪府大阪市住之江区南港北1-26-16
【TEL】06-6616-6911/0120-68-8908
【E-mail】univ@morinomiya-u.ac.jp　【交通】地下鉄中央線・ニュートラム南港ポートタウン線「コスモスクエア」駅より徒歩1分

	出願日程	試験日程	合格発表	推薦基準・試験内容	受験料
公募推薦	〈B日程【面接併用型】〉23年10/12～10/26※ 〈B日程【学力重視型】〉23年10/12～10/26※ ※WEB出願登録は10/25締切	11/4 11/5	11/17 11/17	推薦は2浪まで可、定員40名 推薦：面接（11/4のみ）、書類審査、選択＝国総（古漢除く）、コミ英ⅠⅡ・英表Ⅰ、数ⅠＡより2科目 ※本誌の公募推薦入試は、本学の総合型選抜B日程【面接併用型】【学力重視型】にあたります	30,000円
一般	〈前期A日程〉24年1/9～1/22※ 〈前期B日程〉24年1/9～1/22※ 〈前期C日程〉24年1/9～1/22※ 〈後期〉24年2/21～3/1※ ※WEB出願登録は前期1/19、後期2/29締切	2/3 2/4 2/5 3/6	2/12 2/12 2/12 3/12	一般：2/3・4・5は面接、選択＝国総（古漢除く）、コミ英ⅠⅡ・英表Ⅰ、数ⅠＡ化基・化、生基・生より3科目または2科目 3/6は面接、選択＝国総（古漢除く）、コミ英ⅠⅡ・英表Ⅰ、数ⅠＡ、生基・生より2科目	30,000円

◇開校年　2007年
◇入学者　90名（男子13名/女子77名）
◇出身県　大阪府・兵庫県・三重県
◇主な実習先　大阪急性期・総合医療センター、住友病院、大阪国際がんセンター他
◇主な就職先　大阪急性期・総合医療センター、大阪国際がんセンター、大阪公立大学医学部附属病院他

◇初年度納入金（卒業までの納入金）
1,930,000円（7,270,000円）
◇学校独自の奨学金制度
・入学時成績優秀者学納金減免制度：給付［年額］1,600,000円［募集内容］一般選抜前期（3科目型）に合格した全学部の成績上位15名以内

◇学生寮　なし
◇特徴
徹底した「基礎教育」はもとより、ヒューマンケアの基本である「人」について深く学ぶ相手のことを思いやる人間性の育成も大切にしています。保健師国家試験受験資格や養護教論一種免許状も取得可能です。

資料請求　●学校案内　無料　●願書　無料　　WEB出願　可

大和大学

学校法人 西大和学園 看 共

学 科：保健医療学部 看護学科（4年・100名）

〒564-0082　大阪府吹田市片山町2-5-1
【TEL】06-6385-8010　【E-mail】admaster@yamato-univ.jp
【交通】JR東海道本線「吹田」駅より徒歩約7分

	出願日程	試験日程	合格発表	推薦基準・試験内容	受験料
公募推薦	23年11/1～11/6（消有）	11/15	11/24	推薦は併願可、1浪まで可、定員45名 推薦：書類審査、選択＝コミ英ⅠⅡⅢ・英表ⅠⅡ、国総（古漢除く）・現代文B、数ⅠＡ、理（物基・物、化基・化、生基・生より1科目）より2科目 ※英語外部試験利用制度あり	35,000円
一般	〈前期A〉24年1/4～1/18（消有） 〈前期B〉24年1/4～1/30（消有） 〈後期〉24年2/2～2/27（消有）	1/24・25・26 2/5・6 3/2	2/7 2/13 3/15	一般：1/24・25・26、2/5・6のスタンダード3科目型はコミ英ⅠⅡ・英表ⅠⅡ、選択＝国総（古漢除く）・現代文B、数ⅠＡ、理（物基・物、化基・化、生基・生より1科目）より2科目　1/24・25・26の2科目型、3/2はコミ英ⅠⅡⅢ・英表ⅠⅡ、選択＝国総（古漢除く）・現代文B、数ⅠＡ、理（物基・物、化基・化、生基・生より1科目）より1科目　※英語外部試験利用制度あり	35,000円

◇開校年　2014年
◇入学者　126名（男子8名/女子118名）
◇出身県　大阪府・兵庫県・滋賀県
◇主な実習先　吹田市民病院、JR大阪鉄道病院、洛和会音羽病院
◇主な就職先　吹田市民病院、大阪赤十字病院、大阪大学医学部附属病院

◇初年度納入金（卒業までの納入金）
1,760,000円（7,040,000円）
◇学校独自の奨学金制度

◇学生寮　なし
◇特徴
4年間で看護師をはじめ、保健師・助産師・養護教論二種などの資格・免許を取得できます。また、医療現場を熟知した教授陣が、国家試験と就職に向けてきめ細かなサポートを徹底しています。

資料請求　●学校案内　無料　●願書　無料　　WEB出願　可

関西看護医療大学

学校法人関西看護医療大学 看 共 総 社

学 科：看護学部 看護学科（4年・90名）

〒656-2131　兵庫県淡路市志筑1456-4
【TEL】0799-60-1200
【交通】JR神戸線「舞子」駅よりスクールバス45分

	出願日程	試験日程	合格発表	推薦基準・試験内容	受験料
公募推薦	〈前期〉23年10/20～11/3（消有） 〈後期〉23年11/17～12/1（消有）	11/11 12/9	11/16 12/14	推薦は併願可、1浪まで可、定員25名 推薦：11/11は選択＝英、国（現代文のみ）、数（数Ⅰ）より2科目、面接 12/9は選択＝英、国（現代文のみ）、数（数Ⅰ）より1科目、面接	35,000円
一般	〈前期A〉24年1/4～1/15（消有） 〈前期B〉24年1/15～2/2（消有） 〈後期〉24年2/16～3/1（消有）	1/20 2/10 3/8	1/25 2/15 3/13	一般：選択＝英、国（現代文のみ）、数（数Ⅰ）より2科目	35,000円

◇開校年　2006年
◇入学者　107名（男子32名/女子75名）
◇出身県　兵庫県・大阪府・和歌山県
◇主な実習先
◇主な就職先

◇初年度納入金（卒業までの納入金）
1,900,000円（6,700,000円）
◇学校独自の奨学金制度
・兼高かおる基金奨学金：給付［月額］50,000円［募集内容］学術優秀、品行方正、身体頑健だが経済的な理由で就学が困難な者への奨学援助
・住友電気工業株式会社奨学金：給付［月額］25,000円［募集内容］自ら学ぶ意欲が高く、学費の支弁が困難な学生に対し、学費の一部を給付する

◇学生寮　なし
◇特徴
うつくしい海と豊かな自然に囲まれた環境に関西看護医療大学はあります。高速バスで舞子から35分と進学しやすい場所で、学生専用バスを利用して多数の学生が神戸方面から通学しています。小規模大学の特徴を活かした少人数教育で、国家試験合格をサポート！

資料請求　●学校案内　無料　●願書　無料　　WEB出願　可

関西国際大学

看 共 総 社

学 科：保健医療学部 看護学科（4年・100名）

〒673-0521　兵庫県三木市志染町青山1-18　【TEL】06-6496-4120
【E-mail】exam@kuins.ac.jp　【交通】神戸電鉄「緑が丘」駅より神姫バス⑥「防災公園」行き「関西国際大学」下車（三宮、明石、西神中央、緑が丘よりスクールバス）

	出願日程	試験日程	合格発表	推薦基準・試験内容	受験料
公募推薦				※9月26日以降、該当する試験はありません	
一般	〈前期A・B〉24年1/4～1/22（消有） 〈中期〉24年1/23～2/15（消有） 〈後期〉24年2/20～3/5（消有）	2/1・2 2/23 3/11	2/13 3/1 3/16	一般：2科目型は選択＝国、英より1科目、数、理（生または化）より1科目、高得点重視判定は2科目型の高得点1科目の得点を2倍（2科目型出願で自動判定）	5,000円 （法人100周年記念事業）

◇開校年　1998年
◇入学者　102名
◇出身県
◇主な実習先　北播磨総合医療センター、神戸大学医学部附属病院、神戸市立西神戸医療センター他
◇主な就職先　北播磨総合医療センター

◇初年度納入金（卒業までの納入金）
1,797,000円（－）
◇学校独自の奨学金制度
・濱名ミサヲ先生記念奨学生：給付［募集内容］学院創設者の濱名ミサヲ先生を偲び向学の志に溢れる学生への奨学金
・関西国際大学北播磨総合医療センター奨学生：貸与［年額］第1種：1,500,000円（各学年2名）、第2種：600,000円（各学年1名）

◇学生寮　なし
◇特徴
看護学の専門的知識・技術・態度を身につけた「人に寄り添い"こころ"で看る」看護専門職者を育てます。また、本学は北播磨総合医療センターでの実践的な学びの場を確保し、経済面からも学生をしっかりサポートし、低学年からのきめ細かな国家試験対策を行います。

資料請求　●学校案内　無料　●願書　無料　　WEB出願　可

臨床検査技師　臨床工学技士　診療放射線技師

理学療法士　作業療法士　言語聴覚士

歯科衛生士　歯科技工士

柔道整復師　はり師・きゅう師　あん摩マッサージ指圧師

視能訓練士　義肢装具士　救急救命士

関西福祉大学

共 総 社　看　学科　看護学部　看護学科(4年・90名)

〒678-0255　兵庫県赤穂市新田380-3
【TEL】0791-46-2525　【E-mail】kusw-info@kusw.ac.jp
【交通】JR赤穂線「播州赤穂」駅よりスクールバスで約8分

	出願日程	試験日程	合格発表	推薦基準・試験内容	受験料
公募推薦	〈11月期〉23年10/23～11/13(消有) 〈12月期〉23年11/13～12/12(消有)	11/18 12/16	12/1 12/21	推薦は専願のみ、浪人可、定員3名 推薦:小論文、面接、学校長推薦書(調査書含む)	35,000円 (30,000円)
一般	〈前期〉23年12/1～24年1/18(消有) 〈後期〉24年2/1～2/28(消有)	1/23・24 3/1	2/9 3/6	一般:1/23・24は選択=コミ英ⅠⅡ・英表Ⅰ、国総(古漢除く)・現代文B、数ⅠA、生基、HBより2科目 3/1は選択=コミ英ⅠⅡ・英表Ⅰ、国総(古漢除く)・現代文B、数ⅠAより2科目	〈前期〉35,000円 (30,000円) 〈後期〉15,000円 (10,000円)

◇開校年　1997年
◇入学者　91名(男子20名/女子71名)
◇出身県　兵庫県・岡山県・大阪府
◇主な実習先　赤穂市民病院、赤穂中央病院、IHI播磨病院他
◇主な就職先　ツカザキ病院、加古川市民病院、赤穂市民病院他

◇初年度納入金(卒業までの納入金)　1,858,670円(6,973,670円)
◇学校独自の奨学金制度
・入学時成績優秀特待生制度:減免[金額]授業料半額[募集内容]選抜後10月期および一般選抜前期の受験者上位1～30位の合格者
・共通テスト学費免除特待生制度:減免[金額]学費全額(4年間)[募集内容]共通テスト利用5教科型で得点率70%以上の合格者全員

◇学生寮　なし
◇特徴　豊かな人間性と確かな知識・技術を備えたヒューマンケアリングの実践者を育成。看護師・助産師・保健師の国家試験受験資格、養護教諭一種免許状の取得が可能。

資料請求　●学校案内　無料　●願書　無料　　WEB出願　可

甲南女子大学

学校法人甲南女子学園　共 社　看　学科　看護リハビリテーション学部　看護学科(4年・女子100名)

〒658-0001　兵庫県神戸市東灘区森北町6-2-23
【TEL】078-431-0499　【E-mail】nyushi@konan-wu.ac.jp
【交通】阪急神戸線「岡本」駅、JR神戸線「摂津本山」駅よりスクールバス、JR神戸線「甲南山手」駅より徒歩約10分

	出願日程	試験日程	合格発表	推薦基準・試験内容	受験料
公募推薦	〈Ⅰ日程〉23年10/10～10/18(消有) 〈Ⅱ日程〉23年10/10～10/26(消有) 〈Ⅲ日程〉23年11/27～12/7(消有)	11/4 11/11 12/16	11/17 11/20 12/22	推薦は併願可、浪人可 推薦:国(古漢除く)、英※、書類審査 ※外部検定利用可	35,000円
一般	〈Ⅰ・Ⅱ日程〉23年12/20～24年1/6(消有) 〈Ⅲ日程〉24年1/25～2/1(消有) 〈Ⅳ日程〉24年2/8～2/22(消有)	1/18・19 2/11 3/2	1/26 2/16 3/8	一般:1/18・19の2教科型はコミ英ⅠⅢ・英表ⅠⅡ※、選択=国総・現代文B・古典B(漢除く)、選択=数ⅠⅡA、理(化基・化、生基・生)より1科目)より1科目 3教科型はコミ英ⅠⅢ・英表ⅠⅡ※、国総・現代文B・古典B(漢除く)、選択=数ⅠⅡA、理(化基・化、生基・生)より1科目)より1科目 ※外部検定利用可　2/11、3/2の試験内容は学校にお問い合わせください。	35,000円

◇開校年　1964年
◇入学者　－
◇出身県　兵庫県・大阪府・京都府
◇主な実習先　甲南病院、松下記念病院、淀川キリスト教病院他
◇主な就職先　大阪市立総合医療センター、甲南病院、神戸赤十字病院他

◇初年度納入金(卒業までの納入金)　1,850,000円(－)
◇学校独自の奨学金制度
・甲南女子大学奨学金:給付[金額]授業料の半額[募集内容]成績と家計状況を基準にして奨学金を給付します
・甲南女子大学遠隔地出身学生援助奨学金:給付[年額]240,000円[募集内容]遠方に住んでいる方に、成績と家計を基準にして給付します

◇学生寮　あり(女子のみ)
◇特徴　医療・保健・教育・福祉における現場での実践を通して、一人ひとりの患者さんと家族にあった看護のあり方を探求します。

資料請求　●学校案内　無料　●願書　無料　　WEB出願　可

神戸大学【国】

看　学科　医学部保健学科　看護学専攻(4年・80名)

〒654-0142　兵庫県神戸市須磨区友が丘7-10-2
【TEL】078-796-4504
【交通】神戸市営地下鉄「名谷」駅より徒歩15分

	出願日程	試験日程	合格発表	推薦基準・試験内容	受験料
公募推薦	－	－	－	※9月26日以降、該当する試験はありません	－
一般	24年1/22～2/2(予定) (一次は大学入学共通テスト利用)	2/25 3/12	3/7 3/21	一般:2/25は数ⅠⅡAB(数列、ベクトル)、、選択=物基・物、化基・化、生基・生より1科目、選択=コミ英基礎ⅠⅢ・英表ⅠⅡ・英会話、面接 3/12はコミ英基礎ⅠⅢ・英表ⅠⅡ・英会話、面接	17,000円

◇開校年　1949年
◇入学者　166名(男子29名/女子137名)※全学科
◇出身県　兵庫県・大阪府・広島県
◇主な実習先　神戸大学医学部附属病院他
◇主な就職先　神戸大学医学部附属病院、大阪大学医学部附属病院、京都大学医学部附属病院

◇初年度納入金(卒業までの納入金)　817,800円(－)
◇学校独自の奨学金制度
・神戸大学基金緊急奨学金:給付[金額]一時金250,000円
・神戸大学基金奨学金:給付[年額]250,000円[募集定員]60名程度

◇学生寮　あり
◇特徴　高い倫理観と科学的な視点を持ち高度な専門的知識・技能を身につけた医療人を養成する。保健医療・健康科学に関する卓越した教育を提供する。

資料請求　●学校案内　本体無料　送料215円　●願書　HPより※WEB出願　　WEB出願　可

神戸市看護大学【公】

看 社　学科　看護学部　看護学科(4年・100名)

〒651-2103　兵庫県神戸市西区学園西町3-4
【TEL】078-794-8085　【E-mail】gakumu@kobe-ccn.ac.jp
【交通】神戸市営地下鉄「学園都市」駅より徒歩10分

	出願日程	試験日程	合格発表	推薦基準・試験内容	受験料
公募推薦	23年11/1～11/8(必着)	11/18	12/1	推薦は専願のみ、2浪まで可、4.0以上、定員30名 推薦:小論文(英文資料の読解を含む)、面接	17,000円
一般	24年1/22～2/2(消有) (一次は大学入学共通テスト利用)	2/25 3/12	3/4 3/22	一般:小論文(日本文資料による)、面接	17,000円

◇開校年　1996年
◇入学者　100名(男子7名/女子93名)
◇出身県　兵庫県・大阪府・京都府
◇主な実習先　神戸市立医療センター中央市民病院、神戸市立医療センター西市民病院、西神戸医療センター
◇主な就職先　神戸市立医療センター、神戸市役所、兵庫県立病院

◇初年度納入金(卒業までの納入金)　817,800円(2,425,200円)
◇学校独自の奨学金制度

◇学生寮　なし
◇特徴　地域社会の保健・医療・福祉に貢献できる看護専門職の育成を目指す看護の単科大学です。少人数で学生と教員の距離が近く、質問や相談がしやすいアットホームな雰囲気です。クラス担任制度や修学支援、キャリア支援などの学生支援にも力を入れています。

資料請求　●学校案内　大学HP参照　●願書　※WEB出願　　WEB出願　可

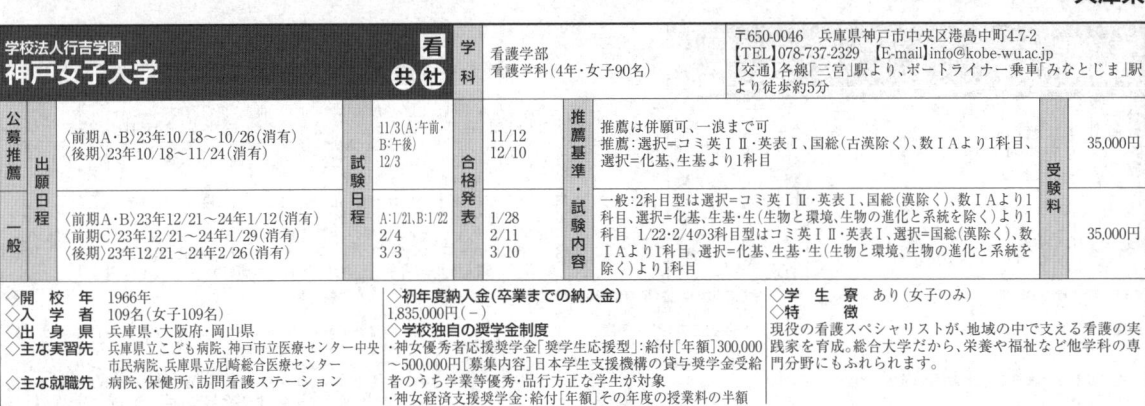

学校法人 行吉学園　神戸女子大学　看 共 社

〒650-0046　兵庫県神戸市中央区港島中町4-7-2
【TEL】078-737-2329　【E-mail】info@kobe-wu.ac.jp
【交通】各線「三宮」駅より、ポートライナー乗車「みなとじま」駅より徒歩約5分

学科：看護学部 看護学科(4年・女子90名)

	出願日程	試験日程	合格発表	推薦基準・試験内容	受験料
公募推薦	〈前期A・B〉23年10/18～10/26(消有)　〈後期〉23年10/18～11/24(消有)	11/3(A:午前・B:午後)　12/3	11/12　12/10	推薦は併願可、一浪まで可　推薦：選択=コミ英ⅠⅡ・英表Ⅰ、国総(古漢除く)、数ⅠAより1科目、選択=化基、生基より1科目	35,000円
一般	〈前期A・B〉23年12/21～24年1/12(消有)　〈前期C〉23年12/21～24年1/29(消有)　〈後期〉23年12/21～24年2/26(消有)	A:1/21,B:1/22　2/4　3/3	1/28　2/11　3/3	一般：2科目型は選択=コミ英ⅠⅡ・英表Ⅰ、国総(漢除く)、数ⅠAより1科目、選択=化基、生基・生(生物と環境、生物の進化と系統を除く)より1科目、選択=コミ英ⅠⅡ・英表Ⅰ、国総(漢除く)、数ⅠAより1科目、3科目型は選択=コミ英ⅠⅡ・英表Ⅰ、国総(漢除く)、数ⅠAより1科目、選択=化基、生基・生(生物と環境、生物の進化と系統を除く)より1科目	35,000円

◆開校年　1966年
◆入学者　109名(女子109名)
◆出身県　兵庫県・大阪府・岡山県
◆主な実習先　兵庫県立こども病院、神戸市立医療センター中央市民病院、兵庫県立尼崎総合医療センター
◆主な就職先　病院、保健所、訪問看護ステーション

◆初年度納入金(卒業までの納入金)　1,835,000円(－)
◆学校独自の奨学金制度
・神女優秀者応援奨学金「奨学生応援型」：給付[年額]300,000～500,000円[募集内容]日本学生支援機構の貸与奨学金受給者のうち学業等優秀・品行方正な学生が対象
・神女経済支援奨学金：給付[年額]その年度の授業料の半額

◆学生寮　あり(女子のみ)
◆特徴　現役の看護スペシャリストが、地域の中で支える看護の実践家を育てます。総合大学だから、栄養や福祉など他学科の専門分野にもふれられます。

資料請求　●学校案内　無料　●願書　※WEB出願　　WEB出願　可

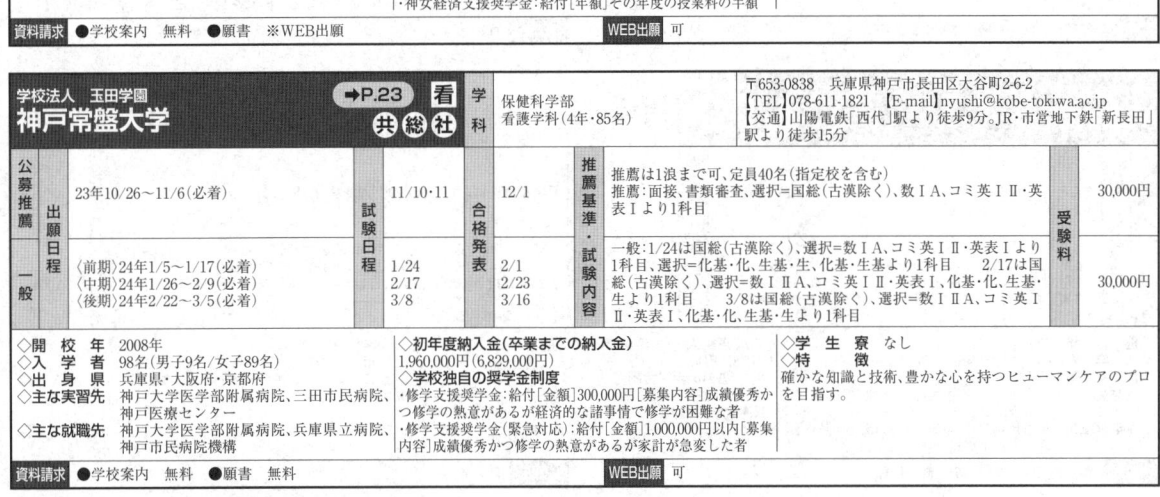

学校法人 玉田学園　神戸常盤大学　➡P.23　看 共 総 社

〒653-0838　兵庫県神戸市長田区大谷町2-6-2
【TEL】078-611-1821　【E-mail】nyushi@kobe-tokiwa.ac.jp
【交通】神戸電鉄「西代」駅より徒歩9分。JR・市営地下鉄「新長田」駅より徒歩15分

学科：保健科学部 看護学科(4年・85名)

	出願日程	試験日程	合格発表	推薦基準・試験内容	受験料
公募推薦	23年10/26～11/6(必着)	11/10・11	12/1	推薦は1浪まで可、定員40名(指定校を含む)　推薦：面接、書類審査、選択=国総(古漢除く)、数ⅠA、コミ英ⅠⅡ・英表Ⅰより1科目	30,000円
一般	〈前期〉24年1/5～1/17(必着)　〈中期〉24年1/26～2/6(必着)　〈後期〉24年2/22～3/5(必着)	1/24　2/17　3/8	2/1　2/23　3/16	一般：1/24は国総(古漢除く)、選択=数ⅠA、コミ英ⅠⅡ・英表Ⅰより1科目、選択=化基・化、生基・生、化基・生基より1科目　2/17は国総(古漢除く)、選択=数ⅠA、コミ英ⅠⅡ・英表Ⅰ、化基・化、生基・生より1科目　3/8は国総(古漢除く)、選択=数ⅠA、コミ英ⅠⅡ・英表Ⅰ、化基・化、生基・生より1科目	30,000円

◆開校年　2008年
◆入学者　98名(男子9名/女子89名)
◆出身県　兵庫県・大阪府・京都府
◆主な実習先　神戸大学医学部附属病院、三田市民病院、神戸医療センター
◆主な就職先　神戸大学医学部附属病院、兵庫県立病院、神戸市民病院機構

◆初年度納入金(卒業までの納入金)　1,960,000円(6,829,000円)
◆学校独自の奨学金制度
・修学支援奨学金：給付[金額]300,000円[募集内容]成績優秀かつ修学の熱意があるが経済的な諸事情で修学が困難な者
・修学支援奨学金(緊急対応)：給付[金額]1,000,000円以内[募集内容]成績優秀かつ修学の熱意があるが家計が急変した者

◆学生寮　なし
◆特徴　確かな知識と技術、豊かな心を持つヒューマンケアのプロを目指す。

資料請求　●学校案内　無料　●願書　無料　　WEB出願　可

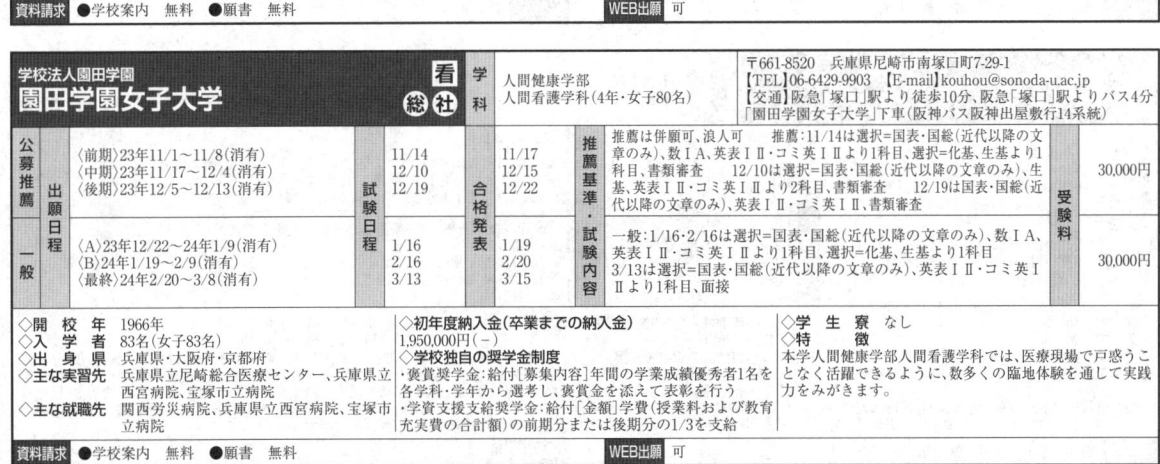

学校法人 園田学園　園田学園女子大学　看 総 社

〒661-8520　兵庫県尼崎市南塚口町7-29-1
【TEL】06-6429-9903　【E-mail】kouhou@sonoda-u.ac.jp
【交通】阪急「塚口」駅より徒歩10分、阪急「塚口」駅よりバス4分「園田学園女子大学」下車(阪神バス阪神尼崎敷地内14系統)

学科：人間健康学部 人間看護学科(4年・女子80名)

	出願日程	試験日程	合格発表	推薦基準・試験内容	受験料
公募推薦	〈前期〉23年11/1～11/8(消有)　〈中期〉23年11/17～12/4(消有)　〈後期〉23年12/5～12/13(消有)	11/14　12/10　12/19	11/17　12/15　12/22	推薦は併願可、浪人可　推薦：11/14は選択=国表・国総(近代以降の文章のみ)、数ⅠA、英表ⅠⅡ・コミ英ⅠⅡより1科目、選択=化基、生基より1科目、書類審査　12/10は選択=国表・国総(近代以降の文章のみ)、生基・コミ英ⅠⅡより2科目、書類審査　12/19は国表・国総(近代以降の文章のみ)、英表ⅠⅡ・コミ英ⅠⅡ、書類審査	30,000円
一般	〈A〉23年12/22～24年1/9(消有)　〈B〉24年1/19～2/9(消有)　〈最終〉24年2/20～3/8(消有)	1/16　2/16　3/13	1/19　2/19　3/15	一般：1/16・2/16は選択=国表・国総(近代以降の文章のみ)、数ⅠA、英表ⅠⅡ・コミ英ⅠⅡより1科目、選択=化基、生基より1科目　3/13は国表・国総(近代以降の文章のみ)、英表ⅠⅡ・コミ英ⅠⅡより1科目、面接	30,000円

◆開校年　1966年
◆入学者　83名(女子83名)
◆出身県　兵庫県・大阪府・京都府
◆主な実習先　兵庫県立尼崎総合医療センター、兵庫県立西宮病院、宝塚市立病院
◆主な就職先　関西労災病院、兵庫県立西宮病院、宝塚市立病院

◆初年度納入金(卒業までの納入金)　1,950,000円(－)
◆学校独自の奨学金制度
・褒賞奨学金：給付[募集内容]年間の学業成績優秀者1名を各学科・学年から選考し、褒賞金を添えて表彰を行う
・学資支援奨学奨学金：給付[金額]学費(授業料および教育充実費の合計額)の前期分または後期分の1/3を支給

◆学生寮　なし
◆特徴　本学人間健康学部人間看護学科では、医療現場で戸惑うことなく活躍できるように、数多くの臨地体験を通して実践力をみがきます。

資料請求　●学校案内　無料　●願書　無料　　WEB出願　可

学校法人 弘徳学園　姫路大学　看 共 総 社

〒671-0101　兵庫県姫路市大塩町2042番2
【TEL】079-247-7306　【E-mail】nyushi@koutoku.ac.jp
【交通】山陽電鉄「大塩(姫路大学前)」駅より徒歩約10分、またはスクールバスで約1分

学科：看護学部 看護学科(4年・100名)

	出願日程	試験日程	合格発表	推薦基準・試験内容	受験料
公募推薦	－	－	－	※9月26日以降、該当する試験はありません	
一般	〈A日程〉23年12/7～24年1/18(必着)　〈B日程〉24年1/9～1/31(必着)　〈C日程〉24年1/19～3/12(必着)	1/27・28　2/10　3/16	2/10　2/20　3/23	一般：1/27・28、2/10は選択=国(古漢除く)、英(リスニング除く)、数ⅠA、生・生基より2科目　3/16は国(古漢除く)、小論文	35,000円

◆開校年　2007年
◆入学者　118名(男子26名/女子92名)
◆出身県　兵庫県・大阪府・山口県
◆主な実習先　はりま姫路総合医療センター、加古川中央市民病院、神戸市立医療センター中央市民病院
◆主な就職先　はりま姫路総合医療センター、加古川中央市民病院、神戸市立医療センター中央市民病院

◆初年度納入金(卒業までの納入金)　1,925,000円(－)
◆学校独自の奨学金制度
・専願入試合格者入学金免除制度：給付[金額]200,000円[募集内容]専願出願が可能な各入試選抜(総合型選抜D日程除く)を専願受験し合格した方

◆学生寮　なし
◆特徴
1.「英会話」や「国際交流」に関する施設を開設し、国際化への理解を深め幅広く活躍できる看護師を育成
2.最新の教育設備を完備し、質の高い看護の実績力を育む教育環境
3.本学独自のカリキュラム「災害看護学」「グローバルヘルス看護学」

資料請求　●学校案内　無料　●願書　無料　　WEB出願　可

右側縦見出し：大学／看護師／診療放射線技師／臨床工学技士／臨床検査技師／理学療法士／作業療法士／言語聴覚士／歯科衛生士／歯科技工士／柔道整復師／はり師・きゅう師／あん摩マッサージ指圧師／視能訓練士／義肢装具士／救急救命士

左欄（縦書き）：看護師／臨床検査技師・臨床工学技士・診療放射線技師／理学療法士・作業療法士・言語聴覚士／歯科衛生士・歯科技工士／柔道整復師・はり師・きゅう師・あん摩マッサージ指圧師／視能訓練士・義肢装具士・救急救命士

姫路獨協大学

学校法人獨協学園

看 共 総 社

学科	看護学部 看護学科(4年・80名)

〒670-8524　兵庫県姫路市上大野7-2-1
【TEL】079-223-6515　【E-mail】nyushi@gm.himeji-du.ac.jp
【交通】JR山陽本線・山陽電鉄「姫路」駅よりバス約20分

	出願日程	試験日程	合格発表	推薦基準・試験内容	受験料
公募推薦	〈前期〉23年10/16～11/1(必着) 〈後期〉23年11/13～12/4(必着)	11/12 12/9	11/20 12/18	推薦は併願可(11/12の専願制は除く)　推薦:11/12はコミ英ⅠⅡ・英表Ⅰ、選択=国総(古漢除く)、数ⅠA、理(化基、生基より1科目)より1科目、書類審査、小論文(基礎学力試験型のみ)、集団面接(専願制のみ)　12/9はコミ英ⅠⅡ・英表Ⅰ、選択=国総(古漢除く)、数ⅠAより1科目、書類審査、小論文	30,000円
一般	〈A日程〉24年1/5～1/17(必着) 〈B日程〉24年1/5～1/29(必着) 〈C日程〉24年2/13～2/28(必着) 〈D日程〉24年2/13～3/1(必着)	1/27 2/9 3/7 3/8	2/5 2/19 3/14 3/14	一般:1/27の3教科型はコミ英ⅠⅡ・英表Ⅰ、国総(古漢除く)、選択=数ⅠA、理(化基、生基より1科目)より1科目　1/27の2教科型はコミ英ⅠⅡ・英表Ⅰ、選択=国総(古漢除く)、数ⅠAより1科目　2/9、3/7はコミ英ⅠⅡ・英表Ⅰ、選択=国総(古漢除く)、数ⅠAより1科目　3/8は小論文、集団面接	30,000円

◇開校年　1987年
◇入学者　-
◇出身県　兵庫県・大阪府・岡山県
◇主な実習先　姫路聖マリア病院、加古川中央市民病院、兵庫県立はりま姫路総合医療センター
◇主な就職先　医療機関、行政機関、企業・学校他

◇初年度納入金(卒業までの納入金)
1,953,300円(6,753,300円)
◇学校独自の奨学金制度
・姫路獨協大学奨学金:給付[金額]授業料相当額
・姫路獨協大学特別学業支援奨学金:給付[月額]50,000円

◇学生寮　なし
◇特徴
地域医療のニーズに的確に応える幅広い専門知識と、視野を持つ看護職者を育成。また、臨床現場を模擬的に再現したシミュレーション教育を積極的に導入し、的確な判断能力を養成します。3年次から保健師養成課程を設け地域住民の健康を守る専門家を目指すこともできます。

資料請求　●学校案内　無料　●願書　無料　／　WEB出願　可

兵庫大学

学校法人睦学園

看 共 総 社

学科	看護学部 看護学科(4年・90名)

〒675-0195　兵庫県加古川市平岡町新在家2301
【TEL】079-427-1116
【交通】JR神戸線「東加古川」駅より徒歩約12分

	出願日程	試験日程	合格発表	推薦基準・試験内容	受験料
公募推薦	-			総合型選抜において公募制入試を実施。基準なし	
一般	〈前期〉23年12/25～24年1/25(消印) 〈中期〉23年12/25～24年2/19(必着) 〈後期〉24年2/26～3/14(必着)	2/3・4 2/25 3/16	2/14 3/2 3/22	一般:2/3・4は選択=生基・生、化基・化より1科目、選択=国総(古漢除く)、コミ英ⅠⅡ・英表Ⅰ、数ⅠAより1科目または2科目　2/25は選択=国総(古漢除く)、コミ英ⅠⅡ・英表Ⅰ、数ⅠAより2科目または3科目　3/16は国総(古漢除く)	30,000円

◇開校年　1995年
◇入学者　95名(男子14名/女子81名)
◇出身県　兵庫県
◇主な実習先　加古川中央市民病院、甲南加古川病院、明石医療センター
◇主な就職先　加古川市民病院機構、神戸市民病院機構、姫路赤十字病院

◇初年度納入金(卒業までの納入金)
1,819,370円(-)
◇学校独自の奨学金制度
・河野教育振興基金奨学金
・兵庫大学兵鸞会奨学金

◇学生寮　なし
◇特徴
さまざまなライフサイクルの健康課題に対応できる、看護のプロを育成。

資料請求　●学校案内　無料　●願書　無料　／　WEB出願　可

兵庫医科大学

学校法人兵庫医科大学

看 共

学科	看護学部 看護学科(4年・100名)

〒650-8530　兵庫県神戸市中央区港島1-3-6
【TEL】078-304-3030　【E-mail】admission@hyo-med.ac.jp
【交通】ポートライナー「みなとじま(キャンパス前)」駅より徒歩10分

	出願日程	試験日程	合格発表	推薦基準・試験内容	受験料
公募推薦	〈専願前期〉23年11/1～11/10(消有) 〈併願A日程〉23年11/1～11/10(消有) 〈併願B日程〉23年11/1～11/17(消有)	11/18 11/18 11/26	12/4 12/4 12/4	推薦は1浪まで可　推薦:11/18〈専願前期〉はコミ英ⅠⅡ・英表Ⅰ、小論文、書類審査、〈併願A日程〉はコミ英ⅠⅡ・英表Ⅰ、書類審査　11/26はコミ英ⅠⅡ・英表Ⅰ、数ⅠA、書類審査	35,000円
一般	〈前期3科目型〉24年1/4～1/18(消有) 〈前期3科目型〉24年1/4～1/18(消有) 〈後期〉24年2/13～2/26(消有)	2/2 2/3 3/2	2/9 2/9 3/8	一般:2/2はコミ英ⅠⅡ・英表Ⅰ、国総(古漢除く)、選択=化基・化、生基・生より1科目　2/3はコミ英ⅠⅡ・英表Ⅰ、数ⅠA　3/2はコミ英ⅠⅡ・英表Ⅰ、国総(古漢除く)、選択=化基・化、生基・生より1科目	35,000円

◇開校年　-
◇入学者　-
◇出身県　兵庫県・大阪府・京都府
◇主な実習先　兵庫医科大学病院、兵庫医科大学ささやま医療センター
◇主な就職先　兵庫医科大学病院、兵庫医科大学ささやま医療センター、加古川中央市民病院

◇初年度納入金(卒業までの納入金)
1,850,000円(-)
◇学校独自の奨学金制度
・兵庫医科大学新入生支援奨学金制度:給付[年額]1,650,000円[募集内容]一般選抜前期日程(3科目型)成績上位者の初年度学費を全額免除
・兵庫医科大学奨学金:貸与[年額]500,000円[募集内容]卒業後、兵庫医科大学病院において4年間の就業で全額弁済免除(3,4年次)

◇学生寮　なし
◇特徴
2022年4月、兵庫医療大学との統合により、薬・看護・リハビリテーションの3学部を開設。医療総合大学として学部・職種の垣根を越えたIPE(多職種連携教育)を充実させ、近年の医療現場で重視されている「多職種連携」を担う医療人育成を目指す。

資料請求　●学校案内　無料　●願書　※WEB出願　／　WEB出願　可

兵庫県立大学【公】

看 社

学科	看護学部 看護学科(4年・105名)

〒673-8588　兵庫県明石市北王子町13-71
【TEL】078-925-9404　【E-mail】u-hyogo@ofc.u-hyogo.ac.jp
【交通】JR・山陽電鉄「明石」駅よりバスで6分

	出願日程	試験日程	合格発表	推薦基準・試験内容	受験料
公募推薦	23年11/1～11/10(必着)	11/25	12/4	推薦は専願、現役生のみ、4.1以上、定員30名　推薦:小論文(英文資料の読解含む)、面接	17,000円
一般	24年1/22～2/2(必着) (一次は大学入学共通テスト利用)	2/25 3/12	3/6 3/21	一般:2/25は小論文、面接　3/12は面接	17,000円

◇開校年　2004年
◇入学者　106名(男子3名/女子103名)
◇出身県　兵庫県・大阪府・京都府
◇主な実習先　兵庫県立病院、兵庫県健康福祉事務所、看護ステーション
◇主な就職先　兵庫県立病院、神戸大学医学部附属病院、大阪医科薬科大学附属病院

◇初年度納入金(卒業までの納入金)
県内967,800円(2,575,200円)、県外1,108,800円(2,716,200円)
◇学校独自の奨学金制度
・成績最優秀者奨学金:給付[年額]150,000円又は30,000円[募集内容]各学年の成績最優秀者1名・成績優秀者1名を対象に支給

◇学生寮　なし
◇特徴
少人数教育により、高い専門的知識・実践力を有し、地域や国際社会の保健・医療・福祉の課題に柔軟に対応できる看護職を育成します。卒業時には全員が看護師と保健師両方の国家試験受験資格を取得でき、選択により助産師国家試験の受験資格や養護教諭一種免許の取得も可能。

資料請求　●学校案内　本体無料　送料390円　●願書　Web出願　／　WEB出願　可

武庫川女子大学

看 共 | 学科 | 看護学部 看護学科(4年・80名)

〒663-8558　兵庫県西宮市池開町6-46
【TEL】0798-45-3500(直通)　【E-mail】nyuss@mukogawa-u.ac.jp
【交通】阪神電車「鳴尾・武庫川女子大前」駅より徒歩7分

			試験日程		合格発表	推薦基準・試験内容		受験料
公募推薦	出願日程	〈前期〉23年10/10～10/26(消有)	11/4・5		11/19	推薦は併願可、1浪まで可、定員26名 推薦：選択=国総(現代文のみ)・現代文B、コミ英ⅠⅢⅢ・英表ⅠⅡ、数(ⅠAまたは数ⅠⅡAB)、化基・化、生基・生より2科目、書類審査(スタンダード型のみ)		35,000円
		〈後期〉23年10/27～11/14(消有)	11/23		12/6			
一般		〈前期〉23年12/22～24年1/11(消有)	1/24・25		2/7	一般：1/24・25はコミ英ⅠⅢⅢ・英表ⅠⅡ、選択=国総(現代文のみ)・現Bまたは国総・現B・古B(漢除く)、数(ⅠAまたは数ⅠⅡAB)、化基・化、生基・生より2科目　2/10は選択=国総(現代文のみ)・現Bまたは国総・現B・古B(漢除く)、数(ⅠAまたは数ⅠⅡAB)、化基・化、生基・生より2科目　3/6は選択=国総(現代文のみ)・現B、コミ英ⅠⅢⅢ・英表ⅠⅡ、数ⅠⅡAB、化基・化、生基・生より2科目		35,000円
		〈中期〉24年1/12～2/1(消有)	2/10		2/22			
		〈後期〉24年2/13～2/27(消有)	3/6		3/14			

◇開校年　1949年
◇入学者　101名(女子101名)
◇出身県　兵庫県・大阪府・奈良県
◇主な実習先　兵庫医科大学病院、関西ろうさい病院、大阪大学医学部附属病院他
◇主な就職先　兵庫医科大学病院、大阪大学医学部附属病院、神戸大学医学部附属病院他

◇初年度納入金(卒業までの納入金)
1,889,700円(－)
◇学校独自の奨学金制度
・武庫川学院奨学：給付
・武庫川学院鳴松会奨学：給付

◇学生寮　あり(女子のみ)
◇特徴
質の高い看護師の育成のため、看護師免許取得重視のカリキュラム。看護の対象を病める人ではなく生活する人と捉え、生き方や価値観を尊重し、様々な角度から支援を考え実践する「360°看護力」を持った学生を育成します。

資料請求　●学校案内　無料　●願書　無料　　WEB出願　可

畿央大学
学校法人　冬木学園

看 共 社 | 学科 | 健康科学部 看護医療学科(4年・94名)

〒635-0832　奈良県北葛城郡広陵町馬見中4-2-2
【TEL】0745-54-1603　【E-mail】exam@kio.ac.jp
【交通】近鉄大阪線「五位堂」駅より徒歩15分

			試験日程		合格発表	推薦基準・試験内容		受験料
公募推薦	出願日程	〈A日程〉23年10/23～11/4(消有)	11/11		11/21	推薦は専願・併願選択制、浪人可 推薦：選択=コミ英ⅠⅢⅢ・英表ⅠⅡ、数ⅠA、国総(古漢除く)・現代文Bより2科目		35,000円
		〈B日程〉23年10/23～11/4(消有)	11/12		11/21			
		〈C日程〉23年10/23～11/11(消有)	11/19		11/25			
一般		〈前期A〉23年12/18～24年1/12(消有)	1/20		2/1	一般：1/20・21・23の3教科型はコミ英ⅠⅢⅢ・英表ⅠⅢ、選択=数ⅠA、国総(古漢除く)・現B、物基・物、化基・化、生基・生、基礎理科より2教科2科目、2教科型は選択=コミ英ⅠⅢⅢ・英表ⅠⅢ、数ⅠA、国総(古漢除く)・現B、物基・物、化基・化、生基・生、基礎理科より2教科2科目 ※2/19、3/10については HP等でご確認ください		35,000円
		〈前期B〉23年12/18～24年1/12(消有)	1/21		2/1			
		〈前期C〉23年12/18～24年1/12(消有)	1/23		2/1			
		〈中期〉24年1/29～2/12(消有)	2/19		2/24			
		〈後期〉24年2/19～3/4(消有)	3/10		3/10			

◇開校年　2003年
◇入学者　94名(男子10名/女子84名)
◇出身県　大阪府・奈良県・三重県
◇主な実習先　大阪はびきの医療センター、大阪市立総合医療センター、近畿大学奈良病院
◇主な就職先　奈良県立医科大学附属病院、大阪市民病院機構、大阪府立病院機構他

◇初年度納入金(卒業までの納入金)
1,850,000円(7,010,000円)
◇学校独自の奨学金制度
・入学時成績優秀者特別奨学金：給付[年額]240,000円
・入学時成績優秀者特別奨学金：給付[年額]430,000円[募集内容]対象とする入試合格者のうち上位10%程度

◇学生寮　なし
◇特徴
人の痛みに寄り添い、チーム医療を実践できる看護師・保健師を養成。また、豊富な実習体験を通して、知識だけでなく臨床に強い看護師をめざします。2023年3月卒業生の看護師国家試験は全員合格で、開学以来12年間の現役合格率は99.6%です。

資料請求　●学校案内　無料　●願書　※HPよりダウンロード　　WEB出願　可

天理大学
学校法人天理大学

看 共 | 学科 | 医療学部 看護学科(4年・70名)

〒632-0018　奈良県天理市別所町80番地の1
【TEL】0743-63-7811　【E-mail】besshojimu@sta.tenri-u.ac.jp
【交通】JR・近鉄「天理」駅より徒歩15分

			試験日程		合格発表	推薦基準・試験内容		受験料
公募推薦	出願日程	〈A日程〉23年10/23～11/6(必着)	11/16		12/1	推薦は〈A日程〉は専願、1浪まで可、定員20名(〈A日程〉15名、〈B日程〉5名) 推薦：〈国英数基礎学力試験方式〉は国英数基礎学力試験、調査書、〈小論文方式〉は小論文、調査書		35,000円
		〈B日程〉23年11/27～12/7(必着)	12/16		12/22			
一般		〈前期〉24年1/9～1/22(必着)	2/1・2		2/9	一般：国、英、地理歴史、数ⅠA、生基・化基から、前期〈2教科型〉は2教科2科目、前期〈3教科型〉は3教科3科目(国は必須)、後期は国、英		35,000円
		〈後期〉24年2/22～3/5(必着)	3/12		3/15			

◇開校年　1925年
◇入学者　78名(男子11名/女子67名)
◇出身県　奈良県・大阪府・京都府
◇主な実習先　天理よろづ相談所病院
◇主な就職先　天理よろづ相談所病院

◇初年度納入金(卒業までの納入金)
1,733,000円(6,848,000円)
◇学校独自の奨学金制度
・天理よろづ相談所奨学金(学資金)：貸与[年額]500,000円
・天理よろづ相談所貸費制度(生活援助)：貸与[月額]10,000円～20,000円

◇学生寮　なし
◇特徴
日本屈指の総合病院「天理よろづ相談所病院」が学び舎になる充実した実習環境と独自の奨学金や学生寮による万全のサポート体制。

資料請求　●学校案内　無料　●願書　無料　　WEB出願　可

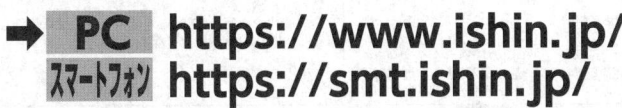

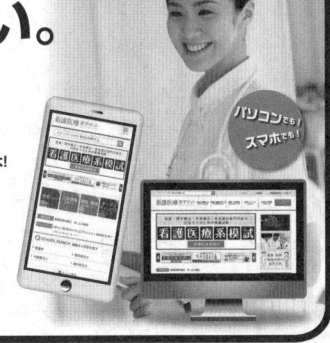

奈良学園大学

学校法人奈良学園　看 共 総 社

学科	保健医療学部 看護学科(4年・80名)

〒631-8524 奈良県奈良市中登美ヶ丘3丁目15-1
【TEL】0742-93-9958　【E-mail】info-admin@naragakuen-u.jp
【交通】近鉄けいはんな線「学研奈良登美ヶ丘」駅より徒歩約10分

	出願日程	試験日程	合格発表	推薦基準・試験内容	受験料
公募推薦	〈A日程〉23年11/2～11/6(消有) 〈B日程〉23年11/9～11/20(消有) 〈C日程〉23年11/22～12/8(消有)	11/12 11/26 12/16	11/17 12/1 12/22	推薦は併願可、浪人可、定員34名 推薦：選択=コミ英Ⅱ・英表Ⅰ(リスニング除く)、国総(近代以降の文章)、数ⅠAより2科目	30,000円
一般	〈前期①〉23年12/18～24年1/19(消有) 〈前期②〉23年12/18～24年1/19(消有) 〈中期〉24年1/23～2/13(消有) 〈後期〉24年2/13～3/4(消有)	1/27 1/28 2/17 3/10	2/9 2/9 2/22 3/14	一般：1/27、1/28、2/17の3教科型はコミ英Ⅰ・Ⅱ・英表Ⅰ(リスニング除く)、選択=国総(近代以降の文章)、数ⅠA、生基・生より2科目、2教科型=コミ英Ⅰ・Ⅱ・英表Ⅰ(リスニング除く)、選択=国総(近代以降の文章)、数ⅠA、生基・生より2科目　3/10は選択=コミ英Ⅰ・Ⅱ・英表Ⅰ(リスニング除く)、国総(近代以降の文章)、数ⅠAより2科目	30,000円

◇開校年　1984年
◇入学者　89名(男子2名/女子87名)
◇出身県　奈良県・大阪府・京都府
◇主な実習先　奈良県総合医療センター、奈良医療センター、大阪急性期総合医療センター
◇主な就職先　奈良県総合医療センター、奈良医療センター、奈良県立医科大学病院

◇初年度納入金(卒業までの納入金)
1,800,000円(6,300,000円)
◇学校独自の奨学金制度
・奈良学園大学一般学生奨学金：給付[募集内容]入試成績優秀者に学費の全額または半額、入学金相当額のいずれかを給付

◇学生寮　なし
◇特徴
看護師課程と看護師・保健師課程、看護師・助産師課程が選択できます。

資料請求　●学校案内　無料　●願書　無料　　WEB出願　可

奈良県立医科大学【公】

看 学科 医学部 看護学科(4年・85名)

〒634-8521　奈良県橿原市四条町840
【TEL】0744-22-3051
【交通】近鉄橿原線「八木西口」駅より徒歩約8分・JR桜井線「畝傍」駅より徒歩10分

	出願日程	試験日程	合格発表	推薦基準・試験内容	受験料
公募推薦	23年11/1～11/2(必着)	11/19	12/12	推薦は専願、現役生のみ(県内在住)、3.8以上、定員35名 推薦：小論文、面接、書類審査	17,000円
一般	24年1/22～2/2(必着) (一次大学入学共通テスト利用)	2/25・26	3/5	一般：小論文Ⅰ(地域枠は小論文Ⅰ・Ⅱ)、面接	17,000円

◇開校年　1945年
◇入学者　85名(男子4名/女子81名)
◇出身県　―
◇主な実習先　奈良県立医科大学附属病院他
◇主な就職先　奈良県立医科大学附属病院、大阪公立大学附属病院

◇初年度納入金(卒業までの納入金)
845,800円～986,800円(2,453,200円～2,594,200円)
◇学校独自の奨学金制度
・在宅看護人材育成支援修学資金：[月額]100,000円[募集内容]将来、奈良県内で在宅看護を牽引するリーダーとなる意思をもった学生が対象(3年～4年の2年間)

◇学生寮　なし
◇特徴
医学部であることを生かし、医学教育と連携したカリキュラムを構成しています。また、隣接する附属病院において1年次から実習を行います。

資料請求　●学校案内　本体無料　送料250円　●願書　本体無料　送料250円　　WEB出願　可

宝塚医療大学　和歌山キャンパス

学校法人 平成医療学園　看 共 総 社

学科	和歌山保健医療学部 看護学科(4年・50名)

〒640-8392　和歌山県和歌山市中之島2252
【TEL】073-494-5000　【E-mail】winfo@tumh.ac.jp
【交通】JR紀勢本線「和歌山」駅より徒歩8分

	出願日程	試験日程	合格発表	推薦基準・試験内容	受験料
公募推薦	―	―	―	※9月26日以降、該当する試験はありません	―
一般	〈前期A〉23年12/18～24年1/15(消有) 〈前期B〉23年12/18～24年1/15(消有) 〈中期〉24年1/5～2/9(消有) 〈後期〉24年2/1～3/1(消有)	1/27 1/28 2/17 3/11	2/2 2/2 2/22 3/15	一般：選択=コミ英、国総(古漢除く)、数ⅠA、理(化基、生基より1科目)より2科目、面接、調査書	30,000円

◇開校年　2011年
◇入学者　140名(男子66名/女子74名)
◇出身県　和歌山県・大阪府・奈良県
◇主な実習先　―
◇主な就職先　―

◇初年度納入金(卒業までの納入金)
1,750,000円(6,100,000円)
◇学校独自の奨学金制度
・特別奨学生：給付[年額]授業料相当額(1年間)[募集内容]一般選抜前期合格者で、基準を満たした複数名の授業料相当額を免除します。
・成績優秀者給付奨学金：給付[年額]学年1位：200,000円、2～3位：100,000円

◇学生寮　なし
◇特徴
医師とともに医療の中核を担う看護職にはこれまで以上に様々な資質、能力が求められています。変化する現代医療に対応したカリキュラムのもと、これから幅広く活躍できる看護職を養成します。

資料請求　●学校案内　無料　●願書　無料　　WEB出願　可

東京医療保健大学　雄湊キャンパス

看 共 総

学科	和歌山看護学部 看護学科(4年・90名)

(雄湊キャンパス)〒640-8538　和歌山県和歌山市東坂ノ上丁3
【TEL】073-435-5819　【交通】南海電鉄「和歌山市」駅より徒歩約14分
(日赤和歌山医療センターキャンパス)〒640-8269　和歌山県和歌山市小松原通四丁目20番地　【TEL】073-435-5819　【交通】南海電鉄「和歌山市」駅よりバス約5分

	出願日程	試験日程	合格発表	推薦基準・試験内容	受験料
公募推薦	23年11/1～11/10(消有)	11/19	12/1	推薦：小論文、面接、調査書で総合評価	35,000円
一般	〈A日程〉23年12/14～24年1/11(消有) 〈B日程〉23年12/14～24年1/17(消有) 〈C日程〉24年1/30～2/18(消有) 〈特別日程〉24年2/26～3/5(消有)	1/23 2/4 3/2 3/9	1/31 2/9 2/24 3/16	一般：1/23・2/18は英、調査書(2/18のみ)、選択=国総(現代文のみ)、数ⅠA、生基・生、化基・化、生基・化基より2科目 2/4は英、選択=国総(現代文のみ)、数ⅠA、生基・生、化基・化、生基・化基より2科目 3/9は英、小論文、面接、調査書	35,000円

◇開校年　2005年
◇入学者　98名(男子12名/女子86名)
◇出身県　―
◇主な実習先　日本赤十字社和歌山医療センター
◇主な就職先　日本赤十字社和歌山医療センター

◇初年度納入金(卒業までの納入金)
1,902,600円(―)
◇学校独自の奨学金制度
・スカラシップⅠ：免除[募集内容]一般(B日程)の合格者上位3名程度に対し1年間の授業料を全額免除
スカラシップⅡ：免除[募集内容]一般(A日程)合格者上位3名程度(B日程)合格者4～6位の3名程度に対し1年間の授業料半額免除

◇学生寮　なし
◇特徴
社会の変化を敏感に察知し、地域の人々の健康生活を支える新しい時代の看護職を育成します。

資料請求　●学校案内　無料　●願書　無料　　WEB出願　可

（左端縦書き）看護師　臨床検査技師　臨床工学技士　診療放射線技師　理学療法士　作業療法士　言語聴覚士　歯科衛生士　歯科技工士　柔道整復師　はり師・きゅう師　あん摩マッサージ指圧師　視能訓練士　義肢装具士　救急救命士

和歌山県立医科大学【公】

学科	保健看護学部　保健看護学科(4年・80名)	〒641-0011　和歌山県和歌山市三葛580番地 【TEL】073-446-6700　【E-mail】waidai@wakayama-med.ac.jp 【交通】JRきのくに線「紀三井寺」駅より徒歩約10分

出願日程		試験日程	合格発表	推薦基準・試験内容	受験料
公募推薦	23年11/1〜11/6 (大学入学共通テストを利用)	11/25	2/7	推薦は専願、現役生のみ、4.0以上 推薦：小論文、面接	17,000円
一般	24年1/22〜2/2 (大学入学共通テスト利用)	2/25 3/12		一般：2/25は小論文、面接 3/12は総合問題、面接	17,000円

◇開校年　2004年
◇入学者　−
◇出身県　−
◇主な実習先　−
◇主な就職先　−

◇初年度納入金(卒業までの納入金)
◇学校独自の奨学金制度

◇学生寮　−
◇特徴

資料請求　●学校案内　−　●願書　−　　WEB出願　−

鳥取大学【国】

学科	医学部　保健学科　看護学専攻(4年・80名)	〒683-8504　鳥取県米子市西町36番地1 【TEL】0857-31-5061(鳥取キャンパス) 【E-mail】st-nyushiken@ml.adm.tottori-u.ac.jp 【交通】JR山陰本線「米子」駅より徒歩約15分

出願日程		試験日程	合格発表	推薦基準・試験内容	受験料
公募推薦	23年11/2〜11/9 (大学入学共通テスト利用)	12/2	2/9	推薦は専願、現役生のみ(地域枠は1浪まで可)、定員30名(地域枠10名以内含む) 推薦：小論文、面接	17,000円
一般	24年1/22〜2/2 (一次は大学入学共通テスト利用)	2/25 3/12	3/6 3/21	一般：2/25は英 3/12は小論文、面接	17,000円

◇開校年　1949年
◇入学者　−
◇出身県　−
◇主な実習先　−
◇主な就職先　−

◇初年度納入金(卒業までの納入金)
◇学校独自の奨学金制度

◇学生寮　−
◇特徴
豊かな教養教育に加えて、死生学、生命倫理、コミュニケーション法、社会福祉といった人間の営みの理解を深める専門関連科目を学びます。また、住民活動と健康家族看護、尊厳のある死と看護など、幅広い分野に関心を持てる科目を履修できるようにしています。

資料請求　●学校案内　本体無料　送料250円　●願書　※WEB出願　　WEB出願　可

学校法人　藤田学院
鳥取看護大学

学科	看護学部　看護学科(4年・80名)	〒682-8555　鳥取県倉吉市福庭854 【TEL】0858-27-2800　【E-mail】nyushi1@tcn.ac.jp 【交通】山陰本線「倉吉」駅よりスクールバス約5分

出願日程		試験日程	合格発表	推薦基準・試験内容	受験料
公募推薦	23年11/9〜11/16(消有)	11/26	12/3	推薦は併願可、5浪まで可、定員15名 推薦：書類審査、小論文、面接	30,000円
一般	〈前期〉24年1/15〜1/26(消有) 〈中期〉24年2/1〜2/9(消有) 〈後期〉24年2/26〜3/4(消有)	2/4 2/18 3/10	2/11 2/25 3/16	一般：2/4・2/18は書類審査、面接、国総(古漢除く)・現代文、選択=コミ英ⅠⅡ・数ⅠⅡ、生基、化基より1科目 3/10は書類審査、小論文、面接	30,000円

◇開校年　2015年
◇入学者　82名(男子14名/女子68名)
◇出身県　鳥取県・島根県・兵庫県
◇主な実習先　鳥取大学医学部附属病院、鳥取県立中央病院、三朝温泉病院
◇主な就職先　鳥取大学医学部附属病院、鳥取赤十字病院、島根大学医学部附属病院

◇初年度納入金(卒業までの納入金)
1,750,000円(6,100,000円)
◇学校独自の奨学金制度
・鳥取看護大学奨学金：給付[年額]800,000円[募集内容]学業特待選抜の成績優秀者に全額または半額を支給。進級時点で審査あり
・かんとりぃ☆ひとり暮らしスタート[応援制度]給付[金額]100,000円[募集内容]ひとり暮らしを始める学生に対して、一律に応援金を支給する

◇学生寮　あり(女子のみ)
◇特徴
鳥取看護大学は地域の要望に応えて2015年4月に開学しました。豊かな自然環境、充実した学舎、さまざまな実習施設での学びを通じて、地元の医療分野で人々の命と健康を支えることに喜びを感じることのできる質の高い看護者を育みます。

資料請求　●学校案内　無料　●願書　無料　　WEB出願　可

島根大学【国】

学科	医学部　看護学科(4年・60名)	〒693-8501　島根県出雲市塩冶町89-1 【TEL】0853-20-2087　【E-mail】nyusi@med.shimane-u.ac.jp 【交通】JR山陰本線「出雲市」駅よりバス10分

出願日程		試験日程	合格発表	推薦基準・試験内容	受験料
公募推薦	23年11/1〜11/6 (大学入学共通テストを利用)	12/2	2/13	推薦は専願のみ、1浪まで可、4.0以上、定員15名(地域枠含む) 推薦：書類審査、小論文、面接	17,000円
一般	24年1/22〜2/2 (一次は大学入学共通テスト利用)	2/25・26 3/12	3/6 3/22	一般：2/25・26は小論文、面接 3/12は面接	17,000円

◇開校年　1975年
◇入学者　60名(男子6名/女子54名)
◇出身県　島根県・広島県・鳥取県
◇主な実習先　県内保健所、市町村健康福祉課等、介護老人保健施設
◇主な就職先　島根大学医学部附属病院、神戸大学医学部附属病院、松江赤十字病院

◇初年度納入金(卒業までの納入金)
817,800円(2,517,200円程度)
◇学校独自の奨学金制度
・夢チャレンジ奨学金：給付[年額]200,000円(9月と2月に10万円ずつ支給)[募集内容]対象：本学の学部1年生・15名程度(その他募集条件あり)

◇学生寮　なし
◇特徴
看護師が必須のほか、養護教諭(一種)、保健師を選択可。看護の知識や技術を育成する専門性の高い看護教育学を実施。

資料請求　●学校案内　本体無料　送料250円(学部案内)　●願書　※WEB出願　　WEB出願　可

看護師　臨床検査技師　臨床工学技士　診療放射線技師　理学療法士　作業療法士　言語聴覚士　歯科衛生士　歯科技工士　あん摩マッサージ指圧師　はり師・きゅう師　柔道整復師　視能訓練士　義肢装具士　救急救命士

島根県・岡山県

島根県立大学【公】 出雲キャンパス

看 学科 看護栄養学部 看護学科(4年・80名)

〒693-8550　島根県出雲市西林木町151
【TEL】0853-20-0215　【E-mail】i-ad@u-shimane.ac.jp
【交通】一畑電鉄「川跡(かわと)」駅より徒歩5分

	出願日程	試験日程	合格発表	推薦基準・試験内容	受験料
公募推薦	23年11/1～11/8(消有)	11/25・26	12/1	推薦は専願、県内現役生のみ、定員27名 一般推薦：3.8以上、しまね高大連携推薦(中山間・離島枠含む)：4.0以上 推薦：面接、小論文、レポート	17,000円
一般	24年1/22～2/2(消有) (一次は大学入学共通テスト利用)	2/25・26	3/1	一般：面接	17,000円

◇開校年　2012年
◇入学者　82名(男子8名/女子74名)
◇出身県　島根県・愛媛県・広島県
◇主な実習先　島根県立中央病院、島根県立こころの医療センター、松江赤十字病院
◇主な就職先　島根県立中央病院、出雲市民病院、松江赤十字病院

◇初年度納入金(卒業までの納入金)
723,800円～817,800円(-)
◇学校独自の奨学金制度
・成績優秀者支援奨学金：給付[募集内容]2～4年生で前年度の学業成績が優秀な学生に対し奨学金を給付
・海外研修支援奨学金：給付[募集内容]研修費用の一部を助成

◇学生寮　あり(女子のみ)
◇特徴
実践力の向上をめざす「シミュレーション教育」を実践。「自ら考え行動できる幅広い専門職業人」の育成を行う。"看護"と"栄養"との連携を重視したカリキュラムを通じて、"チーム医療"について、より実践的な学修を行う。

資料請求　●学校案内※HP参照　●願書 －　　WEB出願　可

岡山大学【国】

看 総 社 学科 医学部 保健学科看護学専攻(4年・80名)

〒700-8558　岡山県岡山市北区鹿田町2-5-1
【TEL】086-235-7984
【交通】JR線「岡山」駅よりバス

	出願日程	試験日程	合格発表	推薦基準・試験内容	受験料
公募推薦	－			※9月26日以降、該当する試験はありません	
一般	24年1/22～2/2 (一次は大学入学共通テスト利用)	2/25・26	3/7	一般：英、面接	17,000円

◇開校年　1998年
◇入学者　80名(男子4名/女子76名)
◇出身県　岡山県・兵庫県・広島県
◇主な実習先　岡山大学病院
◇主な就職先　岡山大学病院、岡山県、岡山市

◇初年度納入金(卒業までの納入金)
817,800円(-)
◇学校独自の奨学金制度

◇学生寮　あり(女子のみ)
◇特徴
保健学科の共通理念の人間尊重とヘルスプロモーションの精神を活かし、講義、演習、実習のカリキュラム編成や実施に当たって多くの工夫を凝らしています。

資料請求　●学校案内　本体無料　送料215円　●願書　※WEB出願　　WEB出願　可

岡山県立大学【公】

看 学科 保健福祉学部 看護学科(4年・40名)

〒719-1197　岡山県総社市窪木111
【TEL】0866-94-2111　【E-mail】nyushi@oka-pu.ac.jp
【交通】JR桃太郎線「服部」駅より徒歩5分

	出願日程	試験日程	合格発表	推薦基準・試験内容	受験料
公募推薦	23年11/1～11/7(消有)	11/25・26	12/15	推薦は専願、現役生のみ、A以上、定員12名 推薦：書類審査、小論文、面接 ※試験日は出願状況により1日または2日間に分けて実施	17,000円
一般	〈前期〉24年1/22～2/2(消有) 〈後期〉24年1/22～2/2(消有)	2/25・26 3/12	3/6 3/21	一般：面接、書類審査 ※前期試験日は出願状況により1日または2日間に分けて実施	17,000円

◇開校年　1993年
◇入学者　43名(女子43名)
◇出身県　岡山県・広島県・兵庫県
◇主な実習先　倉敷中央病院、岡山大学病院、倉敷成人病センター
◇主な就職先　倉敷中央病院、川崎医科大学附属川崎病院、岡山大学病院

◇初年度納入金(卒業までの納入金)
803,170円～897,170円(-)
◇学校独自の奨学金制度
－

◇学生寮　なし
◇特徴
自らを高め、成長させていく自主性と、人としての深さや幅、柔軟性を兼ね備えた、全人的なケアを提供できる看護専門職を育成します。

資料請求　●学校案内　本体無料　送料215円　●願書　HPに掲載　　WEB出願　可

学校法人川崎学園 川崎医療福祉大学

看 学科 保健看護学部 保健看護学科(4年・120名)

〒701-0193　岡山県倉敷市松島288
【TEL】086-464-1004
【交通】JR山陽本線「中庄」駅より徒歩15分

	出願日程	試験日程	合格発表	推薦基準・試験内容	受験料
公募推薦	〈前期〉23年11/1～11/9(消有) 〈後期〉23年11/24～12/5(消有)	11/18 12/13・14	12/1 12/20	推薦は11/18は専願、12/13・14は併願可 推薦：基礎学力確認テスト、面接、書類審査	30,000円
一般	〈前期A・B〉24年1/6～1/18(消有) 〈後期〉24年2/22～3/1(消有)	2/1・2 3/9	2/8 3/13	一般：2/1・2は面接、書類審査、選択=コミ英ⅠⅡ、国(古除く)、日B、数Ⅰ、物基、化基、生基、物、化、生より2科目 ※理科科目は2科目で1科目として扱う 3/9は基礎学力確認テスト、面接、書類審査	30,000円

◇開校年　1991年
◇入学者　137名
◇出身県　岡山県・広島県・香川県
◇主な実習先　川崎医科大学附属病院、川崎医科大学総合医療センター
◇主な就職先　学校法人川崎学園、倉敷中央病院、岡山医療センター他

◇初年度納入金(卒業までの納入金)
1,800,000円(-)
◇学校独自の奨学金制度
・川崎医療福祉大学奨学金：貸与[年額]300,000円[募集定員]若干名
・川崎学園看護学生奨学金：貸与[年額]360,000円[募集定員]限度無[募集内容]保健看護学科学生対象

◇学生寮　あり
◇特徴
2つの大きな附属病院を有する西日本随一の総合教育ネットワークを背景とする恵まれた教育環境の中で学習できます。
※受験料は、併願区分において3学科まで30,000円での受験が可能です。

資料請求　●学校案内　無料　●願書　※WEB出願　　WEB出願　可

※受験を希望される方は、必ず各学校の募集要項をご確認ください。　— 196 —

左端縦ラベル：看護師／臨床検査技師・臨床工学技士・診療放射線技師・臨床検査技師／理学療法士・作業療法士・言語聴覚士／歯科衛生士・歯科技工士／柔道整復師・あん摩マッサージ指圧師・はり師・きゅう師／視能訓練士・義肢装具士・救急救命士

吉備国際大学

学校法人順正学園　看 共総社　学科　看護学部　看護学科(4年・60名)

〒716-8508　岡山県高梁市伊賀町8
【TEL】0120-25-9944　【E-mail】koho@kiui.ac.jp
【交通】JR伯備線「備中高梁」駅よりバス5分、徒歩20分

	出願日程	試験日程	合格発表	推薦基準・試験内容	受験料
公募推薦	〈A日程〉23年11/1〜11/10(消有) 〈B日程〉23年11/24〜12/8(消有)	11/18・19 12/16	12/1 12/23	推薦は併願可、浪人可、3.0以上 推薦：11/18は書類審査、選択=国総(近代以降の文章)、コミ英ⅠⅡ・英表Ⅰ、数ⅠAより1科目、11/19は小論文、書類審査 12/16は書類審査、選択=国総(近代以降の文章)、コミ英ⅠⅡ・英表Ⅰ、数ⅠA、生基・生より2科目	20,000円
一般	〈前期〉24年1/5〜1/23(消有) 〈中期〉24年1/24〜2/9(消有) 〈後期〉24年2/13〜3/1(消有)	2/1・2・3 2/17 3/9	2/10 2/23 3/16	一般：2/1のA-Ⅰ方式は選択=国総(近代以降の文章)、コミ英ⅠⅡ・英表Ⅰ、数ⅠAより2科目、選択=生基・生、化基・化、現社より1科目、A-Ⅱ方式=国総(近代以降の文章)、コミ英ⅠⅡ・英表Ⅰ、数ⅠAより2科目、小論文、書類審査 ※2/2・2/3・2/17・3/9の詳細は学校にお問い合わせください。	20,000円

◇開校年　1990年
◇入学者　23名(女子19名)
◇出身県　岡山県・広島県・島根県
◇主な実習先　岡山大学病院他
◇主な就職先　岡山大学病院、岡山済生会総合病院、岡山市立総合医療センター

◇初年度納入金(卒業までの納入金)
1,650,000円(−)
◇学校独自の奨学金制度
−

◇学生寮　なし
◇特徴
看護に関する専門知識と技術を教授し、人間・生命の尊厳を護る倫理的態度を培い、科学的根拠に基づくケアを実践し、看護の創造的発展に寄与する人材を養成する。

資料請求　●学校案内　無料　●願書　無料　　WEB出願　可

山陽学園大学

学校法人山陽学園　看 共総社　学科　看護学部　看護学科(4年・78名)

〒703-8501　岡山県岡山市中区平井1丁目14-1
【TEL】086-272-6254　【E-mail】nyushi@sguc.ac.jp
【交通】JR線「岡山」駅よりバスで約25分

	出願日程	試験日程	合格発表	推薦基準・試験内容	受験料
公募推薦	〈Ⅰ期〉23年11/1〜11/9(消有) 〈Ⅱ期〉23年11/29〜12/7(消有) 〈Ⅲ期〉24年1/4〜1/16(消有)	11/18 12/16 2/3	12/1 12/23 2/10	推薦は併願可、現役生のみ、3.5以上、定員39名(指定校含む) 推薦：11/18は書類評価、基礎学力検査(英・数)、面接 12/16、2/3は書類評価、小論文、面接	25,000円
一般	〈Ⅰ期〉24年1/4〜1/16(消有) 〈Ⅱ期〉24年2/6〜2/14(消有) 〈Ⅲ期〉24年3/1〜3/7(消有)	2/3 2/23 3/16	2/10 3/2 3/22	一般：2/3は書類評価、選択=①国総(古漢除く)、②コミ英ⅠⅡ・英表ⅠⅡ、③数ⅠA、④化基・生基、⑤生基・生、⑥Bより2教科2科目④⑤の同時選択不可) 2/23は書類評価、選択=国総(古漢除く)、コミ英ⅠⅡ・英表Ⅰ、数ⅠA、生基・生より2科目　3/16は書類評価、小論文	25,000円

◇開校年　2009年
◇入学者　68名(男子11名/女子57名)
◇出身県　−
◇主な実習先　岡山市立市民病院、岡山赤十字病院、岡山大学病院
◇主な就職先　岡山大学病院、岡山市立市民病院、岡山赤十字病院

◇初年度納入金(卒業までの納入金)
1,812,660円(6,292,660円)
◇学校独自の奨学金制度
・看護学部特待生：給付[金額]全学費1,450,000円[募集内容]一般選抜Ⅰ期受験者のうち、学力、人物ともに特に優秀な者
・特別奨学生：給付[金額]授業料全額または半額[募集内容]対象の入試区分で入学願書の所定欄に記入して申し込む

◇学生寮　あり(女子のみ)
◇特徴
県下でも有数の総合病院で実習を行っており、いずれの実習施設でも教育的な環境にあり、全面的サポートを得ている。

資料請求　●学校案内　無料　●願書　無料　　WEB出願　可

新見公立大学【公】

看 学科　健康科学部　看護学科(4年・80名)

〒718-8585　岡山県新見市西方1263-2
【TEL】0867-72-0634　【E-mail】nyushi@niimi-u.ac.jp
【交通】JR伯備線「新見」駅より車5分

	出願日程	試験日程	合格発表	推薦基準・試験内容	受験料
公募推薦	24年1/15〜1/20(消有) (大学入学共通テスト利用)	1/31	2/9	推薦は専願、現役生のみ、定員25名 推薦：小論文、面接	17,000円
一般	24年1/22〜2/2(消有) (大学入学共通テスト利用)	2/25 3/12	3/1 3/22	一般：2/25は小論文、面接 3/12は面接(2回)	17,000円

◇開校年　2010年
◇入学者　88名(男子2名/女子86名)
◇出身県　岡山県・広島県・島根県
◇主な実習先　新見中央病院、倉敷成人病センター、渡辺病院
◇主な就職先　新見市精神科医療センター、岡山市立市民病院、岡山大学病院

◇初年度納入金(卒業までの納入金)
872,000円(−)
◇学校独自の奨学金制度
・新見公立大学奨学基金：貸与[金額]300,000円(1回のみ)[募集内容]国内外の研修や、緊急な事情等により経済的に困窮した場合に貸付
・新見公立大学ふるさと育英奨学金：給付[年額]100,000円[募集内容]入試成績優秀、かつ本学が定める家計基準を満たした学生に給付

◇学生寮　なし
◇特徴
地域社会における保健・医療・福祉、養護教育の推進と看護学の進展に貢献できる専門職の育成を教育目標としています。「人間力」と「看護力」を備え、生命の誕生から人生の最期まで、人々の"心と体の健康を支える"看護専門職の育成を目指しています。

資料請求　●学校案内　本体無料　送料215円　●願書　※WEB出願　　WEB出願　可

県立広島大学【公】

看 学科　保健福祉学部　保健福祉学科(看護学コース)(4年・190名※学科全体)

〒723-0053　広島県三原市学園町1-1
【TEL】0848-60-1126　【E-mail】kyogaku@pu-hiroshima.ac.jp
【交通】JR線「三原」駅より芸陽バス「頼兼線」で約15分

	出願日程	試験日程	合格発表	推薦基準・試験内容	受験料
公募推薦	23年11/1〜11/8(消有)	11/22	12/13	推薦は専願、現役生のみ、4.0以上、定員19名 推薦：小論文、面接、書類審査	17,000円
一般	24年1/22〜2/2(消有) (大学入学共通テスト利用)	2/25 3/12	3/8 3/20	一般：面接	17,000円

◇開校年　2005年
◇入学者　193名※学科全体
◇出身県　広島県・兵庫県・岡山県
◇主な実習先　広島県内・県外の国公立病院、私立病院、介護老人保健施設
◇主な就職先　広島県内・県外の国公立病院、私立病院、介護老人保健施設

◇初年度納入金(卒業までの納入金)
817,800円〜930,600円(−)
◇学校独自の奨学金制度
−

◇学生寮　あり
◇特徴
看護師、保健師、養護教諭一種、理学療法士、作業療法士、言語聴覚士、社会福祉士、精神保健福祉士の職種について、それぞれの専門的な内容を学ぶと共に、これからの保健医療福祉人材に必要な、多職種連携に関する知識・姿勢や、地域包括ケアシステムを発展させるための実践力を身に付けます。

資料請求　●学校案内　本体無料　送料180円　●願書　※WEB出願　　WEB出願　可

臨床検査技師
臨床工学技士
診療放射線技師

理学療法士
作業療法士
言語聴覚士

歯科衛生士
歯科技工士

柔道整復師
あん摩マッサージ指圧師
はり師・きゅう師

視能訓練士
義肢装具士
救急救命士

日本赤十字広島看護大学

学校法人日本赤十字学園　看／共社　学科：看護学部 看護学科(4年・125名)

〒738-0052　広島県廿日市市阿品台東1番2号
【TEL】0829-20-2860　【E-mail】nyuusi@jrchcn.ac.jp
【交通】JR山陽本線「阿品」駅よりバスで10分

	出願日程	試験日程	合格発表	推薦基準・試験内容	受験料
公募推薦	23年11/1〜11/8(消有)	11/18	12/8	推薦は専願、現役生のみ、3.8以上、定員15名　推薦：小論文、面接	30,000円
一般	24年1/4〜1/12(消有)	2/3	2/9	一般：国総(近代以降の文章)・現代文B、数ⅠA、コミ英ⅠⅡ・英表Ⅰ	30,000円

◇開校年　2000年
◇入学者　130名(男子12名/女子118名)
◇出身県　広島県・山口県・香川県
◇主な実習先　広島赤十字・原爆病院、JA広島総合病院、山口赤十字病院
◇主な就職先　広島赤十字・原爆病院、JA広島総合病院、広島大学病院

◆初年度納入金(卒業までの納入金)
1,715,000円(6,560,000円)
◆学校独自の奨学金制度
・日本赤十字社施設奨学金制度：貸与[年額]600,000円※施設により異なる[募集内容]貸与年数に応じた期間の勤務で返還免除となる。金額は施設により異なる
・特待生制度：給付[年額]500,000円[募集内容]入学試験成績または学業成績上位5名以内で年間授業料が500,000円免除となる

◆学生寮　あり
◆特徴
本学は保健医療活動をはじめ災害救護活動、国際救援活動など広く社会に貢献できる人材、看護職としての専門能力を有する人材を育成します。看護シミュレーションセンター、模擬患者を導入した演習、客観的臨床能力試験の導入など先駆的な教育を実施しています。

資料請求　●学校案内　無料　●願書　無料　　WEB出願　可

広島大学【国】

看／共総　学科：医学部 保健学科看護学専攻(4年・60名)

〒734-8553　広島県広島市南区霞1-2-3
【TEL】082-257-5049
【E-mail】kasumi-gaku-m@office.hiroshima-u.ac.jp
【交通】JR山陽本線「広島」駅よりバス約15分

	出願日程	試験日程	合格発表	推薦基準・試験内容	受験料
公募推薦	─	─	─	※9月26日以降、該当する試験はありません	
一般	〈前期〉24年1/22〜2/2(必着)(大学入学共通テスト利用)	2/25	3/8	一般：文科系は国総(近代以降の文章)・現代文B、選択=英、独、仏、中より1科目、理科系は数ⅠⅡⅢAB(数列、ベクトル)、選択=英、独、仏、中より1科目	17,000円

◇開校年　1949年
◇入学者　61名(男子1名/女子60名)
◇出身県　広島県・福岡県・山口県
◇主な実習先　広島大学病院他
◇主な就職先　広島大学病院他

◆初年度納入金(卒業までの納入金)
817,800円(─)
◆学校独自の奨学金制度
・広島大学フェニックス奨学制度[金額]入学金全額免除、在学中の授業料全額免除および月額100,000円給付
・広島大学光り輝く奨学制度[金額]在学中(3年次以降)の授業料全額免除および月額100,000円給付

◆学生寮　なし
◆特徴
人間性と教養を基盤に専門知識・技術を学び、豊富な臨地実習も取り入れたカリキュラム編成と学習環境を用意しています。

資料請求　●学校案内　WEBからダウンロード　●願書　※WEB出願　　WEB出願　可

広島国際大学

学校法人常翔学園　看／共総　学科：看護学部 看護学科(4年・120名)

〒737-0112　広島県呉市広古新開5-1-1
【TEL】0823-70-4500　【E-mail】HIU.Nyushi@josho.ac.jp
【交通】JR呉線「新広」駅より徒歩7分

	出願日程	試験日程	合格発表	推薦基準・試験内容	受験料
公募推薦	〈併願型〉23年11/1〜11/9(消有)　〈専願型〉23年11/1〜11/9(消有)	11/18・19　11/19	12/1　12/1	推薦は〈併願型〉併願可、一浪まで可、〈専願型〉専願のみ、一浪まで可　推薦：〈併願型〉調査書、選択=コミ英ⅠⅢ・英表ⅠⅡ、数ⅠA1科目、選択=国総(現代文のみ)・現代文B、理(物基、化基、生基より2科目)より1科目　〈専願型〉推薦書、調査書、小論文、選択=コミ英ⅠⅢ・英表ⅠⅡ、数ⅠA1科目、選択=国総(現代文のみ)・現代文B、理(物基、化基、生基より2科目)より1科目	35,000円
一般	〈前期A〉24年1/9〜1/19(消有)　〈前期B〉24年1/9〜1/19(消有)　〈中期〉24年2/9〜2/20(消有)　〈後期〉24年2/27〜3/7(消有)	2/2　2/6・7　2/27　3/13	2/17　2/17　3/6　3/13	一般：〈前期A〉コミ英ⅠⅢ・英表ⅠⅡ、選択=数ⅠA、数ⅠⅡABより1科目、選択=国総(現代文のみ)・現代文B1科目　〈前期B〉選択=コミ英ⅠⅢ・英表ⅠⅡ、数ⅠA、数ⅠⅡABより1科目、選択=物基・物、化基・化、生基・生、国総(現代文のみ)・現代文B、日Bより1科目　※2/27と3/13の試験内容は学校にお問い合わせください	35,000円

◇開校年　1998年
◇入学者　─
◇出身県　広島県・山口県・島根県
◇主な実習先　広島大学病院、独立行政法人国立病院機構中国医センター、独立行政法人労働者健康安全機構中国労災病院
◇主な就職先　広島大学病院、広島市立病院機構、独立行政法人労働者健康安全機構中国労災病院

◆初年度納入金(卒業までの納入金)
1,786,000円(6,721,000円)
◆学校独自の奨学金制度
・広島国際大学学内奨学金：給付[年額]200,000円[募集内容]条件については規定がありますので本奨学金の募集案内をご確認ください
・広島国際大学学校法人90周年記念奨学金：給付[年額]100,000円[募集内容]2年次以上の学業・人物ともに優秀な学生の学業奨励を目的として給付します

◆学生寮　あり
◆特徴
「生命の尊重と健康を守る看護のプロ」を養成するため、多職種連携など総合的で多角的な看護・保健教育を実践。領域ごとに教育専用の実習施設を設け、少人数によるきめ細かな指導で知識・技術を深め実践力を養います。

資料請求　●学校案内　無料　●願書　無料　　WEB出願　可　※WEB出願の場合、受験料の割引有

広島都市学園大学

学校法人古沢学園　看／共総社　学科：健康科学部 看護学科(4年・100名)

〒734-0014　広島県広島市南区宇品西5-13-18
【TEL】082-250-1133
【E-mail】jimu@hcu.ac.jp
【交通】広島バス 宇品線「宇品西3丁目」下車徒歩約3分

	出願日程	試験日程	合格発表	推薦基準・試験内容	受験料
公募推薦	〈前期〉23年11/1〜11/13(消有)　〈後期〉23年11/14〜12/4(消有)	11/18　12/9	12/1　12/22	推薦は11/18は専願可、12/9は併願可、現役生のみ　推薦：書類審査、小論文、面接	30,000円
一般	〈前期A〉24年1/4〜1/28(消有)　〈前期B〉24年1/4〜1/29(消有)　〈前期C〉24年1/4〜1/30(消有)　〈後期〉24年2/9〜3/4(消有)	2/2　2/3　2/4　3/8	2/16　2/16　2/16　3/18	一般：2/2・3・4は選択=国総(古漢除く)、コミ英ⅠⅡ、数ⅠA、理(選択=生基、化基、物基より2科目)より2科目、書類審査　3/8は選択=国総(古漢除く)、コミ英ⅠⅡ、数ⅠAより1科目	30,000円

◇開校年　2009年
◇入学者　92名(男子22名/女子70名)
◇出身県　広島県・山口県・島根県
◇主な実習先　広島大学病院、県立広島病院、広島西医療センター他
◇主な就職先　広島大学病院、県立広島病院、広島西医療センター他

◆初年度納入金(卒業までの納入金)
1,750,000円(─)
◆学校独自の奨学金制度
・チャレンジ奨学生：給付[年額]325,000円〜650,000円[募集内容]共通テスト利用入試前期で合格し、国語・数学・英語のうち2教科の成績優秀者に給付
・一般入試奨学生：給付[年額]650,000円[募集内容]一般入試前期で合格し、特に成績が優秀だった者に給付

◆学生寮　あり
◆特徴
人としての基盤教育と看護としての専門教育で、幅広く活躍できる人材を育成。

資料請求　●学校案内　無料　●願書　無料　　WEB出願　可

大学

看護師

診療放射線技師

臨床工学技士

臨床検査技師

理学療法士

作業療法士

言語聴覚士

歯科技工士

歯科衛生士

柔道整復師

はり師・きゅう師

あん摩マッサージ指圧師

視能訓練士

義肢装具士

救急救命士

広島文化学園大学

学校法人広島文化学園

看 共 総 社

学科	看護学部 看護学科(4年・110名)

〒737-0004 広島県呉市阿賀南2-10-3
【TEL】0823-74-6000
【交通】JR呉線「安芸阿賀」駅下車南へ700m

	出願日程		試験日程	合格発表	推薦基準・試験内容	受験料
公募推薦	〈前期〉23年11/1〜11/16(必着)		11/24	12/1	推薦は専願のみ、1浪まで可、3.2以上、定員35名 推薦:小論文、面接、書類審査	30,000円 (28,000円)
	〈後期〉23年12/1〜12/15(必着)		12/21	12/26		
一般	〈前期〉24年1/5〜1/24(必着)		2/1	2/8	一般:2/1は選択=国総(近代以降の文章)、数ⅠA、コミ英ⅠⅡより2科目、書類審査 2/16・3/18は小論文、書類審査	30,000円 (28,000円)
	〈中期〉24年2/1〜2/13(必着)		2/16	2/23		
	〈後期〉24年2/26〜3/12(必着)		3/18	3/19		

◇開校年 1995年
◇入学者 91名(男子18名/女子73名)
◇出身県 広島県・山口県
◇主な実習先 広島大学病院、中国労災病院、呉共済病院
◇主な就職先 JA広島総合病院、広島赤十字・原爆病院、メリィホスピタル

◇初年度納入金(卒業までの納入金)
1,750,000円(－)
◇学校独自の奨学金制度
・大学入学共通テスト利用選抜成績優秀者特別奨学金:免除[金額]2科目合計150点以上を対象、130点以上150点未満は300,000円
・成績優秀者特別奨学金:免除[金額]1年次は後期授業料年額50,000円、2年次以降は年間授業料100,000円

◇学生寮 なし
◇特徴
学生一人一人が看護職者としての将来設計を自分で構築し、キャリア形成していくことができる6つのコース(保健師/養護教諭/救急看護/認知症看護など)を設置。

資料請求 ●学校案内 無料 ●願書 無料 | WEB出願 可

福山平成大学

学校法人福山大学

看 共 総

学科	看護学部 看護学科(4年・80名)

〒720-0001 広島県福山市御幸町上岩成正戸117-1
【TEL】084-972-5001 【E-mail】nyushi@heisei-u.ac.jp
【交通】JR福塩線「神辺(かんなべ)」駅下車、東口よりスクールバス運行約10分

	出願日程		試験日程	合格発表	推薦基準・試験内容	受験料
公募推薦	〈A日程〉23年11/1〜11/8(消有)		11/14・15	12/1	推薦は併願可、1浪まで可、3.0以上 推薦:コミ英ⅠⅢⅢ、選択=国総(現代文のみ)、数ⅠA、化基、生基より1科目	30,000円
	〈B日程〉23年11/21〜12/6(必着)		12/9	12/13		
一般	〈前期A日程〉24年1/5〜1/24(消有)		1/31・2/1・2・3	2/7	一般:コミ英ⅠⅡⅢ、英表ⅠⅡ、国総(現代文のみ)、選択=数ⅠA、化基、生基より1科目	30,000円
	〈前期B日程〉24年2/2〜2/15(消有)		2/21	2/24		
	〈後期日程〉24年2/22〜3/5(消有)		3/9	3/13		

◇開校年 1994年
◇入学者 78名(男子14名/女子64名)
◇出身県 広島県・岡山県・島根県
◇主な実習先 福山市民病院、中国中央病院、寺岡記念病院
◇主な就職先 日本鋼管福山病院、大田記念病院、福山医療センター

◇初年度納入金(卒業までの納入金)
1,665,000円(6,035,000円)
◇学校独自の奨学金制度
・特別奨学生A:減免[年額]授業料の40%減免[募集内容]公募推薦、一般・大学入学共通テスト利用選抜の合格者で、成績優秀者から選考
・特別奨学生B:減免[年額]授業料の30%減免[募集内容]指定校推薦型選抜の合格者に適用する

◇学生寮 なし
◇特徴
本格的な施設や医療機器を多種多様に取り揃え、「こころ」と「からだ」に向き合う看護教育で、必要とされる専門スキルを身につけられる医療人を育成します。

資料請求 ●学校案内 無料 ●願書 送料200円(募集要項・学校案内含む) | WEB出願 可

安田女子大学

看 共 総

学科	看護学部 看護学科(4年・女子120名)

〒731-0153 広島県広島市安佐南区安東6丁目13番1号
【TEL】082-878-8557 【交通】アストラムライン「安東」駅(安田女子大学前)より徒歩約4分

	出願日程		試験日程	合格発表	推薦基準・試験内容	受験料
公募推薦	－		－	－	※9月26日以降、該当する試験はありません	－
一般	〈前期〉24年1/5〜1/19(消有)		2/1・3・4	2/10	一般:2/1・3・4は選択=コミ英ⅠⅡ・英表Ⅰ、国総・現代文B・古典B(漢除く)、数ⅠA、理(化基・生基、化基・化、生基・生より1科目)より3科目 3/11は国総(現代文)、コミ英ⅠⅡ、化基・生基	20,000円
	〈後期〉24年2/16〜2/29(消有)		3/11	3/15		

◇開校年 1966年
◇入学者 131名(女子131名)
◇出身県 －
◇主な実習先 広島市民病院他

◇主な就職先 広島大学病院、県立広島病院他

◇初年度納入金(卒業までの納入金)
1,719,000円(－)
◇学校独自の奨学金制度

◇学生寮 なし
◇特徴
看護のプロとして高度な専門知識と技術をはじめ、高い倫理観や科学的根拠に基づく問題解決能力を有する人材を育成します。また、患者さんの心を理解した上で、患者さんに寄り添えるよう、やさしい心やコミュニケーション能力などの豊かな人間性も養います。

資料請求 ●学校案内 無料 ●願書 ※WEB出願 | WEB出願 可

宇部フロンティア大学

学校法人香川学園

看 共 総 社

学科	看護学部 看護学科(4年・80名)

〒755-0805 山口県宇部市文京台2-1-1
【TEL】0120-38-0507/0836-38-0511 【E-mail】info@frontier-u.jp
【交通】JR山陽本線「宇部」駅よりバスで10分

	出願日程		試験日程	合格発表	推薦基準・試験内容	受験料
公募推薦	〈Ⅰ期〉23年11/1〜11/8(必着)		11/18	12/4	推薦は併願可、1浪まで可、3.2以上、定員5名 推薦:小論文、面接、書類審査	25,000円
	〈Ⅱ期〉24年1/4〜1/18(必着)		2/3	2/16		
一般	〈A日程〉24年1/4〜1/18(必着)		2/2・3	2/16	一般:2/2・3は選択=国(現代文のみ)、数ⅠA、英より1科目、面接、書類審査 3/9は国(現代文のみ)、面接、書類審査	25,000円
	〈B日程〉24年2/15〜2/29(必着)		3/9	3/15		

◇開校年 2002年
◇入学者 51名(男子11名/女子40名)
◇出身県 山口県・福岡県・長崎県
◇主な実習先 山口県立総合医療センター、山口労災病院、宇部興産中央病院他
◇主な就職先 山口大学医学部附属病院、済生会下関総合病院、東京女子医科大学病院他

◇初年度納入金(卒業までの納入金)
1,726,370円(6,149,370円)
◇学校独自の奨学金制度
・フロンティア特待生Ⅰ:免除[募集内容]学費(授業料・施設・設備費・実験実習費の合計額)が500,000円になる
・フロンティア特待生Ⅱ:免除[募集内容]授業料の一部を免除

◇学生寮 あり(女子のみ)
◇特徴
健康と福祉に幅広く貢献できる専門職人の人材を育成するため、看護師だけでなく保健師の受験資格や、養護教諭一種免許が得られるカリキュラムも整備しています。少人数で教員と学生の対話を重視しながら行う授業と実習によって、実践力を磨いていきます。

資料請求 ●学校案内 無料 ●願書 無料 | WEB出願 可

周南公立大学【公】

看／学科：人間健康科学部 看護学科(4年・80名) ※2024年4月開設予定

〒745-8566　山口県周南市学園台843-4-2
【TEL】0834-28-0411　【E-mail】nyushi@shunan-u.ac.jp
【交通】JR山陽本線「徳山」駅よりバス約20分

	出願日程	試験日程	合格発表	推薦基準・試験内容	受験料
公募推薦				※調査時点で詳細は未決定・未発表 詳細は学校にお問い合わせください	
一般				※調査時点で詳細は未決定・未発表 詳細は学校にお問い合わせください	

◇開校年 －　◇入学者 －　◇出身県 －　◇主な実習先 －　◇主な就職先 －
◇初年度納入金(卒業までの納入金)　◇学校独自の奨学金制度
◇学生寮 なし　◇特徴 －

資料請求 ●学校案内 － ●願書 －　WEB出願 －

山口大学【国】

看／社　学科：医学部 保健学科看護学専攻(4年・80名)

〒755-8505　山口県宇部市南小串1-1-1
【TEL】0836-22-2134
【交通】JR線「宇部新川」駅より徒歩10分

	出願日程	試験日程	合格発表	推薦基準・試験内容	受験料
公募推薦	23年12/12～12/18(大学入学共通テスト利用)	1/18	2/13	推薦は専願のみ、現役生のみ、4.0以上、定員10名 推薦：書類審査、面接	17,000円
一般	24年1/22～2/2(大学入学共通テスト利用)	2/25 3/12	3/6 3/21	一般:2/25は英 3/12は小論文、面接	17,000円

◇開校年 2000年　◇入学者 －　◇出身県 山口県・広島県・福岡県
◇主な実習先 山口大学医学部附属病院、宇部市保健センター他
◇主な就職先 山口大学医学部附属病院、広島大学病院、九州大学病院他
◇初年度納入金(卒業までの納入金) 905,800円(2,513,200円)
◇学校独自の奨学金制度・医学部保健学科育英奨学金:貸与[金額]半期260,000円(100,000円を限度に増額することもあり)[募集定員]若干名他
◇学生寮 あり　◇特徴 医療の専門的知識と技術の教授とともに、豊かな人間性を涵養する教育を行い、今後の社会の変化に対応しうる医療技術者を養成する。

資料請求 ●学校案内 HP確認 ●願書 ※WEB出願　WEB出願 可

山口県立大学【公】

看／学科：看護栄養学部 看護学科(4年・55名)

〒753-0021　山口県山口市桜畠6-2-1
【TEL】083-929-6503　【E-mail】nyushi@ypu.jp
【交通】JR山口線「宮野」駅より徒歩10分

	出願日程	試験日程	合格発表	推薦基準・試験内容	受験料
公募推薦	23年11/1～11/8(必着)	11/25・26	12/4	推薦は専願、現役生のみ、定員27名 推薦：書類審査、総合問題(英・国)、面接	17,000円
一般	24年1/22～2/2(必着)(一次は大学入学共通テスト利用)	2/25 3/12	3/5 3/22	一般:2/25は面接 3/12は小論文、面接	17,000円

◇開校年 1941年　◇入学者 －　◇出身県 山口県・広島県・福岡県
◇主な実習先 県内各病院、保健所、介護老人保健施設　◇主な就職先 大学附属病院、国公立病院、一般病院
◇初年度納入金(卒業までの納入金) 786,600円～927,600円(－)　◇学校独自の奨学金制度 －
◇学生寮 なし　◇特徴 地域マインドを醸成する体験型教育を柱に学生へのきめ細かい学習・進路指導を行うことで、高い就職決定率・国家試験合格率を誇っています。

資料請求 ●学校案内 － ●願書 －　WEB出願 可

四国大学

看／共／総／社　学科：看護学部 看護学科(4年・100名)

〒771-1192　徳島県徳島市応神町古川字戎子野123-1
【TEL】088-665-1300
【交通】JR線「徳島」駅より路線バスで15分、「四国大学前」下車徒歩3分

	出願日程	試験日程	合格発表	推薦基準・試験内容	受験料
公募推薦	23年11/1～11/10(必着)	11/19	12/1	推薦は併願可、浪人可、3.0以上、定員45名 推薦：選択=国総(古除く)、数Ⅰ、コミ英ⅠⅡより1科目、面接	30,000円(27,000円)
一般	〈Ⅰ期〉23年12/20～24年1/23(必着) 〈Ⅱ期〉24年1/23～2/13(必着) 〈Ⅲ期〉24年2/13～2/29(必着)	2/4 2/17 3/5	2/10 2/27 3/9	一般:2/4は選択=国総(古除く)、コミ英ⅠⅡより1科目、選択=数Ⅰ、化基、生基より1科目 2/17・3/5は選択=コミ英ⅠⅡ、国総(古除く)、数Ⅰより2科目	30,000円(27,000円)

◇開校年 1925年　◇入学者 99名(男子12名/女子87名)　◇出身県 徳島県・香川県・沖縄県
◇主な実習先 徳島大学病院、徳島赤十字病院、徳島市民病院
◇主な就職先 徳島県内国公立病院、公的総合病院、保健所や市町村
◇初年度納入金(卒業までの納入金) 1,632,000円(5,688,000円)
◇学校独自の奨学金制度 四国大学教育特別奨学金制度;給付[年額]200,000円[募集内容]一般入試Ⅰ期の成績を基準に選考
◇学生寮 あり　◇特徴 看護学部は、最新の機器を備えた4つの実習室が設置されており、実際の患者さんの反応をシュミレートできるセンサー付きダミー人形なども導入され、医療現場の実習に自信を持って対応できる力を養えます。

資料請求 ●学校案内 無料 ●願書 無料　WEB出願 可

徳島大学【国】

看 社

学科	医学部 保健学科看護学専攻(4年・70名)

〒770-8503　徳島県徳島市蔵本町3-18-15(医学部)
【TEL】088-656-7091(入試課)
【E-mail】nyuinfo@tokushima-u.ac.jp
【交通】JR徳島線「蔵本」駅より徒歩5分

	出願日程		試験日程	合格発表	推薦基準・試験内容	受験料
公募推薦	24年1/16～1/19 (大学入学共通テスト利用)		2/11	2/13	推薦は専願のみ、現役生のみ、4.0以上、定員20名 推薦：面接、書類審査、集団討論	17,000円
一般	〈前期〉24年1/22～2/2 〈後期〉24年1/30～2/2 (大学入学共通テスト利用)		2/25 3/12	3/6 3/21	一般：2/25は英、集団面接 3/12は小論文、個人面接、集団討論	17,000円

◇開校年　1949年
◇入学者　72名(男子2名/女子70名)
◇出身県　徳島県・兵庫県・愛媛県
◇主な実習先　徳島大学病院、徳島各保健所、徳島市保健センター
◇主な就職先　徳島大学病院、徳島県職員、岡山大学病院他

◇初年度納入金(卒業までの納入金)
約924,800円(－)
◇学校独自の奨学金制度

◇学生寮　あり
◇特徴
高度化・専門化する医療環境の中で、保健・医療・福祉において多様化するニーズに対応できる有能な医療人を育成します。人間尊重の倫理に立脚した高い使命感や、専門知識・技能と同時に、チームの一員として協調性を有し、国際的な視野をもって医療及び福祉を発展させることのできる人を養成します。

資料請求	●学校案内　本体無料　要送料　●願書　※WEB出願	WEB出願　可

学校法人　村崎学園
徳島文理大学

看 共 総 社

学科	保健福祉学部 看護学科(4年・100名)

〒770-8514　徳島県徳島市山城町西浜傍示180
【TEL】088-602-8100
【交通】JR徳島線「徳島」駅よりスクールバスで10分

	出願日程		試験日程	合格発表	推薦基準・試験内容	受験料
公募推薦	〈Ⅰ期〉23年11/1～11/8(消有) 〈Ⅱ期〉23年11/21～12/1(消有)		11/18 12/10	11/29 12/16	推薦は併願可、2浪まで可、3.0以上、定員40名 11/18は選択=国総(古漢除く)、現社、数Ⅰ、物基、化基、生基、コミ英ⅠⅡ・英表Ⅰより1科目、面接 12/10は選択=国総(古漢除く)、数Ⅰ、コミ英Ⅰ・英表Ⅰより1科目、面接	30,000円 (27,000円)
一般	〈Ⅰ期A・B〉23年12/25～24年1/17(消有) 〈Ⅱ期〉24年1/30～2/8(消有) 〈Ⅲ期〉24年2/13～2/26(消有)		1/27・28 2/18 3/7	2/7 2/23 3/15	一般：1/27は選択=国総(古漢除く)、数Ⅰより1科目、選択=物基、化基、生基、コミ英ⅠⅡ・英表Ⅰより1科目　1/28は選択=国総(古漢除く)、数Ⅰより1科目、選択=現社、化基、生基、コミ英Ⅰ・英表Ⅰより1科目　2/18・3/7は選択=国総(古漢除く)、選択=数Ⅰ、コミ英Ⅰ・英表Ⅰより1科目	30,000円 (27,000円)

◇開校年　1895年
◇入学者　－
◇出身県　－
◇主な実習先　徳島大学病院、徳島県立中央病院、徳島市民病院
◇主な就職先　香川大学医学部附属病院、岡山大学病院、神戸大学医学部附属病院

◇初年度納入金(卒業までの納入金)
1,700,000円(5,960,000円)
◇学校独自の奨学金制度
・「ミライのわたし」予約型応援奨学金制度：給付[金額]4年間で800,000円[募集内容]総合型選抜入試Ⅰ型受験者で「『ミライのわたし』設計シート」をもとに面接
・徳島文理大学特待生制度：給付[金額]4年間で800,000円[募集内容]学力優秀な入学者が対象

◇学生寮　あり(女子のみ)
◇特徴
①確かな看護技術を習得する充実した実習環境
②がん看護論、糖尿病看護論などの専門科目も学習できる
③他学科と連携した学びでチーム医療について学ぶ

資料請求	●学校案内　無料　●願書　無料	WEB出願　可

香川大学【国】

看

学科	医学部 看護学科(4年・60名)

〒761-0793　香川県木田郡三木町池戸1750-1
【TEL】087-891-2074
【交通】ことでん長尾線「高田」駅よりバスで約5分又は徒歩25分

	出願日程		試験日程	合格発表	推薦基準・試験内容	受験料
公募推薦	－		－	－	※9月26日以降、該当する試験はありません	－
一般	24年1/22～2/2(必着) (一次は大学入学共通テスト利用)		2/25	3/6	一般：面接	17,000円

◇開校年　1978年
◇入学者　62名(男子5名/女子57名)
◇出身県　香川県・岡山県・愛媛県
◇主な実習先　香川大学医学部附属病院、三光病院、高松市保健センター
◇主な就職先　香川大学医学部附属病院、岡山大学病院、神戸大学医学部附属病院

◇初年度納入金(卒業までの納入金)
879,170円(2,486,570円)
◇学校独自の奨学金制度
・香川大学医学部附属病院看護学生奨学金：貸与[月額]50,000円[募集内容]3、4次の看護学生で資格取得後、本学の病院で就業を希望する者に貸与。条件を満たせば返還免除

◇学生寮　あり
◇特徴
看護技術を習得するために、看護シミュレータや教育教材が充実し、常時使用可能。また、なんでも相談できる指導教員制を採用している。

資料請求	●学校案内　本体無料　送料310円　●願書　HPからダウンロードのみ	WEB出願　可

香川県立保健医療大学【公】

看

学科	保健医療学部 看護学科(4年・70名)

〒761-0123　香川県高松市牟礼町原281-1
【TEL】087-870-1212
【交通】ことでん志度線「原」駅より徒歩10分

	出願日程		試験日程	合格発表	推薦基準・試験内容	受験料
公募推薦	23年11/17～11/24(消有)		12/9	12/14	推薦は専願、現役生(香川県内の高校生)のみ、4.0以上、定員35名 推薦：小論文(日本語)、英、面接、調査書	17,000円
一般	24年1/22～2/2(消有) (大学入学共通テスト利用)		2/25 3/12	3/1 3/20	一般：小論文(日本語)、面接	17,000円

◇開校年　2004年
◇入学者　－
◇出身県　－
◇主な実習先　－
◇主な就職先　香川県・市町立病院、大学附属病院、日本赤十字社関連施設

◇初年度納入金(卒業までの納入金)
733,200円～902,400円(－)
◇学校独自の奨学金制度

◇学生寮　なし
◇特徴
小さな大学だからこそできる学生同士の固い絆、学生と教員の厚い信頼関係が特色。

資料請求	●学校案内　本体無料　送料180円　●願書　本体無料　送料215円	WEB出願　不可

看護師

臨床検査技師　臨床放射線技師　診療放射線技師

理学療法士　作業療法士　言語聴覚士

歯科衛生士　歯科技工士

柔道整復師　はり師・きゅう師　あん摩マッサージ指圧師

視能訓練士　義肢装具士　救急救命士

愛媛県

左欄（縦書き）：大学／看護師／臨床検査技師 診療放射線技師 臨床工学技士／理学療法士 作業療法士 言語聴覚士／歯科衛生士 歯科技工士／柔道整復師 あん摩マッサージ指圧師 はり師・きゅう師／視能訓練士 義肢装具士 救急救命士

愛媛大学【国】　看・社

学科：医学部　看護学科(4年・60名)

〒791-0295　愛媛県東温市志津川
【TEL】089-960-5869　【E-mail】mkyoumu@stu.ehime-u.ac.jp
【交通】伊予鉄道「松山市」駅より横河原方面行電車で愛大医学部南口下車

	出願日程	試験日程	合格発表	推薦基準・試験内容	受験料
公募推薦	23年11/1〜11/7(消有) (二次および地域特別枠は大学入学共通テスト利用)	11/25・26	2/9	推薦は専願のみ、A以上(地域特別枠は4.0以上)、定員24名(地域枠含む) 推薦:小論文(和文、英文)、面接 ※地域特別枠は小論文(和文)、面接	17,000円
一般	24年1/22〜2/2(消有) (大学入学共通テスト利用)	2/25・26	3/6	一般:小論文、面接	17,000円

◇開 校 年　1949年
◇入 学 者　60名(男子6名/女子54名)
◇出 身 県　愛媛県・広島県・大阪府
◇主な実習先　愛媛大学医学部附属病院、愛媛県内各保健所、訪問看護ステーション
◇主な就職先　愛媛大学医学部附属病院、神戸大学医学部附属病院、広島大学病院

◇初年度納入金(卒業までの納入金)
904,170円(−)
◇学校独自の奨学金制度
・愛媛大学修学サポート奨学金:給付[金額]267,900円[募集内容]特別な理由により急遽に経済的困窮に陥った学生に対する緊急・応急的な支援
・愛媛大学「地域定着促進」特別奨学金:給付[金額]200,000円[募集内容]愛媛県内の企業、自治体等に就職する強い意欲のある学生へ支援

◇学 生 寮　あり
◇特　　徴
卒業時に学士(看護学)の学位取得の他、看護師免許の取得資格を得ることができます。また、選択により保健師・養護教諭の免許取得も可能です。

資料請求　●学校案内　本体無料　送料250円　●願書　※WEB出願(社会人のみ本体無料)　送料210円)　　WEB出願　可

愛媛県立医療技術大学【公】　看・社

学科：保健科学部　看護学科(4年・75名)

〒791-2101　愛媛県伊予郡砥部町高尾田543番地
【TEL】089-958-2111
【交通】伊予鉄「松山市」駅より伊予鉄バスで30分、バス停より徒歩10分

	出願日程	試験日程	合格発表	推薦基準・試験内容	受験料
公募推薦	23年11/1〜11/7(必着) (二次は大学入学共通テスト利用)	11/18	2/9	推薦は専願、現役生のみ(愛媛県内)、定員26名 推薦:小論文、面接	17,000円
一般	24年1/22〜2/2(必着) (一次は大学入学共通テスト利用)	2/25・26 3/12	3/5 3/21	一般:2/25・26は小論文、面接 3/12は面接	17,000円

◇開 校 年　2004年
◇入 学 者　75名
◇出 身 県　愛媛県・広島県・兵庫県
◇主な実習先　愛媛県立中央病院、愛媛大学医学部附属病院、松山赤十字病院
◇主な就職先　愛媛県(県病院)、松山赤十字病院他

◇初年度納入金(卒業までの納入金)
817,800円〜958,800円(−)
◇学校独自の奨学金制度
−

◇学 生 寮　なし
◇特　　徴
社会のニーズに応えられる専門的な知識と技術を身につけ、創造的・科学的に看護を実践し、探究心を持って学び続けることができる基礎的な力を養います。

資料請求　●学校案内　本体無料　要送料　●願書　−　　WEB出願　可

聖カタリナ大学　看・共・社

学校法人聖カタリナ学園

学科：看護学部(2024年4月設置)　看護学科(4年・80名)

〒790-0022 愛媛県松山市永代町10-1
【TEL】089-947-0502　【E-mail】nyuushi@catherine.ac.jp
【交通】伊予鉄道「松山市」駅より徒歩約1分

	出願日程	試験日程	合格発表	推薦基準・試験内容	受験料
公募推薦	23年11/1〜11/16(消有)	11/25	12/5	推薦は専願、現役生のみ、3.5以上 推薦:書類審査、小論文、グループディスカッション、面接	30,000円
一般	24年1/5〜1/26(消有)	2/3・4	2/15	一般:2/3は選択=国総(古漢除く)、コミ英ⅠⅡより1科目、選択=数Ⅰ、生基より1科目 2/4はグループディスカッション、面接	30,000円

◇開 校 年　1988年
◇入 学 者　−
◇出 身 県　−
◇主な実習先　松山赤十字病院他
◇主な就職先　松山赤十字病院、愛媛県立病院、松山市民病院他

◇初年度納入金(卒業までの納入金)
1,822,900円(6,450,400円)
◇学校独自の奨学金制度
・看護学科奨学生:給付[年額]授業料の30%[募集内容]4.3以上で家庭収入800万円以下。ほか要件あり
・看護学科ひとり暮らしスタート支援金:減免[年額]300,000円[募集内容]遠隔地よりひとり暮らしをする者。4.0以上で家庭収入600万円以下

◇学 生 寮　なし
◇特　　徴

資料請求　●学校案内　無料　●願書　無料　　WEB出願　可

人間環境大学　松山キャンパス　看・共・総・社

学校法人河原学園

学科：松山看護学部　看護学科(4年・80名)

〒790-0005 愛媛県松山市花園町3-6
【TEL】0120-35-7001
【交通】伊予鉄道「松山市」駅より徒歩3分

	出願日程	試験日程	合格発表	推薦基準・試験内容	受験料
公募推薦	23年10/19〜10/25(消有)	11/4	11/13	推薦は併願可、2浪まで可、定員10名 推薦:基礎学力テスト(国)、書類審査、面接	35,000円
一般	〈Ⅰ期〉24年1/4〜1/19(消有) 〈Ⅱ期〉24年1/4〜2/16(消有) 〈Ⅲ期〉24年1/4〜3/2(消有) 〈Ⅳ期〉24年3/4〜3/18(必着)	2/2・6 2/23 3/10 3/22	2/15 3/1 3/15 3/23	一般:2/2・6は選択=コミ英ⅠⅡ・英表Ⅰ、国総(古漢除く)より1科目、選択=数ⅠA、理(生基、化基より1科目)より1科目 2/23は選択=コミ英ⅠⅡ・英表Ⅰ、国総(古漢除く)、数ⅠAより2科目 3/10は選択=コミ英ⅠⅡ・英表Ⅰ、国総(古漢除く)、数ⅠAより1科目 3/22は小論文、面接	35,000円 ※2出願目以降検定料無料

◇開 校 年　2000年
◇入 学 者　86名(男子7名/女子79名)
◇出 身 県　愛媛県・高知県・香川県
◇主な実習先　愛媛大学医学部附属病院、四国がんセンター、済生会松山病院他
◇主な就職先　愛媛大学医学部附属病院、愛媛県立中央病院、松山赤十字病院他

◇初年度納入金(卒業までの納入金)
1,750,000円(6,250,000円)
◇学校独自の奨学金制度
・特別奨学生選抜試験 特別奨学生A:免除[金額]授業料全額相当額(最長4年間)[募集内容]国公立・私立大学との併願が可能
・特別奨学生選抜試験 特別奨学生B:免除[金額]授業料半額相当額(最長4年間)[募集内容]国公立・私立大学との併願が可能

◇学 生 寮　提携業者寮あり
◇特　　徴
高まる医療ニーズに対応できる、高度な知識と技術を持った看護職者を育成します。看護師と保健師のWライセンスの取得を目指し、社会や医療の現場で活躍できる実践力が身につく最先端のカリキュラムを用意しています。

資料請求　●学校案内　無料　●願書　無料　　WEB出願　可

高知大学【国】

			看	学科	医学部 看護学科(4年・60名)	〒783-8505　高知県南国市岡豊町小蓮 【TEL】088-880-2295　【E-mail】ia40@kochi-u.ac.jp 【交通】JR線「高知」駅よりバスで約30分、「医大病院」下車			
出願日程	公募推薦	〈推薦Ⅰ〉23年11/2～11/9(必着)	試験日程	11/18	合格発表	12/1	推薦基準・試験内容	推薦は専願、現役生のみ、4.0以上(調査書の全体の学習成績)、定員 27名 推薦:小論文、面接、書類審査	受験料	17,000円
	一般	24年1/22～2/2(必着) (大学入学共通テスト利用)		2/25 3/12		3/7 3/23		一般:面接		17,000円

◇開校年　1976年
◇入学者　－
◇出身県　－
◇主な実習先
◇主な就職先　高知大学医学部附属病院、高知医療センター、高知赤十字病院

◇初年度納入金(卒業までの納入金)
817,800円(－)
◇学校独自の奨学金制度
・高知大学医学部岡豊奨学会奨学金:給付[月額]40,000円
(上限)[募集定員]若干名
・高知大学修学支援基金奨学金:給付[年額]300,000円[募集定員]全学で20名以内

◇学生寮　なし
◇特徴
時代の要請に応えるべく、豊かな人間性と高い倫理観に裏付けられた感性や看護実践力、問題解決能力などを育み人々の生活の質(QOL)向上のために援助し、看護の発展に貢献しうる看護専門職の育成を目指しています。

資料請求	●学校案内　本体無料　送料215円　●願書　※WEB出願	WEB出願　可

高知県立大学【公】

			看社	学科	看護学部 看護学科(4年・80名)	〒781-8515　高知県高知市池2751-1 【TEL】088-847-8789　【E-mail】nyushi@cc.u-kochi.ac.jp 【交通】JR線「高知」駅よりバスで約30分、車で約25分			
出願日程	公募推薦	23年11/1～11/8(必着)	試験日程	11/18・19	合格発表	12/1	推薦基準・試験内容	推薦は専願のみ、4.0以上、定員25名(県内枠)、5名(全国枠) 推薦:書類審査、面接、小論文	受験料	17,000円
	一般	24年1/22～2/2(必着) (一次は大学入学共通テスト利用)		2/25・26 3/12・13		3/8 3/21		一般:2/25・26は小論文、面接 3/12・13は面接		17,000円

◇開校年　1949年
◇入学者　82名(男子3名/女子79名)
◇出身県　高知県・愛媛県・広島県
◇主な実習先　高知医療センター、高知赤十字病院、近森病院
◇主な就職先　高知医療センター、県庁・市町村(保健師)、教育委員会(養護教諭)

◇初年度納入金(卒業までの納入金)
783,170円～924,170円(－)
◇学校独自の奨学金制度
高知県立大学後援会・高知県立大学同窓会しらさぎ会奨学生事業:貸与[年額]500,000円以内[件数]3件※予算の範囲内で実施

◇学生寮　あり
◇特徴
多くの優秀な看護専門職者を輩出し、卒業生は日本全国で活躍しています。看護職の実務経験を持つ教員が、きめ細やかに指導します。

資料請求	●学校案内　本体無料　送料250円　●願書　※大学HPよりダウンロード	WEB出願　可

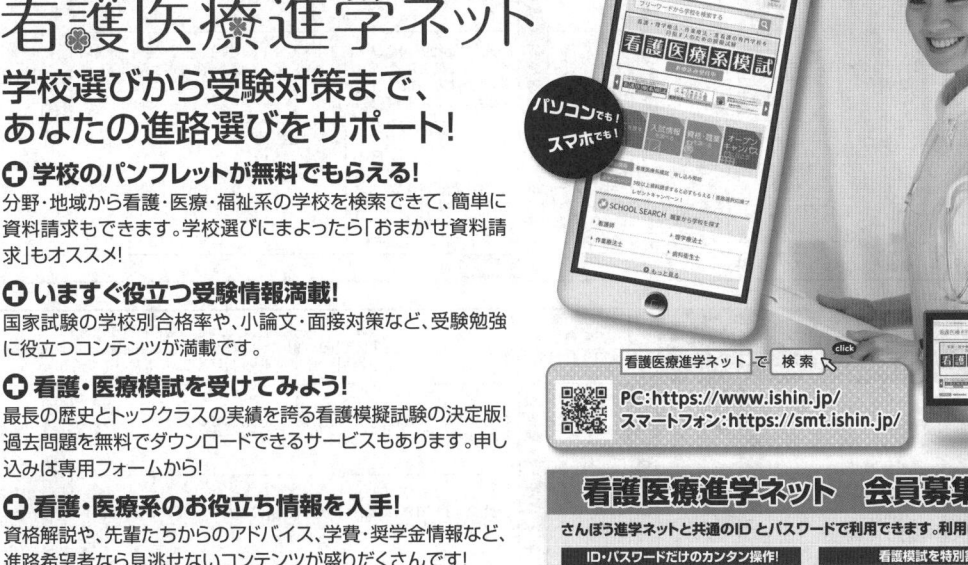

九州大学【国】

看 / 総（学科）

医学部保健学科
看護学専攻（4年・68名）

〒812-8582　福岡県福岡市東区馬出3-1-1　【TEL】092-642-6680
【交通】地下鉄箱崎線「馬出九大病院前」駅より徒歩8分、JR鹿児島本線「吉塚」駅より徒歩15分

	出願日程		試験日程	合格発表	推薦基準・試験内容		受験料
公募推薦	－				※9月26日以降、該当する試験はありません		
一般	24年1/22～2/2（大学入学共通テスト利用）			2/25・26	3/8	一般：数ⅠⅡAB、コミ英ⅠⅡⅢ、英表ⅠⅡ、選択＝物基・物、化基・化、生基・生より2科目	17,000円

◇開校年　1971年
◇入学者　70名
◇出身県　福岡県・長崎県・宮崎県
◇主な実習先　九州大学病院、原土井病院、福岡県立精神医療センター太宰府病院
◇主な就職先　九州大学病院、福岡市立こども病院、福岡県

◇初年度納入金（卒業までの納入金）
817,800円（－）
◇学校独自の奨学金制度
・九州大学基幹教育奨励賞（奨学金）：給付［金額］350,000円他

◇学生寮　あり
◇特徴
看護学の基礎理論から看護ケアの実践方法までを学び、看護の役割と機能を果たすために医療機関や行政機関などで働く人材を育成します。

資料請求　●学校案内　本体無料　送料390円　●願書　※WEB出願　｜　WEB出願　可

学校法人久留米大学
久留米大学

看 / 共（学科）

医学部
看護学科（4年・110名）

〒830-0003　福岡県久留米市東櫛原町777-1
【TEL】0942-31-7714　【E-mail】kangojim@kurume-u.ac.jp
【交通】JR線「久留米」駅よりバス「大学病院」または「医学部前」停より徒歩すぐ

	出願日程		試験日程	合格発表	推薦基準・試験内容		受験料
公募推薦	23年11/1～11/8		11/18	12/1	推薦は専願のみ、1浪まで可、3.7以上、定員30名 推薦：小論文、面接、書類選考		32,000円
一般	〈前期〉23年12/11～24年1/11 〈後期〉24年2/13～2/27		2/5 3/6	2/21 3/14	一般：2/5は小論文、コミ英ⅠⅡ・英表Ⅰ、選択＝物基、化基、生基より1科目、3/6はコミ英ⅠⅡ・英表Ⅰ、面接、書類選考		32,000円

◇開校年　1928年
◇入学者　119名（男子7名/女子112名）
◇出身県　福岡県・佐賀県・熊本県
◇主な実習先　久留米大学病院、久留米大学医療センター他
◇主な就職先　久留米大学病院、福岡大学病院、九州大学病院他

◇初年度納入金（卒業までの納入金）
1,783,000円（6,119,000円）
◇学校独自の奨学金制度
・久留米大学奨学金：貸与［年額］100,000円～1,200,000円（100,000円単位）［募集内容］定員24名以内（医学科と合わせて）
・久留米大学給付奨学金：給付［金額］授業料など［募集内容］日本学生支援機構などの貸与を受けており、家計急変発生1年以内の者

◇学生寮　なし
◇特徴
豊かな人間性と倫理観を培い、看護の実践・教育・研究を推進し、人類普遍の生きる力に光を与え、広く社会的使命を果たせる人材を育成します。

資料請求　●学校案内　無料　●願書　WEB出願　｜　WEB出願　可

学校法人国際医療福祉大学
国際医療福祉大学　大川キャンパス

共 / 総 / 社（看・学科）

福岡保健医療学部
看護学科（4年・60名）

〒831-8501　福岡県大川市榎津137-1
【TEL】0944-89-2100　【E-mail】kyushu-nyushi@iuhw.ac.jp
【交通】西鉄電車「西鉄柳川」駅より西鉄バスで約20分、JR線「佐賀」駅より西鉄バスで約30分

	出願日程		試験日程	合格発表	推薦基準・試験内容		受験料
公募推薦	23年11/1～11/9（消有）		11/18	12/1	推薦は専願のみ、1浪まで可、3.5以上、定員10名（指定校含む） 推薦：学科適性試験（基礎学力試験）、面接		30,000円
一般	〈前期〉23年12/19～24年1/16（消有） 〈後期〉24年2/13～2/22（消有）		1/28・29・30 3/2	2/7 3/8	一般：1/28・29・30はコミ英ⅠⅡ・英表Ⅰ、小論文、選択＝国総（古漢除く）、日B、数ⅠA、数ⅡB、物・物基、化・化基、生・生基、物基・化基・生基より1科目 3/2はコミ英ⅠⅡ・英表Ⅰ、面接		30,000円

◇開校年　1995年
◇入学者　－
◇出身県　－
◇主な実習先　－
◇主な就職先　－

◇初年度納入金（卒業までの納入金）
－（5,400,000円）
◇学校独自の奨学金制度
・国際医療福祉大学特待奨学生奨学金：給付［金額］特待奨学生S：授業料100%相当額、特待奨学生A：授業料50%相当額、特待奨学生B：授業料30%相当額［募集内容］特待奨学生特別選抜、一般選抜前期、大学入学共通テスト利用選抜の成績上位合格者を対象

◇学生寮　あり
◇特徴

資料請求　●学校案内　無料　●願書　HPよりダウンロード　｜　WEB出願　可

産業医科大学

看（学科）

産業保健学部
看護学科（4年・70名）

〒807-8555　福岡県北九州市八幡西区医生ヶ丘1-1
【TEL】093-691-7380　【E-mail】nyusi@mbox.pub.uoeh-u.ac.jp
【交通】JR鹿児島本線「折尾」駅より市営バスで約10分

	出願日程		試験日程	合格発表	推薦基準・試験内容		受験料
公募推薦	23年11/1～11/7（消有）		12/6	12/15	推薦は専願のみ、1浪まで可、3.7以上、定員35名以内 推薦：書類審査、小論文、面接		30,000円
一般	〈A方式〉24年1/4～1/22（消有） 〈B方式〉24年1/4～3/1（消有）（一次は大学入学共通テスト利用）		2/12 3/12	2/22 3/19	一般：2/12は国総（古漢除く）・国表・現代文B、コミ英ⅠⅡⅢ・英表ⅠⅡ、3/12は面接		30,000円

◇開校年　1978年
◇入学者　70名（男子2名/女子68名）
◇出身県　福岡県・山口県・大分県
◇主な実習先　産業医科大学病院
◇主な就職先　産業医科大学病院、横浜労災病院、関東労災病院

◇初年度納入金（卒業までの納入金）
1,432,370円（－）
◇学校独自の奨学金制度
・修学資金貸与制度：貸与［年額］229,200円［募集定員］制限なし［募集内容］貸与を受けた期間と同じ期間、保健師等の返還免除対象職務に従事することで、返還の義務が免除

◇学生寮　あり（女子のみ）
◇特徴
看護学の基礎教育をベースに産業保健看護学等の特色ある専門教育を学び、働く人々の心身の健康をサポートし、社会が求める看護師や保健師を育成します。看護師・保健師国家試験では非常に高い合格率を保っています。

資料請求　●学校案内　無料　●願書　無料（推薦）　｜　WEB出願　可

（左側縦書き見出し）
看護師　臨床検査技師　臨床工学技士　診療放射線技師　理学療法士　作業療法士　言語聴覚士　歯科衛生士　歯科技工士　柔道整復師　はり師・きゅう師　あん摩マッサージ指圧師　視能訓練士　義肢装具士　救急救命士

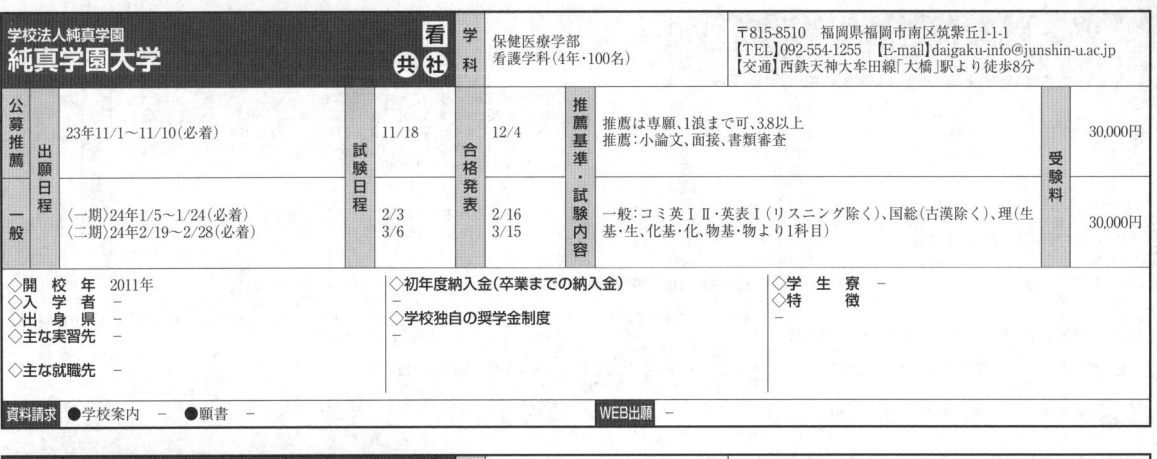

純真学園大学（学校法人純真学園）

看・共・社　学科　保健医療学部 看護学科（4年・100名）

〒815-8510　福岡県福岡市南区筑紫丘1-1-1
【TEL】092-554-1255　【E-mail】daigaku-info@junshin-u.ac.jp
【交通】西鉄天神大牟田線「大橋」駅より徒歩8分

	出願日程	試験日程	合格発表	推薦基準・試験内容	受験料
公募推薦	23年11/1～11/10(必着)	11/18	12/4	推薦は専願、1浪まで可、3.8以上　推薦:小論文、面接、書類審査	30,000円
一般	〈一期〉24年1/5～1/24(必着)　〈二期〉24年2/19～2/28(必着)	2/3　3/6	2/16　3/15	一般:コミ英ⅠⅡ・英表Ⅰ(リスニング除く)、国総(古漢除く)、理(生基・生、化基・化、物基・物より1科目)	30,000円

◇開校年　2011年
◇入学者　－
◇出身県　－
◇主な実習先　
◇主な就職先　
◇初年度納入金(卒業までの納入金)
◇学校独自の奨学金制度
◇学生寮　－
◇特徴

資料請求　●学校案内　－　●願書　－　　WEB出願　－

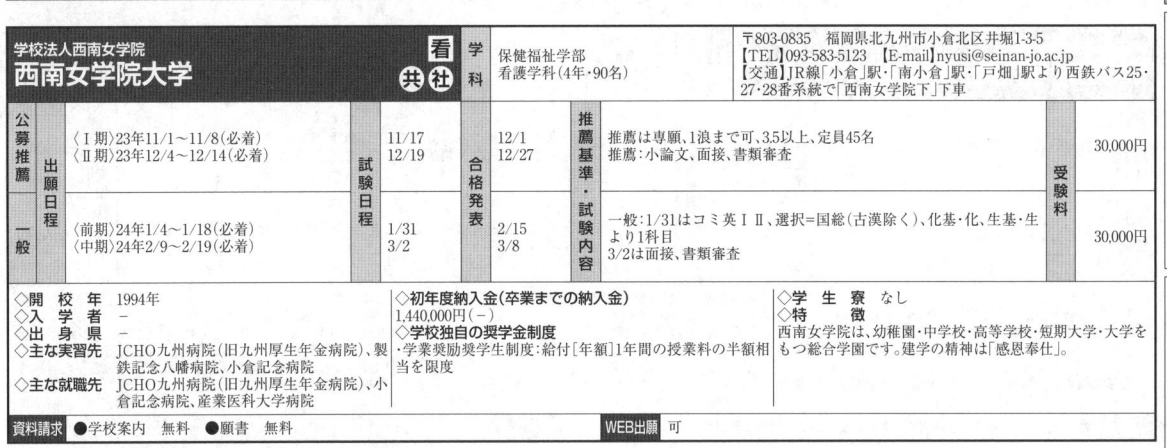

西南女学院大学（学校法人西南女学院）

看・共・社　学科　保健福祉学部 看護学科（4年・90名）

〒803-0835　福岡県北九州市小倉北区井堀1-3-5
【TEL】093-583-5123　【E-mail】nyusi@seinan-jo.ac.jp
【交通】JR線「小倉」駅「南小倉」駅「戸畑」駅より西鉄バス25・27・28番系統で「西南女学院下」下車

	出願日程	試験日程	合格発表	推薦基準・試験内容	受験料
公募推薦	〈Ⅰ期〉23年11/1～11/8(必着)　〈Ⅱ期〉23年12/4～12/14(必着)	11/17　12/19	12/1　12/27	推薦は専願、1浪まで可、3.5以上、定員45名　推薦:小論文、面接、書類審査	30,000円
一般	〈前期〉24年1/4～1/18(必着)　〈中期〉24年2/9～2/19(必着)	1/31　3/2	2/15　3/8	一般:1/31はコミ英ⅠⅡ、選択=国総(古漢除く)、化基・化、生基・生より1科目　3/2は面接、書類審査	30,000円

◇開校年　1994年
◇入学者　－
◇出身県　－
◇主な実習先　JCHO九州病院(旧九州厚生年金病院)、製鉄記念八幡病院、小倉記念病院
◇主な就職先　JCHO九州病院(旧九州厚生年金病院)、小倉記念病院、産業医科大学病院
◇初年度納入金(卒業までの納入金)　1,440,000円(－)
◇学校独自の奨学金制度　・学業奨励奨学生制度:給付[年額]1年間の授業料の半額相当を限度
◇学生寮　なし
◇特徴　西南女学院は、幼稚園・中学校・高等学校・短期大学・大学をもつ総合学園です。建学の精神は「感恩奉仕」。

資料請求　●学校案内　無料　●願書　無料　　WEB出願　可

聖マリア学院大学（学校法人聖マリア学院）

看・共・社　学科　看護学部 看護学科（4年・110名）

〒830-8558　福岡県久留米市津福本町422
【TEL】0942-35-7271　【E-mail】nyusi@st-mary.ac.jp
【交通】西鉄天神大牟田線「試験場前」駅より徒歩7分。西鉄バス50・53番系統にて「聖マリア病院前」下車徒歩3分

	出願日程	試験日程	合格発表	推薦基準・試験内容	受験料
公募推薦	〈前期〉23年11/1～11/9　〈後期〉23年12/1～12/7	11/18　12/16	12/1　12/26	推薦は併願可、1浪まで可、3.5以上　推薦:小論文、面接、書類審査	30,000円
一般	〈前期〉24年1/5～1/30　〈後期〉24年2/26～3/6	2/9　3/12	2/19　3/18	一般:2/9は国総(古漢除く)、コミ英ⅠⅡ・英表Ⅰ(リスニング除く)、選択=生基・生、化基・化より1科目、面接、書類審査　3/12は小論文、面接、書類審査	30,000円

◇開校年　2006年
◇入学者　110名(男子3名/女子107名)
◇出身県　福岡県・佐賀県・熊本県
◇主な実習先　聖マリア病院
◇主な就職先　聖マリア病院、久留米大学病院、福岡大学病院
◇初年度納入金(卒業までの納入金)　1,940,000円(6,860,000円)
◇学校独自の奨学金制度　・聖マリア学院大学特待奨学金:減免[年額]200,000円　・聖マリア学院大学子弟等奨学金:給付[年額]入学金相当額の半額
◇学生寮　あり(女子のみ)
◇特徴　実習は隣接する聖マリア病院で大部分を行うことができます。国際看護コースも開設しています。専攻科助産学専攻、大学院も設置しています。

資料請求　●学校案内　無料　●願書　無料　　WEB出願　可

第一薬科大学（学校法人都築学園）

看・共・総・社　学科　看護学部 看護学科（4年・80名）

〒815-8511　福岡県福岡市南区玉川町22-1
【TEL】092-541-0161　【E-mail】nyushi@daiichi-cps.ac.jp
【交通】西鉄天神大牟田線「高宮」駅より徒歩約7分

	出願日程	試験日程	合格発表	推薦基準・試験内容	受験料
公募推薦	〈第1回〉23年10/21～11/5(消有)　〈第2回〉23年11/11～12/3(消有)	11/12　12/10	12/1　12/16	推薦は併願可、浪人可、定員10名　推薦:面接、書類審査、選択=コミ英ⅠⅡ、化基・化、生基・生、数ⅠAより1科目	30,000円
一般	〈Ⅰ期〉23年12/23～24年1/17(消有)　〈Ⅱ期〉24年1/20～2/14(消有)	1/24・25　2/22	2/8　2/29	一般:面接、書類審査、コミ英ⅠⅡ、選択=化基・化、生基・生、数ⅠA、国総(近代以降の文章)よりⅠ期は2科目(試験日自由選択制)、Ⅱ期は1科目	30,000円

◇開校年　1960年
◇入学者　
◇出身県　福岡県・長崎県・大分県
◇主な実習先　福岡赤十字病院、九州中央病院、国立病院機構福岡病院
◇主な就職先　－
◇初年度納入金(卒業までの納入金)　1,700,000円(6,200,000円)
◇学校独自の奨学金制度　・特待生選抜(入学者選抜試験):給付[年額]500,000円[募集内容]成績優秀者から特待生を選抜。年額500,000円の奨学金を4年間給付
◇学生寮　あり(女子のみ)
◇特徴　長い歴史と伝統を持つ薬学教育の基盤を活かし、薬物療法に強い看護師の育成を目指します。さらに、保健師教育課程・助産師教育課程のどちらかを選択できるカリキュラムを用意しています。履修者は、2年次末に希望者の中から選抜します。

資料請求　●学校案内　無料　●願書　※WEB出願のみ　　WEB出願　可

右欄（分野一覧）：大学／看護師／診療放射線技師／臨床工学技士／臨床検査技師／理学療法士／作業療法士／言語聴覚士／歯科衛生士／歯科技工士／あん摩マッサージ指圧師／はり師・きゅう師／柔道整復師／視能訓練士／義肢装具士／救急救命士

帝京大学　福岡キャンパス

学校法人帝京大学　　看・共／学科　総

福岡医療技術学部　看護学科(4年・80名)

〒836-8505　福岡県大牟田市岬町6-22
【TEL】0944-57-8333
【交通】JR・西鉄「大牟田」駅よりバス約6分

	出願日程	試験日程	合格発表	推薦基準・試験内容	受験料
公募推薦	23年11/1～11/7(必着)	11/12	12/1	推薦は併願可、定員18名(指定校含む)　推薦:面接、書類審査、選択=〈1科目方式〉コミ英ⅠⅡ・英表Ⅰ、数Ⅰ、物基・物、化基・化、生基・生より1科目　〈2科目方式〉コミ英ⅠⅡ・英表Ⅰ、国総(古漢除く)、数Ⅰ、物基・物、化基・化、生基・生より2科目　※英・国の組み合わせ不可	35,000円
一般	〈Ⅰ期〉23年12/19～24年1/18(必着)　〈Ⅱ期〉24年2/1～2/14(必着)　〈Ⅲ期〉24年2/21～3/5(必着)	1/30・31・2/1　2/22・23　3/10	2/10　2/29　3/14	一般:コミ英ⅠⅢⅢ・英表ⅠⅡ、面接、書類審査、選択=国総(古漢除く)、数ⅠA、物基・物、化基・化、生基・生より2科目	35,000円

◇開校年　1966年
◇入学者
◇出身県
◇主な実習先　大牟田病院、大牟田市立病院、福岡徳洲会病院他
◇主な就職先　帝京大学医学部附属病院、福岡大学病院、熊本大学病院他

◇初年度納入金(卒業までの納入金)　1,707,370円(—)
◇学校独自の奨学金制度
・"自分流"奨学金制度:減免[年額]100,000円[募集内容]家計が急変し経済的に修学が困難となった、学部等で選考基準以上の学生
・帝京大学成績優秀者奨学金制度(第一種):減免[年額]200,000円、[募集内容]2年次以降で、各学科前年度の成績上位者

◇学生寮　なし
◇特徴
地域に根ざし、高度医療の最前線で活躍できる看護師を養成する。

資料請求　●学校案内　無料　●願書　※WEB出願のみ　　WEB出願　可

日本赤十字九州国際看護大学

学校法人日本赤十字学園　　看・共／学科　看護

看護学部　看護学科(4年・100名)

〒811-4157　福岡県宗像市アスティ1丁目1番地
【TEL】0940-35-7008
【E-mail】nyushikoho@jrckicn.ac.jp
【交通】JR鹿児島本線「赤間」駅前よりバスで15分(日赤看護大学行)

	出願日程	試験日程	合格発表	推薦基準・試験内容	受験料
公募推薦	23年11/1～11/9(消有)	11/18	12/8	推薦は専願のみ、1浪まで可、3.5以上、定員40名　推薦:小論文、英語基礎力調査、面接	30,000円
一般	24年1/4～1/19(消有)	2/3	2/15	一般:国(近代以降の文章)、英、選択=数ⅠA、化基・化、生基・生より1科目、面接	30,000円

◇開校年　2001年
◇入学者　112名(男子13名/女子99名)
◇出身県　福岡県・熊本県・長崎県
◇主な実習先　福岡赤十字病院、熊本赤十字病院、嘉麻赤十字病院
◇主な就職先　福岡赤十字病院、唐津赤十字病院、熊本赤十字病院

◇初年度納入金(卒業までの納入金)　1,800,000円(6,300,000円)
◇学校独自の奨学金制度
・日本赤十字九州国際看護大学給付奨学金:給付[金額]275,000円

◇学生寮　なし
◇特徴
看護に関する学術を中心として、広く知識を授け、深く専門の学術を教授、研究するとともに、知性、道徳および応用的能力を養い、国内外で活躍できる実践力をもった看護専門職を育成します。

資料請求　●学校案内　無料　●願書(入学者選抜試験ガイド)　無料　　WEB出願　可

福岡大学

看・共／学科　医学部　看護学科(4年・110名)

〒814-0180　福岡県福岡市城南区七隈8-19-1
【TEL】092-871-6631(代表)
【交通】地下鉄七隈線「福大前駅」降りてすぐ

	出願日程	試験日程	合格発表	推薦基準・試験内容	受験料
公募推薦	〈A方式〉23年11/1～11/9(消有)	11/26	12/8	推薦は専願のみ、現役生のみ、3.5以上、定員13名　推薦:コミ英ⅠⅢ・英表ⅠⅡ、国総(漢除く)、面接	32,000円
一般	〈系統別〉23年12/21～24年1/12(消有)　〈前期〉23年12/21～24年1/12(消有)　〈前期共通テスト併用型〉23年12/21～24年1/12(消有)　〈後期〉24年2/15～2/26(消有)	2/2　2/6・11　3/7	2/22　2/22　2/22　3/16	一般:2/2はコミ英ⅠⅢⅢ・英表ⅠⅡ、数ⅠⅡAB、選択=化基・化、生基・生より1科目　2/6・11はコミ英ⅠⅢⅢ・英表ⅠⅡ、国総(漢除く)、選択=化基・化、生基・生より1科目、前期共通テスト併用型は国総、選択=化基・化、生基・生より1科目　3/7はコミ英ⅠⅢⅢ・英表ⅠⅡ、国総(漢除く)	32,000円

◇開校年　1934年
◇入学者　110名(男子2名/女子108名)
◇出身県　福岡県・長崎県・大分県
◇主な実習先　福岡大学病院、福岡大学筑紫病院他
◇主な就職先　(学)福岡大学

◇初年度納入金(卒業までの納入金)　1,806,710円(6,414,040円)
◇学校独自の奨学金制度
・入試成績優秀者奨学金FUスカラシップ:減免[募集内容]対象入試において優秀な成績を収め入学した学生を「FUスカラシップ生」として採用する制度。授業料を半額減免
・福岡大学未来サポート募金給費奨学金:給付[年額]300,000円

◇学生寮　あり
◇特徴
看護学科では、高度な専門知識と技能を備え、広く社会に貢献できる心豊かな看護専門識者を育成しており、福岡大学の三つの総合病院で実施する充実した臨床教育が特長です。

資料請求　●学校案内　無料　●願書　※WEB出願　　WEB出願　可

福岡看護大学

学校法人福岡学園　　看・共／学科　社

看護学部　看護学科(4年・100名)

〒814-0193　福岡県福岡市早良区田村2-15-1
【TEL】092-801-0486　【E-mail】knyushi@fdcnet.ac.jp
【交通】地下鉄「賀茂」駅より徒歩10分

	出願日程	試験日程	合格発表	推薦基準・試験内容	受験料
公募推薦	23年11/1～11/8(必着)	11/11	12/1	推薦は専願のみ、1浪まで可、3.5以上、定員40名　推薦:小論文、面接	30,000円
一般	〈前期日程〉24年1/4～1/29(必着)　〈後期日程〉24年2/8～2/22(必着)	2/7　3/4	2/19　3/11	一般:2/7は外国語、国、選択=数、生、化より1科目　3/4は外国語、面接	30,000円

◇開校年　2017年
◇入学者　109名(男子13名/女子96名)
◇出身県　福岡県・長崎県・大分県
◇主な実習先　福岡歯科大学医科歯科総合病院、九州大学病院、福岡東医療センター
◇主な就職先　福岡歯科大学医科歯科総合病院、九州大学病院、福岡東医療センター

◇初年度納入金(卒業までの納入金)　1,800,000円(—)
◇学校独自の奨学金制度
・福岡看護大学特待生制度:免除[募集内容]年額でS特待1,100,000円、A特待550,000円、B特待330,000円を免除[募集定員]合計11名
・福岡看護大学看護職育成奨学生制度:貸与[月額]50,000円[募集内容]無利息、返還免除制度あり[募集定員]2名以内

◇学生寮　なし
◇特徴
高度化・複雑化・多様化する健康課題に対し、看護専門職としての使命を果たすための高度な知識と技術、医療人としての態度を身に付ける教育を行います。

資料請求　●学校案内　無料　●願書　無料　　WEB出願　可

※受験を希望される方は、必ず各学校の募集要項をご確認ください。　

左欄(縦書き):　看護師　臨床検査技師　診療放射線技師　臨床工学技士　理学療法士　作業療法士　言語聴覚士　歯科技工士　歯科衛生士　あん摩マッサージ指圧師　はり師・きゅう師　柔道整復師　視能訓練士　義肢装具士　救急救命士

福岡県立大学【公】

看 社

学科：看護学部 看護学科(4年・90名)

〒825-8585　福岡県田川市伊田4395番地
【TEL】0947-42-2118
【交通】JR線「田川伊田」駅より徒歩約15分

	出願日程	試験日程	合格発表	推薦基準・試験内容	受験料
公募推薦	23年11/1～11/10(必着)	11/18	12/5	推薦は専願のみ、現役生のみ、定員30名 推薦:小論文、調査書、推薦書、英語の資格・検定試験加点あり	17,000円
一般	24年1/22～2/2(消有) (一次は大学入学共通テスト利用)	2/25 3/12	3/7 3/22	一般:小論文、調査書	17,000円

◇開　校　年　1945年
◇入　学　者　96名(男子7名/女子89名)
◇出　身　県　－
◇主な実習先　－
◇主な就職先　福岡県済生会福岡総合病院、九州中央病院、産業医科大学病院

◇初年度納入金(卒業までの納入金)
817,800円～1,055,800円(－)
◇学校独自の奨学金制度
・福岡県立大学看護学部和田紘子奨学金基金:給付[年額]後期授業料の自己負担額分[募集内容]看護に対する熱意と意欲を持つ学生のうち、経済的理由で学業継続が困難な者　・公立大学法人福岡県立大学真島・市場特別奨学金:貸与[年額]一時金100,000～600,000円[募集内容]経済的理由で学業継続が困難な者

◇学　生　寮　あり
◇特　　　徴
人間を多角的にみることや高い倫理観を育成することを基盤に、看護専門性を系統的に、時には横断的に身につけることを通して深めるだけでなく、多職種と連携して人々の健康課題を解決できる人材育成を目指しています。

資料請求 ●学校案内　本体無料　要送料　●願書　大学HPよりダウンロード　WEB出願 可

学校法人高木学園
福岡国際医療福祉大学

看 共 総 社

学科：看護学部 看護学科(4年・100名)

〒814-0001　福岡県福岡市早良区百道浜3-6-40
【TEL】092-832-1200　【E-mail】nyushi@takagigakuen.ac.jp
【交通】西鉄バス「医師会館・ソフトリサーチパーク前」停より徒歩1分、福岡市営地下鉄「西新」駅より徒歩約15分

	出願日程	試験日程	合格発表	推薦基準・試験内容	受験料
公募推薦	23年11/1～11/9(消有)	11/18	12/1	推薦は専願のみ、1浪まで可、3.5以上、定員各35名 推薦:一般常識試験、面接、書類審査	30,000円
一般	〈前期〉23年12/19～24年1/16(消有) 〈後期〉24年2/14～2/24(消有)	1/26・27 3/4	2/5 3/12	一般:1/26・27はコミ英ⅠⅡ・英表Ⅰ、選択=国総(古漢除く)、日B、数ⅠA、数ⅡB、化基・化、生基・生、化基・生基より1科目、小論文、書類審査 3/4はコミ英ⅠⅡ・英表Ⅰ、面接、書類審査	30,000円

◇開　校　年　2019年※看護学部は2021年
◇入　学　者　112名(男子8名/女子104名)
◇出　身　県　福岡県・佐賀県・山口県
◇主な実習先　福岡山王病院、高木病院、柳川リハビリテーション病院他
◇主な就職先　福岡山王病院、高木病院、国際医療福祉大学三田病院他

◇初年度納入金(卒業までの納入金)
1,610,000円(6,140,000円)
◇学校独自の奨学金制度
・福岡国際医療福祉大学特待奨学生奨学金:給付[年額]S:授業料100%相当額、A:授業料50%相当額[募集内容]一般前期・共通テスト利用選抜の成績上位合格者が対象
・福岡国際医療福祉大学年間成績優秀賞:給付[年額]450,000円[募集内容]前年度の成績優秀者から選考し、2年次以降各学科・各学年1名に給付する制度

◇学　生　寮　なし
◇特　　　徴
姉妹校の学校法人国際医療福祉大学より福岡看護学部の移管を受け、2021年4月より新たに「看護学部看護学科」を開設しました。福岡山王病院や総合ケアセンターももち関連施設へのアクセスも良好で、実践的な教育環境が整っています。

資料請求 ●学校案内　無料　●願書　無料(本学webサイトよりダウンロード)　WEB出願 可

学校法人福岡女学院
福岡女学院看護大学

看 共 社

学科：看護学部 看護学科(4年・女子100名)

〒811-3113　福岡県古賀市千鳥1-1-7
【TEL】092-943-4174　【E-mail】kangodai@fukujo.ac.jp
【交通】JR鹿児島本線「古賀」駅東口より徒歩15分

	出願日程	試験日程	合格発表	推薦基準・試験内容	受験料
公募推薦	23年11/6～11/15(必着)	11/25	12/1	推薦は専願、現役生のみ、3.7以上、定員20名 推薦:小論文、面接、書類審査	30,000円
一般	〈前期A〉24年1/9～1/18(必着) 〈前期B〉24年1/9～1/18(必着) 〈後期〉24年2/13～2/29(必着)	1/28 2/1 3/12	2/9 2/9 3/18	一般:1/28・2/1は国総(古漢除く)、コミ英ⅠⅡⅢ・英表ⅠⅡ、選択=数ⅠA、化基・化、生基・生より1科目 3/12は小論文、面接、書類審査	30,000円

◇開　校　年　2008年
◇入　学　者　96名(女子96名)
◇出　身　県　福岡県・佐賀県・長崎県
◇主な実習先　福岡東医療センター、九州医療センター、福岡病院他
◇主な就職先　福岡東医療センター、九州大学病院、産業医科大学病院他

◇初年度納入金(卒業までの納入金)
1,822,720円(－)
◇学校独自の奨学金制度
・福岡女学院看護大学修学支援奨学金:給付[金額]当該期授業料の半額以内
・福岡女学院看護大学家計急変支援奨学金:給付[金額]当該期の授業料の全額以内

◇学　生　寮　なし
◇特　　　徴
県内すべての国立病院機構をはじめ、大学病院や総合病院、施設などから臨地実習の協力体制を得ています。また、コロナ禍でも実習ができるシミュレーション教育センターを完備。卒業生の社会的評価は高く、多くが先進医療を提供している病院に就職しています。

資料請求 ●学校案内　無料　●願書　無料　WEB出願 不可

学校法人巨樹の会
令和健康科学大学

看 共 総 社

学科：看護学部 看護学科(4年・80名)

〒811-0213　福岡県福岡市東区和白丘2-1-12
【TEL】092-607-6728　【E-mail】nyushi@rhs-u.ac.jp
【交通】JR香椎線「和白」駅より徒歩5分

	出願日程	試験日程	合格発表	推薦基準・試験内容	受験料
公募推薦	23年11/1～11/9(消有)	11/25	12/6	推薦は専願のみ、1浪まで可、3.5以上、定員10名 推薦:小論文、面接、書類選考	30,000円
一般	〈前期〉23年12/20～24年1/18(消有) 〈後期〉24年2/8～2/22(消有)	2/1 3/4	2/14 3/8	一般:〈前期〉国総(近代以降の文章のみ)、コミ英ⅠⅡⅢ、英表ⅠⅡ、選択=数ⅠA、物基・物、化基・化、生基・生より1科目、書類選考 〈後期〉小論文、面接、書類選考	30,000円

◇開　校　年　2022年
◇入　学　者　82名(男子8名/女子74名)
◇出　身　県　福岡県・大分県・山口県
◇主な実習先　－
◇主な就職先　－

◇初年度納入金(卒業までの納入金)
1,600,000円(6,100,000円)
◇学校独自の奨学金制度
・特待生制度(授業料減免)

◇学　生　寮　あり
◇特　　　徴
本学科では、人の持つ「健康でありたい」という普遍的なニーズに応えるべく、高い判断力と専門性を備えた看護師を育成し、全ての人への健康な社会の実現に寄与できる人材を育成します。

資料請求 ●学校案内　無料　●願書　－　WEB出願 可

縦書きサイドバー: 看護師 / 臨床検査技師・診療放射線技師・臨床工学技士 / 理学療法士・作業療法士・言語聴覚士 / 歯科衛生士・歯科技工士 / 柔道整復師・あん摩マッサージ指圧師・はり師・きゅう師 / 視能訓練士・義肢装具士・救急救命士

佐賀大学【国】

看 学科 医学部 看護学科(4年・60名)

〒849-8501　佐賀県佐賀市鍋島5-1-1
【TEL】0952-28-8178　【E-mail】contact@mail.admin.saga-u.ac.jp
【交通】JR線「佐賀」駅よりバス約25分

出願日程		試験日程	合格発表	推薦基準・試験内容	受験料
公募推薦	23年11/1～11/7	11/25	12/4	推薦は専願、現役生のみ、A以上、定員20名　推薦：小論文、面接	17,000円
一般	24年1/22～2/2(必着)　(一次は大学入学共通テスト利用)	2/25・26　3/12	3/6　3/21	一般：2/25・26は小論文、面接　3/12は面接	17,000円

◇開校年　1993年
◇入学者　60名(男子3名/女子57名)
◇出身県　福岡県・佐賀県・長崎県(医学部全体)
◇主な実習先　佐賀大学医学部附属病院
◇主な就職先　佐賀大学医学部附属病院、九州大学病院、熊本大学病院

◇初年度納入金(卒業までの納入金)
817,800円(2,425,200円)
◇学校独自の奨学金制度
・かささぎ奨学金：給付[年額]300,000円[募集定員]14名程度[募集内容]給付型奨学金

◇学生寮　なし
◇特徴
①主体的に学ぶ力を育成します－少人数制。
②看護学実習の重視－1年次から系統的に実習します。
③チーム医療の協働を学びます。
④看護生涯学習の支援システム。

資料請求　●学校案内　本体無料　送料360円　●願書　※WEB出願　　WEB出願　可

西九州大学
学校法人永原学園

看 共 社 学科 看護学部 看護学科(4年・90名)

〒845-0001　佐賀県小城市小城町176番地27
【TEL】0952-37-0249　【E-mail】nyusi@nisikyu-u.ac.jp
【交通】JR線「小城」駅より徒歩約10分

出願日程		試験日程	合格発表	推薦基準・試験内容	受験料
公募推薦	〈Ⅰ期〉23年11/1～11/6(消有)　〈Ⅱ期〉23年12/1～12/8(消有)	11/11　12/16	12/1　12/26	推薦は併願可、1浪まで可　推薦：小論文、面接、書類審査	30,000円
一般	〈Ⅰ期〉24年1/5～1/23(消有)　〈Ⅱ期〉24年2/19～2/26(消有)　〈Ⅲ期〉24年3/8～3/14(消有)	2/3　3/2　3/20	2/16　3/13　3/26	一般：2/3、3/2は選択＝国総(古漢除く)、コミ英ⅠⅡ、数ⅠA、化基、生基、世B、日B、現社より2科目、書類審査　3/20は小論文、面接、書類審査	30,000円

◇開校年　1968年
◇入学者　60名
◇出身県　福岡県・佐賀県・長崎県
◇主な実習先　－
◇主な就職先　佐賀大学医学部附属病院、佐賀県医療センター好生館、国立病院機構佐賀病院他

◇初年度納入金(卒業までの納入金)
1,638,300円(－)
◇学校独自の奨学金制度
・永原学園奨学金：給付[金額]授業料の半額[募集定員]2名
・寮費援助奨学金：免除[金額]寮費の半額、1/3相当額を免除[募集定員]制限なし[募集内容]女子あすなろ寮のみ

◇学生寮　あり
◇特徴
「人の理解」「専門知識と技術」「協業と地域リハ」「研究」の4つの柱を学び、社会に必要とされる看護師をめざします。

資料請求　●学校案内　無料　●願書　無料　　WEB出願　可

活水女子大学
学校法人活水学院

看 共 学科 看護学部 看護学科(4年・女子75名)

〒856-0835　長崎県大村市久原2-1246-3
【TEL】0957-27-3005
【交通】JR大村線「大村」駅よりバス約15分

出願日程		試験日程	合格発表	推薦基準・試験内容	受験料
公募推薦	23年11/1～11/7(消有)	11/18	12/4	推薦は専願のみ、現役生のみ、3.6以上、定員37名　推薦：小論文、面接、書類審査	30,000円
一般	〈A方式〉24年1/4～1/22(消有)　〈B方式〉24年2/6～2/19(消有)	2/3　3/2	2/9　3/7	一般：2/3はコミ英ⅠⅡⅢ・英表ⅠⅡ、国総(古漢除く)、選択＝数ⅠA、化基・化、生基・生より1科目、面接、書類審査　3/2はコミ英ⅠⅡⅢ・英表ⅠⅡ、小論文、面接、書類審査	30,000円

◇開校年　1879年
◇入学者　60名(女子60名)
◇出身県　長崎県、福岡県、大分県
◇主な実習先　長崎医療センター、長崎大学病院、長崎みなとメディカルセンター
◇主な就職先　長崎医療センター

◇初年度納入金(卒業までの納入金)
1,697,000円(－)
◇学校独自の奨学金制度
・新入生特別奨学金制度：給付[年額]300,000円[募集内容]本学が指定する入学試験に合格した当該学力試験が極めて優秀であった者
・活水女子大学奨学金：給付[年額]350,000円[募集内容]2年以上の在籍者で成績が極めて優秀で、経済的理由で修学困難な者

◇学生寮　あり
◇特徴
建学の精神に基づく人間愛に満ちた広い見識をもつ女子を育成し、高度化・複雑化する保健・医療・福祉の発展に貢献する。

資料請求　●学校案内　無料　●願書　無料　　WEB出願　可

長崎大学【国】

看 社 学科 医学部 保健学科看護学専攻(4年・70名)

〒852-8520　長崎県長崎市坂本1-7-1
【TEL】095-819-7909
【交通】JR長崎本線「長崎」駅より長崎バス8番系統「下大橋(医学部経由)」行き、「大学病院前」または「坂本町」停より徒歩約10分

出願日程		試験日程	合格発表	推薦基準・試験内容	受験料
公募推薦	23年12/11～12/19　(大学入学共通テスト利用)	1/26	2/13	推薦は専願、現役生のみ、A以上、定員は一般推薦枠16名、離島看護師推薦枠2名(卒業後は、県内離島勤務を確約できる者)　推薦：小論文、面接、書類審査	17,000円
一般	24年1/22～2/2　(一次は大学入学共通テスト利用)	2/25	3/8	一般：コミ英ⅠⅡⅢ・英表ⅠⅡ、面接	17,000円

◇開校年　1949年
◇入学者　72名(男子7名/女子65名)
◇出身県　長崎県、福岡県、その他九州
◇主な実習先　長崎大学病院、長崎県内保育所、県内グループホーム
◇主な就職先　医療機関、市町村(保健関係部局など)

◇初年度納入金(卒業までの納入金)
887,800円(2,495,200円)
◇学校独自の奨学金制度
・長崎大学入学時給付奨学金：給付[金額]300,000円[募集内容]一般選抜(前期)合格者上位20%以内の長崎県出身者及び県外出身者のトップ2名の合計4名を対象

◇学生寮　なし
◇特徴
1．チーム医療の推進
2．長崎という地域に根ざし、長崎を愛する医療人の育成とサービスの提供
3．国際的に視野を広げた教育と研究

資料請求　●学校案内　本体無料　送料有料　●願書　※WEB出願　　WEB出願　可

長崎県立大学【公】 シーボルト校

		看 社	学科	看護栄養学部 看護学科(4年・60名)		〒851-2195　長崎県西彼杵郡長与町まなび野1-1-1 【TEL】095-813-5065 【交通】JR九州線「長与」駅より徒歩20分

公募推薦	出願日程	23年11/1～11/8(必着)	試験日程	11/25	合格発表	2/9	推薦基準・試験内容	推薦は専願のみ、現役生のみ、3.8以上、定員16名(離島看護師特別枠3名を含む) 推薦:書類審査、面接(最終選考は大学入学共通テスト利用)	受験料	17,000円
一般		24年1/22～2/2(消有) (一次は大学入学共通テスト利用)		2/25 3/12		3/6 3/21		一般:英、面接		17,000円

◇開　校　年　2008年
◇入　学　者　61名(男子2名/女子59名)
◇出　身　県　長崎県・福岡県・鹿児島県
◇主な実習先　日本赤十字社長崎原爆病院、医療法人常葉会長与病院、社会医療法人春回会長崎北病院
◇主な就職先　長崎原爆病院、長崎大学病院、長崎県(養護教諭)

◇初年度納入金(卒業までの納入金)
712,300円～888,800円(―)
◇学校独自の奨学金制度
―

◇学　生　寮　なし
◇特　　　徴
講義に加えて豊富な実習を行い、専門的な知識と高度な看護実践能力を習得し、将来は指導的な立場になれる看護師の育成を行います。

資料請求	●学校案内　本体無料　送料390円　●願書　※WEB出願	WEB出願　可

学校法人熊本城北学園 九州看護福祉大学

		看 共 総 社	学科	看護福祉学部 看護学科(4年・100名)		〒865-0062　熊本県玉名市富尾888 【TEL】0968-75-1850　【E-mail】nyushi@kyushu-ns.ac.jp 【交通】JR線「玉名」駅・九州新幹線「新玉名」駅より大学行バス8分

公募推薦	出願日程	〈A日程〉23年11/6～11/20(消有) 〈B日程〉23年12/4～12/12(消有)	試験日程	11/26 12/17	合格発表	12/1 12/22	推薦基準・試験内容	推薦は一浪まで可、11/26まで専願のみ3.0以上、12/17は併願可2.7以上、定員45名(指定校含む) 推薦:小論文、面接、書類審査	受験料	28,000円
一般		〈前期〉24年1/9～1/24(消有) 〈後期〉24年2/16～2/27(消有)		2/1・2・3 3/3		2/9 3/8		一般:2/1・2・3は選択=国語(古漢除く)、コミ英ⅠⅡ・英表Ⅰ(リスニング除く)、数ⅠⅡA、理(生基・生、化基・化)より1科目より2科目、書類審査 3/3はコミ英ⅠⅡ・英表Ⅰ(リスニング除く)、小論文、書類審査		28,000円

◇開　校　年　1998年
◇入　学　者　123名(男子10名/女子113名)
◇出　身　県　熊本県・福岡県・宮崎県
◇主な実習先　熊本大学病院、済生会熊本病院、熊本赤十字病院
◇主な就職先　病院、診療所、訪問看護ステーション

◇初年度納入金(卒業までの納入金)
1,455,000円(5,220,000円)
◇学校独自の奨学金制度
・入学特待生:減免[年額]475,000円[募集内容]一般選抜(前期)の得点が上位の者に対し、在学中の授業料を減免する
・一般特待生:給付[年額]100,000円[募集内容]2年以上の学部学生のうち、昨年度の学業成績が上位の者に対し、給付する

◇学　生　寮　なし
◇特　　　徴
生活者が抱える複雑な問題に対して、その原因となっている病態のメカニズムを解きほぐすことで的確な看護を実践できる看護師を目指します。

資料請求	●学校案内　無料　●願書　無料	WEB出願　可

熊本大学【国】

		看	学科	医学部 保健学科看護学専攻(4年・70名)		〒862-0976　熊本県熊本市中央区九品寺4-24-1 【TEL】096-373-5571　【E-mail】nyushi@jimu.kumamoto-u.ac.jp 【交通】都市バス「大学病院前」又は「消防会館前」より徒歩約5分

公募推薦	出願日程	24年1/15～1/19	試験日程	2/3	合格発表	2/8	推薦基準・試験内容	推薦は専願のみ、2浪まで可、4.0以上、定員18名 推薦:面接	受験料	17,000円
一般		24年1/22～2/2 (大学入学共通テスト利用)		2/25		3/8		一般:国総・現代文B・古典B、数ⅠⅡAB、コミ英ⅠⅡⅢ・英表ⅠⅡ		17,000円

◇開　校　年　1976年
◇入　学　者　74名(男子4名/女子70名)
◇出　身　県　熊本県・福岡県・鹿児島県
◇主な実習先　―
◇主な就職先　熊本大学病院、済生会熊本病院、九州大学病院他

◇初年度納入金(卒業までの納入金)
817,800円(―)
◇学校独自の奨学金制度
―

◇学　生　寮　あり
◇特　　　徴
―

資料請求	●学校案内　本体無料　送料215円　●願書　※WEB出願	WEB出願　可

学校法人銀杏学園 熊本保健科学大学

		看 共	学科	保健科学部 看護学科(4年・100名)		〒861-5598　熊本県熊本市北区和泉町325 【TEL】096-275-2215　【E-mail】nyushi@kumamoto-hsu.ac.jp 【交通】JR鹿児島本線「西里」駅正面

公募推薦	出願日程	23年11/1～11/10(必着)	試験日程	11/18	合格発表	12/1	推薦基準・試験内容	推薦は専願のみ、1浪まで可、定員30名 推薦:コミ英ⅠⅡ・英表Ⅰ(リスニング除く)、国総(古除く)、数ⅠA、面接	受験料	30,000円
一般		24年1/4～1/26(必着)		2/4		2/16		一般:コミ英ⅠⅡ・英表Ⅰ(リスニング除く)、国総(古除く)、選択=数ⅠA、化基・生基、化基・化、生基・生より1科目、志願者調書		30,000円

◇開　校　年　2003年
◇入　学　者　127名
◇出　身　県　熊本県・鹿児島県・宮崎県
◇主な実習先　熊本赤十字病院、熊本大学病院、済生会熊本病院
◇主な就職先　済生会熊本病院、熊本赤十字病院、熊本医療センター

◇初年度納入金(卒業までの納入金)
1,550,000円(―)
◇学校独自の奨学金制度
・入試前予約型奨学制度:給付[年額]400,000円[募集定員]各学年10名程度
・一般奨学制度:給付[月額]50,000円[募集定員]各学年16名

◇学　生　寮　なし
◇特　　　徴
医療の多様化と変化に対応しながら患者さんのQOL(Quality of Life:生活と人生の質)にも配慮できる、優れた医療技術者の育成を目指しています。

資料請求	●学校案内　無料　●願書　無料	WEB出願　可

大分大学【国】 看

学科：医学部 看護学科(4年・60名)

〒879-5593 大分県由布市挾間町医大ヶ丘1-1
【TEL】097-586-5540 【E-mail】nyukikak@oita-u.ac.jp
【交通】JR日豊本線「大分」駅よりバス40分

	出願日程	試験日程	合格発表	推薦基準・試験内容	受験料
公募推薦	23年11/1～11/7	11/22	12/1	推薦はA以上 推薦:小論文、面接	17,000円
一般	24年1/22～2/2 (大学入学共通テスト利用)	2/25・26 3/12	3/8 3/21	一般:2/25・26は小論文、面接 3/12は面接	17,000円

◇開校年　1949年
◇入学者　60名(男子7名/女子53名)
◇出身県　大分県・福岡県・宮崎県
◇主な実習先　大分大学医学部附属病院、九州大学病院別府病院、医療法人畏敬会井野辺病院
◇主な就職先　大分大学医学部附属病院、福岡大学病院、大分県厚生連鶴見病院

◇初年度納入金(卒業までの納入金)
817,800円(－)
◇学校独自の奨学金制度
－

◇学生寮　なし
◇特徴
－

資料請求 ●学校案内 本体無料 送料250円 ●願書 WEB出願のため冊子提供なし　WEB出願 可

大分県立看護科学大学【公】 看 社

学科：看護学部 看護学科(4年・80名)

〒870-1201 大分県大分市大字廻栖野2944-9
【TEL】097-586-4303 【E-mail】info@oita-nhs.ac.jp
【交通】JR線「大分」駅より富士見ヶ丘団地行バス乗車、「富士見が丘南」下車

	出願日程	試験日程	合格発表	推薦基準・試験内容	受験料
公募推薦	23年11/1～11/9(消有)	11/25	12/11	推薦は専願、現役生のみ、4.0以上、定員30名 推薦:総合問題、面接	17,000円
一般	24年1/22～2/2(消有) (一次は大学入学共通テスト利用)	2/25 3/12	3/1 3/20	一般:総合問題、面接	17,000円

◇開校年　1998年
◇入学者　82名(男子6名/女子76名)
◇出身県　大分県・長崎県・福岡県
◇主な実習先　大分県立病院、大分赤十字病院、大分大学医学部附属病院
◇主な就職先　大分大学医学部附属病院、大分県立病院、大分県厚生連別府鶴見病院

◇初年度納入金(卒業までの納入金)
767,800円～867,800円(2,375,200円～2,475,200円)
◇学校独自の奨学金制度
－

◇学生寮　なし
◇特徴
県立の看護系単科大学として、充実した看護基礎教育により判断力と実践力の高い看護師を4年間で育てます。また、看護師の資格を持ち、学校保健のみならず地域社会に貢献できる養護教諭一種を育てます(選択制)。

資料請求 ●学校案内 本体無料 送料250円 ●願書 －　WEB出願 可

宮崎大学【国】清武キャンパス 看

学科：医学部 看護学科(4年・60名)

〒889-1692 宮崎県宮崎市清武町木原5200
【TEL】0985-58-7138
【E-mail】nyushi-t@of.miyazaki-u.ac.jp
【交通】JR日豊本線「清武」駅よりバス

	出願日程	試験日程	合格発表	推薦基準・試験内容	受験料
公募推薦	23年11/1～11/6(必着) (大学入学共通テスト利用)	11/28	2/9	推薦は専願、現役生のみ、A段階 推薦:書類審査、面接、小論文	17,000円
一般	〈前期〉24年1/22～2/2 〈後期〉24年1/22～2/2 (一次は大学入学共通テスト利用)	2/25 3/12	3/8 3/21	一般:2/25は面接 3/12は小論文、面接	17,000円

◇開校年　1999年
◇入学者　－
◇出身県　宮崎県・福岡県・鹿児島県
◇主な実習先　宮崎大学医学部附属病院他
◇主な就職先　大学附属病院他

◇初年度納入金(卒業までの納入金)
817,800円(－)
◇学校独自の奨学金制度
・「夢と希望の道標」奨学金:給付

◇学生寮　あり
◇特徴
豊かな人間性を大切にし、人々の健康な生活への援助を実践するために附属病院の最先端医療設備を活用した高度な看護学を学びます。

資料請求 ●学校案内 本体無料 送料250円 ●願書 ※WEB出願　WEB出願 可

宮崎県立看護大学【公】 看 社

学科：看護学部 看護学科(4年・100名)

〒880-0929 宮崎県宮崎市まなび野3-5-1
【TEL】0985-59-7700 【E-mail】info@mpu.ac.jp
【交通】JR線「宮崎」駅より宮崎交通バス、まなび野経由大学病院行き・宮崎大学行き、「県立看護大学」下車(25分)

	出願日程	試験日程	合格発表	推薦基準・試験内容	受験料
公募推薦	23年11/1～11/7(必着)	11/18	12/8	推薦は現役生のみ、4.0以上(地域推薦の場合1浪まで可、4.3以上) 推薦:書類審査、小論文、面接	17,000円
一般	24年1/22～2/2(消有) (一次は大学入学共通テスト利用)	2/25 3/12	3/6 3/21	一般:小論文、面接	17,000円

◇開校年　1997年
◇入学者　101名(男子13名/女子88名)
◇出身県　宮崎県・鹿児島県・熊本県
◇主な実習先　宮崎県立病院、民間病院、宮崎県内の保育所
◇主な就職先　宮崎大学医学部附属病院、宮崎県立病院、宮崎市郡医師会病院

◇初年度納入金(卒業までの納入金)
767,800円～867,800円(2,375,200円～2,475,200円)
◇学校独自の奨学金制度
－

◇学生寮　なし
◇特徴
人々の健康と福祉の向上に貢献できる人材を育成します。

資料請求 ●学校案内 本体無料 要送料 ●願書 本体無料 要送料　WEB出願 不可

鹿児島大学【国】

看 総｜学 科　医学部　保健学科看護学専攻(4年・80名)

〒890-8544　鹿児島県鹿児島市桜ヶ丘8-35-1
【TEL】099-275-6724
【交通】市内よりバス、桜ヶ丘キャンパス「大学病院前」停より徒歩約5分

	出願日程	試験日程	合格発表	推薦基準・試験内容	受験料
公募推薦	23年11/1～11/6	11/21	12/14	推薦は専願、現役生のみ、4.0以上　推薦:小論文、面接	17,000円
一般	24年1/22～2/2 (大学入学共通テスト利用)	2/25	3/7	一般:コミ英ⅠⅡ、英表ⅠⅡ、選択=物基・物、化基・化、生基・生より1科目	17,000円

◇開 校 年　1985年
◇入 学 者　80名
◇出 身 県　鹿児島県・福岡県・熊本県
◇主な実習先　－
◇主な就職先　鹿児島大学病院、鹿児島市立病院、東京慈恵会医科大学病院

◇初年度納入金(卒業までの納入金)　817,800円(－)
◇学校独自の奨学金制度

◇学 生 寮　あり
◇特　徴
本看護学専攻には4講座(総合基礎看護学、臨床看護学、母性・小児看護学、地域看護・看護情報学)があり、各講座のエキスパートがそれぞれの看護専門科目について教育、指導します。

資料請求　●学校案内　本体無料　送料215円　●願書　※WEB出願　　WEB出願　可

学校法人鹿児島純心女子学園
鹿児島純心大学

看 共 社｜学 科　看護栄養学部　看護学科(4年・45名)

〒895-0011　鹿児島県薩摩川内市天辰町2365
【TEL】0996-23-5311　【E-mail】ml-exa@k-jundai.jp
【交通】JR線「川内」駅西口よりバス「純心女子大学」行き乗車約10分(本学終点)

	出願日程	試験日程	合格発表	推薦基準・試験内容	受験料
公募推薦	23年11/1～11/9(必着)	11/16	12/1	推薦は専願、3浪まで可、定員7名　推薦:小論文、面接、書類審査	30,000円
一般	24年1/9～1/25(必着)	2/7	2/13	一般:選択=数ⅠA、生基、化基より1科目、選択=コミ英ⅠⅡ、国総(近代以降の文章)より1科目、面接、書類審査	30,000円

◇開 校 年　1994年
◇入 学 者　41名(男子1名/女子40名)
◇出 身 県　－
◇主な実習先　－
◇主な就職先　鹿児島大学病院、東京医科大学病院、鹿児島県(保健師)他

◇初年度納入金(卒業までの納入金)　1,720,000円(－)
◇学校独自の奨学金制度
・鹿児島純心大学成績優秀者奨学金:給付[年額]300,000円[募集内容]一般選抜(前期)合格者で、成績優秀者に給付
・鹿児島純心大学白百合合奨学金:給付[月額]20,000円[募集内容]家庭の事情で修学が経済的負担になっている者に1年間給付。採用者は16名

◇学 生 寮　あり(女子のみ)
◇特　徴
「建学の精神と看護」や「キリスト教と生命倫理」など、本学ならではの科目を設け、看護者に求められる深みのある人間性や感性を養います。

資料請求　●学校案内　無料　●願書　無料　　WEB出願　可

沖縄県立看護大学【公】

看｜学 科　看護学部　看護学科(4年・80名)

〒902-0076　沖縄県那覇市与儀1-24-1
【TEL】098-833-8800　【交通】那覇バスターミナルから「与儀十字路」より徒歩5分、または「県立看護大学前」より徒歩1分

	出願日程	試験日程	合格発表	推薦基準・試験内容	受験料
公募推薦	23年10/30～11/2	11/18	12/1	推薦は専願、現役生のみ、令和5年度に県内の高校を卒業見込み、または県内の中学を卒業後県外の高校を卒業見込みの者　推薦:面接、調査書、実績報告書	17,000円
一般	〈前期・後期〉24年1/22～2/2 (大学入学共通テスト利用)	2/25 3/12	3/6 3/21	一般:小論文、面接、調査書、実績報告書	17,000円

◇開 校 年　1999年
◇入 学 者　－
◇出 身 県　－
◇主な実習先　－
◇主な就職先　－

◇初年度納入金(卒業までの納入金)　－
◇学校独自の奨学金制度

◇学 生 寮　－
◇特　徴

資料請求　●学校案内　－　●願書　－　　WEB出願　－

名桜大学【公】

看 社｜学 科　人間健康学部　看護学科(4年・80名)

〒905-8585　沖縄県名護市字為又1220-1
【TEL】0980-51-1056　【E-mail】nyushisodan@meio-u.ac.jp
【交通】「名護バスターミナル」より車10分

	出願日程	試験日程	合格発表	推薦基準・試験内容	受験料
公募推薦	－			※9月26日以降、該当する試験はありません	
一般	24年1/22～2/2(消有) (大学入学共通テスト利用)	2/25	3/7	一般:書類審査、総合問題、面接	17,000円

◇開 校 年　1994年
◇入 学 者　87名
◇出 身 県　沖縄県・鹿児島県・福岡県
◇主な実習先　沖縄県立北部病院、(公社)北部地区医師会北部地区医師会病院、国立療養所沖縄愛楽園
◇主な就職先　敬愛会中頭病院、琉球大学医学部附属病院、沖縄県、(公社)北部地区医師会北部地区医師会病院

◇初年度納入金(卒業までの納入金)　724,100円～849,100円(－)
◇学校独自の奨学金制度

◇学 生 寮　なし
◇特　徴
日本初の参画型看護教育課程導入。自己、他者、地域との対話による自己教育力の育成。地域及び国際社会に貢献する看護専門職者の育成。

資料請求　●学校案内　本体無料　送料250円　●願書　無料　　WEB出願　可

大学

看護師

診療放射線技師
臨床工学技士
臨床検査技師

理学療法士
作業療法士
言語聴覚士

歯科技工士
歯科衛生士

あん摩マッサージ指圧師
はり師・きゅう師
柔道整復師

視能訓練士
義肢装具士
救急救命士

大学・大学校

看護師

臨床検査技師／臨床放射線技師／診療放射線技師

理学療法士／作業療法士／言語聴覚士

歯科衛生士／歯科技工士

あん摩マッサージ指圧師／はり師／きゅう師／柔道整復師

視能訓練士／義肢装具士／救急救命士

琉球大学【国】

看 学科 医学部 保健学科(4年・60名)

〒903-0213 沖縄県中頭郡西原町字千原1
【TEL】098-895-8141 【E-mail】nsnsd1@acs.u-ryukyu.ac.jp
【交通】モノレール「首里」駅よりバス20〜30分

	出願日程	試験日程	合格発表	推薦基準・試験内容	受験料
公募推薦	23年11/1〜11/4 (大学入学共通テスト利用)	12/6	2/9	推薦は専願、現役生のみ、学習成績概評が④に属する者、定員9名 推薦:面接、調査書	17,000円
一般	〈前期・後期〉24年1/22〜2/2 (大学入学共通テスト利用)	2/25・26 3/12	3/8 3/22	一般:2/25・26は数ⅠⅡⅢAB、選択=数基・物、化基・化、生基・生より1科目、面接 3/12は小論文、面接	17,000円

◇開校年 1950年
◇入学者 60名(男子17名/女子43名)
◇出身県 沖縄県・徳島県・静岡県
◇主な実習先 琉球大学病院
◇主な就職先 琉球大学病院、沖縄県立病院、名古屋市立大学病院

◇初年度納入金(卒業までの納入金)
817,800円(一)
◇学校独自の奨学金制度
・琉球大学修学支援基金学資金支援事業:給付[年額]50,000円[募集内容]学修意欲はあるが経済的に困窮している学生

◇学生寮 あり
◇特徴 入学後に行う看護学か検査技術学のコース選択により地域や国際社会に貢献する保健医療福祉の専門職者を育成します。

資料請求 ●学校案内 本体無料 ※送料HP確認 ●願書 ※WEB版のみ　WEB出願 可

▷ 看護師

大学校

2024年 入試要項 & 学校情報

防衛医科大学校【国】

看 学科 医学教育部看護学科 (1)自衛官コース(4年・約75名) (2)技官コース(4年・約45名)

〒359-8513 埼玉県所沢市並木3-2
【TEL】04-2995-1211 【E-mail】ins309@ndmc.ac.jp
【交通】西武新宿線「航空公園」駅東口より徒歩約10分

	出願日程	試験日程	合格発表	推薦基準・試験内容	受験料
公募推薦	ー	ー	ー	※9月26日以降、該当する試験はありません	ー
一般	〈自衛官〉23年7/1〜10/4(必着) 〈技官〉23年8/1〜9/29(必着)	10/14 (2次)11/25・26 ※技官は11/25のみ	11/10 (2次)2/2	一般:(1)10/14は国総(古漢除く)、コミ英ⅠⅡⅢ・英表ⅠⅡ、数ⅠA、選択=物基・物、化基・化、生基・生より1科目、小論文、11/25・26は口述試験、身体検査 (2)10/14は国総(古漢除く)、コミ英ⅠⅡⅢ・英表ⅠⅡ、数ⅠA、選択=物基・物、化基・化、生基・生より1科目、11/25は小論文、口述試験、身体検査	0円

◇開校年 1973年
◇入学者 ー
◇出身県 ー
◇主な実習先 ー
◇主な就職先 ー

◇初年度納入金(卒業までの納入金)
0円
◇学校独自の奨学金制度 ー

◇学生寮 あり
◇特徴 4年間の教育を受け保健師・看護師の国家資格の取得を目指します。自衛官コースは、保健師・看護師である幹部自衛官となるべき者を養成します。技官コースは、防衛医科大学校病院に勤務する保健師・看護師である技官を養成します。

資料請求 ●学校案内 本体無料 要送料 ●願書 本体無料 要送料　WEB出願 (1)可(2)不可

国立看護大学校【国】

→P.2　**看** 学科 看護学部 看護学科(4年・100名)

〒204-8575 東京都清瀬市梅園1-2-1
【TEL】042-495-2211 【E-mail】nyushi@ncn.ac.jp
【交通】西武池袋線「清瀬」駅南口より徒歩15分

	出願日程	試験日程	合格発表	推薦基準・試験内容	受験料
公募推薦	ー	ー	ー	※9月26日以降、該当する試験はありません	ー
一般	24年1/4〜1/23(必着)	2/3 (2次)2/10	2/8 (2次)2/15	一般:2/3は国総(古漢除く)、数ⅠA、化基、生基・生、コミ英ⅠⅡ・英表ⅠⅡ(リスニング除く) 2/10は面接	30,000円

◇開校年 2001年
◇入学者 102名(男子2名/女子100名)
◇出身県 東京都・埼玉県・千葉県
◇主な実習先 国立国際医療研究センター病院、国立国際医療研究センター国府台病院他
◇主な就職先 国立高度専門医療研究センター

◇初年度納入金(卒業までの納入金)
960,800円(3,412,600円)
◇学校独自の奨学金制度
・長谷川美佐保記念奨学金:貸与[月額]50,000円または30,000円

◇学生寮 なし
◇特徴 国立高度専門医療研究センターの職員となる看護師、助産師を養成することを目的に、厚生労働省が開設した看護学の高等教育機関です。2010年度より独立行政法人、2015年度より国立研究開発法人に移行しました。

資料請求 ●学校案内 本体無料 送料180円(テレメール) ●願書 本学HPよりダウンロード　WEB出願 可

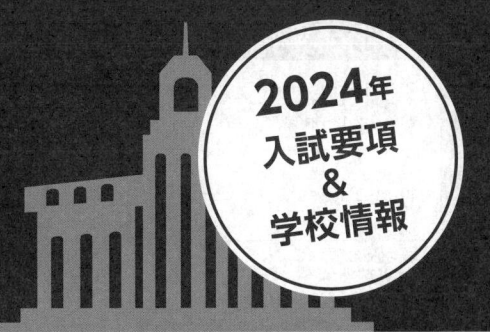

2024年
入試要項
&
学校情報

▷看護師

短期大学

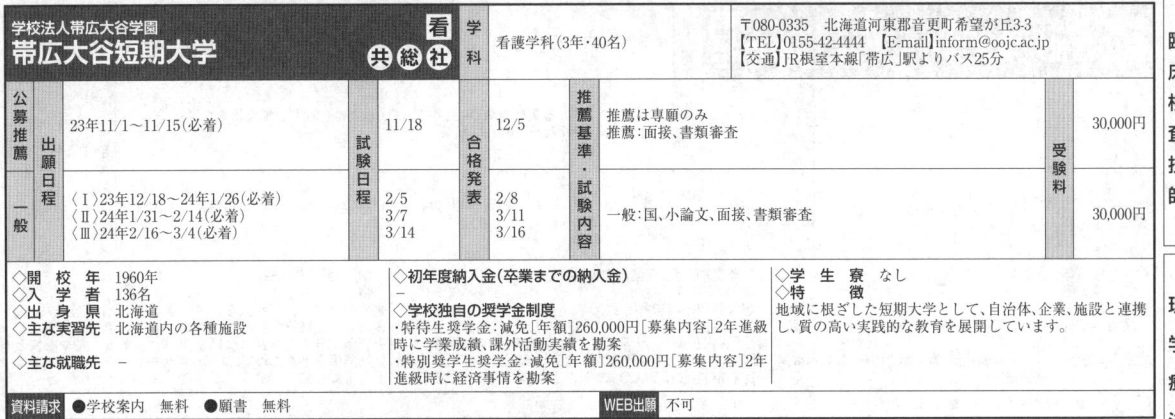

帯広大谷短期大学

学校法人帯広大谷学園

看 共 総 社	学科	看護学科(3年・40名)	〒080-0335　北海道河東郡音更町希望が丘3-3 【TEL】0155-42-4444　【E-mail】inform@oojc.ac.jp 【交通】JR根室本線「帯広」駅よりバス25分

出願日程	公募推薦	23年11/1～11/15(必着)	試験日程	11/18	合格発表	12/5	推薦基準・試験内容	推薦は専願のみ 推薦:面接、書類審査	受験料	30,000円
	一般	〈Ⅰ〉23年12/18～24年1/26(必着) 〈Ⅱ〉24年1/31～2/14(必着) 〈Ⅲ〉24年2/16～3/4(必着)		2/5 3/7 3/14		2/8 3/11 3/16		一般:国、小論文、面接、書類審査		30,000円

◇開校年　1960年
◇入学者　136名
◇出身県　北海道
◇主な実習先　北海道内の各種施設
◇主な就職先　―

◇初年度納入金(卒業までの納入金)
―
◇学校独自の奨学金制度
・特待生奨学金:減免[年額]260,000円[募集内容]2年進級時に学業成績、課外活動実績を勘案
・特別奨学生奨学金:減免[年額]260,000円[募集内容]2年進級時に経済事情を勘案

◇学生寮　なし
◇特徴
地域に根ざした短期大学として、自治体、企業、施設と連携し、質の高い実践的な教育を展開しています。

資料請求　●学校案内　無料　●願書　無料　　WEB出願　不可

仙台赤門短期大学

学校法人赤門宏志学院

看 共 総 社	学科	看護学科(3年・80名)	〒980-0845　宮城県仙台市青葉区荒巻字青葉6-41 【TEL】022-395-7750 【交通】地下鉄東西線「青葉山」駅よりスクールバス5分

出願日程	公募推薦	〈Ⅰ期〉23年11/1～11/8(必着) 〈Ⅱ期〉23年11/28～12/6(必着) 〈Ⅲ期〉24年1/9～1/17(必着)	試験日程	11/18 12/16 1/27	合格発表	12/1 12/25 2/15	推薦基準・試験内容	推薦は専願、1浪まで可、3.3以上、生基、生、化基礎、化のいずれかを履修している者、定員30名 推薦:小論文、面接 ※1　同一試験区分内の出願は1回に限ります ※2　Ⅲ期の実施の有無はHPにてお知らせします	受験料	30,000円
	一般	〈Ⅰ期〉24年1/9～1/17(必着) 〈Ⅱ期〉24年2/14～2/21(必着) 〈Ⅲ期〉24年3/11～3/15(必着)		1/27 3/2 3/21		2/15 3/8 3/22		一般:1/27は国(古漢除く)、コミ英ⅠⅡ、選択=数Ⅰ、生基より1科目、面接 3/2は国(古漢除く)、選択=コミ英ⅠⅡ、数Ⅰ、生基より1科目、面接 3/21は国(古漢除く)、面接 ※Ⅲ期の実施の有無はHPにてお知らせします		30,000円

◇開校年　2018年
◇入学者　61名(男子10名/女子51名)
◇出身県　宮城県・他東北5県
◇主な実習先　仙台市立病院、宮城県立こども病院、石巻市立病院他
◇主な就職先　東北医科薬科大学病院、宮城県立こども病院、宮城県立がんセンター他

◇初年度納入金(卒業までの納入金)
1,650,000円(4,450,000円)
◇学校独自の奨学金制度
・仙台赤門短期大学給付奨学金:給付[年額]50,000円[募集内容]2年次上旬に申請者の中から選考し若干名を決定する

◇学生寮　あり(女子のみ)
◇特徴
2018年4月に開学した新しい看護短期大学です。同法人の「仙台赤門医療専門学校」と連携して看護に「東洋医学」を取り入れた授業を展開しています。知識と技術は将来、現場で役立つプラスαの力になります。

資料請求　●学校案内　無料　●願書　無料　　WEB出願　不可

埼玉医科大学短期大学

学校法人埼玉医科大学

看	学科	看護学科(3年・100名)	〒350-0495　埼玉県入間郡毛呂山町毛呂本郷38 【TEL】049-276-1509 【交通】東武越生線「東毛呂」駅より徒歩約20分、JR八高線「毛呂」駅より徒歩約3分

出願日程	公募推薦	―	試験日程	―	合格発表	―	推薦基準・試験内容	※詳細は学校にお問い合わせください	受験料	
	一般	―		―		―		※詳細は学校にお問い合わせください		

◇開校年　1989年
◇入学者　―
◇出身県　―
◇主な実習先　―
◇主な就職先　―

◇初年度納入金(卒業までの納入金)
―
◇学校独自の奨学金制度
―

◇学生寮　―
◇特徴
―

資料請求　●学校案内　―　●願書　―　　WEB出願　―

左欄（縦書き）：看護師／臨床検査技師・臨床工学技士・診療放射線技師／理学療法士・作業療法士・言語聴覚士／歯科衛生士・歯科技工士／柔道整復師・はり師・きゅう師・あん摩マッサージ指圧師／視能訓練士・義肢装具士・救急救命士

神奈川歯科大学短期大学部

学校法人神奈川歯科大学

看・総・社　学科：看護学科（3年・80名）

〒238-8580　神奈川県横須賀市稲岡町82
【TEL】046-822-9580　【E-mail】nyushi-tandai@kdu.ac.jp
【交通】京浜急行「横須賀中央」駅より徒歩10分

	出願日程	試験日程	合格発表	推薦基準・試験内容	受験料
公募推薦	〈1期〉23年11/1～11/6（必着） 〈2期〉23年11/7～12/11（必着） 〈3期〉23年12/12～24年1/25（必着）	11/12 12/17 1/31	12/1 12/20 2/5	推薦は専願のみ、1浪まで可、3.0以上、3年間で欠席20日以内 推薦：調査書、小論文、面接	30,000円
一般	24年1/22～2/5（必着）	2/15	2/21	一般：数Ⅰ、面接、選択＝コミ英Ⅰ、国総（近代以降の文章）より1科目	30,000円

◇開校年　1952年
◇入学者　67名（男子7名／女子60名）
◇出身県　－
◇主な実習先　横須賀共済病院、横浜市立大学附属病院、横浜市立大学附属市民総合医療センター他
◇主な就職先　横須賀共済病院、横須賀市立うわまち病院、横浜市立大学附属病院

◇初年度納入金（卒業までの納入金）
1,650,000円（4,350,000円）
◇学校独自の奨学金制度
－

◇学生寮　あり
◇特徴
技術をじっくり体得できる実習室で、しっかりと演習を行ってから臨地実習、臨床実習を行います。その時代に先駆けて、自立性を強く持ちながらも協調性に富み、患者様に寄り添える看護師を育成します。

資料請求　●学校案内　無料　●願書　無料　　WEB出願　可

富山福祉短期大学

学校法人浦山学園

看・共・総・社　学科：看護学科（3年・80名）

〒939-0341　富山県射水市三ヶ579番地
【TEL】0766-55-5567　【E-mail】nyushi@urayama.ac.jp
【交通】あいの風とやま鉄道「小杉」駅より徒歩7分

	出願日程	試験日程	合格発表	推薦基準・試験内容	受験料
公募推薦	23年11/9～11/15（消有）	11/25	11/30	推薦は専願、現役生のみ、3.0以上、定員28名（指定校含む） 推薦：小論文、面接	30,000円
一般	〈Ⅰ期〉24年1/18～1/24（消有） 〈Ⅱ期〉24年2/1～2/7（消有） 〈Ⅲ期〉24年2/27～3/4（消有）	2/3 2/17 3/12	2/8 2/22 3/15	一般：面接、書類、選択＝英（リスニング除く）、国（古漢除く）、数Ⅰ、生基・生より1科目	30,000円

◇開校年　2008年
◇入学者　－
◇出身県　富山県・新潟県・石川県
◇主な実習先　西能病院、西能みなみ病院、富山協立病院他
◇主な就職先　厚生連高岡病院、富山赤十字病院、射水市民病院他

◇初年度納入金（卒業までの納入金）
1,360,000円（3,680,000円）
◇学校独自の奨学金制度
・一般選抜入学試験Ⅰ期奨学金：給付［金額］200,000円（入学後給付）［募集内容］当日の入学試験における成績上位者で選考
・社会人・学卒者入学試験奨学金：給付［金額］200,000円（入学後給付）［募集内容］当日の入学試験における成績上位者で選考

◇学生寮　なし
◇特徴
医療の面から、「人が人らしく生きること」を支えます。人体の構造と機能をしっかり理解し、病気の原因や経過などを判断できる力を身につけます。また、患者さんや家族と信頼関係を築くために、コミュニケーション力を磨くことも大事にしています。

資料請求　●学校案内　無料　●願書　無料　　WEB出願　可

飯田短期大学

学校法人高松学園

看・社　学科：看護学科（3年・60名）

〒395-8567　長野県飯田市松尾代田610
【TEL】0265-22-4460　【E-mail】nyuushi@iida.ac.jp
【交通】JR飯田線「伊那八幡」駅より徒歩15分

	出願日程	試験日程	合格発表	推薦基準・試験内容	受験料
公募推薦	23年12/1～12/8（消有）	12/16	12/21	推薦は併願可、浪人可、定員9名 推薦：書類審査、小論文、面接	30,000円
一般	〈A日程〉24年1/15～1/26（消有） 〈B日程〉24年2/19～3/1（消有）	2/3 3/7	2/9 3/13	一般：国総（古漢除く）、数Ⅰ（データ分析除く）、面接、選択＝コミ英Ⅰ、生基より1科目	30,000円

◇開校年　1967年
◇入学者　56名（男子10名／女子46名）
◇出身県　長野県・岐阜県・奈良県
◇主な実習先　飯田市立病院、飯田病院、健和会病院他
◇主な就職先　飯田市立病院、飯田病院、健和会病院他

◇初年度納入金（卒業までの納入金）
1,475,000円（3,875,000円）
◇学校独自の奨学金制度
・飯田短期大学奨学金：貸与［月額］30,000円［募集内容］本学在学生を対象とした学校独自の制度です。無利子、最長6年の返還期間
・東本願寺奨学金：給付［年額］100,000円［募集内容］人物及び学業成績優秀で建学の精神に則り真摯に学生生活を送っている者に給付

◇学生寮　なし
◇特徴
キャリアビジョンを描ける看護者を養成します。専攻科を併設しており、保健師、助産師を目指すこともできます。2022年度看護師国家試験合格率100%（受験者42名／合格者42名、新卒者のみ）

資料請求　●学校案内　無料　●願書　無料　　WEB出願　不可

平成医療短期大学

学校法人誠広学園

看・総・社　学科：看護学科（3年・80名）

〒501-1131　岐阜県岐阜市黒野180
【TEL】058-234-3324　【E-mail】n.kouhou@heisei-iryou.ac.jp
【交通】JR岐阜駅バスターミナルより岐阜バス黒野線にて「折立・平野総合病院前」より徒歩2分

	出願日程	試験日程	合格発表	推薦基準・試験内容	受験料
公募推薦	〈1次〉23年11/1～11/10（必着） 〈2次〉23年11/20～12/4（必着）	11/25 12/9	12/2 12/16	推薦は併願可、現役生のみ 推薦：小論文、面接	30,000円
一般	〈1次〉24年1/15～1/26（必着） 〈2次〉24年2/5～2/16（必着）	2/3 2/23	2/10 3/2	一般：国総（古漢除く）、コミ英Ⅰ、面接	30,000円

◇開校年　2009年
◇入学者　81名（男子9名／女子72名）
◇出身県　岐阜県・愛知県・滋賀県
◇主な実習先　平野総合病院、岐阜市民病院、岩砂病院・岩砂マタニティ
◇主な就職先　平野総合病院、岐阜市民病院、長良医療センター

◇初年度納入金（卒業までの納入金）
1,200,000円（－）
◇学校独自の奨学金制度
・特待奨学生制度：免除［金額］前期学費免除350,000円［募集内容］一般選抜合格者で成績が優秀である者
・総合型選抜（AO）入試特別奨学金：給付［金額］100,000円［募集内容］総合型選抜（AO）入試合格後、高等学校卒業時まで成績を維持・向上させた者

◇学生寮　なし
◇特徴
医療現場を取り巻く環境は激しく変化しています。本学では、一人ひとりの患者様を大切に考えて常に心に寄り添い、最善の看護を提供するために必要な知識・技術のみならず、心の温かい豊かな人間性を養うための教養とコミュニケーション能力を身に付けます。

資料請求　●学校案内　無料　●願書　無料　　WEB出願　不可

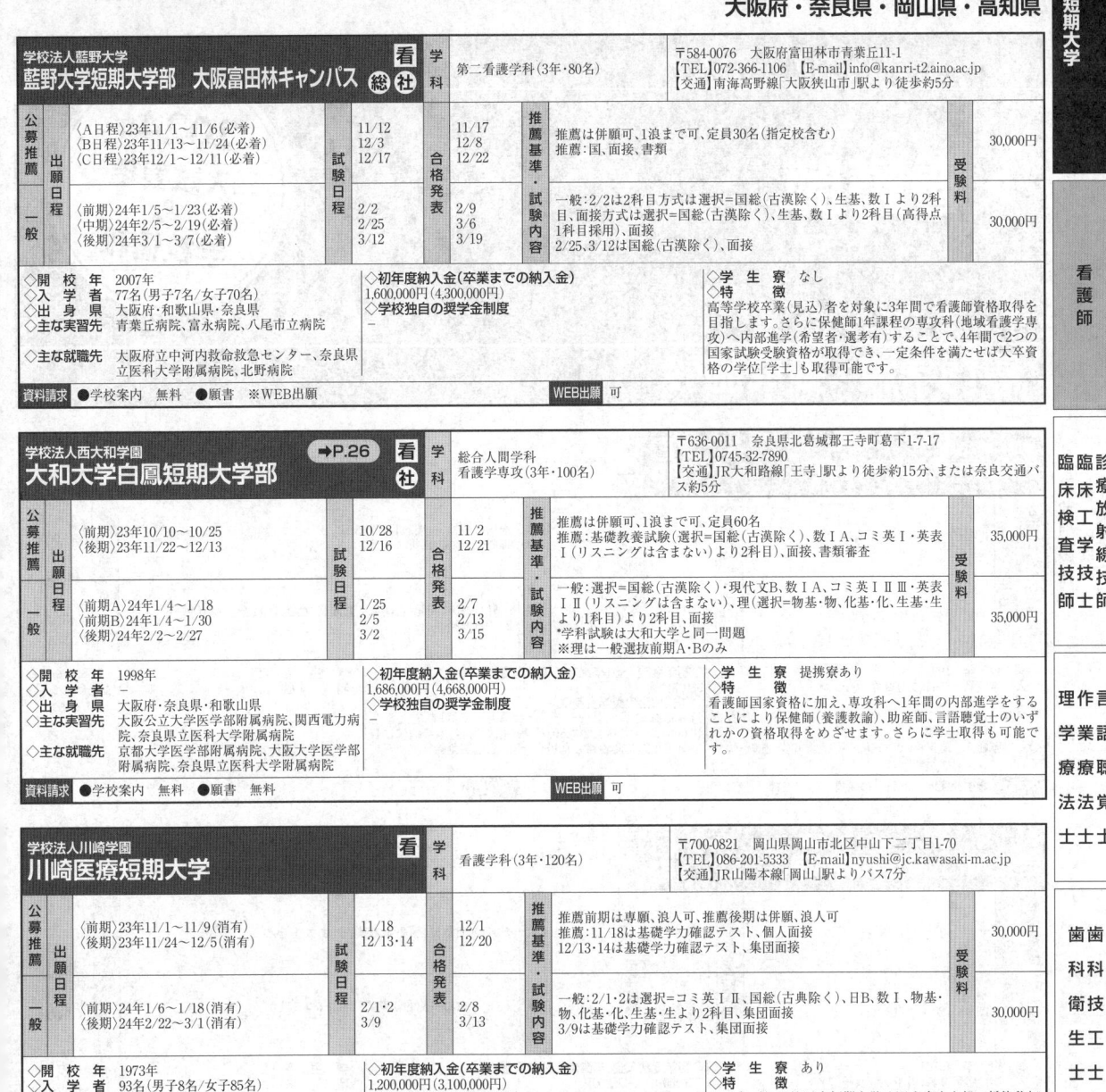

学校法人藍野大学　藍野大学短期大学部　大阪富田林キャンパス

看・総・社／学科：第二看護学科（3年・80名）

〒584-0076　大阪府富田林市青葉丘11-1
【TEL】072-366-1106　【E-mail】info@kanri-t2.aino.ac.jp
【交通】南海高野線「大阪狭山市」駅より徒歩約5分

	出願日程	試験日程	合格発表	推薦基準・試験内容	受験料
公募推薦	〈A日程〉23年11/1～11/6（必着）〈B日程〉23年11/13～11/24（必着）〈C日程〉23年12/1～12/11（必着）	11/12 12/3 12/17	11/17 12/8 12/22	推薦は併願可、1浪まで可、定員30名（指定校含む）推薦：国、面接、書類	30,000円
一般	〈前期〉24年1/5～1/23（必着）〈中期〉24年2/5～2/19（必着）〈後期〉24年3/1～3/7（必着）	2/2 2/25 3/12	2/9 3/6 3/19	一般：2/2は2科目方式は選択＝国総（古漢除く）、生基、数Ⅰより2科目、面接は選択＝国総（古漢除く）、生基、数Ⅰより2科目（高得点1科目採用）、面接 2/25、3/12は国総（古漢除く）、面接	30,000円

◇開校年　2007年
◇入学者　77名（男子7名/女子70名）
◇出身県　大阪府・和歌山県・奈良県
◇主な実習先　青葉丘病院、富永病院、八尾市立病院
◇主な就職先　大阪府立中河内救命救急センター、奈良県立医科大学附属病院、北野病院

◇初年度納入金（卒業までの納入金）1,600,000円（4,300,000円）
◇学校独自の奨学金制度　－

◇学生寮　なし
◇特徴　高等学校卒業（見込）者を対象に3年間で看護師資格取得を目指します。さらに保健師1年課程の専攻科（地域看護学専攻）へ内部進学（希望者・選考有）することで、4年間で2つの国家試験受験資格が取得でき、一定条件を満たせば大卒資格の学位「学士」も取得可能です。

資料請求　●学校案内　無料　●願書　※WEB出願　WEB出願　可

学校法人西大和学園　大和大学白鳳短期大学部 →P.26

看・総・社／学科：総合人間学科 看護学専攻（3年・100名）

〒636-0011　奈良県北葛城郡王寺町葛下1-7-17
【TEL】0745-32-7890
【交通】JR大和路線「王寺」駅より徒歩約15分、または奈良交通バス約3分

	出願日程	試験日程	合格発表	推薦基準・試験内容	受験料
公募推薦	〈前期〉23年10/10～10/25〈後期〉23年11/22～12/13	10/28 12/16	11/2 12/21	推薦は併願可、1浪まで可、定員60名 推薦：基礎教養試験（選択＝国総（古漢除く）、数ⅠA、コミ英Ⅰ・英表Ⅰ（リスニングは含まない）より2科目）、面接、書類審査	35,000円
一般	〈前期A〉24年1/4～1/18〈前期B〉24年1/4～1/30〈後期〉24年2/2～2/27	1/25 2/5 3/2	2/7 2/13 3/15	一般：選択＝国総（古漢除く）・現代文B、数ⅠA、コミ英ⅠⅢⅢ・英表ⅠⅡ（リスニングは含まない）、理（選択＝物基・物、化基・化、生基・生より1科目）より2科目、面接 *学科試験は大和大学と同一問題 ※理は一般選抜前期A・Bのみ	35,000円

◇開校年　1998年
◇入学者　－
◇出身県　大阪府・奈良県・和歌山県
◇主な実習先　大阪公立大学医学部附属病院、関西電力病院、奈良県立医科大学附属病院
◇主な就職先　京都大学医学部附属病院、大阪大学医学部附属病院、奈良県立医科大学附属病院

◇初年度納入金（卒業までの納入金）1,686,000円（4,668,000円）
◇学校独自の奨学金制度　－

◇学生寮　提携寮あり
◇特徴　看護師国家資格に加え、専攻科へ1年間の内部進学をすることにより保健師（養護教諭）、助産師、言語聴覚士のいずれかの資格取得をめざせます。さらに学士取得も可能です。

資料請求　●学校案内　無料　●願書　無料　WEB出願　可

学校法人川崎学園　川崎医療短期大学

看／学科：看護学科（3年・120名）

〒700-0821　岡山県岡山市北区中山下二丁目1-70
【TEL】086-201-5333　【E-mail】nyushi@jc.kawasaki-m.ac.jp
【交通】JR山陽本線「岡山」駅よりバス7分

	出願日程	試験日程	合格発表	推薦基準・試験内容	受験料
公募推薦	〈前期〉23年11/1～11/9（消有）〈後期〉23年11/24～12/5（消有）	11/18 12/13・14	12/1 12/20	推薦前期は専願、浪人可、推薦後期は併願、浪人可 推薦：11/18は基礎学力確認テスト、個人面接 12/13・14は基礎学力確認テスト、集団面接	30,000円
一般	〈前期〉24年1/6～1/18（消有）〈後期〉24年2/22～3/1（消有）	2/1・2 3/9	2/8 3/13	一般：2/1・2は選択＝コミ英ⅠⅡ、国総（古漢除く）、日B、数Ⅰ、物基・物、化基・化、生基・生より2科目、集団面接 3/9は基礎学力確認テスト、集団面接	30,000円

◇開校年　1973年
◇入学者　93名（男子8名/女子85名）
◇出身県　岡山県・広島県・兵庫県
◇主な実習先　川崎医科大学附属病院、川崎医科大学総合医療センター
◇主な就職先　川崎医科大学附属病院、川崎医科大学総合医療センター、岡山済生会総合病院

◇初年度納入金（卒業までの納入金）1,200,000円（3,100,000円）
◇学校独自の奨学金制度　・看護学生奨学金：貸与「年額」360,000円「募集内容」看護学科に在学し、心身共に健全で卒業と同時に附属病院に就職可能な学生

◇学生寮　あり
◇特徴　2022年4月、川崎医療短期大学は岡山市中心部に新築移転しました。川崎医科大学総合医療センター、川崎医科大学高齢者医療センターが隣接する教育環境で、急性期医療から回復期・在宅医療までの医療福祉を担う人材を育成します。

資料請求　●学校案内　無料　●願書　※WEB出願　WEB出願　可

学校法人高知学園　高知学園短期大学

看・総・社／学科：看護学科（3年・60名）

〒780-0955　高知県高知市旭天神町292-26
【TEL】088-840-1664　【E-mail】nyushi@kochi-gc.ac.jp
【交通】JR四国土讃線「旭」駅より徒歩約10分

	出願日程	試験日程	合格発表	推薦基準・試験内容	受験料
公募推薦	23年11/6～11/17（消有）	11/25	12/1	推薦は3浪まで可、3.0以上 推薦：選択＝国（古漢除く）、英、化基、生基、数Ⅰより1科目、面接	28,000円
一般	〈A〉24年1/15～1/26（消有）〈B〉24年2/13～2/22（消有）	2/3 3/2	2/7 3/6	一般：2/3は書類審査、選択＝国（古漢除く）、英、化基、生基、数Ⅰより1科目、小論文、面接 3/2は書類審査、小論文、面接	28,000円

◇開校年　1967年
◇入学者　－
◇出身県　－
◇主な実習先　－
◇主な就職先　－

◇初年度納入金（卒業までの納入金）1,180,000円（－）
◇学校独自の奨学金制度　－

◇学生寮　－
◇特徴　－

資料請求　●学校案内　－　●願書　－　WEB出願　－

▷ 看護師

専門学校・養成施設

JA北海道厚生連 旭川厚生看護専門学校

看 社 / 学科：看護学科(3年・80名)

〒078-8208　北海道旭川市東旭川町下兵村297番地
【TEL】0166-36-8071
【交通】JR線「旭川」駅前より旭川電気軌道バス「40・41番」「46・47番」旭山(動物園)線を利用、「東旭川1条3丁目」下車徒歩5分

	出願日程	試験日程	合格発表	推薦基準・試験内容	受験料
公募推薦	23年10/17〜10/27(消有)	11/25	12/13	推薦は専願、主要科目平均3.5以上　推薦：小論文、面接	15,000円
一般	23年12/4〜12/11(消有)	1/20 (2次)2/10	2/2 (2次)2/27	一般：1/20は国総(古漢除く)、現代文、英ⅠⅡ、数ⅠA、生基　2/10は面接	15,000円

◇開校年　1991年
◇入学者　65名(男子9名/女子56名)
◇出身県　北海道
◇主な実習先　旭川厚生病院、帯広厚生病院、遠野厚生病院他
◇主な就職先　旭川・帯広・遠軽・網走・倶知安・札幌・摩周厚生病院他

◇初年度納入金(卒業までの納入金)
980,000円(－)
◇学校独自の奨学金制度
・JA北海道厚生連一般奨学金：貸与[月額]自宅通学生40,000円、自宅外通学生50,000円[募集内容]本会病院に貸与期間と同期間勤務した場合、奨学金返還免除

◇学生寮　なし
◇特徴
－

資料請求　●学校案内　無料　●願書　本体無料　送料210円　　WEB出願　不可

岩見沢市立高等看護学院【公】

看 社 / 学科：医療看護学科(3年・40名)

〒068-0028　北海道岩見沢市8条西9丁目34番地
【TEL】0126-24-3707
【交通】JR線「岩見沢」駅・中央バスターミナルより徒歩13分

	出願日程	試験日程	合格発表	推薦基準・試験内容	受験料
公募推薦	－	－	－	※9月26日以降、該当する試験はありません	－
一般	23年11/20〜12/18	1/5 (2次)1/6	1/19	一般：1/5は国総(古漢除く)、数Ⅰ、コミ英ⅠⅡ　1/6は面接	15,000円

◇開校年　1976年
◇入学者　31名(男子4名/女子27名)
◇出身県　北海道
◇主な実習先　岩見沢市立総合病院、介護老人保健施設、訪問看護ステーション他
◇主な就職先　岩見沢市立総合病院他

◇初年度納入金(卒業までの納入金)
525,000円(1,175,000円)
◇学校独自の奨学金制度
－

◇学生寮　なし
◇特徴
－

資料請求　●学校案内　本体無料　送料210円　●願書　本体無料　送料210円　　WEB出願　不可

日本赤十字社 浦河赤十字看護専門学校

看 社 / 学科：看護学科(3年・30名)

〒057-0007　北海道浦河郡浦河町東町ちのみ1-3-39
【TEL】0146-22-1311　【E-mail】urakan@urakawa.jrc.or.jp
【交通】道南バスペガサス号「浦河ターミナル」より徒歩1分

	出願日程	試験日程	合格発表	推薦基準・試験内容	受験料
公募推薦	23年10/16〜11/1(必着)	11/10	11/10	推薦は専願、現役生のみ、3.6以上　推薦：面接(個人・集団)	20,000円
一般	〈前期〉23年11/20〜24年1/5(必着)　〈後期〉24年1/22〜2/22(必着)	1/11(2次)1/19 3/6(2次)3/13	1/12(2次)1/19 3/7(2次)3/13	一般：国総(漢除く)、コミ英ⅠⅡ、選択=数Ⅰ、生基より1科目、小論文、面接(個人・集団)	20,000円

◇開校年　1990年
◇入学者　6名(男子2名/女子4名)
◇出身県　北海道
◇主な実習先　浦河赤十字病院
◇主な就職先　浦河赤十字病院

◇初年度納入金(卒業までの納入金)
900,000円(2,050,000円)
◇学校独自の奨学金制度
・浦河赤十字病院奨学金：貸与[月額]37,500円[募集内容]貸与期間と同様の期間、浦河赤十字病院で就業すると返済免除

◇学生寮　あり(女子のみ)
◇特徴
赤十字の理想とする人道の理念を基調とした優れた看護実践者を育成することを目的としています。

資料請求　●学校案内　無料　●願書　無料　　WEB出願　不可

小樽市　小樽市立高等看護学院【公】

看 / **学科** 看護科(3年・30名)

〒047-0034 北海道小樽市緑3丁目4-1
【TEL】0134-23-8224
【E-mail】kango-gakuin@otaru-general-hospital.jp
【交通】北海道中央バス小樽商大線「緑3丁目」停より徒歩すぐ

	出願日程	試験日程	合格発表	推薦基準・試験内容	受験料
公募推薦	-	-	-	※9月26日以降、該当する試験はありません	
一般	23年11/20～12/11(消有)	1/9 (2次)1/10	1/25	一般:1/9は国(漢除く)、コミ英ⅠⅡ、数Ⅰ、生基 1/10は面接	10,000円

◇開校年　1968年
◇入学者　-
◇出身県　北海道
◇主な実習先　小樽市立病院
◇主な就職先　小樽市立病院
◇初年度納入金(卒業までの納入金)　230,000円(-)
◇学校独自の奨学金制度　・小樽市立高等看護学院修学資金:貸与[月額]30,000円
◇学生寮　なし
◇特徴　-

資料請求　●学校案内 本体無料 合わせて送料140円　●願書 本体無料 合わせて送料140円　WEB出願 不可

十勝圏複合事務組合　帯広高等看護学院

看 / **学科** 看護学科(3年・45名)

〒080-0021 北海道帯広市西11条南39丁目1-3
【TEL】0155-47-8881 【E-mail】obikan@m2.octv.ne.jp
【交通】JR線「帯広」駅より車15分

	出願日程	試験日程	合格発表	推薦基準・試験内容	受験料
公募推薦	23年9/25～10/5(必着)	10/21	11/13	推薦は専願、現役生のみ、3.5以上 推薦:国総(古漢除く)、面接	12,160円
一般	23年12/4～12/15(必着)	1/5・6	1/23	一般:1/5は国総(古漢除く)、コミ英ⅠⅡ、数ⅠA 1/6は面接	12,160円

◇開校年　1970年
◇入学者　45名
◇出身県　北海道
◇主な実習先　帯広厚生病院
◇主な就職先　-
◇初年度納入金(卒業までの納入金)　567,450円(1,111,650円)
◇学校独自の奨学金制度　-
◇学生寮　なし
◇特徴　-

資料請求　●学校案内 本体無料 送料210円(願書含む)　●願書 本体無料 送料210円(学校案内含む)　WEB出願 不可

一般社団法人帯広市医師会　帯広市医師会看護専門学校

看 / **学科** 看護学科(3年・35名)

〒080-0017 北海道帯広市西7条南7丁目3番地2
【TEL】0155-65-0753
【交通】JR根室本線「帯広」駅よりバス約7分

	出願日程	試験日程	合格発表	推薦基準・試験内容	受験料
公募推薦				※詳細は学校にお問い合わせください	
一般				※詳細は学校にお問い合わせください	

◇開校年　2023年
◇入学者　-
◇出身県　-
◇主な実習先　-
◇主な就職先　-
◇初年度納入金(卒業までの納入金)　-
◇学校独自の奨学金制度　-
◇学生寮　-
◇特徴　-

資料請求　●学校案内 -　●願書 -　WEB出願 -

一般社団法人北見医師会　北見医師会看護専門学校

看 **社** / **学科** 看護学科(3年・40名)

〒090-0036 北海道北見市幸町3-1-24
【TEL】0157-26-0393 【E-mail】florence1@mountain.ocn.ne.jp
【交通】JR線「北見」駅より徒歩15分

	出願日程	試験日程	合格発表	推薦基準・試験内容	受験料
公募推薦	23年10/10～10/17(必着)	11/4	11/24	推薦は専願、現役生のみ、3.5以上 推薦:小論文、個人面接	20,000円
一般	〈前期〉23年12/11～12/19(必着) 〈後期〉24年2/6～2/13(必着)	1/5 2/22	1/25 3/14	一般:数ⅠA、小論文、個人面接	20,000円

◇開校年　1997年
◇入学者　18名(男子2名/女子16名)
◇出身県　北海道
◇主な実習先　北見市内、遠軽町、網走市
◇主な就職先　北見赤十字病院、北星記念病院、網走厚生病院
◇初年度納入金(卒業までの納入金)　1,040,000円(2,720,000円)
◇学校独自の奨学金制度　-
◇学生寮　なし
◇特徴　2017年度に2年課程を3年課程に変更。学年を越えたグループのチューター制を導入し、学校生活全般をサポートしています。

資料請求　●学校案内 無料　●願書 無料　WEB出願 不可

右側見出し：看護師／臨床検査技師・臨床工学技士・診療放射線技師／理学療法士・作業療法士・言語聴覚士／歯科衛生士・歯科技工士／柔道整復・はり師きゅう師・あん摩マッサージ指圧師／視能訓練士・義肢装具士・救急救命士

北海道

左側縦書きラベル（専門学校・養成施設／看護師／臨床検査技師・臨床工学技士・診療放射線技師／理学療法士・作業療法士・言語聴覚士／歯科衛生士・歯科技工士／柔道整復師・あん摩マッサージ指圧師・はり師・きゅう師／視能訓練士・義肢装具士・救急救命士）

勤医協札幌看護専門学校

公益社団法人北海道勤労者医療協会　［看］［学科］

看護学科（3年・40名）

〒007-0871　北海道札幌市東区伏古11条1-1-15
【TEL】011-783-8557
【交通】地下鉄東豊線「新道東」駅よりバス10分

	出願日程		試験日程		合格発表		推薦基準・試験内容		受験料
公募推薦	23年10/2～10/10		10/14		10/19		推薦は専願、現役生のみ、3.5以上、定員20名程度　推薦：国総（古漢除く）、小論文、面接		20,000円
一般	23年12/18～24年1/9		1/17（2次）1/24		1/19（2次）1/26		一般：1/17は国総（古漢除く）、数Ⅰ、コミ英ⅠⅡ　1/24は面接		20,000円

◇開校年　1979年
◇入学者　－
◇出身県　北海道
◇主な実習先　－
◇主な就職先　－

◇初年度納入金（卒業までの納入金）
約1,080,000円（－）
◇学校独自の奨学金制度
・北海道勤医協奨学金貸付金：貸与［年額］600,000円以内
・北海道勤医協特別奨学金：貸与［月額］30,000円以内

◇学生寮　なし
◇特徴
3年間の教育を通して、第一線の医療環境で活躍できる優秀な看護師を養成することに全力を尽くしています。

資料請求　●学校案内　無料　●願書　無料　　WEB出願　不可

釧路孝仁会看護専門学校

社会医療法人　孝仁会　［看］［社］［学科］

看護学科（3年・40名）

〒085-0062　北海道釧路市愛国191-212
【TEL】0154-39-1230　【FAX】0154-39-1255
【E-mail】school@kojinkai.or.jp
【交通】JR線「釧路」駅より車15分

	出願日程		試験日程		合格発表		推薦基準・試験内容		受験料
公募推薦	23年10/11～11/1（必着）		11/11		11/27		推薦は専願、現役生のみ、3.5以上、定員12名　推薦：小論文、面接		20,000円
一般	〈前期〉23年12/1～12/22（必着）〈後期〉24年1/31～2/16（必着）		1/6　2/23		1/22　3/11		一般：国総（古漢除く）、面接		20,000円

◇開校年　2013年
◇入学者　－
◇出身県　北海道
◇主な実習先　釧路孝仁会記念病院、釧路孝仁会リハビリテーション病院、市立釧路総合病院
◇主な就職先　釧路孝仁会記念病院、釧路孝仁会リハビリテーション病院、市立根室病院

◇初年度納入金（卒業までの納入金）
1,460,000円（－）
◇学校独自の奨学金制度
・社会医療法人孝仁会：貸与［金額］800,000円（入学時、2～3年進級時に分割振込）・貸付［金額］5,000,000円（別規定あり）
※貸与金は3年間孝仁会グループで勤務した場合相殺
※貸付金は修学年数の倍で返還

◇学生寮　あり（女子のみ）
◇特徴
－

資料請求　●学校案内　無料　●願書　無料　　WEB出願　不可

釧路市医師会看護専門学校

一般社団法人釧路市医師会　［看］［社］［学科］

看護学科（3年・40名）

〒085-0834　北海道釧路市弥生1-4-12
【TEL】0154-44-7766
【交通】JR線「釧路」駅よりバスで「浦見4丁目」下車

	出願日程		試験日程		合格発表		推薦基準・試験内容		受験料
公募推薦	～23年10/6（必着）		10/14		10/27		推薦は専願、現役生のみ　推薦：小論文、面接		20,000円
一般	〈一次〉23年12/1～12/18（必着）〈二次〉24年1/22～2/16（必着）		1/5　2/24		1/19　3/1		一般：1/5は国（古漢除く）、面接　2/24は小論文、面接		20,000円

◇開校年　2008年
◇入学者　－
◇出身県　北海道
◇主な実習先　釧路赤十字病院、釧路市立病院、釧路労災病院他
◇主な就職先　釧路赤十字病院、釧路市立病院、協立病院他

◇初年度納入金（卒業までの納入金）
1,290,000円（－）
◇学校独自の奨学金制度
－

◇学生寮　なし
◇特徴
－

資料請求　●学校案内　本体無料　●願書　本体無料　HPより請求送料無料　　WEB出願　不可

釧路市立高等看護学院【公】

［看］［学科］

看護科（3年・30名）

〒085-0822　北海道釧路市春湖台1番18号
【TEL】0154-42-1302　【E-mail】kh152301@kushiro-cghp.jp
【交通】JR線「釧路」駅よりバス12分、「市立病院前」下車

	出願日程		試験日程		合格発表		推薦基準・試験内容		受験料
公募推薦	－		－		－		※9月26日以降、該当する試験はありません		－
一般	23年11/27～12/8（必着）		1/18・19		2/9		一般：1/18は国総（古漢除く）、数ⅠA、コミ英ⅠⅡ、小論文　1/19は面接		15,000円

◇開校年　1985年
◇入学者　－
◇出身県　北海道
◇主な実習先　市立釧路総合病院
◇主な就職先　市立釧路総合病院

◇初年度納入金（卒業までの納入金）
520,000円（－）
◇学校独自の奨学金制度
－

◇学生寮　なし
◇特徴
－

資料請求　●学校案内　本体無料　送料210円　●願書　本体無料　送料210円　　WEB出願　不可

※受験を希望される方は、必ず各学校の募集要項をご確認ください。

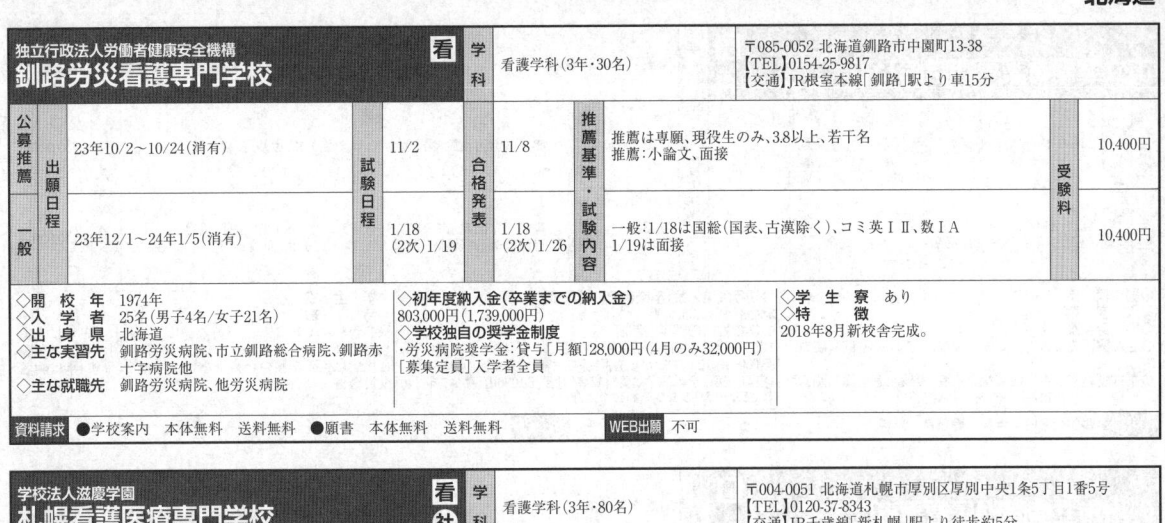

釧路労災看護専門学校

独立行政法人労働者健康安全機構

看 **学科**　看護学科(3年・30名)

〒085-0052 北海道釧路市中園町13-38
【TEL】0154-25-9817
【交通】JR根室本線「釧路」駅より車15分

	出願日程	試験日程	合格発表	推薦基準・試験内容	受験料
公募推薦	23年10/2〜10/24(消有)	11/2	11/8	推薦は専願、現役生のみ、3.8以上、若干名 推薦:小論文、面接	10,400円
一般	23年12/1〜24年1/5(消有)	1/18 (2次)1/19	1/18 (2次)1/26	一般:1/18は国総(国表、古漢除く)、コミ英ⅠⅡ、数ⅠA 1/19は面接	10,400円

◇開校年　1974年
◇入学者　25名(男子4名/女子21名)
◇出身県　北海道
◇主な実習先　釧路労災病院、市立釧路総合病院、釧路赤十字病院他
◇主な就職先　釧路労災病院、他労災病院

◇初年度納入金(卒業までの納入金)
803,000円(1,739,000円)
◇学校独自の奨学金制度
・労災病院奨学金:貸与[月額]28,000円(4月のみ32,000円)
[募集定員]入学者全員

◇学生寮　あり
◇特徴
2018年8月新校舎完成。

資料請求　●学校案内　本体無料　送料無料　●願書　本体無料　送料無料　　WEB出願　不可

札幌看護医療専門学校

学校法人滋慶学園

看 **社** **学科**　看護学科(3年・80名)

〒004-0051 北海道札幌市厚別区厚別中央1条5丁目1番1号
【TEL】0120-37-8343
【交通】JR千歳線「新札幌」駅より徒歩約5分

	出願日程	試験日程	合格発表	推薦基準・試験内容	受験料
公募推薦	23年10/1〜10/20	10/22	14日以内	推薦は専願、現役生のみ、3学年までの学習評価Bで3.5以上 推薦:小論文、面接	30,000円
一般	23年10/1〜11/10 23年11/13〜24年1/11	11/12 1/13	14日以内	一般:国(古漢除く)、数ⅠA、英、面接	30,000円

◇開校年　2021年
◇入学者　－
◇出身県　－
◇主な実習先　－
◇主な就職先　－

◇初年度納入金(卒業までの納入金)
1,370,000円(3,820,000円)
◇学校独自の奨学金制度
－

◇学生寮　－
◇特徴
－

資料請求　●学校案内　－　●願書　－　　WEB出願　可

三草会札幌看護専門学校

社会医療法人社団三草会

看 **社** **学科**　看護学科(3年・40名)

〒007-0836 北海道札幌市東区北36条東1丁目4番12号
【TEL】011-788-6874
【交通】地下鉄南北線「北34条」駅より徒歩約10分

	出願日程	試験日程	合格発表	推薦基準・試験内容	受験料
公募推薦	23年10/10〜10/19	10/29	10/31	推薦は専願、現役生のみ、3.5以上 推薦:小論文、面接	20,000円
一般	23年10/30〜11/8	11/18 (2次)11/19	11/21	一般:11/18は国総(古漢除く)、数ⅠA、コミ英ⅠⅡ 11/19は面接	20,000円

◇開校年　2017年
◇入学者　－
◇出身県　－
◇主な実習先　－
◇主な就職先　－

◇初年度納入金(卒業までの納入金)
1,200,000円(3,200,000円)
◇学校独自の奨学金制度
－

◇学生寮　－
◇特徴
－

資料請求　●学校案内　－　●願書　－　　WEB出願

市立函館病院高等看護学院【公】

看 **学科**　看護学科(3年・70名)

〒041-0821 北海道函館市港町1-5-15
【TEL】0138-43-2000
【交通】JR線「函館」駅より「五稜郭」駅下車、徒歩5分

	出願日程	試験日程	合格発表	推薦基準・試験内容	受験料
公募推薦				※9月26日以降、該当する試験はありません	
一般	23年12/1〜12/22(消有)		1/20	2/1　一般:国総(現代文のみ)、コミ英ⅠⅡ、面接	20,000円

◇開校年　1950年
◇入学者　64名(男子5名/女子59名)
◇出身県　北海道
◇主な実習先　市立函館病院
◇主な就職先　市立函館病院

◇初年度納入金(卒業までの納入金)
986,000円(1,706,000円)
◇学校独自の奨学金制度
・函館市看護師修学資金:貸与[月額]50,000円[募集内容]
卒業後、引き続き看護師として市立函館病院に貸付を受けた期間、勤務すると免除

◇学生寮　なし
◇特徴
将来医療チームの一員として、心身ともに調和のとれた人間形成をめざし教育することを目的としている。見学は随時受付。
※研修旅行費用積立金は別途

資料請求　●学校案内　本体無料　送料140円〜　●願書　ホームページよりダウンロード可能　　WEB出願　不可

北海道

左欄カテゴリー: 看護師／臨床検査技師 臨床工学技士 診療放射線技師／理学療法士 作業療法士 言語聴覚士／歯科衛生士 歯科技工士／柔道整復師 あん摩マッサージ指圧師 はり師・きゅう師／救急救命士 義肢装具士 視能訓練士

市立室蘭看護専門学院【公】

看｜学科　看護学科(3年・50名)

〒050-0072　北海道室蘭市高砂町3-11-1
【TEL】0143-45-1171　【E-mail】murokan@city.muroran.lg.jp
【交通】JR線「鷲別」駅より徒歩10分

	出願日程	試験日程	合格発表	推薦基準・試験内容	受験料
公募推薦	23年9/19〜10/3(必着)	10/22 ※一部10/29の可能性あり	1/23	推薦:国総(古漢除く)、数ⅠA、コミ英ⅠⅡ、生基、面接	10,000円
一般	〈1次〉23年11/13〜12/15(必着) 〈2次〉24年2/26〜3/8(必着)	1/5 3/14	1/23 3/18	一般:1/5は国総(古漢除く)、数ⅠA、コミ英ⅠⅡ、生基、面接 3/14は国総(古漢除く)、数ⅠA、コミ英ⅠⅡ、面接	10,000円

◇開校年　1968年
◇入学者　48名
◇出身県　北海道
◇主な実習先　市立室蘭総合病院、製鉄記念室蘭病院他
◇主な就職先　市立室蘭総合病院、製鉄記念室蘭病院、大川原脳神経外科病院他

◇初年度納入金(卒業までの納入金) 584,000円(1,352,000円)
◇学校独自の奨学金制度
・市立室蘭総合病院看護師奨学資金:貸与[月額]①60,000円②80,000円③100,000円から選択[募集内容]返還免除の規定あり
・室蘭市医師会看護学生奨学資金[月額]60,000円[募集定員]40名[募集内容]返還免除の規定あり

◇学生寮　なし
◇特徴　緑豊かなキャンパスで、良好な環境。専門、教養ともに充実したカリキュラムとなっている。過去3年間のの国家試験合格率は例年全国の合格率を超えており、令和4年は44名全員合格。

資料請求　●学校案内　無料　●願書　無料　｜　WEB出願　不可

砂川市立病院附属看護専門学校【公】

看｜学科　看護学科(3年・35名)

〒073-0164　北海道砂川市西4条北1丁目1-5
【TEL】0125-52-6171
【交通】JR線「砂川」駅より徒歩6分、中央バス「砂川市立病院前」より徒歩3分

	出願日程	試験日程	合格発表	推薦基準・試験内容	受験料
公募推薦	−	−	−	※9月26日以降、該当する試験はありません	−
一般	23年11/20〜12/11	1/11・12	2/1	一般:1/11は国総(古漢除く)、コミ英ⅠⅡ、数Ⅰ、生基 1/12は面接	10,000円

◇開校年　1991年
◇入学者　−
◇出身県　−
◇主な実習先　−
◇主な就職先　−
◇初年度納入金(卒業までの納入金) 530,000円(1,200,000円)
◇学校独自の奨学金制度
・砂川市病院事業看護学生修学資金:貸与[月額]30,000円[募集内容]貸与期間相当の当院就職期間で免除規定あり

◇学生寮　なし
◇特徴　平成30年〜令和5年の6年間、国家試験全員合格。

資料請求　●学校案内　本体無料　送料140円　●願書　本体無料　送料140円　｜　WEB出願　不可

滝川市立高等看護学院【公】

看｜学科　看護学科(3年・25名)

〒073-0022　北海道滝川市大町3-2-29
【TEL】0125-24-7027
【交通】JR函館本線「滝川」駅より徒歩15分

	出願日程	試験日程	合格発表	推薦基準・試験内容	受験料
公募推薦	−	−	−	※9月26日以降、該当する試験はありません	−
一般	23年11/27〜12/11(必着)	1/11 (2次)2/1	後日	一般:1/11は国総(古漢除く)、数学ⅠA、コミ英ⅠⅡ、生基 2/1は面接	1,5000円

◇開校年　1969年
◇入学者　−
◇出身県　−
◇主な実習先　−
◇主な就職先　−
◇初年度納入金(卒業までの納入金) 697,000円(1,643,000円)
◇学校独自の奨学金制度　−

◇学生寮　−
◇特徴　−

資料請求　●学校案内　−　●願書　−　｜　WEB出願　−

一般社団法人苫小牧市医師会　苫小牧看護専門学校

看｜学科　看護学科(3年・80名)

〒053-0046　北海道苫小牧市住吉町2-10-6
【TEL】0144-38-5000
【交通】JR線「苫小牧」駅北口よりバス10分・車5分・徒歩30分

	出願日程	試験日程	合格発表	推薦基準・試験内容	受験料
公募推薦	23年10/2〜10/13(必着)	10/21	後日通知	推薦は専願、現役生のみ、募集人員の30%程度 推薦:小論文、面接	20,000円
一般	〈一次〉23年11/13〜12/8(必着) 〈二次〉24年2/1〜2/16(必着)	12/16・17 2/21	後日通知	一般:12/16・17は国総(古漢除く)、コミ英ⅠⅡ、数Ⅰ、面接 2/21は小論文、面接	20,000円

◇開校年　1970年
◇入学者　−
◇出身県　−
◇主な実習先　−
◇主な就職先　−
◇初年度納入金(卒業までの納入金) 1,058,000円〜1,158,000円(2,384,000円〜2,484,000円)
◇学校独自の奨学金制度　−

◇学生寮　−
◇特徴　−

資料請求　●学校案内　−　●願書　−　｜　WEB出願

中村記念病院附属看護学校

社会医療法人医仁会

看 社 | 学科 看護学科(3年・40名)

〒005-0842 北海道札幌市南区石山2条9丁目7番1号
【TEL】011-592-4551 【E-mail】kanri@nakamurakango-s.com
【交通】じょうてつバス「石山2条8丁目」下車、徒歩3分

出願日程		試験日程	合格発表	推薦基準・試験内容	受験料
公募推薦	23年10/11〜10/20(必着)	11/10	11/20	推薦は専願、現役生のみ、3.5以上、募集人員15名程度 推薦:小論文、面接	20,000円
一般	23年11/27〜12/6(必着)	1/6 (2次)1/20	1/11 (2次)1/29	一般:1/6は国総(古漢除く)、生基 1/20は面接	20,000円

◇開校年 1988年
◇入学者 40名(男子4名/女子36名)
◇出身県 北海道・青森県
◇主な実習先 中村記念病院、中村記念南病院他
◇主な就職先 中村記念病院、中村記念南病院、北大病院他

◇初年度納入金(卒業までの納入金)
1,185,000円(2,932,000円)
◇学校独自の奨学金制度
・医仁会奨学金:給付型(月額50,000円)、貸付型(月額50,000円または100,000円)[募集内容]採用人数の制限なし、2年次以降の申請可

◇学生寮 なし
◇特徴
1988年に医仁会の附属施設として2年課程開校。2012年に3年課程に変更。ナイチンゲールの考えに基づく看護を実践する。

資料請求 ●学校案内 本体無料 送料250円 ●願書 本体無料 送料250円 WEB出願 不可

日鋼記念看護学校

社会医療法人母恋

看 社 | 学科 看護学科(3年・70名)

〒051-0005 北海道室蘭市新富町1丁目5-13
【TEL】0143-24-1414
【交通】JR室蘭本線「母恋」駅より徒歩5分

出願日程		試験日程	合格発表	推薦基準・試験内容	受験料
公募推薦	23年10/25〜11/7(必着)	11/11	11/21	推薦は専願、現役生のみ、3.6以上、定員の40%程度 推薦:国(小論文形式)、面接	20,000円
一般	〈前期〉23年12/4〜12/18(必着) 〈後期〉24年2/13〜2/26(必着)	1/9・10 3/5	1/23 3/12	一般:1/9は国(古漢除く)、コミ英ⅠⅡ、数ⅠA(場合の数と確率)、1/10は面接 3/5は国(古漢除く)、コミ英ⅠⅡ、数ⅠA(場合の数と確率)、面接	20,000円

◇開校年 1988年
◇入学者 ―
◇出身県 ―
◇主な実習先 日鋼記念病院
◇主な就職先 日鋼記念病院、天使病院、製鉄記念室蘭病院

◇初年度納入金(卒業までの納入金)
676,000円(―)
◇学校独自の奨学金制度
―

◇学生寮 ―
◇特徴
―

資料請求 ●学校案内 ― ●願書 ― WEB出願 ―

函館看護専門学校

学校法人野又学園

看 社 | 学科 看護科(3年・40名)

〒042-0942 北海道函館市柏木町1-60
【TEL】0138-53-0028
【交通】JR線「函館」駅より市電「柏木町」電停下車、徒歩5分

出願日程		試験日程	合格発表	推薦基準・試験内容	受験料
公募推薦	23年10/6〜10/27(必着)	11/10	11/16	推薦は専願、現役生のみ 推薦:国総(古漢除く)、数Ⅰ、面接	20,000円
一般	23年12/4〜12/15(必着)	1/12	1/19	一般:国総(古漢除く)、数Ⅰ、面接	20,000円

◇開校年 1989年
◇入学者 ―
◇出身県 北海道・青森県・岩手県
◇主な実習先 函館中央病院、函館五稜郭病院、函館市医師会病院他
◇主な就職先 函館中央病院、函館五稜郭病院、函館市医師会病院他

◇初年度納入金(卒業までの納入金)
1,120,000円(2,960,000円)
◇学校独自の奨学金制度
―

◇学生寮 あり
◇特徴
令和2年3月卒業生は、看護師国家試験に全員合格し、全員就職が決まりました。本校の建学における報恩感謝・常識涵養・実践躬行の精神にのっとり、看護師に必要な専門的な知識技術を習得、地域保健医療福祉の向上に貢献できる職業人の育成を目指しています。

資料請求 ●学校案内 無料 ●願書 無料 WEB出願 不可

函館厚生院看護専門学校

社会福祉法人函館厚生院

看 社 | 学科 看護科(3年・40名)

〒040-0011 北海道函館市本町34番8-1号
【TEL】0138-52-6335
【交通】JR線「函館」駅より市電・函館バスで「中央病院前」下車徒歩約3分

出願日程		試験日程	合格発表	推薦基準・試験内容	受験料
公募推薦		―	―	※9月26日以降、該当する試験はありません	
一般	23年12/11〜12/18(消有)	1/20	1/30	一般:国総(古漢除く)、数Ⅰ、コミ英Ⅰ、面接	20,000円

◇開校年 1945年
◇入学者 ―
◇出身県 ―
◇主な実習先 函館中央病院、函館五稜郭病院、ななえ新病院他
◇主な就職先 函館中央病院、函館五稜郭病院他

◇初年度納入金(卒業までの納入金)
620,000円(1,740,000円)
◇学校独自の奨学金制度
―

◇学生寮 なし
◇特徴
2020年度・2021年度・2022年度看護師国家試験全員合格。

資料請求 ●学校案内 本体無料 送料210円 ●願書 本体無料 送料210円 WEB出願 不可

右端縦書き見出し:
専門学校・養成施設
看護師
診療放射線技師 臨床工学技士 臨床検査技師
理学療法士 作業療法士 言語聴覚士
歯科衛生士 歯科技工士
柔道整復師 はり師・きゅう師 あん摩マッサージ指圧師
視能訓練士 義肢装具士 救急救命士

北海道

公益社団法人函館市医師会 函館市医師会看護・リハビリテーション学院

看 / 社　　学科：看護学科(3年・40名)

〒042-0932　北海道函館市湯川町3丁目38番45号
【TEL】0138-36-0080　【E-mail】info-ns1@hma-ns-reha.ac.jp
【交通】函館市電「湯の川」駅より徒歩8分

	出願日程	試験日程	合格発表	推薦基準・試験内容	受験料
公募推薦	－			※9月26日以降、該当する試験はありません	
一般	〈Ⅰ期〉23年12/4～12/18(必着)〈Ⅱ期〉24年2/26～3/5(必着)	1/113/14	1/183/14	一般:1/11は国総(古漢除く)、数Ⅰ、コミ英Ⅰ、面接、書類審査　3/14は小論文、面接、書類審査	20,000円

◇開校年　1953年
◇入学者　－
◇出身県　－
◇主な実習先　－
◇主な就職先　－

◇初年度納入金(卒業までの納入金)
1,048,000円(2,784,000円)
◇学校独自の奨学金制度
－

◇学生寮　－
◇特徴
－

資料請求　●学校案内　－　●願書　－　　WEB出願　－

深川市立高等看護学院【公】

看 / 社　　学科：看護科(3年・22名)

〒074-0006 北海道深川市6条8-6
【TEL】0164-22-8858
【交通】JR函館線「深川」駅より徒歩10分

	出願日程	試験日程	合格発表	推薦基準・試験内容	受験料
公募推薦	－			※9月26日以降、該当する試験はありません	
一般	23年10/30～12/18(必着)	1/18・19	1/31	一般:国総(古漢除く)、数ⅠA、コミ英ⅠⅡ、面接	15,000円

◇開校年　1971年
◇入学者　－
◇出身県　北海道
◇主な実習先　深川市立病院
◇主な就職先　深川市立病院

◇初年度納入金(卒業までの納入金)
410,000円(1,130,000円)
◇学校独自の奨学金制度
・深川市看護師修学資金:貸与[月額]40,000円～70,000円[募集内容]卒業後、深川市立病院に就業を志望する者

◇学生寮　なし
◇特徴
当学院は講義で学んだことを、演習、臨地実習の中で、より現実的に看護が学べるようなカリキュラムです。また、1クラス22名の少人数である特徴を生かし、きめ細やかに丁寧な指導を行っています。

資料請求　●学校案内　無料　送料140円　●願書　無料　送料140円　　WEB出願　不可

富良野看護専門学校【公】

看 / 社　　学科：看護学科(3年・30名)

〒076-0018　北海道富良野市弥生町5-1　【TEL】0167-22-5510
【E-mail】kango-jimuka@city.furano.hokkaido.jp
【交通】JR線「富良野」駅より徒歩20分

	出願日程	試験日程	合格発表	推薦基準・試験内容	受験料
公募推薦	－			※9月26日以降、該当する試験はありません	
一般	23年12/1～12/18	1/10	2/2	一般:国総(古漢除く)、数ⅠA、生基、面接、書類審査	10,000円

◇開校年　1994年
◇入学者　－
◇出身県　北海道
◇主な実習先　富良野協会病院、上富良野訪問看護ステーション、デイサービスセンターかみん他
◇主な就職先　富良野協会病院、ふらの西病院、旭川医科大学病院他

◇初年度納入金(卒業までの納入金)
－
◇学校独自の奨学金制度
－

◇学生寮　あり(女子のみ)
◇特徴
－

資料請求　●学校案内　無料　●願書　無料　　WEB出願　不可

学校法人稲積学園 北都保健福祉専門学校

看 / 社　　学科：看護学科(3年・40名)

〒078-8801 北海道旭川市緑が丘東1条2-1-28
【TEL】0166-66-2500　【E-mail】koho@hokuho.ac.jp
【交通】JR線「旭川」駅より旭川電気軌道バス「80番・81番」乗車、「緑が丘3-4」下車

	出願日程	試験日程	合格発表	推薦基準・試験内容	受験料
公募推薦	〈1期〉23年10/1～10/11(必着)〈2期〉23年12/1～12/15(必着)	10/1412/21	10/2012/25	推薦は専願、現役生のみ、主要6教科平均が3.5以上　推薦:数Ⅰ、面接、書類審査	20,000円
一般	〈1期〉23年12/1～12/15(必着)〈2期〉24年1/12～1/31(必着)〈3期〉24年3/4～3/13(必着)	12/212/33/14	12/252/93/15	一般:数Ⅰ、国総(古漢除く)、面接、書類審査	20,000円

◇開校年　1995年
◇入学者　－
◇出身県　北海道
◇主な実習先　市立旭川病院、慶友会吉田病院、元生会森山病院他
◇主な就職先　旭川医科大学病院、旭川医療センター、名寄市立総合病院他

◇初年度納入金(卒業までの納入金)
1,230,000円(3,230,000円)
◇学校独自の奨学金制度
・各種推薦者サポート制度:減免[年額]50,000円[募集内容]公募推薦・自己推薦受験合格者に対し、初年度の前期授業料から50,000円を免除

◇学生寮　なし
◇特徴
医療現場で求められる「人間性にあふれ、患者との強い信頼関係を築く」ための有能なセラピスト・看護師を養成することを日々の教育活動で大切にしています。

資料請求　●学校案内　無料　●願書　無料　　WEB出願　不可

※受験を希望される方は、必ず各学校の募集要項をご確認ください。

北海道医薬専門学校

学校法人人美専学園

看 | 学科 看護学科(3年・40名)

〒001-0024 北海道札幌市北区北24条西6丁目2-10
【TEL】0120-5888-97 【E-mail】info@iyaku.ac.jp
【交通】地下鉄南北線「北24条」駅下車1番出口より徒歩5分

	出願日程	試験日程	合格発表	推薦基準・試験内容	受験料
公募推薦	23年10/2～10/13	10/21	10/27	推薦は専願、現役生のみ、3.5以上 推薦=数ⅠA、小論文、面接	20,000円
一般	〈前期〉23年10/2～11/2 〈後期〉24年1/5～2/2	11/11 (2次)11/18 2/10	11/13 (2次)11/24 2/15	一般:11/11は数ⅠA、選択=国総(古漢除く)、コミ英ⅠⅡより1科目、11/18は面接 2/10は数ⅠA、選択=国総(古漢除く)、コミ英ⅠⅡより1科目、面接	20,000円

◇開校年 1996年
◇入学者 40名(男子6名/女子34名)
◇出身県 北海道
◇主な実習先 札幌白石記念病院、札幌西円山病院、札幌秀友会病院
◇主な就職先 手稲渓仁会病院、市立札幌病院、東札幌病院他

◇初年度納入金(卒業までの納入金)
1,365,000円(3,665,000円)
◇学校独自の奨学金制度
・学校推薦特待:給付[金額]200,000円[募集内容]学校長推薦の方(評定平均3.5以上)から入試の成績等にて審査、選考します
・一般入学前期特待:給付[金額]100,000円[募集内容]一般入学前期に出願した高校生の方から選考します

◇学生寮 なし
◇特徴
患者さまのわずかな変化などを即座に判断できる「臨床判断能力」を培い、心に寄り添う人間性の豊かさを備えた看護師の育成を目指します。チーム医療の一員として即戦力になれるよう、他学科との合同授業などを通して、協調性やコミュニケーション力を養います。

資料請求 ●学校案内 無料 ●願書 無料 | WEB出願 可

北海道医療センター附属札幌看護学校

独立行政法人国立病院機構

看 | 学科 看護学科(3年・80名)

〒063-0004 北海道札幌市西区山の手4条6丁目2番22号
【TEL】011-611-8170
【交通】地下鉄「琴似」駅よりバス10分

	出願日程	試験日程	合格発表	推薦基準・試験内容	受験料
公募推薦	－	－	－	※9月26日以降、該当する試験はありません	
一般	23年10/31～11/24	12/7・8	12/21	一般:12/7は国総(現代文のみ)、数Ⅰ、コミ英ⅠⅡ、英表Ⅰ 12/8は面接	20,000円

◇開校年 1947年
◇入学者 80名
◇出身県 北海道
◇主な実習先 NHO北海道医療センター、NHO北海道がんセンター
◇主な就職先 NHO北海道医療センター、NHO北海道がんセンター、北海道内各病院

◇初年度納入金(卒業までの納入金)
870,000円(－)
◇学校独自の奨学金制度
・独立行政法人国立病院機構奨学金:[年額]600,000円～(施設により異なる)

◇学生寮 なし
◇特徴

資料請求 ●学校案内 本体無料 送料210円 ●願書 本体無料 送料210円 | WEB出願 不可

北海道看護専門学校

学校法人札幌青葉学園

看社 | 学科 看護学科(3年・80名)

〒060-0062 北海道札幌市中央区南2条西11丁目328-7
【TEL】011-200-7100 【E-mail】mail@hokkaido-kango.ac.jp
【交通】地下鉄東西線「西11丁目」駅2番出口より徒歩約3分

	出願日程	試験日程	合格発表	推薦基準・試験内容	受験料
公募推薦	23年10/2～10/17(必着)	10/21	10/25	推薦は専願、現役生のみ、3.3以上 推薦=国総(古漢除く)、面接	20,000円
一般	〈前期〉23年10/2～11/10(必着) 〈後期〉24年1/15～2/9(必着)	11/25・26 2/17・18	11/29 2/21	一般:11/25、2/17は国総(古漢除く)、選択=数ⅠA、コミ英Ⅰより1科 11/26、2/18は面接	20,000円

◇開校年 2012年
◇入学者 －
◇出身県 －
◇主な実習先 札幌近郊を中心に、岩内、留萌、帯広他
◇主な就職先 病院、福祉施設、保育所他

◇初年度納入金(卒業までの納入金)
1,600,000円(－)
◇学校独自の奨学金制度
－

◇学生寮 なし
◇特徴
充実の施設と最新の設備を備えた環境の中で、姉妹校との連携を図りながら、北海道の地域医療に貢献する看護師の育成を目指しています。

資料請求 ●学校案内 無料 ●願書 無料 | WEB出願 可

北海道社会事業協会帯広看護専門学校

北海道社会事業協会

看社 | 学科 看護学科(3年・30名)

〒080-0805 北海道帯広市東5条南13丁目1番地
【TEL】0155-22-6609
【交通】JR根室本線「帯広」駅より徒歩約14分

	出願日程	試験日程	合格発表	推薦基準・試験内容	受験料
公募推薦	～23年10/6(必着)	10/20	11/13	推薦は専願、1浪まで可、3.5以上 推薦=国総(古漢除く)、面接	20,000円
一般	23年11/20～12/13(必着)	1/9・10	1/25	一般:1/9は国総(古漢除く)、数ⅠA、コミ英ⅠⅡ(リスニング除く) 1/10は面接	20,000円

◇開校年 1972年
◇入学者 29名(男子4名/女子25名)
◇出身県 北海道
◇主な実習先 帯広協会病院
◇主な就職先 北海道社会事業協会7病院(帯広、函館、岩内、余市、小樽、洞爺、富良野)

◇初年度納入金(卒業までの納入金)
753,000円(1,787,000円)
◇学校独自の奨学金制度
・北海道社会事業協会看護学生等奨学貸付金:貸与[月額]60,000円または80,000円(選択)[募集内容]60,000円の場合3年以上/80,000円の場合4年以上で返還免除(それぞれ貸付を受けた病院で勤務)

◇学生寮 なし
◇特徴

資料請求 ●学校案内 無料(HPフォームより申込) ●願書 無料(HPフォームより申込) | WEB出願 不可

看護師

診療放射線技師

臨床工学技士

臨床検査技師

理学療法士

作業療法士

言語聴覚士

歯科衛生士

歯科技工士

柔道整復

はり師・きゅう師

あん摩マッサージ指圧師

視能訓練士

義肢装具士

救急救命士

左欄（分類）：専門学校・養成施設／看護師／臨床検査技師・臨床工学技士・診療放射線技師／理学療法士・作業療法士・言語聴覚士／歯科衛生士・歯科技工士／あん摩マッサージ指圧師・はり師・きゅう師・柔道整復師／視能訓練士・義肢装具士・救急救命士

北海道立旭川高等看護学院【公】

看／学科　看護学科(3年・40名)

〒078-8803　北海道旭川市緑が丘東3条1丁目1番2号
【TEL】0166-65-7101
【交通】JR線「旭川」駅前より旭川医大行バス「緑が丘3条4丁目」下車(35分)

	出願日程	試験日程	合格発表	推薦基準・試験内容	受験料
公募推薦	-	-	-	※9月26日以降、該当する試験はありません	-
一般	23年11/27〜12/4(消有)	1/11・12	2/14	一般:国総、コミ英ⅠⅡ、生基、数ⅠA、個人面接	12,160円

◇開校年　1973年
◇入学者　-
◇出身県　北海道
◇主な実習先　旭川医科大学病院、市立旭川病院
◇主な就職先　旭川医科大学病院、市立旭川病院
◇初年度納入金(卒業までの納入金)　656,400円(1,590,600円)
◇学校独自の奨学金制度　・北海道看護職員養成確保修学資金
◇学生寮　なし
◇特徴　-

資料請求　●学校案内　HPをご覧ください　●願書　本体無料　送料210円　　WEB出願　不可

北海道立江差高等看護学院【公】

看／学科　看護学科(3年・40名)

〒043-0022　北海道檜山郡江差町伏木戸町483番地
【TEL】0139-52-1417
【交通】JR線「新函館北斗」駅より函館バス「江差病院前」下車

	出願日程	試験日程	合格発表	推薦基準・試験内容	受験料
公募推薦	-	-	-	※9月26日以降、該当する試験はありません	-
一般	〈Ⅰ期〉23年11/24〜12/8(消有)	1/11・12	2/14	一般:1/11は現国、コミ英ⅠⅡ、数ⅠA　1/12は面接	12,160円

◇開校年　1998年
◇入学者　-
◇出身県　北海道
◇主な実習先　北海道立江差病院他
◇主な就職先　北海道立江差病院他
◇初年度納入金(卒業までの納入金)　約560,000円(約1,520,000円)
◇学校独自の奨学金制度
◇学生寮　あり(女子のみ)
◇特徴　北海道の地域医療を担う看護師の養成を目的として設立。

資料請求　●学校案内　HPよりダウンロード　●願書　HPよりダウンロード　　WEB出願　不可

北海道立紋別高等看護学院【公】

看／学科　看護学科(3年・30名)

〒094-8646　北海道紋別市落石町1丁目18-7
(新築移転予定先・2024年4月より)
【TEL】0158-24-4185
【交通】JR石北本線「遠軽」駅よりバス90分

	出願日程	試験日程	合格発表	推薦基準・試験内容	受験料
公募推薦	-	-	-	※9月26日以降、該当する試験はありません	-
一般	〈Ⅰ期〉23年11/27〜12/11(消有)　〈Ⅱ期〉24年2/28〜3/11(消有)	1/11　3/16	2/14　3/21	一般:1/11は国総(古漢除く)、数ⅠA、面接　3/16は国総(古漢除く)、数Ⅰ、面接	12,160円

◇開校年　1974年
◇入学者　8名(女子8名)
◇出身県　北海道
◇主な実習先　広域紋別病院、JA北海道厚生連遠軽厚生病院、JA北海道厚生連網走厚生病院
◇主な就職先　広域紋別病院、JA北海道厚生連遠軽厚生病院、JA北海道厚生連網走厚生病院
◇初年度納入金(卒業までの納入金)　561,400円(1,507,600円)
◇学校独自の奨学金制度　・北海道看護職員養成確保修学資金:免除(就業条件付き)[月額]36,000円〜66,000円[募集内容]一般修学資金は400床未満の医療機関、特別/指定修学資金は指定された施設への就業
◇学生寮　あり
◇特徴　令和6年4月に広域紋別病院に隣接して新築移転予定。学生寮は女性のみから男性も入寮できるようになり、個室バス・トイレ完備。Wi-Fiも整い、学習・生活環境が充実します。

資料請求　●学校案内　本体無料　送料140円　●願書　本体無料　送料140円　　WEB出願　不可

八戸看護専門学校

公益財団法人シルバーリハビリテーション協会

看／学科　社　看護学科(3年・50名)

〒039-1161　青森県八戸市河原木字北沼22-41
【TEL】0178-28-4002　【E-mail】first_1.jimu@8-kango.ac.jp
【交通】JR線「本八戸」駅より市営バス「シルバークリニック」行、「シルバークリニック入口」下車徒歩2分

	出願日程	試験日程	合格発表	推薦基準・試験内容	受験料
公募推薦	23年10/2〜10/18(消有)	11/8	11/13	推薦は専願、現役生のみ、3.7以上、定員30名　推薦:小論文、面接、書類選考	25,000円
一般	〈Ⅰ期〉23年12/1〜12/18(消有)　〈Ⅱ期〉24年1/11〜1/26(消有)　〈Ⅲ期〉24年2/14〜3/1(消有)	1/9　2/7　3/13	1/12　2/9　3/14	一般:国(現代文のみ)、英ⅠⅡ、数ⅠA、小論文、面接、書類	25,000円

◇開校年　1990年
◇入学者　50名(男子8名/女子42名)
◇出身県　青森県・岩手県他
◇主な実習先　八戸赤十字病院、メディカルコート八戸西病院、訪問看護ステーションケアポート他
◇主な就職先　メディカルコート八戸西病院、八戸赤十字病院、八戸市立市民病院他
◇初年度納入金(卒業までの納入金)　1,000,000円(-)
◇学校独自の奨学金制度　・SGグループ奨学金:貸与[月額]50,000円〜120,000円[募集内容]月額は10,000円単位で選択可
◇学生寮　あり(女子のみ)
◇特徴　個々のレベルに応じたマンツーマンでの指導や少人数での勉強会など全員が国家試験に万全の体制で臨めるように指導します。実習をサポートする丁寧な指導体制と、スムーズな学校生活のためのメンタルサポートも充実。

資料請求　●学校案内　無料　●願書　無料　　WEB出願　可

独立行政法人国立病院機構 弘前総合医療センター附属看護学校

看 社 | 学科 | 看護学科(3年・40名)

〒036-8545　青森県弘前市大字富野町1
【TEL】0172-32-7771　【E-mail】106-Kangaku@mail.hosp.go.jp
【交通】JR奥羽線「弘前」駅よりバス10分

	出願日程		試験日程	合格発表	推薦基準・試験内容	受験料
公募推薦	23年10/3～10/18(必着)		11/8	12/5	推薦は専願、現役生のみ、3.8以上、定員1校につき2名 推薦:小論文、面接	20,000円
一般	23年12/4～12/22(必着)		1/11	2/2	一般:国総(現代文のみ)、数Ⅰ、コミ英ⅠⅡ、英表Ⅰ、面接	20,000円

◇開 校 年　1953年
◇入 学 者　40名(男子3名/女子37名)
◇出 身 県　青森県・北海道・秋田県
◇主な実習先　独立行政法人国立病院機構弘前総合医療センター、独立行政法人国立病院機構青森病院他
◇主な就職先　独立行政法人国立病院機構弘前総合医療センター、独立行政法人国立病院機構青森病院他

◇初年度納入金(卒業までの納入金)
1,030,000円(2,290,000円)
◇学校独自の奨学金制度
・国立病院機構病院奨学金:貸与

◇学 生 寮　なし
◇特 徴
JR弘前駅からバスで10分と、通学に至便な立地です。母体病院が隣接しており、多くの実習を行うことができます。

資料請求　●学校案内　本体無料　送料210円　●願書　学校案内に含む | WEB出願　不可

一般財団法人岩手済生医会 岩手看護専門学校

看 | 学科 | 本科(3年・40名)

〒020-0062　岩手県盛岡市長田町24-7
【TEL】019-654-2868
【交通】JR線「盛岡」駅より徒歩15分

	出願日程		試験日程	合格発表	推薦基準・試験内容	受験料
公募推薦	23年10/16～11/1(必着)		11/11	11/20	推薦は専願のみ、3.6以上 推薦:国総(古漢除く)、面接	20,000円
一般	〈1期〉23年11/17～12/4(必着) 〈2期〉23年12/11～12/25(必着) 〈3期〉24年1/29～2/8(必着)		12/9 1/6 2/17	12/18 1/15 2/27	一般:国総(古漢除く)、コミ英Ⅰ(リスニング除く)、数ⅠA	20,000円

◇開 校 年　1897年
◇入 学 者　－
◇出 身 県　岩手県・秋田県・青森県
◇主な実習先　岩手医科大学附属病院、三田記念病院、南昌病院他
◇主な就職先　岩手医科大学附属病院、岩手県立病院、三田記念病院他

◇初年度納入金(卒業までの納入金)
1,610,500円(－)
◇学校独自の奨学金制度
・一般財団法人岩手済生医会の奨学金貸付制度:貸与[月額]25,000円

◇学 生 寮　なし
◇特 徴
本校は、創立126年を迎えた伝統ある学校です。創立以来一貫して愛と奉仕の精神に基づき、看護を必要とする人たちの支えとなり、寄り添う事ができる人材の育成を目標に教育に取り組んできました。講義を担当してくださる講師や、臨地実習にも恵まれた学校です。

資料請求　●学校案内　無料　●願書　無料 | WEB出願　不可

岩手県立一関高等看護学院【公】

看 社 | 学科 | 看護学科(3年・35名)

〒029-0131　岩手県一関市狐禅寺字大平15-10
【TEL】0191-23-5116
【交通】JR線「一ノ関」駅より「磐井・南光病院」行バス乗車

	出願日程		試験日程	合格発表	推薦基準・試験内容	受験料
公募推薦	23年10/10～10/20(17時必着)		11/1	2/9	推薦は専願、現役生のみ 推薦:国総(近代以降の文章のみ)、面接	3,600円
一般	23年12/4～12/15(17時必着)		1/10・11	2/9	一般:1/10は国総(近代以降の文章のみ)、数Ⅰ、コミ英Ⅰ(リスニング除く) 1/11は面接	3,600円

◇開 校 年　1960年
◇入 学 者　－
◇出 身 県　－
◇主な実習先　－
◇主な就職先　－

◇初年度納入金(卒業までの納入金)
－
◇学校独自の奨学金制度
－

◇学 生 寮　あり(女子のみ)
◇特 徴
本学院は自然に囲まれた静かな立地にあり、学習しやすい環境です。先輩・後輩の交流が盛んで、支えあいながら学習しています。授業はグループワークや演習を多く取り入れ、主体的に学べる内容となっています。

資料請求　●学校案内　無料　●願書　本体無料　送料210円 | WEB出願　－

岩手県立二戸高等看護学院【公】

看 社 | 学科 | 看護学科(3年・35名)

〒028-6105　岩手県二戸市堀野字大川原毛50-3
【TEL】0195-25-5141
【交通】JR線「二戸」駅より二戸病院行きまたは金田一温泉行きバス、「県北自動車学校前」下車徒歩5分

	出願日程		試験日程	合格発表	推薦基準・試験内容	受験料
公募推薦	23年10/10～10/20(17時必着)		11/1	12/1	推薦は専願、現役生のみ 推薦:国総(近代以降の文章のみ)、面接	3,600円
一般	23年12/4～12/15(17時必着)		1/10・11	2/9	一般:1/10は国総(近代以降の文章のみ)、数Ⅰ、コミ英Ⅰ(リスニングは除く) 1/11は面接	3,600円

◇開 校 年　1980年
◇入 学 者　－
◇出 身 県　－
◇主な実習先　－
◇主な就職先　－

◇初年度納入金(卒業までの納入金)
－
◇学校独自の奨学金制度
－

◇学 生 寮　あり(女子のみ)
◇特 徴
－

資料請求　●学校案内　－　●願書　ホームページ参照 | WEB出願　－

看護師

診療放射線技師
臨床工学技士
臨床検査技師

理学療法士
作業療法士
言語聴覚士

歯科衛生士
歯科技工士

柔道整復師
あん摩マッサージ指圧師
はり師・きゅう師

視能訓練士
義肢装具士
救急救命士

岩手県立宮古高等看護学院【公】

看／社　学科：看護学科(3年・32名)

〒027-0096　岩手県宮古市崎鍬ケ崎4-1-13
【TEL】0193-62-5022
【交通】JR線「宮古」駅よりバス「宮古病院前」下車、徒歩5分

	出願日程	試験日程	合格発表	推薦基準・試験内容	受験料
公募推薦	23年10/10～10/20(17時必着)	11/1	2/9	推薦は専願、現役生のみ、定員10名　推薦:国総(近代以降の文章のみ)、面接	3,600円
一般	23年12/4～12/15(17時必着)	1/10・11	2/9	一般:1/10は国総〈近代以降の文章のみ〉、数Ⅰ、コミ英Ⅰ(リスニングを除く)　1/11は面接	3,600円

◇開校年　1963年
◇入学者　27名(男子7名/女子20名)
◇出身県　岩手県
◇主な実習先　岩手県立宮古病院、宮古山口病院、三陸病院他
◇主な就職先　岩手県医療局、岩手医科大学他

◇初年度納入金(卒業までの納入金)　135,250円(－)
◇学校独自の奨学金制度　－

◇学生寮　あり(女子のみ)
◇特徴　－

資料請求　●学校案内　本体無料　送料120円　●願書　本体無料　送料210円　　WEB出願　不可

花巻高等看護専門学校

看／社　学科：看護科(3年・40名)

〒025-0088　岩手県花巻市東町12-5
【TEL】0198-22-4133　【E-mail】hanakanl@sirius.ocn.ne.jp
【交通】JR東北本線「花巻」駅より徒歩20分

	出願日程	試験日程	合格発表	推薦基準・試験内容	受験料
公募推薦	23年10/10～10/20(必着)	11/11	11/17	推薦は専願、現役生のみ、3.8以上　推薦:国総(古漢除く)、面接	20,000円
一般	〈A日程〉23年11/27～12/8(必着)　〈B日程〉24年2/9～2/19(必着)	1/5　2/23	1/15　2/28	一般:国総(古漢除く)、数ⅠA(Aは場合の数と確率)、コミ英ⅠⅡ、面接	20,000円

◇開校年　1925年
◇入学者　35名(男子6名/女子29名)
◇出身県　岩手県・宮城県・青森県
◇主な実習先　公益財団法人総合花巻病院、岩手県立中部病院、北上済生会病院他
◇主な就職先　公益財団法人総合花巻病院、岩手県医療局、岩手医科大学附属病院他

◇初年度納入金(卒業までの納入金)　1,560,000円(3,240,000円)
◇学校独自の奨学金制度　－

◇学生寮　なし
◇特徴　1925年の設立から90有余年に亘り「愛は人を癒し、誠は病を治す」という『愛と誠』の精神を体現できる看護師を多く輩出しています。

資料請求　●学校案内　無料　●願書　無料　　WEB出願　不可

水沢学苑看護専門学校

一般財団法人国際教育交流財団水沢学苑

看／社　学科：看護科(3年・40名)

〒023-0032　岩手県奥州市水沢宇多賀21-2
【TEL】0197-25-6231　【E-mail】zmizukan@gaea.ocn.ne.jp
【交通】新幹線「水沢江刺」駅より車10分

	出願日程	試験日程	合格発表	推薦基準・試験内容	受験料
公募推薦	23年10/23～11/8(必着)	11/18	11/28	推薦は専願、現役生のみ、3.5以上、定員の50%以内　推薦:国総(古漢除く)、面接	20,000円
一般	23年11/20～12/11(必着)	1/6	1/12	一般:英、国総(古漢除く)、数ⅠA、面接	20,000円

◇開校年　1977年
◇入学者　41名(男子4名/女子37名)
◇出身県　岩手県・宮城県
◇主な実習先　岩手県立胆沢病院、奥州市総合水沢病院、岩手県立中部病院他
◇主な就職先　岩手県医療局、奥州市総合水沢病院、奥州病院

◇初年度納入金(卒業までの納入金)　1,223,800円(2,946,400円)
◇学校独自の奨学金制度　－

◇学生寮　なし
◇特徴　基礎科目に「国際理解」を設け、外国人と交流する「多文化共生セミナー」で国際的視野を広げ、コミュニケーション力を養います。学生ホールは吹き抜けで、集いの場になっています。学生指導は細やか。社会人入試、外国人留学生入試あり。

資料請求　●学校案内　無料　●願書　無料　　WEB出願　不可

盛岡医療大学校

学校法人龍澤学館

看／社　学科：看護学科(3年・40名)

〒020-0021　岩手県盛岡市中央通3-3-26
【TEL】019-626-5300　【E-mail】mori-kango@kango.ac.jp
【交通】JR東北本線「盛岡」駅より徒歩15分

	出願日程	試験日程	合格発表	推薦基準・試験内容	受験料
公募推薦	23年10/2～10/16(必着)	11/4	11/11	推薦は専願、現役生のみ、3.8以上、定員20名　推薦:小論文、面接	20,000円
一般	〈A〉23年11/27～12/15(必着)　〈B〉24年2/5～2/22(必着)	〈A〉1/6　〈B〉3/2	〈A〉1/13　〈B〉3/9	一般:国総(現代文・小論文)、数ⅠA、英Ⅰ、面接	20,000円

◇開校年　2016年
◇入学者　31名(男子3名/女子28名)
◇出身県　岩手県・秋田県・青森県
◇主な実習先　県立中央病院、孝仁病院、滝沢中央病院
◇主な就職先　岩手県医療局

◇初年度納入金(卒業までの納入金)　1,660,000円(3,160,000円)
◇学校独自の奨学金制度・学費奨励奨学金:減免[金額]300,000円[募集内容]入学試験の成績優秀者1名に対し、授業料の減免

◇学生寮　あり
◇特徴　2016年4月開校!最新の設備と学習環境。地域連携で実習施設が充実。実務経験豊かな講師陣!

資料請求　●学校案内　－　●願書　－　　WEB出願　不可

葵会仙台看護専門学校

学校法人　医療創生大学　【看】

学科	看護学科（3年・120名）

〒984-0038　宮城県仙台市若林区伊在二丁目14番地5
【TEL】022-380-1122　【E-mail】snc@aoikai.ac.jp
【交通】仙台市営地下鉄東西線「六丁の目」駅より徒歩7分

出願日程		試験日程	合格発表	推薦基準・試験内容	受験料
公募推薦	23年10/10～10/26	10/28	11/2	推薦は専願、現役生のみ　推薦：国、数、書類審査、個人面接	30,000円
一般	〈Ⅰ期〉23年10/30～11/14	11/18	11/24	一般：国、数、書類審査、個人面接	30,000円
	〈Ⅱ期〉23年11/20～12/12	12/16	12/21		
	〈Ⅲ期〉23年12/25～24年1/16	1/20	1/25		
	〈Ⅳ期〉24年1/29～2/20	2/24	2/29		
	〈Ⅴ期〉24年2/26～3/14	3/16	3/19		

◇開校年　2017年
◇入学者　-
◇出身県　宮城県・秋田県・青森県
◇主な実習先　宮城県内各種施設
◇主な就職先　宮城県内病院中心として東北6県、関東へも就職

◇初年度納入金（卒業までの納入金）
1,800,000円（4,200,000円）
◇学校独自の奨学金制度
・葵会学費支援制度：貸与［金額］3年間1,650,000円［募集内容］適用10名程度。卒業後葵会グループの施設で3年間就労することで返済免除

◇学生寮　あり
◇特徴
本校最大の特長は、学習支援体制の充実です。経験豊富な教員による、充実の学習サポートが受けられます。さらに、実践力を向上させる実習室や資料の豊富な図書室も完備。安心して勉学に専念できるように、各種奨学金の利用も可能です。国家試験合格率95.0％。

資料請求　●学校案内　無料　●願書　無料　　　WEB出願　不可

石巻赤十字看護専門学校

日本赤十字社宮城県支部　【看】

学科	看護学科（3年・40名）

〒986-8522　宮城県石巻市蛇田字西道下71番地
【TEL】0225-92-6806　【E-mail】school@ishinomaki.jrc.or.jp
【交通】JR線「石巻」駅よりバス約16分

出願日程		試験日程	合格発表	推薦基準・試験内容	受験料
公募推薦	23年10/13～10/20（必着）	11/17	11/17	推薦は専願、宮城県内の現役生のみ、3.5以上（国は3.0以上）、定員20名程度　推薦：書類、小論文、グループディスカッション、個人面接	20,000円
一般	23年12/1～12/18（必着）	1/19（2次）1/26	1/19（2次）1/26	一般：1/19は国総（古漢除く）、コミ英ⅠⅡ、選択=数Ⅰ、生基より1科目　1/26はグループディスカッション、個人面接	20,000円

◇開校年　1927年
◇入学者　31名（男子0名/女子31名）
◇出身県　宮城県
◇主な実習先　石巻赤十字病院、宮城県立精神医療センター、石巻市内地域包括支援センター他
◇主な就職先　石巻赤十字病院、仙台赤十字病院

◇初年度納入金（卒業までの納入金）
約620,000円（約1,600,000円）
◇学校独自の奨学金制度
-

◇学生寮　なし
◇特徴
実習のほとんどを担う石巻赤十字病院の敷地内にあり、実践力を身につけられる恵まれた環境で学ぶ事ができる。

資料請求　●学校案内　本体無料　HPから資料請求・ダウンロード可　●願書　本体無料　HPから資料請求・ダウンロード可　　WEB出願　不可

気仙沼市立病院附属看護専門学校【公】

学科	看護学科（3年・40名）

〒988-0181　宮城県気仙沼市赤岩杉ノ沢8-2
【TEL】0226-23-9210
【交通】JR気仙沼線・大船渡線「気仙沼」駅よりタクシーで10分

出願日程		試験日程	合格発表	推薦基準・試験内容	受験料
公募推薦	23年10/16～10/27（必着）	11/10	11/27	推薦は専願、現役生のみ（中等教育卒見込み含む）、3.6以上　推薦：小論文、面接	10,000円
一般	(A)23年12/11～24年1/12（必着）	1/21	2/1	一般：国総（古漢除く）、数ⅠA、コミ英ⅠA、英表Ⅰ、面接	10,000円
	(B)24年2/19～3/8（必着）	3/18	3/26		

◇開校年　1973年
◇入学者　33名（男子7名/女子26名）
◇出身県　宮城県・岩手県・秋田県
◇主な実習先　気仙沼市立病院、市内老健施設、市内精神科病院
◇主な就職先　気仙沼市立病院、岩手県医療局、JCHO仙台病院

◇初年度納入金（卒業までの納入金）
458,000円（-）
◇学校独自の奨学金制度
・気仙沼市看護学生奨学金貸付制度：貸与［月額］50,000円［募集内容］償還免除あり

◇学生寮　なし
◇特徴
多様な価値観への対応や、看護分野における優秀な人材育成の観点から学校教育法に基づく専修学校。

資料請求　●学校案内　本体無料　送料140円　●願書　本体無料　送料250円　　WEB出願　不可

仙台医療センター附属仙台看護助産学校

独立行政法人国立病院機構　【看】

学科	看護学科（3年・80名）

〒983-0045　宮城県仙台市宮城野区宮城野2-8-8
【TEL】022-293-1312
【交通】JR仙石線「宮城野原」駅下車、出入口3より徒歩約3分

出願日程		試験日程	合格発表	推薦基準・試験内容	受験料
公募推薦	-	-	-	※9月26日以降、該当する試験はありません	
一般	23年12/11～12/25（消有）	1/11（2次）1/31	1/22（2次）2/13	一般：1/11は国総（現代文のみ）、コミ英ⅠⅡ・英表Ⅰ、数Ⅰ　1/31は面接、書類審査	30,000円

◇開校年　1947年
◇入学者　80名
◇出身県　-
◇主な実習先　国立病院機構仙台病院センター他
◇主な就職先　国立病院機構仙台病院センター、その他の国立病院機構病院、その他の病院

◇初年度納入金（卒業までの納入金）
1,061,000円（2,481,000円）
◇学校独自の奨学金制度
-

◇学生寮　あり
◇特徴
主な実習施設が隣接している。
助産学科への推薦制がある。（2022年度）

資料請求　●学校案内　-　●願書　合わせて送料250円　　WEB出願　不可

一般社団法人仙台市医師会 仙台市医師会看護専門学校 看 社

学科	看護師3年課程(3年・80名)
所在地	〒981-3112 宮城県仙台市泉区八乙女3-1-1 【TEL】022-772-3193 【交通】地下鉄南北線「八乙女」駅より徒歩12分

	出願日程	試験日程	合格発表	推薦基準・試験内容	受験料
公募推薦	23年10/10～10/18(必着)	10/28	11/8	推薦は専願、現役生のみ、3.4以上 推薦:書類審査、国(古漢除く)、グループディスカッション、面接	30,000円
一般	23年11/13～11/24(必着)	12/2	12/20	一般:国(古漢除く)、数ⅠA、英表Ⅰ・コミ英ⅠⅡ、面接	30,000円

◇開校年 1975年
◇入学者 69名(男子5名/女子64名)
◇出身県 宮城県・福島県
◇主な実習先 東北公済病院、仙台オープン病院、JR仙台病院
◇主な就職先 仙台オープン病院、東北医科薬科大学病院

◇初年度納入金(卒業までの納入金)
1,120,000円(2,860,000円)
◇学校独自の奨学金制度
・仙台市医師会看護学校特待生制度:給付[金額]入学金250,000円[募集内容]一般入学試験において優秀な成績で本校に入学確実な2名を学校で選択
・仙台市医師会看護学生奨学生制度:貸与[月額]60,000円[募集内容]卒業後仙台市医師会員の施設で勤務する者で学年で4名を選択する

◇学生寮 なし
◇特徴
－

資料請求 ●学校案内 本体無料/送料210円 ●願書 本体500円/送料210円　WEB出願 不可

医療法人徳洲会 仙台徳洲看護専門学校 看

学科	看護学科(3年・50名)
所在地	〒982-0252 宮城県仙台市太白区茂庭台一丁目3番4号 【TEL】022-281-3110 【E-mail】sentokukango@sd-kango.jp 【交通】JR線「仙台」駅または「長町」駅よりバス「茂庭台団地」行バス乗車「茂庭台一丁目」下車徒歩3分

	出願日程	試験日程	合格発表	推薦基準・試験内容	受験料
公募推薦	23年11/1～11/7(消有)	11/18	12/1	推薦は専願、現役生のみ、3.6以上、定員5名 推薦:書類審査、聞き取りテスト、面接	30,000円
一般	〈Ⅱ期〉23年12/11～12/22(消有)	1/17	1/29	一般:国総(古漢除く)、数ⅠA、コミ英ⅠⅡ・英表ⅠⅡ	30,000円

◇開校年 2010年
◇入学者 －
◇出身県 宮城県をはじめ東北各県
◇主な実習先 仙台徳洲会病院、仙台市立病院、宮城県立精神医療センター他
◇主な就職先 仙台徳洲会病院、仙台市立病院、東北医科薬科大学病院他

◇初年度納入金(卒業までの納入金)
940,000円(2,010,000円)
◇学校独自の奨学金制度
・徳洲会グループ奨学金制度:貸与[月額]50,000円[募集定員]規定なし、返済免除あり

◇学生寮 なし
◇特徴
生命の尊重と平等を重んじ、「いつでも、どこでも、だれにでも」創造的に看護を実践していくための基礎的能力・態度および生涯における自己教育力を養い、看護を通して社会に貢献できる人材の育成をめざす。

資料請求 ●学校案内 無料 ●願書(募集要項) 無料(WEB請求フォームへ入力)　WEB出願 不可

独立行政法人労働者健康安全機構 東北労災看護専門学校 看

学科	看護学科(3年・30名)
所在地	〒981-0911 宮城県仙台市青葉区台原4-6-10 【TEL】022-233-0617 【交通】仙台市営地下鉄南北線「台原」駅より徒歩5分

	出願日程	試験日程	合格発表	推薦基準・試験内容	受験料
公募推薦	－	－	－	※詳細は学校にお問い合わせください	－
一般	－	－	－	※詳細は学校にお問い合わせください	－

◇開校年 1960年
◇入学者 －
◇出身県 －
◇主な実習先 －
◇主な就職先 －

◇初年度納入金(卒業までの納入金)
－
◇学校独自の奨学金制度
－

◇学生寮 －
◇特徴
－

資料請求 ●学校案内 － ●願書 －　WEB出願 －

秋田県立衛生看護学院【公】 看

学科	看護科(3年・40名)
所在地	〒013-0037 秋田県横手市前郷二番町10-2 【TEL】0182-23-5011 【E-mail】kangaku@pref.akita.lg.jp 【交通】JR奥羽線「横手」駅より徒歩約5分

	出願日程	試験日程	合格発表	推薦基準・試験内容	受験料
公募推薦	23年10/12～10/19(消有)	11/18	12/6	推薦は専願のみ、現役生のみ、定員20名程度 推薦:コミ英Ⅰ、数ⅠA、小論文、面接	4,000円
一般	23年12/13～12/20(消有)	1/26・27	2/19	一般:国総(古漢除く)、コミ英ⅠⅡ、数ⅠA、小論文、面接	4,000円

◇開校年 1958年
◇入学者 34名(女子34名)
◇出身県 秋田県
◇主な実習先 平鹿総合病院、横手興生病院、大曲厚生医療センター
◇主な就職先 秋田厚生連各病院、秋田大学医学部附属病院、秋田赤十字病院他

◇初年度納入金(卒業までの納入金)
140,000円(－)※変更の可能性あり
◇学校独自の奨学金制度
－

◇学生寮 なし
◇特徴
－

資料請求 ●学校案内 本体無料 送料250円 ●願書 本体無料 送料250円　WEB出願 不可

看護師
診療放射線技師 臨床工学技士 臨床検査技師
言語聴覚士 作業療法士 理学療法士
歯科技工士 歯科衛生士
あん摩マッサージ指圧師 はり師・きゅう師 柔道整復師
救急救命士 義肢装具士 視能訓練士

秋田市医師会立秋田看護学校

看 社　学科　看護学科(3年・40名)

〒010-0976　秋田県秋田市八橋南一丁目8番11号
【TEL】018-864-8804
【交通】JR線「秋田」駅前よりバス(寺内経由土崎線[飯島行])、「秋田市保健所前」下車

	出願日程	試験日程	合格発表	推薦基準・試験内容	受験料
公募推薦	23年10/23〜10/27(消有)	11/12	11/17	推薦は専願、現役生のみ、3.2以上 推薦:小論文、面接、書類	20,000円
一般	〈前期〉23年12/11〜24年1/10(消有) 〈後期〉24年2/19〜2/29(消有)	1/21 3/17	1/26 3/19	一般:1/21は国総(古漢除く)、数I、英、面接、書類 3/17は国総、面接、書類	20,000円

◇開　校　年　1964年
◇入　学　者　－
◇出　身　県　秋田県
◇主な実習先　市立秋田総合病院、秋田厚生医療センター、秋田緑ヶ丘病院他
◇主な就職先　県内・外医療機関

◇初年度納入金(卒業までの納入金)　約1,220,000円(－)
◇学校独自の奨学金制度
・秋田市医師会奨学金(3年次のみ)

◇学生寮　なし
◇特徴　－

資料請求　●学校案内　送料390円(学校案内・募集要項・過去問題2年分)　●願書　－　WEB出願　不可

学校法人のしろ文化学園
秋田しらかみ看護学院

看 社　学科　看護学科(3年・40名)

〒016-0014　秋田県能代市落合下悪土120
【TEL】0185-89-1900　【E-mail】info@asnursing.ac.jp
【交通】JR線「能代」駅より車で10分

	出願日程	試験日程	合格発表	推薦基準・試験内容	受験料
公募推薦	23年10/16〜10/20(消有)	11/3	11/10	推薦は専願、現役生のみ、3.3以上 推薦:調査書、推薦書、小論文、面接の結果を総合して判定	27,000円
一般	〈第1次〉23年12/4〜12/8(消有) 〈第2次〉24年1/15〜1/19(消有) 〈第3次〉24年2/13〜2/16(消有)	1/6 2/3 3/9	1/12 2/9 3/15	一般:1/6は国総(古漢除く)、数I、コミ英III、面接 2/3、3/9は国総(古漢除く)、面接	27,000円

◇開　校　年　1998年
◇入　学　者　40名(男子3名/女子37名)
◇出　身　県　秋田県・宮城県
◇主な実習先　能代厚生医療センター、JCHO秋田病院、能代第一保育所他
◇主な就職先　秋田県厚生連、JCHO秋田病院、能代山本医師会病院

◇初年度納入金(卒業までの納入金)　1,500,000円(3,900,000円)
◇学校独自の奨学金制度
　－

◇学生寮　あり
◇特徴　第104・105・107回看護師国家試験全員合格。一年次より国家試験対策教員の丁寧な指導、充実した環境・設備、実習記録用紙の電子化。

資料請求　●学校案内　本体無料　送料250円　●願書　※学校案内とセット　WEB出願　不可

社会医療法人明和会
中通高等看護学院

看 社　学科　看護学科(3年・50名)

〒010-0021　秋田県秋田市楢山登町3-18
【TEL】018-832-6019　【E-mail】gakuin@meiwakai.or.jp
【交通】JR線「秋田」駅より車約10分

	出願日程	試験日程	合格発表	推薦基準・試験内容	受験料
公募推薦	23年10/16〜10/20(必着)	11/7	11/20	推薦は専願、現役生のみ、定員25名 推薦:総合問題(コミ英III、数I)、小論文、面接	20,000円
一般	〈前期〉23年12/4〜12/8(必着) 〈後期〉24年2/13〜2/21(必着)	1/5・6 3/6	1/22 3/15	一般:1/5・6は国総(古漢除く)、コミ英III、数I、小論文、面接 3/6は小論文、面接	20,000円

◇開　校　年　1970年
◇入　学　者　43名(男子3名/女子40名)
◇出　身　県　秋田県
◇主な実習先　中通総合病院、中通リハビリテーション病院他
◇主な就職先　中通総合病院

◇初年度納入金(卒業までの納入金)　1,100,000円(－)
◇学校独自の奨学金制度
・中通総合病院奨学金貸与制度:貸与[月額]50,000円[募集内容]当法人の職員となり、勤務期間が貸与期間に達した時は、全額免除されます

◇学生寮　あり(女子のみ)
◇特徴　－

資料請求　●学校案内　無料　●願書　無料　WEB出願　不可

由利本荘医師会立
由利本荘看護学校

看 社　学科　看護学科(3年・40名)

〒015-0885　秋田県由利本荘市水林457-7
【TEL】0184-22-6031　【E-mail】info-kango@honyui.com
【交通】JR線「羽後本荘」駅より車20分

	出願日程	試験日程	合格発表	推薦基準・試験内容	受験料
公募推薦	23年10/23〜10/27(必着)	11/12	11/17	推薦は専願のみ、定員20名程度 推薦:小論文、面接、書類審査	25,000円
一般	〈1次〉23年12/11〜12/15(必着) 〈2次〉24年2/13〜2/22(必着)	1/6 3/10	1/12 3/15	一般:1/6は国総(古漢除く)、国表I、コミ英I、数学I、面接 3/10は小論文、面接、書類審査	25,000円

◇開　校　年　2005年
◇入　学　者　－
◇出　身　県　秋田県・山形県
◇主な実習先　由利組合総合病院、本荘第一病院、菅原病院他
◇主な就職先　由利組合総合病院、本荘第一病院、秋田組合総合病院他

◇初年度納入金(卒業までの納入金)　1,000,000円(－)
◇学校独自の奨学金制度
・由利本荘医師会病院奨学金

◇学生寮　なし
◇特徴　卒業生の約40%は地元由利本荘地域の医療機関で、約60%は県内外で活躍しています。特待生制度有り。

資料請求　●学校案内　本体無料　送料140円　●願書　本体無料　送料210円※学校案内と同封　WEB出願　不可

山形県

左欄：看護師　臨床検査技師　診療放射線技師　臨床工学技士　理学療法士　作業療法士　言語聴覚士　歯科衛生士　歯科技工士　柔道整復師　はり師・きゅう師　あん摩マッサージ指圧師　視能訓練士　義肢装具士　救急救命士

酒田市立酒田看護専門学校【公】

| | | | 看 | 学科 | 看護学科(3年・30名) | 〒998-0044　山形県酒田市中町3丁目7番16号【TEL】0234-24-2260　【E-mail】info@sakata-kango.jp【交通】JR線「酒田」駅より庄内交通バス4分「山形銀行前」下車 | |

		出願日程	試験日程	合格発表	推薦基準・試験内容	受験料
公募推薦		23年9/25〜9/29(必着)	10/16	10/20	推薦は専願、現役生のみ、3.8以上推薦:調査書、推薦書、小論文、面接	10,000円
一般		23年12/18〜24年1/5(必着)	1/19(2次)2/1	1/26(2次)2/6	一般:1/19は国(古漢除く)、英ⅠⅡ、数Ⅰ、小論文2/1は面接	10,000円

◇開校年　2010年
◇入学者　32名(男子4名/女子28名)
◇出身県　山形県・富山県
◇主な実習先　日本海総合病院、山容病院、山形県庄内保健所他
◇主な就職先　日本海総合病院、本間病院、庄内余目病院他

◇初年度納入金(卒業までの納入金)　570,000円(−)
◇学校独自の奨学金制度　−

◇学生寮　なし
◇特徴
本校では、日本海総合病院を主体として、地域の約30ヶ所の施設のご協力のもと、医療現場を実際に体験する学外での実習教育を行います。

資料請求　●学校案内　本体無料　送料250円　●願書　本体無料　送料210円　　WEB出願　不可

三友堂看護専門学校

一般財団法人三友堂病院

| | | | 看社 | 学科 | 看護学科(3年・40名) | 〒992-0045　山形県米沢市中央7丁目5-3-1【TEL】0238-23-6470【交通】JR奥羽本線「米沢」駅より車10分 | |

		出願日程	試験日程	合格発表	推薦基準・試験内容	受験料
公募推薦		23年10/23〜11/2(必着)	11/14	11/27	推薦は専願、山形県内の現役生のみ、成績概評B以上、定員40名の60%程度(男女)推薦:小論文(国語一般常識を含む)、面接	20,000円
一般		23年11/20〜12/1(必着)	12/11・12	12/25	一般:国総(古漢除く)、数ⅠA、コミ英ⅠⅡ、小論文、面接	20,000円

◇開校年　1984年
◇入学者　28名(男子4名/女子24名)
◇出身県　山形県
◇主な実習先　三友堂病院、三友堂リハビリテーションセンター、米沢市立病院
◇主な就職先　三友堂病院、米沢市立病院、公立置賜総合病院

◇初年度納入金(卒業までの納入金)　1,449,824円〜1,453,751円(3,315,758円〜3,319,685円)
◇学校独自の奨学金制度　・特待生制度奨学金:特待生A(入学時認定)1,870,000円(3年間)、特待生B(1年次終了時認定)1,680,000円(2年間)[募集内容]成績優秀者で当法人内医療施設で3年以上就業可能な学生対象

◇学生寮　なし
◇特徴
市内の中心部にありながら学校周辺には教育施設が多く、安心して学習できる環境です。三友堂病院をはじめ実習施設には卒業生が多く働いており、親身な指導が受けられます。

資料請求　●学校案内　無料　●願書　本体無料　送料250円　　WEB出願　不可

鶴岡市立荘内看護専門学校【公】

| | | | 看 | 学科 | 看護学科(3年・20名) | 〒997-0035　山形県鶴岡市馬場町2-1【TEL】0235-22-1919【交通】羽越本線「鶴岡」駅より徒歩20分 | |

		出願日程	試験日程	合格発表	推薦基準・試験内容	受験料
公募推薦		−	−	−	※9月26日以降、該当する試験はありません	
一般		23年12/11〜24年1/5(必着)	1/18・19	2/1	一般1/18は国(古除く)、数Ⅰ、英ⅠⅡ、小論文1/19は面接	10,000円

◇開校年　1950年
◇入学者　−
◇出身県　−
◇主な実習先　−
◇主な就職先　−

◇初年度納入金(卒業までの納入金)　620,000円(1,260,000円)
◇学校独自の奨学金制度　−

◇学生寮　なし
◇特徴　−

資料請求　●学校案内＆願書　本体無料　送料140円　　WEB出願　不可

山形厚生看護学校

医療法人横山厚生会

| | | | 看社 | 学科 | 看護学科(3年・85名) | 〒990-2305　山形県山形市蔵王半郷字八森959【TEL】023-688-6258【交通】JR線「山形」駅よりバス約15〜25分 | |

		出願日程	試験日程	合格発表	推薦基準・試験内容	受験料
公募推薦		23年10/2〜10/20(必着)	11/4	11/17	推薦は専願、現役生のみ、3.3以上、定員45名程度推薦:国総(古除く)、小論文、面接	22,000円
一般		23年11/8〜11/22(必着)	12/2・3	12/15	一般:12/2は国総(古除く)、数Ⅰ、コミ英Ⅰ(リスニング除く)、小論文12/3は面接	22,000円

◇開校年　1932年
◇入学者　91名(男子18名/女子73名)
◇出身県　山形県・宮城県
◇主な実習先　北村山公立病院、山形済生病院、山形大学医学部附属病院他
◇主な就職先　山形大学医学部附属病院、山形済生病院、公立置賜総合病院他

◇初年度納入金(卒業までの納入金)　−
◇学校独自の奨学金制度　−

◇学生寮　なし
◇特徴
看護師としての基礎知識、技術を主体的に修得し、社会人としてのあるべき人間性を高め、広く人間の幸福に働きかける人を育成する。

資料請求　●学校案内　本体無料　送料250円　●願書　本体無料　送料250円　　WEB出願　不可

※受験を希望される方は、必ず各学校の募集要項をご確認ください。　— 230 —

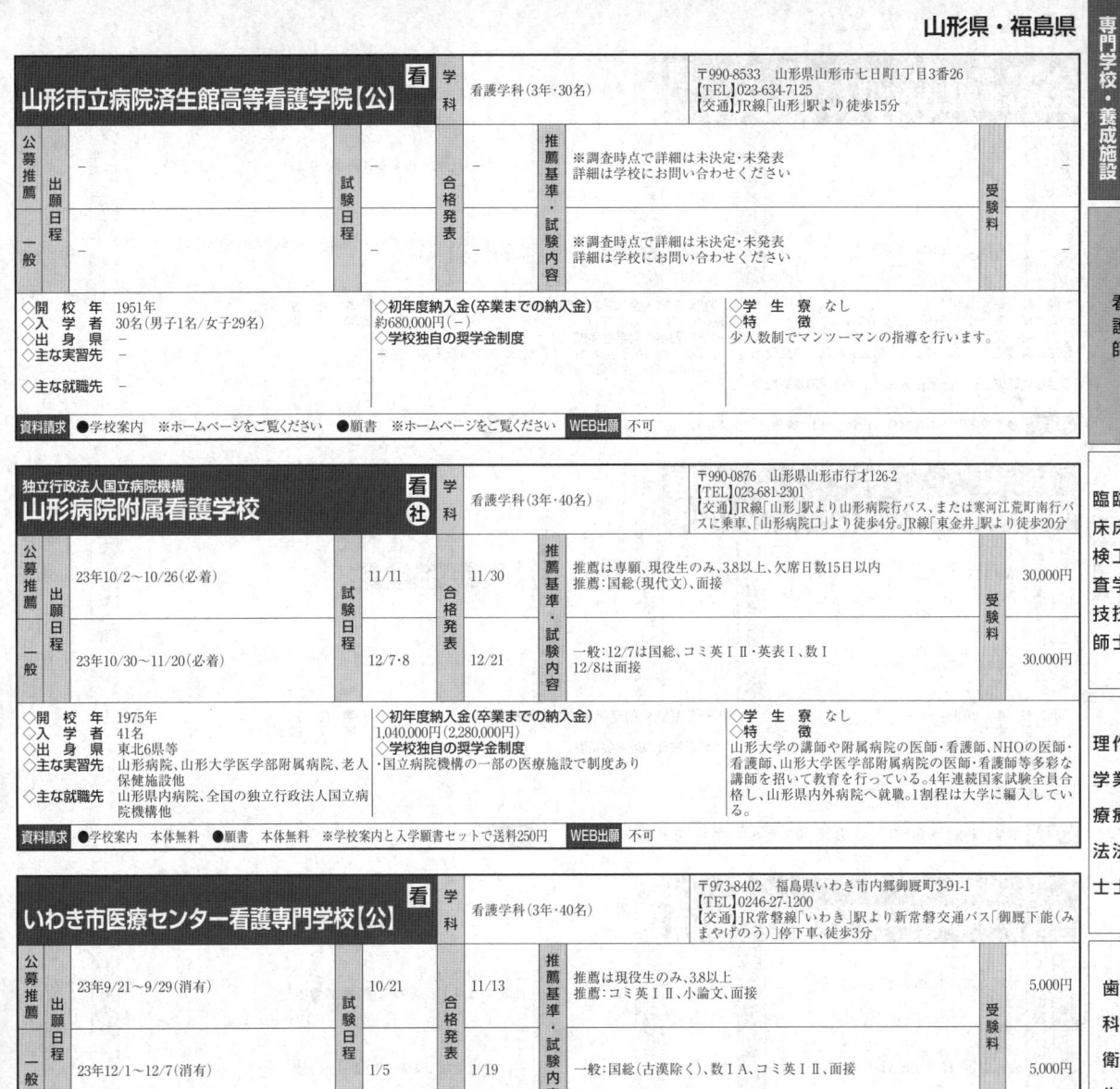

山形市立病院済生館高等看護学院【公】

		看	学科	看護学科(3年・30名)	〒990-8533 山形県山形市七日町1丁目3番26 【TEL】023-634-7125 【交通】JR線「山形」駅より徒歩15分	
公募推薦	出願日程	−	試験日程	−	合格発表	−	推薦基準・試験内容	※調査時点で詳細は未決定・未発表 詳細は学校にお問い合わせください	受験料
一般						※調査時点で詳細は未決定・未発表 詳細は学校にお問い合わせください	

◇開校年 1951年
◇入学者 30名(男子1名/女子29名)
◇出身県 −
◇主な実習先 −
◇主な就職先 −

◇初年度納入金(卒業までの納入金)
約680,000円(−)
◇学校独自の奨学金制度

◇学生寮 なし
◇特徴
少人数制でマンツーマンの指導を行います。

資料請求 ●学校案内 ※ホームページをご覧ください ●願書 ※ホームページをご覧ください WEB出願 不可

独立行政法人国立病院機構
山形病院附属看護学校

		看 社	学科	看護学科(3年・40名)	〒990-0876 山形県山形市行才126-2 【TEL】023-681-2301 【交通】JR線「山形」駅より山形病院行バス、または寒河江荒町南行バスに乗車、「山形病院口」より徒歩4分。JR線「東金井」駅より徒歩20分	
公募推薦	出願日程	23年10/2〜10/26(必着)	試験日程	11/11	合格発表	11/30	推薦基準・試験内容	推薦は専願、現役生のみ、3.8以上、欠席日数15日以内 推薦:国総(現代文)、面接	受験料 30,000円
一般		23年10/30〜11/20(必着)		12/7・8		12/21		一般:12/7は国総、コミ英ⅠⅡ・英表Ⅰ、数Ⅰ 12/8は面接	30,000円

◇開校年 1975年
◇入学者 41名
◇出身県 東北6県等
◇主な実習先 山形病院、山形大学医学部附属病院、老人保健施設他
◇主な就職先 山形県内病院、全国の独立行政法人国立病院機構他

◇初年度納入金(卒業までの納入金)
1,040,000円(2,280,000円)
◇学校独自の奨学金制度
・国立病院機構の一部の医療施設で制度あり

◇学生寮 なし
◇特徴
山形大学の講師や附属病院の医師・看護師、NHOの医師・看護師、山形大学医学部附属病院の医師・看護師等多彩な講師を招いて教育を行っている。4年連続国家試験全員合格し、山形県内外病院へ就職。1割程は大学に編入している。

資料請求 ●学校案内 本体無料 ●願書 本体無料 ※学校案内と入学願書セットで送料250円 WEB出願 不可

いわき市医療センター看護専門学校【公】

		看	学科	看護学科(3年・40名)	〒973-8402 福島県いわき市内郷御厩町3-91-1 【TEL】0246-27-1200 【交通】JR常磐線「いわき」駅より新常磐交通バス「御厩下能(みまやげのう)」停下車、徒歩3分	
公募推薦	出願日程	23年9/21〜9/29(消有)	試験日程	10/21	合格発表	11/13	推薦基準・試験内容	推薦は現役生のみ、3.8以上 推薦:コミ英ⅠⅡ、小論文、面接	受験料 5,000円
一般		23年12/1〜12/7(消有)		1/5		1/19		一般:国総(古漢除く)、数ⅠA、コミ英ⅠⅡ、面接	5,000円

◇開校年 1968年
◇入学者 40名(男子5名/女子35名)
◇出身県 福島県・茨城県・宮城県
◇主な実習先 いわき市医療センター、独立行政法人国立病院機構いわき病院、いわき市保健所他
◇主な就職先 いわき市医療センター、独立行政法人国立病院機構 いわき病院他

◇初年度納入金(卒業までの納入金)
364,800円〜370,800円(−)
◇学校独自の奨学金制度
・いわき市医療センター看護専門学校修学資金:貸与[月額]12,000円[募集定員]制限なし

◇学生寮 なし
◇特徴

資料請求 ●学校案内(募集要項) 本体無料 送料250円 ●願書 − WEB出願 不可

一般社団法人太田綜合病院 →P.15
太田看護専門学校

		看	学科	看護学科(3年・80名)	〒963-8023 福島県郡山市緑町26番14号 【TEL】024-925-6688 【交通】JR東北本線「郡山」駅よりバス「太田西ノ内病院前」下車	
公募推薦	出願日程	23年10/2〜10/16(消有)	試験日程	11/2	合格発表	11/21	推薦基準・試験内容	推薦は専願、現役生のみ 推薦:国(古除く)、数(実用数学技能検定3級程度)、英(実用英語技能検定3級程度)、面接、書類	受験料 30,000円
一般		〈前期〉23年11/10〜11/30(消有) 〈後期〉23年12/18〜24年1/16(消有)		12/14 1/25		12/26 2/6		一般:国(古除く)、数(実用数学技能検定3級程度)、英(実用英語技能検定3級程度)、面接	30,000円

◇開校年 1967年
◇入学者 71名(男子7名/女子64名)
◇出身県 福島県・宮城県・山形県
◇主な実習先 太田西ノ内病院、太田熱海病院他
◇主な就職先 太田西ノ内病院他

◇初年度納入金(卒業までの納入金)
930,000円(−)
◇学校独自の奨学金制度
・太田看護専門学校修学資金:給付[月額]30,000円[募集定員]10名

◇学生寮 なし
◇特徴
各学年5〜6名のグループごとに担当教員がつき、入学から卒業まで支援する制度があり、学生の日常生活や学習に関する不安や課題をグループで解決できるように導きます。

資料請求 ●学校案内 無料 ●願書 無料(ホームページよりダウンロード可) WEB出願 不可

看護師

診療放射線技師

臨床工学技士

臨床検査技師

言語聴覚士

作業療法士

理学療法士

歯科技工士

歯科衛生士

はり師・きゅう師

あん摩マッサージ指圧師

柔道整復師

救急救命士

義肢装具士

視能訓練士

福島県

一般財団法人大原記念財団
大原看護専門学校

看 | 学科 | 看護学科(3年・35名)

〒960-0102　福島県福島市鎌田字原際7-3
【TEL】024-553-9964
【交通】JR東北本線「東福島」駅より徒歩約5分、阿武隈急行線「卸町」駅より徒歩約7分

	出願日程	試験日程	合格発表	推薦基準・試験内容	受験料
公募推薦	−			※9月26日以降、該当する試験はありません	30,000円
一般	23年11/27〜12/20(必着)	1/10	1/22	一般:国総(古漢除く)、数Ⅰ(数と式・図形と計量・二次関数・データの分析)、英Ⅰ、面接	

◇開校年　1902年
◇入学者　31名(男子1名/女子30名)
◇出身県　福島県・宮城県・山形県
◇主な実習先　一般財団法人大原記念財団関連施設他
◇主な就職先　一般財団法人大原記念財団関連施設他

◇初年度納入金(卒業までの納入金)
860,000円(2,260,000円)
◇学校独自の奨学金制度
・大原記念財団奨学金:貸与[月額]50,000円(限度額)[募集内容]原則希望者全員※個別面談実施

◇学生寮　なし
◇特　徴

資料請求　●学校案内　本体無料　送料140円　●願書　本体無料　送料250円　WEB出願　不可

学校法人温知会
温知会看護学院

AO 社 看 | 学科 | 看護科(3年・40名)

〒965-0011 福島県会津若松市鶴賀町1-6
【TEL】0242-24-9633
【交通】JR線「会津若松」駅よりバス「仁愛高校前」下車、所要時間10分

	出願日程	試験日程	合格発表	推薦基準・試験内容	受験料
公募推薦	23年9/12〜9/29	10/7	10/13	推薦は専願、現役生のみ、3.5以上　推薦:小論文、適性検査、面接	30,000円
一般	23年11/13〜11/28　24年1/17〜1/30	12/2　2/3	12/8　2/9	一般:国(古漢除く)、コミ英ⅠⅡ、小論文、適性検査、面接	30,000円

◇開校年　1979年
◇入学者
◇出身県
◇主な実習先
◇主な就職先

◇初年度納入金(卒業までの納入金)
◇学校独自の奨学金制度

◇学生寮　−
◇特　徴

資料請求　●学校案内　本体無料　送料無料　●願書　本体無料　送料無料　WEB出願　−

公立岩瀬病院附属高等看護学院【公】

社 看 | 学科 | 看護学科(3年・30名)

〒962-8503　福島県須賀川市北町20
【TEL】0248-75-3237　【E-mail】iwase-kango@educet01.plala.or.jp
【交通】JR線「須賀川」駅より徒歩約10分

	出願日程	試験日程	合格発表	推薦基準・試験内容	受験料
公募推薦	23年10/5〜10/19(必着)	11/9	11/24	推薦は現役生のみ　推薦:コミ英ⅠⅡ、小論文、面接、書類審査	20,000円
一般	23年12/4〜12/21(必着)	1/5	1/24	一般:現代文B、コミ英ⅠⅡ、数ⅠA、面接	20,000円

◇開校年　1953年
◇入学者　24名
◇出身県　福島県
◇主な実習先　公立岩瀬病院他
◇主な就職先　公立岩瀬病院他

◇初年度納入金(卒業までの納入金)
685,000円〜760,000円(−)
◇学校独自の奨学金制度

◇学生寮　なし
◇特　徴

資料請求　●学校案内　本体無料　送料120円　●願書　本体無料　送料210円　WEB出願　不可

学校法人国際総合学園　→P.15
国際医療看護福祉大学校

社 看 | 学科 | 看護学科(3年・40名)

〒963-8811　福島県郡山市方八町2-4-19
【TEL】0120-160-956　【E-mail】imedical@fsg.gr.jp
【交通】JR東北新幹線、東北本線「郡山」駅東口より徒歩3分

	出願日程	試験日程	合格発表	推薦基準・試験内容	受験料
公募推薦	(1)23年9/15〜10/4(必着)　(2)23年10/5〜10/18(必着)　(3)23年10/19〜11/15(必着)　(4)23年11/16〜12/13(必着)　(5)23年12/14〜24年1/17(必着)	10/7　10/21　11/18　12/16　1/20	10/20　10/30　11/29　12/19　1/29	推薦は専願、現役生のみ、3.6以上、欠席日数5日以内　推薦:書類審査、面接試験、筆記試験	20,000円
一般	(1)23年10/2〜10/18(必着)　(2)23年10/19〜11/18(必着)　(3)23年11/16〜12/13(必着)　(4)23年12/14〜24年1/17(必着)　(5)24年1/18〜2/14(必着)	10/21　11/18　12/16　1/20　2/17	10/30　11/29　12/19　1/29　2/26	一般:書類審査、面接試験、筆記試験	20,000円

◇開校年　2002年
◇入学者
◇出身県　福島県・山形県・宮城県
◇主な実習先　星総合病院、寿泉堂綜合病院、会津中央病院
◇主な就職先　総合南東北病院、福島県立医科大学附属病院、太田西ノ内病院他

◇初年度納入金(卒業までの納入金)
1,678,000円(4,489,000円)
◇学校独自の奨学金制度
・無利子奨学制度:貸与[年額]300,000円[募集定員]200名

◇学生寮　あり
◇特　徴
アイメディカルは、福島県郡山市にある医療・リハビリ・福祉系の総合教育機関です。最短で看護師・臨床工学技士・救急救命士・介護福祉士を目指すとともに、「チーム医療」を体系的に学ぶ複合的な学科編成による独自カリキュラムを展開しています。

資料請求　●学校案内　無料　●願書　無料　WEB出願　可　残りの日程はWEBをCheck

※受験を希望される方は、必ず各学校の募集要項をご確認ください。　— 232 —

白河厚生総合病院付属高等看護学院

福島県厚生農業協同組合連合会 ／ 看 学科

看護学科(3年・30名)

〒961-0005　福島県白河市豊地上弥次郎2-1
【TEL】0248-23-4081
【交通】JR線「新白河」駅より車15分

	出願日程	試験日程	合格発表	推薦基準・試験内容	受験料
公募推薦	23年10/2～10/13(消有)	11/2	11/17	推薦は専願のみ、現役生のみ、県内の高校卒業予定者、3.8以上 推薦:国総、コミ英I、面接	30,000円
一般	23年11/1～11/24(消有)	12/1	12/15	一般:国総、コミ英I、数I、面接	30,000円

◇開校年　1961年
◇入学者　31名(男子4名/女子27名)
◇出身県　福島県・宮城県・岩手県
◇主な実習先　白河厚生総合病院、塙厚生病院、しらかわ訪問看護ステーション他
◇主な就職先　白河厚生総合病院、塙厚生病院、鹿島厚生病院

◇初年度納入金(卒業までの納入金)
約1,000,000円(約1,860,000円)
◇学校独自の奨学金制度
・JA福島厚生連奨学資金制度:貸与[年額]自宅通学360,000円、自宅外通学600,000円[募集内容]卒後直ちに厚生連に看護師として連続して貸与期間と同年数勤務した場合、返還免除

◇学生寮　なし
◇特徴
①少人数できめ細かな指導
②看護師国家試験対策の充実
③臨地実習指導体制の充実

資料請求　●学校案内 本体無料 送料140円　●願書 本体無料 送料140円　WEB出願 不可

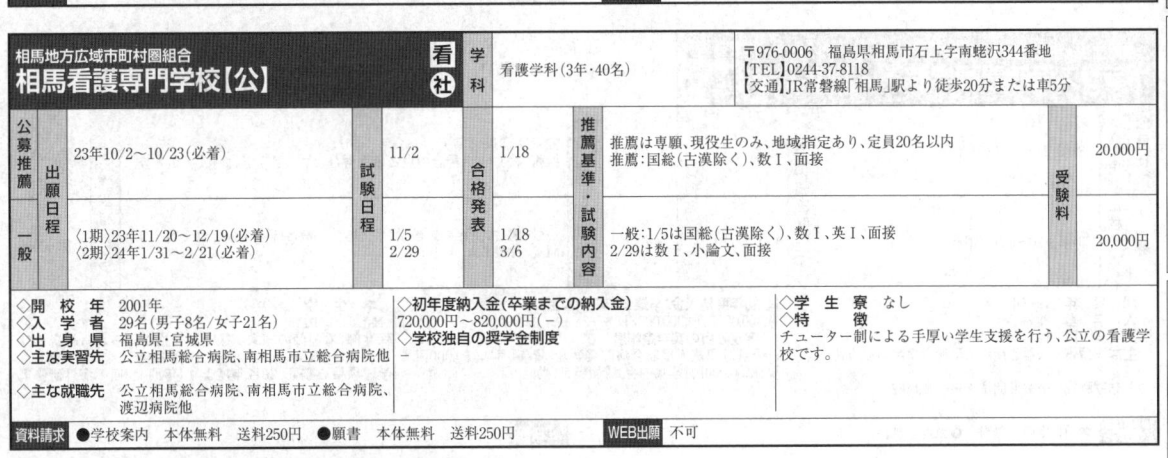

相馬看護専門学校【公】

相馬地方広域市町村圏組合 ／ 看 社 学科

看護学科(3年・40名)

〒976-0006　福島県相馬市石上字南蛯沢344番地
【TEL】0244-37-8118
【交通】JR常磐線「相馬」駅より徒歩20分または車5分

	出願日程	試験日程	合格発表	推薦基準・試験内容	受験料
公募推薦	23年10/2～10/23(必着)	11/2	1/18	推薦は専願、現役生のみ、地域指定あり、定員20名以内 推薦:国総(古漢除く)、数I、面接	20,000円
一般	〈1期〉23年11/20～12/19(必着) 〈2期〉24年1/31～2/21(必着)	1/5 2/29	1/18 3/6	一般:1/5は国総(古漢除く)、数I、英I、面接 2/29は数I、小論文、面接	20,000円

◇開校年　2001年
◇入学者　29名(男子8名/女子21名)
◇出身県　福島県・宮城県
◇主な実習先　公立相馬総合病院、南相馬市立総合病院他
◇主な就職先　公立相馬総合病院、南相馬市立総合病院、渡辺病院他

◇初年度納入金(卒業までの納入金)
720,000円～820,000円(－)
◇学校独自の奨学金制度　－

◇学生寮　なし
◇特徴
チューター制による手厚い学生支援を行う、公立の看護学校です。

資料請求　●学校案内 本体無料 送料250円　●願書 本体無料 送料250円　WEB出願 不可

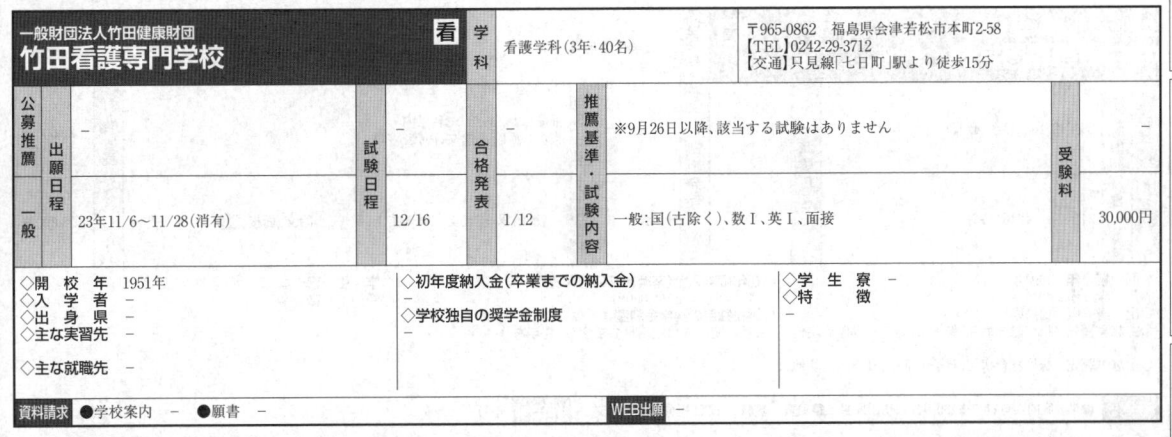

竹田看護専門学校

一般財団法人竹田健康財団 ／ 看 学科

看護学科(3年・40名)

〒965-0862　福島県会津若松市本町2-58
【TEL】0242-29-3712
【交通】只見線「七日町」駅より徒歩15分

	出願日程	試験日程	合格発表	推薦基準・試験内容	受験料
公募推薦	－	－	－	※9月26日以降、該当する試験はありません	－
一般	23年11/6～11/28(消有)	12/16	1/12	一般:国(古除く)、数I、英I、面接	30,000円

◇開校年　1951年
◇入学者　－
◇出身県　－
◇主な実習先　－
◇主な就職先　－

◇初年度納入金(卒業までの納入金)　－
◇学校独自の奨学金制度　－

◇学生寮　－
◇特徴　－

資料請求　●学校案内 －　●願書 －　WEB出願 －

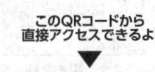

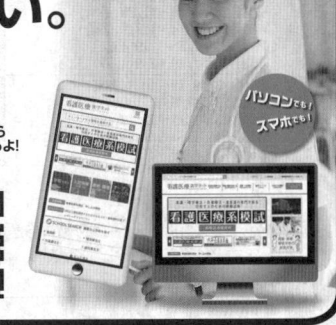
専門学校・養成施設
看護師
診療放射線技師　臨床工学技士　臨床検査技師
理学療法士　作業療法士　言語聴覚士
歯科技工士　歯科衛生士
柔道整復師　はり師・きゅう師　あん摩マッサージ指圧師
視能訓練士　義肢装具士　救急救命士

左欄（縦書き見出し）：
看護師 / 診療放射線技師・臨床検査技師・臨床工学技士 / 理学療法士・作業療法士・言語聴覚士 / 歯科技工士・歯科衛生士 / 柔道整復師・はり師・きゅう師・あん摩マッサージ指圧師 / 視能訓練士・義肢装具士・救急救命士

福島看護専門学校

公益社団法人福島明星厚生学院　【看】【社】

学科	看護学科(3年・40名)	〒960-8031　福島県福島市栄町1-37　【TEL】024-525-8770　【交通】JR奥羽本線「福島」駅東口より北へ徒歩3分

	出願日程	試験日程	合格発表	推薦基準・試験内容	受験料
公募推薦	23年9/25〜10/6(消有)	10/21	11/6	推薦は専願、現役生のみ、3.8以上　推薦:国総(古漢除く)、コミ英Ⅰ、数Ⅰ、面接	30,000円
一般	23年11/24〜12/8(消有)	1/5・6	1/16	一般:国総(古漢除く)、コミ英Ⅰ、数Ⅰ、面接	30,000円

◇開校年　2007年
◇入学者　—
◇出身県　福島県・宮城県・山形県
◇主な実習先　福島赤十字病院、北福島医療センター、あづま脳神経外科病院
◇主な就職先　福島赤十字病院、北福島医療センター、あづま脳神経外科病院
◇初年度納入金(卒業までの納入金)　1,400,000円(3,080,000円)
◇学校独自の奨学金制度　—
◇学生寮　なし
◇特徴　—

資料請求　●学校案内　無料　●願書　本体無料　送料210円　　WEB出願　不可

ポラリス保健看護学院

公益財団法人星総合病院　【看】

学科	保健看護学科(4年・40名)【統】	〒963-8801　福島県郡山市向河原町159-7　【TEL】024-983-5010　【E-mail】polaris@hoshipital.jp　【交通】JR線「郡山」駅より徒歩約10分

	出願日程	試験日程	合格発表	推薦基準・試験内容	受験料
公募推薦	23年9/25〜10/6(消有)	11/2	11/24	推薦は3.8以上　推薦:数Ⅰ(数A場合の数と確率含む)、コミ英ⅠⅡ、面接、書類審査	30,000円
一般	23年11/20〜12/1(消有)	12/22・1/9	1/26	一般:国(古漢除く)、数Ⅰ(数A場合の数と確率含む)、コミ英ⅠⅡ、面接、書類審査	30,000円

◇開校年　1977年
◇入学者　38名
◇出身県　福島県・宮城県
◇主な実習先　公益財団法人星総合病院関連施設他
◇主な就職先　公益財団法人星総合病院
◇初年度納入金(卒業までの納入金)　1,000,000円(4,300,000円)
◇学校独自の奨学金制度　・公益財団法人星総合病院奨学金:貸与[月額]50,000円または30,000円[募集内容]成績優良、勤勉
◇学生寮　あり
◇特徴　保健師、看護師の国家試験受験資格が得られる統合カリキュラムを採用。2013年には、校舎を移転し、より充実した学習環境を整備。2017年度より4年間で2回の海外研修実施。

資料請求　●学校案内　無料　●願書　無料　　WEB出願　不可

松村看護専門学校

公益財団法人磐城済世会　【看】

学科	看護学科(3年・40名)	〒970-8026　福島県いわき市平字小太郎町1-8　【TEL】0246-22-9916　【交通】JR常磐線「いわき」駅より徒歩7分

	出願日程	試験日程	合格発表	推薦基準・試験内容	受験料
公募推薦	23年10/16〜11/2(必着)	11/10	11/24	推薦は1校あたり3名以内　推薦:数Ⅰ、小論文、面接、書類	25,000円
一般	24年1/4〜1/16(必着)	1/19	1/31	一般:国総(現代文)、コミ英Ⅰ、数Ⅰ、小論文、面接、書類	25,000円

◇開校年　1994年
◇入学者　40名
◇出身県　福島県
◇主な実習先　松村総合病院、舞子浜病院、長春館病院他
◇主な就職先　松村総合病院、舞子浜病院、長春館病院他
◇初年度納入金(卒業までの納入金)　1,138,000円(約2,500,000円)
◇学校独自の奨学金制度　・公益財団法人磐城済世会奨学金:貸与あり
◇学生寮　なし
◇特徴　—

資料請求　●学校案内　無料　※250円分の切手同封　●願書　無料　※250円分の切手同封　　WEB出願　不可

アール医療福祉専門学校

学校法人筑波学園　【看】【社】

学科	看護学科(3年・40名)	〒300-0032　茨城県土浦市湖北2-10-35　【TEL】029-824-7611　【E-mail】gakkou@a-ru.ac.jp　【交通】JR常磐線「土浦」駅より徒歩12分

	出願日程	試験日程	合格発表	推薦基準・試験内容	受験料
公募推薦	〈第1回〉23年9/19〜10/3(必着)〈第2回〉23年11/6〜11/20(必着)〈第3回〉23年12/4〜12/19(必着)〈第4回〉24年1/5〜1/19(必着)〈第5回〉24年1/29〜2/9(必着)	10/7 11/25 12/23 1/24 2/15	10/13 12/1 1/5 1/31 2/22	推薦は専願のみ、現役生のみ、3.2以上　推薦:小論文、面接	20,000円
一般	〈第1回〉23年9/19〜10/3(必着)〈第2回〉23年11/6〜11/20(必着)〈第3回〉23年12/4〜12/19(必着)〈第4回〉24年1/5〜1/19(必着)〈第5回〉24年1/29〜2/9(必着)	10/7 11/25 12/23 1/24 2/15	10/13 12/1 1/5 1/31 2/22	一般:選択=国(現代文のみ)、コミ英Ⅰ、数ⅠAより2科目、面接	20,000円

◇開校年　1998年
◇入学者　—
◇出身県　茨城県・千葉県・山形県
◇主な実習先　霞ヶ浦医療センター、龍ケ崎済生会病院、筑波メディカルセンター病院他
◇主な就職先　各種病院他
◇初年度納入金(卒業までの納入金)　1,200,000円(3,200,000円)
◇学校独自の奨学金制度　・親族入学特典:免除[金額]施設設備費より100,000円[募集内容]兄弟姉妹または両親のいずれかが筑波学園の卒業生・在校生
◇学生寮　なし
◇特徴　就職指導センターでは、豊富な経験と医療福祉業界で培った信頼と実績により、学生の就職活動をきめ細かくバックアップします。

資料請求　●学校案内　無料　●願書　無料　　WEB出願　不可　　残りの日程はWEBをCheck

専門学校・養成施設

看護師

診療放射線技師
臨床工学技士
臨床検査技師

理学療法士
作業療法士
言語聴覚士

歯科衛生士
歯科技工士

柔道整復師
はり師・きゅう師
あん摩マッサージ指圧師

視能訓練士
義肢装具士
救急救命士

茨城県きぬ看護専門学校

茨城県きぬ医師会　看社　学科　看護学科（3年・40名）

〒303-0003　茨城県常総市水海道橋本町3173-15
【TEL】0297-22-1960　【E-mail】kinukan@nurse.ac.jp
【交通】常総線「水海道」駅より徒歩20分

出願日程		試験日程	合格発表	推薦基準・試験内容	受験料
公募推薦	〈2次〉23年10/13〜11/10（必着）	11/18	11/29	推薦は専願、高校生は3.5以上 推薦：書類審査、小論文、面接	20,000円
一般	〈1次〉23年11/30〜12/22（必着）〈2次〉24年1/26〜2/13（必着）	1/13 2/17	1/25 2/29	一般：国（古漢除く）、英Ⅰ、小論文、面接	20,000円

◇開校年　1992年
◇入学者　－
◇出身県　茨城県・千葉県
◇主な実習先　きぬ医師会病院、JAとりで総合医療センター、筑波記念病院
◇主な就職先　きぬ医師会病院、JAとりで総合医療センター、筑波大学附属病院

◇初年度納入金（卒業までの納入金）
950,000円（2,850,000円）
◇学校独自の奨学金制度
－

◇学生寮　なし
◇特徴
看護学科単科で家族的規模の学校ですが、1000名以上の卒業生が地域で活躍しています。社会人や男子学生も比較的多い学校です。学校評価に取り組み、教育の質向上に努力しています。

資料請求　●学校案内　無料　●願書　無料　　WEB出願　不可

茨城県結城看護専門学校

公益財団法人茨城県看護教育財団　看社　学科　看護学科（3年・40名）

〒307-0001　茨城県結城市大字結城1211-7
【TEL】0296-33-1922　【E-mail】yukiu@yukinu.or.jp
【交通】JR水戸線「結城」駅より徒歩15分

出願日程		試験日程	合格発表	推薦基準・試験内容	受験料
公募推薦	23年10/10〜10/24（必着）	11/11	11/17	推薦は専願、現役生のみ、3.3以上 推薦：国総（古漢除く）、コミ英Ⅰ・Ⅱ、面接	10,000円
一般	〈第1回〉23年11/27〜12/15（必着）〈第2回〉24年1/22〜1/31（必着）〈第3回〉24年2/13〜2/29（必着）	1/10 2/16 3/9	1/17 2/16 3/12	一般：1/10は国総（古漢除く）、数ⅠA、コミ英Ⅰ・Ⅱ、面接 2/10、3/9は国総（古漢除く）、面接	10,000円

◇開校年　1993年
◇入学者　33名（男子3名/女子30名）
◇出身県　茨城県・栃木県
◇主な実習先　結城病院、城西病院、友愛記念病院他
◇主な就職先　結城病院、古河赤十字病院、茨城西南医療センター病院他

◇初年度納入金（卒業までの納入金）
1,270,500円（2,930,500円）
◇学校独自の奨学金制度
－

◇学生寮　なし
◇特徴
本校は、茨城県内、主に県西地域における適切な保健・医療サービスが提供できるよう、地域に結びついた質の高い看護師を養成します。

資料請求　●学校案内　無料　●願書　無料　　WEB出願　不可

茨城県立中央看護専門学校【公】

看社　学科　看護学科（3年・40名）

〒309-1703　茨城県笠間市鯉淵6528
【TEL】0296-77-0588　【E-mail】chuuoukansen@pref.ibaraki.lg.jp
【交通】JR常磐線「友部」駅南口よりバス「中央病院前」より徒歩約20分

出願日程		試験日程	合格発表	推薦基準・試験内容	受験料
公募推薦	23年9/25〜10/17（必着）	11/11	11/24	推薦は専願、現役生のみ、茨城県在住者または茨城県内学校在籍者、3.5以上 推薦：国総（古漢除く）、コミ英Ⅰ・Ⅱ、面接	6,000円
一般	23年11/20〜12/15（必着）	1/10 （2次）1/12	1/11 （2次）1/23	一般：1/10は国総（古漢除く）、コミ英Ⅰ・Ⅱ、数ⅠA 1/12は面接（1次合格者のみ）	6,000円

◇開校年　1962年
◇入学者　40名（男子2名/女子38名）
◇出身県　茨城県・栃木県
◇主な実習先　県立中央病院、県立こども病院、笠間市立病院
◇主な就職先　県立中央病院、県立こども病院、水戸済生会病院

◇初年度納入金（卒業までの納入金）
632,450円（1,236,050円）
◇学校独自の奨学金制度
－

◇学生寮　あり（女子のみ）
◇特徴
これまでに総勢約8,800名の看護師が本校を卒業し、その多くが茨城県内の医療機関に就業しています。豊かな人間性と倫理性を育むことを教育理念に置き、地域社会に必要な保健・医療・福祉のニーズに対応できる人財を育成しています。

資料請求　●学校案内　本体無料　送料210円　●願書　※HPよりダウンロード　　WEB出願　不可

茨城県立つくば看護専門学校【公】

看社　学科　看護学科（3年・40名）

〒305-0005　茨城県つくば市天久保1-1-2　【TEL】029-852-3515
【交通】JR常磐線「土浦」駅または「ひたち野うしく」駅より筑波大学中央行きバスで「つくばメディカルセンター前」下車徒歩3分。つくばエクスプレス「つくば」駅より徒歩15分

出願日程		試験日程	合格発表	推薦基準・試験内容	受験料
公募推薦	23年9/27〜10/3（消有）	11/10	11/29	推薦は専願、現役生のみ、3.5以上、定員3名 推薦：数ⅠA、コミ英Ⅰ・Ⅱ、小論文、面接	6,000円
一般	23年11/29〜12/5（消有）	1/10 （2次）1/12	1/11 （2次）1/25	一般：1/10は国総（古漢除く）、コミ英Ⅰ・Ⅱ、数ⅠA 1/12は面接	6,000円

◇開校年　1989年
◇入学者　40名（女子40名）
◇出身県　茨城県
◇主な実習先　筑波メディカルセンター病院、筑波大学附属病院
◇主な就職先　筑波メディカルセンター病院、筑波大学附属病院

◇初年度納入金（卒業までの納入金）
470,450円（1,240,050円）
◇学校独自の奨学金制度
－

◇学生寮　あり（女子のみ）
◇特徴
筑波研究学園都市内の美しい自然の中にあります。実習病院が近く、実習環境に恵まれています。

資料請求　●学校案内　本体無料　送料210円　●願書　※学校案内に同封　　WEB出願　不可

専門学校・養成施設

看護師

臨床検査技師 臨床工学技士 診療放射線技師

理学療法士 作業療法士 言語聴覚士

歯科衛生士 歯科技工士

柔道整復師 あん摩マッサージ指圧師 はり師・きゅう師

視能訓練士 義肢装具士 救急救命士

茨城北西看護専門学校
学校法人志村学園　→P.675　看社　学科　看護学科(3年・40名)
〒319-2131　茨城県常陸大宮市下村田2304-4
【TEL】0295-54-1422　【E-mail】info@ihnc.ac.jp
【交通】JR水郡線「常陸大宮」駅よりバス8分

	出願日程	試験日	合格発表	推薦基準・試験内容	受験料
公募推薦	23年9/15～24年1/25(必着)	10/2 10/14 11/2	10/4 10/14 11/7	推薦は専願、現役生のみ、3.4以上(評定平均対象)は国、英、数、理の4教科)、卒業後志村大宮病院に就職する意思のある者、定員10名程度　推薦:書類審査、小論文、面接	20,000円
一般	23年9/15～24年1/25(必着)	10/14 11/2 12/13 1/27 3/7	10/17 11/7 12/18 1/30 3/11	一般:国(現代文)、小論文、面接　※1/27までに定員が充足された場合、3/7は実施しません	20,000円

◇開校年 2010年
◇入学者 33名(男子5名/女子28名)
◇出身県 茨城県・福島県・栃木県
◇主な実習先 高萩協同病院、水戸赤十字病院、志村大宮病院
◇主な就職先 志村大宮病院、水戸赤十字病院、水戸済生会病院
◇初年度納入金(卒業までの納入金) 980,000円(-)
◇学校独自の奨学金制度 -
◇学生寮 なし
◇特徴 職員一同、学生一人ひとりに向きあい、学生自身が看護の道を探求し、専門職業人として歩んでいけるような教育をしていきます。

資料請求 ●学校案内 無料 ●願書 無料　WEB出願 不可

晃陽看護栄養専門学校
学校法人晃陽学園　看AO　学科　看護学科(3年・80名)
〒306-0011　茨城県古河市東1-5-26
【TEL】0280-31-7888　【E-mail】info@koyo-gakuen.ac.jp
【交通】JR宇都宮線「古河」駅より徒歩3分

	出願日程	試験日	合格発表	推薦基準・試験内容	受験料
公募推薦	(1期)23年10/2～10/11(必着) (2期)23年10/14～11/8(必着) (3期)23年11/11～11/30(必着)	10/14 11/11 12/2	10/17 11/14 12/5	推薦は専願、現役生のみ、3.3以上、出席率90%以上　推薦:書類選考、面接、小論文	20,000円
一般	(1期)23年10/2～10/11(必着) (2期)23年10/14～11/8(必着) (3期)23年11/11～11/30(必着) (4期)23年12/2～24年1/17(必着) (5期)24年1/20～2/14(必着)	10/14 11/11 12/2 1/20 2/17	10/17 11/15 12/5 1/23 2/20	一般:書類選考、面接、現代文、数I	20,000円

◇開校年 1993年
◇入学者 -
◇出身県 茨城県・栃木県・埼玉県
◇主な実習先 茨城西南医療センター病院、友愛記念病院、総和中央病院他
◇主な就職先 茨城西南医療センター病院、友愛記念病院、古河赤十字病院他
◇初年度納入金(卒業までの納入金) 1,100,000円(2,900,000円)
◇学校独自の奨学金制度 -
◇学生寮 あり
◇特徴 「医」と「食」の総合学園。国家試験合格率、看護学科85.5%。

資料請求 ●学校案内 無料 ●願書 無料　WEB出願 不可　残りの日程はWEBをCheck

筑波学園看護専門学校
一般財団法人筑波麓仁会　看社　学科　看護学科(3年・40名)
〒305-0854 茨城県つくば市上横場2573-201
【TEL】029-836-5285　【E-mail】kango@gakuen-hospital.or.jp
【交通】つくばエクスプレス線「つくば」駅よりバス約15分

	出願日程	試験日	合格発表	推薦基準・試験内容	受験料
公募推薦	23年9/14～9/28(必着)	10/6	10/12	推薦は専願、現役生のみ、3.5以上　推薦:小論文、面接	15,000円
一般	〈一期〉23年11/13～11/20(必着) 〈二期〉24年1/22～2/2(必着)	12/1 2/9	12/7 2/15	一般:国総(古漢除く)、数IA、英I、面接	15,000円

◇開校年 1987年
◇入学者 -
◇出身県 茨城県・千葉県
◇主な実習先 筑波学園病院
◇主な就職先 筑波学園病院、筑波大学附属病院、牛久愛和病院
◇初年度納入金(卒業までの納入金) 820,000円(2,260,000円)
◇学校独自の奨学金制度 ・一般財団法人筑波麓仁会奨学資金:貸与[月額]30,000円[募集内容]卒業後、看護師として筑波学園病院に就職すると、勤務年数に応じ返済免除
◇学生寮 なし
◇特徴 敷地内には筑波学園病院があり、看護実践研修・教育が常時可能な環境です。第111回(2021年度)国家試験実績25名合格(25名受験)

資料請求 ●学校案内 本体無料 送料140円 ●願書 本体無料 送料140円　WEB出願 不可

土浦看護専門学校
学校法人桜水会　看　学科　看護学科(3年・40名)
〒300-0839　茨城県土浦市滝田1-7-3　【TEL】029-835-3001
【E-mail】tsuchiura-kango@tsuchiura-kango.jp
【交通】JR常磐線「土浦」駅より徒歩15分

	出願日程	試験日	合格発表	推薦基準・試験内容	受験料
公募推薦	—	—	—	※9月26日以降、該当する試験はありません	—
一般	23年9/25～10/12(必着) 23年11/27～12/14(必着) 23年12/18～24年1/18(必着) 24年1/29～2/15(必着)	10/14 12/16 1/20 2/17	10/21 12/23 1/27 2/24	一般:一般常識、国(現代文)、小論文、面接	20,000円

◇開校年 2013年
◇入学者 -
◇出身県 茨城県・千葉県
◇主な実習先 茨城県南を中心とした病院・施設、訪問看護ステーション
◇主な就職先 茨城県内の病院・施設
◇初年度納入金(卒業までの納入金) 1,095,0000円(2,758,000円)
◇学校独自の奨学金制度 -
◇学生寮 あり
◇特徴 「徳育」を重視する教育で、心豊かで責任感ある人間の育成を責務とし、地域社会に貢献し得る人材の育成を目指します。

資料請求 ●学校案内 無料 ●願書 本体1,000円 送料無料　WEB出願 不可

専門学校・養成施設

看護師

臨床検査技師 臨床工学技士 診療放射線技師

理学療法士 作業療法士 言語聴覚士

歯科衛生士 歯科技工士

柔道整復師 あん摩マッサージ指圧師 はり師・きゅう師

視能訓練士 義肢装具士 救急救命士

土浦協同病院附属看護専門学校

茨城県厚生農業協同組合連合会 〔看〕〔社〕

学科	看護学科（3年・80名）	〒300-0028　茨城県土浦市おおつ野2-2-10 【TEL】029-869-5110 【交通】JR常磐線「神立」駅よりスクールバス10分

公募推薦	出願日程	－	試験日程	－	合格発表	－	推薦基準・試験内容	※9月26日以降、該当する試験はありません	受験料	20,000円
一般		〈一期〉23年11/6～12/15(消有) 〈二期〉24年2/20～2/27(消有)		1/9 (2次)1/11 3/9		1/10 (2次)1/16 3/12		一般：1/9は国(現代文のみ)、数ⅠA、英ⅠⅡ 1/11は面接(学科試験合格者のみ) 3/9は詳細が決まり次第発表		

◇開校年　1973年
◇入学者　－
◇出身県　－
◇主な実習先　土浦協同病院他
◇主な就職先　土浦協同病院他

◇初年度納入金(卒業までの納入金)
約1,124,000円(約2,751,800円)
◇学校独自の奨学金制度
・JA茨城厚生連奨学金：貸与[月額]50,000円[募集定員]入学生全員※金額返還免除あり

◇学生寮　あり
◇特徴
校舎は白を基調とした外観で、自然採光と廊下のオーク色で明るく落着いた雰囲気のある学校です。技術演習で使用する教材教具が充実しており、実習病院の病室を再現したシミュレーション室を完備しています。ほとんどの実習が隣接する総合病院で学べます。

資料請求　●学校案内　本体無料　※ホームページからダウンロード可能　●願書　本体無料　※ホームページからダウンロード可能　WEB出願　不可

東京医科大学霞ヶ浦看護専門学校

学校法人東京医科大学 〔看〕〔社〕

学科	看護科（3年・40名）	〒300-0332　茨城県稲敷郡阿見町中央3-18-3 【TEL】029-887-6141 【交通】JR線「土浦」駅より関東鉄道バス阿見中央公民館行で「東京医大病院前」下車徒歩5分

公募推薦	出願日程	23年10/2～10/13(必着)	試験日程	10/20	合格発表	10/27	推薦基準・試験内容	推薦は専願、現役生のみ、3.3以上 推薦：書類審査、小論文、面接	受験料	20,000円
一般		〈1期〉23年12/1～12/15(必着) 〈2期〉24年2/12～2/23(必着)		1/19 3/5		1/26 3/7		一般：1/19は国総(古除く)、数ⅠA、英ⅠⅡ、面接 3/5は書類審査、国総(古除く)、面接		20,000円

◇開校年　1975年
◇入学者　－
◇出身県　茨城県・福島県・宮城県
◇主な実習先　東京医科大学茨城医療センター、丸山荘病院、池田病院他
◇主な就職先　東京医科大学茨城医療センター他

◇初年度納入金(卒業までの納入金)
560,000円(－)
◇学校独自の奨学金制度
・東京医科大学霞ヶ浦看護専門学校奨学資金：貸与[月額]30,000円

◇学生寮　あり(女子のみ)
◇特徴

資料請求　●学校案内　無料　●願書　無料　WEB出願　不可

白十字看護専門学校

社会福祉法人白十字会 〔看〕〔社〕

学科	看護学科（3年・40名）	〒314-0134　茨城県神栖市賀2149-5　【TEL】0299-92-3891 【E-mail】hakujuji@hakukan.ac.jp 【交通】JR鹿島線「潮来」駅より車で約15分

公募推薦	出願日程	23年10/2～10/17(必着)	試験日程	10/21	合格発表	10/27	推薦基準・試験内容	推薦は専願、現役生のみ、3.8以上 推薦：国数総合(現代文、量計算問題)、面接	受験料	15,000円
一般		〈第Ⅰ期〉23年12/18～24年1/9(必着) 〈第Ⅱ期〉24年1/15～1/30(必着)		1/13 2/3		1/19 2/9		一般：国数総合(現代文、量計算問題)、面接		15,000円

◇開校年　1978年
◇入学者　－
◇出身県　－
◇主な実習先　白十字総合病院、鹿島病院、神栖済生会病院
◇主な就職先　白十字総合病院、鹿島病院、神栖済生会病院

◇初年度納入金(卒業までの納入金)
1,300,000円(－)
◇学校独自の奨学金制度
・白十字会　白十字総合病院(東京白十字病院)：貸与[月額]50,000円[募集定員]20名(東京：5名)
・実習病院：貸与[月額]50,000円[募集定員]各5名程度

◇学生寮　なし
◇特徴
2014年4月から新校舎に建てかわっており、施設も充実しています。同法人の施設が近隣にまとまっています。

資料請求　●学校案内　無料　●願書　無料　WEB出願　不可

日立メディカルセンター看護専門学校

公益財団法人日立メディカルセンター　➡P.675　〔看〕

学科	看護学科（3年・80名）	〒317-0066　茨城県日立市高鈴町1-4-10 【TEL】0294-59-3200 【E-mail】main@hitachi-medical-kango.ac.jp 【交通】JR常磐線「日立」駅よりバス約5分

公募推薦	出願日程	－	試験日程	－	合格発表	－	推薦基準・試験内容	※9月26日以降、該当する試験はありません	受験料	16,000円
一般		24年1/5～1/12(必着) 〈二次募集〉24年2/2～2/8(必着) 〈三次募集〉24年2/26～3/1(必着)		1/23 2/13 3/5		1/30 2/19 3/8		一般：国、数Ⅰ、英Ⅰ、面接 2/13、3/5は定員に満たない場合のみ実施		

◇開校年　1970年
◇入学者　57名(男子17名/女子40名)
◇出身県　茨城県・福島県
◇主な実習先　株式会社日立製作所日立総合病院、ひたち医療センター、県北医療センター高萩協同病院
◇主な就職先　株式会社日立製作所日立総合病院、ひたち医療センター、県北医療センター高萩協同病院

◇初年度納入金(卒業までの納入金)
約1,343,000円(約3,200,000円)
◇学校独自の奨学金制度

◇学生寮　なし
◇特徴
地域社会に貢献できる看護師として自律的に行動できるようになるために、3年間の教育で基本的な能力となる社会人基礎力を身につけ、倫理観の育成を目指します。生命の尊厳と人間の基本的権利を尊重できる豊かな人間性をもつ「人」が育つための教育内容です。

資料請求　●学校案内　－　●願書　本体無料　送料250円　WEB出願　不可

専門学校・養成施設

看護師／臨床検査技師／診療放射線技師／臨床工学技士／理学療法士／作業療法士／言語聴覚士／歯科技工士／歯科衛生士／柔道整復師／はり師・きゅう師／あん摩マッサージ指圧師／視能訓練士／義肢装具士／救急救命士

学校法人八文字学園　水戸看護福祉専門学校

看（看）社　学科　看護学科（3年・40名）

〒310-0812　茨城県水戸市浜田2-16-12
【TEL】029-221-8800（代表）　【E-mail】my1@mito.ac.jp
【交通】JR線「水戸」駅よりスクールバス10分

	出願日程	試験日程	合格発表	推薦基準・試験内容	受験料
公募推薦	〈第1回〉23年10/1～10/4（消有） 〈第2回〉23年11/6～11/15（消有） 〈第3回〉24年1/15～1/24（消有） 〈第4回〉24年2/13～2/20（消有）	10/15 11/25 2/3 3/4	10/20 12/1 2/8 3/11	推薦は併願可、現役生のみ、国・数・英の平均3.3以上 推薦：国（現代文）、数Ⅰ、面接 ※第4回の試験は定員に達した場合、実施しません	20,000円
一般	〈第1回〉23年10/1～10/4（消有） 〈第2回〉23年11/6～11/15（消有） 〈第3回〉24年1/15～1/24（消有） 〈第4回〉24年2/13～2/20（消有）	10/15 11/25 2/3 3/4	10/20 12/1 2/8 3/11	一般：国（現代文）、数Ⅰ、面接 ※第4回の試験は定員に達した場合、実施しません	20,000円

◇開校年　2014年
◇入学者　－
◇出身県　茨城県・福島県
◇主な実習先　水戸協同病院、茨城県立こども病院、ひたちなか総合病院
◇主な就職先　水戸協同病院、日立総合病院、茨城県立医療大学附属病院

◇初年度納入金（卒業までの納入金）
1,170,000円（－）
◇学校独自の奨学金制度
・学業特待：免除［金額］最大300,000円［募集内容］国・数・英・作文を受験し結果により免除
・資格特待：免除［金額］最大300,000円［募集内容］学園指定の資格取得により免除

◇学生寮　－
◇特徴
水戸協同病院をはじめ、病院・施設との幅広い連携で、実習をサポート。また、「国家試験対策ゼミ」で看護師の夢を強力にバックアップします。2020年から導入した総合型選抜入試では、皆さんの熱意や個性を総合的に評価する選考も取り入れています。

資料請求　●学校案内　無料　●願書　無料　　WEB出願　不可

社会福祉法人北養会　医療専門学校　水戸メディカルカレッジ　→P.668

看（看）社　学科　看護学科（3年・40名）

〒310-0035　茨城県水戸市東原3-2-5
【TEL】029-303-7033　【E-mail】info@mmc.ac.jp
【交通】JR常磐線「水戸」駅よりバス15分

	出願日程	試験日程	合格発表	推薦基準・試験内容	受験料
公募推薦	〈Ⅱ期〉23年9/1～10/6（必着） 〈Ⅲ期〉23年10/16～10/27（必着） 〈Ⅳ期〉23年11/6～11/24（必着）	10/15 11/5 12/3	10/20 11/10 12/8	推薦は専願、現役生のみ、3.3以上 推薦：面接、筆記試験（国総、選択＝コミ英Ⅰまたは数ⅠＡより1科目）	25,000円
一般	〈Ⅲ期〉23年10/16～10/27（必着） 〈Ⅳ期〉23年11/6～11/24（必着） 〈Ⅴ期〉23年12/25～24年1/11（必着） 〈Ⅵ期〉24年1/26～2/8（必着） 〈Ⅶ期〉24年2/22～3/7（必着）	11/5 12/3 1/14 2/11 3/10	11/10 12/8 1/18 2/14 3/14	一般：面接、筆記試験（国総、選択＝コミ英Ⅰまたは数ⅠＡより1科目）	25,000円

◇開校年　2008年
◇入学者　－
◇出身県　茨城県・福島県・栃木県
◇主な実習先　北水会記念病院をはじめ、県内の病院、福祉施設、保育園他
◇主な就職先　一般病院、診療所、各種高齢者施設他

◇初年度納入金（卒業までの納入金）
1,130,000円（2,990,000円）
◇学校独自の奨学金制度
・北水会グループ奨学金制度：貸与［年額］600,000円［募集内容］返還免除制度あり。詳細は学校までお問い合わせください

◇学生寮　なし
◇特徴
病院や福祉施設、保育園、フィットネスクラブ等が立ち並ぶエリア内にある本校は、現場を身近に感じながら学べる環境があります。経験豊富な教員による講義と充実した学習環境を提供し、最短コースで資格取得を目指したいみなさんを全力でサポートします。

資料請求　●学校案内　無料　●願書　無料　　WEB出願　不可

医療法人盡誠会　宮本看護専門学校

看（看）社　学科　看護学科（3年・40名）

〒300-0605　茨城県稲敷市幸田924-3
【TEL】0299-79-3010
【交通】成田線「佐原」駅より桜東バス「幸田」下車。常磐線「龍ケ崎市」駅・成田線「下総神崎」駅よりスクールバス送迎

	出願日程	試験日程	合格発表	推薦基準・試験内容	受験料
公募推薦	23年9/19～10/2（必着）	10/7	10/11	推薦は専願のみ 推薦：国総（古漢除く）、数Ⅰ、面接	15,000円
一般	〈1期〉23年10/31～11/14（必着） 〈2期〉23年11/28～12/11（必着） 〈3期〉23年12/25～24年1/15（必着） 〈4期〉24年1/24～2/5（必着） 〈5期〉24年2/21～3/4（必着）	11/18 12/16 1/20 2/10 3/9	11/21 12/19 1/23 2/13 3/12	一般：11/18は国総（古漢除く）、数Ⅰ、面接 12/16・1/20・2/10・3/9は国総（古漢除く）、面接 ※募集人数を満たした場合、2/10・3/9に実施しないことがあります	15,000円

◇開校年　1992年
◇入学者　－
◇出身県　茨城県・千葉県
◇主な実習先　宮本病院、JAとりで総合医療センター、県立こども病院他
◇主な就職先　宮本病院、JAとりで総合医療センター、龍ケ崎済生会病院他

◇初年度納入金（卒業までの納入金）
700,000円（－）
◇学校独自の奨学金制度
・医療法人盡誠会奨学金：［月額］50,000円

◇学生寮　なし
◇特徴
令和2年度　卒業生20名「全員国試合格」「全員就職」
令和3年度　卒業生21名「全員国試合格」「全員就職」
令和4年度　卒業生35名「31名国試合格」「全員就職」

資料請求　●学校案内　本体無料　送料404円　●願書　本体無料　送料404円　　WEB出願　不可

国際医療福祉大学塩谷看護専門学校

看（看）社　学科　看護学科（3年・40名）

〒329-2145　栃木県矢板市富田77-6
【TEL】0287-44-2322　【E-mail】shioya-n@iuhw.ac.jp
【交通】JR東北本線「矢板」駅より徒歩15分

	出願日程	試験日程	合格発表	推薦基準・試験内容	受験料
公募推薦	－	－	－	※9月26日以降、該当する試験はありません	－
一般	〈Ⅰ期〉23年10/23～11/10（消有） 〈Ⅱ期〉24年1/9～1/26（消有）	11/18 2/3	11/28 2/6	一般：国総（現代文）、選択＝コミ英Ⅰ（リスニング除く）、数Ⅰ、生基より1科目、面接	20,000円

◇開校年　1966年
◇入学者　35名（男子3名／女子32名）
◇出身県　茨城県・福島県・栃木県
◇主な実習先　国際医療福祉大学塩谷病院、国際医療福祉大学病院、なす病院他
◇主な就職先　国際医療福祉大学病院、国際医療福祉大学塩谷病院、国際医療福祉大学熱海病院

◇初年度納入金（卒業までの納入金）
1,260,000円（－）
◇学校独自の奨学金制度
・学校法人国際医療福祉大学看護師奨学金：貸与［年額］300,000円／600,000円［募集内容］当校を卒業後、指定施設で貸与年数看護業務に従事した場合、返還免除となる

◇学生寮　あり
◇特徴
豊富なグループ附属・関連施設で臨地実習を受けられる充実した教育環境が整っています。実習施設の医師や看護師も講師にあたるため、医療現場に密着した講義を受講できます。クラス担任制による丁寧な指導で、常に高い国家試験合格率を維持しています。

資料請求　●学校案内　無料　●願書　無料　　WEB出願　不可

学校法人TBC学院 国際看護介護保育専門学校 〔AO〕〔看〕〔社〕

		学科	看護学科(3年・40名)

〒320-0811　栃木県宇都宮市大通り1-2-5
【TEL】028-622-8199　【E-mail】info@tbc-u.ac.jp
【交通】JR線「宇都宮」駅より徒歩8分

	出願日程	試験日程	合格発表	推薦基準・試験内容	受験料
公募推薦	〈第1次受付〉23年10/1～12/20(必着)	10/7 10/21 11/18 12/2	選考日より10日前後	推薦は併願可、浪人可 推薦:書類審査、面接、小論文	免除
一般	〈第1次受付〉23年10/1～12/20(必着)	10/7 11/3 11/18 12/2	選考日より10日前	一般:書類審査、面接、適性検査、筆記試験(国、数、英、小論文)	20,000円

◇開校年　1999年
◇入学者　－
◇出身県　栃木県・茨城県・福島県
◇主な実習先　宇都宮記念病院、国際医療福祉大学塩谷病院、国立病院機構宇都宮病院
◇主な就職先　自治医科大学附属病院、済生会宇都宮病院、獨協医科大学病院

◆初年度納入金(卒業までの納入金)
1,300,000円(3,600,000円)
◆学校独自の奨学金制度
・学費給付制度:給付[年額]最高1,200,000円[募集内容]試験による学費給付と資格・経歴による学費給付の2つの試験がある
・特別奨学生試験:給付[年額]最高300,000円

◆学生寮　あり
◆特徴

資料請求　●学校案内　無料　●願書　無料　　WEB出願　可　　残りの日程はWEBをCheck

学校法人TBC学院 国際ティビィシィ小山看護専門学校 〔AO〕〔看〕〔社〕

		学科	看護学科(3年・80名)

〒323-0827　栃木県小山市神鳥谷2247-11
【TEL】0285-39-6371　【E-mail】info@kango-oyama.jp
【交通】JR線「小山」駅東口よりバス15分

	出願日程	試験日程	合格発表	推薦基準・試験内容	受験料
公募推薦	〈第1回〉23年10/1～10/25 〈第2回〉23年10/30～11/29	10/28 12/2	11/6 12/8	推薦は現役生のみ、併願可、3.2以上 推薦:国、面接、書類	20,000円
一般	〈第1回〉23年10/1～10/25 〈第2回〉23年10/30～11/29 〈第3回〉23年12/4～24年1/24 〈第4回〉24年1/29～2/21 〈第5回〉24年2/26～3/14	10/28 12/2 1/27 2/23 3/16	11/6 12/8 2/2 3/1 3/18	一般:国、数ⅠA、英Ⅰ Ⅱ、面接、書類	20,000円

◇開校年　2015年
◇入学者　－
◇出身県　－
◇主な実習先　新小山市民病院、古河総合病院、友愛記念病院他
◇主な就職先　新小山市民病院、古河総合病院、友愛記念病院他

◆初年度納入金(卒業までの納入金)
1,445,000円(3,587,000円)
◆学校独自の奨学金制度
・兄弟姉妹奨学金制度:給付[金額]100,000円(1回のみ)[募集内容]実の兄弟姉妹父母が本学院に在籍、または卒業している場合
・一人暮し遠距離通学支援奨学金:給付[金額]360,000円(3年間合計)[募集内容]学校から直線距離で50km以上離れた地域居住者に、在籍期間中、月額10,000円を給付(3年間で360,000円)

◆学生寮　なし
◆特徴　2015年4月、小山市に新しく誕生した看護学校です。緑豊かな静かな環境で、看護師への第一歩を踏み出せます。駐車場170台完備。スクールバス有り。

資料請求　●学校案内　無料　●願書　無料　　WEB出願　不可

社会福祉法人恩賜財団済生会 済生会宇都宮病院看護専門学校 〔看〕

		学科	看護学科(3年・40名)

〒321-0974　栃木県宇都宮市竹林町945-1
【TEL】028-626-5533　【E-mail】info-kango@saimiya-kango.ac.jp
【交通】JR線「宇都宮」駅西口より関東バス「竹林十文字」経由「済生会病院」行「済生会宇都宮病院」バス停より徒歩2分

	出願日程	試験日程	合格発表	推薦基準・試験内容	受験料
公募推薦	－	－	－	※9月26日以降、該当する試験はありません	－
一般	23年11/1～12/8(必着)	1/9	1/29	一般:国(古漢除く)、英Ⅰ、数Ⅰ、面接	20,000円

◇開校年　1952年
◇入学者　－
◇出身県　－
◇主な実習先　済生会宇都宮病院、訪問看護ステーションほっと、地域包括支援センター他
◇主な就職先　済生会宇都宮病院

◆初年度納入金(卒業までの納入金)
667,000円(1,709,000円)
◆学校独自の奨学金制度
・栃木県済生会宇都宮病院育英資金:貸与[月額]30,000円または50,000円[募集内容]卒業後、済生会宇都宮病院に勤務しようとする者
・学業特待生制度:免除[募集内容]各年度の成績優秀者の授業料免除

◆学生寮　－
◆特徴　－

資料請求　●学校案内　無料　●願書　無料　　WEB出願　不可

学校法人東洋育英会 さくら看護専門学校 （2024年4月開校予定） 〔看〕〔社〕

		学科	看護学科(3年・40名)

〒321-0108　栃木県宇都宮市春日町16-4
【TEL】028-612-1807
【交通】JR宇都宮線「雀宮」駅よりスクールバス約10分

	出願日程	試験日程	合格発表	推薦基準・試験内容	受験料
公募推薦	23年10/2～10/6(必着) 23年10/7～10/20(必着) 23年10/21～11/10(必着) 23年11/11～12/1(必着) 23年12/2～24年1/19(必着)	10/14 10/28 11/18 12/9 1/27	試験日から10日以内	推薦は専願、現役生のみ、出席率95%以上 推薦:面接、小論文、書類審査 ※定員になり次第締切	0円
一般	23年10/2～10/6(必着) 23年10/7～10/20(必着) 23年10/21～11/10(必着) 23年11/11～12/1(必着) 23年12/2～24年1/19(必着)	10/14 10/28 11/18 12/9 1/27	試験日から10日以内	一般:国総(古漢除く)、数Ⅰ、面接、書類審査 ※定員になり次第締切	20,000円

◇開校年　2024年
◇入学者　－
◇出身県　－
◇主な実習先　－
◇主な就職先　－

◆初年度納入金(卒業までの納入金)
1,300,000円(3,400,000円)
◆学校独自の奨学金制度
・特待生制度:減免[金額]A500,000円、B300,000円、C100,000円

◆学生寮　なし
◆特徴

資料請求　●学校案内　本体無料　送料無料　●願書　本体無料　送料無料　　WEB出願　不可　　残りの日程はWEBをCheck

看護師

診療放射線技師
臨床工学技士
臨床検査技師

理学療法士
作業療法士
言語聴覚士

歯科衛生士
歯科技工士

柔道整復師
はり師・きゅう師
あん摩マッサージ指圧師

視能訓練士
義肢装具士
救急救命士

左欄（縦書き）:
専門学校・養成施設

看護師 / 臨床検査技師 診療放射線技師 臨床工学技士 / 理学療法士 作業療法士 言語聴覚士 / 歯科衛生士 歯科技工士 / 柔道整復師 あん摩マッサージ指圧師 はり師・きゅう師 / 視能訓練士 義肢装具士 救急救命士

栃木医療センター附属看護学校

独立行政法人国立病院機構

看 学科：看護学科(3年・40名)

〒320-8580　栃木県宇都宮市中戸祭1-10-37
【TEL】028-621-4398
【交通】JR線「宇都宮」駅よりバス「細谷車庫」行き乗車「戸祭」バス停下車後、徒歩すぐ

区分	出願日程	試験日程	合格発表	推薦基準・試験内容	受験料
公募推薦	−	−	−	※9月26日以降、該当する試験はありません	−
一般	〈A日程〉23年11/6〜11/22(必着) 〈B日程〉23年12/1〜12/20(必着)	12/7 1/11	12/15 1/19	一般:コミ英ⅠⅡ・英表Ⅰ、国総(現代文のみ)、数Ⅰ、面接	20,000円

◇開校年　1947年
◇入学者　−
◇出身県　−
◇主な実習先　−
◇主な就職先　−

◇初年度納入金(卒業までの納入金)　−
◇学校独自の奨学金制度　−

◇学生寮　−
◇特徴　−

資料請求　●学校案内　−　●願書　−　　WEB出願　−

栃木県立衛生福祉大学校【公】

看 学科：保健看護学部看護学科本科(3年・80名)

〒320-0834　栃木県宇都宮市陽南4-2-1
【TEL】028-645-9227
【交通】JR線「宇都宮」駅より関東バス江曽島行で「県立がんセンター前」下車徒歩5分

区分	出願日程	試験日程	合格発表	推薦基準・試験内容	受験料
公募推薦	−	−	−	※9月26日以降、該当する試験はありません	
一般	23年11/20〜12/6(消有)	1/5 (2次)1/26	1/17 (2次)2/8	一般:1/5は国総(古漢除く)、数Ⅰ、コミ英ⅠⅡ 1/26は面接	4,400円

◇開校年　1984年
◇入学者　64名(男子1名/女子63名)
◇出身県　栃木県
◇主な実習先　済生会宇都宮病院、栃木県立がんセンター、老人保健施設他
◇主な就職先　栃木県内の医療機関

◇初年度納入金(卒業までの納入金)
446,060円(1,147,200円)
◇学校独自の奨学金制度

◇学生寮　なし
◇特徴　歴史と伝統、高い就職率、全国トップクラスの国家試験合格率、充実した講師陣、廉価な学費等。

資料請求　●学校案内　本体無料　送料250円　●願書　本体無料　送料250円　　WEB出願　不可

獨協医科大学附属看護専門学校

学校法人獨協学園

看 社 学科：看護学科(3年・100名)

〒321-0293　栃木県下都賀郡壬生町北小林880
【TEL】0282-87-2250　【E-mail】kangaku@dokkyomed.ac.jp
【交通】東武宇都宮線「おもちゃのまち」駅より徒歩15分、バスで3分(「獨協医大病院」下車)

区分	出願日程	試験日程	合格発表	推薦基準・試験内容	受験料
公募推薦	23年9/12〜10/3(必着)	10/14	10/27	推薦は専願、現役生のみ、出席状況が良好 推薦:国総(古漢除く)、コミ英ⅠⅡ、面接	20,000円
一般	23年12/7〜24年1/4(必着)	1/10 (2次)1/12	1/11 (2次)1/22	一般:1/10は数Ⅰ、国総(古漢除く)、コミ英ⅠⅡ 1/12は面接	20,000円

◇開校年　1974年
◇入学者　79名(男子6名/女子73名)
◇出身県　栃木県・茨城県・福島県
◇主な実習先　獨協医科大学病院、獨協医科大学埼玉医療センター、獨協医科大学日光医療センター他
◇主な就職先　獨協医科大学病院、獨協医科大学埼玉医療センター、獨協医科大学日光医療センター他

◇初年度納入金(卒業までの納入金)
約800,000円(約1,800,000円)
◇学校独自の奨学金制度
・獨協医科大学附属看護専門学校特別奨学金:貸与[月額]20,000円[募集内容]卒業後、本学3病院に看護師として就業を希望する学生。条件を満たせば返還免除
・獨協医科大学附属看護専門学校奨学金:貸与[月額]50,000円以内(10,000円単位)[募集内容]但し、家計急変の場合は月額100,000円以内(10,000円単位)

◇学生寮　あり
◇特徴　医大附属の学校で、日本有数の規模を誇る大学病院での実習、現役医師や看護師による講義、緑豊かなキャンパスなど、環境が整っています。

資料請求　●学校案内　無料　●願書　無料　　WEB出願　不可

那須看護専門学校

社会医療法人博愛会

看 社 学科：看護学科(3年・40名)

〒329-3135　栃木県那須塩原市前弥六54-1
【TEL】0287-67-1188　【E-mail】n-school@hakuai.ac.jp
【交通】JR線「那須塩原」駅西口より徒歩10分

区分	出願日程	試験日程	合格発表	推薦基準・試験内容	受験料
公募推薦	23年9/6〜9/29(消有)	10/7	10/13	推薦は専願、現役生のみ、3.0以上 推薦:書類選考、一般常識(小論文形式)、面接	20,000円
一般	〈前期〉23年10/31〜11/17(消有) 〈後期〉24年1/4〜1/26(消有)	11/25 2/3	12/1 2/9	一般:書類選考、学科目試験(選択=国総、英Ⅰ、数ⅠAより2科目)、面接	20,000円

◇開校年　2012年
◇入学者　−
◇出身県　−
◇主な実習先　医療法人社団亮仁会同仁苑、医療法人大田原厚生会椿荘苑、ほほえみ訪問看護ステーション他
◇主な就職先　菅間記念病院、那須赤十字病院、国際医療福祉大学病院他

◇初年度納入金(卒業までの納入金)
890,000円(2,270,000円)
◇学校独自の奨学金制度
・博愛会看護学生奨学金:貸与[月額]60,000円[募集内容]看護学校等に在学、又は入学が決定している方で、卒業後に菅間記念病院への就職を希望している方

◇学生寮　−
◇特徴　−

資料請求　●学校案内　本体無料　●願書　本体無料　　WEB出願　−

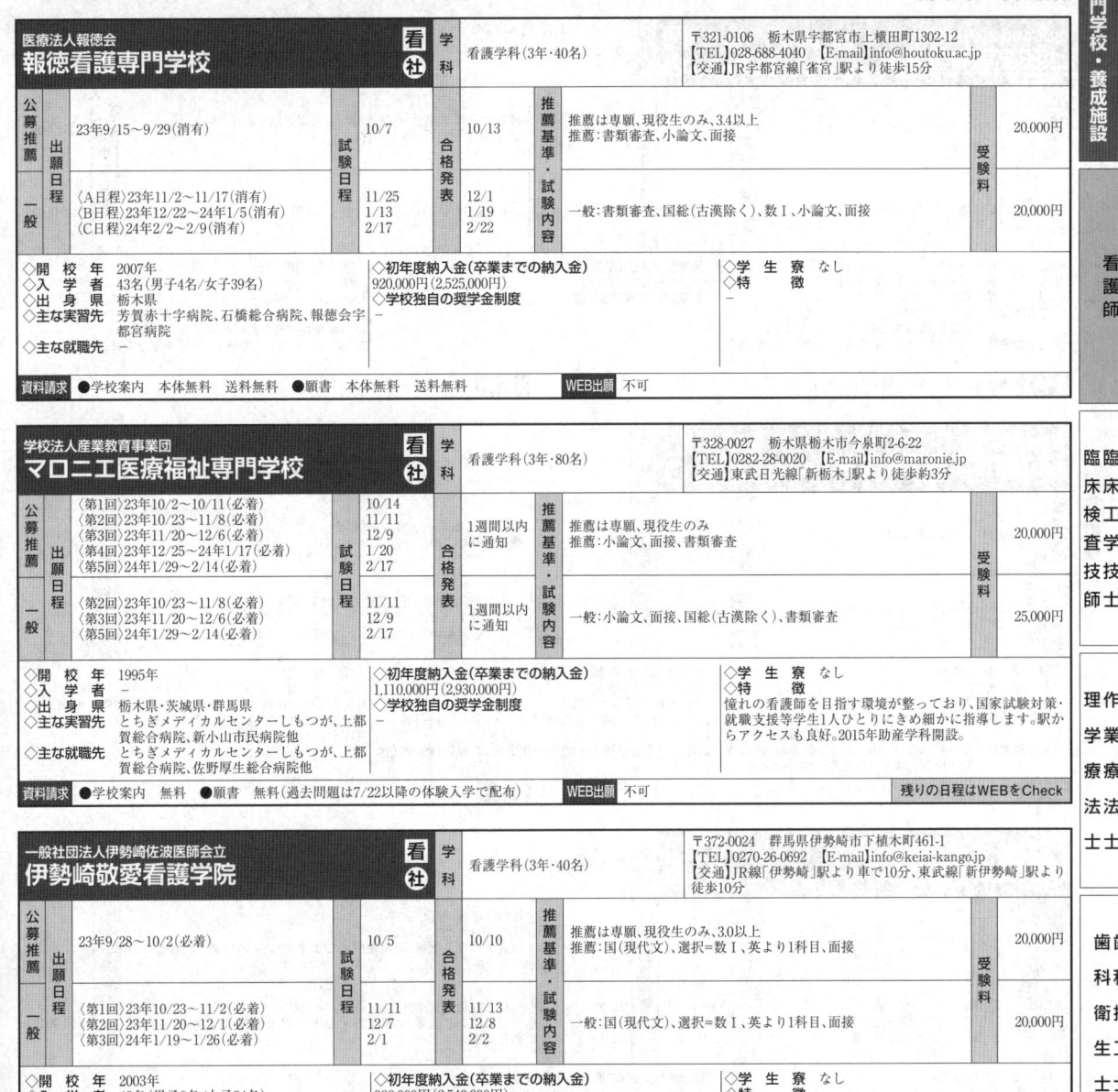

報徳看護専門学校

医療法人報徳会　看・社　学科

看護学科(3年・40名)					〒321-0106　栃木県宇都宮市上横田町1302-12　【TEL】028-688-4040　【E-mail】info@houtoku.ac.jp　【交通】JR宇都宮線「雀宮」駅より徒歩15分	

	出願日程	試験日程	合格発表	推薦基準・試験内容	受験料
公募推薦	23年9/15〜9/29(消有)	10/7	10/13	推薦は専願、現役生のみ、3.4以上　推薦:書類審査、小論文、面接	20,000円
一般	〈A日程〉23年11/2〜11/17(消有)　〈B日程〉23年12/22〜24年1/5(消有)　〈C日程〉24年2/2〜2/9(消有)	11/25　1/13　2/17	12/1　1/19　2/22	一般:書類審査、国総(古漢除く)、数Ⅰ、小論文、面接	20,000円

◆開校年　2007年
◆入学者　43名(男子4名/女子39名)
◆出身県　栃木県
◆主な実習先　芳賀赤十字病院、石橋総合病院、報徳会宇都宮病院
◆主な就職先　－

◆初年度納入金(卒業までの納入金)　920,000円(2,525,000円)
◆学校独自の奨学金制度　－

◆学生寮　なし
◆特徴　－

資料請求　●学校案内　本体無料　送料無料　●願書　本体無料　送料無料　WEB出願　不可

マロニエ医療福祉専門学校

学校法人産業教育事業団　看・社　学科

看護学科(3年・80名)					〒328-0027　栃木県栃木市今泉町2-6-22　【TEL】0282-28-0020　【E-mail】info@maronie.jp　【交通】東武日光線「新栃木」駅より徒歩約3分	

	出願日程	試験日程	合格発表	推薦基準・試験内容	受験料
公募推薦	〈第1回〉23年10/2〜10/11(必着)　〈第2回〉23年10/23〜11/8(必着)　〈第3回〉23年11/20〜12/6(必着)　〈第4回〉23年12/25〜24年1/17(必着)　〈第5回〉24年1/29〜2/14(必着)	10/14　11/11　12/9　1/20　2/17	1週間以内に通知	推薦は専願、現役生のみ　推薦:小論文、面接、書類審査	20,000円
一般	〈第2回〉23年10/23〜11/8(必着)　〈第3回〉23年11/20〜12/6(必着)　〈第5回〉24年1/29〜2/14(必着)	11/11　12/9　2/17	1週間以内に通知	一般:小論文、面接、国総(古漢除く)、書類審査	25,000円

◆開校年　1995年
◆入学者　－
◆出身県　栃木県・茨城県・群馬県
◆主な実習先　とちぎメディカルセンターしもつが、上都賀総合病院、新小山市民病院他
◆主な就職先　とちぎメディカルセンターしもつが、上都賀総合病院、佐野厚生総合病院他

◆初年度納入金(卒業までの納入金)　1,110,000円(2,930,000円)
◆学校独自の奨学金制度　－

◆学生寮　なし
◆特徴　憧れの看護師を目指す環境が整っており、国家試験対策・就職支援等学生1人ひとりにきめ細かに指導します。駅からアクセスも良好。2015年助産学科開設。

資料請求　●学校案内　無料　●願書　無料(過去問題は7/22以降の体験入学で配布)　WEB出願　不可　残りの日程はWEBをCheck

---

伊勢崎敬愛看護学院

一般社団法人伊勢崎佐波医師会立　看・社　学科

看護学科(3年・40名)					〒372-0024　群馬県伊勢崎市下植木町461-1　【TEL】0270-26-0692　【E-mail】info@keiai-kango.jp　【交通】JR線「伊勢崎」駅より車で10分、東武線「新伊勢崎」駅より徒歩約10分	

	出願日程	試験日程	合格発表	推薦基準・試験内容	受験料
公募推薦	23年9/28〜10/2(必着)	10/5	10/10	推薦は専願、現役生のみ、3.0以上　推薦:国(現代文)、選択=数Ⅰ、英より1科目、面接	20,000円
一般	〈第1回〉23年10/23〜11/2(必着)　〈第2回〉23年11/20〜12/1(必着)　〈第3回〉24年1/19〜1/26(必着)	11/11　12/7　2/1	11/13　12/8　2/2	一般:国(現代文)、選択=数Ⅰ、英より1科目、面接	20,000円

◆開校年　2003年
◆入学者　43名(男子9名/女子34名)
◆出身県　群馬県
◆主な実習先　伊勢崎佐波医師会病院、伊勢崎市民病院、美原記念病院他
◆主な就職先　伊勢崎佐波医師会病院、石井病院、美原記念病院他

◆初年度納入金(卒業までの納入金)　980,000円(2,540,000円)
◆学校独自の奨学金制度　・伊勢崎佐波医師会管内の医療機関奨学金制度:貸与[月額]50,000円[募集内容]貸与を受けた施設に一定期間勤務すると返還免除

◆学生寮　なし
◆特徴　2003年に伊勢崎佐波医師会によって創設された。敬愛の精神に基づき、地域、社会に貢献できる人材を育成している。

資料請求　●学校案内　無料　●願書　無料　WEB出願　不可

太田医療技術専門学校

学校法人太田アカデミー　→P.27　看　学科

看護学科(3年・40名)					〒373-0812　群馬県太田市東長岡町1373　【TEL】0276-25-2414　【E-mail】omt-post@ojs.ac.jp　【交通】東武伊勢崎線「韮川」駅より徒歩10分、東武伊勢崎線「太田」駅・JR線「足利」駅・JR線「籠原」駅よりスクールバスあり	

	出願日程	試験日程	合格発表	推薦基準・試験内容	受験料
公募推薦	〈第1回〉23年10/2〜10/6(必着)　〈第2回〉23年10/13〜10/26(必着)　〈第3回〉23年11/1〜11/22(必着)　〈第4回〉23年11/30〜12/14(必着)	10/8　10/28　11/25　12/16	10/12　11/1　11/29　12/20	推薦は専願、現役生のみ、3.0以上、欠席日数20日以内　推薦:書類審査、面接、一般常識　※合格者数が募集定員になり次第、募集を終了	20,000円
一般	〈第1回〉23年10/2〜10/6(必着)　〈第2回〉23年10/13〜10/26(必着)　〈第3回〉23年11/1〜11/22(必着)　〈第4回〉23年11/30〜12/14(必着)　〈第5回〉24年1/9〜1/25(必着)	10/8　10/28　11/25　12/16　1/31	10/12　11/1　11/29　12/20　2/?	一般:書類審査、面接、現代文、選択=数ⅠA、英より1科目　※合格者数が募集定員になり次第、募集を終了	20,000円

◆開校年　2002年
◆入学者　－
◆出身県　－
◆主な実習先　－
◆主な就職先　太田記念病院、群馬大学医学部附属病院、東邦病院他

◆初年度納入金(卒業までの納入金)　1,200,000円(3,400,000円)
◆学校独自の奨学金制度　－

◆学生寮　なし
◆特徴　8学科を持つ医療総合学園。それぞれの学科で専門的な技術と知識を学び、将来さまざまな専門分野で活躍します。

資料請求　●学校案内　無料　●願書　無料　WEB出願　不可　残りの日程はWEBをCheck

看護師

診療放射線技師
臨床工学技士
臨床検査技師

言語聴覚士
作業療法士
理学療法士

歯科技工士
歯科衛生士

あん摩マッサージ指圧師
はり師・きゅう師
柔道整復師

救急救命士
義肢装具士
視能訓練士

左側縦ラベル：看護師／臨床検査技師 臨床工学技士 診療放射線技師／理学療法士 作業療法士 言語聴覚士／歯科衛生士 歯科技工士／柔道整復師 あん摩マッサージ指圧師 はり師・きゅう師／視能訓練士 義肢装具士 救急救命士

SUBARU健康保険組合 太田高等看護学院

看 社 ／ 学科：看護学科（3年・35名）

〒373-0055　群馬県太田市大島町461-1
【TEL】0276-55-2450　【E-mail】mail@ota-kango.ac.jp
【交通】東武伊勢崎線「太田」駅よりバス10分「太田記念病院」バス停下車徒歩すぐ

	出願日程	試験日程	合格発表	推薦基準・試験内容	受験料
公募推薦	23年9/19〜9/29（必着）	10/6	10/11	推薦は専願、現役生のみ、3.0以上、出席状況が良好　推薦：国（現代文）、数Ⅰ、面接	20,000円
一般	23年11/6〜11/20（必着）	11/27	11/30	一般：国（現代文）、コミ英Ⅰ、数Ⅰ、面接	20,000円

◇開校年　1958年
◇入学者　35名（男子3名／女子32名）
◇出身県　群馬県・栃木県・埼玉県
◇主な実習先　SUBARU健康保険組合太田記念病院、介護老人保健施設聖寿園、認定こども園こもどり他
◇主な就職先　太田記念病院、前橋赤十字病院、埼玉県立がんセンター

◇初年度納入金（卒業までの納入金）
1,100,000円（2,610,000円）
◇学校独自の奨学金制度
－

◇学生寮　なし
◇特徴
1.少人数制・・・仲間や先生との強い絆の中で学べます。
2.主な実習病院は隣接の太田記念病院・・・移動が徒歩。3次救急病院の高度な医療の中で実習です。
3.国家試験の高い合格率・・・11年連続で全員合格です。

資料請求　●学校案内　無料　●願書　無料　　WEB出願　不可

邑楽館林医療企業団 公立館林高等看護学院【公】

看 社 ／ 学科：看護学科（3年・40名）

〒374-0043　群馬県館林市苗木町2497-1
【TEL】0276-73-7175　【E-mail】tate-kango@fork.ocn.ne.jp
【交通】東武線「館林」駅より車12分

	出願日程	試験日程	合格発表	推薦基準・試験内容	受験料
公募推薦	23年9/19〜9/29（必着）	10/11	10/18	推薦は専願、現役生のみ、3.0以上　推薦：小論文、面接	20,000円
一般	〈1次〉23年11/6〜11/24（必着）〈2次〉24年1/4〜1/11（必着）	12/5 1/16	12/12 1/23	一般：12/5は国総（現代文のみ）、数Ⅰ、面接　1/16は数Ⅰ、小論文、面接　※1/16の試験は定員に満たない場合のみ実施	20,000円

◇開校年　1972年
◇入学者　－
◇出身県　群馬県・栃木県・埼玉県
◇主な実習先　公立館林厚生病院、医療法人赤城会三枚橋病院、農業協同組合連合会佐野厚生総合病院
◇主な就職先　公立館林厚生病院、佐野厚生総合病院、特定医療法人慶友会慶友整形外科病院

◇初年度納入金（卒業までの納入金）
720,000円（1,540,000円）
◇学校独自の奨学金制度
・邑楽館林医療企業団看護師修学資金：貸与［月額］30,000円
・館林市邑楽郡医師会看護師修学資金：貸与［月額］15,000円

◇学生寮　なし
◇特徴
群馬県東部に位置する公立の看護師養成機関です。豊かな人間性と専門的知識・技術・態度を身につけた看護実践者の養成を目標にしています。

資料請求　●学校案内　無料　●願書　無料　　WEB出願　不可

一般社団法人渋川地区医師会 渋川看護専門学校

看 社 ／ 学科：看護学科（3年・35名）

〒377-0027　群馬県渋川市金井356
【TEL】0279-20-1174　【E-mail】info@shibukawakango.ac.jp
【交通】JR線「渋川」駅よりバスで10分、下車後徒歩7分

	出願日程	試験日程	合格発表	推薦基準・試験内容	受験料
公募推薦	〈Ⅱ〉23年9/26〜10/3（必着）〈Ⅲ〉23年10/24〜10/31（必着）〈Ⅳ〉23年11/20〜11/28（必着）	10/14 11/11 12/9	10/24 11/21 12/19	推薦は専願、現役生のみ　推薦：国（現代文）、面接　※定員になり次第、募集を中止します。中止の場合は、本校HPに掲載します。	20,000円
一般	〈Ⅰ〉23年9/26〜10/3（必着）〈Ⅱ〉23年10/24〜10/31（必着）〈Ⅲ〉23年11/20〜11/28（必着）	10/14 11/11 12/9	10/24 11/21 12/19	一般：国（現代文）、面接　※定員になり次第、募集を中止します。中止の場合は、本校HPに掲載します。	20,000円

◇開校年　1997年
◇入学者　－
◇出身県　－
◇主な実習先　独立行政法人国立病院機構渋川医療センター、原町赤十字病院、北毛病院
◇主な就職先　－

◇初年度納入金（卒業までの納入金）
1,040,000円〜1,090,000円（2,820,000円〜2,870,000円）
◇学校独自の奨学金制度
－

◇学生寮　なし
◇特徴
北毛地域の特性とそこで生活する人々を理解し、専門的知識・技術をもとに、人々の健康保持・増進に貢献する方法を学びます。

資料請求　●学校案内　無料　●願書　無料　　WEB出願　不可

独立行政法人国立病院機構 高崎総合医療センター附属高崎看護学校

看 ／ 学科：看護学科（3年・80名）

〒370-0829　群馬県高崎市高松町36
【TEL】027-325-2664
【交通】JR線「高崎」駅より徒歩15分

	出願日程	試験日程	合格発表	推薦基準・試験内容	受験料
公募推薦				※9月26日以降、該当する試験はありません	－
一般	23年11/1〜11/30（必着）	12/7	12/14	一般：国総（現代文のみ）、コミ英ⅠⅡ・英表Ⅰ、数Ⅰ、面接	20,000円

◇開校年　1971年
◇入学者　－
◇出身県　群馬県
◇主な実習先　国立病院機構関係病院
◇主な就職先　高崎総合医療センター、渋川医療センター、沼田病院他

◇初年度納入金（卒業までの納入金）
750,000円（1,850,000円）
◇学校独自の奨学金制度
－

◇学生寮　なし
◇特徴
患者さんに信頼される看護実践者を育成しています。主に国立病院機構関連病院で実習ができ、高い看護実践力と豊かな人間性を身につけた多くの卒業生が、県内を中心とした保健医療施設で活躍しています。

資料請求　●学校案内　※希望者は問合せ　●願書　※学校HPよりダウンロード　　WEB出願　不可

※受験を希望される方は、必ず各学校の募集要項をご確認ください。　― 242 ―

学校法人藤仁館学園 専門学校高崎福祉医療カレッジ

看社 学科：看護師学科（3年・40名）

〒370-0045　群馬県高崎市東町28-1
【TEL】027-386-2323
【E-mail】t-fukushi@tojinkan.ac.jp
【交通】JR線「高崎」駅東口より徒歩5分

出願日程		試験日程	合格発表	推薦基準・試験内容	受験料
公募推薦	23年10/1～10/11（必着）	10/14	10/19	推薦は専願、現役生のみ、3.2以上 推薦：筆記「基礎学力試験」（現代文・作文、数）、面接	20,000円
一般	〈第Ⅰ期〉23年10/16～11/8（必着） 〈第Ⅱ期〉23年11/13～12/6（必着） 〈第Ⅲ期〉23年12/11～24年1/17（必着） 〈第Ⅳ期〉24年1/22～2/14（必着）	11/11 12/9 1/20 2/17	11/16 12/14 1/25 2/20	一般：筆記「基礎学力試験」国（現代文・作文）、数、面接 ※単願（専願）、併願あり 併願の日程はⅠ期・Ⅱ期（Ⅱ期以降は定員になり次第、終了）	20,000円

◇開校年　2008年
◇入学者　36名（男子10名/女子26名）
◇出身県　群馬県
◇主な実習先　日高病院、北毛病院、井上病院
◇主な就職先　日高病院、井上病院、原町赤十字病院他

◆初年度納入金（卒業までの納入金）
1,280,000円（3,440,000円）
◆学校独自の奨学金制度
－

◆学生寮　なし
◆特徴
看護師学科2018年4月開学。「地域の人が地域で学び、地域で活きる」をコンセプトに地域医療・福祉に貢献できる人材育成を目標としています。地域の患者、利用者の生活歴や時代背景を理解して、気持ちに寄り添える心温かい専門職を育てます。

資料請求　●学校案内　無料　●願書　無料　　WEB出願　不可

学校法人平成学園 東群馬看護専門学校

看社 学科：看護学科（3年・70名）

〒373-0829　群馬県太田市高林北町2134
【TEL】0276-38-6200　【E-mail】hg-nurse@estate.ocn.ne.jp
【交通】東武線「太田」駅より車で15分

出願日程		試験日程	合格発表	推薦基準・試験内容	受験料
公募推薦	〈単願〉23年10/2～10/11（必着） 〈併願〉23年10/23～11/2（必着）	10/18 11/15	10/25 11/22	推薦は現役生のみ、3.0以上、近在の病院に就職し地域医療に貢献する意志の強い者 推薦：国（現代文）、面接	20,000円
一般	23年11/20～12/6（必着）	12/13	12/20	一般：国（現代文）、数ⅠA、面接	20,000円

◇開校年　1992年
◇入学者　－
◇出身県　群馬県・栃木県・埼玉県
◇主な実習先　本島総合病院、堀江病院、イムス太田中央総合病院他
◇主な就職先　本島総合病院、堀江病院、城山病院他

◆初年度納入金（卒業までの納入金）
1,200,000円（－）
◆学校独自の奨学金制度
・関連病院奨学金：貸与「月額」100,000円または70,000円「募集内容」入学前、対象の病院に直接申し込み。卒業後5年または3年勤務することで返還免除

◆学生寮　なし
◆特徴
病院の奨学金を希望する方を対象とした病院推薦入試があります。

資料請求　●学校案内　無料　●願書　無料　　WEB出願　不可

公益社団法人前橋積善会 前橋東看護学校

看社 学科：看護学科（3年・35名）

〒371-0002　群馬県前橋市江木町1241-5
【TEL】027-264-7070
【交通】上毛電鉄「江木」駅より徒歩3分

出願日程		試験日程	合格発表	推薦基準・試験内容	受験料
公募推薦	23年9/15～10/6（必着）	10/14	10/19	推薦は専願、現役生のみ、3.3以上	－
一般	－	－	－	※9月26日以降、該当する試験はありません （定員に満たない場合のみ実施）	

◇開校年　1995年
◇入学者　－
◇出身県　－
◇主な実習先　群馬県立心臓血管センター、前橋赤十字病院、済生会前橋病院他
◇主な就職先　伊勢崎市民病院、群馬県立病院、高崎総合医療センター他

◆初年度納入金（卒業までの納入金）
1,270,000円（3,410,000円）
◆学校独自の奨学金制度
・公益社団法人前橋積善会厩橋病院奨学金制度：貸与「月額」50,000円「募集内容」卒業後、5年間以上厩橋病院に勤務した場合は返還免除

◆学生寮　－
◆特徴
－

資料請求　●学校案内　本体無料　●願書　本体無料　　WEB出願

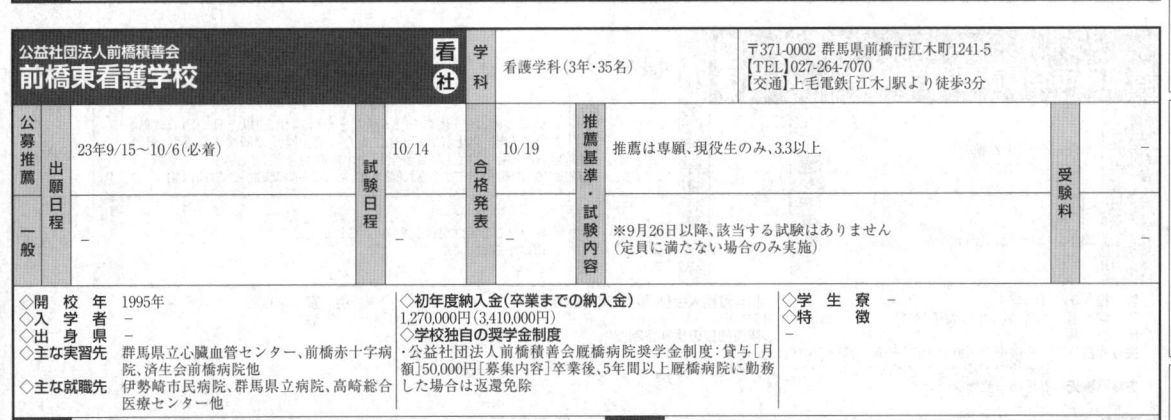

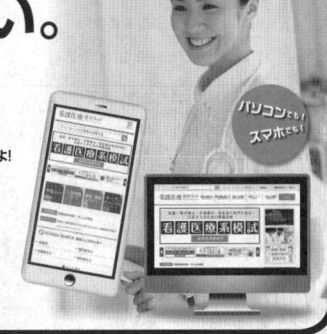
看護師

診療放射線技師
臨床工学技士
臨床検査技師

理学療法士
作業療法士
言語聴覚士

歯科技工士
歯科衛生士

柔道整復師
あん摩マッサージ指圧師
はり師・きゅう師

視能訓練士
義肢装具士
救急救命士

専門学校・養成施設

上尾看護専門学校
一般社団法人上尾市医師会　看/社

学科：看護学科（3年・40名）

〒362-0021　埼玉県上尾市原市3494-4
【TEL】048-722-1043　【E-mail】ans@ageons.jp
【交通】埼玉新都市交通ニューシャトル「沼南」駅より徒歩7分

区分	出願日程	試験日程	合格発表	推薦基準・試験内容	受験料
公募推薦	23年10/3～10/12(必着)	10/21	10/24	推薦は併願可、現役生のみ、3.0以上 推薦：小論文、国総（古漢除く）、面接	20,000円
一般	〈第1回〉23年10/3～10/12(必着) 〈第2回〉23年11/14～11/22(必着) 〈第3回〉24年2/20～2/29(必着)	10/21 12/2 3/9	10/24 12/5 3/12	一般：10/21は小論文、国総（古漢除く）、面接 12/2、3/9は小論文、国総（古漢除く）、数Ⅰ、英Ⅰ、面接	20,000円

◇開校年　1989年
◇入学者　43名(男子9名/女子34名)
◇出身県　埼玉県・千葉県・茨城県
◇主な実習先　新久喜総合病院、東埼玉病院、県立がんセンター他
◇主な就職先　さいたま市民医療センター、東埼玉病院、県立がんセンター他
◇初年度納入金(卒業までの納入金)　1,150,000円(2,950,000円)
◇学校独自の奨学金制度　−
◇学生寮　なし
◇特徴　少人数のグループ指導で、行き届いた教育指導を行っています。国家試験合格へ向けて教職員一同丁寧に指導していきます。

資料請求　●学校案内　無料　●願書　無料　｜　WEB出願　不可

上尾中央看護専門学校
医療法人社団愛友会　看/社

学科：第一学科（3年・100名）

〒362-0011　埼玉県上尾市平塚字八ッ山848-1
【TEL】048-771-8551　【E-mail】acns-info@ageo.org
【交通】JR高崎線「上尾」駅よりバス約10分

区分	出願日程	試験日程	合格発表	推薦基準・試験内容	受験料
公募推薦	23年9/14～9/28(必着) 23年10/19～11/2(必着)	10/7 11/11	10/13 11/17	推薦は専願、現役生のみ、評定基準なし、定員60名前後 推薦：国総（古漢除く）、数Ⅰ、面接	20,000円
一般	〈A日程〉23年11/9～11/24(必着) 〈B日程〉24年1/15～1/26(必着) 〈C日程〉24年2/13～2/22(必着)	12/2 2/3 3/2	12/8 2/7 3/6	一般：国総（古漢除く）、数Ⅰ、面接	20,000円

◇開校年　1979年
◇入学者　103名(男子17名/女子86名)
◇出身県　埼玉県・千葉県・茨城県
◇主な実習先　上尾中央総合病院、彩の国東大宮メディカルセンター、白岡中央総合病院他
◇主な就職先　上尾中央医科グループ28の病院
◇初年度納入金(卒業までの納入金)　1,286,000円(3,418,200円)
◇学校独自の奨学金制度
・上尾中央医科グループ協議会奨学金：貸与[月額]1年次40,000円2年次50,000円3年次60,000円[募集内容]全員貸与。返済実費免除あり
・生活協力金：貸与[月額]10,000～50,000円[募集内容]希望者に無利子で貸与します。卒業後、借入期間にて返済
◇学生寮　なし
◇特徴　上尾中央医科グループの病院に全員就職できます。実習病院が学校近くに多く有り、有資格者が実習指導しますので安心して学ぶことができます。学校独自の奨学金制度も、全学生が対象となっております。

資料請求　●学校案内　無料　●願書　無料　｜　WEB出願　不可

春日部市立看護専門学校【公】
看/社

学科：看護学科（3年・30名）

〒344-0061　埼玉県春日部市粕壁6686
【TEL】048-763-4311
【交通】東武伊勢崎線「春日部」駅より徒歩10分

区分	出願日程	試験日程	合格発表	推薦基準・試験内容	受験料
公募推薦	23年9/25～10/2(消有)	10/21	10/27	推薦は専願、現役生のみ、3.5以上または14.0(3.2以上且つ国数理外4教科の合計)以上、埼玉県在住または埼玉県及び隣接する都県(長野県、山梨県を除く)の高等学校か中等教育学校に在学中 推薦：国総（現代文のみ）、英ⅠⅡ、数Ⅰ、小論文、面接、集団討論	10,000円
一般	23年11/24～12/5(消有)	1/6 (2次)1/12	1/10 (2次)1/19	一般：1/6は国総（現代文のみ）、英ⅠⅡ 1/12は小論文、面接	10,000円

◇開校年　2004年
◇入学者　30名(男子2名/女子28名)
◇出身県　−
◇主な実習先　春日部市立医療センター、春日部市内の福祉施設などほとんどが市内の施設
◇主な就職先　春日部市立医療センター
◇初年度納入金(卒業までの納入金)　515,000円(−)
◇学校独自の奨学金制度
・春日部市立医療センター医療技術者奨学金：貸与[月額]30,000円[募集内容]春日部市医療センターに就職を希望する者
◇学生寮　なし
◇特徴　−

資料請求　●学校案内　本体無料　送料250円　●願書　本体無料　送料250円　｜　WEB出願　不可

上福岡高等看護学院
一般社団法人済仁会　看/社

学科：看護学科（3年・40名）

〒356-0014　埼玉県ふじみ野市福岡新田76-1
【TEL】049-262-0884
【交通】東武東上線「ふじみ野」駅・「上福岡」駅よりバス約7分

区分	出願日程	試験日程	合格発表	推薦基準・試験内容	受験料
公募推薦	〈Ⅰ期〉23年9/18～10/3(必着) 〈Ⅱ期〉23年10/16～10/31(必着) 〈Ⅲ期〉23年11/13～11/28(必着)	10/7 11/4 12/2		推薦は専願、現役生のみ、3.0以上 推薦：作文、面接、書類審査	20,000円
一般	〈Ⅰ期〉23年9/25～10/10(必着) 〈Ⅱ期〉23年10/16～10/31(必着) 〈Ⅲ期〉23年11/13～11/28(必着) 〈Ⅳ期〉24年1/8～1/22(必着) 〈Ⅴ期〉24年1/23～2/6(必着)	10/14 11/4 12/2 1/27 2/10		一般：作文、面接、一般教養、書類審査 ※定員になり次第、募集を終了	20,000円

◇開校年　1973年
◇入学者　−
◇出身県　−
◇主な実習先　−
◇主な就職先　−
◇初年度納入金(卒業までの納入金)　920,000円(2,360,000円)
◇学校独自の奨学金制度
・上福岡総合病院奨学金：貸与[募集内容]上福岡総合病院に常勤看護師として3年以上従事した場合は、奨学金の返済免除
◇学生寮　−
◇特徴　−

資料請求　●学校案内　−　●願書　−　｜　WEB出願　可　｜　残りの日程はWEBをCheck

川口市立看護専門学校【公】 看/社 | 学科

学科	看護学科（3年・40名）				
所在地	〒333-0826 埼玉県川口市新井宿802-3 【TEL】048-287-2511 【E-mail】180.01000@city.kawaguchi.saitama.jp 【交通】埼玉高速鉄道線「新井宿」駅より徒歩10分				

出願日程		試験日程	合格発表	推薦基準・試験内容	受験料
公募推薦	23年9/25〜9/29（必着）	書類選考（2次）10/10以降 （2次）10/21	（2次）11/1以降	推薦は専願、現役生のみ、本人または1親等の親族が2023年4/1以前より埼玉県内に在住、3.5以上 推薦：1次は書類選考、10/21は小論文、集団討議、個人面接	10,000円
一般	23年11/15〜12/13（消有）	1/5	1/15	一般：書類選考、国（現代文）、英Ⅰ・Ⅱ、小論文、個人面接	10,000円

◇開校年　1969年
◇入学者　36名（男子3名／女子33名）
◇出身県　埼玉県・東京都
◇主な実習先　川口市立医療センター
◇主な就職先　川口市立医療センター

◇初年度納入金（卒業までの納入金）
662,500円（市内在住）（—）
◇学校独自の奨学金制度
・川口市看護学生等奨学金：貸与［月額］30,000円［募集内容］卒業後に市内医療機関等に看護師等として就業した場合は返還免除

◇学生寮　あり（女子のみ）
◇特徴
川口市立医療センターと隣接し、実習はもちろん、医療センターの優秀な講師を迎え学習環境に恵まれています。

資料請求　●学校案内　本体無料　送料250円（過去問題を含めた390円）●願書　学校案内に含む　WEB出願　不可

一般社団法人川越市医師会 川越看護専門学校 看 | 学科

学科	看護学科（3年・40名）
所在地	〒350-0036　埼玉県川越市小仙波町2-53-1 【TEL】049-224-8421 【交通】東上線「川越」駅よりバス15分

出願日程		試験日程	合格発表	推薦基準・試験内容	受験料
公募推薦	23年8/28〜10/2（消有）	10/7	10/11	推薦は専願、3浪まで可、3.2以上、または総合成績の平均点が70点以上、または成績順位が上位50%以内 推薦：面接	21,000円
一般	23年10/10〜11/13（消有）	11/18	11/21	一般：国（古漢除く）、面接、小論文	21,000円

◇開校年　2012年
◇入学者　43名
◇出身県　埼玉県
◇主な実習先　愛和病院、霞ヶ関南病院、山口病院
◇主な就職先　帯津三敬病院、埼玉医大、本川越病院

◇初年度納入金（卒業までの納入金）
1,136,000円〜1,332,000円（2,488,000円〜2,876,000円）
◇学校独自の奨学金制度
—

◇学生寮　—
◇特徴
川越市医師会が設置主体の学校の為、川越市医師会所属施設に就職した場合には授業料の一部が半額になります。また、実習施設が川越市内の為通うのも便利。恵まれた学習環境で高度な医療を学び看護師国家試験の合格率も高い水準を続けています。

資料請求　●学校案内　無料　●願書　本体1,000円　送料500円　WEB出願　不可

学校法人北里研究所 北里大学看護専門学校 看 | 学科

学科	看護学科（3年・40名）
所在地	〒364-0026　埼玉県北本市荒井6-102　【TEL】048-593-6800 【交通】JR高崎線「北本」駅西口より「北里大学メディカルセンター」行バス約15分

出願日程		試験日程	合格発表	推薦基準・試験内容	受験料
公募推薦	〈Ⅰ期〉23年9/25〜10/6（必着） 〈Ⅱ期〉23年10/23〜11/6（必着） 〈Ⅲ期〉23年11/20〜12/4（必着） 〈Ⅳ期〉24年1/15〜1/29（必着）	10/14 11/11 12/9 2/3	10/20 11/17 12/15 2/9	推薦は専願、現役生のみ、3.0以上 推薦：作文、面接	20,000円
一般	〈Ⅰ期〉23年11/20〜12/4（必着） 〈Ⅱ期〉24年1/15〜1/29（必着） 〈Ⅲ期〉24年2/13〜2/26（必着）	12/9 2/3 3/2	12/15 2/9 3/8	一般：国総・国表Ⅰ（古漢除く）、数Ⅰ、作文、面接	20,000円

◇開校年　1994年
◇入学者　—
◇出身県　埼玉県・群馬県・東京都
◇主な実習先　北里大学メディカルセンター
◇主な就職先　北里大学メディカルセンター、北里大学病院、北里大学北里研究所病院他

◇初年度納入金（卒業までの納入金）
1,414,000円（—）
◇学校独自の奨学金制度
・北里大学奨学金：学費の2分の1相当額を給付または貸与［募集内容］主た家計支持者の失職、死亡または災害による家計急変、その他経済的理由
・北里大学メディカルセンター奨学金：貸与［年額］360,000円［募集内容］3年次の就職内定者、360,000円一括貸与、1年間勤務ののち返還免除あり

◇学生寮　あり
◇特徴
北里精神を実践できる人間性豊かな看護師を養成することを目的に、1994年に開校しました。緑豊かな敷地には、北里大学メディカルセンターがあり、優れた教育環境で3年間の学びの時を過ごすことができます。

資料請求　●学校案内　無料　●願書　無料　WEB出願　不可

学校法人明星学園 国際医療専門学校 看/社 | 学科

学科	看護学科（3年・80名）
所在地	〒338-0837 埼玉県さいたま市桜区田島9-4-10 【TEL】048-866-6600　【E-mail】koho@imc.ac.jp 【交通】JR武蔵野線「西浦和」駅より徒歩5分

出願日程		試験日程	合格発表	推薦基準・試験内容	受験料
公募推薦	〈Ⅰ期〉23年10/1〜10/6（必着） 〈Ⅱ期〉23年10/23〜11/10（必着） 〈Ⅲ期〉23年11/27〜12/8（必着）	10/14 11/18 12/16	10/19 11/22 12/20	推薦は専願、現役生のみ、3.4以上、欠席日数20日以内 推薦：小論文、面接、書類選考	20,000円
一般	〈Ⅰ期〉23年10/1〜10/6（必着） 〈Ⅱ期〉23年10/23〜11/10（必着） 〈Ⅲ期〉23年11/27〜12/8（必着） 〈Ⅳ期〉23年12/21〜24年1/12（必着） 〈Ⅴ期〉24年1/25〜2/9（必着）	10/14 11/18 12/16 1/20 2/17	10/19 11/22 12/20 1/24 2/21	一般：10/14、11/18、12/16は国総（古漢除く）、選択＝数Ⅰ・コミ英ⅠⅡより1科目、面接、書類選考 1/20、2/17は国総（古漢除く）、小論文、面接、書類選考	20,000円

◇開校年　1987年
◇入学者　—
◇出身県　埼玉県・東京都・千葉県
◇主な実習先　埼玉協同病院、埼玉メディカルセンター、西部総合病院
◇主な就職先　国立病院機構埼玉病院、順天堂大学医学部附属練馬病院、さいたま赤十字病院

◇初年度納入金（卒業までの納入金）
1,220,000円（3,260,000円）
◇学校独自の奨学金制度
・在校生特待生制度：減免［年額］最大600,000円［募集内容］前年度成績が上位に入った者が対象

◇学生寮　あり（女子のみ）
◇特徴
本校は独自のキャリアサポートで、希望の就職先やキャリアを実現することができます。病院附属ではないので自由に就職先を選べ、大学病院や地元へのUターン就職もサポートしています。

資料請求　●学校案内　無料　●願書　無料　WEB出願　可

埼玉県

埼玉県済生会
済生会川口看護専門学校
【看社】 【学科】 看護学科(3年・40名)

〒332-0021 埼玉県川口市西川口6-9-7
【TEL】048-256-8501 【E-mail】goukaku@saiseikai.gr.jp
【交通】JR京浜東北線「西川口」駅西口より徒歩15分

出願日程		試験日程	合格発表	推薦基準・試験内容	受験料
公募推薦	〈A〉23年10/2〜10/6(必着) 〈B〉23年11/7〜11/13(必着) 〈C〉23年12/5〜12/11(必着)	10/14 11/18 12/18	10/20 11/28 12/26	推薦は専願、現役生のみ、3.4以上 推薦:国総(古漢除く)、小論文、面接	20,000円
一般	〈A〉23年12/5〜12/11(必着) 〈B〉24年1/5〜1/12(必着) 〈C〉24年2/6〜2/13(必着)	12/18 1/19 2/20	12/26 1/26 2/28	一般:国総(古漢除く)、英Ⅰ、小論文、面接	20,000円

◇開校年 1979年
◇入学者 27名(男子2名/女子25名)
◇出身県 埼玉県・東京都・千葉県
◇主な実習先 済生会川口総合病院、済生会鴻巣病院、訪問看護ステーションきゅうぽら他
◇主な就職先 済生会川口総合病院

◇初年度納入金(卒業までの納入金)
1,055,000円(−)
◇学校独自の奨学金制度
・済生会川口総合病院奨学金:給付(条件あり)[月額]30,000円(基本)/45,000円/60,000円[募集内容]卒業後、貸与期間と同年数勤務することで返済免除

◇学生寮 なし
◇特徴
済生会の基本理念とする救療済生の精神を涵養し、社会に貢献する人材の育成を目的とする。

資料請求 ●学校案内 無料 ●願書 無料 WEB出願 不可

学校法人埼玉医科大学
埼玉医科大学附属総合医療センター看護専門学校
【看社】 【学科】 看護学科(3年・80名)

〒350-8550 埼玉県川越市鴨田1940番地1
【TEL】049-228-3645
【交通】JR埼京線・川越線・東武東上線「川越」駅よりスクールバス20分

出願日程		試験日程	合格発表	推薦基準・試験内容	受験料
公募推薦	〈学校推薦型〉23年10/2〜10/20(必着)	10/28	11/2	推薦は専願、現役生のみ、定員55名 推薦:国総(古漢除く)、面接	20,000円
一般	〈Ⅰ期〉23年12/18〜24年1/19(必着) 〈Ⅱ期〉24年2/5〜2/19(必着)	1/28 (2次)1/29 2/24	1/28 2/1 2/26	一般:1/28は国総(古漢除く)、選択=生基、数Ⅰ、コミ英ⅠⅡより1科目、1/29は面接 2/24は国総(古漢除く)、面接	20,000円

◇開校年 1985年
◇入学者 81名(男子9名/女子72名)
◇出身県 埼玉県・東京都・宮城県
◇主な実習先 埼玉医科大学総合医療センター、埼玉医科大学総合医療センター訪問看護ステーション、丸木記念福祉メディカルセンター(埼玉医大系列病院)
◇主な就職先 埼玉医科大学総合医療センター、埼玉医科大学病院、埼玉医科大学国際医療センター他

◇初年度納入金(卒業までの納入金)
1,068,000円(2,388,000円)
◇学校独自の奨学金制度
・埼玉医科大学奨学金:貸与[月額]30,000円[募集内容]本校卒業後、正職員看護師として埼玉医大関連病院に勤務できる方(貸与年数勤務後返還免除)

◇学生寮 あり(女子のみ)
◇特徴
埼玉医科大学附属の専門学校なので、実習も就職も、恵まれた環境と広い人的ネットワークをフルに活用できます。
・専門学校なので、アットホームな雰囲気のなかで、高度先進医療から福祉まで幅広く学べます。
・高等教育の修学支援新制度対象校

資料請求 ●学校案内 無料 ●願書 無料 WEB出願 不可

社会福祉法人埼玉医療福祉会 ➡P.676
埼玉医療福祉会看護専門学校
【看社】 【学科】 看護学科(3年・80名)

〒350-0495 埼玉県入間郡毛呂山町大字毛呂本郷38番地
【TEL】049-276-2055 【E-mail】moro.nurs.col@bj.wakwak.com
【交通】JR八高線「毛呂」駅より徒歩5分、東武越生線「東毛呂」駅より徒歩20分

出願日程		試験日程	合格発表	推薦基準・試験内容	受験料
公募推薦	23年10/2〜10/23(必着)	10/28	10/31	推薦は専願、現役生のみ、3.0以上、定員60名 推薦:国総(古漢除く)、面接	20,000円
一般	〈Ⅰ期〉23年12/1〜24年1/12(必着) 〈Ⅱ期〉24年1/29〜2/13(必着)	1/20 2/17	1/23 2/20	一般:国総(古漢除く)、面接	20,000円

◇開校年 1999年
◇入学者 79名(男子12名/女子67名)
◇出身県 埼玉県・東京都・群馬県
◇主な実習先 埼玉医科大学病院、埼玉医科大学総合医療センター、埼玉医療福祉会他
◇主な就職先 埼玉医科大学関連病院、埼玉医科大学国際医療センター、埼玉医療福祉会他

◇初年度納入金(卒業までの納入金)
911,000円(2,231,000円)
◇学校独自の奨学金制度
・埼玉医療福祉会奨学金:貸与[金額]月額30,000円[募集内容]卒業後3年間、関連法人に勤務すれば返済は実質免除

◇学生寮 あり(女子のみ)
◇特徴
埼玉医科大学グループの埼玉医療福祉会が開校。大学病院で実習を行い、質の高い看護師を育成する。埼玉医大、埼玉医療福祉会へ就職。

資料請求 ●学校案内 無料 ●願書 無料 WEB出願 不可

公益社団法人地域医療振興協会
さいたま看護専門学校
【看社】 【学科】 看護学科(3年・40名)

〒336-0911 埼玉県さいたま市緑区三室1261-1
【TEL】048-762-3700
【交通】JR線「浦和」駅よりバス約15分

出願日程		試験日程	合格発表	推薦基準・試験内容	受験料
公募推薦	−	−	−	※9月26日以降、該当する試験はありません	−
一般	〈A〉23年10/2〜10/13(必着) 〈B〉23年11/6〜11/17(必着) 〈C〉23年11/27〜12/8(必着) 〈D〉23年12/18〜24年1/5(必着) 〈E〉24年1/15〜1/26(必着)	10/21 11/25 12/16 1/13 2/3	10/25 11/29 12/20 1/17 2/7	一般:国総(古漢除く)、英ⅠⅡ、小論文、面接	20,000円

◇開校年 2012年
◇入学者 29名(男子2名/女子27名)
◇出身県 埼玉県・静岡県・群馬県
◇主な実習先 自治医科大学附属さいたま医療センター、共済病院、練馬光が丘病院
◇主な就職先 練馬光が丘病院、台東区立台東病院、さいたま市民医療センター

◇初年度納入金(卒業までの納入金)
800,000円(2,000,000円)
◇学校独自の奨学金制度
−

◇学生寮 あり
◇特徴
少人数教育のため、実習等は4〜5人に対し、1名の教員を配置。また、1年次より国家試験に向けた教育を行っている。
(第112回国家試験全員合格)

資料請求 ●学校案内 無料 ●願書 無料 WEB出願 不可

埼玉県立高等看護学院【公】

埼玉県

| 看 社 | 学科 | 看護学科(3年・80名) |

〒360-0105 埼玉県熊谷市板井1696-5
【TEL】048-536-1916
【交通】JR高崎線「熊谷」駅よりバス30分

	出願日程		試験日程	合格発表	推薦基準・試験内容		受験料
公募推薦	23年9/25〜10/11(必着)		11/7	11/15	推薦は専願、現役生のみ、3.4以上 推薦:小論文、面接		3,300円
一般	23年10/30〜11/16(必着)		12/12	12/19	一般:国総・国表・現代文、コミ英ⅠⅡ・英表ⅠⅡ、面接		3,300円

◇開校年 1982年
◇入学者 −
◇出身県 −
◇主な実習先 埼玉県立循環器・呼吸器病センター、埼玉県立がんセンター、医療法人熊谷総合病院他
◇主な就職先 埼玉県立循環器・呼吸器病センター、埼玉県立小児医療センター、埼玉県立がんセンター他

◇初年度納入金(卒業までの納入金)
175,900円(−)
◇学校独自の奨学金制度
−

◇学生寮 あり(女子のみ)
◇特徴
2022年度、第112回国家試験合格率98.5%でした。埼玉県立病院を中心に実習環境の整った施設で実習を行っています。埼玉県立病院へ指定校推薦制度もあり、就職支援にも力を入れています。

| 資料請求 | ●学校案内 無料 ●願書 無料 | WEB出願 不可 |

さいたま市立高等看護学院【公】

さいたま市

| 看 社 | 学科 | 看護科(3年・60名) |

〒336-0911 埼玉県さいたま市緑区大字三室2460
【TEL】048-873-0281
【E-mail】学校ホームページお問い合わせフォームから送信
【交通】JR京浜東北線「北浦和」駅よりバス15分

	出願日程		試験日程	合格発表	推薦基準・試験内容		受験料
公募推薦	23年9/20〜9/29		10/21	10/26	推薦は専願、現役生のみ、3.5以上、(県内推薦)2023年4/1時点で埼玉県内に住所を有する者、(市内推薦)2023年4/1時点でさいたま市内に住所を有する者またはさいたま市内の高等学校に通学している者 推薦:小論文、面接、書類審査		10,000円
一般	〈A日程〉23年11/6〜11/17(必着) 〈B日程〉24年1/5〜1/15(必着)		11/26 (2次)12/3 1/20 (2次)1/27	11/30 (2次)12/8 1/25 (2次)2/1	一般:11/26・1/20は国総(現代文・小論文含む、古漢除く)、数Ⅰ、コミ英ⅠⅡ、英表Ⅰ 12/3・1/27は面接		10,000円

◇開校年 1977年
◇入学者 63名(男子12名/女子51名)
◇出身県 埼玉県
◇主な実習先 さいたま市立病院
◇主な就職先 さいたま市内医療機関

◇初年度納入金(卒業までの納入金)
564,000円〜656,000円(約1,030,000円〜1,122,000円)
◇学校独自の奨学金制度
−

◇学生寮 あり(女子のみ)
◇特徴
看護実践者に必要な基盤を学ぶとともに、自律性、主体性、創造性に富んだ豊かな人間性を育てることを大切にしています。学生一人ひとりが力を発揮できるようクラス担任制とアドバイザー制を併用し、皆さんの夢の実現に向かって支援をいたします。

| 資料請求 | ●学校案内 本体無料 送料140円 ●願書 本体無料 送料210円 | WEB出願 不可 |

坂戸鶴ヶ島医師会立看護専門学校

一般社団法人坂戸鶴ヶ島医師会

| 看 社 | 学科 | 看護学科(3年・40名) |

〒350-0212 埼玉県坂戸市大字石井2326-16
【TEL】049-289-6262 【E-mail】info@sakatsuru-kango.ac.jp
【交通】東武東上線「池袋」駅から森林公園又は小川町駅行、「北坂戸」駅より徒歩15分。市民健康センター隣

	出願日程		試験日程	合格発表	推薦基準・試験内容		受験料
公募推薦					※9月26日以降、該当する試験はありません		
一般	〈Ⅰ期〉24年1/9〜1/16(必着) 〈Ⅱ期〉24年2/9〜2/16(必着)		1/20 2/23	1/23 2/27	一般:1/20は国総(古除く)、面接、書類審査 2/23は面接(課題あり)、書類審査		20,000円

◇開校年 1990年
◇入学者 39名(男子9名/女子30名)
◇出身県 埼玉県・東京都
◇主な実習先 小川赤十字病院、関越病院、坂戸中央病院他
◇主な就職先 関越病院、坂戸中央病院、若葉病院他

◇初年度納入金(卒業までの納入金)
1,150,000円(2,950,000円)
◇学校独自の奨学金制度
・(坂戸鶴ヶ島医師会)医療機関修学資金:貸与[月額]50,000円〜60,000円[募集内容]医療機関ごとに規定があり異なる。それぞれの医療機関において面接等を行い決定する

◇学生寮 なし
◇特徴
少人数制できめ細かい指導を実践、地域実習施設と連携をとり多様な施設や地域活性を通し地域社会や身近な人に必要とされる人材育成を目指す。

| 資料請求 | ●学校案内 本体無料 送料310円 ●願書 ※学校案内含む・住所記載A4封筒に切手貼付して送付 | WEB出願 不可 |

幸手看護専門学校

学校法人橘心学園

| 看 社 | 学科 | 第一学科(3年・60名) |

〒340-0164 埼玉県幸手市香日向4-5-1
【TEL】0480-31-7121
【E-mail】HPお問い合わせからお願いします
【交通】JR宇都宮線「東鷲宮」駅よりスクールバス7分

	出願日程		試験日程	合格発表	推薦基準・試験内容		受験料
公募推薦	23年10/3〜10/10(消有)		10/14	10/18	推薦は専願、現役生のみ、3.4以上、欠席日数10日以内 推薦:小論文、面接、書類審査		20,000円
一般	〈A日程〉23年11/21〜11/28(消有) 〈B日程〉24年1/2〜1/9(消有)		12/2 1/13	12/6 1/17	一般:国(古漢除く)、数Ⅰ、面接、書類審査		20,000円

◇開校年 1985年
◇入学者 60名(男子12名/女子48名)
◇出身県 埼玉県・茨城県・千葉県
◇主な実習先 獨協医科大学医療センター、埼玉県立小児医療センター、国立病院機構 東埼玉病院
◇主な就職先 −

◇初年度納入金(卒業までの納入金)
1,390,000円(3,570,000円)
◇学校独自の奨学金制度
−

◇学生寮 なし
◇特徴
本学は、多様な学科を設置し、志願者が自由に学科を選べます。また、第一学科学生はiPadを取り入れた授業もあります。

| 資料請求 | ●学校案内 − ●願書 無料 | WEB出願 不可 |

看護師

診療放射線技師

臨床工学技士

臨床検査技師

言語聴覚士

作業療法士

理学療法士

歯科技工士

歯科衛生士

柔道整復師

はり師・きゅう師

あん摩マッサージ指圧師

救急救命士

義肢装具士

視能訓練士

埼玉県

秩父郡市医師会 秩父看護専門学校

看・社 | 学科：看護学科（3年・40名）

〒368-0032　埼玉県秩父市熊木町3-9
【TEL】0494-25-4696
【交通】西武池袋線「西武秩父」駅より徒歩4分、秩父鉄道「御花畑」駅より徒歩3分

出願日程		試験日程	合格発表	推薦基準・試験内容	受験料
公募推薦	23年10/2～10/6（必着） 23年11/13～11/22（必着） 23年12/18～24年1/10（必着）	10/8 11/26 1/14	10/12 11/30 1/18	推薦は専願のみ、1浪まで可、3.2以上、定員20名程度 推薦：一般常識、小論文、面接	20,000円
一般	23年11/27～12/13（必着） 24年1/29～2/14（必着）	12/17 2/18	12/21 2/22	一般：国Ⅰ（古漢除く）、一般常識、小論文、面接	20,000円

◇開校年　1998年
◇入学者　－
◇出身県　埼玉県
◇主な実習先　秩父管内
◇主な就職先　秩父地域・県内

◇初年度納入金（卒業までの納入金）
922,000円（2,266,000円）
◇学校独自の奨学金制度
・秩父地域内就業奨励金：給付［年額］200,000円
・家賃補助：給付［月額］30,000円以内

◇学生寮　なし
◇特徴
秩父地域の市町の支援を受けて、秩父郡市医師会が運営しており、地域の医療、看護、福祉の向上をはかることを目的としています。秩父夜祭や長瀞ライン下りなど、秩父の自然に親しみながら学習できます。

資料請求　●学校案内　無料　●願書　無料　｜　WEB出願　不可

医療法人社団東光会 戸田中央看護専門学校

看・社 | 学科：看護学科（3年・120名）

〒335-0023　埼玉県戸田市本町1-8-16
【TEL】048-441-4279　【E-mail】toda-ns_boshu@tmg.or.jp
【交通】JR埼京線「戸田公園」駅より徒歩7分

出願日程		試験日程	合格発表	推薦基準・試験内容	受験料
公募推薦	〈Ⅰ期〉23年9/19～10/2（必着） 〈Ⅱ期〉23年10/16～10/27（必着）	10/7 11/4	10/13 11/9	推薦は専願、1浪まで可、3.2以上、欠席20日以内 推薦：国（古漢除く）、一般教養問題、面接	20,000円
一般	〈A〉23年11/6～11/17（必着） 〈B〉23年11/27～12/8（必着） 〈C〉24年2/1～2/22（必着）	11/25 12/16 3/2	11/30 12/21 3/6	一般：国（古漢除く）、英Ⅰ、数Ⅰ、面接	20,000円

◇開校年　1977年
◇入学者　125名（男子10名/女子115名）
◇出身県　埼玉県・東京都
◇主な実習先　戸田中央総合病院、戸田中央産院、戸田中央リハビリテーション病院
◇主な就職先　戸田中央総合病院、新座志木中央総合病院、TMGあさか医療センター

◇初年度納入金（卒業までの納入金）
1,290,000円（2,730,000円）
◇学校独自の奨学金制度
・看護師奨学金：貸与［年2回］300,000円［募集内容］資格取得後、当グループの病院に勤務し、勤続年数が3年を超えた場合は全額返済免除
・ハート奨学金：貸与［月額］30,000円、40,000円、50,000円から選択［募集内容］無利息で貸与。当グループ病院勤務後、勤務先に分割返済

◇学生寮　なし
◇特徴
少人数制クラスと少人数制実習により、学生は主体的に学習に取り組めます。看護のリアルな場面を再現する設備、多種多様な実習施設などから、充実した学生生活を送ることができ、教職員一丸となってあらゆる面をサポートします。

資料請求　●学校案内　無料　●願書　※インターネット出願のためなし　｜　WEB出願　可

学校法人獨協学園 獨協医科大学附属看護専門学校三郷校

看 | 学科：看護学科（3年・80名）

〒341-0003　埼玉県三郷市彦成3-11-21
【TEL】048-948-7580　【E-mail】misato-jimu@dokkyomed.ac.jp
【交通】JR武蔵野線「吉川美南」駅より徒歩10分

出願日程		試験日程	合格発表	推薦基準・試験内容	受験料
公募推薦	23年9/25～10/4（必着）	10/7	10/13	推薦は専願、現役生のみ、指定校制推薦含め定員の50%程度 推薦：基礎適性試験（国総（古漢除く）、コミ英ⅠⅡ）、面接	20,000円
一般	〈A日程〉23年11/27～12/12（必着） 〈B日程〉24年1/9～1/22（必着）	12/16 1/27	12/22 2/2	一般：基礎適性試験（国総（古漢除く）、コミ英ⅠⅡ）、面接	20,000円

◇開校年　2015年
◇入学者　82名（男子5名/女子77名）
◇出身県　埼玉県・千葉県・東京都
◇主な実習先　獨協医科大学埼玉医療センター他
◇主な就職先　獨協医科大学埼玉医療センター他

◇初年度納入金（卒業までの納入金）
723,000円（1,652,000円）
◇学校独自の奨学金制度
・獨協医科大学附属看護専門学校三郷校特別奨学金：給付［月額］20,000円［募集内容］卒業後、獨協医科大学系列病院に就職を希望する者
・獨協医科大学附属看護専門学校三郷校奨学金：貸与［月額］10,000円～50,000円［募集内容］人物・学業ともに優れ、かつ健康であり経済的な理由で修学困難と認められた者

◇学生寮　なし
◇特徴
明るく清潔感のある校舎はもちろんのこと、主たる実習病院である獨協医科大学埼玉医療センターは学校と同じJR武蔵野線に立地し、学校との距離が近く実習後の振り返りや復習がしやすい環境です。また、学生個々に応じた国家試験対策指導も行っています。

資料請求　●学校案内　無料　●願書　無料　｜　WEB出願　可

独立行政法人国立病院機構 西埼玉中央病院附属看護学校

看 | 学科：看護学科（3年・40名）

〒359-1151　埼玉県所沢市若狭2-1671
【TEL】04-2948-1118
【交通】西武池袋線「小手指」駅、「狭山ケ丘」駅より徒歩またはバス

出願日程		試験日程	合格発表	推薦基準・試験内容	受験料
公募推薦	－	－	－	※9月26日以降、該当する試験はありません	－
一般	〈A〉23年11/1～12/1（必着） 〈B〉23年12/11～24年1/9（必着）	12/7 1/11	12/15 1/15	一般：国総（現代文のみ）、英（コミ英ⅠⅡ・英表Ⅰ）、数Ⅰ、面接	25,000円

◇開校年　1974年
◇入学者　－
◇出身県　埼玉県・東京都
◇主な実習先　西埼玉中央病院、東埼玉病院、埼玉病院
◇主な就職先　西埼玉中央病院、東埼玉病院、埼玉病院他

◇初年度納入金（卒業までの納入金）
760,000円（－）
◇学校独自の奨学金制度
－

◇学生寮　あり
◇特徴
国立病院機構関東信越グループに属する。1クラス40名であり、きめ細かな教育を行っている。国家試験は毎年高い合格率となっている。

資料請求　●学校案内　無料　●願書　ホームページよりダウンロード　｜　WEB出願　不可

※受験を希望される方は、必ず各学校の募集要項をご確認ください。

専門学校・養成施設

看護師

臨床検査技師 臨床工学技士 診療放射線技師

理学療法士 作業療法士 言語聴覚士

歯科衛生士 歯科技工士

柔道整復師 はり師・きゅう師 あん摩マッサージ指圧師

視能訓練士 義肢装具士 救急救命士

学校法人 村上学園 専門学校日本医科学大学校

看 社 | **学科**：看護師科（3年・80名）

AO

〒343-0851 埼玉県越谷市七左町1丁目314番地1
【TEL】048-989-5101
【交通】JR武蔵野線「南越谷」駅より徒歩15分

	出願日程	試験日程	合格発表	推薦基準・試験内容	受験料
公募推薦	〈1期〉23年10/16〜10/26(消有) 〈2期〉23年11/13〜11/22(消有) 〈3期〉23年11/27〜12/7(消有) 〈4期〉24年1/15〜1/25(消有) 〈5期〉24年1/29〜2/8(消有)	10/29 11/26 12/10 1/28 2/11	試験後5日以内	推薦は専願のみ 推薦：書類審査、小論文、面接	20,000円
一般	〈前期1期〉23年10/30〜11/9(消有) 〈前期2期〉23年11/20〜11/30(消有) 〈後期1期〉24年1/15〜1/25(消有) 〈後期2期〉24年2/12〜2/22(消有)	11/11 12/3 1/27 2/25	試験後5日以内	一般：国(古漢除く)、数ⅠA、生基、面接、書類審査	20,000円

◇開校年 1986年
◇入学者 -
◇出身県 埼玉県・千葉県・東京都
◇主な実習先 越谷市立病院、草加市立病院、春日部市立医療センター
◇主な就職先 越谷市立病院、草加市立病院、春日部市立医療センター

◇初年度納入金(卒業までの納入金) 1,437,500円(4,026,500円)
◇学校独自の奨学金制度
・特待生制度：免除[募集内容]年度終了時に無遅刻、無欠席、成績優秀者の次年度前期授業料を一部免除

◇学生寮 あり
◇特徴 看護師科では、学校内での学びと病院実習を通し、時代が求めるクオリティの高い看護師になるために必要な、実践力の高い知識と技術を学びます。

| 資料請求 | ●学校案内 無料 ●願書 無料 | WEB出願 可 | 残りの日程はWEBをCheck |

学校法人 藍香学園 深谷大里看護専門学校

看 社 | **学科**：看護学科（3年・40名）

〒366-0019 埼玉県深谷市新戒749-1
【TEL】048-587-1370 【E-mail】info@fukaya-kango.ac.jp
【交通】高崎線「深谷」駅よりスクールバス15分(自動車通学可)

	出願日程	試験日程	合格発表	推薦基準・試験内容	受験料
公募推薦	〈第1回〉23年10/10〜10/23(必着) 〈第2回〉23年11/9〜11/22(必着)	11/2 12/2	11/9 12/7	推薦は専願、現役生のみ 推薦：現代文B、小論文、面接	20,000円
一般	〈第1回〉23年11/9〜11/22(必着) 〈第2回〉24年1/4〜1/17(必着) 〈第3回〉24年2/2〜2/22(必着)	12/2 1/27 3/2	12/7 1/31 3/4	一般：現代文B、小論文、面接、選択＝数Ⅰ、コミ英Ⅰ、生基より1科目	20,000円

◇開校年 1996年
◇入学者 25名
◇出身県 埼玉県・群馬県
◇主な実習先 深谷赤十字病院、小川赤十字病院、東松山市立市民病院他
◇主な就職先 深谷赤十字病院他

◇初年度納入金(卒業までの納入金) 1,200,000円(3,566,000円)
◇学校独自の奨学金制度
・学校法人藍香学園奨学金：貸与[月額]50,000円または70,000円[募集内容]卒業後、系列施設にて借用年数と同じ期間就労することが条件で、満たすと返還が免除となる

◇学生寮 なし
◇特徴 3年間を通し、少人数グループを一人の教員が担当します。学習や学校生活などについてきめ細かにかかわり、それぞれの個性をのばします。

| 資料請求 | ●学校案内 無料 ●願書 無料 | WEB出願 不可 |

一般社団法人本庄市児玉郡医師会 本庄児玉看護専門学校

看 社 | **学科**：看護学科（3年・40名）

〒369-0307 埼玉県児玉郡上里町大字嘉美字立野南1600-51
【TEL】0495-35-2077
【交通】JR高崎線「本庄」駅、JR八高線「児玉」駅よりスクールバス

	出願日程	試験日程	合格発表	推薦基準・試験内容	受験料
公募推薦	23年11/6〜11/10(必着)	11/19	11/24	推薦は専願、現役生のみ、3.0以上 推薦：小論文、面接	20,000円
一般	〈1回目〉23年11/27〜12/1(必着) 〈2回目〉24年1/22〜1/26(必着) 〈3回目〉24年2/26〜3/1(必着)	12/10 2/3 3/9	12/15 2/7 3/13	一般：現代文、選択＝数Ⅰ、生基、英Ⅰより1科目、小論文、面接 ※1回目終了時点で定員に達した場合、2回目・3回目は実施いたしません。	20,000円

◇開校年 2000年
◇入学者 -
◇出身県 埼玉県・群馬県
◇主な実習先 深谷赤十字病院、伊勢崎市民病院、青木病院他
◇主な就職先 青木病院、本庄総合病院、伊勢崎市民病院他

◇初年度納入金(卒業までの納入金) 1,070,000円(-)
◇学校独自の奨学金制度
・本庄市児玉郡内医療機関による奨学金制度あり

◇学生寮 なし
◇特徴 授業料等減免制度あり

| 資料請求 | ●学校案内 本校ホームページより請求(送料無料) ●願書 - | WEB出願 不可 |

蕨戸田市医師会看護専門学校

看 社 | **学科**：看護学科（4年・40名）

〒335-0021 埼玉県戸田市新曽1295-3
【TEL】048-445-1133
【交通】JR埼京線「戸田」駅「北戸田」駅より徒歩約10分

	出願日程	試験日程	合格発表	推薦基準・試験内容	受験料
公募推薦	23年10/2〜10/16	10/21	10/25	推薦は専願、現役生のみ、3.2以上、定員6名、欠席日数10日以内 推薦：小論文、面接	20,000円
一般	〈A〉23年10/31〜11/13(必着) 〈B〉23年12/1〜12/14(必着) 〈C〉24年1/5〜1/17(必着)	11/19 12/21 1/21	11/22 12/26 1/24	一般：現国、小論文、面接	20,000円

◇開校年 1963年
◇入学者 -
◇出身県 埼玉県・東京都・千葉県
◇主な実習先 蕨市立病院、中島病院、川口工業総合病院
◇主な就職先 川口市立医療センター、蕨市立病院、戸田中央総合病院

◇初年度納入金(卒業までの納入金) 1,000,000円(-)
◇学校独自の奨学金制度
・地域育英奨学金：給付[年額]4年次の学費[募集内容]卒業後、蕨戸田市医師会員の施設に勤務継続する
・地区同窓学金：給付[年額]2年次50,000円[募集内容]蕨戸田市医師会員の医療施設において入学後10日以内に就業し、1年間勤務

◇学生寮 なし
◇特徴 3年課程を4年でじっくり学びます。1年〜3年までは週4日は午後からの登校、アルバイト・勉強・家事にあてられます。教科書はiPadのデジタル教科書を採用しています。1学年40人の少人数制できめ細やかな指導をしています。

| 資料請求 | ●学校案内 無料 ●願書 無料 | WEB出願 不可 |

左欄（縦書き）: 専門学校・養成施設 ／ 看護師 ／ 臨床検査技師・臨床工学技士・診療放射線技師 ／ 理学療法士・作業療法士・言語聴覚士 ／ 歯科技工士・歯科衛生士 ／ あん摩マッサージ指圧師・はり師・きゅう師・柔道整復師 ／ 視能訓練士・義肢装具士・救急救命士

旭中央病院附属看護専門学校
地方独立行政法人総合病院国保旭中央病院

看／社　学科：看護学科(3年・60名)

〒289-2511　千葉県旭市イの1182
【TEL】0479-63-8111
【E-mail】asahikangaku@hospital.asahi.chiba.jp
【交通】JR総武本線「旭」駅より徒歩15分、駅から無料バスあり

区分	出願日程	試験日程	合格発表	推薦基準・試験内容	受験料
公募推薦	23年9/19～10/12(必着)	10/21	10/31	推薦は専願、現役生のみ、AまたはB以上、定員5～10名／推薦:国(国総(古漢除く)、現代文)、数Ⅰ、面接	10,000円
一般	〈1次〉23年11/20～12/15(必着)／〈2次〉23年12/18～24年1/5(必着)	12/22・23／1/12・13	12/28／1/19	一般:12/22・1/12は国(国総(古漢除く)、現代文)、数Ⅰ、コミ英Ⅰ 12/23・1/13は面接	10,000円

◇開校年　1964年
◇入学者　57名(男子7名/女子50名)
◇出身県　千葉県・茨城県・宮城県
◇主な実習先　総合病院国保旭中央病院、各保育所、各訪問看護ステーション他
◇主な就職先　総合病院国保旭中央病院他

◇初年度納入金(卒業までの納入金)　356,000円(968,000円)
◇学校独自の奨学金制度
・地方独立行政法人総合病院国保旭中央病院医療技術者奨学金:貸与[月額]40,000円[募集内容]入学生全員に支給。支給規則により免許取得後、引き続き旭中央病院に3年間勤務された場合返還免除

◇学生寮　あり
◇特徴　病院附属の看護学校として、母体病院から強力な学習支援がある。経済的負担が少なく学習に専念できる支援体制がある。

資料請求　●学校案内　無料　●願書　無料　　WEB出願　不可

安房医療福祉専門学校
社会福祉法人太陽会

看／社　学科：看護学科(3年・40名)

〒294-0007　千葉県館山市腰越801-1
【TEL】0470-28-5100　【E-mail】awa.office@awa-school.ac.jp
【交通】JR内房線「館山」駅より車で約15分

区分	出願日程	試験日程	合格発表	推薦基準・試験内容	受験料
公募推薦	〈A〉23年9/15～10/6／〈B〉23年11/8～11/29／〈C〉23年12/27～24年1/17	10/14／12/2／1/20	10/26／12/6／1/24	推薦は専願、現役生のみ、全体の学習成績の状況3.0以上／推薦:国(古漢除く)、面接(個人)	15,000円
一般	〈A〉23年9/15～10/6／〈B〉23年11/8～11/29／〈C〉23年12/27～24年1/17／〈D〉24年1/30～2/20	10/14／12/2／1/20／2/23	10/26／12/6／1/24／2/27	一般:国、面接(グループ、個人)	15,000円

◇開校年　2014年
◇入学者　43名(男子5名/女子38名)
◇出身県　千葉県・東京都・神奈川県
◇主な実習先　安房地域医療センター、亀田メディカルセンター
◇主な就職先　安房地域医療センター、亀田メディカルセンター

◇初年度納入金(卒業までの納入金)　810,000円(2,130,000円)
◇学校独自の奨学金制度
・太陽会奨学金・修学資金貸与:貸与[月額]45,000円～65,000円[募集内容]本会指定機関に就職し、一定期間以上勤務した場合、奨学金については返還免除
・Student of the year:減免[募集内容]毎年12年生の最優秀学生を選考。対象者は翌年の授業料の半額(210,000円)が免除となる

◇学生寮　あり
◇特徴　少人数制教育による高い国家試験合格率で2020・21・22年度3年連続全員合格。希望者は大学通信制との併修も可。入学試験は面接を重視し、筆記試験は国語1教科。母体法人(太陽会)の奨学金修学資金貸付制度など学費サポート制度も充実。高等教育の修学支援新制度対象校。

資料請求　●学校案内　無料　●願書　無料　　WEB出願　不可

亀田医療技術専門学校
学校法人鉄蕉館

看／社　学科：看護学科(3年・80名)

〒296-0041　千葉県鴨川市東町1343-4
【TEL】04-7099-1205　【E-mail】school@kameda-i.ac.jp
【交通】外房線「安房鴨川」駅よりバス約7分

区分	出願日程	試験日程	合格発表	推薦基準・試験内容	受験料
公募推薦	23年9/19～10/12(消有)	10/21	10/27	推薦は専願、現役生のみ、3.3以上、定員15名／推薦:国、面接、書類審査	15,000円
一般	〈一般選考A〉23年11/6～11/29(消有)／〈一般選考B〉23年12/18～24年1/10(消有)／〈一般選考C〉24年1/15～2/7(消有)	12/9／1/20／2/17	12/15／1/26／2/22	一般:国、選択=数(中学基礎、数Ⅰ)、生、英より1科目、面接、書類審査	15,000円

◇開校年　1954年
◇入学者　81名(男子19名/女子62名)
◇出身県　千葉県・茨城県・秋田県
◇主な実習先　亀田メディカルセンター、市町村他
◇主な就職先　亀田メディカルセンター

◇初年度納入金(卒業までの納入金)　1,050,000円(2,410,000円)
◇学校独自の奨学金制度
・医療法人鉄蕉会奨学金:貸与[月額]50,000円または60,000円[募集内容]看護師資格取得後、鉄蕉会の指定する病院・施設で従事すれば返還免除となる。選考の上貸与する

◇学生寮　あり
◇特徴　実習は学校から徒歩3分の複合医療施設・亀田メディカルセンター。最先端の急性期医療から在宅医療、保健、福祉まで総合的に学習する。現場で働く医師・看護師も講義を行うため、今必要な医療を学ぶことができる。即戦力になる看護師の育成を目的としている。

資料請求　●学校案内　無料　●願書　無料　　WEB出願　不可

君津中央病院附属看護学校
君津中央病院企業団

看／社　学科：看護学科(3年・60名)

〒292-0822　千葉県木更津市桜井1010
【TEL】0438-53-8767　【E-mail】kimikan@mqb.biglobe.ne.jp
【交通】内房線「木更津」駅東口より日東バス乗り換え

区分	出願日程	試験日程	合格発表	推薦基準・試験内容	受験料
公募推薦	23年9/25～10/13(必着)	10/28	11/10	推薦は専願、現役生のみ、3.5以上、千葉県内に在住または千葉県内の高等学校に在学する者／推薦:国(現代文)、数ⅠA、面接	10,000円
一般	23年11/14～12/12(必着)	12/26	1/12	一般:国(現代文)、数ⅠA、英、面接	10,000円

◇開校年　1971年
◇入学者　60名(男子5名/女子55名)
◇出身県　千葉県・岩手県・大分県
◇主な実習先　君津中央病院、木更津病院、さつき台病院他
◇主な就職先　君津中央病院他

◇初年度納入金(卒業までの納入金)　519,000円(1,011,000円)
◇学校独自の奨学金制度
・君津中央病院看護師等養成奨学金制度[金額]奨学金月額50,000円、入学準備一時金300,000円[募集内容]君津中央病院に就職する意思のある者。奨学金は返還免除制度あり

◇学生寮　あり
◇特徴

資料請求　●学校案内　無料　●願書　本体無料　送料140円　　WEB出願　不可

勤医会東葛看護専門学校

医療法人財団東京勤労者医療会

看護学科（3年・40名）

〒270-0174　千葉県流山市下花輪409
【TEL】04-7158-9955
【E-mail】kangaku-jimu@tokyo-kinikai.com
【交通】JR線「南流山」駅よりバス約15分

	出願日程	試験日程	合格発表	推薦基準・試験内容	受験料
公募推薦	23年9/19～10/10（必着）	10/20・21	10/23	推薦は専願、現役生のみ、3.4以上 推薦:10/20は国総（古除く）、数Ⅰ、選択=生基、化基より1科目、小論文 10/21は面接	20,000円
一般	〈Ⅰ期〉23年11/13～12/11（必着） 〈Ⅱ期〉24年1/9～2/6（必着）	12/21・22 2/16・17	12/23 2/19	一般:12/21は国総（古漢除く）、数Ⅰ、小論文 12/22は面接 2/16は国総（古除く）、数Ⅰ、選択=生基、化基より1科目、小論文 2/17は面接	20,000円

◇開 校 年　1995年
◇入 学 者　41名（男子7名/女子34名）
◇出 身 県　千葉県・埼玉県・東京都
◇主な実習先　東葛病院、船橋二和病院、みさと協立病院
◇主な就職先　東葛病院、代々木病院、みさと協立病院他

◇初年度納入金（卒業までの納入金）
960,000円（1,800,000円）
◇学校独自の奨学金制度
・医療法人財団東京勤労者医療会：貸与［月額］10,000円～80,000円［募集内容］返済最高5万円の免除制度あり

◇学 生 寮　なし
◇特　徴
確かな知識と技術を身につけ、人間愛に満ち、広い視野に立って、人間や社会についても考えることができる看護師の育成を目指す。

資料請求　●学校案内　無料　●願書　無料　　WEB出願　不可

山王看護専門学校

医療法人社団翠明会

看護学科（3年・30名）

〒263-0002　千葉県千葉市稲毛区山王町159-2
【TEL】043-424-7877
【交通】JR線「稲毛」駅より「山王町」行き、「山王病院入口」下車すぐ

	出願日程	試験日程	合格発表	推薦基準・試験内容	受験料
公募推薦				※詳細は学校にお問い合わせください	
一般				※詳細は学校にお問い合わせください	

◇開 校 年　1994年
◇入 学 者　－
◇出 身 県　－
◇主な実習先　－
◇主な就職先　－

◇初年度納入金（卒業までの納入金）
◇学校独自の奨学金制度

◇学 生 寮　－
◇特　徴

資料請求　●学校案内　－　●願書　－　　WEB出願　－

慈恵柏看護専門学校

学校法人慈恵大学

看護学科（3年・80名）

〒277-0004　千葉県柏市柏下163-1
【TEL】04-7167-9670
【交通】JR常磐線「北柏」駅より徒歩10分

	出願日程	試験日程	合格発表	推薦基準・試験内容	受験料
公募推薦	－			※9月26日以降、該当する試験はありません	
一般	23年11/20～12/27（必着）	1/6	1/10	一般:国総（古漢除く）、数Ⅰ、コミ英ⅠⅡ、面接	20,000円

◇開 校 年　1987年
◇入 学 者　70名（男子4名/女子66名）
◇出 身 県　千葉県・茨城県・埼玉県
◇主な実習先　慈恵医大附属柏病院、慈恵大学葛飾医療センター、近隣保健センター他
◇主な就職先　慈恵大学関連病院他

◇初年度納入金（卒業までの納入金）
約800,000円（約1,770,000円）
◇学校独自の奨学金制度
・慈恵柏看護専門学校特別奨学金：貸与［月額］50,000円［募集内容］卒業後、慈恵医大附属柏病院で一定期間勤務すれば返済免除
・慈恵大学看護学生奨学資金：貸与［月額］30,000円［募集内容］卒業後、慈恵関連の病院に就職し月々分割返済

◇学 生 寮　なし
◇特　徴
学校と同敷地内に実習施設となる慈恵柏病院があり、学習・実習共に恵まれた環境です。2022年度国家試験全員合格です。

資料請求　●学校案内　無料　●願書　※学校案内に含まれる　　WEB出願　不可

千葉県立鶴舞看護専門学校【公】

看護学科（3年・40名）

〒290-0512　千葉県市原市鶴舞565
【TEL】0436-88-3660
【交通】内房線「五井」駅より小湊鉄道線「上総牛久」駅下車、小湊バス「循環器病センター」下車

	出願日程	試験日程	合格発表	推薦基準・試験内容	受験料
公募推薦	23年9/8～9/28（必着）	10/14	10/19	推薦は専願、現役生のみ、3.0以上且つ各教科で2.5以上の者 推薦:小論文、面接、書類選考	7,300円
一般	23年11/27～12/15（必着）	1/11 （2次）1/13	1/12 （2次）1/19	一般:1/11は国総（古漢除く）、数ⅠA 1/13は面接	7,300円

◇開 校 年　1995年
◇入 学 者　－
◇出 身 県　－
◇主な実習先　－
◇主な就職先　－

◇初年度納入金（卒業までの納入金）
◇学校独自の奨学金制度

◇学 生 寮　－
◇特　徴

資料請求　●学校案内　－　●願書　－　　WEB出願　－

専門学校・養成施設
看護師
診療放射線技師
臨床放射線技師
臨床検査技師
言語聴覚士
作業療法士
理学療法士
歯科技工士
歯科衛生士
あん摩マッサージ指圧師
はり師・きゅう師
柔道整復師
救急救命士
義肢装具士
視能訓練士

看護師

臨床検査技師　臨床工学技士　診療放射線技師

理学療法士　作業療法士　言語聴覚士

歯科衛生士　歯科技工士　柔道整復師　あん摩マッサージ指圧師　はり師・きゅう師

視能訓練士　義肢装具士　救急救命士

千葉県立野田看護専門学校【公】

看　学科　第一看護学科(3年・40名)

〒278-0031　千葉県野田市中根316-1
【TEL】04-7121-0222
【交通】東武アーバンパークライン(野田線)「野田市」駅より徒歩20分

出願日程		試験日程	合格発表	推薦基準・試験内容	受験料
公募推薦	23年10/12〜10/19(消有)	11/11	11/15	推薦は専願、現役生のみ、3.5以上、定員40%程度 推薦:国総(古漢除く)、面接	7,300円
一般	23年11/20〜12/13(消有)	1/5 (2次)1/13	1/11 (2次)1/18	一般:1/5は国総(古漢除く)、数ⅠA、コミ英Ⅰ 1/13は面接	7,300円

◇開校年　1996年
◇入学者　38名(男子3名/女子35名)
◇出身県　千葉県・茨城県・埼玉県
◇主な実習先　国立がん研究センター東病院、東京慈恵会医科大学附属柏病院、小張総合病院他
◇主な就職先　千葉県立病院、実習先の病院、県内医療機関他

◇初年度納入金(卒業までの納入金)　508,800円〜528,800円(926,400円〜946,400円)
◇学校独自の奨学金制度　－

◇学生寮　あり
◇特徴　－

資料請求　●学校案内　本体無料　送料140円　●願書　本体無料　送料250円　　WEB出願　不可

千葉市青葉看護専門学校

公益財団法人千葉市保健医療事業団

看　社　学科　看護学科(3年・80名)

〒260-0852　千葉県千葉市中央区青葉町1273-5
【TEL】043-202-2030　【E-mail】aoba-kango@casn.or.jp
【交通】JR線「千葉」駅よりバスで約15分

出願日程		試験日程	合格発表	推薦基準・試験内容	受験料
公募推薦	23年10/4〜10/20(消有)	11/3	11/8	推薦は専願、現役生のみ、3.4以上(英・国・数・理3.0以上) 推薦:国総(古漢除く)、小論文、面接	20,000円
一般	〈Ⅰ期〉23年11/21〜12/8(消有) 〈Ⅱ期〉24年1/24〜2/7(消有)	12/25 2/27	12/28 3/1	一般:12/25は国総(古漢除く)、コミ英Ⅰ、数ⅠA、面接 2/27は一般教養、面接	20,000円

◇開校年　2007年
◇入学者　80名(男子8名/女子72名)
◇出身県　千葉県
◇主な実習先　千葉市立青葉病院、千葉市立海浜病院、千葉大学医学部附属病院他
◇主な就職先　千葉市立青葉病院、千葉市立海浜病院、千葉大学医学部附属病院他

◇初年度納入金(卒業までの納入金)　約780,000円(－)
◇学校独自の奨学金制度　－

◇学生寮　なし
◇特徴　校舎は教室棟・実習棟・アリーナで構成され、基礎、成人、母性、在宅の実習室を単独で備えている。看護を学ぶにふさわしい環境です。

資料請求　●学校案内　無料　●願書　本体500円　送料無料　　WEB出願　不可

千葉労災看護専門学校

独立行政法人労働者健康安全機構

看　社　学科　看護科(3年・40名)

〒290-0003　千葉県市原市辰巳台東2-13-2
【TEL】0436-75-0542
【交通】JR内房線「八幡宿」駅よりバス約20分

出願日程		試験日程	合格発表	推薦基準・試験内容	受験料
公募推薦	23年9/22〜10/23(消有)	11/7	11/16	推薦は専願、現役生のみ、3.0以上 推薦:小論文、面接	10,400円
一般	〈共通〉23年12/1〜24年1/5(消有) 〈後期〉24年2/1〜2/22(消有)	1/18 (2次)1/19 3/7	1/18 (2次)1/26 3/12	一般:1/18は国(古漢除く)、数ⅠA、コミ英ⅠⅡ 1/19は面接 3/7は国(古漢除く)、数ⅠA、コミ英ⅠⅡ、面接	10,400円

◇開校年　1973年
◇入学者　－
◇出身県　－
◇主な実習先　千葉労災病院
◇主な就職先　千葉労災病院、関東労災病院、東京労災病院

◇初年度納入金(卒業までの納入金)　約870,000円(－)
◇学校独自の奨学金制度
・奨学金:貸与[年額]340,000円[募集内容]卒業後、支給病院に3年間勤務した場合は奨学金の返還が免除されます

◇学生寮　あり
◇特徴　本校は全国の労災病院で働く看護師を養成する学校で、高い国家試験合格率と就職率を誇ります。将来の勤務先を早期に決定し奨学金を受けられる制度や、個室98室の宿舎など、勉学に専念できる環境が整っています。

資料請求　●学校案内　無料　●願書　無料　　WEB出願　不可

日本医科大学看護専門学校

学校法人日本医科大学

看　社　学科　看護学科(3年・80名)

〒270-1613　千葉県印西市鎌苅1955
【TEL】0476-99-1331
【交通】北総線「印旛日本医大」駅より徒歩10分　自動車通学可

出願日程		試験日程	合格発表	推薦基準・試験内容	受験料
公募推薦				※9月26日以降、該当する試験はありません	
一般	23年11/13〜12/12(必着)	1/6	1/12	一般:国(古漢除く)、数ⅠA、面接	20,000円

◇開校年　1993年
◇入学者　－
◇出身県　－
◇主な実習先　日本医科大学付属病院、日本医科大学武蔵小杉病院、日本医科大学千葉北総病院他
◇主な就職先　日本医科大学付属病院、日本医科大学武蔵小杉病院、日本医科大学千葉北総病院他

◇初年度納入金(卒業までの納入金)　650,000円(1,750,000円)
◇学校独自の奨学金制度
・日本医科大学看護専門学校奨学資金:無利子貸与[月額]①30,000円②40,000円③50,000円より選択

◇学生寮　あり(女子のみ)
◇特徴　日本医科大学の学是である「克己殉公」を基盤に、豊かな人間性を備えた専門職を育成する。2大学や4つの大学病院の協力体制のもと、将来を見据えながら、充実した学習、実習を行うことができる。

資料請求　●学校案内　－　●願書　一式(学校案内含む)無料　　WEB出願　不可

※受験を希望される方は、必ず各学校の募集要項をご確認ください。

二葉看護学院（医療法人鳳生会）

看 総 社 ｜ 学科

保健看護学科（4年・30名）【続】

〒286-0845　千葉県成田市押畑872－2
【TEL】0476-23-0857　【E-mail】futab11@futabakangogakuin.net
【交通】JR線「成田」駅西口よりバスで10分

	出願日程	試験日程	合格発表	推薦基準・試験内容	受験料
公募推薦	23年9/25～10/10（必着）	10/14	10/18	推薦は専願のみ、1浪まで可、3.4以上（国・数・英・理3.2以上） 推薦：小論文、面接、書類審査	20,000円
一般	〈Ⅰ期〉23年12/4～12/20（必着） 〈Ⅱ期〉24年2/1～2/13（必着）	1/13 2/17	1/17 2/21	一般：国総（古漢除く）、数ⅠA、小論文、面接 ※Ⅰ期で定員を満たした場合Ⅱ期は実施しない	20,000円

◆開校年　1991年
◆入学者　29名（男子4名／女子25名）
◆出身県　千葉県・茨城県
◆主な実習先　医療法人鳳生会成田病院、成田・富里徳洲会病院、県内保健所・保健センター
◆主な就職先　医療法人鳳生会成田病院、成田・富里徳洲会病院、国立病院機構千葉東病院

◆初年度納入金（卒業までの納入金）
950,000円（3,290,000円）
◆学校独自の奨学金制度
・医療法人鳳生会奨学金：貸与［月額］30,000円～50,000円

◆学生寮　なし
◆特徴
千葉県内唯一の4年制看護専門学校。保健師・看護師の受験資格を全員が得られる。30名クラスで"丁寧な教育"。国家試験合格率が高い。

資料請求　●学校案内　無料　●願書　※学校案内に含まれる　　WEB出願　不可

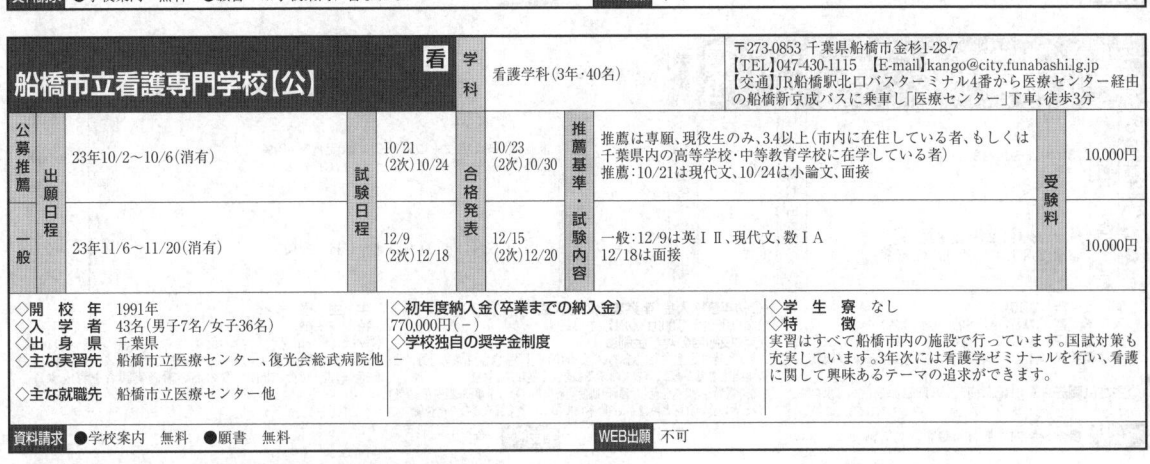

船橋市立看護専門学校【公】

看 ｜ 学科

看護学科（3年・40名）

〒273-0853　千葉県船橋市金杉1-28-7
【TEL】047-430-1115　【E-mail】kango@city.funabashi.lg.jp
【交通】JR船橋駅北口バスターミナル4番から医療センター経由の船橋新京成バスに乗車し「医療センター」下車、徒歩3分

	出願日程	試験日程	合格発表	推薦基準・試験内容	受験料
公募推薦	23年10/2～10/6（消有）	10/21 （2次）10/24	10/23 （2次）10/30	推薦は専願、現役生のみ、3.4以上（市内に在住している者、もしくは千葉県内の高等学校・中等教育学校に在学している者） 推薦：10/21は現代文、10/24は小論文、面接	10,000円
一般	23年11/6～11/20（消有）	12/9 （2次）12/18	12/15 （2次）12/20	一般：12/9は英ⅠⅡ、現代文、数ⅠA 12/18は面接	10,000円

◆開校年　1991年
◆入学者　43名（男子7名／女子36名）
◆出身県　千葉県
◆主な実習先　船橋市立医療センター、復光会総武病院他
◆主な就職先　船橋市立医療センター他

◆初年度納入金（卒業までの納入金）
770,000円（－）
◆学校独自の奨学金制度
－

◆学生寮　なし
◆特徴
実習はすべて船橋市内の施設で行っています。国試対策も充実しています。3年次には看護学ゼミナールを行い、看護に関して興味あるテーマの追求ができます。

資料請求　●学校案内　無料　●願書　無料　　WEB出願　不可

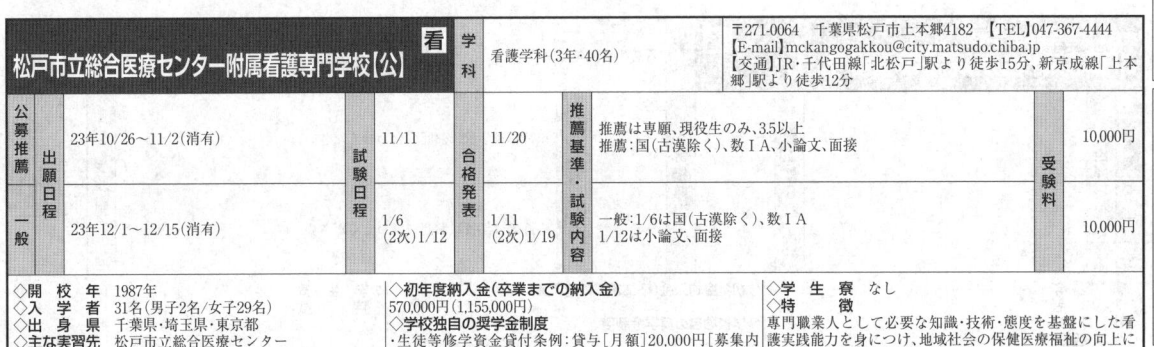

松戸市立総合医療センター附属看護専門学校【公】

看 ｜ 学科

看護学科（3年・40名）

〒271-0064　千葉県松戸市上本郷4182　【TEL】047-367-4444
【E-mail】mckangogakkou@city.matsudo.chiba.jp
【交通】JR・千代田線「北松戸」駅より徒歩15分、新京成線「上本郷」駅より徒歩12分

	出願日程	試験日程	合格発表	推薦基準・試験内容	受験料
公募推薦	23年10/26～11/2（消有）	11/11	11/20	推薦は専願、現役生のみ、3.5以上 推薦：国（古漢除く）、数ⅠA、小論文、面接	10,000円
一般	23年12/1～12/15（消有）	1/6 （2次）1/12	1/11 （2次）1/19	一般：1/6は国（古漢除く）、数ⅠA 1/12は小論文、面接	10,000円

◆開校年　1987年
◆入学者　31名（男子2名／女子29名）
◆出身県　千葉県・埼玉県・東京都
◆主な実習先　松戸市立総合医療センター
◆主な就職先　松戸市立総合医療センター

◆初年度納入金（卒業までの納入金）
570,000円（1,155,000円）
◆学校独自の奨学金制度
・生徒等修学資金貸付条例：貸与［月額］20,000円［募集内容］当校に在学する者で、卒業後に松戸市病院事業に勤務しようとする者に対し貸付

◆学生寮　なし
◆特徴
専門職業人として必要な知識・技術・態度を基盤にした看護実践能力を身につけ、地域社会の保健医療福祉の向上に貢献できる看護師を育成します。

資料請求　●学校案内　本体524円/送料210円　●願書　※学校案内を含む　　WEB出願　不可

専門学校・養成施設

看護師

臨床検査技師

臨床工学技士

診療放射線技師

理学療法士

作業療法士

言語聴覚士

歯科衛生士

歯科技工士

柔道整復師

あん摩マッサージ指圧師・はり師・きゅう師

視能訓練士

義肢装具士

救急救命士

東京都

板橋中央看護専門学校

医療法人社団明芳会 ／ 看・社 ／ 学科

看護学科(3年・80名)

〒174-0051　東京都板橋区小豆沢2-6-4
【TEL】03-3967-0502
【交通】都営三田線「志村坂上」駅より徒歩5分

	出願日程	試験日程	合格発表	推薦基準・試験内容	受験料
公募推薦	〈Ⅰ〉23年9/22～10/6(必着) 〈Ⅱ〉23年10/13～10/27(必着)	10/14 11/4	10/20 11/10	推薦は専願、2浪まで可、3.0以上 推薦:小論文、面接	20,000円
一般	〈A日程〉23年11/10～11/24(必着) 〈B日程〉24年1/5～1/19(必着)	12/2 1/27	12/8 2/2	一般:国、選択=英、数Ⅰより1科目、面接	20,000円

◇開校年　2002年
◇入学者　79名(男子11名/女子68名)
◇出身県　東京都・埼玉県・千葉県
◇主な実習先　板橋中央総合病院、高島平中央総合病院、イムス記念病院他
◇主な就職先　板橋中央総合病院、高島平中央総合病院、イムス記念病院他
◇初年度納入金(卒業までの納入金)　850,000円(-)
◇学校独自の奨学金制度
・IMS(イムス)グループ奨学金:貸与[月額]50,000円[募集内容]全学年が対象。IMSグループ病院で3年を超えて従事すると返還全額免除
◇学生寮　あり
◇特徴　IMS(イムス)グループが運営する看護学校。看護師国家試験合格率は、過去5年平均で97.2%。臨地実習もグループ病院中心に行い、就職先もグループ病院であるため、慣れ親しんだ環境で成長できるのが特徴です。

資料請求　●学校案内　無料　●願書　無料　　WEB出願　不可

江戸川看護専門学校

一般社団法人江戸川区医師会 ／ 看・社 ／ 学科

看護学科(3年・40名)

〒134-0015　東京都江戸川区西瑞江5-1-6
【TEL】03-5667-8338
【交通】都営新宿線「一之江」駅より徒歩8分

	出願日程	試験日程	合格発表	推薦基準・試験内容	受験料
公募推薦	23年9/25～10/13(必着)	10/21	10/25	推薦は専願、現役生のみ、3.2以上、定員5～10名 推薦:小論文、面接	30,000円
一般	〈1次〉23年10/23～12/8(必着) 〈2次〉23年12/18～24年2/9(必着)	12/16 2/17	12/20 2/21	一般:国、選択=数Ⅰ、生基より1科目、面接	30,000円

◇開校年　2015年
◇入学者　39名(男子8名/女子31名)
◇出身県　東京都・千葉県・埼玉県
◇主な実習先　江戸川病院、森山記念病院、東京臨海病院
◇主な就職先　森山記念病院、東京臨海病院、江東病院
◇初年度納入金(卒業までの納入金)　1,200,000円(3,000,000円)
◇学校独自の奨学金制度
・新入特待生制度:免除[金額]入学金300,000円[募集内容]看護の分野に強い興味と熱意があり、本校で学ぶことを強く望む方を対象
・在学特待生制度:免除[金額]後期授業料全額または半額[募集内容]看護の分野に強い興味と熱意があり、本校で学ぶことを強く望む方を対象
◇学生寮　なし
◇特徴　本校は、江戸川区医師会の信条である「地域医療への貢献」を基に保健医療福祉のニーズを踏まえ、地域住民の健康の維持・増進・回復に向け、質の高い看護実践者を育成する。

資料請求　●学校案内　無料　●願書　無料　　WEB出願　不可

JR東京総合病院高等看護学園

東日本旅客鉄道株式会社 ／ 看 ／ 学科

看護学科(3年・30名)

〒151-8528　東京都渋谷区代々木2-1-3
【TEL】03-3320-2346
【交通】JR線「新宿」駅南口より徒歩5分

	出願日程	試験日程	合格発表	推薦基準・試験内容	受験料
公募推薦	-	-	-	※詳細は学校にお問い合わせください	-
一般	-	-	-	※詳細は学校にお問い合わせください	-

◇開校年　-
◇入学者　-
◇出身県　-
◇主な実習先　-
◇主な就職先　-
◇初年度納入金(卒業までの納入金)　-
◇学校独自の奨学金制度
◇学生寮　-
◇特徴　-

資料請求　●学校案内　-　●願書　-　　WEB出願　-

慈恵看護専門学校

公益社団法人東京慈恵会 ／ 看 ／ 学科

看護学科(3年・100名)

〒105-8461　東京都港区西新橋3-25-8
【TEL】03-5400-1284
【交通】JR線「新橋」駅烏森口より徒歩13分、都営三田線「御成門」駅より徒歩2分

	出願日程	試験日程	合格発表	推薦基準・試験内容	受験料
公募推薦	-	-	-	※9月26日以降、該当する試験はありません	-
一般	23年11/20～24年1/4(必着)	1/7	1/12	一般:国総(古漢除く)、コミ英ⅠⅡ、数Ⅰ、面接	20,000円

◇開校年　1885年
◇入学者　-
◇出身県　-
◇主な実習先　東京慈恵会医科大学附属病院他
◇主な就職先　東京慈恵会医科大学附属病院、東京慈恵会医科大学附属葛飾医療センター他
◇初年度納入金(卒業までの納入金)　460,000円(-)
◇学校独自の奨学金制度
・藤田順子慈恵看護教育奨励基金による奨励金:貸与[月額]年額360,000円[募集定員]若干名[募集内容]返済義務免除あり
・慈恵大学看護学生奨学資金:[月額]30,000円[募集定員]入学定員の1/10
◇学生寮　なし
◇特徴　2022年4月より男女共学となりました。慈恵の精神に基づき看護の心を育てます。

資料請求　●学校案内　無料　●願書　無料　　WEB出願　不可

※受験を希望される方は、必ず各学校の募集要項をご確認ください。　— 254 —

東京都

専門学校・養成施設

看護師

臨床検査技師

臨床工学技士

診療放射線技師

理学療法士

作業療法士

言語聴覚士

歯科衛生士

歯科技工士

柔道整復師

あん摩マッサージ指圧師・はり師・きゅう師

視能訓練士

義肢装具士

救急救命士

学校法人慈恵大学 慈恵第三看護専門学校 看

	学科	看護学科(3年・50名)

〒201-8601　東京都狛江市和泉本町4-11-1
【TEL】03-3430-3688
【交通】小田急線「狛江」駅よりバス10分、京王線「国領」駅より徒歩10分

公募推薦	出願日程	－	試験日程	－	合格発表	－	推薦基準・試験内容	※9月26日以降、該当する試験はありません	受験料	－
一般		23年11/24～12/25(必着)		1/5		1/10		一般:国総(古漢除く)、数Ⅰ、コミ英ⅠⅡ、面接		20,000円

◇開校年　1971年
◇入学者　－
◇出身県　東京都・神奈川県・千葉県
◇主な実習先　東京慈恵会医科大学附属第三病院、助産所、訪問看護ステーション他
◇主な就職先　東京慈恵会医科大学附属第三病院

◇初年度納入金(卒業までの納入金)
460,000円(－)
◇学校独自の奨学金制度
・慈恵大学看護学生奨学資金:貸与[月額]30,000円[募集内容]毎年4月に募集します。応募資格および審査があります

◇学生寮　なし
◇特徴
本校は東京慈恵会医科大学附属第三病院および大学キャンパスに囲まれた緑多い広い敷地内に位置し、教育スタッフ・施設・環境面に大変恵まれています。国試11年連続全員合格。

資料請求	●学校案内　無料　●願書　無料	WEB出願　不可

至誠会看護専門学校 看

	学科	看護学科(3年・40名)

〒157-0065　東京都世田谷区上祖師谷5-23-1
【TEL】03-6279-6601
【交通】京王線「仙川」駅よりバスで5分、または徒歩12分

公募推薦	出願日程	23年10/10～10/17(必着)	試験日程	10/26	合格発表	10/30	推薦基準・試験内容	推薦は専願、現役生のみ、3.3以上 推薦:書類審査、面接	受験料	15,000円
一般		〈Ⅰ期〉23年10/30～11/16(必着) 〈Ⅱ期〉23年11/24～12/1(必着) 〈Ⅲ期〉24年2/5～2/14(必着) 〈Ⅳ期〉24年2/26～3/5(必着)		11/11 12/8 2/17 3/9		11/15 12/13 2/21 3/12		一般:国総(現代文のみ)、英Ⅰ、書類審査、面接		15,000円

◇開校年　2013年
◇入学者　30名(男子7名/女子23名)
◇出身県　東京都・埼玉県・神奈川県
◇主な実習先　至誠会第二病院、斎藤病院、世田谷ボランティア協会他
◇主な就職先　一般社団法人至誠会第二病院、都立病院、大学附属病院他

◇初年度納入金(卒業までの納入金)
946,000円(2,338,000円)
◇学校独自の奨学金制度
・至誠会第二病院奨学金:貸与[月額]50,000円

◇学生寮　あり
◇特徴
1.少人数制であり、個別指導を基本としている。
2.社会が看護に何を求めているかを考え、現実志向型教育を重視している。
3.実習病院は、主に至誠会第二病院で実施するため、「至誠会」及び学校の理念が一貫して繋がっている。

資料請求	●学校案内　無料　●願書　無料	WEB出願　不可

学校法人日本教育財団 首都医校 看 AO 社

	学科	(1)高度看護学科(4年・80名) (2)高度看護保健学科(4年・20名)【続】 (3)実践看護学科Ⅰ(3年・80名) (4)実践看護学科Ⅱ(3年・40名)

〒160-0023　東京都新宿区西新宿1-7-3
【TEL】03-3346-3000　【E-mail】nyugaku.tokyo@iko.ac.jp
【交通】各線「新宿」駅より徒歩3分

公募推薦	出願日程	〈第1回〉23年10/2～10/11(必着) 〈第2回〉23年10/16～10/25(必着) 〈第3回〉23年11/1～11/8(必着) 〈第4回〉23年11/13～11/22(必着) 〈第5回〉23年11/27～12/20(必着)	試験日程	10/14 10/28 11/11 11/25 12/23	合格発表	1週間以内	推薦基準・試験内容	推薦は専願のみ 推薦:適性診断、面接、作文	受験料	30,000円
一般		〈第1回〉23年10/2～10/11(必着) 〈第2回〉23年10/16～10/25(必着) 〈第3回〉23年11/1～11/8(必着) 〈第4回〉23年11/13～11/22(必着) 〈第5回〉23年11/27～12/20(必着)		10/14 10/28 11/11 11/25 12/23		1週間以内		一般:適性診断Ⅰ、適性診断Ⅱ(専願は免除)、面接、作文		30,000円

◇開校年　2009年
◇入学者　－
◇出身県　－
◇主な実習先　－
◇主な就職先　－

◇初年度納入金(卒業までの納入金)

◇学校独自の奨学金制度

◇学生寮　－
◇特徴

資料請求	●学校案内　－　●願書　－	WEB出願　可	残りの日程はWEBをCheck

学校法人昭和大学 昭和大学医学部附属看護専門学校 看

	学科	看護学科(3年・150名)

〒142-0064　東京都品川区旗の台1-2-26
【TEL】03-3784-8097
【交通】東急池上線・大井町線「旗の台」駅東口より徒歩7分

公募推薦	出願日程	23年10/13～10/27(必着)	試験日程	11/3	合格発表	11/6	推薦基準・試験内容	推薦は専願、現役生のみ、3.0以上、定員70名(指定校含む) 推薦:国(古漢除く)、英ⅠⅡ、選択=生基、数ⅠAより1科目、面接、書類審査 ※学士・短大学士選抜入学試験もあり	受験料	20,000円
一般		23年12/1～12/27(必着)		1/8		1/10		一般:国(古漢除く)、英ⅠⅡ、選択=生基、数ⅠAより1科目、面接、書類審査		20,000円

◇開校年　1964年
◇入学者　154名(男子12名/女子142名)
◇出身県　東京都・神奈川県・千葉県
◇主な実習先　昭和大学病院、昭和大学藤が丘病院、昭和大学横浜市北部病院
◇主な就職先　昭和大学病院、昭和大学藤が丘病院、昭和大学横浜市北部病院

◇初年度納入金(卒業までの納入金)
500,000円(1,300,000円)
◇学校独自の奨学金制度
昭和大学医学部附属看護専門学校奨学金:貸与[月額]50,000円[募集内容]本学附属病院に就職し5年間勤務した場合は毎月の返済が4割減免されます

◇学生寮　あり
◇特徴
本校は、昭和大学の教育の理念である「至誠一貫」の精神と本校の理念である「清楚な美」を念頭に置き、看護を探求し、その職務に誇りを持って社会に貢献できる人材育成を実践しています。充実した教育環境の中で、ぜひ私たちと一緒に学び、成長しましょう。

資料請求	●学校案内　無料　●願書　無料	WEB出願　可

左側縦書き見出し：専門学校・養成施設／看護師／臨床検査技師　臨床工学技士　診療放射線技師／理学療法士　作業療法士　言語聴覚士／歯科衛生士　歯科技工士／あん摩マッサージ指圧師　はり師・きゅう師／柔道整復師／視能訓練士　義肢装具士　救急救命士

帝京高等看護学院（学校法人帝京大学）

		看 社	学科	看護科（3年・160名）

〒173-8605　東京都板橋区加賀2-10-1
【TEL】03-3964-4107
【交通】JR埼京線「十条」駅より徒歩15分、都営三田線「板橋本町」駅より徒歩10分

| 公募推薦 | 出願日程 | 〈中期〉23年10/3～10/16（必着）〈後期〉23年11/6～11/17（必着） | 試験日程 | 10/21 11/25 | 合格発表 | 10/26 12/1 | 推薦基準・試験内容 | 推薦：選択＝国総（古漢除く）、コミ英ⅠⅡ、生基、数Ⅰより2科目、面接、書類審査　※国・英の組み合わせは不可 | 受験料 | 25,000円 |
| | 一般 | 〈前期〉23年12/11～12/22（必着）〈後期〉24年2/1～2/14（必着） | | 1/6 2/23 | | 1/12 2/29 | | 一般：選択＝国総（古漢除く）、コミ英ⅠⅡ、生基、数ⅠAより2科目、面接、書類審査　※国・英の組み合わせは不可 | | 25,000円 |

◇開校年　1972年
◇入学者　－
◇出身県　－
◇主な実習先　帝京大学医学部附属病院
◇主な就職先　帝京大学医学部附属病院、帝京大学医学部附属溝口病院、帝京大学ちば総合医療センター

◇初年度納入金（卒業までの納入金）990,000円（－）
◇学校独自の奨学金制度
・帝京大学医学部附属病院看護学生奨学金：貸与［月額］30,000円［募集内容］卒業後、奨学金の貸付を受けた期間、指定の病院に勤務した場合は返還を免除
・帝京大学ちば総合医療センター看護学生奨学金：貸与［月額］30,000円［募集内容］卒業後、奨学金の貸付を受けた期間、指定の病院に勤務した場合は返還を免除

◇学生寮　あり（女子のみ）
◇特徴　－

資料請求　●学校案内　無料　●願書　なし（WEB出願のみ）　　WEB出願　可

東京医薬看護専門学校（学校法人滋慶学園）

		看 社	学科	看護学科（3年・40名）

〒134-0084　東京都江戸川区東葛西6-5-12
【TEL】0120-06-1610　【E-mail】info@tcm.ac.jp
【交通】東京メトロ東西線「葛西」駅より徒歩3分

| 公募推薦 | 出願日程 | 〈第1回〉23年10/1～10/11 | 試験日程 | 10/15 | 合格発表 | 10/18 | 推薦基準・試験内容 | 推薦は専願のみ、3.5以上、欠席20日以内　推薦：書類審査、面接、小論文 | 受験料 | 20,000円 |
| | 一般 | 〈第2回〉23年11/1～11/15〈第3回〉23年11/16～12/13〈第4回〉23年12/14～24年1/10〈第5回〉24年1/11～1/31〈第6回〉24年2/1～3/13 | | 11/19 12/17 1/14 2/4 3/17 | | 11/22 12/20 1/17 2/7 3/20 | | 一般：書類審査、面接、現代文（小論文含む）、数Ⅰ | | 20,000円 |

◇開校年　1979年
◇入学者　－
◇出身県　全国
◇主な実習先　同愛記念病院、東海大学医学部付属東京病院、訪問看護ステーションあゆみ他
◇主な就職先　－

◇初年度納入金（卒業までの納入金）1,815,000円（4,616,000円）
◇学校独自の奨学金制度
・筆記特待生試験：減免［金額］50,000円または200,000円［募集内容］第1回～第3回の入学選考の受験者。採用されると納入金額の一部免除が受けられる

◇学生寮　あり
◇特徴　医療に携わるスペシャリストを目指すため、さまざまな学科・入学制度をご用意しています。「誰かの力になりたい」「たくさんの人を笑顔にしたい」未来への想いを形にできます。

資料請求　●学校案内　無料　●願書　無料　　WEB出願　可

東京衛生学園専門学校（学校法人衛生学園）

		看 社	学科	看護学科（3年・40名）

〒143-0016　東京都大田区大森北4-1-1
【TEL】03-3763-6621
【交通】JR京浜東北線「大森」駅より徒歩5分

| 公募推薦 | 出願日程 | 〈高校生推薦1回〉23年10/2～10/12（必着）〈高校生推薦2回〉23年12/1～24年1/18（必着） | 試験日程 | 10/14 1/20 | 合格発表 | 10/17 1/23 | 推薦基準・試験内容 | 推薦は3.2以上　推薦：小論文、面接 | 受験料 | 30,000円 |
| | 一般 | 〈一般1回〉23年10/2～11/9（必着）〈一般2回〉23年11/15～12/14（必着）〈一般3回〉23年12/20～24年1/18（必着）〈一般4回〉24年1/24～2/15（必着）〈一般5回〉24年2/21～3/7（必着）※ | | 11/11 12/16 1/20 2/17 3/9 | | 11/14 12/19 1/23 2/20 3/12 | | 一般：国、数Ⅰ、小論文、面接　※定員に満たない場合のみ実施 | | 30,000円 |

◇開校年　1953年
◇入学者　－
◇出身県　－
◇主な実習先　－
◇主な就職先　－

◇初年度納入金（卒業までの納入金）－
◇学校独自の奨学金制度　－

◇学生寮　－
◇特徴　－

資料請求　●学校案内　－　●願書　－　　WEB出願　－

東京警察病院看護専門学校（一般財団法人自警会）

		看 社	学科	看護学科（3年・40名）

〒165-0022　東京都中野区江古田3-14-18
【TEL】03-5318-3525
【交通】都営大江戸線「新江古田」駅より徒歩10分

| 公募推薦 | 出願日程 | 〈第1回〉～23年9/28（必着）〈第2回〉23年10/30～11/17（必着）〈第3回〉23年12/1～12/22（必着） | 試験日程 | 10/7 11/25 1/6 | 合格発表 | 10/25 12/12 1/22 | 推薦基準・試験内容 | 推薦は専願、現役生のみ、B以上　推薦：小論文（800字）、個人面接 | 受験料 | 20,000円 |
| | 一般 | 〈第1回〉23年10/30～11/17（必着）〈第2回〉23年12/1～12/22（必着）〈第3回〉24年1/29～2/15（必着） | | 11/25 1/6 2/25 | | 12/12 1/22 3/5 | | 一般：国（古漢除く）、数Ⅰ、個人面接 | | 20,000円 |

◇開校年　1929年
◇入学者　33名（男子2名／女子31名）
◇出身県　東京都・埼玉県・千葉県
◇主な実習先　東京警察病院、長谷川病院（三鷹）、中野区地域包括センター
◇主な就職先　東京警察病院、長谷川病院（三鷹）、東京女子医科大学病院

◇初年度納入金（卒業までの納入金）1,153,400円（－）
◇学校独自の奨学金制度
・東京警察病院看護専門学校奨学金：貸与［月額］40,000円［募集内容］条件：東京警察病院に就職する意思を有すること

◇学生寮　なし
◇特徴　3年間を最大に活かして「看護師としての力」と「人としての成長」を教職員全体で支援します。学習教材と教員の技術指導が充実し、就職の援助に繋げています。つまずいても相談しやすい環境を整え、学生同士の絆も深く、ともに成長し合える学校です。

資料請求　●学校案内　無料　●願書　無料　　WEB出願　不可

看護師 / 臨床検査技師 臨床工学技士 診療放射線技師 / 理学療法士 作業療法士 言語聴覚士 / 歯科衛生士 歯科技工士 / 柔道整復師 あん摩マッサージ指圧師 はり師・きゅう師 / 視能訓練士 義肢装具士 救急救命士

学校法人東京女子医科大学
東京女子医科大学看護専門学校

看 社　学科　看護学科(3年・女子80名)

〒123-0872 東京都足立区江北4-33-2
【TEL】03-3857-0120　【E-mail】info.cf@twmu.ac.jp
【交通】日暮里・舎人ライナー「江北」駅より徒歩5分

	出願日程		試験日程	合格発表		推薦基準・試験内容	受験料
公募推薦	～23年10/6(必着)		10/14	10/18		推薦は専願、現役生のみ、3.0以上 推薦:国総(古漢除く)、面接	20,000円
一般	〈Ⅰ期〉23年12/1～12/25(必着) 〈Ⅱ期〉24年2/5～3/4(必着)		1/6 3/9	1/11 3/13		一般:1/6は書類審査、国総(古漢除く)、コミ英ⅠⅡ、数Ⅰ、面接 3/9は書類審査、小論文、面接	20,000円

◇開校年　1977年
◇入学者　80名
◇出身県　東京都・大分県・青森県
◇主な実習先　東京女子医科大学病院、東京女子医科大学附属足立医療センター他
◇主な就職先　東京女子医科大学病院、東京女子医科大学附属足立医療センター他

◇初年度納入金(卒業までの納入金)
780,000円(1,940,000円)
◇学校独自の奨学金制度
－

◇学生寮　－
◇特徴
東京女子医科大学の理念「至誠と愛」に基づき、女性の自立と看護の専門性を追求することを通して、主体性を啓発し、生涯に亘る自己教育能力を培い、社会に貢献し得る人材を育成します。

資料請求　●学校案内　無料　●願書　無料　　WEB出願　不可

独立行政法人地域医療機能推進機構
東京新宿メディカルセンター附属看護専門学校

看 社　学科　看護学科(3年・40名)

〒162-0822 東京都新宿区下宮比町2-12
【TEL】03-3260-6291
【交通】JR・東京メトロ・都営地下鉄「飯田橋」駅より徒歩3～5分

	出願日程		試験日程	合格発表		推薦基準・試験内容	受験料
公募推薦	〈第1回〉23年9/19～9/26(消有) 〈第2回〉23年11/10～11/17(消有)		10/13 (2次)10/14 12/1 (2次)12/2	10/13 (2次)10/17 12/1 (2次)12/5		推薦は専願、現役生のみ、3.5以上 推薦:10/13・12/1は国総(古漢除く)、基礎数学(数Ⅰ) 10/14・12/2は面接	20,000円
一般	〈第2回〉23年11/10～11/17(消有) 〈第3回〉23年12/15～12/22(消有) 〈第4回〉24年2/20～2/27(必着)※		12/1 (2次)12/2 1/13 (2次)1/14 3/9※	12/1 (2次)12/5 1/13 (2次)1/16 3/12※		一般:12/1・1/13は国総(古漢除く)、基礎数学(数Ⅰ)、英Ⅰ 12/2・1/14は面接 3/9は国総(古漢除く)、基礎数学(数Ⅰ)、英Ⅰ、面接 ※定員に達した場合は実施しない	20,000円

◇開校年　1958年
◇入学者　35名(男子3名/女子32名)
◇出身県　－
◇主な実習先　JCHO東京新宿メディカルセンター
◇主な就職先　JCHO東京新宿メディカルセンター

◇初年度納入金(卒業までの納入金)
733,000円(－)
◇学校独自の奨学金制度
・東京新宿メディカルセンター奨学金:貸与[月額]50,000円[募集内容]所得制限あり。卒業後、常勤職員として勤務した場合、返還の免除がある

◇学生寮　提携宿舎あり
◇特徴
病院との連携をもち臨床での看護教育を重視しています。年齢、性別制限はなく社会人、男性も多く学んでいます。教育訓練給付制度(専門実践教育訓練)の講座指定を受けています。

資料請求　●学校案内　本体500円　送料390円　●願書　※学校案内とセット　　WEB出願　不可

学校法人三幸学園
東京墨田看護専門学校

看 社　学科　看護学科(3年・女子70名)

〒131-0032　東京都墨田区東向島5-6-6
【TEL】0120-901-290
【交通】東武スカイツリーライン(東武伊勢崎線)「東向島」駅より徒歩2分

	出願日程		試験日程	合格発表		推薦基準・試験内容	受験料
公募推薦	〈Ⅰ期〉23年10/1～10/10(必着) 〈Ⅱ期〉23年11/1～11/13(必着) 〈Ⅲ期〉23年12/18～24年1/15(必着) 〈Ⅳ期〉24年1/29～2/13(必着)		10/14 11/18 1/20 2/17	7日程度で郵送		推薦は併願可、現役生のみ、3.0以上 推薦:国総、小論文、面接、書類審査	20,000円
一般	〈Ⅰ期〉23年11/1～11/13(必着) 〈Ⅱ期〉23年12/18～24年1/15(必着) 〈Ⅲ期〉24年1/29～2/13(必着)		11/18 1/20 2/17	7日程度で郵送		一般:国総、小論文、面接、書類審査	20,000円

◇開校年　2017年
◇入学者　－
◇出身県　－
◇主な実習先　社会福祉法人同愛記念病院財団同愛記念病院、社会福祉法人賛育会賛育会病院、医療法人財団健和会柳原病院、医療法人白鬚会東京曳舟病院、医療法人社団城東病院会、東京さくら病院、医療法人財団慈紗みさと健和病院
◇主な就職先

◇初年度納入金(卒業までの納入金)
1,250,000円(3,350,000円)
◇学校独自の奨学金制度
・三幸学園給付奨学金＆学費納入制度:給付/授業料等の免除
・三幸学園初期費用軽減＆学費分割制度:貸与

◇学生寮　あり
◇特徴
第111回看護師国家試験合格率95.7%!国家試験合格に向けた手厚いサポート体制が整っています。最新の施設・設備環境の中で、心を磨き心で寄り添える新しい時代の看護師に。

資料請求　●学校案内　無料　●願書　無料　　WEB出願　可

都立板橋看護専門学校【公】

看 学科　看護学科(3年・80名)

〒173-0015　東京都板橋区栄町34-1　【TEL】03-5943-7040
【E-mail】S0000275@section.metro.tokyo.jp
【交通】東武東上線「大山」駅より徒歩5分

	出願日程		試験日程	合格発表		推薦基準・試験内容	受験料
公募推薦	23年10/2～10/5(消有)		10/20	11/9		推薦は専願、現役生のみ、B以上、国・数・外国語・理3.0以上且つ合計14.0以上 推薦:小論文、人物考査	13,600円
一般	24年1/4～1/10(消有)		1/21 (2次)1/26	1/23 (2次)2/7		一般:1/21は国総、数Ⅰ、コミ英Ⅰ 1/26は人物考査	13,600円

◇開校年　1971年
◇入学者　－
◇出身県　－
◇主な実習先　東京都健康長寿医療センター、都立豊島病院、都立大塚病院他
◇主な就職先　都立病院(大塚・駒込・墨東他)、東京都健康長寿医療センター他

◇初年度納入金(卒業までの納入金)
431,500円(－)
◇学校独自の奨学金制度
－

◇学生寮　－
◇特徴
医療技術の進歩と医療需要の増加・高度化に対処できる有能な看護師の育成を目標としています。

資料請求　●学校案内　願書とセット　●願書　本体無料　送料390円　　WEB出願　不可

東京都

専門学校・養成施設

左欄（縦書き見出し）：看護師／臨床検査技師・臨床工学技士・診療放射線技師／理学療法士・作業療法士・言語聴覚士／歯科衛生士・歯科技工士／あん摩マッサージ指圧師・はり師・きゅう師・柔道整復師／視能訓練士・義肢装具士・救急救命士

都立荏原看護専門学校【公】 看／学科

看護学科(3年・80名)

〒145-0065 東京都大田区東雪谷4-5-28
【TEL】03-3727-2961 【E-mail】S1150406@section.metro.tokyo.jp
【交通】東急池上線「洗足池」駅より徒歩約10分

出願日程		試験日程	合格発表	推薦基準・試験内容	受験料
公募推薦	23年10/2～10/5(消有)	10/20	11/9	推薦は専願、現役生のみ、B以上、国・数・外国語及び理の4教科3.0以上且つ合計14.0以上　推薦:小論文、人物考査	13,600円
一般	24年1/4～1/10(消有)	1/21〈2次〉1/26	1/23〈2次〉2/7	一般:1/21は国総、数Ⅰ、コミ英Ⅰ　1/26は人物考査	13,600円

◇開校年 1971年
◇入学者 80名
◇出身県 －
◇主な実習先 東京都立荏原病院、東京都立墨東病院、東京品川病院
◇初年度納入金(卒業までの納入金) 277,000円(808,400円)
◇学校独自の奨学金制度 －
◇学生寮 －
◇特徴 －

資料請求 ●学校案内 願書とセット ●願書 送料390円　WEB出願 不可

都立青梅看護専門学校【公】 看／学科

看護学科(3年・80名)

〒198-0014 東京都青梅市大門3-14-1
【TEL】0428-31-9051
【E-mail】S1150409@section.metro.tokyo.jp
【交通】JR青梅線「河辺」駅より徒歩20分

出願日程		試験日程	合格発表	推薦基準・試験内容	受験料
公募推薦	23年10/2～10/5(消有)	10/20	11/9	推薦は専願、現役生のみ、B以上、国・数・外国語・理が3.0以上かつ合計14.0以上　推薦:小論文、人物考査	13,600円
一般	24年1/4～1/10(消有)	1/21〈2次〉1/26	1/23〈2次〉2/7	一般:1/21は国総(古漢除く)、数Ⅰ、コミ英Ⅰ　1/26は人物考査	13,600円

◇開校年 1980年
◇入学者 80名
◇出身県 東京都・埼玉県・神奈川県
◇主な実習先 青梅市立総合病院、公立阿伎留医療センター、公立福生病院他
◇主な就職先 青梅市立総合病院、公立阿伎留医療センター、公立福生病院他
◇初年度納入金(卒業までの納入金) 277,000円(808,400円)
◇学校独自の奨学金制度 －
◇学生寮 －
◇特徴 奥多摩の山並みを望む緑豊かな環境の中で、看護の道を目指す夢をもった仲間同士が励ましあいながら、楽しく学生生活を送っています。

資料請求 ●学校案内 願書とセット ●願書 本体無料 送料390円　WEB出願 不可

都立北多摩看護専門学校【公】 看／学科

看護学科(3年・120名)

〒207-0022 東京都東大和市桜が丘3-44-10
【TEL】042-567-0331
【E-mail】S1150408@section.metro.tokyo.jp
【交通】西武拝島線・多摩都市モノレール「玉川上水」駅より徒歩4分

出願日程		試験日程	合格発表	推薦基準・試験内容	受験料
公募推薦	23年10/2～10/5(消有)	10/20	11/9	推薦は専願、現役生のみ、3.0以上且つ4教科合計14.0以上、B以上　推薦:小論文、人物考査	13,600円
一般	24年1/4～1/10(消有)	1/21(2次)1/26	1/23(2次)2/7	一般:1/21は国総(古漢除く)、数Ⅰ、コミ英Ⅰ　1/26は人物考査	13,600円

◇開校年 1978年
◇入学者 －
◇出身県 東京都・埼玉県
◇主な実習先 公立昭和病院、都立多摩総合医療センター、多摩北部医療センター他
◇主な就職先 国公立病院、民間病院他
◇初年度納入金(卒業までの納入金) 277,000円(808,400円)
◇学校独自の奨学金制度 －
◇学生寮 あり
◇特徴 －

資料請求 ●学校案内 願書とセット ●願書 本体無料 送料390円　WEB出願 不可

都立広尾看護専門学校【公】 看／学科

看護学科(3年・80名)

〒150-0013 東京都渋谷区恵比寿2-34-10
【TEL】03-3443-0642
【交通】地下鉄日比谷線「広尾」駅より徒歩7分

出願日程		試験日程	合格発表	推薦基準・試験内容	受験料
公募推薦	23年10/2～10/5(消有)	10/20	11/9	推薦は専願、現役生のみ、B以上、国・数・外国語及び理の4教科3.0以上且つ合計14.0以上　推薦:小論文、人物考査	13,600円
一般	24年1/4～1/10(消有)	1/21(2次)1/26	1/23(2次)2/7	一般:1/21は国総、数Ⅰ、コミ英Ⅰ　1/26は人物考査	13,600円

◇開校年 1949年
◇入学者 －
◇出身県 －
◇主な実習先 －
◇主な就職先 －
◇初年度納入金(卒業までの納入金) 277,000円(－)
◇学校独自の奨学金制度 －
◇学生寮 －
◇特徴 －

資料請求 ●学校案内 願書とセット ●願書 370円(レターパックライト)等　WEB出願 不可

※受験を希望される方は、必ず各学校の募集要項をご確認ください。

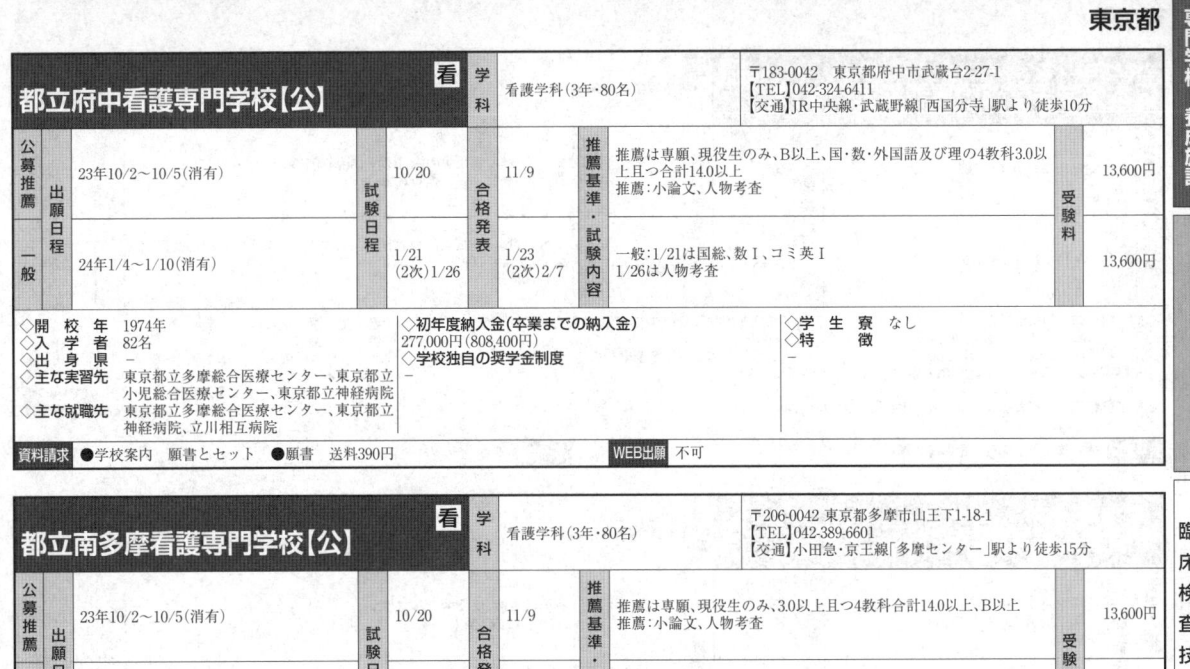

都立府中看護専門学校【公】　看　学科　看護学科（3年・80名）

〒183-0042　東京都府中市武蔵台2-27-1
【TEL】042-324-6411
【交通】JR中央線・武蔵野線「西国分寺」駅より徒歩10分

出願日程		試験日程	合格発表	推薦基準・試験内容	受験料
公募推薦	23年10/2～10/5（消有）	10/20	11/9	推薦は専願、現役生のみ、B以上、国・数・外国語及び理の4教科3.0以上且つ合計14.0以上 推薦：小論文、人物考査	13,600円
一般	24年1/4～1/10（消有）	1/21 （2次）1/26	1/23 （2次）2/7	一般：1/21は国総、数Ⅰ、コミ英Ⅰ 1/26は人物考査	13,600円

◇開校年　1974年
◇入学者　82名
◇出身県
◇主な実習先　東京都立多摩総合医療センター、東京都立小児総合医療センター、東京都立神経病院
◇主な就職先　東京都立多摩総合医療センター、東京都立神経病院、立川相互病院

◇初年度納入金（卒業までの納入金）
277,000円（808,400円）
◇学校独自の奨学金制度

◇学生寮　なし
◇特徴

資料請求　●学校案内　願書とセット　●願書　送料390円　　WEB出願　不可

都立南多摩看護専門学校【公】　看　学科　看護学科（3年・80名）

〒206-0042　東京都多摩市山王下1-18-1
【TEL】042-389-6601
【交通】小田急・京王線「多摩センター」駅より徒歩15分

出願日程		試験日程	合格発表	推薦基準・試験内容	受験料
公募推薦	23年10/2～10/5（消有）	10/20	11/9	推薦は専願、現役生のみ、3.0以上且つ4教科合計14.0以上、B以上 推薦：小論文、人物考査	13,600円
一般	24年1/4～1/10（消有）	1/21 （2次）1/26	1/23 （2次）2/7	一般：1/21は国総、数Ⅰ、コミ英Ⅰ 1/26は人物考査	13,600円

◇開校年　1995年
◇入学者　80名（男子4名/女子76名）
◇出身県　東京都・神奈川県
◇主な実習先　多摩南部地域病院、町田市民病院、多摩丘陵病院
◇主な就職先　多摩南部地域病院、町田市民病院、多摩丘陵病院

◇初年度納入金（卒業までの納入金）
431,500円（1,042,900円）
◇学校独自の奨学金制度
－

◇学生寮　あり
◇特徴
豊かな人間性を養い、幅広い分野で質の高い看護ができる看護師の育成を目指します。多くの実習施設と連携し、学生が看護の喜びを体験できる場を提供しています。的確な判断力と実践力を身に付け、責任のある行動が取れるよう、多くの講師により指導します。

資料請求　●学校案内　本体無料　送料390円　●願書　本体無料　送料390円　　WEB出願　不可

医療法人社団成和会 西新井看護専門学校　看　社　学科　看護学科（3年・40名）

〒123-0845　東京都足立区西新井本町1-25-35
【TEL】03-3898-4795　【E-mail】office@nishiaraikango.jp
【交通】東武大師線「大師前」駅より徒歩6分

出願日程		試験日程	合格発表	推薦基準・試験内容	受験料
公募推薦	〈2回目〉～23年10/6（必着）	10/14	10/17	推薦は①3.5以上、②3.5以下で学校長が強く推薦する者 推薦：小論文、面接	20,000円
一般	〈1回目〉23年10/2～11/10（必着） 〈2回目〉23年11/6～12/8（必着） 〈3回目〉23年12/4～24年1/12（必着） 〈4回目〉24年1/9～2/9（必着）	11/18 12/16 1/20 2/17	11/21 12/19 1/23 2/20	一般：国（古漢除く）、英、小論文、面接	20,000円

◇開校年　1978年
◇入学者
◇出身県
◇主な実習先

◇主な就職先

◇初年度納入金（卒業までの納入金）

◇学校独自の奨学金制度

◇学生寮　なし
◇特徴

資料請求　●学校案内　－　●願書　※過去問はご希望の方へ配布　　WEB出願　－

学校法人村上学園 日本医療ビジネス大学校　看　AO　社　学科　看護師科（昼3年・30名）

〒170-0005　東京都豊島区南大塚1-59-4
【TEL】03-3944-7559
【交通】JR山手線「大塚」駅より徒歩5分

出願日程		試験日程	合格発表	推薦基準・試験内容	受験料
公募推薦	〈1期〉23年10/2～10/11（消有） 〈2期〉23年11/13～11/22（消有） 〈3期〉23年11/27～12/6（消有） 〈4期〉24年1/15～1/24（消有） 〈5期〉24年1/29～2/7（消有）	10/14 11/25 12/9 1/27 2/10	試験後5日以内	推薦は本校を第一志望とする者、現役生のみ、おおむね3.2以上 推薦：小論文（60分）、面接、書類審査	20,000円
一般	〈1期〉23年11/1～11/8（消有） 〈2期〉23年11/20～11/29（消有） 〈3期〉24年1/15～1/24（消有） 〈4期〉24年2/12～2/21（消有） 〈5期〉24年2/26～3/6（消有）	11/11 12/2 1/27 2/24 3/9	試験後5日以内	一般：国（古漢除く）、数ⅠA、面接、書類審査	20,000円

◇開校年　1993年
◇入学者　
◇出身県
◇主な実習先　東京都立荏原病院、東京都立大久保病院、東京都立東部地域病院
◇主な就職先

◇初年度納入金（卒業までの納入金）
1,432,500円（4,021,500円）
◇学校独自の奨学金制度
－

◇学生寮　あり
◇特徴
1.最新機器を取り揃えた新校舎
2.充実したカリキュラム
3.1学年30名の少人数制
4.ICT教育の充実
5.豊富な実習先

資料請求　●学校案内　無料　●願書　無料　　WEB出願　可（WEB出願のみ）

東京都

学校法人日本大学 日本大学医学部附属看護専門学校 【看】

学科	看護学科(3年・80名)
〒173-0032　東京都板橋区大谷口上町71-12	
【TEL】03-3972-8134　【E-mail】med.nkango@nihon-u.ac.jp	
【交通】JR線「池袋」駅より日大病院行国際興業バスで終点、東上線「大山」駅下車徒歩20分	

	出願日程	試験日程	合格発表	推薦基準・試験内容	受験料
公募推薦	23年10/2～10/18(必着)	10/21	10/25	推薦は専願、現役生のみ、B以上、定員40名程度 推薦:小論文、面接、書類審査	20,000円
一般	23年11/17～12/8(必着)	1/10 (2次)1/12	1/11 (2次)1/17	一般:1/10は選択=国総(古漢除く)、コミ英ⅠⅡより1科目、選択=生基、数Ⅰより1科目 1/12は面接	20,000円

◇開校年　1980年
◇入学者　71名(男子6名/女子65名)
◇出身県　東京都・埼玉県・山形県
◇主な実習先　日本大学医学部附属板橋病院、日本大学病院
◇主な就職先　日本大学医学部附属板橋病院、日本大学病院
◇初年度納入金(卒業までの納入金)　600,000円(-)
◇学校独自の奨学金制度　-
◇学生寮　なし
◇特徴　①日本大学医学部附属の看護専門学校である。②担任制をとっている。③看護技術取得のため、小グループ制を導入している。④日本大学の病院(板橋区、千代田区)で随時実習を受けることができる。⑤第112回国家試験の合格率は93.6%(新卒)である。

資料請求　●学校案内　無料　●願書　無料　　WEB出願　不可

一般財団法人 博慈会 博慈会高等看護学院 【看】【社】

学科	看護学科(3年・40名)
〒123-0864　東京都足立区鹿浜2-1-15	
【TEL】03-3855-1811　【E-mail】info@hakujikai.school-info.jp	
【交通】JR埼京線・京浜東北線「赤羽」駅より国際興業バス、「鹿浜橋」停より徒歩5分	

	出願日程	試験日程	合格発表	推薦基準・試験内容	受験料
公募推薦	〈1期〉23年9/25～10/10(消有)〈2期〉23年10/26～11/7(消有)	10/14 11/11	10/17 11/14	推薦は専願、現役生のみ、3.0以上 推薦:小論文、個人面接	20,000円
一般	〈1期〉23年11/29～12/12(消有)〈2期〉23年12/21～24年1/9(消有)〈3期〉24年1/17～1/30(消有)〈4期〉24年2/8～2/20(消有)	12/17 1/13 2/3 2/25	12/19 1/16 2/6 2/27	一般:国総(古漢除く)、小論文、集団討議面接、個人面接	20,000円

◇開校年　1971年
◇入学者　39名(男子9名/女子30名)
◇出身県　東京都・埼玉県・千葉県
◇主な実習先　博慈会記念総合病院、長寿リハビリセンター病院
◇主な就職先　博慈会記念総合病院、長寿リハビリセンター病院
◇初年度納入金(卒業までの納入金)　1,200,000円(3,000,000円)
◇学校独自の奨学金制度　・一般財団法人 博慈会 奨学金:貸与[月額]50,000円[募集内容]卒業後に博慈会にて看護業務を希望する人が対象。返還免除規定あり
◇学生寮　なし
◇特徴　少人数によるアットホームな雰囲気が特長です。

資料請求　●学校案内　本体・送料無料　●願書　本体・送料無料　　WEB出願　不可

八王子市立看護専門学校【公】 【看】

学科	看護学科(3年・40名)
〒193-0944　東京都八王子市館町1163　【TEL】042-663-7170	
【交通】JR中央線、京王線「高尾」駅南口からバスで館ヶ丘団地(医療センター経由)又は医療センター行「北館ヶ丘」下車すぐ	

	出願日程	試験日程	合格発表	推薦基準・試験内容	受験料
公募推薦	-	-	-	※9月26日以降、該当する試験はありません	-
一般	23年12/4～12/18(消有)	1/21 (2次)1/28	1/26 (2次)2/2	一般:1/21は国総(古漢除く)、コミ英Ⅰ、選択=数Ⅰ、生基より1科目 1/28は面接	4,000円

◇開校年　1975年
◇入学者　40名(男子6名/女子34名)
◇出身県　東京都・神奈川県・山梨県
◇主な実習先　東京医科大学八王子医療センター、東海大学医学部付属八王子病院、平川病院
◇主な就職先　東京医科大学八王子医療センター、東海大学医学部付属八王子病院、南多摩病院
◇初年度納入金(卒業までの納入金)　608,000円～628,000円(1,095,000円～1,115,000円)
◇学校独自の奨学金制度　・修学支援金:給付[年額]120,000円[募集内容]卒後市内の医療機関等に5年以上看護職として勤務し5年以上市内に居住する者
◇学生寮　なし
◇特徴　高尾山が間近に見える緑豊かな自然に囲まれた学校です。実習病院も隣接し、看護を学ぶには最適な環境です。少人数を活かし、学生相談にはアドバイザー制度を取り入れ、学習面から生活面まで様々な相談に応じます。公立で授業料も低く経済的な負担も少ないです。

資料請求　●学校案内　本体無料　要送料　●願書　本体無料　要送料　　WEB出願　不可

学校法人川口学園 早稲田速記医療福祉専門学校 →P.670 【看】【社】

学科	看護科(3年・35名)
〒171-8543　東京都豊島区高田3-11-17	
【TEL】0120-567-222　【E-mail】w-sokki@kawaguchi-g.ac.jp	
【交通】JR山手線・西武新宿線・東京メトロ東西線「高田馬場」駅より徒歩1分	

	出願日程	試験日程	合格発表	推薦基準・試験内容	受験料
公募推薦	23年10/2～10/16(必着)	10/22	10/25	推薦は専願、現役生のみ、3.2以上 推薦:作文、一般常識(国・数)、面接	20,000円
一般	〈1期〉23年11/1～11/13(必着)〈2期〉24年1/10～1/24(必着)	11/19 2/4	11/22 2/7	一般:国総(古漢除く)、数、面接	20,000円

◇開校年　1935年
◇入学者　253名(男子24名/女子229名)
◇出身県　
◇主な実習先　河北総合病院、河北リハビリテーション病院、河北訪問看護・リハビリステーション阿佐谷他
◇主な就職先　河北医療財団、東京都立多摩総合医療センター、日本大学病院
◇初年度納入金(卒業までの納入金)　1,424,700円(3,828,700円)
◇学校独自の奨学金制度　・河北医療財団奨学金:貸与[募集内容]卒業後、河北医療財団において、常勤職員として貸与期間相当の期間勤務した時は返済を免除(選考面接あり)・看護科特別奨学生:免除[金額]200,000円/年
◇学生寮　あり
◇特徴　専門学校の特長を活かし、多様な場で活躍できる看護実践者を育てます。経験豊富な先生に加え、少人数制を活かしたグループ学習やきめ細やかな指導により、高い看護師国家試験の合格率を誇っています。

資料請求　●学校案内　無料　●願書　無料　　WEB出願　不可

厚木看護専門学校

社会福祉法人神奈川県総合リハビリテーション事業団

看AO／学科

看護学科(3年・80名)

〒243-0005　神奈川県厚木市松枝2-6-5　【TEL】046-222-1240
【E-mail】gakosomu@kanagawa-rehab.or.jp
【交通】小田急線「本厚木」駅より徒歩20分

	出願日程	試験日程	合格発表	推薦基準・試験内容	受験料
公募推薦	23年9/28～10/13(必着)	10/22	10/24	推薦は専願、現役生のみ、3.0以上、約10名 推薦:書類、面接	20,000円
一般	〈第1回〉23年11/27～12/14(必着) 〈第2回〉23年12/27～24年1/15(必着) 〈第3回〉24年2/13～2/26(必着)※	12/23 1/21 3/5※	12/26 1/23 3/7※	一般:国総(現代文)、コミ英ⅠⅡ、生基、面接 ※第3回は実施しない可能性あり	20,000円

◇開校年　1968年
◇入学者　79名(男子12名/女子67名)
◇出身県　神奈川県
◇主な実習先　神奈川リハビリテーション病院、厚木市立病院、東名厚木病院他
◇主な就職先　神奈川リハビリテーション病院、厚木市立病院、東名厚木病院他

◆初年度納入金(卒業までの納入金)
917,000円(1,640,000円)
◆学校独自の奨学金制度
・神奈川県総合リハビリテーション事業団奨学金:貸与[月額]70,000円[募集内容]事業団の病院等に貸与と同期間、看護師として勤務することで返還免除あり

◇学生寮　なし
◇特徴　神奈川県央地域の医療・福祉に貢献できる看護師の育成を使命としています。専門職業人として信頼される高い倫理観、自律性を育てます。自ら考え、看護を探究できる看護の実践者を育成します。柔軟に多職種と協働できる専門職業人を育成します。

資料請求　●学校案内　本体無料　送料250円　●願書　※WEB出願　　WEB出願　可

イムス横浜国際看護専門学校

医療法人財団明理会

看総／学科

看護学科(3年・80名)

〒226-0027　神奈川県横浜市緑区長津田6-20-24
【TEL】045-988-5531　【E-mail】ims-nyushi@ims.gr.jp
【交通】JR横浜線・東急田園都市線「長津田」駅より徒歩8分

	出願日程	試験日程	合格発表	推薦基準・試験内容	受験料
公募推薦	ー			※9月26日以降、該当する試験はありません	
一般	ー			※9月26日以降、該当する試験はありません	

◇開校年　2009年
◇入学者　ー
◇出身県　神奈川県・東京都
◇主な実習先　横浜旭中央総合病院、横浜新都市脳神経外科病院、東戸塚記念病院他
◇主な就職先　IMSグループ内医療機関(病院)

◆初年度納入金(卒業までの納入金)
1,330,000円(2,890,000円)
◆学校独自の奨学金制度
・IMS本部奨学金:貸与[年間]600,000円[募集内容]修学期間3年間貸与、資格取得後3年間勤務により返済免除
・医療機関奨学金:貸与[年間]600,000円[募集内容]修学期間3年間貸与、資格取得後3年間勤務により返済免除

◇学生寮　なし
◇特徴
・新カリキュラム 3+one
・国際教育
・ICT教育
・シミュレーション教育

資料請求　●学校案内　無料　●願書　無料 ※WEB出願のみ　　WEB出願　可

小澤高等看護学院

医療法人 同愛会

看社／学科

看護学科(女子3年・30名)

〒250-0012　神奈川県小田原市本町1-1-17
【TEL】0465-23-5119
【E-mail】ozawakoutoukangogakuin@gmail.com
【交通】JR東海道線「小田原」駅より徒歩10分

	出願日程	試験日程	合格発表	推薦基準・試験内容	受験料
公募推薦	〈Ⅰ〉23年9/25～10/5(必着) 〈Ⅱ〉23年10/30～11/9(必着) 〈Ⅲ〉23年12/4～12/21(必着)	10/10 11/14 12/26	10/17 11/21 12/27	推薦は専願、現役生のみ 推薦:作文、面接、書類審査	20,000円
一般	〈Ⅰ〉24年1/9～1/18(必着) 〈Ⅱ〉24年2/7～2/15(必着) 〈Ⅲ〉24年3/4～3/14(必着)	1/23 2/20 3/19	1/30 2/22 3/21	一般:1/23は学科試験(国語)、作文、面接、書類審査 2/20・3/19は作文、面接、書類審査	20,000円

◇開校年　1988年
◇入学者　22名(女子22名)
◇出身県　神奈川県・静岡県
◇主な実習先　小澤病院、小田原市立病院、茅ヶ崎市立病院
◇主な就職先　小澤病院

◆初年度納入金(卒業までの納入金)
800,000円(2,000,000円)
◆学校独自の奨学金制度
ー

◇学生寮　なし
◇特徴　女子のみ1学年定員30名の少人数制の学校です。したがってきめ細かい、密度の濃い学習支援が可能です。

資料請求　●学校案内　無料　●願書　無料　　WEB出願　不可

おだわら看護専門学校

一般社団法人小田原医師会

→P.15　看総社／学科

看護学科(3年・80名)

〒250-0055　神奈川県小田原市久野115-2 おだわら総合医療福祉会館2階
【TEL】0465-32-7101　【E-mail】ga9seirenra9@feel.ocn.ne.jp
【交通】小田急線「足柄」駅より徒歩10分

	出願日程	試験日程	合格発表	推薦基準・試験内容	受験料
公募推薦	ー			※9月26日以降、該当する試験はありません	
一般	〈Ⅰ期〉23年12/25～24年1/15 〈Ⅱ期〉24年1/31～2/16 〈Ⅲ期〉24年2/26～3/6	1/18 (2次)1/19 2/20 3/8	1/18 (2次)1/26 2/22 3/11	一般:1/18は国総(古漢除く)、数Ⅰ 1/19は面接 2/20、3/8は国総(古漢除く)、数Ⅰ、面接	20,000円

◇開校年　1994年
◇入学者　70名(男子11名/女子59名)
◇出身県　神奈川県・静岡県・北海道
◇主な実習先　小田原市立病院、小田原循環器病院、秦野赤十字病院
◇主な就職先　小田原市立病院、山近記念総合病院、小田原循環器病院

◆初年度納入金(卒業までの納入金)
780,000円(2,240,000円)
◆学校独自の奨学金制度
・小田原医師会所属病院の奨学金:貸与[月額]50,000円～80,000円[募集内容]貸与期間(3年間)当該病院に勤務した場合は返済免除

◇学生寮　なし
◇特徴　当校では、看護を通じて地域および人々の保健・医療・福祉の推進に貢献できる倫理観に基づいた判断力を有する看護の専門職者の育成を目指しています。

資料請求　●学校案内　無料　●願書　無料　　WEB出願　不可

看護師

臨床検査技師　臨床工学技士　診療放射線技師

理学療法士　作業療法士　言語聴覚士

歯科衛生士　歯科技工士

柔道整復師　はり師・きゅう師　あん摩マッサージ指圧師

視能訓練士　義肢装具士　救急救命士

神奈川県

学校法人衛生学園 神奈川衛生学園専門学校 〔看〕〔社〕

学科 看護学科(3年・40名)

〒238-0052 神奈川県横須賀市佐野町2-34
【TEL】046-850-6310 【E-mail】exam@keg.ac.jp
【交通】京急「横須賀中央」駅下車、京急バス「不入斗橋」より徒歩4分。JR「衣笠」駅下車、京急バス「佐野二丁目」より徒歩4分

	出願日程	試験日程	合格発表	推薦基準・試験内容	受験料
公募推薦	〈1次〉23年10/2～10/23(必着) 〈2次〉24年1/18～2/1(必着)	10/30 2/5	11/1 2/7	推薦:小論文、面接	30,000円
一般	〈1次〉23年11/6～11/16(必着) 〈2次〉23年12/11～24年1/11(必着) 〈3次〉24年2/1～2/15(必着) 〈4次〉24年2/21～3/7(必着)※	11/20 1/15 2/19 3/11※	11/22 1/17 2/21 3/13※	一般:国(古漢除く)、小論文、面接 ※欠員が生じた場合のみ実施	30,000円

◇開校年 1988年
◇入学者 －
◇出身県 神奈川県・宮城県・大分県
◇主な実習先 横須賀市立市民病院、横須賀共済病院、横浜市立大学附属市民総合医療センター他
◇主な就職先 横須賀市立市民病院、横須賀共済病院、聖ヨゼフ病院他

◇初年度納入金(卒業までの納入金) 1,350,000円(3,450,000円)
◇学校独自の奨学金制度
・社会人キャリアチェンジサポート:その他[金額]入学後に入学金300,000円の半額150,000円返金[募集内容]高等学校卒業者を卒業後、2024年3月の時点で1年以上の職業経験のある方
・引越しサポート:給付[金額]引越し資金として100,000円、または50,000円 入学後に支給※本校指定条件あり

◇学生寮 なし
◇特徴 少人数制教育で一人ひとりにしっかりと対応。1年次から国家試験対策や実技演習を行い、実践力のある看護師を育成します。

資料請求 ●学校案内 無料 ●願書 無料　WEB出願 不可

神奈川県立衛生看護専門学校【公】 〔看〕

学科 看護学科(3年・120名)

〒231-0836 神奈川県横浜市中区根岸町2-85-2
【TEL】045-625-6767
【交通】JR京浜東北線・根岸線「根岸」駅より徒歩10分

	出願日程	試験日程	合格発表	推薦基準・試験内容	受験料
公募推薦	23年9/21～10/6(消有)	10/21	10/31	推薦は専願、現役生のみ。3.5以上かつ国・数・理が各3.5以上 推薦:小論文、面接	9,700円
一般	23年10/20～11/10(消有)	11/25 (2次)12/9	12/5 (2次)12/19	一般:11/25は国総(古漢除く)、数ⅠA 12/9は面接	9,700円

◇開校年 1965年
◇入学者 －
◇出身県 －
◇主な実習先 －
◇主な就職先 －

◇初年度納入金(卒業までの納入金) 約400,000円(約800,000円)
◇学校独自の奨学金制度

◇学生寮 －
◇特徴 －

資料請求 ●学校案内 － ●願書 －　WEB出願 －

神奈川県立平塚看護大学校【公】 〔看〕〔AO〕

学科 看護学科(4年・80名)

〒254-0063 神奈川県平塚市諏訪町20-12
【TEL】0463-32-3533
【交通】JR線「平塚」駅より市民病院行バス「豊原町」下車徒歩3分

	出願日程	試験日程	合格発表	推薦基準・試験内容	受験料
公募推薦	－	－	－	※9月26日以降、該当する試験はありません	－
一般	23年11/17～12/22(必着)	1/12 (2次)1/26	1/23 (2次)2/6	一般:1/12は国総(古漢除く)・現代文B、数ⅠA 1/26は面接	9,700円

◇開校年 1972年
◇入学者 89名(男子10名/女子79名)
◇出身県 神奈川県・青森県・静岡県
◇主な実習先 平塚市民病院、平塚共済病院、小田原市立病院他
◇主な就職先 平塚市民病院、平塚共済病院、小田原市立病院他

◇初年度納入金(卒業までの納入金) 約490,000円(－)
◇学校独自の奨学金制度

◇学生寮 なし
◇特徴
①高い実践力を持つ看護師の育成
②幅広い視野と豊かな人間性の育成、保健・医療・福祉の幅広いニーズに対応
③多様な実習協力施設

資料請求 ●学校案内 本体無料 送料140円 ●願書 本体無料 送料210円　WEB出願 不可

神奈川県立よこはま看護専門学校【公】 〔看〕

学科 看護学科(3年・120名)

〒241-0815 神奈川県横浜市旭区中尾1-5-1
【TEL】045-366-3500
【交通】相鉄線「二俣川」駅よりバス6分

	出願日程	試験日程	合格発表	推薦基準・試験内容	受験料
公募推薦	－	－	－	※詳細は学校にお問い合わせください	－
一般	－	－	－	※詳細は学校にお問い合わせください	－

◇開校年 1975年
◇入学者 －
◇出身県 －
◇主な実習先 －
◇主な就職先 －

◇初年度納入金(卒業までの納入金)
◇学校独自の奨学金制度

◇学生寮 －
◇特徴 －

資料請求 ●学校案内 － ●願書 －　WEB出願 －

相模原看護専門学校

公益財団法人相模原市健康福祉財団　看社　学科

看護学科(3年・80名)

〒252-0325　神奈川県相模原市南区新磯野4-1-1
【TEL】046-259-1155　【E-mail】info@snvs.ac.jp
【交通】小田急線「相武台前」駅よりバス7分

	出願日程	試験日程	合格発表	推薦基準・試験内容	受験料
公募推薦	23年10/2～10/16(必着)	10/28	11/1	推薦は専願、現役生のみ、3.3以上(国、英、数は各3.0以上)、定員40名 推薦:現代文、面接	20,000円
一般	23年11/22～12/1(必着)	12/16・17	12/20	一般:現代文、英ⅠⅡ、選択=生基、数Ⅰより1科目、面接	20,000円

◇開校年　1973年
◇入学者　80名(男子13名/女子67名)
◇出身県　神奈川県・東京都
◇主な実習先　北里大学病院、相模原協同病院、淵野辺総合病院他
◇主な就職先　北里大学病院、相模原協同病院、淵野辺総合病院他

◇初年度納入金(卒業までの納入金)　630,000円(1,530,000円)※令和5年度実績
◇学校独自の奨学金制度
・公益財団法人相模原市健康福祉財団看護師奨学金:貸与[年額]400,000円※協賛施設に貸与期間と同期間勤務した場合、返還免除

◇学生寮　なし
◇特徴
少人数のグループ学習やシミュレーション教育により、一人ひとりが自ら学び、考える力や実践力を育てる環境を整えています。

資料請求　●学校案内　無料　●願書　無料　　WEB出願　不可

湘南看護専門学校

公益社団法人藤沢市医師会　看社　学科

看護学科(3年・40名)

〒251-0861　神奈川県藤沢市大庭5062番地3
【TEL】0466-86-5440
【交通】JR線「辻堂」駅北口よりバス7分、小田急江ノ島線・相鉄いずみ野線・横浜市営地下鉄ブルーライン「湘南台」駅西口よりバス25分

	出願日程	試験日程	合格発表	推薦基準・試験内容	受験料
公募推薦	23年9/20～10/10(必着)	10/14	10/18	推薦は専願、現役生のみ、3.0以上(国・数・英) 推薦:国(古漢除く)、面接	20,000円
一般	〈第2回〉23年10/18～11/6(必着) 〈第3回〉24年1/10～1/29(必着)	11/11 2/3	11/15 2/7	一般:国(古漢除く)、面接	20,000円

◇開校年　2013年
◇入学者　40名(男子9名/女子31名)
◇出身県　－
◇主な実習先　茅ヶ崎市立病院、藤沢湘南台病院、湘南中央病院
◇主な就職先　茅ヶ崎市立病院、藤沢湘南台病院、湘南中央病院

◇初年度納入金(卒業までの納入金)　1,000,000円(2,500,000円)
◇学校独自の奨学金制度　－

◇学生寮　なし
◇特徴
湘南東部医療圏における質の高い看護師を育成することを目的に開設。湘南ナース養成プログラムにより、卒業後もサポートします。

資料請求　●学校案内　無料　●願書　無料　　WEB出願　不可

湘南平塚看護専門学校

学校法人清水学園　看AO社　学科

看護学科(3年・120名)

〒254-0062　神奈川県平塚市富士見町5-17
【TEL】0463-30-1900　【E-mail】kango-jimu@shimizu-gakuen.jp
【交通】JR線「平塚」駅よりバス12分

	出願日程	試験日程	合格発表	推薦基準・試験内容	受験料
公募推薦	〈1期〉23年10/3～10/18(必着) 〈2期〉23年11/14～12/6(必着)	10/21 12/9	10/25 12/13	推薦は専願、浪人可、国・数・理・英4教科平均3.2以上 推薦:書類審査、面接、小論文	20,000円
一般	〈1期〉23年12/12～24年1/10(必着) 〈2期〉24年1/16～2/14(必着)	1/13 2/17	1/17 2/21	一般:書類審査、面接、国(現代文)、英ⅠⅡ	20,000円

◇開校年　1994年
◇入学者　74名(男子8名/女子66名)
◇出身県　神奈川県、東京都、北海道
◇主な実習先　平塚市民病院、海老名総合病院、伊勢原協同病院
◇主な就職先　平塚市民病院、海老名総合病院、伊勢原協同病院

◇初年度納入金(卒業までの納入金)　950,000円(2,750,000円)
◇学校独自の奨学金制度　－

◇学生寮　なし
◇特徴
・学校見学会　定期的に実施　日時はHPで確認の上、お電話で申し込みください。
・就職支援　学内に全国の病院パンフレット・求人票を提示。面接練習も随時行っています。

資料請求　●学校案内　無料　●願書　無料　　WEB出願　可

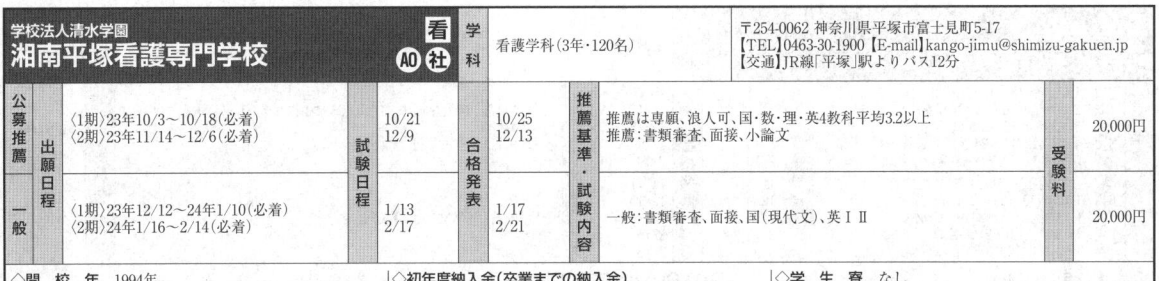

掲載分以降の出願日程は
看護医療進学ネットをご覧ください。

残りの日程はWEBをCheck とある学校は
看護医療進学ネットに掲載分以降の日程を掲載しています!確認してみましょう!

→ PC　https://www.ishin.jp/
スマートフォン　https://smt.ishin.jp/

このQRコードから直接アクセスできるよ!

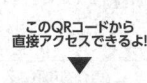

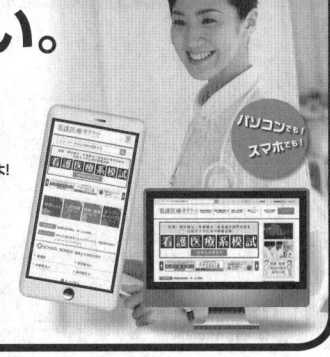

パソコンでも!スマホでも!

専門学校・養成施設
看護師
診療放射線技師
臨床工学技士
臨床検査技師
理学療法士
作業療法士
言語聴覚士
歯科衛生士
歯科技工士
柔道整復師
はり師・きゅう師
あん摩マッサージ指圧師
視能訓練士
義肢装具士
救急救命士

神奈川県

聖マリアンナ医科大学看護専門学校

学校法人聖マリアンナ医科大学

看／学科　看護学科(3年・80名)

〒216-8514　神奈川県川崎市宮前区菅生2-16-1
【TEL】044-977-9615
【交通】小田急線「向ヶ丘遊園」駅、「百合ヶ丘」駅、「新百合ヶ丘」駅より聖マリアンナ医科大学行バス終点下車

	出願日程	試験日程	合格発表	推薦基準・試験内容	受験料
公募推薦	23年10/6～10/20(必着)	10/28	10/31	推薦は専願、全体かつ数・理・外国語が3.2以上 推薦：書類審査、小論文、面接、一般常識	20,000円
一般	〈Ⅰ期〉23年12/4～12/28(必着) 〈Ⅱ期〉24年2/22～3/12(必着)	1/8 3/16	1/11 3/18	一般：1/8は国(古漢除く)、コミ英ⅠⅡ、選択=数Ⅰ、生基、化基より1科目、面接、書類審査 3/16は小論文、面接、一般常識、書類審査	20,000円

◇開校年　1958年
◇入学者　－
◇出身県　－
◇主な実習先　聖マリアンナ医科大学病院他
◇主な就職先　聖マリアンナ医科大学病院、その他附属病院他

◇初年度納入金(卒業までの納入金)
560,000円(1,480,000円)
◇学校独自の奨学金制度
・聖マリアンナ医科大学看護学生奨学金：貸与[月額]40,000円[募集内容]本校を卒業後、聖マリアンナ医科大学病院または、他の本学附属病院に勤務できる方対象。貸与と同じ期間、勤務した場合は返済を免除

◇学生寮　－
◇特徴　

資料請求　●学校案内　●願書　－　　WEB出願　－

積善会看護専門学校

公益財団法人積善会

看／社／学科　看護学科(3年・35名)

〒250-0203　神奈川県小田原市曽我岸148
【TEL】0465-42-5245
【交通】JR御殿場線「下曽我」駅より徒歩5分

	出願日程	試験日程	合格発表	推薦基準・試験内容	受験料
公募推薦	23年10/2～10/10(消有)	10/14	10/20	推薦は併願可、現役生のみ 推薦：作文、グループワーク及び面接	20,000円
一般	〈第1回〉23年10/30～11/9(消有) 〈第2回〉23年11/27～12/11(消有) 〈第3回〉24年1/4～1/15(消有) 〈第4回〉24年1/29～2/9(消有) 〈第5回〉24年2/26～3/4(消有)	11/18 12/16 1/26 2/17 3/9	11/24 12/22 1/26 2/22 3/12	一般：作文、グループワーク及び面接	20,000円

◇開校年　1989年
◇入学者　24名(男子8名/女子16名)
◇出身県　神奈川県・静岡県・北海道
◇主な実習先　積善会グループ病院、神奈川リハビリテーション病院、箱根リハビリテーション病院
◇主な就職先　積善会グループ病院、主たる実習病院

◇初年度納入金(卒業までの納入金)
800,000円(2,000,000円)
◇学校独自の奨学金制度
・公益財団法人積善会奨学金：貸与[月額]50,000円

◇学生寮　なし
◇特徴
①少人数でアットホームな校風
②社会人入学が多い
③男性の比率が高い

資料請求　●学校案内　無料　●願書　無料　※HPから請求可能　　WEB出願　不可

たまプラーザ看護学校

学校法人東峰会

看／社／学科　看護学科(3年・40名)

〒225-0003　神奈川県横浜市青葉区新石川4-20-17
【TEL】045-532-5401　【E-mail】info@tnc.ac.jp
【交通】東急田園都市線「たまプラーザ」駅、「あざみ野」駅よりスクールバス。市営地下鉄「中川」駅より徒歩16分

	出願日程	試験日程	合格発表	推薦基準・試験内容	受験料
公募推薦	〈1〉23年9/18～10/6(必着) 〈2〉23年10/16～11/3(必着) 〈3〉23年11/13～12/1(必着) 〈4〉23年12/11～24年1/5(必着) 〈5〉24年1/15～2/2(必着)	10/14 11/11 12/9 1/13 2/10	10/20 11/17 12/15 1/19 2/16	推薦は専願、現役生のみ、3.0以上かつ国総・数・理・外国語においても3.0以上 推薦：国総(現代文)、小論文、面接	20,000円
一般	〈A〉23年10/16～11/3(必着) 〈B〉23年11/13～12/1(必着) 〈C〉23年12/11～24年1/5(必着) 〈D〉24年1/15～2/2(必着) 〈E〉24年2/12～3/1(必着)	11/11 12/9 1/13 2/10 3/9	11/17 12/15 1/19 2/16 3/14	一般：国総(現代文)、小論文、面接	20,000円

◇開校年　2017年
◇入学者　36名(男子8名/女子28名)
◇出身県　神奈川県・東京都・兵庫県
◇主な実習先　赤枝病院、横浜新都市脳神経外科病院、聖マリアンナ医科大学病院
◇主な就職先　赤枝病院、聖マリアンナ医科大学病院、新百合ヶ丘総合病院

◇初年度納入金(卒業までの納入金)
1,230,000円(3,540,000円)
◇学校独自の奨学金制度
・医療法人赤枝会「看護師育成奨学資金制度」：貸与[年額]1,030,000円[募集内容]医療法人赤枝会では、未来を担う看護師のために奨学金制度を設けています

◇学生寮　なし
◇特徴
2017年4月に赤枝グループにおいて誕生した看護専門学校です。本校では、先進的な教育スタイルを導入し全学生が電子端末を使用しております。いつでもどこでも最新の医療情報にアクセスでき、何度でも学ぶことができます。

資料請求　●学校案内　無料　●願書　無料　　WEB出願　可

茅ヶ崎看護専門学校

学校法人湘南ふれあい学園

看／社／AO／学科　看護学科(3年・80名)

〒253-0072　神奈川県茅ヶ崎市今宿390
【TEL】0467-86-6011　【E-mail】kangokoho@chigakan.ac.jp
【交通】JR東海道線「茅ヶ崎」駅より神奈中バス「辻東」又は「今宿」より徒歩5分

	出願日程	試験日程	合格発表	推薦基準・試験内容	受験料
公募推薦	〈第1回〉23年10/23～11/2(必着) 〈第2回〉23年12/25～1/12(必着)	11/18 1/20	11/29 1/30	推薦：作文、面接	25,000円
一般	〈第1回〉24年1/22～2/2(必着) 〈第2回〉24年2/13～2/22(必着) 〈第3回〉24年2/29～3/8(必着)※予備回	2/10 3/2 3/16	2/20 3/12 3/22	一般：国(長文読解)、数(計算)、面接	25,000円

◇開校年　1994年
◇入学者　－
◇出身県　神奈川県・東京都・静岡県
◇主な実習先　湘南東部総合病院、茅ヶ崎中央病院、茅ヶ崎新北陵病院他
◇主な就職先　湘南東部総合病院、茅ヶ崎中央病院、茅ヶ崎新北陵病院他

◇初年度納入金(卒業までの納入金)
900,000円(2,500,000円)
◇学校独自の奨学金制度
・ふれあい奨学資金：貸与[月額]50,000円[募集内容]返還免除条件あり
・ふれあい修学資金：貸与[月額]30,000円[募集内容]返還条件あり

◇学生寮　あり(女子のみ)
◇特徴

資料請求　●学校案内　無料　●願書　無料　　WEB出願　不可

左欄：看護師／臨床検査技師／診療放射線技師／臨床工学技士／理学療法士／作業療法士／言語聴覚士／歯科衛生士／歯科技工士／あん摩マッサージ指圧師／はり師・きゅう師／柔道整復師／視能訓練士／義肢装具士／救急救命士

藤沢市立看護専門学校【公】

看社 | 学科：看護学科（3年・50名）

〒251-0052　神奈川県藤沢市藤沢2-6-2　【TEL】0466-25-0145
【交通】JR線「藤沢」駅北口より神奈川中央交通バスで「藤沢市民病院」下車徒歩1分・小田急線「藤沢本町」駅より徒歩10分

	出願日程	試験日程	合格発表	推薦基準・試験内容	受験料
公募推薦	23年9/29～10/26（必着）	11/3	11/21	推薦は専願、現役生のみ。3.5以上かつ国・数・理・英の4教科合計3.3以上、定員30名程度 推薦：小論文、面接	10,000円
一般	23年11/27～12/25（必着）	1/6（2次）1/27	1/22（2次）2/8	一般：1/6は国総（古漢除く）、数ⅠA、コミ英ⅠⅡ、英表Ⅰ 1/27は面接	10,000円

◇開 校 年　1970年
◇入 学 者　－
◇出 身 県　神奈川県・東京都・長野県
◇主な実習先　藤沢市民病院他
◇主な就職先　藤沢市民病院他

◇初年度納入金（卒業までの納入金）
－
◇学校独自の奨学金制度
－

◇学 生 寮　なし
◇特 徴
実習先の藤沢市民病院に隣接し、藤沢市の医療に貢献できる資質の高い看護師を育成することを目指しています。
※消費税率引き上げに伴い、郵便料金改定の場合の入学願書（募集要項）の送料は改定後の金額分となります。

資料請求　●学校案内　－　●願書　本体無料　送料140円※　　WEB出願　不可

横須賀市立看護専門学校【公】

看 | 学科：看護学科（3年・40名）

〒238-0017　神奈川県横須賀市上町2-36
【TEL】046-820-6680
【E-mail】webmaster@yokosuka-kango.ac.jp
【交通】京浜急行電鉄「横須賀中央」駅下車徒歩約10分

	出願日程	試験日程	合格発表	推薦基準・試験内容	受験料
公募推薦	23年10/20～10/27（消有）	11/15	11/24	推薦は専願、現役生のみ。3.5以上 推薦：小論文、面接	8,000円
一般	23年12/8～24年1/5（消有）	1/20（2次）1/31	1/24（2次）2/9	一般：国総（古漢除く）・現代文、数Ⅰ、英ⅠⅡ、面接	8,000円

◇開 校 年　2004年
◇入 学 者　40名
◇出 身 県　神奈川県
◇主な実習先　横須賀市立うわまち病院、横須賀市立市民病院、横須賀共済病院他
◇主な就職先　横須賀市内実習病院他

◇初年度納入金（卒業までの納入金）
約550,000円～600,000円（－）
◇学校独自の奨学金制度
－

◇学 生 寮　なし
◇特 徴
－

資料請求　●学校案内　無料　●願書　無料　　WEB出願　不可

独立行政法人国立病院機構 横浜医療センター附属横浜看護学校

看社 | 学科：看護学科（3年・80名）

〒245-0063　神奈川県横浜市戸塚区原宿3-60-2
【TEL】045-853-8322
【交通】JR線「大船」駅西口・「戸塚」駅西口より俣野公園・横浜薬大前行、ドリームハイツ行バス「横浜医療センター前」下車

	出願日程	試験日程	合格発表	推薦基準・試験内容	受験料
公募推薦	23年9/19～10/17（必着）	10/24	10/31	推薦は専願、現役生のみ。3.0以上かつ国、英、数が各3.3以上 推薦：国総（現代文のみ）、面接	20,000円
一般	〈A〉23年11/6～12/1（必着）〈B〉23年12/8～24年1/5（必着）	12/7 1/11	12/15 1/19	一般：コミ英ⅠⅡ、英表Ⅰ、国総（現代文のみ）、数Ⅰ、面接	20,000円

◇開 校 年　1963年
◇入 学 者　－
◇出 身 県　神奈川県・東京都
◇主な実習先　横浜医療センター、相模原病院、箱根病院他
◇主な就職先　横浜医療センター、他の国立病院機構他

◇初年度納入金（卒業までの納入金）
640,000円（－）
◇学校独自の奨学金制度
・国立病院機構：貸与［年額］各病院の規定による

◇学 生 寮　なし
◇特 徴
当校は看護を実践するために、一人ひとりを大切にする豊かな人間性を育み、人間を全人的に理解できる能力を育てます。

資料請求　●学校案内　無料　●願書　無料　　WEB出願　不可

横浜市医師会聖灯看護専門学校

看社 | 学科：(1)第一看護学科（3年・120名）(2)第二看護学科（4年・40名）【定】

〒230-0047　神奈川県横浜市鶴見区下野谷町3-88-16
【TEL】045-717-6633
【交通】JR鶴見線「鶴見小野」駅より徒歩1分

	出願日程	試験日程	合格発表	推薦基準・試験内容	受験料
公募推薦	23年10/2～10/12（必着）	10/21	10/27	推薦は専願、現役生のみ。3.5以上、国・英・数それぞれ3.1以上の者 推薦：国（現代文）、小論文、面接、書類審査	20,000円
一般	〈第1回〉23年10/23～11/2（必着）〈第2回〉23年12/18～24年1/10（必着）〈第3回〉24年1/22～2/2（必着）〈第4回〉24年2/19～2/26（必着）	11/11（2次）11/26 1/20 2/10 3/2	11/17（2次）12/1 1/26 2/16 3/7	一般：11/11は国（現代文）、数Ⅰ、11/26は面接 1/20、2/10、3/2は国（現代文）、数Ⅰ、面接	20,000円

◇開 校 年　2018年
◇入 学 者　125名（男子15名/女子110名）
◇出 身 県　神奈川県
◇主な実習先　済生会横浜市南部病院、横浜市立市民病院、済生会横浜市東部病院
◇主な就職先　済生会横浜市南部病院、聖マリアンナ医科大学横浜市西部病院、聖隷横浜病院

◇初年度納入金（卒業までの納入金）
(1)640,000円（1,360,000円）(2)604,000円（1,576,000円）
◇学校独自の奨学金制度
・特待生：免除［年額］授業料の20%［募集内容］成績優秀で他の学生の模範となる者、若干名に対し授業料の20%を免除（1次以後は後期より）
・横浜市医師会聖灯看護専門学校修学資金：貸与［月額］第一看護学科30,000円、第二看護学科27,000円（返還免除あり）（2年次より）

◇学 生 寮　なし
◇特 徴
地域で生活する人々に貢献できる看護師の育成を目指し、医療と生活を関連させて考えられるように①退院を目指した看護②病院と在宅をつなげる看護③在宅での看護の3つの視点をカリキュラムに取り入れ、「退院支援と調整」の科目を設定し理解が深まるようにした。

資料請求　●学校案内　無料　●願書　無料　　WEB出願　不可

神奈川県

横浜実践看護専門学校
学校法人岩崎学園　看・社　学科

看護学科（3年・80名）

〒222-0033　神奈川県横浜市港北区新横浜2-4-18
【TEL】0800-800-4173　【E-mail】jkango@iwasaki.ac.jp
【交通】JR横浜線、東海道新幹線、横浜市営地下鉄ブルーライン、相鉄新横浜線・東急新横浜線「新横浜」駅より徒歩3分

公募推薦	出願日程	〈1期〉23年10/2～10/10（必着）〈2期〉23年10/16～11/6（必着）〈3期〉23年11/13～12/14（必着）	試験日程	10/15 11/12 12/10	合格発表	10/20 11/17 12/15	推薦基準・試験内容	推薦は専願のみ、1浪まで可、3.5以上、定員80名 推薦：小論文、面接、書類選考	受験料	20,000円
一般		〈1期〉23年11/13～12/4（必着）〈2期〉23年12/11～1/15（必着）〈3期〉24年1/22～1/29（必着）〈4期〉24年2/26～3/4（必着）		12/10 1/21 2/4 3/10		12/15 1/26 2/9 3/14		一般：面接、小論文、現代文、選択＝英、数Ⅰより1科目、書類選考		20,000円

◇開校年　2014年
◇入学者　－
◇出身県　神奈川県・東京都・静岡県
◇主な実習先　横浜市立市民病院、海老名総合病院、日本医科大学武蔵小杉病院他
◇主な就職先　聖マリアンナ医科大学横浜市西部病院、横浜市立大学附属病院、川崎市立川崎病院他

◇初年度納入金（卒業までの納入金）
1,400,000円（3,800,000円）
◇学校独自の奨学金制度
・特待生：免除［年額］授業料全額（募集内容）特待生選抜試験の結果及び本校の定める基準を満たした若干名を採用
・岩崎学園看護師育成基金：給付［金額］授業料全額免除・半額免除（募集内容）奨学金によって、事前に就職先が決定することはありません

◇学生寮　あり（女子のみ）
◇特徴
①新横浜駅3分！抜群の立地と最新の設備を備えた快適な学習環境
②未来の臨床で通用する「IT力」と「国際性」を備えた看護師の育成
③就職先を自由に選べる、返済不要の給付型奨学金

資料請求　●学校案内　無料　●願書　無料　　WEB出願　一般入試のみ可

横浜市病院協会看護専門学校
公益社団法人横浜市病院協会　看・社　学科

看護学科（3年・80名）

〒234-0054　神奈川県横浜市港南区港南台3-3-1
【TEL】045-834-2002
【交通】JR根岸線「港南台」駅より徒歩4分

公募推薦	出願日程	23年9/21～10/11（消有）	試験日程	10/21	合格発表	10/27	推薦基準・試験内容	推薦：文章作成Ⅰ、面接、書類審査	受験料	20,000円
一般		〈Ⅰ期〉23年11/2～11/15（消有）〈Ⅱ期〉24年1/11～1/24（消有）		11/25 2/3		12/1 2/9		一般：文章作成Ⅱ、国総（古漢除く）、数Ⅰ、面接、書類審査 ※Ⅱ期試験は定員に達した場合は実施しない場合があります		20,000円

◇開校年　1995年
◇入学者　80名（男子10名/女子70名）
◇出身県　神奈川県・東京都
◇主な実習先　横浜市内病院、介護老人保健施設、訪問看護ステーション
◇主な就職先　横浜市内病院

◇初年度納入金（卒業までの納入金）
935,000円（1,735,000円）
◇学校独自の奨学金制度
・横浜市病院協会奨学金：貸与［月額］70,000円（募集内容）奨学金貸与期間と同じ期間貸与を受けた病院に勤務した場合は返済免除

◇学生寮　なし
◇特徴

資料請求　●学校案内　本体無料　送料250円　●願書　本体無料　送料250円　　WEB出願　不可

横浜中央看護専門学校
学校法人康学舎　看・社　学科

看護学科（3年・80名）

〒221-0043　神奈川県横浜市神奈川区新町11-1
【TEL】045-453-1115　【E-mail】info@yokohamacns.jp
【交通】京浜急行線「神奈川新町」駅下車、中央口改札より徒歩1分

公募推薦	出願日程	〈Ⅰ期〉23年9/4～9/28（必着）〈Ⅱ期〉23年10/10～10/26（必着）	試験日程	10/7 11/3	合格発表	10/13 11/9	推薦基準・試験内容	推薦は専願、現役生のみ、3.0以上 推薦：国（現代文のみ・古漢除く）、面接	受験料	20,000円
一般		〈A〉23年10/10～10/26（必着）〈B〉23年11/6～11/24（必着）〈C〉24年1/26～2/15（必着）		11/3 12/2 2/23		11/9 12/7 2/29		一般：国（現代文のみ・古漢除く）、面接		20,000円

◇開校年　2014年
◇入学者　83名（男子10名/女子73名）
◇出身県　神奈川県・東京都
◇主な実習先　金沢文庫病院、横浜相原病院、桜ヶ丘中央病院
◇主な就職先　麻生総合病院、川崎幸病院、横浜なみきりハビリテーション病院

◇初年度納入金（卒業までの納入金）
1,250,000円（3,250,000円）
◇学校独自の奨学金制度
・各種奨学金制度あり

◇学生寮　なし
◇特徴
①横浜駅から電車で3分！駅の目の前が学校で便利
②充実した校舎と実習機器を完備
③実習病院と連携した就職支援体制

資料請求　●学校案内　無料　●願書　無料　　WEB出願　不可

横浜未来看護専門学校
学校法人栄戸学園　看・社　学科

看護学科（3年・80名）

〒244-0002　神奈川県横浜市戸塚区矢部町365-2
【TEL】045-864-8855
【交通】JR東海道線・横須賀線・湘南新宿ライン・横浜市営地下鉄「戸塚」駅東口より徒歩8分

公募推薦	出願日程	〈Ⅰ期〉23年9/25～10/6〈Ⅱ期〉23年10/16～11/2	試験日程	10/14 11/11	合格発表	10/20 11/17	推薦基準・試験内容	推薦は現役生のみ、3.0以上 推薦：国総（古漢除く）、数Ⅰ、面接	受験料	20,000円
一般		〈A日程〉23年10/16～11/2〈B日程〉23年11/13～12/8〈C日程〉23年12/18～24年1/19		11/11 12/16 1/27		11/17 12/22 2/2		一般：国総（古漢除く）、数Ⅰ、面接		20,000円

◇開校年　2013年
◇入学者　－
◇出身県　－
◇主な実習先　－
◇主な就職先　－

◇初年度納入金（卒業までの納入金）
1,520,000円（3,200,000円）
◇学校独自の奨学金制度
・TMG看護学生奨学金：貸与［月額］50,000円（募集内容）TMGに勤務している間は返済を猶予。勤務が3年を超えた場合は返済を免除
・ハート奨学金：貸与［月額］50,000円、40,000円、30,000円より選択（募集内容）無利子にて貸与。返済は卒業後、5年以内

◇学生寮　なし
◇特徴
国家試験合格実績はホームページにてご確認ください。奨学金は入学生全員分用意しております。
※年齢制限あり

資料請求　●学校案内　無料　●願書　無料　　WEB出願　不可

横浜労災看護専門学校

独立行政法人労働者健康安全機構

看／学科

看護学科(3年・80名)

〒222-0036　神奈川県横浜市港北区小机町3211
【TEL】045-474-6570
【交通】JR東海道新幹線・JR横浜線・横浜市営地下鉄・東急新横浜線・相鉄新横浜線「新横浜」駅より徒歩約10分

出願日程		試験日程	合格発表	推薦基準・試験内容		受験料
公募推薦	23年9/29〜10/13(17時必着)	11/2	11/10	推薦:小論文、面接		10,400円
一般	〈早期〉23年10/30〜11/13(17時必着) 〈共通〉23年12/18〜24年1/5(17時必着) 〈後期〉24年2/8〜2/22(17時必着)	11/25 1/18 (2次)1/19 3/7	12/1 1/18 (2次)1/26 3/11	一般:国(古漢除く)、数ⅠA、英ⅠⅡ(ヒアリング除く)、面接		10,400円

◇開校年　1995年
◇入学者　－
◇出身県　－
◇主な実習先　－
◇主な就職先

◇初年度納入金(卒業までの納入金)
◇学校独自の奨学金制度

◇学生寮　－
◇特徴　－

資料請求　●学校案内　－　●願書　－　　WEB出願　－

看護リハビリ新潟保健医療専門学校

学校法人新潟福祉医療学園

看／学科

看護学科(3年・40名)

〒950-0086　新潟県新潟市中央区花園2-2-19
【TEL】025-240-0003　【E-mail】hi@hi-college.ac.jp
【交通】JR線「新潟」駅より徒歩5分

出願日程		試験日程	合格発表	推薦基準・試験内容		受験料
公募推薦	23年10/11〜10/22(必着)	10/28	10/30	推薦は専願のみ、3.1以上、定員8名 推薦:書類選考、模擬授業、集団面談		25,000円
一般	23年10/11〜10/22(必着)	10/28	10/30	一般:書類選考、模擬授業、集団面談、筆記試験		25,000円

◇開校年　2006年
◇入学者　40名
◇出身県　新潟県・山形県・長野県
◇主な実習先　－
◇主な就職先

◇初年度納入金(卒業までの納入金)
1,570,000円(3,910,000円)
◇学校独自の奨学金制度

◇学生寮　提携学生寮あり
◇特徴　－

資料請求　●学校案内　無料　●願書　－　　WEB出願　可

国際メディカル専門学校

学校法人国際総合学園

看／社／学科

看護学科(3年・80名)

〒950-0914　新潟県新潟市中央区紫竹山6-4-12
【TEL】0120-287-431　【E-mail】icm@nsg.gr.jp
【交通】JR線「新潟」駅南口よりバス5分、「弁天橋」下車徒歩2分

出願日程		試験日程	合格発表	推薦基準・試験内容		受験料
公募推薦	〈Ⅰ期〉23年9/15〜10/4(必着) 〈Ⅱ期〉23年10/5〜12/6(必着) 〈Ⅲ期〉23年12/7〜24年1/24(必着)	10/8 12/10 1/27	10/16 12/15 2/2	推薦は専願、現役生のみ、3.2以上 推薦:書類審査、面接		20,000円
一般	〈Ⅱ期〉23年10/5〜12/6(必着) 〈Ⅲ期〉23年12/7〜24年1/24(必着) 〈Ⅳ期〉24年1/25〜2/21(必着) 〈Ⅴ期〉24年2/22〜3/6(必着) 〈Ⅵ期〉24年3/7〜3/27(必着)	12/10 1/27 2/24 3/9 3/31	12/15 2/2 3/1 3/15 3/31	一般:学科試験(国、数、英)、面接、書類審査		20,000円

◇開校年　1994年
◇入学者　－
◇出身県　新潟県・山形県・福島県
◇主な実習先　新潟大学医歯学総合病院、新潟市民病院、信楽園病院他多数
◇主な就職先　病院他

◇初年度納入金(卒業までの納入金)
1,180,000円(－)
◇学校独自の奨学金制度
・NSGカレッジリーグ無利子奨学制度:貸与[年額]A.300,000円(高校新卒)　B.1,000,000円(新卒以外)
・NSGカレッジリーグ災害奨学融資制度:貸与[月額]授業料等の総額が上限

◇学生寮　あり
◇特徴
1,131名を輩出しており、圧倒的な伝統と実績を誇るICMの看護師です。チーム医療の中で活躍できる看護師を育成するため、多職種理解と連携、コミュニケーションを取る事ができる看護師を目指します。

資料請求　●学校案内　無料　●願書　無料　　WEB出願　不可

三条看護・医療・歯科衛生専門学校

学校法人国際総合学園

看／AO／学科

看護学科(3年・40名)

〒955-0091　新潟県三条市上須頃5002番地1
【TEL】0800-888-4655　【E-mail】hospi@nsg.gr.jp
【交通】JR弥彦線「燕三条」駅より徒歩10分

出願日程		試験日程	合格発表	推薦基準・試験内容		受験料
公募推薦	〈第1回〉23年9/15〜10/5(必着) 〈第2回〉23年10/10〜10/26(必着) 〈第3回〉23年10/30〜11/16(必着) 〈第4回〉23年11/20〜12/7(必着) 〈第5回〉24年1/9〜1/25(必着)	10/7 10/28 11/18 12/9 1/27	10/16 11/6 11/27 12/15 2/2	推薦は専願のみ、3.1以上、欠席日数20日以内(原則)、当校主催のオープンキャンパスに1回以上参加 推薦:書類審査、面接		20,000円
一般	〈第2回〉23年10/10〜10/26(必着) 〈第3回〉23年10/30〜11/16(必着) 〈第4回〉23年11/20〜12/7(必着) 〈第5回〉24年1/9〜1/25(必着) 〈第6回〉24年1/29〜2/21(必着)	10/28 11/18 12/9 1/27 2/24	11/6 11/27 12/15 2/2 3/1	一般:国、作文、書類審査、面接		20,000円

◇開校年　2020年
◇入学者　－
◇出身県　新潟県・山形県・福島県
◇主な実習先　新潟県立燕労災病院、厚生連三条総合病院、新潟県立加茂病院
◇主な就職先　新潟市民病院、新潟白根総合病院、富永草野病院他

◇初年度納入金(卒業までの納入金)
約1,500,000円(－)
◇学校独自の奨学金制度
・NSGカレッジリーグ無利子奨学制度:貸与[年額]300,000円
・NSGカレッジリーグ無利子キャリア奨学制度:貸与[年額]1,000,000円

◇学生寮　なし
◇特徴
学生と教員の対話を大切にきめ細かな教育を行います。1年次から国家試験対策を意識した指導を行い、教員がメンタル面でもサポート。新潟県内50施設の臨地実習で様々な環境を経験し、幅広い視野を持った看護師を育成します。

資料請求　●学校案内　無料　●願書　無料　　WEB出願　不可　　残りの日程はWEBをCheck

左側分類欄（縦書き）：看護師／臨床検査技師／臨床工学技士／診療放射線技師／診療放射線技師／理学療法士／作業療法士／言語聴覚士／歯科衛生士／歯科技工士／柔道整復師／あん摩マッサージ指圧師・はり師・きゅう師／視能訓練士／義肢装具士／救急救命士

上越看護専門学校
学校法人悠久崇徳学園　【看・社】学科　看護学科(3年・40名)

〒949-3116　新潟県上越市大潟区犀潟517-1
【TEL】025-534-6651　【E-mail】boshu-j@yukyusutoku.jp
【交通】JR線「犀潟」駅より徒歩10分

出願日程		試験日程	合格発表	推薦基準・試験内容	受験料
公募推薦	〈Ⅰ期〉23年9/15～9/28(必着)	10/7	10/17	推薦は専願、現役生のみ、3.0以上　推薦:書類審査、グループディスカッション、面接	20,000円
	〈Ⅱ期〉23年12/1～12/19(必着)	12/23	12/27		
一般	〈Ⅰ期〉23年10/13～10/26(必着)	11/4	11/14	一般:書類審査、国総(古漢除く)、コミ英Ⅰ、面接	20,000円
	〈Ⅱ期〉23年11/10～11/22(必着)	12/2	12/12		
	〈Ⅲ期〉24年1/12～1/25(必着)	2/3	2/13		
	〈Ⅳ期〉24年2/19～2/29(必着)	3/9	3/13		

◇開校年 2008年
◇入学者 41名
◇出身県 新潟県・長野県・富山県
◇主な実習先 立川病院立柏崎病院、新潟県立中央病院、厚生連上越総合病院他
◇主な就職先 新潟県立病院、新潟県厚生連、国立病院機構さいがた医療センター他
◇初年度納入金(卒業までの納入金) 1,160,000円(3,080,000円)
◇学校独自の奨学金制度
◇学生寮 なし
◇特徴 上越地域の数多くの医療・福祉施設と連携し、様々な環境で学ぶことができます。2023年4月より、学生が利用できるパソコンの無料貸出、一人暮らし家賃補助制度をスタートしました。
資料請求 ●学校案内 無料 ●願書 無料　WEB出願 不可

晴麗看護学校
医療法人立川メディカルセンター　【看】学科　看護学科(3年・40名)

〒940-0041　新潟県長岡市学校町3-1-22
【TEL】0258-39-4181　【E-mail】seirei@seirei-nursing.jp
【交通】JR線「長岡」駅より徒歩約12分

出願日程		試験日程	合格発表	推薦基準・試験内容	受験料
公募推薦				※9月26日以降、該当する試験はありません	
一般	〈Ⅰ期〉23年11/20～12/5(必着)	12/15(2次)12/16	12/16(2次)12/22	一般:12/15は国総(古漢除く)、数Ⅰ、12/16は面接　3/15は国総(古漢除く)、数Ⅰ、面接	20,000円
	〈Ⅱ期〉24年2/27～3/5(必着)	3/15	3/18		

◇開校年 1992年
◇入学者 ー
◇出身県 新潟県
◇主な実習先 立川綜合病院、悠遊健康村病院、柏崎厚生病院
◇主な就職先 立川綜合病院、悠遊健康村病院、柏崎厚生病院
◇初年度納入金(卒業までの納入金) 470,000円(1,210,000円)
◇学校独自の奨学金制度 ・立川メディカルセンター看護師修学資金貸与制度:貸与[月額]50,000円
◇学生寮 なし
◇特徴 専門職業人として主体的に社会に貢献できる看護師を育成。プロジェクト学習を取り入れ、学生が自ら学び成長し続けることを促します。
資料請求 ●学校案内 無料 ●願書 無料　WEB出願 不可

長岡赤十字看護専門学校
日本赤十字社　【看】学科　看護学科(3年・50名)

〒940-2085　新潟県長岡市千秋2-297-1
【TEL】0258-28-9012
【E-mail】school@nagaoka.jrc.or.jp
【交通】JR線「長岡」駅よりバス20分「センタープラザ前」下車徒歩3分

出願日程	試験日程	合格発表	推薦基準・試験内容	受験料
公募推薦			※9月26日以降、該当する試験はありません	
一般　23年11/1～12/1(消有)	12/19・20	1/11	一般:国総(古漢除く)、コミ英ⅠⅡ、選択=生基、数ⅠA(Aは場合の数と確率)より1科目、面接	20,000円

◇開校年 1932年
◇入学者 ー
◇出身県 ー
◇主な実習先 長岡赤十字病院他
◇主な就職先 長岡赤十字病院、その他各赤十字病院他
◇初年度納入金(卒業までの納入金) 1,080,000円(ー)
◇学校独自の奨学金制度
◇学生寮 なし
◇特徴 個人を尊重した看護活動ができる基礎能力を有し、将来看護の発展に貢献できる看護実践者の育成をめざしている。
資料請求 ●学校案内 無料 ●願書 本体無料 送料250円 ※過去問題同封 送料390円　WEB出願 不可

新潟看護医療専門学校
学校法人北都健勝学園　【看・AO・社】学科　看護学科(3年・40名)

〒950-2264　新潟県新潟市西区みずき野1-105-1
【TEL】025-264-3355　【E-mail】gakuseika@nnc.ac.jp
【交通】JR越後線「越後赤塚」駅より徒歩1分

出願日程		試験日程	合格発表	推薦基準・試験内容	受験料
公募推薦	23年9/19～9/29(必着)	10/7	10/11	推薦は専願、1浪まで可、3.0以上　推薦:面接	20,000円
一般	23年10/23～11/2(必着)	11/11	11/15	一般:国総(古漢除く)、面接	20,000円
	23年11/20～12/1(必着)	12/9	12/13		
	23年12/18～24年1/5(必着)	1/13	1/17		
	24年1/22～2/2(必着)	2/10	2/14		

◇開校年 2004年
◇入学者 ー
◇出身県 新潟県
◇主な実習先 木戸病院、桑名病院、新潟臨港病院他
◇主な就職先 木戸病院、新潟南病院、桑名病院他
◇初年度納入金(卒業までの納入金) 1,440,000円(3,520,000円)
◇学校独自の奨学金制度 ・特待生制度:免除[金額]入学金400,000円
◇学生寮 なし
◇特徴 1人の教員が4～5名の学生を担当するチューター制により、全員の国家試験合格を目指します。
資料請求 ●学校案内 無料 ●願書 無料　WEB出願 可

新潟県厚生連佐渡看護専門学校

新潟県厚生農業協同組合連合会　看社　学科　看護学科(3年・40名)

〒952-1209 新潟県佐渡市千種121番地
【TEL】0259-63-4125　【E-mail】nksadoka@sado.co.jp
【交通】新潟交通バス「金井」バス停より徒歩5分

	出願日程	試験日程	合格発表	推薦基準・試験内容	受験料
公募推薦	−	−		※9月26日以降、該当する試験はありません	
一般	〈第1回〉23年12/18〜24年1/9(必着)〈第2回〉24年2/15〜3/4(必着)	1/20 3/13	2/1 3/22	一般:国総(古漢除く)、コミ英Ⅰ、数Ⅰ、面接、書類審査	20,000円

◇開校年　2001年
◇入学者　22名(男子5名/女子17名)
◇出身県　新潟県・東京都・千葉県
◇主な実習先　佐渡総合病院、グループホームさど、さど訪問看護ステーション
◇主な就職先　佐渡総合病院、上越総合病院、柏崎総合医療センター

◇初年度納入金(卒業までの納入金)
884,500円(1,873,500円)
◇学校独自の奨学金制度
・厚生連看護専門学校学生奨学金:貸与[月額]60,000円[募集内容]将来における新潟県厚生連の看護師要員を確保することを目的とする

◇学生寮　あり
◇特徴
新潟県厚生連の責務である地域医療の担い手として、超高齢社会に対応できる知識・技術・豊かな人間性をもつ看護実践者を育成しています。佐渡総合病院を中心に、近隣施設での実習展開ができる学習環境が整っています。

資料請求　●学校案内　無料　●願書　無料　　WEB出願　不可

新潟県厚生連中央看護専門学校

JA新潟厚生連　看社　学科　看護学科(3年・80名)

〒940-8653 新潟県長岡市川崎町2041番地
【TEL】0258-35-2231
【交通】JR信越本線「長岡」駅よりバス10分

	出願日程	試験日程	合格発表	推薦基準・試験内容	受験料
公募推薦	〈前期〉23年9/11〜9/28〈後期〉23年11/1〜11/16	10/14 12/2	10/23 12/11	推薦:国総(古漢除く)、面接、提出書類	
一般	〈前期〉23年11/1〜11/16〈中期〉23年12/21〜24年1/18〈後期〉24年2/1〜2/21	12/2 2/3 3/9	12/11 2/9 3/31	一般:国総(古漢除く)、面接、提出書類	

◇開校年　1952年
◇入学者　−
◇出身県　−
◇主な実習先　−
◇主な就職先　長岡中央綜合病院、糸魚川総合病院、けいなん総合病院他

◇初年度納入金(卒業までの納入金)
695,500円(1,886,500円)
◇学校独自の奨学金制度
・JA新潟厚生連奨学金制度:貸与[月額]60,000円[募集内容]卒業・資格取得後、直ちにJA新潟厚生連の病院へ看護師(職員)として一定期間以上勤務した場合、返還が免除

◇学生寮　−
◇特徴　−

資料請求　●学校案内　−　●願書　−　　WEB出願　−

新潟県立新発田病院附属看護専門学校【公】

看　学科　看護学科(3年・40名)

〒957-8588 新潟県新発田市本町1-2-8
【TEL】0254-22-2214
【交通】JR白新線、JR羽越本線「新発田」駅より徒歩5分

	出願日程	試験日程	合格発表	推薦基準・試験内容	受験料
公募推薦	23年10/2〜10/10(消有)	11/9	11/17	推薦は現役生のみ、3.8以上推薦:小論文、面接	9,600円
一般	23年11/14〜11/28(消有)	12/20(2次)12/22	12/21(2次)1/9	一般:12/20は国表、国総(古漢除く)、コミ英ⅠⅡ、数ⅠA(数Aは場合の数と確率)12/22は面接	9,600円

◇開校年　−
◇入学者　−
◇出身県　−
◇主な実習先　−
◇主な就職先　−

◇初年度納入金(卒業までの納入金)
−
◇学校独自の奨学金制度
−

◇学生寮　−
◇特徴　−

資料請求　●学校案内　本体無料　要送料　●願書　本体無料　要送料　　WEB出願　不可

新潟県立十日町看護専門学校【公】

新潟県　看　学科　看護科(3年・40名)

〒948-0065　新潟県十日町市高田町3丁目南442番地
【TEL】025-757-3450　【E-mail】tkm-ns3450@tokamachi-ns.jp
【交通】JR飯山線、ほくほく線「十日町」駅より徒歩約10分

	出願日程	試験日程	合格発表	推薦基準・試験内容	受験料
公募推薦	−	−		※詳細は学校にお問い合わせください	
一般	−	−		※詳細は学校にお問い合わせください	−

◇開校年　2020年
◇入学者　−
◇出身県　−
◇主な実習先　−
◇主な就職先　−

◇初年度納入金(卒業までの納入金)
−
◇学校独自の奨学金制度
−

◇学生寮　−
◇特徴　−

資料請求　●学校案内　−　●願書　−　　WEB出願　−

左端縦書き：専門学校・養成施設

看護師

独立行政法人国立病院機構　新潟病院附属看護学校　看・社　学科

看護学科(3年・40名)

〒945-0847　新潟県柏崎市赤坂町3-52
【TEL】0257-21-4866
【E-mail】225-kangogakkou@mail.hosp.go.jp
【交通】JR信越本線「柏崎」駅よりバス15分

出願日程		試験日程	合格発表	推薦基準・試験内容	受験料
公募推薦	23年10/23～11/6(必着)	11/13	11/16	推薦は専願のみ、3.2以上(国3.0以上) 推薦:国総(現代文のみ)、面接	20,000円
一般	〈A〉23年11/9～11/29(必着) 〈B〉23年12/25～24年1/5(必着) 〈C〉24年1/29～2/7(必着)	12/7 1/11 2/13	12/14 1/19 2/20	一般:コミ英ⅠⅡ、英表Ⅰ、国総(現代文のみ)、数Ⅰ、面接	20,000円

◇開校年　1978年
◇入学者　41名(男子4名/女子37名)
◇出身県　新潟県・山形県・福島県
◇主な実習先　国立病院機構新潟病院、国立病院機構さいがた医療センター、柏崎総合医療センター
◇主な就職先　国立病院機構新潟病院、西新潟中央病院、横浜医療センター他

◇初年度納入金(卒業までの納入金)
630,000円(1,490,000円)
◇学校独自の奨学金制度
・独立行政法人国立病院機構新潟病院奨学金:貸与

◇学生寮　あり
◇特徴
本校では医学・看護知識、技術の習得だけではなく、高い倫理観と豊かな人間性の育成に力を入れています。学校は新潟病院の敷地内にあり、実際の医療現場で働く医師や看護師が講師、指導者として将来の医療に携わる仲間として学生を支援しています。

資料請求　●学校案内　無料　●願書　無料　　WEB出願　不可

左端縦書き：臨床検査技師／臨床工学技士／診療放射線技師　理学療法士／作業療法士／言語聴覚士

学校法人北都健勝学園　村上看護専門学校　AO 看・社　学科

(2024年4月新潟看護医療専門学校村上校より校名変更予定)

看護学科(3年・40名)

〒958-0052　新潟県村上市八日市15-92
【TEL】0254-75-5552　【E-mail】info@nncm.ac.jp
【交通】JR羽越本線「村上」駅下車バス約15分、松喜和バス停下車徒歩1分

出願日程		試験日程	合格発表	推薦基準・試験内容	受験料
公募推薦	〈第1回〉23年9/19～10/4(必着) 〈第2回〉23年11/27～12/13(必着)	10/7 12/16	10/12 12/20	推薦は専願のみ、1浪まで可、3.0以上 推薦:小論文、面接、書類審査	20,000円
一般	〈第1回〉23年10/23～11/8(必着) 〈第2回〉23年11/27～12/13(必着) 〈第3回〉24年1/5～1/24(必着) 〈第4回〉24年2/1～2/14(必着)	11/11 12/16 1/27 2/17	11/15 12/20 1/31 2/21	一般:国総(古漢除く)、面接、書類審査	20,000円

◇開校年　2015年
◇入学者　39名(男子11名/女子28名)
◇出身県　新潟県・山形県
◇主な実習先　村上総合病院、県立坂町病院、村上はまなす病院
◇主な就職先　村上総合病院、村上はまなす病院、黒川病院

◇初年度納入金(卒業までの納入金)
1,440,000円(3,520,000円)
◇学校独自の奨学金制度
・指定校推薦入学者学金減免制度:減免[金額]200,000円[募集内容]指定校推薦入学試験合格者に対し入学金半額を減免
・一般入学試験特待生制度:減免[金額]400,000円[募集内容]一般入学試験において、特待生として出願し、成績上位の者に対し減免

◇学生寮　なし
◇特徴
社会人、男子学生も学びやすい校風の中で、「技術」と「こころ」の両方を大切にした実践教育を行い、「地域医療」に貢献できる看護師を目指します。

資料請求　●学校案内　無料　●願書　HPよりダウンロード　　WEB出願　可

左端縦書き：理学療法士／作業療法士／言語聴覚士

社会福祉法人周山会　富山医療福祉専門学校　看・社　学科

看護学科(3年・40名)

〒936-0023　富山県滑川市柳原149-9
【TEL】076-476-6262
【交通】あいの風とやま鉄道「滑川」駅より徒歩約15分

出願日程		試験日程	合格発表	推薦基準・試験内容	受験料
公募推薦	23年10/2～10/12(必着)	10/21	10/27	推薦は専願のみ、現役生のみ、3.0以上、定員約12名 推薦:数Ⅰ、小論文、面接	25,000円
一般	〈第1回〉23年11/13～11/30(必着) 〈第2回〉24年1/9～1/25(必着) 〈第3回〉24年2/19～3/4(必着)	12/9 2/3 3/12	12/15 2/9 3/15	一般:国(古典除く)、数Ⅰ、面接	25,000円

◇開校年　1996年
◇入学者　富山県・石川県・新潟県
◇出身県　富山県・石川県・新潟県
◇主な実習先　済生会富山病院、黒部市民病院、富山労災病院他
◇主な就職先　済生会富山病院、富山赤十字病院、富山市民病院他

◇初年度納入金(卒業までの納入金)
900,000円(2,500,000円)
◇学校独自の奨学金制度
・社会福祉法人周山会奨学金

◇学生寮　なし
◇特徴
理学療法学科・看護学科が連携して授業を行い、各職種への理解を深めます。それぞれの視点での考えを共有し、医療チームの連携について学ぶことで、保健・医療・福祉の全ての分野に強い人材を育成します。

資料請求　●学校案内　無料　●願書　無料　　WEB出願　不可

左端縦書き：歯科衛生士／歯科技工士　柔道整復師／はり師・きゅう師／あん摩マッサージ指圧師　視能訓練士／義肢装具士／救急救命士

学校法人未来高岡　富山県高岡看護専門学校　看・社　学科

看護学科(3年・120名)

〒933-0021　富山県高岡市下関町4番56号
【TEL】0766-25-2590
【E-mail】mirai@takaoka-kango.jp
【交通】JR線「高岡」駅より徒歩1分

出願日程		試験日程	合格発表	推薦基準・試験内容	受験料
公募推薦	23年10/6～10/17(必着)	11/10	11/30	※詳細は学校にお問い合わせください	－
一般	23年12/11～12/20(必着)	1/19	2/9	※詳細は学校にお問い合わせください	－

◇開校年　2017年
◇入学者　－
◇出身県　－
◇主な実習先　－
◇主な就職先　－

◇初年度納入金(卒業までの納入金)
－
◇学校独自の奨学金制度
－

◇学生寮　－
◇特徴
－

資料請求　●学校案内　－　●願書　－　　WEB出願　－

富山市立看護専門学校【公】

看 学科	看護学科(3年・40名)		〒939-8075　富山県富山市今泉308番地1 【TEL】076-425-2555 【E-mail】kangosenmon-01@city.toyama.lg.jp 【交通】JR線「富山」駅よりバス「富山市民病院前」バス停より徒歩5分

	出願日程	試験日程	合格発表	推薦基準・試験内容	受験料
公募推薦		－	－	※詳細は学校にお問い合わせください	－
一般				※詳細は学校にお問い合わせください	

◇開校年　1952年
◇入学者　－
◇出身県　－
◇主な実習先　－
◇主な就職先　－

◇初年度納入金(卒業までの納入金)
　－
◇学校独自の奨学金制度

◇学生寮　－
◇特徴　－

資料請求　●学校案内　－　●願書　－　　WEB出願　－

石川県立総合看護専門学校【公】

看 学科	第二看護学科(4年・45名)【定】		〒920-8201　石川県金沢市鞍月東2-1 【TEL】076-238-5877　【E-mail】iskangos@pref.ishikawa.lg.jp 【交通】JR線「金沢」駅より「県立中央病院」行バス終点下車

	出願日程	試験日程	合格発表	推薦基準・試験内容	受験料
公募推薦	23年10/2〜10/4(消有)	書類審査 (2次)11/7	10/18 (2次)11/29	推薦は専願、現役生のみ 推薦:国総(古漢除く)、数Ⅰ、面接	5,000円
一般	23年12/1〜12/8(消有)	1/17	2/9	一般:国総(古漢除く)、コミ英ⅠⅡ、数Ⅰ、面接	5,000円

◇開校年　1974年
◇入学者　40名(男子5名/女子35名)
◇出身県　石川県・富山県
◇主な実習先　石川県立中央病院、石川県立こころの病院、金沢大学附属病院他
◇主な就職先　公立病院、民間病院、クリニック他

◇初年度納入金(卒業までの納入金)
　72,000円(288,000円)
◇学校独自の奨学金制度
　－

◇学生寮　なし
◇特徴
・恵まれた学習施設
・経験豊富で個性豊かな講師陣
・働きながら学べる
・多くの社会人経験者
・高い合格率

資料請求　●学校案内　本体無料　送料120円　●願書　本体無料　送料210円　　WEB出願　不可

加賀市 加賀看護学校【公】

看 社 学科	看護学科(3年・36名)		〒922-0057　石川県加賀市大聖寺八間道12-1 【TEL】0761-72-2428　【E-mail】kangogakkou@city.kaga.lg.jp 【交通】JR線「大聖寺」駅より徒歩15分

	出願日程	試験日程	合格発表	推薦基準・試験内容	受験料
公募推薦	23年10/2〜10/12(消有)	10/29	11/6	推薦は専願、現役生のみ、定員18名程度 推薦:国(現代文)、面接	10,000円
一般	〈一次〉23年12/11〜12/21(消有) 〈二次〉24年3/8〜3/18(17時必着)	1/6 3/20	1/15 3/22	一般:国(現代文)、英Ⅰ、小論文、面接 ※3/20は定員数が満たないことが予測される場合に実施	10,000円

◇開校年　1968年
◇入学者　30名(男子4名/女子26名)
◇出身県　石川県・福井県
◇主な実習先　加賀市医療センター、加賀こころの病院、久藤総合病院
◇主な就職先　加賀市医療センター、金沢赤十字病院、福井大学医学部附属病院

◇初年度納入金(卒業までの納入金)
　580,000円(1,540,000円)
◇学校独自の奨学金制度

◇学生寮　なし
◇特徴
少人数教育で、学生一人ひとりの個性を大切にした指導を行います。臨床実習施設の医師他による適時適切な指導が受けられます。教育理念として看護の専門職業人として常に自己研鑽し、地域社会に貢献できる人材の育成を目指します。

資料請求　●学校案内　無料　●願書　無料　　WEB出願　不可

独立行政法人国立病院機構 金沢医療センター附属金沢看護学校

看 社 学科	看護学科(3年・80名)		〒920-8650　石川県金沢市下石引町1-1　【TEL】076-262-4189 【交通】JR線「金沢」駅北鉄北陸バスターミナル西口5番、東口7番より「出羽町」金沢医療センター前下車

	出願日程	試験日程	合格発表	推薦基準・試験内容	受験料
公募推薦		－	－	※9月26日以降、該当する試験はありません	－
一般	23年11/28〜12/22(消有)	1/11	1/29	一般:国総(現代文)、コミ英ⅠⅡ・英表Ⅰ、数Ⅰ	20,000円

◇開校年　1947年
◇入学者　－
◇出身県　石川県・富山県
◇主な実習先　国立病院機構金沢医療センター、国立病院機構医王院、国立病院機構北陸病院
◇主な就職先　国立病院機構金沢医療センター、国立病院機構医王院病院

◇初年度納入金(卒業までの納入金)
　700,000円(－)
◇学校独自の奨学金制度

◇学生寮　あり
◇特徴
70年を超える歴史と伝統、母体病院との密な連絡、災害医療や国際医学、国が担っている医療(神経難病、結核、重症心身障害の看護、心神喪失等医療観察法に基づく医療・看護)なども学べます。

資料請求　●学校案内　無料　●願書　無料　　WEB出願　不可

診療放射線技師士
臨床工学技士
臨床検査技師
看護師
理学療法士
作業療法士
言語聴覚士
歯科衛生士
歯科技工士
柔道整復師
あん摩マッサージ指圧師
はり師・きゅう師
視能訓練士
義肢装具士
救急救命士

石川県・福井県

金沢看護専門学校

学校法人浅ノ川学園　【看】【社】　学科：看護学科（3年・40名）

〒920-0811　石川県金沢市小坂町北62-1
【TEL】076-251-9558　【E-mail】info@kanazawakango.jp
【交通】IRいしかわ鉄道「東金沢」駅より徒歩10分

出願日程		試験日程	合格発表	推薦基準・試験内容	受験料
公募推薦	23年10/2〜10/20（必着）	11/3	11/17	推薦は専願、現役生のみ 推薦：国総（現代文のみ）、面接	20,000円
一般	23年11/20〜12/14（必着）	1/5	1/16	一般：国総（現代文のみ）、数Ⅰ、コミ英Ⅰ	20,000円

◇開校年　1991年
◇入学者　41名（男子5名/女子36名）
◇出身県　石川県・富山県
◇主な実習先　浅ノ川病院グループ
◇主な就職先　浅ノ川病院グループ

◇初年度納入金（卒業までの納入金）
960,000円（2,480,000円）
◇学校独自の奨学金制度
－

◇学生寮　なし
◇特徴
病床数2千を有する浅ノ川グループの一翼を担い、社会に貢献し得る有能な人材を育てる専門教育を実践している。

資料請求　●学校案内（入学案内）無料　●願書　無料　※募集要項含む　WEB出願　不可

七尾看護専門学校

一般社団法人七尾市医師会　【看】【社】　学科：看護学科（3年・40名）

〒926-0854　石川県七尾市なぎの浦156
【TEL】0767-52-9988　【E-mail】nanakan@abelia.ocn.ne.jp
【交通】JR七尾線「七尾」駅より七尾バス和倉行で「七尾バス車庫前」下車、徒歩約1分。JR線「七尾」駅より徒歩20分。能登空港より約1時間

出願日程		試験日程	合格発表	推薦基準・試験内容	受験料
公募推薦	23年10/30〜11/8（消有）	11/18	11/28	推薦は専願、現役生のみ、3.5以上 推薦：国総（現代文）、小論文、面接	20,000円
一般	〈一次〉24年1/5〜1/15（消有） 〈二次〉24年1/29〜2/8（消有）	1/18 2/15	1/26 2/26	一般：国総（現代文）、コミ英ⅠⅡ、小論文、面接	20,000円

◇開校年　2001年
◇入学者　33名（男子6名/女子27名）
◇出身県　石川県・富山県
◇主な実習先　恵寿総合病院、国立病院機構七尾病院、公立能登総合病院他
◇主な就職先　恵寿総合病院、公立能登総合病院、国立病院機構七尾病院他

◇初年度納入金（卒業までの納入金）
930,000円（2,290,000円）
◇学校独自の奨学金制度
－

◇学生寮　なし
◇特徴
地域医療に寄与する質の高い医療従事者の養成を目指す。

資料請求　●学校案内　無料　●願書　無料　WEB出願　不可

公立若狭高等看護学院【公】

公立小浜病院組合　【看】【社】　学科：看護学科（3年・40名）

〒917-0078　福井県小浜市大手町12-48
【TEL】0770-52-0162　【E-mail】waksanps@ninus.ocn.ne.jp
【交通】JR線「小浜」駅より徒歩3分

出願日程		試験日程	合格発表	推薦基準・試験内容	受験料
公募推薦	〈一次〉23年9/25〜10/6（必着） 〈二次〉23年11/27〜12/8（必着）	10/14 12/16	10/27 12/28	推薦は専願のみ、3.8以上 推薦：小論文、面接	5,000円
一般	23年12/25〜24年1/12（必着）	1/20	2/2	一般：国（現代文）、数Ⅰ、英Ⅱ、小論文、面接	5,000円

◇開校年　1990年
◇入学者　22名（男子3名/女子19名）
◇出身県　福井県・滋賀県・石川県
◇主な実習先　杉田玄白記念公立小浜病院、市立敦賀病院、独立行政法人国立病院機構敦賀医療センター他
◇主な就職先　杉田玄白記念公立小浜病院、市立敦賀病院、福井赤十字病院他

◇初年度納入金（卒業までの納入金）
約679,000円（－）
◇学校独自の奨学金制度
－

◇学生寮　あり
◇特徴
看護に必要な基礎的知識、技術について伝授し、主体的、継続的に学習する態度を育み、地域の保健医療福祉に貢献できる看護師を育成する。

資料請求　●学校案内　本体無料　送料210円　●願書　本体無料　送料210円　WEB出願　不可

武生看護専門学校

一般社団法人武生医師会　【看】【社】　学科：看護学科（3年・40名）

〒915-0814　福井県越前市中央1-9-9
【TEL】0778-24-1401
【交通】JR北陸線「武生」駅より徒歩20分、武生ICから車で約15分

出願日程		試験日程	合格発表	推薦基準・試験内容	受験料
公募推薦	〈前期〉23年10/6〜10/20（消有） 〈中期〉23年11/24〜12/8（消有） 〈後期〉23年12/22〜24年1/12（消有）	11/5 12/17 1/21	11/13 12/25 1/26	推薦は専願、現役生のみ、定員若干名 推薦：小論文、面接	20,000円
一般	〈前期〉23年12/11〜12/27（消有） 〈後期〉24年2/9〜2/26（消有）	1/8 3/9	1/15 3/15	一般：国総（古漢除く）・現代文B、コミ英ⅠⅡ、数Ⅰ、面接	20,000円

◇開校年　1998年
◇入学者　20名（男子5名/女子15名）
◇出身県　福井県
◇主な実習先　林病院、中村病院、福井赤十字病院他
◇主な就職先　－

◇初年度納入金（卒業までの納入金）
820,000円（2,060,000円）
◇学校独自の奨学金制度
－

◇学生寮　なし
◇特徴
人間愛に満ちた看護の心と専門的な知識・技術を本校で学び、社会のニーズに対応していける人を育んでいきたいと願っています。

資料請求　●学校案内　本体無料　●願書　送料250円＋過去問題同時請求　送料250円　WEB出願　不可

福井県立看護専門学校【公】

看	学科	第一看護学科(3年・40名)			〒910-0846　福井県福井市四ツ井2-8-1 【TEL】0776-54-5166　【E-mail】kansen@pref.fukui.lg.jp 【交通】JR線「福井」駅西口バスターミナル1番乗り場から京福バス「県立病院」下車徒歩1分			

	出願日程		試験日程	合格発表	推薦基準・試験内容		受験料	
公募推薦	23年10/16～10/27(必着)		11/15	12/1	推薦は専願、県内の現役生のみ、全体4.0以上、国・数・英平均3.7以上、定員10名程度(地域指定枠は専願、県内の現役生のみ、全体4.0以上、国・数・英平均4.0以上、定員6名程度) 推薦:小論文、面接(地域指定枠は面接)		7,200円	
一般	23年12/8～12/22(必着)		1/16・17	2/7	一般:国総(古漢除く)・現代文B、コミ英ⅠⅡ、選択=生基、化基より1科目、面接		7,200円	

◇開校年　1952年
◇入学者　33名(男子4名/女子29名)
◇出身県　福井県・大阪府
◇主な実習先　福井県立病院、福井県内の訪問看護ステーションや老健施設他
◇主な就職先　福井県立病院、福井大学医学部附属病院、福井赤十字病院他

◇初年度納入金(卒業までの納入金)
約640,000円～約700,000円(－)
◇学校独自の奨学金制度
－

◇学生寮　－
◇特徴
豊かで幅広い人間性と正しい倫理観を培い、必要な知識と技術および態度を身につけた看護師を育成することを目指しています。

資料請求　●学校案内　本体無料　送料140円　●願書　本体無料　送料250円　　WEB出願　不可

一般社団法人福井市医師会
福井市医師会看護専門学校

看社	学科	看護学科(3年・40名)			〒910-0001　福井県福井市大願寺1-5-23 【TEL】0776-30-1200　【E-mail】info@fishikai-kansen.jp 【交通】えちぜん鉄道三国芦原線「まつもと町屋」駅より徒歩7分			

	出願日程		試験日程	合格発表	推薦基準・試験内容		受験料	
公募推薦	〈1次〉23年9/26～10/16(必着)		10/22	10/30	推薦は専願、1浪まで可 推薦:小論文、面接、書類審査(入学推薦書・成績調査書の結果)		25,000円	
	〈2次〉23年11/21～12/11(必着)		12/17	12/25				
一般	〈1次〉23年12/7～12/26(必着)		1/7	1/15	一般:国総・現代文B(古漢除く)、選択=生基、化基より1科目、面接、成績調査書の結果		25,000円	
	〈2次〉24年1/17～2/5(必着)		2/11	2/19				

◇開校年　2002年
◇入学者　－
◇出身県　福井県・石川県
◇主な実習先　福井循環器病院、福井赤十字病院、福井県立病院他
◇主な就職先　福井循環器病院、福井県立病院、福井済生会病院他

◇初年度納入金(卒業までの納入金)
1,080,000円(－)
◇学校独自の奨学金制度

◇学生寮　なし
◇特徴
医師会の医師による強力な支援体制。最短の3年で卒業できる。看護師国家試験の万が一の保険として、准看護師資格の取得ができる。実務に則した授業、余裕のある時間割。

資料請求　●学校案内　本体無料　●願書　本体無料　※資料請求の場合、両方封入し送付　送料250円　　WEB出願　不可

山梨勤労者医療協会
共立高等看護学院

看社	学科	看護学科(3年・40名)			〒400-0035　山梨県甲府市飯田3-1-35 【TEL】055-228-7325　【E-mail】krkk@kk.yamanashi-min.jp 【交通】JR線「甲府」駅より徒歩15分			

	出願日程		試験日程	合格発表	推薦基準・試験内容		受験料	
公募推薦	23年10/2～10/13(消有)		10/20	10/27	推薦は専願、現役生のみ、定員25名程度 推薦:国総(古除く)、面接		20,000円	
一般	〈前期〉23年12/4～12/20(消有)		1/5	1/12	一般:国総(古除く)、選択=コミ英ⅠⅡ、数ⅠA、生基より1科目、面接		20,000円	
	〈後期〉24年2/2～2/16(消有)		2/22	3/1				

◇開校年　1975年
◇入学者　－
◇出身県　－
◇主な実習先　甲府共立病院、巨摩共立病院、石和共立病院他
◇主な就職先　共立病院(甲府・巨摩・石和)、県立中央病院、社会保険山梨病院他

◇初年度納入金(卒業までの納入金)
840,000円(1,820,000円)
◇学校独自の奨学金制度
・山梨勤労者医療協会奨学金:貸与[月額]1号40,000円、2号10,000円～40,000円[募集内容]1号は返済免除、2号は返済あり無利子

◇学生寮　なし
◇特徴
「患者の立場に立つ看護」を基本理念とし、知識・技術のみならず人間性、人格形成を重視し、すぐれた看護師養成を目標としています。

資料請求　●学校案内　無料　●願書　無料　　WEB出願　不可

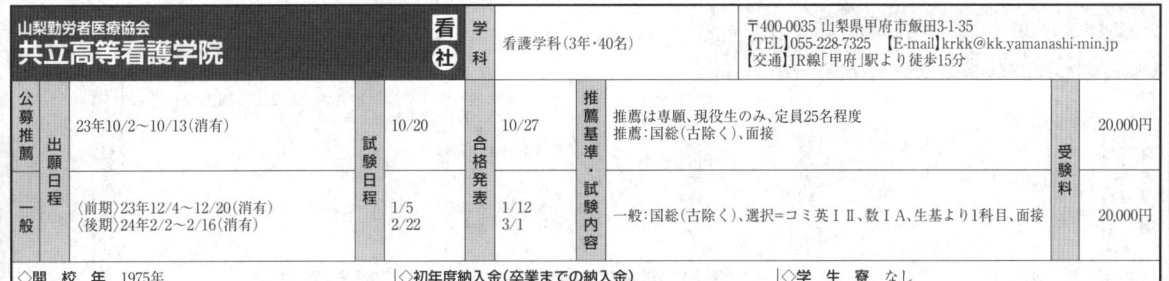

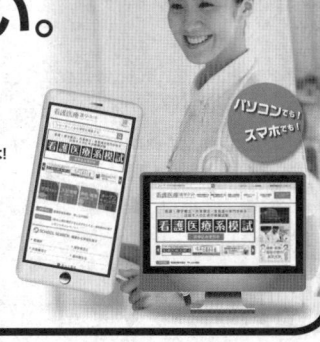
看護師

診療放射線技師
臨床工学技士
臨床検査技師

理学療法士
作業療法士
言語聴覚士

歯科衛生士
歯科技工士

柔道整復師
あん摩マッサージ指圧師
はり師・きゅう師

視能訓練士
義肢装具士
救急救命士

専門学校・養成施設

山梨県・長野県

甲府看護専門学校
学校法人看護学園　【看】　学科：看護第1学科(3年・80名)

〒400-0026 山梨県甲府市塩部3-1-4
【TEL】055-254-3300
【交通】JR中央線「甲府」駅より徒歩15分

	出願日程	試験日程	合格発表	推薦基準・試験内容	受験料
公募推薦	-	-	-	※詳細は学校にお問い合わせください	
一般				※詳細は学校にお問い合わせください	

◇開校年　-
◇入学者　-
◇出身県　-
◇主な実習先　-
◇主な就職先　-

◇初年度納入金(卒業までの納入金)
◇学校独自の奨学金制度

◇学生寮　-
◇特徴

資料請求 ●学校案内　- ●願書　-　　WEB出願

帝京山梨看護専門学校
学校法人 帝京大学　【看】【社】　学科：看護学科(3年・80名)

〒400-0024　山梨県甲府市北口2-15-4
【TEL】055-251-4441
【交通】JR中央線「甲府」駅より徒歩3分

	出願日程	試験日程	合格発表	推薦基準・試験内容	受験料
公募推薦	23年10/3～10/16(必着)	10/21	10/26	推薦は専願、現役生のみ 推薦:適性検査(課題作文)、面接、書類審査	25,000円
一般	〈前期〉23年12/11～12/22(必着) 〈後期〉24年2/1～2/14(必着)	1/6 2/23	1/12 2/29	一般:選択=国総(古漢除く)、コミ英ⅠⅡ、生基、数ⅠAより2科目※、面接、書類審査 ※国総(古漢除く)、コミ英ⅠⅡの組み合わせは不可	25,000円

◇開校年　1986年
◇入学者　-
◇出身県　-
◇主な実習先　山梨大学医学部附属病院、山梨厚生病院、帝京大学医学部附属病院他
◇主な就職先

◇初年度納入金(卒業までの納入金)
830,000円(-)
◇学校独自の奨学金制度
・帝京大学ちば総合医療センター看護学生奨学金:貸与[月額]30,000円[募集内容]本学を卒業後、貸付を受けた期間、帝京大学ちば総合医療センターに勤務した場合は、返還を免除

◇学生寮　-
◇特徴　-

資料請求 ●学校案内　無料 ●願書　無料 ※WEB出願のみ　　WEB出願　可

富士吉田市立看護専門学校【公】
【看】【社】　学科：看護学科(3年・50名)

〒403-0005　山梨県富士吉田市上吉田5606-18
【TEL】0555-24-8787　【E-mail】kansen@city.fujiyoshida.lg.jp
【交通】富士急行線「富士山」駅よりバス、ふじさんミュージアムパーク前より5分

	出願日程	試験日程	合格発表	推薦基準・試験内容	受験料
公募推薦	23年9/29～10/13(必着)	10/28	11/10	推薦は専願、現役生のみ、3.5以上(地域枠は3.2以上)、定員10名 推薦:小論文、選択=数ⅠA、コミ英ⅠⅡ、英表Ⅰ(リスニング除く)より1科目、面接 地域枠:小論文、面接	10,000円
一般	23年12/1～12/22(必着)	1/9	1/15	一般:国総(古漢除く)、数ⅠA、選択=コミ英ⅠⅡ・英表Ⅰ(リスニング除く)、生基より1科目、面接	10,000円

◇開校年　1996年
◇入学者　41名(男子6名/女子35名)
◇出身県　山梨県
◇主な実習先　富士吉田市立病院、山梨赤十字病院、大月市立中央病院他
◇主な就職先　富士吉田市立病院、山梨赤十字病院、山梨厚生病院他

◇初年度納入金(卒業までの納入金)
518,000円～568,000円(-)
◇学校独自の奨学金制度

◇学生寮　なし
◇特徴
10年連続国家試験全員合格。令和元年度より地域枠の推薦入試を新設。

資料請求 ●学校案内　無料 ●願書　無料　　WEB出願　不可

上田看護専門学校
一般社団法人上田市医師会　【看】　学科:看護学科(3年・40名)

〒386-0012 長野県上田市中央2-22-10
【TEL】0268-25-0539　【E-mail】kango@ueda-kango.ac.jp
【交通】JR・しなの電鉄・上田電鉄「上田」駅より徒歩15分

	出願日程	試験日程	合格発表	推薦基準・試験内容	受験料
公募推薦				※9月26日以降、該当する試験はありません	
一般	〈Ⅰ期〉23年12/18～12/27(消有) 〈Ⅱ期〉24年2/5～2/9(消有) 〈Ⅲ期〉24年2/27～3/6(必着)※	1/9 2/20 3/9	1/16 2/26 3/13	一般:国(現代文)、数Ⅰ、コミ英、面接 ※定員が充足した場合中止、HP上で告知します	20,000円

◇開校年　1952年
◇入学者　-
◇出身県　-
◇主な実習先　-
◇主な就職先　-

◇初年度納入金(卒業までの納入金)
973,000円(2,209,000円)
◇学校独自の奨学金制度
・上小医療圏看護職員修学資金:貸与[金額]50,000円(予定)[募集内容]経済的支援、上小看護師確保対策
・上田市医師会修学資金:貸与[金額]30,000円[募集内容]経済的支援

◇学生寮　なし
◇特徴
本校は、看護専門職者としての自覚と責任をもち、地域社会に貢献できる人材の育成を目指し、70年にわたり多くの准看護師・看護師を輩出してきました。現代社会・医療現場のニーズに即した看護師を養成するため、新カリキュラムのもと2023年4月から3年課程の看護師養成所として生まれ変わり、新カリキュラムのもと上田地域の看護教育の充実を目指し、地域貢献できる未来のナースを育てます。

資料請求 ●学校案内　無料 ●願書　無料　　WEB出願　不可

看護師

診療放射線技師士
臨床工学技士
臨床検査技師

言語聴覚士
作業療法士
理学療法士

歯科技工士
歯科衛生士

あん摩マッサージ指圧師
はり師・きゅう師
柔道整復師

救急救命士
義肢装具士
視能訓練士

小諸北佐久医師会
小諸看護専門学校

看 学科

看護学科（3年・40名）

〒384-0025　長野県小諸市相生町3-3-1
【TEL】0267-22-0707　【E-mail】info@nurse-komoro.org
【交通】しなの鉄道「小諸」駅より徒歩5分

	出願日程		試験日程	合格発表	推薦基準・試験内容		受験料	
公募推薦	—				※9月26日以降、該当する試験はありません			—
一般	〈Ⅰ期〉23年12/4～12/15（消有） 〈Ⅱ期〉24年1/24～2/2（消有） 〈Ⅲ期〉24年2/27～3/1（消有）		1/6 2/14 3/8	1/12 2/16 3/11	一般：国（古漢除く）、コミ英・英表Ⅰ、数Ⅰ、面接		20,000円	

◇開校年　2003年
◇入学者　—
◇出身県　長野県
◇主な実習先　浅間南麓こもろ医療センター、浅間総合病院、小諸高原病院他
◇主な就職先　—

◇初年度納入金（卒業までの納入金）
1,000,000円（2,340,000円）
◇学校独自の奨学金制度
・小諸看護専門学校奨学金

◇学生寮　なし
◇特徴
保健・医療・福祉をめぐる変化や多様化するニーズに対応できる看護実践者を育成する。

資料請求　●学校案内　無料　●願書　無料　　WEB出願　不可

長野県厚生農業協同組合連合会
佐久総合病院看護専門学校

看 社 学科

看護学科（3年・40名※）
※定員数80名から40名へ変更申請中

〒384-0301　長野県佐久市臼田2238
【TEL】0267-82-2474　【E-mail】sakukan@sakuhp.or.jp
【交通】JR長野新幹線「佐久平」駅乗換え小海線「臼田」駅より徒歩15分

	出願日程		試験日程	合格発表	推薦基準・試験内容		受験料	
公募推薦	23年9/29～10/6（必着）		10/28	11/17	推薦は専願、現役生のみ 推薦：国総、英、面接、書類審査		15,000円	
一般	〈Ⅰ期〉23年11/30～12/7（必着） 〈Ⅱ期〉24年1/29～2/5（必着）		1/5 2/24	1/23 3/6	一般：国総、英、数Ⅰ、面接		15,000円	

◇開校年　1960年
◇入学者　—
◇出身県　長野県・群馬県・岐阜県
◇主な実習先　長野県厚生連佐久総合病院、佐久医療センター他
◇主な就職先　長野県厚生連（9事業所）病院

◇初年度納入金（卒業までの納入金）
890,000円（—）
◇学校独自の奨学金制度
・JA長野県厚生連奨学金：貸与（無利子）［月額］50,000円

◇学生寮　あり（女子のみ）
◇特徴
佐久総合病院グループを中核とする一貫した看護の実習。地域に出ての保健・医療・福祉に関する学びが多い。健康な身体づくりのため食育にも力を入れている。

資料請求　●学校案内　無料　※HP参照　●願書　無料　※HP参照　　WEB出願　不可

地方独立行政法人長野県立病院機構
信州木曽看護専門学校

看 学科

看護学科（3年・30名）

〒397-8567　長野県木曽郡木曽町新開4236
【TEL】0264-24-0020
【交通】JR中央西線「木曽福島」駅よりバスで「信州木曽看護専門学校」下車

	出願日程		試験日程	合格発表	推薦基準・試験内容		受験料	
公募推薦	23年10/3～10/13（必着）		10/21	11/6	推薦は専願、卒業5年以内可 推薦：小論文、面接、書類選考		10,000円	
一般	23年12/4～12/15（必着） 24年2/1～2/13（必着）		1/5 2/17	1/12 2/27	一般：国（現代文）、英、数Ⅰ、面接、書類選考		10,000円	

◇開校年　2014年
◇入学者　—
◇出身県　—
◇主な実習先　木曽病院、こころの医療センター駒ヶ根、こども病院他
◇主な就職先　県立木曽病院、こども病院、県内外の総合病院他

◇初年度納入金（卒業までの納入金）
275,000円（—）
◇学校独自の奨学金制度
—

◇学生寮　あり
◇特徴
恵まれた自然と歴史ある環境のもとで、人間の生命や生活の質を多角的に理解し尊重できる豊かな人間性を育み、科学的思考に基づいた看護を実践できる基礎的能力を養成する。

資料請求　●学校案内　願書・過去問題とセット　●願書　本体無料　送料210円/過去問題・学校案内同封　250円　　WEB出願　不可

日本赤十字社
諏訪赤十字看護専門学校

看 社 学科

看護学科（3年・40名）

〒392-0024　長野県諏訪市小和田23-27
【TEL】0266-57-3275　【E-mail】ssksg@suwa-kango.jrc.or.jp
【交通】JR中央本線「上諏訪」駅より徒歩15分又は茅野行バス「角間橋」下車5分

	出願日程		試験日程	合格発表	推薦基準・試験内容		受験料	
公募推薦	23年9/19～9/29（必着）		10/16	11/1	推薦は専願、長野県内の高等学校または長野県在住の現役生のみ、3.5以上 推薦：国総、小論文、面接、書類審査		15,000円	
一般	23年11/20～12/26（必着）		1/9	1/16	一般：国総（古漢除く）、コミ英ⅠⅡ、選択=数ⅠA、生基・生より1科目、作文、面接		15,000円	

◇開校年　1923年
◇入学者　31名（男子4名/女子27名）
◇出身県　長野県・山梨県・愛知県
◇主な実習先　諏訪赤十字病院他
◇主な就職先　諏訪赤十字病院他

◇初年度納入金（卒業までの納入金）
700,000円（1,650,000円）
◇学校独自の奨学金制度
・諏訪赤十字病院奨学金：貸与［月額］30,000円
・諏訪赤十字看護専門学校奨学金：貸与［月額］30,000円

◇学生寮　なし
◇特徴
知識を学び、技術を学び、心を学び、そしてアサーティブな看護実践者を育てます。

資料請求　●学校案内　無料　●願書　無料　　WEB出願　不可

長野県

諏訪中央病院組合 諏訪中央病院看護専門学校 [看][社]

学科 看護学科(3年・40名)
〒391-0011 長野県茅野市玉川4300
【TEL】0266-73-8808 【E-mail】skango@po18.lcv.ne.jp
【交通】JR中央本線「茅野」駅よりバスで「諏訪中央病院」前下車

	出願日程	試験日程	合格発表	推薦基準・試験内容	受験料
公募推薦	-	-	-	※9月26日以降、該当する試験はありません	
一般	〈A〉23年10/30～11/22(必着)〈B〉24年1/22～2/13(必着)	12/1 2/20	12/8 2/27	一般:国(現代文のみ)、数I、英I、面接	15,000円

◇開校年 1993年
◇入学者 28名(男子7名/女子21名)
◇出身県 長野県・山梨県
◇主な実習先 諏訪中央病院、あづみ病院、信濃医療福祉センター
◇主な就職先 諏訪中央病院、岡谷市民病院、諏訪共立病院
◇初年度納入金(卒業までの納入金) 589,500円(-)
◇学校独自の奨学金制度 ・諏訪中央病院修学資金:貸与[月額]40,000円
◇学生寮 あり
◇特徴 国家試験は14年連続で全員合格しており、毎年諏訪地方をはじめとした長野県内、県外問わずほぼ全員が就職・進学をしています。

資料請求 ●学校案内 (願書)本体無料 送料140円 ●願書 ※HPよりダウンロード　WEB出願 不可

長野看護専門学校 [看][社]

学科 第1看護学科(3年・40名)
〒380-0928 長野県長野市若里7丁目1番5号
【TEL】026-226-0600 【E-mail】info@nagano-kango.ac.jp
【交通】JR線「長野」駅よりバス10分

	出願日程	試験日程	合格発表	推薦基準・試験内容	受験料
公募推薦	23年10/3～10/12(必着)	10/28	11/8	推薦は専願、現役生のみ、3.5以上 推薦:国総(現代文)、小論文、面接	20,000円
一般	〈第1回〉23年12/20～24年1/5(必着)〈第2回〉24年2/2～2/8(必着)〈第3回〉24年3/1～3/7(必着)	1/19・20 2/17 3/14	1/24 2/22 3/19	一般:1/19は国総(現代文)、コミ英I、数I 1/20は面接 2/17、3/14は国総(現代文)、コミ英I、数I、面接	20,000円

◇開校年 1952年
◇入学者 -
◇出身県 長野県
◇主な実習先 長野市民病院、長野赤十字病院、栗田病院他
◇主な就職先 長野市民病院、長野赤十字病院、篠ノ井総合病院他
◇初年度納入金(卒業までの納入金) 1,240,000円(2,720,000円)
◇学校独自の奨学金制度 -
◇学生寮 なし
◇特徴 3年間で看護師国家試験合格を目指すコースと、医療機関で働いて収入を得ながら学び、5年間で看護師国家試験を目指すコースを併設。

資料請求 ●学校案内 無料 ●願書 無料　WEB出願 不可

長野県 長野県須坂看護専門学校【公】 [看][社]

学科 看護学科(4年・40名)
〒382-0028 長野県須坂市臥竜2-20-1
【TEL】026-248-8311 【E-mail】suzakakango@pref.nagano.lg.jp
【交通】長野電鉄「須坂」駅より徒歩約30分、車約8分

	出願日程	試験日程	合格発表	推薦基準・試験内容	受験料
公募推薦	23年9/25～10/6(必着)	10/28	11/16	推薦は専願、現役生のみ、3.7以上、定員20名程度 推薦:国総(現代文)、コミ英III、小論文、面接	9,600円
一般	23年12/1～12/15(必着)	1/17・18	2/5	一般:国総(現代文)、コミ英III、数IA(数Aは確率)、小論文、面接	9,600円

◇開校年 1959年
◇入学者 38名(女子38名)
◇出身県 長野県
◇主な実習先 長野県立信州医療センター、JA長野厚生連北信総合病院、飯山赤十字病院他
◇主な就職先 長野県立信州医療センター、JA長野厚生連北信総合病院、長野赤十字病院他
◇初年度納入金(卒業までの納入金) 459,000円(-)
◇学校独自の奨学金制度 -
◇学生寮 あり
◇特徴 県下初の4年制看護専門学校。大学卒業と同等とされる「高度専門士」の称号が取得でき、また、大学との選択併修制により学士(人間科学)の学位も取得できます。

資料請求 ●学校案内 返信用封筒と切手140円 ●願書 過去問題と一式で210円　WEB出願 不可

一般社団法人松本市医師会 松本看護専門学校 [看]

学科 看護学科(3年・40名)
〒390-0875 長野県松本市城西2-5-5
【TEL】0263-33-8297 【E-mail】kangaku@matsu-med.or.jp
【交通】JR線「松本」駅より徒歩15分

	出願日程	試験日程	合格発表	推薦基準・試験内容	受験料
公募推薦				※9月26日以降、該当する試験はありません	
一般	〈A〉23年12/1～12/15(必着)〈B〉24年2/1～2/8(必着)	1/5 2/15	1/15 2/20	一般:国(現代文)、数I、英、面接	20,000円

◇開校年 1968年
◇入学者 -
◇出身県 長野県
◇主な実習先 松本市内の公立病院、大学病院、地域医療専門病院他
◇主な就職先 松本市内及び県内の病院
◇初年度納入金(卒業までの納入金) 840,000円(-)
◇学校独自の奨学金制度 -
◇学生寮 なし
◇特徴 看護師として必要な専門的知識・技術とともに、高い倫理観に加え、豊かな人間性の育成のため、社会人基礎力を土台とした基礎教育の実施。

資料請求 ●学校案内 無料 ●願書 無料　WEB出願 不可

組合立静岡県中部看護専門学校

志太広域事務組合 〔看〕〔学科〕看護学科(3年・40名)

〒425-0035 静岡県焼津市東小川1-6-9
【TEL】054-629-4311
【交通】JR線「焼津」駅より徒歩20分、バス焼津大島線「静岡県中部看護専門学校」下車すぐ

	出願日程	試験日程	合格発表	推薦基準・試験内容	受験料
公募推薦	−	−	−	※9月26日以降、該当する試験はありません	
一般	23年11/6〜11/17(必着)	12/14・15	1/5	一般:国総(古漢除く)、コミ英Ⅰ(リスニング除く)、数Ⅰ、集団討議、個人面接	6,000円

◇開校年 1990年
◇入学者 37名(男子4名/女子33名)
◇出身県 静岡県
◇主な実習先 焼津市立総合病院、藤枝市立総合病院、榛原総合病院他
◇主な就職先 焼津市立総合病院、藤枝市立総合病院、榛原総合病院

◇初年度納入金(卒業までの納入金)
500,700円(1,020,600円)
◇学校独自の奨学金制度
−

◇学生寮 なし
◇特徴
静岡県中部にある焼津市・藤枝市・牧之原市・吉田町の3市1町が運営する学校で、各市にある三つの総合病院を実習施設としてもっている。

資料請求 ●学校案内 本体無料 送料140円 ●願書 本体無料 送料210円 ／ WEB出願 不可

御殿場看護学校

一般社団法人御殿場市医師会 〔看〕〔学科〕看護学科(3年・36名)

〒412-0045 静岡県御殿場市川島田198-3
【TEL】0550-84-5200 【E-mail】inquiry@gotenbakango.ac.jp
【交通】JR御殿場線「御殿場」駅より徒歩15分、富士急行バス御殿場駅バスターミナル4番線 神場先廻り板妻循環乗車「御殿場看護学校前」下車すぐ

	出願日程	試験日程	合格発表	推薦基準・試験内容	受験料
公募推薦	−	−	−	※9月26日以降、該当する試験はありません	
一般	〈第1回〉23年11/13〜11/27(消有) 〈第2回〉24年2/15〜2/29(消有)	12/16 3/16	12/25 3/19に郵送	一般:12/16は国総(古漢除く)、数Ⅰ、面接 3/16は国総(古漢除く)、数Ⅰ、一般教養、面接	20,000円

◇開校年 2005年
◇入学者 29名(男子7名/女子22名)
◇出身県 静岡県
◇主な実習先 富士病院、フジ虎ノ門整形外科病院、富士小山病院他
◇主な就職先 フジ虎ノ門整形外科病院、富士病院、富士小山病院他

◇初年度納入金(卒業までの納入金)
850,000円(2,050,000円)
◇学校独自の奨学金制度
−

◇学生寮 なし
◇特徴
看護に必要な専門知識・技術・態度を習得するだけでなく、人間性を豊かにし、持っている主体性を引き出せるよう関わりを大切にしています。

資料請求 ●学校案内 無料 ●願書 無料 ／ WEB出願 可

JA静岡厚生連するが看護専門学校

〔看〕〔社〕〔学科〕看護学科(3年・35名)

〒421-3306 静岡県富士市中之郷2500番地の1
【TEL】0545-56-0550
【交通】JR東海道線「富士川」駅より徒歩15分

	出願日程	試験日程	合格発表	推薦基準・試験内容	受験料
公募推薦	23年10/10〜10/24(消有)	11/8	11/17	推薦は専願、現役生のみ 推薦:国(現代文)、小論文、個人面接	8,000円
一般	〈Ⅰ期〉23年12/18〜24年1/9(消有) 〈Ⅱ期〉24年2/9〜2/19(消有)	1/25 (2次)2/6 2/29	1/31 (2次)2/9 3/7	一般:1/25は国(現代文)、コミ英Ⅰ、数Ⅰ、小論文 2/6は個人面接 2/29は国(現代文)、小論文、個人面接	8,000円

◇開校年 2012年
◇入学者 −
◇出身県 −
◇主な実習先 静岡厚生病院、清水厚生病院、中伊豆温泉病院他
◇主な就職先 静岡厚生病院、清水厚生病院、中伊豆温泉病院他

◇初年度納入金(卒業までの納入金)
680,000円(1,840,000円)
◇学校独自の奨学金制度
・JA静岡厚生連奨学金制度:貸与[月額]40,000円

◇学生寮 なし
◇特徴
身体や病気についてだけでなく、人の心や精神についての理解、人との関係づくり、言葉で表現すること等についても学び、温かな看護を実践するための知識・技術・態度を養います。

資料請求 ●学校案内 無料 ●願書 無料 ／ WEB出願 不可

静岡医療科学専門大学校

学校法人十全青翔学園 →P.56 〔看〕〔学科〕看護学科(3年・60名)
※定員40名から60名に変更承認申請中

〒434-0041 静岡県浜松市浜北区平口2000
【TEL】053-585-1551 【E-mail】jimu@shiz-med-sci.ac.jp
【交通】遠州鉄道「浜北」駅よりバス5分

	出願日程	試験日程	合格発表	推薦基準・試験内容	受験料
公募推薦	23年9/4〜10/4(必着)	10/7	10/16	推薦は専願、2浪まで可、3.0以上 推薦:国(現代文)、コミ英Ⅰ、選択=数Ⅰ、生基より1科目、面接	25,000円
一般	〈Ⅰ期〉23年10/30〜11/29(必着) 〈Ⅱ期〉23年12/11〜24年1/17(必着) 〈Ⅲ期〉24年1/22〜2/20(必着)	12/2 1/20 2/24	12/11 1/29 3/4	一般:国(現代文)、コミ英Ⅰ、選択=数Ⅰ、生基より1科目、面接	25,000円

◇開校年 1996年
◇入学者 −
◇出身県 −
◇主な実習先 十全記念病院、浜松労災病院、天竜病院他
◇主な就職先 十全記念病院、浜松医科大学附属病院、浜松市リハビリテーション病院他

◇初年度納入金(卒業までの納入金)
1,100,000円(2,900,000円)
◇学校独自の奨学金制度
・看護学科MJ奨学金:貸与[年額]550,000円×3年 [募集内容]関連施設に3年以上勤務で返還免除

◇学生寮 あり
◇特徴
本校では、優秀な教授陣を招聘し、生きた学問、教育の場を提供し、学生の想像力、思考力を喚起したいと思っています。

資料請求 ●学校案内 無料 ●願書 無料 ／ WEB出願 不可

静岡県

左欄（縦書き）：専門学校・養成施設／看護師／臨床検査技師・臨床工学技士・診療放射線技師／理学療法士・作業療法士・言語聴覚士／歯科技工士・歯科衛生士／柔道整復師・はり師・きゅう師・あん摩マッサージ指圧師／視能訓練士・義肢装具士・救急救命士

独立行政法人国立病院機構 静岡医療センター附属静岡看護学校 【看】【社】

学科：看護学科（3年・40名）

〒411-0905 静岡県駿東郡清水町長沢762-1
【TEL】055-976-5455 【E-mail】310-izumi@mail.hosp.go.jp
【交通】JR線「沼津」駅よりバス15分

	出願日程	試験日程	合格発表	推薦基準・試験内容	受験料
公募推薦	23年9/12～10/2(必着)	10/13	10/30	推薦は専願、現役生のみ、3.5以上／推薦：国総(古漢除く)、数Ⅰ、面接	18,000円
一般	〈1回目〉23年10/30～11/22(必着)／〈2回目〉23年12/8～24年1/4(必着)	12/7 1/11	12/22 1/30	一般：国総(現代文のみ)、数Ⅰ、コミ英ⅠⅡ・英表Ⅰ、面接	18,000円

◇開校年 1963年
◇入学者 55名(男子16名/女子39名)
◇出身県 静岡県・山梨県
◇主な実習先 静岡医療センター、静岡てんかん・神経医療センター、天竜病院他
◇主な就職先 静岡医療センター、静岡てんかん・神経医療センター、天竜病院他

◇初年度納入金(卒業までの納入金) 620,000円(1,500,000円)
◇学校独自の奨学金制度

◇学生寮 あり(2026年3月閉寮予定)
◇特徴 看護師として必要な知識及び技術を教授し、独立行政法人国立病院機構及び社会に貢献しうる有能な人材を育成します。

資料請求 ●学校案内 本体無料 送料250円 ●願書 本体無料 送料250円 ※学校案内同封　WEB出願 不可

静岡県厚生農業協同組合連合会 静岡県厚生連看護専門学校 【看】

学科：看護学科（3年・40名）

〒431-3113 静岡県浜松市東区大瀬町1517-3
【TEL】053-434-5001 【E-mail】kangan@jasnet21.com
【交通】遠州鉄道西鹿島線「積志」駅より徒歩10分

	出願日程	試験日程	合格発表	推薦基準・試験内容	受験料
公募推薦	－	－	－	※9月26日以降、該当する試験はありません	
一般	〈Ⅰ期〉23年12/4～12/26(消有)／〈Ⅱ期〉24年1/22～2/7(消有)	1/11・12 2/17	1/25 2/29	一般：国総(古漢除く)、数Ⅰ、コミ英Ⅰ(リスニング除く)、小論文、面接	8,000円

◇開校年 1970年
◇入学者 －
◇出身県 静岡県
◇主な実習先 関連病院
◇主な就職先 関連病院

◇初年度納入金(卒業までの納入金) 660,000円(－)
◇学校独自の奨学金制度
・JA静岡県厚生連奨学金：貸与[月額]25,000円[募集内容]卒業後JA厚生病院及び関連病院に3年間勤務により返済が免除されます

◇学生寮 なし
◇特徴 関連病院との連携で実習場に恵まれ、臨地実習の指導も充実させており、個別指導を重視している。

資料請求 ●学校案内 無料 ●願書 無料　WEB出願 不可

静岡県立看護専門学校【公】

学科：看護1学科（3年・80名）

〒411-0905 静岡県駿東郡清水町長沢212-1
【TEL】055-971-2135
【E-mail】kangan-somu@pref.shizuoka.lg.jp
【交通】JR東海道本線「沼津・三島」駅よりバス15分

	出願日程	試験日程	合格発表	推薦基準・試験内容	受験料
公募推薦	23年9/4～9/27(必着)	10/13	10/31	推薦は専願、本人又は保護者が静岡県内に在住している現役生のみ、3.5以上／推薦：国総(古漢除く)、数Ⅰ、面接、書類審査	4,700円
一般	23年11/17～12/8(消有)	1/12 (2次)1/26	1/18 (2次)2/2	一般：1/12は国総(古漢除く)、数Ⅰ、コミ英Ⅰ／1/26は面接	4,700円

◇開校年 1974年
◇入学者 －
◇出身県 －
◇主な実習先 －
◇主な就職先 －

◇初年度納入金(卒業までの納入金) －
◇学校独自の奨学金制度

◇学生寮 －
◇特徴 －

資料請求 ●学校案内 － ●願書 －　WEB出願 可(一般入試のみ)

社会福祉法人恩賜財団済生会支部 静岡県済生会 静岡済生会看護専門学校 【看】【社】

学科：看護学科（3年・40名）

〒422-8527 静岡県静岡市駿河区小鹿一丁目1番24号
【TEL】054-285-5914
【交通】JR線「静岡」駅よりバスで「済生会病院前」または「小鹿局前」下車徒歩2分

	出願日程	試験日程	合格発表	推薦基準・試験内容	受験料
公募推薦	23年10/2～10/12(必着)	10/27	11/13	推薦は専願、現役生のみ、3.6以上／推薦：国総(現代文のみ)、数ⅠA、面接	10,000円
一般	23年12/4～12/19(必着)	1/11 (2次)1/15	1/12 (2次)1/29	一般：1/11は国総(現代文のみ)、コミ英Ⅰ(リスニング除く)、数ⅠA／1/15は面接	10,000円

◇開校年 1963年
◇入学者 －
◇出身県 静岡県・愛知県
◇主な実習先 静岡済生会総合病院、静岡県こころの医療センター、静岡市保健所他
◇主な就職先 静岡済生会総合病院他

◇初年度納入金(卒業までの納入金) 380,000円(－)
◇学校独自の奨学金制度
・静岡済生会総合病院奨学金：貸与[金額]25,000円/32,000円/50,000円のいずれか[募集内容]静岡済生会総合病院から学生に上記金額から希望する額を3年間貸与

◇学生寮 あり
◇特徴 実習場は隣接する済生会総合病院やグループ施設をメインに活用するため、移動の負担が少ない。

資料請求 ●学校案内 ホームページに掲載 ●願書 ホームページに掲載　WEB出願 不可

静岡市立静岡看護専門学校【公】

学科	看護学科(3年・40名)
	〒422-8074　静岡県静岡市駿河区南八幡町8-1 【TEL】054-288-1230　【E-mail】szk-kango@city.shizuoka.lg.jp 【交通】JR線「静岡」駅よりみなみ線中田回り「石田」バス停下車徒歩2分

出願日程		試験日程	合格発表	推薦基準・試験内容	受験料
公募推薦	23年10/12～10/27(必着)	11/9	11/20	推薦は専願、現役生のみ、3.6以上 推薦:国総(現代文のみ)、コミ英ⅠⅡ(リスニング除く)、面接	6,000円
一般	23年12/1～12/21(必着)	1/9・10	1/23	一般:国総(現代文のみ)、コミ英ⅠⅡ(リスニング除く)、数ⅠA(数Aは「場合の数と確率」「整数の性質」「図形の性質」の内容から2項目を選択)、面接	6,000円

◇開校年　1970年
◇入学者　40名(男子3名/女子37名)
◇出身県　静岡県
◇主な実習先　静岡市立静岡病院、静岡てんかん・神経医療センター、静岡県立こども病院
◇主な就職先　静岡市立静岡病院、静岡赤十字病院、ほか県内病院

◇初年度納入金(卒業までの納入金)　532,000円(―)
◇学校独自の奨学金制度　―

◇学生寮　なし
◇特徴　魅力あふれる教育内容と卓越された講師陣、そして楽しく熱心な教師のもと、看護の道をともに歩いてみませんか。

資料請求　●学校案内　本体無料　送料140円　※募集要項含む　●願書　※学校案内に含まれる　WEB出願　不可

静岡市立清水看護専門学校【公】

学科	看護学科(3年・40名)
	〒424-0911　静岡県静岡市清水区宮加三1221-5 【TEL】054-336-1136　【E-mail】smz-kango@city.shizuoka.lg.jp 【交通】JR東海道本線「清水」駅よりしずてつジャストラインバス「静岡市立清水病院」下車徒歩3分

出願日程		試験日程	合格発表	推薦基準・試験内容	受験料
公募推薦	23年10/16～10/31(必着)	11/9	11/20	推薦は専願のみ、3.6以上 推薦:国総(現代文のみ)、コミ英ⅠⅡ(リスニング除く)、個人面接	6,000円
一般	23年12/1～12/21(必着)	1/9・11	1/23	一般:1/9は国総(現代文のみ)、コミ英ⅠⅡ(リスニング除く)、数ⅠA(数Aは「場合の数と確率」「整数の性質」「図形の性質」の3項目から2項目を選択回答) 1/11は個人面接	6,000円

◇開校年　1995年
◇入学者　29名(男子3名/女子26名)
◇出身県　静岡県
◇主な実習先　静岡市立清水病院他
◇主な就職先　静岡市立清水病院、静岡市立静岡病院他

◇初年度納入金(卒業までの納入金)　172,000円(―)
◇学校独自の奨学金制度　―

◇学生寮　なし
◇特徴　3年で国家試験受験資格を取得。保健師、助産師学校養成所受験資格、看護系大学編入受験資格、2016年より職業実践専門課程認定。2019年4月助産学科開設。

資料請求　●学校案内　本体無料　送料210円　●願書　学校案内に含まれる　WEB出願　不可

島田市立看護専門学校【公】

学科	看護学科(3年・40名)
	〒427-0007　静岡県島田市野田1065-1 【TEL】0547-37-0987　【E-mail】shimada-kango@ca.thn.ne.jp 【交通】JR東海道本線「島田」駅よりバスで9分「島田市立総合医療センター」下車徒歩3分

出願日程		試験日程	合格発表	推薦基準・試験内容	受験料
公募推薦	23年9/13～10/2(必着)	10/17・18	10/27	推薦は専願、現役生のみ、3.3以上 推薦:10/17は国総(古漢除く)、数ⅠA(数Aは場合の数と確率)、グループ面接 10/18は個人面接	6,000円
一般	23年12/1～12/22(必着)	1/10 (2次)1/12	1/11 (2次)1/19	一般:1/10は国総(古漢除く)、数ⅠA(数Aは場合の数と確率)、コミ英Ⅰ 1/12はグループ面接及び個人面接	6,000円

◇開校年　1989年
◇入学者　41名(男子6名/女子35名)
◇出身県　静岡県
◇主な実習先　島田市立総合医療センター
◇主な就職先　島田市立総合医療センター

◇初年度納入金(卒業までの納入金)　144,000円(―)
◇学校独自の奨学金制度　―

◇学生寮　なし
◇特徴　主な実習病院は、隣接する島田市立総合医療センターであるため、教材と密着した並行学習が可能です。

資料請求　●学校案内　本体無料　送料140円　●願書　本体無料　送料210円　WEB出願　不可

湘南医療大学附属下田看護専門学校
学校法人湘南ふれあい学園

学科	看護学科(3年・40名)
	〒415-0013　静岡県下田市柿崎289 【TEL】0558-25-2211　【E-mail】info@shimodakango.ac.jp 【交通】伊豆急行線「伊豆急下田」駅よりスクールバス10分

出願日程		試験日程	合格発表	推薦基準・試験内容	受験料
公募推薦	23年9/20～10/10(必着) 23年11/8～12/5(必着) 24年1/24～2/13(必着)	10/14 12/9 2/17	10/25 12/20 2/28	推薦は専願、現役生のみ、3.5以上 推薦:基礎学力(計算・漢字)、面接	23,000円
一般	23年9/20～10/10(必着) 23年11/8～12/5(必着) 24年1/4～1/16(必着) 24年1/24～2/13(必着)	10/14 12/9 1/20 2/17	10/25 12/20 1/31 2/28	一般:基礎学力(計算・漢字)、面接	23,000円

◇開校年　2004年
◇入学者　26名(男子6名/女子20名)
◇出身県　静岡県
◇主な実習先　康心会伊豆東部病院、ふれあい南伊豆ホスピタル、湘南東部総合病院
◇主な就職先　康心会伊豆東部病院、ふれあい南伊豆ホスピタル、湘南東部総合病院

◇初年度納入金(卒業までの納入金)　1,000,000円(2,800,000円)
◇学校独自の奨学金制度
・湘南ふれあい奨学資金:貸与[月額]50,000円[募集内容]返還免除規定あり
・湘南ふれあい修学資金:貸与[月額]30,000円

◇学生寮　あり(女子のみ)
◇特徴　海に囲まれた街、恵まれた自然の中で、専門知識と豊かな人間性を育みます。

資料請求　●学校案内　無料　●願書　無料　WEB出願　不可

静岡県

東海アクシス看護専門学校【公】

中東遠看護専門学校組合

	看社	学科	看護学科(3年・60名)	〒437-0033 静岡県袋井市上田町267-30 【TEL】0538-43-8111 【E-mail】axis-ns01@za.tnc.ne.jp 【交通】JR東海道本線「袋井」駅より徒歩15分

出願日程		試験日程	合格発表	推薦基準・試験内容	受験料
公募推薦	23年9/19～10/5(必着)	10/26・27	11/15	推薦は専願、現役生のみ、3.4以上 10/26は国総(古漢除く)、数ⅠA 10/27は面接(個人・集団)	8,000円
一般	23年12/4～12/18(必着)	1/9・10	2/1	一般:1/9は国総(古漢除く)、数ⅠA、コミ英Ⅰ(リスニング除く) 1/10は面接(個人・集団)	8,000円

◇開校年 1993年
◇入学者 57名(男子4名/女子53名)
◇出身県 静岡県
◇主な実習先 中東遠地域にある公立5病院
◇主な就職先 中東遠地域にある公立5病院

◇初年度納入金(卒業までの納入金)
約494,000円(-)
◇学校独自の奨学金制度
・東海アクシス看護専門学校奨学金:貸与[月額]30,000円
[募集内容]人物、学業成績とも優秀で経済的に修学が困難な学生

◇学生寮 なし
◇特徴
本校ではチューター制(個別指導制)により、1人1人の状況に合わせた親身な指導を行っており、看護師国家試験は7年連続で全員合格しています。多くの学生が実習先である地域の公立5病院に就職し、地域医療に貢献しています。

資料請求	●学校案内 本体無料 要送料 ●願書 本体無料 要送料	WEB出願 不可

沼津市立看護専門学校【公】

	看	学科	看護学科(3年・30名)	〒410-0873 静岡県沼津市大諏訪46 【TEL】055-951-3500 【E-mail】kango@city.numazu.lg.jp 【交通】JR東海道本線「片浜」駅より徒歩15分

出願日程		試験日程	合格発表	推薦基準・試験内容	受験料
公募推薦	23年9/15～9/29(必着)	10/19	11/6	推薦は併願可、現役生のみ、3.2以上 推薦:国総(古漢除く)、数ⅠA(場合の数と確率)・基礎的な計算問題、面接	6,000円
一般	23年11/24～12/8(必着)	1/5 (2次)1/18	1/11 (2次)2/1	一般:1/5は国総(古漢除く)、コミ英Ⅰ、数ⅠA(場合の数と確率)・基礎的な計算問題 1/18は個人及び集団面接	6,000円

◇開校年 2006年
◇入学者 25名(男子1名/女子24名)
◇出身県 -
◇主な実習先 -
◇主な就職先 -

◇初年度納入金(卒業までの納入金)
-
◇学校独自の奨学金制度
-

◇学生寮 なし
◇特徴
-

資料請求	●学校案内 - ●願書 -	WEB出願 不可

浜松市立看護専門学校【公】

	看	学科	看護学科(3年・70名)	〒432-8021 静岡県浜松市中区佐鳴台5丁目8番1号 【TEL】053-455-0891 【E-mail】kango@city.hamamatsu.shizuoka.jp 【交通】JR東海道線「浜松」駅よりバス15分

出願日程		試験日程	合格発表	推薦基準・試験内容	受験料
公募推薦	23年9/26～9/29(必着)	10/28	11/9	推薦は専願、現役生のみ、3.5以上、定員35名以内 推薦:小論文、グループワーク、個人面接	6,000円
一般	〈1期〉23年11/10～11/22(必着) 〈2期〉24年1/15～1/19(必着)	12/2・9 1/31	12/27 2/14	一般:12/2は国総(古漢除く)・現代文、コミ英ⅠⅡ・英表Ⅰ、選択=数ⅠA、生基より1科目、グループワーク 12/9は個人面接 1/31は国総(古漢除く)・現代文、個人面接	6,000円

◇開校年 1974年
◇入学者 61名(男子6名/女子55名)
◇出身県 静岡県・愛知県
◇主な実習先 浜松医療センター、天竜病院、好生会三方原病院
◇主な就職先 浜松医療センター、浜松市リハビリテーション病院、聖隷浜松病院他

◇初年度納入金(卒業までの納入金)
192,000円(576,000円)
◇学校独自の奨学金制度
-

◇学生寮 なし
◇特徴
-

資料請求	●学校案内 本体無料 送料140円 ●願書 ※学校案内に含まれる	WEB出願 不可

富士市立看護専門学校【公】

	看	学科	看護学科(3年・40名)	〒416-0904 静岡県富士市本市場新田111-1 【TEL】0545-64-3131 【E-mail】ho-kango@div.city.fuji.shizuoka.jp 【交通】JR線「富士」駅から徒歩25分、車で約5分、ひまわりバス富士駅循環「東コース」約12分、「富士中央小前」下車徒歩3分

出願日程		試験日程	合格発表	推薦基準・試験内容	受験料
公募推薦	23年10/2～10/12(消有)	11/2	11/22	推薦は専願、静岡県内の高等学校を卒業見込みの者、または富士市もしくは富士宮市に住所を有する現役生のみ、3.5以上 推薦:国総(古漢除く)、個人面接、書類審査	7,000円
一般	23年11/20～12/1(消有)	12/21 (2次)1/19	1/9 (2次)2/1	一般:12/21は国総(古漢除く)、コミ英Ⅰ(リスニング除く)、数ⅠA、小論文 1/19は面接	7,000円

◇開校年 1993年
◇入学者 40名(男子4名/女子36名)
◇出身県 静岡県
◇主な実習先 富士市立中央病院、(財)復康会磐岡病院、富士市内老人保健施設他
◇主な就職先 富士市立中央病院、富士宮市立病院、共立蒲原病院他

◇初年度納入金(卒業までの納入金)
約367,000円(約828,000円)
◇学校独自の奨学金制度
-

◇学生寮 なし
◇特徴
雄大な富士山を背景に恵まれた自然環境の中にあり、看護の専門職として人々の健康と福祉に貢献できる人間性を基盤とした看護教育を行っております。

資料請求	●学校案内 本体無料 送料210円 ●願書 本体無料 送料210円	WEB出願 不可

愛生会看護専門学校

社会医療法人愛生会

【看】【社】

学科	看護科(3年・30名)

〒462-0011　愛知県名古屋市北区五反田町110-1
【TEL】052-901-5101　【E-mail】ai-kango@ngy.1st.ne.jp
【交通】地下鉄名城線「黒川」駅より市バス「新川中橋」下車徒歩5分

	出願日程		試験日程	合格発表	推薦基準・試験内容	受験料
公募推薦	23年10/2～10/13(必着)		10/21	10/25	推薦は専願、現役生のみ、3.2以上、定員15名程度 推薦:小論文、面接	20,000円
一般	23年12/15～24年1/9(必着)		1/18 (2次)1/27	1/22 (2次)1/30	一般:1/18は国総(現代文のみ)、数Ⅰ 1/27は小論文、面接(学科試験合格者のみ)	20,000円

◇開校年　1987年
◇入学者　26名(男子2名/女子24名)
◇出身県　愛知県・岐阜県
◇主な実習先　総合上飯田第一病院、上飯田リハビリテーション病院、楠メンタルホスピタル
◇主な就職先　社会医療法人愛生会

◇初年度納入金(卒業までの納入金)
1,130,000円(2,796,000円)
◇学校独自の奨学金制度
・社会医療法人愛生会奨学金:給付[年額]480,000円[募集定員]在籍時の成績優秀者10名[募集内容]愛生会に就職し、卒業後3年間勤務すれば返済免除
・社会医療法人愛生会奨学金:貸与[年額]480,000円[募集内容]愛生会に就職し3年以上勤務することを希望する場合は毎月4万円分割返済

◇学生寮　なし
◇特徴
本校では社会に貢献できる専門職業人としての基礎的能力を育成します。

資料請求	●学校案内　無料　●願書　無料	WEB出願　不可

愛知県立総合看護専門学校【公】

【看】【社】

学科	第一看護科(3年・120名)

〒466-0826　愛知県名古屋市昭和区滝川町36
【TEL】052-832-8611　【E-mail】sogokango@pref.aichi.lg.jp
【交通】地下鉄鶴舞線「いりなか」駅より徒歩8分、地下鉄名城線「八事日赤」駅より徒歩10分

	出願日程		試験日程	合格発表	推薦基準・試験内容	受験料
公募推薦	23年10/12～10/26(必着)		11/15	12月上旬 内示	推薦は専願、地域枠推薦あり、現役生のみ、3.7以上(愛知県内の高等学校) 推薦:国総(古漢除く)、小論文、面接	4,400円
一般	24年1/5～1/19(必着)		2/7	2/21	一般:国総(古漢除く)、数ⅠA、コミ英ⅠⅡ、面接	4,400円

◇開校年　1971年
◇入学者　120名
◇出身県　愛知県・岐阜県
◇主な実習先　日本赤十字愛知医療センター名古屋第二病院、聖霊病院、愛知県がんセンター他
◇主な就職先　日本赤十字愛知医療センター名古屋第二病院、愛知県がんセンター他

◇初年度納入金(卒業までの納入金)
330,000円(720,000円)
◇学校独自の奨学金制度
－

◇学生寮　なし
◇特徴
優れた講師陣と充実した実習施設に恵まれた創立51年の歴史と伝統を持つ看護学校。質の高い人間性豊かな看護師の育成を目的としています。

資料請求	●学校案内　要送料　※募集要項と合わせて送料210円　●願書　要送料	WEB出願　不可

専門学校愛知保健看護大学校

学校法人吉田学園

【看】【社】

学科	保健看護学科(4年・40名)【統】

〒480-1148　愛知県長久手市根嶽1216
【TEL】0561-63-7676　【E-mail】info@aichi-skf.ac.jp
【交通】地下鉄東山線「藤ケ丘」駅より名鉄バス7分

	出願日程		試験日程	合格発表	推薦基準・試験内容	受験料
公募推薦	〈前期〉23年10/2～10/10(必着) 〈後期〉23年11/1～12/6(必着)		10/13 12/12	10/24 12/20	推薦は専願、現役生のみ、3.2以上、定員20名 推薦:小論文、面接	20,000円
一般	〈前期〉23年12/11～24年1/10(必着) 〈後期〉24年2/5～2/28(必着)		1/16 3/5	1/24 3/12	一般:国総(現代文)、コミ英ⅠⅡ、面接	20,000円

◇開校年　1993年
◇入学者　－
◇出身県　愛知県・岐阜県・静岡県
◇主な実習先　愛知医科大学病院、東名古屋病院、公立陶生病院他
◇主な就職先　愛知医科大学病院、公立陶生病院、名古屋徳洲会総合病院他

◇初年度納入金(卒業までの納入金)
1,670,000円(5,780,000円)
◇学校独自の奨学金制度
－

◇学生寮　なし
◇特徴
看護師と保健師のダブルライセンスの取得を目指す統合カリキュラム課程。病院、在宅、保健所、学校保健室など幅広い実習先が特徴です。

資料請求	●学校案内　無料　●願書　無料	WEB出願　可

愛北看護専門学校

愛知県厚生農業協同組合連合会

【看】【社】

学科	看護学科(3年・40名)

〒483-8086　愛知県江南市高屋町大松原137番地7
【TEL】0587-51-3350
【E-mail】jimu@aifokukansen.jaaikosei.or.jp
【交通】名鉄犬山線「江南」駅よりバス10分

	出願日程		試験日程	合格発表	推薦基準・試験内容	受験料
公募推薦	－		－	－	※9月26日以降、該当する試験はありません	
一般	23年12/15～24年1/10(必着)		1/17	1/29	一般:コミ英Ⅰ、数Ⅰ(データの分析を除く)・数A(場合の数と確率のみ)、国総(現代文のみ)、面接、適性検査	20,000円

◇開校年　1996年
◇入学者　40名(男子3名/女子37名)
◇出身県　愛知県・岐阜県・三重県
◇主な実習先　江南厚生病院
◇主な就職先　江南厚生病院、海南病院、稲沢厚生病院

◇初年度納入金(卒業までの納入金)
約700,000円(約1,500,000円)
◇学校独自の奨学金制度
・厚生連奨学金貸与金制度:貸与[月額]50,000円

◇学生寮　あり
◇特徴
ワンルームのセキュリティ完備です。寮費は月額13,000円(共益費込み)です。水道料金は寮生全員で割ります。光熱費は各自でのお支払いになります。

資料請求	●学校案内　無料　●願書　無料	WEB出願　不可

看護師

臨床検査技師／臨床工学技士／診療放射線技師

理学療法士／作業療法士／言語聴覚士

歯科衛生士／歯科技工士

柔道整復／はり師・きゅう師／あん摩マッサージ指圧師

視能訓練士／義肢装具士／救急救命士

安城市医師会 安城碧海看護専門学校 看

学科：看護学科（3年・40名）

〒446-0026　愛知県安城市安城町広美42
【TEL】0566-77-8588
【交通】名鉄バス「市営広畔住宅」停より徒歩すぐ

	出願日程	試験日程	合格発表	推薦基準・試験内容	受験料
公募推薦	23年10/23～11/2（消有）	11/11	11/17	推薦は専願、現役生のみ、3.0以上、定員の50%程度 推薦：国総（古漢除く）、面接	20,000円
一般	23年12/25～24年1/10（消有）	1/20	1/29	一般：国総（古漢除く）、数Ⅰ、面接	20,000円

◇開　校　年　2011年
◇入　学　者　－
◇出　身　県　愛知県
◇主な実習先　安城更生病院、八千代病院、碧南市民病院他
◇主な就職先　地域病院

◇初年度納入金（卒業までの納入金）
836,000円（2,108,000円）
◇学校独自の奨学金制度
－

◇学　生　寮　なし
◇特　　　徴
各病院等の奨学金制度あり。

資料請求　●学校案内　無料　●願書　無料　　WEB出願　不可

公益社団法人日本海員掖済会 えきさい看護専門学校 看

学科：看護学科（3年・40名）

〒454-0854　愛知県名古屋市中川区松年町4-48
【TEL】052-652-7782　【E-mail】ekikan@violin.ocn.ne.jp
【交通】名古屋駅バスターミナル4番乗場、幹名駅2「東海橋」、「野跡駅」行き乗車、「玉船町3丁目（掖済会病院）」下車徒歩3分

	出願日程	試験日程	合格発表	推薦基準・試験内容	受験料
公募推薦	23年9/25～10/6（消有）	10/21	10/26	推薦は専願、現役生のみ、3.5以上 推薦：国総（古漢除く）、数ⅠA（場合の数と確率）、小論文、面接	20,000円
一般	24年1/4～1/12（消有）	1/20	1/25	一般：国総（古漢除く）、数ⅠA（場合の数と確率）、コミ英ⅠⅡ、面接	20,000円

◇開　校　年　2010年
◇入　学　者　42名（男子5名/女子37名）
◇出　身　県　愛知県
◇主な実習先　名古屋掖済会病院、松蔭病院、訪問看護ステーションきょうりつ他
◇主な就職先　名古屋掖済会病院

◇初年度納入金（卒業までの納入金）
920,000円（1,990,000円）
◇学校独自の奨学金制度
・名古屋掖済会病院修学資金：貸与［月額］35,000円［募集定員］制限なし［募集内容］卒業後、就業することにより返還免除審査あり

◇学　生　寮　なし
◇特　　　徴
実習病院が近くにある。また、授業講師等のサポートを受けている。

資料請求　●学校案内　本体無料　送料140円　●願書　本体無料　送料250円　　WEB出願　不可

岡崎市立看護専門学校【公】 看 社

学科：看護学科（3年・40名）

〒444-0075　愛知県岡崎市伊賀町字西郷中104
【TEL】0564-23-2951　【E-mail】kango@city.okazaki.lg.jp
【交通】名鉄「東岡崎」駅より名鉄バスで15分「伊賀町」バス停下車徒歩2分またはJR線「岡崎」駅から愛知環状鉄道「北岡崎」駅下車徒歩10分

	出願日程	試験日程	合格発表	推薦基準・試験内容	受験料
公募推薦	23年10/6～10/26（消有）	11/10	11/27	推薦は専願、現役生のみ、3.2以上 推薦：基礎学力試験（国、数、英）、小論文、面接	8,000円
一般	24年1/4～1/22（消有）	2/7	2/21	一般：国総（古漢除く）、コミ英ⅠⅡ、数ⅠA、面接	8,000円

◇開　校　年　1969年
◇入　学　者　40名（男子1名/女子39名）
◇出　身　県　愛知県他
◇主な実習先　岡崎市民病院、京ケ峰岡田病院他
◇主な就職先　岡崎市民病院他

◇初年度納入金（卒業までの納入金）
約480,000円（－）
◇学校独自の奨学金制度
－

◇学　生　寮　なし
◇特　　　徴
校内にWi-Fi環境を整備し、電子教科書（タブレット）を使用して授業を行っています。「フィジカルアセスメント実習室」にて、モデル人形を使用し、患者さんへの打診・聴診・触診によって症状を分析する演習を行っています。

資料請求　●学校案内　本体無料　送料140円　●願書　本体無料　送料140円　　WEB出願　不可

蒲郡市立ソフィア看護専門学校【公】 看 社

学科：看護学科（3年・40名）

〒443-0003　愛知県蒲郡市五井町高立田3番地
【TEL】0533-67-9103　【E-mail】kango@city.gamagori.lg.jp
【交通】JR東海道本線・名鉄「蒲郡」駅よりバス

	出願日程	試験日程	合格発表	推薦基準・試験内容	受験料
公募推薦	－	－	－	※9月26日以降、該当する試験はありません	－
一般	24年1/5～1/22（消有）	2/7	2/14	一般：国総（古漢除く）、コミ英ⅠⅡ、数ⅠA、小論文、面接	12,000円

◇開　校　年　1999年
◇入　学　者　－
◇出　身　県　愛知県
◇主な実習先　蒲郡市民病院、介護老人保健施設五井の里他
◇主な就職先　蒲郡市民病院他

◇初年度納入金（卒業までの納入金）
約490,000円（約1,090,000円）
◇学校独自の奨学金制度
－

◇学　生　寮　なし
◇特　　　徴
かけがえのない生命に対する畏敬の念を持ち、一般社会人としての人間性と良識を基盤に、叡智と広い見識をもって、積極的に地域社会にくらす人々の健康と福祉に貢献できる看護職業人を育成することを目的としています。

資料請求　●学校案内　本体無料　要送料（切手）　●願書　本体無料　要送料（切手）　　WEB出願　不可

看護師 / 診療放射線技師 臨床工学技士 臨床検査技師 / 言語聴覚士 作業療法士 理学療法士 / 歯科技工士 歯科衛生士 / あん摩マッサージ指圧師 はり師・きゅう師 柔道整復師 / 救急救命士 義肢装具士 視能訓練士

加茂看護専門学校

愛知県厚生農業協同組合連合会　［看・社］　学科：看護学科（3年・40名）

〒470-0343　愛知県豊田市浄水町伊保原654番地1
【TEL】0565-43-5101　【E-mail】information@kamokansen.jaaikosei.or.jp
【交通】名鉄豊田線「浄水」駅より徒歩約5分、とよたおいでんバス「豊田厚生病院」バス停下車徒歩3分

	出願日程	試験日程	合格発表	推薦基準・試験内容	受験料
公募推薦	−	−	−	※9月26日以降、該当する試験はありません	−
一般	23年12/15〜24年1/10（必着）	1/18	1/29	一般：数Ⅰ（データ分析除く）・数A（場合の数と確率）、コミ英Ⅰ、国総（古漢除く）、適性検査、面接	20,000円

◇開校年　1983年
◇入学者　40名（男子1名/女子39名）
◇出身県　愛知県・岐阜県・三重県
◇主な実習先　豊田厚生病院

◇主な就職先　JA愛知厚生連関連病院

◇初年度納入金（卒業までの納入金）
700,000円（−）
◇学校独自の奨学金制度
・JA愛知厚生連技術職員奨学金：貸与［月額］50,000円

◇学生寮　あり
◇特徴
本校は学校教育法および保健師助産師看護師法に基づき、看護師に必要な知識・技術を修得させ、あわせて豊かな人間性を涵養し、地域の保健・医療・福祉の向上に貢献できる人材を育成します。

資料請求　●学校案内　無料　●願書　無料（HPよりダウンロード可）　WEB出願　不可

更生看護専門学校

愛知県厚生農業協同組合連合会　［看・社］　学科：看護学科（3年・40名）

〒446-0026　愛知県安城市安城町東広畔47-1
【TEL】0566-76-3420
【交通】JR線「安城」駅・名鉄バス「安城更生病院行き」に乗車し、終点で下車

	出願日程	試験日程	合格発表	推薦基準・試験内容	受験料
公募推薦	−	−	−	※9月26日以降、該当する試験はありません	−
一般	24年1/10〜1/31（17時必着）	2/7	2/19	一般：数Ⅰ（データの分析を除く）・数A（場合の数と確率のみ）、コミ英Ⅰ、国総（現代文のみ）、適性検査、面接	20,000円

◇開校年　1947年
◇入学者　40名
◇出身県　愛知県・岐阜県・三重県
◇主な実習先　安城更生病院、刈谷病院、足助病院他

◇主な就職先　JA愛知厚生連の病院

◇初年度納入金（卒業までの納入金）
660,000円（1,600,000円）
◇学校独自の奨学金制度
・JA愛知厚生連奨学貸与金：貸与［月額］50,000円（3年間）
［募集内容］入学生及び在学生全員に貸与し、卒業後JA愛知厚生連の病院に3年間勤務することで返済義務免除

◇学生寮　あり
◇特徴
JA愛知厚生連の病院に就職することが決まっていますので、就職活動が不要で、国家試験の勉強に専念できます。

資料請求　●学校案内　無料（HPよりダウンロード可）　●願書　無料（HPよりダウンロード可）　WEB出願　不可

公立春日井小牧看護専門学校【公】

［看・社］　学科：看護学科（3年・40名）

〒486-0849　愛知県春日井市八田町2-38-1
【TEL】0568-84-5611
【交通】JR中央本線「春日井」駅よりバス

	出願日程	試験日程	合格発表	推薦基準・試験内容	受験料
公募推薦	−	−	−	※9月26日以降、該当する試験はありません	−
一般	23年12/20〜24年1/10（消有）	1/20	1/31	一般：国総（古漢除く）、数ⅠA、コミ英ⅠⅡ、面接	5,000円

◇開校年　1989年
◇入学者　40名
◇出身県　−
◇主な実習先　小牧市民病院、春日井市民病院他

◇主な就職先　春日井市民病院、小牧市民病院他

◇初年度納入金（卒業までの納入金）
170,000円（−）
◇学校独自の奨学金制度
−

◇学生寮　なし
◇特徴
看護に必要な基本的な知識・技術及び豊かな人間性を養い、社会のニーズに対応できる看護実践者を育成することを目的としています。

資料請求　●学校案内　本体無料　送料210円　●願書　本体無料　送料210円　WEB出願　不可

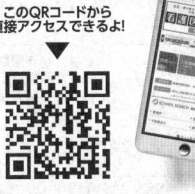
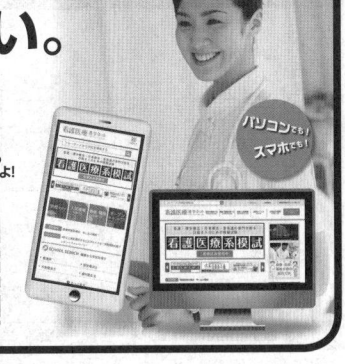
看護師

臨床検査技師　臨床工学技士　診療放射線技士

理学療法士　作業療法士　言語聴覚士

歯科衛生士　歯科技工士

柔道整復師　あん摩マッサージ指圧師　はり師・きゅう師

視能訓練士　義肢装具士　救急救命士

専門学校・養成施設

看護師 / 臨床検査技師 / 臨床工学技士 / 診療放射線技師 / 理学療法士 / 作業療法士 / 言語聴覚士 / 歯科衛生士 / 歯科技工士 / 柔道整復師 / あん摩マッサージ指圧師 / はり師・きゅう師 / 視能訓練士 / 義肢装具士 / 救急救命士

公立瀬戸旭看護専門学校【公】　看社　学科　看護学科(3年・80名)

〒489-0058　愛知県瀬戸市進陶町6-1
【TEL】0561-85-2220　【E-mail】sokan@city.seto.lg.jp
【交通】名鉄瀬戸線「瀬戸市役所前」駅より徒歩1分、愛知環状鉄道「瀬戸市」駅より徒歩10分

	出願日程	試験日程	合格発表	推薦基準・試験内容	受験料
公募推薦	—	—	—	※9月26日以降、該当する試験はありません	
一般	24年1/5～1/18(消有)	2/7	2/16	一般:国総(古漢除く)、数ⅠA、コミ英ⅠⅡ、面接	10,000円

◇開校年　1993年
◇入学者　75名(男9名/女66名)
◇出身県　愛知県・岐阜県
◇主な実習先　公立陶生病院、旭労災病院、もりやま総合心療病院他
◇主な就職先　公立陶生病院、旭労災病院、あさい病院他
◇初年度納入金(卒業までの納入金)　590,000円(1,079,000円)
◇学校独自の奨学金制度　—
◇学生寮　なし
◇特徴　瀬戸・旭地域の保健・医療水準の向上に寄与する人材育成を目指し1993年に設立。毎年多くの卒業生が当地域の医療機関に就職し、幅広い分野で活躍しています。

資料請求　●学校案内 HP参照　●願書 HP参照　WEB出願 不可

公立西知多看護専門学校【公】　看　学科　看護学科(3年・30名)

〒478-0017　愛知県知多市新知字七五三山1-2
【TEL】0562-55-5700　【E-mail】kansen@nishichita-aichi.or.jp
【交通】名鉄常滑線「古見」駅より徒歩15分

	出願日程	試験日程	合格発表	推薦基準・試験内容	受験料
公募推薦	23年10/6～10/19(消有)	11/10	11/24	推薦:小論文、一般教養、面接	10,000円
一般	23年11/28～12/12(消有)	1/6	1/31	一般:国総(古漢除く)、数Ⅰ、コミ英Ⅰ、面接	10,000円

◇開校年　1987年
◇入学者　—
◇出身県　愛知県
◇主な実習先　公立西知多総合病院、資生会八事病院、知多市保健センター他
◇主な就職先　公立西知多総合病院
◇初年度納入金(卒業までの納入金)　510,000円(—)
◇学校独自の奨学金制度　・西知多医療厚生組合看護師等修学資金:貸与[金額]30,000円程度[募集定員]25人程度
◇学生寮　なし
◇特徴　社会人基礎力の向上・倫理観の醸成を柱とした教育を実施し、地域の保健医療福祉分野で活躍できる看護職を育成します。

資料請求　●学校案内 本体無料 送料140円　●願書 本体無料 送料140円　WEB出願 不可

医療法人珪山会　中部看護専門学校　→P.91　看社　学科　看護科(3年・40名)

〒453-0028　愛知県名古屋市中村区寿町29
【TEL】052-461-3133　【E-mail】kango-office@kzan.jp
【交通】地下鉄東山線「中村日赤」駅、「本陣」駅下車徒歩7分、地下鉄桜通線「太閤通」駅下車徒歩10分

	出願日程	試験日程	合格発表	推薦基準・試験内容	受験料
公募推薦	23年10/2～10/11(必着)	10/14	10/20	推薦は専願、現役生のみ、3.4以上　推薦:国総(現代文)、コミ英ⅠⅡ、面接	20,000円
一般	〈1次〉23年12/1～24年1/5(必着)　〈2次〉24年1/29～2/8(必着)　〈3次〉24年3/4～3/12(必着)	1/12・13　2/16　3/19	1/29　2/22　3/22	一般:国総(現代文)、コミ英ⅠⅡ、数ⅠA、面接	20,000円

◇開校年　1991年
◇入学者　40名(男子4名/女子36名)
◇出身県　愛知県・岐阜県・三重県
◇主な実習先　鵜飼病院、鵜飼リハビリテーション病院、増子記念病院他
◇主な就職先　鵜飼病院、鵜飼リハビリテーション病院、済衆館病院他
◇初年度納入金(卒業までの納入金)　860,000円(2,380,000円)
◇学校独自の奨学金制度　・珪山会等奨学金:貸与[月額]30,000円～50,000円
◇学生寮　なし
◇特徴　母体の医療法人珪山会の病院等により医療現場で求められる実践的な技術を習得しながら体系的にわかりやすく知識を学んでいきます。

資料請求　●学校案内 無料　●願書 無料　WEB出願 不可

独立行政法人労働者健康安全機構　中部労災看護専門学校　看社　学科　看護学科(3年・40名)

〒455-0018　愛知県名古屋市港区港明1-10-5
【TEL】052-652-3775
【交通】地下鉄名城線「港区役所」駅より徒歩約10分

	出願日程	試験日程	合格発表	推薦基準・試験内容	受験料
公募推薦	23年10/1～10/31(必着)	11/17	11/28	推薦は専願、現役生のみ、評定基準は高校偏差値による　推薦:小論文、面接、一般教養(筆記試験)	10,400円
一般	23年12/1～24年1/4(必着)	1/18　(2次)1/19	1/26	一般:1/18は国総(古漢除く)、数ⅠA、コミ英ⅠⅡ　1/19は面接	10,400円

◇開校年　1971年
◇入学者　—
◇出身県　愛知県・静岡県・熊本県
◇主な実習先　中部労災病院他
◇主な就職先　中部労災病院、旭労災病院、横浜労災病院他
◇初年度納入金(卒業までの納入金)　750,000円(—)
◇学校独自の奨学金制度　・あり
◇学生寮　あり(女子のみ)
◇特徴　人間愛と生命に対する尊厳を基盤とした豊かな人間性を培い、勤労者医療に貢献できる看護の実践者として、生涯成長し続ける人材の育成をめざしている。

資料請求　●学校案内 WEB請求 無料　●願書 ※学校案内に含まれる　WEB出願 不可

津島市立看護専門学校【公】

				学科	看護科(3年・30名)	〒496-0038　愛知県津島市橘町6-34 【TEL】0567-26-4101　【E-mail】kangaku@city.tsushima.lg.jp 【交通】名鉄津島線・尾西線「津島」駅より徒歩15分	
出願日程	公募推薦	23年10/16～10/27(消有)	試験日程 11/9	合格発表 11/16	推薦基準・試験内容	推薦は専願のみ、2浪まで可、定員12～13名 推薦:国(古漢除く)、数Ⅰ、面接	受験料 12,000円
	一般	24年1/11～1/24(消有)	2/7	2/15		一般:国(古漢除く)、数Ⅰ、コミ英Ⅰ(筆記試験のみ)、面接	12,000円

◇開校年　1987年
◇入学者　30名(男子2名/女子28名)
◇出身県　愛知県・岐阜県・北海道
◇主な実習先　津島市民病院、北津島病院、地域包括支援センター
◇主な就職先　津島市民病院他

◇初年度納入金(卒業までの納入金)
630,000円(1,265,000円)
◇学校独自の奨学金制度
－

◇学生寮　なし
◇特　徴
本校では男女問わず、幅広い年齢層や社会人経験を持った学生が入学しています。それぞれ貴重な人生体験を通じて看護への道を選択し、学習しています。

資料請求　●学校案内　本体無料　送料250円　●願書　※学校案内に含まれる　　WEB出願　不可

東海医療科学専門学校

学校法人セムイ学園

				学科	看護科(3年・40名)	〒450-0003　愛知県名古屋市中村区名駅南2-7-2 【TEL】052-588-2977　【E-mail】info@tokai-med.ac.jp 【交通】JR・名鉄・近鉄・地下鉄線「名古屋」駅より徒歩13分	
出願日程	公募推薦	〈第1回〉23年10/2～10/10(必着) 〈第2回〉23年11/1～11/7(必着) 〈第3回〉23年11/27～12/5(必着)	試験日程 10/15 11/12 12/10	合格発表 10日以内	推薦基準・試験内容	推薦は専願、現役生のみ 推薦:小論文、面接、書類審査	受験料 20,000円
	一般	〈第4回〉24年1/15～1/23(必着) 〈第5回〉24年2/5～2/13(必着) 〈第6回〉24年2/26～3/5(必着)	1/28 2/18 3/10	10日以内		一般:国総(古漢除く)、数ⅠA、小論文、面接、書類審査	20,000円

◇開校年　2007年
◇入学者　－
◇出身県　－
◇主な実習先　－
◇主な就職先　－

◇初年度納入金(卒業までの納入金)
1,550,000円(4,250,000円)
◇学校独自の奨学金制度
・看護科資格特待生:給付[年額]最大1,150,000円[募集内容]入学前に英語検定試験の資格取得している学生に対し資格に応じて奨学金を支給
・ひとり親家庭奨学金:給付[年額]100,000円[募集内容]入学後、在学年度ごとに100,000円の奨学金を支給

◇学生寮　なし
◇特　徴
名古屋駅から徒歩13分。アクティブラーニングを導入し、主体的に考え、時代の変化に合わせて活躍できる看護師の育成を目指します。

資料請求　●学校案内　無料　●願書　無料　　WEB出願　可

トヨタ看護専門学校

トヨタ自動車株式会社

				学科	看護科(3年・40名)	〒471-0821　愛知県豊田市平和町4-48-5 【TEL】0565-24-7227　【E-mail】ya-kansen@mail.toyota.co.jp 【交通】名古屋鉄道三河線「豊田市」駅よりバス25分	
出願日程	公募推薦	23年9/22～10/6(必着)	試験日程 10/24	合格発表 11/15	推薦基準・試験内容	推薦は専願、現役生のみ、3.6以上 推薦:小論文、面接	受験料 12,000円
	一般	24年1/4～1/12(必着)	1/23 (2次)2/2	1/29 (2次)2/8		一般:1/23は国総(現代文)、数ⅠA、コミ英ⅠⅡ 2/2は面接	12,000円

◇開校年　1987年
◇入学者　31名(女子31名)
◇出身県　愛知県・岐阜県
◇主な実習先　トヨタ記念病院他
◇主な就職先　トヨタ記念病院他

◇初年度納入金(卒業までの納入金)
728,000円(1,503,000円)
◇学校独自の奨学金制度
・トヨタ記念病院奨学資金:貸与[月額]30,000円[募集内容]卒業後、トヨタ記念病院へ就職した場合、1か月分ずつ返還免除

◇学生寮　あり
◇特　徴
1987年トヨタ自動車(株)が設立した看護専門学校です。基礎分野に心理学、人間関係学などを配した独自のカリキュラム編成を行っています。

資料請求　●学校案内　本体無料　送料140円　●願書　※学校HPよりダウンロード可　　WEB出願　不可

豊田地域看護専門学校

公益財団法人豊田地域医療センター

				学科	医療専門課程看護科(3年・40名)	〒471-0062　愛知県豊田市西山町3-30-1 【TEL】0565-34-5100　【E-mail】c-kango@hm3.aitai.ne.jp 【交通】名鉄豊田線「上豊田」駅より徒歩12分、名鉄三河線「梅坪」駅より徒歩15分	
出願日程	公募推薦	－	試験日程 －	合格発表 －	推薦基準・試験内容	※9月26日以降、該当する試験はありません	受験料
	一般	23年11/28～24年1/4(必着)	1/13	1/19		一般:国総(古漢除く)、数Ⅰ、コミ英ⅠⅡ、面接	15,000円

◇開校年　1980年
◇入学者　40名(男子3名/女子37名)
◇出身県　愛知県・岐阜県他
◇主な実習先　豊田地域医療センター、豊田厚生病院、藤田医科大学病院
◇主な就職先　豊田地域医療センター、豊田厚生病院、藤田医科大学病院

◇初年度納入金(卒業までの納入金)
286,000円(758,000円)
◇学校独自の奨学金制度
－

◇学生寮　なし
◇特　徴
「慈」の精神に則り、豊かな人間性を培い、心身の調和のとれた人間形成を図ると共に地域医療に貢献できる看護師の育成を目指しています。

資料請求　●学校案内　本体無料　送料140円　●願書　本体無料　送料210円　　WEB出願　不可

専門学校・養成施設

看護師

臨床検査技師 臨床工学技士 診療放射線技師

理学療法士 作業療法士 言語聴覚士

歯科技工士 歯科衛生士

あん摩マッサージ指圧師 はり師・きゅう師 柔道整復師

視能訓練士 義肢装具士 救急救命士

豊橋市立看護専門学校【公】

				看	学科	看護第1科(3年・40名)	〒441-8085　愛知県豊橋市青竹町字八間西100-3 【TEL】0532-33-7891　【E-mail】kangaku@city.toyohashi.lg.jp 【交通】JR線「豊橋」駅より豊鉄バス「豊橋市民病院」下車徒歩3分	
公募推薦	出願日程	−	試験日程	−	合格発表	−	推薦基準・試験内容	※9月26日以降、該当する試験はありません	受験料
一般		24年1/4～1/24(必着)		2/7・8		2/22		一般:国総(古漢除く)、コミ英ⅠⅡ、数Ⅰ、面接	10,000円

◇開校年　1969年
◇入学者　−
◇出身県　愛知県・静岡県
◇主な実習先　豊橋市民病院、豊橋市総合老人ホーム、豊橋市立保育園他
◇主な就職先　豊橋市民病院

◇初年度納入金(卒業までの納入金)
500,000円(850,000円)
◇学校独自の奨学金制度
−

◇学生寮　なし
◇特徴
各学科目の授業担当は、市内の大学をはじめ隣接地から優秀な教授陣を招き、また、豊橋市民病院の医師・看護師により、最新医学と密着した教育を展開しています。

資料請求　●学校案内　本体無料　送料140円　●願書　本体無料　送料140円　　WEB出願　不可

学校法人日本教育財団
名古屋医専

				看 AO 社	学科	(1)高度看護学科(4年・40名) (2)高度看護保健学科(4年・40名)【統】 (3)実践看護学科Ⅰ(3年・40名) (4)実践看護学科Ⅱ(3年・40名)	〒450-0002　愛知県名古屋市中村区名駅4-27-1 【TEL】052-452-3000　【E-mail】nyugaku.nagoya@iko.ac.jp 【交通】各線「名古屋」駅より徒歩3分	
公募推薦	出願日程	〈第1回〉23年10/2～10/12(必着) 〈第2回〉23年10/16～10/25(必着) 〈第3回〉23年10/30～11/9(必着) 〈第4回〉23年11/13～11/22(必着) 〈第5回〉23年11/27～12/7(必着)	試験日程	10/15 10/28 11/12 11/25 12/10	合格発表	1週間以内	推薦基準・試験内容	推薦は専願のみ 推薦:適性診断、面接、作文	30,000円
一般		〈第1回〉23年10/2～10/12(必着) 〈第2回〉23年10/16～10/25(必着) 〈第3回〉23年10/30～11/9(必着) 〈第4回〉23年11/13～11/22(必着) 〈第5回〉23年11/27～12/7(必着)		10/15 10/28 11/12 11/25 12/10		1週間以内		一般:適性診断Ⅰ、適性診断Ⅱ(専願は免除)、面接、作文	30,000円

◇開校年　2008年
◇入学者　−
◇出身県　−
◇主な実習先　−
◇主な就職先　−

◇初年度納入金(卒業までの納入金)
−
◇学校独自の奨学金制度
−

◇学生寮　−
◇特徴
−

資料請求　●学校案内　−　●願書　−　　WEB出願　可　　残りの日程はWEBをCheck

学校法人平成医療学園
名古屋平成看護医療専門学校

				看 社	学科	看護学科(3年・40名)	〒464-0850　愛知県名古屋市千種区今池1-5-31 【TEL】0120-134-634　【E-mail】nheisei-kouhou@heisei-iryo.ac.jp 【交通】JR中央本線、地下鉄東山線「千種」駅より徒歩3分	
公募推薦	出願日程	−	試験日程	−	合格発表	−	推薦基準・試験内容	※9月26日以降、該当する試験はありません	受験料
一般		23年10/20～11/1(必着) 24年2/2～2/14(必着)		11/4 2/17		11/10 2/22		一般:面接、書類審査、基礎学力試験(60分/国総、数ⅠA、英Ⅰ)、事前小論文	20,000円

◇開校年　2019年
◇入学者　−
◇出身県　愛知県・岐阜県・三重県
◇主な実習先　病院、クリニック、保育所
◇主な就職先　大学病院、公立病院、民間病院

◇初年度納入金(卒業までの納入金)
1,720,000円(4,560,000円)
◇学校独自の奨学金制度
・AO入試制度奨学金:給付[金額]入学時100,000円[募集内容]AO入試に合格し、入学する方が対象

◇学生寮　なし
◇特徴
本校の看護学科は実習先が病院だけでなく、助産院や老人福祉施設などさまざまなため、多様な看護観に触れることができます。また、他の医療・スポーツ分野を目指す学生が同じ校舎内にいるため、看護以外の職種に関する知識や理解、刺激を自然に受けることができます。

資料請求　●学校案内　無料　●願書　無料　　WEB出願　不可

西尾市立看護専門学校【公】

				看 社	学科	看護学科(3年・40名)	〒445-0074　愛知県西尾市戸ヶ崎町広美109-1 【TEL】0563-54-8800　【E-mail】kango@city.nishio.lg.jp 【交通】名鉄西尾線「西尾口」駅より徒歩5分	
公募推薦	出願日程	〈市内枠〉23年11/9～11/22(消有)	試験日程	12/10	合格発表	12/18	推薦基準・試験内容	推薦は専願、23年4/1以前から西尾市内に居住し、卒業後西尾市内に看護職として就業する意志を持つ者、現役生のみ、3.5程度以上 推薦:国(古漢除く・小論文的要素を含む)、面接	10,000円
一般		23年1/9～1/24(消有)		2/7		2/16		一般:国(古漢除く・小論文的要素を含む)、数ⅠA、コミ英ⅠⅡ、面接	10,000円

◇開校年　1996年
◇入学者　40名(男子2名/女子38名)
◇出身県　愛知県
◇主な実習先　西尾市民病院、京ヶ峰岡田病院、西尾老人保健施設他
◇主な就職先　西尾市民病院、碧南市民病院、岡崎市民病院他

◇初年度納入金(卒業までの納入金)
574,000円(1,081,000円)
◇学校独自の奨学金制度
−

◇学生寮　なし
◇特徴
地域住民の健康と福祉に寄与することのできる意識の高い看護実践者の育成を目的とする。

資料請求　●学校案内　当校HPをご覧ください　●願書　当校HPをご覧ください　　WEB出願　不可

※受験を希望される方は、必ず各学校の募集要項をご確認ください。

看護師

半田常滑看護専門学校【公】

看　社　学科　看護学科(3年・40名)

〒475-0817　愛知県半田市東洋町2-45
【TEL】0569-24-0992
【交通】JR線「半田」駅より徒歩15分

区分	出願日程	試験日程	合格発表	推薦基準・試験内容	受験料
公募推薦	23年10/19~11/1(消有)	11/11	12/1	推薦は専願、現役生のみ、3.5程度以上　推薦:国総(古漢除く)、面接	10,000円
一般	23年12/4~12/22(消有)	1/15	2/2	一般:国総(古漢除く)、数Ⅰ、コミ英ⅠⅡ、面接	10,000円

◇開校年　1971年
◇入学者　-
◇出身県　愛知県
◇主な実習先　半田市立半田病院、常滑市民病院他
◇主な就職先　半田市立半田病院、常滑市民病院他

◇初年度納入金(卒業までの納入金)　約430,000円(-)
◇学校独自の奨学金制度

◇学生寮　なし
◇特徴
国家試験合格率が高い(近年では平成25・27・29・令和3・4年度は全員合格)。中部国際空港災害訓練患者役(負傷者役)で参加。

資料請求　●学校案内　本体無料　送料210円(切手)　●願書　※学校案内に含む　WEB出願　不可

東三河看護専門学校
社会医療法人明陽会

看　社　学科　看護学科(3年・40名)

〒441-8029　愛知県豊橋市羽根井本町133-4
【TEL】0532-31-4725
【交通】JR線「豊橋」駅より徒歩10分

区分	出願日程	試験日程	合格発表	推薦基準・試験内容	受験料
公募推薦	23年10/2~10/6(必着)	10/14	10/25	推薦は現役生のみ、3.5以上、欠席10日以内　推薦:国総(古漢除く)、コミ英Ⅰ、小論文、面接	10,000円
一般	〈一次〉23年12/1~24年1/5(必着)〈二次〉24年2/8~2/13(必着)	1/16　2/24	2/2　2/28	一般:国総(古漢除く)、コミ英Ⅰ、小論文、面接	10,000円

◇開校年　1991年
◇入学者　41名(男子2名/女子39名)
◇出身県　愛知県・静岡県
◇主な実習先　成田記念病院、第二成田記念病院、明陽苑
◇主な就職先　成田記念病院

◇初年度納入金(卒業までの納入金)　400,000円(-)
◇学校独自の奨学金制度
・社会医療法人明陽会　成田記念病院奨学金:[月額]40,000円[募集定員]制限なし[募集内容]卒業後3年間成田記念病院に勤務すれば返済免除

◇学生寮　あり(女子のみ)
◇特徴
社会医療法人明陽会グループの母体である、成田記念病院を中心として明陽苑(老人保健施設)、第二成田記念病院等多くの実習施設をもっており、充実した実習を学ぶことができます。

資料請求　●学校案内　無料　●願書　無料　WEB出願　不可

尾北看護専門学校
一般社団法人尾北医師会

看　社　学科　看護学科(3年・40名)

〒480-0144　愛知県丹羽郡大口町下小口6-122-2
【TEL】0587-95-7022
【交通】名鉄犬山線「柏森」駅より大口町コミュニティバス約5分、「大口町役場」下車徒歩約5分

区分	出願日程	試験日程	合格発表	推薦基準・試験内容	受験料
公募推薦	23年10/16~10/27(消有)	11/12	11/20	推薦は専願、現役生のみ、定員若干名　推薦:小論文、面接	20,000円
一般	〈第1回〉23年12/1~12/15(消有)〈第2回〉24年2/19~2/28(必着)	1/21　3/8	1/29　3/14	一般:〈第1回〉国総(古漢除く)、数Ⅰ、コミ英Ⅰ、面接〈第2回〉小論文、面接	20,000円

◇開校年　1995年
◇入学者　-
◇出身県　愛知県・岐阜県
◇主な実習先　江南厚生病院、総合犬山中央病院、犬山病院他
◇主な就職先　江南厚生病院、総合犬山中央病院、愛知医科大学病院、東海中央病院他

◇初年度納入金(卒業までの納入金)　1,130,000円(-)
◇学校独自の奨学金制度

◇学生寮　なし
◇特徴
看護学校には珍しく、グランドがあり、駐車場も完備。実習病院は学校から車で15分ほどの距離で、自家用車で通学できる。先輩と後輩との縦のつながりを大切にしており、卒業生との交流も持てる。就職先に縛りがなく、自分で決定できる。

資料請求　●学校案内　※学校案内、願書　本体無料　送料250円　●願書　学校案内に含む　WEB出願　不可

穂の香看護専門学校
学校法人穂の香学園

看　学科　看護学科(3年・40名)

〒441-1306　愛知県新城市川路字萩平1-125
【TEL】0536-24-3101
【交通】JR飯田線「三河東郷」駅より徒歩15分

区分	出願日程	試験日程	合格発表	推薦基準・試験内容	受験料
公募推薦				※詳細は学校にお問い合わせください	
一般				※詳細は学校にお問い合わせください	

◇開校年　2014年
◇入学者　-
◇出身県　-
◇主な実習先　-
◇主な就職先　-

◇初年度納入金(卒業までの納入金)　-
◇学校独自の奨学金制度

◇学生寮　-
◇特徴　-

資料請求　●学校案内　-　●願書　-　WEB出願　-

臨床検査技師　臨床工学技士　診療放射線技師　理学療法士　作業療法士　言語聴覚士　歯科衛生士　歯科技工士　柔道整復師　はり師・きゅう師　あん摩マッサージ指圧師　視能訓練士　義肢装具士　救急救命士

まつかげ看護専門学校

医療法人生生会

看社	学科	看護学科(3年・30名)

〒454-0926　愛知県名古屋市中川区打出二丁目341番地
【TEL】052-353-5171　【E-mail】mnc@alpha.ocn.ne.jp
【交通】地下鉄東山線「高畑」駅より市バス多加良浦行き/幹高畑1号系統「打出町」下車徒歩5分

出願日程	公募推薦	23年10/20〜11/2(必着)	試験日程	11/11	合格発表	11/24	推薦基準・試験内容	推薦は専願、現役生のみ、3.4以上、欠席日数10日以下 推薦:国総(古漢除く)、面接	受験料	20,000円
	一般	〈一次〉23年12/7〜12/26(必着) 〈二次〉24年2/1〜2/16(必着)		1/10 2/24		1/26 3/13		一般:国総(古漢除く)、数Ⅰ、コミ英Ⅰ、面接		20,000円

◇開校年　1991年
◇入学者　―
◇出身県　愛知県・岐阜県
◇主な実習先　(医)生生会松蔭病院、(医)生生会まつかげシニアホスピタル、AOI名古屋病院他
◇主な就職先　(医)生生会松蔭病院、(医)生生会まつかげシニアホスピタル、AOI名古屋病院他

◇初年度納入金(卒業までの納入金)
1,050,000円(2,850,000円)
◇学校独自の奨学金制度
・医療法人生生会奨学金:貸与[年額]900,000円(3年間)[募集内容]関連施設に一定条件で3年以上勤務すれば返済免除

◇学生寮　あり
◇特徴
1学年30名の少人数制で学年の枠を越えた縦割り学習など、アットホームな雰囲気で目の行き届いた教育を心掛けています。

資料請求　●学校案内　無料　●願書　無料　　WEB出願　不可

名鉄看護専門学校

看	学科	看護学科(3年・40名)

〒451-0052　愛知県名古屋市西区栄生2-25-24
【TEL】052-551-7639
【交通】名鉄名古屋本線「栄生」駅より徒歩2分

出願日程	公募推薦	―	試験日程	―	合格発表	―	推薦基準・試験内容	※9月26日以降、該当する試験はありません	受験料	―
	一般	23年12/18〜24年1/12(必着)		1/20・22		2/1		一般:国総(古漢除く)、数ⅠA、コミ英ⅠⅡ、面接		20,000円

◇開校年　1966年
◇入学者　41名(男子3名/女子38名)
◇出身県　愛知県・岐阜県・静岡県
◇主な実習先　名鉄病院他
◇主な就職先　名鉄病院他

◇初年度納入金(卒業までの納入金)
480,000円(―)
◇学校独自の奨学金制度
・名鉄病院奨学金

◇学生寮　なし
◇特徴
個性を尊重したきめ細やかな指導をモットーに、自ら学んでいく力を養い、生涯にわたって課題を持ち続け学んでいく看護者の育成を目指す。

資料請求　●学校案内　本体無料　送料1冊210円　●願書　※学校案内に含む　　WEB出願　不可

岐阜県立衛生専門学校【公】

看	学科	第一看護学科(3年・40名)

〒500-8226　岐阜県岐阜市野一色4丁目11番2号
【TEL】058-245-8502　【E-mail】c20301@pref.gifu.lg.jp
【交通】JR高山線「長森」駅より徒歩20分、名鉄各務原線「切通」駅より徒歩20分

出願日程	公募推薦	―	試験日程	―	合格発表	―	推薦基準・試験内容	※9月26日以降、該当する試験はありません	受験料	―
	一般	23年11/22〜12/7(消有)		1/18		2/8		一般:国総(近代以降)、数ⅠA、コミ英ⅠⅡ、集団面接		6,000円

◇開校年　1954年
◇入学者　98名(男子13名/女子85名)
◇出身県　―
◇主な実習先　岐阜県総合医療センター、公益社団法人岐阜病院他
◇主な就職先　岐阜県総合医療センター、中濃厚生病院他

◇初年度納入金(卒業までの納入金)
546,100円〜553,400円(―)
◇学校独自の奨学金制度

◇学生寮　なし
◇特徴
学生一人ひとりの個性を大切にし、専門職業人としての自覚と豊かな人間性を養うことを方針に、看護師、助産師、歯科技工士、歯科衛生士の育成を行っています。

資料請求　●学校案内　本体無料　送料210円　●願書　※学校案内に含む　　WEB出願　不可

岐阜県立下呂看護専門学校【公】

看	学科	看護師3年課程(3年・30名)

〒509-2206　岐阜県下呂市幸田1128-1
【TEL】0576-25-5774　【E-mail】c22607@pref.gifu.lg.jp
【交通】JR高山本線「下呂」駅より徒歩7分

出願日程	公募推薦	―	試験日程	―	合格発表	―	推薦基準・試験内容	※9月26日以降、該当する試験はありません	受験料	―
	一般	23年11/22〜12/7(消有)		1/18		2/8		一般:国総(近代以降)、コミ英ⅠⅡ、数ⅠA、面接		6,000円

◇開校年　1984年
◇入学者　―
◇出身県　岐阜県
◇主な実習先　岐阜県立下呂温泉病院、南ひだせせらぎ病院、高山赤十字病院他
◇主な就職先　岐阜県立下呂温泉病院、岐阜県立多治見病院、岐阜県総合医療センター他

◇初年度納入金(卒業までの納入金)
351,100円〜358,400円(―)
◇学校独自の奨学金制度

◇学生寮　あり(女子のみ)
◇特徴
下呂温泉で有名な下呂市にある自然に恵まれた小規模校です。学生一人ひとりへのきめ細やかな指導、学生間の交流を大切にしています。学生寮は希望者多数の場合、入寮できないこともあります。

資料請求　●学校案内　本体無料　送料210円　●願書　※学校案内に含む　　WEB出願　不可

左欄(縦書き):
専門学校・養成施設
看護師
臨床検査技師　臨床工学技士　診療放射線技師
理学療法士　作業療法士　言語聴覚士
歯科衛生士　歯科技工士
柔道整復師　あん摩マッサージ指圧師　はり師・きゅう師
視能訓練士　義肢装具士　救急救命士

岐阜県立多治見看護専門学校【公】

		看	学科	看護師3年課程（3年・40名）	〒507-0042　岐阜県多治見市前畑町5-11-15 【TEL】0572-23-1214 【交通】JR中央本線・太多線「多治見」駅より徒歩約20分、バス「県病院前」下車徒歩1分	
公募推薦	出願日程	－	試験日程	－	合格発表	－	推薦基準・試験内容	※9月26日以降、該当する試験はありません	受験料	－
一般		23年11/22～12/7(消有)		1/18		2/8		一般：国総(近代以降の文章を中心とする)、数ⅠA、コミ英ⅠⅡ、面接		6,000円

◇開校年　1974年
◇入学者　31名(男子2名/女子29名)
◇出身県　－
◇主な実習先　岐阜県立多治見病院他
◇主な就職先　岐阜県立多治見病院他

◇初年度納入金(卒業までの納入金)
126,100円(133,400円(－))
◇学校独自の奨学金制度

◇学生寮　なし
◇特徴
看護師に必要な専門的知識と技術を習得させ、あわせて豊かな人間性を養い、社会に貢献しうる有能な人材を養成する。

資料請求　●学校案内　本体無料　送料140円　●願書　※学校案内に含む　WEB出願　不可

岐阜市立看護専門学校【公】

		看	学科	看護学科（3年・35名）	〒500-8323　岐阜県岐阜市鹿島町7丁目1番地 【TEL】058-253-2411　【E-mail】kangosenmon@city.gifu.gifu.jp 【交通】JR東海道本線「岐阜」駅よりバス「市民病院前」下車徒歩4～5分	
公募推薦	出願日程	23年9/28～10/12(消有)	試験日程	11/2	合格発表	11/17	推薦基準・試験内容	推薦は専願、現役生のみ、B判定以上、定員約15名 推薦：国総(古漢除く)・現代文、面接 ※岐阜県内の高校限定で各校2名まで	受験料	6,000円
一般		23年11/22～12/12(消有)		1/18		2/2		一般：数ⅠA、英Ⅰ、国総(古漢除く)・現代文、面接		6,000円

◇開校年　1972年
◇入学者　－
◇出身県　－
◇主な実習先　－
◇主な就職先　－

◇初年度納入金(卒業までの納入金)
126,100円(363,700円)
◇学校独自の奨学金制度

◇学生寮　なし
◇特徴
地域社会の中で、心にひびく看護を実践できる人材育成を目指しています。

資料請求　●学校案内　本体無料　要送料　●願書　※学校案内に含む　WEB出願　不可

岐阜県厚生農業協同組合連合会
JA岐阜厚生連看護専門学校

		看社	学科	看護学科（3年・40名）	〒506-0851　岐阜県高山市大新町5-45-1 【TEL】0577-32-9573　【E-mail】jakansen@gfkosei.or.jp 【交通】高山濃飛バスセンターより古川・神岡行バス約10分「桐生農協前」下車徒歩10分	
公募推薦	出願日程	－	試験日程	－	合格発表	－	推薦基準・試験内容	※9月26日以降、該当する試験はありません	受験料	－
一般		23年11/24～12/15(必着)		1/6		1/19		一般：国総(古漢除く)、数Ⅰ、コミ英Ⅰ、面接		20,000円

◇開校年　1993年
◇入学者　37名(男子6名/女子31名)
◇出身県　岐阜県
◇主な実習先　久美愛厚生病院、高山赤十字病院、須田病院他
◇主な就職先　岐阜県内厚生連病院

◇初年度納入金(卒業までの納入金)
680,000円(約1,650,000円)
◇学校独自の奨学金制度
－

◇学生寮　あり
◇特徴
開校から30年が経過した2023年3月までの卒業生875名の内、872名(99.7%)が「看護師免許を取得」しています。その内、2002年3月に卒業した学生からは21年間全員が看護師免許を取得しています。

資料請求　●学校案内　本体無料　送料250円　●願書　※学校案内に含む　WEB出願　不可

学校法人あじさい学園
中部国際医療専門学校
(2024年4月あじさい看護福祉専門学校より校名変更予定)

		看社	学科	看護学科（3年・40名）	〒505-0022　岐阜県美濃加茂市川合町4-6-8 【TEL】0574-28-2131　【E-mail】info@ajisai.ac.jp 【交通】JR太多線「美濃川合」駅より徒歩12分、JR高山本線「古井」駅より徒歩12分	
公募推薦	出願日程	23年10/2～10/13(必着)	試験日程	10/21	合格発表	11/2	推薦基準・試験内容	推薦は専願、現役生のみ、3.5以上 推薦：国総・国表(古漢除く)、コミ英Ⅰ、数Ⅰ、適性検査、面接、書類審査	受験料	25,000円
一般		〈第1回〉23年12/1～12/22(必着) 〈第2回〉24年1/9～2/7(必着)		1/6 2/17		1/19 2/29		一般：国総・国表(古漢除く)、コミ英Ⅰ、数Ⅰ、適性検査、面接、書類審査		25,000円

◇開校年　1994年
◇入学者　32名(男子1名/女子31名)
◇出身県　岐阜県・愛知県
◇主な実習先　社会医療法人厚生会中部国際医療センター、特定医療法人杏仁会のぞみの丘ホスピタル他
◇主な就職先　社会医療法人厚生会中部国際医療センター、多治見市民病院他

◇初年度納入金(卒業までの納入金)
1,050,000円(2,650,000円)
◇学校独自の奨学金制度
・社会医療法人厚生会奨学金：貸与[月額]50,000円[募集内容]卒業後3年間、社会医療法人厚生会で看護師として勤務すると全額返還免除

◇学生寮　なし
◇特徴
「共生と創造」を教育理念に、全国の看護学校から注目されている先進的な教育手法と関連法人での充実した臨地実習により実践力に優れたプロフェッショナルを養成しています。独自の奨学金制度などサポート体制も整っています。

資料請求　●学校案内　無料　●願書　無料　WEB出願　不可

専門学校・養成施設

看護師

診療放射線技師
臨床工学技士
臨床検査技師

理学療法士
作業療法士
言語聴覚士

歯科衛生士
歯科技工士

柔道整復師
はり師・きゅう師
あん摩マッサージ指圧師

視能訓練士
義肢装具士
救急救命士

三重県

左側縦書き項目：看護師／臨床検査技師・診療放射線技師・臨床工学技士／理学療法士・作業療法士・言語聴覚士／歯科衛生士・歯科技工士／あん摩マッサージ指圧師・はり師・きゅう師・柔道整復師／視能訓練士・義肢装具士・救急救命士

伊勢保健衛生専門学校

学校法人伊勢学園

〔看〕〔社〕 〔学科〕 看護学科(3年・40名)

〒516-0018　三重県伊勢市黒瀬町562-13
【TEL】0596-22-2563　【E-mail】info-iseho@isegakuen.ac.jp
【交通】JR線「五十鈴ケ丘」駅より徒歩10分、三重交通バス「伊勢学園前」下車

出願日程		試験日程	合格発表	推薦基準・試験内容	受験料
公募推薦	23年10/10～10/17(消有)	10/28	11/3	推薦は現役生のみ、併願可、評定平均値が一定基準以上 推薦:数、国(古除く)、英、化、生の基礎学力テスト、面接	20,000円
一般	〈前期〉23年11/6～11/13(消有) 〈後期〉24年1/16～1/23(消有)	11/28 2/2	12/5 2/10	一般:国(古除く)、一般教養(社会常識・日本語能力・数的処理能力)、面接	20,000円

◇開校年　1969年
◇入学者　37名(男子4名/女子33名)
◇出身県　三重県
◇主な実習先　伊勢市・志摩市・松坂市の総合病院他
◇主な就職先　伊勢赤十字病院、市立伊勢総合病院、県立志摩病院他

◇初年度納入金(卒業までの納入金)
942,000円(－)
◇学校独自の奨学金制度
－

◇学生寮　なし
◇特徴
対象にとって一番よいことは何かを考えられる倫理的感受性に富んだ看護実践者を育成している。令和4年度「全員就職」、国家試験「全員合格」。

資料請求　●学校案内　無料　●願書　無料　　WEB出願　不可

岡波看護専門学校

社会医療法人畿内会

〔看〕〔社〕 〔学科〕 看護学科(3年・20名)

〒518-0842　三重県伊賀市上野桑町1734
【TEL】0595-21-3138　【E-mail】oka-ns@ict.ne.jp
【交通】伊賀鉄道「桑町」駅、「茅町」駅より徒歩5分

出願日程		試験日程	合格発表	推薦基準・試験内容	受験料
公募推薦	23年9/19～10/3(必着)	10/14	10/19	推薦は専願、現役生のみ、3.5以上 推薦:国総(古漢除く)、数Ⅰ、コミ英ⅠⅡ・英表Ⅰ、面接	20,000円
一般	23年10/10～10/24(必着)	11/1	11/9	一般:国総(古漢除く)、数Ⅰ、コミ英ⅠⅡ・英表Ⅰ、面接	20,000円

◇開校年　1906年
◇入学者　23名
◇出身県　三重県・大阪府・奈良県
◇主な実習先　岡波総合病院、済生会松阪総合病院、信貴山病院分院上野病院
◇主な就職先　岡波総合病院

◇初年度納入金(卒業までの納入金)
800,000円(2,000,000円)
◇学校独自の奨学金制度
・社会医療法人畿内会岡波総合病院奨学金制度:貸与[月額]70,000円[募集内容]希望者全員に貸与可能。卒業後畿内会グループで働くことで返済が免除されます

◇学生寮　あり
◇特徴
1学年20名の少人数制。教員と学生・学生同士の距離が近く、アットホームな雰囲気が魅力です。困ったことがあれば気軽に相談できる環境です。115年続く伝統と歴史を守りながら「楽しい看護の始まり」を応援しています。

資料請求　●学校案内　無料　●願書　無料　　WEB出願　不可

桑名医師会立桑名看護専門学校

桑名医師会

〔看〕〔社〕 〔学科〕 看護学科(3年・50名)

〒511-0835　三重県桑名市大字本願寺字市之縄262-1
【TEL】0594-22-9937
【交通】JR線・近鉄名古屋線「桑名」駅のりかえ近鉄名古屋線「益生」駅より徒歩8分

出願日程		試験日程	合格発表	推薦基準・試験内容	受験料
公募推薦	23年9/25～10/16(必着)	10/21	10/26	推薦は専願 推薦:国総(古漢除く)、小論文、面接、書類	20,000円
一般	〈前期〉23年10/23～11/6(必着) 〈後期〉23年12/11～24年1/15(必着)	11/11 1/20	11/16 1/25	一般:11/11は国総(古漢除く)、数、小論文、面接、書類 1/20は国総(古漢除く)、小論文、面接	20,000円

◇開校年　1992年
◇入学者　－
◇出身県　三重県・愛知県・岐阜県
◇主な実習先　桑名東医療センター、いなべ総合病院、青木記念病院他
◇主な就職先　桑名市総合医療センター、青木記念病院、大仲さつき病院他

◇初年度納入金(卒業までの納入金)
880,000円(－)
◇学校独自の奨学金制度
－

◇学生寮　なし
◇特徴
本校は三重県北勢地区における看護師の充足を目的に設立された保健師助産師看護師法によって規定される看護師養成所である。

資料請求　●学校案内　本体無料　送料250円　●願書　本体無料　送料250円　　WEB出願　不可

聖十字看護専門学校

学校法人聖十字学院

〔看〕〔社〕 〔学科〕 看護学科(3年・40名)

〒510-1232　三重県三重郡菰野町宿野1346
【TEL】059-394-3221　【E-mail】info@seijuji.jp
【交通】近鉄湯の山線「菰野」駅徒歩10分

出願日程		試験日程	合格発表	推薦基準・試験内容	受験料
公募推薦	23年10/10～10/27(必着)	11/3	11/10	推薦は専願のみ 推薦:基礎学力試験、小論文、面接、書類審査	20,000円
一般	〈前期〉23年11/6～11/24(必着) 〈中期〉23年12/4～24年1/26(必着) 〈後期〉24年2/5～3/1(必着)	12/1 2/2 3/8	12/8 2/9 3/12	一般:国総(古漢除く)、数Ⅰ、面接、書類審査 ※中期の出願は12/23～1/4の間は受け付けていない	20,000円

◇開校年　2007年
◇入学者　44名(男子6名/女子38名)
◇出身県　三重県・愛知県
◇主な実習先　菰野厚生病院、鈴鹿回生病院、総合心療センターひなが
◇主な就職先　菰野厚生病院、桑名市総合医療センター、総合心療センターひなが

◇初年度納入金(卒業までの納入金)
900,000円(2,300,000円)
◇学校独自の奨学金制度
－

◇学生寮　あり
◇特徴
関連施設と連携した「キリスト教の愛の実践」を基盤に専門知識と技術を身に付けた看護師を養成している。

資料請求　●学校案内　無料　●願書　無料　　WEB出願　可

津看護専門学校
特定医療法人暸純会

看 / 社　学科

看護学科（3年・35名）

〒514-2325　三重県津市安濃町田端上野970-10
【TEL】059-268-4000
【交通】近鉄名古屋線「津新町」駅より三重交通バス4番市場行「安濃総合庁舎前」下車徒歩15分、通学バス運行

	出願日程	試験日程	合格発表	推薦基準・試験内容	受験料
公募推薦	23年10/6〜10/18（必着）	10/28	11/7	推薦は専願、現役生のみ、3.2以上 推薦：書類審査、基礎学力試験〈国総（古漢除く）、数Ⅰ、コミ英ⅠⅡの総合問題〉、小論文、面接	20,000円
一般	〈前期〉23年11/2〜11/14（必着） 〈後期〉24年1/18〜1/29（必着）	11/25 2/3	12/4 2/13	一般：11/25は書類審査、国総（古漢除く）、基礎学力試験〈国総（古漢除く）、数Ⅰ、コミ英ⅠⅡの総合問題〉、面接 2/3は書類審査、基礎学力試験〈国総（古漢除く）、数Ⅰ、コミ英ⅠⅡの総合問題〉、小論文、面接	20,000円

◇開校年　1991年
◇入学者　33名（男子4名／女子29名）
◇出身県　三重県・愛知県・静岡県
◇主な実習先　特定医療法人暸純会武内病院、特定医療法人暸純会榊原温泉病院、こころの医療センター他
◇主な就職先　特定医療法人暸純会武内病院、特定医療法人暸純会榊原温泉病院他

◇初年度納入金（卒業までの納入金）
760,000円（－）
◇学校独自の奨学金制度
・特定医療法人暸純会奨学金貸与：貸与[年額]440,000円[募集内容]特定医療法人暸純会に看護師として3年間勤務された場合は返還免除

◇学生寮　あり
◇特徴
本校は平成3年に特定医療法人暸純会の看護専門学校として開校した。緑豊かな環境、一人ひとりにきめ細かく関わる少人数教育の実践、本校卒業生による実習施設での熱心な実習指導などにより、専門職業人を育成する。

資料請求　●学校案内　本体無料　送料120円　●願書　本体無料　送料250円　　WEB出願　不可

名張市立看護専門学校【公】

看 / 社　学科

看護学科（3年・20名）

〒518-0485　三重県名張市百合が丘西5-32
【TEL】0595-64-7700　【E-mail】kango-g@city.nabari.lg.jp
【交通】近鉄大阪線「名張」駅東口から三重交通バス百合が丘行「市立病院」または「公園前」下車

	出願日程	試験日程	合格発表	推薦基準・試験内容	受験料
公募推薦	23年10/2〜10/13（必着）	10/23	11/1	推薦は専願、現役生のみ、3.5以上 推薦：国総（古漢除く）、小論文、適性検査、面接	10,000円
一般	〈A日程〉23年10/2〜10/13（必着） 〈B日程〉23年11/13〜11/24（必着）	10/23 12/3	11/1 12/13	一般：10/23は国総（古漢除く）、数Ⅰ、コミ英ⅠⅡ、英表Ⅰ、適性検査、面接 12/3は国総（古漢除く）、小論文、適性検査、面接	10,000円

◇開校年　1994年
◇入学者　23名（女子23名）
◇出身県　三重県・奈良県・大阪府
◇主な実習先　名張市立病院、信貴山病院分院上野病院、済生会松阪総合病院他
◇主な就職先　名張市立病院他

◇初年度納入金（卒業までの納入金）
460,000円（－）
◇学校独自の奨学金制度
・名張市看護師等修学資金：その他[月額]20,000円[募集内容]市内就職予定者に対し、名張市立病院より月額20,000円が支給されます（選考制）

◇学生寮　あり
◇特徴
本校は、自然に囲まれた環境のもとで感性豊かな人間性を養い、現代医療の進展・文化の育成を目指しています。第112回看護師国家試験全員合格。

資料請求　●学校案内　本体無料　●願書　本体無料　※その他詳細についてはHPを確認　　WEB出願　不可

松阪看護専門学校
公益社団法人松阪地区医師会

看 / 社　学科

看護学科（3年・40名）

〒515-0005　三重県松阪市鎌田町145-4
【TEL】0598-50-2510　【E-mail】kango@mctv.ne.jp
【交通】近鉄山田線・JR線「松阪」駅より徒歩10分

	出願日程	試験日程	合格発表	推薦基準・試験内容	受験料
公募推薦	23年10/2〜10/17（消有）	11/2	11/10	推薦は専願、現役生のみ 推薦：一般教養、面接	20,000円
一般	〈前期〉23年10/23〜11/17（消有） 〈中期〉24年1/4〜1/22（消有） 〈後期〉24年2/14〜2/26（消有）	11/29 2/3 3/12	12/5 2/13 3/18	一般：国総（古漢除く）、一般教養、面接	20,000円

◇開校年　2000年
◇入学者　－
◇出身県　三重県
◇主な実習先　松阪市民病院、済生会松阪総合病院、松阪中央総合病院
◇主な就職先　松阪市民病院、済生会松阪総合病院、松阪中央総合病院

◇初年度納入金（卒業までの納入金）
1,000,000円（－）
◇学校独自の奨学金制度
・松阪地区医療機関奨学金：[月額]30,000円〜60,000円[募集内容]卒業後、勤務することを原則とする

◇学生寮　なし
◇特徴
本校では、低学年からの国家試験対策や教員によるサポート制などが充実しており、看護師国家試験の合格率は、毎年全国を上回る実績を維持しています。また、医師会立の強みを生かし、医療施設から数多くの医療職の方々に講義や実習で指導を受けることができるなど教育環境が整っています。

資料請求　●学校案内　※願書とセット　●願書　本体無料　送料210円　　WEB出願　不可

三重看護専門学校
津地区医師会

看 / 社　学科

看護学科（3年・40名）

〒514-0002　三重県津市島崎町97番地1
【TEL】059-222-1911　【E-mail】admin@mie-ns.ac.jp
【交通】近鉄名古屋線・JR線「津」駅東口より徒歩15分

	出願日程	試験日程	合格発表	推薦基準・試験内容	受験料
公募推薦	23年10/2〜10/10（必着）	10/21	10/30	推薦は専願、現役生のみ 推薦：基礎学力試験（現国、数Ⅰ）、面接	20,000円
一般	23年10/31〜11/10（必着）	11/18	12/1	一般：現国、数Ⅰ、面接	20,000円

◇開校年　2004年
◇入学者　－
◇出身県　三重県
◇主な実習先　三重病院、遠山病院、永井病院他
◇主な就職先　三重大学医学部附属病院、三重病院、遠山病院他

◇初年度納入金（卒業までの納入金）
880,000円（－）
◇学校独自の奨学金制度
・津地区医師会医療機関奨学金：貸与[金額]入学金・授業料・学校運営協力金の3年間合計貸与[募集内容]卒業後3年間看護師として、その医療機関に就業すれば全額が返済免除

◇学生寮　なし
◇特徴
①国家試験・連続全員合格の実績　②充実した基礎分野を設け、豊かな感性・人間性を育成　③充実した学習設備　④特色ある実習施設　⑤地域密着型の医療を学ぶ

資料請求　●学校案内　－　●願書　本体無料　送料250円　　WEB出願　不可

左側サイドバー（縦書き）：
専門学校・養成施設
看護師
臨床検査技師／臨床工学技士／診療放射線技師
理学療法士／作業療法士／言語聴覚士
歯科衛生士／歯科技工士
あん摩マッサージ指圧師／はり師／きゅう師／柔道整復師
視能訓練士／義肢装具士／救急救命士

三重中央医療センター附属三重中央看護学校

独立行政法人国立病院機構

看 学科：看護学科(3年・40名)

〒514-1101　三重県津市久居明神町2158-5
【TEL】059-259-1177　【E-mail】317-school@mail.hosp.go.jp
【交通】近畿日本鉄道「久居」駅よりバス10分

出願日程		試験日程	合格発表	推薦基準・試験内容	受験料
公募推薦	－			※9月26日以降、該当する試験はありません	
一般	〈A日程〉23年11/6〜11/28(必着)〈B日程〉23年12/11〜12/28(必着)	12/7 1/11	12/22 1/26	一般:国総(現代文)、数Ⅰ、コミ英ⅠⅡ、英表Ⅰ、面接	20,000円

◇開校年 1975年
◇入学者 54名(男子5名/女子49名)
◇出身県 三重県・愛知県
◇主な実習先 独立行政法人国立病院機構(三重中央医療センター、三重病院、鈴鹿病院他)
◇主な就職先 独立行政法人国立病院機構(三重中央医療センター、三重病院、鈴鹿病院他)

◇初年度納入金(卒業までの納入金)
760,000円(－)
◇学校独自の奨学金制度
・国立病院機構関連医療施設等の奨学金:給付[募集内容]奨学金制度のある病院から給付を受け、その年数勤めれば返済免除

◇学生寮 あり
◇特徴
学生寮の居室は181室で、室内にはエアコン、机、ベッドを完備し快適に過ごすことができます。自炊できる補食室の設備もあります。

資料請求 ●学校案内 無料 ●願書 無料　　WEB出願 不可

ユマニテク看護助産専門学校

学校法人みえ大橋学園

看 AO 社 学科：看護学科(3年・80名)

〒510-0067　三重県四日市市浜田町13-29
【TEL】059-353-4318　【E-mail】nurse@humanitec.ac.jp
【交通】近鉄「四日市」駅より徒歩5分

出願日程		試験日程	合格発表	推薦基準・試験内容	受験料
公募推薦	〈Ⅰ期・A日程〉23年10/12〜10/25(必着)〈Ⅱ期・B日程〉23年11/8〜11/29(必着)	10/28 12/3	11/2 12/8	推薦は併願可、2浪まで可、3.0以上 Ⅱ期は専願のみ 推薦:国(古漢除く)と数(小中学校の内容を含む数Ⅰまで)の基礎学力テスト、小論文、書類選考、面接	25,000円
一般	〈Ⅰ期・B日程〉23年11/8〜11/29(必着)〈Ⅱ期・C日程〉23年12/4〜24年1/17(必着)〈Ⅲ期・D日程〉24年2/13〜2/27(必着)	12/3 1/20 3/4	12/8 1/26 3/8	一般は、専願も可 一般:国(古漢除く)、選択=英(コミ英Ⅰ・英表Ⅰ)、数(小中学校の内容を含む数Ⅰまで)より1科目、面接	25,000円

◇開校年 1994年
◇入学者 －
◇出身県 三重県・愛知県・岐阜県
◇主な実習先 富田浜病院、鈴鹿回生病院、鈴鹿中央総合病院他
◇主な就職先 鈴鹿回生病院、鈴鹿中央総合病院、遠山病院他

◇初年度納入金(卒業までの納入金)
1,190,000円(2,970,000円)
◇学校独自の奨学金制度
・看護学科入試別奨学金:給付[金額]AO入試(Ⅰ期)50,000円[募集内容]AO入試Ⅰ期で合格し、入学する者
・病院奨学金制度:貸与[募集内容]額や定員は病院により異なる。返還免除制度あり

◇学生寮 あり(女子のみ)
◇特徴
助産専攻科に内部進学することで、助産師資格が目指せます。また、入学時にiPadを配付し、電子教科書や電子コンテンツを授業に活用!

資料請求 ●学校案内 無料 ●願書 無料　　WEB出願 不可

四日市医師会看護専門学校

公益社団法人四日市医師会

看 社 学科：看護学科(3年・40名)

〒510-0087　三重県四日市市西新地14-20
【TEL】059-355-2221
【交通】近鉄名古屋線「近鉄四日市」駅より徒歩5分

出願日程		試験日程	合格発表	推薦基準・試験内容	受験料
公募推薦	23年10/2〜10/16(必着)	11/1	11/17	推薦は専願、現役生のみ 推薦:基礎学力テスト〈国総(古漢除く)、数Ⅰ、英〉、面接	20,000円
一般	〈前期〉23年10/2〜10/16(必着)〈後期〉23年12/12〜12/26(必着)	11/2 1/17	11/17 2/2	一般:基礎学力テスト〈国(古漢除く)、数Ⅰ、英〉、面接	20,000円

◇開校年 1997年
◇入学者 41名(男子3名/女子38名)
◇出身県 三重県・愛知県
◇主な実習先 三重県立総合医療センター、四日市市立四日市病院、四日市羽津医療センター他
◇主な就職先 実習病院、奨学金貸与病院

◇初年度納入金(卒業までの納入金)
940,000円(－)
◇学校独自の奨学金制度
・四日市医師会看護専門学校奨学金制度:貸与[募集内容]原則、卒業後に契約した医療機関で3年間看護師として勤務すると返済が免除

◇学生寮 なし
◇特徴
看護師としての知識・技術を修得させ、感性豊かで人間尊重の精神を持って、地域住民の保健・医療・福祉に貢献できる人材を育成。

資料請求 ●学校案内 無料 ●願書 無料　　WEB出願 不可

大津赤十字看護専門学校

日本赤十字社

看 社 学科：看護学科(3年・40名)

〒520-0035　滋賀県大津市小関町5-23
【TEL】077-522-9646　【E-mail】school@otsu-sn.jrc.or.jp
【交通】JR琵琶湖線「大津」駅より徒歩約15分、京阪電車京津線「上栄町」駅より徒歩約5分、石山坂本線「三井寺」駅より徒歩約8分

出願日程		試験日程	合格発表	推薦基準・試験内容	受験料
公募推薦	23年10/25〜11/1(消有)	11/10	12/1	推薦は専願、現役生のみ、3.5以上、B以上、定員約20名、滋賀県内に在住もしくは滋賀県内の高校に在籍する者 推薦:小論文、個人面接	20,000円
一般	23年12/4〜24年1/5(消有)	1/19	2/2	一般:国総(古漢除く)、コミ英ⅠⅡ、選択=数Ⅰ、生基より1科目、個人面接	20,000円

◇開校年 1904年
◇入学者 32名(男子3名/女子29名)
◇出身県 滋賀県・京都府・大阪府
◇主な実習先 大津赤十字病院、大津赤十字志賀病院他
◇主な就職先 大津赤十字病院他

◇初年度納入金(卒業までの納入金)
約850,000円(約2,000,000円)
◇学校独自の奨学金制度

◇学生寮 なし
◇特徴
明治37年開校の伝統ある学校です。学習と経験を積み重ね、看護実践力を育むカリキュラムと、経験豊かな講師による専門的な授業が魅力です。2022年のカリキュラム改正により、赤十字科目をさらに充実させました。

資料請求 ●学校案内 無料 ●願書 無料　　WEB出願 不可

草津看護専門学校

社会医療法人誠光会
看 社　学科：看護学科（3年・40名）

〒525-0066　滋賀県草津市矢橋町1824
【TEL】077-516-2567　【E-mail】kusatsu-kango@seikoukai-sc.or.jp
【交通】JR線「南草津」駅より徒歩25分、同駅より近江鉄道バスで約10分

	出願日程	試験日程	合格発表	推薦基準・試験内容	受験料
公募推薦	23年10/2～10/13（必着）	10/28	11/10	推薦は専願、現役生のみ（県内高校のみ）、3.5以上 推薦：国総（古漢除く）、数Ⅰ、面接	20,000円
一般	〈Ⅰ期〉23年11/15～11/30（必着） 〈Ⅱ期〉24年2/1～2/15（必着）	12/16 3/2	12/28 3/15	一般：12/16は国総（古漢除く）、数Ⅰ、英Ⅰ、面接 3/2は国総（古漢除く）、小論文、面接	20,000円

◇開校年　2012年
◇入学者　－
◇出身県　滋賀県・京都府
◇主な実習先　淡海医療センター、滋賀里病院
◇主な就職先　淡海医療センター、南草津病院他

◇初年度納入金（卒業までの納入金）
800,000円（2,000,000円）
◇学校独自の奨学金制度

◇学生寮　なし
◇特徴
－

資料請求　●学校案内　無料　●願書　本体無料　送料210円　　WEB出願　不可

甲賀看護専門学校

地方独立行政法人公立甲賀病院
看　学科：看護学科（3年・40名）

〒528-0051　滋賀県甲賀市水口町北内貴280-2
【TEL】0748-65-6071　【E-mail】postmastcr@kokans.ac.jp
【交通】JR・近江鉄道「貴生川」駅より徒歩15分、バス5分「看護学校」下車

	出願日程	試験日程	合格発表	推薦基準・試験内容	受験料
公募推薦	－	－	－	※9月26日以降、該当する試験はありません	
一般	〈Ⅰ期A〉23年10/16～10/26（消有） 〈Ⅰ期B〉23年10/16～10/26（消有） 〈Ⅱ期〉23年11/27～12/7（消有） 〈Ⅲ期〉24年1/29～2/8（消有）	11/5 11/5 12/16 2/17	11/13 11/13 12/25 2/27	一般：〈Ⅰ期A〉甲賀市・湖南市居住者のみ、専願、選択＝国（古漢除く）、数ⅠA、コミ英Ⅰより2科目、面接 〈Ⅰ期B〉専願のみ、国（古漢除く）、数ⅠA、面接 〈Ⅱ、Ⅲ期〉国（古漢除く）、数ⅠA、コミ英Ⅰ、面接	10,000円

◇開校年　2001年
◇入学者　33名（男子11名/女子22名）
◇出身県　滋賀県・三重県・京都府
◇主な実習先　公立甲賀病院、国立病院機構紫香楽病院、一般社団法人水口病院
◇主な就職先　公立甲賀病院、仁生会甲南病院、一般社団法人水口病院

◇初年度納入金（卒業までの納入金）
400,000円（1,000,000円）
◇学校独自の奨学金制度

◇学生寮　なし
◇特徴
学生の不安や悩みを解消するためにチューター制度を用いた一人ひとりに合った教育の実践を目指しています。

資料請求　●学校案内　無料　●願書　無料　　WEB出願　不可

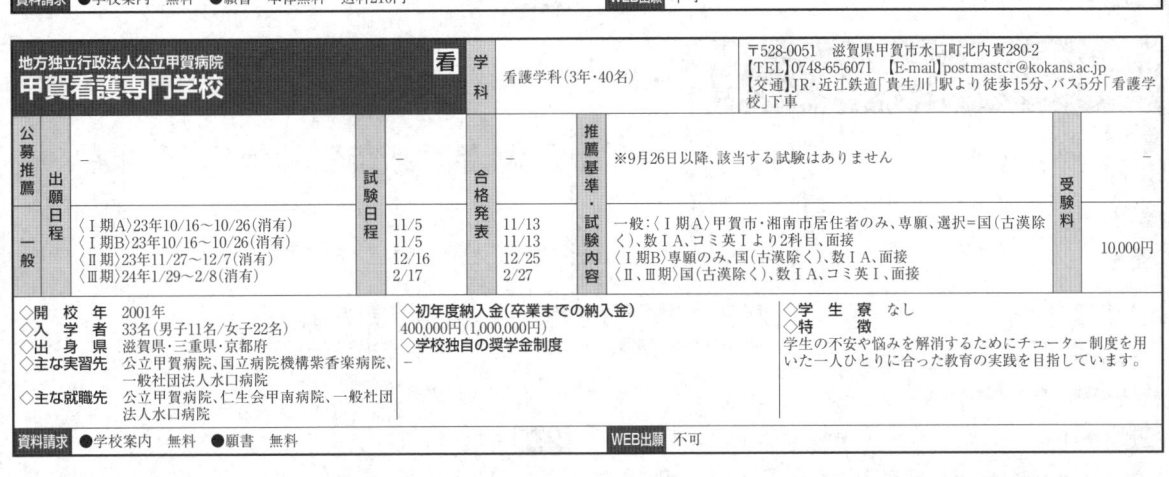
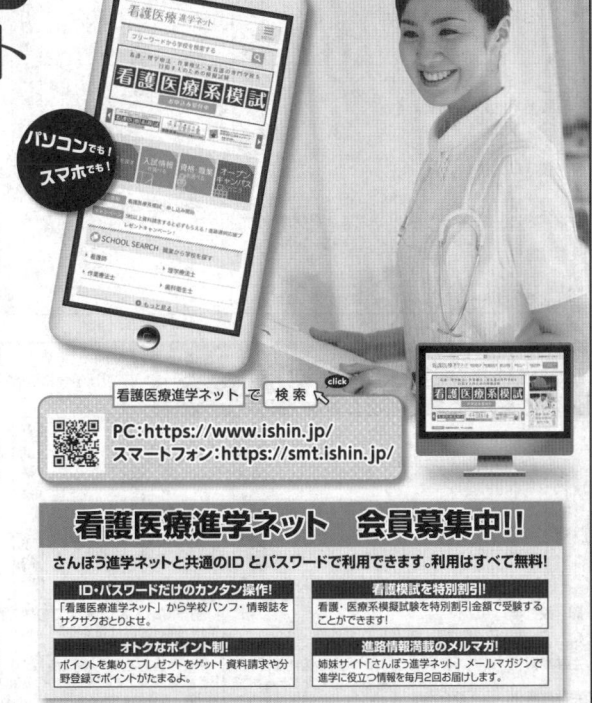
専門学校・養成施設

看護師

診療放射線技師

臨床工学技士

臨床検査技師

理学療法士

作業療法士

言語聴覚士

歯科衛生士

歯科技工士

あん摩マッサージ指圧師

はり師・きゅう師

柔道整復師

視能訓練士

義肢装具士

救急救命士

左側縦書きインデックス：専門学校・養成施設／看護師／臨床検査技師・診療放射線技師・臨床工学技士／理学療法士・作業療法士・言語聴覚士／歯科衛生士・歯科技工士／柔道整復師・あん摩マッサージ指圧師・はり師・きゅう師／視能訓練士・義肢装具士・救急救命士

公益社団法人滋賀県私立病院協会 滋賀県堅田看護専門学校

看／社 | **学科** 看護学科(3年・50名)

〒520-0232　滋賀県大津市真野1-12-30
【TEL】077-573-8545　【E-mail】katakan@apricot.ocn.ne.jp
【交通】JR湖西線「堅田」駅(「京都」駅から新快速で約19分)より徒歩5分

	出願日程	試験日程	合格発表	推薦基準・試験内容	受験料
公募推薦	23年11/1～11/7(消有)	11/15	11/24	推薦は専願、現役生のみ、3.4以上／推薦：国総(古漢除く)、面接	10,000円
一般	〈前期〉23年12/1～12/18(消有)／〈後期〉24年2/2～2/14(消有)	1/5　2/25	1/16　3/4	一般:1/5は国総(古漢除く)、数ⅠA(小数・分数の計算を含む)、面接／2/25は国総(古漢除く)、面接	10,000円

◇開校年　1991年
◇入学者　39名(男子9名/女子30名)
◇出身県　滋賀県・京都府・大阪府
◇主な実習先　高島市民病院、JCHO滋賀病院、湖南病院他
◇主な就職先　彦根中央病院、琵琶湖病院、琵琶湖大橋病院他

◇初年度納入金(卒業までの納入金)　1,570,000円(－)
◇学校独自の奨学金制度
・協力病院奨学金制度：貸与[募集内容]卒業後、協力病院の看護職員として就業したいと考えている方に貸与する

◇学生寮　なし
◇特徴　県内の民間病院で構成する私立病院協会が看護師養成を目的として運営し、充実した奨学金制度を設け、学生の支援を積極的に行っている。

資料請求　●学校案内　無料　●願書　無料　　WEB出願　不可

社会福祉法人恩賜財団済生会 滋賀県済生会看護専門学校

看／社 | **学科** 看護学科(3年・40名)

〒520-3046　滋賀県栗東市大橋3-4-5
【TEL】077-553-7002　【E-mail】gakko@saiseikai-shiga.jp
【交通】JR草津線「手原」駅より徒歩15分

	出願日程	試験日程	合格発表	推薦基準・試験内容	受験料
公募推薦	23年10/23～10/31(必着)	11/9	11/20	推薦は専願、現役生のみ、定員内28名(社会人入試含む)／推薦：国総(古漢除く)、数Ⅰ、面接	20,000円
一般	23年12/4～12/14(必着)	12/22	1/10	一般：国総(古漢除く)、数Ⅰ、コミ英Ⅰ、面接	20,000円

◇開校年　1996年
◇入学者　－
◇出身県　滋賀県・京都府
◇主な実習先　済生会滋賀県病院関連施設他
◇主な就職先　済生会滋賀県病院他

◇初年度納入金(卒業までの納入金)　644,000円(－)
◇学校独自の奨学金制度　－

◇学生寮　なし
◇特徴　令和4年4月より3年課程のみとなり、隣接する済生会滋賀県病院の協力を得ながら、看護実践者の育成に力を入れている。

資料請求　●学校案内　WEBからダウンロード　●願書　WEBからダウンロード　　WEB出願　不可

滋賀県立看護専門学校【公】

看／社 | **学科** 看護学科(3年・80名)

〒526-0031　滋賀県長浜市八幡東町525-1
【TEL】0749-63-4646　【E-mail】ef60@pref.shiga.lg.jp
【交通】北陸線「長浜」駅より徒歩20分又は近江バス「西中前」より徒歩5分

	出願日程	試験日程	合格発表	推薦基準・試験内容	受験料
公募推薦	23年10/13～10/20(消有)	11/7	11/27	推薦は専願のみ、3.5以上／推薦：国総(古漢除く)、数Ⅰ、面接(グループ討議方式)	－
一般	23年12/8～12/15(消有)	1/5	1/26	一般：国総(古漢除く)、数Ⅰ、コミ英Ⅰ、適性検査	－

◇開校年　1974年
◇入学者　－
◇出身県　－
◇主な実習先　長浜赤十字病院、市立長浜病院、長浜市立湖北病院
◇主な就職先　－

◇初年度納入金(卒業までの納入金)　県内在住者：約446,400円(約1,445,600円)、その他の者：約559,200円(約1,558,200円)
◇学校独自の奨学金制度　－

◇学生寮　なし
◇特徴　－

資料請求　●学校案内　本体無料　送料215円　●願書　－　　WEB出願　不可

滋賀県立総合保健専門学校【公】

看／社 | **学科** 看護学科(3年・80名)

〒524-0022　滋賀県守山市守山5-4-10
【TEL】077-583-4147　【E-mail】ef55@pref.shiga.lg.jp
【交通】JR琵琶湖線「守山」駅よりバス約6分「滋賀県立総合病院」下車、徒歩2分

	出願日程	試験日程	合格発表	推薦基準・試験内容	受験料
公募推薦	23年10/5～10/12(消有)	11/2	11/29	推薦は専願、県内に住所を有する現役生のみ、定員40名程度／推薦：国総(古漢除く)、数ⅠA、コミ英Ⅰ、適性検査	9,800円
一般	23年11/22～11/30(消有)	12/27	1/29	一般：国総(古漢除く)、数ⅠA、コミ英Ⅰ、適性検査	9,800円

◇開校年　1977年
◇入学者　97名(男子7名/女子90名)
◇出身県　滋賀県・三重県
◇主な実習先　県立総合病院、滋賀医科大学医学部附属病院、近江八幡市立総合医療センター
◇主な就職先　県立総合病院、滋賀医科大学医学部附属病院、近江八幡市立総合医療センター

◇初年度納入金(卒業までの納入金)　県内：446,400円(1,226,400円)、県外：559,200円(1,339,200円)
◇学校独自の奨学金制度
・滋賀県立看護師等養成所授業料資金：貸与[月額]22,050円[募集内容]卒業後、県内の医療機関等において、看護師等として業務に従事する意志がある

◇学生寮　なし
◇特徴　滋賀県守山市にある滋賀県立総合保健専門学校は、看護学科と歯科衛生学科の複数学科を有し、多くの仲間と笑顔で学びあえる専修学校です。社会人入試あり、詳細は学校にお問い合せください。

資料請求　●学校案内　本体無料　送料250円　●願書　本体無料　送料250円　　WEB出願　不可

独立行政法人国立病院機構　京都医療センター附属京都看護助産学校 【看】【社】

学科	看護学科(3年・80名)

〒612-8555　京都府京都市伏見区深草向畑町1番地1
【TEL】075-641-9191　【E-mail】404-gakko@mail.hosp.go.jp
【交通】京阪本線「藤森」駅より徒歩8分、JR線「JR藤森」駅より徒歩12分

	出願日程	試験日程	合格発表	推薦基準・試験内容	受験料
公募推薦	23年10/11〜10/26(必着)	11/9 (2次)11/11	11/9 (2次)11/16	推薦は専願、現役生のみ、3.5以上 推薦:11/9は国総(古漢除く)・現代文B、コミ英ⅠⅡ 11/11は面接、小論文	－
一般	23年12/11〜24年1/4(消着)	1/18 (2次)1/19,1/20	1/18 (2次)1/25	一般:1/18は国総(古漢除く)・現代文B、数Ⅰ、コミ英ⅠⅡ 1/19・20は面接	

◆開校年　1949年
◆入学者　－
◆出身県　－
◆主な実習先　－
◆主な就職先　－

◆初年度納入金(卒業までの納入金)

◆学校独自の奨学金制度

◆学生寮　－
◆特徴

資料請求　●学校案内　－　●願書　－　　WEB出願　－

日本赤十字社　京都第一赤十字看護専門学校 【看】【社】

学科	看護学科(3年・40名)

〒605-0981　京都府京都市東山区本町15丁目749
【TEL】075-533-1269　【E-mail】school@kyoto1.jrc.or.jp
【交通】京阪本線「東福寺」駅、JR奈良線「東福寺」駅、市バス東福寺下車

	出願日程	試験日程	合格発表	推薦基準・試験内容	受験料
公募推薦	23年11/1〜11/8(消有)	11/16	12/1	推薦は専願、現役生のみ、3.8以上、定員約20名、京都府内に在住もしくは京都府内の高等学校に在籍する者 推薦:小論文、個別面接、調査書、推薦書	20,000円
一般	23年12/4〜24年1/9(消有)	1/18	1/30	一般:国総(古漢除く)、コミ英ⅠⅡ、選択=数ⅠA(Ⅰはデータの分析を除く・Aは場合の数と確率)、生基より1科目、個別面接	20,000円

◆開校年　1934年
◆入学者　－
◆出身県　京都府・大阪府・滋賀県
◆主な実習先　京都第一赤十字病院他
◆主な就職先　京都第一赤十字病院他

◆初年度納入金(卒業までの納入金)
550,000円(－)
◆学校独自の奨学金制度
・京都第一赤十字病院奨学金:貸与[月額]10,000円〜50,000円[募集内容]各学年4名以内、無利子
・京都第一赤十字看護専門学校同窓会藤森奨学資金:貸与[月額]20,000円[募集内容]各学年3名以内、無利子

◆学生寮　なし
◆特徴
赤十字科目を持ち、国内外で(災害)看護実践者として活躍できる基盤を培うことを目標としています。

資料請求　●学校案内　無料　●願書　無料　　WEB出願　不可

日本赤十字社　京都第二赤十字看護専門学校 【看】【社】

学科	看護学科(3年・40名)

〒602-8015　京都府京都市上京区衣棚通出水下ル常泉院町133-3
【TEL】075-441-2007
【交通】地下鉄烏丸線「丸太町」駅より徒歩8分

	出願日程	試験日程	合格発表	推薦基準・試験内容	受験料
公募推薦	23年10/16〜11/2(必着)	11/16	12/1	推薦は専願、現役生のみ、3.5以上 推薦:調査書、推薦書、小論文、面接	20,000円
一般	23年12/1〜24年1/5(必着)	1/18	2/2	一般:国総(古漢除く)、コミ英ⅠⅡ、選択=数ⅠA(Ⅰはデータの分析を除く・Aは場合の数と確率)、生基より1科目、面接	20,000円

◆開校年　1941年
◆入学者　44名(男子6名/女子38名)
◆出身県　京都府・滋賀県・東京都
◆主な実習先　京都第二赤十字病院他
◆主な就職先　京都第二赤十字病院他

◆初年度納入金(卒業までの納入金)
770,000円(1,900,000円)
◆学校独自の奨学金制度
・京都第二赤十字病院奨学金:貸与[月額]30,000円

◆学生寮　なし
◆特徴
赤十字ならではの授業や行事を展開しています。学生が目標を持ち、主体的に学び、看護実践力が身につくような工夫をしています。

資料請求　●学校案内　無料　●願書　無料　　WEB出願　不可

学校法人京都看護師協会養成事業団　(専)京都中央看護保健大学校 【看】【社】

学科	(1)看護保健学科(4年・40名)【統】 (2)看護学科(4年・40名)

〒601-8036　京都府京都市南区東九条松田町138-1
【TEL】075-661-9999　【E-mail】main@chukan.or.jp
【交通】近鉄京都線・地下鉄「十条」駅より徒歩5分

	出願日程	試験日程	合格発表	推薦基準・試験内容	受験料
公募推薦	〈前期〉23年11/2〜11/9(必着) 〈後期〉23年11/30〜12/7(必着)	11/18 12/16	11/24 12/21	推薦は専願のみ、3.4以上、定員は両科合わせて25名程度 推薦:国総(古漢除く)、面接	20,000円 ※単科出願 30,000円 ※併科出願
一般	〈前期〉23年12/19〜12/26(必着) 〈後期〉24年1/31〜2/7(必着)	1/9・10 2/17	1/16 2/22	一般:1/9は国総(古漢除く)、数ⅠA 1/10は面接 2/17は国総(古漢除く)、数ⅠA、面接	20,000円 ※単科出願 30,000円 ※併科出願

◆開校年　1983年
◆入学者　88名
◆出身県　京都府・大阪府・滋賀県
◆主な実習先　京都市立病院、康生会武田病院、第二岡本総合病院他
◆主な就職先　京都府立医科大学附属病院、京都大学医学部附属病院、京都市立病院他

◆初年度納入金(卒業までの納入金)
(1)1,556,000円(－)、(2)1,392,000円(－)
◆学校独自の奨学金制度
・京都私立病院協会会員病院奨学金:貸与[月額]各病院により異なる[募集内容]返還免除規定あり

◆学生寮　なし
◆特徴
4年制教育の専門学校です。教育年限の延長によって「看護」＋「α」の知識、技術を身に付けます。「京都私立病院協会」の協力によって充実した環境のなかで学生生活を送れます。

資料請求　●学校案内　無料　●願書　無料　　WEB出願　不可

専門学校・養成施設

看護師

診療放射線技師士
臨床工学技士
臨床検査技師

理学療法士
作業療法士
言語聴覚士

歯科衛生士
歯科技工士

柔道整復
あん摩マッサージ指圧師
はり師・きゅう師

視能訓練士
義肢装具士
救急救命士

看護師　臨床検査技師　臨床工学技士　診療放射線技師　理学療法士　作業療法士　言語聴覚士　歯科衛生士　歯科技工士　柔道整復師　はり師・きゅう師　あんまマッサージ指圧師　視能訓練士　義肢装具士　救急救命士

国民健康保険南丹病院組合　京都中部総合医療センター看護専門学校【公】

看／社　学科：看護学科（3年・40名）

〒629-0196 京都府南丹市八木町南広瀬上野3-1
【TEL】0771-42-5364　【E-mail】info@kyoto-chubukango.ac.jp
【交通】JR嵯峨野線「八木」駅より徒歩7分

出願日程		試験日程	合格発表	推薦基準・試験内容	受験料
公募推薦	23年10/10〜10/25（必着）	11/11	11/27	推薦は専願、現役生のみ、3.0以上、定員約25名　推薦：国総（古漢除く）、面接	20,000円
一般	〈Ⅰ期〉23年12/4〜12/20（必着）〈Ⅱ期〉24年2/5〜2/16（必着）	1/13　3/2	1/29　3/7	一般：国総（古漢除く）、小論文、面接	20,000円

◇開校年　2003年
◇入学者　44名（男子7名／女子37名）
◇出身県　京都府・兵庫県・福井県
◇主な実習先　京都中部総合医療センター、福知会もみじケ丘病院
◇主な就職先　京都中部総合医療センター

◆初年度納入金（卒業までの納入金）
790,000円（1,540,000円）
◆学校独自の奨学金制度
・京都中部総合医療センター看護師等修学資金：貸与［月額］50,000円又は80,000円

◆学生寮　なし
◆特徴
地域に貢献できる専門職業人の育成を目的とし設置された。卒業生が指導者として活躍しており、学びやすい環境にある。

資料請求　●学校案内　本体無料　送料250円　●願書　※送料250円、学校案内とセット　WEB出願　不可

一般社団法人京都府医師会　京都府医師会看護専門学校

看／社　学科：看護学科（3年・80名）

〒607-8169 京都府京都市山科区椥辻西浦町1-13
【TEL】075-502-9500
【交通】JR「山科」駅より京阪バスで「八反畑」下車徒歩3分、地下鉄東西線「椥辻」駅より徒歩7分

出願日程		試験日程	合格発表	推薦基準・試験内容	受験料
公募推薦	〈一次〉23年10/6〜10/16（消有）〈二次〉23年11/17〜11/27（消有）	10/21　12/3	10/27　12/8	推薦は専願、1浪まで可、3.3以上　推薦：小論文、国総（古漢除く）、面接	25,000円
一般	〈一次〉23年12/1〜12/22（消有）〈二次〉24年2/2〜2/16（消有）	1/6　2/23	1/12　2/28	一般：小論文、国総（古漢除く）、面接　※2/23は定員に達した場合実施いたしません。実施の有無についてはホームページでお知らせいたします。	25,000円

◇開校年　1920年
◇入学者　78名（男子12名／女子66名）
◇出身県　京都府・滋賀県・大阪府
◇主な実習先　京都大学医学部附属病院、京都府立医科大学附属病院、国立病院機構宇多野病院
◇主な就職先　宇治徳洲会病院、宇多野病院、南京都病院

◆初年度納入金（卒業までの納入金）
1,652,900円（2,772,900円）
◆学校独自の奨学金制度
・入学後に「特待生制度」あり

◆学生寮　なし
◆特徴
百年にわたる歴史と伝統のもと、人間愛にあふれる温かな看護の心を育みながら、新しい時代を担う看護師・助産師を育成します。

資料請求　●学校案内　無料　●願書　WEBより出願　WEB出願　可

京都府立看護学校【公】

看／社　学科：看護学科（3年・40名）

〒629-2261 京都府与謝郡与謝野町字男山455
【TEL】0772-46-3258　【E-mail】kpsn@mxc.nkansai.ne.jp
【交通】京都丹後鉄道宮豊線「天橋立」駅より車で15分

出願日程		試験日程	合格発表	推薦基準・試験内容	受験料
公募推薦	23年10/16〜10/30（必着）	11/11	11/24	推薦は専願、現役生（京都府内の高校に通う高校生）のみ、3.5以上　推薦：国総（古漢除く）、面接	2,200円
一般	23年12/11〜12/25（必着）	1/15（2次）1/16	1/15（2次）1/23	一般：1/15は国総（古漢除く）、数ⅠA、コミ英ⅠⅡ　1/16は面接	2,200円

◇開校年　1981年
◇入学者　25名（男子3名／女子22名）
◇出身県　京都府・大阪府
◇主な実習先　京都府立医科大学附属北部医療センター、京丹後市立弥栄病院、京丹後市立久美浜病院他
◇主な就職先　京都府立医科大学附属北部医療センター、綾部市立病院、福知山市民病院他

◆初年度納入金（卒業までの納入金）
124,450円（−）
◆学校独自の奨学金制度
・京都府立看護学校修学資金：貸与［金額］入学金＋授業料　［募集内容］京都府北部地域に卒業後看護師として従事する者に限る

◆学生寮　あり（女子のみ）
◆特徴
設置地域である京都府北部の看護職者の充足に貢献することを期待されている。

資料請求　●学校案内　本体無料　要送料　●願書　本体無料　要送料　WEB出願　不可

京都保健衛生専門学校

看　学科：看護学科三年課程（3年・40名）

〒602-8155 京都府京都市上京区千本通竹屋町東入主税町910
【TEL】0120-12-8866
【交通】JR山陰本線「二条」駅より徒歩10分

出願日程		試験日程	合格発表	推薦基準・試験内容	受験料
公募推薦	〈4期〉23年10/19〜10/26（消有）	11/4	11/9	推薦は専願、現役生のみ、3.0以上　推薦：国総（古漢除く）、面接	20,000円
一般	〈5期〉23年11/15〜11/22（消有）〈6期〉23年12/21〜24年1/11（消有）〈7期〉24年2/1〜2/8（消有）	12/2　1/20　2/17	12/6　1/25　2/21	一般：国総（古漢除く）、面接	30,000円

◇開校年　1964年
◇入学者　−
◇出身県　−
◇主な実習先　−
◇主な就職先　−

◆初年度納入金（卒業までの納入金）
−
◆学校独自の奨学金制度
−

◆学生寮　−
◆特徴
−

資料請求　●学校案内　無料　●願書　無料　WEB出願　不可

近畿高等看護専門学校
公益社団法人京都保健会

看 社 | 学科：看護学科(3年・35名)

〒604-8454　京都府京都市中京区西ノ京小堀池町5-2
【TEL】075-841-7430　【E-mail】kinkan@kyoto-hokenkai.or.jp
【交通】JR嵯峨野線「円町」駅より徒歩約10分

公募推薦	出願日程	23年10/16～11/6(必着)	試験日程	11/11	合格発表	11/16	推薦基準・試験内容	推薦は専願、現役生のみ、3.3以上 推薦：国総(古漢除く)、面接	受験料	20,000円
一般		〈Ⅰ期〉23年11/17～12/1(必着) 〈Ⅱ期〉23年12/15～24年1/5(必着) 〈Ⅲ期〉24年1/19～2/2(必着)		12/9 1/13 2/10		12/14 1/18 2/16		一般：国総(古漢除く)、コミ英Ⅰ、面接		20,000円

◇開校年　1973年
◇入学者　37名(男子7名/女子30名)
◇出身県　京都府・滋賀県・兵庫県
◇主な実習先　－
◇主な就職先　－

◇初年度納入金(卒業までの納入金)
890,000円(2,170,000円)
◇学校独自の奨学金制度

◇学生寮　なし
◇特徴
少人数制でアットホームな学校です。
充実した実習施設を持っています。

資料請求　●学校案内　無料　●願書　無料　　WEB出願　可

洛和会京都厚生学校
学校法人洛和学園

看 社 | 学科：看護学科(3年・80名)

〒607-8064　京都府京都市山科区音羽八ノ坪53-1
【TEL】075-593-4116　【E-mail】info@rkyoto-ns-ac.jp
【交通】京阪京津線「四宮」駅より徒歩10分

公募推薦	出願日程	〈Ⅰ〉23年9/11～9/26(消有) 〈Ⅱ〉23年11/20～12/5(消有) 〈Ⅲ〉24年1/22～2/7(消有)	試験日程	10/7 12/16 2/17	合格発表	10/11 12/20 2/21	推薦基準・試験内容	推薦の専願は3.2以上、併願は3.4以上、いずれも現役生のみ 推薦：国総(現代文)、グループディスカッション、書類審査	受験料	25,000円
一般		〈Ⅰ〉23年10/30～11/14(消有) 〈Ⅱ〉23年12/13～12/29(消有) 〈Ⅲ〉24年1/8～1/23(消有) 〈Ⅳ〉24年1/22～2/7(消有)		11/25 1/13 2/3 2/17		11/29 1/17 2/7 2/21		一般：国総(現代文)、数Ⅰ(主に数と式)、個人面接、書類審査		25,000円

◇開校年　1985年
◇入学者　－
◇出身県　京都府・滋賀県・大阪府
◇主な実習先　洛和会音羽病院、洛和会丸太町病院、洛和会音羽記念病院他
◇主な就職先　洛和会音羽病院、洛和会丸太町病院、洛和会音羽記念病院他

◇初年度納入金(卒業までの納入金)
1,430,000円(2,390,000円)
◇学校独自の奨学金制度
・洛和会奨学金：貸与[金額]授業料(3年)および施設協力費の全額
・特待生奨学金：給付[金額]授業料(1年)[募集定員]若干名

◇学生寮　あり(女子のみ)
◇特徴
洛和会ヘルスケアシステムの理念を基盤に、医療、介護、保育、健康分野のグループ連携のもと、時代変化の中、豊かな人間性を持ち、多様化・高度化するニーズに対応でき、地域に貢献できる医療人の育成に努めています。2025年春、新築移転予定(徒歩1分の場所)。

資料請求　●学校案内　無料　●願書　本体無料　　WEB出願　不可

愛仁会看護助産専門学校
社会医療法人愛仁会

看 社 | 学科：看護学科(3年・80名)

〒569-1115　大阪府高槻市古曽部町1-3-33
【TEL】072-681-6031
【交通】JR京都線「高槻」駅より徒歩7分、阪急京都本線「高槻市」駅より約14分

公募推薦	出願日程	23年10/2～10/13(消有)	試験日程	11/11	合格発表	11/17	推薦基準・試験内容	推薦は専願、現役生のみ、3.6以上 推薦：国総(古漢除く)、選択＝コミ英Ⅰ(英会話除く)、数Ⅰより1科目、小論文、面接	受験料	20,000円
一般		23年11/13～12/15(消有)		1/10 (2次)1/11		1/10 (2次)1/19		一般：1/10は国総(古除く)、選択＝コミ英Ⅰ(英会話除く)、数Ⅰから1科目 1/11は小論文、面接		20,000円

◇開校年　1980年
◇入学者　88名(男子3名/女子85名)
◇出身県　－
◇主な実習先　千船病院、高槻病院、愛仁会リハビリテーション病院他
◇主な就職先　千船病院、高槻病院、愛仁会リハビリテーション病院他

◇初年度納入金(卒業までの納入金)
約1,150,000円(約2,470,000円)
◇学校独自の奨学金制度
・社会医療法人愛仁会での奨学金貸付制度あり

◇学生寮　－
◇特徴
全国でも数少ない看護学科・助産学科を併設した私立専門学校です。実習のほとんどを愛仁会グループ施設で行うことができ、学内でも最新のシミュレーションラボ室やモデル人形を使って実習に近い環境で学べる環境を整備し、今後の看護を担う看護師、助産師の育成に力を注いでいます。

資料請求　●学校案内　無料　●願書　無料　　WEB出願　不可

浅香山病院看護専門学校
公益財団法人

看 社 | 学科：看護学科(3年・33名)

〒590-0014　大阪府堺市堺区田出井町8-20
【TEL】072-228-2145
【交通】南海高野線「浅香山」駅より徒歩10分、JR阪和線「浅香」駅または「堺市」駅より徒歩15分

公募推薦	出願日程	〈前期〉23年9/29～10/6(必着) 〈後期〉23年11/8～11/17(必着)	試験日程	10/14 11/25	合格発表	試験後7日以内	推薦基準・試験内容	推薦は専願、現役生のみ、3.3以上 推薦：国総(古漢除く)、数Ⅰ、面接(学科合格者のみ)	受験料	25,000円
一般		〈前期〉23年12/6～12/15(必着) 〈後期〉24年1/24～2/2(必着)		12/23・25 2/10		試験後7日以内		一般：12/23は国総(古除く)、数Ⅰ 12/25は面接(学科試験合格者のみ) 2/10は国総(古除く)、面接		25,000円

◇開校年　1958年
◇入学者　－
◇出身県　大阪府
◇主な実習先　浅香山病院、国立大阪南医療センター、大阪急性期・総合医療センター他
◇主な就職先　浅香山病院他

◇初年度納入金(卒業までの納入金)
約1,000,000円(－)
◇学校独自の奨学金制度
・奨学金制度：貸与[年額]300,000円[募集内容]卒業後、看護師として浅香山病院に就職し、5年以内で分割返済
・学資援助金制度：条件付給付[年額]300,000円[募集内容]卒業後、看護師として浅香山病院に継続5年就業すれば、返済免除

◇学生寮　なし
◇特徴
関連医療施設の職員寮に学生入居可能。

資料請求　●学校案内　－　●願書　無料　　WEB出願　不可

看護師

臨床検査技師
臨床工学技士
診療放射線技師

理学療法士
作業療法士
言語聴覚士

歯科衛生士
歯科技工士

柔道整復師
あん摩マッサージ指圧師
はり師・きゅう師

視能訓練士
義肢装具士
救急救命士

大阪府

左欄カテゴリ：看護師／臨床検査技師・臨床工学技士・診療放射線技師／理学療法士・作業療法士・言語聴覚士／歯科衛生士・歯科技工士／柔道整復師・はり師・きゅう師・あん摩マッサージ指圧師／視能訓練士・義肢装具士・救急救命士

泉佐野泉南医師会看護専門学校　【看】【社】
一般社団法人泉佐野泉南医師会

学科：看護学科(3年・40名)

〒598-0063 大阪府泉佐野市湊1-1-30
【TEL】072-469-3070　【E-mail】isns@iskangos.ac.jp
【交通】南海電鉄「泉佐野」駅より徒歩10分

区分	出願日程	試験日程	合格発表	推薦基準・試験内容	受験料
公募推薦	23年10/16～11/6(必着)	11/11	11/15	推薦は専願、現役生のみ、3.5以上、定員約13名　推薦:国総(現代文)、小論文、面接	30,000円
一般	23年12/11～24年1/5(必着)	1/13	1/17	一般:国総(現代文)、コミ英I、小論文、面接	30,000円

◇開校年　2002年
◇入学者　42名(男子4名/女子38名)
◇出身県　大阪府・和歌山県
◇主な実習先　りんくう総合医療センター、永山病院、野上病院他
◇主な就職先　りんくう総合医療センター、永山病院、野上病院他
◇初年度納入金(卒業までの納入金)　1,270,000円(-)
◇学校独自の奨学金制度　・医師連合会奨学金:貸与[月額]50,000円
◇学生寮　なし
◇特徴　豊かな人間性、国際的視野を養い、主体性をもって、幅広い分野で質の高い看護ができる看護師の養成をめざします。

資料請求　●学校案内 本体無料 ※切手390円　●願書 ※学校案内に含む　｜　WEB出願 不可

大阪医専　【看】【社】【AO】
学校法人日本教育財団

学科：
(1)高度看護学科(4年・40名)
(2)高度看護保健学科(4年・40名)【続】
(3)実践看護学科(3年・80名)
(4)実践看護学科II(3年・40名)(社会人対象)

〒531-0076　大阪府大阪市北区大淀中1-10-3
【TEL】06-6452-0110　【E-mail】nyugaku.osaka@iko.ac.jp
【交通】JR線「大阪」駅、各線「梅田」駅より徒歩9分

区分	出願日程	試験日程	合格発表	推薦基準・試験内容	受験料
公募推薦	(第1回)23年10/2～10/12(必着) 10/15 (第2回)23年10/16～10/25(必着) 10/28 (第3回)23年10/30～11/9(必着) 11/12 (第4回)23年11/13～11/22(必着) 11/25 (第5回)23年11/27～12/14(必着) 12/17		1週間以内	推薦は専願のみ　推薦:適性診断、面接、作文	30,000円
一般	(第1回)23年10/2～10/12(必着) 10/15 (第2回)23年10/16～10/25(必着) 10/28 (第3回)23年10/30～11/9(必着) 11/12 (第4回)23年11/13～11/22(必着) 11/25 (第5回)23年11/27～12/14(必着) 12/17		1週間以内	一般:適性診断I、適性診断II(専願は免除)、面接、作文	30,000円

◇開校年　2000年
◇入学者　-
◇出身県　-
◇主な実習先　-
◇主な就職先　-
◇初年度納入金(卒業までの納入金)
◇学校独自の奨学金制度
◇学生寮　-
◇特徴　-

資料請求　●学校案内 -　●願書 -　｜　WEB出願 可　｜　残りの日程はWEBをCheck

大阪医療看護専門学校　→P.6　【看】
学校法人大阪滋慶学園

学科：看護学科(3年・80名)

〒560-0045　大阪府豊中市刀根山5-1-1
【TEL】06-6846-1080　【E-mail】info@ocmn.ac.jp
【交通】阪急宝塚線・大阪モノレール「蛍池」駅より徒歩9分

区分	出願日程	試験日程	合格発表	推薦基準・試験内容	受験料
公募推薦	23年10/1～10/6(必着) 10/7 23年10/10～11/10(必着) 11/12		1週間以内	推薦は専願、現役生のみ、3.0以上　推薦:小論文、国総(古漢除く)、面接	20,000円(15,000円)
一般	23年10/1～10/6(必着) 10/7 23年10/10～11/10(必着) 11/12 23年11/14～12/15(必着) 12/16		1週間以内	一般:小論文、国総(古漢除く)、面接　※12/16は定員になり次第、実施しない場合もあり	20,000円(15,000円)

◇開校年　2010年
◇入学者　-
◇出身県　-
◇主な実習先　独立行政法人国立病院機構 大阪刀根山医療センター、市立池田病院、済生会茨木病院他
◇主な就職先　独立行政法人国立病院機構 大阪刀根山医療センター、独立行政法人国立循環器病研究センター他
◇初年度納入金(卒業までの納入金)　1,445,000円(-)
◇学校独自の奨学金制度　・大阪滋慶育英会:給付[金額]100,000円※一度のみ[募集内容]本人または兄弟姉妹、父母のどなたかが、大阪滋慶学園の姉妹校に在学・卒業の場合に支給
◇学生寮　あり
◇特徴　国立病院機構「大阪刀根山医療センター」の敷地内にあり、緑豊かな環境で「地域医療」を実践的に学びながら、看護師としてのスキルと心を磨きます。2年次には海外研修を行い、国際的な視点からも看護を学んでいきます。

資料請求　●学校案内 無料　●願書 無料　｜　WEB出願 可

大阪医療センター附属看護学校　【看】【社】
独立行政法人国立病院機構

学科：看護学科(3年・80名)

〒540-0006　大阪府大阪市中央区法円坂2-1-14
【TEL】06-6943-1051
【交通】地下鉄谷町線「谷町四丁目」駅徒歩すぐ

区分	出願日程	試験日程	合格発表	推薦基準・試験内容	受験料
公募推薦	23年10/11～10/26(消有)	11/9 (2次)11/11	11/9 (2次)11/16	推薦は専願、現役生のみ、3.5以上　推薦:11/9は国総(古漢除く)・現代文B、コミ英ⅠⅡ　11/11は小論文、面接	20,000円
一般	23年12/11～24年1/4(消有)	1/18 (2次)1/20	1/18 (2次)1/25	一般:1/18は国総(古漢除く)・現代文B、数I、コミ英ⅠⅡ　1/20は面接	20,000円

◇開校年　1947年
◇入学者　79名(男子7名/女子72名)
◇出身県　大阪府・兵庫県・奈良県
◇主な実習先　独立行政法人国立病院機構大阪医療センター他
◇主な就職先　独立行政法人国立病院機構近畿グループ内の病院
◇初年度納入金(卒業までの納入金)　850,000円(2,300,000円)
◇学校独自の奨学金制度
◇学生寮　あり
◇特徴　国立病院機構が担う国の危機管理や国際貢献、高度先駆的医療、難治性疾患に対する政策医療を教育内容に取り上げている。R4年度卒業生まで6年連続国家試験全員合格。

資料請求　●学校案内 無料　●願書 無料　｜　WEB出願 不可

※受験を希望される方は、必ず各学校の募集要項をご確認ください。

大阪警察病院看護専門学校

社会医療法人警和会

看 社 ／ 学科

看護学科(3年・80名)

〒545-0053　大阪府大阪市阿倍野区松崎町1-2-33
【TEL】06-6626-6700　【E-mail】kango@oph.gr.jp
【交通】JR大阪環状線「天王寺」駅より徒歩5分、地下鉄御堂筋線「天王寺」駅より徒歩4分

出願日程		試験日程	合格発表	推薦基準・試験内容		受験料
公募推薦	23年9/28～10/13(必着)	10/27	11/1	推薦は専願のみ、3.5以上 推薦:国(現代文のみ)、面接		30,000円
一般	23年11/27～12/18(必着)	(2次)1/10 1/9	1/17	一般:1/9は国(現代文のみ)、コミ英I 1/10は面接(1/9合格者のみ)		30,000円

◇開校年　1937年
◇入学者　80名
◇出身県　大阪府他全国
◇主な実習先　大阪警察病院

◇主な就職先　大阪警察病院

◇初年度納入金(卒業までの納入金)
1,190,000円(2,610,000円)
◇学校独自の奨学金制度
・大阪警察病院奨学金
・大阪警察病院修学金

◇学生寮　あり(女子のみ)
◇特徴
社会医療法人警和会と密接に連携して看護師を育てます。

資料請求　●学校案内　－　●願書　－　　　WEB出願　－

大阪済生会中津看護専門学校

社会福祉法人済生会支部大阪府済生会

看 社 ／ 学科

看護学科(3年・40名)

〒531-0075　大阪府大阪市北区大淀南2-2-51
【TEL】06-6458-1048
【交通】JR大阪環状線「福島」駅より徒歩約7分

出願日程		試験日程	合格発表	推薦基準・試験内容		受験料
公募推薦	23年10/10～10/20(必着)	10/28	11/6	推薦は併願可、5浪まで可、3.5以上 推薦:国(古漢除く)、数I、コミ英I(併願者のみ)、面接(個人)		25,000円
一般	23年12/4～12/15(必着)	12/23	1/9	一般:国(古漢除く)、数I、コミ英I、面接(個人)		25,000円

◇開校年　1918年
◇入学者　－
◇出身県　－
◇主な実習先　－
◇主な就職先　－

◇初年度納入金(卒業までの納入金)
1,086,900円(2,345,900円)
◇学校独自の奨学金制度
・大阪済生会中津病院奨学金:貸与[月額]35,000円[募集内容]初年度は希望者全員に貸与。2年次以降は成績不良や出席状況を確認の上選考する

◇学生寮　なし
◇特徴
本校の学生には、医学や看護に対する知識・技術の習得を基本としながら、対人における恒久的なテーマである「寄り添う」について主体的に考える力を身につけてもらいたいと考えています。看護の視点から患者や家族に寄り添うことのできる看護師育成を目指します。

資料請求　●学校案内　無料　●願書　無料　　　WEB出願　不可

大阪済生会野江看護専門学校

社会福祉法人済生会支部大阪府済生会

看 社 ／ 学科

看護学科(3年・40名)

〒536-0002　大阪府大阪市城東区今福東2-2-26
【TEL】06-6932-6363
【交通】地下鉄長堀鶴見緑地線「今福鶴見」駅より徒歩約7分

出願日程		試験日程	合格発表	推薦基準・試験内容		受験料
公募推薦	23年10/2～10/13(必着)	10/21	1週間以内に通知	推薦は専願のみ 推薦:国総(古漢除く)、数I、面接		25,000円
一般	〈A日程〉23年10/27～11/17(必着) 〈B日程〉23年12/1～12/15(必着) 〈C日程〉24年1/4～1/19(必着)	11/25 12/23 1/27	1週間以内に通知	一般:国総(古漢除く)、数I、コミ英I、面接 1/27について、定員になり次第行わない場合があります		25,000円

◇開校年　1994年
◇入学者　40名
◇出身県　大阪府・島根県・兵庫県
◇主な実習先　大阪府済生会野江病院他
◇主な就職先　大阪済生会野江病院、その他の済生会病院、大学病院他

◇初年度納入金(卒業までの納入金)
892,720円(－)
◇学校独自の奨学金制度
・大阪府済生会野江病院:貸与[月額]第2学年4月より30,000円支給[募集内容]野江病院において看護職員の業務に従事しようとする者

◇学生寮　なし
◇特徴
急速に変わる医療の高度化・IT化に対応する技術と知識を学び、「自分で考える教育」を方針とした実践力のある人材を目指します。

資料請求　●学校案内　－　●願書　ホームページにてダウンロード　　　WEB出願　不可

大阪病院附属看護専門学校

独立行政法人地域医療機能推進機構

看 社 ／ 学科

看護科(3年・40名)

〒553-0003　大阪府大阪市福島区福島4-2-78
【TEL】06-7663-4911　【E-mail】gakko-gim@osaka.jcho.go.jp
【交通】JR東西線「新福島」駅より徒歩5分

出願日程		試験日程	合格発表	推薦基準・試験内容		受験料
公募推薦	23年9/29～10/13(必着)	10/28	11/6	推薦は専願、卒業後5年以内、3.5(B)以上 推薦:国総(古漢除く)、選択=数IA(場合の数と確率)、コミ英III より1科目、面接		20,000円
一般	23年11/24～12/8(必着)	12/23	12/28	一般:国総(古漢除く)、数IA(場合の数と確率)、コミ英III、面接		20,000円

◇開校年　1958年
◇入学者　－
◇出身県　大阪府・兵庫県
◇主な実習先　JCHO大阪病院、大阪精神医療センター、訪問看護ステーション他
◇主な就職先　JCHO大阪病院、JCHO関連病院他

◇初年度納入金(卒業までの納入金)
770,000円(1,665,000円)
◇学校独自の奨学金制度
・JCHO大阪病院奨学金:貸与[月額]35,000円[募集内容]入学試験成績上位者15%以内(6名以内)、経済的事情のある者

◇学生寮　あり
◇特徴
充実した教育、指導体制が整った環境や最新の医療を提供しつづける大阪病院で、全授業の3分の1である実習を体験できる。

資料請求　●学校案内　無料　●願書　無料　　　WEB出願　可

看護師

診療放射線技師

臨床工学技士

臨床検査技師

理学療法士

作業療法士

言語聴覚士

歯科衛生士

歯科技工士

柔道整復

はり師・きゅう師

あん摩マッサージ指圧師

視能訓練士

義肢装具士

救急救命士

左側縦書きインデックス：
看護師
臨床検査技師／臨床工学技士／診療放射線技師／臨床放射線技士
理学療法士／作業療法士／言語聴覚士
歯科衛生士／歯科技工士
柔道整復師／あん摩マッサージ指圧師／はり師・きゅう師
視能訓練士／義肢装具士／救急救命士

大阪府病院協会看護専門学校

一般社団法人大阪府病院協会　【看】【社】【学科】

〒556-0026　大阪府大阪市浪速区浪速西2-13-9
【TEL】06-6567-2304　【E-mail】info@daibyokyo.ac.jp
【交通】JR大阪環状線「芦原橋」駅より徒歩6分

看護学科3年課程(3年・80名)

	出願日程	試験日程	合格発表	推薦基準・試験内容	受験料
公募推薦	23年9/19～9/29(必着)	10/7	10/16	推薦は専願のみ、1浪まで可、3.3以上、3割程度　推薦:国総(現代文のみ)、面接	25,000円
一般	〈前期〉23年11/20～12/1(必着)　〈後期〉23年12/18～12/27(必着)	12/10　1/13	12/18　1/22	一般:国総(現代文のみ)、小論文、面接	25,000円

- ◇開校年　2003年
- ◇入学者　—
- ◇出身県　—
- ◇主な実習先　—
- ◇主な就職先　—
- ◇初年度納入金(卒業までの納入金)　1,200,000円(2,700,000円)
- ◇学校独自の奨学金制度　—
- ◇学生寮　なし
- ◇特徴　—

資料請求　●学校案内　無料　●願書　無料　　WEB出願　不可

大阪保健福祉専門学校

学校法人大阪滋慶学園　→P.6　【看】【学科】

〒532-0003　大阪府大阪市淀川区宮原1-2-47
【TEL】06-6396-2941　【E-mail】mail@ochw.ac.jp
【交通】JR・大阪メトロ御堂筋線「新大阪」駅より徒歩5分

看護学科(3年・80名)

	出願日程	試験日程	合格発表	推薦基準・試験内容	受験料
公募推薦	23年10/1～10/6(必着)　23年11/6～11/17(必着)　23年12/4～12/15(必着)	10/7　11/19　12/17		推薦は専願のみ、現役生のみ、3.0以上　推薦:国総(古漢除く)、小論文、面接	20,000円
一般	23年10/1～10/6(必着)　23年11/6～11/17(必着)　23年12/4～12/15(必着)	10/7　11/19　12/17		一般:国総(古漢除く)、小論文、数、生、英総、面接	20,000円

- ◇開校年　1997年
- ◇入学者　—
- ◇出身県　—
- ◇主な実習先　(国研)国立循環器病研究センター、(独)国立病院機構近畿中央呼吸器センター、(医)真美会大阪旭こども病院他
- ◇主な就職先　(国研)国立循環器病研究センター、(独)国立病院機構大阪刀根山医療センター、(公財)日本生命済生会日本生命病院
- ◇初年度納入金(卒業までの納入金)　1,435,000円(—)
- ◇学校独自の奨学金制度　・大阪滋慶育英会:給付[金額]100,000円[募集内容]受験生本人の兄弟姉妹が本校または、大阪滋慶学園姉妹校に在籍または卒業している場合
- ◇学生寮　あり
- ◇特徴　これからの看護スタッフにふさわしい、どんな場所でも活躍できる高度な専門能力と実践力を身につけます。さらに、豊かな人間性を磨くとともに、本校介護福祉科や姉妹校の学生との連携授業で他職種への理解を深め、これからのチーム医療を担う看護師を目指します。

資料請求　●学校案内　無料　●願書　無料　　WEB出願　可

大阪労災看護専門学校

独立行政法人労働者健康安全機構　【看】【学科】

〒591-8025　大阪府堺市北区長曽根町1180-15
【TEL】072-252-2725
【交通】大阪メトロ御堂筋線「新金岡」駅より徒歩15分

看護学科(3年・80名)

	出願日程	試験日程	合格発表	推薦基準・試験内容	受験料
公募推薦	—	—	—	※9月26日以降、該当する試験はありません	—
一般	23年12/1～24年1/4(消有)	1/18　(2次)1/19	1/18　(2次)1/26	一般:1/18は国総(古漢除く)、数ⅠA(場合の数と確率)、コミ英ⅠⅡ　1/19は面接	10,400円

- ◇開校年　1977年
- ◇入学者　81名(男子6名/女子75名)
- ◇出身県　大阪府・和歌山県・兵庫県
- ◇主な実習先　大阪労災病院他
- ◇主な就職先　大阪労災病院、関西労災病院、横浜労災病院他
- ◇初年度納入金(卒業までの納入金)　630,000円(—)
- ◇学校独自の奨学金制度　・労災病院奨学金:貸与[年額]340,000円[募集内容]労災病院から就学期間中(3年)の授業料相当額を貸与。卒後3年間勤務で返済免除
- ◇学生寮　あり
- ◇特徴　厚生労働省所管の独立行政法人が運営する全国32ヶ所の労災病院に附属できます。2016年新築の校舎・学生寮(男女)、整った設備及び経験豊富な講師陣など、学習環境が充実しています。

資料請求　●学校案内　無料　●願書　無料　　WEB出願　可

河崎会看護専門学校

医療法人河崎会　【看】【学科】

〒597-0104　大阪府貝塚市水間511　【TEL】072-446-7649
【E-mail】kango-jimu@kawasaki-kai.or.jp
【交通】南海本線「貝塚」駅下車、水間鉄道乗換、「水間観音」駅より徒歩7分

看護第1学科(3年・40名)

	出願日程	試験日程	合格発表	推薦基準・試験内容	受験料
公募推薦	23年10/2～10/11(消有)	10/21	10/26	推薦は専願、現役生のみ、3.5以上　推薦:国総(古漢除く)、小論文、面接	25,000円
一般	〈前期〉23年10/24～11/6(消有)　〈後期〉23年11/22～11/29(消有)	11/18　12/8	11/24　12/14	一般:国総(古漢除く)、小論文、面接、選択=数ⅠA、コミ英Ⅰより1科目	25,000円

- ◇開校年　1994年
- ◇入学者　—
- ◇出身県　大阪府・和歌山県
- ◇主な実習先　岸和田徳洲会病院、泉大津市立病院、和泉市立病院他
- ◇主な就職先　岸和田徳洲会病院、阪南市立病院、岸和田市民病院他
- ◇初年度納入金(卒業までの納入金)　928,000円(—)
- ◇学校独自の奨学金制度　・水間病院奨学金:給付[月額]30,000円
- ◇学生寮　なし
- ◇特徴　人間尊重・人間愛を基本とした看護師を育成し、専門的な知識・技術を備えた優れた人材を輩出します。

資料請求　●学校案内　本体無料　送料250円　●願書　本体無料　送料250円　　WEB出願　不可

※受験を希望される方は、必ず各学校の募集要項をご確認ください。

関西看護専門学校

社会福祉法人枚方療育園

看 社｜学科　看護学科（3年・100名）

〒573-0122　大阪府枚方市津田東町2-1-1
【TEL】072-858-1757
【交通】JR学研都市線「藤阪」駅より徒歩約13分

出願日程		試験日程	合格発表		推薦基準・試験内容	受験料
公募推薦	23年9/20～10/4	10/14	3日目以降		推薦は1浪まで可、3.3以上、約35名 推薦：国総（古漢除く）、個人面接	20,000円
一般	〈前期〉23年11/16～11/29 〈後期〉24年2/1～2/14	12/9 2/24	3日目以降		一般：国総（古漢除く）、数Ⅰ（集合と命題・データの分析除く）、コミュ英Ⅰ、個人面接	20,000円

◇開校年　1980年
◇入学者　99名（男子11名/女子88名）
◇出身県　大阪府・和歌山県・兵庫県
◇主な実習先　市立ひらかた病院、枚方公済病院、星ヶ丘医療センター他
◇主な就職先　枚方総合発達医療センター、北摂三田福祉の里、市立ひらかた病院他

◇初年度納入金（卒業までの納入金）
約1,170,000円（約2,010,000円）
◇学校独自の奨学金制度
・関西看護専門学校奨学貸付金制度：貸与［総額］3,000,000円［募集内容］希望者（返還免除制度あり）

◇学生寮　あり（女子のみ）
◇特徴
生命の尊厳と人間尊重を基盤とし、想像力豊かな人間性の養成に努め、社会福祉に貢献することのできる看護師を養成します。その他、臨地実習、緻密な国家試験対策をきめ細かく指導していきます。

資料請求　●学校案内　無料　●願書　－　　WEB出願　可（WEB出願のみ）

近畿大学附属看護専門学校

学校法人近畿大学

看｜学科　看護学科（3年・80名）

〒589-0014　大阪府大阪狭山市大野東102-1
【TEL】072-366-6389　【E-mail】kangosen@med.kindai.ac.jp
【交通】南海電鉄南海高野線「金剛」駅より南海バス④で「近畿大学病院前」下車

出願日程		試験日程	合格発表		推薦基準・試験内容	受験料
公募推薦	23年9/15～10/12（消有）	10/21	11/1		推薦は1浪まで可 推薦：国総（現代文のみ）、選択＝生基、数ⅠA（場合の数と確率・整数の性質）より1科目、面接	28,000円
一般	〈前期〉23年11/1～11/30（消有） 〈後期〉24年1/24～2/17（消有）	12/9 2/24	12/20 3/6		一般：国総（現代文のみ）、選択＝生基、数ⅠA（場合の数と確率・整数の性質）より1科目、面接	28,000円

◇開校年　1976年
◇入学者　82名（男子10名/女子72名）
◇出身県　大阪府・和歌山県・奈良県
◇主な実習先　近畿大学病院
◇主な就職先　近畿大学病院、近畿大学奈良病院

◇初年度納入金（卒業までの納入金）
904,500円（2,113,500円）
◇学校独自の奨学金制度
・近畿大学病院看護師等修学資金：［募集内容］詳細は入学後説明

◇学生寮　－
◇特徴
実習は主に近畿大学病院で行うことができます。近畿大学病院は特定機能病院として認定されており、質の高い環境を学生時より体験できるため、就職後、即戦力として活躍する力を養うことができます。

資料請求　●学校案内　無料　●願書　※WEB出願　　WEB出願　可

錦秀会看護専門学校

学校法人阪和学園

看 社｜学科　看護第1学科（3年・80名）

〒586-0077　大阪府河内長野市南花台4-24-1
【TEL】0721-21-9015　【E-mail】info@hanwagakuen.ac.jp
【交通】南海高野線「三日市町」駅よりバス15分

出願日程		試験日程	合格発表		推薦基準・試験内容	受験料
公募推薦	23年10/3～10/24（消有）	11/2	11/15		推薦は専願のみ、5浪まで可、3.0以上 推薦：国（現代文）、面接	20,000円
一般	〈1次〉23年11/7～11/27（消有） 〈2次〉24年1/5～1/29（消有）	12/7 2/7	12/19 2/20		一般：国（現代文）、面接	20,000円

◇開校年　2017年
◇入学者　－
◇出身県　大阪府・奈良県・和歌山県
◇主な実習先　阪和記念病院、阪和第二泉北病院、阪和記念病院他
◇主な就職先　阪和病院、阪和第二泉北病院、阪和記念病院他

◇初年度納入金（卒業までの納入金）
1,600,000円（3,300,000円）
◇学校独自の奨学金制度
・錦秀会奨学金制度：貸与［募集内容］入学金・実習厚生費・授業料・維持管理費等の貸与。返還免除制度あり

◇学生寮　なし
◇特徴
2017年に完成した校舎は、全国でも導入数の少ない最新鋭の医療機器やシュミレータを導入し、臨床現場を再現した実践に近い教育環境を整備しています。また、看護師国家試験・准看護師試験対策も充実した学習サポート体制により高い合格率を誇っています。

資料請求　●学校案内　無料　●願書　無料　　WEB出願　WEB出願のみ

久米田看護専門学校

医療法人利田会

看 社｜学科　看護学科（3年・40名）

〒596-0816　大阪府岸和田市尾生町2955
【TEL】072-445-4149　【E-mail】jimusitu@kumedakango.jp
【交通】JR阪和線「下松」駅よりスクールバス10分

出願日程		試験日程	合格発表		推薦基準・試験内容	受験料
公募推薦	23年9/19～10/10（必着）	10/14	10/23		推薦は専願、現役生のみ、3.0以上、定員15名 推薦：国総（古漢除く）、面接、小論文、選択＝数ⅠA、英Ⅰより1科目	25,000円
一般	〈前期〉23年11/15～12/4（必着） 〈後期〉23年12/13～12/26（必着）	12/9 1/6	12/18 1/15		一般：国総（古漢除く）、面接、小論文、選択＝数ⅠA、英Ⅰより1科目	25,000円

◇開校年　1988年
◇入学者　－
◇出身県　大阪府・兵庫県・和歌山県
◇主な実習先　久米田病院、府中病院、市立岸和田市民病院
◇主な就職先　久米田病院、府中病院、市立岸和田市民病院

◇初年度納入金（卒業までの納入金）
約1,320,000円（約2,800,000円）
◇学校独自の奨学金制度
・久米田病院奨学金：貸与［金額］月額50,000円［募集内容］卒業後看護師として、3年間、久米田病院に勤務すれば免除される制度あり

◇学生寮　なし
◇特徴
岸和田市中央部の静かな環境の良い地に立地している。臨地実習には、本校教員が帯同し、学生を指導、支援している。

資料請求　●学校案内　本体無料　送料140円　●願書　本体1,000円　送料無料　　WEB出願　不可

専門学校・養成施設

看護師

診療放射線技師
臨床工学技士
臨床検査技師

理学療法士
作業療法士
言語聴覚士

歯科衛生士
歯科技工士

柔道整復師
はり師・きゅう師
あん摩マッサージ指圧師

視能訓練士
義肢装具士
救急救命士

大阪府

左欄（縦書き分野一覧）：看護師／臨床検査技師・臨床工学技士・診療放射線技師／理学療法士・作業療法士・言語聴覚士／歯科衛生士・歯科技工士／柔道整復師・あん摩マッサージ指圧師・はり師・きゅう師／視能訓練士・義肢装具士・救急救命士

香里ヶ丘看護専門学校

医療法人社団有恵会　看・社　学科：看護学科(3年・80名)

〒573-0046　大阪府枚方市宮之下町8-8　【TEL】072-852-3435
【E-mail】korigaokans@yukeikai.or.jp
【交通】京阪電車「枚方市」駅よりバス10分、「桑ヶ谷」下車

区分	出願日程	試験日程	合格発表	推薦基準・試験内容	受験料
公募推薦	23年10/2～10/10(必着)	10/14	10/17	推薦は専願、現役生のみ、3.0以上／推薦:小論文、面接	27,000円
一般	〈前期〉23年11/3～11/16(必着)〈後期〉23年12/15～24年1/5(必着)〈二次〉24年1/12～2/2(必着)	11/251/132/10	11/281/162/13	一般:国総(古漢除く)、面接	27,000円

◇開校年 1979年
◇入学者 －
◇出身県 大阪府・京都府・兵庫県
◇主な実習先 香里ヶ丘有恵会病院、市立ひらかた病院、守口生野記念病院他
◇主な就職先 香里ヶ丘有恵会病院、市立ひらかた病院、守口生野記念病院他
◇初年度納入金(卒業までの納入金) 約1,270,000円(約2,710,000円)
◇学校独自の奨学金制度 ・医療法人(社団)有恵会奨学金:[年額]480,000円[募集内容]1～3年次に対応 ・実習施設奨学金
◇学生寮 なし
◇特徴 プロジェクト学習など、卒業後も成長できる看護師育成を目指した指導。国試対策にも力を入れ、全国平均以上の合格率を継続。

資料請求 ●学校案内 無料 ●願書 無料　WEB出願 可

堺看護専門学校

一般社団法人堺市医師会　看・社　学科：看護第1学科(3年・女子40名)

〒591-8021　大阪府堺市北区新金岡町5丁目7-1
【TEL】072-251-6900　【E-mail】office@sakaikango.jp
【交通】大阪メトロ御堂筋線「新金岡」駅より徒歩10分

区分	出願日程	試験日程	合格発表	推薦基準・試験内容	受験料
公募推薦	23年10/2～10/13(必着)	10/18	10/23	推薦は専願、現役生のみ、3.2以上かつ数ⅠAを履修し、その評定平均が3.5以上、3年間の欠席日数15日未満／推薦:国総(古漢除く)、面接	25,000円
一般	23年10/17～11/1(必着)23年11/20～12/6(必着)	11/1012/13	11/1612/18	一般:国総(古漢除く)、数Ⅰ(データ分析除く)A(整数の性質、図形の性質除く)、面接	25,000円

◇開校年 1985年
◇入学者 －
◇出身県 －
◇主な実習先 堺市立総合医療センター
◇主な就職先 堺市立総合医療センター
◇初年度納入金(卒業までの納入金) 1,170,000円～1,230,000円(約2,850,000円～2,910,000円)
◇学校独自の奨学金制度
◇学生寮 なし
◇特徴 人間の自ら成長・発展する能力を活かして、グループワークや早期に臨地実習を行うことで、主体的に学ぶ姿勢を身につけます。

資料請求 ●学校案内 無料 ●願書 無料　WEB出願 不可

清恵会医療専門学院

社会医療法人清恵会　看・社　学科：第1看護学科(3年・40名)

〒591-8031　大阪府堺市北区百舌鳥梅北町2-83
【TEL】072-259-3901
【交通】南海高野線・JR阪和線「三国ヶ丘」駅より徒歩7分

区分	出願日程	試験日程	合格発表	推薦基準・試験内容	受験料
公募推薦	23年10/2～10/31(必着)23年11/6～11/29(必着)	11/412/2	11/812/6	推薦は併願可／推薦:国総(古漢除く)、作文、面接	20,000円
一般	23年12/4～12/27(必着)24年1/9～1/31(必着)	1/62/3	1/112/7	一般:国総(古漢除く)、作文、面接	20,000円

◇開校年 1975年
◇入学者 －
◇出身県 大阪府・和歌山県
◇主な実習先 清恵会病院、清恵会三宝病院他
◇主な就職先 清恵会病院、清恵会三宝病院他
◇初年度納入金(卒業までの納入金) 790,000円(－)
◇学校独自の奨学金制度 ・社会医療法人清恵会医療従事者育成奨学金:貸与[年額]400,000円[募集内容]優秀な医療従事者を育成することによって地域医療に貢献することを目的とする
◇学生寮 なし
◇特徴 社会医療法人清恵会が母体。就職率と国家資格試験に47年の実績、抜群の国家資格合格率!!

資料請求 ●学校案内 無料 ●願書 無料　WEB出願 不可

泉州看護専門学校

社会医療法人同仁会　看・社　学科：看護学科(3年・40名)

〒590-0824　大阪府堺市堺区老松町2-58-1
【TEL】072-280-2377
【交通】阪堺線「東湊」駅より徒歩10分

区分	出願日程	試験日程	合格発表	推薦基準・試験内容	受験料
公募推薦	－	－	－	※9月26日以降、該当する試験はありません	－
一般	〈前期〉23年10/16～10/30(消有)〈後期〉23年11/20～12/4(消有)	11/3(2次)11/512/8(2次)12/10	11/4(2次)11/812/9(2次)12/13	一般:11/3、12/8は英(コミ英Ⅰ含む)、数Ⅰ、国総(古漢除く)11/5、12/10は小論文、面接	20,000円

◇開校年 1983年
◇入学者 －
◇出身県 大阪府・和歌山県・兵庫県
◇主な実習先 耳原総合病院、西淀病院、コープおおさか病院他
◇主な就職先 耳原総合病院、西淀病院、コープおおさか病院他
◇初年度納入金(卒業までの納入金) 960,000円(約2,800,000円)
◇学校独自の奨学金制度 ・民医連奨学金:貸与[月額]55,000円[募集内容]民医連の病院や診療所に就職を希望し、適任と認められた方。卒業後に借用した期間、勤務すれば返済免除
◇学生寮 なし
◇特徴 本校は、全日本民医療機関連合会(民医連)傘下の教育機関の一つとして、これまで、約2000人の看護学生を送り出し、全国の病院で活躍しています。

資料請求 ●学校案内 無料 ●願書 無料　WEB出願 不可

南海福祉看護専門学校

社会福祉法人南海福祉事業会　看 社　学科

看護学科（3年・40名）

〒592-0005　大阪府高石市千代田6-12-53
【TEL】0120-294-329　【E-mail】fukushi@nansen.ac.jp
【交通】南海本線「北助松」より徒歩10分

	出願日程	試験日程	合格発表	推薦基準・試験内容	受験料
公募推薦	23年11/1～11/21（必着）	11/25	11/28	推薦は専願のみ、高卒4年以内、3.5以上、30名程度 推薦：国総（現代文）、数Ⅰ、面接	30,000円
一般	24年1/9～1/23（必着）	1/27	1/30	一般：国総（古漢除く）、数Ⅰ、コミ英Ⅰ、面接	30,000円

◇開校年　1968年
◇入学者　40名（男子10名/女子30名）
◇出身県　大阪府・和歌山県・兵庫県
◇主な実習先　泉大津市民病院、高石藤井病院、高石加茂病院
◇主な就職先　永山病院、高石藤井病院、堺市立総合医療センター

◇初年度納入金（卒業までの納入金）
1,390,000円（－）
◇学校独自の奨学金制度
・校内奨学金：給付［月額］20,000円［募集内容］最終学年のみ、選考にて返還義務なし

◇学生寮　なし
◇特徴
1968年に保育士養成校としてスタート。平成から介護福祉士の養成も行い、令和元年、看護学科を開設し、校名を新たに南海福祉看護専門学校とした。看護学科の校舎は新築で、電子教科書としてタブレットを用いた授業を導入している。

資料請求　●学校案内　無料　●願書　無料　　WEB出願　不可

PL学園衛生看護専門学校

学校法人PL学園　看 社　学科

看護学科（3年・35名）

〒584-0008　大阪府富田林市喜志2055　【TEL】0721-24-5136
【E-mail】eisen@pl-gakuen.ac.jp
【交通】近鉄「大阪阿部野橋」駅から準急河内長野または富田林行乗車、「喜志」駅より徒歩15分

	出願日程	試験日程	合格発表	推薦基準・試験内容	受験料
公募推薦	23年10/2～10/20	10/28	11/6	推薦は専願、現役生のみ、3.2以上 推薦：国総（古漢除く）、面接	30,000円
一般	〈前期〉23年11/6～11/24 〈後期〉24年1/9～1/26	12/2 2/3	12/11 2/6	一般：12/2は国総（古漢除く）、数Ⅰ、面接 2/3は小論文、面接※前期で定員に達した場合は実施しない	30,000円

◇開校年　1977年
◇入学者　35名（男子5名/女子30名）
◇出身県　大阪府・奈良県・和歌山県
◇主な実習先　PL病院
◇主な就職先　PL病院

◇初年度納入金（卒業までの納入金）
1,030,000円（2,570,000円）
◇学校独自の奨学金制度
・PL学園衛生看護専門学校奨学金：貸与［年額］480,000円［募集内容］推薦・一般入学合格者の希望者に選考の上、貸与（35歳以下）

◇学生寮　あり（女子のみ）
◇特徴
本校は自然豊かな環境に囲まれた勉学に最適な環境で、協調性、規律の大切さを学び、患者さまの心に寄り添うことのできる看護師を養います。

資料請求　●学校案内　無料　●願書　本体1,000円　送料無料　　WEB出願　不可

ペガサス大阪南看護学校

社会医療法人ペガサス　看 社　学科

看護学科（3年・80名）

〒586-8521　大阪府河内長野市木戸東町2-1
【TEL】0721-26-8270　【E-mail】pegasus.south.osaka@gmail.com
【交通】南海高野線「千代田」駅東出口より徒歩10分

	出願日程	試験日程	合格発表	推薦基準・試験内容	受験料
公募推薦	23年10/27～11/8（必着）	11/11	11/15	推薦は専願、現役生のみ、3.3以上、定員20名 推薦：国、選択＝英、数より1科目、面接	20,000円
一般	〈Ⅰ〉23年11/24～12/6（必着） 〈Ⅱ〉23年12/8～12/20（必着） 〈Ⅲ〉24年1/5～1/17（必着） 〈Ⅳ〉24年1/19～1/31（必着） 〈Ⅴ〉24年2/9～2/21（必着）	12/9 12/23 1/20 2/3 2/24	12/13 12/27 1/24 2/7 2/28	一般：国、選択＝英、数より1科目、面接	20,000円

◇開校年　2021年
◇入学者　65名
◇出身県　大阪府・和歌山県・三重県
◇主な実習先　馬場記念病院、ペガサスリハビリテーション病院、大阪南医療センター
◇主な就職先　馬場記念病院、大阪南医療センター、近畿大学医学部附属病院

◇初年度納入金（卒業までの納入金）
1,066,000円（2,350,000円）
◇学校独自の奨学金制度
・ペガサス大阪南看護学校学生奨学金：貸与［月額］30,000円

◇学生寮　あり
◇特徴
豊かな人間性を涵養することに努力し、看護専門職に必要な知識・技術・態度および、生涯にわたって自己研鑽できる能力を身につけ地域に貢献できる看護専門職を育成

資料請求　●学校案内　無料　●願書　本体無料　送料自費　　WEB出願　可

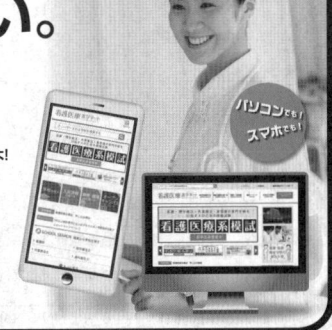
専門学校・養成施設

看護師

診療放射線技師　臨床工学技士　臨床検査技師

理学療法士　作業療法士　言語聴覚士

歯科衛生士　歯科技工士

柔道整復　はり師・きゅう師　あん摩マッサージ指圧師

視能訓練士　義肢装具士　救急救命士

左欄（縦書き分類）：看護師／臨床検査技師・臨床工学技士・診療放射線技師／理学療法士・作業療法士・言語聴覚士／歯科衛生士・歯科技工士／あん摩マッサージ指圧師・はり師・きゅう師・柔道整復師／視能訓練士・義肢装具士・救急救命士

専門学校 ベルランド看護助産大学校

社会医療法人生長会

学科 看社	高度専門看護学科（4年・80名）	〒599-8247　大阪府堺市中区東山500-3【TEL】072-234-2004【交通】泉北高速鉄道「深井」駅より南海バスで「東中学校」下車徒歩3分

出願日程		試験日程	合格発表	推薦基準・試験内容	受験料
公募推薦	23年10/2〜10/20	10/28	11/6	推薦は併願可、卒後4年以内、3.3以上／推薦：国総（現代文）、面接	30,000円
一般	〈前期〉23年11/5〜12/8／〈後期A〉23年12/20〜24年1/12／〈後期B〉24年2/15〜2/24	12/16 1/20 3/2	12/21 1/25 3/6	一般：12/16・1/20は国総（現代文）、コミ英ⅠⅡ、面接／3/2は小論文、面接　※3/2は中止になる可能性があります	30,000円

◇開校年　1977年
◇入学者　-
◇出身県　大阪府・和歌山県
◇主な実習先　ベルランド総合病院、府中病院他法人関連施設他
◇主な就職先　ベルランド総合病院、府中病院、阪南市民病院他

◇初年度納入金（卒業までの納入金）1,290,000円（-）
◇学校独自の奨学金制度
・社会医療法人修学金：貸与［月額］20,000円

◇学生寮　なし
◇特徴
本校は、看護4年教育を導入。カリキュラムの過密さを解消し、4年間でより広く、より深く学ぶ。卒業時に高度専門士の称号が与えられ、大学院への進学も可能である。

資料請求　●学校案内　無料　●願書　無料　　WEB出願　可

松下看護専門学校

パナソニック健康保険組合立

学科 看AO	看護学科（3年・40名）	〒570-0072　大阪府守口市早苗町7番10号　【TEL】06-6991-0331【E-mail】matsushita-kango@gg.jp.panasonic.com【交通】京阪本線「土居」駅より徒歩約3分、地下鉄谷町線・今里筋線「太子橋今市」駅下車徒歩約10分

出願日程		試験日程	合格発表	推薦基準・試験内容	受験料
公募推薦	23年10/2〜10/20（必着）	10/28	11/1	推薦は併願可、1浪まで可、3.3以上／推薦：国（古漢除く）、面接	25,000円
一般	〈前期〉23年11/20〜12/8（必着）／〈後期〉24年2/5〜2/22（必着）	12/16 3/2	12/21 3/7	一般：国（古漢除く）、コミ英ⅠⅡ、面接	25,000円

◇開校年　1973年
◇入学者　-
◇出身県　大阪府・京都府・兵庫県
◇主な実習先　松下記念病院他
◇主な就職先　松下記念病院、進学・他施設就職他

◇初年度納入金（卒業までの納入金）1,410,000円（3,200,000円）
◇学校独自の奨学金制度
・奨学資金貸付制度：貸与［月額］50,000円
・特別奨学金制度：貸与［月額］50,000円［募集内容］若干名。卒業後松下記念病院にて看護師に従事し規準を満たせば返還免除

◇学生寮　なし
◇特徴
本校はパナソニック健康保険組合に所属し、同系列の急性期を担う中核病院である松下記念病院での研修を中心とした、優秀な教員による少数精鋭でかつ、アットホームな看護学校です。

資料請求　●学校案内　無料　●願書　本体無料※送料等はHP参照　　WEB出願　不可

南大阪看護専門学校

社会医療法人景岳会

学科 看社	看護学科（3年・40名）	〒557-0063　大阪府大阪市西成区南津守7-14-31【TEL】06-6658-1210　【E-mail】jimu@minamiosaka-kango.com【交通】大阪メトロ四つ橋線「北加賀屋」駅より徒歩5分

出願日程		試験日程	合格発表	推薦基準・試験内容	受験料
公募推薦	23年10/2〜10/13（必着）	10/21	10/26	推薦は専願のみ、2浪まで可、3.0以上／推薦：国総（古漢除く）、面接	30,000円
一般	〈前期〉23年11/27〜12/8（必着）／〈後期〉24年1/9〜1/19（必着）	12/16 1/27	12/21 2/1	一般：国総（古漢除く）、数ⅠA（場合の数と確率）、面接	30,000円

◇開校年　1973年
◇入学者　40名（男子8名/女子32名）
◇出身県　大阪府・兵庫県・奈良県
◇主な実習先　南大阪病院、岸和田徳洲会病院、浅香山病院
◇主な就職先　南大阪病院、岸和田徳洲会病院、浅香山病院

◇初年度納入金（卒業までの納入金）1,350,000円（2,700,000円）
◇学校独自の奨学金制度
・社会医療法人景岳会奨学金：貸与［募集内容］返済免除（条件有）
・実習先病院奨学金：貸与［募集内容］返済免除（条件有）

◇学生寮　なし
◇特徴
分野別の細やかな教育カリキュラムの中で、知識や実践能力を養い、高い理想と人間性を求め続ける看護師の育成を目指します。また、本校は高等教育の修学支援新制度の対象校です。奨学金制度と併せた学費のサポート体制が整っています。

資料請求　●学校案内　無料　●願書　無料　　WEB出願　不可

美原看護専門学校

医療法人好寿会

学科 看社	看護学科（3年・40名）	〒587-0061　大阪府堺市美原区今井388　【TEL】072-362-6311【E-mail】miharakango@mihara.school-info.jp【交通】近鉄南大阪線「河内松原」駅よりさつき野東行バスで「今井」下車5分

出願日程		試験日程	合格発表	推薦基準・試験内容	受験料
公募推薦	23年10/23〜11/2（消有）	11/11	11/13	推薦は専願、現役生のみ、主要5教科3.0以上／推薦：国総（古漢除く）、小論文、面接	20,000円
一般	〈前期〉23年11/27〜12/8（消有）／〈後期〉24年2/13〜2/22（消有）	12/16 3/2	12/18 3/4	一般：12/16は国総（古漢除く）、コミ英Ⅰ、面接、作文／3/2は国総（古漢除く）、作文、面接	20,000円

◇開校年　1983年
◇入学者　32名（男子8名/女子24名）
◇出身県　大阪府・和歌山県・岡山県
◇主な実習先　美原病院、城山病院、松原徳洲会病院
◇主な就職先　美原病院、城山病院、松原徳洲会病院

◇初年度納入金（卒業までの納入金）1,124,000円（-）
◇学校独自の奨学金制度
・医療法人好寿会　美原病院：貸与［月額］55,000円

◇学生寮　なし
◇特徴
専門職業人としての自覚と責任をもち、社会に貢献し得る看護師を育成している。

資料請求　●学校案内　本体無料　※切手140円　●願書　本体無料　※切手210円　　WEB出願　-

※受験を希望される方は、必ず各学校の募集要項をご確認ください。

行岡医学技術専門学校

学校法人行岡保健衛生学園

看	学科	看護第1学科（3年・80名）

〒531-0074　大阪府大阪市北区本庄東1-13-11
【TEL】06-6374-7101
【交通】大阪メトロ堺筋線・谷町線・阪急千里線「天神橋筋六丁目」駅より徒歩3分

	出願日程	試験日程	合格発表	推薦基準・試験内容	受験料
公募推薦	23年10/2〜10/11（必着） 23年11/6〜11/15（必着）	10/14 11/18	1週間以内	推薦は1浪まで可、3.3以上 推薦：小論文、面接	25,000円
一般	23年11/6〜11/15（必着） 24年1/9〜1/18（必着） 24年2/5〜2/15（必着）	11/18 1/20 2/17	1週間以内	一般：国総、小論文、面接	25,000円

◇開校年　1933年
◇入学者　−
◇出身県　−
◇主な実習先　行岡病院、北野病院、東住吉森本病院他

◇初年度納入金（卒業までの納入金）
1,120,000円（2,560,000円）
◇学校独自の奨学金制度

◇学生寮　−
◇特徴

資料請求　●学校案内　−　●願書　−　　WEB出願　−

相生市看護専門学校【公】

看 社	学科	看護学科（3年・40名）

〒678-0002　兵庫県相生市旭二丁目19番19号
【TEL】0791-22-7236　【E-mail】kangogakko@city.aioi.lg.jp
【交通】山陽本線「相生」駅より徒歩約15分

	出願日程	試験日程	合格発表	推薦基準・試験内容	受験料
公募推薦	23年10/2〜10/27（消有）	11/2	11/13	推薦は現役生のみ、3.5以上 推薦：国総（古漢除く）、面接	20,000円
一般	23年11/17〜12/11（消有） 24年2/5〜2/13（消有）	12/15 2/16	12/25 2/26	一般：12/15は国総（古漢除く）、コミ英基、コミ英I、面接、選択＝数I、生基より1科目 2/16は小論文、面接	20,000円

◇開校年　1986年
◇入学者　40名（男子5名/女子35名）
◇出身県　−
◇主な実習先　相生市民病院、IHI播磨病院、赤穂市民病院

◇初年度納入金（卒業までの納入金）
400,000円（1,800,000円）
◇学校独自の奨学金制度
−

◇学生寮　−
◇特徴
行事を通して、3学年のつながりが深く、人として成長できる学校

資料請求　●学校案内　−　●願書　−　　WEB出願　不可

明石医療センター附属看護専門学校

看 社	学科	看護学科（3年・40名）

〒674-0063　兵庫県明石市大久保町八木743-33
【TEL】078-936-0718
【交通】JR線「大久保」駅より徒歩15分、山陽電車「中八木」駅より徒歩8分

	出願日程	試験日程	合格発表	推薦基準・試験内容	受験料
公募推薦	23年10/16〜10/31（消有）	11/10	11/21	推薦は専願、現役生のみ（兵庫県内にある高等学校卒業見込み者） 推薦：国総（古漢除く）、英III、数I、面接	20,000円
一般	23年12/4〜24年1/4（消有）	1/16 (2次)1/17	1/16 (2次)1/25	一般：1/16は国総（古漢除く）、英III、数I 1/17は面接	20,000円

◇開校年　2003年
◇入学者　−
◇出身県　兵庫県・大阪府
◇主な実習先　明石医療センター、明石土山病院、東加古川病院他
◇主な就職先　明石医療センター他

◇初年度納入金（卒業までの納入金）
990,000円（2,040,000円）
◇学校独自の奨学金制度
・社会医療法人愛仁会看護学生奨学金：貸与［募集内容］条件あり

◇学生寮　なし
◇特徴
明石医療センターのスタッフが全面バックアップ。姉妹校である愛仁会看護助産専門学校の推薦指定校。

資料請求　●学校案内　無料　●願書　本体無料　送料250円　　WEB出願　−

尼崎健康医療財団看護専門学校

公益財団法人

看 社	学科	看護学科（3年・70名）

〒661-0974　兵庫県尼崎市若王寺2-18-1
【TEL】06-6499-0333　【E-mail】amakango-c@bcc.bai.ne.jp
【交通】阪急神戸線「園田」駅より徒歩15分

	出願日程	試験日程	合格発表	推薦基準・試験内容	受験料
公募推薦	23年10/13〜10/26（必着）	11/4	11/10	推薦は専願、現役生のみ、3.0以上 推薦：国総（古漢除く）、小論文、面接	20,000円
一般	〈第1回〉23年12/4〜12/20（必着） 〈第2回〉24年2/8〜3/1（必着）	1/9 3/9	1/16 3/15	一般：1/9は国総（古漢除く）、コミ英I、小論文、面接 3/9は国総（古漢除く）、小論文、面接	20,000円

◇開校年　1974年
◇入学者　62名（男子8名/女子54名）
◇出身県　兵庫県・大阪府
◇主な実習先　尼崎中央病院、合志病院、兵庫県立尼崎総合医療センター他
◇主な就職先　近畿中央病院、尼崎中央病院、兵庫県立尼崎総合医療センター他

◇初年度納入金（卒業までの納入金）
940,000円（2,220,000円）
◇学校独自の奨学金制度
−

◇学生寮　なし
◇特徴
学生と教員のコミュニケーションが豊かで地域に密着した「看護」を学べます。

資料請求　●学校案内　無料　●願書　本体無料　送料500円　　WEB出願　不可

左側縦ラベル：看護師　臨床検査技師　診療放射線技師　臨床工学技士　理学療法士　作業療法士　言語聴覚士　歯科衛生士　歯科技工士　柔道整復師　はり師・きゅう師　あん摩マッサージ指圧師　視能訓練士　義肢装具士　救急救命士

関西労災看護専門学校

独立行政法人労働者健康安全機構

看　学科　看護学科(3年・40名)

〒660-0064　兵庫県尼崎市稲葉荘3-1-69
【TEL】06-6419-2177
【交通】JR神戸線「立花」駅、または阪急神戸線「武庫之荘」駅より阪神バス「労災病院前」下車

出願日程		試験日程	合格発表	推薦基準・試験内容	受験料
公募推薦	－	－	－	※9月26日以降、該当する試験はありません	－
一般	〈早期〉23年10/10〜11/10(消有) 〈共通〉23年12/1〜24年1/4(消有)	11/25 1/18 (2次)1/19	11/25 (2次)12/1 1/18 (2次)1/26	1次は国総(古漢除く)、数ⅠA(場合の数と確率)、コミ英ⅠⅡ 2次は面接	10,400円

◇開校年　1973年
◇入学者　40名
◇出身県　兵庫県・大阪府
◇主な実習先　関西労災病院他
◇主な就職先　関西労災病院、神戸労災病院、その他全国の労災病院

◇初年度納入金(卒業までの納入金)
約820,000円(－)
◇学校独自の奨学金制度
・病院奨学金：貸与[金額]授業料相当額を貸与

◇学生寮　あり(女子のみ)
◇特徴　－

資料請求　●学校案内　(募集要項)　当校HPより請求可　●願書　－　　WEB出願　－

神戸看護専門学校

公益社団法人神戸市民間病院協会

看　社　学科　看護専門課程(3年・70名)

〒650-0013　兵庫県神戸市中央区花隈町33-19
【TEL】078-351-0657　【E-mail】info@kobe-kango.ac.jp
【交通】JR・阪神線「元町」駅西口より徒歩10分、阪急「花隈」駅東口より徒歩5分、神戸市営地下鉄「県庁前」徒歩5分

出願日程		試験日程	合格発表	推薦基準・試験内容	受験料
公募推薦	23年10/16〜10/25(必着)	11/11	11/20	推薦は専願、現役生のみ、3.0以上 推薦：国総(古漢除く)、面接、書類審査	20,000円
一般	〈一次〉23年11/27〜12/6(必着) 〈二次〉24年1/29〜2/7(必着)	1/9 2/20	1/17 2/28	一般：1/9は国総(古漢除く)、英Ⅰ、数ⅠA、面接、書類審査 2/20は国総(古漢除く)、面接、書類審査	20,000円

◇開校年　1960年
◇入学者　－
◇出身県　－
◇主な実習先　神戸労災病院、川崎病院、神鋼記念病院他
◇主な就職先　神戸掖済会病院、神戸百年記念病院、川崎病院他

◇初年度納入金(卒業までの納入金)
1,070,000円(－)
◇学校独自の奨学金制度
・神戸市民間病院協会会員病院奨学金：貸与[月額]60,000円[募集内容]卒業後、公益社団法人神戸市民間病院協会に加盟する会員病院に勤務することで、奨学金が返還免除(規定による)

◇学生寮　なし
◇特徴　－

資料請求　●学校案内　無料　●願書　無料(HPよりダウンロード)　　WEB出願　不可

神戸市医師会看護専門学校

一般社団法人神戸市医師会

看　社　学科　看護専門課程(3年・70名)

〒651-2103　兵庫県神戸市西区学園西町4-2
【TEL】078-795-4884
【交通】神戸市営地下鉄「学園都市」駅下車

出願日程		試験日程	合格発表	推薦基準・試験内容	受験料
公募推薦	23年10/10〜10/20(必着)	11/11	11/18	推薦は専願、現役生のみ、3.5以上 推薦：国総(古漢除く)、数Ⅰ、小論文、面接	20,000円
一般	〈一次〉23年11/20〜12/11(必着) 〈二次〉24年2/9〜2/21(必着)	1/6 3/2	1/13 3/5	一般：1/6は国総(古漢除く)、数ⅠA、英Ⅰ、面接 3/2は国総(古漢除く)、小論文、面接 3/2は、本校の令和6年度の入学試験を受験した者は除く	20,000円

◇開校年　1953年
◇入学者　－
◇出身県　兵庫県
◇主な実習先　神戸市医療センター中央市民病院、神戸市医療センター西市民病院他
◇主な就職先　神戸市医療センター中央市民病院、神戸市医療センター西市民病院他

◇初年度納入金(卒業までの納入金)
1,020,000円(－)
◇学校独自の奨学金制度
－

◇学生寮　なし
◇特徴　－

資料請求　●学校案内　－　●願書　送料250円　　WEB出願　不可

公立八鹿病院看護専門学校【公】

公立八鹿病院組合

看　社　学科　看護学科(3年・30名)

〒667-0022　兵庫県養父市八鹿町下網場381-1
【TEL】079-662-6693　【E-mail】yokanc@bz01.plala.or.jp
【交通】JR山陰本線「八鹿」駅より徒歩約15分

出願日程		試験日程	合格発表	推薦基準・試験内容	受験料
公募推薦	23年10/25〜11/7(必着)	11/17	11/24	推薦は現役生のみ、3.5以上 推薦：一般常識、面接	15,000円
一般	23年11/15〜11/28(必着) 24年2/22〜3/4(必着)	12/9 3/11	12/21 3/12	一般：12/9は国総(古漢除く)、数ⅠA、コミ英ⅠⅡ、面接 3/11は小論文、面接	15,000円

◇開校年　1992年
◇入学者　－
◇出身県　－
◇主な実習先　公立八鹿病院、公立豊岡病院、公立八鹿病院老人保健施設他
◇主な就職先　公立八鹿病院、公立豊岡病院、兵庫県内病院

◇初年度納入金(卒業までの納入金)
約560,000円(－)
◇学校独自の奨学金制度
・八鹿病院修学資金：貸与[月額]50,000円以内

◇学生寮　あり
◇特徴　豊かな自然に囲まれながら充実した学習環境で、すべての人に貢献できる有能な看護師になれるようサポートします。

資料請求　●学校案内　－　●願書　※学校ホームページよりダウンロード可　　WEB出願　不可

西神看護専門学校
医療法人 聖和錦秀会

看社　学科　看護学科（3年・40名）

〒651-2301　兵庫県神戸市西区神出町勝成78-53
【TEL】078-965-1847　【交通】JR・山陽電鉄「明石」駅より神姫バスにて約40分、地下鉄「西神中央」駅より神姫バスにて約30分、神戸電鉄「緑が丘」駅より車で約10分

出願日程	出願日程	試験日程	合格発表	推薦基準・試験内容	受験料
公募推薦	23年10/2～10/20	11/4	11/14	推薦は専願のみ、3浪まで可、3.3以上　推薦：国総（古漢除く）、面接（個人）	20,000円
一般	〈A日程〉23年12/4～12/20　〈B日程〉24年1/9～1/26	1/6　2/10	1/16　2/20	一般：国総（古漢除く）、数基、面接（個人）	20,000円

◇開校年　1992年
◇入学者　39名（男子7名/女子32名）
◇出身県　兵庫県
◇主な実習先　－
◇主な就職先　錦秀会グループ各病院、兵庫あおの病院、西脇市立西脇病院

◇初年度納入金（卒業までの納入金）
1,240,000円（－）
◇学校独自の奨学金制度
・聖和錦秀会修学資金：貸与［金額］3,020,000円［募集内容］3年間の学費全額および入学準備金の貸与が可能です

◇学生寮　なし
◇特徴
本校ホームページにてご確認ください。

資料請求　●学校案内　無料　●願書　無料　　WEB出願　不可

宝塚市立看護専門学校【公】

看社　学科　看護学科（3年・40名）

〒665-0827　兵庫県宝塚市小浜4-5-5
【TEL】0797-84-0061
【交通】JR・阪急「宝塚」駅より阪神バス「小浜」バス停下車

出願日程	出願日程	試験日程	合格発表	推薦基準・試験内容	受験料
公募推薦	23年10/13～10/20（消有）	11/2　（2次）11/3	11/7	推薦は専願、現役生のみ、3.5以上、定員20名程度　推薦：国総（古漢除く）、数ⅠA、面接	20,000円
一般	23年11/22～12/5（消有）	12/21　（2次）12/22	12/21　（2次）12/26	一般：国総（古漢除く）、数ⅠA、英ⅠⅡ、面接（学科試験合格者のみ）	20,000円

◇開校年　1995年
◇入学者　45名（男子6名/女子39名）
◇出身県　兵庫県
◇主な実習先　宝塚市立病院、市立伊丹病院他
◇主な就職先　宝塚市立病院他

◇初年度納入金（卒業までの納入金）
870,000円（約1,770,000円）
◇学校独自の奨学金制度
－

◇学生寮　なし
◇特徴
宝塚市立病院ほか宝塚市内の医療機関に質の高い看護師確保を目的に設立。看護師国家試験は16年連続受験者全員合格。

資料請求　●学校案内　本体無料　送料140円　●願書　本体無料※返信用封筒（250円切手等）を入れて郵便請求　　WEB出願　不可

丹波市立看護専門学校【公】

看社　学科　看護学科（3年・40名）

〒669-3464　兵庫県丹波市氷上町石生2069-2
【TEL】0795-86-7817　【E-mail】kangosenmon@city.tamba.lg.jp
【交通】JR福知山線「石生」駅よりバス3分

出願日程	出願日程	試験日程	合格発表	推薦基準・試験内容	受験料
公募推薦	－	－	－	※9月26日以降、該当する試験はありません	－
一般	23年11/7～11/20（消有）	12/17・18	12/26	一般：国総（古漢除く）、数ⅠA、コミ英ⅠⅡ、英表ⅠⅡ、面接	20,000円

◇開校年　1971年
◇入学者　－
◇出身県　兵庫県・京都府・鳥取県
◇主な実習先　市内及び近隣の病院、介護老人福祉施設、訪問看護ステーション他
◇主な就職先　県立病院、県内公立病院他

◇初年度納入金（卒業までの納入金）
660,000円～720,000円（1,460,000円～1,520,000円）
◇学校独自の奨学金制度
－

◇学生寮　あり
◇特徴
全校生120名の小規模でアットホームな雰囲気の中、経験豊富な教員が丁寧に指導します。2019年9月オープンの新校舎で明るくのびのびと学習できます。

資料請求　●学校案内　無料　●願書　本体無料　送料140円　　WEB出願　不可

西宮市医師会看護専門学校
一般社団法人西宮市医師会

看社　学科　看護科（3年・80名）

〒662-0911　兵庫県西宮市池田町13-2
【TEL】0798-26-0661
【交通】JR神戸線「西宮」駅より徒歩2分

出願日程	出願日程	試験日程	合格発表	推薦基準・試験内容	受験料
公募推薦	23年10/18～10/25（必着）	11/4	11/14	推薦は専願・併願を選択（専願は加点あり）、現役生のみ、3.0以上　推薦：国総（古漢除く）、面接	25,000円
一般	23年12/14～12/21（必着）　24年2/6～2/14（必着）	1/6・7　2/23	1/16　3/1	一般：1/6は国総（古漢除く）、英ⅠⅡ、数Ⅰ　1/7は面接（学科試験合格者のみ）　2/23は国総（古漢除く）、面接	25,000円

◇開校年　1996年
◇入学者　－
◇出身県　兵庫県・大阪府他
◇主な実習先　西宮市立中央病院、県立西宮病院、明和病院他
◇主な就職先　兵庫県立病院、県内公立病院・私立病院他

◇初年度納入金（卒業までの納入金）
約1,300,000円（3,100,000円）
◇学校独自の奨学金制度
－

◇学生寮　なし
◇特徴
JR「西宮」駅から徒歩2分と駅近で便利です。（快速で三宮より16分、大阪より12分）学生と教員の距離も近く、教員は学生の相談にのって学習を支援します。西宮市内唯一の看護師3年課程の専門学校で80名のクラスメイトと看護師免許取得をめざしましょう！

資料請求　●学校案内　無料　●願書　無料　　WEB出願　不可

看護師

診療放射線技師
臨床工学技士
臨床検査技師

理学療法士
作業療法士
言語聴覚士

歯科衛生士
歯科技工士

あん摩マッサージ指圧師
はり師・きゅう師
柔道整復師

視能訓練士
義肢装具士
救急救命士

左側縦書き項目：
専門学校・養成施設 / 看護師 / 臨床検査技師 臨床工学技士 診療放射線技師 / 理学療法士 作業療法士 言語聴覚士 / 歯科衛生士 歯科技工士 / 柔道整復師 あん摩マッサージ指圧師 はり師・きゅう師 / 視能訓練士 義肢装具士 救急救命士

はくほう会医療専門学校　明石校

医療法人伯鳳会　【看】【社】

	学科	看護学科(3年・40名)	〒674-0081　兵庫県明石市魚住町錦ヶ丘4-12-11 【TEL】078-995-5126　【E-mail】isen_kango@hakuho.or.jp 【交通】JR神戸線「魚住」駅より徒歩約5分

	出願日程	試験日程	合格発表	推薦基準・試験内容	受験料
公募推薦	23年10/2～10/27(必着)	11/4	11/10	推薦は専願のみ 推薦:論作文、面接	20,000円
一般	23年12/1～24年1/12(必着)	1/20	1/29	一般:選択=国(古漢除く)、生より1科目、面接	20,000円

◇開校年　2014年
◇入学者　31名(男子6名/女子25名)
◇出身県　兵庫県・大阪府・岡山県
◇主な実習先　赤穂中央病院、大久保病院、はりま病院
◇主な就職先　赤穂中央病院、はくほう会 セントラル病院、兵庫県立リハビリテーション中央病院

◇初年度納入金(卒業までの納入金)
1,000,000円(2,400,000円)
◇学校独自の奨学金制度
・伯鳳会奨学金:貸与[年額]300,000円[募集内容]入学金、授業料、施設充実費全額免除。入学支度金30万円支給!条件を満たせば返還免除

◇学生寮　なし
◇特徴
少人数担当制をとり、技術の習得に向けた指導を行います。

資料請求　●学校案内 HPにて公開　●願書 HPよりダウンロード　　WEB出願 不可

播磨看護専門学校【公】

播磨内陸医務事業組合立　【看】【社】

	学科	看護学科(3年・35名)	〒673-1451　兵庫県加東市家原812番地1 【TEL】0795-42-3961 【交通】JR加古川線「滝野」駅より神姫バス「滝野町農協前」から三ノ宮行きに乗り換え「加東市民病院口」より徒歩3分

	出願日程	試験日程	合格発表	推薦基準・試験内容	受験料
公募推薦	23年10/20～10/30(消有)	11/3	11/14	推薦は専願、現役生のみ、3.5以上、地域指定制※、定員(社会人と合わせて)15名程度 推薦:国総(古漢除く)、面接 ※地域指定制とは、2023年4月1日以前から現在まで継続して、西脇市、加西市、加東市、多可町内に居住している者	20,000円
一般	23年11/13～11/29(消有) 24年2/13～2/22(消有)	12/15・16 3/2	12/25 3/12	一般:12/15は小論文、英ⅠⅡ、国総(古漢除く) 12/16は面接 3/2は国総(古漢除く)、面接	20,000円

◇開校年　1976年
◇入学者　－
◇出身県　兵庫県
◇主な実習先　市立西脇病院、市立加西病院、加東市民病院
◇主な就職先　市立西脇病院、市立加西病院、加東市民病院

◇初年度納入金(卒業までの納入金)
486,000円～566,000円(－)
◇学校独自の奨学金制度
・播磨内陸医務事業組合修学資金:貸与[月額]25,000円[募集内容]返還免除有

◇学生寮　なし
◇特徴
－

資料請求　●学校案内 本体無料 送料210円　●願書 学校案内に含む　　WEB出願 不可

姫路医療センター附属看護学校

独立行政法人国立病院機構　【看】【社】

	学科	看護学科(3年・40名)	〒670-8520　兵庫県姫路市本町68 【TEL】079-222-4530　【E-mail】413-ns@mail.hosp.go.jp 【交通】JR線「姫路」駅より神姫バス「姫山公園南」下車、徒歩1分

	出願日程	試験日程	合格発表	推薦基準・試験内容	受験料
公募推薦	23年10/20～10/26(必着)	11/9	11/16	推薦は専願、現役生のみ、3.5以上 推薦:国総(古漢除く)・現代文B、小論文、面接	20,000円
一般	23年12/11～24年1/4(消有)	1/18 (2次)1/19	1/18 (2次)1/25	一般:1/18は国総(古漢除く)・現代文B、数Ⅰ、コミ英ⅠⅡ 1/19は面接	20,000円

◇開校年　1948年
◇入学者　46名(男子3名/女子43名)
◇出身県　兵庫県・大阪府・山口県
◇主な実習先　姫路医療センター、兵庫中央病院、神戸医療センター 他
◇主な就職先　姫路医療センター 他

◇初年度納入金(卒業までの納入金)
750,000円(1,750,000円)
◇学校独自の奨学金制度
・国立病院機構奨学金制度:免除制度有[募集内容]各施設により異なる

◇学生寮　なし
◇特徴
現場の医師・看護師等、他職種の講義や丁寧な看護技術指導を学べる。

資料請求　●学校案内 無料　●願書 無料　　WEB出願 不可

姫路市医師会看護専門学校

一般社団法人姫路市医師会　【看】【社】

	学科	看護学科(3年・80名)	〒670-0074　兵庫県姫路市御立西5-6-22 【TEL】079-298-1241 【交通】JR線「姫路」駅より神姫バス「田井橋」下車、徒歩約5分または「四軒屋」下車、徒歩10分

	出願日程	試験日程	合格発表	推薦基準・試験内容	受験料
公募推薦	23年10/16～11/2(必着)	11/11	11/22	推薦は専願、現役生のみ、3.5以上 推薦:国総(古漢除く)、面接	20,000円
一般	〈一次〉23年11/30～12/22(必着) 〈二次〉24年1/22～1/29(必着)	1/6・7 2/3	1/15 2/13	一般:1/6は国総(古漢除く)、数ⅠA、コミ英Ⅰ 1/7は面接 2/3は国総(古漢除く)、面接	20,000円

◇開校年　2005年
◇入学者　75名(男子7名/女子68名)
◇出身県　兵庫県
◇主な実習先　姫路聖マリア病院、県立はりま姫路総合医療センター、姫路医療センター 他
◇主な就職先　県立はりま姫路総合医療センター、ツカザキ病院 他

◇初年度納入金(卒業までの納入金)
1,092,000円(2,156,000円)
◇学校独自の奨学金制度
－

◇学生寮　なし
◇特徴
緑豊かなキャンパス・整った学習環境。

資料請求　●学校案内 無料　●願書 無料　　WEB出願 不可

日本赤十字社　姫路赤十字看護専門学校

看 社　学科　看護学科（3年・40名）

〒670-0063　兵庫県姫路市下手野1-12-2
【TEL】079-299-0052
【交通】JR線「姫路」駅より神姫バス「日赤病院前」下車

	出願日程		試験日程	合格発表		推薦基準・試験内容	受験料
公募推薦	23年10/12～10/25（必着）		11/11・12	11/22		推薦は専願、現役生のみ、3.5以上 推薦：国総（古漢除く）、小論文、面接	20,000円
一般	23年12/20～24年1/9（必着）		1/18・19	1/25		一般：国総（古漢除く）、コミ英ⅠⅡ（リスニング除く）、選択＝数Ⅰ、生基より1科目、面接	20,000円

◇開校年　1909年
◇入学者　41名（男子2名/女子39名）
◇出身県　兵庫県・広島県
◇主な実習先　姫路赤十字病院、播磨大塩病院、多可赤十字老人保健施設他
◇主な就職先　姫路赤十字病院他

◇初年度納入金（卒業までの納入金）
500,000円（1,300,000円）
◇学校独自の奨学金制度
・姫路赤十字病院看護学生奨学金：貸与（無利子）[月額]30,000円
・日本赤十字社看護師同方会奨学金：貸与[月額]30,000円

◇学生寮　なし
◇特徴

資料請求　●学校案内　無料　●願書　無料　　WEB出願　不可

医療法人社団淡路平成会　平成淡路看護専門学校

看 社　学科　看護学科（3年・40名）

〒656-0122　兵庫県南あわじ市広田広田656-1
【TEL】0799-44-2800
【E-mail】awaji.kango@hmw.gr.jp
【交通】路線バス（淡路交通）「広田東」より徒歩5分

	出願日程		試験日程	合格発表		推薦基準・試験内容	受験料
公募推薦	23年10/1～10/17（消有）		10/21	10/30		推薦は専願のみ、3.5以上 推薦：小論文、国総（古漢除く）、面接	20,000円
一般	〈第1回〉23年10/1～10/24（消有） 〈第2回〉23年10/25～11/22（消有） 〈第3回〉23年11/23～12/12（消有） 〈第4回〉23年12/13～24年1/17（消有） 〈第5回〉24年1/18～2/21（消有）		10/28 11/26 12/16 1/21 2/25	10/30 11/27 12/18 1/22 2/26		一般：国総（古漢除く）、生基、面接	20,000円

◇開校年　2015年
◇入学者　－
◇出身県　兵庫県・徳島県・大阪府
◇主な実習先　東海平成病院、兵庫県立淡路医療センター、平成病院
◇主な就職先　東海平成病院、国公立病院、赤十字病院他

◇初年度納入金（卒業までの納入金）
1,100,000円（－）
◇学校独自の奨学金制度
・医療法人社団　淡路平成会　看護学生奨学金制度
・一般財団法人　平成学術振興財団　奨学金制度
※詳細は要問合せ

◇学生寮　あり
◇特徴
多彩な入試制度（指定校推薦/公募制推薦/社会人推薦、一般/社会人）や充実した修学支援制度（入学金減免、各種奨学金、教育訓練給付制度指定校、徳島方面スクールバス運行等）を整備。iPadや電子テキストを導入する等、ICT化を推進しています。

資料請求　●学校案内　無料　●願書　無料　　WEB出願　可

学校法人青丹学園　関西学研医療福祉学院

看 社　学科　看護学科（3年・40名）

〒631-0805　奈良県奈良市右京1丁目1番5
【TEL】0742-72-0600
【交通】近鉄京都線「高の原」駅より徒歩約3分

	出願日程		試験日程	合格発表		推薦基準・試験内容	受験料
公募推薦	23年10/1～10/17（必着）		10/22	2週間以内		推薦は専願のみ、1浪まで可、3.2以上、第3学年1学期までの欠席日数が14日以内の者 推薦：適性試験、小論文、面接	20,000円
一般	23年11/1～11/15（必着） 23年11/1～12/6（必着） 23年11/1～24年1/17（必着） 23年11/1～24年1/31（必着）		11/19 12/10 1/21 2/4	2週間以内		一般：適性試験、国総、数ⅠA、面接	20,000円

◇開校年　1998年
◇入学者　－
◇出身県　奈良県・京都府・大阪府
◇主な実習先　－
◇主な就職先　市立奈良病院、奈良医療センター、生駒市立病院他

◇初年度納入金（卒業までの納入金）
1,200,000円（3,000,000円）
◇学校独自の奨学金制度
・ライセンス特典制度：減免[金額]30,000円（1回限）[募集内容]高校卒業までに所定のライセンスを取得している方は初年度授業料の一部減免
・家族紹介制度：減免[金額]入学金の一部（半額）[募集内容]親、兄弟、姉妹が、本校またはヴェールルージュ美容専門学校の在校生・卒業生の方

◇学生寮　－
◇特徴
母体病院の強力なネットワークと教育陣のきめ細かいフォローで、入学前から夢をサポート。資格取得・就職後もずっと支えています！！

資料請求　●学校案内　無料　●願書　無料　　WEB出願　可

社会医療法人田北会　田北看護専門学校

看 社　学科　看護学科（3年・40名）

〒639-1016　奈良県大和郡山市城南町3-25
【TEL】0743-52-2244　【E-mail】t-school@takitakai.or.jp
【交通】近鉄橿原線「近鉄郡山」駅より徒歩5分

	出願日程		試験日程	合格発表		推薦基準・試験内容	受験料
公募推薦	23年10/16～10/25（消有）		11/3	11/8		推薦は専願のみ、3.2以上 推薦：国総（古漢除く）、数Ⅰ、小論文、面接	25,000円
一般	23年11/13～11/24（消有） 23年12/25～24年1/12（消有）		12/2 1/20	12/7 1/25		一般：12/2は国総（古漢除く）、数Ⅰ、英Ⅰ、面接 1/20は国総（古漢除く）、数Ⅰ、面接	25,000円

◇開校年　1964年
◇入学者　36名（男子5名/女子31名）
◇出身県　奈良県・大阪府・京都府
◇主な実習先　田北病院、大和郡山病院、済生会奈良病院他
◇主な就職先　田北病院、大和郡山病院、奈良県総合医療センター他

◇初年度納入金（卒業までの納入金）
1,400,000円（2,800,000円）
◇学校独自の奨学金制度
・社会医療法人田北会　田北病院奨学金：貸与[金額]3年間の授業料・実習費全額、施設設備資金、計2,500,000円[募集内容]卒業後、田北病院に4年間勤務で全額返済免除

◇学生寮　あり（女子のみ）
◇特徴
「仁愛」の精神を基盤に、看護実践能力を修得し社会に貢献できる看護師を育成します。実践力を高めるカリキュラム、3年間を通したキャリア教育や国家試験対策など学習内容を充実させています。また、実習施設が近隣に位置し学習環境が整っています。

資料請求　●学校案内　無料　●願書　無料　　WEB出願　不可

専門学校・養成施設

看護師

診療放射線技師
臨床放射線技師
臨床検査技師

理学療法士
作業療法士
言語聴覚士

歯科技工士
歯科衛生士

柔道整復師
はり師・きゅう師
あん摩マッサージ指圧師

視能訓練士
義肢装具士
救急救命士

奈良県

奈良看護大学校【公】
地方独立行政法人奈良県立病院機構　看｜学科：看護学科(4年・80名)

〒636-0802　奈良県生駒郡三郷町三室1丁目14-1
【TEL】0745-72-9412
【交通】JR線「王寺」駅北口より徒歩約15分、近鉄生駒線「王寺」駅・近鉄田原本線「新王寺」駅より徒歩約15分

区分	出願日程	試験日程	合格発表	推薦基準・試験内容	受験料
公募推薦	－	－	－	※9月26日以降、該当する試験はありません	
一般	〈前期〉23年11/9～11/21(必着)〈後期〉24年1/4～1/16(必着)	12/9(2次)12/16 2/3(2次)2/10	12/12(2次)12/22 2/6(2次)2/16	一般:12/9・2/3は国総(古漢除く)、数Ⅰ、コミ英Ⅰ、小論文 12/16・2/10は面接	20,000円

◇開校年　1991年
◇入学者　41名(男子5名/女子36名)
◇出身県　－
◇主な実習先　奈良県立病院機構
◇主な就職先　奈良県立病院機構、奈良県立医科大学附属病院

◇初年度納入金(卒業までの納入金)　920,000円(2,380,000円)
◇学校独自の奨学金制度　・特待生制度有り

◇学生寮　なし
◇特徴　奈良県初の4年制看護専門学校です。奈良県立病院機構が有する医療施設での充実した実習や臨床の第一線で活躍している医療従事者による講義など、看護師に必要な能力を身につけることができます。

資料請求　●学校案内　－　●願書　無料　　WEB出願　不可

奈良県医師会看護専門学校
一般社団法人奈良県医師会　看／社｜学科：看護学科(3年・40名)

〒634-8502　奈良県橿原市内膳町5-5-8
【TEL】0744-22-3430　【E-mail】school@nara.med.or.jp
【交通】近鉄大阪線「大和八木」駅より徒歩5分

区分	出願日程	試験日程	合格発表	推薦基準・試験内容	受験料
公募推薦	23年9/26～10/25(消有)	11/4	11/7	推薦は専願、現役生のみ、3.3以上 推薦:国総(古漢除く)、小論文、面接、実技テスト	20,000円
一般	〈一般入試A〉23年10/26～11/30(消有)〈一般入試B〉23年12/1～24年1/5(消有)	12/9 1/13	12/12 1/16	一般:国総(古漢除く)、小論文、面接、実技テスト	20,000円

◇開校年　1995年
◇入学者　－
◇出身県　－
◇主な実習先　－
◇主な就職先　－

◇初年度納入金(卒業までの納入金)　－
◇学校独自の奨学金制度　－

◇学生寮　－
◇特徴　－

資料請求　●学校案内　－　●願書　－　　WEB出願　－

奈良県病院協会看護専門学校
一般社団法人　看／社｜学科：看護学科(3年・40名)

〒634-0061　奈良県橿原市大久保町454-10
【TEL】0744-25-7374　【E-mail】nbk03@narahpa.or.jp
【交通】近鉄橿原線「畝傍御陵前」駅東出口すぐ

区分	出願日程	試験日程	合格発表	推薦基準・試験内容	受験料
公募推薦	23年10/2～10/31(必着)	11/3	11/8	推薦は専願、現役生のみ、3.3以上 推薦:国総(古漢除く)、コミ英ⅠⅡ、面接	20,000円
一般	〈前期〉(専願)23年10/2～10/31(必着)〈後期〉(専願・併願)23年12/11～12/27(必着)	11/3 1/6	11/8 1/11	一般:前期・後期の専願は国総(古漢除く)、コミ英ⅠⅡ、面接 併願は国総(古漢除く)、面接、選択=コミ英ⅠⅡ、数Ⅰより1科目	20,000円

◇開校年　1998年
◇入学者　40名(男子6名/女子34名)
◇出身県　奈良県・大阪府・三重県
◇主な実習先　済生会中和病院、平成記念病院、万葉クリニック
◇主な就職先　済生会中和病院、平成記念病院、高井病院他

◇初年度納入金(卒業までの納入金)　1,660,000円(－)
◇学校独自の奨学金制度　・奈良県病院協会加盟病院奨学金:[募集内容]病院の定めによる

◇学生寮　なし
◇特徴　《人間愛と人への気配り》を教育の基盤とし、地域医療を担う看護師を育成することを目指す。

資料請求　●学校案内　無料　●願書　無料　　WEB出願　不可

奈良市立看護専門学校【公】
看／社｜学科：看護学科(3年・40名)

〒630-8306　奈良県奈良市紀寺町371-2
【TEL】0742-81-3301　【E-mail】jimukango@city.nara.lg.jp
【交通】近鉄・JR線「奈良」駅より天理駅行バス乗車「南方町」下車すぐ、JR線「京終」駅より徒歩5分

区分	出願日程	試験日程	合格発表	推薦基準・試験内容	受験料
公募推薦	23年10/25～10/31(必着)	11/9	11/22	推薦は専願、現役生のみ、3.5以上(国、英、数それぞれ3.2以上) 推薦:国総(古漢除く)、小論文、面接	20,000円
一般	〈専願〉23年11/29～12/5(必着)24年1/4～1/11(必着)	12/14 1/18	12/27 1/31	一般:12/14は国総(古漢除く)、一般教養(計算)、小論文、面接 1/18は国総(古漢除く)、数ⅠA(数Aは「場合の数と確率」のみ)、コミ英ⅠⅡ、面接	20,000円

◇開校年　2013年
◇入学者　40名(男子2名/女子38名)
◇出身県　奈良県・大阪府・京都府他
◇主な実習先　市立奈良病院、極楽坊あすかこども園他
◇主な就職先　市立奈良病院他

◇初年度納入金(卒業までの納入金)　約610,000円(－)
◇学校独自の奨学金制度　－

◇学生寮　なし
◇特徴　平成25年4月に開校。施設・設備等教育環境が充実。魅力ある実習環境で、市立奈良病院は徒歩約10分のところに位置し、実習のほとんど(基礎、成人、小児、母性、統合実習)を学ぶことができる。地域医療に貢献する看護実践力を養う。

資料請求　●学校案内　・募集要項　配布時期:7月頃、本体:無料、送料:250円　●願書　－　　WEB出願　不可

専門学校・養成施設

ハートランドしぎさん看護専門学校

一般財団法人信貴山病院　【看】【社】

学科	看護学科(3年・40名)

〒636-0815　奈良県生駒郡三郷町勢野北4-13-1
【TEL】0745-73-6600　【E-mail】infomation@shigisan.ac.jp
【交通】JR大和路線「王寺」駅より送迎バスあり

	出願日程	試験日程	合格発表	推薦基準・試験内容	受験料
公募推薦	23年9/11〜10/18(必着)	10/24・25(福岡) 10/26・27(札幌) 10/30・31(本校)	11/6	推薦は専願のみ、2浪まで可、3.3以上 推薦:国Ⅰ(古漢除く)・国Ⅱ、教養問題(英単語・計算)、小論文、面接	20,000円
一般	〈A〉23年11/9〜12/13(必着) 〈B〉23年12/25〜24年1/24(必着) 〈C〉24年1/31〜2/21(必着)	12/18・19 1/29・30 2/26・27	12/22 2/3 3/4	一般:国Ⅰ(古漢除く)・国Ⅱ、教養問題(英単語・計算)、小論文、面接 ※受験地は本校のみ	20,000円

◆開校年　1974年
◆入学者　30名(男子10名/女子20名)
◆出身県　奈良県・大阪府・北海道
◆主な実習先　ハートランドしぎさん、上野病院他
◆主な就職先　ハートランドしぎさん、上野病院他

◆初年度納入金(卒業までの納入金)
1,150,000円(2,850,000円)
◆学校独自の奨学金制度
・奨学貸与金制度:貸与[募集内容]看護師免許取得後関連病院に3年以上勤務すると学費が全て免除

◆学生寮　あり
◆特徴
希望者全員が利用可能な奨学金制度と学生寮。経済的な負担を軽減し、勉強に集中できる環境。教員との距離も近く、国家試験は2011年〜2019年まで9年連続全員合格、2021年・2022年も全員合格。

資料請求	●学校案内　無料　●願書　無料	WEB出願　不可

阪奈中央看護専門学校

学校法人栗岡学園　【看】【社】

学科	看護学科(3年・40名)

〒630-0243　奈良県生駒市俵口町450
【TEL】0743-74-9058　【E-mail】info@hanna-kango.ac.jp
【交通】近鉄「生駒」駅北口1番乗り場より奈良交通バス「俵口阪奈中央病院」下車、徒歩1分

	出願日程	試験日程	合格発表	推薦基準・試験内容	受験料
公募推薦	23年10/2〜10/13(必着) 23年11/13〜11/24(必着)	10/21 12/2	10/24 12/5	推薦は専願のみ、1浪まで可、3.2以上 推薦:小論文、面接、選択=英、数より1科目	20,000円
一般	23年10/2〜10/13(必着) 23年11/13〜11/24(必着) 24年1/15〜1/26(必着)	10/21 12/2 2/3	10/24 12/5 2/6	一般:国総(古漢除く)、面接、選択=英、数より1科目	20,000円

◆開校年　1980年
◆入学者　40名(男子6名/女子34名)
◆出身県　奈良県・大阪府・京都府
◆主な実習先　阪奈中央病院、阪奈サナトリウム、高井病院
◆主な就職先　阪奈中央病院、高井病院、池田病院

◆初年度納入金(卒業までの納入金)
1,050,000円(—)
◆学校独自の奨学金制度
—

◆学生寮　あり
◆特徴
本校は医療法人和幸会、社会福祉法人幸友会とネットワークを結び、講義や実習・就職など多面的に支援を受けています。さらに、社会貢献できる人材育成を達成するため、担任制によるキメ細かな指導を徹底して行っています。

資料請求	●学校案内　無料　●願書　無料	WEB出願　可

南奈良看護専門学校

南和広域医療企業団　【看】【社】

学科	看護学科(3年・40名)

〒638-8561　奈良県吉野郡大淀町大字福神7-1
【TEL】0747-54-5061
【交通】近鉄吉野線「福神」駅下車すぐ

	出願日程	試験日程	合格発表	推薦基準・試験内容	受験料
公募推薦	23年11/6〜11/20(必着)	11/25	12/8	推薦は併願可、現役生のみ、3.2以上 推薦:国総(古漢除く)、選択=数Ⅰ、コミ英Ⅰより1科目、面接	20,000円
一般	23年12/20〜24年1/10(必着)	1/17	1/26	一般:国総(古漢除く)、数Ⅰ、コミ英Ⅰ、面接	20,000円

◆開校年　2016年
◆入学者　38名(男子6名/女子32名)
◆出身県　奈良県・和歌山県・大阪府
◆主な実習先　南奈良総合医療センター、奈良県立医科大学附属病院
◆主な就職先　南奈良総合医療センター、吉野病院、五條病院

◆初年度納入金(卒業までの納入金)
780,000円(1,700,000円)
◆学校独自の奨学金制度
—

◆学生寮　なし
◆特徴
隣接する南奈良総合医療センターは地域医療を守る救急医療・災害医療の拠点病院で、奈良県ドクターヘリが常駐している病院です。南奈良総合医療センターの第一線で活躍する医師・看護師から指導を受け、最新の医療や看護を学びます。アットホームな校風です。

資料請求	●学校案内　HPにて公開　●願書　無料	WEB出願　不可

大和高田市立看護専門学校【公】

学科	看護学科(3年・30名)

〒635-0094　奈良県大和高田市礒野北町1-1
【TEL】0745-53-2901
【交通】近鉄南大阪線「高田市」駅より徒歩約8分、近鉄大阪線「大和高田」駅、JR線「高田」駅より徒歩20分

	出願日程	試験日程	合格発表	推薦基準・試験内容	受験料
公募推薦				※9月26日以降、該当する試験はありません	
一般	23年12/11〜24年1/9(必着)	1/15	1/25	一般:国総(古漢除く)、数ⅠA、コミ英Ⅰ・英表Ⅰ、適性試験、面接	20,000円

◆開校年　1971年
◆入学者　30名(男子5名/女子25名)
◆出身県　奈良県
◆主な実習先　大和高田市立病院、やまと精神医療センター、大和高田市保健センター他
◆主な就職先　大和高田市立病院、奈良県立医科大学附属病院、平成記念病院他

◆初年度納入金(卒業までの納入金)
600,000円(—)
◆学校独自の奨学金制度
—

◆学生寮　なし
◆特徴

資料請求	●学校案内　本体無料　送料210円　●願書　※学校案内に含む	WEB出願　不可

看護師／臨床検査技師／臨床工学技士／診療放射線技師／理学療法士／作業療法士／言語聴覚士／歯科衛生士／歯科技工士／柔道整復師／はり師・きゅう師／あん摩マッサージ指圧師／視能訓練士／義肢装具士／救急救命士

紀南看護専門学校（公立紀南病院組合）

看　社　学科　看護学科（3年・40名）

〒646-0011　和歌山県田辺市新庄町225番地の135
【TEL】0739-22-1592
【交通】JR紀勢本線「紀伊田辺」駅より龍神バス「紀南病院前」すぐ

出願日程	試験日程	合格発表	推薦基準・試験内容	受験料
公募推薦			※9月26日以降、該当する試験はありません	
一般 〈前期〉23年12/18～12/21(消有) 〈後期〉24年2/19～2/22(消有)	1/18 (2次)1/19 3/7 (2次)3/8	1/19 (2次)1/26 3/8 (2次)3/14	一般:1/18、3/7は国総(古漢除く)、コミ英Ⅰ、数Ⅰ、生基 1/19、3/8は面接(集団討論)※1次試験合格者のみ	20,000円

◇開校年　1953年
◇入学者　32名(男子12名/女子20名)
◇出身県　和歌山県
◇主な実習先　紀南病院
◇主な就職先　紀南病院

◇初年度納入金(卒業までの納入金)
810,000円～910,000円(1,630,000円・1,730,000円)
◇学校独自の奨学金制度
・公立紀南病院組合奨学金:貸与[金額]半年毎180,000円(毎学年時最初の月)50,000円、ほか入学時300,000円あり

◇学生寮　なし
◇特徴　実習施設が充実している。

資料請求 ●学校案内 本体無料 送料140円 ●願書 ※学校案内に含まれる　WEB出願 不可

国保野上厚生総合病院附属看護専門学校（国民健康保険野上厚生病院組合）

看　社　学科　看護学科（3年・40名）

〒640-1141　和歌山県海草郡紀美野町小畑165-4
【TEL】073-489-8500
【交通】JR紀勢本線「海南」駅よりオレンジバス「登山口行き」で20分、「野上八幡宮前」下車、徒歩3分

出願日程	試験日程	合格発表	推薦基準・試験内容	受験料
公募推薦 23年11/1～11/6(消有)	11/15	11/22	推薦は専願、現役生のみ、卒業後和歌山県内で看護従事者となる者 推薦:国総(古漢除く)、数Ⅰ、面接	20,000円
一般 23年12/1～12/8(消有)	1/10	1/16	一般:国総(古漢除く)、数Ⅰ、コミ英Ⅰ、面接	20,000円

◇開校年　2007年
◇入学者　－
◇出身県　和歌山県
◇主な実習先　－
◇主な就職先　－

◇初年度納入金(卒業までの納入金)
1,080,000円(1,840,000円)
◇学校独自の奨学金制度
・国保野上厚生総合病院看護職員奨学資金他

◇学生寮　なし
◇特徴　国家試験全員合格。就職・進学希望者全員就職・進学。

資料請求 ●学校案内 無料 ●願書 無料　WEB出願 不可

日高看護専門学校

看　社　学科　看護学科（3年・40名）

〒644-0002　和歌山県御坊市薗116番地2
【TEL】0738-22-1277　【E-mail】school@hidaka-ns.jp
【交通】JRきのくに線「御坊」駅より徒歩約20分、紀州鉄道「紀伊御坊」駅より徒歩3分

出願日程	試験日程	合格発表	推薦基準・試験内容	受験料
公募推薦			※9月26日以降、該当する試験はありません	
一般 23年12/13～12/20(消有)	1/17	1/24	一般:国総(古漢除く)、数Ⅰ、コミ英Ⅰ、面接	20,000円

◇開校年　2014年
◇入学者　37名(男子11名/女子26名)
◇出身県　和歌山県
◇主な実習先　ひだか病院、和歌山病院、北裏病院
◇主な就職先　ひだか病院、北出病院、北裏病院

◇初年度納入金(卒業までの納入金)
750,000円(－)
◇学校独自の奨学金制度
－

◇学生寮　なし
◇特徴　－

資料請求 ●学校案内 無料 ●願書 無料　WEB出願 不可

和歌山県立高等看護学院【公】

看　学科　看護学科（3年・50名）

〒649-6604　和歌山県紀の川市西野山505-1
【TEL】0736-75-6280　【E-mail】e0501111@pref.wakayama.lg.jp
【交通】JR和歌山線「名手」駅より徒歩20分

出願日程	試験日程	合格発表	推薦基準・試験内容	受験料
公募推薦 23年11/1～11/2(消有)	11/14	11/22	推薦は専願、現役生のみ、3.8以上(和歌山県内の高等学校在籍者もしくは本人、又は扶養義務者が和歌山県内在住者、卒業後県内就職できる者) 推薦:小論文、面接	5,500円
一般 23年12/7～12/14(消有)	1/18 (2次)2/1	1/25 (2次)2/8	一般:1/18は国総(古漢除く)、コミ英Ⅰ(筆記のみ)、数Ⅰ、生基 2/1は面接(学科試験合格者)	5,500円

◇開校年　1950年
◇入学者　50名(男子3名/女子47名)
◇出身県　和歌山・近隣地域
◇主な実習先　県立医大病院、橋本市民病院、公立那賀病院他
◇主な就職先　県立医大病院、橋本市民病院、公立那賀病院他

◇初年度納入金(卒業までの納入金)
142,600円(383,800円)
◇学校独自の奨学金制度
－

◇学生寮　なし
◇特徴　助産師養成課程を併設。(令和6年3月閉課)

資料請求 ●学校案内 本体無料 送料210円 ●願書 本体無料 送料210円　WEB出願 不可

看護師

臨床検査技師 / 臨床工学技士 / 診療放射線技師

理学療法士 / 作業療法士 / 言語聴覚士

歯科衛生士 / 歯科技工士

柔道整復師 / はり師・きゅう師 / あん摩マッサージ指圧師

視能訓練士 / 義肢装具士 / 救急救命士

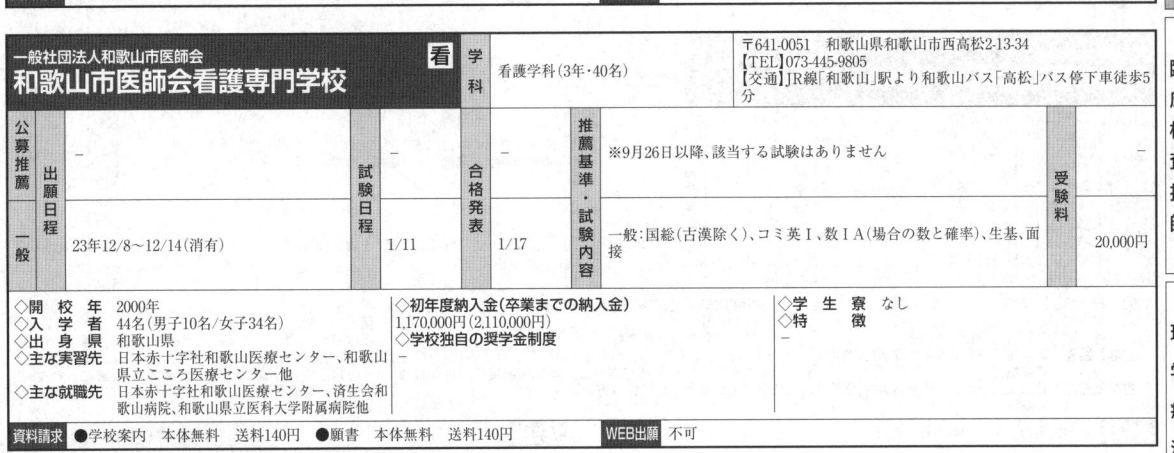

和歌山県立なぎ看護学校【公】

| | 看 | 学科 | 看護学科（3年・40名） | | 〒647-0072　和歌山県新宮市蜂伏20番39号
【TEL】0735-31-8797
【交通】JRきのくに線「紀伊佐野」駅より徒歩20分 |

	出願日程	試験日程	合格発表	推薦基準・試験内容	受験料
公募推薦	23年11/1〜11/2(消有)	11/16	11/28	推薦は専願、現役生のみ、3.6以上 推薦：数Ⅰ、小論文、面接	5,500円
一般	23年12/7〜12/14(消有)	1/18・19	2/6	一般：1/18は国総(古漢除く)、コミ英Ⅰ、数Ⅰ、生基 1/19は面接	5,500円

◇開校年　1995年
◇入学者　40名(男子10名/女子30名)
◇出身県　和歌山県・三重県・大阪府
◇主な実習先　新宮市立医療センター、組合立紀南病院、那智勝浦町立温泉病院他
◇主な就職先　新宮市立医療センター、組合立紀南病院、那智勝浦町立温泉病院他

◇初年度納入金(卒業までの納入金)
142,600円(－)
◇学校独自の奨学金制度
－

◇学生寮　なし
◇特徴
－

資料請求　●学校案内　本体無料　送料140円　●願書　本体無料　送料140円　WEB出願　不可

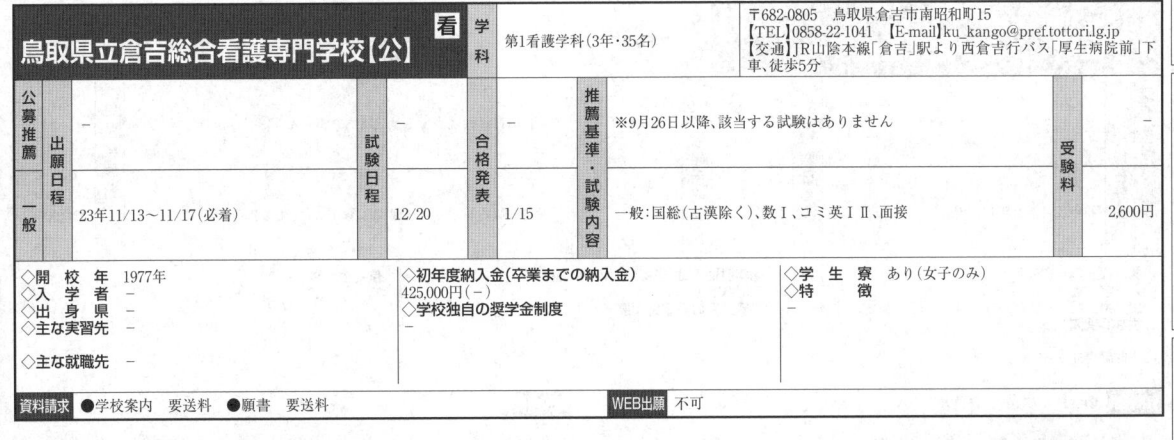

一般社団法人和歌山市医師会 和歌山市医師会看護専門学校

| | 看 | 学科 | 看護学科（3年・40名） | | 〒641-0051　和歌山県和歌山市西高松2-13-34
【TEL】073-445-9805
【交通】JR線「和歌山」駅より和歌山バス「高松」バス停下車徒歩5分 |

	出願日程	試験日程	合格発表	推薦基準・試験内容	受験料
公募推薦	－	－	－	※9月26日以降、該当する試験はありません	
一般	23年12/8〜12/14(消有)	1/11	1/17	一般：国総(古漢除く)、コミ英Ⅰ、数ⅠA(場合の数と確率)、生基、面接	20,000円

◇開校年　2000年
◇入学者　44名(男子10名/女子34名)
◇出身県　和歌山県
◇主な実習先　日本赤十字社和歌山医療センター、和歌山県立こころ医療センター他
◇主な就職先　日本赤十字社和歌山医療センター、済生会和歌山病院、和歌山県立医科大学附属病院他

◇初年度納入金(卒業までの納入金)
1,170,000円(2,110,000円)
◇学校独自の奨学金制度
－

◇学生寮　なし
◇特徴
－

資料請求　●学校案内　本体無料　送料140円　●願書　本体無料　送料140円　WEB出願　不可

鳥取県立倉吉総合看護専門学校【公】

| | 看 | 学科 | 第1看護学科（3年・35名） | | 〒682-0805　鳥取県倉吉市南昭和町15
【TEL】0858-22-1041　【E-mail】ku_kango@pref.tottori.lg.jp
【交通】JR山陰本線「倉吉」駅より西倉吉行バス「厚生病院前」下車、徒歩5分 |

	出願日程	試験日程	合格発表	推薦基準・試験内容	受験料
公募推薦	－	－	－	※9月26日以降、該当する試験はありません	
一般	23年11/13〜11/17(必着)	12/20	1/15	一般：国総(古漢除く)、数Ⅰ、コミ英ⅠⅡ、面接	2,600円

◇開校年　1977年
◇入学者　－
◇出身県　－
◇主な実習先　－
◇主な就職先　－

◇初年度納入金(卒業までの納入金)
425,000円(－)
◇学校独自の奨学金制度
－

◇学生寮　あり(女子のみ)
◇特徴
－

資料請求　●学校案内　要送料　●願書　要送料　WEB出願　不可

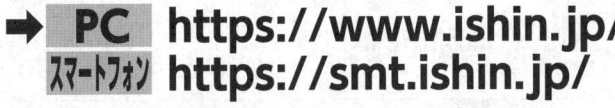

掲載分以降の出願日程は

看護医療進学ネットをご覧ください。

残りの日程はWEBをCheck　とある学校は

看護医療進学ネットに掲載分以降の日程を掲載しています！確認してみましょう！

➡ PC　https://www.ishin.jp/
スマートフォン　https://smt.ishin.jp/

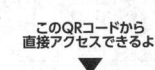
パソコンでも！スマホでも！

このQRコードから直接アクセスできるよ！

左端縦書き：専門学校・養成施設

看護師

鳥取県立鳥取看護専門学校【公】 看護 学科

看[社]

〒680-0901 鳥取県鳥取市江津260
【TEL】0857-29-2407　【E-mail】to_kango@pref.tottori.lg.jp
【交通】山陰本線「鳥取」駅よりバス約20分

公募推薦	出願日程	–	試験日程	–	合格発表	–	推薦基準・試験内容	※9月26日以降、該当する試験はありません	受験料	
一般		23年11/17〜11/24(消有)		1/5		1/26		一般：数Ⅰ、国総(古漢除く)、コミ英ⅠⅡ、面接		2,600円

◇開校年　1954年
◇入学者　–
◇出身県　–
◇主な実習先　–
◇主な就職先　–

◇初年度納入金(卒業までの納入金)
–
◇学校独自の奨学金制度
–

◇学生寮　なし
◇特徴
–

資料請求　●学校案内　本体無料　願書とあわせて送料250円　●願書　本体無料　学校案内とあわせて送料250円　WEB出願　不可

縦書き：臨床検査技師　臨床工学技士　診療放射線技師

学校法人大阪滋慶学園 →P.6　鳥取市医療看護専門学校

AO

看[社]

学科　看護学科(3年・80名)

〒680-0835　鳥取県鳥取市東品治町103-2
【TEL】0857-30-7066
【E-mail】info@tcmn.ac.jp
【交通】JR山陰本線「鳥取」駅北口より徒歩1分

公募推薦	出願日程	23年10/1〜10/6(必着) / 23年10/1〜10/20(必着) / 23年10/1〜11/3(必着) / 23年10/1〜11/17(必着) / 23年10/1〜12/1(必着)	試験日程	10/8 / 10/22 / 11/5 / 11/19 / 12/3	合格発表	7日以内	推薦基準・試験内容	推薦は専願のみ、1浪まで可、3.0以上 推薦：国総(古漢除く)、小論文、面接	受験料	20,000円
一般		23年10/1〜10/6(必着) / 23年10/1〜10/20(必着) / 23年10/1〜11/3(必着) / 23年10/1〜11/17(必着) / 23年10/1〜12/1(必着)		10/8 / 10/22 / 11/5 / 11/19 / 12/3		7日以内		一般：国総(古漢除く)、生基、小論文、面接		20,000円

◇開校年　2015年
◇入学者　–
◇出身県　鳥取県・兵庫県・大阪府
◇主な実習先　鳥取市立病院、鳥取生協病院、鳥取赤十字病院他
◇主な就職先　鳥取市立病院、鳥取生協病院、鳥取赤十字病院他

◇初年度納入金(卒業までの納入金)
1,085,000円(–)
◇学校独自の奨学金制度
・大阪滋慶育英会：給付[年額]100,000円[募集内容]受験生本人または兄弟姉妹が本校または大阪滋慶学園姉妹校に在籍または卒業している方が対象

◇学生寮　なし
◇特徴
本校は鳥取市の誘致によって開校した学校です。医療・福祉施設で行われている臨地実習においても、鳥取市立病院などの病院や、鳥取看護ステーション、福祉施設まで、いずれも地域の全面的なバックアップを受け、充実した環境で実施されています。

資料請求　●学校案内　無料　●願書　無料　WEB出願　可　残りの日程はWEBをCheck

理学療法士　作業療法士　言語聴覚士

独立行政法人国立病院機構　米子医療センター附属看護学校

看

学科　看護学科(3年・40名)

〒683-0006 鳥取県米子市車尾4-17-2
【TEL】0859-31-6187
【交通】JR線「米子」駅よりバス約15分

公募推薦	出願日程	–	試験日程	–	合格発表	–	推薦基準・試験内容	※9月26日以降、該当する試験はありません	受験料	
一般		23年12/1〜24年1/5(消有)		1/16		2/13		一般：国総(古漢除く)・現代文B、数Ⅰ、コミ英ⅠⅡ、面接		30,000円

◇開校年　1967年
◇入学者　–
◇出身県　–
◇主な実習先　–
◇主な就職先　–

◇初年度納入金(卒業までの納入金)
約725,000円(–)
◇学校独自の奨学金制度
–

◇学生寮　あり
◇特徴
–

資料請求　●学校案内　–　●願書　–　WEB出願　–

歯科衛生士　歯科技工士

柔道整復師　あん摩マッサージ指圧師　はり師・きゅう師

学校法人大阪滋慶学園 →P.6　出雲医療看護専門学校

看[総][社]

学科　看護学科(3年・80名)

〒693-0001　島根県出雲市今市町1151-1
【TEL】0853-25-7034　【E-mail】info@icmn.ac.jp
【交通】JR山陰本線・一畑電鉄「出雲市」駅より徒歩6分

公募推薦	出願日程	23年10/9〜10/19(必着) / 23年10/30〜11/9(必着) / 23年11/13〜11/22(必着) / 23年12/4〜12/14(必着) / 24年1/15〜1/24(必着)	試験日程	10/22 / 11/12 / 11/26 / 12/17 / 1/27	合格発表	7日以内に発送	推薦基準・試験内容	推薦は1浪まで可、3.0以上 推薦：国総(古漢除く)、小論文、面接	受験料	20,000円
一般		23年10/9〜10/19(必着) / 23年10/30〜11/9(必着) / 23年11/13〜11/22(必着) / 23年12/4〜12/14(必着) / 24年1/15〜1/24(必着)		10/22 / 11/12 / 11/26 / 12/17 / 1/27		7日以内に発送		一般：国総、小論文、総合問題(英基、数Ⅰ)、面接		20,000円

◇開校年　2013年
◇入学者　–
◇出身県　–
◇主な実習先　島根大学医学部附属病院、島根県立中央病院、出雲市立総合医療センター他
◇主な就職先　–

◇初年度納入金(卒業までの納入金)
1,090,000円(3,070,000円)
◇学校独自の奨学金制度
・大阪滋慶育英会：給付[年額]100,000円[募集内容]受験生本人または兄弟姉妹が本校または大阪滋慶学園姉妹校に在籍、卒業している方が対象

◇学生寮　なし
◇特徴
–

資料請求　●学校案内　無料　●願書　無料　WEB出願　可

視能訓練士　義肢装具士　救急救命士

※受験を希望される方は、必ず各学校の募集要項をご確認ください。

看護師

臨床検査技師
臨床工学技士
診療放射線技師

理学療法士
作業療法士
言語聴覚士

歯科衛生士
歯科技工士

柔道整復
はり師・きゅう師
あん摩マッサージ指圧師

視能訓練士
義肢装具士
救急救命士

島根県立石見高等看護学院【公】

		看	学科	看護学科(3年・40名)	〒698-0007　島根県益田市昭和町20-15 【TEL】0856-23-2615 【交通】JR山陰本線「益田」駅より徒歩20分、車で5分(約1.5km)			

	出願日程	試験日程	合格発表	推薦基準・試験内容		受験料
公募推薦	23年10/10〜10/20(必着)	11/2	11/24	推薦は専願、現役生のみ、3.8以上、募集7名程度、卒業後島根県内に就業することを確約できる者 推薦:小論文、面接、書類審査		2,700円
一般	23年12/4〜12/15(必着)	1/16・17	2/5	一般:1/16は国総(古漢除く)、コミ英ⅠⅡⅢ・英表ⅠⅡ、数ⅠA(数Aは場合の数と確率) 1/17は面接		2,700円

◇開 校 年　1979年
◇入 学 者　40名(男子7名/女子33名)
◇出 身 県　島根県
◇主な実習先　益田赤十字病院、益田地域医療センター医師会病院、益田市立介護老人保健施設くにさき苑他
◇主な就職先　益田赤十字病院、島根県立中央病院、国立大学法人島根大学医学部附属病院他

◇初年度納入金(卒業までの納入金)
518,800円 (756,400円)
◇学校独自の奨学金制度
・授業料減免制度

◇学 生 寮　あり(女子のみ)
◇特　　徴
本学院は仲間と心と力をあわせて自分と仲間のために真剣に学ぶという「協同の精神」のもと、石見の豊かな自然の中で感性と創造力を培い、人々を思いやる豊かな心を育むことを教育の基本としています。地域、社会に貢献できる人材育成を目指しています。

資料請求	●学校案内　本体無料　送料250円　●願書　本体無料　送料250円	WEB出願　不可

独立行政法人国立病院機構 浜田医療センター附属看護学校

		看 社	学科	看護学科(3年・40名)	〒697-8512　島根県浜田市浅井町777-12 【TEL】0855-28-7788　【E-mail】hiyoko1@lime.ocn.ne.jp 【交通】JR山陰本線「浜田」駅より徒歩1分			

	出願日程	試験日程	合格発表	推薦基準・試験内容		受験料
公募推薦	23年10/16〜10/30(必着)	11/8	11/27	推薦は専願、現役生のみ、3.5以上 推薦:小論文、面接		30,000円
一般	〈A・B〉23年12/12〜24年1/9(必着)	1/16(A) 1/18(B)	2/9	一般:国総(古漢除く)・現代文B、数Ⅰ、コミ英ⅠⅡ、面接 ※学科は全科目全問マークシート方式		30,000円

◇開 校 年　1953年
◇入 学 者　39名(男子4名/女子35名)
◇出 身 県　島根県・広島県・山口県
◇主な実習先　浜田医療センター、松江医療センター、西川病院他
◇主な就職先　浜田医療センター、松江医療センター、島根県立中央病院他

◇初年度納入金(卒業までの納入金)
710,000円 (1,630,000円)
◇学校独自の奨学金制度
・浜田医療センター奨学金制度:貸与[年額]600,000円[募集内容]浜田医療センターへの就職希望者が対象になります。浜田医療センターの選考あり

◇学 生 寮　なし
◇特　　徴
開設以来70年間、浜田の地から全国に卒業生を輩出している伝統ある看護学校です。実習は主に隣接する母体病院で行うことができます。地域の高齢者参加の模擬患者演習や宿泊研修など学びやすい環境づくり、主体性を育む教育を行っています。

資料請求	●学校案内　無料　●願書　無料	WEB出願　不可

学校法人澤田学園 松江総合医療専門学校

		看 社 (AO)	学科	看護学科(3年・60名)	〒690-0265　島根県松江市上大野町2081-4 【TEL】0852-88-3131　【E-mail】info@matsuecc.ac.jp 【交通】JR線「松江」駅よりスクールバス35分			

	出願日程	試験日程	合格発表	推薦基準・試験内容		受験料
公募推薦	〈1次〉23年10/2〜10/6(必着) 〈2次〉23年10/12〜11/10(必着) 〈3次〉23年11/15〜12/15(必着) 〈4次〉23年12/20〜24年1/19(必着)	10/8 11/11 12/16 1/20	10/12 11/16 12/21 1/25	推薦は併願可、現役生のみ、3.3以上 推薦:小論文、面接		25,000円
一般	〈1次〉23年10/2〜10/6(必着) 〈2次〉23年10/12〜11/10(必着) 〈3次〉23年11/15〜12/15(必着) 〈4次〉23年12/20〜24年1/19(必着)	10/8 11/11 12/16 1/20	10/12 11/16 12/21 1/25	一般:小論文、選択=国総(古漢除く)、英Ⅰより1科目		25,000円

◇開 校 年　1998年
◇入 学 者　−
◇出 身 県　−
◇主な実習先　−

◇主な就職先　−

◇初年度納入金(卒業までの納入金)
1,200,000円 (3,200,000円)
◇学校独自の奨学金制度
・学校法人澤田学園奨学金:給付[月額]30,000円
・学校法人澤田学園特待生奨学金:給付[入学時]200,000円

◇学 生 寮　あり
◇特　　徴

資料請求	●学校案内　−　●願書　−	WEB出願　不可

学校法人朝日医療学園 朝日医療大学校

		看 社 (AO)	学科	看護学科(4年・40名)	〒700-0026　岡山県岡山市北区奉還町2-7-1 【TEL】0120-775-350 【交通】JR山陽本線「岡山」駅西口より徒歩5分			

	出願日程	試験日程	合格発表	推薦基準・試験内容		受験料
公募推薦	〈Ⅰ期〉23年10/1〜10/5(必着) 〈Ⅱ期〉23年12/4〜12/14(必着)	10/7 12/17	10/12 12/21	推薦:小論文、面接、書類選考		25,000円
一般	〈Ⅰ期〉23年11/1〜11/9(必着) 〈Ⅱ期〉24年1/9〜1/18(必着) 〈Ⅲ期〉24年2/5〜2/15(必着)	11/11 1/21 2/18	11/16 1/25 2/22	一般:国総(古漢除く)、面接、書類選考		25,000円

◇開 校 年　2001年
◇入 学 者　−
◇出 身 県　−
◇主な実習先　−

◇主な就職先　−

◇初年度納入金(卒業までの納入金)
−
◇学校独自の奨学金制度
−

◇学 生 寮　−
◇特　　徴
−

資料請求	●学校案内　−　●願書　−	WEB出願　−

左欄（縦書き）:
看護師
臨床検査技師／臨床放射線技師／診療工学技士
理学療法士／作業療法士／言語聴覚士
歯科衛生士／歯科技工士
柔道整復師／あん摩マッサージ指圧師・はり師・きゅう師
視能訓練士／義肢装具士／救急救命士

学校法人旭川荘 旭川荘厚生専門学院

看・社　学科：看護学科（3年・80名）

〒703-8560　岡山県岡山市北区祗園866
【TEL】086-275-6846　【E-mail】nyuusisitu@asahigawasou.or.jp
【交通】JR山陽本線「高島」駅前より両備バス旭川荘行き乗車、「中の原」下車徒歩3分

	出願日程	試験日程	合格発表	推薦基準・試験内容	受験料
公募推薦	〈1次〉23年10/1～10/10 〈2次〉23年10/25～11/7 〈3次〉23年11/22～12/5 〈4次〉24年1/4～1/16	10/14 11/11 12/9 1/20	7日以内郵送	推薦は専願のみ、社会人可 推薦：国（古漢除く）、面接	25,000円
一般	〈1次〉23年11/22～12/5 〈2次〉24年1/4～1/16 〈3次〉24年2/1～2/13 〈4次〉24年3/6～3/14	12/9 1/20 2/17 3/21	7日以内郵送	一般：国（古漢除く）、選択＝数Ⅰ、コミ英Ⅰより1科目、面接	25,000円

◇開校年　1971年
◇入学者　77名（男子11名/女子66名）
◇出身県　岡山県・兵庫県・広島県
◇主な実習先　川崎医科大学附属病院、川崎医科大学総合医療センター、旭川荘内
◇主な就職先　川崎医科大学附属病院、川崎医科大学総合医療センター、心臓病センター榊原病院

◇初年度納入金（卒業までの納入金）
950,000円（2,450,000円）
◇学校独自の奨学金制度
・社会福祉法人旭川荘奨学金：貸与[月額]80,000円以内[募集内容]旭川荘の指定施設に就業
・学校法人川崎学園奨学金：貸与[月額]30,000円[募集内容]川崎医大附属病院・同医療センター就業

◇学生寮　あり（女子のみ）
◇特徴
岡山県南部での病院実習と隣接する総合医療福祉施設「旭川荘」での実習により、多様なニーズに対応した環境で学習します。また医療福祉施設等でアルバイトをすることが可能です。

資料請求　●学校案内　無料　●願書　無料　　WEB出願　不可

独立行政法人国立病院機構 岡山医療センター附属岡山看護助産学校

看・社　学科：看護学科（3年・80名）

〒701-1195　岡山県岡山市北区田益1711-1
【TEL】086-294-9292　【E-mail】504-n-school@mail.hosp.go.jp
【交通】JR線「岡山」駅東口より中鉄バス国立病院行で終点下車

	出願日程	試験日程	合格発表	推薦基準・試験内容	受験料
公募推薦	23年9/19～10/2（消有）	10/13	10/30	推薦は専願のみ、3.6以上 推薦：数Ⅰ、小論文、面接	20,000円
一般	23年12/11～24年1/5（消有）	1/16(A) 1/18(B)	2/6	一般：国総（古漢除く）・現代文B、コミ英ⅠⅡ、数Ⅰ、面接 ※試験日程は(A)(B)いずれかを選択	20,000円

◇開校年　1948年
◇入学者　－
◇出身県　岡山県・広島県
◇主な実習先　岡山医療センター、南岡山医療センター、福山医療センター他
◇主な就職先　岡山医療センター、全国の国立病院機構病院、岡山県内官公立病院

◇初年度納入金（卒業までの納入金）
800,000円（－）
◇学校独自の奨学金制度
－

◇学生寮　あり
◇特徴
本校は、岡山県内でも歴史と伝統のある病院附属の看護専門学校です。「博愛・叡智・自律」を教育理念とし、3つの柱がバランスよく調和し、一人の人間、医療チームの一員としてしっかりとした倫理的判断力をもって行動できる看護の実践者を教育します。

資料請求　●学校案内　－　●願書　－　　WEB出願　不可

学校法人ベル学園 岡山医療福祉専門学校

看・社　学科：看護学科（3年・80名）

〒703-8275　岡山県岡山市中区門田屋敷3-5-18
【TEL】086-271-6001　【E-mail】info@ifukusen.ac.jp
【交通】JR線「岡山」駅より路面電車東山行き約15分、「東山」下車徒歩5分

	出願日程	試験日程	合格発表	推薦基準・試験内容	受験料
公募推薦	〈1次〉23年10/2～10/10（消有） 〈2次〉23年10/30～11/2（消有）	10/14 11/11	10/24 11/21	推薦は専願、現役生のみ、3.5以上 推薦：選択＝国総（古漢除く）、小論文より1科目、面接	30,000円
一般	〈1次〉23年10/30～11/2（消有） 〈2次〉23年11/27～12/1（消有） 〈3次〉24年1/9～1/12（消有） 〈4次〉24年2/5～2/9（消有） 〈5次〉24年2/19～2/28（消有）	11/11 12/9 1/20 2/17 3/5	11/21 12/19 1/26 2/22 3/12	一般：国総（古漢除く）、選択＝英Ⅰ、数Ⅰより1科目、小論文、面接	30,000円

◇開校年　1968年
◇入学者　－
◇出身県　岡山県・広島県・香川県
◇主な実習先　心臓病センター榊原病院、南岡山医療センター、岡山旭東病院
◇主な就職先　心臓病センター榊原病院、岡山大学病院、岡山旭東病院

◇初年度納入金（卒業までの納入金）
900,000円（－）
◇学校独自の奨学金制度
・岡山旭東病院：貸与[月額]50,000円[募集定員]若干名[募集内容]返済免除規定あり
・心臓病センター榊原病院：貸与[月額]60,000円[募集定員]若干名[募集内容]返済免除規定あり

◇学生寮　なし
◇特徴
本校は50年間という長い歴史があり、数多くの病院と信頼関係を築いています。経験豊富な教員が個人一人ひとりを卒業までサポートします。

資料請求　●学校案内　無料　●願書　無料　　WEB出願　不可

社会福祉法人恩賜財団岡山県済生会 岡山済生会看護専門学校

看・社　学科：看護学科（3年・80名）

〒700-0021　岡山県岡山市北区国体町1-11
【TEL】086-253-7910
【E-mail】hp.saikango@okayamasaikango.jp
【交通】JR線「岡山」駅西口より徒歩約7分

	出願日程	試験日程	合格発表	推薦基準・試験内容	受験料
公募推薦	23年9/25～10/4（消有）	10/20	10/31	推薦は専願、現役生のみ、3.5以上 推薦：国総（古漢除く）、数（一般常識の計算・SPI3試験程度）、数Ⅰ（数と式）、面接	20,000円
一般	24年1/4～1/10（消有）	1/19	1/25	一般：国総（古漢除く）、数（一般常識の計算・SPI3試験程度）、数Ⅰ（数と式、図形と計量、二次関数）、数A（場合の数と確率）、コミ英ⅠⅡ、面接	20,000円

◇開校年　1958年
◇入学者　82名（男子4名/女子78名）
◇出身県　岡山県・広島県・香川県
◇主な実習先　岡山済生会総合病院、岡山済生会外来センター病院、岡山済生会ライフケアセンター他
◇主な就職先　岡山済生会総合病院他

◇初年度納入金（卒業までの納入金）
600,000円（－）
◇学校独自の奨学金制度
・岡山済生会看護専門学校奨学資金：貸与[月額]35,000円[募集内容]申請書類提出、選考有り。岡山済生会が運営する施設に採用され2年間勤務で返済免除

◇学生寮　あり
◇特徴
看護の教育課程の1/4を臨地実習が占めます。実習は主に母体である岡山済生会総合病院や岡山済生会ライフケアセンターで行われます。学校からも近くまた関連施設とのコミュニケーションが図れ、看護教育の場としてよりよい環境で学ぶことができます。

資料請求　●学校案内　無料　●願書　無料　　WEB出願　不可

日本赤十字社 岡山赤十字看護専門学校 看 社

学科	看護学科(3年・40名)	〒700-8607　岡山県岡山市北区青江二丁目1番1号 【TEL】086-223-6800 【交通】JR線「岡山」駅よりバス約20分

	出願日程		試験日程		合格発表		推薦基準・試験内容		受験料
公募推薦	23年10/1～10/11(必着)		10/21		10/27		推薦は専願、現役生のみ、3.7以上、B以上 推薦:国総(古漢除く)、英ⅠⅡ・コミ英ⅠⅡ、面接、書類審査		20,000円
一般	24年1/1～1/10(消有)		1/18		1/23		一般:国総(古漢除く)、英ⅠⅡ・コミ英ⅠⅡ、選択=数ⅠA、生基より1科目、面接、書類審査		20,000円

◇開校年　1935年
◇入学者　–
◇出身県　岡山県
◇主な実習先　岡山赤十字病院、介護老人保健施設玉野マリンホーム、慈圭会慈圭病院他
◇主な就職先　岡山赤十字病院、他県赤十字病院他

◇初年度納入金(卒業までの納入金)　880,000円(1,800,000円)
◇学校独自の奨学金制度
・岡山赤十字病院看護学生奨学金:無利子貸与[月額]30,000円[募集内容]岡山赤十字病院へ就職する事を前提。勤続年数に応じ返還の減免制度あり
・日本赤十字社看護師同方会奨学金:無利子貸与[月額]30,000円[募集定員]2～3名

◇学生寮　なし
◇特徴　赤十字の理念である人道に基づいた教育を実践しています。講師陣と実習施設に恵まれ、少人数教育による3年間の充実した教育環境が本校の特徴です。

資料請求　●学校案内　無料　HPからのダウンロード可　●願書　無料　HPからのダウンロード可　　WEB出願　不可

独立行政法人　労働者健康安全機構 岡山労災看護専門学校 看 学科

学科	看護学科(3年・40名)	〒702-8055　岡山県岡山市南区築港緑町1-10-25 【TEL】086-261-8180　【E-mail】rousai-k@okayamak.johas.go.jp 【交通】JR線「岡山」駅東口よりバス「ろうさい病院」下車

	出願日程		試験日程		合格発表		推薦基準・試験内容		受験料
公募推薦	23年9/1～10/5(消有)		10/20		10/30		推薦は専願、現役生のみ 推薦:小論文、面接		10,400円
一般	〈早期試験〉23年10/16～11/9(消有) 〈共通試験〉23年12/1～1/9(消有)		11/25 1/18 (2次)1/19		12/1 1/26		一般:11/25は国総(古漢除く)、数ⅠA、コミ英ⅠⅡ、面接 1/18は国総(古漢除く)、数ⅠA、コミ英ⅠⅡ 1/19は面接		10,400円

◇開校年　1973年
◇入学者　–
◇出身県　–
◇主な実習先　岡山労災病院(各科病棟・外来)、中国労災病院、香川労災病院他
◇主な就職先　岡山労災病院、中国労災病院、香川労災病院他

◇初年度納入金(卒業までの納入金)　約847,750円(約1,779,950円)
◇学校独自の奨学金制度
・各労災病院の奨学金:貸与[金額]約340,000円[募集定員]全員[募集内容]卒業後看護師として3年以上勤務すれば返還免除

◇学生寮　あり
◇特徴　看護を実践するために必要な基礎知識・技術・態度を習得させ、医療チームの一員として主体的に看護を実践できる看護師を育成することを教育の目的としています。

資料請求　●学校案内　無料　●願書　無料　　WEB出願　不可

公益財団法人倉敷市保健医療センター 倉敷看護専門学校 看 社

学科	看護学科(3年・40名)	〒710-0036　岡山県倉敷市粒浦80-1　【TEL】086-427-1234 【E-mail】kurashiki-kango@okayama.email.ne.jp 【交通】JR線「倉敷」駅よりバス約20分(古城池線　倉敷南高校入口下車徒歩10分)

	出願日程		試験日程		合格発表		推薦基準・試験内容		受験料
公募推薦	23年10/2～10/10(必着)		10/15		10/23		推薦は専願、現役生のみ、3.5以上 推薦:国総(古漢除く)、面接		20,000円
一般	〈一次〉23年11/20～12/1(必着) 〈二次〉24年1/22～2/2(必着) 〈三次〉24年2/13～2/26(必着)		12/10 2/11 3/3		12/18 2/19 3/7		一般:国総(古漢除く)、選択=英語、数学より1科目、面接		20,000円

◇開校年　1988年
◇入学者　36名(男子3名/女子33名)
◇出身県　岡山県・広島県・島根県
◇主な実習先　倉敷成人病院、しげい病院、倉敷リバーサイド病院
◇主な就職先　倉敷成人病院、しげい病院、倉敷リバーサイド病院

◇初年度納入金(卒業までの納入金)　948,000円(2,229,000円)
◇学校独自の奨学金制度
・倉敷看護専門学校奨学金:貸与[月額]40,000円[募集定員]5名程度(3年課程)

◇学生寮　なし
◇特徴　本校は豊かな人間性と自律性を備えた看護師の育成を目指しています。思いやりの心を養う為、学生一人ひとりとの関わりを大切にしています。

資料請求　●学校案内　無料　●願書　無料　　WEB出願　不可

公益財団法人大原記念倉敷中央医療機構 倉敷中央看護専門学校 看 社

学科	看護学科(3年・40名)	〒710-0056　岡山県倉敷市鶴形1-8-5 【TEL】086-422-9311　【E-mail】school@kchnet.or.jp 【交通】JR山陽本線「倉敷」駅より徒歩10分

	出願日程		試験日程		合格発表		推薦基準・試験内容		受験料
公募推薦	23年9/19～9/28(必着)		10/6・7		10/11		推薦は専願、現役生のみ、3.7以上 推薦:国総(古漢除く)、数Ⅰ、面接		20,000円
一般	24年1/4～1/11(必着)		1/19・20		1/24		一般:国総(古漢除く)、コミ英Ⅰ、数ⅠA(図形の性質を除く)、面接		20,000円

◇開校年　1923年
◇入学者　43名(男子1名/女子42名)
◇出身県　岡山県・広島県
◇主な実習先　公益財団法人大原記念倉敷中央医療機構　倉敷中央病院他
◇主な就職先　公益財団法人大原記念倉敷中央医療機構　倉敷中央病院他

◇初年度納入金(卒業までの納入金)　600,000円(1,500,000円)
◇学校独自の奨学金制度
・倉敷中央看護専門学校奨学金:貸与[月額]20,000円[募集内容]貸与を受けた期間のうち、卒業後、公益財団法人大原記念倉敷中央医療機構に勤務した期間の奨学金返還が免除されます

◇学生寮　なし
◇特徴　関連施設の倉敷中央病院で実習を行うことができ、講師の多くが倉敷中央病院の医師や看護師であるため、医療現場を身近に感じ、将来の看護師像を具体的にイメージできます。

資料請求　●学校案内　無料/募集要項　無料　●願書　–　　WEB出願　不可

看護師

臨床検査技師
臨床工学技士
診療放射線技師

理学療法士
作業療法士
言語聴覚士

歯科衛生士
歯科技工士

柔道整復
あん摩マッサージ指圧師
はり師・きゅう師

視能訓練士
義肢装具士
救急救命士

専門学校・養成施設

左欄分類:看護師／臨床検査技師・臨床工学技士・診療放射線技師／理学療法士・作業療法士・言語聴覚士／歯科技工士・歯科衛生士／柔道整復師・はり師・きゅう師・あん摩マッサージ指圧師／視能訓練士・義肢装具士・救急救命士

ソワニエ看護専門学校
公益財団法人林精神医学研究所　【看／社】　学科:看護学科(3年・40名)

〒703-8265　岡山県岡山市中区倉田394-3
【TEL】086-274-6455　【E-mail】info@soigner-nc.jp
【交通】JR山陽本線「岡山」駅よりバス30分

区分	出願日程	試験日程	合格発表	推薦基準・試験内容	受験料
公募推薦	〈一次〉23年10/1～10/10(必着)	10/14	10/17	推薦は専願、現役生のみ、3.0以上 推薦:小論文、面接、国総(古漢除く)	20,000円
	〈二次〉23年10/17～11/14(必着)	11/18	11/21		
一般	〈一次〉23年11/15～12/5(必着)	12/9	12/12	一般:小論文、面接、国総(古漢除く)、英、数ⅠA	20,000円
	〈二次〉23年12/12～24年1/9(必着)	1/13	1/16		
	〈三次〉24年1/16～2/13(必着)	2/17	2/20		
	〈四次〉24年2/20～3/12(必着)	3/16	3/19		

◇開校年 1995年
◇入学者 －
◇出身県 －
◇主な実習先 －
◇主な就職先 －
◇初年度納入金(卒業までの納入金)
◇学校独自の奨学金制度
◇学生寮 －
◇特徴 －

資料請求 ●学校案内 －　●願書 －　WEB出願 －

玉野総合医療専門学校
学校法人加計学園　【看／AO】　学科:保健看護学科(4年・40名)【続】

〒706-0002　岡山県玉野市築港1-1-20
【TEL】0863-31-6830　【E-mail】info@tamasen.ac.jp
【交通】JR線「岡山」駅、「倉敷」駅、「茶屋町」駅より無料スクールバス

区分	出願日程	試験日程	合格発表	推薦基準・試験内容	受験料
公募推薦	〈Ⅰ期〉23年10/30～11/7(必着)	11/11	11/17	推薦:併願、浪人可(専願の公募は10/10で締切) 推薦:面接、書類選考、選択=国総(古漢除く)、数ⅠA、英、生基より 11/11は1科目、12/9は2科目	20,000円
	〈Ⅱ期〉23年11/27～12/5(必着)	12/9	12/15		
一般	〈Ⅰ期〉24年1/9～1/23(必着)	1/27	2/2	一般:1/27は面接、書類選考、選択=国総(古漢除く)、数ⅠA、英、生基より2科目 2/17は面接、書類選考、選択=国総(古漢除く)、数ⅠA、英、生基より1科目 3/16は小論文、面接、書類選考	20,000円
	〈Ⅱ期〉24年2/5～2/13(必着)	2/17	2/22		
	〈Ⅲ期〉24年3/4～3/12(必着)	3/16	3/22		

◇開校年 1998年
◇入学者 34名
◇出身県 岡山県・広島県・愛媛県
◇主な実習先 岡山赤十字病院、岡山ろうさい病院、重井医学研究所附属病院他
◇主な就職先 岡山赤十字病院、岡山ろうさい病院、保健所・市町村保健センター他
◇初年度納入金(卒業までの納入金) 1,100,000円(－)
◇学校独自の奨学金制度 －
◇学生寮 あり
◇特徴 保健看護・理学療法・作業療法の3学科を設置し、4年制課程の中で特色を活かした教育と徹底した指導により、確かな国家試験合格と就職の実績を誇ります。タマセンは、皆さんの憧れをその答えに導く学校です。

資料請求 ●学校案内 無料　●願書 無料　WEB出願 不可

津山中央看護専門学校
一般財団法人津山慈風会　【看／社】　学科:看護学科(3年・40名)

〒708-0841　岡山県津山市川崎1760
【TEL】0868-21-8230　【E-mail】tsuyamakango@tch.or.jp
【交通】JR線「東津山」駅より徒歩12分

区分	出願日程	試験日程	合格発表	推薦基準・試験内容	受験料
公募推薦	23年10/3～10/19(必着)	11/2	11/15	推薦は専願、現役生のみ、3.5以上 推薦:国総(古漢除く)、小論文、面接	20,000円
一般	〈Ⅰ期〉24年1/5～1/24(必着)	1/31	2/7	一般:国総(古漢除く)、英表Ⅰ・コミ英Ⅰ、数Ⅰ、面接	20,000円
	〈Ⅱ期〉24年2/13～2/29(必着)	3/7	3/14		

◇開校年 1960年
◇入学者 －
◇出身県 岡山県・鳥取県・島根県
◇主な実習先 津山中央病院、積善病院、津山保育園
◇主な就職先 津山中央病院
◇初年度納入金(卒業までの納入金) 480,000円(－)
◇学校独自の奨学金制度 ・津山慈風会奨学金:貸与[月額]50,000円[募集定員]希望者 ・特待生特別奨学金制度:給付[月額]30,000円[募集定員]若干名
◇学生寮 あり(女子のみ)
◇特徴 実習病院が学校と同一敷地内にあり、実習にきわめて便利。実習は丁寧かつ最先端の医療環境の中で行われる。少人数校ならではのきめ細やかな個人指導が特徴で、独自のチューター制指導が特徴。また学生は純朴で、クラス・学校の雰囲気はきわめてなごやかである。

資料請求 ●学校案内 無料　●願書 ※学校案内に含まれる　WEB出願 不可

美作市スポーツ医療看護専門学校
学校法人大阪滋慶学園　→P.6　【看／社】　学科:看護学科(3年・40名)

〒707-0412　岡山県美作市古町1701番地
【TEL】0868-73-0003
【E-mail】info@msmn.ac.jp
【交通】智頭急行智頭線「大原」駅より徒歩5分

区分	出願日程	試験日程	合格発表	推薦基準・試験内容	受験料
公募推薦	23年10/1～10/6(必着)	10/8	10日以内に通知	推薦は専願のみ、1浪まで可、3.0以上 推薦:国総(古漢除く)、小論文、面接	20,000円(15,000円)
	23年10/1～10/20(必着)	10/22			
	23年10/1～11/3(必着)	11/5			
	23年10/1～11/17(必着)	11/19			
	23年10/1～12/1(必着)	12/3			
一般	23年10/1～10/6(必着)	10/8	10日以内に通知	一般:国総(古漢除く)、生基、小論文、面接	20,000円(15,000円)
	23年10/1～10/20(必着)	10/22			
	23年10/1～11/3(必着)	11/5			
	23年10/1～11/17(必着)	11/19			
	23年10/1～12/1(必着)	12/3			

◇開校年 2018年
◇入学者 －
◇出身県 －
◇主な実習先 －
◇主な就職先 －
◇初年度納入金(卒業までの納入金) 1,185,000円(3,325,000円)
◇学校独自の奨学金制度 ・大阪滋慶育英会:給付[金額]1回のみ100,000円[募集内容]兄弟・姉妹が大阪滋慶学園グループ各校の卒業生の方
◇学生寮 あり
◇特徴 1人1台のタブレットを用いたICT教育と少人数クラス担任制で国試合格と就職100%を目指します。在校生の約7割がひとり暮らしをしながら学んでいます。看護師国家試験全員合格/全員就職(2023年3月卒業生実績)

資料請求 ●学校案内 無料　●願書 無料　WEB出願 可　残りの日程はWEBをCheck

尾道市医師会看護専門学校
一般社団法人尾道市医師会

看 社 | 学科：看護科(4年・40名)

〒722-0025 広島県尾道市栗原東2-4-33
【TEL】0848-25-3153
【交通】JR山陽本線「尾道」駅より徒歩10分

	出願日程		試験日程	合格発表	推薦基準・試験内容	受験料
公募推薦	〈専願〉23年9/20～10/3(必着)	10/7		10/16	推薦は〈専願〉は専願、現役生のみ、3.5以上、〈併願〉は併願可、現役生のみ、3.3以上 推薦：〈専願〉は小論文、面接〈併願〉は国総(古漢除く)、面接	22,000円
	〈併願〉23年10/20～11/6(必着)	11/11		11/17		
一般	〈A日程〉23年12/8～12/22(必着)	1/6		1/15	一般：1/6は国総(古漢除く)、コミ英Ⅰ、面接 2/10、3/11は小論文、面接	22,000円
	〈B日程〉24年1/22～2/5(必着)	2/10		2/19		
	〈C日程〉24年2/26～3/5(必着)	3/11		3/15		

◇開 校 年　1976年
◇入 学 者　－
◇出 身 県　広島県・愛媛県・島根県
◇主な実習先　JA尾道総合病院、尾道市立市民病院、老健やすらぎの家他
◇主な就職先　JA尾道総合病院、尾道市立市民病院、福山市民病院他

◇初年度納入金(卒業までの納入金)
756,000円(2,334,000円)
◇学校独自の奨学金制度
－

◇学 生 寮　なし
◇特　徴
卒業後取得できる資格：看護師国家試験受験資格、専門士の称号授与、養護教諭養成課程受験資格、保健師・助産師養成学校入学試験受験資格、大学編入試験受験資格。

資料請求　●学校案内　本体無料　送料140円　●願書　本体1,000円　送料250円　WEB出願　不可

呉医療センター附属呉看護学校
独立行政法人国立病院機構

看 社 | 学科：看護学科(3年・40名)

〒737-0023　広島県呉市青山町3-1
【TEL】0823-22-5599　【E-mail】toko.junko.hj@mail.hosp.go.jp
【交通】JR呉線「呉」駅より徒歩15分

	出願日程		試験日程	合格発表	推薦基準・試験内容	受験料
公募推薦	23年9/20～10/6(必着)	11/1		11/30	推薦は専願、現役生のみ、3.5以上 推薦：国総(古漢除く)・現代文B、グループ面接	25,000円
一般	23年11/30～12/27(必着)	1/16		2/16	一般：国総(古漢除く)・現代文B、数Ⅰ、コミ英ⅠⅡ、グループ面接	25,000円

◇開 校 年　1963年
◇入 学 者　－
◇出 身 県　－
◇主な実習先　呉医療センター中国がんセンター、賀茂精神医療センター、東広島医療センター他
◇主な就職先　県内の国立病院機構、県内の国公立病院他

◇初年度納入金(卒業までの納入金)
約850,000円(－)
◇学校独自の奨学金制度
－

◇学 生 寮　あり
◇特　徴
－

資料請求　●学校案内　無料　●願書　無料　WEB出願　不可

呉共済病院看護専門学校
国家公務員共済組合連合会

看 社 | 学科：看護科(3年・35名)

〒737-0811　広島県呉市西中央3-2-4
【TEL】0823-26-7425
【交通】JR呉線「呉」駅より徒歩10分

	出願日程		試験日程	合格発表	推薦基準・試験内容	受験料
公募推薦	23年10/2～10/16(必着)	11/9		11/17	推薦は専願、現役生のみ、3.5以上 推薦：国総(古漢除く)現代文B、小論文、面接	25,000円
一般	23年12/4～24年1/4(必着)	1/10		1/19	一般：国総(古漢除く)、数Ⅰ、コミ英ⅠⅡ、面接	25,000円

◇開 校 年　1904年
◇入 学 者　26名(男子3名/女子23名)
◇出 身 県　広島県
◇主な実習先　国家公務員共済組合連合会呉共済病院他
◇主な就職先　国家公務員共済組合連合会呉共済病院他

◇初年度納入金(卒業までの納入金)
980,000円(－)
◇学校独自の奨学金制度
－

◇学 生 寮　あり
◇特　徴
少人数制を活かした個別教育を大切にし、学校での基礎教育3年と附属病院での卒後教育3年で実践力ある看護師になるようサポートします。

資料請求　●学校案内　本体無料　送料140円　●願書　※学校案内に含まれる　WEB出願　不可

呉市医師会看護専門学校
一般社団法人呉市医師会

看 社 | 学科：看護学科(4年・35名)【定】

〒737-0056　広島県呉市朝日町15-24
【TEL】0823-25-7700
【E-mail】senmon@kure.hiroshima.med.or.jp
【交通】JR呉線「呉」駅より広電バス「医師会病院前」下車すぐ

	出願日程		試験日程	合格発表	推薦基準・試験内容	受験料
公募推薦	23年9/25～10/6(必着)	10/14		10/20	推薦は10/14は専願、現役生のみ、3.3以上 11/25は併願可、現役生のみ、3.1以上 推薦：10/14は小論文、面接 11/25は国総(古漢除く)、小論文、面接	20,000円
	23年11/6～11/17(必着)	11/25		12/1		
一般	〈第1回〉23年12/25～24年1/12(必着)	1/20		1/26	一般：1/20は国総(古漢除く)、数Ⅰ、小論文、面接 2/17は小論文、面接	20,000円
	〈第2回〉24年1/29～2/9(必着)	2/17		2/22		

◇開 校 年　1954年
◇入 学 者　17名(男子2名/女子15名)
◇出 身 県　広島県
◇主な実習先　中国労災病院、呉共済病院、ほうゆう病院他
◇主な就職先　呉市医師会病院

◇初年度納入金(卒業までの納入金)
690,000円(2,400,000円)
◇学校独自の奨学金制度
－

◇学 生 寮　なし
◇特　徴
本校は昼間の定時制なので、午前中は働きながら学ぶことができます。

資料請求　●学校案内　無料　●願書　無料　WEB出願　不可

広島県厚生連 広島県厚生連尾道看護専門学校

【看】【学科】看護学科(3年・40名)

〒722-0002 広島県尾道市古浜町7-19　【TEL】0848-24-1191
【E-mail】jahcoseionokanj@peach.ocn.ne.jp　【交通】JR線「尾道」駅よりおのみちバス②番のりばJA尾道総合病院行・登山口行・合同庁舎入口行「尾商入口」下車徒歩すぐ

	出願日程	試験日程	合格発表	推薦基準・試験内容	受験料
公募推薦	-			※9月26日以降、該当する試験はありません	
一般	〈一次〉23年11/20～12/8(必着)	12/16	12/22	一般:国総、小論文、書類審査、面接	20,000円

◇開 校 年　1969年
◇入 学 者　38名(男子4名/女子34名)
◇出 身 県　広島県・兵庫県
◇主な実習先　JA尾道総合病院、尾道市民病院、三原病院他
◇主な就職先　JA尾道総合病院、JA吉田総合病院、JA広島総合病院他

◇初年度納入金(卒業までの納入金)
1,422,000円(3,106,000円)
◇学校独自の奨学金制度
・11月頃に「JA広島厚生連」のホームページをご確認ください。

◇学 生 寮　なし
◇特　　徴
※注意事項
当校は令和6年度の募集を最後に、令和9年3月末にて閉校いたします。閉校以降は在学できません。その事を十分にご理解いただきお申し込みください。

資料請求　●学校案内　本体無料　送料250円　●願書　※学校案内に含まれる　　WEB出願　不可

広島県立三次看護専門学校【公】

【看】【社】【学科】第一看護学科(3年・60名)

〒728-0023 広島県三次市東酒屋町10518-1
【TEL】0824-62-5141
【交通】JR芸備線「三次」駅より備北交通バス「三次中央病院」下車徒歩2分

	出願日程	試験日程	合格発表	推薦基準・試験内容	受験料
公募推薦	23年9/13～9/27(消有)	10/20	11/2	推薦は専願のみ、3.8以上、学校が指定する地域の高校を卒業見込みの方 推薦:国総(古漢除く)、グループ面接、個別面接	4,400円
一般	23年12/18～24年1/4(消有)	1/24・25	2/7	一般:1/24はコミ英ⅠⅡ、数ⅠA、国総(古漢除く) 1/25は面接	4,400円

◇開 校 年　1979年
◇入 学 者　-
◇出 身 県　広島県・島根県・鳥取県
◇主な実習先　市立三次中央病院、庄原赤十字病院、厚生連吉田総合病院他
◇主な就職先　市立三次中央病院、庄原赤十字病院、厚生連吉田総合病院他

◇初年度納入金(卒業までの納入金)
581,650円～583,910円(-)
◇学校独自の奨学金制度

◇学 生 寮　なし
◇特　　徴

資料請求　●学校案内　無料　●願書　本体無料　要送料　　WEB出願　不可

広島市立看護専門学校【公】

【看】【学科】第一看護学科(3年・80名)

〒730-0043　広島県広島市中区富士見町11-27
【TEL】082-243-6146
【交通】JR山陽本線「広島」駅よりバスで15分

	出願日程	試験日程	合格発表	推薦基準・試験内容	受験料
公募推薦	23年9/27～10/5(消有)	10/21	11/2	推薦は専願、現役生(広島市内の高校に通う高校生又は令和5年4月1日以前から広島市内在住の高校生)のみ、学習成績概評B段階以上 推薦:国総(古漢除く)、数ⅠA、面接	4,400円
一般	23年12/22～24年1/6(消有)	1/19	1/31	一般:国総(古漢除く)、コミ英ⅠⅡ、数ⅠA、面接	4,400円

◇開 校 年　1979年
◇入 学 者　-
◇出 身 県　広島県・島根県・山口県
◇主な実習先　地方独立行政法人広島市立病院機構他
◇主な就職先　地方独立行政法人広島市立病院機構他

◇初年度納入金(卒業までの納入金)
約140,000円(約400,000円)
◇学校独自の奨学金制度
・広島市立看護専門学校修学資金:貸与[月額]32,000円[募集内容]本校卒業後、広島市内において看護業務に従事しようとする者に対して貸与

◇学 生 寮　なし
◇特　　徴
広島市の中心部にある学校です。実習施設もすべて市内にあり、恵まれた環境にあります。希望者は全員就職です。

資料請求　●学校案内　本体無料　送料210円　●願書　本体無料　送料210円　　WEB出願　不可

学校法人福山医療学園 福山医療専門学校

→P.673　【看】【総】【社】【学科】看護学科(3年・40名)

〒721-0945　広島県福山市引野町南1-6-45
【TEL】0120-33-2980　【E-mail】info@fukuiryo.ac.jp
【交通】JR線「東福山」駅南口より徒歩約20分(無料スクールバス毎日運行)

	出願日程	試験日程	合格発表	推薦基準・試験内容	受験料
公募推薦	23年10/2～10/25(必着) 23年11/1～11/22(必着) 23年11/27～12/13(必着)	10/29 11/26 12/17	1週間以内	推薦は専願、現役生のみ、3.5以上 推薦:書類選考、作文、面接	10,000円
一般	23年10/2～10/25(必着) 23年11/1～11/22(必着) 23年11/27～12/13(必着) 24年1/4～1/24(必着) 24年2/1～2/21(必着)	10/29 11/26 12/17 1/28 2/25	1週間以内	一般:書類選考、国(現代文)、数Ⅰ、英Ⅰ、作文、面接	30,000円

◇開 校 年　2008年
◇入 学 者　38名(男子3名/女子35名)
◇出 身 県　広島県・岡山県・愛媛県
◇主な実習先　国立病院機構福山医療センター、福山市民病院、日本鋼管福山病院
◇主な就職先　国立病院機構福山医療センター、福山市民病院、日本鋼管福山病院

◇初年度納入金(卒業までの納入金)
1,580,000円(-)
◇学校独自の奨学金制度
-

◇学 生 寮　なし
◇特　　徴
親身な教員たちの全力指導、理想的な学習環境、充実の設備で国家試験合格、就職に向け徹底サポート。知識・技術だけでなく医療人としての心も磨き、医療現場のスペシャリストとして活躍したいあなたを応援します。

資料請求　●学校案内　無料　●願書　無料　　WEB出願　不可　　残りの日程はWEBをCheck

福山市医師会看護専門学校

一般社団法人福山市医師会

看社 学科 第一看護学科(3年・60名)

〒720-0032　広島県福山市三吉町南2-11-25
【TEL】084-926-7588　【E-mail】kango-s@fmed.jp
【交通】JR線「福山」駅より中国バス、井笠バス「新橋バス停」下車

	出願日程	試験日程	合格発表	推薦基準・試験内容	受験料
公募推薦	23年9/20～10/2(必着)	10/8	10/11	推薦は専願、現役生のみ、3.5以上 推薦:国総(古漢除く)、数ⅠA、面接	30,000円
一般	23年12/18～12/28(必着) 24年2/15～2/26(必着)	1/7 3/3	1/11 3/6	一般:国総(古漢除く)、数ⅠA、コミ英Ⅰ・Ⅱ・英表Ⅰ、面接	30,000円

◇開校年　1908年
◇入学者　－
◇出身県　－
◇主な実習先　福山市民病院、光の丘病院、福山市内の病院・施設・保育所他
◇主な就職先

◇初年度納入金(卒業までの納入金)
984,000円(－)
◇学校独自の奨学金制度

◇学生寮　なし
◇特徴

資料請求　●学校案内　本体無料　送料250円　●返信用封筒同封　●願書　本体無料　送料250円　●返信用封筒同封　WEB出願　不可

岩国医療センター附属岩国看護学校

独立行政法人国立病院機構

看社 学科 看護学科(3年・80名)

〒740-0037　山口県岩国市愛宕町1-3-1
【TEL】0827-34-2000
【E-mail】513-kangogakkou@mail.hosp.go.jp
【交通】JR山陽本線「南岩国」駅より徒歩20分

	出願日程	試験日程	合格発表	推薦基準・試験内容	受験料
公募推薦	23年10/12～10/25(必着)	11/2	11/27	推薦は専願、現役生のみ、3.3以上 推薦:小論文、面接	20,000円
一般	23年12/13～24年1/9(必着)	1/16 または 1/18	2/15	一般:国総(古漢除く)・現代文B、コミ英Ⅰ・Ⅱ、数Ⅰ、面接	20,000円

◇開校年　1946年
◇入学者　－
◇出身県　山口県・広島県・長崎県
◇主な実習先　岩国医療センター、広島西医療センター、賀茂精神医療センター他
◇主な就職先　岩国医療センター、広島西医療センター他

◇初年度納入金(卒業までの納入金)
960,000円(約2,280,000円)
◇学校独自の奨学金制度
－

◇学生寮　あり
◇特徴

資料請求　●学校案内　本体無料　要送料　●願書　※学校案内に含まれる　WEB出願　不可

岩国YMCA保健看護専門学校

学校法人広島YMCA学園

看社 学科 保健看護学科(4年・40名)【統】

〒740-0018　山口県岩国市麻里布町2-6-25
【TEL】0827-29-2233　【E-mail】dream@hiroshimaymca.org
【交通】JR山陽本線「岩国」駅より徒歩3分

	出願日程	試験日程	合格発表	推薦基準・試験内容	受験料
公募推薦	〈Ⅰ期〉23年10/2～10/4(必着) 〈Ⅱ期〉23年10/2～11/28(必着)	10/7 12/2	10/18 12/8	推薦は専願、現役生のみ、3.3以上 推薦:国(古漢除く)、面接	30,000円
一般	〈Ⅰ期〉23年10/2～10/4(必着) 〈Ⅱ期〉23年10/2～11/28(必着) 〈Ⅲ期〉23年10/2～24年1/23(必着) 〈Ⅳ期〉23年10/2～24年2/13(必着) 〈Ⅴ期〉23年10/2～24年2/27(必着)	10/7 12/2 1/27 2/17 3/2	10/18 12/8 2/2 2/22 3/8	一般:国(古漢除く)、面接 ※定員に達した場合、入試を行わないことがあります	30,000円

◇開校年　1998年
◇入学者　－
◇出身県　－
◇主な実習先　岩国市医療センター医師会病院、国立病院機構広島西医療センター、国立病院機構岩国医療センター他
◇主な就職先　岩国医療センター、岩国医療センター医師会病院、広島西医療センター他

◇初年度納入金(卒業までの納入金)
1,200,000円(－)
◇学校独自の奨学金制度
・YMCA奨学金制度:減免[年額]150,000円～800,000円[募集内容]入試の成績に応じ、最大授業料全額免除。山口県内にて2年以上の就業が条件

◇学生寮　なし
◇特徴
岩国市の誘致を受け、1998年に開校した当校は、地域の保健・看護の人材育成の役割を担っています。専門知識・技術の習得はもちろん、YMCAだから体験できる多彩な国際交流・ボランティア活動を通じて「社会で働く力」「社会で生きる力」を兼ね備えた人材を養成します。

資料請求　●学校案内　無料　●願書　無料　WEB出願　不可　残りの日程はWEBをCheck

大島看護専門学校【公】

周防大島町

看社 学科 看護学科(3年・35名)

〒742-2711　山口県大島郡周防大島町大字家房1595-1
【TEL】0820-76-0556
【交通】JR山陽本線「大畠」駅よりバス(安下庄線で40分東家房バス停下車)

	出願日程	試験日程	合格発表	推薦基準・試験内容	受験料
公募推薦	23年10/5～10/20(消有)	11/1	11/15	推薦は専願、現役生のみ、3.3以上 推薦:国総(古漢除く)、小論文、面接、書類審査	20,000円
一般	〈A日程〉23年11/20～12/8(消有) 〈B日程〉24年1/4～1/17(消有) 〈C日程〉24年2/22～2/29(消有)	12/20 1/26 3/11	1/5 2/8 3/15	一般:12/20・1/26は国総(古漢除く)、英Ⅰ、面接 3/11は小論文、面接、書類審査	20,000円

◇開校年　1998年
◇入学者　－
◇出身県　山口県・広島県
◇主な実習先　町立東和病院、町立大島病院他
◇主な就職先　周防大島町病院事業局、光市立光総合病院、国立病院機構柳井医療センター

◇初年度納入金(卒業までの納入金)
850,000円(－)
◇学校独自の奨学金制度
・周防大島町病院等事業修学資金:貸与[月額]40,000円、60,000円[募集内容]卒業後、既定の期間、周防大島町立の病院に勤務すれば返済免除

◇学生寮　あり
◇特徴
豊かな自然環境と学習環境の中で看護師としての基礎が養われます。学生寮は男子も入寮できます。

資料請求　●学校案内　無料　●願書　無料　WEB出願　不可

山口県

専門学校・養成施設

看護師

臨床検査技師 診療放射線技師 臨床工学技士

理学療法士 作業療法士 言語聴覚士

歯科衛生士 歯科技工士

柔道整復師 あん摩マッサージ指圧師 はり師・きゅう師

視能訓練士 義肢装具士 救急救命士

下関看護リハビリテーション学校

学校法人巨樹の会 【看】【総】【社】

学科：看護学科（3年・40名）

〒750-0025　山口県下関市竹崎町3-4-17
【TEL】083-222-0606　【E-mail】info@shimonoseki-reha.jp
【交通】JR山陽線「下関」駅より徒歩5分

	出願日程	試験日程	合格発表	推薦基準・試験内容	受験料
公募推薦	〈Ⅰ〉23年10/4〜10/18（必着） 〈Ⅱ〉23年10/25〜11/8（必着）	10/21 11/11	10/27 11/17	推薦は専願、現役生のみ 推薦：書類審査、面接	20,000円
一般	〈前期Ⅰ〉23年10/25〜11/8（必着） 〈前期Ⅱ〉23年11/15〜11/29（必着） 〈後期Ⅰ〉24年1/4〜1/10（必着） 〈後期Ⅱ〉24年1/17〜1/31（必着） 〈後期Ⅲ〉24年2/14〜2/28（必着）	11/11 12/2 1/13 2/3 3/2	11/17 12/8 1/19 2/9 3/8	一般：国総（現代文）、書類審査、面接	20,000円

- ◇開校年　2004年
- ◇入学者　−
- ◇出身県　−
- ◇主な実習先　−
- ◇主な就職先　−
- ◇初年度納入金（卒業までの納入金）　−
- ◇学校独自の奨学金制度　−
- ◇学生寮　−
- ◇特徴　−

資料請求　●学校案内　−　●願書　−　　WEB出願　−

徳山看護専門学校

一般社団法人徳山医師会 【看】【社】

学科：看護科（3年・70名）

〒745-0836　山口県周南市慶万町10-1
【TEL】0834-31-4560　【E-mail】kango@tokuyama-kango.or.jp
【交通】JR山陽線「徳山」駅より徒歩約25分、「慶万」バス停より徒歩5分

	出願日程	試験日程	合格発表	推薦基準・試験内容	受験料
公募推薦	23年9/11〜9/29（必着）	10/10	10/13	推薦は専願、現役生のみ、3.5以上、定員の30%程度 推薦：小論文、面接	20,000円
一般	〈A日程〉23年11/6〜11/24（必着） 〈B日程〉24年1/15〜2/2（必着） 〈C日程〉24年2/19〜3/1（必着）	12/4 2/13 3/11	12/8 2/16 3/15	一般：国総（古漢除く）、数ⅠA、面接	20,000円

- ◇開校年　1952年
- ◇入学者　40名（男子8名/女子32名）
- ◇出身県　山口県・島根県・広島県
- ◇主な実習先　徳山中央病院、徳山医師会病院、泉原病院他
- ◇主な就職先　徳山中央病院、徳山医師会病院、光市立光総合病院
- ◇初年度納入金（卒業までの納入金）1,174,000円（2,500,000円）
- ◇学校独自の奨学金制度・徳山医師会病院奨学資金制度：貸与［月額］50,000円［募集内容］徳山看護専門学校に入学する者又は在籍中の者
- ◇学生寮　なし
- ◇特徴　看護の専門職業人としての知識に基づいた判断力と実践能力を習得し、社会における保健・医療・福祉の変化に対応できる看護者を育成する。

資料請求　●学校案内＋願書　無料　●願書　※学校案内に含む　　WEB出願　不可

山口県立萩看護学校【公】

【看】【社】

学科：第一看護学科（3年・40名）

〒758-0057　山口県萩市大字堀内字菊ヶ浜489-5
【TEL】0838-26-6500　【E-mail】a15133@pref.yamaguchi.lg.jp
【交通】JR山陰本線「東萩」駅または「玉江」駅より徒歩25分、萩バスセンターより徒歩20分

	出願日程	試験日程	合格発表	推薦基準・試験内容	受験料
公募推薦	−	−	−	※9月26日以降、該当する試験はありません	−
一般	23年11/24〜12/7（消有）	1/29・30	2/16	一般：1/29は国総（古漢除く）、数Ⅰ（データ分析除く）・数A、コミ英ⅠⅡ、小論文 1/30は面接	3,300円

- ◇開校年　1995年
- ◇入学者　36名（男子1名/女子35名）
- ◇出身県　山口県
- ◇主な実習先　山口県厚生農業協同組合連合会長門総合病院、山口県立病院機構こころの医療センター
- ◇主な就職先　済生会下関総合病院、山口大学医学部附属病院、山口県立総合医療センター
- ◇初年度納入金（卒業までの納入金）108,000円（574,000円）
- ◇学校独自の奨学金制度　−
- ◇学生寮　あり
- ◇特徴　担任制、担当制を併用し、学生個々に応じた丁寧な指導を行っている。「おもてなし大賞」をいただく等、学生たちは萩市や施設等で行われる催しにボランティアとして主体的に参加し、地域の方々と交流している。

資料請求　●学校案内　無料　●願書　本体無料　送料140円　　WEB出願　不可

よしみず病院附属看護学院

医療法人茜会 【看】【社】

学科：看護学科（3年・40名）

〒750-0051　山口県下関市大坪本町44番20号
【TEL】083-231-3903　【E-mail】info@yoshimizu-kango.com
【交通】JR山陽本線「幡生」駅より徒歩15分、サンデンバス「汐入町」バス停より徒歩3分

	出願日程	試験日程	合格発表	推薦基準・試験内容	受験料
公募推薦	23年10/3〜10/16（必着）	10/21	10/26	推薦は専願、現役生のみ 推薦：国（古漢除く）、面接	20,000円（オープンキャンパス参加者10,000円）
一般	〈Ⅰ期〉23年11/21〜12/4（必着） 〈Ⅱ期〉24年1/4〜1/15（必着） 〈Ⅲ期〉24年2/13〜2/26（必着） 〈Ⅳ期〉24年2/28〜3/11（必着）	12/9 1/20 3/2 3/16	12/14 1/25 3/7 3/21	一般：12/9、1/20は国（古漢除く）、面接 3/2、3/16は小論文、面接 ※3/16は定員に達した場合、実施しない場合がある	20,000円（オープンキャンパス参加者10,000円）

- ◇開校年　2010年
- ◇入学者　−
- ◇出身県　山口県・福岡県
- ◇主な実習先　脳神経筋センターよしみず病院、北九州市立門司病院、下関市立市民病院他
- ◇主な就職先　脳神経筋センターよしみず病院、北九州市立門司病院、下関市立市民病院他
- ◇初年度納入金（卒業までの納入金）850,000円（2,260,000円）
- ◇学校独自の奨学金制度・茜会奨学金：貸与［月額］40,000円［募集内容］茜会関連病院で卒業後看護師として3年間勤務すれば返還免除。人物・成績を考慮し面接後決定
- ◇学生寮　なし
- ◇特徴　豊かな人間性を養い、地域社会に貢献できる看護実践者を育成することを教育理念に掲げ、学校運営を行っています。

資料請求　●学校案内　無料　●願書　無料　　WEB出願　不可

YIC看護福祉専門学校

学校法人　YIC学院

看 社

学科	看護学科（3年・70名）

〒747-0802 山口県防府市中央町1-8
【TEL】0835-26-1122　【E-mail】info-nw@yic.ac.jp
【交通】JR線「防府」駅より徒歩5分

出願日程		試験日程	合格発表	推薦基準・試験内容	受験料
公募推薦	23年10/2～10/11（必着） 23年10/23～11/7（必着）	10/14 11/11	10/25 11/22	推薦は専願、現役生のみ、3.3以上 推薦：国総（古漢除く）、面接、書類審査	25,000円
一般	23年10/23～11/7（必着） 23年11/27～12/12（必着） 24年1/15～1/30（必着） 24年2/19～3/5（必着）	11/11 12/16 2/3 3/9	11/22 12/27 2/15 3/15	一般：国総（古漢除く）、数Ⅰ、面接、書類審査	25,000円

◇開校年　1997年
◇入学者　－
◇出身県　山口県・沖縄県・島根県
◇主な実習先　宇部興産中央病院、山口リハビリテーション病院、光総合病院
◇主な就職先　山口県立総合医療センター、光総合病院、山口県済生会下関総合病院

◇初年度納入金（卒業までの納入金）
1,280,000円（3,420,000円）
◇学校独自の奨学金制度
・特別指定校推薦制度：減免［年額］後期授業料200,000円
・社会人特待生制度：減免［金額］初年度授業料100,000円～850,000円

◇学生寮　あり
◇特徴
ICLS研修受講可能。

資料請求　●学校案内　無料　●願書　無料　　WEB出願　不可

徳島県鳴門病院附属看護専門学校

看 学科

学科	看護学科（3年・40名）

〒772-0002　徳島県鳴門市撫養町斎田字見白36-1
【TEL】088-686-4417
【交通】JR鳴門線「鳴門」駅より車5分

出願日程		試験日程	合格発表	推薦基準・試験内容	受験料
公募推薦	23年10/10～10/20（消有）	11/2	11/9	推薦は専願、現役生のみ、3.8以上、徳島県内または本校の指定する高等学校・中等教育学校に在籍する者 推薦：国（古漢、作文除く）、数ⅠA、人物考査	20,000円
一般	23年11/24～12/15（消有）	1/11 （2次）1/25	1/19 （2次）2/2	一般：1/11は国（古漢、作文除く）、コミ英ⅠⅡ、数ⅠA、選択＝生基・生（「生物の進化と系統」除く）、化基より1科目 1/25は人物考査	20,000円

◇開校年　1954年
◇入学者　－
◇出身県　徳島県・兵庫県・香川県
◇主な実習先　徳島県鳴門病院、鳴門シーガル病院、鳴門中央保育所他
◇主な就職先　徳島県鳴門病院、徳島県立中央病院、徳島赤十字病院他

◇初年度納入金（卒業までの納入金）
580,000円（1,150,000円）
◇学校独自の奨学金制度
－

◇学生寮　あり
◇特徴
実習病院が隣接された学校であり、入学後はその恵まれた環境ときめ細やかな指導体制でバックアップし、高い看護師国家試験合格率を維持しています。男女とも学生寮を備えており、抜群の学習環境です。就職希望者は全員合格しており、多くの病院で活躍しています。

資料請求　●学校案内　本体無料　送料250円　●願書　本体無料　送料250円　　WEB出願　不可

徳島県立総合看護学校【公】

看 学科

学科	第一看護学科（3年・40名）

〒770-0046　徳島県徳島市鮎喰町2-41-6
【TEL】088-633-6611
【交通】JR線「鮎喰」駅より徒歩15分

出願日程		試験日程	合格発表	推薦基準・試験内容	受験料
公募推薦	23年9/25～10/6（消有）	11/2	11/24	推薦は専願、現役生のみ、3.8以上、徳島県内の高等学校に在籍する者、各高等学校から5名以内 推薦：数ⅠA（場合の数と確率、整数の性質）、コミ英ⅠⅡ、面接、人物考査、推薦書	5,500円
一般	23年11/1～11/30（消有）	1/6・7	1/23	一般：数ⅠA（場合の数と確率、整数の性質）、国総（古漢除く）、コミ英ⅠⅡ、化基・生基、小論文、面接、人物考査	5,500円

◇開校年　2011年
◇入学者　－
◇出身県　徳島県
◇主な実習先　徳島県立中央病院、徳島県立中央病院やまもも保育園、徳島県看護協会訪問看護ステーション徳島他
◇主な就職先　徳島県立病院局、徳島大学病院、徳島赤十字病院他

◇初年度納入金（卒業までの納入金）
712,000円（1,482,000円）
◇学校独自の奨学金制度
－

◇学生寮　なし
◇特徴
県民に安全で安心な保健・医療サービスを提供できるよう看護に関する幅広い能力と豊かな感性を持った質の高い看護師を育成し、地域の保健・医療・福祉の分野に貢献することを目指す。

資料請求　●学校案内　本体無料　送料140円　●願書　本体無料　送料250円　　WEB出願　可

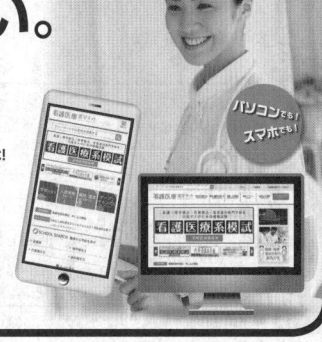

掲載分以降の出願日程は
看護医療進学ネットをご覧ください。

残りの日程はWEBをCheck　とある学校は
看護医療進学ネットに掲載分以降の日程を掲載しています！　確認してみましょう！

このQRコードから直接アクセスできるよ！

➡ PC　https://www.ishin.jp/
スマートフォン　https://smt.ishin.jp/

香川県

左欄(縦組み見出し):専門学校・養成施設／看護師／診療放射線技師／臨床検査技師／臨床工学技士／理学療法士／作業療法士／言語聴覚士／歯科衛生士／歯科技工士／柔道整復師／はり師・きゅう師／あん摩マッサージ指圧師／視能訓練士／義肢装具士／救急救命士

学校法人穴吹学園　穴吹医療大学校

看／社　学科：看護学科(4年・60名)

〒760-0020　香川県高松市錦町1-22-23
【TEL】087-823-5700　【E-mail】happy@anabuki.ac.jp
【交通】JR線「高松」駅より西へ徒歩約3分

区分	出願日程	試験日程	合格発表	推薦基準・試験内容	受験料
公募推薦	23年9/14～10/3(必着) 23年10/4～11/21(必着) 23年11/22～12/12(必着) 23年12/13～24年1/23(必着) 24年1/24～2/19(必着)	10/7 11/25 12/16 1/27 2/23	10/25 12/7 12/22 2/1 2/29	推薦は専願、現役生のみ 推薦:国総(現代文)、書類選考、面接	25,000円
一般	23年9/14～11/21(必着) 23年11/22～12/12(必着) 23年12/13～24年1/23(必着) 24年1/24～2/19(必着) 24年2/20～3/19(必着)	11/25 12/16 1/27 2/23 3/25	12/7 12/22 2/1 2/29 3/25	一般:国総(現代文)、書類選考、面接	25,000円

◇開校年　2007年
◇入学者　45名(男子12名/女子33名)
◇出身県　−
◇主な実習先　−
◇主な就職先　−

◇初年度納入金(卒業までの納入金)
1,489,200円(約5,476,800円)
◇学校独自の奨学金制度
・穴吹学園経済的支援奨学生制度:給付[金額]入学時及び進級時200,000円[募集内容]学生募集要項をご参照ください
・高資格・検定取得者特待制度:免除[金額]50,000円～500,000円[募集内容]学生募集要項をご参照ください

◇学生寮　あり
◇特徴
生涯学び、成長できる看護師へ。異なる学科の学生がそれぞれの専門的な観点から多職種との連携方法やコミュニケーション力を身につけ、実践につながる教育を提供します。

資料請求　●学校案内　無料　●願書　無料　WEB出願　可　残りの日程はWEBをCheck

学校法人尽誠学園　香川看護専門学校

看／社　学科：第1看護学科(3年・40名)

〒765-0053　香川県善通寺市生野町920-1
【TEL】0877-63-6161　【E-mail】nurse@kagawakango.ac.jp
【交通】JR線「善通寺」駅下車、南へ徒歩7分。琴参バス「尽誠学園前」下車すぐ

区分	出願日程	試験日程	合格発表	推薦基準・試験内容	受験料
公募推薦	23年9/19～9/29(必着)	10/7	10/13	推薦は専願、現役生のみ、3.5以上 推薦:小論文、面接	20,000円
一般	23年11/27～12/7(必着) 24年2/19～2/29(必着)	12/9 3/9	12/15 3/13	一般:小論文、面接	20,000円

◇開校年　1969年
◇入学者　37名(男子9名/女子28名)
◇出身県　香川県・徳島県
◇主な実習先　四国こどもとおとなの医療センター、三豊総合病院、回生病院他
◇主な就職先　三豊総合病院、回生病院、県立中央病院

◇初年度納入金(卒業までの納入金)
1,040,000円(2,820,000円)
◇学校独自の奨学金制度
・香川看護専門学校奨学生制度:給付[金額]一括150,000円[募集定員]学内選考により1名
・香川看護専門学校奨学金制度:給付[金額]一括30,000円[募集定員]学内選考により年24名

◇学生寮　なし
◇特徴
専門知識と高度な技術を習得するとともに、豊かな人間性をも兼ね備えた、資質の高い看護師の養成に力を入れている。

資料請求　●学校案内　無料　●願書　無料　WEB出願　不可

学校法人大麻学園　四国医療専門学校

看／社　学科：看護学科(4年・75名)

〒769-0205　香川県宇多津町浜五番丁62-1
【TEL】0877-41-2323　【E-mail】hello@459.ac.jp
【交通】JR予讃線「宇多津」駅より徒歩7分、坂出ICより車で約10分

区分	出願日程	試験日程	合格発表	推薦基準・試験内容	受験料
公募推薦	〈1次〉23年9/11～9/28(必着) 〈2次〉23年10/9～10/26(必着) 〈3次〉23年11/13～11/30(必着)	10/8 11/4 12/9	10/13 11/10 12/15	推薦は専願、1浪まで可 推薦:書類審査、小論文、面接	25,000円
一般	〈1次〉23年10/9～10/26(必着) 〈2次〉23年12/18～24年1/11(必着) 〈3次〉 〈4次〉24年1/29～2/15(必着) 〈5次〉24年2/19～3/11(必着)	11/4 12/9 1/21 2/25 3/16	11/10 12/15 1/26 3/1 3/16	一般:書類審査、小論文、面接、選択=国総(古漢除く)、数Ⅰより1科目	25,000円

◇開校年　1956年
◇入学者　−
◇出身県　香川県・徳島県・愛媛県
◇主な実習先　坂出市立病院、KKR高松病院、屋島総合病院他
◇主な就職先　香川大学医学部附属病院、香川県立中央病院、KKR高松病院

◇初年度納入金(卒業までの納入金)
1,310,000円(4,340,000円)
◇学校独自の奨学金制度
・特待生制度:給付[年額]50,000円～500,000円[募集内容]総合型選抜の出願者の中で特待生選抜試験の受験希望者
・新入生授業料減免制度:減免[年額]300,000円[募集内容]経済的理由により進学を断念することがないよう授業料より減免

◇学生寮　あり
◇特徴
大学併修制度で福祉に強い大学卒業の看護師を目指す!

資料請求　●学校案内　無料　●願書　無料　WEB出願　可

独立行政法人国立病院機構　四国こどもとおとなの医療センター附属善通寺看護学校

看／社　学科：看護学科(3年・80名)

〒765-0001　香川県善通寺市仙遊町2-1-1
【TEL】0877-62-3688　【E-mail】kyomu@mail.hosp.go.jp
【交通】JR土讃線「善通寺」駅より徒歩約25分、善通寺ICより車で約5分

区分	出願日程	試験日程	合格発表	推薦基準・試験内容	受験料
公募推薦	23年9/21～10/5(消有)	10/18	11/8	推薦は専願、現役生のみ、3.8以上 推薦:コミ英ⅠⅡ、小論文、面接	20,000円
一般	23年12/15～24年1/8(消有)	1/18	2/6	一般:国総(古漢除く)・現代文B、コミ英ⅠⅡ、数Ⅰ、面接	20,000円

◇開校年　1947年
◇入学者　−
◇出身県　香川県・愛媛県・徳島県
◇主な実習先　NHO四国こどもとおとなの医療センター、NHO高松医療センター他
◇主な就職先　NHO四国こどもとおとなの医療センター、国立病院機構の病院、香川県内医療施設他

◇初年度納入金(卒業までの納入金)
770,000円(1,910,000円)
◇学校独自の奨学金制度

◇学生寮　あり
◇特徴
「智慧」「創造」「誠実」の理念のもと、臨床の経験豊かな医師・看護師のサポートを受け、高い医療技術を学べます。コロナ禍でもオンラインを併用した授業、moodleを活用した国家試験対策に取り組んでいます。

資料請求　●学校案内・募集要項　本体無料　送料210円(速達の場合470円)　●願書　WEB出願　不可

※受験を希望される方は、必ず各学校の募集要項をご確認ください。　― 324 ―

守里会看護福祉専門学校

社会福祉法人守里会

看総社 学科 看護学科(3年・40名)

〒761-8012　香川県高松市香西本町17-9
【TEL】087-813-3359　【E-mail】info@syurikai.ac.jp
【交通】JR線「香西」駅より徒歩約15分

	出願日程	試験日程	合格発表	推薦基準・試験内容	受験料
公募推薦	~23年9/26(消有) ~23年10/24(消有) ~23年11/21(消有) ~23年12/12(消有) ~24年1/23(消有)	9/30 10/28 11/25 12/16 1/27	10/4 11/1 11/29 12/20 1/31	推薦は専願のみ 推薦:書類審査、小論文、面接	15,000円
一般	~23年10/24(消有) ~23年11/21(消有) ~23年12/12(消有) ~24年1/23(消有) ~24年2/13(消有)	10/28 11/25 12/16 1/27 2/17	11/1 11/29 12/20 1/31 2/21	一般:国総(現代文のみ)、書類審査、小論文、面接	15,000円

◇開校年　2014年
◇入学者　−
◇出身県　香川県・徳島県・大阪府
◇主な実習先　まるがめ医療センター、キナシ大林病院、おさか脳神経外科病院
◇主な就職先　まるがめ医療センター、キナシ大林病院、おさか脳神経外科病院

◇初年度納入金(卒業までの納入金)
665,000円(2,890,000円)
◇学校独自の奨学金制度
・特別待遇生制度:免除[金額]2,190,000円(3年間の授業料施設設備費)
・病院奨学金:貸与[月額]50,000円[募集内容]返還免除条件あり

◇学生寮　あり(女子のみ)
◇特徴　−

資料請求　●学校案内　無料　●願書　無料
WEB出願　不可
残りの日程はWEBをCheck

今治看護専門学校

一般社団法人今治市医師会

看社 学科 第一看護学科(3年・80名)

〒794-0026　愛媛県今治市別宮町7-3-2
【TEL】0898-22-6545
【交通】JR線「今治」駅より約1.6km

	出願日程	試験日程	合格発表	推薦基準・試験内容	受験料
公募推薦	23年10/4~10/11(必着)	10/19	10/26	推薦は現役生のみ、3.5以上 推薦:国総(小論文含む)、面接	10,000円 (併願30,000円)
一般	〈1期〉23年11/22~11/29(必着) 〈2期〉24年1/10~1/17(必着) 〈3期〉24年2/22~2/27(必着)	12/7 1/25 3/5	12/14 2/1 3/11	一般:国総(小論文含む)、数Ⅰ(3期はなし)、面接	30,000円

◇開校年　1952年
◇入学者　−
◇出身県　−
◇主な実習先　−
◇主な就職先　−

◇初年度納入金(卒業までの納入金)
約880,000円(約2,080,000円)
◇学校独自の奨学金制度
・今看学費サポート制度:減免[年額]480,000円[募集内容]成績優秀・品行方正な学生で今治市内の医療機関に就職し所定の期間継続して勤務する者

◇学生寮　なし
◇特徴　−

資料請求　●学校案内　無料　●願書　無料
WEB出願　不可

宇和島看護専門学校

公益財団法人正光会

看社 学科 看護学科(3年・40名)

〒798-0025　愛媛県宇和島市伊吹町甲594-3
【TEL】0895-22-6611　【E-mail】kango1@rice.ocn.ne.jp
【交通】JR線「宇和島」駅より徒歩15分、JR線「北宇和島」駅より徒歩5分

	出願日程	試験日程	合格発表	推薦基準・試験内容	受験料
公募推薦	23年10/13~10/26(必着)	11/8	11/24	推薦は専願、現役生のみ、3.5以上 推薦:小論文、面接	20,000円
一般	23年12/6~24年1/4(必着) 24年2/1~2/21(必着)	1/10 3/4	1/25 3/12	一般:国総(古除く)、英ⅠⅡ、面接	20,000円

◇開校年　1995年
◇入学者　−
◇出身県　愛媛県
◇主な実習先　市立宇和島病院、JCHO宇和島病院、(公財)正光会宇和島病院他
◇主な就職先　市立宇和島病院、JCHO宇和島病院、(公財)正光会宇和島病院他

◇初年度納入金(卒業までの納入金)
740,000円(1,940,000円)
◇学校独自の奨学金制度
・公益財団法人正光会奨学金:貸与[月額]最大150,000円[募集内容]設置主体の正光会奨学金制度。最大150,000円まで貸与可

◇学生寮　なし
◇特徴
南予圏域唯一の3年課程昼間の看護学校。実習施設も整っており本校より自転車で移動が可能。

資料請求　●学校案内　無料　●願書　無料
WEB出願　不可

河原医療大学校

学校法人河原学園

看総社 学科 看護学科(3年・40名)

〒790-0005　愛媛県松山市花園町3-6
【TEL】0120-40-5355　【E-mail】emsi@kawahara.ac.jp
【交通】伊予鉄道「松山市」駅より徒歩3分

	出願日程	試験日程	合格発表	推薦基準・試験内容	受験料
公募推薦	〈第1回〉23年10/2~10/31(必着) 〈第2回〉23年11/1~11/30(必着) 〈第3回〉23年12/1~12/25(必着) 〈第4回〉23年12/26~24年1/31(必着)	11/11 12/9 1/6 2/10	11/16 12/14 1/11 2/15	推薦は専願、現役生のみ 推薦:書類選考、面接	25,000円
一般	〈第1回〉23年10/2~10/31(必着) 〈第2回〉23年11/1~11/30(必着) 〈第3回〉23年12/1~12/25(必着) 〈第4回〉23年12/26~24年1/31(必着) 〈第5回〉24年2/1~2/29(必着)	11/11 12/9 1/6 2/10 3/4	11/16 12/14 1/11 2/15 3/14	一般:書類選考、面接	25,000円

◇開校年　2007年
◇入学者　−
◇出身県　−
◇主な実習先　−
◇主な就職先　−

◇初年度納入金(卒業までの納入金)
1,380,000円(−)
◇学校独自の奨学金制度
・河原学園特待生制度:減免[金額]学費100,000円~600,000円[募集内容]現役生のみ、書類、作文、面接による選考

◇学生寮　あり
◇特徴　−

資料請求　●学校案内　無料　●願書　無料
WEB出願　不可
残りの日程はWEBをCheck

看護師

診療放射線技師

臨床検査技師

臨床工学技士

言語聴覚士

作業療法士

理学療法士

歯科技工士

歯科衛生士

柔道整復師

はり師・きゅう師

あん摩マッサージ指圧師

救急救命士

義肢装具士

視能訓練士

左欄（縦書き）:
専門学校・養成施設

看護師

臨床検査技師／臨床工学技士／診療放射線技師

理学療法士／作業療法士／言語聴覚士

歯科衛生士／歯科技工士

柔道整復師／あん摩マッサージ指圧師・はり師・きゅう師

視能訓練士／義肢装具士／救急救命士

四国中央医療福祉総合学院

学校法人RWFグループ　[AO][社]　学科：看護学科（3年・40名）

〒799-0422　愛媛県四国中央市中之庄町1684-10
【TEL】0896-24-1000　【E-mail】info@rwf.ac.jp
【交通】JR予讃線「伊予三島」駅より徒歩10分、高速道路松山自動車道三島川之江ICより車で約10分

| 出願日程 | 公募推薦 | 〈第1回〉23年10/2～10/17(必着)〈第2回〉23年10/18～11/14(必着)〈第3回〉23年11/15～12/12(必着)〈第4回〉23年12/13～24年1/16(必着)〈第5回〉24年1/17～1/30(必着) | 試験日程 | 10/2211/1912/171/212/4 | 合格発表 | 10/3111/2812/261/302/13 | 推薦基準・試験内容 | 推薦は専願、現役生のみ、3.0以上／推薦：面接、小論文 | 受験料 | 25,000円 |
| | 一般 | 〈第1回〉23年10/2～10/17(必着)〈第2回〉23年10/18～11/14(必着)〈第3回〉23年11/15～12/12(必着)〈第4回〉23年12/13～24年1/16(必着)〈第5回〉24年1/17～1/30(必着) | | 10/2211/1912/171/212/4 | | 10/3111/2812/261/302/13 | | 一般：選択＝英、数Ⅰより1科目、小論文、面接 | | 25,000円 |

◇開校年　2007年
◇入学者　－
◇出身県　愛媛県・香川県・徳島県
◇主な実習先　－
◇主な就職先　一般病院、身体障害者リハビリセンター、肢体不自由児施設他

◇初年度納入金（卒業までの納入金）　1,030,000円（2,790,000円）
◇学校独自の奨学金制度　・在校生特待生制度：免除［募集内容］金額は区分による・家族優遇制度：免除［金額］入学金の半額

◇学生寮　あり
◇特徴　医療・福祉の総合的な学科構成と母体病院だからこそ学べるチーム医療。

資料請求　●学校案内　無料　●願書　無料　　WEB出願　不可　　残りの日程はWEBをCheck

十全看護専門学校

一般財団法人積善会　[看][社]　学科：看護科（3年・30名）

〒792-0004　愛媛県新居浜市北新町2-77
【TEL】0897-33-1723
【交通】JR予讃線「新居浜」駅よりタクシーで10分、「新居浜I.C.」「いよ西条I.C.」より車で10分

| 出願日程 | 公募推薦 | 23年10/23～11/2(消有) | 試験日程 | 11/13 | 合格発表 | 11/21 | 推薦基準・試験内容 | 推薦は専願、現役生のみ、3.5以上、定員10名／推薦：面接 | 受験料 | 20,000円 |
| | 一般 | 〈一次〉23年12/11～24年1/12(消有)〈二次〉24年2/5～24年2/16(消有) | | 1/223/4 | | 1/303/8 | | 一般：数Ⅰ、英ⅠⅡ、国総（古漢除く）、面接 | | 20,000円 |

◇開校年　1972年
◇入学者　30名
◇出身県　愛媛県
◇主な実習先　十全総合病院、県立新居浜病院他
◇主な就職先　十全総合病院、県立新居浜病院、住友別子病院他

◇初年度納入金（卒業までの納入金）　1,200,000円（2,720,000円）
◇学校独自の奨学金制度　・十全総合病院奨学金：貸与［月額］50,000円、入学準備金150,000円、就職準備金50,000円　＊卒業後、十全総合病院に就職すると返還免除

◇学生寮　なし
◇特徴　定員30名の小規模校ならではのきめ細やかな指導、やる気重視の学校だから、教える人も学ぶ人も一緒になって夢を実現します。

資料請求　●学校案内　無料　●願書　無料　　WEB出願　不可

東城看護専門学校

一般財団法人新居浜精神衛生研究所　[AO][社]　学科：看護学科（3年・30名）

〒792-0828　愛媛県新居浜市松原町13-47
【TEL】0897-41-6688　【E-mail】info@tojo-kango.or.jp
【交通】JR予讃線「新居浜」駅よりタクシー5分

| 出願日程 | 公募推薦 | 23年9/19～10/6(消有)23年10/30～11/17(消有) | 試験日程 | 10/2112/2 | 合格発表 | 10/2712/8 | 推薦基準・試験内容 | 推薦は専願、現役生のみ、3.5以上／推薦：面接、書類審査 | 受験料 | 10,000円 |
| | 一般 | 23年10/30～11/17(消有)23年12/4～12/22(消有)24年1/15～2/2(消有) | | 12/21/62/17 | | 12/81/122/22 | | 一般：選択＝国総（古漢除く）、数Ⅰ、英Ⅰより2科目、小論文、面接 | | 10,000円 |

◇開校年　1958年
◇入学者　16名（男子6名/女子10名）
◇出身県　愛媛県
◇主な実習先　財団新居浜病院、西条中央病院、愛媛労災病院他
◇主な就職先　西条中央病院、県立新居浜病院、住友別子病院他

◇初年度納入金（卒業までの納入金）　870,000円（2,250,000円）
◇学校独自の奨学金制度　・財団新居浜病院奨学生制度：貸与［月額］50,000円

◇学生寮　なし
◇特徴　・熱心な専任教員があなたをサポート！・新居浜市、西条市の総合病院等で実習、学校から送迎バスもあり！・学び優先の環境　遠足・学校祭も楽しみ！

資料請求　●学校案内　無料　●願書　無料　　WEB出願　不可

松山看護専門学校

一般社団法人松山市医師会　[看][社]　学科：第1看護学科（3年・40名）

〒790-0014　愛媛県松山市柳井町2-85
【TEL】089-915-7751
【交通】伊予鉄道横河原線「石手川公園」駅より徒歩2分

| 出願日程 | 公募推薦 | 23年9/20～10/3(必着) | 試験日程 | 10/15 | 合格発表 | 10/31 | 推薦基準・試験内容 | 推薦は専願、現役生のみ、3.5以上、1校につき2名／推薦：小論文、面接 | 受験料 | 30,000円 |
| | 一般 | 〈前期〉24年1/5～1/15(必着)〈後期〉24年2/9～2/16(必着) | | 1/212/25 | | 2/73/1 | | 一般：1/21は国（古漢除く）、数Ⅰ、コミ英Ⅰ、面接　2/25は小論文、面接 | | 30,000円 |

◇開校年　2007年
◇入学者　42名（男子4名/女子38名）
◇出身県　－
◇主な実習先　愛媛大学医学部附属病院、松山赤十字病院、愛媛県立中央病院
◇主な就職先　愛媛大学医学部附属病院、松山赤十字病院、愛媛県立病院

◇初年度納入金（卒業までの納入金）　1,154,000円（2,973,000円）
◇学校独自の奨学金制度　－

◇学生寮　なし
◇特徴　松山市医師会立の看護師等養成所として地域医療に貢献できる人材を育成します。

資料請求　●学校案内　無料　●願書　無料　　WEB出願　不可

※受験を希望される方は、必ず各学校の募集要項をご確認ください。

右側縦書き見出し：看護師　診療放射線技師　臨床工学技士　臨床検査技師　言語聴覚士　作業療法士　理学療法士　歯科技工士　歯科衛生士　あん摩マッサージ指圧師　はり師・きゅう師　柔道整復師　救急救命士　義肢装具士　視能訓練士

学校法人日翔学園　高知開成専門学校　看／社　学科

看護学科（3年・40名）

〒780-0945　高知県高知市本宮町65-7
【TEL】088-850-0200　【E-mail】kaisei@kcom.ac.jp
【交通】JR土讃線「高知商業前」駅より徒歩3分、とさでん交通「鏡川橋電停」より徒歩2分

	出願日程	試験日程	合格発表	推薦基準・試験内容	受験料
公募推薦	〈B日程〉23年9/1～10/5（必着） 〈C日程〉23年11/24～12/13（必着）	10/13 12/19	10/20 12/25	推薦は専願、現役生のみ、3.0以上、定員10名 推薦：書類審査、面接、国総（古漢除く）	23,000円
一般	〈Ⅰ期〉23年11/24～12/13（必着） 〈Ⅱ期〉24年1/9～1/31（必着） 〈Ⅲ期〉24年2/19～2/29（必着） 〈追加〉24年3/18～3/22（必着）	12/19 2/8 3/7 3/26	12/25 2/16 3/14 3/28	一般：書類審査、面接、国総（古漢除く） 3/26は専願のみ	23,000円

◇開校年　1998年
◇入学者　－
◇出身県　－
◇主な実習先　高知県内の病院施設
◇主な就職先　公立系病院、県内病院

◇初年度納入金（卒業までの納入金）
1,200,000円（3,400,000円）
◇学校独自の奨学金制度
・開成奨学金：貸与［募集内容］学業・人物ともに優れた者で、経済的事由または突発的な経済事情急変の者

◇学生寮　なし
◇特徴
授業は電子教科書（iPad）を使用。開成独自のアプリを使用しての国家試験対策。数多い医療機関からの学費支援制度も充実。ITに強い看護師を目指し、専門知識はもちろん、社会人としての心構えもしっかり教育します。

資料請求　●学校案内　無料　●願書　無料　　WEB出願　不可

高知県立幡多看護専門学校【公】　看　学科

看護学科（3年・35名）

〒788-0785　高知県宿毛市山奈町芳奈3-2
【TEL】0880-66-2525　【E-mail】130122@ken.pref.kochi.lg.jp
【交通】土佐くろしお鉄道「平田」駅より高知西南交通バス「けんみん病院前」バス停下車徒歩2分

	出願日程	試験日程	合格発表	推薦基準・試験内容	受験料
公募推薦	－			※9月26日以降、該当する試験はありません	
一般	23年11/22～12/8（必着）	1/18	2/1	一般：国総（古漢除く）、数Ⅰ、コミ英ⅠⅡ（リスニング除く）、面接	5,000円

◇開校年　1973年
◇入学者　－
◇出身県　－
◇主な実習先　－
◇主な就職先　高知県立幡多けんみん病院をはじめとする病院施設、地域包括支援センター他

◇初年度納入金（卒業までの納入金）
約480,000円（－）
◇学校独自の奨学金制度

◇学生寮　なし
◇特徴
一人ひとりの学生と向き合い個々の学生に合わせた指導を行います。

資料請求　●学校案内　－　●願書　本体無料　送料210円　　WEB出願　不可

社会医療法人近森会　近森病院附属看護学校　看　学科

看護学科（3年・40名）

〒780-0052　高知県高知市大川筋一丁目6-3
【TEL】088-871-7582
【交通】JR線「高知」駅より徒歩約5分

	出願日程	試験日程	合格発表	推薦基準・試験内容	受験料
公募推薦	－		－	※9月26日以降、該当する試験はありません	－
一般	〈一次〉23年11/6～11/20（必着） 〈二次〉24年1/9～1/22（必着） 〈三次〉24年2/19～3/4（必着）	12/2 2/3 3/16	12/8 2/9 3/22	一般：12/2・2/3は国総（古漢除く）、英Ⅰ、数Ⅰ、面接 3/16は数Ⅰ、小論文、面接	20,000円

◇開校年　2015年
◇入学者　41名（男子11名/女子30名）
◇出身県　高知県
◇主な実習先　近森病院、高知赤十字病院、国立高知病院
◇主な就職先　近森病院、高知医療センター、高知赤十字病院

◇初年度納入金（卒業までの納入金）
700,000円（－）
◇学校独自の奨学金制度
・近森会看護師養成奨学金：貸与［月額］60,000円［募集内容］支給要件に合致すれば利用可能

◇学生寮　あり（女子のみ）
◇特徴
本校は、最新の教育施設・機器を備え臨床経験豊富な講師による授業です。実習の多くは母体の近森病院で行うなど教育環境に優れています。

資料請求　●学校案内　無料　●願書　無料　　WEB出願　不可

学校法人龍馬学園　龍馬看護ふくし専門学校　看／社　学科

看護学科（3年・60名）

〒780-0056　高知県高知市北本町1-5-3
【TEL】088-825-1800　【E-mail】gakuen@ryoma.ac.jp
【交通】JR線「高知」駅より徒歩5分

	出願日程	試験日程	合格発表	推薦基準・試験内容	受験料
公募推薦	23年10/12～11/1（必着） 23年11/17～12/7（必着） 24年1/9～1/22（必着） 24年2/5～2/16（必着）	11/11 12/16 1/27 2/23	11/16 12/21 2/1 2/29	推薦は専願、現役生のみ 推薦：書類審査、面接、筆記試験	25,000円
一般	23年11/17～12/7（必着） 24年1/9～1/22（必着） 24年2/5～2/16（必着）	12/16 1/27 2/23	12/21 2/1 2/29	一般：書類審査、面接、国（古漢除く）	25,000円

◇開校年　2006年
◇入学者　57名（男子17名/女子40名）
◇出身県　高知県・香川県・兵庫県
◇主な実習先　高知赤十字病院、高知医療センター、近森病院
◇主な就職先　高知赤十字病院、高知大学医学部附属病院、細木病院

◇初年度納入金（卒業までの納入金）
1,150,000円（3,250,000円）
◇学校独自の奨学金制度
・龍馬学園奨学金制度：貸与［月額］30,000円［募集内容］人物・学業ともに優れ、経済的な理由により希望する者に対し選考の上貸与
・病院奨学金制度：貸与［金額］病院により異なる［募集内容］卒業後、その病院に勤務することを条件に貸与。一定期間勤務すれば返還免除

◇学生寮　なし
◇特徴
高知市の中心地にあり、近隣に病院も多く、通学・実習に便利。正看護師取得を目指し、高い就職率を誇る。また、全国の国家試験合格率と同程度を達成している。30名2クラス制で担任や実習指導教員等、多くのサポート体制を整えている。

資料請求　●学校案内　無料　●願書　無料　　WEB出願　不可

福岡県

左欄（縦書き）

専門学校・養成施設

看護師

臨床検査技師／診療放射線技師／臨床工学技士

理学療法士／作業療法士／言語聴覚士

歯科衛生士／歯科技工士

柔道整復師／あん摩マッサージ指圧師・はり師・きゅう師

視能訓練士／義肢装具士／救急救命士

一般社団法人朝倉医師会 あさくら看護学校

看 社 | 学科 看護学科(3年・40名)

〒838-0064　福岡県朝倉市頓田294-1
【TEL】0946-22-5510
【E-mail】nsschool_info@asakura-med.or.jp
【交通】甘木鉄道線「甘木」駅より徒歩約25分

	出願日程	試験日程	合格発表	推薦基準・試験内容	受験料
公募推薦	〈1期〉23年9/4〜10/4(必着)	10/8	10/13	推薦は専願のみ　推薦:国総(古漢除く)、個人面接	20,000円
一般	〈2期〉23年11/6〜12/6(必着) 〈3期〉24年1/9〜1/31(必着) 〈4期〉24年2/13〜3/6(必着)	12/10 2/4 3/10	12/15 2/7 3/10	一般:国総(古漢除く)、生基、個人面接	20,000円

◇開校年 2010年
◇入学者 −
◇出身県 −
◇主な実習先 −
◇初年度納入金(卒業までの納入金) 1,030,000円(2,490,000円)
◇学校独自の奨学金制度
◇学生寮 あり(女子のみ)
◇特徴

資料請求 ●学校案内 − ●願書 − ｜ WEB出願 −

麻生専門学校グループ 専門学校麻生看護大学校

看 社 | 学科 看護科(3年・60名)

〒820-0018　福岡県飯塚市芳雄町3-83
【TEL】0948-25-5999
【交通】西鉄バス「飯塚バスターミナル」より徒歩5分

	出願日程	試験日程	合格発表	推薦基準・試験内容	受験料
公募推薦	23年10/2〜10/6(必着)	10/14	10/27	推薦は専願、現役生のみ、3.5以上　推薦:書類審査、国(古漢除く)、選択=数ⅠA、英より1科目、面接	20,000円
一般	〈前期〉23年11/1〜11/27(必着) 〈後期〉24年2/13〜2/22(必着)	12/2 3/2	12/15 3/8	一般:書類審査、国(古漢除く)、英、数ⅠA、面接	20,000円

◇開校年 1918年
◇入学者 −
◇出身県 −
◇主な実習先 飯塚病院他
◇初年度納入金(卒業までの納入金) 870,000円(2,410,000円)
◇学校独自の奨学金制度
・飯塚病院奨学金貸与制度:貸与[月額]50,000円もしくは30,000円[募集定員]希望者全員
◇学生寮 あり
◇特徴
西日本有数の総合病院、飯塚病院隣接で看護師指導のもと、現場での実践力を育成。看護師国家試験も毎年高い合格実績を残しています。
◇主な就職先 飯塚病院他

資料請求 ●学校案内 無料 ●願書 無料(送料のみ必要) ｜ WEB出願 不可

学校法人高木学園 大川看護福祉専門学校

看 社 | 学科 看護学科(3年・40名)

〒831-0016 福岡県大川市酒見391-5
【TEL】0944-88-3433　【E-mail】ohkawa@takagigakuen.ac.jp
【交通】JR線「佐賀」駅よりバス30分

	出願日程	試験日程	合格発表	推薦基準・試験内容	受験料
公募推薦	23年9/19〜10/3(必着)	10/8	10/17	推薦は専願、1浪まで可、3.0以上　推薦:国総(現代文のみ)、選択=コミ英Ⅰ(リスニング除く)、数Ⅰ、生基より1科目、面接、書類審査	10,000円
一般	〈Ⅰ期〉23年11/14〜11/28(必着) 〈Ⅱ期〉24年1/4〜1/16(必着) 〈Ⅲ期〉24年1/30〜2/13(必着)	12/3 1/21 2/18	12/12 1/30 2/27	一般:選択=国総(現代文のみ)、コミ英Ⅰ(リスニング除く)、数Ⅰ、生基より2科目(Ⅲ期は1科目選択)、面接、書類審査	10,000円

◇開校年 1990年
◇入学者 −
◇出身県 福岡県・佐賀県・長崎県
◇主な実習先 医療法人社団高邦会高木病院
◇主な就職先 医療法人社団高邦会高木病院、柳川リハビリテーション病院
◇初年度納入金(卒業までの納入金) 1,085,000円(−)
◇学校独自の奨学金制度
・看護学科　修学資金貸付制度:貸与[年額]600,000円
◇学生寮 あり(女子のみ)
◇特徴
愛と誠実をすべての基として、自主精神を重んじ、「命の尊厳」「命の平等」を具現する感性豊かな人間を育成する。

資料請求 ●学校案内 無料 ●願書 無料 ｜ WEB出願 不可

社会医療法人 陽明会 おばせ看護学院

看 社 | 学科 看護学科(3年・40名)

〒800-0344　福岡県京都郡苅田町大字新津1598
【TEL】0930-23-0839
【交通】JR日豊本線「小波瀬西工大前」駅より徒歩5分

	出願日程	試験日程	合格発表	推薦基準・試験内容	受験料
公募推薦	23年9/29〜10/17(消有)	10/22	後日	推薦は専願のみ、3.5以上　推薦:書類審査、数ⅠA、英Ⅰ、小論文、面接、集団討議	15,000円
一般	〈1次〉23年11/7〜11/28(消有) 〈2次〉24年1/9〜1/30(消有)	12/3 2/4	後日	一般:国総(古漢除く)、数ⅠA、英Ⅰ、面接、集団討議	15,000円

◇開校年 2012年
◇入学者 −
◇出身県 −
◇主な実習先 −
◇主な就職先 −
◇初年度納入金(卒業までの納入金) 1,050,000円(−)
◇学校独自の奨学金制度
・社会医療法人陽明会奨学金[年額]450,000円(特別奨学金)/500,000円(基本奨学金)[募集内容]陽明会に従事することを確約できる者。修業年限の3年間で卒業できる者
◇学生寮 なし
◇特徴
社会人及び一個人として豊かな人間性を形成するとともに、看護の本質をみきわめ、看護の基本となる知識・技術・態度を備えた専門職業人を育成する。

資料請求 ●学校案内 無料 ●願書 無料 ｜ WEB出願 不可

※受験を希望される方は、必ず各学校の募集要項をご確認ください。

一般社団法人　遠賀中間医師会
遠賀中央看護助産学校 　看/社

学科：看護学科(3年・40名)

〒807-0052　福岡県遠賀郡水巻町下二西2-1-33
【TEL】093-203-2333　【E-mail】cosmos@onga-cns.com
【交通】JR鹿児島本線「水巻」駅より徒歩約5分

	出願日程	試験日程	合格発表	推薦基準・試験内容	受験料
公募推薦	23年10/6～10/19(必着)	10/29	11/7	推薦は専願、現役生のみ、3.5以上 推薦:小論文、面接	20,000円
一般	〈前期〉23年11/16～12/1(必着) 〈後期〉24年2/20～3/6(必着)	12/10 3/10	12/19 3/13	一般:12/10は国総(古漢除く)、数Ⅰ、面接 3/10は小論文、面接	20,000円

◇開校年　2008年
◇入学者　34名(男子6名/女子28名)
◇出身県　福岡県・長崎県・宮崎県
◇主な実習先　おんが・おかがき病院、産業医科大学病院、芦屋中央病院
◇主な就職先　おんが・おかがき病院、産業医科大学病院、芦屋中央病院

◇初年度納入金(卒業までの納入金)　1,220,000円(3,020,000円)
◇学校独自の奨学金制度　・遠賀中間医師会関連病院奨学金:貸与

◇学生寮　なし
◇特徴　Wi-Fiが利用できます。家族入学減免(返金)制度有り。

資料請求　●学校案内　無料　●願書　無料　　WEB出願　不可

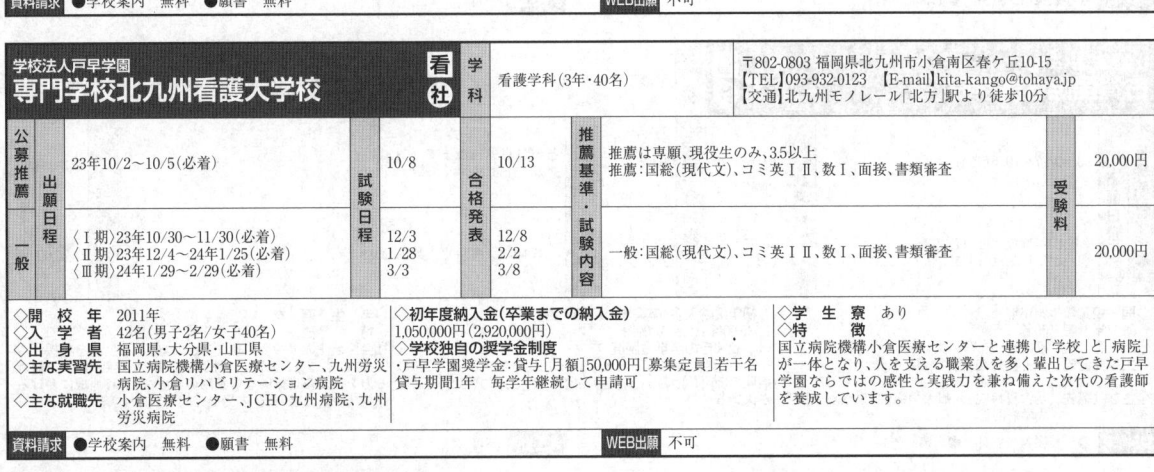

学校法人戸早学園
専門学校北九州看護大学校 　看/社

学科：看護学科(3年・40名)

〒802-0803　福岡県北九州市小倉南区春ケ丘10-15
【TEL】093-932-0123　【E-mail】kita-kango@tohaya.jp
【交通】北九州モノレール「北方」駅より徒歩10分

	出願日程	試験日程	合格発表	推薦基準・試験内容	受験料
公募推薦	23年10/2～10/5(必着)	10/8	10/13	推薦は専願、現役生のみ、3.5以上 推薦:国総(現代文)、コミ英ⅠⅡ、数Ⅰ、面接、書類審査	20,000円
一般	〈Ⅰ期〉23年10/30～11/30(必着) 〈Ⅱ期〉23年12/4～24年1/25(必着) 〈Ⅲ期〉24年1/29～2/29(必着)	12/3 1/28 3/3	12/8 2/2 3/8	一般:国総(現代文)、コミ英ⅠⅡ、数Ⅰ、面接、書類審査	20,000円

◇開校年　2011年
◇入学者　42名(男子2名/女子40名)
◇出身県　福岡県・大分県・山口県
◇主な実習先　国立病院機構小倉医療センター、九州労災病院、小倉リハビリテーション病院
◇主な就職先　小倉医療センター、JCHO九州病院、九州労災病院

◇初年度納入金(卒業までの納入金)　1,050,000円(2,920,000円)
◇学校独自の奨学金制度　・戸早学園奨学金:貸与[月額]50,000円[募集定員]若干名 貸与期間1年　毎学年継続して申請可

◇学生寮　あり
◇特徴　国立病院機構小倉医療センターと連携し「学校」と「病院」が一体となり、人を支える職業人を多く輩出してきた戸早学園ならではの感性と実践力を兼ね備えた次代の看護師を養成しています。

資料請求　●学校案内　無料　●願書　無料　　WEB出願　不可

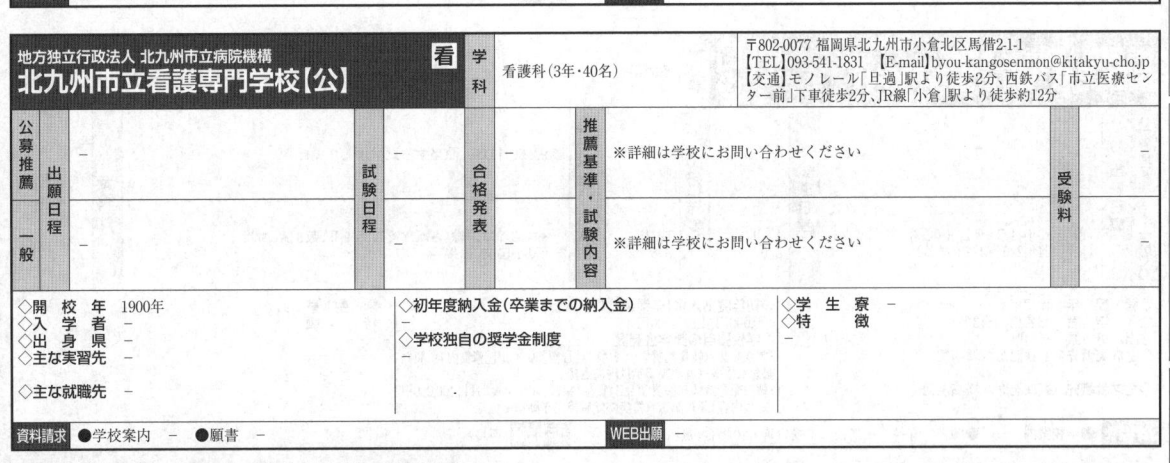

地方独立行政法人　北九州市立病院機構
北九州市立看護専門学校【公】 　看

学科：看護科(3年・40名)

〒802-0077　福岡県北九州市小倉北区馬借2-1-1
【TEL】093-541-1831　【E-mail】byou-kangosenmon@kitakyu-cho.jp
【交通】モノレール「旦過」駅より徒歩2分、西鉄バス「市立医療センター前」下車徒歩2分、JR線「小倉」駅より徒歩約12分

	出願日程	試験日程	合格発表	推薦基準・試験内容	受験料
公募推薦	—	—	—	※詳細は学校にお問い合わせください	—
一般	—	—	—	※詳細は学校にお問い合わせください	—

◇開校年　1900年
◇入学者　—
◇出身県　—
◇主な実習先　—
◇主な就職先　—

◇初年度納入金(卒業までの納入金)
◇学校独自の奨学金制度

◇学生寮
◇特徴

資料請求　●学校案内　—　●願書　—　　WEB出願　—

学校法人国際学園 ➡P.674
九州医療スポーツ専門学校 　看/社

学科：看護学科(3年・80名)

〒802-0077　福岡県北九州市小倉北区馬借1-1-2
【TEL】0120-594-160
【交通】JR線「小倉」駅より徒歩約10分

	出願日程	試験日程	合格発表	推薦基準・試験内容	受験料
公募推薦	23年9/29～10/13(消有) 23年10/16～10/25(消有) 23年11/6～11/15(消有) 23年12/4～12/13(消有) 24年1/8～1/17(消有)	10/21 10/28 11/19 12/17 1/21	10日以内郵送	推薦は専願、現役生のみ、評定値の基準を学科毎に設置し高校に通知 推薦:小論文、面接 ※10/21の試験は沖縄会場	30,000円
一般	23年9/29～10/13(消有) 23年10/16～10/25(消有) 23年11/6～11/15(消有) 23年12/4～12/13(消有) 24年1/8～1/17(消有)	10/21 10/28 11/19 12/17 1/21	10日以内郵送	一般:国総(現代文)、数ⅠA、小論文、面接 ※10/21の試験は沖縄会場	30,000円

◇開校年　2008年
◇入学者　—
◇出身県　九州地方・中国地方
◇主な実習先　—
◇主な就職先　病院、クリニック、介護・福祉施設

◇初年度納入金(卒業までの納入金)　1,262,000円(—)
◇学校独自の奨学金制度　—

◇学生寮　あり
◇特徴　専門的な知識・技術・姿勢を学び、国家資格を取得します。患者様の健康管理・療養生活の相談を受け、心のケアを行い、医療チームの中で重要な役割を果たすことができる看護師を目指します。

資料請求　●学校案内　無料　●願書　無料　　WEB出願　不可　　残りの日程はWEBをCheck

左端縦書き：専門学校・養成施設／看護師／臨床検査技師 臨床工学技士 診療放射線技師 臨床検査技師／理学療法士 作業療法士 言語聴覚士／歯科技工士 歯科衛生士／あん摩マッサージ指圧師 はり師・きゅう師 柔道整復師／視能訓練士 義肢装具士 救急救命士

公益財団法人 健和会 健和看護学院

看 社 ／ 学科：看護学科(3年・80名)

〒803-0814　福岡県北九州市小倉北区大手町15-1
【TEL】093-592-0311
【交通】JR線「小倉」駅または「西小倉」駅より西鉄バス「大手町」下車徒歩すぐ

	出願日程	試験日程	合格発表	推薦基準・試験内容	受験料
公募推薦	23年10/16～10/24(必着)	10/28	11/7	推薦は専願、現役生のみ、3.5以上 推薦:適性試験(SPI)、論作文、面接	20,000円
一般	〈第1回〉23年11/6～11/14(必着) 〈第2回〉23年11/27～12/12(必着) 〈第3回〉24年1/29～2/13(必着)	11/18 12/16 2/17	11/28 12/26 2/27	一般:国(現国)、英(基本問題)、数ⅠA、適正試験(SPI)、論作文、面接 第3回は適性試験(SPI)、論作文、面接	20,000円

◇開校年　1975年
◇入学者　80名(男子12名/女子68名)
◇出身県　福岡県・大分県・山口県
◇主な実習先　健和会大手町病院、千鳥橋病院、行橋記念病院
◇主な就職先　健和会大手町病院、大手町リハビリテーション病院、戸畑けんわ病院

◇初年度納入金(卒業までの納入金)
760,000円(2,110,000円)
◇学校独自の奨学金制度
・健和会学費援助金制度:貸与[月額]20,000円[募集内容]就労義務終了まで返済免除
・健和会奨学金貸付制度:貸与[月額]30,000円[募集内容]入職後に毎月返還

◇学生寮　なし
◇特徴

資料請求　●学校案内　無料　●願書　無料　　WEB出願　不可

社会医療法人天神会 古賀国際看護学院

看 社 ／ 学科：看護学科(3年・60名)

〒839-0801　福岡県久留米市宮ノ陣3-7-47
【TEL】0942-38-3866　【E-mail】info@koga-kango-gakuin.jp
【交通】西鉄甘木線「五郎丸」駅より徒歩5分

	出願日程	試験日程	合格発表	推薦基準・試験内容	受験料
公募推薦	23年9/27～10/6(必着)	10/14	10/20	推薦は専願、1浪まで可、3.3以上 推薦:国総(古除く)、数Ⅰ、面接	20,000円
一般	〈Ⅰ〉23年11/7～11/17(必着) 〈Ⅱ〉24年1/9～1/19(必着)	11/25 1/27	12/1 2/2	一般:国総(古除く)、数Ⅰ、面接	20,000円

◇開校年　2016年
◇入学者　60名
◇出身県　福岡県・佐賀県・大分県
◇主な実習先　新古賀病院、古賀病院21、聖マリアヘルスセンター他
◇主な就職先　新古賀病院、九州大学病院、東京女子医科大学病院他

◇初年度納入金(卒業までの納入金)
1,080,000円(2,840,000円)
◇学校独自の奨学金制度
・天神会奨学金:貸与[月額]50,000円[募集内容]法人内の病院で6年間就業し、成績の内容を加味して貸与分の返還が決まる

◇学生寮　なし
◇特徴
社会医療法人天神会の理念"人々の豊かな生涯を支援する医療"に基づき、豊かな倫理観、専門的な実践力・学び続ける力を備える自律的な看護師の育成を行い、地域における保健、医療、介護、福祉の発展充実に貢献する。

資料請求　●学校案内　無料　●願書　無料　　WEB出願　不可

社会医療法人製鉄記念八幡病院 製鉄記念八幡看護専門学校

看 社 ／ 学科：看護学科(3年・女子40名)

〒805-8508　福岡県北九州市八幡東区春の町1-1-1
【TEL】093-671-9346
【交通】JR線「八幡」駅前より徒歩15分、バスで「製鉄記念八幡病院東口」下車

	出願日程	試験日程	合格発表	推薦基準・試験内容	受験料
公募推薦	－	－	－	※9月26日以降、該当する試験はありません	
一般	〈前期〉23年11/1～11/30(必着) 〈後期〉24年2/5～2/22(必着)	12/9 3/6	12/15 3/8	一般:12/9は国総(古漢除く)、英ⅠⅡ、数ⅠA、面接 3/6は小論文、面接	20,000円

◇開校年　1913年
◇入学者　43名(女子43名)
◇出身県　福岡県
◇主な実習先　製鉄記念八幡病院
◇主な就職先　製鉄記念八幡病院他

◇初年度納入金(卒業までの納入金)
690,000円(1,850,000円)
◇学校独自の奨学金制度
・製鉄記念八幡病院奨学金A:貸与[月額]50,000円[募集内容]製鉄記念八幡病院就職後、5年以内に返済
・製鉄記念八幡病院奨学金B:貸与[金額]入学年度5月に400,000円[募集内容]製鉄記念八幡病院就職後、5年勤務で免除

◇学生寮　あり
◇特徴

資料請求　●学校案内　－　●願書　有料　※当校にて受け取りの場合、無料　　WEB出願　不可

学校法人髙尾学園 髙尾看護専門学校

看 社 ／ 学科：看護学科(3年・40名)

〒838-0141　福岡県小郡市小郡1428-1
【TEL】0942-73-2767　【E-mail】takaogakuen@tmksf.jp
【交通】西鉄大牟田線「小郡」駅より徒歩15分

	出願日程	試験日程	合格発表	推薦基準・試験内容	受験料
公募推薦	23年9/11～9/29(消有)	10/7	10/11	推薦は専願、現役生のみ、3.8以上 推薦:小論文、面接	20,000円
一般	〈前期〉24年1/4～1/19(消有) 〈後期〉24年1/29～2/16(消有)	1/27 2/24	1/31 2/28	一般:小論文、面接	20,000円

◇開校年　1989年
◇入学者　－
◇出身県　福岡県・佐賀県
◇主な実習先　嶋田病院、今村病院、久留米大学医療センター
◇主な就職先　嶋田病院、今村病院、久留米総合病院

◇初年度納入金(卒業までの納入金)
1,300,000円(2,810,000円)
◇学校独自の奨学金制度
－

◇学生寮　なし
◇特徴
本校では学年の担当教員に加え「チューター制度」を導入しており学習面・心理面・社会面について支援。さらに臨床心理士によるカウンセリングを月1回実施することで、学生ひとりひとりの状況を密に把握して充実した学生生活を支えています。

資料請求　●学校案内　無料　●願書　無料　　WEB出願　不可

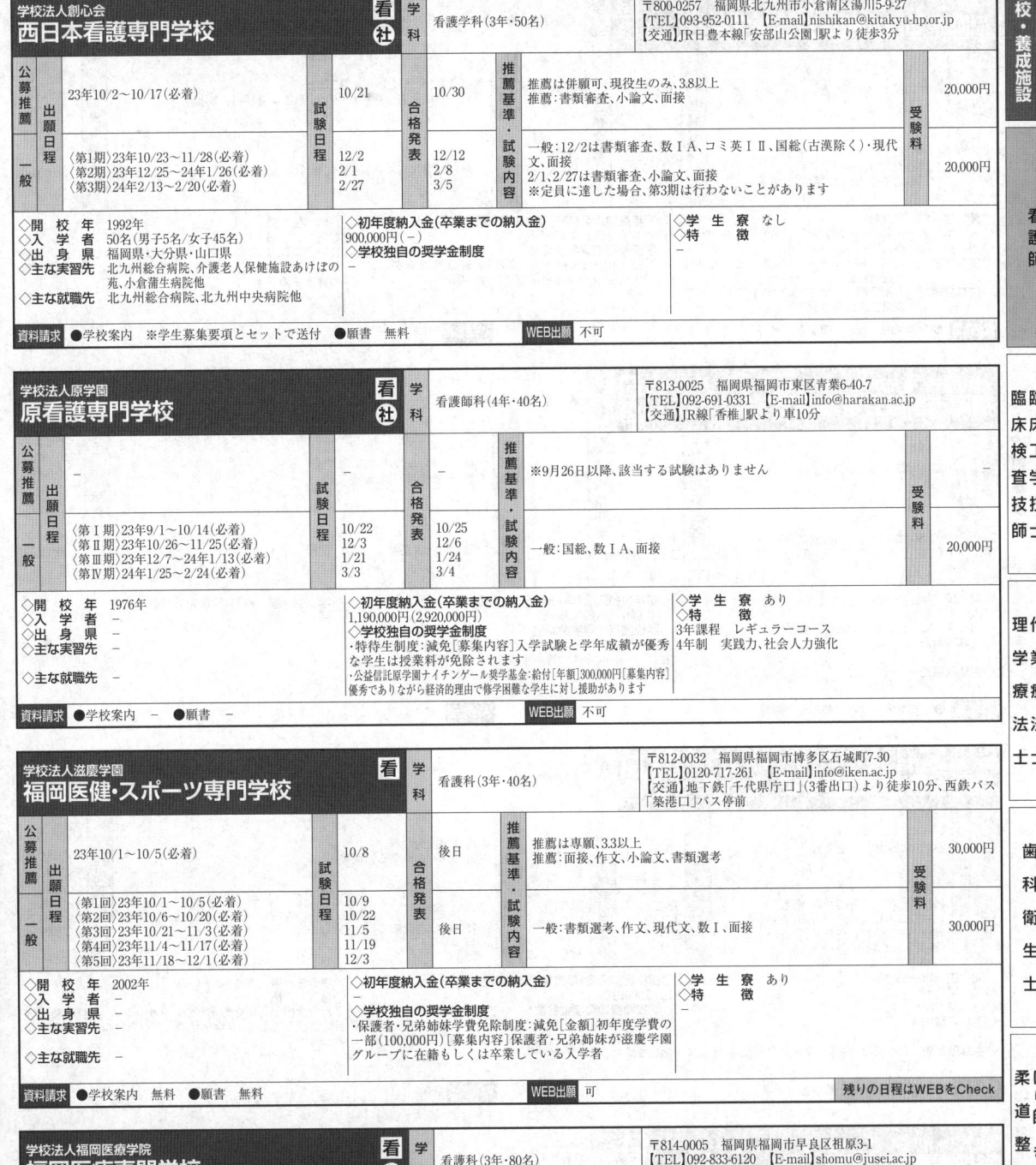

西日本看護専門学校

学校法人創心会 　看／社　学科：看護学科(3年・50名)

〒800-0257　福岡県北九州市小倉南区湯川5-9-27
【TEL】093-952-0111　【E-mail】nishikan@kitakyu-hp.or.jp
【交通】JR日豊本線「安部山公園」駅より徒歩3分

	出願日程	試験日程	合格発表	推薦基準・試験内容	受験料
公募推薦	23年10/2～10/17(必着)	10/21	10/30	推薦は併願可、現役生のみ、3.8以上 推薦：書類審査、小論文、面接	20,000円
一般	〈第1期〉23年10/23～11/28(必着) 〈第2期〉23年12/25～24年1/26(必着) 〈第3期〉24年2/13～2/20(必着)	12/2 2/1 2/27	12/12 2/8 3/5	一般：12/2は書類審査、数ⅠA、コミ英ⅠⅡ、国総(古漢除く)・現代文、面接 2/1、2/27は書類審査、小論文、面接 ※定員に達した場合、第3期は行わないことがあります	20,000円

◇開校年　1992年
◇入学者　50名(男子5名/女子45名)
◇出身県　福岡県・大分県・山口県
◇主な実習先　北九州総合病院、介護老人保健施設あけぼのの苑、小倉蒲生病院他
◇主な就職先　北九州総合病院、北九州中央病院他

◇初年度納入金(卒業までの納入金)
900,000円(－)
◇学校独自の奨学金制度

◇学生寮　なし
◇特徴

資料請求　●学校案内　※学生募集要項とセットで送付　●願書　無料　　WEB出願　不可

原看護専門学校

学校法人原学園　看／社　学科：看護師科(4年・40名)

〒813-0025　福岡県福岡市東区青葉6-40-7
【TEL】092-691-0331　【E-mail】info@harakan.ac.jp
【交通】JR線「香椎」駅より車10分

	出願日程	試験日程	合格発表	推薦基準・試験内容	受験料
公募推薦	－	－	－	※9月26日以降、該当する試験はありません	
一般	〈第Ⅰ期〉23年9/1～10/14(必着) 〈第Ⅱ期〉23年10/26～11/25(必着) 〈第Ⅲ期〉23年12/7～24年1/13(必着) 〈第Ⅳ期〉24年1/25～2/24(必着)	10/22 12/3 1/21 3/3	10/25 12/6 1/24 3/7	一般：国総、数ⅠA、面接	20,000円

◇開校年　1976年
◇入学者　－
◇出身県　－
◇主な実習先　－
◇主な就職先　－

◇初年度納入金(卒業までの納入金)
1,190,000円(2,920,000円)
◇学校独自の奨学金制度
・特待生制度：減免[募集内容]入学試験と学年成績が優秀な学生は授業料が免除されます
・公益信託原学園ナイチンゲール奨学基金：給付[年額]300,000円[募集内容]優秀でありながら経済的理由で修学困難な学生に対し援助があります

◇学生寮　あり
◇特徴
3年課程　レギュラーコース
4年制　実践力、社会人力強化

資料請求　●学校案内　－　●願書　－　　WEB出願　不可

福岡医健・スポーツ専門学校

学校法人滋慶学園　看／学科　看護科(3年・40名)

〒812-0032　福岡県福岡市博多区石城町7-30
【TEL】0120-717-261　【E-mail】info@iken.ac.jp
【交通】地下鉄「千代県庁口」(3番出口)より徒歩10分、西鉄バス「築港口」バス停前

	出願日程	試験日程	合格発表	推薦基準・試験内容	受験料
公募推薦	23年10/1～10/5(必着)	10/8	後日	推薦は専願、3.3以上 推薦：面接、作文、小論文、書類選考	30,000円
一般	〈第1回〉23年10/1～10/5(必着) 〈第2回〉23年10/6～10/20(必着) 〈第3回〉23年10/21～11/3(必着) 〈第4回〉23年11/4～11/17(必着) 〈第5回〉23年11/18～12/1(必着)	10/9 10/22 11/5 11/19 12/3	後日	一般：書類選考、作文、現代文、数Ⅰ、面接	30,000円

◇開校年　2002年
◇入学者　－
◇出身県　－
◇主な実習先　－
◇主な就職先　－

◇初年度納入金(卒業までの納入金)
－
◇学校独自の奨学金制度
・保護者・兄弟姉妹学費免除制度：減免[金額]初年度学費の一部(100,000円)[募集内容]保護者・兄弟姉妹が滋慶学園グループに在籍もしくは卒業している入学者

◇学生寮　あり
◇特徴

資料請求　●学校案内　無料　●願書　無料　　WEB出願　可　　残りの日程はWEBをCheck

福岡医療専門学校

学校法人福岡医療学院　看／AO　学科　看護科(3年・80名)

〒814-0005　福岡県福岡市早良区祖原3-1
【TEL】092-833-6120　【E-mail】shomu@jusei.ac.jp
【交通】福岡市地下鉄空港線「西新」駅より徒歩4分

	出願日程	試験日程	合格発表	推薦基準・試験内容	受験料
公募推薦	23年9/7～9/29 23年9/7～10/6 23年9/7～10/13 23年9/7～10/20 23年10/26～11/3	10/1 10/8 10/15 10/22 11/5	10/4 10/11 10/18 10/25 11/8	推薦は専願、現役生のみ、3.5以上 推薦：面接 ※10/15は県外入試あり(熊本会場、宮崎会場、沖縄会場)、出願日程：23年9/1～10/9	20,000円
一般	23年9/7～9/29 23年9/7～10/6 23年9/7～10/13 23年9/7～10/20 23年10/26～11/3	10/1 10/8 10/15 10/22 11/5	10/4 10/11 10/18 10/25 11/8	一般：面接、作文 ※10/15は県外入試あり(熊本会場、宮崎会場、沖縄会場)、出願日程：23年9/1～10/9	20,000円

◇開校年　1999年
◇入学者　－
◇出身県　－
◇主な実習先　－
◇主な就職先　－

◇初年度納入金(卒業までの納入金)
1,400,000円(3,800,000円)
◇学校独自の奨学金制度

◇学生寮　あり(提携先学生寮)
◇特徴

資料請求　●学校案内　－　●願書　－　　WEB出願　可　　残りの日程はWEBをCheck

右端縦：看護師／診療放射線技師／臨床工学技士／臨床検査技師／理学療法士／作業療法士／言語聴覚士／歯科衛生士／歯科技工士／柔道整復師／はり師・きゅう師／あん摩マッサージ指圧師／視能訓練士／義肢装具士／救急救命士

福岡県

左側縦書き見出し：看護師／臨床検査技師・臨床工学技士・診療放射線技師／理学療法士・作業療法士・言語聴覚士／歯科衛生士・歯科技工士／あん摩マッサージ指圧師・はり師・きゅう師・柔道整復師／視能訓練士・義肢装具士・救急救命士

一般社団法人 福岡県私設病院協会 福岡県私設病院協会看護学校

（看／社）　学科：看護学科（3年・80名）

〒815-0081　福岡県福岡市南区那の川1-5-27
【TEL】092-521-8485　【E-mail】info@kangosc.jp
【交通】西鉄バスで「日赤前」より徒歩5分または「百年橋」より徒歩5分

出願日程		試験日程	合格発表	推薦基準・試験内容	受験料
公募推薦	23年10/2〜10/10（必着）	10/14	10/19	推薦は専願、現役生のみ、3.5以上　推薦：国（現代文）、選択＝英表Ⅰ、数Ⅰより1科目、面接	20,000円
一般	〈一期〉23年10/19〜11/7（必着）〈二期〉23年11/16〜12/12（必着）〈三期〉23年12/21〜24年1/23（必着）	11/11　12/16　1/28	11/16　12/21　2/1	一般：国（現代文）、選択＝英表Ⅰ、数Ⅰより1科目、面接	20,000円

◇開校年　1971年
◇入学者　76名（男子15名/女子61名）
◇出身県　福岡県・長崎県・大分県
◇主な実習先　九州医療センター、福岡市立こども病院、福岡病院他
◇主な就職先　九州医療センター、福岡市立こども病院、福岡徳洲会病院他
◇初年度納入金（卒業までの納入金）1,396,000円（3,128,000円）
◇学校独自の奨学金制度・特待生制度（成績優秀者）：免除［金額］入学金全額（300,000円）及び授業料半額（270,000円）
◇学生寮　なし
◇特徴　1971年に開校。これまでの卒業生は3,552名に達し、全国各地で活躍。豊かな人間性にあふれ、主体性を持った看護師の育成をめざす。

資料請求　●学校案内　無料　●願書　無料　　WEB出願　不可

一般社団法人福岡市医師会 福岡市医師会看護専門学校

（看／社）　学科：第一看護学科（3年・80名）

〒814-0001　福岡県福岡市早良区百道浜1-6-9
【TEL】092-852-1530
【交通】福岡市地下鉄「西新」駅より徒歩15分

出願日程		試験日程	合格発表	推薦基準・試験内容	受験料
公募推薦	23年9/25〜10/11（消有）	10/22	10/30	推薦は専願、現役生のみ　推薦：一般常識問題、面接	20,000円
一般	〈Ⅰ期〉23年11/6〜11/22（消有）〈Ⅱ期〉24年1/22〜2/14（消有）	12/3　2/25	12/11　3/4	一般：国総（古漢除く）、数Ⅰ、面接	20,000円

◇開校年　1916年
◇入学者　－
◇出身県　福岡県・長崎県・佐賀県
◇主な実習先　－
◇主な就職先　－
◇初年度納入金（卒業までの納入金）1,440,000円（3,220,000円）
◇学校独自の奨学金制度・福岡市医師会修学資金：貸与［月額］授業料同額［募集内容］貸与期間：正規の修業年限度内（3年）人数：若干名、要返還（免除規定あり）
◇学生寮　あり（提携先学生寮）
◇特徴

資料請求　●学校案内　無料　●願書　無料　　WEB出願　可

学校法人巨樹の会 福岡水巻看護助産学校

（看／総／社）　学科：看護学科（3年・80名）

〒807-0051　福岡県遠賀郡水巻町立屋敷1-14-51
【TEL】093-201-5233　【E-mail】info@kango-mizumaki.jp
【交通】JR線「水巻」駅より徒歩8分

出願日程		試験日程	合格発表	推薦基準・試験内容	受験料
公募推薦	23年10/2〜10/13（必着）	10/21	10/30	推薦は現役生のみ　推薦：国総（古漢除く）、面接	20,000円
一般	〈前期〉23年11/13〜11/24（必着）〈中期〉23年12/25〜24年1/5（必着）〈後期Ⅰ〉24年1/15〜1/26（必着）〈後期Ⅱ〉24年2/9〜2/22（必着）	12/2　1/13　2/3　3/2	12/11　1/22　2/13　3/6	一般：国総（古漢除く）、面接	20,000円

◇開校年　2008年
◇入学者　－
◇出身県　－
◇主な実習先　－
◇主な就職先　福岡新水巻病院、新小文字病院、新行橋病院他
◇初年度納入金（卒業までの納入金）1,495,000円（－）
◇学校独自の奨学金制度・家族入学優遇制度：減免［金額］入学金より100,000円［募集内容］巨樹の会の在校生および卒業生のご家族の方が入学した場合
◇学生寮　あり（女子のみ）
◇特徴　最新の設備と現場を想定したカリキュラムを用意。助産学科も併設しており、進学を見据えた専門性の高い学びが可能。

資料請求　●学校案内　無料　●願書　無料　　WEB出願　不可

学校法人水光学院 宗像看護専門学校

（看／社）　学科：看護学科（3年・80名）

〒811-3305　福岡県福津市宮司2-11-20
【TEL】0940-52-5222　【E-mail】info@munakatakango.com
【交通】JR鹿児島線「福間」駅よりバスで約5分

出願日程		試験日程	合格発表	推薦基準・試験内容	受験料
公募推薦	23年9/11〜10/17（消有）	10/22	10/27	推薦は専願、現役生のみ　推薦：個人面接	20,000円
一般	〈1期〉23年10/19〜11/14（消有）〈2期〉23年11/16〜12/12（消有）〈3期〉23年12/14〜24年1/16（消有）〈4期〉24年1/18〜2/13（消有）〈5期〉24年2/15〜3/12（消有）	11/19　12/17　1/21　2/18　3/17	11/24　12/22　1/26　2/21　3/19	一般：個人面接　3、4期は国総（古漢除く）、個人面接　※5期は定員を満たした場合実施しません	20,000円

◇開校年　1991年
◇入学者　58名（男子20名/女子38名）
◇出身県　福岡県・長崎県・大分県
◇主な実習先　宗像水光会総合病院、宗像医師会病院、福間病院
◇主な就職先　宗像水光会総合病院、宗像医師会病院、福間病院
◇初年度納入金（卒業までの納入金）1,346,000円（2,738,000円）
◇学校独自の奨学金制度・水光水城奨学金：貸与［月額］30,000円［募集内容］月額は2023年度実績。返済免除の要件有。入学後に募集、選考。
◇学生寮　なし
◇特徴　校舎西側にテニスコート3面のグラウンド有。校舎前に通学用学生駐車場有（有料）。バイク・自転車通学も可。宗像水光会総合病院を中心として実習施設も充実。

資料請求　●学校案内　無料　●願書　無料　　WEB出願　不可

公益社団法人北九州市八幡医師会 八幡医師会看護専門学院

看／社　学科　看護師科（3年・40名）

〒805-0062　福岡県北九州市八幡東区平野2-1-1
【TEL】093-671-1507
【E-mail】daihyou@yahata-kango.ac.jp
【交通】JR線「八幡」駅より徒歩10分

	出願日程	試験日程	合格発表	推薦基準・試験内容	受験料
公募推薦	−	−	−	※9月26日以降、該当する試験はありません	−
一般	〈一次〉23年10/23〜11/17(消有) 〈二次〉24年1/29〜2/16(消有)	11/25 2/24	11/29 2/28	一般：英Ⅰ、数ⅠA、国総(現代文)、面接 ※定員を満たした場合、二次は実施しません	20,000円

◇開校年　1976年
◇入学者　−
◇出身県　−
◇主な実習先　製鉄記念八幡病院、JCHO九州病院、八幡厚生病院
◇主な就職先　JCHO九州病院、製鉄記念八幡病院、北九州市立八幡病院

◇初年度納入金(卒業までの納入金)(2,335,748円)　1,163,242円
◇学校独自の奨学金制度

◇学生寮　なし
◇特徴　看護師科3年課程は2017年4月より開設し、それに伴い新校舎を建設。先進の機器を揃えた実習室など充実した学習環境の中で学ぶことができます。

資料請求　●学校案内　無料　●願書　本体1,100円　送料210円　WEB出願　不可

学校法人九州アカデミー学園 アカデミー看護専門学校

看／社　学科　看護師科（3年・40名）

〒841-0016　佐賀県鳥栖市田代外町1526-1
【TEL】0120-85-3375
【交通】JR線「田代」駅より徒歩8分

	出願日程	試験日程	合格発表	推薦基準・試験内容	受験料
公募推薦	−	−	−	※詳細は学校にお問い合わせください	−
一般	−	−	−	※詳細は学校にお問い合わせください	−

◇開校年　2011年
◇入学者　−
◇出身県　−
◇主な実習先　−
◇主な就職先　−

◇初年度納入金(卒業までの納入金)
◇学校独自の奨学金制度　−

◇学生寮　−
◇特徴　−

資料請求　●学校案内　−　●願書　−　WEB出願　−

学校法人緑生館 医療福祉専門学校緑生館

看／社　学科　総合看護学科（4年・40名）

〒841-0074　佐賀県鳥栖市西新町1428-566
【TEL】0942-84-5100　【E-mail】pr@ryokuseikan.ac.jp
【交通】JR線「鳥栖」駅よりスクールバスで約15分

	出願日程	試験日程	合格発表	推薦基準・試験内容	受験料
公募推薦	23年9/25〜10/10(必着)	10/14	10/20	推薦は専願、現役生のみ、3.0以上 推薦：国総(古漢除く)、小論文、個人面接、書類審査	20,000円
一般	〈2期〉23年9/25〜10/10(必着) 〈3期〉23年10/23〜11/7(必着) 〈5期〉24年1/9〜2/6(必着)	10/14 11/11 2/10	10/20 11/17 2/16	一般：2期、3期は国総(古漢除く)、数Ⅰ、小論文、個人面接、書類審査 5期は小論文、個人面接、書類審査	20,000円

◇開校年　2009年
◇入学者　−
◇出身県　佐賀県・福岡県・長崎県
◇主な実習先　東佐賀病院、聖マリア病院、佐賀大学病院
◇主な就職先　聖マリア病院、やよいがおか鹿毛病院、久留米大学病院

◇初年度納入金(卒業までの納入金)(3,920,000円)　1,100,000円
◇学校独自の奨学金制度
・緑生館新特別奨学金：貸与[年額]350,000円[募集内容]原則無利子。貸与だが、返還免除規定あり
・家族入学支援制度：給付[金額]入学時1回のみ100,000円[募集内容]兄弟姉妹または父母が緑生館の在校生・卒業生の場合、入学後支給

◇学生寮　あり（女子のみ）
◇特徴
1. 4年制教育／高度専門士
2. 少人数教育
3. 学生ファースト

資料請求　●学校案内　無料　●願書　無料　WEB出願　不可

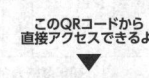

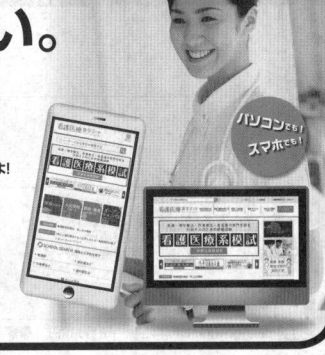

縦欄：診療放射線技師／臨床工学技士／臨床検査技師／理学療法士／作業療法士／言語聴覚士／歯科衛生士／歯科技工士／あん摩マッサージ指圧師／はり師・きゅう師／柔道整復師／視能訓練士／義肢装具士／救急救命士

佐賀県・長崎県

専門学校・養成施設

左欄（縦書き分類）: 看護師 / 臨床検査技師 診療放射線技師 臨床工学技士 / 理学療法士 作業療法士 言語聴覚士 / 歯科衛生士 歯科技工士 / 柔道整復師 はり師・きゅう師 あん摩マッサージ指圧師 / 視能訓練士 義肢装具士 救急救命士

独立行政法人国立病院機構 嬬野医療センター附属看護学校 【看】【総】【社】

学科	看護学科(3年・40名)

〒843-0301 佐賀県嬉野市嬉野町大字下宿甲4561-2
【TEL】0954-42-0659
【交通】九州新幹線「嬉野温泉」駅より徒歩5分

	出願日程	試験日程	合格発表	推薦基準・試験内容	受験料
公募推薦	－	－	－	※9月26日以降、該当する試験はありません	
一般	23年11/15〜24年1/9(消有)	1/16(2次)2/2	1/30(2次)2/13	一般:1/16は国総(古漢除く)・現代文B、コミ英ⅠⅡ、数Ⅰ 2/2は面接	20,000円

◇開校年 1953年
◇入学者 －
◇出身県 －
◇主な実習先 －
◇主な就職先 －
◇初年度納入金(卒業までの納入金) －
◇学校独自の奨学金制度 －
◇学生寮 あり
◇特徴 －

資料請求 ●学校案内 － ●願書 － WEB出願 －

地方独立行政法人佐賀県医療センター好生館 佐賀県医療センター好生館看護学院 【看】

学科	看護学科(3年・40名)

〒849-0918 佐賀県佐賀市兵庫南3-7-17
【TEL】0952-25-9220 【E-mail】kangogakuin@koseikan.jp
【交通】JR「佐賀」駅よりバス10分

	出願日程	試験日程	合格発表	推薦基準・試験内容	受験料
公募推薦	－	－	－	※9月26日以降、該当する試験はありません	
一般	23年11/16〜11/30(消有)	12/15(2次)1/5	12/22(2次)1/12	一般:12/15は国総、数Ⅰ、コミ英ⅠⅡ 1/5は面接	10,000円

◇開校年 2020年
◇入学者 40名(男子2名/女子38名)
◇出身県 佐賀県・福岡県
◇主な実習先 佐賀県医療センター好生館
◇主な就職先 佐賀県医療センター好生館、佐賀大学医学部附属病院、国立病院機構佐賀病院他
◇初年度納入金(卒業までの納入金) 790,000円〜890,000円(1,750,000円〜1,850,000円)
◇学校独自の奨学金制度 －
◇学生寮 あり(女子のみ)
◇特徴 本学院は(地独)佐賀県医療センター好生館の下で運営されています。佐賀県の中核的な病院である好生館との密接な連携によって、臨床現場を身近に経験することができ、社会に貢献できる看護のスペシャリストを育成する最適な環境となっています。

資料請求 ●学校案内 HPにてダウンロード ●願書 HPにてダウンロード WEB出願 不可

学校法人巨樹の会 武雄看護リハビリテーション学校 【看】【総】【社】

学科	看護学科(3年・40名)

〒843-0024 佐賀県武雄市武雄町大字富岡12623
【TEL】0954-23-6700
【交通】JR「武雄温泉」駅より徒歩15分

	出願日程	試験日程	合格発表	推薦基準・試験内容	受験料
公募推薦	23年10/5〜10/18(必着)	10/21	10/31	※詳細は学校にお問い合わせください	20,000円
一般	〈前期B〉23年10/25〜11/8(必着) 〈前期C〉23年11/15〜11/29(必着) 〈後期A〉23年12/22〜24年1/10(必着) 〈後期B〉24年1/17〜1/31(必着) 〈後期C〉24年2/14〜2/28(必着)	11/11 12/2 1/13 2/3 3/2	11/21 12/12 1/23 2/13 3/8	※詳細は学校にお問い合わせください 後期は定員を満たした場合、実施しないことがあります	20,000円

◇開校年 2011年
◇入学者 －
◇出身県 －
◇主な実習先 －
◇主な就職先 －
◇初年度納入金(卒業までの納入金) －
◇学校独自の奨学金制度 ・特待生制度:免除[金額]授業料よりA特待生:全額免除、B特待生:半額免除、C特待生:3割免除[募集内容]特待生選抜で決定。学業成績・人物ともに優秀な学生対象
◇学生寮 あり
◇特徴 －

資料請求 ●学校案内 － ●願書 － WEB出願 －

佐世保市立看護専門学校【公】 【看】【総】【社】

学科	看護学科(3年・80名)

〒857-0056 長崎県佐世保市平瀬町3-1
【TEL】0956-24-7329 【E-mail】kangos@city.sasebo.lg.jp
【交通】JR線「佐世保」駅より徒歩約15分、MR「佐世保中央」駅より徒歩約5分

	出願日程	試験日程	合格発表	推薦基準・試験内容	受験料
公募推薦	－	－	－	※9月26日以降、該当する試験はありません	
一般	〈前期〉24年1/4〜1/12(必着) 〈後期〉24年2/27〜3/8(必着)	1/19 3/13	2/7 3/19	一般:1/19は数ⅠA、英ⅠⅡ、国(現代文)、面接 3/13は一般常識、小論文、面接	17,000円

◇開校年 1960年
◇入学者 77名(男子5名/女子72名)
◇出身県 長崎県・佐賀県・福岡県
◇主な実習先 佐世保市総合医療センター他
◇主な就職先 市内病院他
◇初年度納入金(卒業までの納入金) 690,000円〜810,000円(1,450,000円〜1,570,000円)
◇学校独自の奨学金制度 －
◇学生寮 なし
◇特徴 2015年に完成した新校舎での充実した環境で履修できます。

資料請求 ●学校案内 本体無料 送料140円 ●願書 本体無料 送料140円 WEB出願 可

※受験を希望される方は、必ず各学校の募集要項をご確認ください。 — 334 —

一般社団法人島原市医師会
島原市医師会看護学校

看 社 / 学科

看護学科（3年・40名）

〒855-0851　長崎県島原市萩原1丁目1230番地
【TEL】0957-65-0730　【E-mail】kango@simaisi.jp
【交通】島原鉄道「霊丘公園体育館」駅より徒歩15分

	出願日程	試験日程	合格発表	推薦基準・試験内容	受験料
公募推薦	23年10/17～10/24（必着）	10/28	11/2	推薦は専願、現役生のみ、3.0以上 推薦：小論文、面接	20,000円
一般	〈A日程〉24年1/9～1/16（必着） 〈B日程〉24年2/6～2/13（必着）	1/20 2/17	1/26 2/22	一般：現国、英、数Ⅰ、小論文、面接	20,000円

◇開校年　1955年
◇入学者　33名（男子16名/女子17名）
◇出身県　長崎県・佐賀県
◇主な実習先　長崎県島原病院、医療法人社団東洋会池田病院、医療法人伴帥会愛野記念病院他
◇主な就職先　長崎県島原病院、長崎大学病院、諫早総合病院他

◇初年度納入金（卒業までの納入金）
1,040,000円（約3,000,000円）
◇学校独自の奨学金制度
・島原市医師会奨学金：貸与［月額］50,000円［募集内容］島原市内の医療機関に勤務すること

◇学生寮　なし
◇特徴
タブレット端末（iPad）を導入し、電子書籍、最新の動画ツールを利用しての学習に取り組んでいる。

資料請求　●学校案内　本体無料　送料140円　●願書　本体500円　送料140円　　WEB出願　不可

一般社団法人長崎市医師会
長崎市医師会看護専門学校

看 社 / 学科

第1看護学科（3年・70名）

〒850-8511　長崎県長崎市栄町2-22
【TEL】095-818-5800　【E-mail】choikan-jimu2@ncma.or.jp
【交通】長崎バス「興善町」、「中央橋」または「めがね橋」より徒歩3～5分

	出願日程	試験日程	合格発表	推薦基準・試験内容	受験料
公募推薦	23年9/26～10/10（必着）	10/22	11/6	推薦は専願、現役生のみ 推薦：数ⅠA、小論文、面接	20,000円
一般	〈A日程〉23年11/14～11/28（必着） 〈B日程〉24年2/6～2/20（必着）	12/10 3/3	12/18 3/8	一般：12/10は国（現代文のみ）、数ⅠA、コミ英Ⅰ、小論文、面接 3/3は数ⅠA、小論文、面接	20,000円

◇開校年　2002年
◇入学者　－
◇出身県　長崎県
◇主な実習先　長崎みなとメディカルセンター、済生会長崎病院、十善会病院他
◇主な就職先　長崎みなとメディカルセンター、済生会長崎病院、諫早総合病院他

◇初年度納入金（卒業までの納入金）
1,202,000円（2,658,000円）
◇学校独自の奨学金制度
－

◇学生寮　なし
◇特徴
－

資料請求　●学校案内　願書に含まれる　●願書　本体500円　送料250円　※学校案内含む　　WEB出願　不可

天草市立本渡看護専門学校【公】

看 社 / 学科

看護学科（3年・40名）

〒863-0043　熊本県天草市亀場町亀川12-1
【TEL】0969-22-2000　【E-mail】kango@city.amakusa.lg.jp
【交通】「天草中央総合病院前」バス停より徒歩5分

	出願日程	試験日程	合格発表	推薦基準・試験内容	受験料
公募推薦				※9月26日以降、該当する試験はありません	－
一般	〈1次〉23年12/18～24年1/12（必着） 〈2次〉24年2/12～2/19（必着）	1/24 2/24	1/31 3/4	一般：1/24は国総（古漢除く）・現代文、数Ⅰ、コミ英ⅠⅡ、面接 2/24は国総（古漢除く）・現代文、コミ英ⅠⅡ、面接 ※2次は実施しない場合あり	10,000円

◇開校年　1991年
◇入学者　39名（男子5名/女子34名）
◇出身県　熊本県・長崎県・宮崎県
◇主な実習先　天草中央総合病院、天草地域医療センター、天草病院他
◇主な就職先　天草地域医療センター、天草中央総合病院、天草病院他

◇初年度納入金（卒業までの納入金）
約600,000円（－）
◇学校独自の奨学金制度
－

◇学生寮　なし
◇特徴
看護に関する基礎的な知識、および技術を習得し、人間性を高め、主体的な学習態度を養い、地域の保健医療に貢献できる看護師を育成する。

資料請求　●学校案内　無料　●願書　本体無料　送料210円　　WEB出願　不可

上天草看護専門学校【公】

看 社 / 学科

看護学科（3年・40名）

〒866-0295　熊本県上天草市龍ヶ岳町高戸1419-2
【TEL】0969-62-0200
【交通】バス「上天草病院前」停より徒歩すぐ

	出願日程	試験日程	合格発表	推薦基準・試験内容	受験料
公募推薦	23年10/3～10/13（必着）	10/21	11/2	推薦は専願、現役生のみ、3.2以上 推薦：国総（古漢除く）・現代文、集団討論	10,000円
一般	〈A〉23年11/14～11/24（必着） 〈B〉24年1/30～2/9（必着） 〈C〉24年2/13～2/21（必着）	12/2 2/17 3/2	12/14 2/22 3/7	一般：12/2は国総（古漢除く）・現代文、数ⅠA、集団討論 2/17・3/2は国総（古漢除く）・現代文、集団討論または面接	10,000円

◇開校年　1965年
◇入学者　23名（男子3名/女子20名）
◇出身県　熊本県・長崎県
◇主な実習先　上天草市立上天草総合病院他
◇主な就職先　上天草市立上天草総合病院他

◇初年度納入金（卒業までの納入金）
785,000円～815,000円（－）
◇学校独自の奨学金制度
－

◇学生寮　あり
◇特徴
新校舎は5階建てで1Fと2Fが学校、3Fから5Fが女子寮です。広く明るい校舎は、楽しいキャンパスライフを送れるようになっています。

資料請求　●学校案内　無料　●願書　無料　　WEB出願　不可

看護師

診療放射線技士
臨床工学技士
臨床検査技師

言語聴覚士
作業療法士
理学療法士

歯科技工士
歯科衛生士

あん摩マッサージ指圧師
はり師・きゅう師
柔道整復師

救急救命士
義肢装具士
視能訓練士

左側縦書き項目（カテゴリ）:
看護師 / 臨床検査技師・臨床工学技士・診療放射線技師 / 理学療法士・作業療法士・言語聴覚士 / 歯科衛生士・歯科技工士 / 柔道整復師・あん摩マッサージ指圧師・はり師・きゅう師 / 視能訓練士・義肢装具士・救急救命士

学校法人立志学園　九州中央リハビリテーション学院　看護・社　学科：看護学科(3年・80名)

〒860-0821 熊本県熊本市中央区本山3-3-84
【TEL】096-322-2200　【E-mail】info@kcr.ac.jp
【交通】JR線「熊本」駅より徒歩7分

出願日程		試験日程	合格発表	推薦基準・試験内容	受験料
公募推薦	23年10/2～10/4(必着)	10/7	10/10	推薦は専願のみ、1浪まで可、3.2以上　推薦:集団面接	20,000円
一般	〈前期〉23年11/24～12/6(必着)　〈後期〉24年1/4～1/17(必着)	12/9　1/20	12/12　1/23	一般:国総(現代文のみ)、選択=コミ英、数ⅠAより1科目、集団面接	20,000円

◇開校年　2006年
◇入学者　－
◇出身県　－
◇主な実習先　朝日野総合病院、阿蘇温泉病院他
◇主な就職先　国立病院機構熊本医療センター、熊本地域医療センター、熊本再春荘病院他

◇初年度納入金(卒業までの納入金)　1,040,000円(―)
◇学校独自の奨学金制度
・学院特待生制度:免除[金額]初年度授業料の10%～半額[募集内容]2年次以降は学院が定める基準を満たした者について、授業料の20～50%免除

◇学生寮　なし
◇特徴　－

資料請求　●学校案内　無料　●願書　無料　WEB出願　可

独立行政法人国立病院機構　熊本医療センター附属看護学校　看護・社　学科：看護学科(3年・40名)

〒860-0008 熊本県熊本市中央区二の丸1番5号
【TEL】096-352-5691
【交通】国立病院シャトルバス「桜町バスターミナル」より徒歩5分

出願日程		試験日程	合格発表	推薦基準・試験内容	受験料
公募推薦	－	－	－	※9月26日以降、該当する試験はありません	
一般	23年11/29～24年1/12※	1/16　(2次)2/9	1/30　(2次)2/20	一般:1/16は国総(古漢除く)・現代文B、コミ英ⅠⅡ、数Ⅰ　2/9は面接　※WEB出願(23年11/29～24年1/12 16:00まで)	20,000円

◇開校年　1944年
◇入学者　47名(男子2名/女子45名)
◇出身県　熊本県・鹿児島県・大分県
◇主な実習先　熊本医療センター、熊本再春医療センター、菊池病院
◇主な就職先　熊本医療センター、熊本再春医療センター、九州医療センター

◇初年度納入金(卒業までの納入金)　750,000円(1,850,000円)
◇学校独自の奨学金制度　－

◇学生寮　なし
◇特徴　－

資料請求　●学校案内　無料　●願書　無料　WEB出願　可

学校法人青照学舎　熊本駅前看護リハビリテーション学院　看護・社　学科：看護学科(3年・80名)

〒860-0047　熊本県熊本市西区春日2-1-15
【TEL】096-212-0711　【E-mail】ekimae@seishoukan.ac.jp
【交通】JR鹿児島本線「熊本」駅より徒歩3分

出願日程		試験日程	合格発表	推薦基準・試験内容	受験料
公募推薦	23年10/1～10/11(必着)	10/14	10/18	推薦は専願、現役生のみ、3.0以上　推薦:数ⅠA(Aは場合の数と確率より出題)、国総(古漢除く)、面接	20,000円
一般	〈B〉23年10/23～11/8(必着)　〈C〉23年11/20～12/6(必着)　〈D〉24年1/15～1/31(必着)　〈E〉24年2/12～2/26(必着)　〈F〉24年3/8～3/13(必着)	11/11　12/9　2/3　2/28　3/15	11/15　12/13　2/7　3/6　3/20	一般:数ⅠA(Aは場合の数と確率より出題)、国総(古漢除く)、面接	20,000円

◇開校年　2008年
◇入学者　58名(男子10名/女子48名)
◇出身県　熊本県・宮崎県・長崎県
◇主な実習先　熊本県
◇主な就職先　熊本県内医療施設、関東方面医療施設

◇初年度納入金(卒業までの納入金)　1,040,000円(2,720,000円)
◇学校独自の奨学金制度　－

◇学生寮　なし
◇特徴　愛と和の教育理念のもと、学生に寄り添い親身になり指導を行い、高い人間力と専門性を身につけ、社会貢献できる真の医療人の育成を目指しています。特待生制度や学内優秀者表彰、離島出身者支援、ボランティアや部活動支援等、日々の生活を支援しています。

資料請求　●学校案内　無料　●願書　Web出願　WEB出願　可

学校法人華苑学園　熊本看護専門学校　看護・社　学科：看護学科(3年・80名)

〒860-0079　熊本県熊本市西区上熊本1-10-8
【TEL】096-355-4401
【交通】JR線「上熊本」駅より徒歩5分

出願日程		試験日程	合格発表	推薦基準・試験内容	受験料
公募推薦	23年9/19～9/29(必着)	10/7	10/19	推薦は専願、現役生のみ、3.2以上　推薦:面接、書類選考	20,000円
一般	〈A〉23年10/16～10/27(必着)　〈B〉23年11/20～11/30(必着)　〈C〉24年2/13～2/22(必着)	11/11　12/9　3/2	11/22　12/20　3/7	一般:11/11は国総(現代文)、選択=数Ⅰ、コミ英ⅠⅡより1科目、面接　12/9は国総(現代文)、小論文、面接　3/2は面接、書類選考	20,000円

◇開校年　1970年
◇入学者　53名(男子12名/女子41名)
◇出身県　熊本県
◇主な実習先　熊本赤十字病院、済生会熊本病院、熊本中央病院他
◇主な就職先　熊本赤十字病院、済生会熊本病院、熊本中央病院他

◇初年度納入金(卒業までの納入金)　1,355,000円(3,120,000円)
◇学校独自の奨学金制度　－

◇学生寮　なし
◇特徴　53年の歴史があり、助産学科を併設している。公立病院を含めた病院で実習できるのは本校ならでは。

資料請求　●学校案内　無料　●願書　無料　WEB出願　不可

専門学校・養成施設

看護師

診療放射線技師
臨床工学技士
臨床検査技師

言語聴覚士
作業療法士
理学療法士

歯科技工士
歯科衛生士

柔道整復師
はり師・きゅう師
あん摩マッサージ指圧師

救急救命士
義肢装具士
視能訓練士

熊本市医師会看護専門学校
一般社団法人熊本市医師会　看

学科	第1看護学科(3年・70名)

〒860-0811　熊本県熊本市中央区本荘3-3-3
【TEL】096-366-3638
【交通】JR線「熊本」駅よりバス第一環状線(本荘経由)「大学病院前」下車約2分

公募推薦	出願日程	—	試験日程	—	合格発表	—	推薦基準・試験内容	※9月26日以降、該当する試験はありません	受験料	—
一般		〈前期〉23年10/30〜11/10(消有)〈後期〉24年2/5〜2/16(消有)		11/19 2/25		12/1 3/8		一般:国総(古漢除く)、英、面接		20,000円

◇開校年　1931年
◇入学者　—
◇出身県　—
◇主な実習先　—
◇主な就職先　—

◇初年度納入金(卒業までの納入金)
1,100,000円(2,551,000円)
◇学校独自の奨学金制度

◇学生寮　なし
◇特徴
—

資料請求　●学校案内　—　●願書　—　　WEB出願　不可

熊本労災看護専門学校
独立行政法人労働者健康安全機構　看

学科	看護科(3年・40名)

〒866-0826　熊本県八代市竹原町1517-2
【TEL】0965-33-2009
【交通】JR線「新八代」駅より徒歩約15分

公募推薦	出願日程	—	試験日程	—	合格発表	—	推薦基準・試験内容	※9月26日以降、該当する試験はありません	受験料	—
一般		〈早期〉23年11/6〜11/16(必着)〈共通〉23年12/1〜24年1/9(必着)		11/25 1/18・19		12/4 1/26		一般:国(古漢除く)、数ⅠA、コミ英ⅠⅡ、面接		10,400円

◇開校年　1969年
◇入学者　39名(男子3名/女子36名)
◇出身県　—
◇主な実習先　熊本労災病院他
◇主な就職先　熊本労災病院、関東労災病院、横浜労災病院他

◇初年度納入金(卒業までの納入金)
783,300円(1,633,600円)
◇学校独自の奨学金制度
・労災病院の奨学金制度:貸与[年額]授業料相当額[募集内容]修学期間中、奨学金支給病院から支給され、卒業後奨学金貸与病院で3年間勤務することにより返還が免除される

◇学生寮　あり
◇特徴
卒業後は全国の労災病院での勤務となります。勤務する労災病院は本人の希望によって決定されます。

資料請求　●学校案内　無料　●願書　無料※HPからダウンロード　　WEB出願　不可

藤華医療技術専門学校
学校法人後藤学園　看　総　社

学科	看護学科(3年・50名)

〒879-7125　大分県豊後大野市三重町内田4000-1
【TEL】0974-22-3434
【交通】JR豊肥線「三重町」駅よりバス8分

公募推薦	出願日程	23年10/5〜10/18(消有)	試験日程	10/21	合格発表	10/27	推薦基準・試験内容	推薦は専願のみ、1浪可 推薦:国の基礎知識、面接	受験料	25,000円
一般		⑴23年11/2〜11/15(消有)⑵24年1/11〜1/24(消有)⑶24年2/5〜2/19(消有)⑷24年3/1〜3/20(消有)		11/18 1/27 2/22 3/22		11/24 2/2 3/1 3/27		一般:国の基礎知識、選択=数Ⅰ、英Ⅰより1科目、面接 ※第4回のみ国の基礎知識、面接		25,000円

◇開校年　1992年
◇入学者　51名(男子3名/女子48名)
◇出身県　大分県・宮崎県・長崎県
◇主な実習先　長門記念病院、アルメイダ病院、大分岡病院
◇主な就職先　アルメイダ病院、天心堂へつぎ病院、大分県立病院

◇初年度納入金(卒業までの納入金)
1,280,000円(3,320,000円)
◇学校独自の奨学金制度
・特待生A・B:減免[金額]施設費よりA:200,000円、B:100,000円[募集内容]特待生入試特典
・家族入学時特待生制度:減免[金額]入学金より100,000円[募集内容]家族(親、兄弟、姉妹)が本校を卒業または在籍している者

◇学生寮　あり(女子のみ)
◇特徴
平成4年開校以来、2,000人余りの医療人を送り出しています。校是である、礼儀・感謝・奉仕を大切にした質の高い教育と技術の実践を行いスペシャリストを育てています。

資料請求　●学校案内　無料　●願書　無料　　WEB出願　不可

別府市医師会立別府青山看護学校
一般社団法人別府市医師会　看　社

学科	看護学科3年課程(3年・40名)

〒874-0908　大分県別府市上田の湯町10-21
【TEL】0977-21-7612　【E-mail】kansen@beppu-med.or.jp
【交通】JR日豊本線「別府」駅より徒歩5分

公募推薦	出願日程	—	試験日程	—	合格発表	—	推薦基準・試験内容	※9月26日以降、該当する試験はありません	受験料	—
一般		〈一次〉23年10/16〜10/30(必着)〈二次〉24年1/15〜1/29(必着)		11/4 2/3		11/16 2/15		一般:国総(古A・B除く)、数Ⅰ、選択=コミ英ⅠⅡ、生基、化基より1科目、個人面接		20,000円

◇開校年　1955年
◇入学者　42名(男子3名/女子39名)
◇出身県　大分県
◇主な実習先　—
◇主な就職先　—

◇初年度納入金(卒業までの納入金)
1,150,000円(2,950,000円)
◇学校独自の奨学金制度
・別府市医師会病院奨学金制度:貸与

◇学生寮　なし
◇特徴
—

資料請求　●学校案内　本体無料　送料210円　●願書　本体無料　送料210円　　WEB出願　不可

専門学校・養成施設

左側縦見出し：看護師／臨床検査技師・臨床工学技士・診療放射線技師／理学療法士・作業療法士・言語聴覚士／歯科技工士・歯科衛生士／あん摩マッサージ指圧師・はり師・きゅう師・柔道整復師／視能訓練士・義肢装具士・救急救命士

九州医療科学大学専門学校

学校法人順正学園
（2024年4月九州保健福祉大学総合医療専門学校より校名変更予定）

【看】【学科】看護学科（3年・60名）

〒880-0867　宮崎県宮崎市瀬頭2-1-10
【TEL】0985-29-5300　【E-mail】kyusen@office.jei.ac.jp
【交通】JR日豊本線「宮崎」駅より徒歩10分

| 公募推薦 | 〈特別推薦A〉23年10/2〜10/13（必着）〈特別推薦B〉23年11/1〜11/10（必着）〈推薦〉23年11/24〜12/8（必着） | 試験日程 | 10/22 11/18 12/16 | 合格発表 | 11/1 12/1 12/23 | 推薦基準・試験内容 | 特別推薦Aは専願のみ、3.8以上　特別推薦Bは専願のみ、3.6以上　推薦は併願可　特別推薦A：小論文、面接、書類　特別推薦B：選択＝国総、コミ英Ⅰ Ⅱ・英表Ⅰ、数ⅠA、小論文より1科目、面接、書類　推薦：国総、選択＝コミ英Ⅰ Ⅱ・英表Ⅰ、数ⅠA、小論文より1科目、書類 | 受験料 | 20,000円 |
| 一般 | 〈前期〉24年1/5〜1/19（必着）〈中期〉24年1/22〜2/9（必着）〈後期〉24年2/13〜3/1（必着） | | 2/2 2/17 3/13 | | 2/13 2/24 3/18 | | 一般：2/2・17は、国総、選択＝コミ英Ⅰ Ⅱ・英表Ⅰ、数ⅠA、生基・生、化基から1科目　3/13は国総、選択＝コミ英Ⅰ Ⅱ・英表Ⅰ、数ⅠA、生基・生から1科目 | | 20,000円 |

◆開校年　2005年
◆入学者　60名（男子10名/女子50名）
◆出身県　宮崎県・大分県・福岡県
◆主な実習先　宮崎大学医学部附属病院、宮崎県立宮崎病院、国立病院機構宮崎東病院
◆主な就職先　宮崎大学医学部附属病院、宮崎県立宮崎病院、国立病院機構宮崎病院

◆初年度納入金（卒業までの納入金）
1,100,000円（3,050,000円）
◆学校独自の奨学金制度
・子弟入学金制度：減免[金額]入学金半額[募集内容]順正学園設置校を親が卒業、兄弟姉妹が卒業もしくは在学中、兄弟姉妹が同時入学する場合の1名に適用

◆学生寮　なし
◆特徴
〜今の自分も　未来の自分も　ココから始まる。〜卒業後、関連校への大学編入学や進学という選択も多彩で、スキルアップや多職種の資格取得が可能です。また開校〜2023年3月迄の卒業生727名全員が国家試験に合格し、看護師資格を取得しています。

資料請求　●学校案内　無料　●願書　無料　　WEB出願　不可

小林看護医療専門学校

学校法人宮崎総合学院

【看】【社】【学科】看護学科（3年・40名）

〒886-0009　宮崎県小林市駅南309番地
【TEL】0984-27-3010　【E-mail】kango@msg.ac.jp
【交通】JR線「小林」駅より徒歩3分

| 公募推薦 | 〈Ⅰ期〉23年10/1〜10/12（必着）〈Ⅱ期〉23年11/23〜12/14（必着） | 試験日程 | 10/14 12/16 | 合格発表 | 10/26 12/26 | 推薦基準・試験内容 | 推薦は専願、現役生のみ、3.8以上　推薦：小論文、集団面接 | 受験料 | 20,000円 |
| 一般 | 〈Ⅰ期〉23年11/23〜12/14（必着）〈Ⅱ期〉24年1/17〜2/1（必着）〈Ⅲ期〉24年2/21〜3/7（必着）〈Ⅳ期〉24年3/14〜3/21（必着） | | 12/16 2/3 3/9 3/23 | | 12/26 2/14 3/19 3/28 | | 一般：小論文、国総（現代文）、数ⅠA、集団面接 | | 20,000円 |

◆開校年　2015年
◆入学者　34名（男子8名/女子26名）
◆出身県　宮崎県・熊本県・大分県
◆主な実習先　小林市立病院、えびの市立病院、国民健康保険高原病院他
◆主な就職先　市町村医療センター、老人福祉施設、訪問看護ステーション他

◆初年度納入金（卒業までの納入金）
1,150,000円（3,050,000円）
◆学校独自の奨学金制度
・西諸医師会地域はぐくみ奨学金：免除[年額]1,100,000円[募集内容]西諸地域管内の医療機関に継続して3年間勤務すると奨学金全額の返済を免除
・西諸市町就学サポート資付貸与金：貸与[年額]1,100,000円[募集内容]西諸地域管内の医療機関に3年従事を条件に、無利息で貸与、5年以内に返済

◆学生寮　なし
◆特徴

資料請求　●学校案内　無料　●願書　無料　　WEB出願　可

日南看護専門学校

学校法人日南学園

【看】【社】【学科】看護学科（3年・40名）

〒887-0013　宮崎県日南市木山2丁目4-16
【TEL】0987-23-1883　【E-mail】ncnichi@theia.ocn.ne.jp
【交通】JR日南線「油津」駅より徒歩7分

| 公募推薦 | 23年12/4〜12/15（必着） | 試験日程 | 12/16 | 合格発表 | 12/19 | 推薦基準・試験内容 | 推薦は専願、現役生のみ、3.6以上　推薦：小論文、面接 | 受験料 | 10,000円 |
| 一般 | 〈Ⅰ期〉24年1/9〜1/19（必着）〈Ⅱ期〉24年2/1〜2/9（必着）〈Ⅲ期〉24年3/1〜3/8（必着） | | 1/20 2/11 3/10 | | 1/23 2/14 3/11 | | 一般：国（現代文のみ）、コミ英Ⅰ Ⅱ、小論文、面接 | | 10,000円 |

◆開校年　2002年
◆入学者　42名（男子4名/女子38名）
◆出身県　大分県・鹿児島・熊本県
◆主な実習先　宮崎県立宮崎病院、宮崎県立こども療育センター、宮崎県立日南病院
◆主な就職先　宮崎県立宮崎病院、国立病院機構宮崎病院、宮崎県立病院

◆初年度納入金（卒業までの納入金）
1,072,000円（2,776,000円）
◆学校独自の奨学金制度
・日南看護専門学校奨学金：免除[年額]200,000円[募集内容]入学試験の成績優秀者または日南学園弟妹制度の該当者

◆学生寮　あり（女子のみ）
◆特徴
主な実習病院は宮崎県立日南病院で日南看護専門学校の真向かいにあります。その他の実習施設も実習目標を達成するうえで施設設備、実習効果の上がる施設です。

資料請求　●学校案内　無料　●願書　無料　　WEB出願　不可

延岡看護専門学校

一般社団法人延岡市医師会

【看】【学科】看護学科（3年・40名）

〒882-0856　宮崎県延岡市出北6-1621
【TEL】0982-21-1305
【交通】JR「南延岡」駅よりタクシー5分

| 公募推薦 | 出願日程 − | 試験日程 − | 合格発表 − | 推薦基準・試験内容 | ※詳細は学校にお問い合わせください | 受験料 |
| 一般 | − | − | − | | ※詳細は学校にお問い合わせください | |

◆開校年　1952年
◆入学者　−
◆出身県　−
◆主な実習先　−
◆主な就職先　−

◆初年度納入金（卒業までの納入金）
◆学校独自の奨学金制度

◆学生寮　−
◆特徴　−

資料請求　●学校案内　−　●願書　−　　WEB出願　−

フィオーレKOGA看護専門学校

社会医療法人同心会

学科	看護学科(3年・40名)	〒880-0879　宮崎県宮崎市宮崎駅東2-2-10 【TEL】0985-38-8010 【交通】JR「宮崎」駅より徒歩すぐ

	出願日程	試験日程	合格発表	推薦基準・試験内容	受験料
公募推薦	–			※詳細は学校にお問い合わせください	
一般				※詳細は学校にお問い合わせください	

◇開校年　2017年
◇入学者　–
◇出身県　–
◇主な実習先　

◇主な就職先　

◇初年度納入金(卒業までの納入金)

◇学校独自の奨学金制度

◇学生寮　–
◇特徴

資料請求　●学校案内　–　●願書　–　　　WEB出願　–

藤元メディカルシステム付属医療専門学校

藤元メディカルシステムグループ

学科 看社	看護学科(3年・80名)	〒889-1911　宮崎県北諸県郡三股町大字長田1258-1 【TEL】0986-52-6921　【E-mail】fmsh.kanri@fujimoto.or.jp 【交通】JR線「都城」駅より車20分

	出願日程	試験日程	合格発表	推薦基準・試験内容	受験料
公募推薦	〈1期〉23年9/28〜10/12(必着) 〈2期〉23年11/30〜12/14(必着)	10/15 12/15	10/20 12/22	推薦は専願、現役生のみ、B3.7以上 推薦:小論文、面接	20,000円
一般	〈1期〉24年1/4〜1/18(必着) 〈2期〉24年1/25〜2/8(必着) 〈3期〉24年2/26〜3/7(必着) 〈4期〉24年3/11〜3/21(必着)	1/19 2/9 3/8 3/22	1/26 2/16 3/15 3/26	一般:国総(現代文)、選択=数Ⅰ、コミ英Ⅰより1科目、面接	20,000円

◇開校年　1989年
◇入学者　–
◇出身県　宮崎県・鹿児島県・熊本県
◇主な実習先　藤元メディカルシステム関連施設、都城市郡医師会病院他
◇主な就職先　国立、県立、藤元メディカルシステム関連施設の病院他

◇初年度納入金(卒業までの納入金)
882,000円(2,246,000円)
◇学校独自の奨学金制度
・一般社団法人　藤元メディカルシステム奨学金

◇学生寮　あり(女子のみ)
◇特徴

資料請求　●学校案内　–　●願書　本体無料　送料250円　　WEB出願　不可

都城医療センター附属看護学校

独立行政法人国立病院機構

学科 看	看護学科(3年・40名)	〒885-0014　宮崎県都城市祝吉町5033-1 【TEL】0986-22-3690 【交通】JR線「都城」駅より宮崎交通バス「都城医療センター前」 下車徒歩すぐ

	出願日程	試験日程	合格発表	推薦基準・試験内容	受験料
公募推薦	–			※詳細は学校にお問い合わせください	–
一般				※詳細は学校にお問い合わせください	

◇開校年　1947年
◇入学者　–
◇出身県　–
◇主な実習先　–

◇主な就職先　

◇初年度納入金(卒業までの納入金)

◇学校独自の奨学金制度

◇学生寮　–
◇特徴
　–

資料請求　●学校案内　–　●願書　–　　　WEB出願　–

宮崎医療福祉専門学校

学校法人日章学園

学科 看社	看護学科(3年・40名)	〒881-0004　宮崎県西都市清水1000番地 【TEL】0983-42-1010 【交通】JR日豊線「佐土原」駅より西都市内までバスで約20分 スクールバス運行、東九州自動車道西都ICより約10分

	出願日程	試験日程	合格発表	推薦基準・試験内容	受験料
公募推薦	〈第1回〉23年10/2〜10/11(必着) 〈第2回〉23年12/4〜12/13(必着)	10/14 12/16	1週間以内	推薦は専願、3.8以上 推薦:国総(古漢除く)・現代文、面接、書類審査	20,000円
一般	〈第1回〉23年12/4〜12/13(必着) 〈第2回〉24年1/15〜1/24(必着) 〈第3回〉24年2/5〜2/14(必着) 〈第4回〉24年2/19〜3/6(必着)	12/16 1/27 2/17 3/12	1週間以内 1週間以内 5日以内 3日以内	一般:選択=国総(古漢除く)・現代文、数ⅠAより1科目、面接、書類審査 ※第4回は定員に達した場合、実施しないこともあります	20,000円

◇開校年　1983年
◇入学者　41名(男子5名/女子36名)
◇出身県　宮崎県・熊本県・大阪府
◇主な実習先　福祉事業関係、病院、介護老人保健施設他

◇主な就職先　宮崎県立病院、国立病院機構宮崎病院、国立病院機構都城医療センター

◇初年度納入金(卒業までの納入金)
1,168,000円(2,914,000円)
◇学校独自の奨学金制度
・受験料免除制度:免除[金額]20,000円[募集内容]併設校在籍者で推薦入試受験者
・入学金免除制度:免除[金額]200,000円[募集内容]併設校・地元校・指定校の各種推薦入試の成績優秀者

◇学生寮　なし
◇特徴
広い視野を持ち、社会の変化に対応できる看護の実践家の育成を目指します。

資料請求　●学校案内　無料　●願書　無料　　WEB出願　不可

看護師

臨床検査技師　臨床工学技士　診療放射線技師

理学療法士　作業療法士　言語聴覚士

歯科衛生士　歯科技工士

柔道整復師　はり師・きゅう師　あん摩マッサージ指圧師

視能訓練士　義肢装具士　救急救命士

左側見出し: 専門学校・養成施設 ／ 看護師 ／ 臨床検査技師・臨床工学技士・診療放射線技師 ／ 理学療法士・作業療法士・言語聴覚士 ／ 歯科技工士・歯科衛生士 ／ 柔道整復師・はり師・きゅう師・あん摩マッサージ指圧師 ／ 視能訓練士・義肢装具士・救急救命士

学校法人赤塚学園 赤塚学園看護専門学校

看[看社] 学科：看護学科(3年・40名)

〒890-0055 鹿児島県鹿児島市上荒田町21-12
【TEL】099-250-1313
【交通】JR線「鹿児島中央」駅より徒歩10分、市電「中洲通」電停より徒歩2分

	出願日程	試験日程	合格発表	推薦基準・試験内容	受験料
公募推薦	23年10/2～10/5	10/7	10/7	推薦は専願、現役生のみ、普通科系3.4・職業系3.7以上 推薦:国(現代文)、面接、書類審査	20,000円
一般	〈第1回〉23年10/2～10/5 〈第2回〉23年10/10～11/8 〈第3回〉23年11/13～12/6 〈第4回〉23年12/11～24年1/17 〈個別〉24年1/22～3/26	10/7 11/11 12/9 1/20 個別に通知	11/11 12/9 1/20	一般:国(現代文)、面接、書類審査	20,000円

◇開校年 2010年
◇入学者 -
◇出身県 鹿児島県
◇主な実習先 鹿児島市医師会病院、鹿児島市立病院、伊敷病院
◇主な就職先 鹿児島市医師会病院、鹿児島市立病院、伊敷病院
◇初年度納入金(卒業までの納入金) 1,060,000円(-)
◇学校独自の奨学金制度
◇学生寮 なし
◇特徴 臨床経験豊富な教員による分かりやすい講義と実践的な実技実習で国家試験指導だけでなく、学生に寄り添った指導を目指しています。また、病院奨学金など充実した各種奨学金制度でサポート体制も抜群です。

資料請求 ●学校案内 無料 ●願書 無料 ／ WEB出願 不可

学校法人日章学園 奄美看護福祉専門学校

看[看社] 学科：看護学科(3年・40名)

〒894-0771 鹿児島県奄美市名瀬小湊338-2
【TEL】0120-549-181 【E-mail】amami@amakan.ac.jp
【交通】しまバス小湊行き「奄美看護福祉専門学校前」下車

	出願日程	試験日程	合格発表	推薦基準・試験内容	受験料
公募推薦	-			※9月26日以降、該当する試験はありません	
一般	〈第1回〉23年10/1～10/16(必着) 〈第2回〉23年10/23～11/7(必着) 〈第3回〉23年11/13～12/5(必着) 〈第4回〉23年12/19～24年1/15(必着) 〈第5回〉24年1/22～2/6(必着)	10/21 11/11 12/9 1/20 2/10	10/30 11/20 12/18 1/29 2/19	一般:10/21は現国、面接 11/11以降は現国、数、面接	15,000円

◇開校年 1995年
◇入学者 -
◇出身県 -
◇主な実習先 -
◇主な就職先 -
◇初年度納入金 869,500円(-)
◇学校独自の奨学金制度 ・奄美市支援制度[募集内容]通学補助金、成績優秀者への授業料の支給、体験入学の旅費支給など
◇学生寮 -
◇特徴 -

資料請求 ●学校案内 - ●願書 - ／ WEB出願 残りの日程はWEBをCheck

学校法人原田学園 鹿児島医療技術専門学校(谷山キャンパス)

看[看] 学科：看護学科(4年・80名)

〒891-0113 鹿児島県鹿児島市東谷山3-31-27
【TEL】099-260-4151
【E-mail】taniyama.igi@harada-gakuen.ac.jp
【交通】JR線「谷山」駅より徒歩10分

	出願日程	試験日程	合格発表	推薦基準・試験内容	受験料
公募推薦	〈1期〉23年10/1～10/4(必着) 〈2期〉23年10/23～11/14(必着) 〈3期〉23年11/27～12/5(必着) 〈4期〉23年12/18～24年1/16(必着) 〈5期〉24年1/29～2/13(必着)	10/14 11/18 12/9 1/20 2/17	10日以内	推薦は専願、現役生のみ、推薦A:3.5以上、推薦B:3.3以上 推薦A(10/14のみ実施):書類審査、面接 推薦B(全日程実施):選択=国総(古漢除く)、数Ⅰより1科目、書類審査、面接 ※10/14は地方会場も実施(奄美市、熊本市、宮崎市) ※地方会場は推薦A除く	30,000円
一般	〈1期〉23年10/1～10/4(必着) 〈2期〉23年10/23～11/14(必着) 〈3期〉23年11/27～12/5(必着) 〈4期〉23年12/18～24年1/16(必着) 〈5期〉24年1/29～2/13(必着)	10/14 11/18 12/9 1/20 2/17	10日以内	一般:選択=国総(古漢除く)、数Ⅰより1科目、書類審査、面接 ※10/14は地方会場も実施(奄美市、熊本市、宮崎市)	30,000円

◇開校年 1993年
◇入学者 -
◇出身県 鹿児島県・宮崎県・熊本県
◇主な実習先 -
◇主な就職先 米盛病院、鹿児島市医師会病院、鹿児島市立病院
◇初年度納入金 1,260,000円(-)
◇学校独自の奨学金制度 ・推薦A学費免除制度:減免[金額]200,000円[募集内容]入学年度の授業料より免除します ・兄弟姉妹特典制度:減免[募集内容]本校または鹿児島キャリアデザイン専門学校に兄弟・姉妹が在籍している場合の授業料が免除されます
◇学生寮 あり
◇特徴 医技寮で過ごす、確実な知識と技術を習得する4年間。全ての4年課程学科で卒業時に高度専門士の称号を付与するなど、医療技術者教育のスタンダード「4年課程」には様々なメリットがあります。

資料請求 ●学校案内 無料 ●願書 無料 ／ WEB出願 不可 残りの日程はWEBをCheck

学校法人南学園 鹿児島医療福祉専門学校

看[看社] 学科：看護学科(3年・80名)

〒890-0034 鹿児島県鹿児島市田上8-21-3
【TEL】099-281-9911 【E-mail】info@minami.ac.jp
【交通】JR線「鹿児島中央」駅より南国交通バスで約20分

	出願日程	試験日程	合格発表	推薦基準・試験内容	受験料
公募推薦	23年10/2～10/10(必着)	10/14	10/20	推薦は専願、現役生のみ、3.5以上 推薦:面接	20,000円
一般	〈1次〉23年10/16～10/31(必着) 〈2次〉23年11/6～12/5(必着) 〈3次〉23年12/11～24年1/30(必着) 〈4次〉24年2/5～2/27(必着) 〈5次〉24年3/4～3/25(必着)	11/4 12/9 2/3 3/2 3/26	11/10 12/15 2/9 3/8 3/28	一般:選択=国(現代文のみ)、数ⅠAより1科目、面接 ※3/2・26は定員に達した場合、中止する可能性があります	20,000円

◇開校年 1989年
◇入学者 -
◇出身県 鹿児島県・宮崎県・東京都
◇主な実習先 南風病院、鹿児島厚生連病院、霧島市医師会医療センター
◇主な就職先 鹿児島厚生連病院、今村病院、天陽会中央病院
◇初年度納入金 1,100,000円(-)
◇学校独自の奨学金制度 ・森永茂樹奨学金:貸与[月額]30,000円～100,000円[募集内容]人物、学業ともに優秀な者で、経済的理由により著しく修学に困難がある者
◇学生寮 なし
◇特徴 本学科では臨床に役立つ生きた知識と正確な技術を習得できるよう、充実した教材・設備・経験豊かな講師陣、最高水準の実習病院で学びます。

資料請求 ●学校案内 無料 ●願書 無料 ／ WEB出願 不可

※受験を希望される方は、必ず各学校の募集要項をご確認ください。 — 340 —

専門学校・養成施設

看護師

診療放射線技師士

臨床工学技士

臨床検査技師

理学療法士

作業療法士

言語聴覚士

歯科技工士

歯科衛生士

柔道整復師

あん摩マッサージ指圧師
はり師・きゅう師

視能訓練士

義肢装具士

救急救命士

鹿児島中央看護専門学校

公益財団法人慈愛会 【看・社】

学科	3年課程看護科（3年・40名）

〒892-0822　鹿児島県鹿児島市泉町12-7
【TEL】099-227-5330
【交通】市電「いづろ」駅より徒歩5分、バス「金生町」バス停より徒歩5分

出願日程		試験日程	合格発表	推薦基準・試験内容	受験料
公募推薦	23年9/25〜10/13	10/21	10/25	推薦は専願、現役生のみ、3.8以上 推薦：小論文、面接、調査書	10,000円
一般	23年10/30〜11/17	11/25	11/29	一般：国総（現代文のみ）、英I、数I、面接、調査書	10,000円

◇開校年　2003年
◇入学者　−
◇出身県　−
◇主な実習先　−
◇主な就職先　−

◇初年度納入金（卒業までの納入金）
1,110,000円（−）
◇学校独自の奨学金制度
・公益財団法人慈愛会奨学金：貸与［月額］50,000円［募集内容］公益財団法人慈愛会が経営する施設に就業する意思のある方を対象。貸与期間と同じ業務従事期間をもって返還免除

◇学生寮　−
◇特徴　−

資料請求　●学校案内　無料　●願書　※WEB出願のみ　　WEB出願　可

加治木看護専門学校

学校法人鹿児島学園 【看・社】

学科	看護学科（3年・40名）

〒899-5221　鹿児島県姶良市加治木町港町131-1
【TEL】0995-62-5811
【E-mail】kajiki-nc-jimu@gh-kagoshima.ac.jp
【交通】JR日豊本線「加治木」駅より徒歩15分

出願日程		試験日程	合格発表	推薦基準・試験内容	受験料
公募推薦	23年10/2〜10/11（必着）	10/14	10/19	推薦は専願、現役生のみ、推薦S：3.5以上、推薦A：3.2以上 推薦S：小論文、面接 推薦A：国（古漢除く）、面接	15,000円
一般	〈1次〉23年10/23〜11/15（必着） 〈2次〉23年12/1〜24年1/17（必着） 〈3次〉24年2/1〜2/21（必着） 〈4次〉24年2/26〜3/13（必着）	11/18 1/20 2/24 3/16	11/22 1/25 2/29 3/22	一般：国（古漢除く）、数I、面接	15,000円

◇開校年　1993年
◇入学者　−
◇出身県　鹿児島県・熊本県・宮崎県
◇主な実習先　霧島市立医師会医療センター、南九州病院、国分生協病院
◇主な就職先　霧島市立医師会医療センター、八反丸リハビリテーション病院、いまきいれ総合病院

◇初年度納入金（卒業までの納入金）
1,410,000円（−）
◇学校独自の奨学金制度
・入学奨学金制度：給付［金額］推薦：80,000円、一般60,000円［募集内容］オープンキャンパスなど学校説明会へ参加した場合、奨学金を支給

◇学生寮　あり
◇特徴
オープンキャンパス・オンライン学校説明会・学校見学（随時）参加者は入学検定料半額。
上記参加者には入試過去問題配布。
入学奨学金制度あり。

資料請求　●学校案内　無料　●願書　無料　　WEB出願　不可

鹿屋市立鹿屋看護専門学校【公】

【看】

学科	看護学科（3年・30名）

〒893-0064　鹿児島県鹿屋市西原三丁目7-40
【TEL】0994-44-6360　【E-mail】kansen@city.kanoya.lg.jp
【交通】鹿児島交通バス「航空隊前」「鹿屋女子高前」停より徒歩5分

出願日程		試験日程	合格発表	推薦基準・試験内容	受験料
公募推薦	23年10/24〜10/31（必着）	11/4	11/13	推薦は専願、現役生のみ、3.7以上 推薦：小論文、英III、面接（集団討論）	10,000円
一般	23年12/1〜24年1/17（必着）	1/20	2/1	一般：国（現代文）、英III、数I、小論文、面接（集団討論）	10,000円

◇開校年　1978年
◇入学者　30名（男子4名／女子26名）
◇出身県　鹿児島県
◇主な実習先　鹿屋市内医療機関
◇主な就職先　鹿屋市内外医療機関

◇初年度納入金（卒業までの納入金）
848,000〜898,000円（1,612,000〜1,662,000円）
◇学校独自の奨学金制度
−

◇学生寮　なし
◇特徴
少人数指導で確かな看護の力を修得
学費が低廉、奨学金が多種
進路先が充実、国家試験高い合格率

資料請求　●学校案内　−　●願書　本体無料　送料140円　　WEB出願　不可

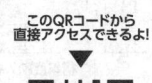

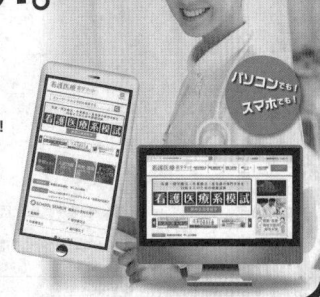

左端縦書きラベル：
専門学校・養成施設

看護師　臨床検査技師　診療放射線技師　臨床工学技士　理学療法士　作業療法士　言語聴覚士　歯科衛生士　歯科技工士　柔道整復師　はり師・きゅう師　あん摩マッサージ指圧師　視能訓練士　義肢装具士　救急救命士

神村学園専修学校（学校法人神村学園）

看 社 | 学科：看護学科（3年・40名）

〒896-8686　鹿児島県いちき串木野市別府4460番地
【TEL】0996-21-2070　【E-mail】vocational@kamimura.ac.jp
【交通】JR鹿児島本線「神村学園前」駅より徒歩3分

	出願日程	試験日程	合格発表	推薦基準・試験内容	受験料
公募推薦	23年10/2～10/11	10/14	1週間以内	推薦は専願、現役生のみ、3.0以上　推薦：作文、面接、書類　※詳細は募集要項を参照ください	20,000円
一般	〈1次〉23年10/2～10/11　〈2次〉23年10/16～11/15　〈3次〉23年11/20～12/13　〈4次〉23年12/18～24年1/24　〈5次〉24年1/29～2/21	10/14　11/18　12/16　1/27　2/24・26・27	1週間以内	一般：選択＝国（現代文）、数ⅠAより1科目、面接	20,000円

◇開校年　1993年
◇入学者　40名（男子28名/女子12名）
◇出身県　鹿児島県・熊本県・宮崎県
◇主な実習先　−
◇主な就職先　−

◇初年度納入金（卒業までの納入金）
1,200,000円（3,200,000円）
◇学校独自の奨学金制度
・成績特待生選抜減免：減免［金額］1年次前期学費より200,000円、別途1～3年次各100,000円［募集内容］成績特待生選抜入試に適用
・各種推薦減免：減免［金額］1年次前期学費より100,000円［募集内容］学校推薦、自己推薦、医療関係者推薦、社会人推薦入試に適用

◇学生寮　−
◇特徴
3年制の医療系国家試験受験資格が得られる学校です。オープンキャンパス参加にて入学検定料20,000円全額免除になります。国立大学医学部保健学科への編入学も積極的に支援しています。

資料請求　●学校案内　無料　●願書　無料　｜　WEB出願　不可　｜　残りの日程はWEBをCheck

仁心看護専門学校（医療法人仁心会）

看 社 | 学科：看護科3年課程（3年・40名）

〒899-5102　鹿児島県霧島市隼人町真孝910-7
【TEL】0995-42-2266
【交通】JR日豊本線「隼人」駅より徒歩30分

	出願日程	試験日程	合格発表	推薦基準・試験内容	受験料
公募推薦	23年9/27～10/11（必着）　〈鹿屋会場〉23年11/8～11/22（必着）　〈沖縄会場〉23年11/10～11/24（必着）	10/15　11/25　12/3	10/20　12/1　12/11	推薦は専願、現役生のみ　推薦：国（現代文のみ）、作文、面接	10,000円
一般	〈一次〉23年11/8～11/22（必着）　〈二次〉24年1/10～1/24（必着）　〈三次〉24年2/6～2/20（必着）　〈鹿屋会場〉23年11/8～11/22（必着）　〈沖縄会場〉23年11/10～11/24（必着）	11/26　1/28　2/23　11/25　12/3	12/1　2/2　2/29　12/1　12/11	一般：国（現代文のみ）、選択＝数Ⅰ、英Ⅰより1科目、作文、面接	10,000円

◇開校年　2000年
◇入学者　40名
◇出身県　鹿児島県
◇主な実習先　−
◇主な就職先　−

◇初年度納入金（卒業までの納入金）
930,000円（−）
◇学校独自の奨学金制度

◇学生寮　あり
◇特徴

資料請求　●学校案内　無料　●願書　無料　｜　WEB出願　不可　｜　残りの日程はWEBをCheck

川内看護専門学校（川内市医師会立）

共 看 社 | 学科：看護学科（3年・40名）

〒895-0076　鹿児島県薩摩川内市大小路町70-26
【TEL】0996-27-0242　【E-mail】sendai-kango@ninus.ocn.ne.jp
【交通】JR鹿児島本線「川内」駅より徒歩24分

	出願日程	試験日程	合格発表	推薦基準・試験内容	受験料
公募推薦	−			※9月26日以降、該当する試験はありません	−
一般	〈一次〉23年10/30～11/10（消有）　〈二次〉23年11/20～12/1（消有）　〈三次〉24年1/9～1/19（消有）　〈四次〉24年2/5～2/16（消有）　〈五次〉24年2/19～3/1（消有）	11/19　12/9　1/28　2/25　3/10	11/24　12/15　2/2　3/1　3/10	一般：国（現代文）、面接	15,000円

◇開校年　1965年
◇入学者　40名
◇出身県　鹿児島県
◇主な実習先　川内市医師会立市民病院、済生会川内病院、ファミリーHP薩摩
◇主な就職先　川内市医師会立市民病院、済生会川内病院、鹿児島市立病院

◇初年度納入金（卒業までの納入金）
約1,300,000円（約3,000,000円）
◇学校独自の奨学金制度
・特待生制度：給付［年額］360,000円、180,000円［募集内容］1次募集一般入試の成績が上位1位は授業料全額、2位3位は半額を一年間給付

◇学生寮　なし
◇特徴
自然豊かな環境にあります。実習施設のほとんどは学校から30分程度で移動できる距離にあり、学習に集中できます。「日本文化と礼法」「脳と心」などの特色のある授業、また解剖見学や離島実習なども行っています。

資料請求　●学校案内　無料　●願書　無料　｜　WEB出願　不可

浦添看護学校（学校法人湘央学園）

看 | 学科：看護学科（3年・120名）

〒901-2104　沖縄県浦添市当山2-30-1
【TEL】098-877-7741　【E-mail】info-urasoe@sho-oh.ac.jp
【交通】琉球バス（バイパス経由）知花線90番・琉大線98番・宜野湾線88番「嘉数」バス停より徒歩5分

	出願日程	試験日程	合格発表	推薦基準・試験内容	受験料
公募推薦	−			※9月26日以降、該当する試験はありません	
一般	〈前期〉23年10/10～10/20（必着）　〈後期〉24年1/15～1/26（必着）	11/5　2/4	11/8　2/7	一般：国（古漢除く）、英（リスニング除く）、面接	20,000円

◇開校年　2012年
◇入学者　−
◇出身県　−
◇主な実習先　沖縄県立中部病院、沖縄県立南部医療センター、こども医療センター他
◇主な就職先　琉球大学医学部附属病院、新垣病院、浦添総合病院他

◇初年度納入金（卒業までの納入金）
1,250,000円（−）
◇学校独自の奨学金制度

◇学生寮　なし
◇特徴

資料請求　●学校案内　無料　●願書　無料　｜　WEB出願　不可

専門学校・養成施設

沖縄看護専門学校

学校法人おもと会
看社

学科	看護学科(3年・80名)			〒901-1393　沖縄県島尻郡与那原町字板良敷1380-1 【TEL】098-946-1414　【E-mail】info@omoto-kango.ac.jp 【交通】「南板良敷」停より徒歩2分	

	出願日程	試験日程	合格発表	推薦基準・試験内容	受験料
公募推薦	23年9/1～9/29	10/7	10/13	推薦は現役生のみ、3.5以上 推薦：小論文、面接、書類選考	20,000円
一般	〈前期〉23年10/2～10/27 〈後期〉23年12/18～24年1/19	11/4 1/27	11/10 2/2	一般：国総(古漢除く)、コミ英Ⅰ、選択＝生基、数Ⅰより1科目、面接、書類選考	20,000円

◇開校年　1992年
◇入学者　－
◇出身県　沖縄県
◇主な実習先　大浜第一病院、沖縄赤十字病院、中頭病院
◇主な就職先　大浜第一病院、琉球大学病院、沖縄県立病院他

◇初年度納入金(卒業までの納入金)
1,145,000円(2,835,000円)
◇学校独自の奨学金制度
・大浜万栄奨学金：給付[月額]20,000円[募集定員]各クラス1名[募集内容]1年を通して、人物・学業成績ともに優秀な学生が対象

◇学生寮　なし
◇特徴
学生自らビジョンゴールを設定し、目的達成にむけて主体的に学ぶ「プロジェクト学習」を学習の中心に置きます。学習成果と自分の成長を楽しみながら意欲的に学ぶことができます。
(2017年2月文部科学省「職業実践専門課程」設置校)

資料請求　●学校案内　無料　●願書　無料　　WEB出願　可

ぐしかわ看護専門学校

中部地区医師会立
看

学科	看護学科(3年・80名)			〒904-2201　沖縄県うるま市昆布長尾原1832-1 【TEL】098-972-4600　【E-mail】gushikan@gushikawa-ns.ac.jp 【交通】国道329号沿「いずみ病院入口」バス停より徒歩20分、車5分	

	出願日程	試験日程	合格発表	推薦基準・試験内容	受験料
公募推薦	23年9/4～9/29(消有)	10/7	10/18	推薦は専願、現役生のみ、3.5以上 推薦：小論文、面接	20,000円
一般	〈前期〉23年10/2～10/27(消有) 〈後期〉24年1/9～1/16(消有)	11/3 1/21	11/8 1/24	一般：国総(古漢除く)、コミ英Ⅰ、数Ⅰ、面接	20,000円

◇開校年　2008年
◇入学者　80名(男子10名/女子70名)
◇出身県　沖縄県・県外
◇主な実習先　県内病院他
◇主な就職先　県内病院、県外病院

◇初年度納入金(卒業までの納入金)
1,050,000円(2,550,000円)
◇学校独自の奨学金制度
・中部地区医師会奨学金：給付[募集内容]他の学生の模範となる優秀な学生に対し、学納金の一部を免除

◇学生寮　なし
◇特徴
敷地面積6500坪、駐車場280台、食堂、講堂棟が整備された充実した環境。
看護師国家試験第112回80名全員合格。

資料請求　●学校案内　無料　●願書　無料　　WEB出願　不可

那覇市医師会那覇看護専門学校

一般社団法人那覇市医師会
看

学科	看護学科(3年・120名)			〒901-0222　沖縄県豊見城市字渡橋名289-23 【TEL】098-850-8050 【E-mail】nma-nahakango@nma-nahakango.ac.jp 【交通】琉球バス「那覇バスターミナル」よりバス40分	

	出願日程	試験日程	合格発表	推薦基準・試験内容	受験料
公募推薦	－	－	－	※9月26日以降、該当する試験はありません	－
一般	〈前期〉23年10/16～10/31(消有) 〈後期〉24年1/9～1/24(消有)	11/11 2/3	11/17 2/9	一般：国総(古漢除く)、コミ英Ⅰ、数Ⅰ、面接	15,000円

◇開校年　1972年
◇入学者　－
◇出身県　沖縄県・東京都
◇主な実習先　沖縄協同病院、豊見城中央病院、南部病院
◇主な就職先　琉球大学医学部附属病院、沖縄県立病院、那覇市立病院

◇初年度納入金(卒業までの納入金)
1,050,000円(2,550,000円)
◇学校独自の奨学金制度
－

◇学生寮　なし
◇特徴
シミュレーション教育を中心とした体験型学習を重視しています。さらに、実習施設の教育担当者に学内実習へ参加して頂き、臨床現場に近い実践的な教育を行っています。

資料請求　●学校案内　無料　●願書　無料　　WEB出願　不可

北部看護学校

公益社団法人北部地区医師会
看

学科	看護学科(3年・80名)			〒905-0005　沖縄県名護市字宇茂又1219-91 【TEL】0980-54-1001 【交通】名護市街より伊豆味方面へ車5分	

	出願日程	試験日程	合格発表	推薦基準・試験内容	受験料
公募推薦	－	－	－	※9月26日以降、該当する試験はありません	－
一般	〈前期〉23年10/16～10/27(必着) 〈後期〉24年1/4～1/19(必着)	11/4 1/27	11/10 2/2	一般：国総(古漢除く)、コミ英Ⅰ、数Ⅰ、面接	20,000円

◇開校年　1993年
◇入学者　80名(男子15名/女子65名)
◇出身県　沖縄県
◇主な実習先　北部地区医師会病院、中頭病院、中部徳洲会病院他
◇主な就職先　北部地区医師会病院、中頭病院、中部徳洲会病院他

◇初年度納入金(卒業までの納入金)
1,150,000円(－)
◇学校独自の奨学金制度
・北部地区医師会修学貸与資金

◇学生寮　なし
◇特徴
人間尊重を基本とし、時代の変化に対応できる幅広い能力をそなえ、看護の発展に貢献できる有能な人材の育成を目指す。

資料請求　●学校案内　無料　●願書　無料　　WEB出願　不可

診療放射線技師
臨床工学技士
臨床検査技師
看護師
理学療法士
作業療法士
言語聴覚士
歯科技工士
歯科衛生士
柔道整復師
あん摩マッサージ指圧師・はり師・きゅう師
視能訓練士
義肢装具士
救急救命士

左端縦書き：大学／看護師／臨床検査技師 診療放射線技師 臨床工学技士／理学療法士 作業療法士 言語聴覚士／歯科衛生士 歯科技工士／柔道整復師 あん摩マッサージ指圧師 はり師・きゅう師／視能訓練士 義肢装具士 救急救命士

▷臨床検査技師
▷臨床工学技士
▷診療放射線技師

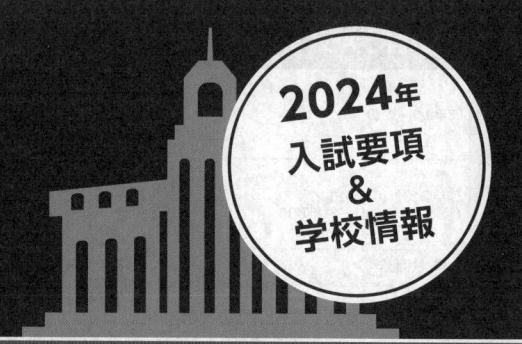

2024年 入試要項 & 学校情報

大学

日本医療大学 　検工診

学科	保健医療学部 (1)臨床検査学科(4年・60名) (2)臨床工学科(4年・60名) (3)診療放射線学科(4年・100名)	〒062-0053 北海道札幌市豊平区月寒東3条11-1-50 【TEL】011-351-6100 【交通】地下鉄東西線「南郷13丁目」駅より徒歩約10分

	出願日程	試験日程	合格発表	推薦基準・試験内容	受験料
公募推薦	－	－	－	※詳細は学校にお問い合わせください	
一般				※詳細は学校にお問い合わせください	

◇開 校 年　2014年
◇入 学 者　－
◇出 身 県　－
◇主な実習先　－
◇主な就職先　－

◇初年度納入金(卒業までの納入金)　－
◇学校独自の奨学金制度

◇学 生 寮　－
◇特　徴

資料請求　●学校案内　　●願書　－　　WEB出願　－

北海道大学【国】　検診

学科	医学部保健学科 (1)検査技術科学専攻(4年・35名) (2)放射線技術科学専攻(4年・35名)	〒060-0812　北海道札幌市北区北12条西5 【TEL】011-706-7484 【E-mail】admission@academic.hokudai.ac.jp 【交通】JR線「札幌」駅より徒歩7分、地下鉄「北12条」駅より徒歩4分

	出願日程	試験日程	合格発表	推薦基準・試験内容	受験料
公募推薦	－			※9月26日以降、該当する試験はありません	
一般	24年1/22～2/2 (一次は大学入学共通テスト利用)	2/25	3/6	一般:(1)数ⅠⅡⅢAB、化基・化、選択=物基・物、生基・生より1科目、選択=英、独、仏、中より1科目、(2)数ⅠⅡⅢAB、物、選択=化基・化、生基・生より1科目、選択=英、独、仏、中より1科目	17,000円

◇開 校 年　1980年
◇入 学 者　(1)36名(2)35名
◇出 身 県　－
◇主な実習先　北海道大学病院、札幌市内の病院他
◇主な就職先　札幌医科大学附属病院、札幌厚生病院、札幌健診センター他

◇初年度納入金(卒業までの納入金)
817,800円(－)
◇学校独自の奨学金制度

◇学 生 寮　あり
◇特　徴
卒業要件を満たすことで、それぞれ臨床検査技師、診療放射線技師の国家試験受験資格が得られます。

資料請求　●学校案内　本体無料　送料250円　●願書　※WEB出願　　WEB出願　可

学校法人東日本学園
北海道医療大学　検共総

学科	医療技術学部 臨床検査学科(4年・60名)	〒002-8072　北海道札幌市北区あいの里2条5丁目1 【TEL】0120-068-222　【E-mail】nyushi@hoku-iryo-u.ac.jp 【交通】JR学園都市線「あいの里教育大」駅より徒歩約5分

	出願日程	試験日程	合格発表	推薦基準・試験内容	受験料
公募推薦	23年11/1～11/13	11/19	12/1	推薦は専願のみ、浪人可 推薦:小論文、書類審査、面接	30,000円
一般	〈前期〉23年12/22～24年1/22 〈後期〉24年2/9～3/3	1/29・30・31 3/7	2/15 3/13	一般:コミ英ⅠⅡ・英表Ⅰ、数ⅠA、書類審査、選択=化基、生基、物基より1科目	30,000円

◇開 校 年　1974年
◇入 学 者　72名
◇出 身 県　北海道・青森県・宮城県
◇主な実習先　道内各地の病院・検査機関等
◇主な就職先　道内外の病院・検査機関等

◇初年度納入金(卒業までの納入金)
1,450,000円(5,800,000円)
◇学校独自の奨学金制度
・特待奨学生(入学者選抜で選考):免除[金額]A特待:授業料半額免除、B特待:授業料4分1免除
・学校法人東日本学園奨学金:貸与[年額]500,000円(無利子、卒業後返還)

◇学 生 寮　あり
◇特　徴
6学部9学科の北海道最大の医療系総合大学です。最大の特徴は多職種連携教育。同じ医療を志す仲間たちと一緒に、学部学科を越えてチーム医療を学びます。また、多彩な学修プログラムで国家試験合格も力強くサポートします。

資料請求　●学校案内　無料　●願書　無料　　WEB出願　可

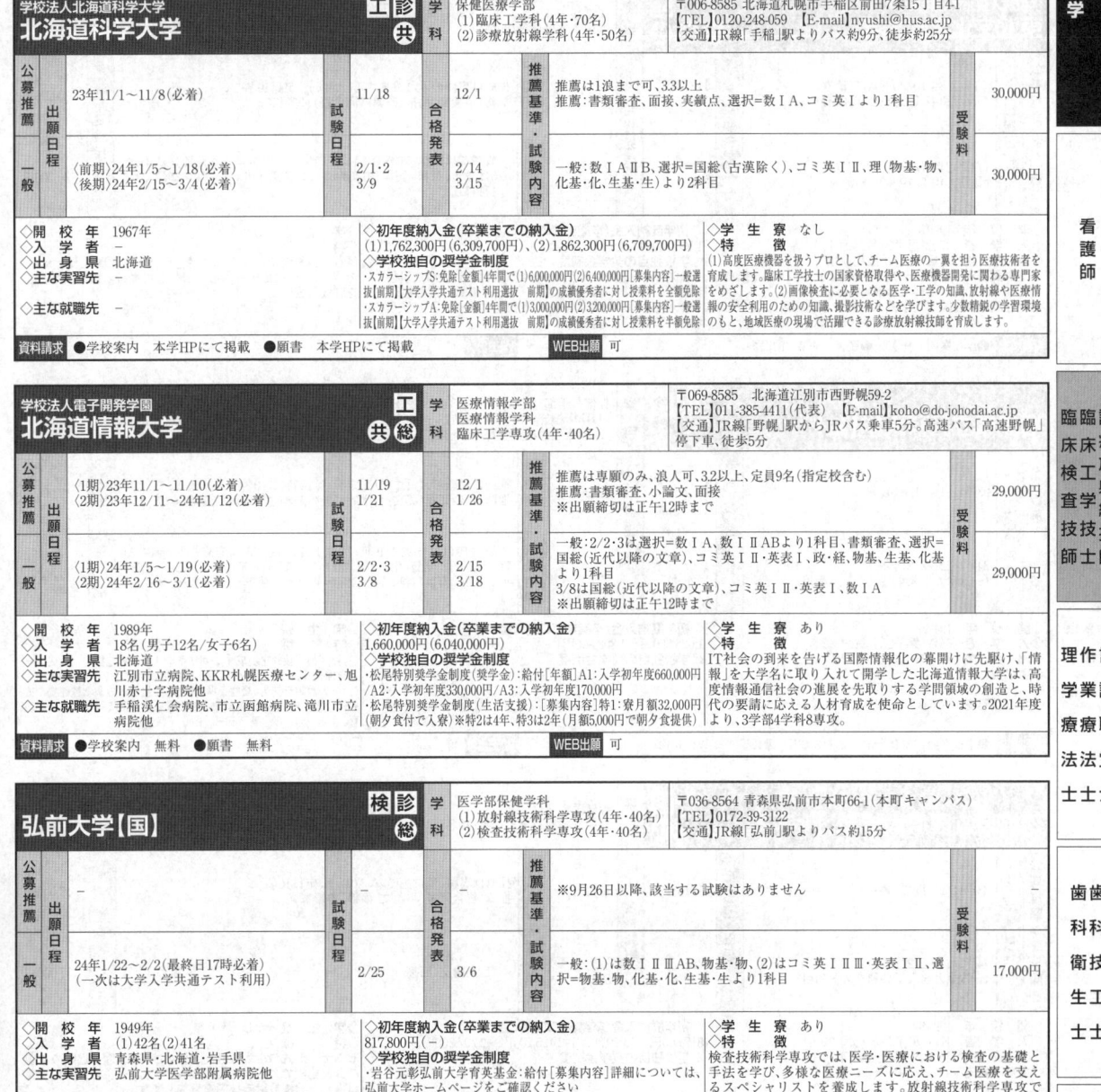

北海道科学大学

学校法人北海道科学大学　工・診・共

学科	(1)臨床工学科(4年・70名)　(2)診療放射線学科(4年・50名)

〒006-8585　北海道札幌市手稲区前田7条15丁目4-1
【TEL】0120-248-059　【E-mail】nyushi@hus.ac.jp
【交通】JR線「手稲」駅よりバス約9分、徒歩約25分

	出願日程	試験日程	合格発表	推薦基準・試験内容	受験料
公募推薦	23年11/1〜11/8(必着)	11/18	12/1	推薦は1浪まで可、3.3以上 推薦：書類審査、面接、実績点、選択＝数ⅠA、コミ英Ⅰより1科目	30,000円
一般	〈前期〉24年1/5〜1/18(必着) 〈後期〉24年2/15〜3/4(必着)	2/1・2 3/9	2/14 3/15	一般＝数ⅠAⅡB、選択＝国総(古漢除く)、コミ英ⅠⅡ、理(物基・物、化基・化、生基・生)より2科目	30,000円

◇開校年　1967年
◇入学者　－
◇出身県　北海道
◇主な実習先　－
◇主な就職先　－

◇初年度納入金(卒業までの納入金)
(1)1,762,300円(6,309,700円)、(2)1,862,300円(6,709,700円)
◇学校独自の奨学金制度
・スカラーシップS：免除[金額]4年間で(1)6,940,000円(2)6,400,000円[募集内容]一般選抜[前期]大学入学共通テスト利用選抜　前期の成績最優秀者に対し授業料を全額免除
・スカラーシップA：免除[金額]4年間で(1)3,000,000円(2)3,200,000円[募集内容]一般選抜[前期]大学入学共通テスト利用選抜　前期の成績最優秀者に対し授業料を半額免除

◇学生寮　なし
◇特徴
(1)高度医療機器を扱うプロとして、チーム医療の一翼を担う医療技術者を育成します。臨床工学技士の国家資格取得や、医療機器開発に関わる専門家をめざします。(2)画像検査に必要となる医学・工学の知識、放射線や医療情報の安全利用のための知識、撮影技術などを学びます。少数精鋭の学習環境のもと、地域医療の現場で活躍できる診療放射線技師を育成します。

資料請求　●学校案内　本学HPにて掲載　●願書　本学HPにて掲載　　WEB出願　可

北海道情報大学

学校法人電子開発学園　工・共・総

学科	医療情報学部　医療情報学科　臨床工学専攻(4年・40名)

〒069-8585　北海道江別市西野幌59-2
【TEL】011-385-4411(代表)　【E-mail】koho@do-johodai.ac.jp
【交通】JR線「野幌」駅からJRバス乗車5分。高速バス「高速野幌」停下車、徒歩5分

	出願日程	試験日程	合格発表	推薦基準・試験内容	受験料
公募推薦	〈1期〉23年11/1〜11/10(必着) 〈2期〉23年12/11〜24年1/12(必着)	11/19 1/21	12/1 1/26	推薦は専願のみ、浪人可、3.2以上、定員9名(指定校含む) 推薦：書類審査、小論文、面接 ※出願締切は正午12時まで	29,000円
一般	〈1期〉24年1/5〜1/19(必着) 〈2期〉24年2/16〜3/1(必着)	2/2・3 3/8	2/15 3/18	一般：2/2・3は選択＝数ⅠA、数ⅠAⅡABより1科目、書類審査、選択＝国総(近代以降の文章)、コミ英ⅠⅡ・英表Ⅰ、政・経、物基、生基、化基より1科目 3/8は国総(近代以降の文章)、コミ英ⅠⅡ・英表Ⅰ、数ⅠA ※出願締切は正午12時まで	29,000円

◇開校年　1989年
◇入学者　18名(男子12名/女子6名)
◇出身県　北海道
◇主な実習先　江別市立病院、KKR札幌医療センター、旭川赤十字病院他
◇主な就職先　手稲渓仁会病院、市立函館病院、滝川市立病院他

◇初年度納入金(卒業までの納入金)
1,660,000円(6,040,000円)
◇学校独自の奨学金制度
・松尾特別奨学金制度(奨学金)：給付[年額]A1：入学初年度660,000円/A2：入学初年度330,000円/A3：入学初年度170,000円
・松尾特別奨学金制度(生活支援)：[募集内容]特1：寮月額32,000円(朝夕食付で入寮)　特2は4年、特3は2年(月額5,000円で朝夕食提供)

◇学生寮　あり
◇特徴
IT社会の到来を告げる国際情報化の幕開けに先駆け、「情報」を大学名に取り入れて開学した北海道情報大学は、高度情報通信社会の進展を先取りする学問領域の創造と、時代の要請に応える人材育成を使命としています。2021年度より、3学部4学科8専攻。

資料請求　●学校案内　無料　●願書　無料　　WEB出願　可

弘前大学【国】

検・診・総

学科	医学部保健学科　(1)放射線技術科学専攻(4年・40名)　(2)検査技術科学専攻(4年・40名)

〒036-8564　青森県弘前市本町66-1(本町キャンパス)
【TEL】0172-39-3122
【交通】JR線「弘前」駅よりバス約15分

	出願日程	試験日程	合格発表	推薦基準・試験内容	受験料
公募推薦	－	－	－	※9月26日以降、該当する試験はありません	－
一般	24年1/22〜2/2(最終日17時必着) (一次は大学入学共通テスト利用)	2/25	3/6	一般：(1)は数ⅠⅡⅢAB、物基・物、(2)はコミ英ⅠⅡⅢ・英表ⅠⅡ、選択＝物基・物、化基・化、生基・生より1科目	17,000円

◇開校年　1949年
◇入学者　(1)42名(2)41名
◇出身県　青森県・北海道・岩手県
◇主な実習先　弘前大学医学部附属病院他
◇主な就職先　八戸赤十字病院、独立行政法人労働者健康安全機構青森労災病院他

◇初年度納入金(卒業までの納入金)
817,800円(－)
◇学校独自の奨学金制度
・岩谷元彰弘前大学育英基金：給付[募集内容]詳細については、弘前大学ホームページをご確認ください
・弘前大学基金トラペット未来の教育応援事業：給付[募集内容]詳細については、弘前大学ホームページをご確認ください

◇学生寮　あり
◇特徴
検査技術科学専攻では、医学・医療における検査の基礎と手法を学び、多様な医療ニーズに応え、チーム医療を支えるスペシャリストを養成します。放射線技術科学専攻では、基礎から高度な専門技術の応用まで、チーム医療の体験も交えながら実践力を磨きます。

資料請求　●学校案内　本体無料　要送料　●願書　※WEB出願　　WEB出願　可

東北大学【国】

検・診・総

学科	医学部保健学科　(1)検査技術科学専攻(4年・37名)　(2)放射線技術科学専攻(4年・37名)

〒980-8575　宮城県仙台市青葉区星陵町2-1
【TEL】022-795-4800　【E-mail】nyushi1@grp.tohoku.ac.jp
【交通】JR線「仙台」駅よりバスで約20分

	出願日程	試験日程	合格発表	推薦基準・試験内容	受験料
公募推薦	－	－	－	※9月26日以降、該当する試験はありません	－
一般	24年1/22〜2/2 (一次は大学入学共通テスト利用)	2/25・26	3/9	一般：コミ英ⅠⅡⅢ・英表ⅠⅡ、数ⅠⅡⅢAB、面接、選択＝物基・物、化基・化、生基・生より2科目	17,000円

◇開校年　1907年
◇入学者　(1)38名(2)38名
◇出身県　－
◇主な実習先　－
◇主な就職先　－

◇初年度納入金(卒業までの納入金)
817,000円(－)
◇学校独自の奨学金制度
・東北大学元気・前向き奨学金(修学支援基金)：給付[年額]360,000円[募集内容]経済的な理由で修学が困難な学部学生で学業成績優秀者
・東北大学総長賞

◇学生寮　あり
◇特徴

資料請求　●学校案内　－　●願書　－　　WEB出願　－

右端縦組み見出し：看護師　臨床検査技師　臨床工学技士　診療放射線技師　理学療法士　作業療法士　言語聴覚士　歯科衛生士　歯科技工士　柔道整復師　はり師・きゅう師　あん摩マッサージ指圧師　視能訓練士　義肢装具士　救急救命士

東北文化学園大学（学校法人東北文化学園大学）

| | | 工 共 総 社 | 学科 | 工学部 臨床工学科(4年・40名) | 〒981-8551 宮城県仙台市青葉区国見6-45-1 【TEL】0120-556-923 【E-mail】nyugaku@office.tbgu.ac.jp 【交通】JR仙山線「国見」駅より徒歩1分 |

	出願日程		試験日程	合格発表	推薦基準・試験内容		受験料
公募推薦	〈Ⅰ期〉23年10/30〜11/7(消有) 〈Ⅱ期〉23年11/28〜12/6(消有)		11/18 12/17	12/1 12/22	推薦は専願のみ、1浪まで可、3.7以上、定員10名 推薦：小論文、面接(口頭試問含む)、書類審査		30,000円
一般	〈前期〉24年1/9〜1/23(消有) 〈後期〉24年2/19〜2/28(消有)		2/7 3/6	2/16 3/13	一般：2/7は国総(古漢除く)、コミ英ⅠⅡ(リスニング除く)、数Ⅰ 3/6は数Ⅰ、選択＝国総(古漢除く)、コミ英ⅠⅡ(リスニング除く)より1科目以上		30,000円

◇開校年 1999年
◇入学者 37名(男子21名/女子16名)
◇出身県 宮城県・岩手県・山形県
◇主な実習先 東北大学病院、仙台オープン病院、福島県立医科大学附属病院他
◇主な就職先 国立大学法人東北大学、医療法人徳洲会、栗原市病院事業医療局他

◇初年度納入金(卒業までの納入金) 1,650,000円(−)
◇学校独自の奨学金制度
・兄弟姉妹等優遇制度：免除[金額]240,000円または120,000円「募集内容」在学生や卒業生の親族入学者の入学金を全額または半額免除
・姉妹校優遇制度：免除[募集内容]法人設置の学校の卒業生が入学する場合、入学金を全額免除

◇学生寮 あり
◇特徴 単なる技術者ではなく、広い教養、豊かな人間性と研究心を持ち、かつ医療チームの一員として働ける臨床工学技士を育成します。

資料請求 ●学校案内 無料 ●願書 ※WEB出願 WEB出願 可

福島県立医科大学【公】

| | | 検 診 | 学科 | 保健科学部 (1)臨床検査学科(4年・40名) (2)診療放射線科学科(4年・25名) | 〒960-8516 福島県福島市栄町10番6号 【TEL】024-581-5508 【E-mail】h-nyushi@fmu.ac.jp 【交通】JR線「福島」駅より徒歩5分 |

	出願日程		試験日程	合格発表	推薦基準・試験内容		受験料
公募推薦	23年11/1〜11/8(必着)		12/2・3	12/20	推薦は併願可、1浪まで可、定員(1)16名(2)10名 推薦：総合問題(英文・科学的資料の読解含む)、面接、書類審査		17,000円
一般	24年1/22〜2/2(必着) (一次は大学入学共通テスト利用)		2/25・26	3/8	一般：(1)はコミ英ⅠⅡⅢ・英表ⅠⅡ、面接、書類審査、選択＝物基・物、生基・生、化基・化より2科目、(2)は数ⅠⅡⅢAB、コミ英ⅠⅡⅢ・英表ⅠⅡ、面接、書類審査、選択＝物基・物、生基・生、化基・化より1科目		17,000円

◇開校年 1947年
◇入学者 65名(男子23名/女子42名)
◇出身県 福島県・宮城県・山形県
◇主な実習先 −
◇主な就職先 −

◇初年度納入金(卒業までの納入金) 1,026,800円(1,308,800円)(−)
◇学校独自の奨学金制度

◇学生寮 あり
◇特徴 (1)臨床検査技師を養成するカリキュラムに細胞検査士養成コースを併設。超音波検査やがんゲノム医療にも対応できる教育体制。(2)少人数制を採用。高度な専門教育、他学部との多職種連携や放射線災害医療、最新鋭の画像診断装置を用いた実験など幅広い教育。

資料請求 ●学校案内 本体無料 送料300円 ●願書 ※WEB出願 WEB出願 可

茨城県立医療大学【公】

| | | 診 社 | 学科 | 保健医療学部 放射線技術科学科(4年・40名) | 〒300-0394 茨城県稲敷郡阿見町阿見4669-2 【TEL】029-840-2108 【交通】JR常磐線「土浦」駅西口からバスで約25分、または「荒川沖」駅東口からバスで約20分 |

	出願日程		試験日程	合格発表	推薦基準・試験内容		受験料
公募推薦	23年11/1〜11/7(必着)		11/15・16	12/1	推薦は専願、現役生のみ、3.0以上、定員16名 推薦：総合問題、小論文、面接、書類審査		17,000円
一般	24年1/22〜2/2(消有) (一次は大学入学共通テスト利用)		2/25 3/12	3/5 3/21	一般：小論文、面接		17,000円

◇開校年 1995年
◇入学者 41名(男子12名/女子29名)
◇出身県 茨城県・静岡県・千葉県
◇主な実習先 −
◇主な就職先 病院、診療所他

◇初年度納入金(卒業までの納入金) 817,800円〜1,099,800円(2,425,200円〜2,707,200円)
◇学校独自の奨学金制度

◇学生寮 なし
◇特徴 セミナー形式の少人数教育と付属病院や県内・近県の主要な医療施設での臨床実習によって、知識・技術・人間性を兼ね備えた診療放射線技師を育成します。

資料請求 ●学校案内 本体無料 送料215円 ●願書 本体無料 送料215円 WEB出願 不可

筑波大学【国】

| | | 検 | 学科 | 医学群 医療科学類(4年・44名) | 〒305-8577 茨城県つくば市天王台1-1-1 【TEL】029-853-7385 【交通】つくばエクスプレス「つくば」駅よりバスで「筑波大学病院入口」下車、常磐線「土浦」駅・「荒川沖」駅・「ひたち野うしく」駅よりバスで「筑波大学病院入口」下車 |

	出願日程		試験日程	合格発表	推薦基準・試験内容		受験料
公募推薦	23年11/1〜11/8(必着)		11/29・30	12/13	推薦は専願、現役生のみ、A以上、定員3名 推薦：小論文、面接		17,000円
一般	24年1/22〜2/2(必着) (一次は大学入学共通テスト利用)		2/25・26	3/8	一般：面接、数ⅠⅢAB、英、選択＝物基・物、化基・化、生基・生より2科目		17,000円

◇開校年 1978年
◇入学者 28名(男子8名/女子20名)
◇出身県 −
◇主な実習先 −
◇主な就職先 −

◇初年度納入金(卒業までの納入金) 817,800円(−)
◇学校独自の奨学金制度
・筑波大学学生奨学金「つくばスカラシップ」

◇学生寮 あり
◇特徴 総合大学として幅広い学問分野の教育を通した人間教育を重視しており、医科学の専門的知識の習得と共に幅広い教養を養うことができる。

資料請求 ●学校案内 本体無料 要送料 ●願書 ※WEB出願のみ WEB出願 可

つくば国際大学 →P.16 　検工診 共総社

学科						医療保健学部 (1) 臨床検査学科(4年・80名) (2) 医療技術学科(4年・40名) (3) 診療放射線学科(4年・80名)		
						〒300-0051　茨城県土浦市真鍋6-20-1 【TEL】029-826-6000　【E-mail】info@tius.ac.jp 【交通】JR線「土浦」駅西口バスターミナル5番乗り場よりつくば国際大学循環バスで15分、「つくば国際大学前」バス停下車		

	出願日程	試験日程	合格発表	推薦基準・試験内容	受験料
公募推薦	〈1期〉23年11/1～11/9(必着) 〈2期〉23年11/13～12/7(必着)	11/18 12/16	12/1 12/25	推薦は専願のみ、1浪まで可、(1)(2)は3.2以上、(3)は3.5以上、定員(1)25名(2)12名(3)26名(併設校からの推薦入学枠若干名を含む) 推薦：小論文、面接、書類審査	31,000円
一般	〈1期〉24年1/5～1/22(必着) 〈2期〉24年2/7～2/19(必着)	1/27 2/24	2/6 3/5	一般：コミ英ⅠⅡ・英表Ⅰ、選択＝国総(古漢除く)、数ⅠA、物基・化基、生基より2科目	31,000円

◇開校年　2007年
◇入学者　－
◇出身県　－
◇主な実習先
JA茨城県厚生連総合病院土浦協同病院、国立がん研究センター中央病院、つくばセントラル病院他
◇初年度納入金(卒業までの納入金)
1,893,370円(6,603,370円)
◇学校独自の奨学金制度
－
◇学生寮　あり(女子のみ)
◇特徴
(1)臨床検査学科では、医療の高度化や専門特化への対応力だけでなく、医療現場に携わる職業人として必要な力も養います。(2)医療技術学科では、実際の医療の現場で使用されている機器を使用して、高度な知識と技術力を備えた臨床工学技士を養成します。(3)診療放射線学科では、現代のチーム医療に貢献する先進技術と知識を備えた診療放射線技師を養成します。

資料請求　●学校案内　無料　●願書　無料　　WEB出願　可

学校法人国際医療福祉大学　国際医療福祉大学　大田原キャンパス 診 共総社

学科						保健医療学部 放射線・情報科学科(4年・110名)		
						〒324-8501　栃木県大田原市北金丸2600-1 【TEL】0287-24-3200　【E-mail】nyushi@iuhw.ac.jp 【交通】JR東北新幹線・東北本線「那須塩原」駅よりスクールバスにて約20分		

	出願日程	試験日程	合格発表	推薦基準・試験内容	受験料
公募推薦	23年11/1～11/9(消有)	11/18	12/1	推薦は専願のみ、1浪まで可、3.5以上、定員22名(指定校含む) 推薦：学科適性試験(基礎学力試験)、グループディスカッション、面接	30,000円
一般	〈前期〉23年12/19～24年1/16(消有) 〈後期〉24年2/13～2/22(消有)	1/28・29・30 3/2	2/7 3/8	一般：1/28・29・30はコミ英ⅠⅡ・英表Ⅰ、小論文、選択＝数ⅡB、物基・物、化基・化、生基・生、物基・化基、生基・化基より1科目 3/2は数ⅠA、面接	30,000円

◇開校年　1995年
◇入学者　115名(男子61名/女子54名)
◇出身県　栃木県・茨城県・福島県
◇主な実習先
国際医療福祉大学病院、国際医療福祉大学塩谷病院、国際医療福祉大学三田病院他
◇主な就職先
国際医療福祉大学成田病院、国際医療福祉大学三田病院他
◇初年度納入金(卒業までの納入金)
1,655,000円(6,320,000円)
◇学校独自の奨学金制度
・国際医療福祉大学特待奨学生奨学金(4年間)：給付[年額]授業料の最大100%相当額
・国際医療福祉大学年間成績優秀賞：給付[年額]授業料の50%
◇学生寮　あり
◇特徴
他の医療福祉専門職と協働して最善のサービスを提供できる人材の育成をめざす。

資料請求　●学校案内　無料　●願書　HPよりダウンロード　　WEB出願　可

群馬大学【国】 検 社

学科						医学部 保健学科検査技術科学専攻 (4年・40名)		
						〒371-8511　群馬県前橋市昭和町3-39-22 【TEL】027-220-8909 【交通】JR両毛線「前橋」駅より関越交通バスで「群大病院入口」下車、徒歩6分		

	出願日程	試験日程	合格発表	推薦基準・試験内容	受験料
公募推薦	23年11/1～11/7	11/17・18	12/6	※調査時点で詳細は未決定・未発表 詳細は学校にお問い合わせください	17,000円
一般	24年1/22～2/2 (一次は大学入学共通テスト利用)	2/25 3/12	3/7 3/20	※調査時点で詳細は未決定・未発表 詳細は学校にお問い合わせください	17,000円

◇開校年　1949年
◇入学者　40名
◇出身県　－
◇主な実習先
－
◇主な就職先
－
◇初年度納入金(卒業までの納入金)
－
◇学校独自の奨学金制度
－
◇学生寮
◇特徴

資料請求　●学校案内　－　●願書　－　　WEB出願

学校法人昌賢学園　群馬医療福祉大学 検工 共総社

学科						医療技術学部医療技術学科 (1) 臨床検査学専攻(4年・40名) (2) 臨床工学専攻(4年・40名)		
						〒371-0823　群馬県前橋市川曲町191-1(前橋キャンパス) 【TEL】027-253-0294　【E-mail】nyushi@shoken-gakuen.ac.jp 【交通】JR両毛線「井野」駅より徒歩25分		

	出願日程	試験日程	合格発表	推薦基準・試験内容	受験料
公募推薦	〈Ⅰ期〉23年11/1～11/10(必着) 〈Ⅱ期〉23年12/1～12/11(必着)	11/18 12/16	12/1 12/22	推薦は専願のみ、1浪まで可、3.2以上、定員11/18は各8名、12/16は各2名(定員は予定) 推薦：書類審査、小論文、面接	20,000円
一般	〈前期〉24年1/5～1/23(必着) 〈後期〉24年2/5～2/26(必着)	2/1・2 3/7	2/9 3/13	一般：2/1・2は書類審査、面接、選択＝国総(古漢除く)、コミ英ⅠⅡ・英表Ⅰ、数ⅠAより1科目、選択＝生、化、物、生基・化基、生基・物基、化基・物基より1科目 3/7は書類審査、面接、総合問題、選択＝生、化、物、生基・化基、生基・物基、化基・物基より1科目	20,000円

◇開校年　2010年
◇入学者　64名(男子27名/女子37名)
◇出身県　群馬県・長野県・栃木県
◇主な実習先
大学附属病院、国公立病院、赤十字病院他(予定)
◇主な就職先　※2021年度開設のため実績なし
◇初年度納入金(卒業までの納入金)
1,850,000円(6,500,000円)
◇学校独自の奨学金制度
・難易、沖縄出身者奨学金制度：免除[金額]入学金300,000円[募集内容]離島振興法及び沖縄振興開発措置法に定める地域に居住している者またはその地域の高等学校等の出身者
・同窓子女・子弟奨学金制度：免除[金額]入学金300,000円[募集内容]父母・兄弟姉妹が本学園の卒業生または在学生である新入生対象
◇学生寮　あり
◇特徴
臨床検査技師と臨床工学技士のダブルライセンスもめざせる高度専門医療人を養成します。

資料請求　●学校案内　無料　●願書　無料　　WEB出願　可

大学

看護師

診療放射線技師
臨床工学技士
臨床検査技師

理学療法士
作業療法士
言語聴覚士

歯科技工士
歯科衛生士

柔道整復師
はり師・きゅう師
あん摩マッサージ指圧師

視能訓練士
義肢装具士
救急救命士

左側縦見出し：看護師 / 臨床検査技師 臨床工学技士 診療放射線技師 / 理学療法士 作業療法士 言語聴覚士 / 歯科衛生士 歯科技工士 / 柔道整復師 あん摩マッサージ指圧師 はり師・きゅう師 / 視能訓練士 義肢装具士 救急救命士

群馬県立県民健康科学大学【公】　診・社

学科	診療放射線学部 診療放射線学科(4年・35名)

〒371-0052　群馬県前橋市上沖町323-1
【TEL】027-235-1211　【E-mail】nyuusi@gchs.ac.jp
【交通】上毛電鉄「片貝」駅から徒歩15分、JR線「前橋」駅から永井バス荻窪公園行き、「県民健康科学大学前」下車

	出願日程	試験日程	合格発表	推薦基準・試験内容	受験料
公募推薦	23年11/1〜11/8(消有)	11/18	12/1	推薦は専願のみ、1浪まで可、定員15名　推薦:小論文(英文)、面接	17,000円
一般	24年1/22〜2/2(消有)(一次は大学入学共通テスト利用)	2/25	3/4	一般:面接、書類審査	17,000円

◇開校年　2005年
◇入学者　36名(男子13名/女子23名)
◇出身県　群馬県・栃木県
◇主な実習先　前橋赤十字病院、群馬県立病院、伊勢崎市民病院他
◇主な就職先　高崎総合医療センター、群馬大学医学部附属病院、前橋赤十字病院他

◇初年度納入金(卒業までの納入金)
722,170円〜863,170円(−)
◇学校独自の奨学金制度
−

◇学生寮　なし
◇特徴
人間を中心に据えたカリキュラム、臨床経験豊富な教授陣による少人数教育、質の高い卒業研究、学部合同チームの連携授業。

資料請求　●学校案内　本体無料　送料250円　●願書　−　　WEB出願　可

学校法人群馬パース大学　群馬パース大学　検・工・診・共・総・社

学科	医療技術学部 (1)検査技術学科(4年・60名) (2)放射線学科(4年・70名) (3)臨床工学科(4年・50名)

〒370-0006　群馬県高崎市問屋町1-7-1
【TEL】027-365-3366　【E-mail】nyushi-koho@paz.ac.jp
【交通】JR上越線・両毛線「高崎問屋町」駅より徒歩10分

	出願日程	試験日程	合格発表	推薦基準・試験内容	受験料
公募推薦	23年11/6〜11/17(消有)	11/25	12/1	推薦は専願のみ、1浪まで可、定員(1)(3)15名(2)20名(指定校含む)　推薦:基礎学力試験、面接、調査書	33,000円
一般	〈前期〉24年1/4〜1/24(消有) 〈後期〉24年2/9〜2/23(消有)	2/3 3/2	2/9 3/8	一般:選択=国総(古漢除く)、数ⅠA、コミ英ⅠⅡ・英表ⅠⅡより1科目、選択=物基、化基、生基より2科目または物、化、生より1科目	33,000円

◇開校年　1998年
◇入学者　(1)65名(2)77名(3)56名
◇出身県　−
◇主な実習先　群馬パース病院、群馬大学医学部附属病院、高崎総合医療センター他
◇主な就職先　前橋赤十字病院、埼玉医科大学病院、黒沢病院他

◇初年度納入金(卒業までの納入金)
1,750,000円(6,550,000円)
◇学校独自の奨学金制度
・特待生奨学金:減免【金額】年間または後期授業料全額【募集内容】一般選抜(前期)に出願、試験で優秀な成績を収めた者が対象・神戸奨学金:減免【金額】300,000円【募集内容】本学に在籍する2〜4年生が対象。各学科数名

◇学生寮　なし
◇特徴
質の高い研究成果を、教育、地域の保健・医療・産業・経済、文化へと還元し、医療技術専門職として十分な貢献ができる人材を育成します。なお、検査技術学科では全国的にも珍しい生殖医療分野の科目を開講しており、顕微授精などの実践技術を修得できます。

資料請求　●学校案内　無料(入試ガイド含む)　●願書　※WEB出願　　WEB出願　可

埼玉医科大学　検・工

学科	保健医療学部 (1)臨床検査学科(4年・70名) (2)臨床工学科(4年・40名)

〒350-1241　埼玉県日高市山根1397-1
【TEL】042-984-4801　【E-mail】hokeniryou@saitama-med.ac.jp
【交通】JR川越線「高麗川」駅よりバス約10分

	出願日程	試験日程	合格発表	推薦基準・試験内容	受験料
公募推薦				※詳細は学校にお問い合わせください	−
一般				※詳細は学校にお問い合わせください	−

◇開校年　2006年
◇入学者　−
◇出身県　−
◇主な実習先　−
◇主な就職先　−

◇初年度納入金(卒業までの納入金)
−
◇学校独自の奨学金制度
−

◇学生寮　−
◇特徴
−

資料請求　●学校案内　−　●願書　−　　WEB出願　−

埼玉県立大学【公】　検・社

学科	保健医療福祉学部健康開発学科 検査技術科学専攻(4年・40名)

〒343-8540　埼玉県越谷市三野宮820番地
【TEL】048-973-4117　【E-mail】nyushi@spu.ac.jp
【交通】東武スカイツリーライン「せんげん台」駅西口下車徒歩20分、または県立大学行バス約5分

	出願日程	試験日程	合格発表	推薦基準・試験内容	受験料
公募推薦	23年11/1〜11/7(必着)	11/19	12/15	推薦は専願、現役生のみ、3.5以上、定員20名(県内要件有)　推薦:小論文、面接、書類審査	17,000円
一般	24年1/22〜2/2(必着)(一次は大学入学共通テスト利用)	2/25	3/6	一般:小論文、面接、書類審査	17,000円

◇開校年　1999年
◇入学者　40名(男子8名/女子32名)
◇出身県　−
◇主な実習先　埼玉県立がんセンター、さいたま市立病院、さいたま赤十字病院他
◇主な就職先　埼玉県立がんセンター、さいたま市民医療センター、さいたま赤十字病院他

◇初年度納入金(卒業までの納入金)
832,500円〜1,044,000円(2,695,500円〜2,907,000円)
◇学校独自の奨学金制度
−

◇学生寮　なし
◇特徴
保健・医療・福祉分野に強みを持つ公立大学。国家試験合格率、就職率は全国トップクラス。

資料請求　●学校案内　本体無料　要送料　●願書　※WEB出願のみ　　WEB出願　可

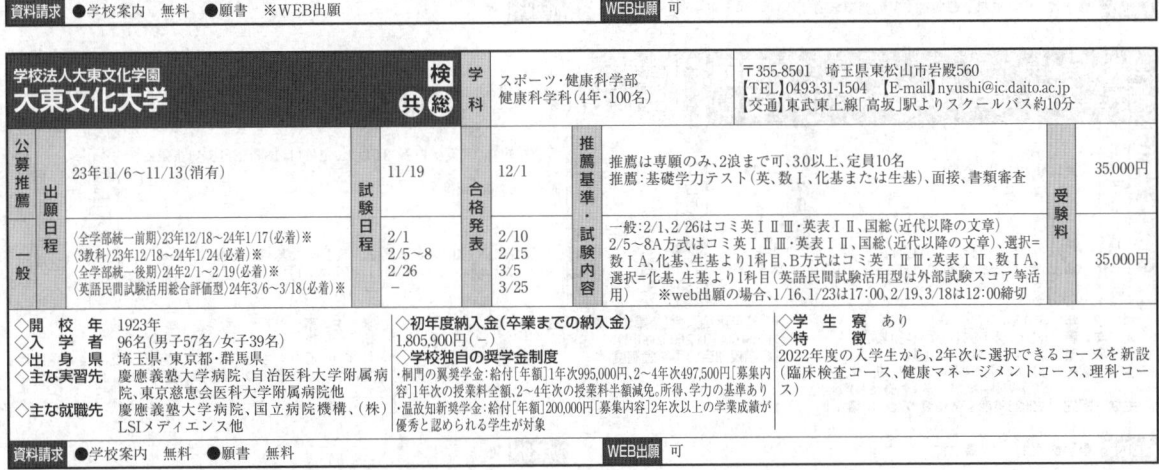

女子栄養大学

検 共 総　学科

栄養学部保健栄養学科
栄養科学専攻(4年・100名)

〒350-0288　埼玉県坂戸市千代田3-9-21
【TEL】049-282-7331
【交通】東武東上線「若葉」駅東口より徒歩3分

	出願日程	試験日程	合格発表	推薦基準・試験内容	受験料
公募推薦	23年11/1~11/10(必着)	11/19	12/1	推薦は専願のみ、1浪まで可、3.5以上、定員2名 推薦=小論文、面接、書類審査	25,000円
一般	〈1期〉24年1/5~1/16(必着) 〈2期〉24年1/5~1/31(必着) 〈3期〉24年1/5~2/21(必着)	1/23 2/5 2/27	1/27 2/10 3/2	一般:1/23は選択=コミ英ⅠⅡ、理(化基または生基)、国数(国総(古漢除く)・現代文Bまたは数ⅠⅡA)より2科目　2/5は選択=化基、生基より1科目、選択=コミ英ⅠⅡ、国総(古漢除く)・現代文Bより1科目　2/27は選択=化基、生基、コミ英ⅠⅡ、国総(古漢除く)・現代文Bより2科目	25,000円

◇開校年　1933年
◇入学者　－
◇出身県　－
◇主な実習先　都立駒込病院、多摩北部地域病院、日本大学医学部附属板橋病院他
◇主な就職先　東京医科大学八王子医療センター、武蔵野赤十字病院他

◇初年度納入金(卒業までの納入金)
2,071,100円(－)
◇学校独自の奨学金制度
・横巻のぶ記念奨学金:貸与[金額]学納金の一部
・その他

◇学生寮　あり(女子のみ)
◇特徴
本学の栄養科学専攻臨床検査学コースでは、栄養士と臨床検査技師の資格を合わせ持つ多彩な領域で活躍できる人材を養成します。

資料請求　●学校案内　無料　●願書　※WEB出願　　WEB出願　可

学校法人大東文化学園

大東文化大学

検 共 総　学科

スポーツ・健康科学部
健康科学科(4年・100名)

〒355-8501　埼玉県東松山市岩殿560
【TEL】0493-31-1504　【E-mail】nyushi@ic.daito.ac.jp
【交通】東武東上線「高坂」駅よりスクールバス約10分

	出願日程	試験日程	合格発表	推薦基準・試験内容	受験料
公募推薦	23年11/6~11/13(消有)	11/19	12/1	推薦は専願のみ、2浪まで可、3.0以上、定員10名 推薦=基礎学力テスト(英、数Ⅰ、化基または生基)、面接、書類審査	35,000円
一般	〈全学部統一前期〉23年12/18~24年1/17(必着)※ 〈3教科〉23年12/18~24年1/24(必着)※ 〈全学部統一後期〉24年2/1~2/19(必着)※ 〈英語民間試験活用総合評価型〉24年3/6~3/18(必着)※	2/1 2/5~8 2/26 －	2/10 2/15 3/5 3/25	一般:2/1、2/26はコミ英ⅠⅡⅢ・英表ⅠⅡ、国総(近代以降の文章) 2/5~8A方式はコミ英ⅠⅡⅢ・英表ⅠⅡ、国総(近代以降の文章)、選択=数ⅠA、化基、生基より1科目、B方式はコミ英ⅠⅡⅢ・英表ⅠⅡ、選択=化基、生基より1科目(英語民間試験活用型は外部試験スコア活用)　※web出願の場合、1/16、1/23は17:00、2/19、3/18は12:00締切	35,000円

◇開校年　1923年
◇入学者　96名(男子57名/女子39名)
◇出身県　埼玉県・東京都・群馬県
◇主な実習先　慶應義塾大学病院、自治医科大学附属病院、東京慈恵会医科大学附属病院他
◇主な就職先　慶應義塾大学病院、国立病院機構、(株)LSIメディエンス他

◇初年度納入金(卒業までの納入金)
1,805,900円(－)
◇学校独自の奨学金制度
・桐門の翼奨学金:給付[年額]1年次995,000円、2~4年次497,500円[募集内容]1年次の授業料全額、2~4年次の授業料半額減免。所得、学力の基準あり
・温故知新奨学金:給付[年額]200,000円[募集内容]2年次以上の学業成績が優秀と認められる学生が対象

◇学生寮　あり
◇特徴
2022年度の入学生から、2年次に選択できるコースを新設(臨床検査コース、健康マネージメントコース、理科コース)

資料請求　●学校案内　無料　●願書　無料　　WEB出願　可

学校法人城西医療学園

日本医療科学大学

検 工 診 共 総 社　学科

保健医療学部
(1)診療放射線学科(4年・90名)
(2)臨床工学科(4年・40名)
(3)臨床検査学科(4年・80名)

〒350-0435　埼玉県入間郡毛呂山町下川原1276
【TEL】049-230-5000
【交通】東武越生線「川角」駅より徒歩約10分

	出願日程	試験日程	合格発表	推薦基準・試験内容	受験料
公募推薦	〈A日程〉23年11/1~11/16(必着) 〈B日程〉23年11/20~12/12(必着)	11/19 12/17	12/1 12/18	推薦は専願のみ、1浪まで可、3.2以上、定員(1)29名(2)14名(3)27名(指定校含む) 推薦=書類審査、適性検査(基礎的な数学または小論文※)、面接　※(1)は基礎的な数学必須	30,000円
一般	〈Ⅰ期〉23年12/25~24年1/31(必着) 〈Ⅱ期〉24年2/5~2/20(必着) 〈特別〉24年2/19~3/5(必着)	2/5 2/24 3/9	2/8 2/27 3/11	一般:2/5・2/24は書類審査、面接、選択=コミ英ⅠⅡ・英表Ⅰ、国総(古漢除く)、数ⅠA、物基、化基、生基より2科目 3/9は書類審査、面接、選択=国総(古漢除く)、数ⅠAより1科目	30,000円

◇開校年　2007年
◇入学者　229名(男子119名/女子110名)
◇出身県　埼玉県・東京都・群馬県
◇主な実習先　埼玉医科大学病院、東京医科歯科大学病院、上尾中央総合病院他
◇主な就職先　獨協医科大学埼玉医療センター、日本医科大学付属病院、戸田中央総合病院他

◇初年度納入金(卒業までの納入金)
1,863,000円(6,682,000円)
◇学校独自の奨学金制度
－

◇学生寮　なし
◇特徴
高度な専門性を備えた医療人の育成を目指し、診療放射線学・理学療法学・作業療法学・看護学・臨床工学・臨床検査学に関する教育と研究を行っています。1年次から「チーム医療演習」を導入。多職種との連携方法を学び、即戦力となる医療人を育成します。

資料請求　●学校案内　無料　●願書　無料　　WEB出願　可

学校法人文京学院

文京学院大学

検 共 総　学科

保健医療技術学部
臨床検査学科(4年・80名)
(1年次はふじみ野キャンパス、2~4年次は本郷キャンパス)

〒356-8533　埼玉県ふじみ野市亀久保1196
【TEL】049-261-6417　【交通】東武東上線「ふじみ野」駅よりスクールバス7分または東武バス9分

	出願日程	試験日程	合格発表	推薦基準・試験内容	受験料
公募推薦	23年11/1~11/8(消有)	11/18	12/1	推薦は1浪まで可、専願3.5以上、併願3.8以上、定員20名(専願、併願合わせて) 推薦=小論文、面接、書類審査	35,000円
一般	〈全学統一〉23年12/14~24年1/15(消有) 〈Ⅰ期〉23年12/14~24年1/17(消有) 〈Ⅱ期〉23年12/14~24年2/7(消有) 〈Ⅲ期〉23年12/14~24年2/26(消有)	1/26 2/2 2/17 3/4	2/7 2/13 2/22 3/8	一般:1/26はコミ英ⅠⅡ・英表Ⅰ(リスニング除く)、面接、選択=数ⅠA、化基・化、生基・生より1科目　2/2、2/17、3/4は面接、選択=コミ英ⅠⅡ・英表Ⅰ(リスニング除く)、国総(近代以降の文章)より1科目(3/4は+総合問題より1科目)、選択=数ⅠA、化基・化、生基・生より1科目	35,000円

◇開校年　1991年
◇入学者　－
◇出身県　東京都・埼玉県
◇主な実習先　慶應義塾大学病院、国立がん研究センター中央病院、東京大学医学部附属病院他
◇主な就職先　東京都健康経営本部、獨協医科大学病院、川崎幸病院他

◇初年度納入金(卒業までの納入金)
1,928,560円(6,850,060円)
◇学校独自の奨学金制度
・学業支援特別給付制度:給付[金額]初年次と2年次の授業料半額減免
・生活支援特別給付制度:給付[年額]120,000円を2年間

◇学生寮　あり(女子のみ)
◇特徴
チーム医療現場での活躍を想定した総合大学ならではのカリキュラム。これまでに4,000名以上を輩出している本学は、名だたる病院に実習の協力をいただいている。

資料請求　●学校案内　無料　●願書　無料　　WEB出願　可

学校法人国際医療福祉大学　国際医療福祉大学　成田キャンパス　[検][診][共][社]

学科 成田保健医療学部
(1)医学検査学科(4年・80名)
(2)放射線・情報科学科(4年・50名)

〒286-8686　千葉県成田市公津の杜4-3
【TEL】0476-20-7810　【E-mail】admission@iuhw.ac.jp
【交通】京成本線「公津の杜(こうづのもり)」駅より徒歩1分

	出願日程	試験日程	合格発表	推薦基準・試験内容	受験料
公募推薦	23年11/1〜11/9(消有)	11/18	12/1	推薦は専願のみ、1浪まで可、3.5以上、定員(1)25名(2)15名(指定校含む) 推薦:基礎学力試験、小論文、面接、書類審査	30,000円
一般	〈前期〉23年12/19〜24年1/16(消有) 〈後期〉24年2/13〜2/22(消有)	1/28・29・30 3/2	2/7 3/8	一般:1/28・29・30(1)はコミ英ⅠⅡ・英表Ⅰ、小論文、選択=国総(古漢除く)、B日、数ⅠA、数ⅡB、物基・物、化基・化、生基・生、物基・化基・化基より1科目、(2)はコミ英ⅠⅡ・英表Ⅰ、小論文、選択=数ⅡB、物基・物、化基・化、生基・生、物基・化基・化基より1科目　3/2(1)はコミ英ⅠⅡ・英表Ⅰ、面接、(2)は数ⅠA、面接	30,000円

◇開校年　1995年
◇入学者　(1)81名(2)54名
◇出身県　−
◇主な実習先　成田市内を中心とした、千葉県内の主要な病院
◇主な就職先　国際医療福祉大学病院、国際医療福祉大学三田病院、国際医療福祉大学成田病院他

◇初年度納入金(卒業までの納入金)
1,610,000円(6,140,000円)
◇学校独自の奨学金制度
・特待奨学生制度:給付[募集内容]特待奨学生特別選抜、一般選抜前期、大学入学共通テスト利用選抜の成績上位合格者を対象に、特待奨学生を選抜。4年間の授業料に対し、特待奨学生Sは100%、Aは50%、Bは30%相当額の奨学金を給付

◇学生寮　あり
◇特徴
成田キャンパスでは、地域社会にとどまらず、国際医療協力に幅広く貢献できるグローバルな視点をもった医療福祉の専門的な人材を育成します。医療を通じた国際貢献に興味のある方などを求めます。

資料請求　●学校案内　無料　●願書　募集要項をHPよりダウンロード　　WEB出願　可

学校法人順天堂　順天堂大学　浦安・日の出キャンパス　[検][工][共][総]

学科 医療科学部
(1)臨床検査学科(4年・110名)
(2)臨床工学科(4年・70名)

〒279-0013　千葉県浦安市日の出6-8-1
【TEL】047-354-3311　【E-mail】iryoukagaku@juntendo.ac.jp
【交通】JR京葉線「新浦安」駅よりバス約7分

	出願日程	試験日程	合格発表	推薦基準・試験内容	受験料
公募推薦	23年11/1〜11/15(必着)	11/19	12/1	推薦は専願、現役生のみ、3.0以上、定員(1)18名(2)13名(指定校含む) 推薦:小論文、面接	30,000円
一般	〈1期〉23年12/1〜24年1/25(必着) 〈2期〉23年12/1〜24年1/26(必着)	2/2 2/5	2/8 2/15	一般:コミ英ⅠⅡ・英表Ⅰ、選択=数ⅠA、物基・物、化基・化、生基・生、国(近代以降の文章)より2科目(2/5は1科目)	35,000円

◇開校年　1951年
◇入学者　183名(男子53名/女子130名)
◇出身県　東京都・千葉県・埼玉県
◇主な実習先　順天堂大学医学部附属浦安病院、順天堂大学医学部附属順天堂医院、順天堂大学医学部附属練馬病院他
◇主な就職先　※2022年度学部開設のため実績なし

◇初年度納入金(卒業までの納入金)
1,750,000円(7,090,000円)
◇学校独自の奨学金制度
−

◇学生寮　なし
◇特徴
学是「仁」の心をもち、グローバル時代に対応できる国際性を身につけた次世代の「臨床検査技師」、「臨床工学技士」を育てることを目標としています。

資料請求　●学校案内　−　●願書　−　　WEB出願　可

学校法人加計学園　千葉科学大学　[検][工][共][総]

学科 危機管理学部
保健医療学科(4年・80名)※学科全体
(1)臨床検査コース
(2)臨床工学コース

〒288-0025　千葉県銚子市潮見町3番
【TEL】0120-919-126　【E-mail】koho@cis.ac.jp
【交通】JR総武本線「銚子」駅よりバス約10分

	出願日程	試験日程	合格発表	推薦基準・試験内容	受験料
公募推薦	23年11/1〜11/9(必着)	11/18	12/1	推薦は専願、現役生のみ、3.2以上 推薦:書類審査、面接	35,000円
一般	〈前期A方式〉24年1/9〜1/22(必着) 〈前期B方式〉24年2/6〜2/21(必着) 〈後期〉24年2/26〜3/11(必着)	2/3・4 3/7 3/19	2/16 3/15 3/25	一般:2/3・4は選択=物基・物、化基・化、生基・生、コミ英ⅠⅡ・英表Ⅰ、数ⅠA、国総(古漢除く)より2科目　3/7は選択=物基・物、化基・化、生基・生、コミ英ⅠⅢ・英表Ⅰ、数ⅠⅡAB、国総(古漢除く)より2科目(高得点の1科目で判定、理科2科目選択不可)　3/19は選択=物基・物、化基・化、生基・生、コミ英ⅠⅡ・英表Ⅰ、数ⅠⅡA、国総(古漢除く)より1科目	35,000円

◇開校年　2004年
◇入学者　−
◇出身県　千葉県・茨城県
◇主な実習先　−
◇主な就職先　−

◇初年度納入金(卒業までの納入金)
1,745,000円(6,155,000円)
◇学校独自の奨学金制度
・特待生制度:減免[募集内容]特定の入試において、入試成績により授業料部分の全額または半額を減免

◇学生寮　あり(女子のみ)
◇特徴
−

資料請求　●学校案内　無料　●願書　無料　　WEB出願　可

学校法人青淵学園　東都大学　幕張キャンパス　[工][共][総][社]

学科 幕張ヒューマンケア学部
臨床工学科(4年・40名)

〒261-0021　千葉県千葉市美浜区ひび野1-1
【TEL】043-274-1917
【交通】JR京葉線「海浜幕張」駅より徒歩約10分

	出願日程	試験日程	合格発表	推薦基準・試験内容	受験料
公募推薦	〈Ⅰ期〉23年11/1〜11/6(必着) 〈Ⅱ期〉23年12/1〜12/11(必着)	11/11 12/16	12/1 12/18	推薦は専願のみ、3.0以上、定員16名程度(指定校含む) 推薦:書類審査、文章読解力考査、面接	30,000円
一般	〈Ⅰ期〉24年1/15〜1/23(必着) 〈Ⅱ期〉24年2/1〜2/9(必着) 〈Ⅲ期〉24年2/22〜3/1(必着)	2/1 2/17 3/11	2/6 2/19 3/12	一般:書類審査、面接、選択=国総(古漢除く)、コミ英ⅠⅡより1科目、選択=数ⅠA、生基、化基、物基より1科目	30,000円

◇開校年　2018年
◇入学者　−
◇出身県　−
◇主な実習先　東邦大学医療センター佐倉病院、君津中央病院、千葉中央メディカルセンター他
◇主な就職先　※2021年度開設のため実績なし

◇初年度納入金(卒業までの納入金)
1,759,370円(6,279,370円)
◇学校独自の奨学金制度
−

◇学生寮　あり
◇特徴
−

資料請求　●学校案内　無料　●願書　無料　　WEB出願　可

東邦大学　習志野キャンパス　検 共 総

学科：理学部（4年・各80名、生命圏環境科学科は60名）
(1)化学科 (2)生物学科
(3)生物分子科学科(4)生命圏環境科学科

〒274-8510　千葉県船橋市三山2-2-1
【TEL】047-472-0666
【交通】京成本線「京成大久保」駅より徒歩約10分、JR総武線「津田沼」駅よりバス約10分

	出願日程	試験日程	合格発表	推薦基準・試験内容	受験料
公募推薦	23年11/1～11/10(必着)	11/18	12/1	推薦は専願のみ、1浪まで可、3.5以上、定員約12名(指定校含む)　推薦：適性検査、書類審査、面接　※(1)のみ実施	31,000円
一般	〈A〉23年12/11～24年1/21(必着)　〈B〉23年12/11～24年1/21(必着)　〈C〉23年12/11～24年2/12(必着)	2/1　2/2　2/20	2/10　2/10　2/27	一般：2/1はコミ英ⅠⅡ・英表Ⅰ、理((1)化基・化、(2)(3)(4)化基・化、生基・生、物基・物より各3問計9問より3問選択)、数ⅠⅡAB　2/2は学科によって内容が異なる　2/20は数ⅠⅡAB、選択=化基・化、生基・生、物基・物より1科目	31,000円

◇開校年　1925年
◇入学者　約330名
◇出身県　－
◇主な実習先　東邦大学医療センター大森病院、東邦大学医療センター大橋病院、東邦大学医療センター佐倉病院他
◇主な就職先　筑波大学附属病院、(株)LSIメディエンス、ちば県民保健予防財団他

◇初年度納入金(卒業までの納入金)
1,696,660円(－)
◇学校独自の奨学金制度
・東邦大学医療会貸与奨学金：貸与
・東邦大学理学部鶴風会(同窓会)給付奨学金：給付

◇学生寮　なし
◇特徴
理学の素養を積んだうえで医療について学ぶことができます。医学部や薬学部、3つの付属病院の全面的な協力を得て、実習や技術面の指導を行っています。

資料請求　●学校案内　無料　●願書　※WEB出願　　WEB出願　可

学校法人杏林学園　杏林大学　検 工 診 共 総

学科：保健学部
(1)臨床検査技術学科(4年・120名)
(2)臨床工学科(4年・60名)
(3)診療放射線技術学科(4年・66名)

〒181-8612　東京都三鷹市下連雀5-4-1(井の頭キャンパス)
【TEL】0422-47-8000
【交通】JR中央線「三鷹」駅、「吉祥寺」駅、京王線「仙川」駅、「千歳烏山」駅、「調布」駅よりバス15分

	出願日程	試験日程	合格発表	推薦基準・試験内容	受験料
公募推薦	23年11/1～11/8(必着)	11/19	12/1	推薦は専願のみ、1浪まで可、定員(1)35名(2)20名(3)16名　推薦：適性検査(コミ英ⅠⅢⅢ・英表ⅠⅡ、国総(近代以降の文章)、数ⅠA、物基、化基、生基)、面接	35,000円
一般	〈A日程〉23年12/20～24年1/18(必着)　〈B日程〉23年12/20～24年1/26(必着)	1/29・30　2/6	2/8　2/14	一般：コミ英ⅠⅢⅢ・英表ⅠⅡ、選択=国総(近代以降の文章)、数ⅠA、物基・物、化基・化、生基・生より2科目	35,000円

◇開校年　1970年
◇入学者　－
◇出身県　東京都・神奈川県・埼玉県
◇主な実習先　杏林大学医学部付属病院、日本赤十字医療センター、東京都立多摩総合医療センター、東京都立墨東病院(学部全体)
◇主な就職先　杏林大学医学部付属病院、東京消防庁、順天堂大学医学部附属順天堂医院(学部全体)

◇初年度納入金(卒業までの納入金)
1,988,370円(6,998,370円)
◇学校独自の奨学金制度
・杏林大学奨学金：給付[年額]360,000円[募集内容]年1回給付

◇学生寮　なし
◇特徴
チーム医療における重要な役割を担う臨床検査技師・臨床工学技士・診療放射線技師の養成を目指す。MRIをはじめ最新設備を授業でのみ使用するため、実習を伸び伸び行なえる。2016年度よりWEB出願を導入。

資料請求　●学校案内　無料　●願書　※WEB出願　　WEB出願　可

学校法人駒澤大学　駒澤大学　診 共 総 社

学科：医療健康科学部
診療放射線技術科学科(4年・64名)

〒154-8525　東京都世田谷区駒沢1-23-1
【TEL】03-3418-9048
【交通】東急田園都市線「駒沢大学」駅より徒歩約10分

	出願日程	試験日程	合格発表	推薦基準・試験内容	受験料
公募推薦	－	－	－	※9月26日以降、該当する試験はありません	－
一般	〈2月T方式〉24年1/4～1/25(消有)　〈S方式〉24年1/4～1/25(消有)	2/5　2/6	2/15　2/15	一般：2/5は数ⅠⅡAB、コミ英ⅠⅡ・英表Ⅰ、選択=物基・物、化基・化、生基・生より1科目　2/6は数ⅠⅡAB、コミ英ⅠⅡ・英表Ⅰ、選択=物基・物、化基・化より1科目	35,000円

◇開校年　1882年
◇入学者　66名(男子37名/女子29名)
◇出身県　神奈川県・東京都・埼玉県
◇主な実習先　国立病院機構　東京医療センター、昭和大学病院、NTT東日本関東病院他
◇主な就職先　国立がん研究センター、国立国際医療研究センター病院、神奈川県立病院他

◇初年度納入金(卒業までの納入金)
1,782,500円(6,410,000円)※2022年度実績
◇学校独自の奨学金制度
・駒澤大学新人の英知(一般選抜特待)奨学金：給付[年額]授業料相当額[募集内容]一般選抜2月T方式を受験し極めて優秀な成績で合格した者
・自己推薦選抜(総合評価型)奨学金：給付[年額]500,000円[募集内容]総合評価型に受験合格し経済的理由で修学が困難ながらも向上心を持つ者

◇学生寮　なし
◇特徴
診療放射線科学領域を中心とした専門知識・技術を学び、教養科目を幅広く履修することにより、医療人の基礎能力を身に付けます。3年次よりコース制を採用し、より専門性を重視した科目を体系的に配置しています。

資料請求　●学校案内　本体無料　送料200円　●願書　※WEB出願のみ　　WEB出願　可

学校法人順天堂　順天堂大学　本郷・お茶の水キャンパス　診

学科：保健医療学部
診療放射線学科(4年)

〒113-8421　東京都文京区本郷2-1-1
【TEL】03-3812-1780　【E-mail】hokeniryou@juntendo.ac.jp
【交通】JR中央線・総武線「御茶ノ水」駅より徒歩5分

	出願日程	試験日程	合格発表	推薦基準・試験内容	受験料
公募推薦	－	－	－	※詳細は学校にお問い合わせください	－
一般	－	－	－	※詳細は学校にお問い合わせください	－

◇開校年　1951年
◇入学者　－
◇出身県　－
◇主な実習先　－
◇主な就職先　－

◇初年度納入金(卒業までの納入金)
－
◇学校独自の奨学金制度
－

◇学生寮　－
◇特徴
－

資料請求　●学校案内　－　●願書　－　　WEB出願　－

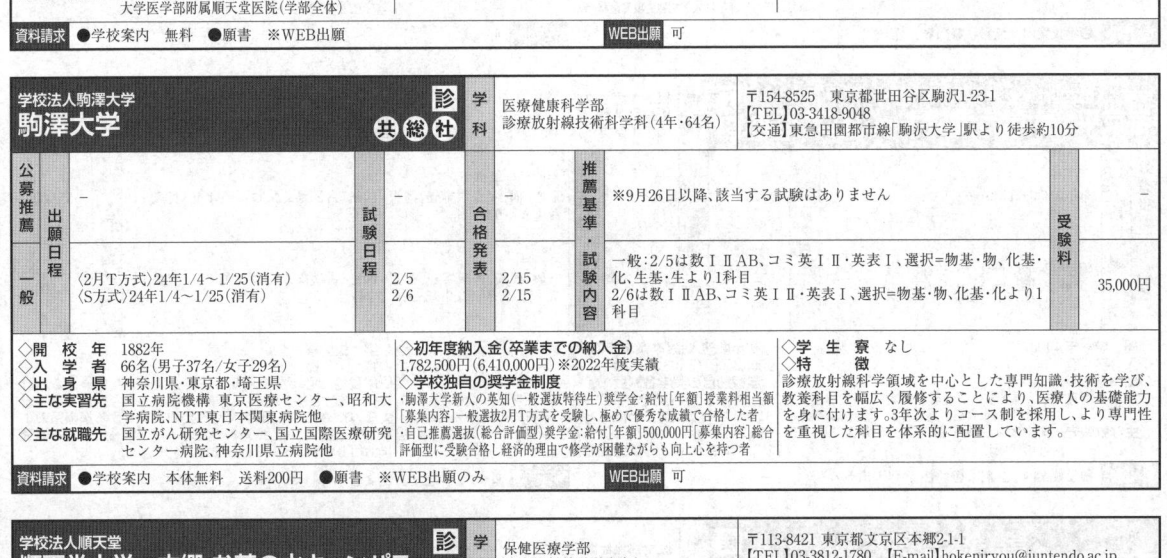

学校法人帝京大学 帝京大学 板橋キャンパス 検 診 共 総

学科	医療技術学部 (1)診療放射線学科(4年・100名) (2)臨床検査学科(4年・100名)	〒173-8605 東京都板橋区加賀2-11-1 【TEL】0120-335933 【交通】JR埼京線「十条」駅より徒歩約10分

	出願日程	試験日程	合格発表	推薦基準・試験内容	受験料
公募推薦	23年11/1～11/7(必着)	11/12	12/1	推薦は併願可、定員12名(指定校含む) 推薦=面接、書類審査、選択=コミ英Ⅰ・Ⅱ・英表Ⅰ、国総(古漢除く)、数Ⅰ・物基・物・化基・化・生基・生より2科目 ※英・国の組み合わせ不可	35,000円
一般	〈Ⅰ期〉23年12/19～24年1/18(必着) 〈Ⅱ期〉24年2/1～2/14(必着) 〈Ⅲ期〉24年2/21～3/5(必着)	1/30・31・2/1 2/22・23 3/10	2/10 2/29 3/14	一般=コミ英Ⅰ・Ⅱ・Ⅲ・英表Ⅰ・Ⅱ、面接、書類審査、選択=国総(古漢除く)、数ⅠA、物基・物、化基・化、生基・生より2科目	35,000円

◇開校年 1966年
◇入学者 －
◇出身県 －
◇主な実習先 帝京大学医学部附属病院、帝京大学医学部附属溝口病院、東京慈恵会医科大学附属病院他
◇主な就職先 帝京大学医学部附属病院、帝京大学医学部附属溝口病院、日本医科大学付属病院他

◇初年度納入金(卒業までの納入金) 1,881,620円～1,944,620円
◇学校独自の奨学金制度 ・「自分流」奨学金制度:減免[年額]100,000円[募集内容]家計が急変し経済的に修学が困難となった、学部等で選考基準以上の学生 ・帝京大学成績優秀者奨学金制度(第一種):減免[年額]200,000円[募集内容]2年次以降で、各学科前年度の成績上位者

◇学生寮 なし
◇特徴 (1)高度な臨床現場で活躍できる、診療放射線技師のスペシャリストを育成する。 (2)専門的な知識・技術、豊かな人間性、国際性を備えた、臨床検査技師を養成する。

資料請求 ●学校案内 無料 ●願書 ※WEB出願のみ | WEB出願 可

学校法人帝京科学大学 帝京科学大学 千住キャンパス 工 共 総

学科	生命環境学部 生命科学科 臨床工学コース(4年・20名)	〒120-0045 東京都足立区千住桜木2-2-1 【TEL】03-6910-1010(代) 【E-mail】koho@ntu.ac.jp 【交通】JR常磐線と東京メトロ・東武スカイツリーライン・つくばエクスプレス「北千住」駅西口よりバス5分

	出願日程	試験日程	合格発表	推薦基準・試験内容	受験料
公募推薦	23年11/1～11/20(必着)	11/26	12/1	推薦は併願可、浪人可 推薦:小論文、面接、書類審査	35,000円
一般	〈Ⅰ期〉23年12/18～24年1/12(必着) 〈Ⅱ期〉24年1/25～2/8(必着)	1/21・22・23 2/16	2/1 2/22	一般:書類審査、選択=コミ英Ⅰ・Ⅱ、国総(古漢除く)、数ⅠⅡAB、物基・物、化基・化、生基・生より2科目	35,000円

◇開校年 1990年
◇入学者 23名
◇出身県 －
◇主な実習先 －

◇初年度納入金(卒業までの納入金) 1,545,370円(5,385,370円)
◇学校独自の奨学金制度 ・帝京科学大学特待生:免除[金額]一般選抜試験(Ⅰ期)合格者のうち、学部・学科・コースを問わず上位100位以内の成績優秀者に授業料の半額 ・帝京科学大学奨学金:減免[金額]申請学期授業料の半額[募集内容]いずれも詳細は入学試験要項で確認

◇学生寮 なし
◇特徴 生命科学における幅広い視野を兼ね備えた、研究者・技術者・臨床工学技士をめざせる学科です。「臨床工学コース」では、最新の医療機器の取り扱いやメンテナンスに精通し、チーム医療の一員として医療現場で活躍できる臨床工学技士を養成します。

資料請求 ●学校案内 無料 ●願書 無料 | WEB出願 可

学校法人帝京平成大学 帝京平成大学 池袋キャンパス 共 総 工 社

学科	健康メディカル学部 医療科学科 臨床工学コース(4年・80名)	〒170-8445 東京都豊島区東池袋2-51-4 【TEL】03-5843-3200 【交通】JR線「池袋」駅東口より徒歩12分、東京メトロ有楽町線「東池袋」駅より徒歩10分、都電荒川線「向原」駅より徒歩10分

	出願日程	試験日程	合格発表	推薦基準・試験内容	受験料
公募推薦	23年10/30～11/9(必着)	11/18	12/1	推薦は併願可 推薦:面接、書類審査、選択=国総(古漢除く)、コミ英Ⅰ・Ⅱ・英表Ⅰ、数ⅠAより1科目	35,000円
一般	〈Ⅰ期〉24年1/4～1/15(必着) 〈Ⅱ期〉24年2/1～2/10(必着) 〈Ⅲ期〉24年2/19～2/29(必着)	1/23・24・25 2/17・18 3/6・7	2/1 2/21 3/9	一般:面接、書類審査、選択=国総(古漢除く)、コミ英Ⅰ・Ⅱ・英表Ⅰ、数ⅠA、化基・化、生基・生より2科目	35,000円

◇開校年 1987年
◇入学者 －
◇出身県 －
◇主な実習先 社会福祉法人三井記念病院、帝京大学医学部附属病院、東京慈恵会医科大学附属病院他
◇主な就職先 国立大学法人千葉大学 千葉大学医学部附属病院他

◇初年度納入金(卒業までの納入金) 1,503,300円(5,403,300円)
◇学校独自の奨学金制度 ・帝京平成大学特別奨学生制度:減免[募集内容]高い学修意欲があり、入学後家計が急変し経済的に修学の継続が困難となった者 ・帝京平成大学冲永特待生制度:減免[募集内容]学業成績が優秀で、人物に優れ、他の模範となるに相応しいと認められる者

◇学生寮 なし
◇特徴 医療現場で必要な知識及び技術を学内で身につける教育を行います。医療と工学双方の知識が必要な臨床工学技士養成のため、学内においても専門知識を有する医療系および工学系教員を、医療系実習室および工学系実習室を充分に活用し実習、指導を行います。

資料請求 ●学校案内 無料 ●願書 WEB出願のみ | WEB出願 可

東京医科歯科大学【国】 検

学科	医学部保健衛生学科 検査技術学専攻(4年・35名)	〒113-8510 東京都文京区湯島1-5-45 【E-mail】nyu-gakubu-02.adm@tmd.ac.jp 【交通】東京メトロ丸ノ内線「御茶ノ水」駅より下車すぐ

	出願日程	試験日程	合格発表	推薦基準・試験内容	受験料
公募推薦	23年11/1～11/6	11/27・28	12/15	推薦は専願、現役生のみ、4.0以上、定員8名 推薦:小論文、面接、書類審査	17,000円
一般	24年1/22～2/2 (一次は大学入学共通テスト利用)	2/25・26 3/12・13	3/8 3/22	一般:2/25・26はコミ英Ⅰ・Ⅱ・Ⅲ、数ⅠⅡⅢAB、面接、選択=物基・物、化基・化、生基・生より2科目 3/12・13は小論文、面接	17,000円

◇開校年 1928年
◇入学者 39名(男子3名/女子36名)
◇出身県 東京都・神奈川県・千葉県
◇主な実習先 東京医科歯科大学病院他
◇主な就職先 東京医科歯科大学病院、公益財団法人東京都予防医学協会他

◇初年度納入金(卒業までの納入金) 919,460円
◇学校独自の奨学金制度 ・東京医科歯科大学修学支援基金:給付

◇学生寮 あり
◇特徴 豊かな教養と高い倫理観による医療人の感性を有し、先端医療技術の進展に対応できる学際的な視野と研究能力を備え、検査技術の発展と新たな世代の指導に寄与する、臨床指導者・教育者・研究者として有為な人材を養成する。2月の国家試験は、新卒者が全員合格。

資料請求 ●学校案内 215円(送料込) ●願書 ※WEB出願のみ | WEB出願 可

東京工科大学
学校法人片柳学園

【検】【工】【共】

学科：医療保健学部
(1) 臨床検査学科(4年・80名)
(2) 臨床工学科(4年・80名)

〒144-8535　東京都大田区西蒲田5-23-22
【TEL】0120-444-925　【E-mail】pr@stf.teu.ac.jp
【交通】JR京浜東北線・東急池上線・東急多摩川線「蒲田」駅西口より徒歩2分

	出願日程	試験日程	合格発表	推薦基準・試験内容	受験料
公募推薦	－			※9月26日以降、該当する試験はありません	
一般	〈A日程〉23年12/15～24年1/22(消有)〈B日程〉24年2/9～2/19(必着)	2/7・8・9・10 2/29	2/16 3/13	一般：選択＝英、数、理、国より3教科	33,000円

◇開校年　1986年
◇入学者　(1)87名(2)85名
◇出身県　－
◇主な実習先　東京都健康長寿医療センター、国立国際医療研究センター病院、関東労災病院他
◇主な就職先　順天堂大学医学部附属順天堂医院、慶應義塾大学病院、ピー・エム・エル他

◇初年度納入金(卒業までの納入金)
1,923,300円(6,801,300円)
◇学校独自の奨学金制度
・奨学生入試：給付[金額]5,200,000円[募集内容]奨学生合格者として入学した方に、返還不要の年額1,300,000円の奨学金を最長4年間支給

◇学生寮　なし
◇特徴
(1) 最新トピックを反映した臨床検査学を学修。正確なデータを得るために欠かせない姿勢やマナーも修得。
(2) 養成校第一号の学園としての伝統と教育ノウハウで、チーム医療で力を発揮できる臨床工学技士を育成。

資料請求　●学校案内　無料　●願書　※WEB出願　　WEB出願　可

東京都立大学【公】

【診】【共】

学科：健康福祉学部　放射線学科(4年・40名)

〒192-0397　東京都八王子市南大沢1-1
【TEL】042-677-1111
【交通】京王相模原線「南大沢」駅下車徒歩約5分(1年次通学キャンパス)

	出願日程	試験日程	合格発表	推薦基準・試験内容	受験料
公募推薦	23年11/1～11/4	書類審査(2次)11/25	11/17(2次)12/18	推薦は専願、現役生のみ、4.0以上、外部英語検定の条件あり、定員7名 推薦：1次は書類審査、2次は書類審査、小論文、面接(口頭試問含む)	17,000円
一般	24年1/22～2/2(一次は大学入学共通テスト利用)	2/26 3/12	3/8 3/21	一般：2/26＝数ⅠⅡⅢAB、面接(口頭試問含む)、書類審査 3/12は面接(口頭試問含む)、書類審査	17,000円

◇開校年　2005年
◇入学者　41名
◇出身県　－
◇主な実習先　専門の実習先も充実しています
◇主な就職先　国立がん研究センター、東京医科大学病院、東京都立病院機構他

◇初年度納入金(卒業までの納入金)
661,800円～802,800円(－)
◇学校独自の奨学金制度
・授業料の減額または免除の制度あり

◇学生寮　あり
◇特徴
多種・多様な健康・医療課題を有する方々と時間を共有し、その方々を敬愛し寄り添うことができ、かつ、自己の成長とともに豊かな人間性を得るために自己研鑽できる人材を育成します。大都市の健康未来を創ることのできる実践的医療職・専門職を養成します。

資料請求　●学校案内　本体無料　送料実費　●願書　※WEB出願　　WEB出願　可

麻布大学
学校法人麻布獣医学園

【検】【共】【社】

学科：生命・環境科学部　臨床検査技術学科(4年・80名)

〒252-5201　神奈川県相模原市中央区淵野辺1-17-71
【TEL】042-769-2032　【E-mail】nyushi@azabu-u.ac.jp
【交通】JR横浜線「矢部」駅北口より徒歩4分

	出願日程	試験日程	合格発表	推薦基準・試験内容	受験料
公募推薦	23年11/1～11/7(消有)	11/18	12/1	推薦は専願のみ、1浪まで可、3.0以上、定員20名 推薦：小論文、口頭試問	35,000円
一般	〈第Ⅰ期〉23年12/18～24年1/19(消有)〈第Ⅱ期〉24年2/6～2/19(消有)※第Ⅰ期・第Ⅱ期同時出願の場合、23年12/18～24年1/19(消有)	1/30・2/4・5・6・7 3/2	2/14 3/7	一般：1/30、2/4・5・7、3/2は選択＝化基・化、生基・生、数ⅠⅡA、コミ英ⅠⅡⅢ・英表ⅠⅡより2科目 2/6は総合問題(生基、化基、数ⅠⅡA、コミ英ⅠⅡ・英表Ⅰ)	35,000円

◇開校年　1890年
◇入学者　119名
◇出身県　－
◇主な実習先　－
◇主な就職先　－

◇初年度納入金(卒業までの納入金)
1,816,660円(－)
◇学校独自の奨学金制度
・麻布大学奨学金：貸与[募集内容]継続して修学を希望しながら、経済的事情により修学が困難となっている学生を対象
・麻布大学父母会奨学金：貸与[募集内容]継続して修学を希望しながら、経済的事情により修学が困難となっている学生を対象

◇学生寮　なし
◇特徴

資料請求　●学校案内　本体無料　送料無料　●願書　本体無料　送料無料　　WEB出願

神奈川工科大学

【工】【共】【総】

学科：健康医療科学部　臨床工学科(4年・40名)

〒243-0292　神奈川県厚木市下荻野1030
【TEL】046-291-3000　【E-mail】nys@kait.jp
【交通】小田急線「本厚木」駅よりバス約20分

	出願日程	試験日程	合格発表	推薦基準・試験内容	受験料
公募推薦	23年11/1～11/7(消有)	11/18	12/1	推薦は併願可、現役生のみ、3.2以上、定員11名(理工系女子対象公募(専願)・理科3.5以上)5名含む) 推薦：面接、書類審査、適性検査(数ⅠⅡA)	30,000円
一般	〈A日程〉24年1/3～1/24(消有)〈B日程〉24年2/3～2/21(消有)	1/30・31・2/1 2/27	2/10 3/2	一般：選択＝数ⅠⅡⅢAB、数ⅠⅡAより1科目、物基・物、化基・化、生基・生より1科目、コミ英ⅠⅡⅢ・英表ⅠⅡ、国総(現代文のみ)より1科目	30,000円

◇開校年　1963年
◇入学者　31名(男子22名/女子9名)
◇出身県　－
◇主な実習先　－
◇主な就職先　－

◇初年度納入金(卒業までの納入金)
1,708,000円(6,253,000円)
◇学校独自の奨学金制度
・学生生給付奨学金：給付[年額]600,000円
・幾徳学園奨学金：貸与[月額]34,000円

◇学生寮　あり
◇特徴
臨床工学科は医学、生理学、医療技術の高度な専門性とともに、機械・電子工学や情報技術、人間工学を駆使できる、今の医療が必要とする臨床工学技士の養成を行います。国家資格取得に向けた徹底した教育、国家試験対策室によるサポート体制を整えています。

資料請求　●学校案内　無料　●願書　無料　　WEB出願　可

右欄（縦見出し）：看護師／臨床検査技師　臨床工学技士　診療放射線技師／理学療法士　作業療法士　言語聴覚士／歯科衛生士　歯科技工士／柔道整復師　あん摩マッサージ指圧師　はり師・きゅう師／視能訓練士　義肢装具士　救急救命士

学校法人北里研究所　北里大学

検 工 診 社

学科	医療衛生学部 (1)医療検査学科(4年・105名) (2)医療工学科臨床工学専攻(4年・45名) (3)医療工学科診療放射線技術科学専攻(4年・70名)	〒252-0373　神奈川県相模原市南区北里1-15-1 【TEL】042-778-9760　【交通】小田急線「相模大野」駅(北口)下車、神奈川中央交通バス1番乗り場より北里大学病院行、北里大学経由相模原駅南口行に乗車「北里大学病院・北里大学」下車

	出願日程	試験日程	合格発表	推薦基準・試験内容	受験料
公募推薦	23年11/1〜11/10(消有)	11/26	12/6	推薦は1浪まで可、定員(1)20名、(2)5名、(3)10名 推薦:小論文、面接、書類審査	33,000円
一般	〈前期〉23年12/15〜24年1/19(消有) 〈後期〉24年2/9〜2/22(消有)	2/3 3/2	2/9 3/8	一般:コミ英ⅠⅡ・英表Ⅰ、選択=数ⅠⅡA、物基・物、化基・化、生基・生より2科目	33,000円

◇開校年　1962年
◇入学者　225名(男子69名/女子156名)
◇出身県　神奈川県・東京都・静岡県
◇主な実習先　北里大学病院、北里大学北里研究所病院他
◇主な就職先　東海大学医学部付属病院、杏林大学医学部付属病院、千葉大学医学部附属病院他

◇初年度納入金(卒業までの納入金)
1,800,000円(-)
◇学校独自の奨学金制度
・北里大学学生表彰による奨学金(北島賞):給付[金額]100,000円[募集定員]各学年、各学科2名程度
・北里大学給付奨学金制度:給付[年額]学費年額の1/2相当額[募集定員]25名程度

◇学生寮　なし
◇特徴
高度化した医療の現場では、チーム医療を支える有能なメディカルスタッフが求められています。そのニーズに応えるために、医療衛生学部では、豊かな人間性と創造性に富み、高い専門知識・技術をもった人材を育てています。

資料請求　●学校案内　無料　●願書　※WEB出願　　WEB出願　可

学校法人桐蔭学園　桐蔭横浜大学

検 工 共 総 社

学科	医用工学部 (1)生命医工学科(4年・40名) (2)臨床工学科(4年・40名)	〒225-8503　神奈川県横浜市青葉区鉄町1614 【TEL】045-974-5423　【E-mail】nkc@toin.ac.jp 【交通】東急田園都市線「青葉台」駅・「市が尾」駅、小田急線「柿生」駅よりバス約15分

	出願日程	試験日程	合格発表	推薦基準・試験内容	受験料
公募推薦	23年11/1〜11/7(必着)	11/18	12/1	推薦は専願、現役生のみ、3.2以上、定員(1)(2)10名ずつ 推薦:小論文、面接、書類審査	35,000円
一般	〈全学統一前期A方式〉24年1/4〜1/18(必着) 〈学部前期　理科目〉24年1/4〜1/18(必着) 〈全学統一前期B方式〉24年1/4〜1/25(必着) 〈全学統一後期C方式〉24年2/8〜2/20(必着)	2/1 2/3 2/7・8※ 2/27	2/14 2/14 2/14 3/5	一般:2/1、2/7・8は選択=国総(近代以降の文章)、コミ英ⅠⅡ・英表Ⅰ、〈数Ⅰまたは理(物基・物、化基・化、生基・生)より1科目〉より2科目(3科目以上受験した際は高得点の2科目で判定)、2/3は選択=数ⅠA、理(物基・物、化基・化、生基・生)より1科目(物、化、生から1科目選択可)、2/27は選択=国総(近代以降の文章)、コミ英ⅠⅡ・英表Ⅰ、数(数Ⅰまたは数ⅠA)、理(物基・物、化基・化、生基・生)、世B・日B・政経より1科目または2科目　※試験自由選択制	30,000円 (2/27は20,000円)

◇開校年　1988年
◇入学者　58名(男子35名/女子23名)
◇出身県　神奈川県・東京都・静岡県
◇主な実習先　横浜総合病院、東海大学医学部付属病院、横浜市東部病院他
◇主な就職先　国立がん研究センター、横浜市立大学附属病院、東邦大学医療センター大橋病院他

◇初年度納入金(卒業までの納入金)
1,652,000円(5,873,000円〜6,473,000円)
◇学校独自の奨学金制度
・桐蔭学園学業特待生:給付[年額]授業料全額[募集内容]全学統一A方式・学部入学特待生選抜受験者のうち、各学科の成績上位者から候補者の選考を行う
・桐蔭横浜大学特待生:給付[年額]授業料半額[募集内容]各学科における前年度成績上位者から候補者の選考等を行う

◇学生寮　なし
◇特徴
(1)最先端の医療工学技術の研究を通して、先端医療から地域医療まで、社会に直接貢献できる人材を育てる。
(2)医学の知識だけではなく、理工学知識とコミュニケーション能力を備えた臨床検査技師と臨床工学技士の養成を目標とする。

資料請求　●学校案内　無料　●願書　※入学試験要項と願書は、Webよりダウンロード　　WEB出願　可

学校法人東海大学　東海大学　湘南キャンパス湘南校舎

工 共 総

学科	工学部 医工学科(4年・80名)	〈湘南キャンパス(3、4年次は伊勢原キャンパス)〉 〒259-1292　神奈川県平塚市北金目4-1-1 【TEL】0463-50-2440 【交通】小田急線「東海大学前」駅より徒歩15分

	出願日程	試験日程	合格発表	推薦基準・試験内容	受験料
公募推薦	23年11/1〜11/8(必着) ※WEB登録11/6締切	11/19	12/1	推薦は専願、現役生のみ、3.5以上 推薦:書類審査、小論文、面接	32,000円
一般	〈文系・理系学部統一選抜方式〉24年1/4〜1/23(必着) 〈一般〉24年1/4〜1/26(必着) 〈文系・理系学部統一選抜方式〉24年2/1〜2/16(必着) ※WEB登録はそれぞれ1/20、1/23、2/14締切	2/2・3 2/7・8・9・10 2/28	2/10 2/19 3/6	一般:数ⅠⅡAB(2/7・8・9・10は数Ⅲもあり)、コミ英ⅠⅡⅢ・英表ⅠⅡ×、書類審査、選択=物基・物、化基・化、生基・生より1科目 ※英語外部試験のスコア利用可能	32,000円

◇開校年　1946年
◇入学者　-
◇出身県　-
◇主な実習先　東海大学医学部付属病院他
◇主な就職先　島津メディカルシステムズ、キヤノンメディカルシステムズ、北里大学病院他

◇初年度納入金(卒業までの納入金)
1,613,200円(-)
◇学校独自の奨学金制度
・[松前重義記念基金]学部奨学金(1種):給付[金額]春学期、秋学期各200,000円
・[松前重義記念基金]自己研鑽奨学金:給付[金額]個人300,000円以内、グループ500,000円以内[募集内容]さまざまな活動分野において実現に努力している学生

◇学生寮　なし
◇特徴
工学と医学の知識を修得し新たな医療機器を開発して、医学の発展に貢献する。

資料請求　●学校案内　無料　●願書　※WEBのみ　　WEB出願　可

新潟大学【国】

検 診 社

学科	医学部保健学科 (1)検査技術科学専攻(4年・40名) (2)放射線技術科学専攻(4年・40名)	〒951-8518　新潟県新潟市中央区旭町通2番町746番地 【TEL】025-227-2357　【E-mail】gaku1@clg.niigata-u.ac.jp 【交通】JR越後線「白山」駅より徒歩約15分

	出願日程	試験日程	合格発表	推薦基準・試験内容	受験料
公募推薦	23年11/1〜11/6(必着)	11/24	12/14	推薦は専願、現役生のみ、3.8以上、定員各12名 推薦:小論文、面接((2)は基礎学力に関する口頭試問含む)、書類審査	17,000円
一般	24年1/22〜2/2(必着) (一次は大学入学共通テスト利用)	2/25・26 3/12	3/8 3/22	一般:2/25・26は数ⅠⅡAB、コミ英ⅠⅡⅢ・英表ⅠⅡ 3/12は面接	17,000円

◇開校年　1949年
◇入学者　81名(男子23名/女子58名)
◇出身県　新潟県・秋田県・長野県
◇主な実習先　-
◇主な就職先　-

◇初年度納入金(卒業までの納入金)
887,800円(2,495,200円)
◇学校独自の奨学金制度
・輝け未来!新潟大学入学応援奨学金制度:給付[金額]400,000円[募集内容]経済的理由により進学を断念せざるを得ない学業優秀者に入学前に給付する
・新潟大学修学応援特別奨学金:給付[月額]30,000円[募集内容]家計の急変等修学の継続が困難となった者に給付する

◇学生寮　あり
◇特徴　-

資料請求　●学校案内　本体無料　送料215円　●願書　※WEB出願　　WEB出願　可

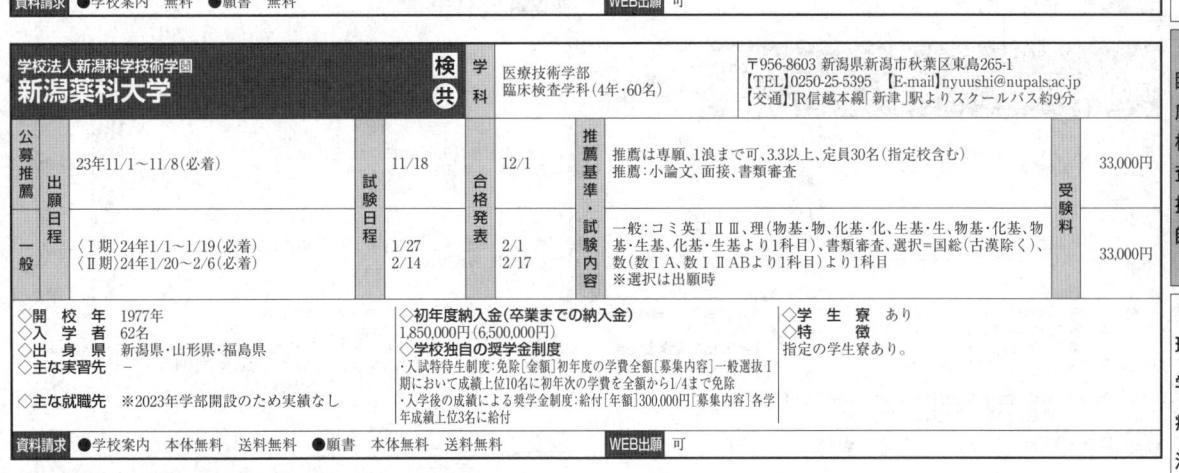

新潟医療福祉大学

学校法人新潟総合学園　〔検〕〔工〕〔診〕〔共〕〔総〕〔社〕

学科：医療技術学部
(1)臨床技術学科(4年・100名)
(2)診療放射線学科(4年・90名)

〒950-3198　新潟県新潟市北区島見町1398
【TEL】025-257-4459　【E-mail】nyuushw@nuhw.ac.jp
【交通】JR白新線「豊栄」駅下車、スクールバスで20分

	出願日程	試験日程	合格発表	推薦基準・試験内容	受験料
公募推薦	〈前期〉23年11/1～11/9(消有)	11/25	12/6	推薦は専願のみ、1浪まで可、3.0以上、定員(1)6名(2)7名／推薦：書類審査、小論文、対面型グループ面接	35,000円(32,000円)
一般	〈前期〉23年12/18～24年1/15(消有)　〈後期〉24年2/5～2/19(消有)	2/1・2　2/29	2/16　3/8	一般：2/1・2はコミ英ⅠⅡ・英表Ⅰ(リスニング除く)、国総(古漢除く)、選択=数ⅠA、物基・化基、物基・生基、化基・生基、物、化、生より1科目　2/29はコミ英ⅠⅡ・英表Ⅰ(リスニング除く)、国総(古漢除く)、数ⅠA(数ⅠAは受験任意)　※2/1・2は自由選択制(両日受験可)	35,000円(32,000円)

- ◇開校年　2001年
- ◇入学者　(1)109名(2)100名
- ◇出身県　新潟県・山形県・福島県
- ◇主な実習先　新潟大学医歯学総合病院、新潟市民病院、新潟医療センター他
- ◇主な就職先　新潟大学医歯学総合病院、金沢大学附属病院、山形大学医学部附属病院他

- ◇初年度納入金(卒業までの納入金)
  1,850,000円～1,950,000円(6,350,000円～6,900,000円)
- ◇学校独自の奨学金制度
  ・新潟医療福祉大学奨学金制度：給付[年額]250,000円[募集内容]在籍する2～4年生のうち、経済的理由により修学困難でかつ成績が優秀者
  ・新潟医療福祉大学学資融資奨学金制度：給付[金額]融資元本3,000,000円を上限とする教育ローンの利子相当額[募集内容]各学部に在籍し、学費の支弁が困難な者

- ◇学生寮　あり
- ◇特徴
  (1)【臨床工学技士】【臨床検査技師】を同時取得するカリキュラムで、資格の垣根を越えて活躍できる臨床技術者を目指します。
  (2)【診療放射線技師】の資格取得に加え、関連する多様な資格取得を目指します。

資料請求　●学校案内　無料　●願書　無料　　WEB出願　可

新潟薬科大学

学校法人新潟科学技術学園　〔検〕〔共〕

学科：医療技術学部
臨床検査学科(4年・60名)

〒956-8603　新潟県新潟市秋葉区東島265-1
【TEL】0250-25-5395　【E-mail】nyuushi@nupals.ac.jp
【交通】JR信越本線「新津」駅よりスクールバス約9分

	出願日程	試験日程	合格発表・試験内容	受験料
公募推薦	23年11/1～11/8(必着)	11/18	12/1　推薦は専願、1浪まで可、3.3以上、定員30名(指定校含む)／推薦：小論文、面接、書類審査	33,000円
一般	〈Ⅰ期〉24年1/1～1/19(必着)　〈Ⅱ期〉24年1/20～2/6(必着)	1/27　2/14	2/1　2/17　一般：コミ英ⅠⅡⅢ、理(物基・物、化基・化、生基・生、物基・生基、化基・生基より1科目)、書類審査、選択=国総(古漢除く)、(数ⅠA、数ⅠⅡABより1科目)より1科目　※選択は出願時	33,000円

- ◇開校年　1977年
- ◇入学者　62名
- ◇出身県　新潟県・山形県・福島県
- ◇主な実習先　－
- ◇主な就職先　※2023年学部開設のため実績なし

- ◇初年度納入金(卒業までの納入金)
  1,850,000円(6,500,000円)
- ◇学校独自の奨学金制度
  ・入試特待生制度：免除[金額]初年度の学費全額[募集内容]一般選抜Ⅰ期において成績上位10名に初年次の学費を全額から1/4まで免除
  ・入学後の成績による奨学金制度：給付[年額]300,000円[募集内容]各学年成績上位3名に給付

- ◇学生寮　あり
- ◇特徴
  指定の学生寮あり。

資料請求　●学校案内　本体無料　送料無料　●願書　本体無料　送料無料　　WEB出願　可

金沢大学【国】

〔検〕〔診〕

学科：医薬保健学域保健学類
(1)診療放射線技術学専攻(4年・40名)
(2)検査技術科学専攻(4年・40名)

〒920-0942　石川県金沢市小立野5-11-80
【TEL】076-265-2515
【交通】JR線「金沢」駅より北陸鉄道バス「金沢学院大学」行き等に乗車し、小立野(こだつの)で下車(約20分)

	出願日程	試験日程	合格発表	推薦基準・試験内容	受験料
公募推薦	23年11/1～11/8(大学入学共通テスト利用)	12/2	2/13	推薦は専願、現役生のみ、定員(1)3名(2)6名／推薦：書類審査、口述試験	17,000円
一般	24年1/22～2/2(大学入学共通テスト利用)	2/25	3/9	一般：(1)数ⅠⅡⅢAB、コミ英ⅠⅡⅢ・英表ⅠⅡ、選択=物基・物、化基・化より1科目　(2)数ⅠⅡⅢAB、コミ英ⅠⅡⅢ・英表ⅠⅡ、選択=物基・物、化基・化、生基・生より2科目	17,000円

- ◇開校年　1995年
- ◇入学者　(1)40名(2)38名
- ◇出身県　石川県・愛知県・岐阜県
- ◇主な実習先　金沢大学附属病院をはじめとした北陸3県内の病院・施設他
- ◇主な就職先　金沢大学附属病院など全国の大学病院、国立病院機構各機関、各自治体医療機関他

- ◇初年度納入金(卒業までの納入金)
  823,170円(－)
- ◇学校独自の奨学金制度
  ・金沢大学学生特別支援制度：給付

- ◇学生寮　なし
- ◇特徴
  (1)MRI、超音波等を独立させて講義を行っています。臨床経験者多数、さらに画像処理やラジオアイソトープ関係の専門家も多くいます。
  (2)臨床検査技師国家試験において、全国平均をはるかに超える高い合格率を誇ります。

資料請求　●学校案内　本体無料　送料250円　●願書　※WEB出願のみ　　WEB出願　可

公立小松大学【公】

〔工〕〔社〕

学科：保健医療学部
臨床工学科(4年・30名)

〒923-0921　石川県小松市土居原町10番地10
【TEL】0761-23-6610　【E-mail】nyushi@komatsu-u.ac.jp
【交通】JR線「小松」駅より徒歩約1分

	出願日程	試験日程	合格発表	推薦基準・試験内容	受験料
公募推薦	23年12/14～12/22(必着)(大学入学共通テスト利用)	2/3	2/7	推薦は専願、現役生のみ、B3.5以上、定員3名／推薦：書類審査、面接	17,000円
一般	24年1/22～2/2(必着)(一次は大学入学共通テスト利用)	2/25　3/10	3/6　3/21	一般：2/25は小論文、面接　3/10は面接	17,000円

- ◇開校年　2018年
- ◇入学者　31名(男子11名/女子20名)
- ◇出身県　石川県・富山県・福井県
- ◇主な実習先　
- ◇主な就職先　

- ◇初年度納入金(卒業までの納入金)
  917,800円～1,058,800円(－)
- ◇学校独自の奨学金制度
  －

- ◇学生寮　あり
- ◇特徴
  人々の保健・医療・福祉の向上を目指して幅広く活躍できる臨床工学技士を養成する。

資料請求　●学校案内　本体無料　送料215円　●願書　※WEBのみ　　WEB出願　可

右側見出し：大学／看護師／臨床検査技師／臨床工学技士／診療放射線技師／理学療法士／作業療法士／言語聴覚士／歯科衛生士／歯科技工士／柔道整復師／あん摩マッサージ指圧師／はり師・きゅう師／視能訓練士／義肢装具士／救急救命士

学校法人北陸大学　北陸大学

検工共総社

学科	医療保健学部 医療技術学科（4年・60名）

〒920-1180　石川県金沢市太陽が丘1-1
【TEL】076-229-2840　【E-mail】koho@hokuriku-u.ac.jp
【交通】JR北陸線「金沢」駅よりバス約30分

公募推薦	出願日程	〈第1回〉23年11/1～11/10（必着）〈第2回〉23年12/1～12/11（必着）	試験日程	11/19 12/16	合格発表	12/1 12/25	推薦基準・試験内容	推薦は併願可、1浪まで可、3.2以上、定員20名（指定校含む）推薦：書類審査、面接、課題レポート	受験料	20,000円
一般		〈A日程〉23年12/18～24年1/19（必着）〈B日程〉24年2/5～2/19（必着）		1/31、2/1 2/27		2/9 3/2		一般：コミ英ⅠⅡ・英表Ⅰ、書類審査、選択=国総（現代文のみ）、数Ⅰより1科目、化基・化、生基・生、化基・生基より1科目 ※選抜日自由選択制度		20,000円

◇開校年　1975年
◇入学者　59名（男子23名/女子36名）
◇出身県　石川県・富山県・福井県
◇主な実習先　金沢医科大学病院、金沢大学附属病院、富山大学附属病院他
◇主な就職先　金沢医科大学病院、金沢大学附属病院、富山大学附属病院他

◇初年度納入金（卒業までの納入金）1,700,000円（6,200,000円）
◇学校独自の奨学金制度　・特待生奨学金（S・A特待生）：給付［年額］1,100,000円［募集内容］対象入試は一般選抜A日程のみ。条件など詳しくは本学HP・募集要項にて・21世紀人材育成奨学金：給付［金額］200,000円（1年次のみ）［募集内容］対象入試は21世紀型医療人育成方式。詳しくは本学HP・募集要項にて

◇学生寮　あり
◇特徴　臨床検査技師と臨床工学技士のクロスオーバーする専門領域を学びます。初年次教育で他者と協力し合いながら自主的に学ぶ姿勢を修得し、3年次に自らの意志でどちらかの養成コースを選択。4年次にかけて臨地・臨床実習で理解を深め、国家試験を目指します。

資料請求　●学校案内　無料　●願書　※WEBのみ　　WEB出願　可（特別選抜を除くすべて）

信州大学【国】

検

学科	医学部 保健学科 検査技術科学専攻（4年・37名）

〒390-8621　長野県松本市旭3-1-1
【TEL】0263-37-2356　【E-mail】shinhr@shinshu-u.ac.jp
【交通】JR線「松本」駅よりバス「信州大学前」下車徒歩5分

公募推薦	出願日程	23年11/1～11/7（消有）（大学入学共通テスト利用）	試験日程	11/23	合格発表	2/8	推薦基準・試験内容	推薦は専願、現役生のみ、4.0以上、定員5名 推薦：面接、書類審査	受験料	17,000円
一般		24年1/22～2/2（消有）（一次は大学入学共通テスト利用）		2/25 3/12		3/6 3/20		一般：2/25は数ⅠⅡAB、コミ英ⅠⅡⅢ・英表ⅠⅡ、書類審査 3/12は面接、書類審査		17,000円

◇開校年　1949年
◇入学者　37名（男子7名/女子30名）
◇出身県　長野県・愛知県・静岡県
◇主な実習先　信州大学医学部附属病院他
◇主な就職先　社会福祉法人聖隷福祉事業団、諏訪赤十字病院、山梨大学医学部附属病院他

◇初年度納入金（卒業までの納入金）817,800円（−）
◇学校独自の奨学金制度　・知の森基金奨学金：給付［年額］400,000円［募集内容］入学時に必要な学資の一部を奨学金として給付して支援することを目的とする

◇学生寮　あり
◇特徴　病院検査室をはじめとする医療施設で臨床検査に携わる臨床検査技師あるいは医療研究機関などで活躍できる研究・技術者の育成を目指します。

資料請求　●学校案内　本体無料　送料215円　●願書　※WEB出願　　WEB出願　可

学校法人愛知淑徳学園　愛知淑徳大学

検共総社

学科	健康医療科学部　医療貢献学科 臨床検査学専攻（4年・40名）（2024年4月開設予定指定学校申請中）

〒480-1197　愛知県長久手市片平二丁目9
【TEL】052-781-7084　【交通】地下鉄東山線「本郷」駅より名古屋市営バス「猪高緑地」行き乗車、または「藤が丘」駅より名鉄バス「愛知淑徳大学」行き乗車。いずれも終点下車すぐ

公募推薦	出願日程	23年11/1～11/4（消有）	試験日程	11/11・12	合格発表	12/1	推薦基準・試験内容	推薦は併願可、現役生のみ、定員7名 推薦：調査書、選択=国総（古漢除く）、コミ英ⅠⅡ、小論文より2科目	受験料	25,000円
一般		〈前期〉24年1/5～1/23（消有）〈後期〉24年2/16～2/27（消有）		2/1・2・4・5・6 3/8		2/16 3/15		一般：2/1・2・4・5・6は選択=国総・現代文B・古典B、コミ英ⅠⅡ・英表ⅠⅡ、地歴（日B、世Bより1科目）、理（生基、化基より1科目）より2科目または3科目 ※地歴と理два方の選択はできない 3/8は選択=国総・現代文B・古典B、コミ英ⅠⅡ・英表ⅠⅡ、数ⅡⅡAより1科目		25,000円

◇開校年　1975年
◇入学者　−
◇出身県　−
◇主な実習先　−
◇主な就職先　−

◇初年度納入金（卒業までの納入金）1,615,000円（−）
◇学校独自の奨学金制度　−

◇学生寮　−
◇特徴　−

資料請求　●学校案内　無料　●願書　無料　　WEB出願　可

学校法人修文学院　修文大学

検共総社

学科	医療科学部 臨床検査学科（4年・80名）

〒491-0938　愛知県一宮市日光町6番地
【TEL】0586-45-2101　【E-mail】shubunkouhou@shubun.ac.jp
【交通】JR東海道本線「尾張一宮」駅より徒歩15分

公募推薦	出願日程	23年11/1～11/10（消有）	試験日程	11/25・26	合格発表	12/2	推薦基準・試験内容	推薦は専願（A方式）、併願可（B方式）、5浪まで可、3.2以上（A方式）、基準なし（B方式）、定員20名 推薦：書類審査、小論文、面接による総合判定	受験料	30,000円
一般		〈前期〉24年1/9～1/19（消有）〈後期〉24年2/5～2/22（消有）		2/2・3 3/5		2/17 3/13		一般：コミ英ⅠⅡ・英表Ⅰ、書類審査、選択=国総（古漢除く）・現代文AB、数ⅠAより1科目、物基、化基、生基より1科目		30,000円

◇開校年　2008年
◇入学者　78名（男子25名/女子53名）
◇出身県　愛知県・岐阜県・静岡県
◇主な実習先　名古屋大学医学部附属病院、一宮市立市民病院、日本赤十字社名古屋第二赤十字病院
◇主な就職先　※2020年学部開設のため実績なし

◇初年度納入金（卒業までの納入金）1,650,000円（6,000,000円）
◇学校独自の奨学金制度　・修文奨学生「S100」「S50」：減免［年額］「S100」990,000円、「S50」495,000円［募集内容］対象選抜は総合型選抜前期、学校推薦型選抜（指定校）、一般選抜前期

◇学生寮　あり（女子のみ）
◇特徴　必要な知識・技術の修得だけではなく、医療科学者としての探究心を大切にし、医療チームから高く信頼される臨床検査技師を養成します。経験豊富な教授陣によるゼミ形式での授業や、最新の設備・機器を使用した実験・実習など、1年次よりきめ細かな指導を行います。

資料請求　●学校案内　無料　●願書　無料　　WEB出願　可

中部大学（学校法人中部大学）

検工　共総社

学科	生命健康科学部 (1)生命医科学科(4年・60名) (2)臨床工学科(4年・40名)			〒487-8501 愛知県春日井市松本町1200 【TEL】0120-873941　【E-mail】koho@office.chubu.ac.jp 【交通】JR中央本線「神領」駅よりバス約10分	

公募推薦	出願日程	23年11/1～11/4(消有)	試験日程	11/18	合格発表	12/1	推薦基準・試験内容	推薦は現役生のみ、(A)専願、3.5以上、(B)併願可、定員AB計(1)5名 (2)5名 推薦：書類審査、小論文、適性検査(数)、面接	受験料	35,000円
一般		〈前期A・B方式〉24年1/5～1/16(消有) 〈前期AM・BM方式〉24年1/5～1/16(消有) 〈後期〉24年2/16～2/25(消有)		2/1・2・3 2/4・5 3/9		2/16 2/16 3/15		一般：A方式＝コミ英ⅠⅡ・英表Ⅰ、選択＝国総(古漢除く)・現代文B、数Ⅰより1科目、物基、化基、生基より1科目 B方式＝コミ英ⅠⅡ・英表Ⅰ、国数(国総(古漢除く)・現代文B、数ⅠAより1科目)、理(物基、化基、生基より1科目)より高得点2科目 ※その他の日程の試験内容についてはHP等でご確認ください。		30,000円

◇開校年　1964年
◇入学者　(1)68名(2)45名
◇出身県　愛知県・岐阜県・三重県
◇主な実習先　春日井市民病院、(2)名古屋市立大学病院、(1)(2)名古屋大学医学部附属病院他
◇主な就職先　公立陶生病院、愛知医科大学病院、春日井市民病院他

◇初年度納入金(卒業までの納入金)
(1)1,905,370円(ー)、(2)1,705,370円(ー)
◇学校独自の奨学金制度
・中部大学育英奨学生：給付[年額]150,000円[募集内容]各学年100名程度
・同窓会育英奨学生：給付[年額]100,000円[募集定員]200名以内他

◇学生寮　あり(1年間男子のみ)
◇特徴
(1)生命医科学という新たな枠組みまで学び、社会や企業の中で、総合的な視野で予防・健康を推進できる専門家を養成する。「臨床検査技師」の国家試験合格もめざします。
(2)高度で精密な医学用工学を、医療の現場で医師に協力して操作・管理する「臨床工学技士」を養成します。

資料請求　●学校案内　無料　●願書　WEB掲載のみ　　WEB出願　可

名古屋大学【国】

検診

学科	医学部 保健学科 (1)放射線技術科学専攻(4年・40名) (2)検査技術科学専攻(4年・40名)			〒461-8673　愛知県名古屋市東区大幸南1-1-20 【TEL】052-719-1518 【交通】地下鉄名城線「ナゴヤドーム前矢田」駅より徒歩5分	

公募推薦 (大学入学共通テスト利用)	出願日程	24年1/16～1/19(必着)	試験日程	2/9	合格発表	2/13	推薦基準・試験内容	推薦は専願、現役生のみ、定員(1)10名(2)15名 推薦：書類審査、口頭試問	受験料	17,000円
一般 (一次は大学入学共通テスト利用)		24年1/22～2/2		2/25・26		3/8		一般：国総・現代文B(古漢除く)、数ⅠⅡⅢAB、選択＝物基・物・化基・化、生基・生より2科目、コミ英ⅠⅡⅢ・英表ⅠⅡ		17,000円

◇開校年　1939年
◇入学者　(1)41名(男子19名/女子22名)(2)40名(男子7名/女子33名)
◇出身県　愛知県・岐阜県・三重県
◇主な実習先　名古屋大学医学部附属病院、国公私立病院他
◇主な就職先　名古屋大学医学部附属病院、国公私立病院他

◇初年度納入金(卒業までの納入金)
817,800円(ー)
◇学校独自の奨学金制度
・名古屋大学下駄の鼻緒奨学金：給付[年額]600,000円[募集定員]4名(昨年度実績)

◇学生寮　あり
◇特徴
(1)急速に進歩する画像診断・放射線治療の現状に対応できる診療放射線技師を養成するとともに、専門領域の教育・研究者の育成を目指します。(2)医療人としての豊かな人間性や感性を備えた臨床検査技師および検査技術科学関連領域の教育・研究者を育成します。

資料請求　●学校案内　本体無料　送料未定　●願書　※WEB出願　　WEB出願　－

藤田医科大学（学校法人藤田学園）　➡P.20

検工診　共総

学科	医療科学部 (1)医療検査学科(4年・140名) (2)放射線学科(4年・90名)			〒470-1192　愛知県豊明市沓掛町田楽ヶ窪1番地98 【TEL】0562-93-2490　【E-mail】kouhou-n@fujita-hu.ac.jp 【交通】名古屋市営地下鉄桜通線「徳重」駅よりバス16分	

公募推薦	出願日程	23年11/1～11/13(必着)	試験日程	11/18	合格発表	12/1	推薦基準・試験内容	推薦は専願・併願、2浪まで可、定員(1)45名(専願30名・併願15名)、(2)30名(専願20名・併願10名) 推薦：小論文、面接	受験料	35,000円
一般		〈前期A日程〉23年12/18～24年1/24(必着) 〈前期B日程〉23年12/18～24年1/29(必着)		2/1 2/8		2/7 2/14		一般：コミ英ⅠⅡ・英表Ⅰ、選択＝数ⅠⅡA、物基・物、化基・化、生基・生より2科目		35,000円

◇開校年　1968年
◇入学者　－
◇出身県　愛知県・岐阜県・三重県
◇主な実習先　藤田医科大学病院、名古屋市立大学病院、名古屋第二赤十字病院他
◇主な就職先　藤田医科大学病院、名古屋大学医学部附属病院、浜松医科大学医学部附属病院他

◇初年度納入金(卒業までの納入金)
1,796,000円(ー)
◇学校独自の奨学金制度
・学校法人藤田学園奨学金貸与制度：貸与[金額]授業料全額または奨学金貸与委員会で査定した金額
・藤田学園同窓会奨学金貸与制度：貸与[月額]60,000円まで[募集内容]志操穏健、品行方正、向学心旺盛にして経済的理由により修学困難な者

◇学生寮　なし
◇特徴
(1)2年次後期より希望するプログラムが選択可能、幅広い生命科学のフィールドで活躍する臨床検査技師・臨床工学技士を養成します。
(2)最新鋭の知と技を備えた診療放射線技師をめざします。

資料請求　●学校案内　無料　●願書　※WEB出願　　WEB出願　可

岐阜医療科学大学（学校法人神野学園）

検診　共総社

学科	保健科学部 (1)臨床検査学科(4年・90名) (2)放射線技術学科(4年・90名)			〒501-3892 岐阜県関市市平賀字長峰795-1(関キャンパス) 【TEL】0575-22-9401　【E-mail】gumsk@u-gifu-ms.ac.jp 【交通】JR・名鉄線「岐阜」駅よりバス約60分	

公募推薦	出願日程	23年11/1～11/7	試験日程	11/19	合格発表	12/1	推薦基準・試験内容	推薦は専願・併願あり、1浪まで可、3.0以上、定員各40名(指定校含む) 推薦：作文、面接(専願のみ)、選択＝コミ英Ⅰ、数ⅠA、物基、化基、生基より1科目※併願制は2科目(3科目以上解答した場合、高得点1科目を判定に利用)	受験料	30,000円
一般		〈前期〉24年1/9～1/19 〈後期〉24年2/5～2/16		1/28 2/28		2/9 3/8		一般：1/28・2/28は選択＝コミ英ⅠⅡ・英表Ⅰ数ⅠⅡA、理(物基、化基、生基より2科目)、物、化、生より2科目		30,000円

◇開校年　1973年
◇入学者　211名(男子101名/女子110名)
◇出身県　岐阜県・愛知県・滋賀県
◇主な実習先　中部国際医療センター、愛知医科大学病院、長野赤十字病院他
◇主な就職先　岐阜県総合医療センター、名古屋大学医学部付属病院、飯田市立病院他

◇初年度納入金(卒業までの納入金)
1,778,000円(6,128,000円)
◇学校独自の奨学金制度
・奨学生制度：給付[月額]20,000円[募集内容]一般選抜において成績かつ人物が特に優れていると認められる者：各学科6名
・入学生に対する特待生制度：給付[募集内容]勤勉かつ成績優秀な学生に対して、奨励金を給付する特待生制度

◇学生寮　なし
◇特徴
(1)体系的なカリキュラムで、学びながら臨床検査技師としての職業観を掴みます。
(2)総合病院に匹敵する施設での実習により、卒業後活躍できる技術の習得を目指します。

資料請求　●学校案内　無料　●願書　※WEB出願　　WEB出願　可

看護師

臨床検査技師／臨床工学技士／診療放射線技師

理学療法士／作業療法士／言語聴覚士

歯科衛生士／歯科技工士

あん摩マッサージ指圧師／はり師・きゅう師／柔道整復師

視能訓練士／義肢装具士／救急救命士

東海学院大学

学校法人神谷学園

検工 共総社

学科
健康福祉学部
管理栄養学科臨床検査(4年・80名※学科全体)
総合福祉学科臨床工学(4年・80名※学科全体)

〒504-8511　岐阜県各務原市那加桐野町5-68
【TEL】0120-373-072　【E-mail】nyushi@tokaigakuin-u.ac.jp
【交通】JR線「岐阜」駅よりバス20分

	出願日程	試験日程	合格発表	推薦基準・試験内容	受験料
公募推薦	〈前期〉23年11/1〜11/9(消有)〈後期〉23年12/4〜12/14(消有)	11/18 12/23	12/1 1/5	推薦は併願可、1浪まで可 A方式は書類審査、面接・口頭試問 B方式は書類審査、面接、資格・スポーツ戦績等	35,000円
一般	〈前期〉24年1/4〜1/18(消有)〈後期〉24年2/12〜2/22(消有)	2/3・4 3/5	2/14 3/14	一般：選択＝国総(現代文のみ)、コミ英Ⅰ・Ⅱ・英表Ⅰ、数ⅠA、理(化基または生基)より2科目(英と数の2教科選択は不可)	35,000円

◇開校年　1981年
◇入学者　－
◇出身県　－
◇主な実習先
◇主な就職先　岐阜厚生連病院、市立長浜病院、飛騨保健所他

◇初年度納入金(卒業までの納入金)
1,340,000円(4,760,000円)
◇学校独自の奨学金制度
※詳細はお問い合わせください

◇学生寮　あり
◇特徴
〈臨床検査〉医学的視点で栄養学を学び、健康科学の専門家を育てます。医学的アプローチで栄養を捉え、薬学や医療など多彩な領域について学んでいきます。〈臨床工学〉医学と工学の両面から日々進化する医療技術を学習します。チーム医療の一員としてレベルの高い臨床工学技士を育成します。

資料請求　●学校案内　無料　●願書　無料　　　WEB出願　不可

鈴鹿医療科学大学

学校法人鈴鹿医療科学大学

検工診 共総

学科
保健衛生学部
(1)臨床検査学科(4年・50名)
(2)放射線技術科学科(4年・100名)
医用工学部(3)臨床工学科(4年・40名)

〒510-0293　三重県鈴鹿市岸岡町1001-1(千代崎キャンパス)
【TEL】059-383-9591　【E-mail】nyushi@suzuka-u.ac.jp
【交通】近鉄名古屋線「千代崎」駅より徒歩約13分

	出願日程	試験日程	合格発表	推薦基準・試験内容	受験料
公募推薦	23年11/1〜11/9(消有)	11/16・17	12/1	推薦は併願可、1浪まで可(基礎テスト方式)、定員(1)25名(2)48名(3)20名　推薦：11/17は(1)書類審査、選択＝コミ英Ⅰ・Ⅱ、国総(現代文)、数ⅠA、物基、化基、生基より2科目(化基または生基必須)　(2)(3)書類審査、数ⅠA、選択＝コミ英Ⅰ・Ⅱ、物基、化基、生基より1科目(現役生のみ)(3)11/16特別枠のみ(専願)	32,000円
一般	〈A日程〉23年12/19〜24年1/19(消有)〈B日程〉24年2/13〜3/1(消有)	1/30 3/7	2/9 3/15	一般：1/30は(1)選択＝コミ英Ⅰ・Ⅱ・英表Ⅰ、国総(現代文)、数ⅡAB、物基、化基、生基より2科目(化基または生基必須)　(2)(3)数ⅡAB、選択＝コミ英Ⅰ・Ⅱ・英表Ⅰ、物基、化基、生基より1科目　3/7は(1)選択＝コミ英Ⅰ・Ⅱ・英表Ⅰ、国総(現代文)、数ⅠA、化基、生基より2科目(化基または生基必須)　(2)(3)数ⅠA、選択＝コミ英Ⅰ・Ⅱ・英表Ⅰ、化基、生基より1科目	32,000円

◇開校年　1991年
◇入学者　633名※大学全体
◇出身県　三重県・愛知県・静岡県
◇主な実習先　県内・全国の病院・施設
◇主な就職先　病院・施設

◇初年度納入金(卒業までの納入金)
(1)(3)1,600,000円(6,100,000円)、(2)1,610,000円(6,140,000円)
◇学校独自の奨学金制度
・特待生(授業料減免)制度：減免[金額]授業料半期分相当額[募集内容]対象入試の成績優秀者は授業料半期分を減免。最長4年間継続可(条件あり)

◇学生寮　あり(女子のみ)
◇特徴
「科学技術の進歩を真に人類の福祉と健康の向上に役立たせる」という建学の精神のもと、チーム医療を支えるコ・メディカルのスペシャリストを養成。

資料請求　●学校案内　無料　●願書　※WEB出願のみ　　　WEB出願　可

四日市看護医療大学

学校法人暁学園

検 共総社

学科
看護医療学部
臨床検査学科(4年・50名)

〒512-8045　三重県四日市市萱生町1200
【TEL】059-340-0707　【E-mail】nyushi@y-nm.ac.jp
【交通】近鉄線「富田」駅よりバス約10分

	出願日程	試験日程	合格発表	推薦基準・試験内容	受験料
公募推薦	23年10/23〜11/6(消有)	11/10・11	11/24	推薦は併願可、1浪まで可、3.0以上、定員15名　推薦：11/10は書類審査、選択＝コミ英Ⅰ・Ⅱ、国総(古漢除く)、数ⅠA、化基、生基より2科目※化基、生基のいずれか必須　11/11は小論文、面接、書類審査	35,000円
一般	〈前期〉23年12/25〜24年1/17(消有)〈後期〉24年2/15〜2/28(消有)	1/23・25 3/6	2/9 3/15	一般：1/23・25はコミ英Ⅰ・Ⅱ、選択＝国総(古漢除く)、数ⅡA、化基、生基より2科目　3/6はコミ英Ⅰ・Ⅱ、国総(古漢除く)、数ⅡA、化基、生基より2科目※化基、生基のいずれか必須	35,000円

◇開校年　2007年
◇入学者　35名(男子6名/女子29名)
◇出身県　三重県・愛知県・静岡県
◇主な実習先　市立四日市病院、名古屋第一病院、岐阜大学医学部附属病院他
◇主な就職先　－

◇初年度納入金(卒業までの納入金)
1,715,000円(－)
◇学校独自の奨学金制度
・四日市看護医療大学育成会奨学金：貸与[年額]授業料相当額[募集定員]3名[募集内容]奨学生選抜を受験し、合格した者。全額返還免除あり

◇学生寮　なし
◇特徴
四日市市、市立四日市病院、学校法人暁学園との公私協力方式によって設立されました。臨床検査学科は、中部地方で初めて細胞検査士コース(選抜制)を設置。細胞検査士とのダブルライセンス取得が可能です。

資料請求　●学校案内　無料　●願書　HPで公開　　　WEB出願　可

長浜バイオ大学

学校法人関西文理総合学園

検 共社

学科
バイオサイエンス学部
フロンティアバイオサイエンス学科
臨床検査学コース(4年・30名)

〒526-0829　滋賀県長浜市田村町1226
【TEL】0749-64-8100
【交通】JR琵琶湖線「田村」駅より徒歩2分

	出願日程	試験日程	合格発表	推薦基準・試験内容	受験料
公募推薦	〈A・B〉23年10/14〜10/28(消有)〈地域特別枠〉23年10/14〜10/28(消有)	11/4・5 11/5	11/15 11/15	推薦は併願可、浪人可、定員6名　推薦：地域特別枠は専願、現役生のみ、定員2名　推薦：コミ英Ⅰ・Ⅱ・Ⅲ・英表Ⅰ・Ⅱ、数ⅡAB、選択＝化基・化、生基・生より1科目(地域特別枠は書類審査、面接のみ)	35,000円(30,000円)
一般	〈前期A〉23年12/25〜24年1/18(消有)〈前期B〉23年12/25〜24年1/31(消有)〈後期〉24年2/12〜3/1(消有)	1/24・25 2/7 3/11	2/9 2/17 3/17	一般：1/24・25はコミ英Ⅰ・Ⅱ・Ⅲ・英表Ⅰ・Ⅱ、選択＝物bas・物、化基・化、生基・生より1科目　2/7は選択＝コミ英Ⅰ・Ⅱ・Ⅲ・英表Ⅰ・Ⅱ、数ⅡAB、理(化基・化、生基・生より1科目)より2科目または3科目　3/11は数ⅡAB、選択＝化基・化、生基・生より1科目	35,000円(30,000円)

◇開校年　2003年
◇入学者　20名(男子9名/女子11名)
◇出身県　京都府・静岡県他
◇主な実習先　市立長浜病院、長浜赤十字病院、滋賀医科大学医学部附属病院他
◇主な就職先　長浜赤十字病院、市立長浜病院、京都府立医科大学附属病院他

◇初年度納入金(卒業までの納入金)
1,640,000円(6,254,000円)
◇学校独自の奨学金制度
・長浜バイオ大学入学試験成績優秀者学費等減免制度(特別奨学生)：減免[年額]1〜2年次授業料の50%[募集内容]入学試験成績上位者対象
・長浜バイオ大学内奨学金：給付[月額]33,000円[募集内容]2年次以降、前年度学業成績優秀者若干名に支給

◇学生寮　あり
◇特徴
本学は滋賀県内では唯一の臨床検査技師養成校です。バイオと生命情報科学を基礎に、次世代の医療(遺伝子診断・再生医療)を担う医療人・臨床検査技師を育成します。

資料請求　●学校案内　無料　●願書　※WEB出願　　　WEB出願　可

京都大学【国】

検	学科	医学部 人間健康科学科 総合医療科学コース（4年・100名※学科全体）	〒606-8507　京都府京都市左京区聖護院川原町53 【TEL】075-753-9313 【交通】京阪電車「神宮丸太町」駅より徒歩約5分

公募推薦	出願日程	－	試験日程	－	合格発表	－	推薦基準・試験内容	※詳細は学校にお問い合わせください	受験料	
一般							※詳細は学校にお問い合わせください		

- ◇開校年　1869年
- ◇入学者　－
- ◇出身県　－
- ◇主な実習先　－
- ◇主な就職先　－
- ◇初年度納入金（卒業までの納入金）
- ◇学校独自の奨学金制度
- ◇学生寮　－
- ◇特徴

資料請求　●学校案内　－　●願書　－　　WEB出願　－

学校法人島津学園 京都医療科学大学

診	社	学科	医療科学部 放射線技術学科（4年・80名）	〒622-0041　京都府南丹市園部町小山東町今北1-3 【TEL】0771-63-0066　【E-mail】contact@kyoto-msc.jp 【交通】JR嵯峨野線（山陰本線）「園部」駅西口より徒歩4分

公募推薦	出願日程	23年11/1～11/10（消有）	試験日程	11/18	合格発表	12/1	推薦基準・試験内容	推薦は1浪まで可、定員25名（専願）、10名（併願） 推薦：基礎学力試験（数ⅠA、英）、面接、書類審査	受験料	30,000円
一般		〈前期〉24年1/9～1/19（消有） 〈後期〉24年2/16～2/23（消有）		1/27 3/2		2/2 3/8		一般：1/27は数ⅠA、面接、選択＝数ⅠⅡA、コミ英ⅠⅡ・英表ⅠⅡより1科目 3/2は数ⅠⅡA、面接		30,000円

- ◇開校年　1927年
- ◇入学者　91名（男子50名/女子41名）
- ◇出身県　京都府・大阪府・滋賀県
- ◇主な実習先　京都大学医学部附属病院、滋賀医科大学附属病院、宇治徳洲会病院他
- ◇主な就職先　関西医科大学附属病院、京都府立医科大学附属病院、大津赤十字病院他
- ◇初年度納入金（卒業までの納入金）1,936,800円（6,744,830円）
- ◇学校独自の奨学金制度 ・特待新入生奨学金：給付［年額］900,000円/450,000円［募集内容］一般入試（前期）の合格者成績上位6名
- ◇学生寮　なし
- ◇特徴 技師養成校として日本で一番歴史のある本学は、独自の教育プログラムにより有能な人材を多く輩出しており、病院からの信頼も厚く、毎年高い就職率を誇っています。2022年度国家試験合格率は100%（78名中78名合格・全国平均94.1%）

資料請求　●学校案内　無料　●願書　※WEB出願　　WEB出願　可

京都橘大学

検	共	学科	健康科学部 臨床検査学科（4年・80名）	〒607-8175　京都府京都市山科区大宅山田町34 【TEL】075-574-4116　【E-mail】admis@tachibana-u.ac.jp 【交通】JR・京阪・地下鉄東西線「山科」駅より京阪バス「京都橘大学」行き乗車約15分

公募推薦	出願日程	23年10/20～11/1	試験日程	11/15	合格発表	12/1	推薦基準・試験内容	推薦は併願可（専願制あり）、浪人可、定員27名 推薦：書類審査、選択＝コミ英ⅠⅢⅢ・英表ⅠⅡ、国総（古漢除く）・現代文B、数（数ⅠA、数ⅠAⅡBより1科目）より2科目	受験料	35,000円
一般		〈前期A・B日程〉23年12/25～24年1/11 〈前期C日程〉23年12/25～24年1/26 〈後期日程〉24年2/14～2/26		1/23・24 2/10 3/6		2/7 2/22 3/15		一般：1/23はコミ英ⅠⅢⅢ・英表ⅠⅡ、選択＝国総（古漢除く）・現代文B、数ⅠAⅡBから1科目、選択＝日B、世B、政経、数ⅠA、物、化、生から1科目　1/24はコミ英ⅠⅢⅢ・英表ⅠⅡ、選択＝国総（古漢除く）・現代文B、日B、世B、政経、数ⅠA、数ⅠAⅡB、物、化、生から1科目　2/10はコミ英ⅠⅢⅢ・英表ⅠⅡ、選択＝国総（古漢除く）・現代文B、数ⅠA、数ⅠAⅡBから1科目　3/6はコミ英ⅠⅢⅢ・英表ⅠⅡ、選択＝国総（古漢除く）・現代文B、数ⅠA、数ⅠAⅡBから1科目		35,000円

- ◇開校年　1967年
- ◇入学者　80名（男子18名/女子62名）
- ◇出身県　京都府・大阪府・滋賀県
- ◇主な実習先　京都市立病院、滋賀医科大学医学部附属病院
- ◇主な就職先　京都府立医科大学附属病院、近畿大学病院、大阪国際がんセンター他
- ◇初年度納入金（卒業までの納入金）1,730,000円（－）
- ◇学校独自の奨学金制度 ・大学入学共通テスト利用選抜前期（4科目型）の合格者が対象 ・地方創生・進学支援奨学金：給付［年額］400,000円［募集内容］入学年度の大学入学共通テストの本学指定3科目を受験した者が対象
- ◇学生寮　－
- ◇特徴 科学への探究心を常に持ち、進歩し続ける医療を支えることのできる専門的知識と技術を身につけた、チーム医療に貢献する臨床検査技師を養成します。細胞検査士資格認定試験受験資格が得られる「細胞検査士コース（選択制）」を開講します。

資料請求　●学校案内　無料　●願書　無料　　WEB出願　可

学校法人藍野大学 藍野大学

工	共	総	社	学科	医療保健学部 臨床工学科（4年・40名）	〒567-0012　大阪府茨木市東太田4-5-4 【TEL】072-627-1766（入試広報グループ直通） 【E-mail】nyusi@kanri.aino.ac.jp 【交通】JR京都線「摂津富田」駅より徒歩約15分（スクールバス7分）

公募推薦	出願日程	〈A日程〉23年10/23～11/2（必着） 〈B日程〉23年11/15～12/8（必着）	試験日程	11/11・12 12/17	合格発表	11/22 12/22	推薦基準・試験内容	推薦は併願可、1浪まで可、定員15名 推薦：選択＝コミ英ⅠⅡ・英表Ⅰ、国総（古漢除く）・現代文B、数ⅠAより1科目または2科目（2科目の場合は数ⅠA必須）、面接、書類審査	受験料	30,000円
一般		〈前期〉23年12/18～24年1/17（必着） 〈中期〉24年1/23～2/14（必着） 〈後期〉24年2/19～3/4（必着）		1/26 2/20 3/8		2/9 2/29 3/15		一般：1/26は数ⅠA、選択＝コミ英ⅠⅡ・英表Ⅰ、国総（古漢除く）・現代文B、数ⅠA、物基・物、化基・化、生基・生より1科目または2科目（3科目方式選択の場合はコミ英ⅠⅡ・英表Ⅰ必須） 2/20・3/8は数ⅠA、選択＝コミ英ⅠⅡ・英表Ⅰ、国総（古漢除く）・現代文B、生基・生より1科目		30,000円

- ◇開校年　2004年
- ◇入学者　23名（男子14名/女子9名）
- ◇出身県　大阪府・京都府・兵庫県
- ◇主な実習先　大阪大学医学部附属病院、神戸大学医学部附属病院、京都府立医科大学附属病院
- ◇主な就職先　東京大学医学部附属病院、大阪医科薬科大学病院、高石藤井病院
- ◇初年度納入金（卒業までの納入金）1,850,000円（6,950,000円）
- ◇学校独自の奨学金制度 ・特待生制度 ・家族入学優遇制度
- ◇学生寮　なし
- ◇特徴 近隣の高度先端医療機関の手術室や集中治療室、人工透析センターなどで実習を行い、現職の臨床工学技士から直接指導を受けることで、臨床工学技士の重要性を自覚します。

資料請求　●学校案内　無料　●願書　※WEB出願　　WEB出願　可

縦見出し：看護師／診療放射線技師　臨床工学技士　臨床検査技師／言語聴覚士　作業療法士　理学療法士／歯科技工士　歯科衛生士／あん摩マッサージ指圧師　はり師・きゅう師　柔道整復師／救急救命士　義肢装具士　視能訓練士

大阪大学【国】

検診

| 学科 | 医学部 保健学科 (1)検査技術科学専攻(4年・40名) (2)放射線技術科学専攻(4年・40名) | | 〒565-0871 大阪府吹田市山田丘1-7 【TEL】06-6879-2512 【交通】阪急千里線「北千里」駅より徒歩約25分、大阪モノレール「阪大病院前」駅より徒歩約15分 |

	出願日程	試験日程	合格発表	推薦基準・試験内容	受験料
公募推薦	−	−	−	※詳細は学校にお問い合わせください	
一般	−	−	−	※詳細は学校にお問い合わせください	

◇開校年 1931年
◇学者数 −
◇出身県 −
◇主な実習先 −
◇主な就職先 −

◇初年度納入金(卒業までの納入金) −
◇学校独自の奨学金制度 −

◇学生寮 −
◇特徴 −

資料請求 ●学校案内 − ●願書 − WEB出願 −

学校法人大阪電気通信大学
大阪電気通信大学

工 共 総

| 学科 | 医療健康科学部 医療科学科(4年・80名) | | 〒575-0063 大阪府四條畷市清滝1130-70 【TEL】072-813-7374 【E-mail】nyushi@osakac.ac.jp 【交通】JR学研都市線「四条畷」駅より近鉄バス「四條畷電通大」行き約10分 |

	出願日程	試験日程	合格発表	推薦基準・試験内容	受験料
公募推薦	〈前期A・B日程〉23年10/30〜11/3(必着) 〈後期〉23年11/17〜12/4(必着)	11/11·12 12/10	12/1 12/17	推薦は併願可、1浪まで可 推薦:理系型は数ⅠⅡAB、コミ英ⅠⅡ・英表Ⅰ、書類審査 文系型は国総(古漢除く)・現代文B、コミ英ⅠⅡ・英表Ⅰ、書類審査	35,000円
一般	〈前期A・B日程〉24年1/8〜1/17(必着) 〈中期〉24年2/5〜2/16(必着) 〈後期〉24年2/25〜3/4(必着)	1/31·2/1 2/24 3/11	2/11 3/2 3/16	一般:1/31、2/1、2/24の理系型はコミ英ⅠⅡ・英表Ⅰ、数ⅠⅡAB ※ただし1/31,2/1は数Ⅲの範囲に属する1問を選択することも可能、選択=物基・物、化、国総(古漢除く)・現代文B 3/11の理系型は数ⅠⅡAB、コミ英ⅠⅡ・英表Ⅰ 3/11の文系型は国総(古漢除く)・現代文B、コミ英ⅠⅡ・英表Ⅰ	35,000円

◇開校年 1961年
◇入学者 104名(男子98名/女子6名)
◇出身県 大阪府・京都府・兵庫県
◇主な実習先 大阪大学医学部附属病院、大阪医科薬科大学附属病院、関西医科大学附属病院他
◇主な就職先 国立病院機構神戸医療センター、住友病院、医学研究所北野病院他

◇初年度納入金(卒業までの納入金) 1,592,000円(6,248,000円)
◇学校独自の奨学金制度 ・成績優秀者奨学制度:免除[金額]学費の全額または半額 [募集内容]一般入学試験(前期)に適用。期間は入学後4年間(進級時に継続審査あり)

◇学生寮 なし
◇特徴 医学、臨床工学、AI技術を体系的に学び、医療機器のスペシャリストとして医療業務に従事する臨床工学技士の資格を取得し、チーム医療、高度医療に貢献します。

資料請求 ●学校案内 無料 ●願書 無料 WEB出願 可

学校法人物療学園
大阪物療大学

診 社

| 学科 | 保健医療学部 診療放射線技術学科(4年・80名) | | 〒593-8324 大阪府堺市西区鳳東町4-410-5 【TEL】072-260-0095 【E-mail】kouhou@butsuryo.ac.jp 【交通】JR阪和線「鳳」駅より徒歩約5分 |

	出願日程	試験日程	合格発表	推薦基準・試験内容	受験料
公募推薦	〈前期〉23年10/19〜11/2(必着) 〈後期〉23年11/13〜12/7(必着)	11/5 12/10	11/8 12/13	推薦は専願、現役生のみ、定員40名 推薦:11/5は選択=数Ⅰ、生より1科目、面接 12/10は数Ⅰ、面接	30,000円 (27,000円)
一般	〈前期〉23年12/18〜24年1/18(必着) 〈中期〉24年2/5〜2/15(必着) 〈後期〉24年2/26〜3/7(必着)	1/21 2/18 3/10	1/24 2/21 3/11	一般:1/21は数ⅠⅡ、面接 2/18は選択=数Ⅰ、生より1科目、面接 3/10は小論文、面接	30,000円 (27,000円)

◇開校年 2011年
◇入学者 96名(男子58名/女子38名)
◇出身県 大阪府、奈良県、和歌山県
◇主な実習先 大阪市立大学医学部附属病院、大阪医科大学附属病院、近畿大学医学部附属病院他
◇主な就職先 大阪府立病院機構、大阪国際がんセンター、関西ろうさい病院

◇初年度納入金(卒業までの納入金) 1,880,000円(−)
◇学校独自の奨学金制度 ・大阪物療大学特別奨学金:給付[年額]790,000円[募集内容]学業成績、人物ともに優れた学生に対し、授業料等の50%相当額を免除 ・大阪物療大学奨学金:貸与[年額]790,000円または第1種790,000円、第2種395,000円[募集内容]家計急変等により学費支弁が困難な者に学費の一部を無利子で貸与

◇学生寮 なし
◇特徴 本学では医療の知識や技術だけではなく、医療に必要な人間力の教育にも力を入れています。少人数制で学生と教員との距離が近いアットホームな環境の中で学ぶことができます。21年度は65名が国家試験に挑戦し全員合格しました。

資料請求 ●学校案内 無料 ●願書 無料 WEB出願 可

学校法人関西医療学園
関西医療大学

検 共 総 社

| 学科 | 保健医療学部 臨床検査学科(4年・60名) | | 〒590-0482 大阪府泉南郡熊取町若葉2-11-1 【TEL】072-453-8284 【交通】JR阪和線・関西空港線「熊取」駅よりスクールバスまたは南海バス約15分 |

	出願日程	試験日程	合格発表	推薦基準・試験内容	受験料
公募推薦	〈Ⅰ期〉23年10/17〜10/27(消有) 〈Ⅱ期〉23年11/7〜11/17(消有)	11/5 11/26	11/13 12/2	推薦は併願可、浪人可、定員20名 推薦:面接(専願制のみ)、書類審査、選択=国総・現代文B、コミ英ⅠⅡ・英表Ⅰ、数ⅠA、化基、生基より2科目(国・英の組み合わせ不可)	30,000円
一般	〈前期A日程〉24年1/9〜1/19(消有) 〈前期B日程〉24年1/9〜1/19(消有) 〈後期〉24年2/13〜2/23(消有)	1/28 1/29 3/3	2/8 2/8 3/7	一般:1/28・29の3科目型は国総・現代文B、選択=コミ英ⅠⅡ・英表Ⅰ、数ⅠA、化基、生基より2科目 全日程の2科目型は選択=国総・現代文B、コミ英ⅠⅡ・英表Ⅰ、数ⅠA、化基、生基より2科目(国・英の組み合わせ不可)	30,000円

◇開校年 1985年
◇入学者 66名
◇出身県 大阪府・和歌山県・兵庫県
◇主な実習先 大阪公立大学医学部附属病院、大阪国際がんセンター、大阪急性期・総合医療センター他
◇主な就職先 大阪府立病院機構、関西医科大学附属病院、りんくう総合医療センター他

◇初年度納入金(卒業までの納入金) 1,800,000円(−)
◇学校独自の奨学金制度 ・特待生制度(1年次):給付[年額]1,000,000円[募集内容]各学科入学定員の10%を上限とし入学試験成績上位者に100万円を支給 ・特待生制度(2年次以降):給付[年額]400,000円[募集内容]学科学年ごとに成績上位者3〜5名について、学費40万円を免除

◇学生寮 なし
◇特徴 物事の本質を求める感性を育て、現代の高度で多様な医療における課題に対する判断力や解決力を身につけた人材を育成する。また、細胞検査士養成コースを併設。

資料請求 ●学校案内 無料 ●願書 無料 WEB出願 可

左側縦書き見出し:看護師 / 臨床検査技師 診療放射線技師 臨床工学技士 / 理学療法士 作業療法士 言語聴覚士 / 歯科衛生士 歯科技工士 / 柔道整復師 はり師・きゅう師 あん摩マッサージ指圧師 / 視能訓練士 義肢装具士 救急救命士

滋慶医療科学大学（学校法人大阪滋慶学園）→P.6 工／共／総

医療科学部 臨床工学科（4年・80名）
〒532-0003 大阪府大阪市淀川区宮原1-2-8
【TEL】06-6394-1617 【E-mail】info@juhs.ac.jp
【交通】大阪メトロ御堂筋線「新大阪」駅より徒歩2分

区分	出願日程	試験日程	合格発表	推薦基準・試験内容	受験料
公募推薦	〈Ⅰ期〉23年11/1～11/8（必着）／〈Ⅱ期〉23年11/29～12/13（必着）／〈Ⅲ期〉24年1/5～1/17（必着）／〈Ⅳ期〉24年2/19～3/5（必着）	11/12・12/17・1/21・3/8	11/17・12/22・1/26・3/12	推薦は併願可、1浪まで可　推薦＝数ⅠA、個人面接、調査書	30,000円
一般	24年1/16～1/29（必着）	2/2	2/8	一般：出願時に3科目型か2科目型かを選択可　3科目型…数、選択＝国、英、理より2科目　2科目型…数、選択＝国、英、理より1科目	30,000円

◇開校年 2021年 ◇入学者 22名（男子14名/女子8名） ◇出身県 大阪府・兵庫県・京都府 ◇主な実習先 － ◇主な就職先 ※2021年開学のため実績なし

◇初年度納入金（卒業までの納入金）1,600,000円（5,800,000円）◇学校独自の奨学金制度・大阪滋慶育英会：給付［金額］100,000円

◇学生寮 あり ◇特徴 〝いのちのエンジニア〟臨床工学技士を養成。本学は急速な医療技術の進化に対応できる「変化対応力」を備えた臨床工学技士を育成します。授業は少人数制で先生との距離が近く何でも相談できるのが本学の特長です。

資料請求 ●学校案内 無料 ●願書 無料　WEB出願 可

森ノ宮医療大学（学校法人森ノ宮医療学園）→P.22 検／工／診／共／総／社

医療技術学部（1）臨床検査学科（4年・70名）（2）臨床工学科（4年・60名）（3）診療放射線学科（4年・80名）
〒559-8611 大阪府大阪市住之江区南港北1-26-16
【TEL】06-6616-6911／0120-68-8908 【E-mail】univ@morinomiya-u.ac.jp 【交通】地下鉄中央線・ニュートラム南港ポートタウン線「コスモスクエア」駅より徒歩1分

区分	出願日程	試験日程	合格発表	推薦基準・試験内容	受験料
公募推薦	〈B日程【面接併用型】〉23年10/12～10/26※／〈B日程【学力重視型】〉23年10/12～10/26※　※WEB出願登録は10/25締切	11/4・11/5	11/17・11/17	推薦は2浪まで可、定員（1）29名（2）24名（3）33名　推薦＝面接（11/4のみ）、書類審査、数ⅠA、選択＝国総（古漢除く）、コミ英ⅠⅡ・英表Ⅰより1科目　※本誌の公募推薦入試は、本学の総合型選抜B日程【面接併用型】【学力重視型】にあたります。	30,000円
一般	〈前期A日程〉24年1/9～1/22※／〈前期B日程〉24年1/9～1/22※／〈前期C日程〉24年1/9～1/22※／〈後期〉24年2/21～3/1※　※WEB出願登録は前期1/19、後期2/29締切	2/3・2/4・2/5・3/6	2/12・2/12・2/12・3/6	一般：2/3・4・5は面接、数ⅠA、選択＝国総（古漢除く）、コミ英ⅠⅡ・英表Ⅰ、化基・化、生基・生より2科目または1科目　3/6は面接、数ⅠA、選択＝国総（古漢除く）、コミ英ⅠⅡ・英表Ⅰ、生基・生より1科目	30,000円

◇開校年 2007年 ◇入学者 （1）170名（2）61名（3）87名 ◇出身県 大阪府・兵庫県・奈良県 ◇主な実習先 大阪市立総合医療センター、大阪医療センター、大阪公立大学医学部附属病院他 ◇主な就職先 大阪市立総合医療センター、奈良県総合医療センター、関西医科大学附属病院他

◇初年度納入金（卒業までの納入金）1,930,000円（7,150,000円）◇学校独自の奨学金制度・入学時成績優秀者学納金減免制度：給付［年額］1,600,000円［募集内容］一般選抜前期（3科目型）に合格した全学部の成績上位15名以内

◇学生寮 なし ◇特徴 （1）検体検査や生理機能検査など通常の検査を学ぶ授業に加え、画像診断学の授業を設置。（2）医学知識・工学知識・機器操作技術の3要素をバランスよく学び、臨床工学技士を養成。（3）チーム医療を実践し、高度医療に対応できる診療放射線技師をめざす。

資料請求 ●学校案内 無料 ●願書 無料　WEB出願 可

神戸大学【国】 検

医学部 保健学科検査技術科学専攻（4年・40名）
〒654-0142 兵庫県神戸市須磨区友が丘7-10-2
【TEL】078-796-4504 【交通】神戸市営地下鉄「名谷」駅より徒歩15分

区分	出願日程	試験日程	合格発表	推薦基準・試験内容	受験料
公募推薦	－	－	－	※9月26日以降、該当する試験はありません	－
一般	24年1/22～2/2（予定）（一次は大学入学共通テスト利用）	2/25・3/12	3/7・3/21	一般：2/25は数ⅠⅡⅢAB（数列、ベクトル）、選択＝物基・物、化基・化、生基・生より1科目、コミ英基礎ⅠⅢ・英表ⅠⅢ・英会話 3/12はコミ英基礎ⅠⅢ・英表ⅠⅡ・英会話、面接	17,000円

◇開校年 1949年 ◇入学者 166名（男子29名/女子137名）※全学科 ◇出身県 大阪府・兵庫県・奈良県 ◇主な実習先 神戸大学医学部附属病院他 ◇主な就職先 住友病院、北野病院、神戸掖済会病院

◇初年度納入金（卒業までの納入金）817,800円（－）◇学校独自の奨学金制度・神戸大学基金緊急奨学金：給付［金額］一時金250,000円・神戸大学基金奨学金：給付［年額］250,000円［募集定員］60名程度

◇学生寮 あり ◇特徴 高い倫理観と科学的視点を持ち高度な専門的知識・技能を身につけた医療人を養成する。保健医療・健康科学に関する卓越した教育を提供する。

資料請求 ●学校案内 本体無料 送料215円 ●願書 HPより※WEB出願　WEB出願 可

神戸学院大学（学校法人神戸学院）検／共／社

栄養学部 栄養学科 臨床検査学専攻（4年・65名）
〒651-2180 兵庫県神戸市西区伊川谷町有瀬518
【TEL】078-974-1972 【E-mail】nyushi@j.kobegakuin.ac.jp
【交通】JR神戸線「明石」駅よりバス約20分

区分	出願日程	試験日程	合格発表	推薦基準・試験内容	受験料
公募推薦	23年11/1～11/10（消有）	11/25・26	12/6	推薦は併願可、1浪まで可、定員18名　推薦＝書類審査、コミ英ⅠⅡ・英表Ⅰより、選択＝国総（古漢除く）、数ⅠA、化基・化、生基・生より1科目	30,000円
一般	〈前期〉23年12/18～24年1/16（消有）／〈中期〉23年12/18～24年1/16（消有）／〈後期〉24年2/14～2/26（消有）	2/1・2、2/7・8、3/9	2/18、2/18、3/15	一般：2/1・2の3科目型はコミ英ⅠⅢ・英表ⅠⅡ、数ⅠⅡA、選択＝化基・化、生基・生より1科目　2/1・2の2科目型および3/9はコミ英ⅠⅢ・英表ⅠⅡ、選択＝化基・化、生基・生より1科目　2/7・8はコミ英ⅠⅢ・英表ⅠⅡ、選択＝国総・現代文B・古典B（漢除く）、化基・化、生基・生、数ⅠⅡAより1科目	30,000円

◇開校年 1966年 ◇入学者 62名（男子15名/女子47名） ◇出身県 兵庫県・大阪府・岡山県 ◇主な実習先 主に関西圏の病院 ◇主な就職先 日本赤十字社大阪赤十字病院、（独）国立病院機構 中国・四国グループ、兵庫県庁他

◇初年度納入金（卒業までの納入金）1,783,300円（－）◇学校独自の奨学金制度・神戸学院大学支給奨学金：給付［年額］360,000円［募集内容］優秀な資質を有しながら経済的理由によって修学困難な者が対象・神戸学院大学同窓会災害等奨学金：給付［金額］最大300,000円［募集内容］対象地域の自然災害等、不測の事態による修学困難な者が対象

◇学生寮 なし ◇特徴 栄養学を理解した上で、チーム医療の場で必要な実践力を身につけた臨床検査技師を養成します。

資料請求 ●学校案内 無料 ●願書 無料　WEB出願 可

右欄：看護師／臨床検査技師／臨床工学技士／診療放射線技師／理学療法士／作業療法士／言語聴覚士／歯科技工士／歯科衛生士／あん摩マッサージ指圧師／はり師・きゅう師／柔道整復師／視能訓練士／義肢装具士／救急救命士

神戸常盤大学

学校法人玉田学園　➡P.23　検診 共総社

〒653-0838　兵庫県神戸市長田区大谷町2-6-2
【TEL】078-611-1821　【E-mail】nyushi@kobe-tokiwa.ac.jp
【交通】山陽電鉄「西代」駅より徒歩5分。JR・市営地下鉄「新長田」駅より徒歩15分

保健科学部
学科
(1)医療検査学科(4年・80名)
(2)診療放射線学科(4年・75名)

	出願日程	試験日程	合格発表	推薦基準・試験内容	受験料
公募推薦	23年10/26〜11/6(必着)	11/10 11/11※ ※(1)のみ	12/1	推薦は浪丸可、定員(指定校を含む)(1)33名(2)27名　推薦:11/10の(1)は書類審査、選択=国総(古漢除く)、数ⅠAⅡA・コミ英ⅠⅡ・英表Ⅰより1科目、選択=物基、化基、生基より2科目　11/11は面接、書類審査、選択=国総(古漢除く)、数ⅠAⅡA・コミ英ⅠⅡ・英表Ⅰより1科目、選択=物基、化基、生基より2科目	30,000円
一般	〈前期〉24年1/5〜1/17(必着) 〈中期〉24年1/26〜2/9(必着) 〈後期〉24年2/22〜3/5(必着)	1/24 2/17 3/8	2/1 2/23 3/16	一般:1/24(1)は選択=国総(古漢除く)、数ⅠAⅡA・コミ英ⅠⅡ・英表Ⅰより2科目、選択=物・物、化基・化、生基・生より1科目　(2)は選択=国総(古漢除く)、数ⅠAⅡA・コミ英ⅠⅡ・英表Ⅰより1科目、選択=物基物、化基・化、生基・生、生基より1科目　2/17は選択=国総(古漢除く)、数ⅠAⅡA・コミ英ⅠⅡ・英表Ⅰ、化基・化、生基・生より2科目　※3/8の試験内容は学校にお問い合わせください	30,000円

◆開校年　2008年
◆入学者　(1)86名(男子13名/女子73名)(2)86名(男子29名/女子57名)
◆出身県　兵庫県・大阪府・京都府
◆主な実習先　大阪医療センター、神戸大学医学部附属病院、兵庫県立がんセンター
◆主な就職先　大阪大学医学部附属病院、神戸大学医学部附属病院、神戸市民病院機構

◆初年度納入金(卒業までの納入金)
1,860,000円(6,429,000円)
◆学校独自の奨学金制度
・修学支援奨学金:給付[金額]300,000円[募集内容]成績優秀かつ修学の熱意があるが経済的な諸事情で修学が困難な者
・修学支援奨学金(緊急対応):給付[金額]1,000,000円以内[募集内容]成績優秀かつ修学の熱意があるが家計が急変した者

◆学生寮　なし
◆特徴
(1)臨床検査技師と細胞検査士のダブルライセンス取得可能。臨床検査技師養成校として57年の歴史があり、多くの卒業生が近畿圏の外ならず全国で活躍しています。　(2)コミュニケーション能力や行動力の習得、これまでの実績を生かした地域の病院との連携を教員の特色とし、知識や技術はもちろん豊かな人間性を備えた診療放射線技師を育成します。

資料請求　●学校案内　無料　●願書　無料　　WEB出願　可

姫路獨協大学

学校法人獨協学園　工 共総社

〒670-8524　兵庫県姫路市上大野7-2-1
【TEL】079-223-6515　【E-mail】nyushi@gm.himeji-du.ac.jp
【交通】JR山陽本線・山陽電鉄「姫路」駅よりバス約20分

医療保健学部
学科
臨床工学科(4年・40名)

	出願日程	試験日程	合格発表	推薦基準・試験内容	受験料
公募推薦	〈前期〉23年10/16〜11/1(必着) 〈後期〉23年11/13〜12/4(必着)	11/12 12/9	11/20 12/18	推薦は併願可　推薦:11/12は選択=コミ英ⅠⅡ・英表Ⅰ、国総(古漢除く)、数ⅠA、理(化基、生基より1科目)より2科目、書類審査　12/9は選択=コミ英ⅠⅡ・英表Ⅰ、国総(古漢除く)、数ⅠAより2科目、書類審査	30,000円
一般	〈A日程〉24年1/5〜1/17(必着) 〈B日程〉24年1/5〜1/29(必着) 〈C日程〉24年2/13〜2/28(必着) 〈D日程〉24年2/13〜3/1(必着)	1/27 2/9 3/7 3/8	2/5 2/19 3/14 3/14	一般:1/27の3教科型は選択=コミ英ⅠⅡ・英表Ⅰ、国総(古漢除く)、数ⅠA、理(物基、化基、生基より1科目)より3科目　1/27の2教科型は選択=コミ英ⅠⅡ・英表Ⅰ、国総(古漢除く)、数ⅠA、理(物基、化基、生基より1科目)より2科目　2/9、3/7は選択=コミ英ⅠⅡ・英表Ⅰ、国総(古漢除く)、数ⅠAより2科目　3/8は小論文、集団面接	30,000円

◆開校年　1987年
◆入学者　−
◆出身県　兵庫県・大阪府
◆主な実習先　兵庫県立はりま姫路総合医療センター、加古川中央市民病院、神戸大学医学部附属病院、医療機器メーカー他
◆主な就職先

◆初年度納入金(卒業までの納入金)
1,853,300円(6,413,300円)
◆学校独自の奨学金制度
・姫路獨協大学奨学金:給付[年額]授業料相当額
・姫路獨協大学特別学業支援奨学金:給付[月額]50,000円

◆学生寮　なし
◆特徴
「伸びしろを大事にした教育」をモットーに学生の能力や個性を把握しながら個別に指導を行い、学生の学びをサポート。1年次から透析クリニックや大学病院での人体解剖など多彩な現場見学を実施。徹底した少人数制で、国家試験合格を目指します。

資料請求　●学校案内　無料　●願書　無料　　WEB出願　可

天理大学

学校法人天理大学　検 共

〒632-0018　奈良県天理市別所町80番地の1
【TEL】0743-63-7811　【E-mail】besshojimu@sta.tenri-u.ac.jp
【交通】JR・近鉄「天理」駅より徒歩15分

医療学部
学科
臨床検査学科(4年・30名)

	出願日程	試験日程	合格発表	推薦基準・試験内容	受験料
公募推薦	〈A日程〉23年10/23〜11/6(必着) 〈B日程〉23年11/27〜12/7(必着)	11/16 12/16	12/1 12/22	推薦は専願、1浪まで可、定員10名(〈A日程〉8名、〈B日程〉2名)　推薦:〈国英数基礎学力試験方式〉は国英数基礎学力試験、調査書、〈小論文方式〉は小論文、調査書	35,000円
一般	〈前期〉24年1/9〜1/22(必着) 〈後期〉24年2/22〜3/5(必着)	2/1・2 3/12	2/9 3/15	一般:国、英、地理歴史、数ⅠA、生基・化基から、前期〈2教科型〉は2教科2科目、前期〈3教科型〉は3教科3科目(数ⅠAもしくは生基・化基は必須)、後期は国、英、調査書	35,000円

◆開校年　1925年
◆入学者　26名(男子14名/女子12名)
◆出身県　奈良県・大阪府・京都府
◆主な実習先　天理よろづ相談所病院
◆主な就職先　天理よろづ相談所病院

◆初年度納入金(卒業までの納入金)
1,733,000円(6,848,000円)
◆学校独自の奨学金制度
・天理よろづ相談所奨学金(学資金):貸与[年額]500,000円
・天理よろづ相談所貸費制度(生活援助):貸与[月額]10,000円〜20,000円

◆学生寮　なし
◆特徴
日本屈指の総合病院「天理よろづ相談所病院」が学び舎になる充実した実習環境と独自の奨学金や学生寮による万全のサポート体制。

資料請求　●学校案内　無料　●願書　無料　　WEB出願　可

鳥取大学【国】

検 社

〒683-8504　鳥取県米子市西町36番地1
【TEL】0857-31-5061(鳥取キャンパス)
【E-mail】st-nyushiken@ml.adm.tottori-u.ac.jp
【交通】JR山陰本線「米子」駅より徒歩約15分

医学部
保健学科
学科
検査技術科学専攻(4年・40名)

	出願日程	試験日程	合格発表	推薦基準・試験内容	受験料
公募推薦	23年11/2〜11/9 (大学入学共通テスト利用)	12/2	2/9	推薦は専願、現役生のみ、定員13名　推薦:小論文、面接	17,000円
一般	24年1/22〜2/2 (一次は大学入学共通テスト利用)	2/25 3/12	3/6 3/21	一般:2/25は選択=数ⅠⅢⅢAB、英より1科目　3/12は小論文、面接	17,000円

◆開校年　1949年
◆入学者　−
◆出身県　−
◆主な実習先　−
◆主な就職先　−

◆初年度納入金(卒業までの納入金)
◆学校独自の奨学金制度

◆学生寮　−
◆特徴
検査技術科学専攻では知識と技術の教育に加え、常に患者さんを意識したチーム医療の考え方、患者さんとの接し方、コミュニケーション能力の養成などの教育を行い、卒業後すぐに臨床検査技師として活躍できるような人材を育成しています。

資料請求　●学校案内　本体無料　送料250円　●願書　※WEB出願　　WEB出願　可

岡山大学【国】

検診 総社	学科	医学部保健学科 (1)放射線技術科学専攻（4年・40名） (2)検査技術科学専攻（4年・40名）	〒700-8558　岡山県岡山市北区鹿田町2-5-1 【TEL】086-235-7984 【交通】JR線「岡山」駅よりバス

	出願日程	試験日程	合格発表	推薦基準・試験内容	受験料
公募推薦	－	－	－	※9月26日以降、該当する試験はありません	
一般	24年1/22〜2/2 (一次は大学入学共通テスト利用)	2/25・26	3/7	一般：(1)数ⅠⅡⅢAB、物、英、選択＝化、生より1科目、面接 (2)選択＝物、化、生より2科目、選択＝数ⅠⅡⅢAB、英より1科目、面接	17,000円

◇開校年　1998年
◇入学者　80名（男子22名/女子58名）
◇出身県　岡山県・香川県・兵庫県
◇主な実習先　岡山大学病院
◇主な就職先　岡山大学病院、国立病院機構中四国グループ、倉敷中央病院

◇初年度納入金（卒業までの納入金）
817,800円（－）
◇学校独自の奨学金制度

◇学生寮　あり（女子のみ）
◇特徴
有能で誠実な診療放射線技師や研究者、創造性に富んだ臨床検査のスペシャリストの育成を目指します。

資料請求　●学校案内　本体無料　送料215円　●願書　※WEB出願　　WEB出願　可

学校法人加計学園 岡山理科大学

検工 共総社	学科	(1)理学部臨床生命科学科（4年・50名） (2)工学部生命医療工学科（4年・25名）	〒700-0005　岡山県岡山市北区理大町1-1 【TEL】086-256-8412　【E-mail】kouhou@ous.ac.jp 【交通】JR線「岡山」駅よりバスで約20分。JR線「法界院」駅徒歩20分

	出願日程	試験日程	合格発表	推薦基準・試験内容	受験料
公募推薦	〈特別〉23年10/30〜11/4(消有) 〈A日程〉23年11/1〜11/7(消有) 〈B日程〉23年11/24〜12/8(消有)	11/11 11/18・19 12/17	12/1 12/1 12/26	推薦は併願可、浪人可（〈特別〉は除く）　推薦：11/11は書類審査、面接、選択＝数（共通）、英、物、化、生、国より2題（物、化、生は2題選択不可）　11/18・19は調査書、選択＝数、数ⅠA、英、物、化、生、国より2科目（数、数Ⅰは同時選択不可）　12/17は調査書、選択＝数、数ⅠA、英、物、化、生、国より1科目	35,000円
一般	〈前期(3科目型)〉24年1/5〜1/16(消有) 〈前期(2科目型)〉24年1/5〜1/21(消有) 〈後期〉24年2/14〜2/28(消有)	1/30・31 2/5・6 3/7	2/13 2/16 3/14	一般：1/30・31は英、選択＝物、化、生、地、国より1科目、選択＝数、地理、日、世、現社、数ⅠAより1科目　2/5・6は選択＝物、化、生、国、数、数ⅠA、英、地、世、地理、日、世、現社より2科目（物、化、生、国より1科目以上選択必須）　3/7は選択＝数、数ⅠA、英、物、化、生、国より2科目（数、数ⅠAの2科目選択不可）	35,000円

◇開校年　1964年
◇入学者　－
◇出身県　－
◇主な実習先　－
◇主な就職先　－

◇初年度納入金（卒業までの納入金）
(1)1,530,000円（6,000,000円）、(2)1,530,000円（5,940,000円）
◇学校独自の奨学金制度
・入試特待生制度：取免[年額]845,000円[募集内容]推薦入試B日程・一般入試前期B日程(3科目型・2科目型)の入試において、第1志望学科合格者のうち第1志望学科得点率が80%以上の成績優秀者から、合計200名（最大）を入試特待生とします

◇学生寮　あり
◇特徴
2022年4月より理学部臨床生命科学科、工学部生命医療工学科は、それぞれ医療資格取得に特化した学科へと改組。そのことにより、各医療資格の土台となる理学・工学の力を身につけながら、国家資格対策のためのより充実した教育体制となります。

資料請求　●学校案内　無料　●願書　無料　　WEB出願　可

学校法人川崎学園 川崎医療福祉大学

検工診	学科	医療技術学部 (1)臨床検査学科（4年・60名） (2)臨床工学科（4年・80名） (3)診療放射線技術学科（4年・60名）	〒701-0193　岡山県倉敷市松島288 【TEL】086-464-1004 【交通】JR山陽本線「中庄」駅より徒歩15分

	出願日程	試験日程	合格発表	推薦基準・試験内容	受験料
公募推薦	〈前期〉23年11/1〜11/9(消有) 〈後期〉23年11/24〜12/5(消有)	11/18 12/13・14	12/1 12/20	推薦は11/18は専願、12/13・14は併願可 推薦：基礎学力確認テスト、面接、書類審査	30,000円
一般	〈前期A・B〉24年1/6〜1/18(消有) 〈後期〉24年2/22〜3/1(消有)	2/1・2 3/9	2/8 3/13	一般：2/1・2は面接、書類審査、選択＝コミ英ⅠⅡ、国(古除く)、日B、数Ⅰ、物基、化基、生基、物、化、生より2科目 ※(2)(3)は数Ⅰ指定、理科科目は2科目で1科目として扱う 3/9は基礎学力確認テスト、面接、書類審査	30,000円

◇開校年　1991年
◇入学者　(1)72名(2)56名(3)81名
◇出身県　岡山県・広島県・香川県
◇主な実習先　川崎医科大学附属病院、川崎医科大学総合医療センター
◇主な就職先　学校法人川崎学園、倉敷中央病院、重井医学研究所附属病院他

◇初年度納入金（卒業までの納入金）
1,700,000円（－）
◇学校独自の奨学金制度
・川崎医療福祉大学奨学金：貸与[年額]300,000円[募集定員]若干名

◇学生寮　あり
◇特徴
2つの大きな附属病院を有する西日本随一の総合教育ネットワークを背景とする恵まれた教育環境の中で学習できます。
※受験料は、併願区分において3学科目まで30,000円での受験が可能です。

資料請求　●学校案内　無料　●願書　※WEB出願　　WEB出願　可

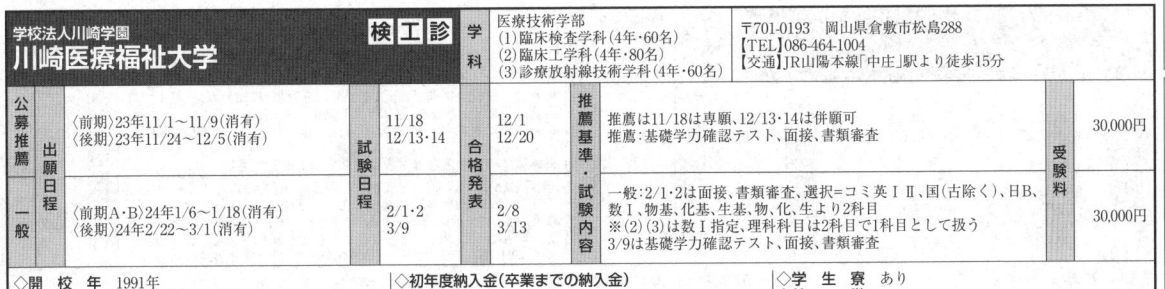

掲載分以降の出願日程は

看護医療進学ネットをご覧ください。

残りの日程はWEBをCheck とある学校は

看護医療進学ネットに掲載分以降の日程を掲載しています！確認してみましょう！

➡ PC　https://www.ishin.jp/
スマートフォン　https://smt.ishin.jp/

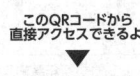

このQRコードから直接アクセスできるよ！

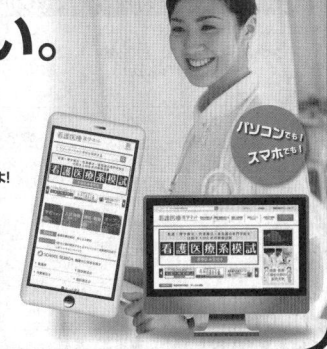

倉敷芸術科学大学（学校法人加計学園）

検工 総社

〒712-8505　岡山県倉敷市連島町西之浦2640
【TEL】086-440-1113　【E-mail】koho@kusa.ac.jp
【交通】JR山陽本線「新倉敷」駅よりバス12分

学科
生命科学部
(1)生命医科学科(4年・55名)
(2)生命科学科 臨床工学コース(4年・40名)※学科全体

		出願日程	試験日程	合格発表	推薦基準・試験内容	受験料
公募推薦		〈推薦A・B〉23年10/23〜11/6(必着) 〈推薦K〉23年11/24〜12/8(必着)	11/11 12/17	12/1 12/26	推薦は併願可、浪人可 推薦:11/11は書類審査、選択=化基、生基より1科目 12/17は書類審査、選択=コミ英ⅠⅢ・英表ⅠⅡ・数ⅠA、数ⅠⅡA(場合の数と確率、図形の性質)B(数列、ベクトル)、化基・化、生基・生、物基・物より1科目	35,000円
一般		〈前期〉24年1/5〜1/22(必着) 〈中期〉24年1/31〜2/14(必着) 〈後期〉24年2/14〜2/28(必着)	1/28・29 2/19 3/7	2/8 2/27 3/14	一般:1/28・29は選択=国語(古漢除く)、コミ英ⅠⅢⅢ・英表ⅠⅡ、数ⅡA、化基・化、生基・生より2科目(国語と英の同時選択不可) 2/19は選択=国語(古漢除く)、コミ英ⅠⅢⅢ・英表ⅠⅡ、数ⅠⅡAB(数列、ベクトル)、化基・化、生基・生、物基・物より2科目(国語と英の同時選択不可)	35,000円

◇開 校 年　1995年
◇入 学 者　－
◇出 身 県　－
◇主な実習先　－
◇主な就職先　－

◇初年度納入金(卒業までの納入金)
－

◇学校独自の奨学金制度

◇学 生 寮　－
◇特　　徴
－

資料請求　●学校案内　－　●願書　－　　WEB出願　可

広島工業大学

工 共総社

〒731-5193　広島県広島市佐伯区三宅2丁目1番1号
【TEL】082-921-5215　【E-mail】nyushi@it-hiroshima.ac.jp
【交通】JR山陽本線「五日市」駅よりスクールバス

学科
生命学部
生体医工学科(4年・60名)

		出願日程	試験日程	合格発表	推薦基準・試験内容	受験料
公募推薦		〈前期〉23年11/1〜11/8(消有) 〈女子特別選抜〉23年11/1〜11/8(消有) 〈後期〉23年11/25〜12/7(消有)	11/18 11/18 12/16	12/1 12/1 12/23	推薦は1浪まで可 推薦:コミ英ⅠⅡ・英表Ⅰ、数(数ⅠAまたは数ⅠAⅡB)、書類審査	30,000円
一般		〈A日程〉24年1/4〜1/26(消有) 〈B日程〉24年2/1〜2/19(消有) 〈C日程〉24年2/1〜2/19(消有)	2/2・3・4 2/28 2/29	2/14 3/5 3/5	一般:2/2・3・4・28はコミ英ⅠⅡ・英表Ⅰ、数(数ⅠAまたは数ⅠAⅡB)、理(物基・物、化基・化、生基・生)より1科目] 2/29は記述式総合問題、面接	30,000円

◇開 校 年　1963年
◇入 学 者　37名(男子27名/女子10名)
◇出 身 県　広島県・山口県・愛媛県
◇主な実習先　広島赤十字・原爆病院、山口県済生会山口総合病院、島根大学医学部附属病院他
◇主な就職先　広島大学病院、広島赤十字・原爆病院、大阪市立総合医療センター

◇初年度納入金(卒業までの納入金)
1,715,000円(6,200,000円)

◇学校独自の奨学金制度
・入試特待生制度:減免[年額]入試特待生Ⅰ〜Ⅲ:1,000,000円、500,000円、250,000円、学修奨励金:250,000円(給付)[募集内容]新1年次生、対象入試で成績優秀な学生
・遠隔地学生給付奨学金:給付[年額]100,000円[募集内容]対象入試において出身高校の所在地が九州(沖縄を含む)または近畿以東の入学者を対象

◇学 生 寮　なし
◇特　　徴
人工心肺装置や人工呼吸器などの機器をそろえた実習施設は、国内でも有数の充実度。さらに、医療機器の仕組みを再現する工学実験環境が十分に整っているのも理工系大学ならでは。医療と工学を融合したカリキュラムで高い専門知識を持った臨床工学技士を育成。

資料請求　●学校案内　無料　●願書　インターネット出願となっており、願書は配布しておりません　WEB出願　可

広島国際大学（学校法人常翔学園）

検工診 共総社

〒739-2695　広島県東広島市黒瀬学園台555-36
【TEL】0823-70-4500　【E-mail】HIU.Nyushi@josho.ac.jp
【交通】JR山陽本線「西条」駅よりバス約40分

学科
保健医療学部
(1)診療放射線学科(4年・70名)
(2)医療技術学科臨床工学専攻(4年・50名)
(3)医療技術学科臨床検査学専攻(4年・50名)

		出願日程	試験日程	合格発表	推薦基準・試験内容	受験料
公募推薦		〈併願型〉23年11/1〜11/9(消有) 〈専願型〉23年11/1〜11/9(消有)	11/18・19 11/19	12/1 12/1	推薦は〈併願型〉併願可、一浪まで可、〈専願型〉専願のみ、一浪まで可 推薦:〈併願型〉調査書一選択=コミ英ⅠⅢ・英表ⅠⅡより2科目より1科目、(1)は選択=物基、生基、数Ⅱより2科目(2)(3)は選択=国語(現代文のみ)・現代文B、理(物基、化基、生基より2科目)より1科目 ※専願型の試験内容は学校にお問い合わせください。	35,000円
一般		〈前期A〉24年1/9〜1/19(消有) 〈前期B〉24年1/9〜1/19(消有) 〈中期〉24年2/9〜2/20(消有) 〈後期〉24年2/27〜3/7(消有)	2/2 2/6・7 2/27 3/13	2/17 2/17 3/6 3/18	一般:〈前期A〉コミ英ⅠⅢ・英表ⅠⅡ、数ⅠⅡAB、(1)は選択=物基・物、化基・化、生基・生より1科目(2)(3)は選択=物基・物、化基・化、生基・生、国語(現代文のみ)・現代文Bより1科目 〈前期B〉コミ英ⅠⅢ・英表ⅠⅡ、数ⅠⅡAB、(1)は選択=物基・物、化基・化、生基・生より1科目(2)(3)は選択=物基・物、化基・化、生基・生、国語(現代文のみ)・現代文B、H、Bより1科目　※2/27と3/13の試験内容は学校にお問い合わせください。	35,000円

◇開 校 年　1998年
◇入 学 者　－
◇出 身 県　広島県・山口県・愛媛県
◇主な実習先　広島大学病院、県立広島病院、広島赤十字・原爆病院
◇主な就職先　国立病院機構中四国グループ、中国労災病院、広島市立病院機構

◇初年度納入金(卒業までの納入金)
1,786,000円(6,721,000円)

◇学校独自の奨学金制度
・広島国際大学特別奨学金:給付[年額]200,000円[募集内容]条件については規定がありますので本奨学金の募集要項をご確認ください
・広島国際大学学業成績優秀奨学金:給付[年額]100,000円[募集内容]2年次以上の学業・人物ともに優秀な学生の学業奨励を目的として給付します

◇学 生 寮　あり
◇特　　徴
高度な専門知識や技術を持ち、心身の状態や周囲の状況などを的確に判断でき、豊かな感性や人間性を備えた「チーム医療時代を担うスペシャリスト」を育成。「診療放射線技師」「臨床工学技士」「臨床検査技師」「救急救命士」などの国家資格取得を目指します。

資料請求　●学校案内　無料　●願書　無料　　WEB出願　可　※WEB出願の場合、受験料の割引有

東亜大学（学校法人東亜大学学園）

工 共総社

〒751-8503　山口県下関市一の宮学園町2-1
【TEL】083-256-1111　【E-mail】nyushi@toua-u.ac.jp
【交通】JR山陽本線「新下関」駅より徒歩10分

学科
医療学部医療工学科
臨床工学コース(4年・55名)
※定員は学科全体

		出願日程	試験日程	合格発表	推薦基準・試験内容	受験料
公募推薦		〈A〉23年11/1〜11/10(必着) 〈B〉24年1/5〜1/24(必着)	11/18 2/3	12/4 2/16	推薦は併願可、浪人可 推薦:小論文、面接、書類審査	20,000円
一般		〈前期〉24年1/5〜1/24(必着) 〈後期〉24年1/26〜2/16(必着)	2/3 2/24	2/16 3/8	一般:2/3は選択=国語(古漢除く)、数Ⅰ、コミ英ⅠⅡ、理(化基、生基より1科目)より1科目、書類審査 2/24は書類審査、小論文、面接	20,000円

◇開 校 年　1974年
◇入 学 者　－
◇出 身 県　山口県・福岡県・沖縄県
◇主な実習先　－
◇主な就職先　－

◇初年度納入金(卒業までの納入金)
1,591,300円(－)

◇学校独自の奨学金制度

◇学 生 寮　なし
◇特　　徴
西日本の4年制大学初の臨床工学技士養成校として多くの就職実績を誇ります!医療情報技師とのダブルライセンスが可能!

資料請求　●学校案内　無料　●願書　無料　　WEB出願　可

左側縦書き見出し:
看護師
臨床検査技師／臨床工学技士／診療放射線技師
理学療法士／作業療法士／言語聴覚士
歯科技工士／歯科衛生士
あん摩マッサージ指圧師／はり師・きゅう師／柔道整復師
視能訓練士／義肢装具士／救急救命士

山口大学【国】 〈検・社〉

学科	医学部保健学科　検査技術科学専攻(4年・40名)
住所	〒755-8505　山口県宇部市南小串1-1-1　【TEL】0836-22-2134　【交通】JR線「宇部新川」駅より徒歩10分

出願日程		試験日程	合格発表	推薦基準・試験内容	受験料
公募推薦	23年12/12~12/18（大学入学共通テスト利用）	1/18	2/13	推薦は専願、現役生のみ、A以上、定員8名　推薦：書類審査、面接	17,000円
一般	24年1/22~2/2（大学入学共通テスト利用）	2/25　3/12	3/6　3/21	一般：2/25は選択=物基・物、化基・化、生基・生より1科目　3/12は小論文、面接	17,000円

- ◇開校年　2000年
- ◇入学者　－
- ◇出身県　山口県・広島県・福岡県
- ◇主な実習先　山口大学医学部附属病院
- ◇主な就職先　山口大学医学部附属病院、広島市立病院機構、宮崎大学医学部附属病院他
- ◇初年度納入金（卒業までの納入金）　905,800円（2,513,200円）
- ◇学校独自の奨学金制度　・医学部保健学科育英奨学金：貸与［金額］半期260,000円（100,000円を限度に増額することもあり）［募集定員］若干名他
- ◇学生寮　あり
- ◇特徴　医療の専門的知識と技術の教授とともに、豊かな人間性を涵養する教育を行い、今後の社会の変化に対応しうる医療技術者を養成する。

資料請求　●学校案内　HP確認　●願書　※WEB出願　　WEB出願　可

徳島大学【国】 〈検・診〉

学科	医学部保健学科　(1)放射線技術科学専攻(4年・37名)　(2)検査技術科学専攻(4年・17名)
住所	〒770-8503　徳島県徳島市蔵本町3-18-15(医学部)　【TEL】088-656-7091(入試課)　【E-mail】nyuinfo@tokushima-u.ac.jp　【交通】JR徳島線「蔵本」駅より徒歩5分

出願日程		試験日程	合格発表	推薦基準・試験内容	受験料
公募推薦	24年1/16~1/19（大学入学共通テスト利用）	2/11	2/13	推薦は専願のみ、現役生のみ、4.3以上、(1)物理又は理数物理を履修した者、定員(1)8名(2)5名　推薦：書類審査、面接	17,000円
一般	〈前期〉24年1/22~2/2　〈後期〉24年1/22~2/2（大学入学共通テスト利用）	2/25　3/12	3/6　3/21	一般：2/25は、(1)は数ⅠⅡⅢAB、物基・物、集団面接　(2)は数ⅠⅡⅢAB、英、志望理由書　3/12は小論文、個人面接※3/12は(1)のみ	17,000円

- ◇開校年　1949年
- ◇入学者　58名（男子20名/女子38名）
- ◇出身県　徳島県・兵庫県・大阪府
- ◇主な実習先　徳島大学病院
- ◇主な就職先　徳島大学病院、徳島赤十字病院、神戸大学医学部附属病院他
- ◇初年度納入金（卒業までの納入金）　約924,800円（－）
- ◇学校独自の奨学金制度　－
- ◇学生寮　あり
- ◇特徴　高度化・専門化する医療環境の中で、保健・医療・福祉において多様化するニーズに対応できる有能な医療人を育成する。人間尊重の倫理に立脚した高い使命感や、専門知識・技能と同時に、チームの一員として協調性を有し、国際的な視野をもって医療及び福祉を発展させることのできる人を養成します。

資料請求　●学校案内　本体無料　要送料　●願書　※WEB出願　　WEB出願　可

香川県立保健医療大学【公】 〈検〉

学科	保健医療学部　臨床検査学科(4年・20名)
住所	〒761-0123　香川県高松市牟礼町原281-1　【TEL】087-870-1212　【交通】ことでん志度線「原」駅より徒歩10分

出願日程		試験日程	合格発表	推薦基準・試験内容	受験料
公募推薦	23年11/17~11/24(消有)（2次は大学入学共通テスト利用）	12/9	12/14（2次)2/8	推薦は専願、現役生のみ（香川県内の高校生）、4.0以上、定員10名　推薦：小論文(日本語)、面接、調査書	17,000円
一般	24年1/22~2/2(消有)（大学入学共通テスト利用）	2/25	3/1	一般：小論文(日本語)、面接	17,000円

- ◇開校年　2004年
- ◇入学者　－
- ◇出身県　－
- ◇主な実習先　－
- ◇主な就職先　県内外の病院、県内クリニック、県内外の検査機関
- ◇初年度納入金（卒業までの納入金）　733,200円~902,400円（－）
- ◇学校独自の奨学金制度　－
- ◇学生寮　なし
- ◇特徴　小さな大学だからこそできる学生同士の固い絆、学生と教員の厚い信頼関係が特色。

資料請求　●学校案内　本体無料　送料180円　●願書　本体無料　送料215円　　WEB出願　不可

徳島文理大学　香川キャンパス 〈工・診・総・社〉

学校法人　村崎学園

学科	保健福祉学部　(1)臨床工学科(4年・45名)　(2)診療放射線学科(4年・60名)
住所	〒769-2193　香川県さぬき市志度1314-1　【TEL】087-899-7100(代)　【交通】JR線「志度」駅よりさぬき市コミュニティバス(在学生無料)で10分「徳島文理大」下車

出願日程		試験日程	合格発表	推薦基準・試験内容	受験料
公募推薦	〈Ⅰ期〉23年11/1~11/8(消有)　〈Ⅱ期〉23年11/21~12/1(消有)	11/18　12/10	11/29　12/16	推薦は併願可、2浪まで可、3.0以上、定員(1)22名(2)25名　推薦：11/18は選択=国総(古漢除く)、現社、数Ⅰ、物基、化基、生基、コミ英ⅠⅡ・英表Ⅰより1科目、面接　12/10は選択=国総(古漢除く)、数Ⅰ、コミ英Ⅰ・英表Ⅰより1科目、面接	30,000円（27,000円）
一般	〈Ⅰ期A・B〉23年12/25~24年1/17(消有)　〈Ⅱ期〉24年1/30~2/8(消有)　〈Ⅲ期〉24年2/13~2/26(消有)	1/27・28　2/18　3/7	2/7　2/23　3/15	一般：1/27は選択=国総(古漢除く)、数Ⅰより1科目、選択=物基、化基、生基、コミ英ⅠⅡ・英表Ⅰより1科目　1/28は国総(古漢除く)、選択=現社、化基、生基、コミ英Ⅰ・英表Ⅰより1科目、数Ⅰより1科目、選択=現社、化基、生基、コミ英Ⅰ・英表Ⅰより1科目　2/18・3/7は国総(古漢除く)、選択=数Ⅰ、コミ英Ⅰ・英表Ⅰより1科目	30,000円（27,000円）

- ◇開校年　1895年
- ◇入学者　－
- ◇出身県　－
- ◇主な実習先　香川県立中央病院、香川大学医学部附属病院、高松市民病院
- ◇主な就職先　香川大学医学部附属病院、徳島県立中央病院、兵庫県立淡路医療センター
- ◇初年度納入金（卒業までの納入金）　(1)1,610,000円（5,600,000円）(2)1,700,000円（5,960,000円）
- ◇学校独自の奨学金制度　・「ミライのわたし」予約型進学支援奨学金制度：給付［金額］4年間で800,000円［募集内容］総合型選抜入試Ⅰ型受験者で「『ミライのわたし』設計シート」をもとに面接　・徳島文理大学特待生制度：給付［金額］4年間で800,000円［募集内容］学力秀者が対象
- ◇学生寮　なし
- ◇特徴　(1)①1年次から臨床現場を意識した基礎から応用への教育で、臨床工学技士を養成②現場で役立つ実践的な教育で、迅速・安全・確実な技術を修得③最先端の設備を利用し、適応力のある人材を育成　(2)①最新鋭の検査・撮影機器や画像処理機器などの設備②現代医療のニーズに合った授業③総合大学のメリットをいかしたチーム医療

資料請求　●学校案内　無料　●願書　無料　　WEB出願　可

看護師｜臨床検査技師　診療放射線技師　臨床工学技士｜理学療法士　作業療法士　言語聴覚士｜歯科衛生士　歯科技工士｜柔道整復師　あん摩マッサージ指圧師　はり師・きゅう師｜視能訓練士　義肢装具士　救急救命士

左側縦書き見出し：看護師／臨床検査技師／診療放射線技師／臨床工学技士／理学療法士／作業療法士／言語聴覚士／歯科衛生士／歯科技工士／あん摩マッサージ指圧師・はり師・きゅう師／柔道整復師／救急救命士／義肢装具士／視能訓練士

愛媛県立医療技術大学【公】

検 | 学科：保健科学部 臨床検査学科（4年・25名）

〒791-2101　愛媛県伊予郡砥部町高尾田543番地
【TEL】089-958-2111
【交通】伊予鉄「松山市」より伊予鉄バスで30分、バス停から徒歩10分

区分	出願日程	試験日程	合格発表	推薦基準・試験内容	受験料
公募推薦	23年11/1～11/7（必着）（二次は大学入学共通テスト利用）	11/18	2/9	推薦は専願、現役生のみ（愛媛県内）、定員10名　推薦：小論文、面接	17,000円
一般	24年1/22～2/2（必着）（一次は大学入学共通テスト利用）	2/25・26	3/5	一般：小論文、面接	17,000円

◇開校年　2004年
◇入学者　25名
◇出身県　愛媛県・広島県・兵庫県
◇主な実習先　愛媛県立中央病院、愛媛大学医学部附属病院、松山赤十字病院
◇主な就職先　愛媛県（県病院）、愛媛県総合保健協会他

◇初年度納入金（卒業までの納入金）　817,800円～958,800円（－）
◇学校独自の奨学金制度　－

◇学生寮　なし
◇特徴　最新の医学を基礎とした検査に関する知識や技術を学び、人々の健康増進ばかりでなく、予防医学、研究開発などの分野でも活躍できる力を身につけます。

資料請求　●学校案内　本体無料　要送料　●願書　－　　WEB出願　可

高知学園大学

学校法人高知学園
検 共 総 社 | 学科：健康科学部 臨床検査学科（4年・60名）

〒780-0955　高知県高知市旭天神町292-26
【TEL】088-840-1121　【E-mail】nyushi@kochi-gc.ac.jp
【交通】JR四国土讃線「旭」駅より徒歩約9分

区分	出願日程	試験日程	合格発表	推薦基準・試験内容	受験料
公募推薦	23年11/6～11/17（消有）	11/25	12/1	推薦は3浪まで可、3.0以上　推薦：書類審査、英、選択＝化基、生基、数Ⅰより1科目、面接	28,000円
一般	〈A〉24年1/15～1/26（消有）〈B〉24年2/13～2/22（消有）	2/3　3/2	2/7　3/6	一般：2/3は書類審査、英、選択＝化基、生基より1科目、選択＝国総（古漢除く）、数Ⅰより1科目、面接　3/2は書類審査、小論文、面接	28,000円

◇開校年　2020年
◇入学者　－
◇出身県　－
◇主な実習先　－
◇主な就職先　－

◇初年度納入金（卒業までの納入金）　1,520,000円（－）
◇学校独自の奨学金制度　－

◇学生寮　－
◇特徴　－

資料請求　●学校案内　－　●願書　－　　WEB出願　－

九州大学【国】

検 診 総 | 学科：医学部保健学科
(1)検査技術科学専攻（4年・33名）
(2)放射線技術科学専攻（4年・33名）

〒812-8582　福岡県福岡市東区馬出3-1-1
【TEL】092-642-6680
【交通】地下鉄箱崎線「馬出九大病院前」駅より徒歩8分。JR鹿児島本線「吉塚」駅下車徒歩15分

区分	出願日程	試験日程	合格発表	推薦基準・試験内容	受験料
公募推薦	－			※9月26日以降、該当する試験はありません	
一般	24年1/22～2/2（大学入学共通テスト利用）	2/25・26	3/8	一般：(1)数ⅠⅡⅢAB、化基・化、コミ英ⅠⅡⅢ・英表ⅠⅡ、選択＝物基・物、生基・生より1科目　(2)数ⅠⅡⅢAB、物基・物、コミ英ⅠⅡⅢ・英表ⅠⅡ、選択＝化基・化、生基・生より1科目	17,000円

◇開校年　1971年
◇入学者　(1)36名(2)34名
◇出身県　福岡県・佐賀県・広島県
◇主な実習先　九州大学病院、九州医療センター、福岡労働衛生研究所
◇主な就職先　九州大学病院、九州中央病院、山口大学医学部附属病院

◇初年度納入金（卒業までの納入金）　817,800円（－）
◇学校独自の奨学金制度　・九州大学基幹教育奨励賞（奨学金）：給付［金額］350,000円他

◇学生寮　あり
◇特徴　検査技術科学専攻では臨床検査の基礎から実践までを学び、放射線技術科学専攻では放射線の原理、人体への影響、放射線管理と医学的利用における最先端技術を学びます。医療関連企業などで働く人材を育成します。

資料請求　●学校案内　本体無料　送料390円　●願書　※WEB出願　　WEB出願　可

久留米大学

学校法人久留米大学
検 | 学科：医学部 医療検査学科（仮称）（4年・74名）※2024年4月開設予定（設置認可申請中）

〒830-0003　福岡県久留米市東櫛原町777-1
【TEL】0942-31-7714　【E-mail】kangojim@kurume-u.ac.jp
【交通】JR線「久留米」駅よりバス「大学病院」または「医学部前」停より徒歩すぐ

区分	出願日程	試験日程	合格発表	推薦基準・試験内容	受験料
公募推薦				※調査時点で詳細は未決定・未発表　詳細は学校にお問い合わせください	
一般				※調査時点で詳細は未決定・未発表　詳細は学校にお問い合わせください	

◇開校年　1928年
◇入学者　－
◇出身県　－
◇主な実習先　－
◇主な就職先　－

◇初年度納入金（卒業までの納入金）　1,630,000円（5,620,000円）
◇学校独自の奨学金制度　－

◇学生寮　－
◇特徴　久留米大学医学部に「医療検査学科（仮称）」を開設します。前身である医学部附属臨床検査専門学校で培った55年の確かな実績を受け継ぎ、メディカルサイエンスに精通し、多様で高度な医療のニーズに対応できる次世代型臨床検査技師を養成します。

資料請求　●学校案内　－　●願書　－　　WEB出願

国際医療福祉大学　大川キャンパス

学校法人国際医療福祉大学

【検】【共】【総】【社】

学科	福岡保健医療学部　医学検査学科(4年・80名)

〒831-8501　福岡県大川市榎津137-1
【TEL】0944-89-2100　【E-mail】kyushu-nyushi@iuhw.ac.jp
【交通】西鉄電車「西鉄柳川」駅より西鉄バスで約20分
JR線「佐賀」駅より西鉄バスで約30分

	出願日程	試験日程	合格発表	推薦基準・試験内容	受験料
公募推薦	23年11/1～11/9(消有)	11/18	12/1	推薦は専願のみ、1浪まで可、3.5以上、定員18名(指定校含む)　推薦:学科適性試験(基礎学力試験)、面接	30,000円
一般	〈前期〉23年12/19～24年1/16(消有)　〈後期〉24年2/13～2/22(消有)	1/28・29・30　3/2	2/7　3/8	一般:1/28・29・30はコミ英III・英表I、小論文、選択=国総(古漢除く)、日B、数IA、数IIB、物・物基・化・化基・生・生基、物基・化基より1科目　3/2はコミ英III・英表I、面接	30,000円

◇開校年　1995年
◇入学者　－
◇出身県　－
◇主な実習先　－
◇主な就職先　－

◇初年度納入金(卒業までの納入金)　－(5,650,000円)
◇学校独自の奨学金制度
・国際医療福祉大学特待奨学生奨学金:給付[金額]特待奨学生S:授業料100%相当額、特待奨学生A:授業料50%相当額、特待奨学生B:授業料30%相当額[募集内容]特待奨学生特別選抜、一般選抜前期、大学入学共通テスト利用選抜の成績上位合格者を対象

◇学生寮　あり
◇特　徴

資料請求　●学校案内　無料　●願書　HPよりダウンロード　WEB出願　可

純真学園大学

学校法人純真学園

【検】【工】【診】【共】【社】

学科	保健医療学部　(1)放射線技術科学科(4年・80名)　(2)検査科学科(4年・75名)　(3)医療工学科(4年・40名)

〒815-8510　福岡県福岡市南区筑紫丘1-1-1
【TEL】092-554-1255　【E-mail】daigaku-info@junshin-u.ac.jp
【交通】西鉄天神大牟田線「大橋」駅より徒歩8分

	出願日程	試験日程	合格発表	推薦基準・試験内容	受験料
公募推薦	23年11/1～11/10(必着)	11/18	12/4	推薦は専願、1浪まで可、3.8以上　推薦:小論文、面接、書類審査	30,000円
一般	〈一期〉24年1/5～1/24(必着)　〈二期〉24年2/19～2/28(必着)	2/3　3/6	2/16　3/15	一般:コミ英III・英表I(リスニング除く)、選択=国総(古漢除く)、数IIA、理(生基・生、化基・化、物基・物より1科目)より2科目	30,000円

◇開校年　2011年
◇入学者　－
◇出身県　－
◇主な実習先　－
◇主な就職先　－

◇初年度納入金(卒業までの納入金)　－
◇学校独自の奨学金制度　－

◇学生寮　－
◇特　徴

資料請求　●学校案内　－　●願書　－　WEB出願　－

帝京大学　福岡キャンパス

学校法人帝京大学

【工】【診】【共】【総】

学科	福岡医療技術学部　(1)診療放射線学科(4年・60名)　(2)医療技術学科　臨床工学コース(4年・40名程度)

〒836-8505　福岡県大牟田市岬町6-22
【TEL】0944-57-8333
【交通】JR線・西鉄「大牟田」駅よりバス約6分

	出願日程	試験日程	合格発表	推薦基準・試験内容	受験料
公募推薦	23年11/1～11/7(必着)	11/12	12/1	推薦は併願可、定員(1)8名(2)11名程度(指定校含む)　推薦:面接、書類審査、選択=(1科目方式)コミ英III・英表I、数I、物基・物、化基・化、生基・生より1科目　(2科目方式)コミ英III・英表I、国総(古漢除く)、数I、物基・物、化基・化、生基・生より2科目　※英・国の組み合わせ不可	35,000円
一般	〈I期〉23年12/19～24年1/18(必着)　〈II期〉24年2/1～2/14(必着)　〈III期〉24年2/21～3/5(必着)	1/30・31・2/1　2/22・23　3/10	2/10　2/29　3/14	一般:コミ英IIIII・英表III、面接、書類審査、選択=国総(古漢除く)、数IA、物基・物、化基・化、生基・生より2科目	35,000円

◇開校年　1966年
◇入学者　－
◇出身県　－
◇主な実習先　福岡大学病院、九州大学病院、熊本大学病院他
◇主な就職先　産業医科大学病院、久留米大学病院、佐賀大学医学部附属病院他

◇初年度納入金(卒業までの納入金)　1,707,370円(－)
◇学校独自の奨学金制度
・"自分流"奨学金制度:減免[年額]100,000円[募集内容]家計が急変し経済的に修学が困難となった、学部等で選考基準以上の学生
・帝京大学成績優秀者奨学金制度(第一種):減免[年額]200,000円[募集内容]2年次以降で、各学科前年度の成績上位者

◇学生寮　なし
◇特　徴
(1)広く社会に貢献できる診療放射線技師を養成する。
(2)医学と工学の知識を身につけ、高度な臨床現場を支える「医療機器のスペシャリスト」を育成する。

資料請求　●学校案内　無料　●願書　※WEB出願のみ　WEB出願　可

長崎総合科学大学

学校法人長崎総合科学大学

【工】

学科	工学部工学科　医療工学コース

〒851-0193　長崎県長崎市網場町536
【TEL】0120-801-253
【交通】JR線「長崎」駅交通広場より県営バス「網場・春日車庫前」行きにて「長崎総合科学大学前」下車(所要時間約30分)、徒歩5分

	出願日程	試験日程	合格発表	推薦基準・試験内容	受験料
公募推薦	－	－	－	※詳細は学校にお問い合わせください	－
一般	－	－	－	※詳細は学校にお問い合わせください	－

◇開校年　1943年
◇入学者　－
◇出身県　－
◇主な実習先　－
◇主な就職先　－

◇初年度納入金(卒業までの納入金)　－
◇学校独自の奨学金制度　－

◇学生寮　－
◇特　徴

資料請求　●学校案内　－　●願書　－　WEB出願　－

側注（右端）:
大学
看護師
臨床検査技師　臨床工学技士　診療放射線技師
理学療法士　作業療法士　言語聴覚士
歯科技工士　歯科衛生士
柔道整復師　はり師・きゅう師　あん摩マッサージ指圧師
視能訓練士　義肢装具士　救急救命士

熊本大学【国】

検診 学科

医学部保健学科
(1)検査技術科学専攻(4年・37名)
(2)放射線技術科学専攻(4年・37名)

〒862-0976 熊本県熊本市中央区九品寺4-24-1
【TEL】096-373-5571 【E-mail】nyushi@jimu.kumamoto-u.ac.jp
【交通】都市バスで大学病院前又は消防会館前より徒歩約5分

日程	出願日程	試験日程	合格発表	推薦基準・試験内容	受験料
公募推薦	24年1/15～1/19	2/3	2/8	推薦は専願、2浪まで可、4.0以上、定員(1)9名(2)9名 推薦:面接	17,000円
一般	24年1/22～2/2(大学入学共通テスト利用)	(1)2/25・26 (2)2/25	3/8	一般:数ⅠⅢⅢAB、コミ英ⅠⅢ・英表ⅠⅡ、(1)は面接、選択=物基・物・化基・化・生基・生より(1)は2科目、(2)は1科目	17,000円

◇開校年 1976年
◇入学者 76名(男子25名/女子51名)
◇出身県 熊本県・福岡県・鹿児島県
◇主な実習先 —
◇主な就職先 熊本大学病院、済生会熊本病院、九州大学病院他
◇初年度納入金(卒業までの納入金) 817,800円(—)
◇学校独自の奨学金制度 —
◇学生寮 あり
◇特徴 —

資料請求 ●学校案内 本体無料 送料215円 ●願書 ※WEB出願　WEB出願 可

学校法人銀杏学園 熊本保健科学大学

検共 学科

保健科学部 医学検査学科(4年・100名)

〒861-5598 熊本県熊本市北区和泉町325
【TEL】096-275-2215 【E-mail】nyushi@kumamoto-hsu.ac.jp
【交通】JR鹿児島本線「西里」駅正面

日程	出願日程	試験日程	合格発表	推薦基準・試験内容	受験料
公募推薦	23年11/1～11/10(必着)	11/18	12/1	推薦は専願、1浪まで可、定員25名 推薦:コミ英ⅠⅡ・英表Ⅰ(リスニング除く)、国総(古除く)、数ⅠA、面接	30,000円
一般	24年1/4～1/26(必着)	2/4	2/16	一般:コミ英ⅠⅡ・英表Ⅰ(リスニング除く)、数ⅠⅡ、選択=物基・化基、化基・生基、物基・物、化基・化、生基・生より1科目、志願者調書	30,000円

◇開校年 2003年
◇入学者 125名
◇出身県 熊本県・鹿児島県・宮崎県
◇主な実習先 熊本医療センター、熊本大学病院、済生会熊本病院
◇主な就職先 熊本赤十字病院、熊本市職員(臨床検査技師)、日赤九州ブロック血液センター
◇初年度納入金(卒業までの納入金) 1,550,000円(—)
◇学校独自の奨学金制度 ・入試前予約型奨学金制度:給付[年額]400,000円[募集定員]各学年10名程度 ・一般奨学制度:給付[月額]50,000円[募集定員]各学年16名程度
◇学生寮 なし
◇特徴 医療の多様化と変化に対応しながら患者さんのQOL(Quality of Life:生活と人生の質)にも配慮できる、優れた医療技術者の育成を目指しています。

資料請求 ●学校案内 無料 ●願書 ※HPよりダウンロード　WEB出願 可

学校法人君が淵学園 崇城大学

工共 学科

生物生命学部 生物生命学科(4年・150名)

〒860-0082 熊本県熊本市西区池田4-22-1
【TEL】096-326-6810 【E-mail】nyushi@ofc.sojo-u.ac.jp
【交通】JR鹿児島本線「崇城大学前」駅より徒歩1分

日程	出願日程	試験日程	合格発表	推薦基準・試験内容	受験料
公募推薦	23年11/1～11/8(消有)	11/19	12/1	推薦は併願可、1浪まで可、定員24名 推薦:面接、書類審査、選択=数ⅠⅡ、物基、化基、生基より1科目	30,000円
一般	〈前期〉24年1/5～1/24(消有) 〈後期〉24年2/21～2/29(消有)	2/7・8 3/8	2/23 3/18	一般:書類審査、選択=数ⅠⅡAB、物基・物、化基・化、生基・生、国総(漢除く)、コミ英ⅠⅡ・英表Ⅰより2科目 ※国総、コミ英ⅠⅡ・英表Ⅰの2科目選択は不可	30,000円

◇開校年 1967年
◇入学者 163名(男子102名/女子61名)
◇出身県 —
◇主な実習先 —
◇主な就職先 熊本総合病院、京都民医連中央病院、芦屋中央病院
◇初年度納入金(卒業までの納入金) 1,470,000円(5,220,000円)
◇学校独自の奨学金制度 ・未来人育成特待生制度「ミライく」:給付[年額]授業料の全額または500,000円を差し引いた額[募集内容]対象入試の成績に応じて選考。資格継続は出席率や成績等一定条件あり ・学業優秀奨学生制度:給付[金額]200,000円[募集内容]2次以上の前年に成績優秀な学生で進学基準を満たす者に対して給付
◇学生寮 あり
◇特徴 京都保健衛生専門学校との連携教育により、臨床工学技士の受験資格を得ることができる。応用生命科学コース(2年次より配属)希望者のうち5～10名を上限で選抜し、4年次に同専門学校の臨床工学技士専攻科に1年間進学する。

資料請求 ●学校案内 無料 ●願書 無料　WEB出願 可

学校法人東海大学 東海大学 九州キャンパス熊本校舎

工共総 学科

文理融合学部 人間情報工学科(4年・70名)

〒862-8652 熊本県熊本市東区渡鹿9-1-1
【TEL】096-386-2608
【交通】JR豊肥本線「東海学園前」駅下車、駅正面

日程	出願日程	試験日程	合格発表	推薦基準・試験内容	受験料
公募推薦	23年11/1～11/8(必着) ※WEB登録11/6締切	11/19	12/1	推薦は専願、現役生のみ、3.5以上 推薦:書類審査、小論文、面接	32,000円
一般	〈文系・理系学部統一選抜前期〉24年1/4～1/23(必着) 〈一般〉24年1/4～1/26(必着) 〈文系・理系学部統一選抜後期〉24年2/1～2/16(必着) ※WEB登録はそれぞれ1/20、1/23、2/14締切	2/2・3 2/7・8・9・10 2/28	2/10 2/19 3/6	一般:2/2・3、2/28は文系(コミ英ⅠⅢ・英表ⅠⅡ・国総(古漢除く)、書類審査、選択=日B、世B、地理B、政経より1科目)、理系(コミ英ⅠⅢ・英表ⅠⅡ・数ⅠⅡAB、書類審査、選択=物基・物、化基・化、生基・生より1科目)いずれか選択 2/7・8・9・10はコミ英ⅠⅢ・英表ⅠⅡ・数ⅠⅡAB、書類審査、選択=物基・物、化基・化、生基・生より1科目 ※英語外部試験のスコア利用可能	32,000円

◇開校年 1946年
◇入学者 —
◇出身県 —
◇主な実習先 東海大学医学部付属病院他
◇主な就職先 九州大学病院、長崎大学病院、泉工医科工業他
◇初年度納入金(卒業までの納入金) 1,209,200円(—)
◇学校独自の奨学金制度 ・[松前重義記念基金]学部奨学金(1種):給付[金額]春学期・秋学期各200,000円 ・[松前重義記念基金]自己研鑽奨学金:給付[金額]個人:300,000円以内、グループ:500,000円以内[募集内容]さまざまな活動分野において実現に努力している学生
◇学生寮 なし
◇特徴 医療と工学を学び"いのちを守るエンジニア"である臨床工学技士を育成。

資料請求 ●学校案内 無料 ●願書 ※WEBのみ　WEB出願 可

※受験を希望される方は、必ず各学校の募集要項をご確認ください。

大分大学【国】　検工

学科	医学部先進医療科学科 (1)生命健康科学コース(4年・20名) (2)臨床医工学コース(4年・15名)	〒879-5593 大分県由布市挾間町医大ヶ丘1-1 【TEL】097-586-5540　【E-mail】nyukikak@oita-u.ac.jp 【交通】JR日豊本線「大分」駅よりバス40分

	出願日程	試験日程	合格発表	推薦基準・試験内容	受験料
公募推薦	－			※9月26日以降、該当する試験はありません	
一般	24年1/22～2/2 (大学入学共通テスト利用)	2/25・26 3/12	3/8 3/21	一般:2/25・26は数、理、英、面接 3/12は小論文、面接	17,000円

◇開校年　1949年
◇入学者　(1)20名(男子6名/女子14名)(2)15名(男子7名/女子8名)
◇出身県　(1)大分県・福岡県(2)大分県・熊本県
◇主な実習先　－
◇主な就職先　－

◇初年度納入金(卒業までの納入金)　817,800円(－)
◇学校独自の奨学金制度

◇学生寮　なし
◇特徴

資料請求　●学校案内　本体無料　送料250円　●願書　WEB出願のため冊子提供なし　　WEB出願　可

学校法人文理学園 日本文理大学　検工診 共総社

学科	保健医療学部保健医療学科 (1)診療放射線学コース(4年・80名) (2)臨床検査学コース(4年・50名) (3)臨床医工学コース(4年・30名)	〒870-0397 大分県大分市一木1727 【TEL】097-524-2708 【交通】JR日豊本線「大在」駅より徒歩約20分

	出願日程	試験日程	合格発表	推薦基準・試験内容	受験料
公募推薦	〈1期〉23年11/1～11/10(必着) 〈2期〉23年11/20～12/8(必着)	11/18 12/16	12/5 12/23	推薦は1浪まで可、3.5以上 推薦:選択=数Ⅰ、国総(現代文)より1科目、面接	30,000円
一般	〈前期〉24年1/5～1/30(必着) 〈後期〉24年2/7～3/8(必着)	2/6 3/14	2/20 3/20	選択=数ⅠⅡ、国総(現代文)、コミ英ⅠⅡ/筆記より2科目	30,000円

◇開校年　1967年
◇入学者　126名
◇出身県　大分県・宮崎県・福岡県
◇主な実習先　－
◇主な就職先　－

◇初年度納入金(卒業までの納入金)
(1)1,435,370円(5,995,370円)、(2)(3)1,435,370円(5,755,370円)
◇学校独自の奨学金制度
・奨励金制度:免除[年額]100,000円～500,000円[募集内容]
奨励金制度が設定されている入試区分の全受験生を対象
に学費免除特典を付与

◇学生寮　なし
◇特徴
2023年4月に新設された「保健医療学部」では、診療放射線技師、臨床検査技師、臨床工学技士を育てます。高度化する医療に対応するため新しい実習棟(メディカルラボラトリー)も完成。万全の国家試験対策で夢の実現をサポートしていきます。

資料請求　●学校案内　無料　●願書　無料　　WEB出願　可

学校法人順正学園 九州医療科学大学　検工 共総社
(2024年4月九州保健福祉大学より校名変更予定)

学科	生命医科学部 生命医科学科 臨床検査技師コース/臨床工学技士コース (4年・80名)	〒882-8508　宮崎県延岡市吉野町1714-1 【TEL】0982-23-5544　【E-mail】kouhou@phoenix.ac.jp 【交通】JR線「延岡」駅より路線バスで約20分

	出願日程	試験日程	合格発表	推薦基準・試験内容	受験料
公募推薦	〈A日程〉23年11/1～11/10 〈B日程〉23年11/24～12/8	11/18 12/16	12/1 12/23	推薦は併願可、浪人可、3.2以上 推薦:11/18は書類審査、選択=国、数、英、小論文より1科目 12/16は書類審査、選択=国、数、英、生より2科目	20,000円 (2回目以降は10,000円)
一般	〈前期〉24年1/5～1/23 〈中期〉24年1/24～2/9 〈後期〉24年2/13～3/2	2/1・2・3 2/17 3/13	2/9 2/17 3/18	一般:2/1は【総合評価型】小論文、選択=国、英、数より1科目、選択=現社、化、生、物より1科目 【3科目型】選択=国、英、数より2教科2科目、選択=国、英、数、現社、化、生、物より1科目　　2/1は選択=国、英、数、現社、化、生、物より1教科2科目　　2/3は【1科目型】選択=国、英、数、生より1科目、【英語外部試験利用型】英(外部試験)、選択=国、英、数、生より1科目　　2/17は選択=国、英、数、化、生より2教科2科目　　3/13は面接、選択=国、英、数、生より1科目	20,000円 (2回目以降は10,000円)

◇開校年　1999年
◇入学者　－
◇出身県　宮崎県・福岡県・沖縄県
◇主な実習先　－
◇主な就職先　済生会熊本病院、延岡共立病院、宮崎大学医学部附属病院

◇初年度納入金(卒業までの納入金)
1,550,000円(－)
◇学校独自の奨学金制度
・入試特待生制度:減免[年額]300,000円[募集内容]特待生選考入試を受験し、高得点合格者から選考
・家賃補助制度:給付[月額]上限20,000円[募集内容]沖縄県及び離島出身者に対し家賃を補助する。支給期間は4年間。

◇学生寮　なし
◇特徴
高度な倫理観と専門知識を持つ「臨床検査技師」や「臨床工学技士」の資格取得に加え臨床検査技師コースでは、上位資格である細胞検査士の資格を4年間でめざせる全国的にも数少ない資格です。今後の医療のスペシャリストとして現場を支える人の養成を行っています。

資料請求　●学校案内　無料　●願書　無料　　WEB出願　可

琉球大学【国】　検

学科	医学部 保健学科(4年・60名)	〒903-0213 沖縄県中頭郡西原町字千原1 【TEL】098-895-8141　【E-mail】nsnsd1@acs.u-ryukyu.ac.jp 【交通】モノレール「首里」駅よりバス20～30分

	出願日程	試験日程	合格発表	推薦基準・試験内容	受験料
公募推薦	23年11/1～11/4 (大学入学共通テスト利用)	12/6	2/9	推薦は専願、現役生のみ、学習成績概評がⒶに属する者、定員9名 推薦:面接、調査書	17,000円
一般	〈前期・後期〉24年1/22～2/2 (大学入学共通テスト利用)	2/25・26 3/12	3/8 3/22	一般:2/25・26は数ⅠⅡⅢAB、選択=物基・物、化基・化、生基・生より1科目、面接 3/12は小論文、面接	17,000円

◇開校年　1950年
◇入学者　60名(男子17名/女子43名)
◇出身県　沖縄県・徳島県・静岡県
◇主な実習先　琉球大学病院
◇主な就職先　琉球大学病院、沖縄県立病院、名古屋市立大学病院

◇初年度納入金(卒業までの納入金)　817,800円(－)
◇学校独自の奨学金制度
・琉球大学修学支援基金学資金支援事業:給付[年額]50,000円[募集内容]学修意欲はあるが経済的に困窮している学生

◇学生寮　あり
◇特徴
入学後に行う看護学か検査技術学のコース選択により地域や国際社会に貢献する保健医療福祉の専門職者を育成します。

資料請求　●学校案内　本体無料　※送料HP確認　●願書　※WEB版のみ　　WEB出願　可

大学／看護師／診療放射線技師／臨床検査技師／臨床工学技士／理学療法士／作業療法士／言語聴覚士／歯科技工士／歯科衛生士／柔道整復師／はり師・きゅう師／あん摩マッサージ指圧師／視能訓練士／義肢装具士／救急救命士

短期大学

▶臨床検査技師
▶臨床工学技士
▶診療放射線技師

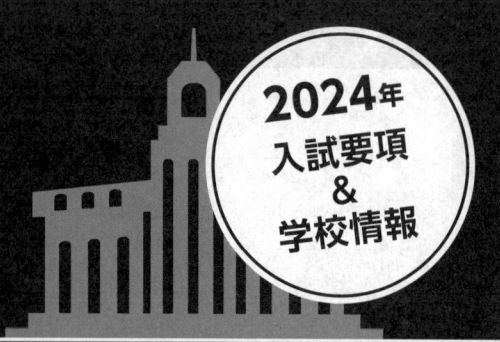

2024年 入試要項 ＆ 学校情報

短期大学

（左端縦項目）看護師／診療放射線技師 臨床検査技師 臨床工学技士／理学療法士 作業療法士 言語聴覚士／歯科技工士 歯科衛生士／柔道整復師 あん摩マッサージ指圧師 はり師・きゅう師／義肢装具士 救急救命士 視能訓練士

学校法人冲永学園　帝京短期大学　検 共 総 社

学科：ライフケア学科臨床検査専攻　臨床検査コース（3年・80名）

〒151-0071 東京都渋谷区本町6-31-1
【TEL】03-3379-9708
【交通】京王新線「幡ヶ谷」駅より徒歩7分

区分	出願日程	試験日程	合格発表	推薦基準・試験内容	受験料
公募推薦	〈Ⅰ期〉23年11/1〜11/7　〈Ⅱ期〉23年12/1〜12/11	11/12　12/16	12/1　12/21	推薦は併願可、浪人可、定員24名（指定校制含む）推薦：面接、課題作文、書類審査	35,000円
一般	〈Ⅰ期〉23年12/19〜24年1/15　〈Ⅱ期〉24年2/1〜2/14　〈Ⅲ期〉24年2/21〜3/5　〈Ⅳ期〉24年2/29〜3/12	1/20　2/23　3/10　3/16	1/23　2/29　3/14　3/19	一般：1/20・2/23・3/10は選択＝国総（古漢除く）、コミ英ⅠⅡ、数ⅠA、化基、生基、小論文より1科目、面接、書類審査　3/16は小論文、面接、書類審査	35,000円

◇開校年　1962年
◇入学者　32名（男子12名/女子20名）
◇出身県　東京都・千葉県・神奈川県
◇主な実習先　帝京大学医学部附属病院、帝京大学医学部附属溝口病院、JCHO船橋中央病院
◇主な就職先　帝京大学医学部附属病院、東京女子医科大学病院、福井大学医学部附属病院

◇初年度納入金（卒業までの納入金）　1,362,650円（3,580,650円）
◇学校独自の奨学金制度
・特別奨学金：免除［金額］当該年度中の授業料の半額を奨学支援［募集内容］学業成績および人物が優秀である方が対象（2年次以上）
・冲永学園奨学金：免除［金額］当該年度中の授業料の半額を奨学支援［募集内容］学業に対する姿勢および人物が優秀かつ経済的理由で修学が困難である方が対象（2年次以上）

◇学生寮　なし
◇特徴

資料請求　●学校案内　無料　●願書　※HPに掲載（入試要項）　　WEB出願　可

学校法人新渡戸文化学園　新渡戸文化短期大学　中野臨検キャンパス　→P.24　検 総 社

学科：臨床検査学科（3年・80名）

〒164-0001 東京都中野区中野3-43-16
【TEL】03-3381-0121　【E-mail】rinken@nitobebunka.ac.jp
【交通】JR中央線・総武線・東京メトロ東西線「中野」駅南口より徒歩6分

区分	出願日程	試験日程	合格発表	推薦基準・試験内容	受験料
公募推薦	〈A1期〉23年11/1〜11/13（必着）　〈A2期〉23年11/20〜12/11（必着）　〈B1期〉23年11/20〜12/11（必着）　〈B2期〉23年12/15〜24年1/18（必着）	11/16　12/14　12/14　1/21	12/1　12/15　12/15　1/22	推薦は〈A〉専願、〈B〉併願可、定員30名（指定校含む）推薦：書類審査、面接、選択＝化基、生基より1科目	〈A〉30,000円　〈B〉15,000円
一般	〈第1期〉24年1/9〜1/29（必着）　〈第2期〉24年1/9〜2/8（必着）　〈第3期〉24年2/1〜2/19（必着）　〈第4期〉24年2/1〜3/11（必着）	2/1　2/11　2/22　3/14	2/2　2/13　2/24　3/15	一般：書類審査、面接、選択＝化基、生基より1科目	30,000円（専願の場合15,000円）

◇開校年　1927年
◇入学者　－
◇出身県　－
◇主な実習先　東京大学医学部附属病院、北里大学メディカルセンター、慶應義塾大学病院他
◇主な就職先　岩手医科大学附属病院、慶應義塾大学病院、自治医科大学附属病院他

◇初年度納入金（卒業までの納入金）　1,480,000円（3,930,000円）
◇学校独自の奨学金制度
・豊川メディカルスカラーシップ：給付［年額］300,000円［募集内容］2・3年次に在学する学生のうち学業・人物ともに優秀な者若干名に給付
・新渡戸未来サポート：減免［金額］入学金300,000円〜100,000円［募集内容］入学者選抜の合格者の中から総合的に判定する

◇学生寮　なし
◇特徴
臨床検査技師として就職率100％（45名中45名、2023年3月卒業生実績）／国家試験合格率過去3年間平均91.5％／チューター制でフォロー／大学病院等で5ヶ月臨地実習／卒業後のフォロー（研修生、再就職、認定試験実技支援）／専任教員は全員臨床検査技師

資料請求　●学校案内　無料　●願書　無料　　WEB出願　可

学校法人山陽女学園　山陽女子短期大学　検 共 社

学科：臨床検査学科（3年・女子40名）

〒738-8504 広島県廿日市市佐方本町1-1
【TEL】0829-32-0909　【E-mail】koho@sanyo.ac.jp
【交通】JR山陽本線「廿日市」駅より徒歩13分

区分	出願日程	試験日程	合格発表	推薦基準・試験内容	受験料
公募推薦	〈A〉23年11/8〜11/17（必着）　〈B〉23年12/1〜12/8（必着）	11/25　12/16	12/1　12/22	推薦は専願、浪人可　推薦：数Ⅰ、化基、生基、書類、面接	27,000円
一般	〈Ⅰ期〉24年1/9〜1/19（必着）　〈Ⅱ期〉24年2/5〜2/16（必着）	1/27　2/24	2/2　2/29	一般：選択＝数Ⅰ、コミ英ⅠⅡ・英表Ⅰ、国総（近代以降の文章）より1科目、理（化基、生基）より1科目	27,000円

◇開校年　1963年
◇入学者　27名（女子27名）
◇出身県　広島県・山口県・島根県
◇主な実習先　広島大学病院、県立広島病院、広島市民病院
◇主な就職先　広島大学病院、広島市民病院、日本赤十字社中四国ブロック血液センター

◇初年度納入金（卒業までの納入金）　1,485,000円（3,915,000円）
◇学校独自の奨学金制度
・リーダーシップ奨学生：免除［金額］年間授業料300,000円
・スカラーシップ奨学生：免除［金額］年間授業料300,000円

◇学生寮　あり（女子のみ）
◇特徴
医療人としての精神を身につけ教養ある臨床検査技師を目指します。3年次には2人程度に分かれ、広島県内の病院で約3ヶ月におよぶ現場研修を行います。実習では理解できるまで丁寧に個別指導を行い、国家試験の合格率も高水準で推移しています。

資料請求　●学校案内　無料　●願書　無料　　WEB出願　不可

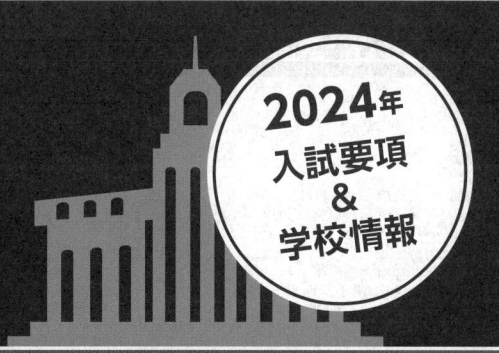

▷ 臨床検査技師
▷ 臨床工学技士
▷ 診療放射線技師

2024年 入試要項 & 学校情報

専門学校・養成施設

学校法人西野学園　札幌医学技術福祉歯科専門学校

[検][工][総][社]

学科：(1)臨床検査技師科(3年・80名)　(2)臨床工学技士科(3年・40名)

〒064-0805　北海道札幌市中央区南5条西11丁目1289-5
【TEL】0120-558-433　【E-mail】mail@nishino-g.ac.jp
【交通】地下鉄東西線「西11丁目」駅より徒歩7分

区分	出願日程	試験日程	合格発表	推薦基準・試験内容	受験料
公募推薦	〈1期〉23年10/2～10/13(必着) 〈2期〉23年11/1～11/10(必着) 〈3期〉23年11/27～12/8(必着)	10/21 11/18 12/16	10/27 11/24 12/22	推薦は専願、現役生のみ、3.3以上 推薦:国総(古漢除く)、面接、書類審査	25,000円 (20,000円)
一般	〈1期〉23年10/2～10/13(必着) 〈2期〉23年11/1～11/10(必着) 〈3期〉23年11/27～12/8(必着) 〈4期〉24年1/15～1/26(必着) 〈5期〉24年2/13～2/22(必着)	10/21 11/18 12/16 2/3 2/28	10/27 11/24 12/22 2/9 3/7	一般:国総(古漢除く)、面接、書類審査	25,000円 (20,000円)

◇開校年　1982年
◇入学者　－
◇出身県　－
◇主な実習先　－
◇主な就職先　－
◇初年度納入金(卒業までの納入金)　－
◇学校独自の奨学金制度　－
◇学生寮　－
◇特徴　－

資料請求　●学校案内　－　●願書　－　　WEB出願　可　　残りの日程はWEBをCheck

学校法人滋慶学園　札幌看護医療専門学校

[工][社][AO]

学科：臨床工学技士学科(3年・40名)

〒004-0051　北海道札幌市厚別区厚別中央1条5丁目1番5号
【TEL】0120-37-8343
【交通】JR千歳線「新札幌」駅より徒歩約5分

区分	出願日程	試験日程	合格発表	推薦基準・試験内容	受験料
公募推薦	23年10/1～10/20 23年10/23～11/10	10/22 11/12	14日以内	推薦は専願、現役生のみ 推薦:小論文、面接	30,000円
一般	23年10/1～10/20 23年10/23～11/10 23年11/13～12/1 23年12/4～24年1/11 24年1/14～2/2	10/22 11/12 12/3 1/13 2/4	14日以内	一般:小論文、面接	30,000円

◇開校年　2021年
◇入学者　－
◇出身県　－
◇主な実習先　－
◇主な就職先　－
◇初年度納入金(卒業までの納入金)　1,420,000円(3,885,000円)
◇学校独自の奨学金制度　－
◇学生寮　－
◇特徴　－

資料請求　●学校案内　－　●願書　－　　WEB出願　可　　残りの日程はWEBをCheck

学校法人緑蔭会　北海道医学技術専門学校

[検][社]

学科：臨床検査技師科(3年・40名)

〒078-8803　北海道旭川市緑が丘東3条1-1-6
【TEL】0166-65-3484　【E-mail】info@hokuisen.jp
【交通】JR線「旭川」駅から80番・71番「医大病院前」行きバス「緑が丘3の4」下車徒歩3分

区分	出願日程	試験日程	合格発表	推薦基準・試験内容	受験料
公募推薦	〈1期〉23年10/2～10/20(必着) 〈2期〉23年11/13～11/30(必着)	10/24 12/6	10/26 12/8	推薦は専願、1浪まで可、3.3以上 推薦:書類、面接	20,000円
一般	〈1期〉24年1/15～1/31(必着) 〈2期〉24年2/13～3/1(必着) 〈3期〉24年3/13～3/22(必着)	2/6 3/6 3/25	2/8 3/8 3/26	一般:コミ英Ⅰ、数Ⅰ、選択=化基、生基より1科目、面接	20,000円

◇開校年　1974年
◇入学者　32名(男子15名/女子17名)
◇出身県　－
◇主な実習先　旭川医科大学病院、市立旭川病院、市立札幌病院他
◇主な就職先　旭川医科大学病院、旭川厚生病院、市立深川病院
◇初年度納入金(卒業までの納入金)　1,453,000円(－)
◇学校独自の奨学金制度　・子弟入学者支援制度:減免[金額]100,000円[募集内容]入学生の親、兄弟姉妹が本校の卒業生または在校生の場合、入学金の一部を減免
◇学生寮　なし
◇特徴　臨床検査技師養成の単科校のため、学生1人ひとりの疑問・質問への個別対応や生活の相談等、きめ細やかな教育指導が可能。

資料請求　●学校案内　無料　●願書　無料　　WEB出願　不可

専門学校・養成施設

看護師

臨床検査技師 診療放射線技師 臨床工学技士

理学療法士 作業療法士 言語聴覚士

歯科技工士 歯科衛生士

あん摩マッサージ指圧師 はり師・きゅう師 柔道整復師

視能訓練士 義肢装具士 救急救命士

北海道医薬専門学校

学校法人美専学園　〔診〕

学科	診療放射線学科(3年・80名)

〒001-0024　北海道札幌市北区北24条西6丁目2-10
【TEL】0120-5888-97　【E-mail】info@iyaku.ac.jp
【交通】地下鉄南北線「北24条」駅下車1番出口より徒歩5分

	出願日程	試験日程	合格発表	推薦基準・試験内容	受験料
公募推薦	23年10/2～10/20	10/28	11/2	推薦は専願、現役生のみ、3.5以上 推薦：数ⅠA、選択＝物基、化基、生基より1科目、面接	20,000円
一般	〈前期〉23年10/2～11/17 〈中期〉23年12/11～24年1/19 〈後期〉24年1/29～2/22	11/25 1/27 3/2	12/1 2/2 2/7	一般：数ⅠA、選択＝物基、化基、生基より1科目、面接	20,000円

◇開校年　1996年
◇入学者　40名(男子23名/女子17名)
◇出身県　北海道・青森県・岩手県
◇主な実習先　札幌医科大学附属病院、萬田記念病院、北海道消化器科病院
◇主な就職先　札幌白石記念病院、新札幌循環器病院、市立釧路総合病院

◇初年度納入金(卒業までの納入金)
1,365,000円(3,565,000円)
◇学校独自の奨学金制度
・学校推薦特待：給付[金額]200,000円[募集内容]学校長推薦の方(評定平均3.5以上)から入試の成績等にて審査、選考します
・一般入学前期特待：給付[金額]100,000円[募集内容]一般入学前期に出願した高校生の方から選考します

◇学生寮　なし
◇特徴
北海道・東北エリア唯一の3年制で、「診療放射線技師」国家試験の全員合格を目指します。40名の少人数クラス担任制により、勉強や試験について一人ひとりに合ったきめ細かいサポートが受けられ、国家試験の合格率や就職率の高さが特徴です。

資料請求　●学校案内　無料　●願書　無料　　WEB出願　可

吉田学園医療歯科専門学校

学校法人吉田学園　〔検〕〔工〕〔AO〕〔社〕

学科	(1)臨床工学科(3年・40名) (2)臨床検査学科(3年・40名)

〒060-0063　北海道札幌市中央区南3条西1丁目11-1
【TEL】0120-607033
【交通】地下鉄「大通」駅より徒歩3分、「豊水すすきの」駅より徒歩2分

	出願日程	試験日程	合格発表	推薦基準・試験内容	受験料
公募推薦	〈1期〉23年10/1～10/13 〈2期〉23年10/23～11/10 〈3期〉23年11/20～12/8	10/21 11/19 12/16	10/27 11/24 12/22	推薦は専願、現役生のみ、3.2以上 推薦：書類審査、面接、国総(古漢除く)	20,000円
一般	〈1期〉23年10/1～10/13 〈2期〉23年10/23～11/10 〈3期〉23年11/20～12/8 〈4期〉23年12/18～24年1/12 〈5期〉24年1/22～2/9	10/21 11/19 12/16 1/20 2/17	10/27 11/24 12/22 1/26 2/23	一般：書類審査、面接、国総(古漢除く)、選択＝数Ⅰ、生基より1科目	20,000円

◇開校年　2007年
◇入学者　－
◇出身県　－
◇主な実習先　－
◇主な就職先　－

◇初年度納入金(卒業までの納入金)
(1)1,410,000円(－)、(2)1,450,000円(－)
◇学校独自の奨学金制度
－

◇学生寮　あり
◇特徴
－

資料請求　●学校案内　無料　●願書　無料　　WEB出願　可　　残りの日程はWEBをCheck

国際医療看護福祉大学校

学校法人国際総合学園　➡P.15　〔工〕〔社〕

学科	臨床工学技士科(3年・40名)

〒963-8811　福島県郡山市方八町2-4-19
【TEL】0120-160-956　【E-mail】imedical@fsg.gr.jp
【交通】JR東北新幹線、東北本線「郡山」駅東口より徒歩3分

	出願日程	試験日程	合格発表	推薦基準・試験内容	受験料
公募推薦	〈1〉23年10/2～10/4(必着) 〈2〉23年10/5～10/18(必着) 〈3〉23年10/19～11/15(必着) 〈4〉23年11/16～12/13(必着) 〈5〉23年12/14～24年1/17(必着)	10/7 10/21 11/18 12/16 1/20	10/20 10/30 11/29 12/19 1/29	推薦は専願、現役生のみ、3.6以上、欠席日数5日以内 推薦：書類審査、面接試験	20,000円
一般	〈1〉23年10/2～10/18(必着) 〈2〉23年10/19～11/15(必着) 〈3〉23年11/16～12/13(必着) 〈4〉23年12/14～24年1/17(必着) 〈5〉24年1/18～2/14(必着)	10/21 11/18 12/16 1/20 2/17	10/30 11/29 12/19 1/29 2/26	一般：書類審査、面接試験、筆記試験	20,000円

◇開校年　2002年
◇入学者　－
◇出身県　福島県・山形県・宮城県
◇主な実習先　総合南東北病院、寿泉堂綜合病院、会津中央病院他
◇主な就職先　総合南東北病院、福島県立医科大学附属病院、竹田綜合病院他

◇初年度納入金(卒業までの納入金)
1,709,000円(4,812,000円)
◇学校独自の奨学金制度
・無利子奨学制度：貸与[年額]300,000円[募集定員]200名

◇学生寮　あり
◇特徴
アイメディカルは、福島県郡山市にある医療・リハビリ・福祉系の総合教育機関です。最短で看護師・臨床工学技士・救急救命士・介護福祉士を目指すとともに、「チーム医療」を体系的に学ぶ複合的な学科編成による独自カリキュラムを展開しています。

資料請求　●学校案内　無料　●願書　無料　　WEB出願　可　　残りの日程はWEBをCheck

さくら医療福祉専門学校

学校法人東洋育英会　〔工〕〔AO〕〔社〕
(2024年4月さくら総合専門学校より校名変更予定)

学科	臨床工学科(3年・40名)

〒329-1321　栃木県さくら市馬場410
【TEL】028-681-1301
【E-mail】info@skr.ac.jp
【交通】JR宇都宮線「氏家」駅西口より徒歩20分

	出願日程	試験日程	合格発表	推薦基準・試験内容	受験料
公募推薦	23年10/2～10/6(必着) 23年10/7～10/20(必着) 23年10/21～11/10(必着) 23年11/11～12/1(必着) 23年12/2～24年1/19(必着)	10/14 10/28 11/18 12/9 1/27	試験後10日以内	推薦は併願可、現役生のみ、出席率95%以上 推薦：書類審査、面接	0円
一般	23年10/2～10/6(必着) 23年10/7～10/20(必着) 23年10/21～11/10(必着) 23年11/11～12/1(必着) 23年12/2～24年1/19(必着)	10/14 10/28 11/18 12/9 1/27	試験後10日以内	一般：書類審査、小論文、面接	20,000円

◇開校年　1997年
◇入学者　－
◇出身県　－
◇主な実習先　栃木県済生会宇都宮病院、自治医科大学附属病院、国際医療福祉大学病院他
◇主な就職先　栃木県済生会宇都宮病院、自治医科大学附属病院、国際医療福祉大学病院他

◇初年度納入金(卒業までの納入金)
1,570,000円(4,460,000円)
◇学校独自の奨学金制度
・特待生制度：減免[金額]A500,000円、B300,000円、C200,000円、D100,000円[募集内容]筆記試験を経て減免額を決定

◇学生寮　なし
◇特徴
－

資料請求　●学校案内　無料　●願書　無料　　WEB出願　不可　　残りの日程はWEBをCheck

栃木県立衛生福祉大学校【公】

検 | 学科 | 臨床検査学部 臨床検査学科(3年・20名)

〒320-0834　栃木県宇都宮市陽南4-2-1
【TEL】028-645-9227
【交通】JR線「宇都宮」駅より関東バス江曽島行で「県立がんセンター前」下車徒歩5分

	出願日程	試験日程	合格発表	推薦基準・試験内容	受験料
公募推薦	−	−	−	※9月26日以降、該当する試験はありません	
一般	23年11/27〜12/13(消有)	1/5 (2次)1/25	1/18 (2次)2/9	一般:1/5は数ⅠⅡ、コミ英ⅠⅡ、化基・化 1/25は面接	4,400円

◇開校年　1984年
◇入学者　15名(男子1名/女子14名)
◇出身県　栃木県・山形県・岩手県
◇主な実習先　済生会宇都宮病院、栃木県立がんセンター、自治医科大学附属病院他
◇主な就職先　病院、検査・検診機関

◇初年度納入金(卒業までの納入金)　690,800円(1,670,400円)
◇学校独自の奨学金制度

◇学生寮　なし
◇特徴　歴史と伝統、高い就職率、全国トップクラスの国家試験合格率、充実した講師陣、廉価な学費等。

資料請求　●学校案内　本体無料　送料250円　●願書　本体無料　送料250円　WEB出願　不可

太田医療技術専門学校

学校法人太田アカデミー　➡P.27　工 | 学科 | 臨床工学科(3年・40名)

〒373-0812　群馬県太田市東長岡町1373
【TEL】0276-25-2414【E-mail】omt-post@ojs.ac.jp
【交通】東武伊勢崎線「韮川」駅より徒歩10分、東武伊勢崎線「太田」駅・JR線「足利」駅・JR線「籠原」駅よりスクールバスあり

	出願日程	試験日程	合格発表	推薦基準・試験内容	受験料
公募推薦	〈第1回〉23年10/2〜10/6(必着) 〈第2回〉23年10/13〜10/26(必着) 〈第3回〉23年11/2〜11/22(必着) 〈第4回〉23年11/30〜12/14(必着)	10/8 10/28 11/25 12/16	10/12 11/1 11/29 12/20	推薦は専願、現役生のみ、3.0以上、欠席日数20日以内 推薦:書類審査、面接、一般常識 ※合格者数が募集定員になり次第、募集を終了	20,000円
一般	〈第1回〉23年10/2〜10/6(必着) 〈第2回〉23年10/13〜10/26(必着) 〈第3回〉23年11/2〜11/22(必着) 〈第4回〉23年11/30〜12/14(必着) 〈第5回〉24年1/9〜1/25(必着)	10/8 10/28 11/25 12/16 1/27	10/12 11/1 11/29 12/20 1/31	一般:書類審査、面接、一般常識 ※合格者数が募集定員になり次第、募集を終了	20,000円

◇開校年　2002年
◇入学者　−
◇出身県　−
◇主な実習先　−
◇主な就職先　群馬大学医学部附属病院、群馬県立心臓血管センター、沼田脳神経外科循環器科病院他

◇初年度納入金(卒業までの納入金)　1,400,000円(4,000,000円)
◇学校独自の奨学金制度

◇学生寮　なし
◇特徴　8学科を持つ医療総合学園。それぞれの学科で専門的な技術と知識を学び、将来さまざまな専門分野で活躍します。

資料請求　●学校案内　無料　●願書　無料　WEB出願　不可　残りの日程はWEBをCheck

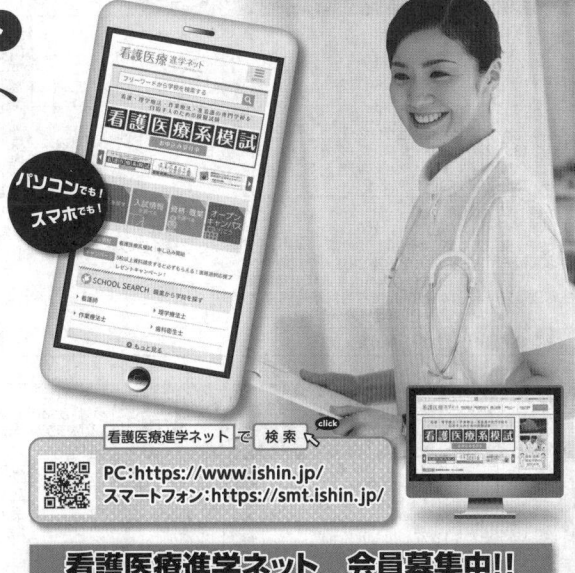

DT-908080

専門学校・養成施設

看護師

臨床検査技師

臨床工学技士

診療放射線技師

理学療法士　作業療法士　言語聴覚士

歯科衛生士　歯科技工士

柔道整復師　あん摩マッサージ指圧師　はり師・きゅう師

視能訓練士　義肢装具士　救急救命士

専門学校・養成施設

（左欄科目）看護師／臨床検査技師／診療放射線技師／臨床工学技士／理学療法士／作業療法士／言語聴覚士／歯科技工士／歯科衛生士／柔道整復師／あん摩マッサージ指圧師／はり師・きゅう師／視能訓練士／義肢装具士／救急救命士

学校法人明星学園 国際医療専門学校 （検・AO・社）

学科：臨床検査学科(3年・80名)

〒338-0837 埼玉県さいたま市桜区田島9-4-10
【TEL】048-866-6600 【E-mail】koho@imc.ac.jp
【交通】JR武蔵野線「西浦和」駅より徒歩5分

	出願日程	試験日程	合格発表		受験料
公募推薦	〈Ⅰ期〉23年10/1～10/6(必着) 〈Ⅱ期〉23年10/23～11/10(必着) 〈Ⅲ期〉23年11/27～12/8(必着)	10/14 11/18 12/16	10/19 11/22 12/20	推薦基準・試験内容：推薦は専願、現役生のみ。3.4以上、欠席日数20日以内　推薦：書類選考、面接、小論文	20,000円
一般	〈Ⅰ期〉23年10/1～10/6(必着) 〈Ⅱ期〉23年10/23～11/10(必着) 〈Ⅲ期〉23年11/27～12/8(必着) 〈Ⅳ期〉23年12/21～24年1/12(必着) 〈Ⅴ期〉24年1/25～2/9(必着)	10/14 11/18 12/16 1/20 2/17	10/19 11/22 12/20 1/24 2/21	一般：選択=数Ⅰ、化基、生基より1科目、面接、書類選考	20,000円

◇開校年　1987年
◇入学者　－
◇出身県　埼玉県・栃木県・福島県
◇主な実習先　さいたま赤十字病院、獨協医科大学埼玉医療センター、埼玉県済生会川口総合病院他
◇主な就職先　埼玉県済生会加須病院、北里大学北里研究所病院、総合南東北病院他

◇初年度納入金(卒業までの納入金)　1,360,000円(3,680,000円)
◇学校独自の奨学金制度
・在校生特待生制度：減免[年額]最大600,000円[内容]前年度成績が上位に入った者が対象

◇学生寮　あり(女子のみ)
◇特徴
旧：東武医学技術専門学校の51年の歴史を引継ぎ開講。看護学科があるからこそできる実践的な学び、幅広い教養を身に付けるための国際教育を実施。学科全体で行うキャリア教育で高いモチベーションを確保。3年間を通した国試対策で目標達成を目指します。

資料請求　●学校案内　無料　●願書　無料　／　WEB出願　可　／　残りの日程はWEBをCheck

学校法人文理佐藤学園 西武学園医学技術専門学校 （検・総・社）

学科：臨床検査技師科(3年・70名)

〒359-1112　埼玉県所沢市泉町1806
【TEL】04-2922-0008 【E-mail】welcome@seibugakuen.ac.jp
【交通】西武新宿線「航空公園」駅西口より徒歩約6分

	出願日程	試験日程	合格発表		受験料
公募推薦	〈1期〉23年9/1～10/5 〈2期〉23年10/10～10/19 〈3期〉23年10/23～11/17 〈4期〉23年11/20～11/30 〈5期〉23年12/4～12/14	10/7 10/21 11/19 12/2 12/16	10日以内郵送	推薦基準・試験内容：推薦は専願、2浪まで可　推薦：書類、面談	20,000円
一般	〈1期〉23年9/1～10/5 〈2期〉23年10/10～10/19 〈3期〉23年10/23～11/17 〈4期〉23年11/20～11/30 〈5期〉23年12/4～12/14	10/7 10/21 11/19 12/2 12/16	10日以内郵送	一般：書類、面談、基礎学力(化、生、数)	20,000円

◇開校年　1978年
◇入学者　29名
◇出身県　埼玉県・東京都・長野県
◇主な実習先　埼玉医科大学病院、国立東京医療センター、公立昭和病院
◇主な就職先　国立がん研究センター中央病院、ビー・エム・エル、東京西徳洲会病院

◇初年度納入金(卒業までの納入金)　1,392,000円(4,140,000円)
◇学校独自の奨学金制度
・西武学園在校生奨学金：給付[金額]100,000円または50,000円

◇学生寮　あり
◇特徴
豊富な深い知識と確かな検査技術、ホスピタリティの心を持ち合わせ、医師や患者から信頼される臨床検査技師を育成します。少人数でアットホームな雰囲気で、一人一人の力を伸ばし、国家試験合格へと導きます。

資料請求　●学校案内　無料　●願書　無料　／　WEB出願　不可　／　残りの日程はWEBをCheck

学校法人池見学園 池見東京医療専門学校 （AO・工・社）

学科：臨床工学科(3年・27名)

〒140-0011　東京都品川区東大井3-5-6
【TEL】03-3761-6117 【E-mail】kouhou@ikemi-gakuen.ac.jp
【交通】JR・東急・りんかい線「大井町」駅より徒歩6分

	出願日程	試験日程	合格発表		受験料
公募推薦	－	－	－	※9月26日以降、該当する試験はありません	－
一般	〈1次〉23年11/1～11/13(必着) 〈2次〉23年11/29～12/11(必着) 〈3次〉23年12/20～24年1/15(必着) 〈4次〉24年1/17～1/29(必着) 〈5次〉24年1/30～2/9(必着)	11/18 12/16 1/20 2/3 2/17	5日以内に郵送	選択=数Ⅰ、物基、生基、国(現代文のみ)より1科目、面接、調査書	20,000円

◇開校年　2001年
◇入学者　15名(男子10名/女子5名)
◇出身県　東京都・神奈川県・茨城県
◇主な実習先　東京医科大学病院、東邦大学医療センター大森病院、日本医科大学武蔵小杉病院
◇主な就職先　千葉県病院局、国立病院機構関東信越グループ、NTT東日本関東病院

◇初年度納入金(卒業までの納入金)　1,450,000円(3,850,000円)
◇学校独自の奨学金制度

◇学生寮　あり
◇特徴
関東唯一の臨床工学科単科の専門学校。1クラス27名の少人数教育で親切丁寧な指導を心がけています。アットホームな学校です。

資料請求　●学校案内　無料　●願書　無料　／　WEB出願　不可　／　残りの日程はWEBをCheck

学校法人日本教育財団 首都医校 （AO・工・社）

学科：(1)高度臨床工学学科(4年・23名)　(2)臨床工学技士特科(1年・40名)＊3

〒160-0023　東京都新宿区西新宿1-7-3
【TEL】03-3346-3000 【E-mail】nyugaku.tokyo@iko.ac.jp
【交通】各線「新宿」駅より徒歩3分

	出願日程	試験日程	合格発表		受験料
公募推薦	〈第1回〉23年10/2～10/11(必着) 〈第2回〉23年10/16～10/25(必着) 〈第3回〉23年11/1～11/8(必着) 〈第4回〉23年11/13～11/22(必着) 〈第5回〉23年11/27～12/20(必着)	10/14 10/28 11/11 11/25 12/23	1週間以内	推薦基準・試験内容：推薦は専願のみ　推薦：適性診断、面接、作文	30,000円
一般	〈第1回〉23年10/2～10/11(必着) 〈第2回〉23年10/16～10/25(必着) 〈第3回〉23年11/1～11/8(必着) 〈第4回〉23年11/13～11/22(必着) 〈第5回〉23年11/27～12/20(必着)	10/14 10/28 11/11 11/25 12/23	1週間以内	一般：適性診断Ⅰ、適性診断Ⅱ(専願は免除)、面接、作文	30,000円

◇開校年　2009年
◇入学者　－
◇出身県　－
◇主な実習先　－
◇主な就職先　－

◇初年度納入金(卒業までの納入金)　－
◇学校独自の奨学金制度

◇学生寮　－
◇特徴　－

資料請求　●学校案内　－　●願書　－　／　WEB出願　可　／　残りの日程はWEBをCheck

城西放射線技術専門学校

学校法人城西学園

【診】【総】【社】

学科	診療放射線学科(夜4年・40名)

〒171-0044　東京都豊島区千早1-10-26
【TEL】03-3973-6346　【E-mail】info@josai-rad.ac.jp
【交通】東京メトロ有楽町線・副都心線「要町」駅より徒歩6分、西武池袋線「椎名町」駅より徒歩8分

	出願日程	試験日程	合格発表	推薦基準・試験内容	受験料
公募推薦	〈一次〉23年10/2〜10/14(必着) 〈二次〉23年12/18〜24年1/19(必着)	10/15 1/20		推薦は専願のみ 推薦:小論文、面接	30,000円
一般	〈一次〉23年11/1〜11/18(必着) 〈二次〉23年11/20〜12/16(必着) 〈三次〉23年12/18〜24年1/19(必着) 〈四次〉24年1/22〜2/17(必着) 〈五次〉24年2/19〜3/1(必着)	11/19 12/17 1/20 2/18 3/2		一般:選択=数Ⅰ、物基、化基、生基、コミ英Ⅰ、国総より1科目、面接	30,000円

◇開校年　1960年
◇入学者　39名(男子22名/女子17名)
◇出身県　東京都・埼玉県・神奈川県
◇主な実習先　都立病院、大学病院、総合病院
◇主な就職先　都立病院、総合病院、クリニック他

◇初年度納入金(卒業までの納入金)
1,260,000円(3,640,000円)
◇学校独自の奨学金制度

◇学生寮　なし
◇特徴
夜間課程の4年間で診療放射線技師の資格取得を目指す本校では、昼間の時間を有効活用できます。多くの学生は学校から紹介された医療機関で働き、経験や知識を授業や実習に活かせるのが特徴です。

資料請求	●学校案内　無料　●願書　無料	WEB出願　不可	残りの日程はWEBをCheck

昭和医療技術専門学校

医療法人社団昭和育英会

【検】【AO】

学科	臨床検査技師科(3年・40名)

〒143-0024　東京都大田区中央3-22-14
【TEL】03-3775-1611　【E-mail】info@showa.ac.jp
【交通】JR京浜東北線「蒲田」駅より徒歩15分、京浜急行線「大森町」駅より徒歩12分

	出願日程	試験日程	合格発表	推薦基準・試験内容	受験料
公募推薦	〈1次〉23年9/28〜10/5(必着) 〈2次〉23年10/26〜11/2(必着) 〈3次〉23年12/1〜12/7(必着) 〈4次〉24年1/5〜1/19(必着) 〈5次〉24年1/26〜2/9(必着)	10/7・8 11/5 12/10 1/21・22※ 2/10	10/10 11/6 12/11 1/23 2/11	推薦は専願、現役生のみ 推薦:選択=数ⅠA、化基、生基より1科目、小論文、面接 ※4次日程は1/21、22のいずれか	25,000円
一般	〈1次〉23年10/26〜11/2(必着) 〈2次〉23年12/1〜12/7(必着) 〈3次〉24年1/5〜1/19(必着) 〈4次〉24年1/26〜2/9(必着) 〈5次〉24年2/13〜2/22(必着)	11/5 12/10 1/21・22※ 2/10 2/24	11/6 12/11 1/23 2/11 2/26	一般:選択=数ⅠA、化基、生基より1科目、小論文、面接 ※3次日程は1/21、22のいずれか	25,000円

◇開校年　1980年
◇入学者　-
◇出身県　神奈川県・東京都・千葉県
◇主な実習先　東京大学医学部附属病院、東京医療センター、東京医科歯科大学医学部附属病院他
◇主な就職先　聖路加国際病院、東京医科歯科大学病院、東京医科大学病院

◇初年度納入金(卒業までの納入金)
1,400,000円(3,800,000円)
◇学校独自の奨学金制度

◇学生寮　あり
◇特徴
3年間で臨床検査技師を目指せます!
全国トップクラスの国家試験合格率と就職率を誇っています。
「全員卒業・全員合格」がキーワード。

資料請求	●学校案内　無料　●願書　無料	WEB出願　不可	残りの日程はWEBをCheck

中央医療技術専門学校

【診】

学科	(1)診療放射線学科(昼3年・120名) (2)診療放射線学科(夜4年・40名)

〒124-0012　東京都葛飾区立石3-5-12
【TEL】0120-86-8160　【E-mail】info@ccmt.ac.jp
【交通】京成押上線「京成立石」駅より徒歩7分

	出願日程	試験日程	合格発表	推薦基準・試験内容	受験料
公募推薦	〈第1回〉23年10/1〜10/6(必着) 〈第2回〉23年10/17〜11/10(必着)	10/8 11/12	10/12 11/15	推薦は10/8は専願、現役生のみ、11/12は専願のみ 推薦:数Ⅰ、面接	25,000円
一般	〈第1回〉23年11/20〜12/8(必着) 〈第2回〉23年12/18〜24年1/19(必着) 〈第3回〉24年1/29〜2/16(必着) 〈第4回〉24年2/27〜3/1(必着)※	12/10 1/21 2/18 3/3※	12/13 1/24 2/21 3/6※	一般:選択=数Ⅰ、生基より1科目、面接 3/3は募集人数を満たした場合、実施しない	25,000円

◇開校年　1959年
◇入学者　-
◇出身県　千葉県・東京都・埼玉県
◇主な実習先　東京大学医学部附属病院、東京歯科大学市川総合病院他
◇主な就職先　日本医科大学付属病院、昭和大学病院、横浜市医療局

◇初年度納入金(卒業までの納入金)
(1)1,490,000円(3,670,000円)、(2)1,151,000円(3,704,000円)
◇学校独自の奨学金制度
・特待生奨学金:給付[金額]年次授業料1/2相当[募集定員]昼夜間部各学年優秀者
・一般奨学金:貸与[金額]在学期間中最高1,000,000円[募集内容]在学中に突発的事由による就学困難者に貸与

◇学生寮　なし
◇特徴
-

資料請求	●学校案内　無料　●願書　無料	WEB出願　不可

東京医学技術専門学校

学校法人田島学園

【検】

学科	(1)臨床検査技師科Ⅰ部(昼3年・40名) (2)臨床検査技師科Ⅱ部(夜3年・40名)

〒130-0015　東京都墨田区横網1-10-8
【TEL】03-3626-4111　【E-mail】info@tokyo-igaku.com
【交通】JR総武線各駅・都営地下鉄大江戸線「両国」駅より徒歩約4分

	出願日程	試験日程	合格発表	推薦基準・試験内容	受験料
公募推薦	-			※詳細は学校にお問い合わせください	
一般	-			※詳細は学校にお問い合わせください	-

◇開校年　-
◇入学者　-
◇出身県　-
◇主な実習先　-
◇主な就職先　-

◇初年度納入金(卒業までの納入金)
-
◇学校独自の奨学金制度
-

◇学生寮　-
◇特徴
-

資料請求	●学校案内　-　●願書　-	WEB出願　-

看護師

東京都

左端縦項目: 看護師／臨床検査技師・診療放射線技師・臨床工学技士・理学療法士・作業療法士・言語聴覚士／歯科衛生士・歯科技工士・あん摩マッサージ指圧師・はり師・きゅう師・柔道整復師／視能訓練士・義肢装具士・救急救命士

東京医薬看護専門学校

学校法人滋慶学園　工・AO

学科：臨床工学技士科（3年・40名）

〒134-0084　東京都江戸川区東葛西6-5-12
【TEL】0120-06-1610　【E-mail】info@tcm.ac.jp
【交通】東京メトロ東西線「葛西」駅より徒歩3分

	出願日程	試験日程	合格発表	試験内容	推薦基準・試験内容	受験料
公募推薦	〈第3回〉～23年10/4／〈第4回〉23年10/5～10/18／〈第5回〉23年10/19～10/31／〈第6回〉23年11/1～11/8／〈第7回〉23年11/9～11/22	10/8／10/22／11/5／11/12／11/26	選考日より10日以内に郵送		推薦は専願のみ、3.0以上、欠席20日以内　推薦：書類審査、面接	20,000円
一般	〈第7回〉23年11/1～11/8／〈第7回〉23年11/9～11/22／〈第8回〉23年11/23～12/6／〈第9回〉23年12/7～12/13／〈第10回〉23年12/14～24年1/10	11/12／11/26／12/10／12/17／1/14	選考日より10日以内に郵送		一般：書類審査、面接	20,000円

◇開校年　1979年
◇入学者　－
◇出身県　全国
◇主な実習先　日本医科大学付属病院、東京慈恵会医科大学附属病院、東京女子医科大学附属足立医療センター他
◇主な就職先　国立病院機構埼玉病院、横浜市立大学附属市民総合医療センター、亀田総合病院他

◇初年度納入金（卒業までの納入金）
1,740,000円（4,998,000円）
◇学校独自の奨学金制度
・実技特待生試験：減免[全額]50,000円～200,000円[募集内容]各学科で実技試験を行い、採用されると納入額の一部免除が受けられる
・筆記特待生試験：減免[全額]50,000円～200,000円[募集内容]全学科共通の筆記試験。採用されると納入額の一部免除が受けられる

◇学生寮　あり
◇特徴　医療に携わるスペシャリストを目指すため、さまざまな学科・入学制度をご用意しています。「誰かの力になりたい」「たくさんの人を笑顔にしたい」未来への想いを形にできます。

資料請求　●学校案内　無料　●願書　無料　／　WEB出願　可　／　残りの日程はWEBをCheck

東京電子専門学校

学校法人電波学園　→P.28　検・工・診・社

学科：(1)診療放射線学科（3年・90名）／(2)臨床工学科（3年・80名）／(3)臨床検査学科（3年・80名）

〒170-8418　東京都豊島区東池袋3-6-1
【TEL】03-3982-3131
【交通】各線「池袋」駅より徒歩約5分

	出願日程	試験日程	合格発表	推薦基準・試験内容	受験料
公募推薦	23年10/1～10/4（必着）	10/8	10/13	推薦は専願のみ、1浪まで可、3.0以上　推薦：選択＝数Ⅰ、生基、化基、物基より1科目、面接	25,000円
一般	〈1期〉23年11/1～11/13（必着）／〈2期〉23年11/14～12/4（必着）／〈3期〉23年12/5～24年1/17（必着）／〈4期〉24年1/18～2/8（必着）／〈5期〉24年2/9～2/28（必着）	11/19／12/10／1/23／2/13／3/5	11/24／12/14／1/26／2/20／3/5	一般：選択＝数Ⅰ、生基、化基、物基より1科目、面接	25,000円

◇開校年　1946年
◇入学者　－
◇出身県　－
◇主な実習先　東京女子医科大学病院、東京大学医学部附属病院、国立病院機構東京医療センター他
◇主な就職先　国立病院機構関東信越グループ、東京品川病院、虎の門病院他

◇初年度納入金（卒業までの納入金）
1,650,000円（4,050,000円）
◇学校独自の奨学金制度
・電波学園奨学生制度：貸与（無利子）[月額]50,000円[募集内容]資格：成績優秀者　手続：入学後、担任を通して出願者が実施

◇学生寮　あり
◇特徴　現場で活躍する講師による授業・実習や、医療現場に匹敵する施設、工学科目の実習機器などの最新設備によって、実践的な教育を行っています。

資料請求　●学校案内　無料　●願書　無料　※過去問題集も無料　／　WEB出願　不可　／　残りの日程はWEBをCheck

専門学校東洋公衆衛生学院

学校法人東洋学園　検・診

学科：(1)臨床検査技術学科（3年・40名）／(2)診療放射線技術学科（3年・74名）

〒151-0071　東京都渋谷区本町6-21-7
【TEL】03-3376-8511　【E-mail】koho@toyo-college.ac.jp
【交通】京王新線「初台」駅より徒歩8分

	出願日程	試験日程	合格発表	推薦基準・試験内容	受験料
公募推薦	〈1期〉23年9/28～10/11（消有）／〈2期〉24年2/1～2/14（消有）	10/15／2/18	5日以内	推薦は専願のみ、浪人可、3.0以上　推薦：数Ⅰ、面接	25,000円
一般	〈前期1期〉23年10/12～11/1（消有）／〈前期2期〉23年11/2～11/29（消有）／〈後期1期〉23年11/30～24年1/17（消有）／〈後期2期〉24年1/25～1/31（消有）／〈後期3期〉24年2/15～2/28（消有）※	11/5／12/3／1/21／2/4／3/3※	5日以内	一般：選択＝数ⅠA、化基・化、生基・生より1科目、面接　※学科によっては定員に達した場合、実施しない	25,000円

◇開校年　1966年
◇入学者　－
◇出身県　東京都・千葉県・埼玉県
◇主な実習先　東京大学医学部附属病院、東京医科大学病院、千葉医療センター
◇主な就職先　国立病院機構、東京女子医科大学病院、都立小児総合医療センター

◇初年度納入金（卒業までの納入金）
1,405,000円（－）
◇学校独自の奨学金制度
・特待生制度：第1学年および第2学年修了時において、無欠席、成績優秀にして他の模範となる者は、次年度前期授業料を免除する

◇学生寮　あり
◇特徴　少人数制によるきめ細かい指導と即戦力が身に付くカリキュラムによって、最新の医療技術の取得と多数の国家試験合格者の輩出を可能にしています。

資料請求　●学校案内　無料　●願書　無料　／　WEB出願　可　／　残りの日程はWEBをCheck

読売理工医療福祉専門学校

学校法人読売理工学院　工・AO・社

学科：臨床工学科（3年・40名）

〒112-0002　東京都文京区小石川1-1-1
【TEL】0120-064-490　【E-mail】mail@yomiuririkou.ac.jp
【交通】丸ノ内線・南北線「後楽園」駅、三田線・大江戸線「春日」駅より徒歩すぐ

	出願日程	試験日程	合格発表	推薦基準・試験内容	受験料
公募推薦	〈第3回〉23年10/1～11/5（必着）／〈第4回〉23年11/6～12/10（必着）／〈第5回〉23年12/11～24年1/14（必着）／〈第6回〉24年1/1～2/12（必着）／〈第7回〉24年2/13～3/3（必着）	11/12／12/17／1/21／2/18／3/10	5日以内	推薦は現役生のみ　推薦：面接	20,000円　※11月5日までに出願した場合10,000円
一般	〈第3回〉23年11/1～11/5（必着）／〈第4回〉23年11/6～12/10（必着）／〈第5回〉23年12/11～24年1/14（必着）／〈第6回〉24年1/15～2/12（必着）／〈第7回〉24年2/13～3/3（必着）	11/12／12/17／1/21／2/18／3/10	5日以内	一般：数ⅠA、作文、面接	20,000円

◇開校年　1969年
◇入学者　－
◇出身県　東京都・千葉県・埼玉県
◇主な実習先　東京大学医学部附属病院、東京女子医科大学病院、日産厚生会玉川病院他
◇主な就職先　自治医科大学附属さいたま医療センター、高島平中央総合病院、多摩南部地域病院他

◇初年度納入金（卒業までの納入金）
1,593,500円（－）
◇学校独自の奨学金制度
・小林奥三次記念育英奨学金制度：免除[特待コース]年間授業料全額免除[募集内容]1年次後期より利用
・小林奥三次記念育英奨学金制度：減免[一般コース]100,000円～300,000円を学生納金から減免[募集内容]1年次後期より利用

◇学生寮　あり
◇特徴　本校は少人数制のきめ細やかな指導で臨床工学技士の国家試験合格を目指します。国家試験合格率は96.7%と全国平均を大きく上回っています（2022年度）。

資料請求　●学校案内　無料　●願書　無料　／　WEB出願　可　／　残りの日程はWEBをCheck

湘央医学技術専門学校（学校法人湘央学園）

検・AO・社　学科：臨床検査技術学科(3年・80名)

〒252-1121　神奈川県綾瀬市小園1424-4
【TEL】0467-77-1234　【E-mail】admission_office@sho-oh.jp
【交通】小田急線・相鉄線・JR相模線「海老名」駅よりバス5分、「望地」下車徒歩3分

	出願日程	試験日	合格発表	
公募推薦	〈1期〉23年9/1〜9/27(必着) 〈2期〉23年10/2〜10/7(必着) 〈3期〉23年10/23〜11/8(必着) 〈4期〉23年11/20〜12/13(必着) 〈5期〉24年1/10〜1/24(必着)	9/30 10/12・14 11/11 12/16 1/27	10/3 10/17 11/14 12/19 1/30	推薦基準・試験内容：推薦は専願のみ、浪人可、定員約40名 推薦：作文、面接 ※10/12は盛岡・松本会場、その他の試験は神奈川・沖縄会場で実施 受験料 25,000円
一般	〈1期〉23年9/1〜9/27(必着) 〈2期〉23年10/2〜10/7(必着) 〈3期〉23年10/23〜11/8(必着) 〈4期〉23年11/20〜12/13(必着) 〈5期〉24年1/10〜1/24(必着)	9/30 10/12・14 11/11 12/16 1/27	10/3 10/17 11/14 12/19 1/30	一般：選択=国、化基、生基より1科目、面接 ※10/12は盛岡・松本会場、その他の試験は神奈川・沖縄会場で実施 受験料 25,000円

◆開校年　1975年
◆入学者　53名(男子17名/女子36名)
◆出身県　神奈川県・静岡県・東京都
◆主な実習先　横浜市立市民病院、北里大学病院、聖マリアンナ医科大学病院他
◆主な就職先　北里大学病院、昭和大学病院、東海大学医学部付属病院

◆初年度納入金(卒業までの納入金)　1,350,000円(3,870,000円)
◆学校独自の奨学金制度
・東日本大震災被災者奨学金：給付[募集内容]入学金相当免除(150,000円)
・特待生：給付[金額]初年度の授業料・実習費免除

◆学生寮　あり
◆特徴　愛・智・技の教育理念により、人間性豊かな臨床検査技師を育成します。

資料請求　●学校案内　無料　●願書　無料　　WEB出願　可　　残りの日程はWEBをCheck

国際メディカル専門学校（学校法人国際総合学園）

工・社　学科：臨床工学技士科(3年・40名)

〒950-0914　新潟県新潟市中央区紫竹山6-4-12
【TEL】0120-287-431　【E-mail】icm@nsg.gr.jp
【交通】JR線「新潟」駅南口よりバス5分、「弁天橋」下車徒歩2分

	出願日程	試験日	合格発表	
公募推薦	〈第1回〉23年9/15〜10/4(必着) 〈第2回〉23年10/5〜10/25(必着) 〈第3回〉23年10/26〜11/15(必着) 〈第4回〉23年11/16〜12/6(必着) 〈第5回〉23年12/7〜24年1/24(必着)	10/7 10/28 11/18 12/9 1/27	10/16 11/6 11/24 12/15 2/2	推薦基準・試験内容：推薦は専願、現役生のみ、3.2以上 推薦：面接、書類審査 受験料 20,000円
一般	〈第1回〉23年9/15〜10/4(必着) 〈第2回〉23年10/5〜10/25(必着) 〈第3回〉23年10/26〜11/15(必着) 〈第4回〉23年11/16〜12/6(必着) 〈第5回〉23年12/7〜24年1/24(必着)	10/7 10/28 11/18 12/9 1/27	10/16 11/6 11/24 12/15 2/2	一般：数Ⅰ、面接、書類審査 受験料 20,000円

◆開校年　1994年
◆入学者　−
◆出身県　新潟県・山形県・福島県
◆主な実習先　新潟大学医歯学総合病院、新潟市民病院、信楽園病院他多数
◆主な就職先　病院他

◆初年度納入金(卒業までの納入金)　1,250,000円(−)
◆学校独自の奨学金制度
・NSGカレッジリーグ無利子奨学制度：貸与[年額]A.300,000円(高校新卒)　B.1,000,000円(新卒以外)
・NSGカレッジリーグ災害奨学融資制度：貸与[月額]授業料等の総額が上限

◆学生寮　あり
◆特徴　ハイテク化が進む医療機器・装置の操作・点検・管理を行うスペシャリストです。日々、高度化する医療現場で、医学と工学の知識と技術をあわせ持つ医療スタッフとして、そのニーズはますます高まっています。

資料請求　●学校案内　無料　●願書　無料　　WEB出願　不可　　残りの日程はWEBをCheck

静岡医療科学専門大学校（学校法人十全青翔学園）　➡P.56

検・工・診・社　学科：(1)医学検査学科(3年・40名)　(2)医学工学科(3年・30名)　(3)医学放射線学科(3年・40名)

〒434-0041　静岡県浜松市浜北区平口2000
【TEL】053-585-1551　【E-mail】jimu@shiz-med-sci.ac.jp
【交通】遠州鉄道「浜北」駅よりバス5分

	出願日程	試験日	合格発表	
公募推薦	23年9/4〜10/4(必着)	10/7	10/16	推薦基準・試験内容：推薦は専願、2浪まで可、3.0以上 推薦：国(現代文)、コミ英Ⅰ、選択=数Ⅰ、生基より1科目、面接 受験料 25,000円
一般	〈Ⅰ期〉23年10/30〜11/29(必着) 〈Ⅱ期〉23年12/11〜24年1/17(必着) 〈Ⅲ期〉24年1/22〜2/20(必着)	12/2 1/20 2/24	12/11 1/29 3/4	一般：国(現代文)、コミ英Ⅰ、選択=数Ⅰ、生基より1科目、面接 受験料 25,000円

◆開校年　1996年
◆入学者　−
◆出身県　−
◆主な実習先　十全記念病院、浜松労災病院、天竜病院他
◆主な就職先　十全記念病院、浜松医科大学附属病院、浜松市リハビリテーション病院他

◆初年度納入金(卒業までの納入金)　(1)(3)1,200,000円(3,200,000円)、(2)1,100,000円(2,900,000円)
◆学校独自の奨学金制度　−

◆学生寮　あり
◆特徴　本校では、優秀な教授陣を招聘し、生きた学習、教育の場を提供し、学生の想像力、思考力、表現力を喚起したいと思っています。

資料請求　●学校案内　無料　●願書　無料　　WEB出願　不可

東海医療科学専門学校（学校法人セムイ学園）

工・AO・社　学科：臨床工学科(3年・40名)

〒450-0003　愛知県名古屋市中村区名駅南2-7-2
【TEL】052-588-2977　【E-mail】info@tokai-med.ac.jp
【交通】JR・名鉄・近鉄・地下鉄線「名古屋」駅より徒歩13分

	出願日程	試験日	合格発表	
公募推薦	〈第1回〉23年10/2〜10/10(必着) 〈第3回〉23年11/1〜11/7(必着) 〈第4回〉23年11/27〜12/5(必着) 〈第4回〉24年1/15〜1/23(必着)	10/15 11/12 12/10 1/28	10日以内	推薦基準・試験内容：推薦は専願、現役生のみ 推薦：小論文、面接、書類審査 受験料 20,000円
一般	〈第2回〉23年11/1〜11/7(必着) 〈第3回〉23年11/27〜12/5(必着) 〈第4回〉24年1/15〜1/23(必着) 〈第5回〉24年2/5〜2/13(必着) 〈第6回〉24年2/26〜3/5(必着)	11/12 12/10 1/28 2/18 3/10	10日以内	一般：国総(古漢除く)、数ⅠA、小論文、面接、書類審査 受験料 20,000円

◆開校年　2007年
◆入学者　−
◆出身県　−
◆主な実習先　−
◆主な就職先　−

◆初年度納入金(卒業までの納入金)　1,400,000円(3,800,000円)
◆学校独自の奨学金制度
・利子補給奨学金：給付[募集内容]教育ローンを利用されている対象者に利子を奨学金として支給
・ひとり親家庭奨学金：給付[年額]100,000円[募集内容]入学後、在学年度ごと100,000円の奨学金を支給

◆学生寮　なし
◆特徴　名古屋駅から徒歩13分。最新の施設設備と学生個々に対応する親身な指導。全国の病院、医療機関から多数の求人があり求人倍率は約30倍。

資料請求　●学校案内　無料　●願書　無料　　WEB出願　可

右側縦見出し：専門学校・養成施設／看護師／臨床検査技師／臨床工学技士／診療放射線技師／理学療法士／作業療法士／言語聴覚士／歯科衛生士／歯科技工士／柔道整復師／はり師・きゅう師／あん摩マッサージ指圧師／視能訓練士／義肢装具士／救急救命士

左側縦ラベル：看護師／臨床検査技師　臨床工学技士　診療放射線技師／理学療法士　作業療法士　言語聴覚士／歯科衛生士　歯科技工士／柔道整復師　あん摩マッサージ指圧師　はり師・きゅう師／視能訓練士　義肢装具士　救急救命士

東海医療技術専門学校

学校法人三鈴学園　【診】【社】

学科	診療放射線科(3年・80名)

〒444-0802　愛知県岡崎市美合町字平端24-45
【TEL】0564-57-1551　【E-mail】info@tokai-i.ac.jp
【交通】名鉄本線「美合」駅より徒歩10分

		出願日程	試験日程	合格発表	推薦基準・試験内容	受験料
公募推薦	〈特別〉〈一次〉	23年10/2～10/25(必着)	10/28	10日以内	※詳細は学校にお問い合わせください	20,000円
	〈二次〉	23年10/30～12/13(必着)	12/16			
一般	〈一次〉	23年12/18～24年1/17(必着)	1/20	10日以内	※詳細は学校にお問い合わせください	20,000円
	〈二次〉	24年1/22～2/14(必着)	2/17			
	〈三次〉	24年2/19～3/13(必着)	3/18			

◇開校年　1971年
◇入学者　74名(男子41名/女子33名)
◇出身県　愛知県・静岡県・岐阜県
◇主な実習先　名古屋医療センター、岡崎市民病院、豊橋市民病院
◇主な就職先　刈谷豊田総合病院、岡崎市民病院、豊川市民病院

◇初年度納入金(卒業までの納入金)　1,480,000円(3,840,000円)
◇学校独自の奨学金制度　－

◇学生寮　なし
◇特徴　教員、学生が一丸となり、国家試験合格に挑む独自の体制で、全国的にも高い合格率を誇っています。確かな技術と思いやりの心をもち、社会で活躍できる医療人の育成のため、合格までしっかりとサポートします。

資料請求　●学校案内　無料　●願書　無料　　WEB出願　不可

名古屋医専

学校法人日本教育財団　【工】【AO】【社】

学科	高度臨床工学学科(4年・40名)

〒450-0002　愛知県名古屋市中村区名駅4-27-1
【TEL】052-582-3000　【E-mail】nyugaku.nagoya@iko.ac.jp
【交通】各線「名古屋」駅より徒歩3分

		出願日程	試験日程	合格発表	推薦基準・試験内容	受験料
公募推薦	〈第1回〉	23年10/2～10/12(必着)	10/15	1週間以内	推薦は専願のみ　推薦：適性診断、面接、作文	30,000円
	〈第2回〉	23年10/16～10/25(必着)	10/28			
	〈第3回〉	23年10/30～11/9(必着)	11/12			
	〈第4回〉	23年11/13～11/22(必着)	11/25			
	〈第5回〉	23年11/27～12/7(必着)	12/10			
一般	〈第1回〉	23年10/2～10/12(必着)	10/15	1週間以内	一般：適性診断Ⅰ、適性診断Ⅱ(専願は免除)、面接、作文	30,000円
	〈第2回〉	23年10/16～10/25(必着)	10/28			
	〈第3回〉	23年10/30～11/9(必着)	11/12			
	〈第4回〉	23年11/13～11/22(必着)	11/25			
	〈第5回〉	23年11/27～12/7(必着)	12/10			

◇開校年　2008年
◇入学者　－
◇出身県　－
◇主な実習先　－
◇主な就職先　－

◇初年度納入金(卒業までの納入金)　－
◇学校独自の奨学金制度　－

◇学生寮　－
◇特徴　－

資料請求　●学校案内　－　●願書　－　　WEB出願　可　　残りの日程はWEBをCheck

京都保健衛生専門学校

【検】【工】【AO】

学科	(1)第一臨床検査学科(昼3年・40名)　(2)第二臨床検査学科(夜4年・40名)　(3)臨床工学技士専攻科(昼1年・24名)＊3

〒602-8155　京都府京都市上京区千本通竹屋町東入主税町910
【TEL】0120-12-8866
【交通】JR山陰本線「二条」駅より徒歩10分

		出願日程	試験日程	合格発表	推薦基準・試験内容	受験料
公募推薦	(1)(2)	23年9/21～9/28(消有)	10/7	10/12	推薦は専願、現役生のみ　推薦：選択＝基礎学力(計算問題)、数ⅠA、生基、化基より1科目、面接	20,000円
	(1)(2)	23年10/19～10/26(消有)	11/4	11/9		
一般	(3)	23年9/21～9/28(消有)	10/7	10/12	一般：(1)(2)は選択＝国総(古漢除く)、数ⅠA、生基、化基より1科目、面接　(3)選択＝人体の構造と機能、基礎数学、看護学より1科目、面接	30,000円
	(3)	23年10/19～10/26(消有)	11/4	11/9		
		23年11/15～11/22(消有)	12/2	12/6		
		23年12/21～24年1/11(消有)	1/20	1/25		
		24年2/1～2/8(消有)	2/17	2/21		

◇開校年　1964年
◇入学者　－
◇出身県　－
◇主な実習先　－
◇主な就職先　－

◇初年度納入金(卒業までの納入金)　－
◇学校独自の奨学金制度　－

◇学生寮　あり
◇特徴　－

資料請求　●学校案内　無料　●願書　無料　　WEB出願　不可　　残りの日程はWEBをCheck

大阪医専

学校法人日本教育財団　【工】【AO】【社】

学科	高度臨床工学学科(4年・40名)

〒531-0076　大阪府大阪市北区大淀中1-10-3
【TEL】06-6452-0110　【E-mail】nyugaku.osaka@iko.ac.jp
【交通】JR線「大阪」駅、各線「梅田」駅より徒歩9分

		出願日程	試験日程	合格発表	推薦基準・試験内容	受験料
公募推薦	〈第1回〉	23年10/2～10/12(必着)	10/15	1週間以内	推薦は専願のみ　推薦：適性診断、面接、作文	30,000円
	〈第2回〉	23年10/16～10/25(必着)	10/28			
	〈第3回〉	23年10/30～11/9(必着)	11/12			
	〈第4回〉	23年11/13～11/22(必着)	11/25			
	〈第5回〉	23年11/27～12/14(必着)	12/17			
一般	〈第1回〉	23年10/2～10/12(必着)	10/15	1週間以内	一般：適性診断Ⅰ、適性診断Ⅱ(専願は免除)、面接、作文	30,000円
	〈第2回〉	23年10/16～10/25(必着)	10/28			
	〈第3回〉	23年10/30～11/9(必着)	11/12			
	〈第4回〉	23年11/13～11/22(必着)	11/25			
	〈第5回〉	23年11/27～12/14(必着)	12/17			

◇開校年　2000年
◇入学者　－
◇出身県　－
◇主な実習先　－
◇主な就職先　－

◇初年度納入金(卒業までの納入金)　－
◇学校独自の奨学金制度　－

◇学生寮　－
◇特徴　－

資料請求　●学校案内　－　●願書　－　　WEB出願　可　　残りの日程はWEBをCheck

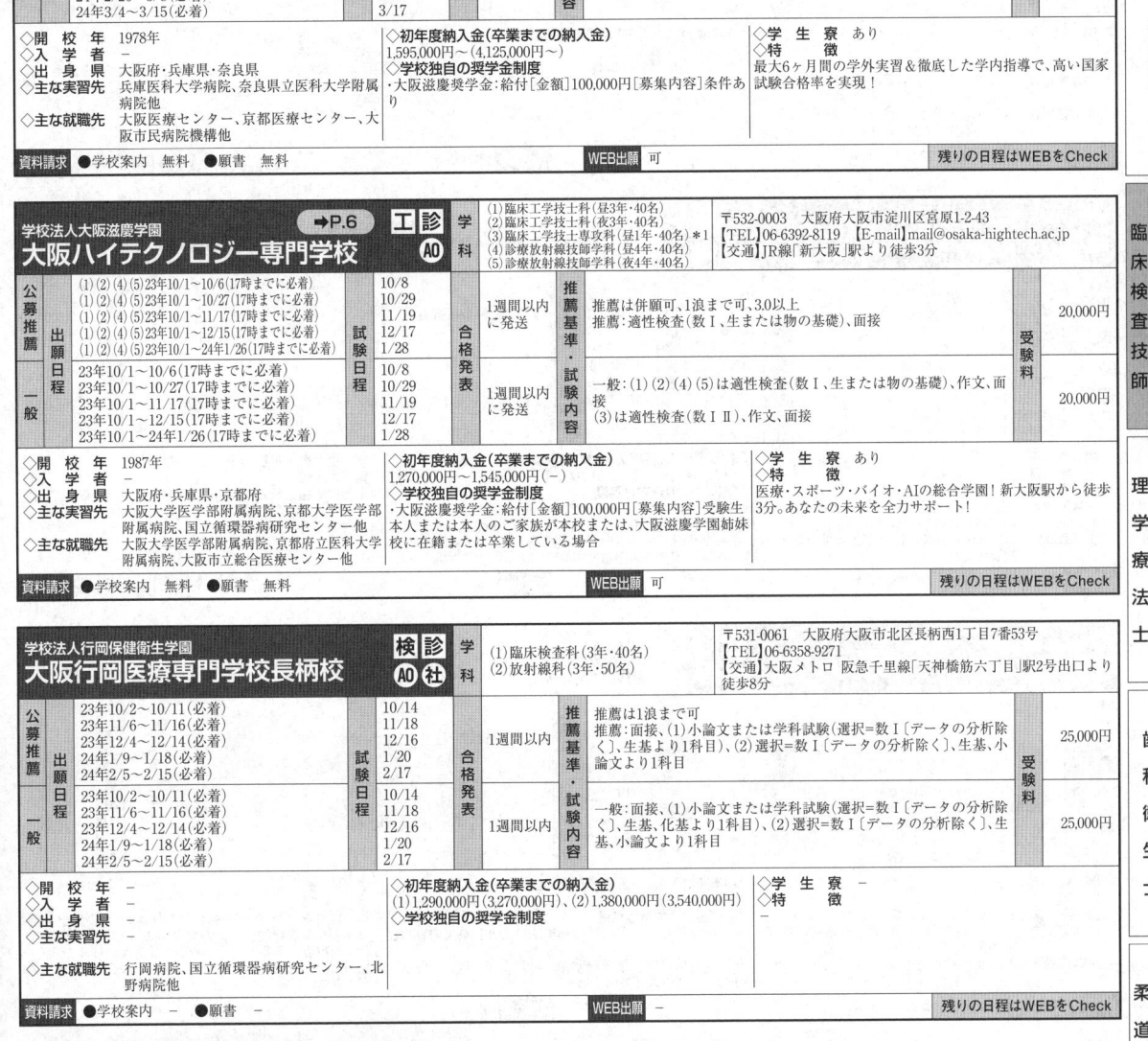

大阪医療技術学園専門学校

学校法人大阪滋慶学園　→P.6　検 AO 社

学科：臨床検査技師科(3年・80名)

〒530-0044　大阪府大阪市北区東天満2-1-30
【TEL】06-6354-2501　【E-mail】info@ocmt.ac.jp
【交通】JR東西線「大阪天満宮」駅より徒歩6分、大阪メトロ谷町線・堺筋線「南森町」駅より徒歩9分、京阪電車「天満橋」駅より徒歩10分

	出願日程	試験日程	合格発表	推薦基準・試験内容	受験料
公募推薦	24年1/8～1/19(必着) 24年1/22～2/9(必着) 24年2/12～2/23(必着) 24年2/26～3/8(必着) 24年3/4～3/15(必着)	1/21 2/11 2/25 3/10 3/17	試験後10日以内	推薦は専願のみ、1浪まで可、3.0以上 推薦：選択=化、生より1科目、面接	20,000円 (15,000円)
一般	24年1/8～1/19(必着) 24年1/22～2/9(必着) 24年2/12～2/23(必着) 24年2/26～3/8(必着) 24年3/4～3/15(必着)	1/21 2/11 2/25 3/10 3/17	試験後10日以内	一般：選択=化、生より1科目、作文、面接	20,000円 (15,000円)

◇開校年　1978年
◇入学者　－
◇出身県　大阪府・兵庫県・奈良県
◇主な実習先　兵庫医科大学病院、奈良県立医科大学附属病院他
◇主な就職先　大阪医療センター、京都医療センター、大阪市民病院機構他

◇初年度納入金(卒業までの納入金)　1,595,000円～(4,125,000円～)
◇学校独自の奨学金制度
・大阪滋慶奨学金：給付[金額]100,000円[募集内容]条件あり

◇学生寮　あり
◇特徴　最大6ヶ月間の学外実習＆徹底した学内指導で、高い国家試験合格率を実現！

資料請求　●学校案内　無料　●願書　無料　　WEB出願　可　　残りの日程はWEBをCheck

大阪ハイテクノロジー専門学校

学校法人大阪滋慶学園　→P.6　工 診 AO

学科：
(1)臨床工学技士科(昼3年・40名)
(2)臨床工学技士科(夜3年・40名)
(3)臨床工学技士専攻科(昼1年・40名)*1
(4)診療放射線技師学科(昼4年・40名)
(5)診療放射線技師学科(夜4年・40名)

〒532-0003　大阪府大阪市淀川区宮原1-2-43
【TEL】06-6392-8119　【E-mail】mail@osaka-hightech.ac.jp
【交通】JR線「新大阪」駅より徒歩3分

	出願日程	試験日程	合格発表	推薦基準・試験内容	受験料
公募推薦	(1)(2)(4)(5)23年10/1～10/6(17時までに必着) (1)(2)(4)(5)23年10/1～10/27(17時までに必着) (1)(2)(4)(5)23年10/1～11/17(17時までに必着) (1)(2)(4)(5)23年10/1～12/15(17時までに必着) (1)(2)(4)(5)23年10/1～24年1/26(17時までに必着)	10/8 10/29 11/19 12/17 1/28	1週間以内に発送	推薦は併願可、1浪まで可、3.0以上 推薦：適性検査(数Ⅰ、生または物の基礎)、面接	20,000円
一般	23年10/1～10/6(17時までに必着) 23年10/1～10/27(17時までに必着) 23年10/1～11/17(17時までに必着) 23年10/1～12/15(17時までに必着) 23年10/1～24年1/26(17時までに必着)	10/8 10/29 11/19 12/17 1/28	1週間以内に発送	一般：(1)(2)(4)(5)は適性検査(数Ⅰ、生または物の基礎)、作文、面接 (3)は適性検査(数ⅠⅡ)、作文、面接	20,000円

◇開校年　1987年
◇入学者　－
◇出身県　大阪府・兵庫県・京都府
◇主な実習先　大阪大学医学部附属病院、京都大学医学部附属病院、国立循環器病研究センター他
◇主な就職先　大阪大学医学部附属病院、京都府立医科大学附属病院、大阪市立総合医療センター他

◇初年度納入金(卒業までの納入金)　1,270,000円～1,545,000円(－)
◇学校独自の奨学金制度
・大阪滋慶奨学金：給付[金額]100,000円[募集内容]受験生本人または本人のご家族が本校または、大阪滋慶学園姉妹校に在籍または卒業している場合

◇学生寮　あり
◇特徴　医療・スポーツ・バイオ・AIの総合学園！新大阪駅から徒歩3分。あなたの未来を全力サポート！

資料請求　●学校案内　無料　●願書　無料　　WEB出願　可　　残りの日程はWEBをCheck

大阪行岡医療専門学校長柄校

学校法人行岡保健衛生学園　検 診 AO 社

学科：
(1)臨床検査科(3年・40名)
(2)放射線科(3年・50名)

〒531-0061　大阪府大阪市北区長柄西1丁目7番53号
【TEL】06-6358-9271
【交通】大阪メトロ 阪急千里線「天神橋筋六丁目」駅2号出口より徒歩8分

	出願日程	試験日程	合格発表	推薦基準・試験内容	受験料
公募推薦	23年10/2～10/11(必着) 23年11/6～11/16(必着) 23年12/4～12/14(必着) 24年1/9～1/18(必着) 24年2/5～2/15(必着)	10/14 11/18 12/16 1/20 2/17	1週間以内	推薦は1浪まで可 推薦：面接、(1)小論文または学科試験(選択=数Ⅰ[データの分析除く]、生基より1科目)、(2)選択=数Ⅰ[データの分析除く]、生基、小論文より1科目	25,000円
一般	23年10/2～10/11(必着) 23年11/6～11/16(必着) 23年12/4～12/14(必着) 24年1/9～1/18(必着) 24年2/5～2/15(必着)	10/14 11/18 12/16 1/20 2/17	1週間以内	一般：面接、(1)小論文または学科試験(選択=数Ⅰ[データの分析除く]、生基、化基より1科目)、(2)選択=数Ⅰ[データの分析除く]、生基、小論文より1科目	25,000円

◇開校年　－
◇入学者　－
◇出身県　－
◇主な実習先　－
◇主な就職先　行岡病院、国立循環器病研究センター、北野病院他

◇初年度納入金(卒業までの納入金)　(1)1,290,000円(3,270,000円)、(2)1,380,000円(3,540,000円)
◇学校独自の奨学金制度

◇学生寮　－
◇特徴　－

資料請求　●学校案内　－　●願書　－　　WEB出願　－　　残りの日程はWEBをCheck

清恵会第二医療専門学院

社会医療法人清恵会　診 AO 社

学科：
(1)放射線技師科1部(3年・30名)
(2)放射線技師科2部(4年・30名)

〒590-0026　大阪府堺市堺区向陵西町4-5-9
【TEL】072-222-6226
【交通】南海高野線・JR阪和線「三国ヶ丘」駅より徒歩3分

	出願日程	試験日程	合格発表	推薦基準・試験内容	受験料
公募推薦	23年10/10～10/31(必着) 23年11/6～11/29(必着)	11/4 12/2	11/8 12/6	推薦は併願可 推薦：数Ⅰ、面接	20,000円
一般	23年12/4～12/27(必着) 24年1/9～1/31(必着) 24年2/5～3/13(必着)	1/6 2/3 3/16	1/11 2/7 3/20	一般：数Ⅰ、面接	20,000円

◇開校年　1977年
◇入学者　－
◇出身県　大阪府・和歌山県・奈良県
◇主な実習先　清恵会病院他
◇主な就職先　清恵会病院、清恵会三宝病院他

◇初年度納入金(卒業までの納入金)　(1)1,570,000円(－)、(2)1,170,000円(－)
◇学校独自の奨学金制度

◇学生寮　なし
◇特徴　社会医療法人清恵会が母体。就職率と国家資格試験に47年の実績、抜群の国家試験合格率!!

資料請求　●学校案内　無料　●願書　無料　　WEB出願　不可

看護師

臨床検査技師

診療放射線技師
臨床工学技士

理学療法士
作業療法士
言語聴覚士

歯科衛生士
歯科技工士

柔道整復
はり師・きゅう師
あん摩マッサージ指圧師

視能訓練士
義肢装具士
救急救命士

左側縦書き分類：看護師／臨床検査技師・臨床工学技士・診療放射線技師／理学療法士・作業療法士・言語聴覚士／歯科衛生士・歯科技工士／あん摩マッサージ指圧師・はり師・きゅう師・柔道整復師／視能訓練士・義肢装具士・救急救命士

日本医療学院専門学校
一般社団法人清医会　➡P.676　【検】【AO】【社】

学科	臨床検査技師学科（3年・80名）
住所	〒577-0803　大阪府東大阪市下小阪4-12-3
	【TEL】06-6723-1441　【E-mail】office@jdm.ac.jp
	【交通】近鉄奈良線「八戸ノ里」駅より徒歩7分

区分	出願日程	試験日程	合格発表	推薦基準・試験内容	受験料
公募推薦	〈1次〉23年10/1〜10/6（必着） 〈2次〉23年10/10〜10/27（必着） 〈3次〉23年10/30〜11/17（必着） 〈4次〉23年11/20〜12/14（必着）	10/7 10/28 11/18 12/15	10/8 10/29 11/19 12/16	推薦は専願、高等学校卒業後5年以内 推薦：面接、適性試験（選択＝化、生より1科目）	15,000円
一般	〈1次〉23年10/10〜10/27（必着） 〈2次〉23年10/30〜11/17（必着） 〈3次〉23年11/20〜12/14（必着） 〈4次〉23年12/18〜24年1/19（必着） 〈5次〉24年1/22〜2/16（必着）	10/28 11/18 12/15 1/20 2/17	10/29 11/19 12/16 1/21 2/18	一般：面接、適性試験（選択＝化、生より1科目）、筆記試験（選択＝国、英より1科目）	15,000円

◇開校年　1980年
◇入学者　－
◇出身県　－
◇主な実習先　育和会記念病院、石切生喜病院、宇治徳洲会病院他
◇主な就職先　国立大阪医療センター、大阪府立急性期・総合医療センター、大阪府立呼吸器アレルギー医療センター他

◇初年度納入金（卒業までの納入金）
700,000円（3,200,000円）
◇学校独自の奨学金制度
・特別優遇奨学金制度

◇学生寮　あり
◇特徴
「学ぶ姿勢を持つ心温かい医療技術者の育成」を教育目標に置き、学生への貢献、さらには医療界の発展を目指しています。

資料請求　●学校案内　無料　●願書　無料　　WEB出願　不可　　残りの日程はWEBをCheck

日本メディカル福祉専門学校
学校法人瓶井学園　【工】【AO】【社】

学科	(1)臨床工学科（昼3年・40名） (2)臨床工学専攻科（夜2年・40名）＊3
住所	〒533-0015　大阪府大阪市東淀川区大隅1-3-14
	【TEL】06-6329-6553　【E-mail】info@kamei.ac.jp
	【交通】阪急京都線「上新庄」駅南口徒歩8分、大阪メトロ今里筋線「だいとう豊里」駅徒歩8分より

区分	出願日程	試験日程	合格発表	推薦基準・試験内容	受験料
公募推薦	23年10/1〜10/6（必着） 23年10/1〜10/20（必着） 23年10/1〜11/3（必着） 23年10/1〜11/17（必着） 23年10/1〜12/1（必着）	10/7 10/21 11/4 11/18 12/2	1週間以内	推薦：面接、書類選考	20,000円
一般	23年10/1〜10/6（必着） 23年10/1〜10/20（必着） 23年10/1〜11/3（必着） 23年10/1〜11/17（必着） 23年10/1〜12/1（必着）	10/7 10/21 11/4 11/18 12/2	1週間以内	一般：選択＝英ⅠⅡ、数ⅠAより1科目、作文、面接、書類選考	20,000円

◇開校年　1989年
◇入学者　－
◇出身県　大阪府・兵庫県・京都府
◇主な実習先　国立循環器病研究センター、大阪医科薬科大学病院、兵庫医科大学病院他
◇主な就職先　大阪赤十字病院、国立循環器研究センター、白鷺病院他

◇初年度納入金（卒業までの納入金）
(1)1,595,000円（－）、(2)912,000円（－）
◇学校独自の奨学金制度
・瓶井学園奨学金（臨床工学科）：免除［金額］入学金270,000円、授業料各年300,000円。3年間で1,170,000円
・瓶井学園奨学金（臨床工学専攻科）：免除［金額］入学金100,000円、授業料各年300,000円。2年間で700,000円

◇学生寮　あり
◇特徴
厚生労働省指定校として、全員就職を達成。国家試験合格率も長年高い水準を保つ、アットホームな環境で学べる大阪市内の専門学校です。

資料請求　●学校案内　無料　●願書　無料　　WEB出願　可　　残りの日程はWEBをCheck

神戸総合医療専門学校
医療法人社団慈恵会　【工】【診】【AO】【社】

学科	(1)臨床工学科（3年・40名） (2)診療放射線科（3年・80名） (3)臨床工学専攻科（1年・10名）＊3
住所	〒654-0142　兵庫県神戸市須磨区友が丘7-1-21
	【TEL】078-795-8000
	【交通】神戸市営地下鉄西神山手線「名谷」駅より徒歩15分

区分	出願日程	試験日程	合格発表	推薦基準・試験内容	受験料
公募推薦				※9月26日以降、該当する試験はありません	－
一般	〈1次〉23年10/2〜10/12（必着） 〈2次〉23年10/16〜11/9（必着） 〈3次〉23年11/13〜12/7（必着） 〈4次〉23年12/11〜24年1/18（必着） 〈5次〉24年1/22〜2/21（必着）	10/14 11/11 12/9 1/20 2/23	10/19 11/16 12/14 1/25 2/29	一般：面接、(1)(2)数Ⅰ (3)専門科目	25,000円

◇開校年　1973年
◇入学者　－
◇出身県　兵庫県・大阪府・京都府
◇主な実習先　神戸大学医学部附属病院、新須磨病院、兵庫県立尼崎医療総合センター他
◇主な就職先　神戸市立医療センター中央市民病院、神戸百年記念病院、新須磨病院他

◇初年度納入金（卒業までの納入金）
(1)(2)1,400,000円（3,600,000円）、(3)1,200,000円（1,200,000円）
◇学校独自の奨学金制度
・入学時諸経費貸与奨学金：貸与［金額］150,000円［募集内容］無利子
・神戸総合医療専門学校奨学金：給付［金額］200,000円［募集内容］年度最大15名

◇学生寮　なし
◇特徴
50年の歴史を持つ、医療の総合教育校！本校は、新須磨病院を母体とする医療法人社団慈恵会によって1973年に設立された医療専門職者の養成学校です。「病院が母体」という理想的な教育環境にあるので、現場の生きた医療を学ぶことができます。

資料請求　●学校案内　無料　●願書　無料　　WEB出願　可

姫路医療専門学校
学校法人神戸滋慶学園　【工】【AO】【社】

学科	臨床工学技士科（3年・40名）
住所	〒670-0927　兵庫県姫路市駅前町27番2
	【TEL】0120-616-187　【E-mail】info@hmc.ac.jp
	【交通】JR線「姫路」駅東口より直結の歩行者デッキで徒歩4分

区分	出願日程	試験日程	合格発表	推薦基準・試験内容	受験料
公募推薦	〈第1回〉23年10/1〜10/6（必着） 〈第2回〉23年10/7〜10/13（必着） 〈第3回〉23年10/14〜10/27（必着） 〈第4回〉23年10/28〜11/10（必着） 〈第5回〉23年11/11〜11/24（必着）	10/8 10/15 10/29 11/12 11/26	3日以内に発送	推薦は専願のみ、3.0以上 推薦：面接、作文	20,000円
一般	〈第1回〉23年10/1〜10/6（必着） 〈第2回〉23年10/7〜10/13（必着） 〈第3回〉23年10/14〜10/27（必着） 〈第4回〉23年10/28〜11/10（必着） 〈第5回〉23年11/11〜11/24（必着）	10/8 10/15 10/29 11/12 11/26	3日以内に発送	一般：面接、数ⅠA、作文	20,000円

◇開校年　2018年
◇入学者　－
◇出身県　兵庫県・岡山県・鳥取県
◇主な実習先　総合病院、大学病院、クリニック 他
◇主な就職先　加古川中央市民病院、神戸市立医療センター中央市民病院、兵庫県立病院

◇初年度納入金（卒業までの納入金）
1,600,000円（4,400,000円）
◇学校独自の奨学金制度
・特待生選抜制度：免除［金額］試験の点数により授業料を免除
・神戸滋慶学園特別奨学金：給付［年額］100,000円（入学時のみ）［募集内容］受験者の兄弟姉妹が本校・姉妹校（神戸医療福祉専門学校中央校・三田校、神戸製菓専門学校）に在籍もしくは卒業している場合

◇学生寮　なし
◇特徴
姫路駅前の最新校舎・設備で、高度医療を支える臨床工学技士に必要な技術を修得するため、最新の医療機器を揃えています。救急現場シミュレーション、オンライン手術見学、臨床実習等を通して、チーム医療や患者さんとのコミュニケーションを学びます。

資料請求　●学校案内　無料　●願書　無料　　WEB出願　不可　　残りの日程はWEBをCheck

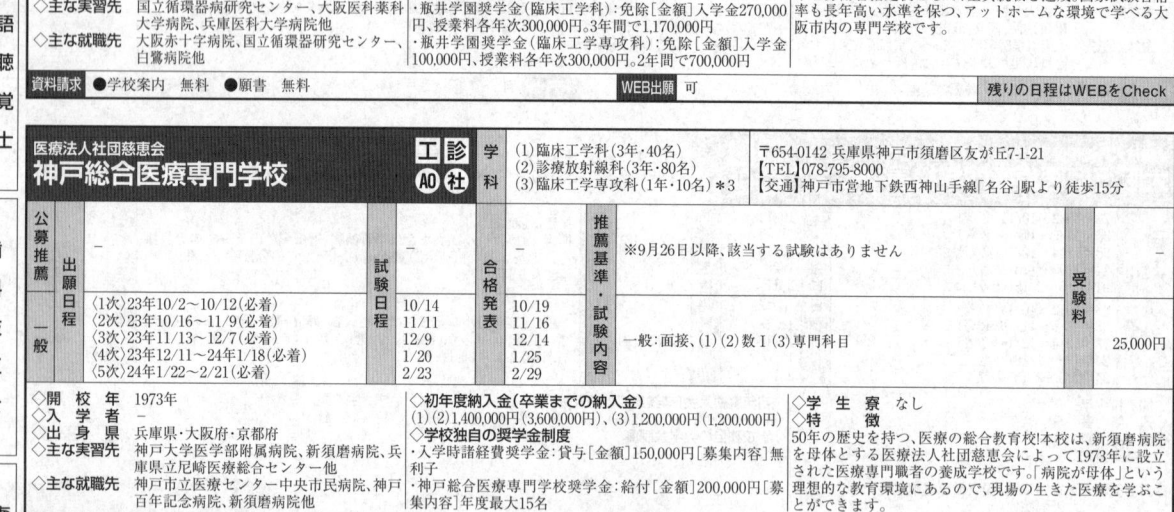

出雲医療看護専門学校

学校法人大阪滋慶学園　→P.6　工　総　社

学科：臨床工学技士学科(3年・30名)

〒693-0001　島根県出雲市今市町1151-1
【TEL】0853-25-7034　【E-mail】info@icmn.ac.jp
【交通】JR山陰本線・一畑電鉄「出雲市」駅より徒歩6分

	出願日程	試験日程	合格発表	推薦基準・試験内容	受験料
公募推薦	23年10/9～10/19(必着) 23年10/30～11/9(必着) 23年11/13～11/22(必着) 23年12/4～12/14(必着) 24年1/15～1/24(必着)	10/22 11/12 11/26 12/17 1/27	7日以内に発送	推薦は1浪まで可、3.0以上 推薦：国総(古漢除く)、小論文、面接	20,000円
一般	23年10/9～10/19(必着) 23年10/30～11/9(必着) 23年11/13～11/22(必着) 23年12/4～12/14(必着) 24年1/15～1/24(必着)	10/22 11/12 11/26 12/17 1/27	7日以内に発送	一般：国総、小論文、総合問題(英基、数Ⅰ)、面接	20,000円

◇開校年　2013年
◇入学者　－
◇出身県　－
◇主な実習先　島根大学医学部附属病院、島根県立中央病院、出雲市立総合医療センター他
◇主な就職先　

◇初年度納入金(卒業までの納入金)
1,395,000円(3,985,000円)
◇学校独自の奨学金制度
・大阪滋慶育英会：給付[年額]100,000円[募集内容]受験生本人または兄弟姉妹が本校または大阪滋慶学園姉妹校に在籍、卒業している方が対象

◇学生寮　なし
◇特徴

資料請求　●学校案内　無料　●願書　無料　　WEB出願　可

トリニティカレッジ広島医療福祉専門学校

学校法人木村学園　工　総　社

学科：臨床工学科(3年・30名)

〒730-0014　広島県広島市中区上幟町8-18
【TEL】082-223-1164
【交通】JR山陽本線「広島」駅より徒歩約7分

	出願日程	試験日程	合格発表	推薦基準・試験内容	受験料
公募推薦	〈一次〉23年10/2～10/5(必着) 〈二次〉23年10/30～11/9(必着) 〈三次〉23年12/4～12/14(必着) 〈四次〉24年1/15～1/25(必着) 〈五次〉24年2/1～2/7(必着)	10/7 11/11 12/16 1/27 2/9	10/11 11/15 12/20 1/31 2/14	推薦は専願、現役生のみ、出席状況良好、特待生は3.5以上 推薦：面接 特待生は作文(800字以内)、面接	20,000円
一般	〈一次〉23年10/2～10/5(必着) 〈二次〉23年10/30～11/9(必着) 〈三次〉23年12/4～12/14(必着) 〈四次〉24年1/15～1/25(必着) 〈五次〉24年2/1～2/7(必着)	10/7 11/11 12/16 1/27 2/9	10/11 11/15 12/20 1/31 2/14	一般：作文(800字以内)、面接	20,000円

◇開校年　1997年
◇入学者　－
◇出身県　広島県・山口県・島根県
◇主な実習先　広島大学病院、土谷総合病院、呉医療センター
◇主な就職先　県立広島病院、大阪大学医学部附属病院、広島赤十字・原爆病院

◇初年度納入金(卒業までの納入金)
1,522,652円(4,313,383円)
◇学校独自の奨学金制度
・木村学園奨学金制度

◇学生寮　あり
◇特徴
広島で最初の臨床工学技士養成校です。医療系の国家資格は4年課程の養成校が多いなか、本学科は3年課程。「安く、いち早く、そして合格率は高く！」学費を抑えながらも、少人数を活かしての細やかな指導で一人一人の合格への道をしっかりとサポートします。

資料請求　●学校案内　無料　●願書　無料　　WEB出願　不可　　残りの日程はWEBをCheck

四国医療福祉専門学校

学校法人すみれ学園　工

学科：臨床工学学科(3年・40名)

〒761-8064　香川県高松市上之町2-12-30
【TEL】087-867-7676　【E-mail】shikoku-if@sumiregakuen.jp
【交通】ことでん琴平線「三条」駅より徒歩すぐ

	出願日程	試験日程	合格発表	推薦基準・試験内容	受験料
公募推薦	〈1次〉23年9/1～9/27(必着) 〈2次〉23年10/2～10/18(必着) 〈3次〉23年10/23～11/15(必着) 〈4次〉23年11/20～12/13(必着)	9/30 10/21 11/20 12/16	10/2 10/23 11/20 12/18	推薦は専願のみ、浪人可 推薦：面接、書類審査	20,000円
一般	〈1次〉23年12/18～24年1/24(必着) 〈2次〉24年1/29～2/14(必着) 〈3次〉24年2/19～3/11(必着)	1/27 2/17 3/14	1/29 2/19 3/15	一般：面接、総合問題、書類審査	20,000円

◇開校年　1999年
◇入学者　－
◇出身県　香川県・徳島県・愛媛県
◇主な実習先　高松赤十字病院、香川労災病院、徳島赤十字病院
◇主な就職先　香川県立中央病院、香川大学医学部附属病院、屋島総合病院

◇初年度納入金(卒業までの納入金)
1,510,000円(－)
◇学校独自の奨学金制度
・学費減免制度：減免[年額]100,000円～655,000円[募集内容]受験区分や評定平均値によって1年次前期授業料より減額

◇学生寮　なし
◇特徴
本校では、ますます高度化する医療機器を扱い、チーム医療の一員を担う臨床工学技士を3年間でめざすことができます。専門学校で初めて学ぶ内容もありますが、徹底した個別指導により、分からないことがあれば、すぐに解決できる環境が整っています。

資料請求　●学校案内　無料　●願書　無料　　WEB出願　不可

四国医療技術専門学校

学校法人すみれ学園　工

学科：臨床工学学科(3年・40名)

〒790-0808　愛媛県松山市若草町6番地1
【TEL】089-932-4600　【E-mail】smt-c@shikoku-ig.ac.jp
【交通】伊予鉄道「古町」駅徒歩5分、JR「松山」駅徒歩15分

	出願日程	試験日程	合格発表	推薦基準・試験内容	受験料
公募推薦	〈1次〉23年9/25～10/3(必着) 〈2次〉23年10/16～11/2(必着) 〈3次〉23年11/6～11/24(必着) 〈4次〉23年11/27～12/15(必着)	10/14 11/3 11/25 12/16	郵送	推薦は専願、浪人可 推薦：面接、書類審査	20,000円
一般	〈1次〉23年11/6～11/24(必着) 〈2次〉23年11/27～12/15(必着) 〈3次〉23年12/18～24年1/26(必着) 〈4次〉24年1/29～2/16(必着) 〈5次〉24年2/19～3/8(必着)	11/25 12/16 1/27 2/17 3/9	郵送	一般：面接、書類審査	20,000円

◇開校年　2006年
◇入学者　－
◇出身県　－
◇主な実習先　松山赤十字病院、松山市民病院、愛媛県立中央病院他
◇主な就職先　松山西病院、南松山病院、北条病院他

◇初年度納入金(卒業までの納入金)
1,580,000円(－)
◇学校独自の奨学金制度
・授業料等減額制度：減免[金額]100,000円～690,000円[募集内容]専願入学選考合格者は、調査書の評定平均値に応じて前期授業料の減額または全額免除を行う

◇学生寮　なし
◇特徴
「人に愛され」、「人に信頼され」、「人に尊敬される」人間の形成、また時代とともに絶えず変化する医療分野において、健全な倫理観を持ち、時代の変化にも柔軟に対応できる感性と応用力を持った医療人を養成したいと考えております。

資料請求　●学校案内　無料　●願書　無料　　WEB出願　不可　　残りの日程はWEBをCheck

看護師

臨床検査技師　臨床工学技士　診療放射線技師

理学療法士　作業療法士　言語聴覚士

歯科衛生士　歯科技工士

柔道整復師　はり師・きゅう師　あん摩マッサージ指圧師

視能訓練士　義肢装具士　救急救命士

左側縦ラベル: 看護師　臨床検査技師　臨床工学技士　診療放射線技師　理学療法士　作業療法士　言語聴覚士　歯科衛生士　歯科技工士　あん摩マッサージ指圧師　はり師・きゅう師　柔道整復師　視能訓練士　義肢装具士　救急救命士

四国医療工学専門学校（学校法人すみれ学園）

工 | 学科：臨床工学学科（3年・40名）

〒780-0823　高知県高知市菜園場町7番13号
【TEL】088-882-3000　【E-mail】shikoku-mec@sumiregakuen.jp
【交通】JR線「高知」駅より徒歩20分

区分	出願日程	試験日程	合格発表	推薦基準・試験内容	受験料
公募推薦	〈1次〉23年8/28〜10/4（必着） 〈2次〉23年10/10〜11/8（必着） 〈3次〉23年11/13〜12/6（必着）	10/7 11/11 12/9	随時	推薦は専願、浪人可 推薦：書類審査、面接	20,000円
一般	〈1次〉23年12/11〜24年1/24（必着） 〈2次〉24年1/29〜2/14（必着） 〈3次〉24年2/19〜3/13（必着）	1/27 2/17 3/18	随時	一般：書類審査、総合問題、面接	20,000円

◇開校年　1994年
◇入学者　−
◇出身県　−
◇主な実習先　−
◇主な就職先　−

◇初年度納入金（卒業までの納入金）
1,580,000円（4,340,000円）
◇学校独自の奨学金制度
・専願入試合格入学者の授業料減額制度

◇学生寮　なし
◇特徴
本学の臨床工学学科は、四国で初めての臨床工学技士養成校として平成6年4月に厚生省より認可を受けて開設。現在多くの卒業生が医療機関などで活躍しています。

資料請求　●学校案内　無料　●願書　無料　　WEB出願　不可

博多メディカル専門学校（学校法人博多学園）

工 AO | 学科：臨床工学技士科（3年・40名）

〒812-0044　福岡県福岡市博多区千代4-32-1
【TEL】092-651-8001　【E-mail】hakata-medi@hakata.ed.jp
【交通】JR線「吉塚」駅西口より徒歩9分、地下鉄「馬出九大病院前」駅1番出口より徒歩2分

区分	出願日程	試験日程	合格発表	推薦基準・試験内容	受験料
公募推薦	〈A日程〉23年10/2〜10/7 〈B日程〉23年11/15〜11/29	10/14 12/2	10/20 12/8	推薦は専願 推薦：数Ⅰ、面接、書類審査	20,000円
一般	〈A日程〉23年11/24〜11/29 〈B日程〉24年1/9〜1/23 〈C日程〉24年2/1〜2/7 〈D日程〉24年2/22〜2/28	12/3 1/27 2/10 3/2	12/8 2/2 2/16 3/2	一般：数Ⅰ、選択＝理（物基・化基・生基）より1科目、面接	20,000円

◇開校年　1972年
◇入学者　−
◇出身県　福岡県・鹿児島県・宮崎県
◇主な実習先　九州大学病院、福岡大学病院、聖マリア病院他
◇主な就職先　九州大学病院、独立行政法人国立病院機構九州医療センター他

◇初年度納入金（卒業までの納入金）
1,450,000円（−）
◇学校独自の奨学金制度
・博多学園奨学金制度：給付［金額］200,000円
・キャリアアップ支援奨学金制度：給付［金額］100,000円

◇学生寮　なし
◇特徴
多くの医療施設や企業と連携し、文部科学大臣の職業実践専門課程に認定されています。福岡県内では、一番歴史のある学科で卒業生を1,000名以上輩出しています。

資料請求　●学校案内　無料　●願書　無料　　WEB出願　可（一般A・B、AOのみ）

福岡医療専門学校（学校法人福岡医療学院）

診 AO | 学科：診療放射線科（3年・80名）※2024年4月、50名から80名に増員予定

〒814-0005　福岡県福岡市早良区祖原3-1
【TEL】092-833-6120　【E-mail】shomu@jusei.ac.jp
【交通】福岡市地下鉄空港線「西新」駅より徒歩4分

区分	出願日程	試験日程	合格発表	推薦基準・試験内容	受験料
公募推薦	23年9/7〜9/29 23年9/7〜10/6 23年9/7〜10/13 23年9/7〜10/20 23年10/26〜11/3	10/1 10/8 10/15 10/22 11/5	10/4 10/11 10/18 10/25 11/8	推薦は専願、現役生のみ、3.5以上 推薦：面接、数Ⅰ ※10/15は県外入試あり（熊本会場、宮崎会場、沖縄会場）、出願日程：23年9/1〜10/9	20,000円
一般	23年9/7〜9/29 23年9/7〜10/6 23年9/7〜10/13 23年9/7〜10/20 23年10/26〜11/3	10/1 10/8 10/15 10/22 11/5	10/4 10/11 10/18 10/25 11/8	一般：面接、数Ⅰ ※10/15は県外入試あり（熊本会場、宮崎会場、沖縄会場）、出願日程：23年9/1〜10/9	20,000円

◇開校年　1999年
◇入学者　−
◇出身県　−
◇主な実習先　−
◇主な就職先　−

◇初年度納入金（卒業までの納入金）
1,400,000円（3,800,000円）
◇学校独自の奨学金制度
−

◇学生寮　あり（提携先学生寮）
◇特徴
−

資料請求　●学校案内　−　●願書　−　　WEB出願　可　　残りの日程はWEBをCheck

美萩野臨床医学専門学校（学校法人明経学園）

検 社 | 学科：臨床検査科（3年・40名）

〒802-0062　福岡県北九州市小倉北区片野新町1-3-1
【TEL】093-931-5201　【E-mail】info@mihagino-mt.ac.jp
【交通】JR線「城野」駅より徒歩10分

区分	出願日程	試験日程	合格発表	推薦基準・試験内容	受験料
公募推薦	23年10/23〜11/9（消有）	11/11	11/15	推薦は専願のみ、浪人可、3.0以上 推薦：書類選考、面接、小論文	20,000円
一般	〈第1期〉24年1/9〜1/25（消有） 〈第2期〉24年3/4〜3/21（消有）	1/27 3/23	1/31 3/26	一般：選択＝数Ⅰ、英（ヒアリング除く）より1科目、書類選考、面接	20,000円

◇開校年　1974年
◇入学者　−
◇出身県　福岡県・山口県・鹿児島県
◇主な実習先　北九州市立医療センター、国立病院機構小倉医療センター、小倉記念病院
◇主な就職先　北九州市立医療センター、健和会大手町病院、独立行政法人国立病院機構九州グループ

◇初年度納入金（卒業までの納入金）
1,190,000円（−）
◇学校独自の奨学金制度
・兄弟姉妹特別奨学生：学費軽減［年額］80,000円［募集内容］入学時に兄または姉が在学している場合、同時に在学中は入学者の施設費を軽減

◇学生寮　なし
◇特徴
「ローテーション実習」で、専門分野の研究を徹底。「ゼミ活動」で、就職してからのプレゼン力を身に付けます。

資料請求　●学校案内　無料　●願書　無料　　WEB出願　不可

九州医学技術専門学校
学校法人九州総合学院　検　学科　臨床検査科(3年・40名)

〒852-8053　長崎県長崎市葉山1-28-32
【TEL】095-856-2120　【E-mail】kensa@kyuigi.ac.jp
【交通】JR長崎本線「道ノ尾」駅より徒歩5分

	出願日程	試験日程	合格発表	推薦基準・試験内容	受験料
公募推薦	23年10/2〜10/13(必着)	10/15	10/19	推薦は専願、現役生のみ、3.5以上 / 推薦:小論文、面接	20,000円
一般	〈Ⅰ期〉24年1/6〜2/2(必着) / 〈Ⅱ期〉24年2/26〜3/21(必着)	2/4 / 3/22	2/8 / 3/23	一般:コミ英ⅠⅡ、選択=生基、化基より1科目、面接	20,000円

◇開校年　1961年
◇入学者　43名(男子10名/女子33名)
◇出身県　長崎県・鹿児島県・沖縄県
◇主な実習先　長崎大学病院、諫早総合病院、長崎医療センター
◇主な就職先　長崎大学病院、長崎みなとメディカルセンター、新武雄病院

◇初年度納入金(卒業までの納入金)
1,250,000円(3,250,000円)
◇学校独自の奨学金制度
・特待生制度:免除[募集内容]成績優秀、品行方正、遅刻欠席が少なく、他の生徒の規範となる学生に対し、次年度の授業料を免除

◇学生寮　なし
◇特徴
創立63年の歴史と就職に有利な医療機関との強い関係、4年制大学で学ぶ内容を3年間に凝縮、大学や病院から優秀な講師を招いている。有国家資格者担任制、大学の3年次に編入が可能。

資料請求　●学校案内　無料　●願書　無料　　WEB出願　可

熊本総合医療リハビリテーション学院
医療法人弘仁会　工　総　社　学科　臨床工学学科(3年・40名)

〒861-8045　熊本県熊本市東区小山2丁目25-35
【TEL】096-389-1133　【E-mail】kcmr@kumareha.ac.jp
【交通】九州産交バス「今村入口」バス停下車徒歩すぐ

	出願日程	試験日程	合格発表	推薦基準・試験内容	受験料
公募推薦	23年10/2〜10/4(必着)	10/7・8	10/11	推薦は専願のみ、1浪まで可、3.0以上 / 推薦:面接 / ※10/7は宮崎・鹿児島の2会場、10/8は本学院	20,000円
一般	〈前期〉23年10/12〜10/18(必着) / 〈後期〉23年11/21〜11/29(必着)	10/22 / 12/3	10/24 / 12/5	一般:選択=国総(古漢除く)、数ⅠA(「場合の数と確率」、「整数の性質」、「図形の性質」のうち2項目選択)より1科目、面接	20,000円

◇開校年　1981年
◇入学者　−
◇出身県　−
◇主な実習先　病院、クリニックなどの医療機関
◇主な就職先　病院、クリニックなどの医療機関(大学病院、総合病院、労災病院など)、医療機器メーカー他

◇初年度納入金(卒業までの納入金)
1,450,000円(−)
◇学校独自の奨学金制度
・特待生制度:免除[金額]150,000円[募集内容]学業成績が優秀な学生を支援し、授業料より免除する
・授業料減免制度:減免[金額]200,000円[募集内容]経済的に就学が困難な学生を支援し、授業料より減免する

◇学生寮　なし
◇特徴
①学習や学生生活全般のサポート体制を整えています。
②関連する医療業界と連携して実践的な職業教育を実施しています。
③万全な国家試験対策と徹底した個別支援プログラムがあります。

資料請求　●学校案内　無料　●願書　無料　　WEB出願　不可

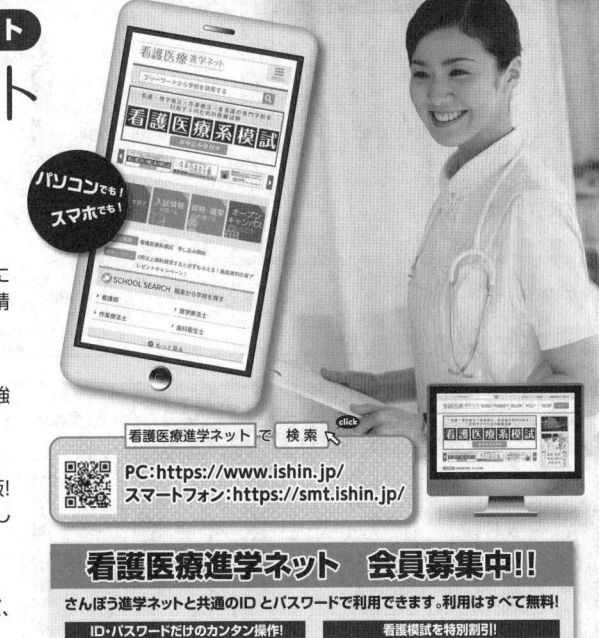
専門学校・養成施設
看護師
臨床検査技師
臨床工学技士
診療放射線技師
理学療法士
作業療法士
言語聴覚士
歯科衛生士
歯科技工士
柔道整復師
あん摩マッサージ指圧師
はり師・きゅう師
視能訓練士
義肢装具士
救急救命士

大分平松総合医療専門学校（学校法人平松学園）

検工社

学科	(1)臨床検査学科(3年・40名)　(2)臨床工学科(3年・35名)

〒870-8658　大分県大分市千代町1-11
【TEL】097-535-0201　【E-mail】(1)mt-med@hiramatsu.ac.jp
(2)ce-med@hiramatsu.ac.jp
【交通】JR日豊本線「大分」駅より徒歩15分

	出願日程	試験日程	合格発表	推薦基準・試験内容	受験料
公募推薦	23年9/1〜10/4(必着)	10/11	10/19	推薦は現役生のみ、3.0以上 推薦:選択=国総(古漢除く)、数Ⅰ、生基より1科目、小論文、面接	20,000円
一般	〈1期〉23年11/6〜12/4(必着)〈2期〉24年1/4〜1/29(必着)〈3期〉24年2/13〜3/4(必着)	12/7 2/1 3/7	12/14 2/8 3/14	一般:選択=国総(古漢除く)、数Ⅰ、生基より1科目、小論文、面接	20,000円

◇開校年 2023年
◇入学者 (1)42名(2)24名
◇出身県 大分県・福岡県・宮崎県
◇主な実習先 大分大学医学部附属病院、大分県立病院、大分赤十字病院他

◇初年度納入金(卒業までの納入金)
(1)1,410,000円(ー)、(2)1,380,000円(ー)
◇学校独自の奨学金制度
・平松特待生制度:減免[年額]スカラシップ30:300,000円、スカラシップ15:150,000円[募集内容]他学生の模範となる入学生に対して評価する
・部活生等減免制度:減免[年額]100,000円[募集内容]文化スポーツ活動や資格検定取得の実績を評価する

◇学生寮 ー
◇特徴
全国に先駆けた専門学校グループとして、4つの専門学校が、医療・福祉の国家資格9職種の養成を行っています。

資料請求 ●学校案内 無料 ●願書 無料　WEB出願 ー

鹿児島医療技術専門学校（平川キャンパス）（学校法人原田学園）

診

学科	診療放射線技術学科(4年・80名)

〒891-0133　鹿児島県鹿児島市平川町字宇都口5417-1
【TEL】099-261-6161
【E-mail】hirakawa.igi@harada-gakuen.ac.jp
【交通】JR線「平川」駅より本校シャトルバスで5分

	出願日程	試験日程	合格発表	推薦基準・試験内容	受験料
公募推薦	〈1期〉23年10/1〜10/4(必着)〈2期〉23年10/23〜11/14(必着)〈3期〉23年11/27〜12/5(必着)〈4期〉23年12/18〜24年1/16(必着)〈5期〉24年1/29〜2/13(必着)	10/14 11/18 12/9 1/20 2/17	10日以内	推薦は専願、現役生のみ、推薦A:3.5以上、推薦B:3.3以上 推薦A(10/14のみ実施):書類審査、面接　推薦B(全日程実施):数Ⅰ、書類審査、面接 ※10/14は地方会場も実施(奄美市、熊本市、宮崎市)　※地方会場は推薦A除く	30,000円
一般	〈1期〉23年10/1〜10/4(必着)〈2期〉23年10/23〜11/14(必着)〈3期〉23年11/27〜12/5(必着)〈4期〉23年12/18〜24年1/16(必着)〈5期〉24年1/29〜2/13(必着)	10/14 11/18 12/9 1/20 2/17	10日以内	一般:数Ⅰ、書類審査、面接 ※10/14は地方会場も実施(奄美市、熊本市、宮崎市)	30,000円

◇開校年 1993年
◇入学者
◇出身県 鹿児島県・宮崎県・熊本県
◇主な実習先
◇主な就職先 厚地脳神経外科病院、鹿児島市立病院、九州がんセンター

◇初年度納入金(卒業までの納入金)
1,550,000円(ー)
◇学校独自の奨学金制度
・推薦A学費充免制度:減免[金額]200,000円[募集内容]入学年度の授業料より免除します
・原田学園内兄弟姉妹特典制度:減免[募集内容]本校または鹿児島キャリアデザイン専門学校に兄弟・姉妹が在籍している方の授業料が免除されます

◇学生寮 あり
◇特徴
医技専で過ごす、確実な知識と技術を習得する4年間。全ての4年課程学科で卒業時に高度専門士の称号を付与するなど、医療技術者教育のスタンダード「4年課程」には様々なメリットがあります。

資料請求 ●学校案内 無料 ●願書 無料　WEB出願 不可　残りの日程はWEBをCheck

鹿児島医療工学専門学校（学校法人すみれ学園）

検工

学科	(1)臨床検査学科(3年・40名)※2024年4月開設予定　(2)臨床工学科(3年・40名)

〒892-0831　鹿児島県鹿児島市船津町4-18
【TEL】099-226-5060　【E-mail】sumire@kagoshima-me.jp
【交通】市電「天文館電停」より徒歩5分、「鹿児島中央」駅より車で7分

	出願日程	試験日程	合格発表	推薦基準・試験内容	受験料
公募推薦				※9月26日以降、該当する試験はありません	ー
一般	〈1次〉23年11/6〜11/22(必着)〈2次〉23年11/27〜12/13(必着)〈3次〉23年12/18〜24年1/31(必着)〈4次〉24年2/5〜2/21(必着)〈5次〉24年2/26〜3/13(必着)	11/25 12/16 2/3 2/24 3/16	1週間以内に本人宛郵送	一般:一般常識問題、面接、書類審査	20,000円

◇開校年 2016年
◇入学者
◇出身県 鹿児島県
◇主な実習先 鹿児島大学医学部歯学部附属病院、鹿児島市立病院、鹿児島医療センター

◇初年度納入金(卒業までの納入金)
1,500,000円(ー)
◇学校独自の奨学金制度
・離島進学者支援制度:減免[金額]100,000円[募集内容]熊毛、大島地区から入学する者に対し、初年度授業料より減額
・授業料減額制度:減免[金額]100,000円〜400,000円[募集内容]専願入学者は調査書に記載された評定平均値をもとに初年度授業料より減額

◇学生寮 なし
◇特徴

資料請求 ●学校案内 無料 ●願書 無料　WEB出願 不可

沖縄医療工学院（学校法人SOLA学園）

工AO

学科	臨床工学科(3年・40名)

〒901-2223　沖縄県宜野湾市大山7-9-8
【TEL】098-898-0701　【E-mail】sola_kouhou@sola.ac.jp
【交通】沖縄バス「大山」停より徒歩15分

	出願日程	試験日程	合格発表	推薦基準・試験内容	受験料
公募推薦	〈第1期〉23年10/1〜10/24(必着)〈第2期〉23年11/1〜11/21(必着)〈第3期〉23年12/1〜12/14(必着)〈第4期〉24年1/4〜1/22(必着)〈第5期〉24年2/1〜2/19(必着)	10/28 11/25 12/16 1/27 2/24	11/2 11/30 12/21 1/31 2/29	推薦は専願、現役生のみ、3.0以上 推薦:選択=現国、数Ⅰ、化基より1科目、面接	20,000円
一般	〈第1期〉23年10/1〜10/24(必着)〈第2期〉23年11/1〜11/21(必着)〈第3期〉23年12/1〜12/14(必着)〈第4期〉24年1/4〜1/22(必着)〈第5期〉24年2/1〜2/19(必着)	10/28 11/25 12/16 1/27 2/24	11/2 11/30 12/21 1/31 2/29	一般:選択=現国、数Ⅰ、化基より1科目、面接	20,000円

◇開校年 1990年
◇入学者
◇出身県
◇主な実習先
◇主な就職先

◇初年度納入金(卒業までの納入金)
1,580,000円(4,340,000円)
◇学校独自の奨学金制度
親子兄弟姉妹学納金免除制度:免除[金額]初年度学納金の一部(100,000円)[募集内容]入学者の親もしくは兄弟姉妹が本校に在籍または卒業している方

◇学生寮 なし
◇特徴
就職という夢のスタートラインに向かってプロの講師陣がプロの技術を熱血指導。医療やスポーツだけでなく、大学進学への応用力まで育む個性溢れる人材を育成します。

資料請求 ●学校案内 無料 ●願書 無料　WEB出願 可　残りの日程はWEBでCheck

※受験を希望される方は、必ず各学校の募集要項をご確認ください。

▷ 理学療法士
▷ 作業療法士
▷ 言語聴覚士

2024年 入試要項 & 学校情報

大学

札幌医科大学【公】　理作

学科	保健医療学部 (1)理学療法学科(4年・20名) (2)作業療法学科(4年・20名)	〒060-8556　北海道札幌市中央区南1条西17丁目 【TEL】011-611-2111 【E-mail】gakumu-nyushi@sapmed.ac.jp 【交通】地下鉄東西線「西18丁目」駅より徒歩5分

	出願日程	試験日程	合格発表	推薦基準・試験内容		受験料
公募推薦	23年11/1～11/6(17時必着)	11/25	2/13	推薦は専願、現役生のみ、4.0以上、定員各4名 推薦:小論文、面接		17,000円
一般	24年1/22～2/2(17時必着) (一次は大学入学共通テスト利用)	2/25	3/8	一般:面接		17,000円

◇開校年　1950年
◇入学者　(1)20名(2)20名
◇出身県　北海道
◇主な実習先　札幌医科大学附属病院、北海道大学附属病院他
◇主な就職先　札幌医科大学附属病院他

◇初年度納入金(卒業までの納入金)
817,800円(-)
◇学校独自の奨学金制度
・札幌医科大学小野和子奨学金:貸与[年額]600,000円[募集内容]本学に在籍する学部生で、経済的に修学が困難な者を支援する目的

◇学生寮　なし
◇特　徴
理学療法学科は、科学性と幅広い知識を有する人間性豊かで、社会や地域のニーズに応えて貢献しうる理学療法士を育成する。作業療法学科は、人間を全人的に理解するために、自然科学に加えて生命倫理学、人間発達学等を通して、社会的、心理学的、行動学的視点から学習する。

資料請求　●学校案内　本体無料　送料250円　●願書　本体無料　送料215円　WEB出願

日本医療大学　理作

学科	保健医療学部 リハビリテーション学科 (1)作業療法学専攻(4年・40名) (2)理学療法学専攻(4年・100名)	〒062-0053　北海道札幌市豊平区月寒東3条11-1-50 【TEL】011-351-6100 【交通】地下鉄東西線「南郷13丁目」駅より徒歩約10分

	出願日程	試験日程	合格発表	推薦基準・試験内容		受験料
公募推薦	-	-	-	※詳細は学校にお問い合わせください		-
一般	-	-	-	※詳細は学校にお問い合わせください		-

◇開校年　2014年
◇入学者　-
◇出身県　-
◇主な実習先　-
◇主な就職先　-

◇初年度納入金(卒業までの納入金)
-
◇学校独自の奨学金制度
-

◇学生寮　-
◇特　徴　-

資料請求　●学校案内　-　●願書　-　WEB出願　-

北海道大学【国】　理作

学科	医学部保健学科 (1)理学療法学専攻(4年・17名) (2)作業療法学専攻(4年・17名)	〒060-0812　北海道札幌市北区北12条西5 【TEL】011-706-7484 【E-mail】admission@academic.hokudai.ac.jp 【交通】JR線「札幌」駅より徒歩7分、地下鉄「北12条」駅より徒歩4分

	出願日程	試験日程	合格発表	推薦基準・試験内容		受験料
公募推薦	-	-	-	※9月26日以降、該当する試験はありません		-
一般	24年1/22～2/2 (一次は大学入学共通テスト利用)	2/25	3/6	一般:数ⅠⅡⅢAB(数Ⅲは(1)のみ)、選択=物基・物、化基・化、生基・生より2科目、選択=英、独、仏、中より1科目		17,000円

◇開校年　1980年
◇入学者　(1)16名(2)16名
◇出身県　-
◇主な実習先　北海道大学病院、札幌市内の病院他
◇主な就職先　札幌山の上病院、花川病院、社会医療法人愛仁会他

◇初年度納入金(卒業までの納入金)
817,800円(-)
◇学校独自の奨学金制度
-

◇学生寮　あり
◇特　徴
卒業要件を満たすことで、それぞれ理学療法士、作業療法士の国家試験受験資格が得られます。

資料請求　●学校案内　本体無料　送料250円　●願書　※WEB出願　WEB出願　可

北海道医療大学

学校法人東日本学園

理 作 言 共 総

学科
リハビリテーション科学部
(1)理学療法学科(4年・80名)
(2)作業療法学科(4年・40名)
(3)言語聴覚療法学科(4年・60名)

〒061-0293　北海道石狩郡当別町金沢1757
【TEL】0120-068-222　【E-mail】nyushi@hoku-iryo-u.ac.jp
【交通】JR学園都市線「北海道医療大学」駅直通

出願日程		試験日程	合格発表	推薦基準・試験内容	受験料
公募推薦	23年11/1～11/13	11/19	12/1	推薦は専願のみ、浪人可　推薦:小論文、書類審査、面接	30,000円
一般	〈前期〉23年12/22～24年1/22　〈後期〉24年2/9～3/3	1/29・30・31　3/7	2/15　3/13	一般:コミ英ⅠⅡ・英表Ⅰ、書類審査、選択=化基、生基、物基、日B、政経より1科目、選択=数ⅠA、国総(古漢除く)より1科目	30,000円

◇開校年　1974年
◇入学者　(1)95名(2)50名(3)47名
◇出身県　北海道・青森県・宮城県
◇主な実習先　道内各地の病院・福祉施設
◇主な就職先　道内外の病院・福祉施設等

◇初年度納入金(卒業までの納入金)
1,375,000円(5,500,000円)
◇学校独自の奨学金制度
・特待奨学生(入学者選抜で選考):免除[金額]A特待:授業料半額免除、B特待:授業料4分1免除
・学校法人東日本学園奨学金:貸与[年額]500,000円(無利子、卒業後返還)

◇学生寮　あり
◇特徴
6学部9学科の北海道最大の医療系総合大学です。最大の特徴は多職種連携教育。同じ医療を志す仲間たちと一緒に、学部学科を越えてチーム医療を学びます。また、多彩な学修プログラムで国家試験合格も力強くサポートします。

資料請求　●学校案内　無料　●願書　無料　　WEB出願　可

北海道科学大学

学校法人北海道科学大学

理 共

学科
保健医療学部
理学療法学科(4年・50名)

〒006-8585　北海道札幌市手稲区前田7条15丁目4-1
【TEL】0120-248-059　【E-mail】nyushi@hus.ac.jp
【交通】JR線「手稲」駅よりバス約9分、徒歩約25分

出願日程		試験日程	合格発表	推薦基準・試験内容	受験料
公募推薦	23年11/1～11/8(必着)	11/18	12/1	推薦は1浪まで可、3.3以上　推薦:書類審査、面接、実績点、選択=数ⅠA、コミ英Ⅰより1科目	30,000円
一般	〈前期〉24年1/5～1/18(必着)　〈後期〉24年2/15～3/4(必着)	2/1・2　3/9	2/14　3/15	一般:数ⅠAⅡB、選択=国総(古漢除く)、コミ英ⅠⅡ、理(物基・物、化基・化、生基・生)より2科目	30,000円

◇開校年　1967年
◇入学者　－
◇出身県　北海道
◇主な実習先　－
◇主な就職先　－

◇初年度納入金(卒業までの納入金)
1,712,300円(6,109,700円)
◇学校独自の奨学金制度
・スカラーシップS:免除[金額]4年間で5,800,000円[募集内容]一般選抜[前期]〈大学入学共通テスト利用選抜　前期〉の成績優秀者に対し授業料を全額免除
・スカラーシップA:免除[金額]4年間で2,900,000円[募集内容]一般選抜[前期]〈大学入学共通テスト利用選抜　前期〉の成績優秀者に対し授業料を半額免除

◇学生寮　なし
◇特徴
理学療法士の仕事は患者さんの状態を的確に捉えて適切な治療プログラムを作り、患者さん一人一人が望む生活を送れるようサポートすることです。本学科では患者さんの状態を「評価」する力、様々なデータから患者さんの課題を「分析」できる力、テクノロジーも活用して治療プログラムを「創造」する力を養います。

資料請求　●学校案内　本学HPにて掲載　●願書　本学HPにて掲載　　WEB出願　可

北海道千歳リハビリテーション大学

学校法人淳心学園

理 作 共 総 社

学科
健康科学部
リハビリテーション学科
(1)理学療法学専攻(4年・80名)
(2)作業療法学専攻(4年・30名)

〒066-0055　北海道千歳市里美2-10
【TEL】0123-28-5331　【E-mail】nyushi@chitose-reha.ac.jp
【交通】JR線「千歳」駅よりスクールバス約20分

出願日程		試験日程	合格発表	推薦基準・試験内容	受験料
公募推薦	〈Ⅰ期〉23年11/1～11/14(必着)　〈Ⅱ期〉23年12/1～12/12(必着)	11/18　12/16	12/1　12/22	推薦は専願、現役生のみ、3.5以上、定員(1)11/18は33名(指定校含む)、12/16は3名(2)11/18は13名(指定校含む)、12/16は1名　推薦:小論文、面接	30,000円
一般	〈前期〉24年1/5～1/30(必着)　〈後期〉24年2/13～2/28(必着)	2/4　3/4	2/9　3/8	一般:国総(現代文)、面接、選択=数ⅠA、コミ英ⅠⅡ・英表Ⅰ、化基、生基より1科目	30,000円

◇開校年　2017年
◇入学者　101名(男子68名/女子33名)
◇出身県　北海道・青森県
◇主な実習先　時計台記念病院、手稲渓仁会病院、苫小牧東病院他
◇主な就職先　愛全病院、イムス札幌内科リハビリテーション病院、札幌スポーツクリニック他

◇初年度納入金(卒業までの納入金)
1,650,000円(5,700,000円)
◇学校独自の奨学金制度
・特別奨励賞生制度:減免[年額]年間授業料の半額または4分の1を減免[募集内容]新入生で一般選抜前期の成績優秀者(推薦・総合型の合格者もチャレンジ可能)
・優秀学生奨学金:減免[年額]年間授業料の半額または4分の1を減免[募集内容]2～4年次対象。向上心が高く、学業・人物ともに優秀である者

◇学生寮　あり
◇特徴
最大の特色は、これからの時代で必要とされる「障がい予防リハビリテーション」について4年間を通じて実践的に学ぶカリキュラム。将来、医療現場だけでなく、地域社会でも活躍できる理学療法士・作業療法士を育成する。

資料請求　●学校案内　無料　●願書　無料　　WEB出願　不可

北海道文教大学

学校法人鶴岡学園

理 作 共 総 社

学科
医療保健科学部
リハビリテーション学科
(1)理学療法学専攻(4年・80名)
(2)作業療法学専攻(4年・40名)

〒061-1449　北海道恵庭市黄金中央5-196-1
【TEL】0123-34-0160　【E-mail】nyushi@do-bunkyodai.ac.jp
【交通】JR千歳線「恵庭」駅より徒歩8分

出願日程		試験日程	合格発表	推薦基準・試験内容	受験料
公募推薦	23年11/1～11/10(必着)	11/23	12/3	推薦は専願、現役生のみ、3.5以上、定員(1)35名(2)10名(指定校含む)　推薦:書類審査、小論文、面接	30,000円(27,000円)
一般	〈A期〉24年1/6～1/25(必着)　〈B期〉24年2/8～3/6(必着)	2/2・3　3/13	2/15　3/18	一般:2/2は国総(古漢除く)、選択=コミ英ⅠⅡ・英表Ⅰ、数ⅠAより1科目、選択=生基、化基、物基、日B、政経より1科目　2/3、3/13は国総(古漢除く)、コミ英ⅠⅡ・英表Ⅰより1科目、選択=数ⅠA、生基、化基、日B、政経より1科目	30,000円(27,000円)

◇開校年　1942年
◇入学者　148名
◇出身県　－
◇主な実習先　－
◇主な就職先　愛全病院、イムス札幌内科リハビリテーション病院、柏葉脳神経外科病院他※過去3年間実績

◇初年度納入金(卒業までの納入金)
1,654,870円(－)
◇学校独自の奨学金制度
・北海道文教大学奨学金:給付[月額]40,000円または30,000円
・北海道文教大学冠奨学金:内容については、奨学金選考委員会の議を経て、学長が決定他

◇学生寮　なし
◇特徴
理学療法学専攻では、豊かな人間性とコミュニケーション能力で、相手の心を支える理学療法士をめざします。作業療法学専攻では、障がいや機能回復の意欲を、限りない人間愛と心で支える作業療法士をめざします。

資料請求　●学校案内　無料　●願書　無料　　WEB出願　可

青森県立保健大学【公】

理　学科：健康科学部 理学療法学科(4年・31名)

〒030-8505　青森県青森市浜館間瀬58-1
【TEL】017-765-2061
【交通】青い森鉄道「東青森」駅又は「小柳」駅より徒歩10分

区分	出願日程	試験日程	合格発表	推薦基準・試験内容	受験料
公募推薦	23年11/1～11/8	11/25・26	12/6	推薦は専願、青森県内の現役生、定員12名(うち県外者3名)　推薦:小論文、作文、面接、書類審査	17,000円
一般	24年1/22～2/2(一次は大学入学共通テスト利用)	2/25　3/12	3/6　3/20	一般:2/25は小論文、面接　3/12は面接	17,000円

◇開校年　1999年
◇入学者　－
◇出身県　－
◇主な実習先　－
◇主な就職先　－

◇初年度納入金(卒業までの納入金)　793,400円～906,200円(－)
◇学校独自の奨学金制度
・授業料の減免等:減免[募集内容]経済的理由によって授業料の納入が困難であり、かつ、学業が優秀であると認められる者、その他特に必要があると認められる者については、授業料の全部若しくは一部を免除し、又は徴収を猶予する制度

◇学生寮　あり
◇特徴
本学科には16名の専任教員が理学療法士国家試験に合格させるべく指導に当たります。また、卒業生も臨床実習指導者として本学科学生の臨床教育に熱心に取り組んでくれています。

資料請求　●学校案内　本体無料　要送料　●願書　本体無料　要送料(セットで250円)　WEB出願　－

弘前大学【国】

理 作 総 社　学科：医学部保健学科
(1)理学療法学専攻(4年・20名)
(2)作業療法学専攻(4年・20名)

〒036-8564　青森県弘前市本町66-1(本町キャンパス)
【TEL】0172-39-3122
【交通】JR線「弘前」駅よりバス約15分

区分	出願日程	試験日程	合格発表	推薦基準・試験内容	受験料
公募推薦	－	－	－	※9月26日以降、該当する試験はありません	
一般	24年1/22～2/2(最終日17時必着)(一次は大学入学共通テスト利用)	2/25	3/6	一般:小論文、選択=数ⅠⅡAB、コミ英ⅠⅡⅢ・英表ⅠⅡより1科目	17,000円

◇開校年　1949年
◇入学者　(1)22名(2)20名
◇出身県　青森県・北海道・岩手県
◇主な実習先　弘前大学医学部附属病院他
◇主な就職先　黒石市国民健康保険黒石病院、八戸市立市民病院他

◇初年度納入金(卒業までの納入金)　817,800円(－)
◇学校独自の奨学金制度
・岩谷元彰弘前大学育英基金:給付[募集内容]詳細については、弘前大学ホームページをご確認ください
・弘前大学基金トヨペット未来の青森県応援事業:給付[募集内容]詳細については、弘前大学ホームページをご確認ください

◇学生寮　あり
◇特徴
理学療法学専攻では、豊富な知識と技能を身につけた実践能力の高い人材を育成します。作業療法学専攻では、リハビリテーション医学を基幹に幅広い人間科学体系を学び健康の維持・促進のための知識・技術を身につけた実践能力の高い人材の育成をします。

資料請求　●学校案内　本体無料　要送料　●願書　※WEB出願　WEB出願　可

弘前医療福祉大学

学校法人弘前城東学園　作 言 共 総 社　学科：保健学部医療技術学科
(1)作業療法学専攻(4年・40名)
(2)言語聴覚学専攻(4年・30名)

〒036-8102　青森県弘前市大字小比内3-18-1
【TEL】0172-27-1001　【E-mail】office@jyoto-gakuen.ac.jp
【交通】弘南線「弘前」駅より車で約10分。弘南線「運動公園前」駅より徒歩3分

区分	出願日程	試験日程	合格発表	推薦基準・試験内容	受験料
公募推薦	〈Ⅰ期〉23年11/1～11/10(必着)〈Ⅱ期〉23年12/1～12/8(必着)	11/18　12/16	12/1　12/22	推薦は専願、現役生のみ、3.6以上、定員21名　推薦:書類審査、小論文、面接	30,000円
一般	〈前期〉24年1/10～1/26(必着)〈後期〉24年2/13～2/22(必着)	2/3　3/2	2/15　3/8	一般:面接、書類審査、選択=国総(近代以降)、英(筆記)より1科目、選択=数ⅠA、化基、生基より1科目	30,000円

◇開校年　2009年
◇入学者　60名(男子32名/女子28名)
◇出身県　秋田県・岩手県
◇主な実習先　青森県立中央病院、弘前脳卒中・リハビリテーションセンター、ヴィラ弘前他
◇主な就職先　青森慈恵会病院、弘前脳卒中・リハビリテーションセンター、青森県立中央病院他

◇初年度納入金(卒業までの納入金)　1,640,000円(5,810,000円)
◇学校独自の奨学金制度
・特待生奨学金制度2019:給付[金額]A:1,170,000円×4年間、B:585,000円×4年間[募集内容]一般選抜で成績最上位の者を専攻別(A)と学科合同の成績上位の者名B(B)
・在学特待生授業料減免制度:給付[年額]授業料および教育充実費の半額[募集内容]入学後、年度の成績が最優秀な者各学年専攻別が選定され翌年度に給付

◇学生寮　あり(女子のみ)
◇特徴
ホスピタリティー精神を基盤に豊かな人間性を兼ね備え、人間の尊厳を基本とし、さまざまな健康・福祉に関する問題を総合的にとらえ、科学的に解決できる専門知識と技術を養い、地域に貢献できる質の高い専門資格者の教育を行います。

資料請求　●学校案内　無料　●願書　無料　WEB出願　可

仙台青葉学院大学

学校法人北杜学園 (2024年4月開学予定/認可申請中)　理 作　学科:リハビリテーション学部リハビリテーション学科
(1)理学療法学専攻(4年・70名)
(2)作業療法学専攻(4年・30名)

〒984-0022　宮城県仙台市若林区五橋3-5-75(本部)
【TEL】022-369-8000　【E-mail】sg-kouhou@seiyogakuin.ac.jp
【交通】JR線「仙台」駅より徒歩10分

区分	出願日程	試験日程	合格発表	推薦基準・試験内容	受験料
公募推薦				※調査時点で詳細は未決定・未発表　詳細は学校にお問い合わせください	－
一般				※調査時点で詳細は未決定・未発表　詳細は学校にお問い合わせください	－

◇開校年　2024年予定
◇入学者　－
◇出身県　－
◇主な実習先　－
◇主な就職先　※2024年開学予定のため実績なし

◇初年度納入金(卒業までの納入金)　－
◇学校独自の奨学金制度　－

◇学生寮　－
◇特徴　－

資料請求　●学校案内　－　●願書　－　WEB出願　－

サイド見出し:
看護師／診療放射線技師／臨床検査技師／臨床工学技士／理学療法士／作業療法士／言語聴覚士／歯科衛生士／歯科技工士／柔道整復師／はり師・きゅう師／あん摩マッサージ指圧師／視能訓練士／義肢装具士／救急救命士

東北福祉大学

学校法人栴檀学園

理 作 / 共 社

学科	健康科学部リハビリテーション学科 (1)作業療法学専攻(4年・40名) (2)理学療法学専攻(4年・40名)	〒981-8522　宮城県仙台市青葉区国見1-8-1 【TEL】022-717-3312 【交通】JR仙山線「東北福祉大前」駅より徒歩約5分。仙台市営バス「東北福祉大前」バス停下車

	出願日程	試験日程	合格発表	推薦基準・試験内容	受験料
公募推薦	23年11/1〜11/8	(1)11/22 (2)11/21	12/1	推薦は専願のみ、浪人可、3.5以上の者もしくは3.0以上で部活動等で特に優れた能力を有し、実績があり人物ともに優秀な者、定員(1)(2)各6名 推薦：書類審査、小論文、面接	30,000円
一般	〈A日程〉24年1/10〜1/22 〈B日程〉24年2/16〜2/21	2/4・5・6 3/3・4	2/16 3/13	一般：2/5・6は国総(古除く)・現代文B、コミ英ⅠⅡⅢ・英表ⅠⅡ、選択=数、生基、化基・化より1科目※試験日程：(1)2/5(2)2/6 2/4、2/3/4は国総(古除く)・現代文B、コミ英ⅠⅡⅢ・英表ⅠⅡ、選択=政経、日B、世B、地理B、数、生基、化基より1科目 3/3は国総(古除く)・現代文B、コミ英ⅠⅡⅢ・英表ⅠⅡ、面接	30,000円

◆開校年　1962年
◆入学者　(1)41名(男子12名/女子29名)(2)46名(男子19名/女子27名)
◆出身県　－
◆主な実習先　東北大学病院、国立病院機構仙台医療センター、竹田綜合病院他
◆主な就職先　国立病院機構、東北医科薬科大学病院、筑波記念病院他

◆初年度納入金(卒業までの納入金)
1,944,200円(7,284,800円)
◆学校独自の奨学金制度
・東北福祉大学奨学金(給付奨学金)：給付[月額]50,000円
・東北福祉大学奨学金(貸与奨学金)：貸与(無利子)[月額]50,000円

◆学生寮　あり
◆特徴
リハビリテーション学科では作業療法士と理学療法士を養成。大学関連施設との連携および少人数での積み上げ教育により、探究心と行動力を培い、広い視野を持って保健・医療・福祉の現場で活躍できる、高い専門的知識と技術を兼ね備えた人材を育成します。

資料請求　●学校案内　無料　●願書　※WEB出願　　WEB出願　可

東北文化学園大学

学校法人東北文化学園大学

理 作 言 / 共 総 社

学科	医療福祉学部リハビリテーション学科 (1)理学療法学専攻(4年・80名) (2)作業療法学専攻(4年・40名) (3)言語聴覚学専攻(4年・40名)	〒981-8551　宮城県仙台市青葉区国見6-45-1 【TEL】0120-556-923　【E-mail】nyushi@office.tbgu.ac.jp 【交通】JR仙山線「国見」駅より徒歩約1分

	出願日程	試験日程	合格発表	推薦基準・試験内容	受験料
公募推薦	〈Ⅰ期〉23年10/30〜11/7(消有) 〈Ⅱ期〉23年11/28〜12/6(消有)	11/18 12/17	12/1 12/22	推薦は専願のみ、1浪まで可、3.7以上、定員(1)17名程度(2)10名程度(3)8名程度 推薦：小論文、面接、書類審査	30,000円
一般	〈前期〉24年1/9〜1/23(消有) 〈後期〉24年2/19〜2/28(消有)	2/7 3/6	2/16 3/13	一般：2/7は国総(古漢除く)、コミ英ⅠⅡ(リスニング除く)、選択=数Ⅰ、生基より1科目 3/6は選択=国総(古漢除く)、コミ英ⅠⅡ(リスニング除く)、数Ⅰより1科目以上	30,000円

◆開校年　1999年
◆入学者　118名(男子61名/女子57名)
◆出身県　宮城県・山形県・福島県
◆主な実習先　東北大学病院、仙台リハビリテーション病院、盛岡友愛病院他
◆主な就職先　独立行政法人国立病院機構北海道東北グループ、医療法人IMSグループ、医療法人ών洲会他

◆初年度納入金(卒業までの納入金)
1,850,000円(－)
◆学校独自の奨学金制度
・兄弟姉妹等優遇制度：免除[金額]240,000円または120,000円[募集内容]在学生や卒業生の親族入学者の入学金を全額または半額免除
・姉妹校優遇制度：免除[募集内容]法人設置の学校の卒業生が入学する場合、入学金を全額免除

◆学生寮　あり
◆特徴
チーム医療を担う専門能力と豊かな人間性を備えた人材を育成。お互いの専門業務を相互理解するため、専門職連携セミナーを実施。

資料請求　●学校案内　無料　●願書　※WEB出願　　WEB出願　可

秋田大学【国】

理 作

学科	医学部保健学科 (1)理学療法学専攻(4年・18名) (2)作業療法学専攻(4年・18名)	〒010-8543　秋田県秋田市本道1-1-1 【TEL】018-889-2256　【E-mail】nyushi@jimu.akita-u.ac.jp 【交通】JR線「秋田」駅よりバス約15分

	出願日程	試験日程	合格発表	推薦基準・試験内容	受験料
公募推薦				※詳細は学校にお問い合わせください	
一般				※詳細は学校にお問い合わせください	

◆開校年　1949年
◆入学者　－
◆出身県　－
◆主な実習先　－
◆主な就職先　－

◆初年度納入金(卒業までの納入金)
－
◆学校独自の奨学金制度
－

◆学生寮　－
◆特徴
－

資料請求　●学校案内　－　願書　－　　WEB出願　－

山形県立保健医療大学【公】

理 作

学科	保健医療学部 (1)理学療法学科(4年・20名) (2)作業療法学科(4年・20名)	〒990-2212　山形県山形市上柳260番地 【TEL】023-686-6688　【E-mail】kyogaku@yachts.ac.jp 【交通】JR奥羽本線「南出羽」駅より徒歩約10分

	出願日程	試験日程	合格発表	推薦基準・試験内容	受験料
公募推薦	23年11/1〜11/8(必着) (大学入学共通テスト利用)	11/21	2/9	推薦は専願、現役生のみ(山形県内の学生)、定員各8名 推薦：小論文、面接、書類審査	17,000円
一般	24年1/22〜2/2(消有) (一次は大学入学共通テスト利用)	2/25	3/4	一般：総合問題、面接、書類審査	17,000円

◆開校年　2000年
◆入学者　40名(男子13名/女子27名)
◆出身県　山形県・宮城県・福島県
◆主な実習先　山形県立中央病院、その他病院や福祉施設
◆主な就職先　医療生活協同組合やまがた、北村山公立病院、独立行政法人山形県・酒田市病院機構他

◆初年度納入金(卒業までの納入金)
817,800円〜1,099,800円(2,425,200円〜2,707,200円)
◆学校独自の奨学金制度
－

◆学生寮　なし
◆特徴
本学では幅広い教養と豊かな人間性を備え、高度な知識と技術を持ち、専門職としての理念に基づき行動できる人材を育成します。

資料請求　●学校案内　本体無料　送料210円　●願書　本体無料　送料210円　　WEB出願　－

左余白縦書き：看護師　臨床検査技師　診療放射線技師　理学療法士　作業療法士　言語聴覚士　歯科衛生士　歯科技工士　あん摩マッサージ指圧師　はり師・きゅう師　柔道整復師　視能訓練士　義肢装具士　救急救命士

学校法人医療創生大学　医療創生大学　いわきキャンパス
理 作　共 総 社

学科	健康医療科学部 (1) 作業療法学科 (4年・40名) (2) 理学療法学科 (4年・60名)

〒970-8551　福島県いわき市中央台飯野5-5-1
【TEL】0120-295110　【E-mail】kikaku@isu.ac.jp
【交通】JR常磐線「いわき」駅よりバス20分

出願日程		試験日程	合格発表	推薦基準・試験内容	受験料
公募推薦	23年11/1〜11/14(消有)	11/18	12/1	推薦は専願、現役生のみ(特に出身学校長の推薦のある者は3浪まで可)、定員(1)15名(2)22名(指定校含む) 推薦：書類審査、小論文、面接(口頭試問を含む)	35,000円
一般	〈前期〉24年1/5〜1/29(必着) 〈後期〉24年2/22〜3/11(必着)	2/2 3/15	2/14 3/25	一般：コミ英ⅠⅡ、選択=国総(古漢除く)、数Ⅰより1科目	35,000円

◇開 校 年　1987年
◇入 学 者　－
◇出 身 県　福島県・茨城県・宮城県
◇主な実習先　いわき市医療センター、福島労災病院他
◇主な就職先　総合南東北病院、松村総合病院、松尾病院他

◇初年度納入金(卒業までの納入金)
1,967,000円(6,965,000円)
◇学校独自の奨学金制度
・特待生制度

◇学 生 寮　あり(女子のみ)
◇特　　徴
学部長のGoh教授は、国際物理療法学会の会長を務める業界の牽引役。世界水準の技術や最先端機器を積極的に導入したり、海外の大学と協定を結んで学生同士の国際交流を推し進めたりするなど、世界トップレベルの教育環境づくりに取り組んでいます。

資料請求　●学校案内　無料　●願書　HP掲載　　WEB出願　可

福島県立医科大学【公】
理 作

学科	保健科学部 (1) 理学療法学科 (4年・40名) (2) 作業療法学科 (4年・40名)

〒960-8516　福島県福島市栄町10番6号
【TEL】024-581-5508　【E-mail】h-nyushi@fmu.ac.jp
【交通】JR線「福島」駅より徒歩5分

出願日程		試験日程	合格発表	推薦基準・試験内容	受験料
公募推薦	23年11/1〜11/8(必着)	12/2・3	12/20	推薦は併願可、1浪まで可、定員16名 推薦：総合問題(英文・科学的資料の読解含む)、面接、書類審査	17,000円
一般	24年1/22〜2/2(必着) (一次は大学入学共通テスト利用)	2/25・26	3/8	一般：総合問題、面接、書類審査	17,000円

◇開 校 年　1947年
◇入 学 者　145名(男子55名/女子90名)
◇出 身 県　福島県・宮城県・栃木県
◇主な実習先　－
◇主な就職先　－

◇初年度納入金(卒業までの納入金)
1,026,800円〜1,308,800円(－)
◇学校独自の奨学金制度

◇学 生 寮　あり
◇特　　徴
附属病院を中心とした福島県内施設との連携により、授業で学んだ知識と技術を早期から臨床の場で実践できる「臨床実践能力」を重視したカリキュラム構成。医学部・看護学部との多職種連携教育や地域医療・災害医療の学びなど充実した教育体制と教育環境。

資料請求　●学校案内　本体無料　送料300円　●願書　※WEB出願　　WEB出願　可

茨城県立医療大学【公】
理 作　社

学科	保健医療学部 (1) 理学療法学科 (4年・40名) (2) 作業療法学科 (4年・40名)

〒300-0394　茨城県稲敷郡阿見町阿見4669-2
【TEL】029-840-2108
【交通】JR常磐線「土浦」駅西口よりバスで約25分、または「荒川沖」駅東口よりバスで約20分

出願日程		試験日程	合格発表	推薦基準・試験内容	受験料
公募推薦	23年11/1〜11/7(必着)	11/15・16	12/1	推薦は専願、現役生のみ、3.0以上、定員各16名 推薦：総合問題、小論文、面接、書類審査	17,000円
一般	24年1/22〜2/2(消有) (一次は大学入学共通テスト利用)	2/25 3/12	3/5 3/21	一般：小論文、面接	17,000円

◇開 校 年　1995年
◇入 学 者　82名(男子29名/女子53名)
◇出 身 県　茨城県・静岡県・栃木県
◇主な実習先　－
◇主な就職先　病院、診療所、リハビリテーションセンター他

◇初年度納入金(卒業までの納入金)
817,800円〜1,099,800円(2,425,200円〜2,707,200円)
◇学校独自の奨学金制度

◇学 生 寮　なし
◇特　　徴
理学療法学科では、理学療法の基本となる学習を早期より行い、理学療法士としての基盤となる知識について学びます。作業療法学科では、国公立では唯一の付属リハビリテーション病院をはじめとした病院や施設において、1年次から実習を取り入れています。

資料請求　●学校案内　本体無料　送料215円　●願書　本体無料　送料215円　　WEB出願　不可

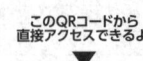

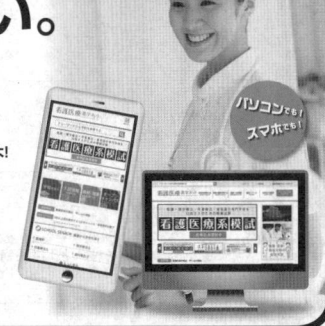
右端見出し：看護師／臨床検査技師・臨床工学技士・診療放射線技師／理学療法士・作業療法士・言語聴覚士／歯科衛生士・歯科技工士／あん摩マッサージ指圧師・はり師・きゅう師・柔道整復師／視能訓練士・義肢装具士・救急救命士

茨城県・栃木県・群馬県

つくば国際大学　➡P.16　理共総社

〒300-0051　茨城県土浦市真鍋6-8-33
【TEL】029-826-6622　【E-mail】info@tius.ac.jp
【交通】JR「土浦」駅西口バスターミナル5番乗り場より「高岡、筑波山口、下妻駅」行きバスで15分、「真鍋台」バス停下車、徒歩2分

学科　医療保健学部
理学療法学科(4年・80名)

	出願日程	試験日程	合格発表	推薦基準・試験内容	受験料
公募推薦	〈1期〉23年11/1～11/9(必着)　〈2期〉23年11/13～12/7(必着)	11/18　12/16	12/1　12/25	推薦は専願のみ、1浪まで可。3.2以上、定員34名(併設校からの推薦入学枠若干名を含む)　推薦:小論文、面接、書類審査	31,000円
一般	〈1期〉24年1/5～1/22(必着)　〈2期〉24年2/7～2/19(必着)	1/27　2/24	2/6　3/5	一般=コミ英ⅠⅡ・英表Ⅰ、選択=国総(古漢除く)、数ⅠA、物基、化基、生基より2科目	31,000円

◇開校年　2007年
◇入学者　－
◇出身県　－
◇主な実習先　筑波記念病院、茨城リハビリテーション病院、水戸中央病院他
◇初年度納入金(卒業までの納入金)　1,993,370円(6,953,370円)
◇学校独自の奨学金制度
◇学生寮　あり(女子のみ)
◇特徴　理学療法学科では、国家試験全員合格の実現を目指す合理的なステップアッププログラムを用意しています。

資料請求　●学校案内　無料　●願書　無料　　WEB出願　可

学校法人国際医療福祉大学　国際医療福祉大学　大田原キャンパス　理作言共総社

〒324-8501　栃木県大田原市北金丸2600-1
【TEL】0287-24-3200　【E-mail】nyushi@iuhw.ac.jp
【交通】JR東北新幹線・東北本線「那須塩原」駅よりスクールバスにて約20分

学科　保健医療学部
(1)理学療法学科(4年・100名)
(2)作業療法学科(4年・80名)
(3)言語聴覚学科(4年・80名)

	出願日程	試験日程	合格発表	推薦基準・試験内容	受験料
公募推薦	23年11/1～11/9(消有)	11/18	12/1	推薦は専願のみ、1浪まで可。3.5以上、定員22名(指定校含む)　推薦:学科適性試験(基礎学力試験)、小論文、面接	30,000円
一般	〈前期〉23年12/19～24年1/16(消有)　〈後期〉24年2/13～2/22(消有)	1/28・29・30　3/2	2/7　3/8	一般:1/28・29・30はコミ英ⅠⅡ・英表Ⅰ、小論文、選択=国総(古漢除く)、数ⅠA、数ⅡB、物基・物、化基・化、生基・生、物基・化基、生基・化基、日Bより1科目　3/2はコミ英ⅠⅡ・英表Ⅰ、面接	30,000円

◇開校年　1995年
◇入学者　267名(男子112名/女子155名)
◇出身県　栃木県・茨城県・福島県
◇主な実習先　国際医療福祉大学病院、国際医療福祉大学塩谷病院、言語聴覚センター他
◇初年度納入金(卒業までの納入金)　1,645,000円(6,280,000円)
◇学校独自の奨学金制度
・国際医療福祉大学特待奨学生奨学金(4年間):給付[年額]授業料の最大100%相当額
・国際医療福祉大学年間成績優秀賞:給付[年額]授業料の50%
◇学生寮　あり
◇特徴　他の医療福祉専門職と協働して最善のサービスを提供できる人材の育成をめざす。

資料請求　●学校案内　無料　●願書　HPよりダウンロード　　WEB出願　可

群馬大学【国】　理作社

〒371-8511　群馬県前橋市昭和町3-39-22
【TEL】027-220-8909
【交通】JR両毛線「前橋」駅より関越交通バスで「群大病院入口」下車、徒歩6分

学科　医学部保健学科
(1)理学療法学専攻(4年・20名)
(2)作業療法学専攻(4年・20名)

	出願日程	試験日程	合格発表	推薦基準・試験内容	受験料
公募推薦	23年11/1～11/7	11/17・18	12/6	※調査時点で詳細は未決定・未発表　詳細は学校にお問い合わせください	17,000円
一般	24年1/22～2/2(一次は大学入学共通テスト利用)	2/25　3/12	3/7　3/20	※調査時点で詳細は未決定・未発表　詳細は学校にお問い合わせください	17,000円

◇開校年　1949年
◇入学者　(1)20名(2)21名
◇出身県　群馬県・長野県・栃木県
◇主な実習先　－
◇主な就職先　－
◇初年度納入金(卒業までの納入金)　－
◇学校独自の奨学金制度　－
◇学生寮　－
◇特徴　－

資料請求　●学校案内　－　●願書　－　　WEB出願　－

学校法人昌賢学園　群馬医療福祉大学　理作共総社

〒371-0023　群馬県前橋市本町2-12-1　前橋プラザ元気21内(本町キャンパス)
【TEL】027-210-1294　【E-mail】nyushi@shoken-gakuen.ac.jp
【交通】JR線「前橋」駅、私鉄「中央前橋」駅より徒歩約10分

学科　リハビリテーション学部
リハビリテーション学科
(1)理学療法専攻(4年・35名)
(2)作業療法専攻(4年・35名)

	出願日程	試験日程	合格発表	推薦基準・試験内容	受験料
公募推薦	〈Ⅰ期〉23年11/1～11/10(必着)　〈Ⅱ期〉23年12/1～12/11(必着)	11/18　12/16	12/1　12/22	推薦は専願のみ、1浪まで可。3.2以上、定員11/18は各8名、12/16は各2名(定員は予定)　推薦:書類審査、小論文、面接	20,000円
一般	〈前期〉24年1/5～1/23(必着)　〈後期〉24年2/5～2/26(必着)	2/1・2　3/7	2/9　3/13	一般:2/1・2は書類審査、面接、選択=国総(古漢除く)、コミ英ⅠⅡ・英表Ⅰ、数ⅠAより1科目、選択=生、化、物、生基・化基、生基・物基、化基・物基より1科目　3/7は書類審査、面接、総合問題、選択=生、化、物、生基・化基、生基、化基・物基より1科目	20,000円

◇開校年　2010年
◇入学者　78名(男子38名/女子40名)
◇出身県　群馬県・長野県・栃木県
◇主な実習先　群馬県立障害者リハビリテーションセンター、群馬県立心臓血管センター、渋川中央病院
◇主な就職先　前橋赤十字病院、日高病院、上尾中央総合病院他
◇初年度納入金(卒業までの納入金)　1,800,000円(6,300,000円)
◇学校独自の奨学金制度
・離島,沖縄出身者奨学金制度:免除[金額]入学金300,000円[募集内容]離島振興法及び沖縄振興特別措置法に定める地域に居住している者またはその地域の高等学校等の出身者
・同窓子女・子弟奨学金制度:免除[金額]入学金300,000円[募集内容]父母・兄弟姉妹が本学園の卒業生または在学生である新入生対象
◇学生寮　あり
◇特徴　心身の回復と自立した生活を支えるリハビリテーションのプロとしての知識、技術、そして熱意をもった人材を育成します。

資料請求　●学校案内　無料　●願書　無料　　WEB出願　可

左端縦見出し:看護師／臨床検査技師　診療放射線技師　臨床工学技士／理学療法士　作業療法士　言語聴覚士／歯科技工士　歯科衛生士／柔道整復師　あん摩マッサージ指圧師　はり師・きゅう師／視能訓練士　義肢装具士　救急救命士

群馬パース大学（学校法人群馬パース大学）

理 作 言 共 総 社		

学科 リハビリテーション学部
(1)理学療法学科(4年・60名)
(2)作業療法学科(4年・30名)
(3)言語聴覚学科(4年・30名)

〒370-0006 群馬県高崎市問屋町1-7-1
【TEL】027-365-3366 【E-mail】nyushi-koho@paz.ac.jp
【交通】JR上越線・両毛線「高崎問屋町」駅より徒歩10分

	出願日程	試験日程	合格発表	推薦基準・試験内容	受験料
公募推薦	23年11/6〜11/17(消有)	11/25	12/1	推薦は専願のみ、1浪まで可、定員(1)20名(2)13名(3)15名(指定校含む) 推薦：基礎学力試験、面接、調査書	33,000円
一般	〈前期〉24年1/4〜1/24(消有) 〈後期〉24年2/9〜2/23(消有)	2/3 3/2	2/9 3/8	一般：選択=国総(古漢除く)、数ⅠA、コミ英ⅠⅡ・英表Ⅰより1科目、選択=物基、化基、生基より2科目または物、化、生より1科目	33,000円

◇開校年　1998年
◇入学者　(1)67名(2)34名(3)33名
◇出身県　—
◇主な実習先　群馬大学医学部附属病院、群馬リハビリテーション病院、日高病院他
◇主な就職先　(1)群馬パース病院、善衆会病院、行田総合病院他

◇初年度納入金(卒業までの納入金)
1,750,000円(6,250,000円)
◇学校独自の奨学金制度
・特待生奨学金：減免[金額]年間または後期授業料全額[募集内容]一般選抜(前期)に出願、試験で優秀な成績を収めた者が対象
・神戸奨学金：減免[金額]300,000円[募集内容]本学に在籍する2〜4年生が対象。各学科数名

◇学生寮　なし
◇特徴
〜「障害者」のレッテルはもういらない〜
障害を持つ方が「自分らしく」生きることを支える学生を育てる。そして、その学生も「自分らしく」生きることができる。そんな「自分らしく」を支える学部を目指します。

資料請求　●学校案内　無料(入試ガイド含む)　●願書　※WEB出願　｜　WEB出願　可

高崎健康福祉大学（学校法人高崎健康福祉大学）

理 共 総 社		

学科 保健医療学部
理学療法学科(4年・40名)

〒370-0033 群馬県高崎市中大類町37-1
【TEL】027-352-1290 【E-mail】admission@takasaki-u.ac.jp
【交通】JR線「高崎」駅東口よりスクールバスが通学時に運行

	出願日程	試験日程	合格発表	推薦基準・試験内容	受験料
公募推薦	23年11/1〜11/10	11/18	12/1	推薦は専願のみ、2浪まで可、3.0以上、定員17名 推薦：小論文、面接、書類審査	30,000円
一般	〈A日程〉23年12/22〜24年1/21 〈B日程〉24年1/29〜2/18	1/31・2/1 2/29	2/8 3/8	一般：1/31・2/1は選択=コミ英ⅠⅡ・英表Ⅰ(リスニング除く)、国数(国総・現代文B(古漢除く)または数ⅠA)より1科目、選択=物基・物、化基・化、生基・生、物基・化基・生基、物基・生基より1科目 2/29は選択=国総・現代文B(古漢除く)、数ⅠA、コミ英ⅠⅡ・英表Ⅰ(リスニング除く)より1科目、選択=化基・化、生基・生、化基・生基より1科目	30,000円

◇開校年　1966年
◇入学者　49名(男子22名/女子27名)
◇出身県　群馬県・埼玉県・長野県
◇主な実習先　群馬大学医学部附属病院、伊勢崎市民病院、前橋赤十字病院他
◇主な就職先　済生会前橋病院、足利赤十字病院、佐野厚生総合病院他

◇初年度納入金(卒業までの納入金)
1,660,370円(—)
◇学校独自の奨学金制度
・大学奨学金制度：給付[年額]授業料の30%
・学生支援奨学金制度：貸与(無利子)[月額]30,000円(自宅生)、35,000円(自宅外生)

◇学生寮　あり(女子のみ)
◇特徴
医療・福祉・スポーツなど、幅広いフィールドで即戦力となる高い技術と人間性を兼ね備えた「理学療法士」をめざしています。

資料請求　●学校案内　無料　●願書　無料　｜　WEB出願　可

埼玉医科大学

理		

学科 保健医療学部
理学療法学科(4年・50名)

〒350-1241 埼玉県日高市山根1397-1
【TEL】042-984-4801 【E-mail】hokeniryo@saitama-med.ac.jp
【交通】JR川越線「高麗川」駅よりバス約10分

	出願日程	試験日程	合格発表	推薦基準・試験内容	受験料
公募推薦	—	—	—	※詳細は学校にお問い合わせください	—
一般	—	—	—	※詳細は学校にお問い合わせください	—

◇開校年　2006年
◇入学者　—
◇出身県　—
◇主な実習先　—
◇主な就職先　—

◇初年度納入金(卒業までの納入金)
—
◇学校独自の奨学金制度
—

◇学生寮　—
◇特徴
—

資料請求　●学校案内　—　●願書　—　｜　WEB出願　—

埼玉県立大学【公】

理 作 社		

学科 保健医療福祉学部
(1)理学療法学科(4年・40名)
(2)作業療法学科(4年・40名)

〒343-8540 埼玉県越谷市三野宮820番地
【TEL】048-973-4117 【E-mail】nyushi@spu.ac.jp
【交通】東武スカイツリーライン「せんげん台」駅西口より徒歩20分、または県立大学行バス西口5分

	出願日程	試験日程	合格発表	推薦基準・試験内容	受験料
公募推薦	23年11/1〜11/7(必着)	11/19	12/15	推薦は専願、現役生のみ、3.5以上、定員(1)20名(2)18名(県内要件有) 推薦：小論文、面接、書類審査	17,000円
一般	24年1/22〜2/2(必着) (一次は大学入学共通テスト利用)	2/25	3/6	一般：小論文、面接、書類審査	17,000円

◇開校年　1999年
◇入学者　(1)40名(2)40名
◇出身県　—
◇主な実習先　(1)埼玉県内の一般病院(2)埼玉県総合リハビリテーションセンター
◇主な就職先　埼玉みさと総合リハビリテーション病院、草加整形外科内科、リハビリテーション天草病院他

◇初年度納入金(卒業までの納入金)
832,500円〜1,044,000円(2,695,500円〜2,907,000円)
◇学校独自の奨学金制度
—

◇学生寮　なし
◇特徴
保健・医療・福祉分野に強みを持つ公立大学。国家試験合格率、就職率は全国トップクラス。

資料請求　●学校案内　本体無料　要送料　●願書　※WEB出願のみ　｜　WEB出願　可

看護師

臨床検査技師　臨床工学技士　診療放射線技師

理学療法士　作業療法士　言語聴覚士

歯科衛生士　歯科技工士

柔道整復師　はり師・きゅう師　あん摩マッサージ指圧師

視能訓練士　義肢装具士　救急救命士

左欄資格一覧：看護師／臨床検査技師　診療放射線技師　臨床工学技士／理学療法士　作業療法士　言語聴覚士／歯科衛生士　歯科技工士／柔道整復師　はり師・きゅう師　あん摩マッサージ指圧師／視能訓練士　義肢装具士　救急救命士

東京家政大学　狭山キャンパス
学校法人　渡辺学園　［理・作・共・社］

健康科学部リハビリテーション学科
(1)作業療法学専攻（4年・女子40名）
(2)理学療法学専攻（4年・女子40名）

〒350-1398　埼玉県狭山市稲荷山2-15-1
【TEL】03-3961-5228（板橋キャンパス・アドミッションセンター）
【E-mail】nyushi@tokyo-kasei.ac.jp
【交通】西武池袋線「稲荷山公園」駅より徒歩約3分

区分	出願日程	試験日程	合格発表	推薦基準・試験内容	受験料
公募推薦	23年11/1～11/7(必着)	11/12	12/1	推薦は専願、現役生のみ／推薦：書類審査、小論文、個人面接	34,000円
一般	24年1/9～1/18(必着)	1/26・27	2/1	一般：選択＝国総（古漢除く）・現代文B、コミ英ⅠⅡ、日B、数ⅠA、化基、生基より2科目（化基、生基2科目での受験不可）	34,000円

◇開校年　1949年
◇入学者　－
◇出身県　－
◇主な実習先　浅草病院、平成立石病院、田園調布中央病院
◇主な就職先　茨城県立中央病院、リハビリテーション天草病院、心身障害児総合医療療育センター他

◇初年度納入金(卒業までの納入金)　1,827,500円（－）
◇学校独自の奨学金制度
・新入生成績優秀者奨学金制度：免除[年額]510,000円【募集内容】入試における成績優秀者に対し、奨学金として1年次後期の授業料を免除
・在学生特待生奨学金制度：免除[年額]520,000円【募集内容】学業・人物に優れ、かつ学業以外の分野でも活動する在学生の支援を目的とする

◇学生寮　あり（女子のみ）
◇特徴　あらゆる年代の人々がその人らしく生活できるよう、社会のニーズに対応できる質の高いリハビリテーションサービスの実践力を有し、さらに保健医療福祉の発展と向上に貢献できる人材を育成します。

資料請求　●学校案内　無料　●願書　※WEB出願（一部の特別入試を除く）
WEB出願　可

東京国際大学
学校法人東京国際大学　［理・共・総］

医療健康学部
理学療法学科（4年・80名）

〒350-1197　埼玉県川越市的場北1-13-1
【TEL】049-232-1116　【E-mail】nyushi@tiu.ac.jp
【交通】東武東上線「霞ヶ関」駅より徒歩約5分

区分	出願日程	試験日程	合格発表	推薦基準・試験内容	受験料
公募推薦	〈Ⅰ期〉23年11/1～11/8(消有)　〈Ⅱ期〉23年11/28～12/6(消有)	11/19　12/16	12/1　12/22	推薦は1浪まで可、3.5以上、定員5名／推薦：書類審査、面接・口頭試問	35,000円
一般	〈Ⅰ期〉23年12/21～24年1/22(消有)　〈Ⅱ期〉24年1/30～2/7(消有)　〈Ⅲ期〉24年2/14～2/24(消有)	2/2・3・5・6　2/16　3/4	2/9　2/26　3/4	一般：面接、選択＝コミ英ⅠⅡⅢ・英表ⅠⅡ（リーディングのみ）、国総（現代文のみ）より1科目、数ⅠA、物基、化基、生基より1科目	35,000円

◇開校年　1965年
◇入学者　79名（男子54名/女子25名）
◇出身県　－
◇主な実習先　戸田中央メディカルケアグループ、横浜市スポーツ医学センター他多数
◇主な就職先　※2021年度設置のため実績なし

◇初年度納入金(卒業までの納入金)　1,810,000円（6,490,000円）
◇学校独自の奨学金制度
・特待生A：免除[年額]初年度1,810,000円、2年次以降1,560,000円【募集内容】入金と4年間の学費が全額免除。大学入学共通テストを利用
・特待生B：免除[年額]910,000円（初年度のみ）【募集内容】初年度の授業料が全額免除。大学入学共通テストを利用

◇学生寮　なし
◇特徴　高齢化や外国人人口増加など「現代社会の諸問題」を理学療法の視点から考察し、医療・福祉分野のみならず健康増進・介護予防分野でも活躍できる人材を育成します。スポーツリハビリテーションの授業や実習も充実しています。

資料請求　●学校案内　無料　●願書　※WEB出願
WEB出願　可

日本医療科学大学
学校法人城西医療学園　［理・作・共・総・社］

保健医療学部
リハビリテーション学科
(1)理学療法学専攻（4年・80名）
(2)作業療法学専攻（4年・40名）

〒350-0435　埼玉県入間郡毛呂山町下川原1276
【TEL】049-230-5000
【交通】東武越生線「川角」駅より徒歩約10分

区分	出願日程	試験日程	合格発表	推薦基準・試験内容	受験料
公募推薦	〈A日程〉23年11/1～11/16(必着)　〈B日程〉23年11/20～12/12(必着)	11/19　12/17	12/1　12/18	推薦は専願のみ、1浪まで可、3.2以上、定員(1)27名(2)14名（指定校含む）／推薦：書類審査、適性検査（基礎的な数学または小論文）、面接	30,000円
一般	〈Ⅰ期〉23年12/25～24年1/31(必着)　〈Ⅱ期〉24年2/5～2/20(必着)　〈特別〉24年2/19～3/5(必着)	2/5　2/24　3/9	2/8　2/27　3/11	一般：2/5・2/24は書類審査、面接、選択＝コミ英ⅠⅡ・英表Ⅰ、国総（古漢除く）、数ⅠA、物基、化基、生基より2科目／3/9は書類審査、面接、選択＝国総（古漢除く）、数ⅠAより1科目	30,000円

◇開校年　2007年
◇入学者　110名（男子75名/女子35名）
◇出身県　埼玉県・東京都・群馬県
◇主な実習先　埼玉医科大学国際医療センター、日本大学医学部附属板橋病院、埼玉石心会病院他
◇主な就職先　埼玉医科大学総合医療センター、総合東京病院、横浜市立大学附属市民総合医療センター他

◇初年度納入金(卒業までの納入金)　1,863,000円（6,682,000円）
◇学校独自の奨学金制度　－

◇学生寮　なし
◇特徴　高度な専門性を備えた医療人の育成を目指し、診療放射線学・理学療法学・作業療法学・看護学・臨床工学・臨床検査学に関する教育と研究を行っています。1年次から「チーム医療演習」を導入。多職種との連携方法を学び、即戦力となる医療人を育成します。

資料請求　●学校案内　無料　●願書　無料
WEB出願　可

日本保健医療大学
学校法人共済学院　［理・共・総・社］

保健医療学部
理学療法学科（4年・80名）

〒340-0145　埼玉県幸手市平須賀2-555
【TEL】0480-48-5806　【E-mail】admission@jhsu.ac.jp
【交通】東武日光線「杉戸高野台」駅よりスクールバス約5分

区分	出願日程	試験日程	合格発表	推薦基準・試験内容	受験料
公募推薦	〈第1回〉23年11/1～11/15(必着)　〈第2回〉23年11/16～12/13(必着)　〈第3回〉23年12/14～24年1/4(必着)	11/19　12/17　1/8	12/1　12/21　1/11	推薦は専願のみ、1浪まで可、定員40名（指定校含む）／推薦：書類審査、一般常識テスト、面接	30,000円
一般	〈第1回〉23年12/14～24年1/17(必着)　〈第2回〉24年1/18～1/31(必着)　〈第3回〉24年1/18～1/31(必着)　〈第4回〉24年2/1～2/21(必着)　〈第5回〉24年2/22～3/13(必着)	1/21　2/3　2/4　2/25　3/17	1/25　2/8　2/8　2/29　3/17	一般：1/21、2/3・4は書類審査、面接、選択＝コミ英ⅠⅡ・英表Ⅰ、国総（古漢除く）、数ⅠA、生基・生Ⅰより1科目／2/25、3/17は書類審査、面接、選択＝コミ英ⅠⅡ・英表Ⅰ、国総（古漢除く）、数ⅠAより1科目	30,000円

◇開校年　2010年
◇入学者　28名
◇出身県　埼玉県・栃木県・茨城県
◇主な実習先　春日部厚生病院、新久喜総合病院、戸田中央総合病院他
◇主な就職先　羽生総合病院、戸田中央医科グループ、さいたま岩槻病院他

◇初年度納入金(卒業までの納入金)　1,900,000円（6,700,000円）
◇学校独自の奨学金制度
・日本保健医療大学紹介病院奨学金：貸与[金額]①月額50,000円（年間600,000円）を3年または4年間貸与②入学金300,000円を貸与③月額50,000円を限度とした生活協力金

◇学生寮　なし
◇特徴　基礎を重視した教育により強固な基礎を固め、多様で広範な理学療法領域における基本的な実践力を養い、さらに各自の得意・関心分野を深く追究するスペシャリストをめざせるような応用力のある理学療法士の育成をめざします。

資料請求　●学校案内　無料　●願書　無料
WEB出願　可

※受験を希望される方は、必ず各学校の募集要項をご確認ください。

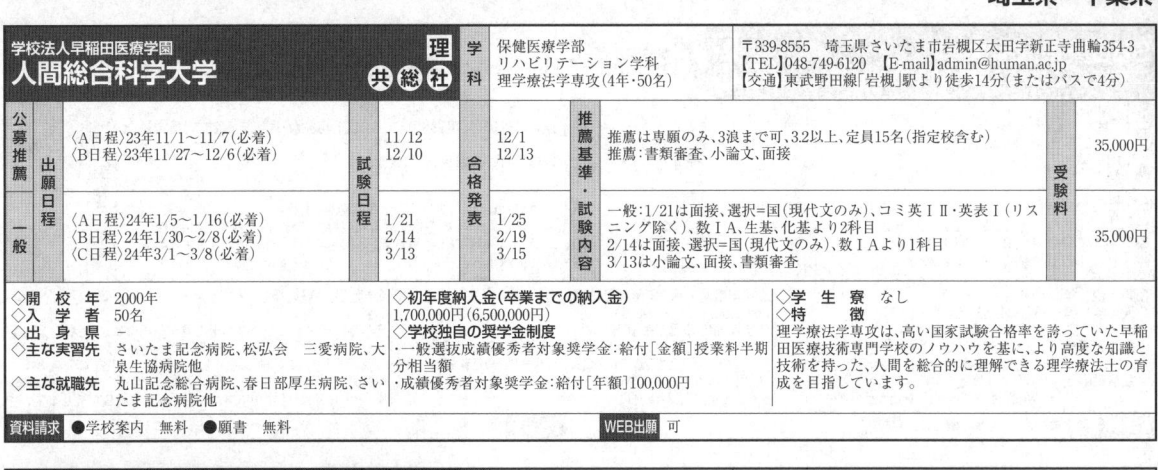

人間総合科学大学（学校法人早稲田医療学園）

理・共・総・社

学科　保健医療学部　リハビリテーション学科　理学療法学専攻（4年・50名）

〒339-8555　埼玉県さいたま市岩槻区太田字新正寺曲輪354-3
【TEL】048-749-6120　【E-mail】admin@human.ac.jp
【交通】東武野田線「岩槻」駅より徒歩14分（またはバスで4分）

	出願日程	試験日	合格発表	推薦基準・試験内容	受験料
公募推薦	〈A日程〉23年11/1～11/7（必着）	11/12	12/1	推薦は専願のみ、3浪まで可、3.2以上、定員15名（指定校含む）　推薦：書類審査、小論文、面接	35,000円
	〈B日程〉23年11/27～12/6（必着）	12/10	12/13		
一般	〈A日程〉24年1/5～1/16（必着）	1/21	1/25	一般：1/21は面接、選択=国（現代文のみ）、コミ英ⅠⅡ・英表Ⅰ（リスニング除く）、数ⅠA、生基、化基より2科目　2/14は面接、選択=国（現代文のみ）、数ⅠAより1科目　3/13は小論文、面接、書類審査	35,000円
	〈B日程〉24年1/30～2/8（必着）	2/14	2/19		
	〈C日程〉24年3/1～3/8（必着）	3/13	3/15		

◇開校年　2000年
◇入学者　50名
◇出身県　ー
◇主な実習先　さいたま記念病院、松弘会　三愛病院、大泉生協病院他
◇主な就職先　丸山記念総合病院、春日部厚生病院、さいたま記念病院他
◇初年度納入金（卒業までの納入金）　1,700,000円（6,500,000円）
◇学校独自の奨学金制度　・一般選抜成績優秀者対象奨学金：給付［金額］授業料半額分相当額　・成績優秀者対象奨学金：給付［年額］100,000円
◇学生寮　なし
◇特徴　理学療法学専攻は、高い国家試験合格率を誇っていた早稲田医療技術専門学校のノウハウを基に、より高度な知識・技術を持った、人間を総合的に理解できる理学療法士の育成を目指しています。

資料請求　●学校案内　無料　●願書　無料　　WEB出願　可

文京学院大学（学校法人文京学院）

理・作・共・総

学科　保健医療技術学部　(1)理学療法学科（4年・80名）　(2)作業療法学科（4年・40名）

〒356-8533　埼玉県ふじみ野市亀久保1196
【TEL】049-261-6417
【交通】東武東上線「ふじみ野」駅よりスクールバス7分または東武バス9分

	出願日程	試験日	合格発表	推薦基準・試験内容	受験料
公募推薦	23年11/1～11/8（消有）	11/18	12/1	推薦は1浪まで可、専願(1)3.5以上(2)3.3以上、併願3.8以上、定員(1)25名(2)10名（専願、併願合わせて）　推薦：小論文、面接、書類審査	35,000円
一般	〈全学統一〉23年12/14～24年1/15（消有）	1/26	2/7	一般：1/26はコミ英ⅠⅡ・英表Ⅰ（リスニング除く）、面接、選択=数ⅠA、化基・化、生基・生、国総（近代以降の文章）より1科目　2/2、2/17、3/4は面接、選択=コミ英ⅠⅡ・英表Ⅰ（リスニング除く）、国総（近代以降の文章）、数ⅠA、化基・化、生基・生より2科目（3/4は+総合問題より2科目）	35,000円
	〈Ⅰ期〉23年12/14～24年1/17（消有）	2/2	2/13		
	〈Ⅱ期〉23年12/14～24年2/7（消有）	2/17	2/22		
	〈Ⅲ期〉23年12/14～24年2/26（消有）	3/4	3/4		

◇開校年　1991年
◇入学者　ー
◇出身県　東京都・埼玉県
◇主な実習先　都庁リハビリテーション病院、板橋中央総合病院、イムス東京葛飾総合病院他
◇主な就職先　医療法人普段健整園米倉脊椎・関節病院、医療法人真正会霞ヶ関南病院、城東桐和会東京さくら病院他
◇初年度納入金（卒業までの納入金）　1,924,560円（6,846,060円）
◇学校独自の奨学金制度　・学業支援特別給付制度：給付［金額］初年次と2年次の授業料半額減免　・生活支援特別給付制度：給付［年額］120,000円を2年間
◇学生寮　あり（女子のみ）
◇特徴　チーム医療現場での活躍を想定した総合大学ならではのカリキュラム。テーピング、インソールスキル、ウーマンズヘルスケア、リハビリメイク、海外フィールドワークなど、独自の科目を設置。

資料請求　●学校案内　無料　●願書　無料　　WEB出願　可

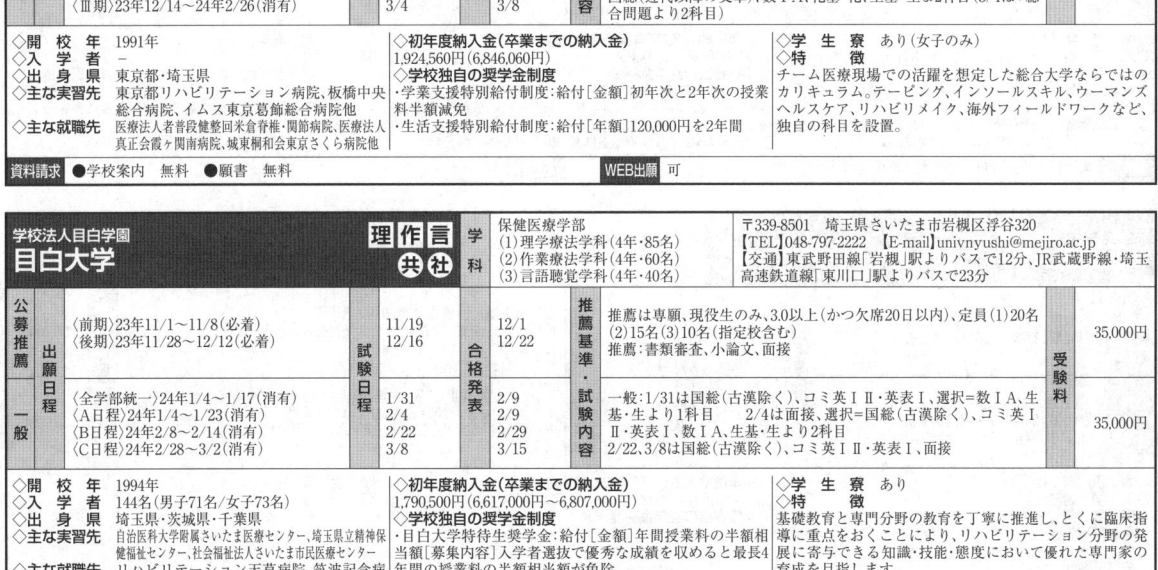

目白大学（学校法人目白学園）

理・作・言・共・社

学科　保健医療学部　(1)理学療法学科（4年・85名）　(2)作業療法学科（4年・60名）　(3)言語聴覚学科（4年・40名）

〒339-8501　埼玉県さいたま市岩槻区浮谷320
【TEL】048-797-2222　【E-mail】univnyushi@mejiro.ac.jp
【交通】東武野田線「岩槻」駅より徒歩12分、JR武蔵野線・埼玉高速鉄道線「東川口」駅よりバスで23分

	出願日程	試験日	合格発表	推薦基準・試験内容	受験料
公募推薦	〈前期〉23年11/1～11/8（必着）	11/19	12/1	推薦は専願、現役生のみ（現役生のみ／かつ欠席20日以内）、3.0以上、定員(1)20名(2)15名(3)10名（指定校含む）　推薦：書類審査、小論文、面接	35,000円
	〈後期〉23年11/28～12/12（必着）	12/16	12/22		
一般	〈全学部統一〉24年1/4～1/17（消有）	1/31	2/9	一般：1/31は国総（古漢除く）、コミ英ⅠⅡ・英表Ⅰ、選択=数ⅠA、生基・生より1科目　2/4は面接、選択=国総（古漢除く）、コミ英ⅠⅡ・英表Ⅰ、数ⅠA、生基・生より1科目　2/22、3/8は国総（古漢除く）、コミ英ⅠⅡ・英表Ⅰ、面接	35,000円
	〈A日程〉24年1/4～1/23（消有）	2/4	2/9		
	〈B日程〉24年2/8～2/14（消有）	2/22	2/29		
	〈C日程〉24年2/28～3/2（消有）	3/8	3/8		

◇開校年　1994年
◇入学者　144名（男子71名/女子73名）
◇出身県　埼玉県・茨城県・千葉県
◇主な実習先　自由医整形外傷リハビリテーションセンター、埼玉県立精神保健福祉センター、社会福祉法人さいたま市民医療センター
◇主な就職先　リハビリテーション天草病院、筑波記念病院、熊谷総合病院
◇初年度納入金（卒業までの納入金）　1,790,500円（6,617,000円～6,807,000円）
◇学校独自の奨学金制度　・目白大学特待生奨学金：給付［金額］年間授業料の半額相当額［募集内容］入学者選抜で優秀な成績を収めると最長4年間の授業料の半額相当額が免除
◇学生寮　あり
◇特徴　基礎教育と専門分野の教育を丁寧に推進し、とくに臨床教育に重点をおくことにより、リハビリテーション分野の発展に寄与できる知識・技能・態度において優れた専門家の育成を目指します。

資料請求　●学校案内　無料　●願書　無料　　WEB出願　可

植草学園大学（学校法人植草学園）

理・作・共・総・社

学科　保健医療学部　リハビリテーション学科　(1)理学療法学専攻（4年・40名）　(2)作業療法学専攻（4年・40名）

〒264-0007　千葉県千葉市若葉区小倉町1639番3
【TEL】043-239-2600　【E-mail】nyuusi@uekusa.ac.jp
【交通】JR線「千葉」駅よりバス約35分、JR「都賀」駅よりバス約15分、千葉都市モノレール「千城台北」駅より徒歩10分

	出願日程	試験日	合格発表	推薦基準・試験内容	受験料
公募推薦	23年11/1～11/8（必着）	11/15	12/1	推薦は専願のみ（同一学部の第二志望可）、定員各13名（指定校含む）　推薦：基礎学力試験（小論文）、面接	35,000円
一般	〈A日程〉24年1/9～1/25（必着）	2/1	2/5	一般：選択=国（近代以降の文章）、数ⅠA、生基、コミ英ⅠⅡより2科目（記述式問題含む）	35,000円
	〈B日程〉24年2/6～2/22（必着）	3/1	3/5		

◇開校年　2008年
◇入学者　ー
◇出身県　千葉県・茨城県・新潟県
◇主な実習先　船橋市立リハビリテーション病院、千葉大学附属病院、亀田総合病院他
◇主な就職先　千葉県千葉リハビリテーションセンター病院、津田沼中央総合病院、セコメディック病院他
◇初年度納入金（卒業までの納入金）　1,898,370円（ー）
◇学校独自の奨学金制度　・新入生スカラシップ制度［募集内容］大学入学共通テスト利用A日程の成績優秀者には、合格者成績上位10%:入学金全額免除・授業料1～4年次全額免除、合格者成績上位20%:入学金全額免除・授業料1～4年次半額免除
◇学生寮　ー
◇特徴　(1)JATI認定トレーニング指導者受験資格　(2)音楽療法士（2種）

資料請求　●学校案内　ー　●願書　ー　　WEB出願　ー

SBC東京医療大学
（2024年4月 了徳寺大学より名称変更予定※）

理 総 社

学科 健康科学部 理学療法学科(4年・80名)

〒279-8567 千葉県浦安市明海5丁目8-1
【TEL】047-382-2111
【交通】JR京葉線・武蔵野線「新浦安」駅よりバス約8分

区分	出願日程	試験日程	合格発表	推薦基準・試験内容	受験料
公募推薦	23年11/1～11/13(必着)	11/19	12/1	推薦は併願可、現役生のみ、3.0以上(英・数・国)、定員25名(指定校含む) / 推薦:現代文、面接、書類審査	19,800円
一般	〈A日程〉23年12/28～24年1/12(必着) 〈B日程〉23年12/28～24年1/29(必着) 〈C日程〉24年2/5～2/19(必着) 〈D日程〉24年2/14～3/7(必着)	1/20・21 2/4 2/25 3/12	1/25 2/9 3/1 3/15	一般:1/20・21、2/4は面接、書類審査、選択=コミ英ⅠⅡ・英表Ⅰ(リスニング除く)、数ⅠA、国(近代以降の文章・古典除く)より2科目 2/25、3/12は面接、書類審査、選択=コミ英ⅠⅡ・英表Ⅰ(リスニング除く)、数ⅠAより1科目	19,800円

◇開校年 2006年
◇入学者 86名(男子54名/女子32名)
◇出身県 千葉県・東京都・埼玉県
◇主な実習先 了徳寺大学附属新小岩整形外科、了徳寺大学附属高洲形成外科、了徳寺大学附属葛西整形外科内科他
◇主な就職先 学校法人了徳寺大学附属クリニック、医療法人社団和会グループ、医療法人社団輝生会他

◇初年度納入金(卒業までの納入金) ―
◇学校独自の奨学金制度
・スカラシップ選抜特待生制度:免除[年額]授業料700,000円[募集内容]スカラシップ選抜受験者から優秀な成績をおさめた者を選出
・在学生特待生制度:免除[年額]授業料800,000円[募集内容]在学時に前年度成績上位者2名を選出

◇学生寮 なし
◇特徴 理学療法士になるための臨床実習が第三者による選抜の場になっていた傾向を改革し、基本的に不合格の無い育てる実習へと改めました。この国の将来を担う学生の成長を第一に考え、愛情豊かな臨床実習を展開し、全員で理学療法士を目指します。※名称変更は届出中であり、変更となる場合があります。

資料請求 ●学校案内 無料 ●願書 無料
WEB出願 可

学校法人国際医療福祉大学 国際医療福祉大学 成田キャンパス

理 作 言 共 社

学科 成田保健医療学部
(1)理学療法学科(4年・80名)
(2)作業療法学科(4年・40名)
(3)言語聴覚学科(4年・40名)

〒286-8686 千葉県成田市公津の杜4-3
【TEL】0476-20-7810 【E-mail】admission@iuhw.ac.jp
【交通】京成本線「公津の杜(こうづのもり)」駅より徒歩1分

区分	出願日程	試験日程	合格発表	推薦基準・試験内容	受験料
公募推薦	23年11/1～11/9(消有)	11/18	12/1	推薦は専願のみ、1浪まで可、3.5以上、定員(1)25名(2)(3)各14名(指定校含む) / 推薦:基礎学力試験、小論文、面接、書類審査	30,000円
一般	〈前期〉23年12/19～24年1/16(消有) 〈後期〉24年2/13～2/22(消有)	1/28・29・30 3/2	2/7 3/8	一般:1/28・29・30はコミ英ⅠⅡ・英表Ⅰ、小論文、選択=国総(古漢除く)、日B、数ⅠA、数ⅡB、物基・物、化基・化、生基・生、物基・生基・化基より1科目 3/2はコミ英ⅠⅡ・英表Ⅰ、面接	30,000円

◇開校年 1995年
◇入学者 (1)86名(2)43名(3)43名
◇出身県 ―
◇主な実習先 成田市内を中心とした、千葉県内の主要な病院
◇主な就職先 国際医療福祉大学附属病院、国際医療福祉大学成田病院、山王病院他

◇初年度納入金(卒業までの納入金) 1,600,000円(6,100,000円)
◇学校独自の奨学金制度
・特待奨学生制度:給付[募集内容]特待奨学生特別選抜、一般選抜初期、大学入学共通テスト利用選抜の成績上位合格者を対象に、特待奨学生を選抜。4年間の授業料に対し、特待奨学生Sは100%、Aは50%、Bは30%相当額の奨学金を給付

◇学生寮 あり
◇特徴 成田キャンパスでは、地域社会にとどまらず、国際医療協力に幅広く貢献できるグローバルな視点をもった医療福祉の専門的な人材を育成します。医療を通じた国際貢献に興味のある方などを求めます。

資料請求 ●学校案内 無料 ●願書 募集要項をHPよりダウンロード
WEB出願 可

城西国際大学 千葉東金キャンパス

共 理 総

学科 福祉総合学部 理学療法学科(4年・80名)

〒283-8555 千葉県東金市求名1番地
【TEL】0475-55-8855 【E-mail】admis@jiu.ac.jp
【交通】JR東金線「求名」駅より徒歩5分

区分	出願日程	試験日程	合格発表	推薦基準・試験内容	受験料
公募推薦	〈第1期〉23年11/1～11/8(必着) 〈第2期〉23年12/1～12/7(必着)	11/19 12/16	12/1 12/22	推薦は併願可、1浪まで可、3.0以上 / 推薦:書類審査、基礎能力テスト(選択=数Ⅰ、化基、生基より1科目)、面接	35,000円
一般	〈A日程〉24年1/10～1/19(必着) 〈B日程〉24年1/10～1/19(必着) 〈C日程〉24年2/5～2/14(必着)	2/1 2/2 2/22	2/9 2/9 3/1	一般:コミ英ⅠⅡ・英表Ⅰ、面接、選択=国総(古漢除く)・現代文B、数ⅠAより1科目、選択=化基、生基より1科目 ※「3科目」と「高得点2科目(英+高得点1科目)」の2つの選考方式で判定	35,000円

◇開校年 1992年
◇入学者 ―
◇出身県 ―
◇主な実習先 ―
◇主な就職先 ―

◇初年度納入金(卒業までの納入金) 1,727,000円(6,618,000円)
◇学校独自の奨学金制度 ―

◇学生寮 ―
◇特徴 ―

資料請求 ●学校案内 無料 ●願書 ※WEB出願
WEB出願 可

千葉県立保健医療大学【公】

理 作 社

学科 健康科学部 リハビリテーション学科
(1)理学療法学専攻(4年・25名)
(2)作業療法学専攻(4年・25名)

〒261-0014 千葉県千葉市美浜区若葉2-10-1
【TEL】043-296-2000
【交通】JR線「幕張」駅・京成千葉線「海浜幕張」駅、「京成幕張」駅より徒歩15分

区分	出願日程	試験日程	合格発表	推薦基準・試験内容	受験料
公募推薦	23年11/1～11/8(必着)	11/18	12/1	推薦は専願、現役生のみ、3.8以上、定員各12名(社会人若干名含む) / 推薦:小論文、面接、書類審査	17,000円
一般	24年1/22～2/2(必着) (一次は大学入学共通テスト利用)	2/25	3/7	一般:小論文、面接、書類審査	17,000円

◇開校年 2009年
◇入学者 50名(男子12名/女子38名)
◇出身県 ―
◇主な実習先 病院・診療所などの医療機関、介護老人保健施設、訪問・通所施設他
◇主な就職先 千葉県千葉リハビリテーションセンター、順天堂大学医学部附属浦安病院、他県内病院等

◇初年度納入金(卒業までの納入金) 817,800円～958,800円(―)
◇学校独自の奨学金制度 ―

◇学生寮 なし
◇特徴 本学では、千葉県内で保健医療技術者を目指す学生を、総合的な健康づくりの推進力となる人材や、実践力があり将来的に指導者となりうる人材として育成することを目指しています。

資料請求 ●学校案内 本体無料 送料180円 ●願書 本体無料 送料180円
WEB出願 可

帝京平成大学　千葉キャンパス

学校法人帝京平成大学

理 作 共 総

学科	健康医療スポーツ学部 リハビリテーション学科 (1)作業療法コース(4年・40名) (2)理学療法コース(4年・80名)

〒290-0193　千葉県市原市うるいど南4-1
【TEL】03-5843-3200（池袋キャンパス）
【交通】JR内房線「八幡宿」駅よりスクールバスで22分、京成千原線「ちはら台」駅よりスクールバスで12分

	出願日程	試験日程	合格発表	推薦基準・試験内容	受験料
公募推薦	23年10/30～11/9(必着)	11/18	12/1	推薦は併願可 推薦：面接、書類審査、選択=国総(古漢除く)、コミ英ⅠⅡ・英表Ⅰ、数ⅠAより1科目	35,000円
一般	〈Ⅰ期〉24年1/4～1/15(必着) 〈Ⅱ期〉24年2/1～2/10(必着) 〈Ⅲ期〉24年2/19～2/29(必着)	1/23・24・25 2/17・18 3/6・7	2/1 2/21 3/9	一般：面接、書類審査、選択=国総(古漢除く)、コミ英ⅠⅡ・英表Ⅰ、数ⅠA、化基・化、生基・生より2科目	35,000円

◇開校年　1987年
◇入学者　－
◇出身県　－
◇主な実習先　医療法人徳洲会千葉徳洲会病院、帝京大学ちば総合医療センター、国保直営総合病院君津中央病院他
◇主な就職先　帝京大学医学部附属病院、帝京大学ちば総合医療センター、帝京大学医学部附属溝口病院他

◇初年度納入金(卒業までの納入金)
1,673,300円(5,783,300円)
◇学校独自の奨学金制度
・帝京平成大学特別奨学生制度：減免[募集内容]高い修学意欲があり、入学後家計が急変し経済的に修学の継続が困難となった者
・帝京平成大学沖永特待生制度：減免[募集内容]学業成績が優秀で、人物に優れ、他の模範となるに相応しいと認められる者

◇学生寮　あり
◇特徴
作業療法コースでは、実践能力を重視した講義と実習で地域に役立つ人材を養成します。理学療法コースでは、地域での暮らしを支える理学療法と豊かなこころを育みます。

資料請求　●学校案内　無料　●願書　WEB出願のみ　　WEB出願　可

東都大学　幕張キャンパス

学校法人青淵学園

理 共 総 社

学科	幕張ヒューマンケア学部 理学療法学科(4年・80名)

〒261-8501
千葉県千葉市美浜区中瀬1-3　幕張テクノガーデンE棟
【TEL】043-274-1917
【交通】JR京葉線「海浜幕張」駅より徒歩約5分

	出願日程	試験日程	合格発表	推薦基準・試験内容	受験料
公募推薦	〈Ⅰ期〉23年11/1～11/6(必着) 〈Ⅱ期〉23年12/1～12/11(必着)	11/11 12/16	12/1 12/18	推薦は専願のみ、3.0以上、定員25名程度(指定校含む) 推薦：書類審査、文章読解力考査、面接	30,000円
一般	〈Ⅰ期〉24年1/15～1/23(必着) 〈Ⅱ期〉24年2/1～2/9(必着) 〈Ⅲ期〉24年2/22～3/1(必着)	2/1 2/17 3/11	2/6 2/19 3/12	一般：書類審査、面接、選択=国総(古漢除く)、コミ英ⅠⅡより1科目、選択=数ⅠA、生基、化基、物基より1科目	30,000円

◇開校年　2018年
◇入学者　－
◇出身県　－
◇主な実習先　東和病院、さんむ医療センター、関川病院他
◇主な就職先　※2019年度開設のため実績なし

◇初年度納入金(卒業までの納入金)
1,759,370円(6,279,370円)
◇学校独自の奨学金制度
－

◇学生寮　あり
◇特徴
理学療法士の国家資格を取得し、"医療人として第一線で活躍する"という目標を叶える大学！

資料請求　●学校案内　無料　●願書　無料　　WEB出願　可

杏林大学

学校法人杏林学園

理 作 言 共 総

学科	保健学部リハビリテーション学科 (1)理学療法学専攻(4年・65名) (2)作業療法学専攻(4年・50名) (3)言語聴覚療法学専攻(4年・25名)

〒181-8612　東京都三鷹市下連雀5-4-1(井の頭キャンパス)
【TEL】0422-47-8000
【交通】JR線「三鷹」駅・「吉祥寺」駅、京王線「仙川」駅・「千歳烏山」駅・「調布」駅よりバス15分

	出願日程	試験日程	合格発表	推薦基準・試験内容	受験料
公募推薦	23年11/1～11/8(必着)	11/19	12/1	推薦は専願のみ、1浪まで可、定員(1)15名(2)16名(3)5名 推薦：適性検査(コミ英ⅠⅡⅢ・英表ⅠⅡ、国総(近代以降の文章)、数ⅠA、物基、化基、生基)、面接	35,000円
一般	〈A日程〉23年12/20～24年1/18(必着) 〈B日程〉23年12/20～24年1/26(必着)	1/29・30 2/6	2/8 2/14	一般：コミ英ⅠⅡⅢ・英表ⅠⅡ、選択=国総(近代以降の文章)、数ⅠA、物基、化基、生基より2科目((3)は1科目)	35,000円

◇開校年　1970年
◇入学者　－
◇出身県　東京都・神奈川県・埼玉県
◇主な実習先　杏林大学医学部付属病院、日本赤十字医療センター、東京都立多摩総合医療センター(学部全体)
◇主な就職先　杏林大学医学部付属病院、東京消防庁、順天堂大学医学部附属順天堂医院(学部全体)

◇初年度納入金(卒業までの納入金)
1,988,370円(6,998,370円)
◇学校独自の奨学金制度
・杏林大学奨学金：給付[年額]360,000円[募集内容]年1回給付

◇学生寮　なし
◇特徴
2023年4月に言語聴覚士の資格取得できる専攻を加え、リハビリテーション学科を開設。

資料請求　●学校案内　無料　●願書　※WEB出願　　WEB出願　可

順天堂大学　本郷・お茶の水キャンパス

学校法人順天堂

理

学科	保健医療学部 理学療法学科(4年)

〒113-8421 東京都文京区本郷2-1-1
【TEL】03-3812-1780　【E-mail】hokeniryou@juntendo.ac.jp
【交通】JR中央線・総武線「御茶ノ水」駅より徒歩5分

	出願日程	試験日程	合格発表	推薦基準・試験内容	受験料
公募推薦				※詳細は学校にお問い合わせください	
一般		－	－	※詳細は学校にお問い合わせください	

◇開校年　1951年
◇入学者　－
◇出身県　－
◇主な実習先　－
◇主な就職先　－

◇初年度納入金(卒業までの納入金)
－
◇学校独自の奨学金制度
－

◇学生寮　－
◇特徴　－

資料請求　●学校案内　－　●願書　－　　WEB出願　－

大学
看護師
臨床検査技師
臨床工学技士
診療放射線技師
理学療法士
作業療法士
言語聴覚士
歯科衛生士
歯科技工士
柔道整復
はり師・きゅう師
あん摩マッサージ指圧師
救急救命士
義肢装具士
視能訓練士

左端縦項目: 看護師 / 臨床検査技師・臨床工学技士・診療放射線技師 / 理学療法士・作業療法士・言語聴覚士 / 歯科技工士・歯科衛生士 / 柔道整復師・あん摩マッサージ指圧師・はり師・きゅう師 / 視能訓練士・義肢装具士・救急救命士

帝京科学大学　千住キャンパス

学校法人帝京科学大学　【理・共・総】学科

医療科学部
東京理学療法学科(4年・80名)

〒120-0045　東京都足立区千住桜木2-2-1
【TEL】03-6910-1010(代)　【E-mail】koho@ntu.ac.jp
【交通】JR常磐線・東京メトロ・東武スカイツリーライン・つくばエクスプレス「北千住」駅西口よりバス5分

	出願日程	試験日程	合格発表	推薦基準・試験内容	受験料
公募推薦	23年11/1～11/20(必着)	11/26	12/1	推薦は併願可、浪人可 / 推薦:小論文、面接、書類審査	35,000円
一般	〈Ⅰ期〉23年12/18～24/1/12(必着) 〈Ⅱ期〉24年1/25～2/8(必着)	1/21・22・23 2/16	2/1 2/22	一般:書類審査、選択=コミ英ⅠⅡ、国総(古漢除く)、数ⅠⅡAB、物基・物、化基・化、生基・生より2科目	35,000円

- ◇開校年　1990年
- ◇入学者　93名
- ◇出身県　－
- ◇主な実習先　－
- ◇主な就職先　－

◇初年度納入金(卒業までの納入金)
1,995,370円(7,185,370円)
◇学校独自の奨学金制度
・帝京科学大学特待生:免除[金額]一般選抜試験(Ⅰ期)合格者のうち、学部・学科・コースを問わず上位100位以内の成績優秀者に授業料の半額・帝京科学大学奨学金:減免[金額]申請授業料の半額[募集内容]いずれも詳細は入学試験要項で確認

◇学生寮　なし
◇特徴
本学科では、高度な専門知識と技術を身に付けるとともに、患者さんのこころに寄り添うことのできる理学療法士を養成します。また理学療法士国家資格に加えて、アスレティックトレーナーの受験資格を得ることも可能です。

資料請求　●学校案内　無料　●願書　無料　　WEB出願　可

帝京平成大学　池袋キャンパス

学校法人帝京平成大学　【理・作・言・共・総・社】学科

健康メディカル学部
(1)言語聴覚学科(4年・60名)
(2)作業療法学科(4年・60名)
(3)理学療法学科(4年・100名)

〒170-8445　東京都豊島区東池袋2-51-4　【TEL】03-5843-3200
【交通】「池袋」駅東口より徒歩12分、東京メトロ有楽町線「東池袋」駅より徒歩10分、都電荒川線「向原」駅より徒歩10分

	出願日程	試験日程	合格発表	推薦基準・試験内容	受験料
公募推薦	23年10/30～11/9(必着)	11/18	12/1	推薦は併願可 / 推薦:面接、書類審査、選択=国総(古漢除く)、コミ英ⅠⅡ・英表Ⅰ、数ⅠAより1科目	35,000円
一般	〈Ⅰ期〉24年1/4～1/15(必着) 〈Ⅱ期〉24年2/1～2/10(必着) 〈Ⅲ期〉24年2/19～2/29(必着)	1/23・24・25 2/17・18	2/1 2/21 3/9	一般:面接、書類審査、選択=国総(古漢除く)、コミ英ⅠⅡ・英表Ⅰ、数ⅠA、化基・化、生基・生より2科目	35,000円

- ◇開校年　1987年
- ◇入学者　－
- ◇出身県　－
- ◇主な実習先　帝京大学ちば総合医療センター、帝京大学医学部附属病院、埼玉医科大学国際医療センター他　昭和第一大学藤が丘リハビリテーション病院、公益財団法人がん研究会　有明病院、医療法人慈興会千葉西総合病院他

◇初年度納入金(卒業までの納入金)
1,823,300円～1,903,300円(6,383,300円～6,703,300円)
◇学校独自の奨学金制度
・帝京平成大学特別奨学生制度:減免[募集内容]高い学修意欲があり、入学後家計が急変し経済的に修学の継続が困難となった者・帝京平成大学沖永特待生制度:減免[募集内容]学業成績が優秀で、人物に優れ、他の模範となるに相応しいと認められる者

◇学生寮　なし
◇特徴
言語聴覚学科では、コミュニケーション能力の改善を支援する専門家を養成します。作業療法学科では、豊富な演習・実習を通じて実践能力を磨き地域で活躍できる人材を養成します。理学療法学科では、リハビリテーションの専門家として様々な場面での活躍を目指します。

資料請求　●学校案内　無料　●願書　WEB出願のみ　　WEB出願　可

東京医療学院大学

学校法人常陽学園　【理・作・共・総】学科

保健医療学部
リハビリテーション学科
(1)理学療法学専攻(4年・90名)
(2)作業療法学専攻(4年・30名)

〒206-0033　東京都多摩市落合4-11
【TEL】042-373-8118　【E-mail】nyushi@u-ths.ac.jp
【交通】京王相模原線・小田急多摩線・多摩モノレール「多摩センター」駅よりバス5分

	出願日程	試験日程	合格発表	推薦基準・試験内容	受験料
公募推薦	23年11/1～11/9(消有)	11/19	12/1	推薦は専願のみ、1浪まで可、(1)3.3以上(2)3.0以上、定員(1)45名(2)15名 / 推薦:小論文、面接	30,000円
一般	〈1期〉24年1/4～1/25(消有) 〈2期〉24年2/13～2/22(消有)	2/4 3/3	2/8 3/6	一般:2/4は選択=コミ英ⅠⅡ(リスニング除く)、国総(古漢除く)・現代文Bより1科目、選択=数ⅠA、化基、生基より1科目 / 3/3はコミ英ⅠⅡ(リスニング除く)、面接	30,000円

- ◇開校年　2012年
- ◇入学者　118名(男子83名/女子35名)
- ◇出身県　東京都・神奈川県・山梨県
- ◇主な実習先　日本医科大学多摩永山病院、イムス板橋リハビリテーション病院、東京慈恵会医科大学附属第三病院他
- ◇主な就職先　あきるの台病院、小平中央リハビリテーション病院、鶴川サナトリウム病院他

◇初年度納入金(卒業までの納入金)
1,850,000円
◇学校独自の奨学金制度
・東京医療学院大学特待生制度:減免[金額]翌年度授業料1/2免除[募集内容]人物に優れ、学業成績が優秀である学生に対し、表彰し授業料を減免する

◇学生寮　なし
◇特徴
医療の魅力を伝える大学。「人に優しく、社会に貢献できる人材の育成」が建学の精神です。

資料請求　●学校案内　無料　●願書　　WEB出願　可

東京工科大学

学校法人片柳学園　【理・作・言・共・総】学科

医療保健学部リハビリテーション学科
(1)言語聴覚学専攻(4年・40名)
(2)理学療法学専攻(4年・80名)
(3)作業療法学専攻(4年・40名)

〒144-8535　東京都大田区西蒲田5-23-22
【TEL】0120-444-925　【E-mail】pr@stf.teu.ac.jp
【交通】JR京浜東北線・東急池上線・東急多摩川線「蒲田」駅西口より徒歩2分

	出願日程	試験日程	合格発表	推薦基準・試験内容	受験料
公募推薦	－	－	－	※9月26日以降、該当する試験はありません	－
一般	〈A日程〉23年12/15～24/1/22(消有) 〈B日程〉24年2/9～2/19(必着)	2/7・8・9・10 2/29	2/16 3/13	一般:選択=英、数、理、国より3教科	33,000円

- ◇開校年　1986年
- ◇入学者　181名
- ◇出身県　－
- ◇主な実習先　初台リハビリテーション病院、村山医療センター、船橋市立リハビリテーション病院他
- ◇主な就職先　初台リハビリテーション病院、済生会湘南平塚病院他　※旧・理学療法/作業療法学科実績

◇初年度納入金(卒業までの納入金)
1,923,300円(6,801,300円)
◇学校独自の奨学金制度
・奨学生入試:給付[金額]5,200,000円[募集内容]奨学生合格者として入学された方に、返還不要の年額1,300,000円の奨学金を最長4年間支給

◇学生寮　なし
◇特徴
2021年4月にリハビリテーション学科[言語聴覚学専攻/理学療法学専攻/作業療法学専攻]を新設。これまでリハビリ分野において理学療法士、作業療法士を育成してきましたが、これに言語聴覚士の育成教育が加わり、より充実した医療教育体制へと進化しました。

資料請求　●学校案内　無料　●願書　※WEB出願　　WEB出願　可

東京都立大学【公】　理 作 社

学科
健康福祉学部
(1)理学療法学科(4年・35名)
(2)作業療法学科(4年・40名)

〒192-0397　東京都八王子市南大沢1-1
【TEL】042-677-1111
【交通】京王相模原線「南大沢」駅より徒歩約5分(1年次通学キャンパス)

	出願日程		試験日程	合格発表	推薦基準・試験内容	受験料
公募推薦	23年11/1～11/4	書類審査 (2次)11/25		11/17 (2次)12/18	推薦は専願、現役生のみ、4.0以上、定員(1)10名、(2)15名 推薦:1次は書類審査、2次は書類審査、小論文、面接(口頭試問含む)	17,000円
一般	24年1/22～2/2 (一次は大学入学共通テスト利用)		2/26 3/12	3/8 3/21	一般:面接(口頭試問含む)、書類審査	17,000円

◇開校年　2005年
◇入学者　(1)36名(2)45名
◇出身県
◇主な実習先　専門の実習先も充実しています。
◇主な就職先　東京慈恵会医科大学附属病院、東京女子医科大学附属病院、東京都リハビリテーション病院他

◇初年度納入金(卒業までの納入金)
661,800円～802,800円(－)
◇学校独自の奨学金制度
・授業料の減免または免除の制度あり

◇学生寮　あり
◇特徴
多種多様な健康・医療課題を有する方々と時間を共有し、その方々を敬愛し寄り添うことができ、かつ、自己の成長とともに豊かな人間性を得るために自己研鑽できる人材を育成します。大都市の健康未来を創ることのできる実践的医療職・専門職を養成します。

資料請求　●学校案内　本体無料　送料実費　●願書　※WEB出願　　　WEB出願　可

神奈川県立保健福祉大学【公】　理 作 社

学科
保健福祉学部
リハビリテーション学科
(1)理学療法学専攻(4年・20名)
(2)作業療法学専攻(4年・20名)

〒238-8522　神奈川県横須賀市平成町1-10-1
【TEL】046-828-2511　【E-mail】admission@kuhs.ac.jp
【交通】京浜急行線「県立大学」駅より徒歩7分、「横須賀中央」駅より徒歩約15分

	出願日程	試験日程	合格発表	推薦基準・試験内容	受験料
公募推薦	23年11/1～11/6(消有)	11/23	12/8	推薦は専願のみ、県内在住または在学の現役生のみ、3.8以上、定員(1)(2)各9名 推薦:小論文、面接	17,000円
一般	24年1/22～2/2(消有) (一次は大学入学共通テスト利用)	2/25	3/6	一般:面接	17,000円

◇開校年　2003年
◇入学者　37名(男子11名/女子26名)
◇出身県　神奈川県・東京都・静岡県
◇主な実習先　横浜市立みなと赤十字病院、横浜なみきりハビリテーション病院他
◇主な就職先　鎌倉リハビリテーション聖テレジア病院、湘南鎌倉総合病院、東神奈川リハビリテーション病院他

◇初年度納入金(卒業までの納入金)
817,800円～1,099,800円(－)
◇学校独自の奨学金制度

◇学生寮　なし
◇特徴
ヒューマンサービスの理念の下、専門分野のみならずトータルに保健・医療・福祉を学びます。高い国家試験合格率、就職率の実績があります。

資料請求　●学校案内　本体無料　要送料　●願書　※WEB出願　　　WEB出願　可

学校法人北里研究所
北里大学　理 作 言 社

学科
医療衛生学部リハビリテーション学科
(1)理学療法学専攻(4年・45名)
(2)作業療法学専攻(4年・40名)
(3)言語聴覚療法学専攻(4年・30名)

〒252-0373　神奈川県相模原市南区北里1-15-1
【TEL】042-778-9760　【交通】小田急線「相模大野」駅(北口)下車、神奈川中央交通バス1番乗り場より北里大学病院行、北里大学経由相模原駅南口行に乗車「北里大学病院・北里大学」下車

	出願日程	試験日程	合格発表	推薦基準・試験内容	受験料
公募推薦	23年11/1～11/10(消有)	11/26	12/6	推薦は1浪まで可、定員(1)8名、(2)6名、(3)8名 推薦:小論文、面接、書類審査	33,000円
一般	〈前期〉23年12/15～24/1/19(消有) 〈後期〉24年2/9～2/22(消有)	2/3 3/2	2/9 3/8	一般:コミ英ⅠⅡ・英語Ⅰ、選択=国総(古漢除く)、数ⅠⅡA、物基・物、化基・化、生基・生より2科目	33,000円

◇開校年　1962年
◇入学者　114名(男子32名/女子82名)
◇出身県　神奈川県・東京都・静岡県
◇主な実習先　北里大学病院、北里大学北里研究所病院他
◇主な就職先　北里大学病院、北里大学北里研究所病院、東京慈恵会医科大学附属病院他

◇初年度納入金(卒業までの納入金)
1,800,000円(－)
◇学校独自の奨学金制度
・北里大学学生表彰による奨学金(北島賞):給付[金額]100,000円[募集定員]各学年、各学科2名程度
・北里大学給付奨学金制度:給付[年額]学費年額の1/2相当額[募集定員]25名程度

◇学生寮　なし
◇特徴
高度化した医療の現場では、チーム医療を支える有能なメディカルスタッフが求められています。そのニーズに応えるために、医療衛生学部では、豊かな人間性と創造性に富み、高い専門知識・技術をもった人材を育てています。

資料請求　●学校案内　無料　●願書　※WEB出願　　　WEB出願　可

学校法人国際医療福祉大学
国際医療福祉大学　小田原キャンパス　理 作 共 総 社

学科
小田原保健医療学部
(1)理学療法学科(4年・80名)
(2)作業療法学科(4年・40名)

〒250-8588　神奈川県小田原市城山1-2-25(本校舎)
【TEL】0465-21-0361　【E-mail】od-nyushi@iuhw.ac.jp
【交通】JR東海道本線・東海道新幹線・小田急線・箱根登山鉄道・大雄山線「小田原」駅隣接

	出願日程	試験日程	合格発表	推薦基準・試験内容	受験料
公募推薦	23年11/1～11/9(消有)	11/18	12/1	推薦は専願のみ、1浪まで可、3.5以上 推薦:学科適性試験(基礎学力試験)、小論文、面接	30,000円
一般	〈前期〉23年12/19～24/1/16(消有) 〈後期〉24年2/13～2/22(消有)	1/28・29・30 3/2	2/7 3/8	一般:1/28・29・30はコミ英ⅠⅡ・英語Ⅰ、小論文、選択=国総(古漢除く)、日B、数ⅠA、数ⅡB、物基・物、化基・化、生基・生、物基・化基・生基・化基より1科目 3/2はコミ英ⅠⅡ・英語Ⅰ、面接	30,000円

◇開校年　1995年
◇入学者　(1)89名(2)46名
◇出身県　神奈川県・静岡県・東京都
◇主な実習先　国際医療福祉大学熱海病院、国際医療福祉大学三田病院、山王病院他
◇主な就職先　国際医療福祉大学熱海病院、国際医療福祉大学三田病院、国際医療福祉大学市川病院他

◇初年度納入金(卒業までの納入金)
1,600,000円(6,100,000円)
◇学校独自の奨学金制度
・特待奨学生制度(4年間):給付[年額]授業料の最大100%相当額
・国際医療福祉大学年間成績優秀者:給付[年額]授業料の50%

◇学生寮　－
◇特徴
全国にある多くの附属病院や関連施設が教育、実習をバックアップ。さらに医療福祉現場での「チーム医療・チームケア」を学部学科の垣根を越えて学べる。国家試験は毎年全国トップクラスの合格率。アットホームで手厚い教育・指導が受けられる大学です。

資料請求　●学校案内　無料　●願書　※WEBで確認　　　WEB出願　可

大学　看護師　診療放射線技師　臨床工学技士　臨床検査技師　理学療法士　作業療法士　言語聴覚士　歯科衛生士　歯科技工士　柔道整復師　はり師・きゅう師　あん摩マッサージ指圧師　視能訓練士　義肢装具士　救急救命士

湘南医療大学（学校法人湘南ふれあい学園）

理 作 共 総

学科 保健医療学部リハビリテーション学科
(1)理学療法学専攻（4年・40名）
(2)作業療法学専攻（4年・40名）

〒244-0806　神奈川県横浜市戸塚区上品濃16-48
【TEL】045-821-0115　【E-mail】nyushi@sums.ac.jp
【交通】JR横須賀線・湘南新宿ライン「東戸塚」駅より徒歩12分

出願日程	試験日程	合格発表	推薦基準・試験内容	受験料
公募推薦〈Ⅰ期〉23年10/6～10/20(必着)〈Ⅱ期〉23年12/25～24年1/15(必着)	10/29、11/12 1/21	12/1 1/24	推薦は専願、現役生のみ、10/29、11/12（複数日受験可）(1)は3.4以上、(2)は3.2以上、1/21(1)は3.2以上、(2)は3.0以上、定員(1)(2)各20名 推薦：面接、書類審査、選択＝国総（古漢除く）、数Ⅰ、コミ英ⅠⅡ・英表より3科目から2科目 ※英語外部試験成績利用可	30,000円
一般〈Ⅰ期〉24年1/4～1/19(必着)〈Ⅱ期〉24年2/5～2/16(必着)	1/27、28 2/23	2/1 2/28	一般：面接、書類審査、選択＝国総（古漢除く）、数Ⅰ、コミ英ⅠⅡ・英表Ⅰ、生基より4科目から2科目(1/27、28は複数日受験可) ※英語外部試験成績利用可	30,000円

◇開校年　2015年
◇入学者　－
◇出身県　－
◇主な実習先　－
◇主な就職先　－

◇初年度納入金（卒業までの納入金）
(1)(2)1,760,000円(6,800,000円)
◇学校独自の奨学金制度
・ふれあいグループ奨学金：貸与［月額］50,000円または30,000円［募集内容］本学の学生にふれあいグループが選考基準に基づき貸与

◇学生寮　なし
◇特徴
大学の関連病院、福祉施設、訪問看護センターなどのさまざまなグループ内の施設で実習を行うことができます。また少人数チューター制を導入しています。入学から卒業まで確実なステップアップを目指して進路相談・国試対策などのアドバイスを行っています。

資料請求　●学校案内　無料　●願書　無料　　WEB出願　可

昭和大学（学校法人昭和大学）

理 作 共

学科 保健医療学部リハビリテーション学科
(1)理学療法学専攻（4年・35名）
(2)作業療法学専攻（4年・25名）

〒226-8555　神奈川県横浜市緑区十日市場町1865
【TEL】045-985-6503
【交通】JR横浜線「十日市場」駅よりバス

出願日程	試験日程	合格発表	推薦基準・試験内容	受験料
公募推薦23年11/1～11/10(必着)	11/25	12/1	推薦は専願、現役生のみ、定員(1)9名(2)6名（特別協定校含む） 推薦：コミ英Ⅰ、小論文、面接、選択＝国総（現代文のみ）、数Ⅰ（データの分析を除く）より1科目、物基、化基、生基より1科目	35,000円
一般〈Ⅰ期〉23年12/6～24年1/16(必着)〈Ⅱ期〉24年2/1～2/14(必着)	2/1 3/3	2/7 3/5	一般：コミ英ⅠⅡ・英表Ⅰ、面接、選択＝国総（現代文のみ）、数ⅠA（データの分析を除く）より1科目、物基・物、化基・化、生基・生より1科目	35,000円

◇開校年　1928年
◇入学者　50名（男子19名/女子31名）
◇出身県　神奈川県・東京都・長野県
◇主な実習先　本学附属病院（昭和大学病院、昭和大学藤が丘病院、昭和大学横浜市北部病院他）
◇主な就職先　本学附属病院

◇初年度納入金（卒業までの納入金）
2,419,000円(8,089,000円)
◇学校独自の奨学金制度
・昭和大学特別奨学金：貸与［年額］500,000円［募集内容］全学部・全学年を対象とした無利息で卒業後10年間で返済するもの
・シンシアー奨学金：給付［年額］2・3・4年次の当該年度の授業料相当［募集内容］全学部を対象（定員あり）としたもの

◇学生寮　あり
◇特徴
医学部、歯学部、薬学部、保健医療学部（看護学科、リハビリテーション学科理学療法学専攻/作業療法学専攻）からなる医療系総合大学です。1年次は富士吉田で寮生活を送り「チーム医療」に必要な思いやり・助け合いの心を養います。2年次より専門的な知識や技術を習得し、全学部生が附属病院で実習を行います。

資料請求　●学校案内　無料　●願書　配布なし　　WEB出願　可

新潟医療福祉大学（学校法人新潟総合学園）

理 作 言 共 総 社

学科 リハビリテーション学部
(1)理学療法学科（4年・120名）
(2)作業療法学科（4年・50名）
(3)言語聴覚学科（4年・40名）

〒950-3198　新潟県新潟市北区島見町1398
【TEL】025-257-4459　【E-mail】nyuusi@nuhw.ac.jp
【交通】JR白新線「豊栄」駅よりスクールバス20分

出願日程	試験日程	合格発表	推薦基準・試験内容	受験料
公募推薦〈前期〉23年11/1～11/9(消有)〈後期〉23年12/1～12/11(消有)	11/25 12/16	12/6 12/20	推薦は専願のみ、1浪まで可、(1)3.5以上(2)3.0以上、定員(1)10名(2)6名(3)前期2名・後期2名 推薦：書類審査、小論文、面接〈(1)(2)対面型個人、(3)対面型グループ〉 ※12/16は(3)のみ実施	35,000円(32,000円)
一般〈前期〉23年12/18～24年1/15(消有)〈後期〉24年2/5～2/19(消有)	2/1・2 2/29	2/16 3/8	一般：2/1・2はコミ英ⅠⅡ・英表Ⅰ（リスニング除く）、国総（古漢除く）、選択＝数Ⅰ・A、物基・生基、物基・生基、化基・生基、物、化、生、世B、日B、地理Bより1科目※(1)は世B、日B、地理B除く 2/29はコミ英ⅠⅡ・英表Ⅰ（リスニング除く）、国総（古漢除く）、数ⅠA（数ⅠAは受験任意） ※2/1・2は自由選択制（両日受験可）	35,000円(32,000円)

◇開校年　2001年
◇入学者　(1)142名(2)46名(3)28名
◇出身県　新潟県、山形県・長野県
◇主な実習先　新潟リハビリテーション病院、新潟中央病院、新潟脳外科病院他
◇主な就職先　新潟リハビリテーション病院、新潟大学医歯学総合病院、山形県酒田市病院機構他

◇初年度納入金（卒業までの納入金）
1,850,000円(6,350,000円)
◇学校独自の奨学金制度
・新潟医療福祉大学奨学金制度：給付［年額］250,000円［募集内容］在籍する2～4年生のうち、経済的な理由により修学を継続でかつ成績が優秀者
・新潟医療福祉大学進学応援奨学金制度：給付［金額］融資元本3,000,000円を上限とする教育ローンの利子相当額［募集内容］各学部に在籍し、学費の支弁が困難な者

◇学生寮　なし
◇特徴
全15学科で国家資格をはじめとした専門資格の取得に対応。国家試験合格率、就職内定率ともに全国トップレベルの実績を達成しています！

資料請求　●学校案内　無料　●願書　無料　　WEB出願　可

新潟リハビリテーション大学（学校法人北都健勝学園）

理 作 共 総 社

学科 医療学部リハビリテーション学科
(1)理学療法学専攻（4年・40名）
(2)作業療法学専攻（4年・20名）

〒958-0053　新潟県村上市上の山2-16
【TEL】0254-56-8292　【E-mail】nyuusi@nur.ac.jp
【交通】JR羽越本線「村上」駅よりバス約15分

出願日程	試験日程	合格発表	推薦基準・試験内容	受験料
公募推薦〈第1回〉23年11/1～11/14(必着)〈第2回〉23年11/30～12/14(必着)	11/18 12/16	12/1 12/22	推薦は専願のみ、1浪まで可、3.0以上、定員37名 推薦：小論文、面接	30,000円
一般24年1/9～1/31(必着)	2/3	2/16	一般：国総（古漢除く）、書類審査、選択＝コミ英ⅠⅡ（リスニング除く）、物基、化基、生基、記述式総合問題より1科目	25,000円

◇開校年　2010年
◇入学者　41名（男子25名/女子16名）
◇出身県　新潟県、山形県・福島県
◇主な実習先　総合リハビリテーションセンターみどり病院、鶴岡協立リハビリテーション病院、会津中央病院他
◇主な就職先　新発田リハビリテーション病院、鶴岡市立荘内病院、公益財団法人会田病院他

◇初年度納入金（卒業までの納入金）
1,750,000円(－)
◇学校独自の奨学金制度
・医療学部奨学金：給付［年額］360,000円［募集内容］修学の意思があるにもかかわらず何らかの理由により修学が困難な学生
・卓越した学生に対する授業料減免制度：減免［金額］後期授業料［募集内容］成績優秀かつ、他の学生の模範と認められる人

◇学生寮　なし
◇特徴
「人の心の杖であれ」の精神を礎とした崇高な倫理観を備え、優れた医療人としての厳格さと慈愛を併せ持つ全人教育を目指し、わが国の医療分野に貢献する事を目的とする。

資料請求　●学校案内　無料　●願書　無料　　WEB出願　可

（左欄：看護師／臨床検査技師 診療放射線技師 臨床工学技士／理学療法士 作業療法士 言語聴覚士／歯科衛生士 歯科技工士／あん摩マッサージ指圧師 はり師・きゅう師 柔道整復師／視能訓練士 義肢装具士 救急救命士）

金沢大学【国】

理 作

学科	医薬保健学域保健学類 (1)理学療法学専攻(4年・15名) (2)作業療法学専攻(4年・15名)	〒920-0942　石川県金沢市小立野5-11-80 【TEL】076-265-2515 【交通】JR線「金沢」駅より北陸鉄道バス「金沢学院大学」行き等に乗車し、小立野(こだつの)で下車(約20分)

	出願日程		試験日程	合格発表		推薦基準・試験内容		受験料
公募推薦	23年11/1～11/8 (大学入学共通テスト利用)		12/2	2/13	推薦	推薦は専願、現役生のみ、定員各5名 推薦=書類審査、口述試験		17,000円
一般	24年1/22～2/2 (大学入学共通テスト利用)		2/25	3/9		一般:コミ英ⅡⅢ・英表ⅠⅡ、選択=物基・物、化基・化、生基・生より2科目		17,000円

◇開校年　1995年
◇入学者　(1)16名(2)15名
◇出身県　石川県・静岡県・富山県
◇主な実習先　金沢大学附属病院をはじめとした北陸3県内の病院・施設他
◇主な就職先　金沢大学附属病院など全国の大学病院、国立病院機構各機関、各自治体医療機関他

◇初年度納入金(卒業までの納入金)
823,170円(一)
◇学校独自の奨学金制度
・金沢大学学生特別支援制度:給付

◇学生寮　なし
◇特徴
本学には両専攻があり、理学療法士は基本的動作能力の改善や回復を目指し、作業療法士は日常生活や社会生活に適応できるよう応用的機能や能力の改善を目指します。

資料請求　●学校案内　本体無料　送料250円　●願書　※WEB出願のみ　　WEB出願　可

学校法人金城学園
金城大学

理 作 共 総

学科	医療健康学部 (1)理学療法学科(4年・60名) (2)作業療法学科(4年・30名)	〈笠間キャンパス〉 〒924-8511　石川県白山市笠間町1200番地(金沢市南郊) 【TEL】076-276-5175　【E-mail】nyushi@kinjo.ac.jp 【交通】JR線「加賀笠間」駅よりシャトルバス3分

	出願日程		試験日程	合格発表		推薦基準・試験内容		受験料
公募推薦	23年11/1～11/10(必着)		11/19	12/1	推薦	推薦は専願のみ、1浪まで可、3.5以上、定員(1)15名(2)7名(指定校等含む) 推薦=面接、小論文、書類審査		30,000円
一般	〈前期〉23年12/18～24年1/18(必着) 〈後期〉24年2/12～2/21(必着)		2/1・2・3 3/3	2/10 3/9		一般:コミ英ⅠⅡ・英表Ⅰ、書類審査、選択=国総(古漢除く)、数ⅠA、理(物基・物、化基・化、生基・生)より1科目または物基、化基、生基より2科目)より2科目		30,000円

◇開校年　2000年
◇入学者　(1)72名(2)23名
◇出身県　―
◇主な実習先　―
◇主な就職先　―

◇初年度納入金(卒業までの納入金)
1,680,000円(6,270,000円)
◇学校独自の奨学金制度
・成績優秀者奨学生制度:減免[年額]A:960,000円、B:650,000円[募集内容]一般選抜の成績優秀者に対し、入学初年度の年間授業料より減免

◇学生寮　なし
◇特徴

資料請求　●学校案内　本体無料　送料無料　●願書　―　　WEB出願　可

学校法人北陸大学
北陸大学

理 共 総 社

学科	医療保健学部 理学療法学科(4年・60名)	〒920-1180　石川県金沢市太陽が丘1-1 【TEL】076-229-2840　【E-mail】koho@hokuriku-u.ac.jp 【交通】JR北陸線「金沢」駅よりバス約30分

	出願日程		試験日程	合格発表		推薦基準・試験内容		受験料
公募推薦	〈第1回〉23年11/1～11/10(必着) 〈第2回〉23年12/1～12/11(必着)		11/19 12/16	12/1 12/25	推薦	推薦は併願可、1浪まで可、3.2以上、定員15名(指定校含む) 推薦=書類審査、小論文、面接		20,000円
一般	〈A日程〉23年12/18～24年1/19(必着) 〈B日程〉24年2/5～2/19(必着)		1/31、2/1 2/27	2/9 3/2		一般:コミ英ⅠⅡ・英表Ⅰ、書類審査、選択=国総(現代文のみ)、数ⅠAより1科目、化基・化、生基・生、化基・生基より1科目 ※選抜日自由選択制度		20,000円

◇開校年　1975年
◇入学者　62名(男子33名/女子29名)
◇出身県　石川県・富山県・福井県
◇主な実習先　―
◇主な就職先　※2023年学科開設のため実績なし

◇初年度納入金(卒業までの納入金)
1,700,000円(6,200,000円)
◇学校独自の奨学金制度
・特待生奨学金(S・A特待生):給付[年額]1,100,000円[募集内容]対象入試は一般選抜A日程のみ。条件など詳しくは本学HP・募集要項にて
・21世紀人材育成奨学金:給付[年額]200,000円(1年次のみ)[募集内容]対象入試は21世紀型医療人育成方式。詳しくは本学HP・募集要項にて

◇学生寮　あり
◇特徴
医療・介護施設などへの実践的、体系的な臨床実習を通して、医療専門職に不可欠な倫理観、使命感、責任感を養い、スポーツ外傷・障害の予防、介護予防、生活習慣病予防などについても学べ、全世代の健康に優しく寄り添える理学療法士を養成します。

資料請求　●学校案内　無料　●願書　※WEBのみ　　WEB出願　可(特別選抜を除くすべて)

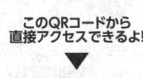

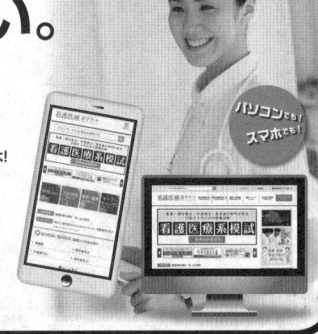
右サイドバー(縦書き):
大学 / 看護師 / 診療放射線技師 / 臨床工学技士 / 臨床検査技師 / 理学療法士 / 作業療法士 / 言語聴覚士 / 歯科技工士 / 歯科衛生士 / 柔道整復師 / はり師・きゅう師 / あん摩マッサージ指圧師 / 視能訓練士 / 義肢装具士 / 救急救命士

左側縦項目: 看護師 / 臨床検査技師・臨床工学技士・診療放射線技師 / 理学療法士・作業療法士・言語聴覚士 / 歯科衛生士・歯科技工士 / あん摩マッサージ指圧師・はり師・きゅう師・柔道整復師 / 視能訓練士・義肢装具士・救急救命士

福井医療大学

学校法人新田塚学園

理・作・言・共・総・社

学科	保健医療学部リハビリテーション学科 (1)理学療法学専攻(4年・50名) (2)作業療法学専攻(4年・40名) (3)言語聴覚学専攻(4年・30名)

〒910-3190 福井県福井市江上町55-13-1
【TEL】0776-59-2207 【E-mail】daigaku@fukui-hsu.ac.jp
【交通】京福バス「福井」駅4番乗り場より「福井医療大学前」下車

	出願日程	試験日程	合格発表	推薦基準・試験内容	受験料
公募推薦	〈Ⅰ〉23年11/1～11/10(必着) 〈Ⅱ〉23年11/14～12/1(必着)	11/17 12/8	11/27 12/15	推薦は定員(1)15名(2)12名(3)9名 推薦:11/17は小論文、面接 12/8は面接、選択=国総(現代文のみ)、数ⅠA、英(リスニング除く)、化基、生基、現社より2科目(理科同時選択不可)	30,000円
一般	〈第1次〉24年1/9～1/26(必着) 〈第2次〉24年2/14～2/29(必着)	2/7・8 3/7	2/16 3/15	一般:選択=国総(現代文のみ)、数ⅠA、英(リスニング除く)、理(化基・生基、化、生より1科目)、現社より3科目	30,000円

◇開校年 2017年
◇入学者 (1)58名(2)17名(3)20名
◇出身県 福井県・石川県・富山県
◇主な実習先 福井総合病院、福井総合クリニック、福井病院他
◇主な就職先 福井総合病院、嶋田病院、富山県立中央病院

◇初年度納入金(卒業までの納入金)
1,500,000円～1,850,000円(5,250,000円～6,650,000円)
◇学校独自の奨学金制度
・特待生制度:免除[金額]入学金および授業料[募集内容]
本学全選抜受験者で、成績、収入基準の条件を満たす者

◇学生寮 あり
◇特徴
高齢社会に無くてはならない各種の医療職を充実した関連施設と教育システムで育成します。

資料請求 ●学校案内 無料 ●願書 無料 WEB出願 可

健康科学大学

学校法人健康科学大学

理・作・共・総

学科	健康科学部リハビリテーション学科 (1)理学療法学コース(4年・80名) (2)作業療法学コース(4年・40名)

〒401-0301 山梨県南都留郡富士河口湖町小立7187
【TEL】0555-83-5231 【E-mail】nyuushi@kenkoudai.ac.jp
【交通】富士急行線「河口湖」駅よりスクールバス約15分

	出願日程	試験日程	合格発表	推薦基準・試験内容	受験料
公募推薦	〈Ⅰ期〉23年11/1～11/15(消有) 〈Ⅱ期〉23年11/27～12/12(消有)	11/25 12/16	12/5 12/25	推薦は併願可、1浪まで可、(1)3.3以上(2)3.0以上、定員11/25は(1)15名(2)5名、12/16は各若干名 推薦:書類審査、小論文、面接	0円
一般	〈Ⅰ期〉24年1/5～1/19(消有) 〈Ⅱ期〉24年1/23～2/9(消有)	2/1 2/15	2/12 2/26	一般:2/1は選択=国総(古漢除く)、コミ英Ⅰ・Ⅱ(リスニング除く)、数ⅠA、理(物基、化基、生基より1科目)、現社より2科目 2/15は選択=国総(古漢除く)、コミ英Ⅰ・Ⅱ(リスニング除く)、数ⅠAより2科目	0円

◇開校年 2003年
◇入学者 (1)66名(2)31名
◇出身県 山梨県・長野県・静岡県
◇主な実習先 健康科学大学クリニック、甲州リハビリテーション病院、山梨赤十字病院他
◇主な就職先 山梨赤十字病院、山梨県立中央病院、信州大学医学部附属病院他

◇初年度納入金(卒業までの納入金)
1,600,000円(5,500,000円)
◇学校独自の奨学金制度
・入学特待生制度:給付[募集内容]一般選抜Ⅰ期(試験日:2/1)成績優秀者若干名に入学金相当額を支給

◇学生寮 なし
◇特徴
多彩なカリキュラムと少人数制のきめ細かな個別指導で、豊かで幅広い人間力を持った医療・福祉・心理の専門家を育成します。

資料請求 ●学校案内 無料 ●願書 HPからダウンロード WEB出願 可

帝京科学大学 東京西キャンパス

学校法人帝京科学大学

理・作・共・総

学科	医療科学部 (1)理学療法学科(4年・80名) (2)作業療法学科(4年・40名)

〒409-0193 山梨県上野原市八ツ沢2525(東京西キャンパス)
【TEL】0554-63-4411(東京西キャンパス)
【交通】JR中央線「上野原」駅よりバス5分

	出願日程	試験日程	合格発表	推薦基準・試験内容	受験料
公募推薦	23年11/1～11/20(必着)	11/26	12/1	推薦は併願可、浪人可 推薦:小論文、面接、書類審査	35,000円
一般	〈Ⅰ期〉23年12/18～24年1/12(必着) 〈Ⅱ期〉24年1/25～2/8(必着)	1/21・22・23 2/16	2/1 2/22	一般:書類審査、選択=コミ英Ⅰ・Ⅱ、国総(古漢除く)、数ⅠⅡAB、物基・物、化基・化、生基・生より2科目	35,000円

◇開校年 1990年
◇入学者 59名
◇出身県 —
◇主な実習先 —
◇主な就職先 —

◇初年度納入金(卒業までの納入金)
1,815,370円(6,465,370円)
◇学校独自の奨学金制度
・帝京科学大学特待生:免除[金額]一般選抜試験(Ⅰ期)合格者のうち、学部・学科・コースを問わず上位100位以内の成績優秀者に授業料の半額
・帝京科学大学奨学金:減免[金額]申請学期授業料の半額[募集内容]いずれも詳細は入学試験要項で確認

◇学生寮 なし
◇特徴
理学療法学科:理学療法に必要な知識や技術だけでなく、患者さんのこころをケアするための人間性も養います。
作業療法学科:対象者の心身の状態、生活や仕事へのニーズを的確にとらえ、その人に合ったリハビリテーションを行える作業療法士をめざします。

資料請求 ●学校案内 無料 ●願書 無料 WEB出願 可

信州大学【国】

理・作

学科	医学部 保健学科 (1)理学療法学専攻(4年・18名) (2)作業療法学専攻(4年・18名)

〒390-8621 長野県松本市旭3-1-1
【TEL】0263-37-2356 【E-mail】shinhp@shinshu-u.ac.jp
【交通】JR篠ノ井線「松本」駅よりバス「信州大学前」下車徒歩5分

	出願日程	試験日程	合格発表	推薦基準・試験内容	受験料
公募推薦	23年11/1～11/7(消有) (大学入学共通テスト利用)	11/23	2/8	推薦は専願、現役生のみ、4.0以上、定員(1)6名(2)5名 推薦:面接、書類審査	17,000円
一般	24年1/22～2/2(消有) (一次は大学入学共通テスト利用)	2/25 3/12	3/6 3/20	一般:2/25は数ⅠⅡAB、コミ英Ⅰ・Ⅱ・Ⅲ・英表Ⅰ・Ⅱ、書類審査 3/12は((2)のみ)面接、書類審査	17,000円

◇開校年 1949年
◇入学者 (1)19名(2)18名
◇出身県 長野県・愛知県・静岡県
◇主な実習先 信州大学医学部附属病院他
◇主な就職先 相澤病院、富山県立中央病院、富士見高原病院他

◇初年度納入金(卒業までの納入金)
817,800円(—)
◇学校独自の奨学金制度
・知の森基金奨学金:給付[年額]400,000円[募集内容]入学時に必要な学資の一部を奨学金として給付して支援することを目的とする

◇学生寮 あり
◇特徴
(1)理学療法の発展に寄与しうる高度な知識と技術を備え、国際感覚を身につけた理学療法士の育成を目指しています。
(2)将来リハビリテーション医療・保健・福祉の分野で指導的役割を担っていけるように教育を行っていきます。

資料請求 ●学校案内 本体無料 送料215円 ●願書 ※WEB出願 WEB出願 可

長野保健医療大学

学校法人四徳学園

理 作 共 総 社

学科	保健科学部 リハビリテーション学科 (1)理学療法学専攻(4年・40名) (2)作業療法学専攻(4年・40名)	〒381-2227　長野県長野市川中島町今井原11-1 【TEL】026-283-6111　【E-mail】info@shitoku.ac.jp 【交通】JR信越本線「今井」駅より徒歩2分

	出願日程	試験日程	合格発表	推薦基準・試験内容	受験料
公募推薦	23年11/1～11/13	11/18	12/1	推薦は専願のみ、1浪まで可、3.3以上、定員各20名(指定校・自己推薦含む) 推薦:小論文、面接	30,000円
一般	〈Ⅰ期〉24年1/9～1/29 〈Ⅱ期〉24年2/13～2/19 〈Ⅲ期〉24年3/6～3/11	2/3 2/23 3/13	2/9 3/1 3/15	一般:2/3、2/23は国総(古漢除く)、コミ英ⅠⅡ(リスニング除く)、面接、選択=数ⅠA・物基・化基・化基・生基・物基より1科目 3/13は小論文、面接 ※3/13は実施しない場合あり	30,000円

◇開校年　2015年
◇入学者　86名(男子39名/女子47名)
◇出身県　長野県・新潟県
◇主な実習先　※本学webサイトをご覧ください
◇主な就職先　※本学webサイトをご覧ください

◇初年度納入金(卒業までの納入金)
1,600,000円(5,800,000円)
◇学校独自の奨学金制度
・特別奨学生S:免除[金額]4年間の授業料(3,600,000円)[募集内容]一般Ⅰ期入試優秀合格者対象
・特別奨学生A:免除[金額]4年間の授業料の1/3(300,000円)[募集内容]一般Ⅰ期入試優秀合格者対象

◇学生寮　なし
◇特徴
「四徳」の精神を礎とした教育理念をもって「仁心妙術」を育む教育を実践し、有為な医療人としての知識技能を修得するとともに健康な心身と豊かな人間性を併せ持つ人材の育成を図り、我が国の保健医療に貢献することを目的とします。

資料請求　●学校案内　無料　●願書　無料　　WEB出願　可

聖隷クリストファー大学

学校法人聖隷学園

理 作 言 共 総

学科	リハビリテーション学部 (1)理学療法学科(4年・40名) (2)作業療法学科(4年・30名) (3)言語聴覚学科(4年・25名)	〒433-8558　静岡県浜松市北区三方原町3453 【TEL】053-439-1401　【E-mail】cl-entrance@seirei.ac.jp 【交通】JR線「浜松」駅北口より遠州鉄道バス15番のりば「聖隷三方原病院経由気賀・三ヶ日行」乗車「聖隷三方原病院」下車後徒歩約3分

	出願日程	試験日程	合格発表	推薦基準・試験内容	受験料
公募推薦	23年11/1～11/9(消有)	11/18	12/1	推薦は専願、現役生のみ、3.5以上、定員(1)8名(2)7名(3)6名(公募以外を含む) 推薦:小論文、面接、書類審査	30,000円
一般	〈前期〉24年1/10～1/29(消有) 〈後期〉24年2/13～2/22(消有)	2/5 2/29	2/16 3/6	一般:2/5は書類審査、選択=国総(古漢除く)、数ⅠA、物基、化基、生基、コミ英ⅠⅡ・英表Ⅰより3教科3科目または2教科2科目 2/29は面接、書類審査、選択=国総(古漢除く)、数ⅠA、化基、生基、コミ英ⅠⅡ・英表Ⅰより2教科2科目	30,000円

◇開校年　1992年
◇入学者　(1)49名(2)23名(3)17名
◇出身県　静岡県・愛知県・岐阜県
◇主な実習先　聖隷三方原病院、聖隷浜松病院、浜松市リハビリテーション病院他
◇主な就職先　浜松市リハビリテーション病院、聖隷浜松病院、聖隷三方原病院他

◇初年度納入金(卒業までの納入金)
(1)(2)1,700,000円(6,200,000円)、(3)1,642,000円(5,968,000円)
◇学校独自の奨学金制度
・菅野・太田・長谷川奨学金:貸与[月額]64,000円
・大学同窓会・後援会奨学金:貸与[月額]40,000円

◇学生寮　なし
◇特徴
アクティブラーニングやICT(情報通信技術)を積極的に取り入れ、課題発見能力や主体性、創造性を養います。また、多様な実習により、確かな実践力も体得。「国際保健医療福祉プログラム」では、グローバル社会に貢献できる人材の育成をめざしています。

資料請求　●学校案内　無料　●願書　※HPに掲載　　WEB出願　可

常葉大学

学校法人常葉大学

理 作 共 社

学科	(1)健康科学部静岡理学療法学科(4年・60名) (2)保健医療学部理学療法学科(4年・40名) (3)保健医療学部作業療法学科(4年・40名)	(静岡水落キャンパス)〒420-0831　静岡県静岡市葵区水落町1-30 (浜松キャンパス)〒431-2102　静岡県浜松市北区都田町1230 【TEL】054-263-1126　【E-mail】nyushi@tokoha-u.ac.jp 【交通】(水落)JR「静岡」駅より徒歩約15分 (浜松)JR「浜松」駅より遠州鉄道バス「常葉大学正門」下車

	出願日程	試験日程	合格発表	推薦基準・試験内容	受験料
公募推薦	23年10/13～11/1(消有)	11/12	11/25	推薦は専願のみ、1浪まで可、(1)(2)3.5以上、(3)3.3以上、 推薦:小論文、面接、書類審査((1)のみ外部試験等加点あり)	30,000円
一般	〈前期〉24年1/5～1/17(消有) 〈後期〉24年2/5～2/21(消有)	1/30・31 3/5	2/16 3/16	学科により異なりますので、大学HPから入試要項をご確認ください	30,000円

◇開校年　2013年
◇入学者　(1)63名(2)47名(3)27名
◇出身県　静岡県・山梨県・愛知県
◇主な実習先　静岡県立総合病院、常葉大学リハビリテーション病院、静清リハビリテーション病院他
◇主な就職先　JA静岡厚生連遠州病院、浜松市リハビリテーション病院、静岡リハビリテーション病院他

◇初年度納入金(卒業までの納入金)
1,790,000円(6,440,000円)
◇学校独自の奨学金制度
・奨学生入試　奨学生A・B:減免[年額]授業料の A:全額　B:半額=原則2年、審査を経て2年目以降継続[募集内容]出願期間11/13～27、試験日12/9、合格発表12/22=一般合格あり
・特別奨学生:免除[年額]授業料を最大200,000円減免[募集内容]一般入試前期日程、共通テスト利用入試前期日程の成績上位者各30名

◇学生寮　あり(女子のみ)※(1)のみ
◇特徴
医師、看護師など他の医療職と連携・協働して、病院はもちろん在宅医療など、地域のリハビリテーションを支える理学療法士、作業療法士を育成します。

資料請求　●学校案内　無料　●願書　HPよりダウンロード　　WEB出願　可(奨学生入試・一般入試・共通テストプラス・共通テスト利用入試)

愛知学院大学

学校法人愛知学院

言 共 総

学科	健康科学部 健康科学科言語聴覚士コース (4年180名※学科全体)	〒470-0195　愛知県日進市岩崎町阿良池12 【TEL】0561-73-1111　【E-mail】nyushi@dpc.agu.ac.jp 【交通】名古屋市営地下鉄東山線「藤が丘」駅よりバス11分

	出願日程	試験日程	合格発表	推薦基準・試験内容	受験料
公募推薦	23年10/27～11/2	11/11	12/1	推薦は併願可、1浪まで可、定員19名(学科全体) 推薦:適性検査(国・英)	35,000円
一般	〈前期A・B〉24年1/5～1/19 〈前期M〉24年1/15～1/19 〈中期〉24年2/5～2/25 〈後期〉24年2/2～2/25	2/1～4 2/5 2/15 3/7	2/14 2/14 2/24 3/16	一般:前期AのⅠ型(2/1～4)は国総(漢除く)・国表・現代文AB、コミ英ⅠⅡ・英表Ⅰ、選択=日B、世B、政経、数ⅠAⅡより1科目 前期AのⅡ型(2/2～4)はコミ英ⅠⅡ・英表Ⅰ、選択=数ⅠAⅡ、生基、化基より2科目 ※その他の日程の試験内容については、HP等でご確認ください	30,000円 (前期Bは 5,000円)

◇開校年　1876年
◇入学者　191名(男子96名/女子95名)
◇出身県　愛知県・岐阜県・三重県
◇主な実習先
◇主な就職先　名古屋市立大学病院、一宮市民病院、常滑市民病院

◇初年度納入金(卒業までの納入金)
1,429,000円(—)
◇学校独自の奨学金制度
・愛知学院大学　新入生応急奨学金:給付[金額]500,000円
・愛知学院大学　応急奨学金:給付[金額]500,000円

◇学生寮　あり
◇特徴
●身体だけではなく、心に寄り添う"生きる"を支える専門家を育てます。
●少人数制の強みを活かし、習熟度に応じてきめ細かく指導。
●国家試験対策も充実のサポート。

資料請求　●学校案内　無料　●願書　無料　　WEB出願　可

看護師

臨床検査技師　臨床工学技士　診療放射線技師

理学療法士　作業療法士　言語聴覚士

歯科衛生士　歯科技工士

柔道整復師　はり師・きゅう師　あん摩マッサージ指圧師

視能訓練士　義肢装具士　救急救命士

左端縦書き見出し：
看護師
臨床検査技師　臨床工学技士　診療放射線技師
理学療法士　作業療法士　言語聴覚士
歯科衛生士　歯科技工士
あん摩マッサージ指圧師　はり師・きゅう師　柔道整復師
視能訓練士　義肢装具士　救急救命士

愛知淑徳大学

学校法人愛知淑徳学園

【理】【言】【共】【総】【社】

学科：健康医療科学部　医療貢献学科
(1) 理学療法学専攻※(4年・40名)
(2) 言語聴覚学専攻(4年・40名)
※2024年4月開設予定指定校申請中

〒480-1197　愛知県長久手市片平二丁目9　【TEL】052-781-7084
【交通】地下鉄東山線「本郷」より名古屋市営バス「猪高緑地」行き乗車、または「藤が丘」より名鉄バス「愛知淑徳大学」行き乗車。いずれも終点下車すぐ

日程	出願日程	試験日程	合格発表	推薦基準・試験内容	受験料
公募推薦	23年11/1～11/4(消有)	11/11・12	12/1	推薦は併願可、現役生のみ、定員各7名　推薦：調査書、選択=国総(古漢除く)、コミ英ⅠⅡ、小論文より2科目	25,000円
一般	〈前期〉24年1/5～1/23(消有)　〈後期〉24年2/16～2/27(消有)	2/1・2・4・5・6　3/8	2/16　3/15	一般:2/1・2・4・5・6は選択=国総・現代文B・古典B、コミ英ⅠⅡ・英表ⅠⅡ、数ⅠⅡA、地歴(日B、世Bより1科目)、理(生基、化基より1科目)より2科目または3科目※地歴と理両方の選択は不可　3/8は選択=国総・現代文B・古典B、コミ英ⅠⅡ・英表ⅠⅡ、数ⅠⅡAより1科目	25,000円

◇開校年　1975年
◇入学者　(1)・(2)42名(男子7名/女子35名)
◇出身県　愛知県・岐阜県・三重県
◇主な実習先　(2)愛知淑徳大学クリニック、国立長寿医療研究センター、春日井市民病院他
◇主な就職先　(2)藤田医科大学病院、名古屋市総合リハビリテーションセンター、トヨタ記念病院

◇初年度納入金(卒業までの納入金)
(1)1,615,000円(－)、(2)1,585,000円(－)
◇学校独自の奨学金制度
・学業奨励奨学金:給付[年額]100,000円[募集内容]学部の3年生、4年生で特に学業成績優秀なものに給付・特別給付奨学金:給付[年額]500,000円[募集内容]主たる家計支持者の死亡、疾病、失業、破産による家計急変者が対象

◇学生寮　なし
◇特徴
(1)小児から成人・高齢者まで、すべての世代を対象としたチーム医療の一員として働くことのできる「理学療法士」を養成。
(2)言語聴覚障がいのある人のコミュニケーションをサポートするために検査・評価を行い、機能の回復を図る「言語聴覚士」を養成。

資料請求　●学校案内　無料　●願書　無料　　　WEB出願　可

星城大学

学校法人名古屋石田学園

【理】【作】【共】

学科：リハビリテーション学部　リハビリテーション学科
(1) 理学療法学専攻(4年・40名)
(2) 作業療法学専攻(4年・40名)

〒476-8588　愛知県東海市富貴ノ台2-172
【TEL】052-601-6000　【E-mail】nyushi@seijoh-u.ac.jp
【交通】名鉄常滑線・河和線「新日鉄前」駅より徒歩5分

日程	出願日程	試験日程	合格発表	推薦基準・試験内容	受験料
公募推薦	(1期)23年10/2～10/12(消有)　(2期)23年10/30～11/9(消有)　(3期)23年11/13～11/23(消有)	10/21　11/18　12/2	11/1　11/28　12/12	推薦は併願可、現役生のみ　推薦：基礎学力試験、面接、調査書	35,000円(30,000円)
一般	〈前期〉23年12/25～24年1/18(消有)　〈中期〉24年2/5～2/15(消有)	2/2・3・4　2/24	2/14　3/4	一般:コミ英ⅠⅡ・英表Ⅰ、書類、選択=国総(古漢除く)、数ⅠA、理(物基、化基、生基より2科目)より2科目	35,000円(30,000円)

◇開校年　2002年
◇入学者　65名(男子39名/女子26名)
◇出身県　愛知県・岐阜県・三重県
◇主な実習先　名古屋大学医学部附属病院、公立西知多総合病院、日本赤十字愛知医療センター
◇主な就職先　名古屋大学医学部附属病院、西知多総合病院、常滑市民病院他

◇初年度納入金(卒業までの納入金)
1,770,000円(6,330,000円)
◇学校独自の奨学金制度
・石田鐵彌先生建学の精神奨学金制度:給付[金額]4年間授業料全額または半額

◇学生寮　なし
◇特徴
東海地区随一の歴史と伝統を持ち、優れた教員による担任・副担任制度できめ細やかな指導を行い、上級生と下級生の交流企画「アドバイザーミーティング制度」の併用により、高い国家試験合格率を実現しています。

資料請求　●学校案内　無料　●願書　無料　　　WEB出願　可

中部大学

学校法人中部大学

【理】【作】【共】【総】【社】

学科：生命健康科学部
(1) 理学療法学科(4年・40名)
(2) 作業療法学科(4年・40名)

〒487-8501　愛知県春日井市松本町1200
【TEL】0120-873941　【E-mail】koho@office.chubu.ac.jp
【交通】JR中央本線「神領」駅よりバス約10分

日程	出願日程	試験日程	合格発表	推薦基準・試験内容	受験料
公募推薦	23年11/1～11/4(消有)	11/18	12/1	推薦は現役生のみ、(A)専願、3.5以上、(B)併願可、定員AB計(1)3名(2)4名　推薦：書類審査、小論文、適性検査(国)、面接	35,000円
一般	〈前期A・B方式〉24年1/5～1/16(消有)　〈前期AM・BM方式〉24年1/5～1/16(消有)　〈後期〉24年2/16～2/25(消有)	2/1・2・3　2/4・5　3/9	2/16　2/16　3/15	一般:A方式はコミ英ⅠⅡ・英表Ⅰ、選択=国総(古漢除く)・現代文B、数ⅠⅡAより1科目、地歴、理(物基、化基、生基より1科目)より高得点2科目　B方式は選択=コミ英ⅠⅡ・英表Ⅰ、国数(国総(古漢除く)・現代文B、数ⅠAより1科目)、理(物基、化基、生基より1科目)より高得点2科目　その他の日程の試験内容についてはHP等でご確認ください。	30,000円

◇開校年　1964年
◇入学者　(1)46名(2)40名
◇出身県　愛知県・岐阜県・三重県
◇主な実習先　(1)春日井市民病院、(1)(2)名古屋医療センター、(1)(2)名古屋大学医学部附属病院他
◇主な就職先　春日井市民病院、刈谷豊田総合病院、愛知医科大学病院他

◇初年度納入金(卒業までの納入金)
(1)1,755,300円(－)、(2)1,755,370円(－)
◇学校独自の奨学金制度
・中部大学育英奨学生:給付[年額]150,000円[募集内容]各学年100名程度
・同窓会育英奨学生:給付[年額]100,000円[募集内容]200名以上の他

◇学生寮　あり(1年男子のみ)
◇特徴
社会構造の変化に伴い、複雑になる医療問題に対応できる専門性を備えた理学療法士を養成します。社会の変化や医療技術の進歩に対応でき、障がいのある人が自分らしく生きることを支援できる人間性豊かな作業療法士を育成します。

資料請求　●学校案内　無料　●願書　WEB掲載のみ　　　WEB出願　可

豊橋創造大学

学校法人藤ノ花学園

【理】【共】【総】【社】

学科：保健医療学部　理学療法学科(4年・60名)

〒440-8511　愛知県豊橋市牛川町字松下20-1
【TEL】0532-54-9725　【E-mail】nyushi@sozo.ac.jp
【交通】JR線・名鉄「豊橋」駅よりバス15分

日程	出願日程	試験日程	合格発表	推薦基準・試験内容	受験料
公募推薦	(1期)23年11/1～11/13(消有)　(2期)23年11/29～12/11(消有)	11/18　12/16	12/1　12/26	推薦は11/18は専願のみ、12/16は併願可、1浪まで可、定員28名(指定校含む)　推薦：小論文(基礎学力問題を含む)、面接、書類審査	35,000円
一般	〈前期〉24年1/4～1/19(消有)　〈後期〉24年2/7～2/21(消有)	1/31　3/5	2/9　3/12	一般:1/31のA方式は国総(現代文のみ)、選択=コミ英ⅠⅡ、数ⅠA、理(物基、化基、生基より2科目)より2科目、書類審査　1/31のB方式・3/5は選択=国総(現代文のみ)、コミ英ⅠⅡ、数ⅠA、理(物基、化基、生基より2科目)より2科目、書類審査	35,000円

◇開校年　1996年
◇入学者　63名(男子40名/女子23名)
◇出身県　愛知県・静岡県・長野県
◇主な実習先　医療法人大光生会、豊橋整形外科江崎病院、第二成田記念病院他
◇主な就職先　大光生会病院、可知病院、大須病院他

◇初年度納入金(卒業までの納入金)
1,830,000円(－)
◇学校独自の奨学金制度
・スカラシップ50:給付[金額]765,000円(入学金を除いた学納金の1/2)
・豊橋創造大学入学試験における奨学金制度:給付[金額]300,000円(入学金相当)

◇学生寮　なし
◇特徴
4年を通じた少人数教育により、医療現場で必要なコミュニケーション能力も養いながら、臨床実習や地域貢献活動など、医療や福祉の現場で理学療法を実践しながら学ぶことができます。

資料請求　●学校案内　無料　●願書　※HPよりダウンロード　　　WEB出願　可

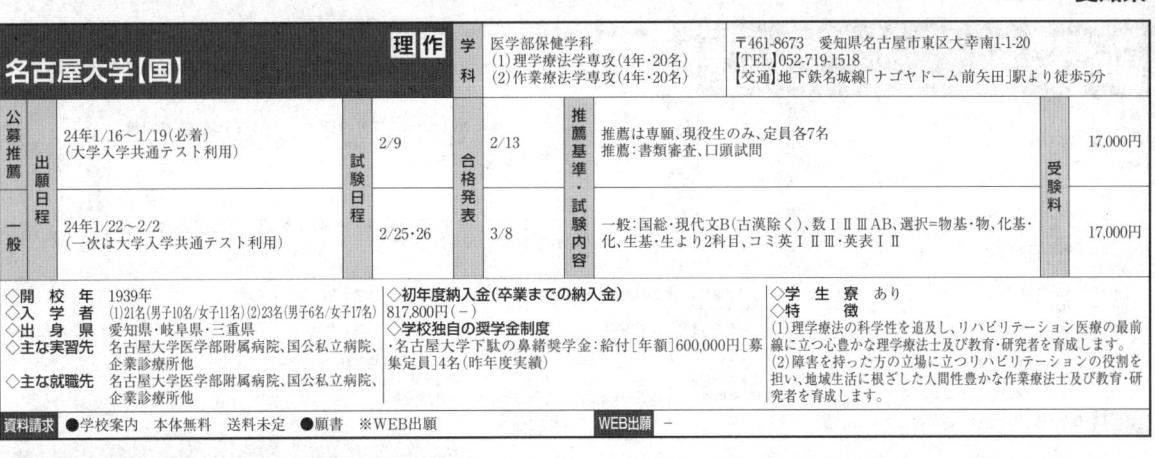

名古屋大学【国】　理 作

| | | 学科 | 医学部保健学科
(1)理学療法学専攻(4年・20名)
(2)作業療法学専攻(4年・20名) | 〒461-8673　愛知県名古屋市東区大幸南1-1-20
【TEL】052-719-1518
【交通】地下鉄名城線「ナゴヤドーム前矢田」駅より徒歩5分 | |

| 出願日程 | 公募推薦 | 24年1/16～1/19(必着)
(大学入学共通テスト利用) | 試験日程 | 2/9 | 合格発表 | 2/13 | 推薦基準・試験内容 | 推薦は専願、現役生のみ、定員各7名
推薦:書類審査、口頭試問 | 受験料 | 17,000円 |
| | 一般 | 24年1/22～2/2
(一次は大学入学共通テスト利用) | | 2/25・26 | | 3/8 | | 一般:国総・現代文B(古漢除く)、数ⅠⅢⅢAB、選択=物基・物、化基・化、生基・生より2科目、コミ英ⅠⅢⅢ・英表ⅠⅡ | | 17,000円 |

◇開 校 年　1939年
◇入 学 者　(1)21名(男子10名/女子11名)(2)23名(男子6名/女子17名)
◇出 身 県　愛知県・岐阜県・三重県
◇主な実習先　名古屋大学医学部附属病院、国公私立病院、企業診療所他
◇主な就職先　名古屋大学医学部附属病院、国公私立病院、企業診療所他

◆初年度納入金(卒業までの納入金)
817,800円(－)
◆学校独自の奨学金制度
・名古屋大学下駄の鼻緒奨学金:給付[年額]600,000円[募集定員]4名(昨年度実績)

◇学 生 寮　あり
◇特　　徴
(1)理学療法の科学性を追究し、リハビリテーション医療の最前線に立つ心豊かな理学療法士及び教育・研究者を育成します。
(2)障害を持った方の立場に立つリハビリテーションの役割を担い、地域生活に根ざした人間性豊かな作業療法士及び教育・研究者を育成します。

資料請求　●学校案内　本体無料　送料未定　●願書　※WEB出願　　WEB出願　－

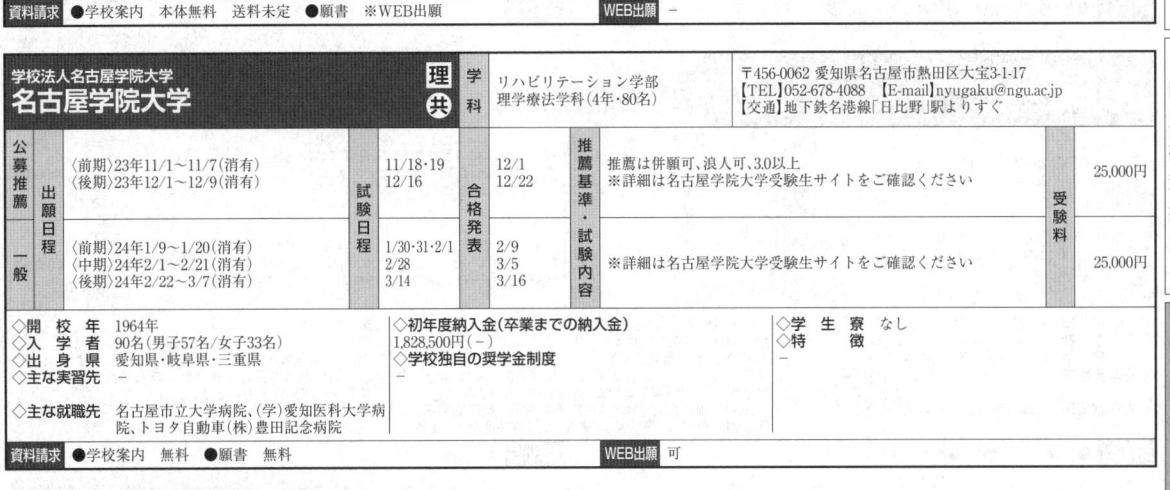

学校法人名古屋学院大学　名古屋学院大学　理 共

| | | 学科 | リハビリテーション学部
理学療法学科(4年・80名) | 〒456-0062　愛知県名古屋市熱田区大宝3-1-17
【TEL】052-678-4088　【E-mail】nyugaku@ngu.ac.jp
【交通】地下鉄名港線「日比野」駅よりすぐ | |

| 出願日程 | 公募推薦 | 〈前期〉23年11/1～11/7(消有)
〈後期〉23年12/1～12/9(消有) | 試験日程 | 11/18・19
12/16 | 合格発表 | 12/1
12/22 | 推薦基準・試験内容 | 推薦は併願可、浪人可、3.0以上
※詳細は名古屋学院大学受験生サイトをご確認ください | 受験料 | 25,000円 |
| | 一般 | 〈前期〉24年1/9～1/20(消有)
〈中期〉24年2/1～2/21(消有)
〈後期〉24年2/22～3/7(消有) | | 1/30・31・2/1
2/28
3/14 | | 2/9
3/5
3/16 | | ※詳細は名古屋学院大学受験生サイトをご確認ください | | 25,000円 |

◇開 校 年　1964年
◇入 学 者　90名(男子57名/女子33名)
◇出 身 県　愛知県・岐阜県・三重県
◇主な実習先　－
◇主な就職先　名古屋市立大学病院、(学)愛知医科大学病院、トヨタ自動車(株)豊田記念病院

◆初年度納入金(卒業までの納入金)
1,828,500円(－)
◆学校独自の奨学金制度

◇学 生 寮　なし
◇特　　徴

資料請求　●学校案内　無料　●願書　無料　　WEB出願　可

学校法人越原学園　名古屋女子大学　理 作　共 総 社

| | | 学科 | 医療科学部
(1)理学療法学科(女子4年・50名)
(2)作業療法学科(女子4年・30名) | 〒467-8610　愛知県名古屋市瑞穂区汐路町3-40
【TEL】0120-758-206　【E-mail】nyusi@nagoya-wu.ac.jp
【交通】地下鉄桜通線「瑞穂区役所」駅より徒歩約3分 | |

| 出願日程 | 公募推薦 | 23年10/16～10/24(消有) | 試験日程 | 11/4 | 合格発表 | 11/15 | 推薦基準・試験内容 | 推薦:選択=国総(古漢除く)・現代文AB、コミ英ⅠⅡ・英表Ⅰ、化基、生基より1科目、面接、書類審査 | 受験料 | 30,000円 |
| | 一般 | 〈Ⅰ期〉23年12/25～24年1/18(消有)
〈Ⅱ期〉24年2/14～2/21(消有) | | 1/31・2/1・2
3/2 | | 2/15
3/11 | | 一般:1/31・2/1・2の2教科2科目型は選択=国総(古漢除く)・現代文AB、コミ英ⅠⅡ・英表Ⅰ、世B、日Bより1科目、選択=数ⅠA、化基、生基より1科目、書類審査
理科型は化基、生基、書類審査
3/2は選択=国総(古漢除く)、化基、生基より1科目、書類審査 | | 30,000円 |

◇開 校 年　1964年
◇入 学 者　－
◇出 身 県　－
◇主な実習先　大同病院、名古屋医療センター、名古屋市立大学病院他
◇主な就職先　－

◆初年度納入金(卒業までの納入金)
1,637,920円(6,038,680円)
◆学校独自の奨学金制度
・成績優秀者奨学金:[給付]初年次の授業料及び教育充実費を全額免除。または、年額500,000円を支給。学業成績により2年次以降も継続あり
・春光会(同窓会)奨学金:給付[年額]150,000円[募集内容]学業・人物・健康共に優れ、ボランティアで同窓会の運営援助が可能な学生対象

◇学 生 寮　あり(女子のみ)
◇特　　徴
管理栄養士と看護師の養成課程との連携に、理学・作業療法士養成科が加わり、チーム医療での多職種協働の実践力育成が一層強化。新築校舎では、リハビリテーション室を想定した実習室や、三次元の動作解析システムによりヒトの動きを学習する最新設備を完備。

資料請求　●学校案内　無料　●願書　無料　　WEB出願　可(一般のみ)

日本福祉大学　→P.25　理 作　共 総

| | | 学科 | 健康科学部
リハビリテーション学科
(1)理学療法学専攻(4年・40名)
(2)作業療法学専攻(4年・40名) | 〒475-0012　愛知県半田市東生見町26-2
【TEL】0569-87-2212　【交通】JR線「東成岩」駅より通学支援バス約10分、名鉄「知多半田」駅より半田市公共バス約30分、JR線・名鉄「刈谷」駅より通学支援バス約30分 | |

| 出願日程 | 公募推薦 | 〈前期〉23年11/1～11/15(消有)
〈後期〉23年11/24～12/6(消有) | 試験日程 | 11/26
12/17 | 合格発表 | 12/7
12/23 | 推薦基準・試験内容 | 推薦は現役生のみ
推薦:(1)小論文・グループ面接、(2)小論文 | 受験料 | 25,000円 |
| | 一般 | 〈前期〉24年1/4～1/19(消有)
〈中期〉24年2/2～2/19(消有)
〈後期〉24年2/23～3/6(消有) | | 2/3・4・5
2/25
3/10 | | 2/17
3/2
3/16 | | 一般:選択=数ⅠⅢⅢAB、国総(古漢除く)、コミ英ⅠⅡ、英表ⅠⅡ、理(物基、化基、生基、物、化、生より1科目※基礎科目は2科目)より2教科または3教科 | | 25,000円 |

◇開 校 年　1957年
◇入 学 者　－
◇出 身 県　愛知県・岐阜県・三重県
◇主な実習先　名古屋市立大学病院、名古屋第二赤十字病院他
◇主な就職先　愛知医科大学メディカルセンター、藤田医科大学病院、豊田地域医療センター他

◆初年度納入金(卒業までの納入金)
1,864,800円(－)
◆学校独自の奨学金制度
・緊急貸与奨学金:貸与[金額]学費の4分の1[募集内容]家計急変等により、学費の支払いが困難になった方対象
・経済援助給付奨学金:給付[金額]250,000円[募集内容]経済的困難を抱える学生に対し給付

◇学 生 寮　なし
◇特　　徴
人の身体や精神に対する理解と福祉の視点を養うとともに、実践的な専門技術を身につけ、卒業と同時にプロとして活躍できる人材を養成します。

資料請求　●学校案内　無料　●願書　※WEB出願　　WEB出願　可

右側縦欄:
看護師
診療放射線技師／臨床検査技師／臨床工学技士
言語聴覚士／理学療法士／作業療法士
歯科技工士／歯科衛生士
柔道整復師／はり師・きゅう師／あん摩マッサージ指圧師
救急救命士／義肢装具士／視能訓練士

学校法人藤田学園　藤田医科大学　→P.20　理作共総

保健衛生学部　リハビリテーション学科
(1)先進理学療法コース※(4年・(1)(2)計115名)
(2)先進作業療法コース※(4年・(1)(2)計115名)
※届出申請中

〒470-1192　愛知県豊明市沓掛町田楽ヶ窪1番地98
【TEL】0562-93-2490　【E-mail】kouhou-u@fujita-hu.ac.jp
【交通】名古屋市営地下鉄桜通線「徳重」駅よりバス16分

区分	出願日程	試験日程	合格発表	推薦基準・試験内容	受験料
公募推薦	23年11/1~11/13(必着)	11/18	12/1	推薦は専願・併願、2浪まで可。定員(1)10名(専願、併願、指定校、MOU指定校含む)、(2)5名(専願、併願、指定校含む)　推薦:小論文、面接	35,000円
一般	〈前期A日程〉24年1/4~1/24(必着)〈前期B日程〉24年1/4~1/29(必着)〈後期〉24年2/5~2/21(必着)	2/1 2/8 2/29	2/7 2/14 3/7	一般:コミ英ⅠⅡ・英表Ⅰ、選択=国(古漢除く)、数ⅠⅡA、物基、化基、生基より2科目	35,000円

◇開校年　1968年
◇入学者　ー
◇出身県　愛知県・岐阜県・三重県
◇主な実習先　藤田医科大学病院、藤田医科大学ばんたね病院、藤田医科大学地域包括ケア中核センター他
◇主な就職先　藤田医科大学病院、藤田医科大学ばんたね病院、藤田医科大学岡崎医療センター他

◇初年度納入金(卒業までの納入金)　1,846,000円(ー)
◇学校独自の奨学金制度
・藤田医科大学奨学金:給付[金額]授業料全額または奨学金貸与委員会で査定した金額
・藤田学園同窓会奨学金貸与制度:貸与[月額]60,000円まで[募集内容]志操穏健、品行方正、向学心旺盛にして経済的理由により修学困難な者

◇学生寮　なし
◇特徴　先進の教育プログラムにより高度なリハビリ臨床能力を修得できます。臨床実習時間は全国トップクラスの1,575時間(厚生労働省指定規則の約2倍)に及び、うち2/3近くを本学病院内でおこないます。

資料請求　●学校案内　無料　●願書　※WEB出願　　WEB出願　可

学校法人豊田学園　岐阜保健大学　理作共総社

リハビリテーション学部
(1)理学療法学科(4年・60名)
(2)作業療法学科(4年・30名)

〒500-8281　岐阜県岐阜市東鶉2-92
【TEL】058-274-5001　【E-mail】koho@toyota.ac.jp
【交通】JR東海道線「岐阜」駅よりバス約18分

区分	出願日程	試験日程	合格発表	推薦基準・試験内容	受験料
公募推薦	〈Ⅰ期〉23年11/1~11/8(必着)〈Ⅱ期〉23年11/13~12/4(必着)	11/12 12/10	12/1 12/16	推薦は併願可、1浪まで可、定員(1)7名(2)3名　推薦:11/12は国語基礎学力テスト、面接　12/10は小論文、面接	30,000円
一般	〈Ⅰ期〉24年1/5~1/26(必着)〈Ⅱ期〉24年1/5~2/19(必着)〈Ⅲ期〉24年1/5~3/5(必着)〈Ⅳ期〉24年1/5~3/19(必着)	2/1・5 2/21 3/8 3/21	2/9 2/27 3/12 3/22	一般:2/1・5・2/21はコミ英ⅠⅡ・英表Ⅰ、国総(古漢除く)、書類審査　3/8・3/21の小論文型は小論文、面接、英語評価型は英語民間試験の成績利用または大学入学共通テスト「英語」の得点利用、面接	30,000円

◇開校年　2019年
◇入学者　ー
◇出身県　岐阜県・愛知県・三重県
◇主な実習先　ー
◇主な就職先　※2021年開設のため実績なし

◇初年度納入金(卒業までの納入金)　1,650,000円(6,000,000円)
◇学校独自の奨学金制度
・特別奨学生制度:給付[募集内容]特別奨学生入試、大学入学共通テスト利用入試において特別奨学生A・Bを選考
・指定校制推薦入試　学納金減免制度:免除[募集内容]入学金免除や授業料の20%を免除。一人暮らしを応援制度などがある

◇学生寮　なし
◇特徴　本学は、卒業後幅広いフィールドで活躍できるよう、4年制大学として独自の教育プログラムで両学科が連携しながら多彩な医療教育を行います。

資料請求　●学校案内　無料　●願書　無料　　WEB出願　可

学校法人岐阜済美学院　中部学院大学　理共総社

看護リハビリテーション学部
理学療法学科(4年・60名)

〒501-3993　岐阜県関市桐ヶ丘2-1
【TEL】0575-24-2213　【E-mail】nyushi@chubu-gu.ac.jp
【交通】名鉄線「三柿野」駅より岐阜バス倉知線で「関商工前」下車、徒歩1分

区分	出願日程	試験日程	合格発表	推薦基準・試験内容	受験料
公募推薦	〈前期〉23年11/1~11/14(必着)〈後期〉23年11/20~12/5(必着)	11/18 12/9	12/1 12/15	推薦の11/18は専願のみ、12/9は併願可、浪人可　推薦:書類審査、面接、小論文	30,000円
一般	〈A~D日程〉24年1/5~1/24(必着)〈3月〉24年2/13~2/27(必着)	2/2~5 3/3	2/10 3/8	一般:2/2~5は書類審査、選択=国総(古漢除く)、コミ英ⅠⅡ・英表Ⅰ、数ⅠA、地歴(日Bまたは世B)、理(物基、化基、生基より1科目)より2教科　3/3は小論文(B方式のみ)、書類審査、選択=国総(古漢除く)、コミ英ⅠⅡ・英表Ⅰ、数ⅠAよりA方式は2教科、B方式は1教科	30,000円

◇開校年　1997年
◇入学者　ー
◇出身県　岐阜県・愛知県・長野県
◇主な実習先　岐阜県総合医療センター、東海中央病院、岐阜県立多治見病院他
◇主な就職先　岐阜県総合医療センター、大垣市民病院、松波総合病院他

◇初年度納入金(卒業までの納入金)　1,829,000円(ー)
◇学校独自の奨学金制度
・指定校推薦入試特別奨学金
・学業優秀者奨学金

◇学生寮　なし
◇特徴　理学療法士としての基礎と臨床力を高め、病院などの医療機関を中心にスポーツの現場など、様々な分野で幅広く活躍できる人材を育成。

資料請求　●学校案内　無料　●願書　無料　　WEB出願　可

学校法人神谷学園　東海学院大学　言共総社

人間関係学部　心理学科　言語聴覚(4年・120名※学科全体)

〒504-8511　岐阜県各務原市那加桐野町5-68
【TEL】0120-373-072　【E-mail】nyushi@tokaigakuin-u.ac.jp
【交通】JR線「岐阜」駅からバス20分

区分	出願日程	試験日程	合格発表	推薦基準・試験内容	受験料
公募推薦	〈前期〉23年11/1~11/9(消有)〈後期〉23年12/4~12/14(消有)	11/18 12/23	12/1 1/5	推薦は併願可、1浪まで可　推薦:A方式は書類審査、面接・口頭試問　B方式は書類審査、面接、資格・スポーツ戦績等	35,000円
一般	〈前期〉24年1/4~1/18(消有)〈後期〉24年2/12~2/22(消有)	2/3・4 3/5	2/14 3/14	一般:選択=国総(現代文のみ)、コミ英ⅠⅡ・英表Ⅰ、数ⅠA、理(化基または生基)より2科目(英と数の2教科選択は不可)	35,000円

◇開校年　1981年
◇入学者　ー
◇出身県　ー
◇主な実習先　ー
◇主な就職先　中部国際医療センター、中農厚生病院、近石病院他

◇初年度納入金(卒業までの納入金)　1,340,000円(4,760,000円)
◇学校独自の奨学金制度
※詳細はお問い合わせください

◇学生寮　あり
◇特徴　言語・聴覚の機能に障がいのある方の話す・考える・食べるといった基本的活動をサポートするための技能を修得。心理への高い見識を養い、心を磨く教育を行います。

資料請求　●学校案内　無料　●願書　無料　　WEB出願　不可

左欄カテゴリー:看護師／臨床検査技師・臨床工学技士・診療放射線技師／理学療法士・作業療法士・言語聴覚士／歯科医師・歯科衛生士・歯科技工士／柔道整復師・はり師・きゅう師・あん摩マッサージ指圧師／視能訓練士・義肢装具士・救急救命士

鈴鹿医療科学大学

学校法人鈴鹿医療科学大学

理 作 共 総

学科	保健衛生学部 リハビリテーション学科 (1)理学療法学専攻(4年・40名) (2)作業療法学専攻(4年・40名)	〒510-0293 三重県鈴鹿市岸岡町1001-1(千代崎キャンパス) 【TEL】059-383-9591　【E-mail】nyushi@suzuka-u.ac.jp 【交通】近鉄名古屋線「千代崎」駅より徒歩約13分

	出願日程	試験日程	合格発表	推薦基準・試験内容	受験料
公募推薦	23年11/1〜11/9(消有)	11/16・17	12/1	推薦は併願可、1浪まで可(基礎テスト方式)、定員各20名 推薦:11/17は書類審査、選択=コミ英IⅡ、国総(現代文)、数ⅠA、物基、化基、生基より2科目(化基または生基必須) (2)現役生のみ11/16特別枠あり(専願)	32,000円
一般	〈A日程〉23年12/19〜24年1/19(消有) 〈B日程〉24年2/13〜3/1(消有)	1/30 3/7	2/9 3/15	一般:1/30は選択=コミ英IⅡ・英表I、国総(現代文)、数ⅡⅢA、物基、化基、生基より2科目(英・国の組み合わせ不可) 3/7は選択=コミ英IⅡ・英表I、国総(現代文)、数ⅠA、化基、生基より2科目(英・国の組み合わせ不可)	32,000円

◇開校年　1991年
◇入学者　633名※大学全体
◇出身県　三重県・愛知県・岐阜県
◇主な実習先　県内・全国の病院・施設
◇主な就職先　病院・施設

◇初年度納入金(卒業までの納入金)　1,700,000円(6,500,000円)
◇学校独自の奨学金制度
・特待生(授業料減免)制度:減免[金額]授業料半期分相当額[募集内容]対象入試の成績優秀者は授業料半期分を減免。最長4年間継続可(条件あり)

◇学生寮　あり(女子のみ)
◇特徴
「科学技術の進歩を真に人類の福祉と健康の向上に役立たせる」という建学の精神のもと、チーム医療を支えるコ・メディカルのスペシャリストを養成。

資料請求	●学校案内　無料　●願書　※WEB出願のみ	WEB出願　可

京都大学【国】

理 作

学科	医学部人間健康科学科先端リハビリテーション科学コース(4年・100名※学科全体) (1)理学療法学講座 (2)作業療法学講座	〒606-8507 京都府京都市左京区聖護院川原町53 【TEL】075-753-9313 【交通】京阪電車「神宮丸太町」駅より徒歩約5分

	出願日程	試験日程	合格発表	推薦基準・試験内容	受験料
公募推薦	−	−	−	※詳細は学校にお問い合わせください	
一般	−	−	−	※詳細は学校にお問い合わせください	

◇開校年　1869年
◇入学者　−
◇出身県　−
◇主な実習先　−
◇主な就職先　−

◇初年度納入金(卒業までの納入金)　−
◇学校独自の奨学金制度

◇学生寮　−
◇特徴

資料請求	●学校案内　−　●願書　−	WEB出願　−

京都光華女子大学

学校法人 光華女子学園

作 言 共 総 社

学科	看護福祉リハビリテーション学部※ 福祉リハビリテーション学科 (1)作業療法学専攻4年・30名※ (2)言語聴覚専攻4年・30名 ※2024年4月開設設置構想中	〒615-0882　京都府京都市右京区西京極葛野町38 【TEL】075-312-1899　【E-mail】jk2@mail.koka.ac.jp 【交通】阪急京都線「西京極」駅より徒歩7分、JR線「京都」駅よりバスで25分

	出願日程	試験日程	合格発表	推薦基準・試験内容	受験料
公募推薦	〈前期〉23年11/1〜11/13(消有) 〈後期〉23年11/20〜12/8(消有)	11/18 12/16	12/1 12/22	推薦は定員4名 11/18は英、国、書類審査 12/16は選択=英、国より1科目、書類審査	31,500円
一般	〈前期A〉24年1/4〜1/19(消有) 〈前期B〉24年1/4〜1/19(消有) 〈前期C〉24年1/22〜2/13(消有) 〈後期〉24年2/14〜3/5(消有)	2/2 2/3 2/19 3/9	2/10 2/10 2/28 3/15	一般:英、国	31,500円

◇開校年　1940年
◇入学者　(1)〜(2)19名(女子19名)
◇出身県　−
◇主な実習先　京都市立病院、滋賀医科大学医学部附属病院、武田病院グループ他
◇主な就職先　(2)同仁会京都九条病院、大阪医科薬科大学病院他

◇初年度納入金(卒業までの納入金)　1,669,100円(6,675,800円)
◇学校独自の奨学金制度
・経済支援奨学金:給付[年額]200,000円[募集内容]学業意欲があり学業修了見込まで家計負担者の経済的理由により修学困難な学生
・東本願寺奨学金:給付[年額]100,000円[募集内容]経済的理由により修学が困難で、レポート提出、アンケート協力が可能な学生

◇学生寮　あり(女子のみ)
◇特徴
京都滋賀エリアトップレベルの保健・医療・福祉の専門職養成の幅広さを生かした多職種連携教育が充実。2024年度、看護福祉リハビリテーション学部福祉リハビリテーション学科に作業療法学専攻を開設(設置構想中)し、福祉・リハビリテーション分野の学びが拡充。

資料請求	●学校案内　無料　●願書　無料	WEB出願　可

京都先端科学大学

学校法人永守学園

言 共

学科	健康医療学部 言語聴覚学科(4年・30名)	〒611-8577 京都府京都市右京区山ノ内五反田町18 【TEL】075-406-9270　【E-mail】nyushi@kuas.ac.jp 【交通】京都市営地下鉄東西線「太秦天神川」駅より徒歩約3分

	出願日程	試験日程	合格発表	推薦基準・試験内容	受験料
公募推薦	〈A日程〉23年10/27〜11/4(必着) 〈B日程〉23年11/27〜12/9(必着)	11/12 12/17	12/1 12/26	推薦は併願可、一浪まで可 推薦:英、選択=国(古漢除く)、数ⅠAより1科目、書類審査	35,000円
一般	〈A日程〉24年1/5〜1/16(必着) 〈B日程〉24年1/23〜2/12(必着) 〈C日程〉24年2/13〜2/28(必着)	1/26,2/1・2 2/20 3/7	2/15 3/1 3/15	一般:3科目型は英、国(古漢除く)、選択=数ⅠA、理(生・化)より1科目、高得点2科目型は先記3科目のうち2科目で判定	35,000円 (両方出願は40,000円)

◇開校年　1969年
◇入学者　−
◇出身県　京都府・大阪府、滋賀県
◇主な実習先　京都府立医科大学附属病院、済生会京都府病院、京都桂病院他
◇主な就職先　宇治徳洲会病院、京都市立病院、草津総合病院他

◇初年度納入金(卒業までの納入金)　1,657,240円(−)
◇学校独自の奨学金制度

◇学生寮　あり
◇特徴
言語聴覚士は、リハビリテーションを通じ患者やご家族を支える立場から、患者目線に立って考える洞察力や観察力が求められる。言語学や音声学、ことばと身体の科学などの基礎力、臨床実習や演習を通じた実践力を身につけ、ことばのスペシャリストを育成します。

資料請求	●学校案内　無料　●願書　※WEB出願	WEB出願　可

看護師　診療放射線技師　臨床工学技士　臨床検査技師　理学療法士　作業療法士　言語聴覚士　歯科技工士　歯科衛生士　柔道整復師　はり師・きゅう師　あん摩マッサージ指圧師　視能訓練士　義肢装具士　救急救命士

京都橘大学

学科	理 作 共	健康科学部	〒607-8175　京都府京都市山科区大宅山田町34
		(1)理学療法学科(4年・66名) (2)作業療法学科(4年・40名)	【TEL】075-574-4116　【E-mail】admis@tachibana-u.ac.jp 【交通】JR・京阪・地下鉄東西線「山科」駅より京阪バス「京都橘大学」行き乗車約15分

	出願日程	試験日程	合格発表	推薦基準・試験内容	受験料
公募推薦	23年10/20〜11/1	11/15	12/1	推薦は併願可(専願制あり)、浪人可、定員(1)25名(2)13名 推薦＝書類審査、選択＝コミ英ⅠⅡⅢ・英語ⅠⅡ・現総(古漢除く)・現代文B、数(数ⅠA、数ⅠAⅡBより1科目)より2科目	35,000円
一般	〈前期A・B日程〉23年12/25〜24年1/11 〈前期C日程〉23年12/25〜24年1/26 〈後期日程〉24年2/14〜2/26	1/23・24 2/10 3/6	2/7 2/22 3/15	一般:1/23はコミ英ⅠⅡⅢ・英語ⅠⅡ、選択＝国総(古漢除く)・現代文B、数ⅠAⅡBから1科目、選択＝日B、世B、政経、数ⅠA、物、化、生から1科目　1/24はコミ英ⅠⅡⅢ・英語ⅠⅡ、選択＝国総(古漢除く)・現代文B、日B、世B、政経、数ⅠA、数ⅠAⅡB、物、化、生から1科目　2/10はコミ英ⅠⅡⅢ・英語ⅠⅡ、選択＝国総(古漢除く)・現代文B、数ⅠA、数ⅠAⅡBから1科目 3/6はコミ英ⅠⅡⅢ・英語ⅠⅡ、選択＝国総(古漢除く)・現代文B、数ⅠA、数ⅠAⅡBから1科目	35,000円

◇開校年　1967年
◇入学者　(1)66名(男子43名/女子23名)(2)47名(男子13名/女子34名)
◇出身県　(1)滋賀県・京都府・大阪府(2)京都府・滋賀県・大阪府
◇主な実習先　(1)京都府立医科大学附属病院、滋賀医科大学医学部附属病院他 (2)音羽リハビリテーション他
◇主な就職先　(1)京都府立医科大学附属病院、草津総合病院(2)京都府立医科大学附属病院、関西医科大学総合医療センター、大阪府済生会中津病院他

◇初年度納入金(卒業までの納入金)
◇学校独自の奨学金制度
・大学入学共通テスト受験奨励奨学金：給付[年額]400,000円[募集内容]大学入学共通テスト利用選抜前期(4科目型)の合格者が対象
・地方創生・進学支援奨学金：給付[年額]400,000円[募集内容]入学年度の大学入学共通テストの本学指定5科目を受験した者が対象

◇学生寮　なし
◇特徴
(1)専門的知識とスキルだけでなく、心理的な側面も科学的な見地からアプローチできる、豊かな教養をもった理学療法士を養成します。
(2)身体や精神、発達などに障がいを伴う人に対し、心身機能の回復を図り、自分らしい生活や社会復帰を支援できる作業療法士を育成します。

資料請求　●学校案内　無料　●願書　無料　　WEB出願　可

佛教大学
学校法人佛教教育学園

学科	理 作 共	保健医療技術学部	〒604-8418　京都府京都市中京区西ノ京東栂尾町7(二条キャンパス)
		(1)理学療法学科(4年・40名) (2)作業療法学科(4年・40名)	【TEL】075-366-5550　【E-mail】butsu-dai@bukkyo-u.ac.jp 【交通】JR山陰本線・地下鉄東西線「二条」駅より徒歩1分

	出願日程	試験日程	合格発表	推薦基準・試験内容	受験料
公募推薦	23年11/1〜11/7	11/21・22・23	12/4	推薦は併願可、1浪まで可 推薦＝コミ英ⅠⅡ・英表Ⅰ、選択＝国総(古漢除く)、数ⅠAより1科目 ※総合評価方式は書類審査あり	35,000円
一般	〈A日程〉23年12/22〜24年1/16 〈B日程〉24年2/9〜2/21	1/31・2/1・2/3 3/5	2/13 3/12	一般:1/31はコミ英ⅠⅡ・英表Ⅰ、選択＝国総(古漢除く)、数ⅠAより1科目　2/1・2・3は国総(漢文除く・古文は選択制)、コミ英ⅠⅡ・英表Ⅰ、選択＝数ⅠA、生基、化基より1科目 3/5はコミ英ⅠⅡ・英表Ⅰ、選択＝国総(古漢除く)、数ⅠAより1科目　※共通テスト併用方式の場合は高得点の1科目の得点を追加	35,000円

◇開校年　1949年
◇入学者　(1)42名(男子15名/女子27名)(2)42名(男子13名/女子29名)
◇出身県　京都府・滋賀県・大阪府
◇主な実習先　(1)京都府立医科大学附属病院他 (2)武田病院、京都大学医学部附属病院他
◇主な就職先　(1)京都府立医科大学附属病院、大津赤十字病院他 (2)京都大学医学部附属病院、大津赤十字病院他

◇初年度納入金(卒業までの納入金)
1,975,500円(ー)
◇学校独自の奨学金制度
・佛教大学入学試験成績優秀者奨学金：給付[金額]各学部の半期学費相当額[募集内容]最大4年間
・佛教大学奨学金：給付[年額]300,000円[募集内容]学業・人物ともに優秀である2年生以上の学生が対象

◇学生寮　なし
◇特徴
1学年40名の少人数制で、豊富な臨床経験を持つ教員が講義から実習指導までを行い、臨床現場で求められる確かなスキルとリハビリテーションマインド(人を支える心)を育みます。また、「充実した国家試験合格対策」と、成熟した専門職者をめざす「キャリアサポート」で、4年間の学生生活を支えます。

資料請求　●学校案内　無料　●願書　無料　　WEB出願　可

藍野大学
学校法人藍野大学

学科	理 作 共 社	医療保健学部	〒567-0012　大阪府茨木市東太田4-5-4
		(1)理学療法学科(4年・100名) (2)作業療法学科(4年・40名)	【TEL】072-627-1766(入試広報グループ直通) 【E-mail】nyusi@kanri-u.aino.ac.jp 【交通】JR京都線「摂津富田」駅より徒歩約15分(スクールバス7分)

	出願日程	試験日程	合格発表	推薦基準・試験内容	受験料
公募推薦	〈A日程〉23年10/23〜11/2(必着) 〈B日程〉23年11/15〜12/8(必着)	11/11・12 12/17	11/22 12/22	推薦は併願可、1浪まで可、定員(1)42名(2)12名 推薦＝選択＝コミ英ⅠⅡ・英表Ⅰ、国総(古漢除く)・現代文B、数ⅠAより1科目または2科目、面接、書類審査	30,000円
一般	〈前期〉23年12/18〜24年1/17(必着) 〈中期〉24年1/23〜2/14(必着) 〈後期〉24年2/19〜3/4(必着)	1/26 2/20 3/8	2/9 2/29 3/15	一般:1/26は選択＝コミ英ⅠⅡ・英表Ⅰ、国総(古漢除く)・現代文B、数ⅠA、物基・物、化基・化、生基・生より2科目または3科目(3科目方式場合はコミ英ⅠⅡ・英表Ⅰ必須) 2/20・3/8は選択＝コミ英ⅠⅡ・英表Ⅰ、国総(古漢除く)・現代文B、数ⅠA、生基・生より2科目	30,000円

◇開校年　2004年
◇入学者　(1)117名(男子68名/女子49名)(2)45名(男子20名/女子25名)
◇出身県　大阪府・京都府・滋賀県
◇主な実習先　関西医科大学附属病院、大阪府済生会吹田病院、愛仁会リハビリテーション病院
◇主な就職先　大阪医科薬科大学病院、洛和会ヘルスケアシステム、宇治徳洲会病院

◇初年度納入金(卒業までの納入金)
1,850,000円(6,950,000円)
◇学校独自の奨学金制度
・特待生制度
・家族入学優遇制度

◇学生寮　なし
◇特徴
多くの卒業生が実習先に勤務しており、積極的な後輩育成の協力体制が確立されているため、1年次からの臨床実習も安心して取り組むことができます。医療現場だけでなく、さまざまな領域で活躍できる人材を育成します。

資料請求　●学校案内　無料　●願書　※WEB出願　　WEB出願　可

大阪河﨑リハビリテーション大学
学校法人河崎学園

学科	理 作 言 共 総 社	リハビリテーション学部リハビリテーション学科	〒597-0104　大阪府貝塚市水間158
		(1)理学療法学専攻(4年・60名) (2)作業療法学専攻(4年・60名) (3)言語聴覚学専攻(4年・40名)	【TEL】072-446-7400　【E-mail】nyushi@kawasakigakuen.ac.jp 【交通】JR阪「熊取」駅より無料スクールバスで約10分。水間鉄道「水間観音」駅より徒歩約4分

	出願日程	試験日程	合格発表	推薦基準・試験内容	受験料
公募推薦				※9月26日以降、該当する試験はありません	
一般	〈前期〉23年12/22〜24年1/19(消有) 〈中期〉24年1/29〜2/9(消有) 〈後期〉24年2/19〜3/4(消有)	1/27 2/17 3/9	2/8 2/22 3/13	一般:1/27は選択＝国総(古漢除く)、数ⅠA、コミ英ⅠⅡ、生基より2科目または3科目 2/17は選択＝国総(古漢除く)、数ⅠA、コミ英ⅠⅡより1科目または2科目 3/9は選択＝国総(古漢除く)、論文総合より1科目、調査書、志望理由書	30,000円

◇開校年　2006年
◇入学者　102名(男子69名/女子33名)
◇出身県　大阪府・和歌山県・兵庫県
◇主な実習先　水間病院、岸和田徳洲会病院、和歌山県立医科大学附属病院
◇主な就職先　馬場記念病院、佐野記念病院、河崎病院

◇初年度納入金(卒業までの納入金)
1,850,000円(6,560,000円)
◇学校独自の奨学金制度
・リハビリテーション専門職修学支援奨学金：給付[年額]240,000円[募集内容]総合型選抜Ⅱ期「基礎能力試験」10/15に合格した入学者が対象
・特待生(新入生対象)：免除[年額]初年度授業料は半額、授業料最長4年間[募集内容]特待生選抜において一定の条件を満たした成績優秀者対象

◇学生寮　あり
◇特徴
リハビリに不可欠な理学療法学・作業療法学・言語聴覚学の3専攻を置き、他専攻との交流を通じ「チーム医療」に不可欠な"他職種への理解"を深めます。グループ病院や卒業生と連携を取り、技術の向上や実習に向けての準備を行い、多岐にわたり学修を支援します。

資料請求　●学校案内　無料　●願書　※WEB出願　　WEB出願　可

大阪公立大学【公】

公立大学法人大阪 ／ 理作 学科

医学部　リハビリテーション学科
(1)理学療法学専攻(4年・25名)
(2)作業療法学専攻(4年・25名)

〒583-8555　大阪府羽曳野市はびきの3-7-30
【TEL】072-950-2111
【交通】近鉄バス「府立医療センター」停より徒歩10分

	出願日程	試験日程	合格発表	推薦基準・試験内容	受験料
公募推薦	23年11/1〜11/6(必着)(大学入学共通テスト利用)	11/18	2/13	推薦は専願、現役生のみ、定員各8名　推薦：書類審査、面接	30,000円
一般	〈前期〉24年1/22〜2/2(必着)〈後期〉24年1/22〜2/2(必着)	2/25　3/12	3/9　3/22	一般:2/25はコミ英ⅠⅢ・英表ⅠⅡ、面接　3/12は面接	30,000円

◇開校年　2022年
◇入学者　52名(男子13名/女子39名)
◇出身県　大阪府・兵庫県・京都府
◇主な実習先　大阪急性期・総合医療センター、大阪国際がんセンター、大阪リハビリテーション病院
◇主な就職先

◇初年度納入金(卒業までの納入金)
817,800円〜917,800円(-)
◇学校独自の奨学金制度
・グローバルリーダー育成奨学金：給付[年額]300,000円[募集内容]国際性豊かなリーダーとして世界に貢献する人材の育成を目的とした奨学金制度
・河村孝太記念奨学金：給付[年額]100,000円[募集内容]経済的な理由により十分に勉学に励むことのできない学生(外国人留学生除く)

◇学生寮　-
◇特徴
最新の知見に基づく医学科との合同教育や相互研究を通して、エビデンスに立脚したリハビリテーション教育を推し進め、変化する地域社会のニーズに多角的に対応できる理学療法士・作業療法士を育成します。

資料請求　●学校案内　本体無料　送料215円　●願書　※WEB出願(一部を除く)　WEB出願　可

大阪電気通信大学

学校法人大阪電気通信大学 ／ 理共総 学科

医療健康科学部
理学療法学科(4年・40名)

〒575-0063　大阪府四條畷市清滝1130-70
【TEL】072-813-7374　【E-mail】nyushi@osakac.ac.jp
【交通】JR学研都市線「四条畷」駅より近鉄バス「四條畷電通大」行き約10分

	出願日程	試験日程	合格発表	推薦基準・試験内容	受験料
公募推薦	〈前期A・B日程〉23年10/30〜11/3(必着)〈後期〉23年11/17〜12/4(必着)	11/11・12　12/10	12/1　12/17	推薦は併願可、1浪まで可　推薦：理系型は数ⅠⅡAB、コミ英ⅠⅡ・英表Ⅰ、書類審査　文系型は国総(古漢除く)・現代文B、コミ英ⅠⅡ・英表Ⅰ、書類審査	35,000円
一般	〈前期A・B日程〉24年1/8〜1/17(必着)〈中期〉24年2/5〜2/16(必着)〈後期〉24年2/25〜3/4(必着)	1/31・2/1　2/24　3/11	2/11　3/2　3/16	一般:1/31、2/1、2/24の理系型はコミ英ⅠⅡ・英表Ⅰ、数ⅠⅡAB※ただし1/31,2/1は数Ⅲの範囲に属する1問を選択することも可能、選択=物基・物、化基・化、生基・生より科目　1/31,2/1,2/24の文系型はコミ英ⅠⅡ・英表Ⅰ、国総(古漢除く)・現代文B　3/11の理系型は数ⅠⅡAB、コミ英ⅠⅡ・英表Ⅰ　3/11の文系型は国総(古漢除く)・現代文B、コミ英ⅠⅡ・英表Ⅰ	35,000円

◇開校年　1961年
◇入学者　42名(男子35名/女子7名)
◇出身県　大阪府・京都府・兵庫県
◇主な実習先　大阪大学医学部附属病院、済生会奈良病院、関西医科大学附属病院他
◇主な就職先　学校法人関西医科大学、武田病院グループ、兵庫県立リハビリテーション中央病院他

◇初年度納入金(卒業までの納入金)
1,722,000円(6,768,000円)
◇学校独自の奨学金制度
・成績優秀者奨学制度：免除[金額]学費の全額または半額[募集内容]一般入学試験(前期)に適用。期間は入学後4年間(進級時に継続審査あり)

◇学生寮　なし
◇特徴
近年のIoTやAI、ロボット技術などの進歩により、理学療法の世界は新しいステージに踏み出し始めています。理学療法士が従来行なっている動作確認、治療方針決定、患者さんへの向き合い方など情報テクノロジーの活用による新しい時代に適応する「次世代の理学療法士」を育成します。

資料請求　●学校案内　無料　●願書　無料　WEB出願　可

大阪人間科学大学

学校法人薫英学園 ／ 理作言共総社 学科

保健医療学部
(1)理学療法学科(4年・60名)
(2)作業療法学科(4年・40名)
(3)言語聴覚学科(4年・40名)

〒566-8501　大阪府摂津市正雀1-4-1
【TEL】06-6381-3000(代表)　【E-mail】nyushi-ohs@kun.ohs.ac.jp
【交通】阪急京都線「正雀」駅より徒歩5分、JR京都線「岸辺」駅より徒歩10分

	出願日程	試験日程	合格発表	推薦基準・試験内容	受験料
公募推薦	〈Ⅰ期〉23年10/27〜11/9(消有)〈Ⅱ期〉23年11/24〜12/7(消有)	11/18　12/16	12/1　12/21	推薦は併願可、学力型は浪人可、意欲型は1浪まで可、3.0以上　推薦：学力型の2科目型は国総(古漢除く)、選択=コミ英ⅠⅡ・英表Ⅰ、数ⅠA、ⅡB、生基より1科目、書類審査　3科目型は国総(古漢除く)、選択=コミ英ⅠⅡ・英表Ⅰ、数ⅠA1科目、選択=ⅡB、生基、化基より1科目、書類審査　意欲型は面接、レポート、書類審査	30,000円
一般	〈前期A〉24年1/5〜1/18(消有)〈前期B〉24年1/5〜1/25(消有)〈中期〉24年2/2〜2/15(消有)〈後期〉24年2/16〜2/29(消有)〈ファイナル〉24年3/1〜3/18(消有)	1/27　2/4　2/24　3/9　3/22	2/8　2/8　2/29　3/14　3/22	一般:1/27、2/4の2科目型は国総(古漢除く)、選択=コミ英ⅠⅡ・英表Ⅰ、数ⅠA、ⅡB、生基、化基より1科目　3科目型は国総(古漢除く)、選択=ⅡB、生基、化基より1科目　2/24の2科目型は国総(古漢除く)、選択=コミ英ⅠⅡ・英表Ⅰ、数ⅠA、ⅡB、生基より1科目　3科目型は国総(古漢除く)、選択=コミ英ⅠⅡ・英表Ⅰ、数ⅠA1科目、選択=ⅡB、生基より1科目　3/9・3/22は国総(古漢除く)	30,000円

◇開校年　2001年
◇入学者
◇出身県　大阪府・京都府・兵庫県
◇主な実習先　大阪回生病院、大阪府済生会富田林病院、琵琶湖中央病院他
◇主な就職先　総合病院、リハビリテーション病院、スポーツ・整形外科病院他

◇初年度納入金(卒業までの納入金)
1,780,000円(-)
◇学校独自の奨学金制度
・大阪人間科学大学スカラシップ制度：減免[募集内容]対象となる入試種別で基準の得点率を超えた入学者全員が奨学金の対象
・遠隔地生等奨学金制度：減免[年額]400,000円[募集内容]入学後の奨学金を受験前に採用(内定)します

◇学生寮　なし
◇特徴
「対人援助の総合大学」で"チーム支援のリーダー"を目指す。

資料請求　●学校案内　無料　●願書　無料　WEB出願　可

大阪保健医療大学

学校法人福田学園 ／ 理作言共総社 学科

保健医療学部　リハビリテーション学科
(1)理学療法学専攻(4年・70名)
(2)作業療法学専攻(4年・30名)
(3)言語聴覚専攻科(2年・40名)＊1

〒530-0043　大阪市北区天満1-9-27
【TEL】0120-581-834/06-6352-0093　【E-mail】info@ohsu.ac.jp
【交通】京阪電車・大阪メトロ「天満橋」駅より徒歩約10分

	出願日程	試験日程	合格発表	推薦基準・試験内容	受験料
公募推薦				※9月26日以降、該当する試験はありません	-
一般	〈前期〉23年12/20〜24年1/19(必着)〈後期〉24年1/22〜2/13(必着)	1/27・28　2/18	2/8　2/21	一般:選択=国総(古漢除く)、コミ英ⅠⅡ・英表Ⅰ、数ⅠA、生基より2科目、面接　試験日程・内容は(1)(2)のみ、(3)についてはHP等をご確認ください	30,000円

◇開校年　2009年
◇入学者　(1)81名(2)23名(3)27名
◇出身県　大阪府・兵庫県・京都府
◇主な実習先　医療法人錦秀会阪和第二泉北病院、医療法人清翠会牧ヘルスケアグループ牧リハビリテーション病院他
◇主な就職先　大阪府済生会中津病院、医誠会病院、千里中央病院他

◇初年度納入金(卒業までの納入金)
(1)(2)1,870,000円(7,081,000円)(3)1,767,000円(3,214,000円)
◇学校独自の奨学金制度
・チャレンジ(特待生)選抜の結果による授業料免除制度：免除[金額]4年間の授業料4,600,000円/2年間の授業料2,200,000円/初年度の授業料1,000,000円/初年度授業料免除制度
・経済的な理由が生じた学生を対象とする授業料減免制度

◇学生寮　なし
◇特徴
新しい時代のニーズに対応する医療人の養成をめざし、第一線の現場での経験豊かな教員と、充実した関連病院や福祉施設の支援のもと、専門技術者教育を実施しています。

資料請求　●学校案内　無料　●願書　無料　WEB出願　可

大阪府

左側縦書き見出し列: 看護師 / 臨床検査技師 臨床工学技士 診療放射線技師 / 理学療法士 作業療法士 言語聴覚士 / 歯科技工士 歯科衛生士 / 柔道整復師 あん摩マッサージ指圧師 はり師・きゅう師 / 視能訓練士 義肢装具士 救急救命士

大阪行岡医療大学

学校法人　行岡保健衛生学園　【理・総・社】

学科	医療学部　理学療法学科（4年・80名）

〒567-0801　大阪府茨木市総持寺1-1-41
【TEL】072-621-0881
【E-mail】daigaku-jimukyoku@yukioka-u.ac.jp
【交通】JR京都線「JR総持寺」駅より徒歩3分

	出願日程	試験日程	合格発表	推薦基準・試験内容	受験料
公募推薦	〈A日程〉23年10/27～11/2（必着） 〈B日程〉23年11/4～11/9（必着） 〈C日程〉23年11/10～11/22（必着） 〈D日程〉23年11/24～12/7（必着） 〈E日程〉24年1/5～1/18（必着）	11/4・5 11/11 11/25 12/9 1/20	12/1 12/1 12/1 12/13 1/24	推薦は併願、1浪まで可、定員40名程度 推薦：選択＝国総（古漢除く）、コミ英ⅠⅡⅢ・英表ⅠⅡ、数ⅠAより1科目、面接 小論文型：小論文、面接	30,000円
一般	〈F日程〉24年1/19～2/1（必着） 〈G日程〉24年2/2～2/14（必着） 〈H日程〉24年2/23～3/1（必着） 〈I日程〉24年3/4～3/15（必着）	2/3 2/16 3/5 3/19	2/7 2/20 3/8 3/22	一般：選択＝国総（古漢除く）、コミ英ⅠⅡⅢ・英表ⅠⅡ、生基・生、数ⅠAより2科目、面接 小論文型：小論文、面接	30,000円

◇開校年　2012年
◇入学者　─
◇出身県　大阪府・京都府・兵庫県
◇主な実習先　─
◇主な就職先　─

◇初年度納入金（卒業までの納入金）
1,900,000円（6,700,000円）
◇学校独自の奨学金制度

◇学生寮　なし
◇特徴

資料請求　●学校案内　無料　●願書　無料　　WEB出願　可

関西医科大学

学校法人関西医科大学　【理・作・共】

学科	リハビリテーション学部 (1)理学療法学科（4年・60名） (2)作業療法学科（4年・40名）

〒573-1136　大阪府枚方市宇山東町18-89
【TEL】072-804-0101
【交通】京阪電鉄「牧野」駅より徒歩10分

	出願日程	試験日程	合格発表	推薦基準・試験内容	受験料
公募推薦	23年11/1～11/10（消有）	11/26	12/2	推薦は併願可（専願あり）、1浪まで可、定員46名(2学科合計) 推薦：適性能力試験（英・国または英・数）、小論文、面接	35,000円
一般	23年12/11～24年1/17（消有）	2/2	2/15	一般：(3教科型)はコミ英ⅠⅡⅢ・英表ⅠⅡ、選択＝国（近代以降の文章のみ）、数ⅠA、生基・生、化基・化、物基・物より2科目 (2教科型)はコミ英ⅠⅡⅢ・英表ⅠⅡ、選択＝国（近代以降の文章のみ）、数ⅠA、生基・生、化基・化、物基・物より1科目	35,000円

◇開校年　1928年
◇入学者　107名（男子43名/女子64名）
◇出身県　大阪府・兵庫県・京都府
◇主な実習先　関西医科大学附属の医療機関
◇主な就職先　※2021年4月開設のため実績なし

◇初年度納入金（卒業までの納入金）
1,760,000円（6,140,000円）
◇学校独自の奨学金制度
・関西医科大学特待生制度：免除［年額］初年度960,000円［募集内容］学校推薦型選抜合格者のうち成績優秀者各学科3名、一般選抜抜群整合格者のうち成績優秀者各学科10名
・関西医科大学リハビリテーション学部学生給付奨学金：給付［月額］50,000円［募集内容］各学年のうち前年度の成績上位5名（2年次以上）

◇学生寮　なし
◇特徴
4つの附属医療機関で早期から臨床実習を行い、また医学部・看護学部との合同授業では先端的なチーム医療を実践的に学べます。2021年1月に完成した新校舎には最新設備を完備し、高度な専門知識と医療技術を備えた理学療法士・作業療法士を育成します。

資料請求　●学校案内　無料　●願書　無料　　WEB出願　可

関西医療大学

学校法人関西医療学園　【理・作・共・総・社】

学科	保健医療学部 (1)理学療法学科（4年・60名） (2)作業療法学科（4年・40名）

〒590-0482　大阪府泉南郡熊取町若葉2-11-1
【TEL】072-453-8284
【交通】JR阪和線・関西空港線「熊取」駅よりスクールバスまたは南海バス約15分

	出願日程	試験日程	合格発表	推薦基準・試験内容	受験料
公募推薦	〈Ⅰ期〉23年10/17～10/27（消有） 〈Ⅱ期〉23年11/7～11/17（消有）	11/5 11/26	11/13 12/2	推薦は併願可、浪人可、定員(1)20名(2)13名 推薦：面接（専願制のみ）、書類審査、選択＝国総・現代文B、コミ英ⅠⅡ・英表Ⅰより1科目、数ⅠA、化基、生基より1科目	30,000円
一般	〈前期A日程〉24年1/9～1/19（消有） 〈前期B日程〉24年1/9～1/19（消有） 〈後期〉24年2/13～2/23（消有）	1/28 1/29 3/3	2/8 2/8 3/7	一般：1/28の3科目型は国総・現代文B、選択＝コミ英ⅠⅡ・英表Ⅰ、数ⅠA、化基、生基より2科目 全日程の2科目型は選択＝国総・現代文B、コミ英ⅠⅡ・英表Ⅰより1科目、選択＝数ⅠA、化基、生基より1科目	30,000円

◇開校年　1985年
◇入学者　(1)67名(2)41名
◇出身県　大阪府・和歌山県・兵庫県
◇主な実習先　葛城病院、萱島生野病院、りんくう総合医療センター他
◇主な就職先　喜馬病院、六地蔵総合病院、和泉市立総合医療センター他

◇初年度納入金（卒業までの納入金）
1,800,000円（─）
◇学校独自の奨学金制度
・特待生制度（1年）：給付［年額］1,000,000円［募集内容］各学科の入学定員の10%を上限とし入学試験成績上位者に100万円を支給
・特待生制度（2年次以降）：給付［年額］400,000円［募集内容］学科学年ごとに成績上位者3～5名について、一律400,000円を免除

◇学生寮　なし
◇特徴
(1)“治せるセラピスト”の育成をめざしており、業界でも高い評価を得る「経穴刺激理学療法」が学べるのが本学ならではのメリットである。(2)科学的な根拠に基づいた臨床技術教育や語学教育などにより、幅広いフィールドで活躍する作業療法士を養成する。

資料請求　●学校案内　無料　●願書　無料　　WEB出願　可

関西福祉科学大学

学校法人玉手山学園　→P.68　【理・作・言・共・総・社】

学科	保健医療学部　リハビリテーション学科 (1)理学療法学専攻（4年・80名） (2)作業療法学専攻（4年・50名） (3)言語聴覚学専攻（4年・40名）

〒582-0026　大阪府柏原市旭ケ丘3-11-1
【TEL】072-978-0676
【交通】JR大和路線「高井田」駅、近鉄大阪線「古市」駅からスクールバス、近鉄大阪線「河内国分」駅から徒歩12分

	出願日程	試験日程	合格発表	推薦基準・試験内容	受験料
公募推薦	〈A〉23年11/1～11/10（消有） 〈B〉23年11/24～12/8（消有）	11/18・19 12/16	11/27 12/22	推薦は併願可、2浪まで可、定員(1)24名(2)16名(3)13名 推薦：面接、書類審査、選択＝基礎能力（国、英、数）より2科目 ※11/18・19の両日を受験する場合、受験料は45,000円	30,000円
一般	〈A〉24年1/4～1/11（消有） 〈B〉24年1/19～2/2（消有） 〈C〉24年2/13～2/27（消有）	1/20・21 2/11 3/7	1/26 2/16 3/15	一般：1/20・21の2科目型は選択＝コミ英ⅠⅡ・英表Ⅰ、国総、日B、数ⅠAより2科目　3科目型は選択＝国総、日B、数ⅠA、生基より2科目　2/11・3/7は選択＝コミ英ⅠⅡ・英表Ⅰ、国総、数ⅠA、生基より2科目 ※1/20・21の両日を受験する場合、受験料は45,000円	30,000円

◇開校年　1997年
◇入学者　(1)85名(2)40名(3)43名
◇出身県　大阪府・奈良県・和歌山県
◇主な実習先　主に近畿一円の病院・施設
◇主な就職先　(医)医誠会、(医)徳洲会、(医)友紘会他

◇初年度納入金（卒業までの納入金）
1,700,000円（─）
◇学校独自の奨学金制度
・学校推薦型選抜（公募）奨学金：給付［金額］500,000円［募集内容］①基礎能力型試験②入試成績上位者で得点75%以上③当該学科・専攻第一志望（学校推薦型選抜（公募）A）
・一般選抜奨学金：給付［金額］375,000円×4年間（1,500,000円）［募集内容］入試成績上位者で得点70%以上の者③当該学科・専攻を第一志望とする者

◇学生寮　あり（女子のみ）
◇特徴
医療・福祉の現場で求められている福祉の知識をもったリハビリテーションのエキスパートを育成します。

資料請求　●学校案内　無料　●願書　※WEB出願　　WEB出願　可

四條畷学園大学
学校法人四條畷学園

理作 | 共総社

学科
リハビリテーション学部
リハビリテーション学科
(1)理学療法学専攻(4年・40名)
(2)作業療法学専攻(4年・40名)

〒574-0011　大阪府大東市北条5-11-10　【TEL】0120-86-7810
【E-mail】nyushika@reha.shijonawate-gakuen.ac.jp
【交通】JR学研都市線「四条畷」駅より徒歩13分

	出願日程	試験日程	合格発表	推薦基準・試験内容	受験料
公募推薦	–	–	–	※9月26日以降、該当する試験はありません	
一般	〈A日程〉23年12/21～24年1/18(消有) 〈B日程〉24年1/25～2/15(消有)	1/28 2/25	2/1 2/29	一般：I型はコミ英IⅡ・英表I・国総(古漢除く) Ⅱ型は選択=コミ英IⅡ・英表I・国総(古漢除く)より1科目、選択=数IA、生基・生より1科目	30,000円

◇開校年　2005年
◇入学者　61名
◇出身県　–
◇主な実習先　大阪大学医学部附属病院、京都大学医学部附属病院、国立病院機構大阪医療センター他
◇主な就職先　大阪急性期・総合医療センター、星ヶ丘医療センター、牧リハビリテーション病院他

◇初年度納入金(卒業までの納入金)
1,905,000円
◇学校独自の奨学金制度
・特待生(総合型選抜【基礎学力】)AB/一般A：免除[年額]特待Ⅰ：授業料100万円4年間免除、特待B：授業料50万円4年間免除
・四條畷学園大学奨学金制度：免除[年額]1位60万円、2位以下30万円(返済不要)[募集内容]各専攻学年毎に在籍者の10%程度が対象

◇学生寮　なし
◇特徴
超高齢社会においてますます需要が高まる理学療法士および作業療法士を養成します。リハビリテーション系の専門学部として大阪で最も長い歴史をもち、これまでに1000名を超える医療人を輩出してきました。

資料請求　●学校案内　無料　●願書　無料　　WEB出願　可

森ノ宮医療大学
学校法人森ノ宮医療学園　➡P.22

理作言 | 共総社

学科
総合リハビリテーション学部
(1)理学療法学科(4年・70名)
(2)作業療法学科(4年・40名)
(3)言語聴覚学科(4年・40名)※
※2024年4月開設予定

〒559-8611　大阪府大阪市住之江区南港北1-26-16
【TEL】06-6616-6911/ 0120-68-8908
【E-mail】univ@morinomiya-u.ac.jp　【交通】地下鉄中央線・ニュートラム南港ポートタウン線「コスモスクエア」駅下車、徒歩1分

	出願日程	試験日程	合格発表	推薦基準・試験内容	受験料
公募推薦	〈B日程【面接併用型】〉23年10/12～10/26※ 〈B日程【学力重視型】〉23年10/12～10/26※ ※WEB出願登録は10/25締切	11/4 11/5	11/17 11/17	推薦は2浪まで可、定員(1)30名(2)12名(3)12名 推薦：書類審査、選択=国総(古漢除く)、コミ英IⅡ・英表I、数IAより2科目 ※本誌の公募推薦入試は、本学の総合型選抜B日程【面接併用型】【学力重視型】にあたります。	30,000円
一般	〈前期A日程〉24年1/9～1/22※ 〈前期B日程〉24年1/9～1/22※ 〈前期C日程〉24年1/9～1/22※ 〈後期〉24年2/21～3/1※ ※WEB出願登録は前期1/19、後期2/29締切	2/3 2/4 2/5 3/6	2/12 2/12 2/12 2/12	試験：2/3・4・5は面接、選択=国総(古漢除く)、コミ英IⅡ・英表I、数IA、化基・化、生基・生より3科目または2科目 3/6は面接、選択=国総(古漢除く)、コミ英IⅡ・英表I、数IA、生基・生より2科目	30,000円

◇開校年　2007年
◇入学者　(1)70名(2)50名(3)2024年4月開設予定
◇出身県　大阪府・兵庫県・奈良県
◇主な実習先　大阪急性期・総合医療センター、関西労災病院、北野病院他
◇主な就職先　平成記念病院、大阪市済生会中津病院、千里リハビリテーション病院他

◇初年度納入金(卒業までの納入金)
1,930,000円(7,270,000円)
◇学校独自の奨学金制度
・入学時成績優秀者学納金減免制度：給付[年額]1,600,000円[募集内容]一般選抜前期(3科目型)に合格した全学部の成績上位15名以内

◇学生寮　なし
◇特徴
2024年4月、総合リハビリテーション学部に言語聴覚学科が開設予定。病院での医療スタッフなどの現場経験者を教員として数多く揃え、常に現場を意識した教育を行い、患者さんとのコミュニケーション力、問題解決力などを身につけていきます。

資料請求　●学校案内　無料　●願書　無料　　WEB出願　可

大和大学
学校法人 西大和学園

理作言 | 共

学科
保健医療学部 総合リハビリテーション学科
(1)理学療法学専攻(4年・40名)
(2)作業療法学専攻(4年・40名)
(3)言語聴覚学専攻(4年・40名)

〒564-0082　大阪府吹田市片山町2-5-1
【TEL】06-6385-8010　【E-mail】admaster@yamato-univ.jp
【交通】JR東海道本線「吹田」駅より徒歩約7分

	出願日程	試験日程	合格発表	推薦基準・試験内容	受験料
公募推薦	23年11/1～11/6(消有)	11/15	11/24	推薦は併願可、1浪まで可、定員各14名 推薦：書類審査、選択=コミ英IⅡⅢ・英表IⅡ、国総(古漢除く)・現代文B、数IA、理(物基・物、化基・化、生基・生)より1科目)より2科目 ※英語外部試験利用制度あり	35,000円
一般	〈前期A〉24年1/4～1/18(消有) 〈前期B〉24年1/4～1/30(消有) 〈後期〉24年2/2～2/27(消有)	1/24・25・26 2/5・6 3/2	2/7 2/13 3/15	一般：1/24・25・26、2/5・6のスタンダード3科目型はコミ英IⅡⅢ・英表IⅡ、選択=国総(古漢除く)・現代文B、数IA、理(物基・物、化基・化、生基・生より1科目)より2科目　1/24・25・26、2/5・6の2科目型、3/2はコミ英IⅡⅢ・英表IⅡ、選択=国総(古漢除く)・現代文B、数IA、理(物基・物、化基・化、生基・生より1科目)より1科目 ※英語外部試験利用制度あり	35,000円

◇開校年　2014年
◇入学者　121名(男子45名/女子76名)
◇出身県　大阪府・兵庫県・京都府
◇主な実習先　吹田市民病院、JR大阪鉄道病院、洛和会音羽病院
◇主な就職先　岸和田リハビリテーション病院、彩都リハビリテーション病院、関西リハビリテーション病院

◇初年度納入金(卒業までの納入金)
1,760,000円(7,040,000円)
◇学校独自の奨学金制度

◇学生寮　なし
◇特徴
社会的な要請がますます高まる理学療法士、作業療法士、言語聴覚士。これら3領域を有する大学は全国的にも極めてまれで、今後の医療の要となる「チーム医療」を学内で実践できます。

資料請求　●学校案内　無料　●願書　無料　　WEB出願　可

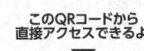

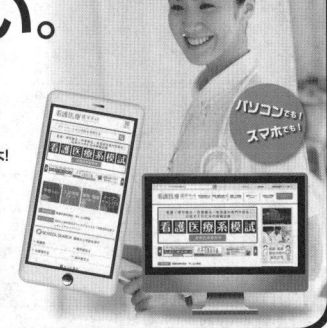

左側縦書き項目: 看護師 ／ 臨床検査技師・臨床工学技士・診療放射線技師 ／ 理学療法士・作業療法士・言語聴覚士 ／ 歯科衛生士・歯科技工士 ／ 柔道整復師・あん摩マッサージ指圧師・はり師・きゅう師 ／ 視能訓練士・義肢装具士・救急救命士

甲南女子大学（学校法人甲南女子学園）〔理・社・共〕

学科：看護リハビリテーション学部　理学療法学科（4年・女子60名）

〒658-0001　兵庫県神戸市東灘区森北町6-2-23
【TEL】078-431-0499　【E-mail】nyushi@konan-wu.ac.jp
【交通】阪急神戸線「岡本」駅・JR神戸線「摂津本山」駅よりスクールバス、JR神戸線「甲南山手」駅より徒歩約10分

	出願日程	試験日程	合格発表	推薦基準・試験内容	受験料
公募推薦	〈Ⅰ日程〉23年10/10～10/18(消有) 〈Ⅱ日程〉23年10/10～10/26(消有) 〈Ⅲ日程〉23年11/27～12/7(消有)	11/4 11/11 12/16	11/17 11/20 12/22	推薦は併願可、浪人可 推薦：国(古漢除く)、英※、書類審査 ※外部検定利用可	35,000円
一般	〈Ⅰ・Ⅱ日程〉23年12/20～24年1/6(消有) 〈Ⅲ日程〉24年1/25～2/1(消有) 〈Ⅳ日程〉24年2/8～2/22(消有)	1/18・19 2/11 3/2	1/26 2/16 3/8	一般:1/18・19の2教科型はコミ英ⅠⅢ・英表ⅠⅡ※、選択=国総・現代文B・古典B(漢除く)、(選択=数ⅠⅡA、理(化基・化、生基)より1科目)より1科目　3教科型はコミ英ⅠⅢ・英表ⅠⅡ※、国総・現代文B・古典B(漢除く)、選択=数ⅠⅡA、理(化基・化、生基・生)より1科目)より1科目 ※外部検定利用可　2/11、3/2の試験内容は学校にお問い合わせください。	35,000円

◇開校年　1964年
◇入学者　－
◇出身県　兵庫県・大阪府・京都府
◇主な実習先　甲南病院、六甲アイランド甲南病院、神戸大学医学部附属病院他
◇主な就職先　松下記念病院、大阪警察病院、住友病院他

◇初年度納入金(卒業までの納入金)　1,930,000円(－)
◇学校独自の奨学金制度
・甲南女子大学奨学金：給付[金額]授業料の半額[募集内容]成績と家計状況を基準にして奨学金を給付します
・甲南女子大学遠隔地出身学生援助奨学金：給付[年額]240,000円[募集内容]遠方に住んでいる方に、成績と家計を基準にして給付します

◇学生寮　あり(女子のみ)
◇特徴　高いスキルと教養をあわせもち、女性の感性や視点を生かし、心身ともにサポートできる理学療法士を育成します。

資料請求　●学校案内　無料　●願書　無料　　WEB出願　可

神戸大学【国】〔理・作〕

学科：医学部保健学科
(1)理学療法学専攻(4年・20名)
(2)作業療法学専攻(4年・20名)

〒654-0142　兵庫県神戸市須磨区友が丘7-10-2
【TEL】078-796-4504
【交通】神戸市営地下鉄「名谷駅」より徒歩15分

	出願日程	試験日程	合格発表	推薦基準・試験内容	受験料
公募推薦	23年11/1～11/6(大学入学共通テスト利用)	12/6	2/13	推薦は専願のみ、現役生のみ、4.0以上、定員(2)3名 推薦：書類審査、面接・口頭試問 ※(2)のみ実施	17,000円
一般	24年1/22～2/2(予定) (一次は大学入学共通テスト利用)	2/25 3/12	3/7 3/21	一般:2/25は数ⅠⅡAB(数列、ベクトル)、選択=物基・物、化基・化、生基・生より1科目、コミ英基礎ⅠⅢ・英表ⅠⅡ・英会話 3/12はコミ英基礎ⅠⅢ・英表ⅠⅡ・英会話、面接 ※3/12は(1)のみ実施	17,000円

◇開校年　1949年
◇入学者　166名(男子29名/女子137名)※全学科
◇出身県　大阪府・兵庫県・広島県
◇主な実習先　神戸大学医学部附属病院他
◇主な就職先　神戸リハビリテーション病院、六甲アイランド甲南病院、伊丹恒生脳神経外科病院

◇初年度納入金(卒業までの納入金)　817,800円(－)
◇学校独自の奨学金制度
・神戸大学基金緊急奨学金：給付[金額]一時金250,000円程度
・神戸大学基金奨学金：給付[年額]250,000円[募集定員]60名程度

◇学生寮　あり
◇特徴　高い倫理観と科学的視点を持つ高度な専門的知識・技能を身につけた医療人を養成する。保健医療・健康科学に関する卓越した教育を提供する。

資料請求　●学校案内　本体無料　送料215円　●願書　HPより※WEB出願　　WEB出願　可

神戸学院大学（学校法人神戸学院）〔理・作・共・総〕

学科：総合リハビリテーション学部
(1)理学療法学科(4年・40名)
(2)作業療法学科(4年・40名)

〒651-2180　兵庫県神戸市西区伊川谷町有瀬518
【TEL】078-974-1972　【E-mail】nyushi@j.kobegakuin.ac.jp
【交通】JR神戸線「明石」駅よりバス約20分

	出願日程	試験日程	合格発表	推薦基準・試験内容	受験料
公募推薦	23年11/1～11/10(消有)	11/25・26	12/6	推薦は併願可、1浪まで可、定員(1)10名(2)10名 推薦：書類審査、コミ英ⅠⅡ・英表Ⅰ、選択=国総(古漢除く)、数ⅠA、化基・化、生基・生より1科目	30,000円
一般	〈前期〉23年12/18～24年1/16(消有) 〈中期〉23年12/18～24年1/16(消有) 〈後期〉24年2/14～2/26(消有)	2/1・2 2/7・8 3/9	2/18 2/18 3/15	一般:2/1・2の3科目型はコミ英ⅠⅢ・英表ⅠⅡ、数ⅠⅡA、選択=国総・現代文B(漢除く)、化基・化、生基・生より1科目 2科目型は選択=コミ英ⅠⅢ・英表ⅠⅡ、数ⅠⅡA、国・理(国総・現代文B・古典B(漢除く)、化基・化、生基・生より1科目)より高得点2科目 ※その他の日程の試験内容に関してはHP等をご確認ください。	30,000円

◇開校年　1966年
◇入学者　78名(男子50名/女子28名)
◇出身県　兵庫県・大阪府・岡山県
◇主な実習先　主に関西圏の病院
◇主な就職先　(独)国立病院機構　姫路医療センター、名古屋市立大学病院、日本赤十字社　神戸赤十字病院他

◇初年度納入金(卒業までの納入金)　2,016,300円(－)
◇学校独自の奨学金制度
・神戸学院大学支給奨学金：給付[年額]360,000円[募集内容]優秀な資質を有しながら経済的理由によって修学困難な者が対象
・神戸学院大学特別支援災害等奨学金：給付[金額]最大300,000円[募集内容]対象地域の自然災害等、不測の事態による経済的理由によって修学困難な者が対象

◇学生寮　なし
◇特徴　医療と福祉が有機的に連携した教育を展開することにより、医療・福祉の現場で求められる知識やチームワークを身につけた理学療法士、作業療法士を育成します。

資料請求　●学校案内　無料　●願書　無料　　WEB出願　可

神戸国際大学（学校法人八代学院）〔理・共・総・社〕

学科：リハビリテーション学部　理学療法学科(4年・80名)

〒658-0032　兵庫県神戸市東灘区向洋町中9-1-6
【TEL】078-845-3131　【E-mail】nyushi@kobe-kiu.ac.jp
【交通】六甲ライナー「マリンパーク」駅よりすぐ

	出願日程	試験日程	合格発表	推薦基準・試験内容	受験料
公募推薦	〈前期〉23年10/23～11/9(消有) 〈後期〉23年11/24～12/7(消有)	11/22 12/17	12/2 12/26	推薦は併願可、浪人可、定員35名(指定校含む) 推薦：選択=コミ英ⅠⅡ・英表Ⅰ、国総(古漢除く)、数ⅠAより2科目、調査書	30,000円
一般	〈前期〉24年1/5～1/18(消有) 〈中期〉24年2/1～2/14(消有) 〈後期〉24年2/28～3/7(消有)	1/29・30 2/22 3/14	2/6 3/5 3/21	一般:1/29・30はコミ英ⅠⅡ・英表Ⅰ、選択=国総(古漢除く)、数ⅠA、生基・生より1科目 2/22は選択=コミ英ⅠⅡ・英表Ⅰ、国総(古漢除く)、数ⅠAより2科目 3/14は選択=コミ英ⅠⅡ・英表Ⅰ、国総(古漢除く)、数ⅠAより〈A方式〉は2科目、〈B方式〉は1科目、小論文、調査書	30,000円

◇開校年　1968年
◇入学者　－
◇出身県　－
◇主な実習先　－
◇主な就職先　－

◇初年度納入金(卒業までの納入金)　1,947,000円(6,832,000円)
◇学校独自の奨学金制度
－

◇学生寮　－
◇特徴　－

資料請求　●学校案内　－　●願書　－　　WEB出願　可

看護師　臨床検査技師　臨床工学技士　診療放射線技師　理学療法士　作業療法士　言語聴覚士　歯科衛生士　歯科技工士　柔道整復師　はり師・きゅう師　あん摩マッサージ指圧師　視能訓練士　義肢装具士　救急救命士

宝塚医療大学（学校法人 平成医療学園）

理・総・社　学科：保健医療学部 理学療法学科（4年・70名）

〒666-0162　兵庫県宝塚市花屋敷緑ガ丘1
【TEL】0120-00-1239/072-736-8600
【交通】阪急宝塚線「阪急川西能勢口」駅よりスクールバスで10分

	出願日程	試験日程	合格発表	推薦基準・試験内容	受験料
公募推薦		–	–	※9月26日以降、該当する試験はありません	
一般	〈前期〉23年12/18〜24年1/15(消有)　〈中期〉24年1/5〜2/9(消有)　〈後期〉24年2/1〜3/1(消有)	1/27・28　2/17　3/11	2/2　2/22　3/15	一般＝選択＝コミ英、国総(古漢除く)、数ⅠA、理(化基、生基より1科目)より2科目、調査書	30,000円

◇開校年 2011年
◇入学者 –
◇出身県 –
◇主な実習先 –
◇主な就職先 –
◇初年度納入金(卒業までの納入金) 1,950,000円(7,150,000円)
◇学校独自の奨学金制度
・特別奨学生:免除[内容]一般選抜前期(A・B日程)の合格者で、本学が定める一定の基準を満たした者の中から選出し授業料相当額を免除
◇学生寮 –
◇特徴 –

資料請求 ●学校案内 –　●願書 –　WEB出願 可

姫路獨協大学（学校法人 獨協学園）

理・作・言・共・総・社　学科：医療保健学部 (1)理学療法学科(4年・40名) (2)作業療法学科(4年・40名) (3)言語聴覚療法学科(4年・20名)

〒670-8524　兵庫県姫路市上大野7-2-1
【TEL】079-223-6515　【E-mail】nyushi@gm.himeji-du.ac.jp
【交通】JR山陽本線・山陽電鉄「姫路」駅よりバス約20分

	出願日程	試験日程	合格発表	推薦基準・試験内容	受験料
公募推薦	〈前期〉23年10/16〜11/1(必着)　〈後期〉23年11/13〜12/4(必着)	11/12　12/9	11/20　12/18	推薦は併願可　推薦:11/12は選択＝コミ英ⅠⅡ・英表Ⅰ・国総(古漢除く)、数ⅠA、理(化基、生基より1科目)より2科目、書類審査　12/9は選択＝コミ英ⅠⅡ・英表Ⅰ・国総(古漢除く)、数ⅠAより2科目、書類審査	30,000円
一般	〈A日程〉24年1/5〜1/17(必着)　〈B日程〉24年1/5〜1/29(必着)　〈C日程〉24年2/13〜2/28(必着)　〈D日程〉24年2/13〜3/1(必着)	1/27　2/9　3/7　3/8	2/5　2/19　3/14　3/14	一般:1/27の3教科型は選択＝コミ英ⅠⅡ・英表Ⅰ、国総(古漢除く)、数ⅠA、理(物基、化基、生基より1科目)より3科目　1/27の2教科型は選択＝コミ英ⅠⅡ・英表Ⅰ・国総(古漢除く)、数ⅠA、理(物基、化基、生基より1科目)より2科目　2/9,3/7は選択＝コミ英ⅠⅡ・英表Ⅰ・国総(古漢除く)、数ⅠAより2科目　3/8は小論文、集団面接	30,000円

◇開校年 1987年
◇入学者 –
◇出身県 兵庫県・大阪府・岡山県
◇主な実習先 兵庫県立はりま姫路総合医療センター、姫路医療センター、加古川中央市民病院
◇主な就職先 病院、福祉施設、老人保健施設他
◇初年度納入金(卒業までの納入金) 1,853,300円(6,413,300円)
◇学校独自の奨学金制度
・姫路獨協大学奨学金:給付[年額]授業料相当額
・姫路獨協大学特別学業支援奨学金:給付[月額]50,000円
◇学生寮 なし
◇特徴 「伸びしろを大事にした教育」をモットーに学生の能力や個性を把握しながら個別に指導を行い、学生の学びをサポート。徹底した少人数制で、国家試験合格を目指します。また、先進的な実験・研究機器を数多く設置し、本格的な実習も各学科ともに豊富に開講しています。

資料請求 ●学校案内 無料　●願書 無料　WEB出願 可

兵庫医科大学（学校法人 兵庫医科大学）

理・作・共　学科：リハビリテーション学部 (1)理学療法学科(4年・40名) (2)作業療法学科(4年・40名)

〒650-8530　兵庫県神戸市中央区港島1-3-6
【TEL】078-304-3030　【E-mail】admission@hyo-med.ac.jp
【交通】ポートライナー「みなとじま(キャンパス前)」駅より徒歩10分

	出願日程	試験日程	合格発表	推薦基準・試験内容	受験料
公募推薦	〈専願前期〉23年11/1〜11/10(消有)　〈併願B日程〉23年11/1〜11/17(消有)	11/18　11/26	12/4　12/4	推薦は1浪まで可　推薦:11/18はコミ英ⅠⅡ・英表Ⅰ、小論文、書類審査　11/26はコミ英ⅠⅡ・英表Ⅰ、数ⅠA、書類審査	35,000円
一般	〈前期3科目型〉24年1/4〜1/18(消有)　〈前期2科目型〉24年1/4〜1/18(消有)	2/2　2/3	2/9　2/9	一般:2/2(1)はコミ英ⅠⅡ・英表Ⅰ、数ⅠA、選択＝化基・化、生基・生、物基・物より1科目　2/2(2)はコミ英ⅠⅡ・英表Ⅰ、国総(古漢除く)、選択＝化基・化、生基・生、物基・物、数ⅠAより1科目　2/3はコミ英ⅠⅡ・英表Ⅰ、数ⅠA	35,000円

◇開校年 –
◇入学者 –
◇出身県 兵庫県・大阪府・京都府
◇主な実習先 兵庫医科大学病院、兵庫医科大学ささやま医療センター
◇主な就職先 兵庫医科大学病院、兵庫医科大学ささやま医療センター
◇初年度納入金(卒業までの納入金) 1,750,000円(–)
◇学校独自の奨学金制度
・兵庫医科大学新入生学業支援奨学金制度:給付[年額]1,550,000円[募集内容]一般選抜前期(3科目型)成績上位者の初年度学費を全額免除
・兵庫医科大学在学生支援奨学金制度:給付[年額]200,000円[募集内容]入学後、優秀な成績を修めた学生に対して学費の一部を免除(2次〜4年次)
◇学生寮 なし
◇特徴 薬・薬・看・リハビリテーション学部の全学部混成の少人数グループを編成し、グループ学習を行うIPE(多職種連携教育)を実施。「医系総合大学」ならではの実践的な学びで、コミュニケーション能力や他分野の豊富な知識を習得し理解を深める。

資料請求 ●学校案内 無料　●願書 ※WEB出願　WEB出願 可

畿央大学（学校法人 冬木学園）

理・共・社　学科：健康科学部 理学療法学科(4年・76名)

〒635-0832　奈良県北葛城郡広陵町馬見中4-2-2
【TEL】0745-54-1603　【E-mail】exam@kio.ac.jp
【交通】近鉄大阪線「五位堂」駅より徒歩15分

	出願日程	試験日程	合格発表	推薦基準・試験内容	受験料
公募推薦	〈A日程〉23年10/23〜11/4(消有)　〈B日程〉23年10/23〜11/4(消有)　〈C日程〉23年10/23〜11/11(消有)	11/11　11/12　11/19	11/21　11/21　11/25	推薦は専願・併願選択制、浪人可　推薦:選択＝コミ英ⅠⅢⅢ・英表ⅠⅡ、数ⅠA、国総(古漢除く)・現代文Bより2科目	35,000円
一般	〈前期A〉23年12/18〜24年1/12(消有)　〈前期B〉23年12/18〜24年1/12(消有)　〈前期C〉23年12/18〜24年1/12(消有)　〈中期〉24年1/29〜2/12(消有)　〈後期〉24年2/19〜3/4(消有)	1/20　1/21　1/23　2/19　3/10	2/1　2/1　2/1　2/24　3/19	一般:1/20・21・23の3教科型はコミ英ⅠⅢⅢ・英表ⅠⅡ、選択＝数ⅠA、国総(古漢除く)・現B、物基・物、化基・化、生基・生、基礎理科より2教科2科目、2教科型は選択＝コミ英ⅠⅢⅢ・英表ⅠⅡ、数ⅠA、国総(古漢除く)・現B、物基・物、化基・化、生基・生、基礎理科より2教科2科目　※2/19、3/10についてはHP等でご確認ください	35,000円

◇開校年 2003年
◇入学者 85名(男子49名/女子36名)
◇出身県 大阪府・奈良県・三重県
◇主な実習先 堺市立総合医療センター、JCHO大阪病院、奈良県立医科大学附属病院
◇主な就職先 奈良赤十字病院、関西医科大学附属病院、奈良県立病院機構他
◇初年度納入金(卒業までの納入金) 1,850,000円(7,010,000円)
◇学校独自の奨学金制度
・遠隔地出身学生支援特別奨学金:給付[年額]240,000円
・入学時成績優秀者特別奨学金:給付[年額]430,000円[募集内容]対象とする入試合格者のうち上位10%程度
◇学生寮 なし
◇特徴 2003年に四年制私立大学として関西で初となる理学療法学科を開設。過去10年間の国家試験現役合格率は、99.7%(670/672)。今までに1100名をこえる就職者の約97%が病院に就職し、医療現場で大学卒の理学療法士の先がけとして活躍しています。

資料請求 ●学校案内 無料　●願書 ※HPよりダウンロード　WEB出願 可

縦書き（左欄）：看護師／臨床検査技師／臨床工学技士／診療放射線技師／理学療法士／作業療法士／言語聴覚士／歯科技工士／歯科衛生士／柔道整復師／あん摩マッサージ指圧師／はり師・きゅう師／視能訓練士／義肢装具士／救急救命士

奈良学園大学（学校法人奈良学園）

理作　共総社

〒631-8524　奈良県奈良市中登美ヶ丘3丁目15-1
【TEL】0742-93-9958　【E-mail】info-admin@naragakuen-u.jp
【交通】近鉄けいはんな線「学研奈良登美ヶ丘」駅より徒歩約10分

学科　保健医療学部 リハビリテーション学科
(1)理学療法学専攻(4年・40名)
(2)作業療法学専攻(4年・40名)

出願日程		試験日程	合格発表	推薦基準・試験内容	受験料
公募推薦	〈A日程〉23年11/2～11/6(消有)	11/12	11/17	推薦は併願可、浪人可、定員各17名　推薦：選択＝コミ英Ⅰ・Ⅱ・英表Ⅰ(リスニング除く)、国総(近代以降の文章)、数ⅠA、生基より2科目、面接	30,000円
	〈B日程〉23年11/9～11/20(消有)	11/26	12/1		
	〈C日程〉23年11/22～12/8(消有)	12/16	12/22		
一般	〈前期①〉23年12/18～24年1/19(消有)	1/27	2/9	一般：1/27、1/28、2/17の3教科型はコミ英Ⅰ・Ⅱ・英表Ⅰ(リスニング除く)、選択＝国総(近代以降の文章)、数ⅠA、生基・生より2科目、2教科型は選択＝コミ英Ⅰ・Ⅱ・英表Ⅰ(リスニング除く)、国総(近代以降の文章)、数ⅠA、生基・生より2科目　3/10は選択＝コミ英Ⅰ・Ⅱ・英表Ⅰ(リスニング除く)、国総(近代以降の文章)、数ⅠAより2科目	30,000円
	〈前期②〉23年12/18～24年1/19(消有)	1/28	2/9		
	〈中期〉24年1/23～2/13(消有)	2/17	2/22		
	〈後期〉24年2/13～3/4(消有)	3/10	3/14		

◇開校年　1984年
◇入学者　67名(男子34名/女子33名)
◇出身県　奈良県・京都府・大阪府
◇主な実習先　奈良県総合リハビリテーションセンター、奈良県総合医療センター、国立循環器病研究センター病院他
◇主な就職先　学研都市病院、登美ヶ丘リハビリテーション病院、奈良セントラル病院

◇初年度納入金(卒業までの納入金)　1,800,000円(6,300,000円)
◇学校独自の奨学金制度　奈良学園大学一般学生奨学金：給付[金額]学費全額、学費半額、入学金のいずれか[募集内容]対象となる入試の成績優秀者に給付

◇学生寮　なし
◇特徴　今後ますます高度化、複雑化する多様な保健医療ニーズに個別的に対応するために、医療人としての高い職業的倫理観を備え、医療現場で病院と地域における多職種との連携によりチームの中で活躍できる質の高い理学療法士と作業療法士を育成します。

資料請求　●学校案内　無料　●願書　無料　　WEB出願　可

宝塚医療大学　和歌山キャンパス（学校法人 平成医療学園）

理作　共総社

〒640-8392　和歌山県和歌山市中之島2252
【TEL】073-494-5000　【E-mail】winfo@tumh.ac.jp
【交通】JR紀勢本線「和歌山」駅より徒歩8分

学科　和歌山保健医療学部 リハビリテーション学科
(1)理学療法学専攻(4年・60名)
(2)作業療法学専攻(4年・40名)

出願日程		試験日程	合格発表	推薦基準・試験内容	受験料
公募推薦	－	－	－	※9月26日以降、該当する試験はありません	
一般	〈前期A〉23年12/18～24年1/15(消有)	1/27	2/2	一般：選択＝コミ英、国総(古漢除く)、数ⅠA、理(化基、生基より1科目)より2科目、面接、調査書	30,000円
	〈前期B〉23年12/18～24年1/15(消有)	1/28	2/2		
	〈中期〉24年1/5～2/9(消有)	2/17	2/22		
	〈後期〉24年2/13～3/1(消有)	3/11	3/15		

◇開校年　2011年
◇入学者　140名(男子66名/女子74名)
◇出身県　和歌山県・大阪府・奈良県
◇主な実習先　－
◇主な就職先　－

◇初年度納入金(卒業までの納入金)　1,800,000円(6,400,000円)
◇学校独自の奨学金制度　・特別奨学生：給付[年額]授業料相当額(1年間)[募集内容]一般選抜前期合格者で、基準を満たした複数名の授業料相当額を免除します。・成績優秀者給付奨学金：給付[年額]学年1位：200,000円、2～3位：100,000円

◇学生寮　なし
◇特徴　豊かな保健・医療・福祉社会の実現を担う、理学療法士と作業療法士。患者様が健康と笑顔を取り戻せるように、リハビリテーション医療の知識や技術とともに、チーム医療における生活活動支援の専門家としての判断力や応用力を身につけた医療人を育成します。

資料請求　●学校案内　無料　●願書　無料　　WEB出願　可

川崎医療福祉大学（学校法人川崎学園）

理作言

〒701-0193　岡山県倉敷市松島288
【TEL】086-464-1004
【交通】JR山陽本線「中庄」駅より徒歩15分

学科　リハビリテーション学部
(1)理学療法学科(4年・60名)
(2)作業療法学科(4年・60名)
(3)言語聴覚療法学科(4年・60名)

出願日程		試験日程	合格発表	推薦基準・試験内容	受験料
公募推薦	〈前期〉23年11/1～11/9(消有)	11/18	12/1	推薦は11/18は専願、12/13・14は併願可　推薦：基礎学力確認テスト、面接、書類審査	30,000円
	〈後期〉23年11/24～12/5(消有)	12/13・14	12/20		
一般	〈前期A・B〉24年1/6～1/18(消有)	2/1・2	2/8	一般：2/1・2は面接、書類審査、選択＝コミ英Ⅰ・Ⅱ、国(古除く)、日B、数Ⅰ、物基、化基、生基、物、化、生より2科目　※理科科目は2科目で1科目として扱う　3/9は基礎学力確認テスト、面接、書類審査	30,000円
	〈後期〉24年2/22～3/1(消有)	3/9	3/13		

◇開校年　1991年
◇入学者　(1)67名(2)69名(3)60名
◇出身県　岡山県・広島県・香川県
◇主な実習先　川崎医科大学附属病院、川崎医科大学総合医療センター
◇主な就職先　学校法人川崎学園、岡山博愛会病院、福山リハビリテーション病院他

◇初年度納入金(卒業までの納入金)　1,700,000円(－)
◇学校独自の奨学金制度　・川崎医療福祉大学奨学金：貸与[年額]300,000円[募集人員]若干名

◇学生寮　あり
◇特徴　2つの大きな附属病院を有する西日本随一の総合教育ネットワークを背景とする恵まれた教育環境の中で学習できます。　※受験料は、併願区分において3学科目まで30,000円での受験が可能です。

資料請求　●学校案内　無料　●願書　※WEB出願　　WEB出願　可

吉備国際大学（学校法人順正学園）

理作　共総社

〒716-8508　岡山県高梁市伊賀町8
【TEL】0120-25-9944　【E-mail】koho@kiui.ac.jp
【交通】JR伯備線「備中高梁」駅よりバス5分、徒歩20分

学科　人間科学部
(1)人間科学科 理学療法学専攻(4年・40名)
(2)人間科学科 作業療法学専攻(4年・40名)

出願日程		試験日程	合格発表	推薦基準・試験内容	受験料
公募推薦	〈A日程〉23年11/1～11/10(消有)	11/18・19	12/1	推薦は併願可、浪人可、3.0以上　推薦：11/18は書類審査、選択＝国総(近代以降の文章)、コミ英Ⅰ・Ⅱ・英表Ⅰ、数ⅠAより1科目、11/19は小論文、書類審査　12/16は書類審査、選択＝国総(近代以降の文章)、コミ英Ⅰ・Ⅱ・英表Ⅰ、数ⅠA、生基・生より2科目	20,000円
	〈B日程〉23年11/24～12/8(消有)	12/16	12/23		
一般	〈前期〉24年1/5～1/23(消有)	2/1・2・3	2/10	一般：2/1のA-Ⅰ方式は選択＝国総(近代以降の文章)、コミ英Ⅰ・Ⅱ・英表Ⅰ、数ⅠAより2科目、選択＝生基・生、化基・化、現社より1科目、A-Ⅱ方式は選択＝国総(近代以降の文章)、コミ英Ⅰ・Ⅱ・英表Ⅰ、数ⅠAより2科目、小論文、書類審査　※2/2・2/3・2/17・3/9の詳細は学校にお問い合わせください。	20,000円
	〈中期〉24年1/24～2/9(消有)	2/17	2/23		
	〈後期〉24年2/13～3/1(消有)	3/9	3/16		

◇開校年　1990年
◇入学者　50名(男子35名/女子15名)
◇出身県　岡山県・広島県・香川県
◇主な実習先　岡山大学病院他
◇主な就職先　岡山協立病院、倉敷平成病院、津山中央病院他

◇初年度納入金(卒業までの納入金)　1,453,000円(－)
◇学校独自の奨学金制度

◇学生寮　なし
◇特徴　人間科学を基盤に理学療法、作業療法の専門性を発揮し、その地域社会で暮らす人間が抱える課題を解決できる高度な人材を養成する。

資料請求　●学校案内　無料　●願書　無料　　WEB出願　可

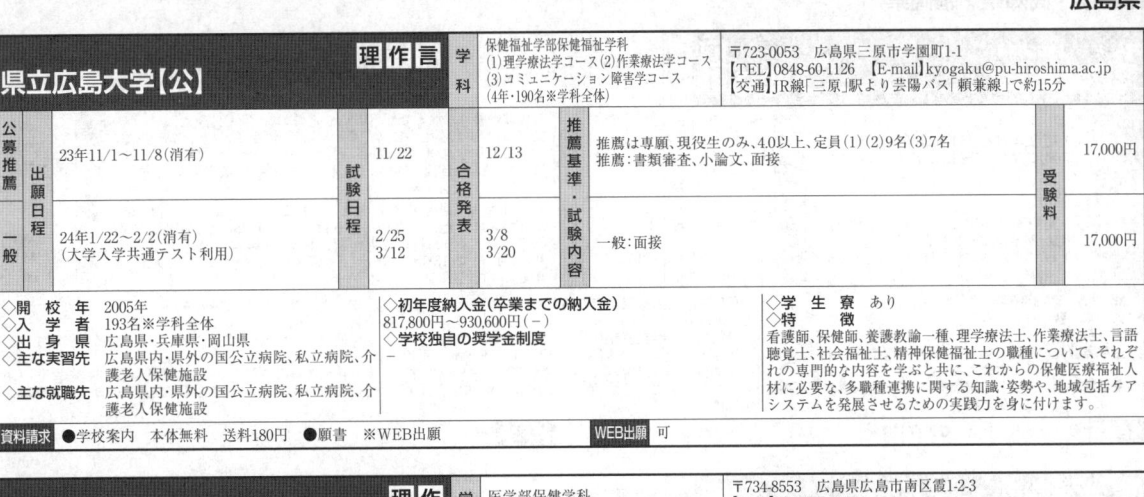

県立広島大学【公】

理 作 言　学科

保健福祉学部保健福祉学科
(1)理学療法学コース (2)作業療法学コース
(3)コミュニケーション障害学コース
(4年・190名※学科全体)

〒723-0053　広島県三原市学園町1-1
【TEL】0848-60-1126　【E-mail】kyogaku@pu-hiroshima.ac.jp
【交通】JR線「三原」駅より芸陽バス「頼兼線」で約15分

	出願日程	試験日程	合格発表	推薦基準・試験内容	受験料
公募推薦	23年11/1〜11/8(消有)	11/22	12/13	推薦は専願、現役生のみ、4.0以上、定員(1)(2)9名(3)7名 推薦:書類審査、小論文、面接	17,000円
一般	24年1/22〜2/2(消有) (大学入学共通テスト利用)	2/25 3/12	3/8 3/20	一般:面接	17,000円

◆開校年　2005年
◆入学者　193名※学科全体
◆出身県　広島県・兵庫県・岡山県
◆主な実習先　広島県内・県外の国公立病院、私立病院、介護老人保健施設
◆主な就職先　広島県内・県外の国公立病院、私立病院、介護老人保健施設

◆初年度納入金(卒業までの納入金)
817,800円〜930,600円(−)
◆学校独自の奨学金制度

◆学生寮　あり
◆特徴
看護師、保健師、養護教諭一種、理学療法士、作業療法士、言語聴覚士、社会福祉士、精神保健福祉士の職種について、それぞれの専門的な内容を学ぶと共に、これからの保健医療福祉人材に必要な、多職種連携に関する知識・姿勢や、地域包括ケアシステムを発展させるための実践力を身に付けます。

資料請求　●学校案内　本体無料　送料180円　●願書　※WEB出願　　WEB出願　可

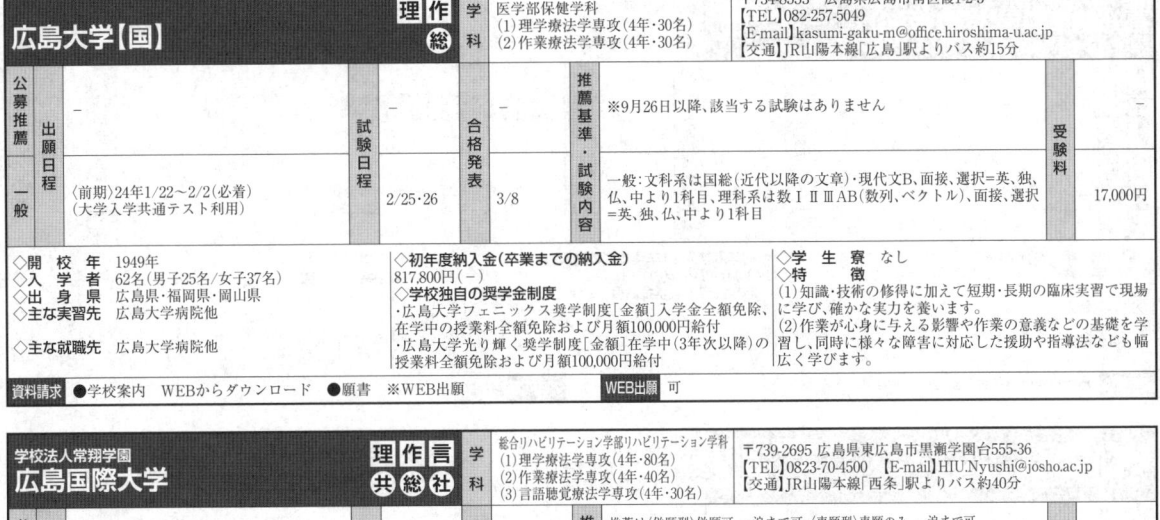

広島大学【国】

理 作　学科
総

医学部保健学科
(1)理学療法学専攻(4年・30名)
(2)作業療法学専攻(4年・30名)

〒734-8553　広島県広島市南区霞1-2-3
【TEL】082-257-5049
【E-mail】kasumi-gaku-m@office.hiroshima-u.ac.jp
【交通】JR山陽本線「広島」駅よりバス約15分

	出願日程	試験日程	合格発表	推薦基準・試験内容	受験料
公募推薦	−	−	−	※9月26日以降、該当する試験はありません	−
一般	〈前期〉24年1/22〜2/2(必着) (大学入学共通テスト利用)	2/25・26	3/8	一般:文科系は国総(近代以降の文章)・現代文B、面接、選択=英、独、仏、中より1科目、理科系は数ⅠⅢⅢAB(数列、ベクトル)、面接、選択=英、独、仏、中より1科目	17,000円

◆開校年　1949年
◆入学者　62名(男子25名/女子37名)
◆出身県　広島県・福岡県・岡山県
◆主な実習先　広島大学病院他
◆主な就職先　広島大学病院他

◆初年度納入金(卒業までの納入金)
817,800円(−)
◆学校独自の奨学金制度
・広島大学フェニックス奨学制度[金額]入学金全額免除、在学中の授業料全額免除および月額100,000円給付
・広島大学光り輝く奨学制度[金額]在学中(3年次以降)の授業料全額免除および月額100,000円給付

◆学生寮　なし
◆特徴
(1)知識・技術の修得に加えて短期・長期の臨床実習で現場に学び、確かな実力を養います。
(2)作業が心身に与える影響や作業の意義などの基礎を学習し、同時に様々な障害に対応した援助や指導法なども幅広く学びます。

資料請求　●学校案内　WEBからダウンロード　●願書　※WEB出願　　WEB出願　可

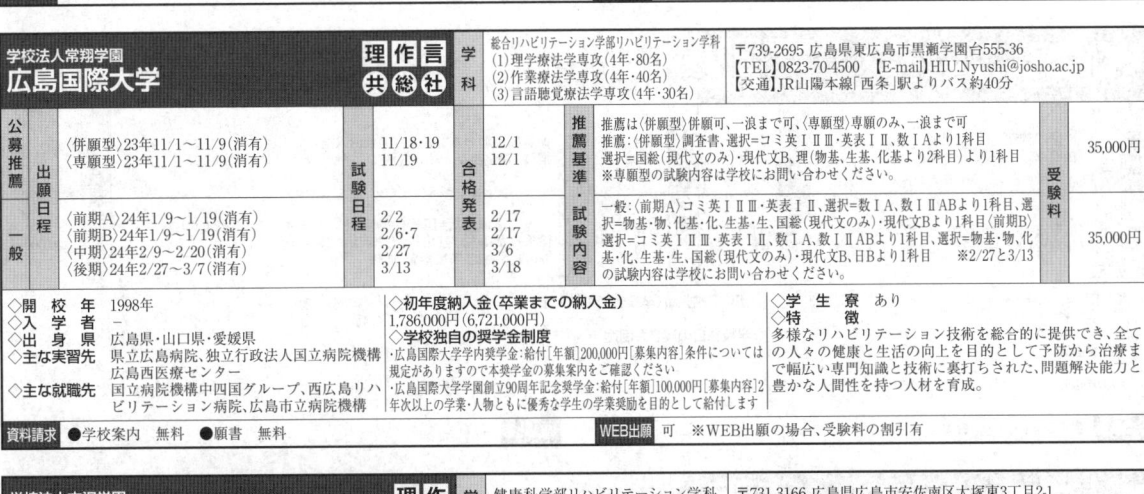

広島国際大学
学校法人常翔学園

理 作 言　学科
共 総 社

総合リハビリテーション学部リハビリテーション学科
(1)理学療法学専攻(4年・80名)
(2)作業療法学専攻(4年・40名)
(3)言語聴覚療法学専攻(4年・30名)

〒739-2695　広島県東広島市黒瀬学園台555-36
【TEL】0823-70-4500　【E-mail】HIU.Nyushi@josho.ac.jp
【交通】JR山陽本線「西条」駅よりバス約40分

	出願日程	試験日程	合格発表	推薦基準・試験内容	受験料
公募推薦	〈併願型〉23年11/1〜11/9(消有) 〈専願型〉23年11/1〜11/9(消有)	11/18・19 11/19	12/1 12/1	推薦は〈併願型〉併願可、一浪まで可、〈専願型〉専願のみ、一浪まで可 推薦:〈併願型〉調査書、選択=コミ英ⅠⅢ・英基ⅠⅡ、数ⅠAより1科目 選択=物基・物・化・生基・生、国総(現代文のみ)・現代文Bより1科目 ※専願型の試験内容は学校にお問い合わせください。	35,000円
一般	〈前期A〉24年1/9〜1/19(消有) 〈前期B〉24年1/9〜1/19(消有) 〈中期〉24年2/9〜2/20(消有) 〈後期〉24年2/27〜3/7(消有)	2/2 2/6・7 2/27 3/13	2/17 2/17 3/6 3/18	一般:〈前期A〉コミ英ⅠⅢ・英基ⅠⅡ、選択=数ⅠA、数ⅠⅡABより1科目、選択=物基・物・化・生基・生、国総(現代文のみ)・現代文Bより1科目 選択=コミ英ⅠⅢ・英基ⅠⅡ、数ⅠA、数ⅠⅡABより1科目、選択=物基・物・化基・化、生基・生、国総(現代文のみ)・現代文B、日Bより1科目　※2/27と3/13の試験内容は学校にお問い合わせください。	35,000円

◆開校年　1998年
◆入学者　−
◆出身県　広島県・山口県・愛媛県
◆主な実習先　広島西医療センター、独立行政法人国立病院機構、広島病院、国立病院機構中四国グループ、西広島リハビリテーション病院、広島市立病院機構
◆主な就職先　国立病院機構中四国グループ、西広島リハビリテーション病院、広島市立病院機構

◆初年度納入金(卒業までの納入金)
1,786,000円(6,721,000円)
◆学校独自の奨学金制度
・広島国際大学学内奨学金:給付[年額]200,000円[募集内容]条件については規定がありますので本学奨学金の募集内容をご確認ください
・広島国際大学学園創立90周年記念奨学金:給付[年額]100,000円[募集内容]2年次以上の学業・人物ともに優秀な学生の学業奨励を目的として給付します

◆学生寮　あり
◆特徴
多様なリハビリテーション技術を総合的に提供でき、全ての人々の健康と生活の向上を目的として予防から治療まで幅広い専門知識と技術に裏打ちされた、問題解決能力と豊かな人間性を持つ人材を育成。

資料請求　●学校案内　無料　●願書　無料　　WEB出願　可　※WEB出願の場合、受験料の割引有

広島都市学園大学
学校法人古沢学園

理 作　学科
共 総 社

健康科学部リハビリテーション学科
(1)理学療法学専攻(4年・60名)
(2)作業療法学専攻(4年・40名)

〒731-3166　広島県広島市安佐南区大塚東3丁目2-1
【TEL】082-849-6883　【E-mail】jimu-reha@hcu.ac.jp
【交通】広島電鉄バス「市立大学前」停より徒歩約3分

	出願日程	試験日程	合格発表	推薦基準・試験内容	受験料
公募推薦	〈前期〉23年11/1〜11/13(消有) 〈後期〉23年11/14〜12/4(消有)	11/18 12/9	12/1 12/22	推薦は11/18は専願のみ、12/9は併願可、現役生のみ 推薦:書類審査、小論文、面接	30,000円
一般	〈前期A〉24年1/4〜1/28(消有) 〈前期B〉24年1/4〜1/29(消有) 〈前期C〉24年1/4〜1/30(消有) 〈後期〉24年2/9〜3/4(消有)	2/2 2/3 2/4 3/8	2/16 2/16 2/16 3/18	一般:2/2・3・4は選択=国総(古漢除く)、コミ英ⅠⅡ、数ⅠA、理(選択=生基、化基、物基より2科目)より2科目、書類審査 3/8は選択=国総(古漢除く)、コミ英ⅠⅡ、数ⅠAより1科目	30,000円

◆開校年　2009年
◆入学者　83名(男子48名/女子35名)
◆出身県　広島県・山口県・島根県
◆主な実習先　−
◆主な就職先　県立広島病院、和光整形外科スポーツクリニック、西広島リハビリテーション病院他

◆初年度納入金(卒業までの納入金)
1,750,000円(−)
◆学校独自の奨学金制度
・チャレンジ奨学生:給付[年額]325,000円〜650,000円[募集内容]共通テスト利用入試前期で合格し、国語・数学・英語のうち2教科の成績優秀者に給付
・一般入試奨学生:給付[年額]650,000円[募集内容]一般入試前期で合格し、特に成績が優秀だった者に給付

◆学生寮　あり
◆特徴
大学のカリキュラムと前身の専門学校から受け継ぐノウハウで、人間性豊かな医療職者を育成。

資料請求　●学校案内　無料　●願書　無料　　WEB出願　可

看護師　臨床検査技師　臨床工学技士　診療放射線技師　理学療法士　作業療法士　言語聴覚士　歯科衛生士　歯科技工士　柔道整復師　あん摩マッサージ指圧師　はり師・きゅう師　視能訓練士　義肢装具士　救急救命士

左側縦書きラベル：看護師 / 臨床検査技師・診療放射線技師・臨床工学技士 / 理学療法士・作業療法士・言語聴覚士 / 歯科衛生士・歯科技工士 / 柔道整復師・あん摩マッサージ指圧師・はり師・きゅう師 / 救急救命士・義肢装具士・視能訓練士

徳島文理大学（学校法人 村崎学園）

理 共 総 社

学科：保健福祉学部 理学療法学科（4年・70名）

〒770-8514　徳島県徳島市山城町西浜傍示180
【TEL】088-602-8100
【交通】JR徳島線「徳島」よりスクールバスで10分

	出願日程	試験日程	合格発表	推薦基準・試験内容	受験料
公募推薦	〈Ⅰ期〉23年11/1～11/8(消有)　〈Ⅱ期〉23年11/21～12/1(消有)	11/18　12/10	11/29　12/16	推薦は併願可、2浪まで可、3.0以上、定員30名　推薦：11/18は選択=国総(古漢除く)、現社、数Ⅰ・物基、化基、生基、コミ英ⅠⅡ・英表Ⅰより1科目、面接　12/10は選択=国総(古漢除く)、数Ⅰ、コミ英Ⅰ・英表Ⅰより1科目、面接	30,000円(27,000円)
一般	〈Ⅰ期A・B〉23年12/25～24年1/17(消有)　〈Ⅱ期〉24年1/30～2/8(消有)　〈Ⅲ期〉24年2/13～2/26(消有)	1/27・28　2/18　3/7	2/7　2/23　3/15	一般：1/27は選択=国総(古漢除く)、数Ⅰより1科目、選択=物基、生基、コミ英ⅠⅡ・英表Ⅰより1科目　1/28は選択=国総(古漢除く)、数Ⅰより1科目、選択=現社、化基、生基、コミ英Ⅰ・英表Ⅰより1科目　2/18・3/7は国総(古漢除く)、選択=数Ⅰ、コミ英Ⅰ・英表Ⅰより1科目	30,000円(27,000円)

◇開校年　1895年
◇入学者　－
◇出身県　－
◇主な実習先　徳島大学病院、東徳島医療センター、徳島県立中央病院
◇主な就職先　きたじま田岡病院、医療法人道志社、医療法人ひまわり会

◇初年度納入金(卒業までの納入金)　1,630,000円(5,680,000円)
◇学校独自の奨学金制度
・「ミライのわたし」予約型応援奨学金制度：給付[金額]4年間で800,000円[募集内容]総合型選抜入試Ⅰ型受験者で『「ミライのわたし」設計シート』をもとに面接
・徳島文理大学特待生制度：給付[金額]4年間で800,000円[募集内容]学力優秀な入学者が対象

◇学生寮　あり(女子のみ)
◇特徴
①保健・医療・福祉・スポーツなどの各分野の幅広い知識と技術を修得。
②身体機能解析のための最先端研究機器が充実。
③1年次から実習体験ができる実践重視のカリキュラム。

資料請求　●学校案内　無料　●願書　無料　　WEB出願　可

高知健康科学大学（仮称）（学校法人土佐リハ学院）
（2024年4月開校予定）

理 作

学科：健康科学部リハビリテーション学科
(1)理学療法学専攻(4年・35名)
(2)作業療法学専攻(4年・35名)

〒781-5103　高知県高知市大津乙2500-2
【TEL】088-866-6119　【E-mail】ko-ken-k3@tosareha.ac.jp
【交通】とさでん交通「新木」駅より徒歩3分

左側縦書きラベル：理学療法士・作業療法士・言語聴覚士

	出願日程	試験日程	合格発表	推薦基準・試験内容	受験料
公募推薦	－	－	－	※調査時点で詳細は未決定・未発表　詳細は学校にお問い合わせください	
一般	－	－	－	※調査時点で詳細は未決定・未発表　詳細は学校にお問い合わせください	

◇開校年　2024年(予定)
◇入学者　－
◇出身県　－
◇主な実習先　－
◇主な就職先　－

◇初年度納入金(卒業までの納入金)　1,480,000円(5,500,000円)
◇学校独自の奨学金制度

◇学生寮　なし
◇特徴

資料請求　●学校案内　無料　●願書　無料　　WEB出願　不可

九州栄養福祉大学（学校法人東筑紫学園）

理 作 共 社

学科：リハビリテーション学部
(1)理学療法学科(4年・80名)
(2)作業療法学科(4年・40名)

〒800-0298　福岡県北九州市小倉南区葛原高松1-5-1(リハビリテーション学部・校舎)　【TEL】093-471-7912
【交通】JR日豊本線「下曽根」駅よりスクールバスで約7分

左側縦書きラベル：歯科衛生士・歯科技工士

	出願日程	試験日程	合格発表	推薦基準・試験内容	受験料
公募推薦	〈前期〉23年11/1～11/10　〈後期〉23年12/4～12/9	11/18　12/16	12/1　12/22	推薦は専願のみ、1浪まで可、3.3以上　推薦：書類審査、小論文、面接	30,000円
一般	〈前期〉24年1/9～1/20　〈後期〉24年2/26～3/2	2/1　3/6	2/16　3/14	一般：2/1は選択=国総(古漢除く)、コミ英ⅠⅡ・英表Ⅰ(リスニング除く)、数ⅠA、理(化基、生基)より2科目　3/6は小論文、書類審査、面接	30,000円

◇開校年　2001年
◇入学者　－
◇出身県　－
◇主な実習先　－
◇主な就職先　－

◇初年度納入金(卒業までの納入金)　－
◇学校独自の奨学金制度

◇学生寮　－
◇特徴

資料請求　●学校案内　－　●願書　－　　WEB出願

国際医療福祉大学　大川キャンパス（学校法人国際医療福祉大学）

理 作 共 総 社

学科：福岡保健医療学部
(1)理学療法学科(4年・50名)
(2)作業療法学科(4年・30名)

〒831-8501　福岡県大川市榎津137-1
【TEL】0944-89-2100　【E-mail】kyushu-nyushi@iuhw.ac.jp
【交通】西鉄電車「西鉄柳川」駅より西鉄バスで約20分
JR線「佐賀」駅より西鉄バスで約30分

左側縦書きラベル：柔道整復師・あん摩マッサージ指圧師・はり師・きゅう師 / 救急救命士・義肢装具士・視能訓練士

	出願日程	試験日程	合格発表	推薦基準・試験内容	受験料
公募推薦	23年11/1～11/9(消有)	11/18	12/1	推薦は専願のみ、1浪まで可、3.5以上、定員(1)13名(2)7名(指定校含む)　推薦：学科適性試験(基礎学力試験)、面接	30,000円
一般	〈前期〉23年12/19～24年1/16(消有)　〈後期〉24年2/13～2/22(消有)	1/28・29・30　3/2	2/7　3/8	一般：1/28・29・30はコミ英ⅠⅡ・英表Ⅰ、選択=国総(古漢除く)、日B、数ⅠA、数ⅡB、物・物基、化・化基、生・生基、物基・化基、生基・化基より1科目　3/2はコミ英ⅠⅡ・英表Ⅰ、面接	30,000円

◇開校年　1995年
◇入学者　－
◇出身県　－
◇主な実習先　－
◇主な就職先　－

◇初年度納入金(卒業までの納入金)　－(5,650,000円)
◇学校独自の奨学金制度
・国際医療福祉大学特待奨学生奨学金：給付[金額]特待奨学生S：授業料100%相当額、特待奨学生A：授業料50%相当額、特待奨学生B：授業料30%相当額[募集内容]特待奨学生特別選抜、一般選抜前期、大学入学共通テスト利用選抜の成績上位合格者を対象

◇学生寮　あり
◇特徴

資料請求　●学校案内　無料　●願書　HPよりダウンロード　　WEB出願　可

帝京大学　福岡キャンパス

学校法人帝京大学　【理】【作】【共】【総】

学科：福岡医療技術学部
(1) 理学療法学科(4年・80名)
(2) 作業療法学科(4年・40名)

〒836-8505　福岡県大牟田市岬町6-22
【TEL】0944-57-8333
【交通】JR・西鉄「大牟田」駅よりバス約6分

	出願日程	試験日程	合格発表	推薦基準・試験内容	受験料
公募推薦	23年11/1～11/7(必着)	11/12	12/1	推薦は併願可、定員(1)22名(2)12名(指定校含む) 推薦・面接、書類審査、選択=(1科目方式)コミ英ⅠⅡ・英表Ⅰ、数Ⅰ、物基・物、化基・化、生基・生より1科目　〈2科目方式〉コミ英ⅠⅡ・英表Ⅰ・国総(古漢除く)、数Ⅰ、物基・物、化基・化、生基・生より2科目 ※英・国の組み合わせ不可	35,000円
一般	〈Ⅰ期〉23年12/19～24年1/18(必着) 〈Ⅱ期〉24年2/1～2/14(必着) 〈Ⅲ期〉24年2/21～3/5(必着)	1/30・31・2/1 2/22・23 3/10	2/10 2/29 3/14	一般：コミ英ⅠⅡⅢ・英表ⅠⅡ、面接、書類審査、選択=国総(古漢除く)、数ⅠA、物基・物、化基・化、生基・生より2科目	35,000円

◆開校年　1966年
◆入学者　－
◆出身県　－
◆主な実習先　帝京大学医学部附属病院、九州大学病院、大牟田市立病院他
◆主な就職先　帝京大学医学部附属病院、産業医科大学病院、久留米大学医療センター他

◆初年度納入金(卒業までの納入金)
1,707,370円(－)
◆学校独自の奨学金制度
・「自分流」修学奨学金制度：減免[年額]100,000円[募集内容]家計が急変し経済的に修学が困難となった、学部等で選考基準以上の学生
・帝京大学成績優秀者奨学金制度(第一種)：減免[年額]200,000円[募集内容]2年次以降で、各学科前年度の成績上位者

◆学生寮　なし
◆特徴
(1)確かな知識・技術と協調性を備え持つ、リハビリテーションの専門家を養成する。
(2)患者さんの社会復帰を心と身体の両面からサポートする、技術と豊かな人間性をあわせ持った作業療法士を養成する。

資料請求　●学校案内　無料　●願書　※WEB出願のみ　　WEB出願　可

福岡国際医療福祉大学

学校法人高木学園　【理】【作】【言】【共】【総】【社】

学科：医療学部
(1) 理学療法学科(4年・40名)
(2) 作業療法学科(4年・40名)
(3) 言語聴覚学科(4年・40名)

〒814-0001　福岡県福岡市早良区百道浜3-6-40
【TEL】092-832-1200　【E-mail】nyushi@takagigakuen.ac.jp
【交通】西鉄バス「福岡タワー南口」停より徒歩約5分、福岡市営地下鉄「藤崎」駅より徒歩約15分

	出願日程	試験日程	合格発表	推薦基準・試験内容	受験料
公募推薦	23年11/1～11/9(消有)	11/18	12/1	推薦は専願のみ、1浪まで可、3.5以上、定員各15名 推薦・一般常識試験、面接、書類審査	30,000円
一般	〈前期〉23年12/19～24年1/16(消有) 〈後期〉24年2/14～2/24(消有)	1/26・27 3/4	2/5 3/12	一般：1/26・27はコミ英ⅠⅡ・英表Ⅰ、選択=国総(古漢除く)、日B、数ⅠA、数ⅡB、化基・化、生基・生、化基・生より1科目、書類審査 3/4はコミ英ⅠⅡ・英表Ⅰ、面接、書類審査	30,000円

◆開校年　2019年
◆入学者　(1)46名(2)42名(3)41名
◆出身県　福岡県・長崎県・山口県
◆主な実習先　福岡山王病院、高木病院、柳川リハビリテーション病院他
◆主な就職先　福岡山王病院、桜十字病院、福岡リハビリテーション病院

◆初年度納入金(卒業までの納入金)
1,550,000円(5,900,000円)
◆学校独自の奨学金制度
・福岡国際医療福祉大学特待奨学生奨学金：給付[年額]S:授業料100%相当額、A:授業料50%相当額[募集内容]一般前期・共通テスト利用選抜の成績上位合格者が対象
・福岡国際医療福祉大学年間成績優秀者：給付[年額]300,000円[募集内容]前年度の成績優秀者から選考し、2年次以降各学科・各学年1名に給付

◆学生寮　なし
◆特徴
2019年、福岡市で初めてリハビリテーション専門職を養成する大学として誕生。次世代のリーダーを養成するべく、教育・医療・福祉が緊密に連携する教区環境を実現します。

資料請求　●学校案内　無料　●願書　無料(本学WEBサイトよりダウンロード)　　WEB出願　可

令和健康科学大学

学校法人巨樹の会　【理】【作】【共】【総】【社】

学科：リハビリテーション学部
(1) 理学療法学科(4年・80名)
(2) 作業療法学科(4年・60名)

〒811-0213　福岡県福岡市東区和白丘2-1-12
【TEL】092-607-6728　【E-mail】nyushi@rhs-u.ac.jp
【交通】JR香椎線「和白」駅より徒歩5分

	出願日程	試験日程	合格発表	推薦基準・試験内容	受験料
公募推薦	23年11/1～11/9(消有)	11/25	12/6	推薦は専願のみ、1浪まで可、3.5以上、定員18名 推薦：小論文、面接、書類選考	30,000円
一般	〈前期A・B〉23年12/20～24年1/18(消有) 〈後期〉24年2/8～2/22(消有)	2/1(A)・2/2(B) 3/4	2/14 3/8	一般：〈前期〉国総(近代以降の文章のみ)、コミ英ⅠⅡⅢ、英表ⅠⅡ、選択=数ⅠA、物基・物、化基・化、生基・生より1科目、書類選考 〈後期〉小論文、面接、書類選考	30,000円

◆開校年　2022年
◆入学者　140名(男子81名/女子59名)
◆出身県　福岡県・長崎県・大分県
◆主な実習先　－
◆主な就職先　－

◆初年度納入金(卒業までの納入金)
1,600,000円(6,050,000円)
◆学校独自の奨学金制度
・特待生制度(授業料減免)

◆学生寮　あり
◆特徴
病気を治療する、予防するという視点だけでなく、健康づくり、健康管理、健康増進といった視点も学びます。そして、地域性を考慮した新たな産業の創出、障害者の就労支援、被災地支援、国際支援に関するカリキュラムで具体的に理解を深めます。

資料請求　●学校案内　無料　●願書　－　　WEB出願　可

西九州大学

学校法人永原学園　【理】【作】【共】【総】【社】

学科：リハビリテーション学部 リハビリテーション学科
(1) 理学療法学専攻(4年・40名)
(2) 作業療法学専攻(4年・40名)

〒842-8585　佐賀県神埼市神埼町尾崎4490-9
【TEL】0952-52-4191　【E-mail】nyusi@nisikyu-u.ac.jp
【交通】JR線「神埼」駅より車で10分(無料スクールバスを運行)

	出願日程	試験日程	合格発表	推薦基準・試験内容	受験料
公募推薦	〈Ⅰ期〉23年11/1～11/6(消有) 〈Ⅱ期〉23年12/1～12/8(消有)	11/11 12/16	12/1 12/26	推薦は併願可、1浪まで可 推薦：小論文、面接、書類審査	30,000円
一般	〈Ⅰ期〉24年1/5～1/23(消有) 〈Ⅱ期〉24年2/19～2/26(消有) 〈Ⅲ期〉24年3/8～3/14(消有)	2/3 3/2 3/20	2/16 3/13 3/26	一般：2/3、3/2は選択=国総(古漢除く)、コミ英ⅠⅡ、数ⅠA、化基、生基、世B、日B、現社より2科目、書類審査 3/20は小論文、面接、書類審査	30,000円

◆開校年　1968年
◆入学者　－
◆出身県　福岡県・佐賀県・長崎県
◆主な実習先　－
◆主な就職先　ひらまつ病院、佐賀リハビリテーション病院、大島病院

◆初年度納入金(卒業までの納入金)
1,590,370円(－)
◆学校独自の奨学金制度
・永原学園奨学金：給付[金額]授業料の半額[募集定員]2名
・寮費援助奨学金：免除[金額]寮費の半額、1/3相当額を免除[募集定員]制限なし[募集内容]女子あすなろ寮のみ他

◆学生寮　あり
◆特徴
「人の理解」「専門知識と技術」「協業と地域リハ」「研究」の4つの柱を学び、社会に必要とされる理学療法士、作業療法士をめざします。

資料請求　●学校案内　無料　●願書　無料　　WEB出願　可

右端タブ：看護師／臨床検査技師 臨床工学技士 診療放射線技師／理学療法士 作業療法士 言語聴覚士／歯科衛生士 歯科技工士／柔道整復師 あん摩マッサージ指圧師 はり師・きゅう師／視能訓練士 義肢装具士 救急救命士

長崎大学【国】

理 作 社 ｜ 学科：医学部保健学科
(1)理学療法学専攻(4年・28名)
(2)作業療法学専攻(4年・18名)

〒852-8520　長崎県長崎市坂本1-7-1
【TEL】095-819-7909
【交通】JR長崎本線「長崎」駅より長崎バス8番系統「下大橋(医学部経由)」行き、「大学病院前」または「坂本町」停より徒歩約10分

区分	出願日程	試験日程	合格発表	推薦基準・試験内容	受験料
公募推薦	23年12/11〜12/19(大学入学共通テスト利用)	1/26	2/13	推薦は専願、現役生のみ、A以上、定員(1)3名(2)3名　推薦：小論文、面接、書類審査	17,000円
一般	24年1/22〜2/2(一次は大学入学共通テスト利用)	2/25	3/8	一般：コミ英ⅠⅢ・英表ⅠⅡ、面接	17,000円

◇開校年 1949年
◇入学者 (1)25名(男子13名/女子12名)(2)19名(男子3名/女子16名)
◇出身県 長崎県・福岡県・その他九州
◇主な実習先 長崎大学病院、長崎県内保育所、県内グループホーム
◇主な就職先 医療機関、市町村(保健関係部局など)

◇初年度納入金(卒業までの納入金) 887,800円(2,495,200円)
◇学校独自の奨学金制度 ・長崎大学入学時給付奨学金：給付[金額]300,000円[募集内容]一般選抜(前期)合格者上位20%以内の長崎県内出身者及び県外出身者のトップ2名の合計4名を対象

◇学生寮 なし
◇特徴
1. チーム医療の推進
2. 長崎という地域に根ざし、長崎を愛する医療人の育成とサービスの提供
3. 国際的に視野を広げた教育と研究

資料請求 ●学校案内 本体無料 送料有料 ●願書 ※WEB出願　WEB出願 可

九州看護福祉大学 （学校法人熊本城北学園）

理 共 総 社 ｜ 学科：看護福祉学部リハビリテーション学科(4年・60名)

〒865-0062　熊本県玉名市富尾888
【TEL】0968-75-1850　【E-mail】nyushi@kyushu-ns.ac.jp
【交通】JR線「玉名」駅・九州新幹線「新玉名」駅より大学行バス8分

区分	出願日程	試験日程	合格発表	推薦基準・試験内容	受験料
公募推薦	〈A日程〉23年11/6〜11/20(消有)〈B日程〉23年12/4〜12/12(消有)	11/26 / 12/17	12/1 / 12/22	推薦は1浪まで可、11/26は専願のみ3.0以上、12/17は併願可2.7以上、定員25名(指定校含む)　推薦：小論文、面接、書類審査	28,000円
一般	〈前期〉24年1/9〜1/24(消有)〈後期〉24年2/16〜2/27(消有)	2/1・2・3 / 3/3	2/9 / 3/8	一般：2/1・2・3は選択=国総(古漢除く)、コミ英ⅠⅡ・英表Ⅰ(リスニング除く)、数ⅡA、理(生基・生、化基・化より1科目)より2科目、書類審査　3/3はコミ英ⅠⅡ・英表Ⅰ(リスニング除く)、小論文、書類審査	28,000円

◇開校年 1998年
◇入学者 45名(男子28名/女子17名)
◇出身県 熊本県・福岡県・鹿児島県
◇主な実習先 熊本大学病院、国立病院機構熊本医療センター、熊本機能病院
◇主な就職先 病院、福祉施設、スポーツトレーニング施設

◇初年度納入金(卒業までの納入金) 1,500,000円(5,400,000円)
◇学校独自の奨学金制度 ・入学特待生：減免[年額]475,000円[募集内容]一般選抜(前期)の得点が上位の者に対し、在学中の授業料を減免する ・一般特待生：給付[年額]100,000円[募集内容]2年次以上の学部学生のうち、昨年度の学業成績が上位の者に対し、給付する

◇学生寮 なし
◇特徴 人を想う豊かなマインドを基本に、医学的な側面から身体と心を支え自立をサポートできる理学療法士を育てます。

資料請求 ●学校案内 無料 ●願書 無料　WEB出願 可

熊本保健科学大学 （学校法人銀杏学園）

理 作 言 共 社 ｜ 学科：保健科学部リハビリテーション学科
(1)理学療法学専攻(4年・60名)
(2)生活機能療法学専攻(4年・40名)
(3)言語聴覚学専攻(4年・40名)

〒861-5598 熊本県熊本市北区和泉町325
【TEL】096-275-2215　【E-mail】nyushi@kumamoto-hsu.ac.jp
【交通】JR鹿児島本線「西里」駅正面

区分	出願日程	試験日程	合格発表	推薦基準・試験内容	受験料
公募推薦	23年11/1〜11/10(必着)	11/18	12/1	推薦は専願のみ、1浪まで可、定員(1)14名(2)9名(3)9名　推薦：コミ英ⅠⅡ・英表Ⅰ(リスニング除く)、国総(古除く)、数ⅠA、面接	30,000円
一般	24年1/4〜1/26(必着)	2/4	2/16	一般：(1)(2)はコミ英ⅠⅡ・英表Ⅰ(リスニング除く)、数ⅠA、理(物基・化基、化基・生基、物基・物、化基・化、生基・生より1科目)より2教科2科目、志願者調書　(3)はコミ英ⅠⅡ・英表Ⅰ、国総(古除く)、選択=数ⅠA、物基・化基、化基・生基、物基・物、化基・化、生基・生より1科目、志願者調書	30,000円

◇開校年 2003年
◇入学者 149名
◇出身県 熊本県・鹿児島県・宮崎県
◇主な実習先 熊本大学病院、熊本機能病院、済生会熊本病院
◇主な就職先 熊本機能病院、熊本赤十字病院、熊本託麻台リハビリテーション病院

◇初年度納入金(卒業までの納入金) 1,550,000円(-)
◇学校独自の奨学金制度 ・入試前予約型奨学制度：給付[年額]400,000円[募集定員]各学年10名程度 ・一般奨学制度：給付[月額]50,000円[募集定員]各学年16名

◇学生寮 なし
◇特徴 医療の多様化と変化に対応しながら患者さんのQOL(Quality of Life：生活と人生の質)にも配慮できる、優れた医療技術者の育成を目指しています。

資料請求 ●学校案内 無料 ●願書 ※HPよりダウンロード　WEB出願 可

九州医療科学大学 （学校法人順正学園）
(2024年4月九州保健福祉大学より校名変更予定)

共 総 社 ｜ 学科：臨床心理学部臨床心理学科言語聴覚コース(4年・20名)

〒882-8508　宮崎県延岡市吉野町1714-1
【TEL】0982-23-5544　【E-mail】kouhou@phoenix.ac.jp
【交通】JR線「延岡」駅より路線バスで約20分

区分	出願日程	試験日程	合格発表	推薦基準・試験内容	受験料
公募推薦	〈A日程〉23年11/1〜11/10〈B日程〉23年11/24〜12/8	11/18 / 12/16	12/1 / 12/23	推薦は併願可、浪人可、3.2以上　推薦：11/18は書類審査、選択=国、数、英、小論文より1科目　12/16は書類審査、選択=国、数、英、生より2科目	20,000円(2回目以降は10,000円)
一般	〈前期〉24年1/5〜1/23〈中期〉24年1/24〜2/9〈後期〉24年2/13〜3/2	2/1・2・3 / 2/17 / 3/13	2/9 / 2/23 / 3/18	一般：2/1は[総合評価型]小論文、選択=国、英、数より1科目、選択=現社、化、生、物より1科目 ・[3科目型]選択=国、英、数より2教科2科目、選択=現社、化、生、物より1科目　2/2は選択=国、英、数、現社より2教科2科目　2/3は[1科目型]選択=国、英、数、生より1科目、[英語外部試験利用]英(外部試験)　2/17は選択=国、英、数、化、生より2教科2科目　3/13は面接、選択=国、英、数、生より1科目	20,000円(2回目以降は10,000円)

◇開校年 1999年
◇入学者 ‐
◇出身県 宮崎県・鹿児島県・大分県
◇主な実習先 ‐
◇主な就職先 宮崎善仁会病院、国立病院機構九州グループ、福岡和白病院

◇初年度納入金(卒業までの納入金) 1,550,000円(-)
◇学校独自の奨学金制度 ・入試特待生制度：減免[年額]300,000円[募集内容]特待生選考を受験し、高得点合格者から選考 ・家賃補助制度：給付[月額]上限20,000円[募集内容]沖縄県及び離島出身者に対し家賃を補助する。支給期間は4年間

◇学生寮 なし
◇特徴 1年次で学ぶ基礎心理学をベースに、身体の機能面だけでなく心理面にも目を向け、対象者の"こころ"を理解し、寄り添える言語聴覚士を養成します。

資料請求 ●学校案内 無料 ●願書 無料　WEB出願 可

鹿児島大学【国】 理作

学科	医学部保健学科 (1)理学療法学専攻(4年・20名) (2)作業療法学専攻(4年・20名)

〒890-8544 鹿児島県鹿児島市桜ヶ丘8-35-1
【TEL】099-275-6724
【交通】市内よりバス、桜ヶ丘キャンパス「大学病院前」停より徒歩約5分

	出願日程	試験日程	合格発表	推薦基準・試験内容	受験料
公募推薦	23年11/1～11/6	11/21	12/14	推薦は専願、現役生のみ、4.0以上 推薦:小論文、面接	17,000円
一般	24年1/22～2/2 (大学入学共通テスト利用)	2/25 3/12	3/7 3/21	一般:2/25はコミ英ⅠⅡ、英表ⅠⅡ、選択=物基・物、化基・化、生基・生より1科目 3/12は小論文、面接	17,000円

- ◇開校年 1985年
- ◇入学者 各20名
- ◇出身県 鹿児島県・福岡県・熊本県
- ◇主な実習先 —
- ◇主な就職先 鹿児島大学病院、鹿児島市立病院、東京慈恵会医科大学病院

- ◇初年度納入金(卒業までの納入金) 817,800円(-)
- ◇学校独自の奨学金制度

- ◇学生寮 あり
- ◇特徴
理学療法の知識と技術をもち、かつ幅広い教養と人間性豊かな医療技術者の育成を目指しています。作業療法学専攻では、生命の尊厳を理解し、心身に障害をもつ人々の生活支援を行うために必要な豊かな人間性と倫理観を持った作業療法士を育成します。

資料請求 ●学校案内 本体無料 送料215円 ●願書 ※WEB出願 | WEB出願 可

▷ 理学療法士
▷ 作業療法士
▷ 言語聴覚士

2024年 入試要項 & 学校情報

短期大学

学校法人北杜学園
仙台青葉学院短期大学 言 共 総 社

学科	言語聴覚学科(3年・40名)

〒980-0021 宮城県仙台市青葉区中央4-5-3
【TEL】0120-918-880 【E-mail】sg@seiyogakuin.ac.jp
【交通】JR線「仙台」駅より徒歩5分

	出願日程	試験日程	合格発表	推薦基準・試験内容	受験料
公募推薦	23年11/1～11/8(必着)	11/18	12/1	推薦は専願、1浪まで可、3.0以上 推薦:小論文、面接、調査書	30,000円
一般	〈Ⅰ期〉24年1/9～1/18(必着) 〈Ⅱ期〉24年2/8～2/15(必着) 〈Ⅲ期〉24年2/29～3/5(必着)	2/1 2/23 3/9	2/9 3/4 3/14	一般:2/1・2/23は選択=国総(古漢除く)、コミ英ⅠⅡ、数Ⅰより1科目、面接、調査書 3/9は小論文、面接、調査書	30,000円

- ◇開校年 2009年
- ◇入学者 —
- ◇出身県 —
- ◇主な実習先 —
- ◇主な就職先 —

- ◇初年度納入金(卒業までの納入金) —
- ◇学校独自の奨学金制度 —

- ◇学生寮 —
- ◇特徴 —

資料請求 ●学校案内 — ●願書 — | WEB出願 —

学校法人誠広学園
平成医療短期大学 理作 総 社

学科	リハビリテーション学科 (1)理学療法専攻(3年・80名) (2)作業療法専攻(3年・40名)

〒501-1131 岐阜県岐阜市黒野180
【TEL】058-234-3324 【E-mail】n.kouhou@heisei-iryou.ac.jp
【交通】JR岐阜駅バスターミナルより岐阜バス黒野線にて「折立・平野総合病院前」より徒歩2分

	出願日程	試験日程	合格発表	推薦基準・試験内容	受験料
公募推薦	〈1次〉23年11/1～11/10(必着) 〈2次〉23年11/20～12/4(必着)	11/25 12/9	12/2 12/16	推薦は併願可、現役生のみ 推薦:小論文、面接	30,000円
一般	〈1次〉24年1/15～1/26(必着) 〈2次〉24年2/5～2/16(必着)	2/3 2/23	2/10 3/2	一般:国総(古漢除く)、コミ英Ⅰ、面接	30,000円

- ◇開校年 2009年
- ◇入学者 (1)61名(男子38名/女子23名)(2)33名(男子5名/女子28名)
- ◇出身県 岐阜県・愛知県・滋賀県
- ◇主な実習先 平野総合病院、岐阜リハビリテーションホーム、岐阜市民病院
- ◇主な就職先 中部国際医療センター、岩佐病院・岩砂マタニティ、山内ホスピタル

- ◇初年度納入金(卒業までの納入金) 1,200,000円(-)
- ◇学校独自の奨学金制度
- ・特待奨学生制度:免除[金額]前期学費免除350,000円[募集内容]一般選抜合格者で成績が優秀である者
- ・総合型選抜(AO)入試特別奨学金:給付[金額]100,000円[募集内容]総合型選抜(AO)入試合格後、高等学校卒業まで成績を維持・向上させた者

- ◇学生寮 なし
- ◇特徴
病気やケガによってそれまでのような生活が送れなくなってしまった方に対し、身体機能回復と心のケアの両方を大切にできる人材を育成します。身体機能回復に必要な知識・技術を修得し、利用者様から信頼されるためのコミュニケーション能力を養います。

資料請求 ●学校案内 無料 ●願書 無料 | WEB出願 不可

看護師
臨床検査技師 臨床工学技士 診療放射線技師
理学療法士 作業療法士 言語聴覚士
歯科衛生士 歯科技工士
あん摩マッサージ指圧師 はり師・きゅう師 柔道整復師
視能訓練士 義肢装具士 救急救命士

短期大学・専門職大学

看護師

学校法人西大和学園 大和大学白鳳短期大学部　→P.26

理 作 総 社

学科	総合人間学科リハビリテーション学専攻 (1)理学療法学課程(3年・40名) (2)作業療法学課程(3年・30名)	〒636-0011　奈良県北葛城郡王寺町葛下1-7-17 【TEL】0745-32-7890 【交通】JR大和路線「王寺」駅より徒歩約15分、または奈良交通バス約5分

		出願日程	試験日程	合格発表	推薦基準・試験内容	受験料
公募推薦	〈前期〉23年10/10～10/25 〈後期〉23年11/22～12/13		10/28 12/16	11/2 12/21	推薦は併願可、1浪まで可、定員(1)20名(2)15名 推薦：基礎教養試験(選択=国総(古漢除く)、数ⅠA、コミ英Ⅰ・英表Ⅰ(リスニングは含まない)より2科目)、面接、書類審査	35,000円
一般	〈前期A〉24年1/4～1/18 〈前期B〉24年1/4～1/30 〈後期〉24年2/2～2/27		1/25 2/5 3/2	2/7 2/13 3/15	一般：選択=国総(古漢除く)・現代文B、数ⅠA、コミ英ⅠⅡⅢ・英表ⅠⅡ(リスニングは含まない)、理(選択=物基・物、化基・化、生基・生より1科目)より2科目、面接 *学科試験は大和大学と同一問題 ※理は一般選抜前期A・Bのみ	35,000円

◇開校年　1998年
◇入学者　－
◇出身県　大阪府・奈良県・兵庫県
◇主な実習先　大阪医科薬科大学病院、奈良県立医科大学附属病院、奈良県総合医療センター
◇主な就職先　関西医科大学附属枚方病院、りんくう総合医療センター、奈良県総合リハビリテーションセンター

◇初年度納入金(卒業までの納入金)　1,746,000円(4,848,000円)
◇学校独自の奨学金制度

◇学生寮　提携寮あり
◇特徴　理学療法士、作業療法士のいずれかの国家資格に加え、専攻科へ1年間の内部進学をすることで言語聴覚士の資格取得も可能です。さらに学士取得も可能なシステムをもつ短期大学です。

資料請求　●学校案内　無料　●願書　無料　　WEB出願　可

臨床検査技師　臨床工学技士　診療放射線技師

理学療法士　作業療法士　言語聴覚士

▷理学療法士 ▷作業療法士 ▷言語聴覚士

専門職大学

2024年入試要項＆学校情報

歯科衛生士　歯科技工士

学校法人筑波学園 アール医療専門職大学

理 作 共 総 社

学科	リハビリテーション学部 (1)理学療法学科(4年・40名) (2)作業療法学科(4年・40名)	〒300-0032　茨城県土浦市湖北2-10-35 【TEL】029-824-7611 【交通】JR常磐線「土浦」駅より徒歩約12分

		出願日程	試験日程	合格発表	推薦基準・試験内容	受験料
公募推薦	〈A日程〉23年11/1～11/10(消有) 〈B日程〉23年11/21～12/7(消有)		11/18 12/17	12/1 12/25	推薦は専願、現役生のみ、3.2以上 推薦は書類審査、小論文、個別面接	20,000円
一般	〈Ⅰ期〉24年1/5～1/22(消有) 〈Ⅱ期〉24年2/7～2/28(消有)		1/28 3/7	2/6 3/12	一般：書類審査、選択=国(現代文のみ)、コミ英Ⅰ、数ⅠAより2科目、個別面接	20,000円

◇開校年　2022年
◇入学者　－
◇出身県　－
◇主な実習先　－
◇主な就職先　－

◇初年度納入金(卒業までの納入金)　1,750,000円(6,100,000円)
◇学校独自の奨学金制度

◇学生寮　なし
◇特徴　－

資料請求　●学校案内　無料　●願書　無料　　WEB出願　不可

柔道整復師　あん摩マッサージ指圧師　はり師・きゅう師

視能訓練士　義肢装具士　救急救命士

学校法人敬心学園 東京保健医療専門職大学

理 作 総 社

学科	リハビリテーション学部 (1)理学療法学科(4年・80名) (2)作業療法学科(4年・80名)	〒135-0043　東京都江東区塩浜2-22-10 【TEL】03-6659-8623【E-mail】nyushi@tpu.ac.jp 【交通】東京メトロ東西線「東陽町」駅より徒歩10分

		出願日程	試験日程	合格発表	推薦基準・試験内容	受験料
公募推薦	23年11/1～11/17(消有)		11/26	12/1	推薦は専願、現役生のみ、3.0以上、定員(1)(2)各30名(指定校含む) 推薦：基礎学力検査、面接、書類審査	30,000円
一般	〈前期〉24年1/15～1/26(消有) 〈後期〉24年1/29～2/16(消有)		2/4 2/25	2/9 2/29	一般：国、選択=英、数ⅠAより1科目、面接、書類審査	30,000円

◇開校年　2020年
◇入学者　－
◇出身県　東京都・神奈川県・千葉県
◇主な実習先　－
◇主な就職先　－

◇初年度納入金(卒業までの納入金)　1,930,000円(6,820,000円)
◇学校独自の奨学金制度

◇学生寮　なし
◇特徴　2020年4月に開学した東日本初の作業療法・理学療法の専門職大学です。高度な実践力と豊かな創造力を兼ね備え、共生社会の実践と発展を支えることができる「実務リーダー」としての作業療法士、理学療法士を育成します。

資料請求　●学校案内　無料　●願書　HPよりダウンロード　　WEB出願　可

学校法人 藍野大学 びわこリハビリテーション専門職大学

学科	理 作 言 総 社	リハビリテーション学部　(1)理学療法学科(4年・70名)　(2)作業療法学科(4年・30名)　(3)言語聴覚療法学科※(4年・20名)（予定）　※2024年設置届出・指定学校申請中	〒527-0145　滋賀県東近江市北坂町967　【TEL】0749-46-2311　【交通】JR琵琶湖線「能登川」駅よりスクールバス30分

	出願日程		試験日程	合格発表	試験内容	受験料
公募推薦	〈A〉23年11/1〜11/9（必着）〈B〉23年11/22〜12/13（必着）		11/11 12/16	12/1 12/22	推薦基準・試験内容：推薦は併願可、1浪まで可　推薦：志望理由書、基礎学力試験、面接（追加A方式：調査書、追加B方式：作文）	30,000円（追加A・B方式はそれぞれプラス5,000円）
一般	〈A〉23年12/15〜24年1/19（必着）〈B〉24年1/3〜2/9（必着）〈C〉24年1/24〜2/20（必着）		1/27 2/18 3/2	2/2 2/22 3/8	一般：1/27は国、選択＝数ⅠA、英より1科目　2/18は選択＝国、数ⅠA、英より1科目、面接　3/2は国、面接	30,000円

◇開校年　2020年
◇入学者　111名(男子73名/女子38名)
◇出身県　滋賀県・京都府
◇主な実習先　滋賀県の病院・施設
◇主な就職先　滋賀県の病院・施設

◇初年度納入金（卒業までの納入金）
1,450,000円(5,200,000円)
◇学校独自の奨学金制度

◇学生寮　なし
◇特徴
※掲載内容は予定であり、変更となる場合がございます。入学願書等、詳細はHPでご確認ください。

資料請求　●学校案内　無料　●願書　HPにて確認　　WEB出願　可

学校法人 響和会 和歌山リハビリテーション専門職大学

学科	理 作 共 総 社	健康科学部　リハビリテーション学科　(1)理学療法学専攻(4年・40名)　(2)作業療法学専攻(4年・40名)	〒640-8222　和歌山県和歌山市湊本町3丁目1番地　【TEL】073-435-4888　【E-mail】kyowa@kyowa.ac.jp　【交通】南海本線「和歌山市」駅より徒歩約5分

	出願日程		試験日程	合格発表	試験内容	受験料
公募推薦	〈第1期〉23年11/1〜11/7（必着）〈第2期〉23年11/21〜12/8（必着）		11/12 12/17	12/1 12/22	推薦基準・試験内容：推薦は併願可、現役生のみ、3.2以上、若干名　推薦：書類審査、小論文、面接	25,000円
一般	〈前期〉24年1/5〜1/19（必着）〈中期〉24年2/1〜2/16（必着）〈後期〉24年2/26〜3/5（必着）		1/28 2/25 3/15	2/2 3/1 3/19	一般：面接、選択＝コミ英Ⅰ、国総（古漢除く）、数Ⅰより2科目	25,000円

◇開校年　2021年
◇入学者　46名(男子36名/女子10名)
◇出身県　和歌山県・大阪府
◇主な実習先　－
◇主な就職先　－

◇初年度納入金（卒業までの納入金）
1,750,000円(6,400,000円)
◇学校独自の奨学金制度
・学校推薦型選抜［指定校］入学奨学金：給付［年額］125,000円［募集内容］学校推薦型選抜［指定校］において合格し入学手続きをした全ての者
・下宿生支援奨学金：給付［月額］最大15,000円［募集内容］自宅が遠隔地にあるか、学長が通学困難と認めた方で下宿の必要がある者

◇学生寮　なし
◇特徴
令和3年4月開学。全国で5番目にできた医療系専門職大学。理学療法士・作業療法士に直結する理論と実践の両方を学べる新しいタイプの大学です。社会人など、入学者の多様性に配慮した入学者選抜も行っており、本気でリハビリ専門職になりたい方は必見。

資料請求　●学校案内　無料　●願書　無料　　WEB出願　不可

学校法人 本山学園 岡山医療専門職大学

学科	理 作 共 総	健康科学部　(1)理学療法学科(4年・80名)　(2)作業療法学科(4年・40名)	〒700-0913　岡山県岡山市北区大供3-2-18　【TEL】086-233-8020　【E-mail】info@opu.ac.jp　【交通】JR線「岡山」駅より徒歩10分

	出願日程		試験日程	合格発表	試験内容	受験料
公募推薦	〈前期〉23年11/1〜11/10（必着）〈後期〉23年12/1〜12/15（必着）		11/18 12/23	12/1 12/26	推薦基準・試験内容：推薦は併願可、1浪まで可、3.2以上　推薦：書類審査、小論文、面接	30,000円
一般	〈1次〉24年1/9〜1/30（必着）〈2次〉24年2/9〜2/22（必着）〈3次〉24年3/8〜3/18（必着）※1次は特待生チャレンジ試験		2/5 2/29 3/22	2/9 3/6 3/27	一般：書類審査、国（現代文）、コミ英、面接（※一般選抜と大学入学共通テスト利用方式を同日程で受験する場合、受験料43,000円）	30,000円※

◇開校年　2020年
◇入学者　－
◇出身県　岡山県・香川県・広島県
◇主な実習先　－
◇主な就職先　－

◇初年度納入金（卒業までの納入金）
1,760,000円(6,140,000円)
◇学校独自の奨学金制度
・本山学園特待生制度：給付［年額］300,000円〜1,460,000円［募集内容］特待生チャレンジ試験の得点率によって3段階のランクに応じ支給
・岡山一人暮らし新生活スタートアップ応援制度：給付［年額］165,000円まで［募集内容］2024年度以降の入学者で入学時(4月中)に一人暮らしをしている者

◇学生寮　なし
◇特徴
少人数制(1クラス原則40人以下)で、実習は教員2人できめ細かく指導します。コミュニケーション力・問題解決力・高い実践力・アイディアを形にする＋αの力を身につけられます。理論と実践を架橋して学べるのも特徴で、知識の定着、理解力が向上します。

資料請求　●学校案内　無料　●願書　無料　　WEB出願　不可

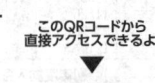

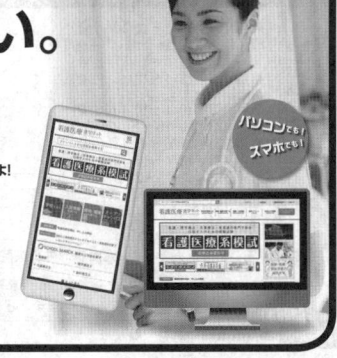
縦書きサイドバー：看護師　臨床検査技師　臨床工学技士　診療放射線技師　理学療法士　作業療法士　言語聴覚士　歯科衛生士　歯科技工士　柔道整復師　はり師・きゅう師　あん摩マッサージ指圧師　視能訓練士　義肢装具士　救急救命士

専門職大学・養成施設／専門学校

看護師／臨床検査技師／臨床工学技士／診療放射線技師／理学療法士／作業療法士／言語聴覚士／歯科衛生士／歯科技工士／柔道整復師／あん摩マッサージ指圧師・はり師・きゅう師／視能訓練士／義肢装具士／救急救命士

学校法人高知学園　高知リハビリテーション専門職大学

理 作 言 共 総 社

学科　リハビリテーション学部リハビリテーション学科
(1)理学療法学専攻(4年・70名)
(2)作業療法学専攻(4年・40名)
(3)言語聴覚学専攻(4年・40名)

〒781-1102　高知県土佐市高岡町乙1139-3
【TEL】088-850-2311　【E-mail】kochi-reha@kochi-reha.ac.jp
【交通】JR土讃線「伊野」駅よりスクールバス15分

	出願日程	試験日程	合格発表	推薦基準・試験内容	受験料
公募推薦	〈第1期〉23年11/1〜11/10(消有) 〈第2期〉23年11/20〜12/11(消有)	11/19 12/17	12/1 12/21	推薦は専願、現役生のみ、3.0以上 推薦:小論文、面接	30,000円
一般	〈A日程〉24年1/9〜1/30(消有) 〈B日程〉24年2/6〜3/7(消有) 〈C日程〉24年3/8〜3/14(消有)	2/4 3/14 3/21	2/8 3/18 3/25	一般:面接、必修=数ⅠA、国総(古漢除く)より1科目、選択=コミ英ⅠⅡ(リスニング除く)、化基、生基より1科目	30,000円

- ◇開校年　2019年
- ◇入学者　110名(男子61名/女子49名)
- ◇出身県　高知県・愛媛県・香川県
- ◇主な実習先　社会医療法人近森会、高知大学医学部附属病院、国立病院機構高知病院
- ◇主な就職先　社会医療法人近森会、医療法人恕泉会、医療法人協和会
- ◇初年度納入金(卒業までの納入金)　1,550,000円(5,330,000円)
- ◇学校独自の奨学金制度　・学生支援奨学金制度:給付[月額]20,000円[募集内容]遠隔地から入学する学生の経済支援を目的とした奨学金制度(家賃充当)です
- ◇学生寮　なし
- ◇特徴　リハビリテーションの専門職である理学療法士、作業療法士、言語聴覚士のプロフェッショナルになるために必要な「知識・理論」と「実践的なスキル」をバランスよく学び、即戦力となる人材を養成します。卒業後は、学位として「学士(専門職)」が授与されます。

資料請求　●学校案内　無料　●願書　無料　　WEB出願　不可

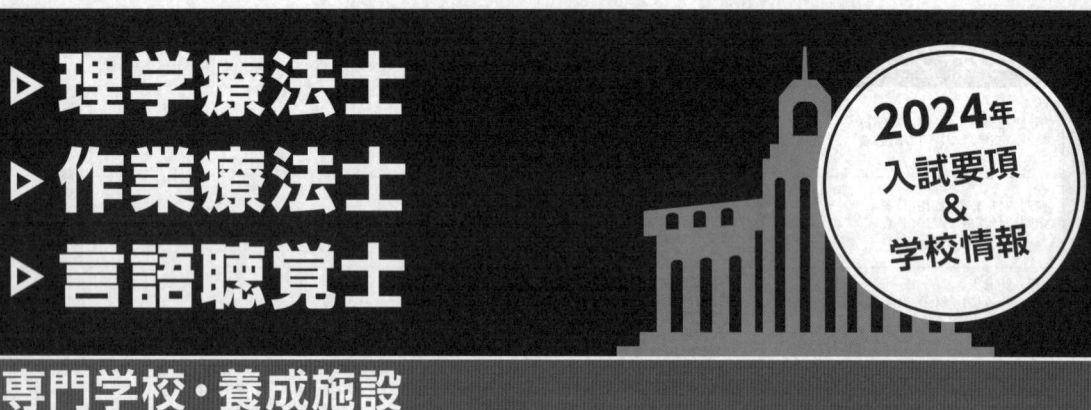

▷理学療法士
▷作業療法士
▷言語聴覚士

2024年入試要項＆学校情報

専門学校・養成施設

学校法人西野学園　札幌医学技術福祉歯科専門学校

理 作 言 総 社

学科
(1)理学療法士科(3年・40名)
(2)作業療法士科(3年・40名)
(3)言語聴覚士科(3年・40名)

〒064-0805　北海道札幌市中央区南5条西11丁目1289-5
【TEL】0120-558-433　【E-mail】mail@nishino-g.ac.jp
【交通】地下鉄東西線「西11丁目」駅より徒歩7分

	出願日程	試験日程	合格発表	推薦基準・試験内容	受験料
公募推薦	〈1期〉23年10/2〜10/13(必着) 〈2期〉23年11/1〜11/10(必着) 〈3期〉23年11/27〜12/8(必着)	10/21 11/18 12/16	10/27 11/24 12/22	推薦は専願、現役生のみ、3.3以上 推薦:国総(古漢除く)、面接、書類審査	25,000円 (20,000円)
一般	〈1期〉23年10/2〜10/13(必着) 〈2期〉23年11/1〜11/10(必着) 〈3期〉23年11/27〜12/8(必着) 〈4期〉24年1/15〜1/26(必着) 〈5期〉24年2/13〜2/22(必着)	10/21 11/18 12/16 2/3 2/28	10/27 11/24 12/22 2/9 3/7	一般:国総(古漢除く)、面接、書類審査	25,000円 (20,000円)

- ◇開校年　1982年
- ◇入学者　−
- ◇出身県　−
- ◇主な実習先　−
- ◇主な就職先　−
- ◇初年度納入金(卒業までの納入金)　−
- ◇学校独自の奨学金制度　−
- ◇学生寮　−
- ◇特徴　−

資料請求　●学校案内　−　●願書　−　　WEB出願　可　　残りの日程はWEBをCheck

学校法人都築教育学園　札幌医療リハビリ専門学校

理 作 総 社

学科
(1)理学療法学科(昼3年・40名)
(2)作業療法学科(昼3年・25名)

〒060-0806　北海道札幌市北区北6条西1丁目3-1
【TEL】011-716-0555
【交通】JR函館本線「札幌」駅より徒歩1分

	出願日程	試験日程	合格発表	推薦基準・試験内容	受験料
公募推薦	〈第1回〉23年10/1〜10/10(必着) 〈第2回〉23年10/16〜10/27(必着) 〈第3回〉23年11/6〜11/17(必着) 〈第4回〉23年12/4〜12/15(必着)	10/15 11/5 11/26 12/23	10/20 11/10 12/1 12/28	推薦は専願、現役生のみ 推薦:国(古漢除く)、面接	20,000円
一般	〈第1回〉23年10/1〜10/10(必着) 〈第2回〉23年10/16〜10/27(必着) 〈第3回〉23年11/6〜11/17(必着) 〈第4回〉23年12/4〜12/15(必着) 〈第5回〉23年12/25〜24年1/5(必着)	10/15 11/5 11/26 12/23 1/14	10/20 11/10 12/1 12/28 1/19	一般:国(古漢除く)、面接	20,000円

- ◇開校年　1999年
- ◇入学者　59名
- ◇出身県　北海道・青森県
- ◇主な実習先　北海道大学病院、太田整形外科医院、孝仁会札幌記念病院
- ◇主な就職先　高橋整形外科クリニック、千歳豊友会病院、北斗十勝リハビリテーションセンター
- ◇初年度納入金(卒業までの納入金)　1,600,000円(4,600,000円)
- ◇学校独自の奨学金制度　−
- ◇学生寮　なし
- ◇特徴　−

資料請求　●学校案内　無料　●願書　無料　　WEB出願　可　　残りの日程はWEBをCheck

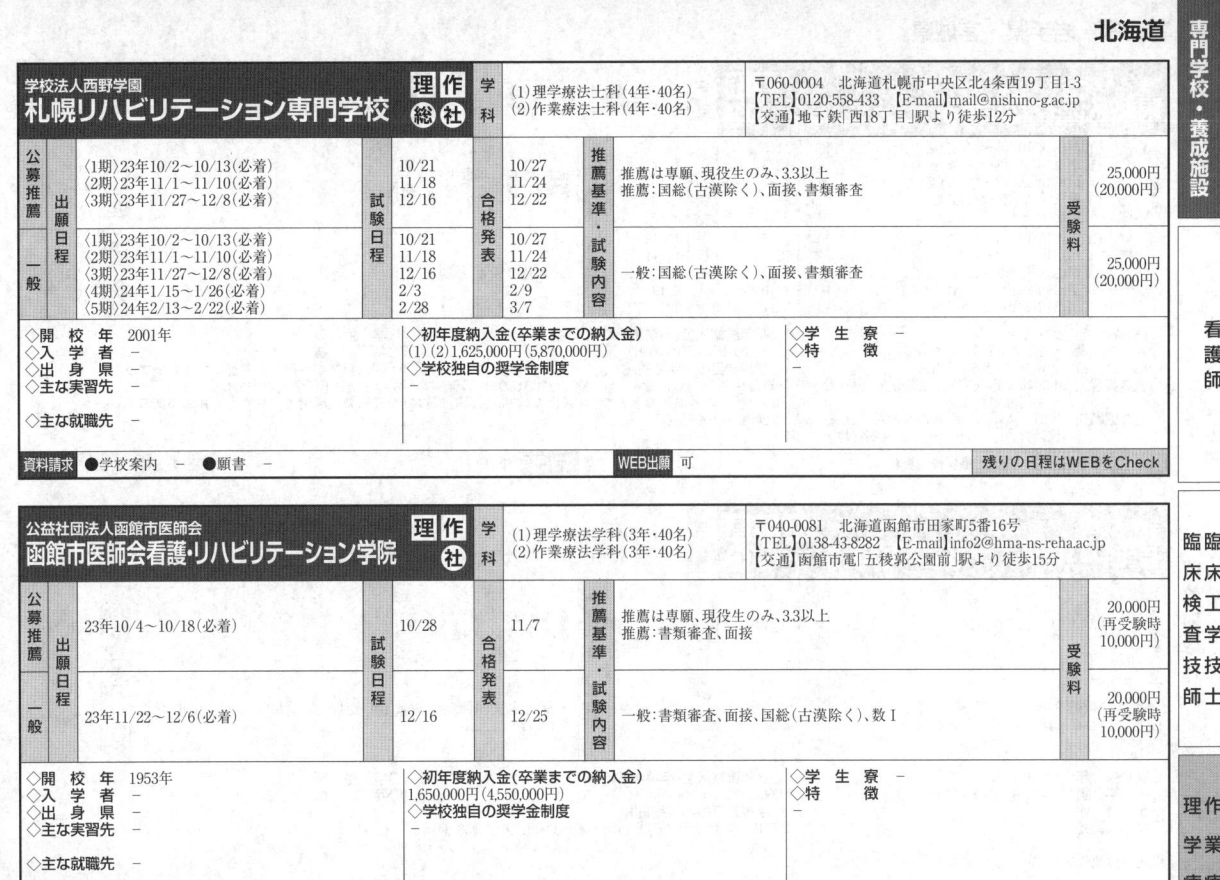

学校法人西野学園　札幌リハビリテーション専門学校

理 作 総 社

| 学科 | (1)理学療法士科（4年・40名）
(2)作業療法士科（4年・40名） | 〒060-0004　北海道札幌市中央区北4条西19丁目1-3
【TEL】0120-558-433　【E-mail】mail@nishino-g.ac.jp
【交通】地下鉄「西18丁目」駅より徒歩12分 |

	出願日程	試験日程	合格発表	推薦基準・試験内容	受験料
公募推薦	〈1期〉23年10/2〜10/13（必着） 〈2期〉23年11/1〜11/10（必着） 〈3期〉23年11/27〜12/8（必着）	10/21 11/18 12/16	10/27 11/24 12/22	推薦は専願、現役生のみ、3.3以上 推薦：国総（古漢除く）、面接、書類審査	25,000円 (20,000円)
一般	〈1期〉23年10/2〜10/13（必着） 〈2期〉23年11/1〜11/10（必着） 〈3期〉23年11/27〜12/8（必着） 〈4期〉24年1/15〜1/26（必着） 〈5期〉24年2/13〜2/22（必着）	10/21 11/18 12/16 2/3 2/28	10/27 11/24 12/22 2/9 3/7	一般：国総（古漢除く）、面接、書類審査	25,000円 (20,000円)

◇開校年　2001年
◇入学者　−
◇出身県　−
◇主な実習先　−
◇主な就職先　−

◇初年度納入金（卒業までの納入金）
(1)(2)1,625,000円（5,870,000円）
◇学校独自の奨学金制度　−

◇学生寮　−
◇特徴　−

資料請求　●学校案内　−　●願書　−　　WEB出願　可　　残りの日程はWEBをCheck

公益社団法人函館市医師会　函館市医師会看護・リハビリテーション学院

理 作 社

| 学科 | (1)理学療法学科（3年・40名）
(2)作業療法学科（3年・40名） | 〒040-0081　北海道函館市田家町5番16号
【TEL】0138-43-8282　【E-mail】info2@hma-ns-reha.ac.jp
【交通】函館市電「五稜郭公園前」駅より徒歩15分 |

	出願日程	試験日程	合格発表	推薦基準・試験内容	受験料
公募推薦	23年10/4〜10/18（必着）	10/28	11/7	推薦は専願、現役生のみ、3.3以上 推薦：書類審査、面接	20,000円 (再受験時 10,000円)
一般	23年11/22〜12/6（必着）	12/16	12/25	一般：書類審査、面接、国総（古漢除く）、数I	20,000円 (再受験時 10,000円)

◇開校年　1953年
◇入学者　−
◇出身県　−
◇主な実習先　−
◇主な就職先　−

◇初年度納入金（卒業までの納入金）
1,650,000円（4,550,000円）
◇学校独自の奨学金制度　−

◇学生寮　−
◇特徴　−

資料請求　●学校案内　−　●願書　−　　WEB出願　−

学校法人稲積学園　北都保健福祉専門学校

理 作 社

| 学科 | (1)理学療法学科（4年・40名）
(2)作業療法学科（4年・30名） | 〒078-8801　北海道旭川市緑が丘東1条2-1-28
【TEL】0166-66-2500　【E-mail】koho@hokuho.ac.jp
【交通】JR線「旭川」駅より旭川電気軌道バス「80番・81番」乗車、「緑が丘3-4」下車 |

	出願日程	試験日程	合格発表	推薦基準・試験内容	受験料
公募推薦	〈1期〉23年10/1〜10/11（必着） 〈2期〉23年12/1〜12/15（必着） 〈3期〉24年1/12〜1/31（必着）	10/14 12/21 2/3	10/20 12/25 2/9	推薦は専願、現役生のみ、主要6教科平均が3.2以上 推薦：面接、書類審査	20,000円
一般	〈1期〉23年10/1〜10/11（必着） 〈2期〉23年12/1〜12/15（必着） 〈3期〉24年1/12〜1/31（必着） 〈4期〉24年2/9〜2/16（必着） 〈5期〉24年3/4〜3/13（必着）	10/14 12/21 2/3 2/22 3/15	10/20 12/25 2/9 2/22 3/15	一般：選択=数I、国総（古漢除く）、生基より1科目、面接、書類審査	20,000円

◇開校年　1995年
◇入学者　−
◇出身県　北海道
◇主な実習先　旭川医科大学病院、一条通病院、元生会森山病院他
◇主な就職先　旭川赤十字病院、森山病院、一条通病院他

◇初年度納入金（卒業までの納入金）
1,630,000円（5,530,000円）
◇学校独自の奨学金制度
・各種推薦者サポート制度：減免［年額］50,000円［募集内容］公募推薦・自己推薦受験合格者に対し、初年度の前期授業料から50,000円を免除

◇学生寮　なし
◇特徴
医療現場で求められる「人間性にあふれ、患者との強い信頼関係を築く」ための有能なセラピスト・看護師を養成することを日々の教育活動で大切にしています。

資料請求　●学校案内　無料　●願書　無料　　WEB出願　不可

学校法人吉田学園　専門学校北海道リハビリテーション大学校

理 作 言 AO 社

| 学科 | (1)理学療法学科（4年・60名）
(2)作業療法学科（4年・40名）
(3)言語聴覚学科（3年・40名） | 〒060-0063　北海道札幌市中央区南3条西1丁目15
【TEL】0120-607033
【交通】札幌市営地下鉄東豊線「豊水すすきの」駅より徒歩5分 |

	出願日程	試験日程	合格発表	推薦基準・試験内容	受験料
公募推薦	〈1期〉23年10/1〜10/13 〈2期〉23年10/23〜11/10 〈3期〉23年11/20〜12/8	10/21 11/19 12/16	10/27 11/24 12/22	推薦は専願、現役生のみ、3.4以上 推薦：書類審査、国総（古漢除く）、面接	20,000円
一般	〈1期〉23年10/1〜10/13 〈2期〉23年10/23〜11/10 〈3期〉23年11/20〜12/8 〈4期〉23年12/18〜24年1/12 〈5期〉24年1/22〜2/9	10/21 11/19 12/16 1/20 2/17	10/27 11/24 12/22 1/26 2/23	一般：書類審査、国総（古漢除く）、面接、選択=数I、生基より1科目	20,000円

◇開校年　−
◇入学者　−
◇出身県　−
◇主な実習先　−
◇主な就職先　−

◇初年度納入金（卒業までの納入金）
(1)(2)1,600,000円（5,800,000円）、(3)1,370,000円（3,770,000円）
◇学校独自の奨学金制度　−

◇学生寮　−
◇特徴　−

資料請求　●学校案内　−　●願書　−　　WEB出願　−　　残りの日程はWEBをCheck

看護師

臨床検査技師　臨床工学技士　診療放射線技士

理学療法士　作業療法士　言語聴覚士

歯科衛生士　歯科技工士

柔道整復師　はり師・きゅう師　あん摩マッサージ指圧師

視能訓練士　義肢装具士　救急救命士

左側縦見出し：看護師　臨床検査技師　診療放射線技師　臨床工学技士　理学療法士　作業療法士　言語聴覚士　歯科衛生士　歯科技工士　柔道整復師　あん摩マッサージ指圧師　はり師・きゅう師　視能訓練士　義肢装具士　救急救命士

学校法人臨研学舎　東北メディカル学院

理・作・社

学科	(1)理学療法学科(4年・40名)　(2)作業療法学科(4年・30名)

〒039-1522　青森県三戸郡五戸町苗代沢3-638
【TEL】0178-61-0606　【E-mail】info@rinken.ac.jp
【交通】JR線「八戸」駅より車で15分、八戸ICより車で20分、三沢空港より車で30分

区分	出願日程	試験日程	合格発表	推薦基準・試験内容	受験料
公募推薦	〈Ⅱ期〉23年10/16～10/27(必着) 〈Ⅲ期〉23年11/13～11/24(必着) 〈Ⅳ期〉23年12/13～12/27(必着) 〈Ⅴ期〉24年1/22～2/2(必着) 〈Ⅵ期〉24年2/19～3/4(必着)	11/5 12/3 1/6 2/10 3/11	11/13 12/11 1/15 2/19 3/13	推薦は専願、現役生のみ 推薦:適性検査、小論文、面接	25,000円
一般	〈Ⅰ期〉23年10/16～10/27(必着) 〈Ⅱ期〉23年11/13～11/24(必着) 〈Ⅲ期〉23年12/13～12/27(必着) 〈Ⅳ期〉24年1/22～2/2(必着) 〈Ⅴ期〉24年2/19～3/4(必着)	11/5 12/3 1/6 2/10 3/11	11/13 12/11 1/15 2/19 3/13	一般:適性検査、小論文、面接	25,000円

◇開校年　2003年
◇入学者　55名(男子34名/女子21名)
◇出身県　青森県・岩手県・秋田県
◇主な実習先　八戸市立市民病院、青森労災病院、八戸赤十字病院他
◇主な就職先　メディカルコート八戸西病院、五戸総合病院、初台リハビリテーション病院他
◇初年度納入金(卒業までの納入金)　1,600,000円(5,200,000円)
◇学校独自の奨学金制度
・特待生制度:給付[金額]300,000円/200,000円[募集内容]前期・後期の各試験で各クラスの1位には300,000円、2位には200,000円を給付
◇学生寮　なし
◇特徴
①国家資格が取得できるまでフォローアップ!
②学費が4年制学校の中では安い!!
③長期の臨床実習でも安心の体制がある!!!

資料請求　●学校案内　無料　●願書　無料　　WEB出願　不可　　残りの日程はWEBをCheck

一般財団法人岩手済生医会　岩手リハビリテーション学院

理・作・言・総・社

学科	(1)理学療法学科(4年・40名)　(2)作業療法学科(4年・35名)

〒020-0062　岩手県盛岡市長田町15-16
【TEL】019-654-2788
【交通】JR東北本線「盛岡」駅より徒歩12分

区分	出願日程	試験日程	合格発表	推薦基準・試験内容	受験料
公募推薦	23年9/19～10/5(必着)	10/14	10/23	推薦は専願、1浪まで可、3.5以上 推薦:小論文、面接	20,000円
一般	〈前期〉23年11/1～11/30(必着) 〈後期〉24年1/4～1/25(必着)	12/9 2/3	12/15 2/9	一般:小論文、面接、英Ⅰ、数ⅠA、選択=生基・生、物基・物、化基・化より1科目	20,000円

◇開校年　1980年
◇入学者　71名(男子37名/女子34名)
◇出身県　-
◇主な実習先　-
◇主な就職先　-
◇初年度納入金(卒業までの納入金)　1,600,000円(5,500,000円)
◇学校独自の奨学金制度
・三田医学奨励会:貸与[金額]月額25,000円、入学金300,000円
◇学生寮　なし
◇特徴　-

資料請求　●学校案内　無料　●願書　無料　　WEB出願　-

学校法人阿弥陀寺教育学園　国際医療福祉専門学校一関校

理

学科	理学療法学科(3年・30名)

〒029-0523　岩手県一関市大東町摺沢字観音堂25
【TEL】0191-75-3007　【E-mail】pt-kokuigak@oboe.ne.jp
【交通】JR大船渡線「摺沢」駅より徒歩5分

区分	出願日程	試験日程	合格発表	推薦基準・試験内容	受験料
公募推薦	～23年10/3(必着) ～23年10/17(必着) ～23年10/31(必着) ～23年11/28(必着) ～23年12/12(必着)	10/7 10/22 11/5 12/3 12/17	10/11 10/25 11/8 12/6 12/20	推薦は専願、現役生のみ、3.0以上 推薦:小論文、個別面接	10,000円
一般	～23年10/3(必着) ～23年10/17(必着) ～23年10/31(必着) ～23年11/28(必着) ～23年12/12(必着)	10/7 10/22 11/5 12/3 12/17	10/11 10/25 11/8 12/6 12/20	一般:一般常識問題、小論文、個別面接	10,000円

◇開校年　2011年
◇入学者　16名(男子11名/女子5名)
◇出身県　岩手県・宮城県・秋田県
◇主な実習先　病院(国公立・私立)、介護老人保健施設、整形外科クリニック
◇主な就職先　病院(国公立・私立)、介護老人保健施設、整形外科クリニック
◇初年度納入金(卒業までの納入金)　1,500,000円(3,700,000円)
◇学校独自の奨学金制度　-
◇学生寮　あり
◇特徴
現場経験が豊富な教員による授業
豊かな人間性を育む教育
地域社会に貢献できる人材の育成
緑豊かな広大な敷地と建物

資料請求　●学校案内　無料　●願書　無料　　WEB出願　可　　残りの日程はWEBをCheck

学校法人滋慶学園　仙台医健・スポーツ専門学校

理

学科	理学療法科(4年・80名)※学科全体　(1)PTスポーツコース　(2)PTメディカルコース　(3)PTマネジメントコース

〒984-0051　宮城県仙台市若林区新寺2-1-11
【TEL】022-292-2141　【E-mail】info@sendai-iken.ac.jp
【交通】JR線「仙台」駅東口より徒歩5分

区分	出願日程	試験日程	合格発表	推薦基準・試験内容	受験料
公募推薦	〈第1回〉23年10/1～10/6(必着) 〈第2回〉23年10/1～10/13(必着) 〈第3回〉23年10/1～10/20(必着) 〈第4回〉23年10/1～10/27(必着)	10/15 10/22 10/29 11/5	10日前後	推薦は専願のみ 推薦:作文、面接、書類	30,000円
一般	〈第1回〉23年10/1～10/6(必着) 〈第2回〉23年10/1～10/13(必着) 〈第3回〉23年10/1～10/20(必着) 〈第4回〉23年10/1～10/27(必着)	10/15 10/22 10/29 11/5	10日前後	一般:作文、面接、書類	30,000円

◇開校年　2007年
◇入学者　-
◇出身県　-
◇主な実習先　-
◇主な就職先　-
◇初年度納入金(卒業までの納入金)　1,900,000円(-)
◇学校独自の奨学金制度　-
◇学生寮　あり
◇特徴
東北トップクラス!
理学療法士　国試合格率100%(47名合格/47名中)
※2022年度3月卒業生実績

資料請求　●学校案内　無料　●願書　無料　　WEB出願　可

仙台保健福祉専門学校

学校法人菅原学園　→P.15　理 作 言 AO 社 学科

学科
(1)理学療法学科(昼4年・40名)
(2)作業療法学科(昼4年・40名)
(3)言語聴覚学科(昼3年・40名)2024年4月設置予定

〒981-3206　宮城県仙台市泉区明通2-1-1
【TEL】0120-329-080　【E-mail】career@sugawara.ac.jp
【交通】JR線「仙台」駅より宮城交通バス約40分。仙台市市営地下鉄「泉中央」駅より宮城交通バス約20分

		出願日程	試験日程	合格発表	推薦基準・試験内容	受験料
公募推薦	(1期)23年10/2～10/13(必着)		10/21	10/30	推薦は専願、現役生のみ。3.0以上、欠席日数20日以内 推薦:面接、書類	10,000円
	(2期)23年10/2～11/17(必着)		11/25	12/4		
	(3期)23年10/2～12/1(必着)		12/9	12/18		
	(4期)23年10/2～24年1/19(必着)		1/27	2/5		
	(5期)23年10/2～24年2/9(必着)		2/17	2/26		
一般	(1期)23年10/2～10/13(必着)		10/21	10/30	一般:小論文、面接、書類	20,000円
	(2期)23年10/2～11/17(必着)		11/25	12/4		
	(3期)23年10/2～12/1(必着)		12/9	12/18		
	(4期)23年10/2～24年1/19(必着)		1/27	2/5		
	(5期)23年10/2～24年2/9(必着)		2/17	2/26		

◇開 校 年　2007年
◇入 学 者　54名(男子35名/女子19名)
◇出 身 県　宮城県・山形県・福島県
◇主な実習先　東北大学病院、国家公務員共済組合連合会東北公済病院、公益財団法人宮城厚生協会坂総合病院
◇主な就職先　広南会広南病院、内科佐藤病院、国立病院機構あきた病院

◇初年度納入金(卒業までの納入金)
(1)1,810,000円(6,880,000円)、(2)1,810,000円(6,880,000円)、(3)1,420,000円(4,020,000円)
◇学校独自の奨学金制度
・菅原学園奨学金制度:給付[年額]240,000円[募集内容]進学したいが経済的に支障のある方対象。書類審査

◇学 生 寮　なし
◇特　　徴
実践能力を高める設備環境と実務経験豊富な教員が人を支える力を育てます。

資料請求　●学校案内　無料　●願書　無料　　WEB出願　可(出願区分による)　　残りの日程はWEBをCheck

仙台リハビリテーション専門学校

学校法人仙台北学園　理 作 社 学科

学科
(1)理学療法学科(3年・65名)
(2)作業療法学科(3年・25名)

〒981-3212　宮城県仙台市泉区長命ヶ丘4-15-1
【TEL】022-772-0511　【E-mail】post@senreha.ac.jp
【交通】仙台市営バス「長命ヶ丘市民センター前」停より徒歩5分

		出願日程	試験日程	合格発表	推薦基準・試験内容	受験料
公募推薦	〈Ⅰ期〉23年10/1～10/19(必着)		10/21	10/25	推薦は専願、現役生のみ 推薦:書類選考、面接	20,000円
	〈Ⅱ期〉23年10/25～11/16(必着)		11/18	11/22		
	〈Ⅲ期〉23年11/22～12/7(必着)		12/9	12/13		
一般	〈Ⅰ期〉23年11/22～12/7(必着)		12/9	12/13	一般:書類選考、面接、適性検査	20,000円
	〈Ⅱ期〉23年12/13～24年1/25(必着)		1/27	1/31		
	〈Ⅲ期〉24年1/31～2/15(必着)		2/17	2/21		

◇開 校 年　2003年
◇入 学 者　84名(男子46名/女子38名)
◇出 身 県　宮城県・岩手県・福島県
◇主な実習先　東北大学病院、仙台総合病院、JCHO仙台病院他
◇主な就職先　松田病院、西仙台病院、横浜鶴見リハビリテーション病院

◇初年度納入金(卒業までの納入金)
1,880,000円(4,990,000円)
◇学校独自の奨学金制度
－

◇学 生 寮　あり
◇特　　徴
当校では、理学療法士と作業療法士の育成に特化し、最短の3年で国家資格取得をめざします。少人数制ならではの個別指導のもと、試験強化対策や課外講座など手厚いサポートを実施。実践的で人間味にあふれた指導で生徒のやる気を引き出します。

資料請求　●学校案内　無料　●願書　無料　　WEB出願　不可

東北保健医療専門学校

学校法人日本コンピュータ学園　理 作 AO 学科

学科
(1)理学療法科(3年・80名)
(2)作業療法科(3年・40名)

〒980-0013 宮城県仙台市青葉区花京院一丁目3番一号
【TEL】0120-150-730　【E-mail】info@tmc.ac.jp
【交通】JR線「仙台」駅より徒歩5分

		出願日程	試験日程	合格発表	推薦基準・試験内容	受験料
公募推薦	(1期)23年10/1～10/17(必着)		10/21	10/27	推薦は専願のみ、浪人可、3.2以上 推薦:書類、面接	20,000円
	(2期)23年10/24～11/14(必着)		11/18	11/24		
	(3期)23年11/21～12/12(必着)		12/16	12/22		
	(4期)23年12/19～24年1/16(必着)		1/20	1/26		
	(5期)24年1/23～2/20(必着)		2/24	3/1		
一般	(1期)23年10/1～10/17(必着)		10/21	10/27	一般:国(現代文)、書類、面接	20,000円
	(2期)23年10/24～11/14(必着)		11/18	11/24		
	(3期)23年11/21～12/12(必着)		12/16	12/22		
	(4期)23年12/19～24年1/16(必着)		1/20	1/26		
	(5期)24年1/23～2/20(必着)		2/24	3/1		

◇開 校 年　2011年
◇入 学 者　182名(全学科)
◇出 身 県　東北6県
◇主な実習先　総合病院、リハビリテーションセンター、クリニック他
◇主な就職先　総合病院、リハビリテーションセンター、クリニック他

◇初年度納入金(卒業までの納入金)
1,824,000円(5,160,000円)
◇学校独自の奨学金制度
・試験特待生制度:免除[金額]初年度100,000円～400,000円
・資格特待生制度:免除[金額]初年度100,000円～300,000円

◇学 生 寮　あり
◇特　　徴
理学療法士・作業療法士・歯科衛生士・介護福祉士指定養成施設。文部科学大臣認定職業実践専門課程。

資料請求　●学校案内　無料　●願書　無料　　WEB出願　可　　残りの日程はWEBをCheck

秋田リハビリテーション学院

学校法人コア学園　理 学科

学科
理学療法学科(4年・40名)

〒010-0065　秋田県秋田市茨島一丁目4-80
【TEL】018-865-0188　【E-mail】gakusei@core-akita.ac.jp
【交通】JR線「秋田」駅よりバス15分

		出願日程	試験日程	合格発表	推薦基準・試験内容	受験料
公募推薦	〈特別選抜〉23年10/23～11/2(必着)		11/11	11/17	推薦は専願のみ 推薦:書類審査、総合問題(国、数、英)、面接	20,000円
一般	〈一般Ⅰ〉23年12/18～24年1/31(必着)		2/10	2/16	一般:2/10は書類審査、総合問題(国、数、英)、小論文、面接 3/8は書類審査、小論文、面接	20,000円
	〈一般Ⅱ〉24年2/19～2/29(必着)		3/8	3/14		

◇開 校 年　2015年
◇入 学 者　－
◇出 身 県　－
◇主な実習先　－
◇主な就職先　－

◇初年度納入金(卒業までの納入金)
1,500,000円(4,800,000円)
◇学校独自の奨学金制度
・特待生制度:免除[年額]900,000円[募集内容]入学後、年間で最も優秀で模範的な学生を支援する制度

◇学 生 寮　なし
◇特　　徴

資料請求　●学校案内　無料　●願書　無料　　WEB出願　不可

専門学校・養成施設

看護師 / 臨床検査技師 臨床工学技士 診療放射線技師 / 理学療法士 作業療法士 言語聴覚士 / 歯科衛生士 歯科技工士 / 柔道整復師 はり師・きゅう師 あん摩マッサージ指圧師 / 視能訓練士 義肢装具士 救急救命士

学校法人諏訪学園　山形医療技術専門学校 〔理・作・社〕

学科：(1)理学療法学科(4年・40名)　(2)作業療法学科(4年・40名)

〒990-2352　山形県山形市大字前明石字水下367
【TEL】023-645-1123　【E-mail】info@ymisn.ac.jp
【交通】JR線「山形」駅前より乗車「長井」行きバスで約20分、「医療技術専門学校前」下車

区分	出願日程	試験日	合格発表	推薦基準・試験内容	受験料
公募推薦	23年10/2〜10/13(必着)	10/29	11/2	推薦は専願、現役生のみ、3.5以上／推薦：面接、書類	25,000円
一般	〈Ⅰ期〉23年11/6〜11/24(必着)／〈Ⅱ期〉23年12/18〜24年1/19(必着)／〈Ⅲ期〉24年2/13〜2/22(必着)	12/10 1/28 2/28	12/13 1/31 3/1	一般：12/10・1/18は国総(古漢除く)、選択=英Ⅰ、数Ⅰより1科目、面接、書類　2/28は面接、書類　※募集定員に達した場合2/28は実施しない	25,000円

◇開校年 1995年
◇入学者 －
◇出身県 －
◇主な実習先 一般病院、リハビリテーションセンター、福祉施設
◇主な就職先 〔保健関係〕保健所他、〔福祉関係〕介護老人保健施設他、〔教育関係〕看護学校他
◇初年度納入金(卒業までの納入金) 1,800,000円(－)
◇学校独自の奨学金制度 －
◇学生寮 あり
◇特徴 －
資料請求 ●学校案内 無料 ●願書 無料　WEB出願 不可

学校法人こおりやま東都学園　郡山健康科学専門学校 〔理・作・社〕

学科：(1)作業療法学科(4年・24名)　(2)理学療法学科(4年・66名)

〒963-8834　福島県郡山市図景2-9-3
【TEL】024-936-7777　【E-mail】info@k-tohto.ac.jp
【交通】JR線「郡山」駅よりバス「香久池1丁目」下車、徒歩約1分

区分	出願日程	試験日	合格発表	推薦基準・試験内容	受験料
公募推薦	〈1期〉23年10/2〜10/13(必着)／〈2期〉23年10/16〜12/12(必着)	10/21 12/16	10/27 12/22	推薦は専願、現役生のみ、欠席日数15日以内／推薦：適性評価、面接、書類選考	25,000円
一般	〈1期〉23年10/16〜12/12(必着)／〈2期〉23年12/13〜24年1/30(必着)	12/16 2/3	12/22 2/9	一般：適性評価、小論文、面接、書類選考	25,000円

◇開校年 2003年
◇入学者 75名
◇出身県 福島県・栃木県・山形県
◇主な実習先 桑野協立病院、ひらた中央病院、福島県総合療育センター
◇主な就職先 総合南東北病院、あさかホスピタル、会津医療センター
◇初年度納入金(卒業までの納入金) (1)(2)1,900,000円(7,000,000円)
◇学校独自の奨学金制度 ・こおりやま東都学園奨学金制度：給付[年額]最大800,000円
◇学生寮 あり
◇特徴 Wi-Fi無料・完備／学校まで徒歩10分
資料請求 ●学校案内 無料 ●願書 無料　WEB出願 不可

学校法人国際総合学園　国際医療看護福祉大学校 →P.15 〔言・社〕

学科：言語聴覚士科(3年・40名)

〒963-8811　福島県郡山市方八町2-4-19
【TEL】0120-160-956　【E-mail】imedical@fsg.gr.jp
【交通】JR東北新幹線、東北本線「郡山」駅東口より徒歩3分

区分	出願日程	試験日	合格発表	推薦基準・試験内容	受験料
公募推薦	〈1〉23年10/2〜10/4(必着)／〈2〉23年10/5〜10/18(必着)／〈3〉23年10/19〜11/15(必着)／〈4〉23年11/16〜12/13(必着)／〈5〉23年12/14〜24年1/17(必着)	10/7 10/21 11/18 12/16 1/20	10/20 10/30 11/18 12/19 1/29	推薦は専願、現役生のみ、3.6以上、欠席日数5日以内／推薦：書類審査、面接試験	20,000円
一般	〈1〉23年10/2〜10/18(必着)／〈2〉23年10/19〜11/15(必着)／〈3〉23年11/16〜12/13(必着)／〈4〉23年12/14〜24年1/17(必着)／〈5〉24年1/18〜2/14(必着)	10/21 11/18 12/16 1/20 2/17	10/30 11/29 12/19 1/29 2/26	一般：書類審査、面接試験、筆記試験	20,000円

◇開校年 2002年
◇入学者 －
◇出身県 福島県・山形県・宮城県
◇主な実習先 太田熱海病院、春泉堂香久山病院、南東北春日リハビリテーション病院他
◇主な就職先 星総合病院、あづま脳神経外科病院、会津中央病院他
◇初年度納入金(卒業までの納入金) 1,818,000円(5,078,000円)
◇学校独自の奨学金制度 ・無利子奨学金制度：貸与[年額]300,000円[募集定員]200名
◇学生寮 あり
◇特徴 アイメディカルは、福島県郡山市にある医療・リハビリ・福祉系の総合教育機関です。最短で看護師・臨床工学技士・救急救命士・介護福祉士を目指すとともに、「チーム医療」を体系的に学ぶ複合的な学科編成による独自カリキュラムを展開しています。
資料請求 ●学校案内 無料 ●願書 無料　WEB出願 可　残りの日程はWEBをCheck

社会福祉法人北養会　医療専門学校 水戸メディカルカレッジ →P.668 〔理・言・社〕

学科：(1)理学療法学科(3年・40名)　(2)言語聴覚療法学科(3年・40名)

〒310-0035　茨城県水戸市東原3-2-5
【TEL】029-303-7033　【E-mail】info@mmc.ac.jp
【交通】JR常磐線「水戸」駅よりバス15分

区分	出願日程	試験日	合格発表	推薦基準・試験内容	受験料
公募推薦	〈Ⅱ期〉23年9/1〜10/6(必着)／〈Ⅲ期〉23年10/16〜10/27(必着)／〈Ⅳ期〉23年11/6〜11/24(必着)	10/15 11/5 12/3	10/20 11/10 12/8	推薦は専願、現役生のみ、3.3以上／推薦：面接、筆記試験(国総、選択=コミ英Ⅰまたは数ⅠAより1科目)	25,000円
一般	〈Ⅲ期〉23年10/16〜10/27(必着)／〈Ⅳ期〉23年11/6〜11/24(必着)／〈Ⅴ期〉23年12/25〜24年1/11(必着)／〈Ⅵ期〉24年1/26〜2/8(必着)／〈Ⅶ期〉24年2/22〜3/7(必着)	11/5 12/3 1/14 2/11 3/10	11/10 12/8 1/18 2/14 3/13	一般：面接、筆記試験(国総、選択=コミ英Ⅰまたは数ⅠAより1科目)	25,000円

◇開校年 2008年
◇入学者 －
◇出身県 茨城県・福島県・栃木県
◇主な実習先 北水会記念病院をはじめ県内外の病院、クリニック、福祉施設
◇主な就職先 一般病院、クリニック、各種高齢者施設
◇初年度納入金(卒業までの納入金) 1,830,000円(4,590,000円)
◇学校独自の奨学金制度 ・北水会グループ奨学金制度：貸与[年額]600,000円[募集内容]返還免除制度あり。詳細は学校までお問い合わせください
◇学生寮 なし
◇特徴 病院や福祉施設、保育園、フィットネスクラブ等が立ち並ぶエリア内にある本校は、現場を身近に感じながら学べる環境があります。経験豊富な教員による講義と充実した学習環境を提供し、最短コースで資格取得を目指したいみなさんを全力でサポートします。
資料請求 ●学校案内 無料 ●願書 無料　WEB出願 不可

マロニエ医療福祉専門学校 （学校法人産業教育事業団） 理 作 社

学科:
(1)理学療法学科(4年・28名)
(2)作業療法学科(4年・24名)

〒328-0027 栃木県栃木市今泉町2-6-22
【TEL】0282-28-0020 【E-mail】info@maronie.jp
【交通】東武日光線「新栃木」駅より徒歩約3分

区分	出願日程	試験日程	合格発表	推薦基準・試験内容	受験料
公募推薦	〈第1回〉23年10/2～10/11(必着) 〈第2回〉23年10/23～11/8(必着) 〈第3回〉23年11/20～12/6(必着) 〈第4回〉23年12/25～24年1/17(必着) 〈第5回〉24年1/29～2/14(必着)	10/14 11/11 12/9 1/20 2/17	1週間以内に通知	推薦は専願、現役生のみ 推薦:小論文、面接、書類審査	20,000円
一般	〈第2回〉23年10/23～11/8(必着) 〈第3回〉23年11/20～12/6(必着) 〈第5回〉24年1/29～2/14(必着)	11/11 12/9 2/17	1週間以内に通知	一般:小論文、面接、国総(古漢除く)、書類審査	25,000円

◇開校年 1995年
◇入学者 —
◇出身県 栃木県・茨城県・埼玉県
◇主な実習先 とちぎメディカルセンターしもつが、上都賀総合病院、新小山市民病院他
◇主な就職先 獨協医科大学病院、新上三川病院、宇都宮リハビリテーション病院

◇初年度納入金(卒業までの納入金) 1,610,000円(5,840,000円)
◇学校独自の奨学金制度

◇学生寮 なし
◇特徴 少人数制のクラス編成により、国家試験対策・就職支援等学生一人ひとりにきめ細やかな指導をします。駅からの距離も近くアクセスも良好。

資料請求 ●学校案内 無料 ●願書 無料(過去問題は7/22以降の体験入学で配布)　WEB出願 不可　残りの日程はWEBでCheck

太田医療技術専門学校 （学校法人太田アカデミー） →P.27、64 理 作

学科:
(1)理学療法学科(昼間)(4年・80名)
(2)理学療法学科(夜間)(4年・40名)
(3)作業療法学科(4年・40名)

〒373-0812 群馬県太田市東長岡町1373
【TEL】0276-25-2414 【E-mail】omt-post@ojs.ac.jp
【交通】東武伊勢崎線「韮川」駅より徒歩10分、東武伊勢崎線「太田」駅・JR線「足利」駅・JR線「籠原」駅よりスクールバスあり

区分	出願日程	試験日程	合格発表	推薦基準・試験内容	受験料
公募推薦	〈第1回〉23年10/2～10/6(必着) 〈第2回〉23年10/13～10/26(必着) 〈第3回〉23年11/2～11/22(必着) 〈第4回〉23年11/30～12/14(必着)	10/8 10/28 11/25 12/16	10/12 11/1 11/29 12/20	推薦は専願、現役生のみ、3.0以上、欠席日数20日以内 推薦:書類審査、面接、一般常識 ※合格者数が募集定員になり次第、募集を終了	20,000円
一般	〈第1回〉23年10/2～10/6(必着) 〈第2回〉23年10/13～10/26(必着) 〈第3回〉23年11/2～11/22(必着) 〈第4回〉23年11/30～12/14(必着) 〈第5回〉24年1/9～1/25(必着)	10/8 10/28 11/25 12/16 1/27	10/12 11/1 11/29 12/20 1/31	一般:書類審査、面接、一般常識 ※合格者数が募集定員になり次第、募集を終了	20,000円

◇開校年 2002年
◇入学者 —
◇出身県 —
◇主な実習先 —
◇主な就職先 恵愛堂病院、埼玉よりい病院、足利赤十字病院他

◇初年度納入金(卒業までの納入金) (1)(3)1,650,000円(5,700,000円)、(2)1,450,000円(5,200,000円)
◇学校独自の奨学金制度 —

◇学生寮 なし
◇特徴 8学科を持つ医療総合学園。それぞれの学科で専門的な技術と知識を学び、将来さまざまな専門分野で活躍します。

資料請求 ●学校案内 無料 ●願書 無料　WEB出願 不可　残りの日程はWEBでCheck

前橋医療福祉専門学校 （学校法人未来学園） 理 作 言 社

学科:
(1)理学療法学科(3年・80名)
(2)作業療法学科(3年・40名)
(3)言語聴覚学科(2年・40名)＊1

〒371-0006 群馬県前橋市石関町122-6
【TEL】027-269-1600 【E-mail】info@e-mirai.com
【交通】JR両毛線「前橋大島」駅よりバス約10分

区分	出願日程	試験日程	合格発表	推薦基準・試験内容	受験料
公募推薦	〈第1回〉23年10/1～10/10(必着) 〈第1回〉23年10/1～10/10(必着) 〈第2回〉23年11/1～11/2(必着) 〈第3回〉23年11/3～12/8(必着)	10/18 10/19 11/21 12/16	10/27 10/27 11/21 12/22	推薦は専願のみ 推薦:書類審査、面接	30,000円
一般	〈第1回〉23年10/1～10/10(必着) 〈第2回〉23年11/1～11/2(必着) 〈第3回〉23年11/3～12/8(必着) 〈第4回〉23年12/9～24年1/11(必着) 〈第5回〉24年1/12～2/8(必着)	10/18 11/12 12/16 1/20 2/17	10/27 11/21 12/22 1/30 2/22	一般:書類審査、小論文、面接	30,000円

◇開校年 1986年
◇入学者 —
◇出身県 —
◇主な実習先 —
◇主な就職先 —

◇初年度納入金(卒業までの納入金) (1)(2)1,650,000円(—)、(3)1,450,000円(—)
◇学校独自の奨学金制度

◇学生寮 なし
◇特徴 —

資料請求 ●学校案内 無料 ●願書 無料　WEB出願 不可　残りの日程はWEBでCheck

葵メディカルアカデミー （学校法人葵学園） →P.63 理 社

学科: 理学療法科(3年・40名)

〒366-0824 埼玉県深谷市西島町3-14-4
【TEL】048-573-9321 【E-mail】info@aoi.ac.jp
【交通】JR高崎線「深谷」駅北口より徒歩2分、秩父鉄道・東武東上線「寄居」駅より無料送迎バス有

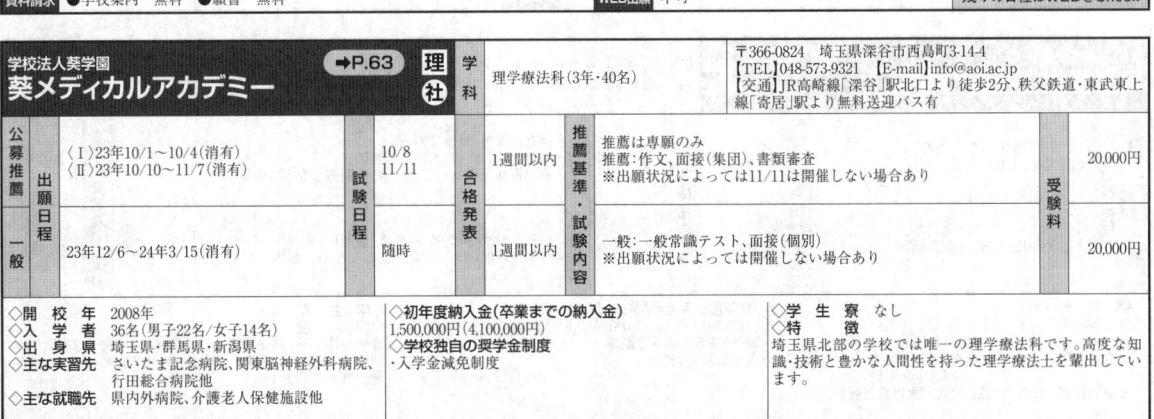

区分	出願日程	試験日程	合格発表	推薦基準・試験内容	受験料
公募推薦	〈Ⅰ〉23年10/1～10/4(消有) 〈Ⅱ〉23年10/10～11/7(消有)	10/8 11/11	1週間以内	推薦は専願のみ 推薦:作文、面接(集団)、書類審査 ※出願状況によっては11/11は開催しない場合あり	20,000円
一般	23年12/6～24年3/15(消有)	随時	1週間以内	一般:一般常識テスト、面接(個別) ※出願状況によっては開催しない場合あり	20,000円

◇開校年 2008年
◇入学者 36名(男子22名/女子14名)
◇出身県 埼玉県・群馬県・新潟県
◇主な実習先 さいたま記念病院、関東脳神経外科病院、行田総合病院他
◇主な就職先 県内外病院、介護老人保健施設他

◇初年度納入金(卒業までの納入金) 1,500,000円(4,100,000円)
◇学校独自の奨学金制度 ・入学金減免制度

◇学生寮 なし
◇特徴 埼玉県北部の学校では唯一の理学療法科です。高度な知識・技術と豊かな人間性を持った理学療法士を輩出しています。

資料請求 ●学校案内 無料 ●願書 無料　WEB出願 不可

専門学校・養成施設

看護師

臨床検査技師　臨床工学技士　診療放射線技師

理学療法士　作業療法士　言語聴覚士

歯科衛生士　歯科技工士

柔道整復　はり師・きゅう師　あん摩マッサージ指圧師

視能訓練士　義肢装具士　救急救命士

専門学校・養成施設

（左端縦書き分野）看護師／臨床検査技師・診療放射線技師・臨床工学技士／理学療法士・作業療法士・言語聴覚士／歯科衛生士・歯科技工士／あん摩マッサージ指圧師・はり師・きゅう師・柔道整復師／視能訓練士・義肢装具士・救急救命士

学校法人康学舎 上尾中央医療専門学校
理 作 AO 社

学科
(1)理学療法学科(3年・40名)
(2)作業療法学科(3年・40名)

〒362-0011　埼玉県上尾市大字平塚678-1
【TEL】048-778-3232　【E-mail】info@acmc.ac.jp
【交通】JR高崎線「上尾」駅 東口よりバス10分

区分	出願日程	試験日程	合格発表	推薦基準・試験内容	受験料
公募推薦	〈第3回〉23年9/27〜10/3(消有) 〈第4回〉23年10/18〜10/24(消有) 〈第5回〉23年11/8〜11/14(消有) 〈第6回〉23年12/6〜12/12(消有)	10/7 10/28 11/18 12/16	10/13 11/2 11/24 12/21	推薦は専願、高校推薦は3.0以上 推薦：面接、グループワーク ※第4回入試以降は、両学科とも定員になり次第、募集を締切	20,000円
一般	〈第7回〉24年1/10〜1/16(消有) 〈第8回〉24年1/31〜2/6(消有) 〈第9回〉24年2/15〜2/21(消有)	1/20 2/10 2/28	1/25 2/16 3/4	一般：国、面接 ※第4回入試以降は、両学科とも定員になり次第、募集を締切	20,000円

◇開校年　2006年
◇入学者　79名(男子25名/女子54名)
◇出身県　埼玉県・茨城県・群馬県
◇主な実習先　上尾中央医科グループ内の病院・施設他
◇主な就職先　上尾中央医科グループ内の病院・施設他

◇初年度納入金(卒業までの納入金)
1,680,000円(4,140,000円)
◇学校独自の奨学金制度
・表彰・奨学金制度：給付又は減免[募集内容]学業優秀賞、学校長賞、学校奨学金の3種類あり。対象条件あり
・上尾中央医科グループ奨学金制度：給付[募集内容]作業療法学科のみ、2年次より

◇学生寮　なし
◇特徴
3年間の最短学習で国家試験受験資格を取得！学ぶ意欲に応える丁寧な指導。

資料請求　●学校案内　無料　●願書　無料　　WEB出願　不可

学校法人医学アカデミー 専門学校医学アカデミー
理 総 社

学科
(1)理学療法学科(昼3年・40名)
(2)理学療法学科(夜3年・40名)

〒350-1138　埼玉県川越市中台元町1-18-1
【TEL】049-245-6853
【交通】JR・東武東上線「川越」駅より新所沢駅東口行きバス7分、「八雲神社」下車徒歩3分

区分	出願日程	試験日程	合格発表	推薦基準・試験内容	受験料
公募推薦	〈Ⅰ期〉23年10/1〜10/3(必着) 〈Ⅱ期〉23年10/26〜10/31(必着)	10/8 11/5	10/9 11/6	推薦は専願、現役生のみ、高等学校の基準に準ずる 推薦：書類審査、作文、面接	25,000円
一般	〈Ⅰ期〉23年11/30〜12/5(必着) 〈Ⅱ期〉24年1/11〜1/16(必着) 〈Ⅲ期〉24年2/1〜2/6(必着) 〈Ⅳ期〉24年2/29〜3/5(必着)	12/10 1/21 2/11 3/10	12/11 1/22 2/12 3/11	一般：書類審査、作文、面接	25,000円

◇開校年　2002年
◇入学者　89名(男子60名/女子29名)
◇出身県　埼玉県・東京都・栃木県
◇主な実習先　埼玉県総合リハビリテーションセンター、戸田中央リハビリテーション病院、TMGあさか医療センター他
◇主な就職先　埼玉医科大学総合医療センター、戸田中央総合病院、霞ヶ関南病院

◇初年度納入金(卒業までの納入金)
(1)1,465,000円(4,195,000円)、(2)1,185,000円(3,355,000円)
◇学校独自の奨学金制度
・奨励制度：給付[募集内容]各年度の終業時、成績評価規定に基づき各クラスで数名に奨励金が付与される

◇学生寮　あり
◇特徴
ゆとりの100分授業で学べる昼間課程。働きながら学べる夜間課程。3年間で資格取得を目指す独自教育プログラム(入学前教育プログラム、ファーム教育、メジャー教育)3年制でも国家試験合格率は全国平均レベルを維持しています!

資料請求　●学校案内　無料　●願書　無料　　WEB出願　不可

国(厚生労働省) 国立障害者リハビリテーションセンター学院【国】
言

学科
言語聴覚学科(2年・30名)＊1

〒359-8555　埼玉県所沢市並木4-1
【TEL】04-2995-3100　【E-mail】ga_you@mhlw.go.jp
【交通】西武新宿線「新所沢」駅より徒歩15分

区分	出願日程	試験日程	合格発表	推薦基準・試験内容	受験料
公募推薦	—	—	—	※9月26日以降、該当する試験はありません	—
一般	〈後期〉23年8/21〜10/6(消有)	11/8	11/20	一般：英、国(古漢除く)、小論文、面接 ※出願者多数の場合の予備試験日は11/9	16,000円

◇開校年　1971年
◇入学者　−
◇出身県　−
◇主な実習先　−
◇主な就職先　病院、自治体療育センター、児童発達支援事業所他

◇初年度納入金(卒業までの納入金)
580,000円(1,658,000円)
◇学校独自の奨学金制度
−

◇学生寮　−
◇特徴
−

資料請求　●学校案内　−　●願書　本体無料　送料210円　　WEB出願　不可

学校法人葵学園 埼玉医療福祉専門学校
→P.63　理 社

学科
(1)理学療法学科(昼4年・40名)
(2)理学療法学科(夜3年・40名)

〒362-0071　埼玉県上尾市井戸木2-2-1
【TEL】048-786-0077　【E-mail】info@aoi.ac.jp
【交通】JR高崎線「桶川」駅西口より徒歩約10分

区分	出願日程	試験日程	合格発表	推薦基準・試験内容	受験料
公募推薦	〈Ⅰ〉23年10/1〜10/4(消有) 〈Ⅱ〉23年10/10〜11/7(消有)	10/8 11/11	1週間以内	推薦は専願、現役生のみ 推薦：作文・面接(集団)・書類審査 ※出願状況によっては11/11は開催しない場合あり	20,000円
一般	〈Ⅰ〉23年12/6〜24年3/15(消有)	随時	1週間以内	一般：一般常識テスト・面接(個別) ※出願状況によっては開催しない場合あり	20,000円

◇開校年　2000年
◇入学者　58名(男子38名/女子20名)
◇出身県　埼玉県・茨城県・群馬県
◇主な実習先　青木病院、藤間病院、介護老人保健施設カントリーハーベスト北本他
◇主な就職先　県内外病院、介護老人保健施設他

◇初年度納入金(卒業までの納入金)
(1)1,300,000円(4,900,000円)、(2)1,250,000円(3,550,000円)
◇学校独自の奨学金制度
・入学金減免制度

◇学生寮　なし
◇特徴
理学療法学科の単科校です(昼間部は4年制、夜間部は3年制。全てにおいて、理学療法士を目指すためのベストな環境が整っています。

資料請求　●学校案内　無料　●願書　無料　　WEB出願　不可

※受験を希望される方は、必ず各学校の募集要項をご確認ください。

学校法人東京滋慶学園
埼玉福祉保育医療製菓調理専門学校 (AO) 言

| 学科 | 言語聴覚士科
(1)午前コース(3年・40名)
(2)午後コース(3年・40名) | | | 〒330-0845　埼玉県さいたま市大宮区仲町3-88-2
【TEL】048-649-2331　【E-mail】info@scw.ac.jp
【交通】JR線「大宮」駅より徒歩7分 | | |

	出願日程		試験日程	合格発表	推薦基準・試験内容	受験料
公募推薦	〈第2回〉23年10/1〜10/13 〈第3回〉23年10/14〜11/10 〈第4回〉23年11/11〜11/24 〈第5回〉23年11/25〜12/8 〈第6回〉23年12/9〜12/22		10/15 11/12 11/26 12/10 12/24	—	推薦は専願、3.0以上、欠席20日以内 推薦:書類審査、面接	20,000円
一般	〈第2回〉23年10/1〜10/13 〈第3回〉23年10/14〜11/10 〈第4回〉23年11/11〜11/24 〈第5回〉23年11/25〜12/8 〈第6回〉23年12/9〜12/22		10/15 11/12 11/26 12/10 12/24	—	一般:書類審査、面接、適性検査	20,000円

◆開校年　1996年
◆入学者　—
◆出身県　埼玉県・群馬県・栃木県
◆主な実習先　—
◆主な就職先　—

◆初年度納入金(卒業までの納入金)
1,671,450円(4,692,550円)
◆学校独自の奨学金制度
・特待生試験制度:免除[年額]最大初年度授業料半額免除
[募集内容]入学定員の15%を上限に、初年度の授業料半額
または一部を免除する制度

◆学生寮　あり
◆特徴
2023年4月より、福祉・保育・医療の分野に加え製菓・調理分野が統合となり、人々のライフスタイルをトータルでコーディネートできる人材を養成します。他校にはない学びの融合と実践型カリキュラム学内現場実習が特徴です。

資料請求　●学校案内　無料　●願書　無料　　WEB出願　可　　残りの日程はWEBをCheck

学校法人阿弥陀寺教育学園
国際医療福祉専門学校 →P.63 理 作 社

| 学科 | リハビリテーション学科
(1)理学療法士コース(3年・40名)
(2)作業療法士コース(3年・30名) | | | 〒260-0825　千葉県千葉市中央区村田町336-8
【TEL】043-208-1600　【E-mail】info@kokuigak.jp
【交通】JR内房線「浜野」駅より徒歩10分 | | |

	出願日程	試験日程	合格発表	推薦基準・試験内容	受験料
公募推薦	23年9/28〜10/10(必着) 23年10/25〜11/7(必着) 23年11/22〜12/5(必着)	10/14 11/11 12/9	10/20 11/17 12/15	推薦は専願、現役生のみ 推薦:面接、小論文 ※他県の会場:11/5青森、11/19沖縄(那覇)	10,000円
一般	23年9/28〜10/10(必着) 23年10/25〜11/7(必着) 23年11/22〜12/5(必着) 24年1/5〜1/17(必着) 24年1/29〜2/6(必着)	10/14 11/11 12/9 1/21 2/10	10/20 11/17 12/15 1/26 2/16	一般:面接、小論文、一般常識(筆記) ※他県の会場:11/5青森、11/19沖縄(那覇)	10,000円

◆開校年　1998年
◆入学者　39名(男子28名/女子11名)
◆出身県　千葉県
◆主な実習先　病院
◆主な就職先　総合病院・大学病院、クリニック・診療所、リハビリテーション病院

◆初年度納入金(卒業までの納入金)
(1)1,680,000円(4,440,000円)　(2)1,480,000円(4,040,000円)
◆学校独自の奨学金制度
—

◆学生寮　学生向け提携賃貸物件・アパート補助あり
◆特徴
〈学生向け提携賃貸物件〉
家賃、管理費(共益費)の50%を補助致します。
但し、上限は月2万円迄とします。(光熱費自己負担)

資料請求　●学校案内　無料　●願書　無料　　WEB出願　不可

学校法人君津あすなろ学園
千葉医療福祉専門学校 (AO) 理 作 社

| 学科 | (1)理学療法学科(4年・30名)
(2)作業療法学科(4年・30名) | | | 〒299-1138　千葉県君津市上湯江1019
【TEL】0439-55-4001
【交通】JR内房線「君津」駅南口より送迎スクールバス約6分 | | |

	出願日程	試験日程	合格発表	推薦基準・試験内容	受験料
公募推薦				※9月26日以降、該当する試験はありません	—
一般	〈1期〉23年9/25〜10/4(必着) 〈2期〉23年10/30〜11/8(必着) 〈3期〉23年11/20〜11/29(必着) 〈4期〉23年12/11〜12/20(必着) 〈5期〉24年1/9〜1/17(必着)	10/7 11/11 12/2 12/23 1/24	3日以内に郵送	一般:書類審査、個人面接、選択=国(現代文のみ)、英(リスニング除く)、数ⅠAより1科目 ※定員に達した場合は、以降の入試は行いません	23,000円

◆開校年　1998年
◆入学者　59名(男子40名/女子19名)
◆出身県　千葉県
◆主な実習先　あすなろクリニック、君津中央病院、三芳病院
◆主な就職先　袖ケ浦さつき台病院、館山病院、季美の森リハビリテーション病院

◆初年度納入金(卒業までの納入金)
1,650,000円(5,700,000円)
◆学校独自の奨学金制度
—

◆学生寮　なし
◆特徴
少人数制による、きめ細やかな教育を実施。

資料請求　●学校案内　無料　●願書　無料　　WEB出願　不可　　残りの日程はWEBをCheck

学校法人医療創生大学
千葉・柏リハビリテーション学院 理 作 総 社

| 学科 | (1)理学療法学科(3年・80名)
(2)作業療法学科(3年・40名) | | | 〒277-0902　千葉県柏市大井2673-1
【TEL】04-7190-3000　【E-mail】ckr-kh@aoikai.ac.jp
【交通】JR常磐線・東武野田線「柏」駅より送迎バス15分 | | |

	出願日程	試験日程	合格発表	推薦基準・試験内容	受験料
公募推薦	〈Ⅲ期〉23年9/25〜10/4(必着)	10/7	10/13	推薦は専願、現役生のみ 推薦:書類審査、個人面接、現代文	30,000円
一般	〈Ⅴ期〉23年11/1〜11/15(必着) 〈Ⅵ期〉23年11/1〜12/13(必着) 〈Ⅶ期〉23年11/1〜24年1/17(必着) 〈Ⅷ期〉23年11/1〜24年2/7(必着) 〈Ⅸ期〉23年11/1〜24年3/6(必着)	11/18 12/16 1/20 2/10 3/9	11/23 12/22 1/26 2/16 3/15	一般:書類審査、個人面接、現代文、選択=コミ英Ⅰ、数Ⅰより1科目 ※Ⅵ期以降は定員を満たした場合中止	30,000円

◆開校年　2001年
◆入学者　128名(男子67名、女子61名)
◆出身県　千葉県・茨城県・埼玉県
◆主な実習先　千葉・柏リハビリテーション病院、柏・たなか病院、AOI国際病院
◆主な就職先　千葉・柏リハビリテーション病院、柏・たなか病院、AOI七沢リハビリテーション病院

◆初年度納入金(卒業までの納入金)
1,380,000円(4,420,000円)
◆学校独自の奨学金制度
・葵会グループ奨学金:貸与[募集内容]年間760,000円(各学年)を貸与。国家資格取得後葵会グループの病院施設等に3年継続勤務することで全額返還免除。奨学金選考試験あり。詳細問合せ

◆学生寮　あり
◆特徴
全国130以上の病院、福祉施設、学校等をもつ「葵会グループ」にあって、医療創生大学他4ヶ所の専門学校を所有し、その一端を担う。「千葉・柏リハビリテーション病院」「柏たなか病院」ほか近隣グループ病院と連携。

資料請求　●学校案内　無料　●願書　無料　　WEB出願　不可

右側縦書きインデックス:
看護師 / 臨床検査技師 / 臨床工学技士 / 診療放射線技師 / 理学療法士 / 作業療法士 / 言語聴覚士 / 歯科衛生士 / 歯科技工士 / 柔道整復師 / はり師・きゅう師 / あん摩マッサージ指圧師 / 視能訓練士 / 義肢装具士 / 救急救命士

千葉県・東京都

左縦帯（分野一覧）: 看護師 / 臨床検査技師 臨床工学技士 診療放射線技師 / 理学療法士 作業療法士 言語聴覚士 / 歯科技工士 歯科衛生士 / 柔道整復師 あん摩マッサージ指圧師 はり師・きゅう師 / 視能訓練士 義肢装具士 救急救命士

医療法人鳳生会 藤リハビリテーション学院

【理】学科: 理学療法学科（4年・30名）

〒286-0845　千葉県成田市押畑908-1
【TEL】0476-23-3675　【E-mail】frc441@fa2.so-net.ne.jp
【交通】JR成田線「成田」駅よりバス15分

出願日程		試験日程	合格発表	推薦基準・試験内容		受験料
公募推薦	〈1次〉23年10/23〜11/2（必着）	11/12	1週間以内	推薦は専願のみ 推薦：一般教養、面接		30,000円
一般	〈1次〉23年10/23〜11/2（必着）	11/12	1週間以内	一般：国総（古漢除く）、面接		30,000円

◇開校年　1992年
◇入学者　30名（男子13名/女子17名）
◇出身県　千葉県・茨城県・東京都
◇主な実習先　東京医科歯科大学病院、亀田総合病院、成田赤十字病院
◇主な就職先　亀田総合病院、みつわ台総合病院、船橋市立リハビリテーション病院

◇初年度納入金（卒業までの納入金）
1,700,000円（4,400,000円）
◇学校独自の奨学金制度
－

◇学生寮　なし
◇特徴
千葉県で最も歴史のある理学療法士養成校。1学年30名の少人数制であり、学生一人ひとりに適した指導を常に心がけております。

資料請求　●学校案内　無料　●願書　無料　　WEB出願　不可

学校法人巨樹の会 八千代リハビリテーション学院

【理】【作】【総】【社】学科:
(1)理学療法学科（昼3年・120名）
(2)理学療法学科（夜4年・40名）
(3)作業療法学科（昼3年・80名）

〒276-0031　千葉県八千代市八千代台北1-1-30
【TEL】047-481-7320　【E-mail】info@yachiyo-reha.jp
【交通】京成本線「八千代台」駅西口より徒歩10分

出願日程		試験日程	合格発表	推薦基準・試験内容		受験料
公募推薦	23年9/25〜10/3（必着）	10/7	10/18	推薦は専願、現役生のみ 推薦：書類審査、面接、選択＝現代文B、数Ⅰより1科目		25,000円
一般	〈Ⅰ期〉23年10/30〜11/7（必着） 〈Ⅱ期〉23年11/20〜11/28（必着） 〈Ⅲ期〉24年1/9〜1/16（必着） 〈Ⅳ期〉24年1/22〜2/1（必着）	11/11 12/2 1/20 2/3	11/22 12/13 1/31 2/14	一般：選択＝現代文B、数Ⅰより1科目、書類審査、面接		25,000円

◇開校年　2004年
◇入学者　－
◇出身県　千葉県・茨城県
◇主な実習先　八千代リハビリテーション病院、千葉みなとリハビリテーション病院他
◇主な就職先　八千代リハビリテーション病院、千葉みなとリハビリテーション病院、松戸リハビリテーション病院他

◇初年度納入金（卒業までの納入金）
(1)(3)1,650,000円（4,550,000円）(2)1,100,000円（4,100,000円）
◇学校独自の奨学金制度
・特待生（授業料減免）制度
・入学選考料減額

◇学生寮　あり
◇特徴
昼間コースは理学・作業療法学科ともに大学よりも1年早く資格を得られる3年制。理学療法学科は夜間コース（4年制）も設置。両学科ともに毎年全国平均よりも高い国家試験合格率。関東にあるグループ病院にて臨床実習を行える。入学者全員にiPadプレゼント。

資料請求　●学校案内　無料　●願書　無料　　WEB出願　不可

学校法人都築学園 関東リハビリテーション専門学校

【理】【作】【AO】【社】学科:
(1)理学療法学科（昼3年・40名）
(2)作業療法学科（夜3年・40名）

〒190-0022　東京都立川市錦町6-2-9
【TEL】042-529-6655　【E-mail】kouhou@kanreha.ac.jp
【交通】JR南武線「西国立」駅より徒歩10分

出願日程		試験日程	合格発表	推薦基準・試験内容		受験料
公募推薦	〈10月期〉23年10/2〜10/12（必着） 〈11月期〉23年11/1〜11/9（必着）	10/15 11/12	10/18 11/15	推薦は専願、現役生のみ、3.0以上 推薦：面接、適性検査		25,000円
一般	〈11月期〉23年11/1〜11/9（必着） 〈12月期〉23年11/27〜12/7（必着） 〈1月期〉24年1/9〜1/18（必着） 〈2月期〉24年2/5〜2/15（必着）	11/12 12/10 1/21 2/18	11/15 12/13 1/24 2/21	一般：適性検査、面接、選択＝数Ⅰ、生基、物基、英Ⅰより1科目		25,000円

◇開校年　2000年
◇入学者　－
◇出身県　東京都・神奈川県・埼玉県
◇主な実習先　主に首都圏の医療機関、老人健康福祉施設等
◇主な就職先　主に首都圏の医療機関、老人健康福祉施設等

◇初年度納入金（卒業までの納入金）
(1)1,800,000円（4,800,000円）(2)1,600,000円（4,200,000円）
◇学校独自の奨学金制度
・特待生制度あり

◇学生寮　あり
◇特徴
少人数制で一人ひとりをしっかりサポート
3年間で理学療法士及び作業療法士の資格取得を目指せる。
将来のスキルアップに役立つ資格の取得も可能
便利で楽しい立川で楽しく学べる。

資料請求　●学校案内　無料　●願書　無料　　WEB出願　不可

学校法人日本リハビリテーション学舎 専門学校社会医学技術学院

【理】【作】【社】学科:
(1)昼間部理学療法学科（昼3年・70名）
(2)夜間部理学療法学科（夜4年・35名）
(3)夜間部作業療法学科（夜4年・35名）

〒184-8508　東京都小金井市中町2-22-32
【TEL】042-384-1030　【E-mail】info@sigg.ac.jp
【交通】JR中央線「東小金井」駅より徒歩3分

出願日程		試験日程	合格発表	推薦基準・試験内容		受験料
公募推薦	23年10/2〜10/10（必着）	10/14	10/19	推薦は1浪可、3.6以上 推薦：小論文、面接		30,000円
一般	〈1期〉23年11/1〜11/14（必着） 〈2期〉23年12/1〜12/12（必着） 〈3期〉24年1/5〜1/16（必着）	11/18 12/16 1/20	11/24 12/21 1/25	一般：小論文、面接、コミ英ⅠⅡ		30,000円

◇開校年　1973年
◇入学者　－
◇出身県　－
◇主な実習先　－
◇主な就職先　－

◇初年度納入金（卒業までの納入金）
(1)1,660,000円（4,260,000円）、(2)(3)1,290,000円（4,080,000円）
◇学校独自の奨学金制度
・社会医学技術学院奨学金：給付【金額】100,000円【募集内容】最終学年の経済的支援が必要な方を対象
・医療施設の奨学金：貸与【月額】50,000円【募集内容】貸与額は無利子で、指定の施設へ就職し一定期間働くと奨学金の返還が免除

◇学生寮　なし
◇特徴
－

資料請求　●学校案内　無料　●願書　無料　　WEB出願　不可

東京都

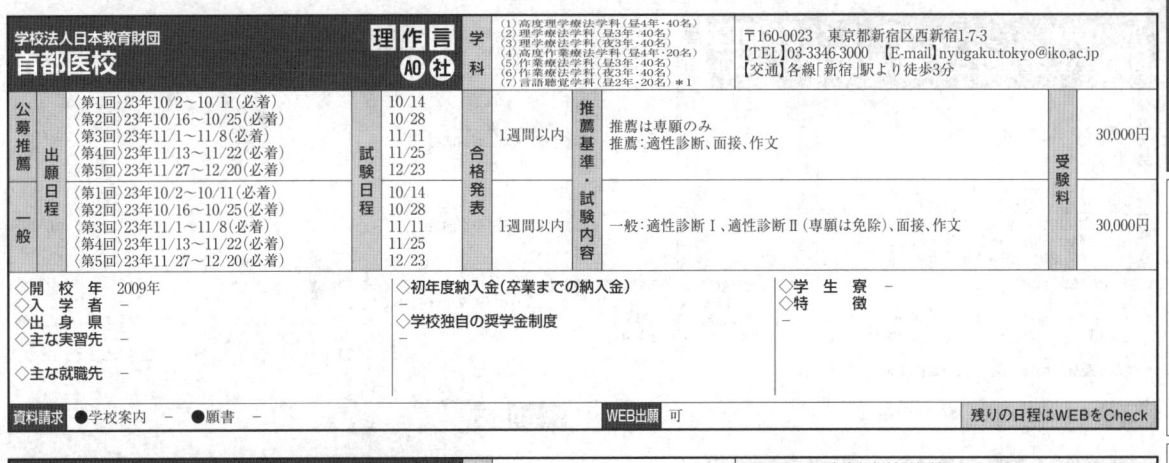

首都医校

学校法人日本教育財団 　【理 作 言】【AO】【社】

学科
(1)高度理学療法学科（昼4年・40名）
(2)理学療法学科（昼3年・40名）
(3)理学療法学科（夜3年・40名）
(4)高度作業療法学科（昼4年・20名）
(5)作業療法学科（昼3年・40名）
(6)作業療法学科（夜3年・40名）
(7)言語聴覚学科（昼2年・20名）＊1

〒160-0023　東京都新宿区西新宿1-7-3
【TEL】03-3346-3000　【E-mail】nyugaku.tokyo@iko.ac.jp
【交通】各線「新宿」駅より徒歩3分

	出願日程	試験日程	合格発表	推薦基準・試験内容	受験料
公募推薦	〈第1回〉23年10/2～10/11（必着） 〈第2回〉23年10/16～10/25（必着） 〈第3回〉23年11/1～11/8（必着） 〈第4回〉23年11/13～11/22（必着） 〈第5回〉23年11/27～12/20（必着）	10/14 10/28 11/11 11/25 12/23	1週間以内	推薦は専願のみ 推薦：適性診断、面接、作文	30,000円
一般	〈第1回〉23年10/2～10/11（必着） 〈第2回〉23年10/16～10/25（必着） 〈第3回〉23年11/1～11/8（必着） 〈第4回〉23年11/13～11/22（必着） 〈第5回〉23年11/27～12/20（必着）	10/14 10/28 11/11 11/25 12/23	1週間以内	一般：適性診断Ⅰ、適性診断Ⅱ（専願は免除）、面接、作文	30,000円

◇開校年　2009年
◇入学者　－
◇出身県　－
◇主な実習先　－
◇主な就職先　－

◇初年度納入金（卒業までの納入金）　－
◇学校独自の奨学金制度　－

◇学生寮　－
◇特徴　－

資料請求　●学校案内　－　●願書　－　　WEB出願　可　　残りの日程はWEBをCheck

看護師

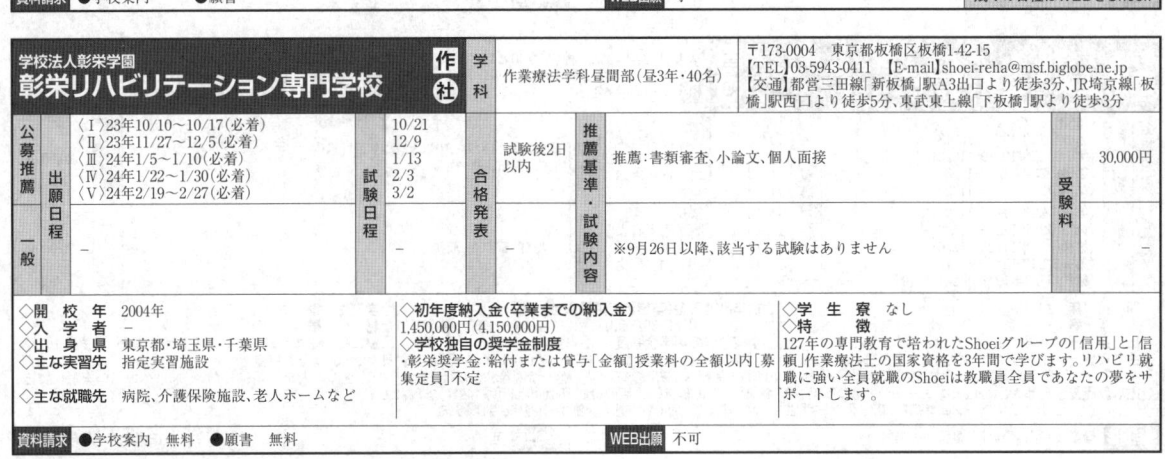

彰栄リハビリテーション専門学校

学校法人彰栄学園　【作】【社】

学科　作業療法学科昼間部（昼3年・40名）

〒173-0004　東京都板橋区板橋1-42-15
【TEL】03-5943-0411　【E-mail】shoei-reha@msf.biglobe.ne.jp
【交通】都営三田線「新板橋」駅A3出口より徒歩3分、JR埼京線「板橋」駅西口より徒歩5分、東武東上線「下板橋」駅より徒歩3分

	出願日程	試験日程	合格発表	推薦基準・試験内容	受験料
公募推薦	〈Ⅰ〉23年10/10～10/17（必着） 〈Ⅱ〉23年11/27～12/5（必着） 〈Ⅲ〉24年1/5～1/10（必着） 〈Ⅳ〉24年1/22～1/30（必着） 〈Ⅴ〉24年2/19～2/27（必着）		10/21 12/9 1/13 2/3 3/2	試験後2日以内	推薦：書類審査、小論文、個人面接 ※9月26日以降、該当する試験はありません	30,000円
一般					

◇開校年　2004年
◇入学者　－
◇出身県　東京都・埼玉県・千葉県
◇主な実習先　指定実習施設
◇主な就職先　病院、介護保険施設、老人ホームなど

◇初年度納入金（卒業までの納入金）　1,450,000円（4,150,000円）
◇学校独自の奨学金制度
・彰栄奨学金：給付または貸与［金額］授業料の全額以内［募集定員］不定

◇学生寮　なし
◇特徴　127年の専門教育で培われたShoeiグループの「信用」と「信頼」作業療法士の国家資格を3年間で学びます。リハビリ就職に強い全員就職のShoeiは教職員全員であなたの夢をサポートします。

資料請求　●学校案内　無料　●願書　無料　　WEB出願　不可

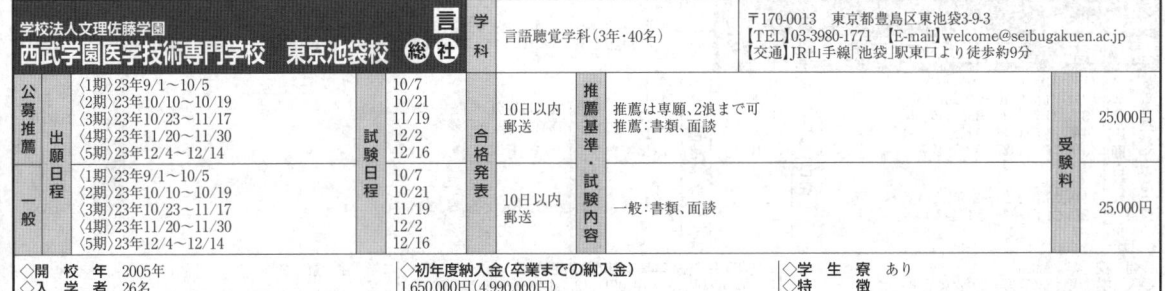

西武学園医学技術専門学校　東京池袋校

学校法人文理佐藤学園　【言】【総】【社】

学科　言語聴覚学科（3年・40名）

〒170-0013　東京都豊島区東池袋3-9-3
【TEL】03-3980-1771　【E-mail】welcome@seibugakuen.ac.jp
【交通】JR山手線「池袋」駅東口より徒歩約9分

	出願日程	試験日程	合格発表	推薦基準・試験内容	受験料
公募推薦	〈1期〉23年9/1～10/5 〈2期〉23年10/10～10/19 〈3期〉23年10/23～11/17 〈4期〉23年11/20～11/30 〈5期〉23年12/4～12/14	10/7 10/21 11/19 12/2 12/16	10日以内郵送	推薦は専願、2浪まで可 推薦：書類、面談	25,000円
一般	〈1期〉23年9/1～10/5 〈2期〉23年10/10～10/19 〈3期〉23年10/23～11/17 〈4期〉23年11/20～11/30 〈5期〉23年12/4～12/14	10/7 10/21 11/19 12/2 12/16	10日以内郵送	一般：書類、面談	25,000円

◇開校年　2005年
◇入学者　26名
◇出身県　東京都・神奈川県・千葉県
◇主な実習先　塩田記念病院、汐田総合病院、川越リハビリテーション病院
◇主な就職先　みどり野リハビリテーション病院、柏たなか病院、第2北総病院

◇初年度納入金（卒業までの納入金）　1,650,000円（4,990,000円）
◇学校独自の奨学金制度
・西武学園在校生奨学金：給付［金額］100,000円または50,000円

◇学生寮　あり
◇特徴　人間愛とホスピタリティで患者を支える言語聴覚士を育成します。池袋の校舎は言語聴覚学科のみ。少人数でアットホームな環境を生かし、一人一人の可能性を大きく伸ばす教育が特徴です。

資料請求　●学校案内　無料　●願書　無料　　WEB出願　不可　　残りの日程はWEBをCheck

療放射線技師士

臨床検査技師士

理作言
学業語
療療聴
法法覚
士士士

歯歯
科科
衛技
生工
士士

柔
道
整
復

あん摩マッサージ指圧師・はり師・きゅう師

視義救急
能肢救
訓装命
練具救
士士士

左側縦書き見出し：
専門学校・養成施設

看護師
臨床検査技師／臨床工学技士／診療放射線技師
理学療法士／作業療法士／言語聴覚士
歯科衛生士／歯科技工士
あん摩マッサージ指圧師／はり師／きゅう師／柔道整復師
視能訓練士／義肢装具士／救急救命士

多摩リハビリテーション学院専門学校

学校法人和風会　理・作・言　AO

学科
(1) 作業療法学科(3年・40名)
(2) 理学療法学科(3年・40名)
(3) 言語聴覚学科(2年・40名)＊1

〒198-0004 東京都青梅市根ヶ布1-642-1
【TEL】0428-21-2001
【交通】JR青梅線「東青梅」駅より徒歩約10分

区分	出願日程	試験日	合格発表	推薦基準・試験内容	受験料
公募推薦	23年10/10～10/20(消有)	10/28	10/31	推薦は専願のみ／推薦:作文、個別面接	20,000円
一般	〈1期〉23年11/6～11/17(消有)／〈2期〉23年11/27～12/8(消有)／〈3期〉24年1/9～1/19(消有)／〈4期〉24年1/29～2/7(消有)／〈5期〉24年2/21～3/6(消有)	11/25／12/16／1/27／2/14／3/13	11/28／12/19／1/30／2/16／3/15	一般:作文、個別面接	20,000円

◇開校年　1996年
◇入学者　-
◇出身県　東京都・埼玉県・神奈川県
◇主な実習先　病院、介護老人保健施設他
◇主な就職先　病院、介護老人保健施設他

◇初年度納入金(卒業までの納入金)
(1)1,800,000円(4,500,000円)、(3)1,350,000円(2,500,000円)
◇学校独自の奨学金制度
・学費サポート制度あり

◇学生寮　なし
◇特徴
最短で資格取得可能なので、時間も学費もお得。設置基準を超える実習時間、豊富な求人数。また、2022年4月に介護福祉学科が新設されました。

資料請求　●学校案内　無料　●願書　無料　　WEB出願　不可

東京医薬看護専門学校

学校法人滋慶学園　言　AO

学科
(1) 言語聴覚士科(3年・40名)
(2) 言語聴覚士科2年制(土・日・月2年・40名)＊1

〒134-0084 東京都江戸川区東葛西6-5-12
【TEL】0120-06-1610　【E-mail】info@tcm.ac.jp
【交通】東京メトロ東西線「葛西」駅より徒歩3分

区分	出願日程	試験日	合格発表	推薦基準・試験内容	受験料
公募推薦	〈第3回〉～23年10/4／〈第4回〉23年10/5～10/18／〈第5回〉23年10/19～10/31／〈第6回〉23年11/1～11/8／〈第7回〉23年11/9～11/22	10/8／10/22／11/5／11/12／11/26	選考日より10日以内に郵送	推薦は専願のみ、3.0以上、欠席20日以内／推薦:書類審査、面接	20,000円
一般	〈第7回〉23年11/1～11/8／〈第8回〉23年11/9～11/22／〈第8回〉23年11/23～12/6／〈第9回〉23年12/7～12/13／〈第10回〉23年12/14～24年1/10	11/12／11/26／12/10／12/17／1/14	選考日より10日以内に郵送	一般:書類審査、面接	20,000円

◇開校年　1979年
◇入学者　-
◇出身県　全国
◇主な実習先　日本医科大学付属病院、東京慈恵会医科大学附属病院、東京女子医科大学附属足立医療センター他
◇主な就職先　東邦大学医療センター佐倉病院、千葉・柏リハビリテーション病院、IMSグループ他

◇初年度納入金(卒業までの納入金)
(1)1,738,000円(4,889,000円)、(2)1,760,000円(3,372,000円)
◇学校独自の奨学金制度
・実技特待生試験:減免[金額]50,000円～200,000円[募集内容]各学科で実技試験を行い、採用されると納入額の一部免除が受けられる
・筆記特待生試験:減免[金額]50,000円～200,000円[募集内容]全学科共通の筆記試験。採用されると納入額の一部免除が受けられる

◇学生寮　あり
◇特徴
医療に携わるスペシャリストを目指すため、さまざまな学科・入学制度をご用意しています。「誰かの力になりたい」「たくさんの人を笑顔にしたい」未来への想いを形にできます。

資料請求　●学校案内　無料　●願書　無料　　WEB出願　可　　残りの日程はWEBをCheck

専門学校　東京医療学院

学校法人常陽学園　理・社

学科
(1) 理学療法学科　昼間部(昼3年・32名)
(2) 理学療法学科　夜間部(夜4年・30名)

〒104-0033　東京都中央区新川1-10-18
【TEL】03-3552-8511
【交通】東京メトロ東西線、日比谷線「茅場町」駅3番出口より徒歩5分

区分	出願日程	試験日	合格発表	推薦基準・試験内容	受験料
公募推薦	〈1期〉23年10/1～10/5(必着)／〈2期〉23年10/10～10/26(必着)／〈3期〉23年10/30～11/9(必着)／〈4期〉23年11/13～11/22(必着)／〈5期〉23年11/27～12/7(必着)	10/9／10/29／11/11／11/26／12/10	10/14／11/4／11/17／12/1／12/15	推薦は専願、現役生のみ、3.3以上／推薦:面接、書類審査	25,000円
一般	〈1期〉23年12/25～24年1/18(必着)／〈2期〉24年1/22～2/1(必着)	1/21／2/4	1/26／2/9	一般:小論文、面接、書類審査	25,000円

◇開校年　2002年
◇入学者　52名(男子29名/女子23名)
◇出身県　東京都・埼玉県・千葉県
◇主な実習先　東京大学医学部附属病院、聖路加国際病院、東京医科歯科大学病院
◇主な就職先　東京脳神経センター病院、九段坂病院、横浜市スポーツ医科学センター

◇初年度納入金(卒業までの納入金)
(1)2,060,000円(5,180,000円)、(2)1,570,000円(5,290,000円)
◇学校独自の奨学金制度
・表彰制度:減免[金額]最大200,000円[募集内容]年間を通じて優秀な成績を修めた学生を表彰し、授業料を減免します。
・社会人学費減免制度:減免[金額]200,000円[募集内容]社会人特別入試で優秀な成績を修め、夜間部に入学した方

◇学生寮　なし
◇特徴
少人数制、担任制の丁寧な指導。東京駅からも近く、好アクセス

資料請求　●学校案内　-　●願書　-　　WEB出願　不可　　残りの日程はWEBをCheck

東京衛生学園専門学校

学校法人衛生学園　理・社

学科
リハビリテーション学科1部(3年・66名)

〒143-0016　東京都大田区大森北4-1-1
【TEL】03-3763-6621
【交通】JR京浜東北線「大森」駅より徒歩5分

区分	出願日程	試験日	合格発表	推薦基準・試験内容	受験料
公募推薦	〈高校生推薦1回〉23年10/2～10/5(必着)／〈高校生推薦2回〉24年1/9～2/15(必着)／〈高校生推薦3回〉24年2/21～2/29(必着)／〈高校生推薦4回〉24年3/6～3/14(必着)※	10/8／2/18／3/3／3/17	10/11／2/20／3/5／3/18	推薦:作文、面接、適性　※定員に満たない場合のみ実施	30,000円
一般	〈一般1回〉23年10/2～11/9(必着)／〈一般2回〉23年11/15～12/7(必着)／〈一般3回〉23年12/13～24年1/18(必着)	11/12／12/10／1/21	11/14／12/12／1/23	一般:国、作文、面接、適性	30,000円

◇開校年　1953年
◇入学者　-
◇出身県　-
◇主な実習先　-
◇主な就職先　-

◇初年度納入金(卒業までの納入金)　-
◇学校独自の奨学金制度

◇学生寮　-
◇特徴　-

資料請求　●学校案内　-　●願書　-　　WEB出願　-

※受験を希望される方は、必ず各学校の募集要項をご確認ください。　― 430 ―

東京福祉専門学校

学校法人 滋慶学園 作 社 AO

学科	作業療法士科(3年・40名)
	〒134-0088 東京都江戸川区西葛西5-10-32 【TEL】0120-21-2323 【E-mail】info@tcw.ac.jp 【交通】東京メトロ東西線「西葛西」駅東口より徒歩7分

	出願日程		試験日程	合格発表	推薦基準・試験内容	受験料
公募推薦	23年10/1～10/13(必着) 23年10/14～10/27(必着) 23年10/28～11/10(必着) 23年11/11～11/24(必着) 23年11/25～12/15(必着)		10/15 10/29 11/12 11/26 12/17	10日程度で郵送にて通知	推薦は専願、現役生のみ 推薦:書類選考、面接	20,000円
一般	23年11/1～11/10(必着) 23年11/11～11/24(必着) 23年11/25～12/15(必着) 24年1/9～1/12(必着) 24年1/13～1/19(必着)		11/12 11/26 12/17 1/14 1/21	10日程度で試験にて通知	一般:書類選考、面接、適性検査(作文)、現代文	20,000円

◇開校年 1989年
◇入学者 24名(男子10名/女子14名)
◇出身県 東京都・千葉県・埼玉県
◇主な実習先 タムス市川リハビリテーション病院、東京医科歯科大学病院、下総精神医療センター
◇主な就職先 江東リハビリテーション病院、横浜新都市脳神経外科病院、世田谷記念病院

◇初年度納入金(卒業までの納入金)
2,073,892円(5,479,500円)
◇学校独自の奨学金制度

◇学生寮 あり
◇特徴
学校付属施設が豊富だから、こどもや障害者、高齢者とふれあいながら学べます。座学の知識をすぐに現場で実践することで、対象者との関わり方を学ぶことができ、また将来に必要な企画・運営力や課題解決力を身につけられます。

資料請求 ●学校案内 無料 ●願書 無料　WEB出願 可　残りの日程はWEBをCheck

東京メディカル・スポーツ専門学校

学校法人 滋慶学園 理 AO

学科	(1)理学療法士科 I 部(昼4年・40名) (2)理学療法士科 II 部(夜4年・40名)
	〒134-0088 東京都江戸川区西葛西3-1-16 【TEL】03-5605-2930 【E-mail】info@tokyo-medical.ac.jp 【交通】東京メトロ東西線「西葛西」駅下車、北口より徒歩5分

	出願日程	試験日程	合格発表	推薦基準・試験内容	受験料
公募推薦	23年10/1～10/13 23年10/14～10/27 23年10/28～11/13 23年11/4～11/24 23年11/25～12/1	10/15 10/29 11/5 11/26 12/3	10日以内に郵送	推薦は現役生のみ、3.5以上、欠席20日以内 推薦:書類選考、面接	20,000円
一般	23年11/1～11/3 23年11/4～11/24 23年11/25～12/1 23年12/2～12/15	11/5 11/26 12/3 12/17	10日以内に郵送	一般:筆記試験、面接、書類選考	20,000円

◇開校年 2009年
◇入学者 ―
◇出身県 ―
◇主な実習先 ―
◇主な就職先 かもめクリニック、順天堂大学医学部附属順天堂医院、IMS板橋中央総合病院グループ他

◇初年度納入金(卒業までの納入金)
(1)1,756,672円(6,606,248円)、(2)1,563,572円(5,927,248円)
◇学校独自の奨学金制度
・特待生制度=免除[金額]A採用:500,000円、B採用:200,000円、C採用:50,000円[募集内容]特待生試験の成績優秀者に、採用区分に応じて1年次の学費の一部を免除

◇学生寮 ―
◇特徴 ―

資料請求 ●学校案内 無料 ●願書 無料　WEB出願 可　残りの日程はWEBをCheck

東京YMCA医療福祉専門学校

学校法人 東京YMCA学院 作 社

学科	作業療法学科(3年・30名)
	〒186-0003 東京都国立市富士見台2-35-11 【TEL】042-577-5521 【E-mail】ifs@tokyo.ymca.ac.jp 【交通】JR中央線「国立」駅より徒歩20分、JR南武線「谷保」駅より徒歩9分

	出願日程	試験日程	合格発表	推薦基準・試験内容	受験料
公募推薦	〈2期〉23年10/2～10/5 〈3期〉23年10/10～10/19 〈4期〉23年10/23～11/16 〈5期〉23年11/13～12/7 〈6期〉23年12/11～24年1/11	10/7 10/21 11/18 12/9 1/13	試験後、郵送	推薦は3.0以上 推薦:国(現代文)、面接、書類審査	20,000円
一般	〈4期〉23年11/1～11/16 〈5期〉23年11/13～12/7 〈6期〉23年12/11～24年1/11 〈7期〉24年1/15～2/8 〈8期〉24年2/9～3/7	11/18 12/9 1/13 2/10 3/9	試験後、郵送	一般:国(現代文)、面接、書類審査	20,000円

◇開校年 1996年
◇入学者 17名(男子4名/女子13名)
◇出身県 神奈川県・鹿児島県・埼玉県
◇主な実習先 病院、老人保健施設、障害児施設
◇主な就職先 初台リハビリテーション病院、フジ虎ノ門整形外科病院、東京さくら病院他

◇初年度納入金(卒業までの納入金)
1,762,000円(―)
◇学校独自の奨学金制度
・東京YMCA医療福祉奨学金:給付[年額]200,000円[募集内容]最終学年に進級した学生が対象

◇学生寮 なし
◇特徴
YMCAが専門知識や技術だけでなく、常に笑顔と優しさを持って人に接する事ができる医療・福祉のスペシャリストを育てます。学生一人ひとり丁寧に関わる事をモットーに、きめ細やかな指導を行い、共に考えていくスタイルで教育に取り組んでいます。

資料請求 ●学校案内 無料 ●願書 無料　WEB出願 不可　残りの日程はWEBをCheck

専門学校東都リハビリテーション学院

学校法人 小関学院 理 AO

学科	理学療法学科(4年・80名)
	〒153-0044 東京都目黒区大橋2-4-2 【TEL】03-3468-4656 【E-mail】touto@toutoreha.ac.jp 【交通】東急田園都市線「池尻大橋」駅より徒歩7分

	出願日程	試験日程	合格発表	推薦基準・試験内容	受験料
公募推薦	〈1期〉23年10/16～11/9(必着) 〈2期〉23年11/13～12/7(必着) 〈3期〉23年12/11～24年1/18(必着) 〈4期〉24年1/22～2/15(必着) 〈5期〉24年2/19～3/7(必着)	11/12 12/10 1/21 2/18 3/10	1週間以内に郵送	推薦は専願のみ、1浪まで可 推薦:小論文、面接、書類審査	25,000円
一般	〈1期〉23年11/1～11/9(必着) 〈2期〉23年11/13～12/7(必着) 〈3期〉23年12/11～24年1/18(必着) 〈4期〉24年1/22～2/15(必着) 〈5期〉24年2/19～3/7(必着)	11/12 12/10 1/21 2/18 3/10	1週間以内に郵送	一般:小論文、面接、書類審査、選択=英 I II、数 I A、国(古漢除く)より1科目	25,000円

◇開校年 1996年
◇入学者 ―
◇出身県 東京都・神奈川県・埼玉県
◇主な実習先 広尾整形外科、東京明日佳病院、緑成会病院
◇主な就職先 広尾整形外科、東京明日佳病院、緑成会病院

◇初年度納入金(卒業までの納入金)
1,900,000円(6,100,000円)
◇学校独自の奨学金制度 ―

◇学生寮 なし
◇特徴
熱い心で人と向き合える、人々の健康や幸福を願う思いを大切にできる、豊かな人間性を兼ね備えた理学療法士の育成を図ります。

資料請求 ●学校案内 無料 ●願書 無料　WEB出願 不可

看護師

臨床検査技師 臨床工学技士 診療放射線技師

理学療法士 作業療法士 言語聴覚士

歯科衛生士 歯科技工士

あん摩マッサージ指圧師 はり師・きゅう師 柔道整復師

視能訓練士 義肢装具士 救急救命士

左側見出し（縦書き）：専門学校・養成施設／看護師／臨床検査技師・臨床工学技士・診療放射線技師・診療放射線技師／理学療法士・作業療法士・言語聴覚士／歯科衛生士・歯科技工士／あん摩マッサージ指圧師・はり師・きゅう師・柔道整復師／視能訓練士・義肢装具士・救急救命士

日本福祉教育専門学校（学校法人敬心学園）　言総

学科：言語聴覚療法学科（2年・78名）＊1
〒169-0075　東京都新宿区高田馬場2-16-3
【TEL】03-3205-1611
【交通】JR山手線・西武新宿線・東京メトロ東西線「高田馬場」駅より徒歩1分

区分	出願日程	試験日程	合格発表	推薦基準・試験内容	受験料
公募推薦	—			※9月26日以降、該当する試験はありません	—
一般	〈第1回〉23年11/1～11/10(必着) 〈第2回〉23年11/14～11/24(必着) 〈第3回〉23年11/28～24年1/8(必着) 〈第4回〉24年1/9～2/2(必着) 〈第5回〉24年2/6～2/22(必着)	11/18 12/3 1/13 2/10 3/3	11/27 12/11 1/22 2/19 3/11	一般:作文、面接、書類選考	20,000円

◇開校年 1984年
◇入学者 —
◇出身県 —
◇主な実習先 日本大学医学部附属板橋病院、聖マリアンナ医科大学病院、武蔵野東教育センター他
◇初年度納入金(卒業までの納入金) 1,360,000円(—)
◇学校独自の奨学金制度 —
◇学生寮 —
◇特徴 —

資料請求 ●学校案内 —　●願書 —　WEB出願 —

日本リハビリテーション専門学校（学校法人敬心学園）　理作総

学科：
(1)理学療法学科（昼4年・80名）
(2)理学療法学科（夜4年・40名）
(3)作業療法学科（昼4年・35名）
(4)作業療法学科（夜4年・35名）
〒171-0033　東京都豊島区高田3-6-18
【TEL】03-5954-1165
【交通】JR山手線、西武新宿線、東京メトロ東西線「高田馬場」駅より徒歩7分

区分	出願日程	試験日程	合格発表	推薦基準・試験内容	受験料
公募推薦	〈第1期〉23年10/1～10/11(必着) 〈第2期〉23年10/1～11/15(必着) 〈第3期〉23年10/1～12/6(必着) 〈第4期〉23年10/1～24年1/17(必着) 〈第5期〉23年10/1～24年2/14(必着)	10/15 11/19 12/10 1/21 2/18	10/18 11/22 12/13 1/24 2/21	推薦は専願のみ、1浪まで可。昼は3.0以上、夜は部活動・学校行事・委員会など学内外を問わず活動を頑張ってきた方 推薦:書類選考、面接	25,000円
一般	〈第1期〉23年11/1～24年1/17(必着) 〈第2期〉23年11/1～24年2/14(必着) 〈第3期〉23年11/1～24年3/6(必着)	1/21 2/18 3/10	1/24 2/21 3/13	一般:国(現代文)、選択=数Ⅰ、英Ⅰより1科目、書類選考、面接	25,000円

◇開校年 1997年
◇入学者 150名(男子86名/女子64名)
◇出身県 東京都・埼玉県・神奈川県
◇主な実習先 —
◇初年度納入金(卒業までの納入金) (1)(3)1,900,000円(—)、(2)(4)1,700,000円(—)
◇学校独自の奨学金制度
・夜間部就学支援金:減免[募集内容]9/31までに夜間部に出願した者は初年度納入金から250,000円減免
・医療福祉系有資格者支援金:減免[金額]初年度のみ100,000円[募集内容]本校指定の医療福祉系の資格を有している者は、100,000円減免
◇学生寮 なし
◇特徴 複数教員による実技指導や実際の患者様にお越し頂くなど実践的な授業を実施しています。また、実習は厚生労働省の実習時間基準を大きく上回る為、患者様1人ひとりに合ったリハビリのできるセラピストを目指せます。

資料請求 ●学校案内 無料　●願書 無料　WEB出願 不可　残りの日程はWEBをCheck

茅ヶ崎リハビリテーション専門学校（学校法人湘南ふれあい学園）　理作言社

学科：
(1)理学療法学科（4年・70名）
(2)作業療法学科（4年・30名）
(3)言語聴覚学科（2年・35名）＊1
〒253-0061　神奈川県茅ヶ崎市南湖1-6-11
【TEL】0467-88-6611　【E-mail】info@crc.ac.jp
【交通】JR東海道線「茅ヶ崎」駅北口より徒歩18分

区分	出願日程	試験日程	合格発表	推薦基準・試験内容	受験料
公募推薦	(1)(2)23年10/2～10/10(必着) (1)(2)23年10/23～11/6(必着) (1)(2)23年11/28～12/8(必着)	10/14 11/11 12/16	10日以内	推薦は専願、2浪まで可、3.2以上 推薦:作文、面接	20,000円
一般	(3)23年10/2～10/10(必着) (3)23年10/23～11/6(必着) (3)23年11/28～12/8(必着) (1)(2)(3)23年12/25～24年1/12(必着) (1)(2)24年1/22～2/5(必着)	10/14 11/11 12/16 1/20 2/13	10日以内	一般:(1)(2)は英、作文、面接、(3)は作文、面接	20,000円

◇開校年 1998年
◇入学者 111名(男子54名/女子57名)
◇出身県 神奈川県・東京都・静岡県
◇主な実習先 湘南藤沢徳洲会病院、ふれあい東戸塚ホスピタル、ふれあい横浜ホスピタル他
◇主な就職先 湘南藤沢徳洲会病院、茅ヶ崎中央病院、ふれあい平塚ホスピタル他
◇初年度納入金(卒業までの納入金) 1,200,000円～1,700,000円(2,200,000円～5,900,000円)
◇学校独自の奨学金制度
・ふれあい奨学金:貸与[月額]30,000円、50,000円から選択[募集定員]学科によって異なる[募集内容]返還免除規定あり
◇学生寮 なし
◇特徴 神奈川県を中心に約70の医療・福祉施設を持つふれあいグループが母体。臨床と連携することで、実践力を備えたセラピストを育成。
※言語聴覚学科は大学卒業(見込み)者対象。

資料請求 ●学校案内 無料　●願書 無料　WEB出願 不可　残りの日程はWEBをCheck

横浜リハビリテーション専門学校（学校法人岩崎学園）　理作社

学科：
(1)理学療法学科（4年・80名）
(2)作業療法学科（4年・40名）
〒244-0801 神奈川県横浜市戸塚区品濃町550-1
【TEL】0800-800-4508　【E-mail】infoycr@iwasaki.ac.jp
【交通】JR横須賀線「東戸塚」駅より徒歩3分

区分	出願日程	試験日程	合格発表	推薦基準・試験内容	受験料
公募推薦	〈Ⅰ〉23年10/16～11/7(必着) 〈Ⅱ〉23年11/13～12/12(必着)	11/12 12/17	11/17 12/22	推薦は専願、1浪まで可、3.5以上 推薦:国総(古漢除く、一般常識含む)、書類審査、面接	30,000円
一般	〈Ⅰ〉23年11/13～12/12(必着) 〈Ⅱ〉23年12/18～24年1/16(必着) 〈Ⅲ〉24年1/17～1/30(必着) 〈Ⅳ〉24年2/26～3/6(必着)	12/17 1/21 2/4 3/9	12/22 1/26 2/9 3/15	一般:国総(古漢除く、一般常識含む)、選択=英、数Ⅰより1科目、書類審査、面接	30,000円

◇開校年 1998年
◇入学者 125名(男子66名/女子59名)
◇出身県 神奈川県・静岡県・東京都
◇主な実習先 東海大学医学部付属病院、横浜市立市民病院、湘南鎌倉総合病院、横須賀市立うわまち病院
◇主な就職先 横浜リハビリテーション事業団、湘南鎌倉総合病院、横須賀市立うわまち病院
◇初年度納入金(卒業までの納入金) 1,600,000円(—)
◇学校独自の奨学金制度
・岩崎学園奨学生制度:貸与[年額]500,000円[募集内容]無利子
・特待生制度:給付[年額]800,000円または400,000円[募集内容]成績優秀者
◇学生寮 あり
◇特徴 専任教員全員が今も週に1度、臨床現場で働く現役セラピスト。トップレベルの国試合格実績と指導システムで「即戦力」を育成。実習・就職も万全のサポートで安心。

資料請求 ●学校案内 無料　●願書 無料　WEB出願 可

看護リハビリ新潟保健医療専門学校
学校法人新潟福祉医療学園 【理】

学科	理学療法学科(3年・40名)

〒950-0086　新潟県新潟市中央区花園2-2-19
【TEL】025-240-0003　【E-mail】hi@hi-college.ac.jp
【交通】JR線「新潟」駅より徒歩5分

出願日程		試験日程	合格発表	推薦基準・試験内容	受験料
公募推薦	23年10/11～10/22(必着)	10/28	10/30	推薦は専願のみ、3.1以上、定員8名 推薦:書類選考、模擬授業、集団面談	25,000円
一般	23年10/11～10/22(必着)	10/28	10/30	一般:書類選考、模擬授業、集団面談、筆記試験	25,000円

◇開校年　2006年
◇入学者　40名
◇出身県　新潟県・山形県・長野県
◇主な実習先　－
◇主な就職先　－

◇初年度納入金(卒業までの納入金)
1,870,000円(4,810,000円)
◇学校独自の奨学金制度
－

◇学生寮　提携学生寮あり
◇特徴
－

資料請求	●学校案内　無料　●願書　－	WEB出願　可

晴陵リハビリテーション学院
学校法人晴陵医療学園 【理】【作】

学科	(1)理学療法学科(3年・40名) (2)作業療法学科(3年・40名)

〒940-2138　新潟県長岡市大字日越319番地
【TEL】0258-47-4690　【E-mail】therapists@seiryou-reha.ac.jp
【交通】JR線「長岡」駅大手口より長峰団地行バス「長峰児童公園前」下車。又は「悠遊健康村病院前」下車

出願日程		試験日程	合格発表	推薦基準・試験内容	受験料
公募推薦	23年9/22～10/18(消有)	10/28	11/1	推薦は専願、1浪まで可、3.0以上 推薦:小論文、面接、書類審査	25,000円
一般	〈Ⅰ〉23年11/20～12/6(消有) 〈Ⅱ〉23年12/12～24年1/24(消有) 〈Ⅲ〉24年2/13～2/21(消有)	12/16 2/3 3/6※	12/21 2/8 3/11	一般:12/16・2/3は国総(古漢除く)、選択=コミ英基・コミ英Ⅰ(リスニング除く)、数Ⅰ(新課程)より1科目、面接、書類審査 3/6は小論文、面接、書類審査※定員に達した場合は実施しない	25,000円

◇開校年　1995年
◇入学者　－
◇出身県　新潟県・山形県・長野県
◇主な実習先　新潟県内外
◇主な就職先　病院、施設

◇初年度納入金(卒業までの納入金)
1,600,000円(－)
◇学校独自の奨学金制度
・成績優秀特待生:免除[年額]400,000円[募集内容]年間を通じて成績が優秀で熱意と職業理解が高く、他の模範となる者
・成績優良特待生:免除[年額]160,000円[募集内容]年間を通じて成績が優良で熱意と職業理解が高く、他の模範となる者

◇学生寮　なし
◇特徴
当学院は医療法人立川メディカルセンターが設立した学校法人です。グループ病院や県内外の連携施設でチーム医療を学べる環境が整っています。25年以上の信頼と実績のある、新潟県中越地区唯一の理学療法士、作業療法士の養成施設です。

資料請求	●学校案内　無料　●願書　無料	WEB出願　不可

富山医療福祉専門学校
社会福祉法人周山会 【理】【AO】【社】

学科	理学療法学科(4年・30名)

〒936-0023　富山県滑川市柳原149-9
【TEL】076-476-0001
【交通】あいの風とやま鉄道「滑川」駅より徒歩約15分

出願日程		試験日程	合格発表	推薦基準・試験内容	受験料
公募推薦	〈第1回〉23年10/2～10/12(必着) 〈第2回〉23年10/23～11/9(必着)	10/21 11/18	10/27 11/24	推薦は専願のみ、1浪まで可、3.0以上 推薦:小論文、面接	25,000円
一般	〈第1回〉23年11/13～11/30(必着) 〈第2回〉24年1/9～1/25(必着) 〈第3回〉24年2/19～3/4(必着)	12/9 2/3 3/12	12/15 3/9 3/15	一般:12/9・2/3はコミ英Ⅰ Ⅱ、小論文、面接 3/12は小論文、面接	25,000円

◇開校年　1996年
◇入学者　－
◇出身県　富山県・石川県・岐阜県
◇主な実習先　富山県立中央病院、富山市民病院、厚生連滑川病院
◇主な就職先　富山県立中央病院、富山赤十字病院、厚生連滑川病院

◇初年度納入金(卒業までの納入金)
1,400,000円(4,900,000円)
◇学校独自の奨学金制度
・社会福祉法人周山会奨学金

◇学生寮　なし
◇特徴
理学療法学科・看護学科が連携して授業を行い、各職種への理解を深めます。それぞれの視点での考えを共有し、医療チームの連携について学ぶことで、保健・医療・福祉の全ての分野に強い人材を育成します。

資料請求	●学校案内　無料　●願書　無料	WEB出願　不可

富山リハビリテーション医療福祉大学校
学校法人青池学園 【理】【作】【総】

学科	(1)理学療法科(4年・60名) (2)作業療法科(4年・40名)

〒930-0083　富山県富山市総曲輪4丁目4-5
【TEL】076-491-1177
【E-mail】info-toyama@aoike.ac.jp
【交通】JR線「富山」駅より徒歩18分

出願日程		試験日程	合格発表	推薦基準・試験内容	受験料
公募推薦	23年10/2～10/20(必着) 23年10/30～11/10(必着) 23年11/20～12/1(必着)	10/28 11/18 12/9	11/8 11/29 12/20	推薦は専願のみ 推薦:小論文、面接	30,000円
一般	23年10/2～10/20(必着) 23年10/30～11/10(必着) 23年11/20～12/1(必着) 23年12/11～24年1/19(必着) 24年1/22～2/9(必着)	10/28 11/18 12/9 1/27 2/17	11/8 11/29 12/20 2/7 2/28	一般:国総(古漢除く)、数Ⅰ、面接	30,000円

◇開校年　2017年
◇入学者　－
◇出身県　富山県
◇主な実習先　－
◇主な就職先　－

◇初年度納入金(卒業までの納入金)
(1)1,400,000円(5,600,000円～6,500,000円)、(2)1,400,000円(5,600,000円)
◇学校独自の奨学金制度
・青池睦子特別奨学金:学費一部免除(4年次後期分)[募集内容]3年間の成績で評価し、規定の条件を満たす者に対して4年次の学費一部免除

◇学生寮　なし
◇特徴
福井県で50年にわたり食と医療福祉のプロを輩出している「青池学園」が、2017年4月に富山校を開校。最新の設備を使った豊富な実習時間や、少人数制のきめ細かい指導で、現場での即戦力を磨きます。

資料請求	●学校案内　無料　●願書　無料	WEB出願　不可　残りの日程はWEBをCheck

看護師

診療放射線技師　臨床工学技士　臨床検査技師

理学療法士　作業療法士　言語聴覚士

歯科衛生士　歯科技工士

柔道整復師　あん摩マッサージ指圧師　はり師・きゅう師

視能訓練士　義肢装具士　救急救命士

左側縦書きカテゴリ：看護師／臨床検査技師・診療放射線技師・臨床工学技士／理学療法士・作業療法士・言語聴覚士／歯科衛生士・歯科技工士／あん摩マッサージ指圧師・はり師・きゅう師・柔道整復師／視能訓練士・義肢装具士・救急救命士

学校法人センチュリー・カレッジ 専門学校金沢リハビリテーションアカデミー

理 作 社

学科	(1)理学療法学科(3年・40名) (2)作業療法学科(3年・40名)

〒921-8032 石川県金沢市清川町2-10
【TEL】076-280-8151 【E-mail】kra.info@century.ac.jp
【交通】JR線「金沢」駅より北陸鉄道バスで「片町」下車、「片町」バス停より徒歩6分

	出願日程	試験日程	合格発表		受験料
公募推薦	〈1期〉23年10/2～10/6(必着) 〈2期〉23年10/30～11/7(必着) 〈3期〉23年11/27～12/5(必着) 〈4期〉23年12/20～24年1/5(必着) 〈5期〉24年1/24～1/31(必着)	10/15 11/12 12/10 1/11 2/6	10/18 11/15 12/13 1/16 2/8	推薦基準・試験内容 推薦は専願、1浪まで可、3.3以上 推薦：面接	25,000円
一般	〈1期〉23年10/30～11/7(必着) 〈2期〉23年11/27～12/5(必着) 〈3期〉23年12/20～24年1/5(必着) 〈4期〉24年1/24～1/31(必着) 〈5期〉24年2/20～2/26(必着)	11/12 12/10 1/11 2/6 2/29	11/15 12/13 1/16 2/8 2/29	一般：現代文、作文、面接	25,000円

◇開校年 2000年
◇入学者 －
◇出身県 石川県・富山県・福井県
◇主な実習先 全国の実習施設より受け入れ頂いております
◇主な就職先 整形外科米澤病院、芳珠記念病院、恵寿総合病院

◇初年度納入金(卒業までの納入金) 1,850,000円(5,450,000円)
◇学校独自の奨学金制度・作業療法学科授業料特別減免制度：減免[年額]200,000円[募集内容]対象：社会人選抜で作業療法学科へ入学する方、出願前に入試課へご連絡ください

◇学生寮 なし
◇特徴「凛とした医療人」を育てます。本校では、豊かな人間性を伸ばす教育を基本に、これからのリハビリテーション医療の現場に求められるスペシャリストを育てます。

資料請求 ●学校案内 無料 ●願書 無料　WEB出願 可　残りの日程はWEBをCheck

学校法人阿弥陀寺教育学園 国際医療福祉専門学校七尾校

理 社 AO

学科	理学療法学科(3年・35名)

〒926-0816 石川県七尾市藤橋町西部1番地
【TEL】0767-54-0177 【E-mail】info@kifs-nanao.ac.jp
【交通】JR線「七尾」駅前バス乗り場⑤番まりん号西回りコース乗車、「能登総合病院前」下車徒歩2分

	出願日程	試験日程	合格発表		受験料
公募推薦	23年10/2～10/10(消有) 23年10/16～11/7(消有) 23年11/13～12/5(消有) 23年12/11～24年1/17(消有) 24年1/18～2/14(消有)	10/15 11/12 12/10 1/24 2/21	10/18 11/15 12/13 1/29 2/26	推薦基準・試験内容 推薦は専願のみ 推薦：面接	10,000円
一般	23年10/16～11/7(消有) 23年11/13～12/5(消有) 23年12/11～24年1/17(消有) 24年1/18～2/14(消有) 24年2/15～3/1(消有)	11/12 12/10 1/24 2/21 3/8	11/15 12/13 1/29 2/26 3/8	一般：小論文、面接、選択＝現代文、数Ⅰ、コミ英Ⅰより1科目	10,000円

◇開校年 2007年
◇入学者 －
◇出身県 －
◇主な実習先 －
◇主な就職先 －

◇初年度納入金(卒業までの納入金) －
◇学校独自の奨学金制度 －

◇学生寮 －
◇特徴 －

資料請求 ●学校案内 － ●願書 －　WEB出願 －　残りの日程はWEBをCheck

学校法人青池学園 若狭医療福祉専門学校

理 社 総

学科	理学療法科(3年・40名)

〒911-1146 福井県三方郡美浜町大藪7-24-2
【TEL】0770-32-1000 【E-mail】wakasa-iryo@aoike.ac.jp
【交通】JR小浜線「気山」駅より徒歩10分

	出願日程	試験日程	合格発表		受験料
公募推薦	〈第1〉23年10/2～10/20(必着) 〈第2〉23年10/30～11/17(必着) 〈第3〉23年11/27～12/15(必着)	10/21 11/18 12/16	2週間以内	推薦基準・試験内容 推薦は併願、浪人可 推薦：選択＝数Ⅰ、英Ⅰより1科目、小論文、面接、書類審査	25,000円
一般	〈第1〉24年1/9～1/26(必着) 〈第2〉24年1/29～2/16(必着) 〈第3〉24年2/26～3/15(必着)	1/27 2/17 3/16	2週間以内	一般：数Ⅰ、選択＝英、物、生より1科目、小論文、面接	25,000円

◇開校年 2000年
◇入学者 －
◇出身県 福井県・滋賀県・京都府
◇主な実習先 福井県立病院、国立病院機構敦賀医療センター、京都大原記念病院
◇主な就職先 福井厚生病院、泉ヶ丘病院、田辺中央病院

◇初年度納入金(卒業までの納入金) 1,750,000円(－)
◇学校独自の奨学金制度・兄弟姉妹割引制度：免除[金額]入学金全額または一部[募集内容]入学志願者の兄弟、姉妹または保護者が青池学園に在籍もしくは卒業している場合

◇学生寮 なし
◇特徴 当校では「最短で理学療法士を目指したい」という声を実現するため、3年制を2021年度より導入。3年制の凝縮したカリキュラムで知識と技術を習得し、いち早く臨床で活躍できる理学療法士を目指します。

資料請求 ●学校案内 無料 ●願書 無料　WEB出願 不可

学校法人松樹学園 信州リハビリテーション専門学校

理 社

学科	理学療法学科(3年・40名)

〒399-6301 長野県塩尻市贄川1215-2
【TEL】0264-34-1023 【E-mail】reha@syoujyu-g.ac.jp
【交通】JR線「贄川」駅より徒歩3分

	出願日程	試験日程	合格発表		受験料
公募推薦	〈第1回〉23年10/2～10/13(必着) 〈第2回〉23年10/30～11/10(必着) 〈第3回〉23年11/27～12/8(必着) 〈第4回〉23年12/22～24年1/16(必着) 〈第5回〉24年1/25～2/2(必着)	10/21 11/18 12/16 1/19 2/10	10/27 11/24 12/19 1/16 2/14	推薦基準・試験内容 推薦は専願、1浪まで可、3.0以上 推薦：小論文、面接、書類審査	30,000円
一般	〈第2回〉23年10/30～11/10(必着) 〈第3回〉23年11/27～12/8(必着) 〈第4回〉23年12/22～24年1/5(必着) 〈第5回〉24年1/25～2/2(必着) 〈第6回〉24年2/16～2/22(必着)	11/18 12/16 1/13 2/10 3/2	11/24 12/19 1/16 2/14 3/5	一般：国(古漢除く)、選択＝数ⅠA、英より1科目、小論文、面接、書類審査	30,000円

◇開校年 2008年
◇入学者 38名(男子19名/女子19名)
◇出身県 長野県・山梨県
◇主な実習先 信州大学医学部附属病院、信濃医療福祉センター、桔梗ヶ原病院
◇主な就職先 相澤病院、桔梗ヶ原病院、鹿教湯病院

◇初年度納入金(卒業までの納入金) 1,930,000円(4,990,000円)
◇学校独自の奨学金制度 －

◇学生寮 なし
◇特徴 三年制課程を採用し、早期から接遇研修を行うことで、一年でも早く社会人・医療人として臨床現場で活躍できる人材育成を目指しています。

資料請求 ●学校案内 無料 ●願書 無料　WEB出願 不可　残りの日程はWEBをCheck

右側縦タブ：専門学校・養成施設／看護師／診療放射線技師／臨床検査技師／臨床工学技士／理学療法士／作業療法士／言語聴覚士／歯科技工士／歯科衛生士／柔道整復／はり師・きゅう師／あん摩マッサージ指圧師／救急救命士／義肢装具士／視能訓練士

長野医療衛生専門学校（学校法人成田会）

【言】

学科	言語聴覚士学科(4年・30名)

〒386-0012　長野県上田市中央2-13-27
【TEL】0268-23-3800　【E-mail】info@nagano-iryoueisei.ac.jp
【交通】JR線「上田」駅より徒歩5分

	出願日程	試験日程	合格発表	推薦基準・試験内容	受験料
公募推薦	23年10/2～10/13(必着)／23年10/2～10/20(必着)／23年10/23～11/6(必着)／23年11/13～11/27(必着)／24年1/4～1/15(必着)	10/21／10/28／11/11／12/3／1/20	1週間以内	推薦は専願、浪人可、3.3以上　推薦：書類審査、面接、小論文	22,000円
一般	23年10/2～10/13(必着)／23年10/2～10/20(必着)／23年10/23～11/6(必着)／23年11/13～11/27(必着)／24年1/4～1/15(必着)	10/21／10/28／11/11／12/3／1/20	1週間以内	一般：小論文、面接、書類審査	22,000円

◇開校年　1997年
◇入学者　12名(男子3名/女子9名)
◇出身県　長野県・新潟県・青森県
◇主な実習先　長野県内病院リハビリテーション科、県外病院リハビリテーション科他
◇主な就職先　鹿教湯病院、長野赤十字病院、相澤病院他

◇初年度納入金(卒業までの納入金)　1,380,000円(5,200,000円)
◇学校独自の奨学金制度
・特待生制度：免除[金額]入学金の全額あるいは半額[募集内容]本校の特待生試験に合格した者
・地元支援制度：免除[金額]入学金(50,000円)[募集内容]2024年に高校を卒業見込みの者で自宅、高校が東信地区・坂城・千曲の者

◇学生寮　あり
◇特徴　言語聴覚士学科は、長野県内で唯一の言語聴覚士の養成校です。国家試験対策、臨床実習にむかっての指導も充実しています。駅からも近く、アットホームな雰囲気の学校です。

資料請求　●学校案内　無料　●願書　無料　　WEB出願　不可　　残りの日程はWEBでCheck

静岡医療科学専門大学校（学校法人十全青翔学園）　→P.56

【理】【作】【社】

学科	(1)理学療法学科(3年・60名)　(2)作業療法学科(3年・30名)

〒434-0041　静岡県浜松市浜北区平口2000
【TEL】053-585-1551　【E-mail】jimu@shiz-med-sci.ac.jp
【交通】遠州鉄道「浜北」駅よりバス5分

	出願日程	試験日程	合格発表	推薦基準・試験内容	受験料
公募推薦	23年9/4～10/4(必着)	10/7	10/16	推薦は専願、2浪まで可、3.0以上　推薦：国(現代文)、コミ英I、選択=数I、生基より1科目、面接	25,000円
一般	〈I期〉23年10/30～11/29(必着)／〈II期〉23年12/11～24年1/17(必着)／〈III期〉24年1/22～2/20(必着)	12/2／1/20／2/24	12/11／1/29／3/4	一般：国(現代文)、コミ英I、選択=数I、生基より1科目、面接	25,000円

◇開校年　1996年
◇入学者　-
◇出身県　-
◇主な実習先　十全記念病院、浜松労災病院、天竜病院他
◇主な就職先　十全記念病院、浜松医科大学附属病院、浜松市リハビリテーション病院他

◇初年度納入金(卒業までの納入金)　1,350,000円(3,450,000円)
◇学校独自の奨学金制度　-

◇学生寮　あり
◇特徴　本校では、優秀な教授陣を招聘し、生きた学習、教育の場を提供し、学生の想像力、思考力、表現力を喚起したいと思っています。

資料請求　●学校案内　無料　●願書　無料　　WEB出願　不可

静岡東都医療専門学校（学校法人原学園）

【理】【社】

学科	理学療法学科(4年・40名)

〒410-2221　静岡県伊豆の国市南江間1949
【TEL】055-947-5311　【E-mail】info@tohtoiryo.ac.jp
【交通】伊豆箱根鉄道駿豆線「韮山」駅、「伊豆長岡」駅より車で約10分

	出願日程	試験日程	合格発表	推薦基準・試験内容	受験料
公募推薦	(1期)23年10/2～10/18(必着)／(2期)23年10/27～11/22(必着)／(3期)23年12/1～12/13(必着)／(4期)24年1/5～1/24(必着)／(5期)24年2/2～2/14(必着)	10/22／11/26／12/17／1/28／2/18	10/26／11/30／12/21／2/1／2/22	推薦は専願のみ、1浪まで可、3.0以上　推薦：面接、書類審査	25,000円
一般	(1期)23年10/2～10/18(必着)／(2期)23年10/27～11/22(必着)／(3期)23年12/1～12/13(必着)／(4期)24年1/5～1/24(必着)／(5期)24年2/2～2/14(必着)	10/22／11/26／12/17／1/28／2/18	10/26／11/30／12/21／2/1／2/22	一般：小論文、面接、書類審査	25,000円

◇開校年　2005年
◇入学者　42名(男子30名/女子12名)
◇出身県　静岡県・神奈川県・山梨県
◇主な実習先　中伊豆温泉病院、清泉クリニック整形外科、富士病院
◇主な就職先　総合病院、整形外科、クリニック

◇初年度納入金(卒業までの納入金)　1,700,000円(-)
◇学校独自の奨学金制度
・特待生S：免除[金額]入学金300,000円免除、授業料500,000円免除(初年度のみ)
・特待生A・B：免除[金額](A)入学金300,000円免除、(B)入学金150,000円免除

◇学生寮　あり
◇特徴　本学は患者さんや家族の人の言うことをよく聴き、共に共感できる心を持って、人に優しい医療を提供する資質の高い真のプロとしての医療人の養成を目指しています。早期受験者支援制度(入学金より10万円減免)などの学費支援制度も設置しております。

資料請求　●学校案内　無料　●願書　無料　　WEB出願　不可　　残りの日程はWEBでCheck

専門学校中央医療健康大学校（学校法人鈴木学園）

【理】【社】

学科	理学療法学科(4年・40名)

〒422-8006　静岡県静岡市駿河区曲金6-7-15
【TEL】054-202-8700　【E-mail】cmhc@suzuki.ac.jp
【交通】JR線「東静岡」駅南口より徒歩5分

	出願日程	試験日程	合格発表	推薦基準・試験内容	受験料
公募推薦	23年10/2～10/17(必着)／23年10/30～11/14(必着)	10/22／11/19	約2週間以内	推薦は専願、1浪まで可、3.0以上　推薦：小論文、面接、書類審査	20,000円
一般	23年10/2～10/17(必着)／23年10/30～11/14(必着)／23年11/27～12/12(必着)／24年1/5～1/16(必着)／24年1/29～2/13(必着)	10/22／11/19／12/17／1/21／2/18	約2週間以内	一般：選択=現代文、英、数IAより1科目、小論文、面接、書類審査	20,000円

◇開校年　2007年
◇入学者　-
◇出身県　静岡県
◇主な実習先　県内公立病院、総合病院、児童福祉施設
◇主な就職先　静岡市立病院、静岡済生会療育センター、豊田えいせい病院

◇初年度納入金(卒業までの納入金)　1,488,000円(5,052,000円)
◇学校独自の奨学金制度　-

◇学生寮　なし
◇特徴　徹底した少人数指導による多彩な実習や、基礎から応用までの知識と技術を無理なく身につけられる学習内容で国家資格の取得を目指します。

資料請求　●学校案内　無料　●願書　無料　　WEB出願　不可　　残りの日程はWEBでCheck

左欄分類：看護師／臨床検査技師・診療放射線技師・臨床工学技士／理学療法士・作業療法士・言語聴覚士／歯科衛生士・歯科技工士／あん摩マッサージ指圧師・はり師・きゅう師・柔道整復師／視能訓練士・義肢装具士・救急救命士

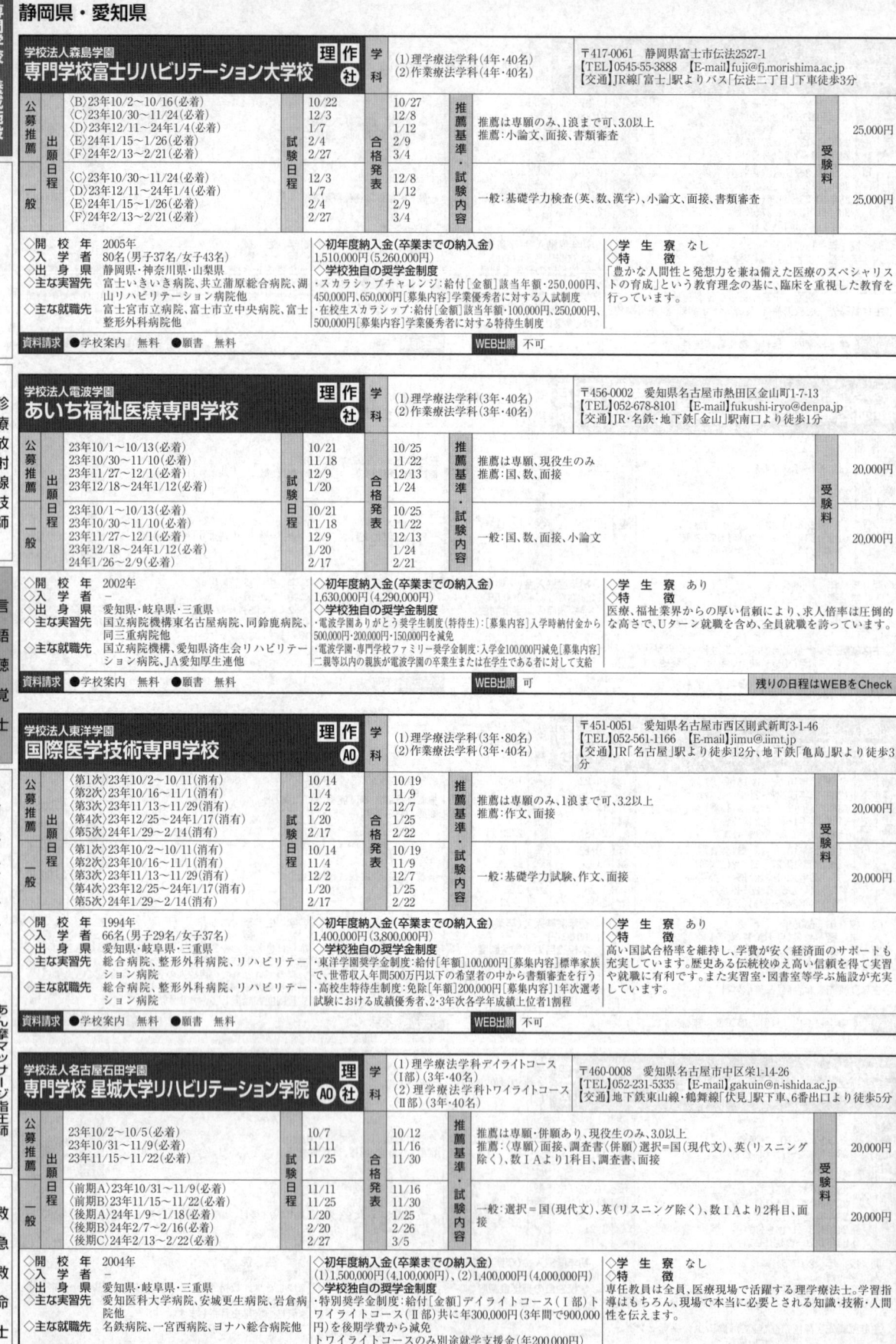

学校法人森島学園　専門学校富士リハビリテーション大学校 ［理］［作］［社］

学科
(1)理学療法学科(4年・40名)
(2)作業療法学科(4年・40名)

〒417-0061　静岡県富士市伝法2527-1
【TEL】0545-55-3888　【E-mail】fuji@fj.morishima.ac.jp
【交通】JR線「富士」駅よりバス「伝法二丁目」下車徒歩3分

区分	出願日程	試験日	合格発表
公募推薦	〈B〉23年10/2～10/16(必着)	10/22	10/27
	〈C〉23年10/30～11/24(必着)	12/3	12/8
	〈D〉23年12/11～24年1/4(必着)	1/7	1/12
	〈E〉24年1/15～1/26(必着)	2/4	2/9
	〈F〉24年2/13～2/21(必着)	2/27	3/4
一般	〈C〉23年10/30～11/24(必着)	12/3	12/8
	〈D〉23年12/11～24年1/4(必着)	1/7	1/12
	〈E〉24年1/15～1/26(必着)	2/4	2/9
	〈F〉24年2/13～2/21(必着)	2/27	3/4

推薦基準・試験内容：
推薦は専願のみ、1浪まで可、3.0以上　推薦:小論文、面接、書類審査
一般:基礎学力検査(英、数、漢字)、小論文、面接、書類審査
受験料 25,000円

◇開校年 2005年
◇入学者 80名(男子37名/女子43名)
◇出身県 静岡県・神奈川県・山梨県
◇主な実習先 富士いきいき病院、共立蒲原総合病院、湖山リハビリテーション病院他
◇主な就職先 富士宮市立病院、富士市立中央病院、富士整形外科病院他
◇初年度納入金(卒業までの納入金) 1,510,000円(5,260,000円)
◇学校独自の奨学金制度
・スカラシップチャレンジ:給付[金額]該当年額・250,000円、450,000円、650,000円[募集内容]学業優秀者に対する入試制度
・在校生スカラシップ:給付[金額]該当年額・100,000円、250,000円、500,000円[募集内容]学業優秀者に対する特待生制度
◇学生寮 なし
◇特徴 「豊かな人間性と発想力を兼ね備えた医療のスペシャリストの育成」という教育理念の基に、臨床を重視した教育を行っています。

資料請求 ●学校案内 無料 ●願書 無料　WEB出願 不可

学校法人電波学園　あいち福祉医療専門学校 ［理］［作］［社］

学科
(1)理学療法学科(3年・40名)
(2)作業療法学科(3年・40名)

〒456-0002　愛知県名古屋市熱田区金山町1-7-13
【TEL】052-678-8101　【E-mail】fukushi-iryo@denpa.jp
【交通】JR・名鉄・地下鉄「金山」駅南口より徒歩1分

区分	出願日程	試験日	合格発表
公募推薦	23年10/1～10/13(必着)	10/21	10/25
	23年10/30～11/10(必着)	11/18	11/22
	23年11/27～12/1(必着)	12/9	12/13
	23年12/18～24年1/12(必着)	1/20	1/24
一般	23年10/1～10/13(必着)	10/21	10/25
	23年10/30～11/10(必着)	11/18	11/22
	23年11/27～12/1(必着)	12/9	12/13
	23年12/18～24年1/12(必着)	1/20	1/24
	24年1/26～2/9(必着)	2/17	

推薦基準・試験内容：
推薦は専願、現役生のみ　推薦:国、数、面接
一般:国、数、面接、小論文
受験料 20,000円

◇開校年 2002年
◇入学者 —
◇出身県 愛知県・岐阜県・三重県
◇主な実習先 国立病院機構東名古屋病院、同鈴鹿病院、同三重病院他
◇主な就職先 国立病院機構、愛知県済生会リハビリテーション病院、JA愛知厚生連他
◇初年度納入金(卒業までの納入金) 1,630,000円(4,290,000円)
◇学校独自の奨学金制度
・電波学園ありがとう奨学生制度(特待生):[募集内容]入学時納付金から500,000円・200,000円・150,000円を減免
・電波学園・専門医療ファミリー奨学金制度:入学金100,000円減免[募集内容]二親等以内の親族が電波学園の卒業生または在学生である者に対して支給
◇学生寮 あり
◇特徴 医療、福祉業界からの厚い信頼により、求人倍率は圧倒的な高さで、Uターン就職を含め、全員就職を誇っています。

資料請求 ●学校案内 無料 ●願書 無料　WEB出願 可　残りの日程はWEBをCheck

学校法人東洋学園　国際医学技術専門学校 ［理］［作］［AO］

学科
(1)理学療法学科(3年・80名)
(2)作業療法学科(3年・40名)

〒451-0051　愛知県名古屋市西区則武新町3-1-46
【TEL】052-561-1166　【E-mail】jimu@iimt.jp
【交通】JR「名古屋」駅より徒歩12分、地下鉄「亀島」駅より徒歩3分

区分	出願日程	試験日	合格発表
公募推薦	〈第1次〉23年10/2～10/11(消有)	10/14	10/19
	〈第2次〉23年10/16～11/1(消有)	11/4	11/9
	〈第3次〉23年11/13～11/29(消有)	12/2	12/7
	〈第4次〉23年12/25～24年1/17(消有)	1/20	1/25
	〈第5次〉24年1/29～2/14(消有)	2/17	2/22
一般	〈第1次〉23年10/2～10/11(消有)	10/14	10/19
	〈第2次〉23年10/16～11/1(消有)	11/4	11/9
	〈第3次〉23年11/13～11/29(消有)	12/2	12/7
	〈第4次〉23年12/25～24年1/17(消有)	1/20	1/25
	〈第5次〉24年1/29～2/14(消有)	2/17	2/22

推薦基準・試験内容：
推薦は専願のみ、1浪まで可、3.2以上　推薦:作文、面接
一般:基礎学力試験、作文、面接
受験料 20,000円

◇開校年 1994年
◇入学者 66名(男子29名/女子37名)
◇出身県 愛知県・岐阜県他
◇主な実習先 総合病院、整形外科病院、リハビリテーション病院
◇主な就職先 総合病院、整形外科病院、リハビリテーション病院
◇初年度納入金(卒業までの納入金) 1,400,000円(3,800,000円)
◇学校独自の奨学金制度
・東洋学園奨学金制度:給付[年額]100,000円[募集内容]標準家族で、世帯収入年間500万円以下の希望者の中から書類審査を行う
・高校生特待生制度:免除[年額]200,000円[募集内容]1年次進学試験における成績優秀者、2・3年次各学年成績上位者1割程
◇学生寮 あり
◇特徴 高い国試合格率を維持し、学費が安く経済面のサポートも充実しています。歴史ある伝統校ゆえ高い信頼を得て実習や就職に有利です。また実習室・図書室等学ぶ施設が充実しています。

資料請求 ●学校案内 無料 ●願書 無料　WEB出願 不可

学校法人名古屋石田学園　専門学校 星城大学リハビリテーション学院 ［理］［社］［AO］

学科
(1)理学療法学科デイライトコース(I部)(3年・40名)
(2)理学療法学科トワイライトコース(II部)(3年・40名)

〒460-0008　愛知県名古屋市中区栄1-14-26
【TEL】052-231-5335　【E-mail】gakuin@n-ishida.ac.jp
【交通】地下鉄東山線・鶴舞線「伏見」駅下車、6番出口より徒歩5分

区分	出願日程	試験日	合格発表
公募推薦	23年10/2～10/5(必着)	10/7	10/12
	23年10/31～11/9(必着)	11/11	11/16
	23年11/15～11/22(必着)	11/25	11/30
一般	《前期A》23年10/31～11/9(必着)	11/11	11/16
	《前期B》23年11/15～11/22(必着)	11/25	11/30
	《後期A》24年1/9～1/18(必着)	1/20	1/25
	《後期B》24年2/7～2/16(必着)	2/20	2/20
	《後期C》24年2/13～2/22(必着)	2/27	3/5

推薦基準・試験内容：
推薦は専願・併願あり、現役生のみ、3.0以上　推薦:〈専願〉面接、調査書〈併願〉選択=国(現代文)、英(リスニング除く)、数IAより1科目、調査書、面接
一般:選択=国(現代文)、英(リスニング除く)、数IAより2科目、面接
受験料 20,000円

◇開校年 2004年
◇入学者 —
◇出身県 愛知県・岐阜県・三重県
◇主な実習先 愛知医科大学病院、安城更生病院、岩倉病院他
◇主な就職先 名鉄病院、一宮西病院、ヨナハ総合病院他
◇初年度納入金(卒業までの納入金) (1)1,500,000円(4,100,000円)、(2)1,400,000円(4,000,000円)
◇学校独自の奨学金制度
・特別奨学金制度:給付[金額]デイライトコース(I部)トワイライトコース(II部)共に年300,000円(3年間で900,000円)を後期学費から減免
・トワイライトコースのみ別途就学支援金(年200,000円)
◇学生寮 なし
◇特徴 専任教員は全員、医療現場で活躍する理学療法士。学習指導はもちろん、現場で本当に必要とされる知識・技術・人間性を伝えます。

資料請求 ●学校案内 無料 ●願書 無料　WEB出願 不可　残りの日程はWEBをCheck

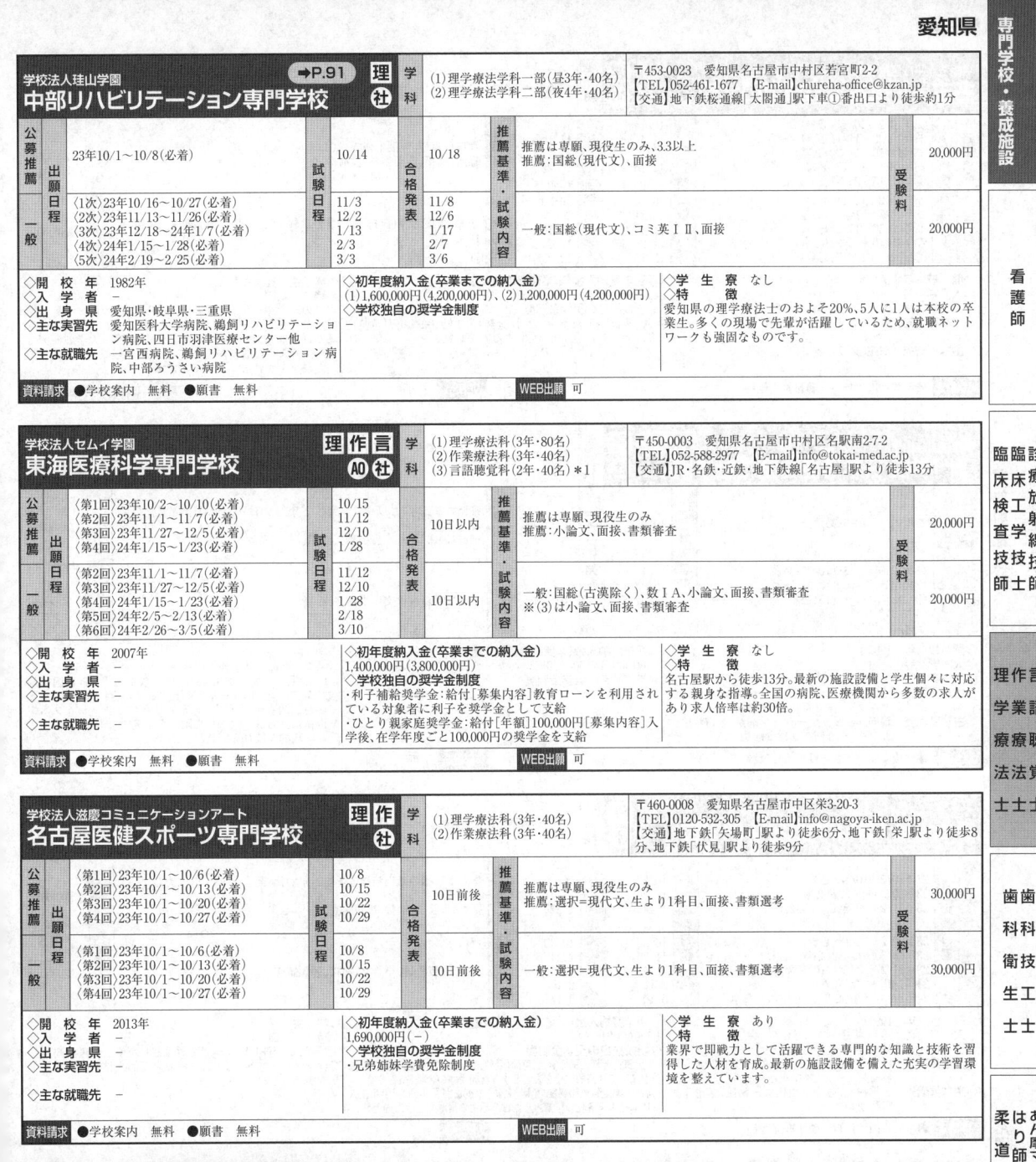

愛知県

名古屋平成看護医療専門学校

学校法人平成医療学園

【理】【AO】

学科	理学療法学科(4年・30名)

〒464-0850 愛知県名古屋市千種区今池1-5-31
【TEL】0120-134-634　【E-mail】nheisei-kouhou@heisei-iryo.ac.jp
【交通】JR中央本線、地下鉄東山線「千種」駅より徒歩3分

出願日程	試験日程	合格発表	推薦基準・試験内容	受験料
公募推薦 23年10/2～10/11(必着)／23年10/20～11/1(必着)／23年11/10～11/22(必着)／23年12/1～12/13(必着)／23年12/15～24年1/17(必着)	10/14／11/4／11/25／12/16／1/20	10/20／11/10／12/1／12/22／1/26	推薦は専願、現役生のみ、3.0以上 推薦：面接、書類審査、事前作文	20,000円
一般 23年10/2～10/11(必着)／23年10/13～10/18(必着)／23年10/20～11/1(必着)／23年11/10～11/22(必着)／23年12/1～12/13(必着)	10/14／10/21／11/4／11/25／12/16	10/20／10/27／11/10／12/1／12/22	一般：面接、書類審査、基礎学力試験(60分/国総、数ⅠA、英Ⅰ)、事前作文	20,000円

◇開校年　2019年
◇入学者　－
◇出身県　愛知県・岐阜県・三重県
◇主な実習先　病院、クリニック、介護施設
◇主な就職先　病院、クリニック、介護施設

◇初年度納入金(卒業までの納入金)
1,680,000円(5,820,000円)
◇学校独自の奨学金制度
・AO入試制度奨学金：給付[金額]入学時100,000円[募集内容]AO入試に合格し、入学する方が対象

◇学生寮　なし
◇特徴
本校の理学療法学科は4年制のため、高度専門士の称号を得ることができます。卒業後は病院やクリニックなどの就職だけでなく、大学院への進学も可能です。大学の研究で使用するような設備が揃っており、臨床経験豊富な先生方から授業を受けることができます。

| 資料請求　●学校案内　無料　●願書　無料 | WEB出願　不可 | 残りの日程はWEBをCheck |

専門学校 日本聴能言語福祉学院

学校法人珪山学園

→P.91

【言】【社】

学科	補聴言語学科(3年・30名)

〒453-0023　愛知県名古屋市中村区若宮町2-14
【TEL】0120-112-436　【E-mail】ncg-office@kzan.jp
【交通】地下鉄桜通線「太閤通」駅①番出口より徒歩1分、「名古屋」駅より徒歩12分

出願日程	試験日程	合格発表	推薦基準・試験内容	受験料
公募推薦 23年10/1～10/5(必着)	10/8	10日以内	推薦は2022年3月以降に卒業した者、または2024年3月卒業見込みの者、3.3以上 推薦：国総(現代文)、小論文、面接	20,000円
一般 〈1次〉23年10/16～10/30(必着)／〈2次〉23年11/20～12/4(必着)／〈3次〉24年1/4～1/15(必着)／〈4次〉24年1/22～2/5(必着)／〈5次〉24年2/19～3/4(必着)	11/4／12/9／1/20／2/10／3/9	10日以内	一般：国総(現代文)、小論文、面接	20,000円

◇開校年　1985年
◇入学者　－
◇出身県　愛知県・岐阜県・三重県
◇主な実習先　鵜飼リハビリテーション病院、名古屋医療センター、国立長寿医療研究センター
◇主な就職先　鵜飼リハビリテーション病院、名古屋医療センター、静岡県立総合病院

◇初年度納入金(卒業までの納入金)
1,400,000円(3,600,000円)
◇学校独自の奨学金制度
－

◇学生寮　なし
◇特徴
県内で唯一の高卒後3年課程。長年積み上げてきた国家試験対策で、全国平均を大きく上回る高い合格率を維持。多くの言語聴覚士が所属する鵜飼リハビリテーション病院を母体に持ち、1年次から病院実習を実施するなど、現場に近い実践的な教育を実施。

| 資料請求　●学校案内　無料　●願書　無料 | WEB出願　不可 |

日本福祉大学中央福祉専門学校

【言】【社】

学科	言語聴覚士科(2年・40名)＊1

〒460-0012　愛知県名古屋市中区千代田3-27-11
【TEL】052-339-0200　【E-mail】chuo@ml.n-fukushi.ac.jp
【交通】JR・地下鉄線「鶴舞」駅より徒歩5分

出願日程	試験日程	合格発表	推薦基準・試験内容	受験料
公募推薦 23年10/2～10/18(必着)／23年10/30～11/22(必着)／23年11/27～24年1/10(必着)	10/22／11/26／1/14	10/30／12/4／1/22	推薦は専願のみ、4年制大学を24年3月卒業見込みの者、または卒業1年未満の者 推薦：小論文、面接、書類審査	20,000円
一般 23年10/2～10/18(必着)／23年10/30～11/22(必着)／23年11/27～24年1/10(必着)／24年1/15～2/7(必着)／24年2/13～3/6(必着)	10/22／11/26／1/14／2/11／3/10	10/30／12/4／1/22／2/19／3/19	一般：一般教養、小論文、面接、書類審査	20,000円

◇開校年　1989年
◇入学者　13名(男子5名/女子8名)
◇出身県　愛知県・岐阜県
◇主な実習先　国立長寿医療研究センター、岐阜県総合医療センター、三重中央医療センター
◇主な就職先　三重県総合病院、総合上飯田第一病院、常滑市民病院他

◇初年度納入金(卒業までの納入金)
1,200,000円(－)
◇学校独自の奨学金制度
・言語聴覚士科入試奨学金：免除[金額]250,000円[募集内容]入試成績が優秀で経済的支援を必要とする専願受験の合格者名まで
・同窓生検定料免除制度：免除[金額]20,000円[募集内容]学校法人日本福祉大学各校の卒業生または卒業生の推薦を受けた方全員

◇学生寮　なし
◇特徴
「言語聴覚士科」は、大卒者を対象とした第三の医療関連分野(コ・メディカル分野)における専門的人材養成事業となります。

| 資料請求　●学校案内　無料　●願書　無料 | WEB出願　可 |

東名古屋病院附属リハビリテーション学院

独立行政法人国立病院機構

【理】【作】【社】

学科	(1)理学療法学科(3年・20名)　(2)作業療法学科(3年・20名)

〒465-8620　愛知県名古屋市名東区梅森坂5-101
【TEL】052-801-1157
【交通】地下鉄東山線「星ヶ丘」駅より市バス「梅森荘」又は「東名古屋病院」行で約15～20分「東名古屋病院」下車

出願日程	試験日程	合格発表	推薦基準・試験内容	受験料
公募推薦 23年9/25～10/6(消有)	10/14	10/23	推薦は専願のみ、1浪まで可、定員(1)4名(2)10名 推薦：コミ英Ⅰ・Ⅱ・英表Ⅰ、小論文、面接	26,000円
一般 〈前期(2)〉23年10/26～11/9(消有)／〈後期(1)(2)〉23年11/10～11/24(消有)	11/18／12/9	11/27／12/18	一般：(1)コミ英Ⅰ・Ⅱ・英表Ⅰ、選択=国総(古漢除く)、数ⅠA、生基、物基、化基より1科目、(2)前期はコミ英Ⅰ・Ⅱ・英表Ⅰ、小論文、面接、後期は選択=コミ英Ⅰ・Ⅱ・英表Ⅰ、国総(古漢除く)、数ⅠA、生基、物基、化基より1科目、小論文、面接	26,000円

◇開校年　1979年
◇入学者　－
◇出身県　愛知県・岐阜県・三重県
◇主な実習先　東名古屋病院、東尾張病院、豊橋医療センター他
◇主な就職先　国立病院機構他

◇初年度納入金(卒業までの納入金)
1,020,000円(2,480,000円)
◇学校独自の奨学金制度
－

◇学生寮　あり
◇特徴
東名古屋病院及びリハビリテーション部門との連携で早期より臨床に触れ、国立病院機構のネットワークを活かし、幅広い分野の疾患を学ぶ。

| 資料請求　●学校案内　本体無料　当学院ホームページ上から請求　●願書　本体無料　当学院ホームページ上から請求 | WEB出願　不可 |

※受験を希望される方は、必ず各学校の募集要項をご確認ください。

縦書き見出し（左欄）：看護師／臨床検査技師・診療放射線技師・臨床工学技士／理学療法士・作業療法士・言語聴覚士／歯科技工士・歯科衛生士／柔道整復師・はり師・きゅう師・あん摩マッサージ指圧師／視能訓練士・義肢装具士・救急救命士

理学・作業名古屋専門学校

学校法人たちばな学園　〔理〕〔作〕〔AO〕〔社〕

学科	(1)理学療法学科(4年・40名)　(2)作業療法学科(4年・40名)

〒460-0002　愛知県名古屋市中区丸の内3-14-1
【TEL】0120-159-672　【E-mail】soudan@nagoya-college.ac.jp
【交通】地下鉄「久屋大通」駅より徒歩7分、地下鉄「丸の内」駅より徒歩4分

| 公募推薦 | 出願日程 | 〈1期〉23年10/2～10/6(必着)
〈2期〉23年10/7～10/27(必着)
〈3期〉23年10/28～12/1(必着)
〈4期〉23年12/2～24年1/12(必着)
〈5期〉24年1/13～1/26(必着) | 試験日程 | 10/14
11/4
12/9
1/21
2/3 | 合格発表 | 10/23
11/13
12/18
1/31
2/14 | 推薦基準・試験内容 | 推薦は専願のみ、2浪まで可
推薦:作文、面接 | 受験料 | 20,000円 |
| 一般 | | 〈1期〉23年10/2～10/6(必着)
〈2期〉23年10/7～10/27(必着)
〈3期〉23年10/28～12/1(必着)
〈4期〉23年12/2～24年1/12(必着)
〈5期〉24年1/13～1/26(必着) | | 10/14
11/4
12/9
1/21
2/3 | | 10/23
11/13
12/18
1/31
2/14 | | 一般:選択＝基英、作文より1科目、面接 | | 20,000円 |

◆開校年　2002年
◆入学者　－
◆出身県　－
◆主な実習先　－
◆主な就職先　国立長寿医療研究センター、愛知国際病院、一宮西病院他

◆初年度納入金(卒業までの納入金)
(1)1,473,000円(5,480,600円)(2)1,457,000円(5,488,600円)
◆学校独自の奨学金制度
・人のため人材育成たちばな学園奨学金:給付[年額]初年度50,000円[募集内容]全入学者対象、返還不要
・給付型奨学生入学選考:給付[募集内容]選考により、評価の高い方からSpecial奨学生・特待生A・Bを選びます

◆学生寮　なし
◆特徴
東京福祉大学とのダブルスクールにより大学も卒業できます。また、給付型奨学生入学選考に合格し、その能力が認められた方は初年度納入金から一定金額免除を受けることができます。

資料請求　●学校案内　無料　●願書　無料　　WEB出願　可　　残りの日程はWEBをCheck

サンビレッジ国際医療福祉専門学校

社会福祉法人新生会　〔作〕〔言〕〔総〕

学科	(1)作業療法学科(3年・20名)　(2)言語聴覚学科(3年・20名)

〒503-2413　岐阜県揖斐郡池田町白鳥104
【TEL】0585-45-2220　【E-mail】college@shinsei-kai.or.jp
【交通】養老鉄道養老線「北池野」「北神戸」各駅より徒歩30分

| 公募推薦 | 出願日程 | 〈1次〉～23年10/20(消有)
〈2次〉～23年11/2(消有) | 試験日程 | 10/28
11/11 | 合格発表 | 11/2
11/17 | 推薦基準・試験内容 | 推薦は専願、現役生のみ、3.2以上
推薦:書類審査、国総、基礎力試験、面接 | 受験料 | 25,000円 |
| 一般 | | 〈3次〉～23年9/29(消有)
〈4次〉～23年10/20(消有)
〈5次〉～23年11/2(消有)
〈6次〉～23年11/17(消有)
〈7次〉～23年12/8(消有) | | 10/7
10/28
11/11
11/25
12/16 | | 10/13
11/2
11/17
12/1
12/22 | | 一般:書類審査、国総、基礎力試験、面接 | | 25,000円 |

◆開校年　1996年
◆入学者　－
◆出身県　－
◆主な実習先　－
◆主な就職先　－

◆初年度納入金(卒業までの納入金)
1,300,000円(3,700,000円)
◆学校独自の奨学金制度
・入学金特待制度:減免[金額]200,000円[募集内容]指定校受験者に100,000円さらに高校皆勤または入試成績優秀者には100,000円の入学金を減免
・新生グループ奨学金:給付[金額]奨学金の種類により異なる[募集内容]グループ内でアルバイトをする人や就業者を対象

◆学生寮　なし
◆特徴
医療と福祉が連携して地域を支え、一人ひとりの生活を支える時代へ。専門知識・技術の修得のみならず、チームワークに貢献できるような人材を、関連施設と共に育成します。即戦力となれる様々な力が、多くの体験を通して身につけられます。

資料請求　●学校案内　無料　●願書　無料　　WEB出願　不可　　残りの日程はWEBをCheck

伊勢志摩リハビリテーション専門学校

学校法人協栄学園　→P.671　〔理〕〔AO〕〔社〕

学科	理学療法学科(4年・40名)

〒516-0805　三重県伊勢市御薗町高向1658
【TEL】0596-24-2540　【E-mail】iseshima@kyoeigakuen.ac.jp
【交通】近鉄「宮町」駅より徒歩15分、近鉄「伊勢市」駅・「宇治山田」駅よりバス「土路」行き「高向北」下車徒歩5分

| 公募推薦 | 出願日程 | 23年9/19～10/11(必着)
23年10/16～11/8(必着)
23年11/13～12/6(必着)
23年12/11～24年1/10(必着)
24年1/15～2/7(必着) | 試験日程 | 10/14
11/11
12/9
1/13
2/10 | 合格発表 | 1週間以内 | 推薦基準・試験内容 | 推薦は専願、現役生のみ
推薦:小論文、面接、書類選考 | 受験料 | 20,000円 |
| 一般 | | 23年9/19～10/11(必着)
23年10/16～11/8(必着)
23年11/13～12/6(必着)
23年12/11～24年1/10(必着)
24年1/15～2/7(必着) | | 10/14
11/11
12/9
1/13
2/10 | | 1週間以内 | | 一般:小論文、面接、書類選考 | | 20,000円 |

◆開校年　2006年
◆入学者　－
◆出身県　三重県・和歌山県
◆主な実習先　伊勢赤十字病院、伊勢慶友病院、市立伊勢総合病院他
◆主な就職先　松阪市民病院、市立伊勢総合病院、済生会明和病院

◆初年度納入金(卒業までの納入金)
1,530,000円(5,550,000円)
◆学校独自の奨学金制度
・一人暮らし支援制度:[募集内容]遠方からの入学者に限り、4年間通して1Kタイプの学生寮費が無料

◆学生寮　あり
◆特徴
リハビリ施設を所有し、臨床実習重視の教育を行い少人数制でじっくり学べる4年制の学校。大学や研究機関で使われる最先端の医療機器を導入し、現場で即戦力として活躍できる理学療法士を育成します。

資料請求　●学校案内　無料　●願書　無料　　WEB出願　不可　　残りの日程はWEBをCheck

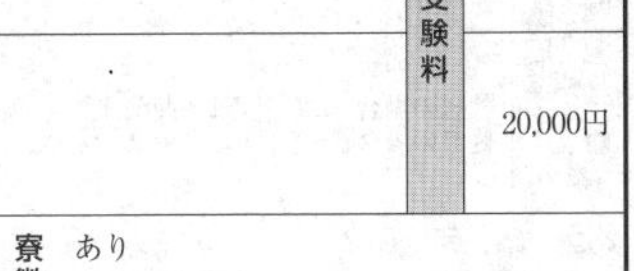

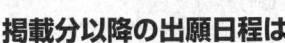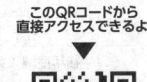

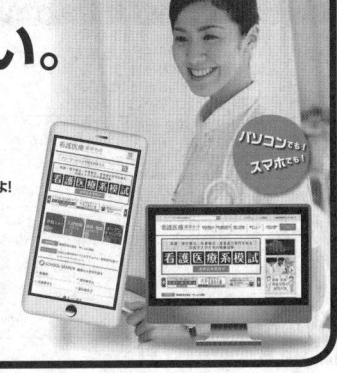

専門学校・養成施設

学校法人みえ大橋学園 専門学校 ユマニテク医療福祉大学校　[理][作][社] AO

学科	(1)理学療法学科(3年・40名) (2)作業療法学科(3年・40名)	〒510-0854　三重県四日市市塩浜本町2-34 【TEL】059-349-6033　【E-mail】info-re@humanitec.ac.jp 【交通】近鉄線「塩浜」駅より徒歩3分

	出願日程	試験日程	合格発表	推薦基準・試験内容	受験料
公募推薦	〈Ⅰ期〉23年10/23～11/7(消有) 〈Ⅱ期〉23年11/20～11/28(消有)	11/11 12/3	11/17 12/8	推薦は併願可、現役生のみ 推薦:国(古漢除く)と数(数Ⅰまで)の基礎学力テスト、書類審査、面接	20,000円
一般	〈Ⅰ期〉23年11/20～11/28(消有) 〈Ⅱ期〉23年12/18～24年1/15(消有) 〈Ⅲ期〉24年1/29～2/5(消有)	12/3 1/19 2/9	12/8 1/26 2/16	一般:国(古漢除く)と数(数Ⅰまで)の基礎学力テスト、作文、書類審査、面接	20,000円

◇開校年　1999年
◇入学者　52名(男子32名/女子20名)
◇出身県　三重県・愛知県
◇主な実習先　三重県、愛知県、和歌山県
◇主な就職先　三重県、愛知県

◇初年度納入金(卒業までの納入金)
(1)1,482,319円(－)・(2)1,498,000円(－)
◇学校独自の奨学金制度

◇学生寮　あり(女子のみ)
◇特徴

資料請求　●学校案内　－　●願書　－　　WEB出願

滋慶コミュニケーションアート 京都医健専門学校　[理][作][言][社]

学科	(1)理学療法科Ⅰ部(昼4年・40名) (2)理学療法科Ⅱ部(夜4年・40名) (3)作業療法科(4年・40名) (4)言語聴覚科(2年・40名)＊1	〒604-8203　京都府京都市中京区三条通室町西入衣棚町51-2 【TEL】0120-448-808　【E-mail】info@kyoto-iken.ac.jp 【交通】京都市営地下鉄「烏丸御池」駅6番出口より徒歩3分、阪急「烏丸」駅22番出口より北へ徒歩8分

	出願日程	試験日程	合格発表	推薦基準・試験内容	受験料
公募推薦	(1)～(3)23年10/1～10/7(17時までに必着) (1)～(3)23年10/1～10/14(17時までに必着) (1)～(3)23年10/1～10/21(17時までに必着) (1)～(3)23年10/1～10/28(17時までに必着) (1)～(3)23年10/1～11/4(17時までに必着)	10/8 10/15 10/22 10/29 11/5	10日前後	推薦:(1)と(3)は選択=現代文、生より1科目、面接、書類選考 (2)は面接、書類選考	30,000円
一般	(1)～(3)23年10/1～10/7(17時までに必着) (1)～(3)23年10/1～10/14(17時までに必着) (1)～(3)23年10/1～10/21(17時までに必着) (1)～(3)23年10/1～10/28(17時までに必着) (1)～(3)23年10/1～11/4(17時までに必着)	10/8 10/15 10/22 10/29 11/5	10日前後	一般:(1)(3)は選択=現代文、生より1科目、面接、書類選考 (2)は面接、書類選考 (4)は社会人入試のみ	30,000円

◇開校年　2005年
◇入学者　－
◇出身県　京都府・滋賀県・福井県
◇主な実習先　病院、リハビリテーションセンター、介護老人保健施設
◇主な就職先　病院、リハビリテーションセンター、介護老人保健施設

◇初年度納入金(卒業までの納入金)
(1)1,990,000円(－)・(2)1,790,000円(－)・(4)1,460,000円(－)
◇学校独自の奨学金制度
・本人・兄弟姉妹学費免除制度:免除[募集内容]入学者の親・子・配偶者・兄弟姉妹が滋慶学園グループ校に在学または卒業済の場合、学費より100,000円を免除。入学者がグループ校に在学または卒業済の場合、初年度入学金相当額を免除

◇学生寮　なし
◇特徴
専門技能に限らず、現場を想定した臨床実習を行うなど即戦力を養います。毎年、高い国家試験合格率を実現。

資料請求　●学校案内　無料　●願書　無料　　WEB出願　可　　残りの日程はWEBをCheck

学校法人大阪滋慶学園 AST関西医科専門学校　[理][社] AO

学科	(1)理学療法学科Ⅰ部(昼3年・80名) (2)理学療法学科Ⅱ部(夜4年・40名)	〒530-0053　大阪府大阪市北区末広町3番27号 【TEL】06-6366-1001　【交通】大阪メトロ堺筋線「扇町」駅5号出口南へすぐ。JR大阪環状線「天満」駅より徒歩5分、大阪メトロ谷町線・堺筋線「南森町」駅6号出口より徒歩5分

	出願日程	試験日程	合格発表	推薦基準・試験内容	受験料
公募推薦	郵送の場合、選考日の1週間前まで 持参の場合、選考日の3日前まで	10/14 10/28 11/18 12/16 1/13	1週間以内	推薦は専願のみ、1浪まで可 推薦:テーマ小論文、面接、書類選考	25,000円
一般	郵送の場合、選考日の1週間前まで 持参の場合、選考日の3日前まで	10/14 10/28 11/18 12/16 1/13	1週間以内	一般:テーマ小論文、選択=コミ英Ⅰ、数ⅠAより1科目、面接、書類選考	25,000円

◇開校年　2005年
◇入学者　－
◇出身県　大阪府・京都府・和歌山県
◇主な実習先　－
◇主な就職先　－

◇初年度納入金(卒業までの納入金)
1,150,000円～1,700,000円(4,300,000円～4,900,000円)
◇学校独自の奨学金制度
・受験料半額制度[金額]半額12,500円[募集内容]オープンキャンパス等に参加した「イベント参加証」があれば半額免除
・特待生入試[募集内容]初年度授業料の全額又は一部相当額を減免、詳細は募集要項参照のこと

◇学生寮　－
◇特徴
4～5名の学生が1グループとなり、1人の教員がチューターを担当する「チューター制度」でサポートを行います。勉強面・生活習慣・心理面のサポートを個別で行います。

資料請求　●学校案内　無料　●願書　無料　　WEB出願　不可　　残りの日程はWEBをCheck

学校法人日本教育財団 大阪医専　[理][作][言][社] AO

学科	(1)高度理学療法学科(昼4年・40名) (2)理学療法学科(昼3年・40名) (3)理学療法学科(夜3年・40名) (4)高度作業療法学科(昼4年・40名) (5)言語聴覚学科(昼2年・40名)＊1	〒531-0076　大阪府大阪市北区大淀中1-10-3 【TEL】06-6452-0110　【E-mail】nyugaku.osaka@iko.ac.jp 【交通】JR線「大阪」駅、各線「梅田」駅より徒歩9分

	出願日程	試験日程	合格発表	推薦基準・試験内容	受験料
公募推薦	〈第1回〉23年10/2～10/12(必着) 〈第2回〉23年10/16～10/25(必着) 〈第3回〉23年10/30～11/9(必着) 〈第4回〉23年11/13～11/22(必着) 〈第5回〉23年11/27～12/14(必着)	10/15 10/28 11/12 11/25 12/17	1週間以内	推薦は専願のみ 推薦:適性診断、面接、作文	30,000円
一般	〈第1回〉23年10/2～10/12(必着) 〈第2回〉23年10/16～10/25(必着) 〈第3回〉23年10/30～11/9(必着) 〈第4回〉23年11/13～11/22(必着) 〈第5回〉23年11/27～12/14(必着)	10/15 10/28 11/12 11/25 12/17	1週間以内	一般:適性診断Ⅰ、適性診断Ⅱ(専願は免除)、面接、作文	30,000円

◇開校年　2000年
◇入学者　－
◇出身県　－
◇主な実習先　－
◇主な就職先　－

◇初年度納入金(卒業までの納入金)
◇学校独自の奨学金制度

◇学生寮　－
◇特徴

資料請求　●学校案内　－　●願書　－　　WEB出願　可　　残りの日程はWEBをCheck

※受験を希望される方は、必ず各学校の募集要項をご確認ください。

大阪医療技術学園専門学校

学校法人大阪滋慶学園　→P.6　[言][AO][社]

学科	言語聴覚士学科(昼3年・40名)

〒530-0044　大阪府大阪市北区東天満2-1-30
【TEL】06-6354-2501　【E-mail】info@ocmt.ac.jp
【交通】JR東西線「大阪天満宮」駅より徒歩6分、大阪メトロ谷町線・堺筋線「南森町」駅より徒歩9分、京阪電車「天満橋」駅より徒歩10分

	出願日程	試験日程	合格発表	推薦基準・試験内容	受験料
公募推薦	24年1/8～1/19(必着) 24年1/22～2/9(必着) 24年2/12～2/23(必着) 24年2/26～3/8(必着) 24年3/4～3/15(必着)	1/21 2/11 2/25 3/10 3/17	試験後10日以内	推薦は専願のみ、1浪まで可、3.0以上 推薦：基礎教養、面接	20,000円 (15,000円)
一般	24年1/8～1/19(必着) 24年1/22～2/9(必着) 24年2/12～2/23(必着) 24年2/26～3/8(必着) 24年3/4～3/15(必着)	1/21 2/11 2/25 3/10 3/17	試験後10日以内	一般：基礎教養、作文、面接	20,000円 (15,000円)

◇開校年　1978年
◇入学者
◇出身県　大阪府・兵庫県・奈良県
◇主な実習先　大阪医科大学附属病院、日本赤十字社大阪赤十字病院他
◇主な就職先　兵庫医科大学病院、大阪府立病院機構、大阪南医療センター他

◇初年度納入金(卒業までの納入金)　1,580,000円～(4,290,000円～)
◇学校独自の奨学金制度　・大阪滋慶奨学金：給付[金額]100,000円[募集内容]条件あり

◇学生寮　あり
◇特徴　「話す・聴く・食べる」を支えるリハビリのプロを目指す！大阪府下で唯一の3年制課程です。(高卒課程)

資料請求　●学校案内　無料　●願書　無料　WEB出願　可　残りの日程はWEBをCheck

大阪医療福祉専門学校

学校法人大阪滋慶学園　→P.6　[理][作][言][社]

学科	(1)理学療法士学科(昼4年・40名) (2)理学療法士学科(夜4年・40名) (3)作業療法士学科(昼4年・40名) (4)作業療法士学科(夜4年・40名) (5)言語聴覚士学科(昼2年・30名)＊1

〒532-0003　大阪府大阪市淀川区宮原1-2-14
【TEL】06-6393-2288　【E-mail】info@ocmw.ac.jp
【交通】大阪メトロ御堂筋線「新大阪」駅より徒歩1分

	出願日程	試験日程	合格発表	推薦基準・試験内容	受験料
公募推薦	(1)～(4)23年10/1～10/5(必着) (1)～(4)23年10/11～10/18(必着) (1)～(4)23年10/25～11/1(必着) (1)～(4)23年11/8～11/15(必着) (1)～(4)23年11/22～11/29(必着)	10/8 10/22 11/5 11/19 12/3	1週間以内	推薦は専願、現役生のみ、(1)(3)3.5以上(2)(4)3.0以上 推薦：(1)(2)選択=国総(古漢除く)、数IA、生基より2科目、面接 (3)(4)選択=国総(古漢除く)、小論文、数IA、生基より2科目、面接	20,000円 (15,000円)
一般	23年10/1～10/5(必着) 23年10/11～10/18(必着) 23年10/25～11/1(必着) 23年11/8～11/15(必着) 23年11/22～11/29(必着)	10/8 10/22 11/5 11/19 12/3	1週間以内	一般：(1)(2)国総(古漢除く)、選択=数IAより1科目、面接 (3)(4)国総(古漢除く)、選択=小論文、数IAより1科目、面接 (5)国総(古漢除く)、小論文、面接	20,000円 (15,000円)

◇開校年　2002年
◇入学者
◇出身県　大阪府・兵庫県・和歌山県
◇主な実習先　総合病院、一般病院、リハビリテーション病院他
◇主な就職先　大阪府立病院機構、国立病院機構　近畿グループ、洛和会音羽病院他

◇初年度納入金(卒業までの納入金)　(1)(3)1,490,000円(-)、(2)(4)1,250,000円(-)、(5)1,590,000円(-)
◇学校独自の奨学金制度　・大阪滋慶育英会：給付[金額]100,000円[募集内容]受験者本人または本人の兄弟姉妹が本校または、大阪滋慶学園姉妹校に在籍または卒業している場合に支給される

◇学生寮　あり
◇特徴　医療・福祉業界で築いた確かな信頼関係で、あなたの夢を完全サポート。ここに憧れを実現する最高の舞台があります。

資料請求　●学校案内　無料　●願書　無料　WEB出願　可　残りの日程はWEBをCheck

大阪リハビリテーション専門学校

学校法人福田学園　[理][作][AO][社]

学科	(1)理学療法学科(3年・40名) (2)作業療法学科(3年・40名)

〒530-0043　大阪府大阪市北区天満1-17-3
【TEL】0120-581-834　【E-mail】info@ocr.ac.jp
【交通】京阪電鉄・大阪メトロ谷町線「天満橋」駅より徒歩約10分

	出願日程	試験日程	合格発表	推薦基準・試験内容	受験料
公募推薦	〈第1回〉23年10/1～10/7(必着) 〈第2回〉23年10/8～11/4(必着) 〈第3回〉23年11/5～12/2(必着) 〈第4回〉23年12/3～24年1/20(必着)	10/15 11/12 12/10 1/27	10/17 11/14 12/12 1/30	推薦は専願、現役生のみ 推薦：作文、面接、調査書	20,000円
一般	〈第6回〉23年8/27～10/7(必着) 〈第7回〉23年10/8～11/4(必着) 〈第8回〉23年11/5～12/2(必着) 〈第9回〉23年12/3～24年1/20(必着) 〈第10回〉24年1/21～2/10(必着)	10/15 11/12 12/10 1/27 2/20	10/17 11/14 12/12 1/30 2/20	一般：小論文、面接	20,000円

◇開校年　2000年
◇入学者　(1)35名(2)26名
◇出身県　大阪府・京都府・兵庫県
◇主な実習先　大阪府近郊他
◇主な就職先　大阪府立急性期・総合医療センター、医療法人大阪リハビリテーション病院他

◇初年度納入金(卒業までの納入金)　1,561,000円(4,043,000円)
◇学校独自の奨学金制度　-

◇学生寮　なし
◇特徴　大学などの4年制のカリキュラムと同じ量の充実した実習時間を夜間3年で実現。夜間に授業があるため臨床現場で活躍中のプロの理学療法士、作業療法士の講師が多数在籍しており、在学中に実践に強い技術や知識を身につけることができます。

資料請求　●学校案内　無料　●願書　無料　WEB出願　可　残りの日程はWEBをCheck

関西医療学園専門学校

学校法人関西医療学園　[理]

学科	理学療法学科(3年・40名)

〒558-0011　大阪府大阪市住吉区苅田6-18-13
【TEL】06-6699-2222
【交通】大阪メトロ御堂筋線「あびこ」駅3番出口より東へ徒歩5分　JR阪和線「我孫子町」駅より東へ徒歩15分

	出願日程	試験日程	合格発表	推薦基準・試験内容	受験料
公募推薦	〈A日程〉23年9/19～10/3(必着) 〈B日程1次〉23年10/30～11/17(必着) 〈B日程2次〉23年11/29～12/12(必着)		10/9 11/23 12/17	1週間以内	推薦は専願のみ、浪人可 推薦：選択=国総(古漢除く)、コミ英I II、数Iより1科目、面接、書類審査	20,000円
一般	〈A日程〉23年9/19～10/3(必着) 〈B日程〉23年10/30～11/17(必着) 〈C日程〉23年12/18～12/26(必着)		10/9 11/23 1/8	1週間以内	一般：選択=国総(古漢除く)、コミ英I II、数Iより専願は1科目、併願は2科目、書類審査、面接	20,000円

◇開校年　1957年
◇入学者　40名(男子22名/女子18名)
◇出身県　大阪府・和歌山県・京都府
◇主な実習先　相原第二病院、いぶきの病院、介護老人保健施設オアシス　他
◇主な就職先　大阪労災病院、関西リハビリテーション病院、阪和記念病院

◇初年度納入金(卒業までの納入金)　1,651,000円(4,451,000円)
◇学校独自の奨学金制度　-

◇学生寮　なし
◇特徴　本校では、3年次に計6カ月の臨床実習を行い、さまざまな症例や患者様を経験することで総合力を養い、卒業後即戦力として活躍しています。

資料請求　●学校案内　無料　●願書　無料　WEB出願　不可

右側タブ：看護師／臨床検査技師　臨床工学技士　診療放射線技師／理学療法士　作業療法士　言語聴覚士／歯科衛生士　歯科技工士／柔道整復師　はり師・きゅう師　あん摩マッサージ指圧師／視能訓練士　義肢装具士　救急救命士

専門学校・養成施設

左側縦見出し（科目一覧）:
看護師 / 臨床検査技師 臨床工学技士 診療放射線技師 / 理学療法士 作業療法士 言語聴覚士 / 歯科衛生士 歯科技工士 / 柔道整復師 あん摩マッサージ指圧師 はり師・きゅう師 / 視能訓練士 義肢装具士 救急救命士

近畿リハビリテーション学院

医療法人高寿会 　【理】【社】【AO】　学科

(1)第一理学療法学科(昼3年・40名)
(2)第二理学療法学科(夜3年・40名)

〒566-0022 大阪府摂津市三島3-3-2
【TEL】06-6381-3282　【E-mail】info@kinki-reha.com
【交通】阪急京都線「摂津市」駅より徒歩12分

	出願日程	試験日程	合格発表	推薦基準・試験内容	受験料
公募推薦	〈第3回〉23年9/19〜10/4(必着) 〈第4回〉23年10/10〜10/18(必着) 〈第5回〉23年11/6〜11/15(必着) 〈第6回〉23年11/20〜11/29(必着)	10/8 10/22 11/19 12/3	5日以内	推薦は併願可、浪人可 推薦:個人面接	15,000円
一般	〈第3回〉23年9/19〜10/4(必着) 〈第4回〉23年10/10〜10/18(必着) 〈第5回〉23年11/6〜11/15(必着) 〈第6回〉23年11/20〜11/29(必着) 〈第7回〉24年1/9〜1/17(必着)	10/8 10/22 11/19 12/3 1/21	5日以内	一般:国(古漢除く)、個人面接	15,000円

◇開校年　2005年
◇入学者　－
◇出身県　大阪府・京都府・兵庫県
◇主な実習先　大阪回生病院、摂津ひかり病院、寝屋川ひかり病院他
◇主な就職先　関西リハビリテーション病院、大阪医科薬科大学病院、千里リハビリテーション病院

◇学生寮　なし
◇特徴
経験豊富な教員陣による全面的なバックアップにより、質の高い国家試験対策の授業等を実施。高い理学療法士国家試験合格率を誇る。学生と教員の距離が近く、勉強への質問・相談体制が充実。学生から人気の高いチューター制という本校独自の少人数の個別指導教員システムで、より深く理学療法を理解できる。

資料請求　●学校案内　無料　●願書　無料　　WEB出願　可　　残りの日程はWEBをCheck

阪奈中央リハビリテーション専門学校

学校法人栗岡学園　【理】【作】【社】【AO】　学科

(1)理学療法学科(3年・40名)
(2)作業療法学科(3年・40名)

〒575-0013　大阪府四條畷市田原台6-4-43　【TEL】0743-78-8711
【E-mail】info@hanna-reha.ac.jp　【交通】近鉄けいはんな線・奈良線「生駒」駅より奈良交通バス79・86・96番で「田原台センター」下車。JR「四条畷」駅よりコミュニティバス「田原1」「田原2」「田原4」ルートで「田原台センター」下車

	出願日程	試験日程	合格発表	推薦基準・試験内容	受験料
公募推薦	〈第1回〉23年10/2〜10/16(必着) 〈第2回〉23年11/27〜12/11(必着) 〈第3回〉24年1/29〜2/13(必着)	10/22 12/16 2/17	10/23 12/18 2/19	推薦は専願のみ、1浪まで可 推薦:小論文、面接	20,000円
一般	〈第1回〉23年10/2〜10/16(必着) 〈第2回〉23年11/27〜12/11(必着) 〈第3回〉24年1/29〜2/13(必着) 〈第4回〉24年2/19〜2/27(必着)	10/22 12/16 2/17 3/2	10/23 12/18 2/19	一般:面接、選択=国(古漢除く)、数より1科目 ※第3回入試で定員に達した場合、以降の入試は実施しません	20,000円

◇開校年　1995年
◇入学者　－
◇出身県　大阪府・奈良県・和歌山県
◇主な実習先　大阪急性期・総合医療センター、京都きづ川病院、平成記念病院他
◇主な就職先　阪奈中央病院、関西医科大学くずは病院、北野病院他

◇学生寮　あり
◇特徴
理学療法学科ではスポーツリハビリについて、作業療法学科ではホースセラピーについて学べる特徴的な授業を展開。広々としたキャンパスの中、低学費で実践力を身につける指導を行っています。高い国家試験合格率・就職率を誇る本校で一緒に学びましょう!

◇学校独自の奨学金制度
・特別学費支援制度：免除[金額]後期納付金650,000円[募集内容]留年した学生に対して、同一年次1回に限り後期納付金を免除※条件あり

資料請求　●学校案内　無料　●願書　無料　　WEB出願　可

箕面学園福祉保育専門学校

学校法人箕面学園　【作】【社】【AO】　学科

作業療法学科(3年・40名)

〒563-0037　大阪府池田市八王寺1-1-25
【TEL】072-751-2233　【E-mail】ikedaot1@poppy.ocn.ne.jp
【交通】阪急宝塚線「池田」駅より徒歩10分

	出願日程	試験日程	合格発表	推薦基準・試験内容	受験料
公募推薦				※9月26日以降、該当する試験はありません	
一般	〈6次〉23年9/14〜10/4 〈7次〉23年10/3〜10/18 〈8次〉23年10/19〜11/8 〈9次〉23年10/2〜11/15 〈10次〉23年11/9〜11/21	10/7 10/22 11/11 11/19 11/26	7日以内	一般:国、小論文、面接	25,000円

◇開校年　1953年
◇入学者　5名(男子2名/女子3名)
◇出身県　大阪府・兵庫県
◇主な実習先　巽今宮病院、市立池田病院、宝塚三田病院他
◇主な就職先　北野病院、彩都リハビリテーション病院、三田西病院

◇学生寮　なし
◇特徴
作業療法の知識の習得や臨床実習はもちろんのこと、幅広い医学知識もしっかりと身に付け、国家試験の合格を目指せるよう徹底的に指導します。

◇学校独自の奨学金制度
・社会人就学支援サポート：給付[入学]50,000円〜100,000円[募集内容]高卒2年以上、専門学校・短大・大学卒いずれかに該当する者

資料請求　●学校案内　無料　●願書　無料　　WEB出願　－　　残りの日程はWEBをCheck

履正社国際医療スポーツ専門学校

学校法人履正社　【理】【社】【AO】　学科

(1)理学療法学科(昼4年・40名)
(2)理学療法学科(夜4年・40名)

〒532-0024　大阪府大阪市淀川区十三本町3-4-21
【TEL】0120-8404-21　【E-mail】ri-college@riseisha.ac.jp
【交通】阪急線「十三」駅より徒歩5分

	出願日程	試験日程	合格発表	推薦基準・試験内容	受験料
公募推薦	〈1次〉23年10/1〜10/20(必着) 〈2次〉23年10/23〜11/10(必着)	10/29 11/12	2週間以内	推薦は併願可、1浪まで 推薦:書類選考、面接、適性診断(マークシート)	10,000円 (20,000円)
一般	〈1次〉23年10/1〜10/20(必着) 〈2次〉23年10/23〜11/24(必着) 〈3次〉23年11/27〜12/22(必着) 〈4次〉24年1/4〜1/26(必着) 〈5次〉24年1/29〜2/23(必着)	10/21 11/25 1/6 1/27 2/24	2週間以内	一般:書類選考、面接、適性診断(マークシート)	10,000円 (20,000円)

◇開校年　1988年
◇入学者　－
◇出身県　大阪府・兵庫県・京都府
◇主な実習先　公立病院、医療法人総合病院、大学病院他
◇主な就職先　大阪回生病院、ダイナミックスポーツ医学研究所、千葉ロッテマリーンズ他

◇学生寮　あり
◇特徴
理学療法士+アスレティックトレーナー同時取得可は関西で唯一!②ダブルラーニング制度で将来設計の可能性が大きく広がる!③4年制だから得られる「高度専門士」と長期間の「現場実習」!④高い教育水準を保証する「職業実践専門課程」認定校!

◇学校独自の奨学金制度
・履正社特別奨学金制度：給付[年額]100,000円[募集内容]入学初年度対象
・履正社の奨学金スカラーシップ制度：給付[年額]学内基準に準ずる[募集内容]入学2年目以降対象

◇初年度納入金(卒業までの納入金)
(1)1,726,000円(6,004,000円)、(2)1,298,000円(4,292,000円)

資料請求　●学校案内　無料　●願書　無料　　WEB出願　可　　残りの日程はWEBをCheck

社会医療法人社団順心会
関西総合リハビリテーション専門学校

理 作 言 AO 社

学科	(1)理学療法学科(3年・40名) (2)作業療法学科(3年・40名) (3)言語聴覚学科(3年・40名)

〒656-2132 兵庫県淡路市志筑新島7-4
【TEL】0799-60-3600 【E-mail】a.hirota@krc-net2.sakura.ne.jp
【交通】「津名臨海公園」バス停より徒歩1分、「高速舞子」駅高速バス利用津名港まで約35分、「津名港」バス停より徒歩15分またはバス約5分

		出願日程		試験日程	合格発表	推薦基準・試験内容		受験料
公募推薦		−		−	−	※9月26日以降、該当する試験はありません		
一般		〈4次〉23年9/30〜10/18(必着) 〈5次〉23年10/30〜11/8(必着) 〈6次〉23年11/27〜12/8(必着) 〈7次〉24年1/4〜1/17(必着) 〈8次〉24年2/5〜2/14(必着)		10/22 11/12 12/10 1/21 2/18	10/25 11/15 12/13 1/24 2/21	一般:小論文、面接		25,000円

◇開校年 2001年
◇入学者 −
◇出身県 兵庫県・徳島県・京都府
◇主な実習先 県立淡路医療センター、藍里病院、京都きづ川病院
◇主な就職先 神戸掖済会病院、田岡病院、国立病院機構

◇初年度納入金(卒業までの納入金)
100,000円(210,000円)
◇学校独自の奨学金制度
・社会医療法人社団順心会修学資金支援制度:貸与[年額]500,000円×2年間(1,000,000円)[募集内容]学力優秀で経済的に困難な者,若干名
・学業成績優秀者給付奨学金制度:減免[金額]75,000円〜150,000円(半期)[募集内容]各学科の成績優秀者上位3名において2年次以降(半期毎)の授業料を減免

◇学生寮 あり
◇特徴
全入学者を対象に授業料免除制度を実施。国家試験合格率は3学科すべて全国平均以上!!

資料請求 ●学校案内 無料 ●願書 無料 | WEB出願 不可 | 残りの日程はWEBをCheck

学校法人神戸滋慶学園
神戸医療福祉専門学校三田校

理 作 言 社

学科	(1)理学療法士科(4年・40名) (2)作業療法士科(4年・40名) (3)言語聴覚士科(4年・40名)

〒669-1313 兵庫県三田市福島501-85
【TEL】0120-511-294 【E-mail】info@kmw.ac.jp
【交通】JR福知山線「新三田」駅下車徒歩5分、中国自動車道・六甲有料道路「神戸三田IC」より新三田方面直進、車で10分

		出願日程		試験日程	合格発表	推薦基準・試験内容		受験料
公募推薦		23年10/1〜10/14(必着) 23年10/1〜10/28(必着) 23年10/1〜11/4(必着) 23年10/1〜11/25(必着) 23年10/1〜12/2(必着)		10/15 10/29 11/5 11/26 12/3	10/20 11/3 11/10 12/1 12/8	推薦は専願のみ、1浪まで可、3.0以上 推薦:国(古漢除く)、面接		20,000円
一般		23年10/1〜10/14(必着) 23年10/1〜10/28(必着) 23年10/1〜11/4(必着) 23年10/1〜11/25(必着) 23年10/1〜12/2(必着)		10/15 10/29 11/5 11/26 12/3	10/20 11/3 11/10 12/1 12/8	一般:国(古漢除く)、作文、面接		20,000円

◇開校年 1997年
◇入学者 −
◇出身県 兵庫県・大阪府・京都府
◇主な実習先 病院、介護老人保健施設、デイケアセンター他
◇主な就職先 病院、介護老人保健施設、デイケアセンター他

◇初年度納入金(卒業までの納入金)
(1)(2)1,700,000円(5,900,000円)、(3)1,400,000円(4,700,000円)
◇学校独自の奨学金制度
・神戸滋慶学園特別奨学金
・神戸医療福祉在校生援助奨学金

◇学生寮 あり
◇特徴
県内で唯一の4年制専門学校。ボランティア実習など、地域の患者さんとの触れ合いや、現場を意識した検査やリハビリの実習を通じて学んでいきます。

資料請求 ●学校案内 無料 ●願書 無料 | WEB出願 − | 残りの日程はWEBをCheck

医療法人社団慈恵会
神戸総合医療専門学校

理 作 言 AO 社

学科	(1)理学療法士科(3年・40名) (2)作業療法士科(3年・30名) (3)言語聴覚士科(2年・25名)＊1

〒654-0142 兵庫県神戸市須磨区友が丘7-1-21
【TEL】078-795-8000
【交通】神戸市営地下鉄西神山手線「名谷」駅より徒歩15分

		出願日程		試験日程	合格発表	推薦基準・試験内容		受験料
公募推薦		−		−	−	※9月26日以降、該当する試験はありません		
一般		〈1次〉23年10/2〜10/12(必着) 〈2次〉23年10/16〜11/9(必着) 〈3次〉23年11/13〜12/7(必着) 〈4次〉23年12/11〜24年1/18(必着) 〈5次〉24年1/22〜2/21(必着)		10/14 11/11 12/9 1/20 2/23	10/19 11/16 12/14 1/25 2/29	一般:面接、(1)(2)国総(古漢除く)、(3)小論文		25,000円

◇開校年 1973年
◇入学者 −
◇出身県 兵庫県・大阪府・京都府
◇主な実習先 神戸リハビリテーション病院、新須磨病院、新須磨リハビリテーション病院他
◇主な就職先 神戸百年記念病院、新須磨病院、新須磨リハビリテーション病院他

◇初年度納入金(卒業までの納入金)
(1)(2)1,620,000円(4,260,000円)、(3)1,400,000円(2,600,000円)
◇学校独自の奨学金制度
・入学時諸経費奨学金:貸与[金額]150,000円[募集内容]無利子
・神戸総合医療専門学校奨学金:給付[金額]200,000円[募集内容]年度最大15名

◇学生寮 なし
◇特徴
50年の歴史を持つ、医療の総合教育校!本校は、新須磨病院を母体とする医療法人社団慈恵会によって1973年に設立された医療専門職者の養成学校です。「病院が母体」という理想的な教育環境にあるので、現場の生きた医療を学ぶことができます。

資料請求 ●学校案内 無料 ●願書 無料 | WEB出願 可

学校法人スミレ・アカデミー
神戸リハビリテーション衛生専門学校

理 社

学科	理学療法学科(3年・40名)

〒650-0026 兵庫県神戸市中央区古湊通1-2-2
【TEL】078-361-2888
【E-mail】kobe-reha@sumire-academy.ac.jp
【交通】JR神戸線「神戸」駅より徒歩3分

		出願日程		試験日程	合格発表	推薦基準・試験内容		受験料
公募推薦		〈第1次〉23年10/2〜10/16(必着) 〈第2次〉23年11/1〜11/13(必着) 〈第3次〉23年12/1〜12/11(必着) 〈第4次〉24年1/15〜1/26(必着) 〈第5次〉24年2/5〜2/26(必着)		10/22 11/19 12/17 2/4 3/3	10/24 11/21 12/19 2/6 3/5	推薦は併願可、1浪まで可、3.0以上 推薦:国総(古漢除く)、面接		25,000円
一般		〈第1次〉23年10/2〜10/16(必着) 〈第2次〉23年11/1〜11/13(必着) 〈第3次〉23年12/1〜12/11(必着) 〈第4次〉24年1/15〜1/26(必着) 〈第5次〉24年2/5〜2/26(必着)		10/22 11/19 12/17 2/4 3/3	10/24 11/21 12/19 2/6 3/5	一般:国総(古漢除く)、小論文、面接		25,000円

◇開校年 2006年
◇入学者 25名(男子17名/女子8名)
◇出身県 兵庫県・愛媛県・鳥取県
◇主な実習先 兵庫県、京都府、和歌山県
◇主な就職先 兵庫県、京都府、和歌山県

◇初年度納入金(卒業までの納入金)
1,440,000円(3,720,000円)
◇学校独自の奨学金制度
・スミレ会グループ特別奨学金:減免[年額]100,000円[募集内容]学生本人または本人の兄弟姉妹が本校に在籍もしくは卒業している場合に支給
・学び直し支援奨学金:減免[年額]50,000円[募集内容]高校・短大・大学を卒業した社会人を対象

◇学生寮 あり
◇特徴
障害は克服できるという強い信念を持った「治せるセラピスト」を育成。医療法人社団董会を中心としたスミレ会グループの教育機関として、医療・保健・福祉それぞれの現場からの情報を反映させた最先端の教育を実現。

資料請求 ●学校案内 無料 ●願書 無料 | WEB出願 不可

左側縦書き見出し：

専門学校・養成施設

看護師

臨床検査技師／診療放射線技師／臨床工学技士

理学療法士／作業療法士／言語聴覚士

歯科衛生士／歯科技工士

柔道整復師／はり師・きゅう師／あん摩マッサージ指圧師

視能訓練士／義肢装具士／救急救命士

兵庫県

はくほう会医療専門学校 赤穂校

医療法人伯鳳会　→P.677　理 作　AO 社

〒678-0203　兵庫県赤穂市元町5-9
【TEL】0791-45-1117　【E-mail】isen_ptot@hakuho.or.jp
【交通】JR線「播州赤穂」駅より徒歩5分

学科
(1)理学療法学科(3年・40名)
(2)作業療法学科(3年・40名)

	出願日程	試験日程	合格発表	推薦基準・試験内容	受験料
公募推薦	23年10/2～10/14(必着)	10/21	10/24	推薦は専願のみ、1浪まで可、3.0以上 推薦：選択=国(古漢除く)、数ⅠAより1科目、小論文、面接	25,000円
一般	〈A〉23年11/27～12/9(必着) 〈B〉24年1/4～1/13(必着) 〈C〉24年2/13～2/24(必着)	12/16 1/20 3/3	12/19 1/23 3/5	一般：選択=国(古漢除く)、数ⅠAより1科目、小論文、面接	25,000円

◇開校年　2005年
◇入学者　53名(男子21名/女子32名)
◇出身県　兵庫県・岡山県・鳥取県
◇主な実習先　赤穂中央病院、明石リハビリテーション病院、城南病院
◇主な就職先　赤穂中央病院、明石リハビリテーション病院、城南病院

◇初年度納入金(卒業までの納入金)
1,530,000円(3,690,000円)
◇学校独自の奨学金制度
・伯鳳会奨学金：貸与[月額]50,000円[募集内容]作業療法学科のみ。入学金免除、授業料補助あり。法人関連施設に就職した場合、返済義務なし

◇学生寮　なし
◇特徴
医療法人ならではの充実した実習施設と多彩な講師陣で即戦力を養います。担任制によるきめ細かなサポート体制も整えています。

資料請求　●学校案内　無料　●願書　無料　　WEB出願　不可

姫路医療専門学校

学校法人神戸滋慶学園　作 言　AO 社

〒670-0927　兵庫県姫路市駅前町27番2
【TEL】0120-616-187　【E-mail】info@hmc.ac.jp
【交通】JR線「姫路」駅東口より直結の歩行者デッキで徒歩4分

学科
(1)作業療法士科(3年・40名)
(2)言語聴覚士科(3年・40名)

	出願日程	試験日程	合格発表	推薦基準・試験内容	受験料
公募推薦	〈第1回〉23年10/1～10/6(必着) 〈第2回〉23年10/7～10/13(必着) 〈第3回〉23年10/14～10/27(必着) 〈第4回〉23年10/28～11/10(必着) 〈第5回〉23年11/11～11/24(必着)	10/8 10/15 10/29 11/12 11/26	3日以内に発送	推薦は専願のみ、3.0以上 推薦：面接、作文	20,000円
一般	〈第1回〉23年10/1～10/6(必着) 〈第2回〉23年10/7～10/13(必着) 〈第3回〉23年10/14～10/27(必着) 〈第4回〉23年10/28～11/10(必着) 〈第5回〉23年11/11～11/24(必着)	10/8 10/15 10/29 11/12 11/26	3日以内に発送	一般：面接、国(古漢除く)、作文	20,000円

◇開校年　2018年
◇入学者　—
◇出身県　兵庫県・愛媛県・岡山県
◇主な実習先　総合病院、大学病院、リハビリテーション病院他
◇主な就職先　加古川中央市民病院、兵庫県立西宮病院、兵庫県立リハビリテーション西播磨病院

◇初年度納入金(卒業までの納入金)
(1)1,600,000円(4,400,000円)、(2)1,500,000円(4,100,000円)
◇学校独自の奨学金制度
・特待生選抜制度：免除[金額]試験の点数により授業料を免除
・神戸滋慶学園特別奨学金：給付[年額]100,000円(入学時のみ)[募集内容]受験者の兄弟姉妹が本校・姉妹校(神戸医療福祉専門学校中央校・三田校、神戸製菓専門学校)に在籍もしくは卒業している場合

◇学生寮　なし
◇特徴
高齢者やお子さん、障がいをお持ちの方と1対1で向き合う作業療法士と言語聴覚士。本校では学校の隣にある高齢者施設・保育園でのコミュニケーション実習やモデル患者さんとの実習授業を通して、コミュニケーション力と訓練・支援のスキルを身につけます。

資料請求　●学校案内　無料　●願書　無料　　WEB出願　不可　　残りの日程はWEBでCheck

姫路ハーベスト医療福祉専門学校

学校法人摺河学園　理　AO 社

〒670-0962　兵庫県姫路市南駅前町91-6
【TEL】079-224-1777
【交通】JR線「姫路」駅より徒歩1分、山陽電気鉄道「山陽姫路」駅より徒歩5分

学科
(1)理学療法学科　昼間部(昼3年・60名)
(2)理学療法学科　夜間部(夜3年・30名)

	出願日程	試験日程	合格発表	推薦基準・試験内容	受験料
公募推薦	〈第1回〉23年10/2～10/6(必着) 〈第2回〉23年10/21～10/27(必着) 〈第3回〉23年11/4～11/10(必着) 〈第4回〉23年11/25～12/1(必着)	10/14 11/4 11/18 12/9	10/19 11/9 11/22 12/14	推薦は併願可、1浪まで可、3.0以上 推薦：国総(古漢除く)、面接	25,000円
一般	〈第1回〉23年10/2～10/6(必着) 〈第2回〉23年10/21～10/27(必着) 〈第3回〉23年11/4～11/10(必着) 〈第4回〉23年11/25～12/1(必着) 〈第5回〉24年1/13～1/19(必着)	10/14 11/4 11/18 12/9 1/27	10/19 11/9 11/22 12/14 2/1	一般：国総(古漢除く)、選択=数Ⅰ、英より1科目、面接	25,000円

◇開校年　2008年
◇入学者　82名(男子41名/女子41名)
◇出身県　兵庫県・大阪府・岡山県
◇主な実習先　IHI播磨病院、明石回生病院、あさひ病院
◇主な就職先　兵庫県立大病院、神戸中央市民病院、加古川中央市民病院

◇初年度納入金(卒業までの納入金)
(1)1,700,000円(4,500,000円)、(2)1,500,000円(3,900,000円)
◇学校独自の奨学金制度
—

◇学生寮　なし
◇特徴
国家試験全員合格に向け1・2年次基礎・専門知識の定着を図り、模擬試験で到達レベルを把握。さらに指定時間900時間を超える990時間の臨床実習と現職の理学療法士による授業で「生きた知識と技術」を習得。

資料請求　●学校案内　無料　●願書　無料　　WEB出願　不可　　残りの日程はWEBでCheck

平成リハビリテーション専門学校

社会福祉法人関西中央福祉会　理 作 言　AO 社

〒663-8231　兵庫県西宮市津門西口町2-26
【TEL】0798-38-1288　【E-mail】info@heisei-reha.jp
【交通】JR神戸線「西宮」駅南へ徒歩5分

学科
(1)理学療法学科(3年・35名)
(2)作業療法学科(3年・30名)
(3)言語聴覚療法学科(3年・20名)

	出願日程	試験日程	合格発表	推薦基準・試験内容	受験料
公募推薦	23年10/30～10/15(必着) 23年11/27～12/13(必着) 23年11/25～24年1/10(必着) 24年1/15～1/30(必着) 24年2/5～2/14(必着)	11/19 12/17 1/14 2/4 2/18	11/20 12/18 1/15 2/5 2/20	推薦は専願のみ、3.0以上 推薦：国(現代文のみ)、適性検査、面接、書類審査	10,000円
一般	23年10/30～10/15(必着) 23年11/27～12/13(必着) 23年11/25～24年1/10(必着) 24年1/15～1/30(必着) 24年2/5～2/14(必着)	11/19 12/17 1/14 2/4 2/18	11/20 12/18 1/15 2/5 2/20	一般：国(現代文のみ)、生基、適性検査、面接、書類審査	25,000円

◇開校年　2006年
◇入学者　—
◇出身県　—
◇主な実習先　—
◇主な就職先　—

◇初年度納入金(卒業までの納入金)
—
◇学校独自の奨学金制度
—

◇学生寮　—
◇特徴
—

資料請求　●学校案内　—　●願書　—　　WEB出願　—　　残りの日程はWEBでCheck

※受験を希望される方は、必ず各学校の募集要項をご確認ください。

学校法人青丹学園　関西学研医療福祉学院

理 作 言 AO 社

| 学科 | (1)作業療法学科(3年・40名)
(2)理学療法学科(3年・40名)
(3)言語聴覚学科(2年・40名)＊1 | 〒631-0805　奈良県奈良市右京1丁目1番5
【TEL】0742-72-0600
【交通】近鉄京都線「高の原」駅より徒歩約3分 |

	出願日程		試験日程	合格発表		推薦基準・試験内容		受験料
公募推薦	(1)(2)23年10/1～10/4(必着) (1)(2)23年10/1～10/17(必着) (1)23年10/1～10/31(必着) (1)23年10/1～11/15(必着) (1)(2)23年10/1～12/6(必着)		10/8 10/22 11/5 11/19 12/10	2週間以内		推薦は専願、1浪まで可、(1)(2)のみ実施 推薦：適性試験、小論文、面接		20,000円
一般	23年11/1～11/15(必着) 23年11/1～24年1/17(必着) 23年11/1～24年1/31(必着) 23年11/1～24年2/14(必着) 23年11/1～24年2/28(必着)		11/19 1/21 2/4 2/18 3/3	2週間以内		一般：適性検査、国総、数ⅠA、面接		20,000円

◆開 校 年　1998年
◆入 学 者　－
◆出 身 県　奈良県・京都府・大阪府
◆主な実習先　奈良医療センター、奈良県総合リハビリテーションセンター、大阪大学医学部附属病院他
◆主な就職先　奈良医療センター、奈良県総合リハビリテーションセンター、大阪大学医学部附属病院他

◆初年度納入金(卒業までの納入金)
(1)1,700,000円(4,500,000円)、(2)1,800,000円(4,800,000円)、(3)1,600,000円(2,850,000円)
◆学校独自の奨学金制度
・部活動特典制度：減免[年額]50,000円(1回限)[募集内容]高校生の方で、在学中の部活動を3年間続けられた方(評定平均値3.0以上)
・一人暮らし応援制度[金額]家賃補助[賃貸料の20%～40%(上限金額設定あり)][募集内容]高校生の方で通学圏外から入学し、新たに一人暮らしを始める方

◆学 生 寮　－
◆特　　徴
母体病院の協力なネットワークと教育陣のきめ細かいフォローで、入学前から夢をサポート。資格取得・就職後もずっと支えています！！

資料請求　●学校案内　無料　●願書　無料　　WEB出願　可　　残りの日程はWEBをCheck

学校法人栗岡学園　奈良リハビリテーション専門学校

理 AO 社

| 学科 | 理学療法学科(3年・40名) | 〒630-0213　奈良県生駒市東生駒1-77-3
【TEL】0743-73-9861　【E-mail】info@nara-reha.ac.jp
【交通】近鉄奈良線「東生駒」駅より徒歩2分 |

	出願日程		試験日程	合格発表		推薦基準・試験内容		受験料
公募推薦	23年10/3～10/7(必着) 23年10/31～11/14(必着) 23年11/29～12/13(必着)		10/21 11/18 12/17	10/24 11/21 12/19		推薦は専願、1浪まで可 推薦：選択=国(古漢除く)、数、英、生より1科目、面接		20,000円
一般	23年10/3～10/17(必着) 23年10/31～11/14(必着) 23年11/29～12/13(必着) 24年1/9～1/23(必着)		10/21 11/18 12/17 1/27	10/24 11/21 12/19 1/30		一般：国(古漢除く)、選択=数、英、生より1科目、面接 (12/17実施の各試験で定員を充足した場合、以降の日程の試験は実施せず)		20,000円

◆開 校 年　2000年
◆入 学 者　－
◆出 身 県　奈良県・大阪府・京都府
◆主な実習先　阪奈中央病院、平成記念病院、医誠会病院
◆主な就職先　阪奈中央病院、平成記念病院、おかたに病院

◆初年度納入金(卒業までの納入金)
1,620,000円(4,160,000円)
◆学校独自の奨学金制度
・特別学費支援制度：免除[募集内容]留年した場合、同一年次の2年目の年間納付金のうち半額を免除

◆学 生 寮　あり
◆特　　徴
単科校ならではのアットホームな雰囲気のなかで、目的を同じくする仲間たちと励まし合いながら学べます。認定理学療法士による質の高い教育、エリア一番の低学費、駅前徒歩2分の抜群の好アクセスなども本校の魅力です。

資料請求　●学校案内　無料　●願書　無料　　WEB出願　可

学校法人大阪滋慶学園　鳥取市医療看護専門学校　→P.6

理 作 AO 社

| 学科 | (1)理学療法士学科(3年・40名)
(2)作業療法士学科(3年・40名) | 〒680-0835　鳥取県鳥取市東品治町103-2
【TEL】0857-30-7066
【E-mail】info@tcmn.ac.jp
【交通】JR山陰本線「鳥取」駅北口より徒歩1分 |

	出願日程		試験日程	合格発表		推薦基準・試験内容		受験料
公募推薦	23年10/1～10/6(必着) 23年10/1～10/20(必着) 23年10/1～11/3(必着) 23年10/1～11/17(必着) 23年10/1～12/1(必着)		10/8 10/22 11/5 11/19 12/3	7日以内		推薦は専願のみ、1浪まで可、3.0以上 推薦：国総(古漢除く)、小論文、面接		20,000円
一般	23年10/1～10/6(必着) 23年10/1～10/20(必着) 23年10/1～11/3(必着) 23年10/1～11/17(必着) 23年10/1～12/1(必着)		10/8 10/22 11/5 11/19 12/3	7日以内		一般：国総(古漢除く)、生基、小論文、面接		20,000円

◆開 校 年　2015年
◆入 学 者　－
◆出 身 県　鳥取県・兵庫県・島根県
◆主な実習先　鳥取市立病院、鳥取生協病院、鳥取赤十字病院他
◆主な就職先　鳥取市立病院、鳥取生協病院、鳥取赤十字病院他

◆初年度納入金(卒業までの納入金)
1,285,000円(－)
◆学校独自の奨学金制度
・大阪滋慶育英会：給付[年額]100,000円[募集内容]受験生本人または兄弟姉妹が本校または大阪滋慶学園姉妹校に在籍または卒業している方が対象

◆学 生 寮　なし
◆特　　徴
理学療法士学科と作業療法士学科では2年生のときに国際教育プログラムの一つとして海外研修を用意しています。海外ならではのスケールの大きな施設や、最先端の技術にふれるとともに、日本との違いやその背景について考え、国際的な広い視野を身につけます。

資料請求　●学校案内　無料　●願書　無料　　WEB出願　可　　残りの日程はWEBをCheck

学校法人広島YMCA学園　YMCA米子医療福祉専門学校

理 作 社

| 学科 | (1)理学療法士科(4年・40名)
(2)作業療法士科(4年・40名) | 〒683-0825　鳥取県米子市錦海町3-3-2
【TEL】0859-35-3181　【E-mail】xxyonago@hiroshimaymca.org
【交通】JR線「米子」駅より徒歩20分 |

	出願日程		試験日程	合格発表		推薦基準・試験内容		受験料
公募推薦	〈1期〉23年10/2～10/4(必着) 〈2期〉23年10/2～11/1(必着) 〈3期〉23年10/2～11/29(必着) 〈4期〉23年10/2～24年1/24(必着) 〈5期〉23年10/2～24年2/14(必着)		10/7 11/4 12/2 1/27 2/17	10/14 11/11 12/9 2/3 2/24		推薦は専願のみ、2浪まで可、3.3以上 推薦：国(古漢除く)、面接、調査書		30,000円
一般	〈1期〉23年10/2～10/4(必着) 〈2期〉23年10/2～11/1(必着) 〈3期〉23年10/2～11/29(必着) 〈4期〉23年10/2～24年1/24(必着) 〈5期〉23年10/2～24年2/14(必着)		10/7 11/4 12/2 1/27 2/17	10/14 11/11 12/9 2/3 2/24		一般：国(古漢除く)、選択=数ⅠA、生基より1科目、面接、調査書		30,000円

◆開 校 年　1994年
◆入 学 者　51名(男子19名/女子32名)
◆出 身 県　鳥取県・島根県・広島県
◆主な実習先　鳥取大学医学部附属病院、鳥取県立中央病院、国立病院機構鳥取医療センター
◆主な就職先　鳥取県病院局、大山リハビリテーション病院、鳥取生協病院

◆初年度納入金(卒業までの納入金)
1,500,000円(－)
◆学校独自の奨学金制度
・奨学生A・B・C：給付[年額]A600,000円、B200,000円、C100,000円

◆学 生 寮　あり(女子のみ)
◆特　　徴
1994年に米子市から誘致を受けて開校し、2,200名を越える卒業生が地元を中心に医療福祉の専門職として活躍しています。リハビリテーション教育評価機構の認定校である本校は、鳥取大学を始め、行政・医療機関の協力を得ながら質の高い講師陣による教育を実現しています。

資料請求　●学校案内　無料　●願書　無料　　WEB出願　不可　　残りの日程はWEBをCheck

島根県

左欄カテゴリー：看護師／臨床検査技師／診療放射線技師／臨床工学技士／理学療法士／作業療法士／言語聴覚士／歯科技工士／歯科衛生士／柔道整復師／あん摩マッサージ指圧師／はり師・きゅう師／視能訓練士／義肢装具士／救急救命士

出雲医療看護専門学校（学校法人大阪滋慶学園）　→P.6　理 総 社

学科：理学療法士学科(3年・40名)
〒693-0001　島根県出雲市今市町1151-1
【TEL】0853-25-7034　【E-mail】info@icmn.ac.jp
【交通】JR山陰本線・一畑電鉄「出雲市」駅より徒歩6分

区分	出願日程	試験日程	合格発表	推薦基準・試験内容	受験料
公募推薦	23年10/9~10/19(必着)／23年10/30~11/9(必着)／23年11/13~11/22(必着)／23年12/4~12/14(必着)／24年1/15~1/24(必着)	10/22／11/12／11/26／12/17／1/27	7日以内に発送	推薦は1浪まで可、3.0以上　推薦:国総(古漢除く)、小論文、面接	20,000円
一般	23年10/9~10/19(必着)／23年10/30~11/9(必着)／23年11/13~11/22(必着)／23年12/4~12/14(必着)／24年1/15~1/24(必着)	10/22／11/12／11/26／12/17／1/27	7日以内に発送	一般:国総、小論文、総合問題(英基、数Ⅰ)、面接	20,000円

◇開校年　2013年
◇入学者　-
◇出身県　-
◇主な実習先　島根大学医学部附属病院、島根県立中央病院、出雲市立総合医療センター他
◇主な就職先　
◇初年度納入金(卒業までの納入金)　1,295,000円(3,685,000円)
◇学校独自の奨学金制度　・大阪滋慶育英会:給付[年額]100,000円[募集内容]受験生本人または兄弟姉妹が本校または大阪滋慶学園姉妹校に在籍、卒業している方が対象
◇学生寮　なし
◇特徴　-
資料請求　●学校案内　無料　●願書　無料
WEB出願　可

島根リハビリテーション学院（学校法人仁多学園）　→P.672　理 作

学科：(1)理学療法学科(4年・30名)　(2)作業療法学科(4年・30名)
〒699-1511　島根県仁多郡奥出雲町三成1625-1
【TEL】0854-54-0001　【E-mail】bosyuu-reha@shima-reha.jp
【交通】JR木次線「出雲三成」駅より徒歩20分

区分	出願日程	試験日程	合格発表	推薦基準・試験内容	受験料
公募推薦	23年10/2~10/16(必着)	10/21	10/26	推薦は専願、現役生のみ、3.3以上　推薦:国総(古漢除く)、小論文、面接	30,000円
一般	〈1期〉23年10/23~11/7(必着)／〈2期〉23年11/24~12/5(必着)／〈3期〉23年12/21~24年1/23(必着)／〈4期〉24年2/19~3/6(必着)	11/11／12/9／1/27／3/12	11/15／12/13／1/31／3/12	一般:国総(古漢除く)、選択=数Ⅰ、コミ英Ⅰより1科目、面接	30,000円

◇開校年　1998年
◇入学者　-
◇出身県　島根県・広島県・鳥取県
◇主な実習先　島根大学医学部附属病院、大田市立病院、メリィホスピタル
◇主な就職先　安来第一病院、島根県立中央病院、出雲徳州会病院他
◇初年度納入金(卒業までの納入金)　1,200,000円(4,800,000円)
◇学校独自の奨学金制度　・学費減免特待生制度:減免[募集内容]経済的理由で修学困難な者に授業料を減免　・運転免許取得費補助制度:入学手続き終了後に運転免許を取得した者に100,000円を支給
◇学生寮　あり
◇特徴　幅広いフィールドを活かした実践型授業。療法士としての専門性に加え、現場で活きる課題発見、解決能力やチームにおける協働力などの社会人基礎力を養います。
資料請求　●学校案内　無料　●願書　無料
WEB出願　不可

松江総合医療専門学校（学校法人澤田学園）　理 作 AO 社

学科：(1)理学療法学科(3年・40名)　(2)作業療法学科(3年・30名)
〒690-0265　島根県松江市上大野町2081-4
【TEL】0852-88-3131　【E-mail】info@matsuecc.ac.jp
【交通】JR線「松江」駅よりスクールバス35分

区分	出願日程	試験日程	合格発表	推薦基準・試験内容	受験料
公募推薦	〈1次〉23年10/2~10/6(必着)／〈2次〉23年10/12~11/10(必着)／〈3次〉23年11/15~12/15(必着)／〈4次〉23年12/20~24年1/19(必着)	10/8／11/11／12/16／1/20	10/12／11/16／12/21／1/25	推薦は併願可、現役生のみ、3.3以上　推薦:小論文、面接	25,000円
一般	〈1次〉23年10/2~10/6(必着)／〈2次〉23年10/12~11/10(必着)／〈3次〉23年11/15~12/15(必着)／〈4次〉23年12/20~24年1/19(必着)	10/8／11/11／12/16／1/20	10/12／11/16／12/21／1/25	一般:小論文、選択=国総(古漢除く)、英Ⅰより1科目	25,000円

◇開校年　1998年
◇入学者　-
◇出身県　-
◇主な実習先　-
◇主な就職先　
◇初年度納入金(卒業までの納入金)　1,400,000円(3,800,000円)
◇学校独自の奨学金制度　・学校法人澤田学園奨学金:給付[月額]30,000円　・学校法人澤田学園特待生奨学金:給付[入学時]200,000円
◇学生寮　あり
◇特徴　-
資料請求　●学校案内　-　●願書　-
WEB出願　不可

リハビリテーションカレッジ島根（学校法人同志舎）　理 作 言 AO

学科：(1)理学療法学科(4年・40名)　(2)作業療法学科(4年・40名)　(3)言語聴覚学科(4年・40名)
〒699-3225　島根県浜田市三隅町古市場2086-1
【TEL】0855-32-3260　【E-mail】info@rcs.ac.jp
【交通】JR山陰本線「三保三隅」駅より車で5分

区分	出願日程	試験日程	合格発表	推薦基準・試験内容	受験料
公募推薦	〈Ⅰ期〉23年10/2~10/11(必着)／〈Ⅱ期〉23年10/2~11/8(必着)／〈Ⅲ期〉23年10/2~12/6(必着)	10/14／11/11／12/9	10/19／11/16／12/14	推薦は併願可、浪人可　推薦:面接、作文	20,000円
一般	〈Ⅰ期〉24年1/10~1/17(必着)／〈Ⅱ期〉24年1/10~2/6(必着)／〈Ⅲ期〉24年1/10~2/27(必着)／〈Ⅳ期〉24年1/10~3/12(必着)	1/20／2/9／3/1／3/15	1/25／2/14／3/5／3/19	一般:面接、作文	20,000円

◇開校年　1998年
◇入学者　-
◇出身県　島根県・広島県・沖縄県
◇主な実習先　リハビリテーション病院、総合病院他
◇主な就職先　リハビリテーション病院、総合病院他
◇初年度納入金(卒業までの納入金)　1,350,000円(5,400,000円)
◇学校独自の奨学金制度　-
◇学生寮　なし
◇特徴　-
資料請求　●学校案内　無料　●願書　無料
WEB出願　不可

学校法人朝日医療学園　朝日医療大学校 【理】【言】【社】【AO】

学科：(1)理学療法学科（4年・40名）　(2)言語聴覚学科（3年・30名）

〒700-0026　岡山県岡山市北区奉還町2-7-1
【TEL】0120-775-350
【交通】JR山陽本線「岡山」駅西口より徒歩5分

	出願日程	試験日程	合格発表	推薦基準・試験内容	受験料
公募推薦	〈Ⅰ期〉23年10/1～10/5（必着） 〈Ⅱ期〉23年12/4～12/14（必着）	10/7 12/17	10/12 12/21	推薦：小論文、面接、書類選考	25,000円
一般	〈Ⅰ期〉23年11/1～11/9（必着） 〈Ⅱ期〉24年1/9～1/18（必着） 〈Ⅲ期〉24年2/5～2/15（必着）	11/11 1/21 2/18	11/16 1/25 2/22	一般：国総（古漢除く）、面接、書類選考	25,000円

◇開校年　2001年
◇入学者　－
◇出身県　－
◇主な実習先　－
◇主な就職先　－

◇初年度納入金（卒業までの納入金）　－
◇学校独自の奨学金制度　－

◇学生寮　－
◇特徴

資料請求　●学校案内　－　●願書　－　　WEB出願　－

学校法人九曜学園　専門学校川崎リハビリテーション学院 【理】【作】

学科：(1)理学療法学科（3年・40名）　(2)作業療法学科（3年・25名）

〒701-0192　岡山県倉敷市松島672
【TEL】086-464-1179　【E-mail】rihagaku@med.kawasaki-m.ac.jp
【交通】JR山陽本線「中庄」駅より徒歩10分

	出願日程	試験日程	合格発表	推薦基準・試験内容	受験料
公募推薦	〈専願〉23年11/1～11/9（消有） 〈併願A・B〉23年11/24～12/5（消有）	11/18 12/13・14 ※	11/24 12/20	推薦は併願可、浪人可 推薦：基礎学力確認テスト（国、数、英の3教科総合科目型テスト）、面接 ※12/13は併願A、12/14は併願B	30,000円
一般	〈前期A・B〉24年1/6～1/18（消有） 〈後期〉24年2/22～3/1（消有）	2/1・2※ 3/9	2/8 3/13	一般：2/1・2/2は面接、選択＝コミ英ⅠⅡ、国総（古漢除く）、日本史B、数Ⅰ、物基、化基、生基、物、化、生より2科目※理科は2科目で1科目分とする 3/9は基礎学力確認テスト（国、数、英の3教科総合科目型テスト）、面接　※2/1は前期A、2/2は前期B	30,000円

◇開校年　1974年
◇入学者　72名（男子33名/女子39名）
◇出身県　岡山県・広島県・香川県
◇主な実習先　川崎医科大学附属病院、川崎医科大学総合医療センター、岡山済生会総合病院
◇主な就職先　川崎医科大学附属病院、川崎医科大学総合医療センター、岡山リハビリテーション病院

◇初年度納入金（卒業までの納入金）
1,300,000円（3,300,000円）
◇学校独自の奨学金制度
・在学生兄弟姉妹入学金減免制度：減免［金額］入学時150,000円

◇学生寮　あり
◇特徴
病院と直結していることにより、医科大学・附属病院など学園内の医療従事者による指導が受けられます。医学関係の講義は医科大学の教員が、また臨床実習については、医科大学附属病院リハビリテーションセンターで臨床経験豊かな指導者が十分な時間をかけて指導します。

資料請求　●学校案内　無料　●願書　WEB出願　　WEB出願　可

学校法人福嶋学園　専門学校倉敷リハビリテーション学院 【理】【社】

学科：理学療法学科（3年・40名）

〒710-0051　岡山県倉敷市幸町12-3
【TEL】086-486-3226　【E-mail】info@fukushima-gakuen.ac.jp
【交通】JR山陽本線「倉敷」駅より徒歩約10分

	出願日程	試験日程	合格発表	推薦基準・試験内容	受験料
公募推薦	〈1期〉23年10/16～10/20（必着） 〈2期〉23年11/6～11/10（必着） 〈3期〉23年12/4～12/8（必着） 〈4期〉24年1/9～1/12（必着） 〈5期〉24年2/5～2/9（必着）	10/28 11/18 12/16 1/20 2/17	7日以内に郵送	推薦は専願のみ、1浪まで可、3.0以上 推薦：面接	25,000円
一般	〈1期〉23年10/16～10/20（必着） 〈2期〉23年11/6～11/10（必着） 〈3期〉23年12/4～12/8（必着） 〈4期〉24年1/9～1/12（必着） 〈5期〉24年2/5～2/9（必着）	10/28 11/18 12/16 1/20 2/17	7日以内に郵送	一般：小論文、面接	25,000円

◇開校年　2003年
◇入学者　－
◇出身県　岡山県・広島県・香川県
◇主な実習先　福嶋いるかの家グループ医療法人福嶋医院、医療法人青木内科小児科医院他
◇主な就職先　福嶋いるかの家グループ医療法人福嶋医院、善通寺前田病院、日本原病院他

◇初年度納入金（卒業までの納入金）
1,450,000円（－）
◇学校独自の奨学金制度
・学費支援特待生：給付［年額］340,000円～1,450,000円［募集内容］応募資格（評定平均4.0～4.9以上）・AA・A・B・Cのランク別
・クラブ活動特待生：給付［金額］100,000円（初年度のみ）

◇学生寮　なし
◇特徴

資料請求　●学校案内　無料　●願書　無料　　WEB出願　不可　　残りの日程はWEBをCheck

学校法人加計学園　玉野総合医療専門学校 【理】【作】【AO】

学科：(1)理学療法学科（4年・40名）　(2)作業療法学科（4年・40名）

〒706-0002　岡山県玉野市築港1-1-20
【TEL】0863-31-6830　【E-mail】info@tamasen.ac.jp
【交通】JR線「岡山」駅、「倉敷」駅、「茶屋町」駅より無料スクールバス

	出願日程	試験日程	合格発表	推薦基準・試験内容	受験料
公募推薦	〈Ⅰ期〉23年10/30～11/7（必着） 〈Ⅱ期〉23年11/27～12/5（必着）	11/11 12/9	11/17 12/15	推薦は併願、浪人可（専願の公募は10/10で締切） 推薦：面接、書類選考、選択＝国総（古漢除く）、数ⅠA、英、生基より 11/11は1科目、12/9は2科目	20,000円
一般	〈Ⅰ期〉24年1/9～1/23（必着） 〈Ⅱ期〉24年2/5～2/13（必着） 〈Ⅲ期〉24年3/4～3/12（必着）	1/27 2/17 3/16	2/2 2/22 3/22	一般：1/27は面接、書類選考、選択＝国総（古漢除く）、数ⅠA、英、生基より2科目 2/17は面接、書類選考、選択＝国総（古漢除く）、数ⅠA、英、生基より1科目 3/16は小論文、面接、書類選考	20,000円

◇開校年　1998年
◇入学者　60名
◇出身県　岡山県・広島県・愛媛県
◇主な実習先　岡山大学病院、岡山済生会総合病院、倉敷成人病センター他
◇主な就職先　岡山協立病院、岡山リハビリテーション病院、倉敷成人病センター

◇初年度納入金（卒業までの納入金）
1,420,000円（－）
◇学校独自の奨学金制度

◇学生寮　あり
◇特徴
保健看護・理学療法・作業療法の3学科を設置し、4年制課程の中で特色を活かした教育と徹底した指導により、確かな国家試験合格と就職の実績を誇ります。タマセンは、皆さんの憧れをその答えに導く学校です。

資料請求　●学校案内　無料　●願書　無料　　WEB出願　不可

右側縦欄：看護師／臨床検査技師／診療放射線技師／臨床工学技士／理学療法士／作業療法士／言語聴覚士／歯科技工士／歯科衛生士／柔道整復師／はり師・きゅう師／あん摩マッサージ指圧師／視能訓練士／義肢装具士／救急救命士

広島県・山口県

左側縦欄：看護師 / 臨床検査技師 診療放射線技師 臨床工学技士 / 理学療法士 作業療法士 言語聴覚士 / 歯科技工士 歯科衛生士 / あん摩マッサージ指圧師 はり師・きゅう師 柔道整復師 / 視能訓練士 義肢装具士 救急救命士

学校法人古沢学園 広島医療保健専門学校 【理】

学科：理学療法学科(4年・35名)

〒731-3166 広島県広島市安佐南区大塚東3-2-1
【TEL】082-848-7745 【E-mail】jimu-iryou@furusawa.com
【交通】広島電鉄バス「市立大学前」より徒歩3分

	出願日程	試験日程	合格発表	推薦基準・試験内容	受験料
公募推薦	〈1期〉23年10/1〜10/24(必着) 〈2期〉23年11/6〜11/20(必着) 〈3期〉23年11/27〜12/11(必着) 〈4期〉23年12/25〜24年1/15(必着) 〈5期〉24年1/22〜2/5(必着)	10/28 11/26 12/17 1/21 2/10	11/4 12/1 12/22 1/26 2/16	推薦は専願のみ、浪人可 推薦：基礎学力試験、面接、書類審査	30,000円
一般	〈1期〉23年10/1〜10/24(必着) 〈2期〉23年11/6〜11/20(必着) 〈3期〉23年11/27〜12/11(必着) 〈4期〉23年12/25〜24年1/15(必着) 〈5期〉24年1/22〜2/5(必着)	10/28 11/26 12/17 1/21 2/10	11/4 12/1 12/22 1/26 2/16	一般：小論文、基礎学力試験、面接、書類審査	30,000円

◇開校年 2000年
◇入学者
◇出身県
◇主な実習先
◇主な就職先

◇初年度納入金(卒業までの納入金) 1,700,000円(−)
◇学校独自の奨学金制度

◇学生寮 なし
◇特徴
・少人数制のきめ細かな学生指導
・学び合い型授業
・臨床経験豊富な講師陣

資料請求 ●学校案内 無料 ●願書 無料　WEB出願 可　残りの日程はWEBでCheck

学校法人ひらた学園 広島国際医療福祉専門学校 【理】【作】【AO】【社】

学科：(1)理学療法学科(昼3年・35名) (2)作業療法学科(夜3年・35名)

〒732-0816 広島県広島市南区比治山本町14-22
【TEL】082-254-9000
【交通】広島市内電車・広島港ゆき比治山経由宇品線「比治山橋」電停下車、正面

	出願日程	試験日程	合格発表	推薦基準・試験内容	受験料
公募推薦	−			※9月26日以降、該当する試験はありません	20,000円
一般	〈Ⅰ期〉24年1/9〜1/24 〈Ⅱ期〉24年2/13〜2/21 〈Ⅲ期〉24年2/21〜2/28	1/27 2/24 3/2	1/31 2/28 3/6	一般：国総(古除く)、面接、書類審査	

◇開校年 −
◇入学者 −
◇出身県 −
◇主な実習先 −
◇主な就職先 −

◇初年度納入金(卒業までの納入金)
◇学校独自の奨学金制度

◇学生寮 −
◇特徴 −

資料請求 ●学校案内 − ●願書 −　WEB出願

学校法人福山医療学園 福山医療専門学校 →P.673 【理】【作】【総】【社】

学科：(1)理学療法学科(4年・40名) (2)作業療法学科(4年・40名)

〒721-0945 広島県福山市引野町南1-6-45
【TEL】0120-33-2980 【E-mail】info@fukuiryo.ac.jp
【交通】JR線「東福山」駅南口より徒歩約20分(無料スクールバス毎日運行)

	出願日程	試験日程	合格発表	推薦基準・試験内容	受験料
公募推薦	23年10/2〜10/25(必着) 23年11/1〜11/22(必着) 23年11/27〜12/13(必着)	10/29 11/26 12/17	1週間以内	推薦は専願、現役生のみ、3.5以上 推薦：書類選考、作文、面接	10,000円
一般	23年10/2〜10/25(必着) 23年11/1〜11/22(必着) 23年11/27〜12/13(必着) 24年1/4〜1/24(必着) 24年2/1〜2/21(必着)	10/29 11/26 12/17 1/28 2/25	1週間以内	一般：書類選考、国(現代文)、数Ⅰ、英Ⅰ、作文、面接	30,000円

◇開校年 2002年
◇入学者 84名(男子43名/女子41名)
◇出身県 広島県・岡山県・島根県
◇主な実習先 福山市民病院、広島市立リハビリテーション病院、寺岡整形外科病院
◇主な就職先 岡山大学病院、呉医療センター、寺岡記念病院

◇初年度納入金(卒業までの納入金) 1,580,000円(−)
◇学校独自の奨学金制度

◇学生寮 なし
◇特徴
親身な教員たちの全力指導、理想的な学習環境、充実の設備で国家試験合格、就職に向け徹底サポート。知識・技術だけでなく医療人としての心も磨き、医療現場のスペシャリストとして活躍したいあなたを応援します。

資料請求 ●学校案内 無料 ●願書 無料　WEB出願 不可　残りの日程はWEBでCheck

学校法人巨樹の会 下関看護リハビリテーション学校 【理】【総】【社】

学科：理学療法学科(3年・80名)

〒750-0025 山口県下関市竹崎町3-4-17
【TEL】083-222-0606 【E-mail】info@shimonoseki-reha.jp
【交通】JR線「下関」駅より徒歩5分

	出願日程	試験日程	合格発表	推薦基準・試験内容	受験料
公募推薦	〈前期Ⅳ〉23年9/20〜10/4(必着) 〈前期Ⅴ〉23年10/4〜10/18(必着)	10/7 10/21	10/13 10/27	推薦は専願、現役生のみ 推薦：書類審査、面接	20,000円
一般	〈前期Ⅴ〉23年10/4〜10/18(必着) 〈前期Ⅵ〉23年10/25〜11/8(必着) 〈前期Ⅶ〉23年11/15〜11/29(必着) 〈後期Ⅰ〉23年12/27〜24年1/10(必着) 〈後期Ⅱ〉24年1/17〜1/31(必着)	10/21 11/11 12/2 1/13 2/3	10/27 11/17 12/8 1/19 2/9	一般：国、書類審査、面接	20,000円

◇開校年 2004年
◇入学者 −
◇出身県 −
◇主な実習先 −
◇主な就職先 −

◇初年度納入金(卒業までの納入金)
◇学校独自の奨学金制度

◇学生寮 −
◇特徴 −

資料請求 ●学校案内 − ●願書 −　WEB出願 −　残りの日程はWEBでCheck

学校法人山口コア学園　山口コ・メディカル学院　理作言社

学科	(1)理学療法学科(4年・40名) (2)作業療法学科(4年・40名) (3)言語聴覚学科(4年・20名)

〒753-0054　山口県山口市富田原町2-24
【TEL】083-933-0550　【E-mail】contact@ptotst.ac.jp
【交通】JR山口線「湯田温泉」駅より徒歩7分

	出願日程	試験日程	合格発表	推薦基準・試験内容		受験料
公募推薦	〈第1回〉23年10/2～10/11 〈第2回〉23年11/6～11/15 〈第3回〉23年12/11～12/20 〈第4回〉24年1/22～1/31 〈第5回〉24年2/19～2/29	10/14 11/18 12/25 2/3 3/5	第1・2回は10日以内、第3回以降は1週間以内	推薦は専願、現役生のみ、3.3以上 推薦：作文、面接		25,000円
一般	〈第1回〉23年10/2～10/11 〈第2回〉23年11/6～11/15 〈第3回〉23年12/11～12/20 〈第4回〉24年1/22～1/31 〈第5回〉24年2/19～2/29	10/14 11/18 12/25 2/3 3/5	第1・2回は10日以内、第3回以降は1週間以内	一般：国(古漢除く)、作文、面接		25,000円

◇開校年　1996年
◇入学者　67名(男子31名/女子36名)
◇出身県　山口県・島根県
◇主な実習先　山口大学医学部附属病院、関門医療センター、山口県立総合医療センター他
◇主な就職先　山口大学医学部附属病院、関門医療センター、山口県立総合医療センター他

◇初年度納入金(卒業までの納入金)
1,580,000円(－)
◇学校独自の奨学金制度
・入学金が減免となる、各種支援制度あり
・在学生特待生制度：免除[金額]200,000円[募集定員]3名
(推薦)[募集内容]年間学費の内、免除

◇学生寮　なし
◇特徴
山口県で最初に開校し、県内で唯一、理学療法学科、作業療法学科、言語聴覚学科の3学科があるリハビリテーションのエキスパート養成校です。

資料請求	●学校案内　無料　●願書　無料	WEB出願　不可	残りの日程はWEBをCheck

学校法人YIC学院　専門学校YICリハビリテーション大学校　理作社

学科	(1)理学療法学科(4年・40名) (2)作業療法学科(4年・20名)

〒759-0208　山口県宇部市西宇部南4丁目11番1号
【TEL】0120-160-535　【E-mail】info-rh@yic.ac.jp
【交通】JR山陽本線「宇部」駅より徒歩約3分

	出願日程	試験日程	合格発表	推薦基準・試験内容		受験料
公募推薦	－	－	－	※9月26日以降、該当する試験はありません		－
一般	〈第2回〉23年10/2～10/18(必着) 〈第3回〉23年11/6～11/15(必着) 〈第4回〉23年12/4～12/13(必着) 〈第5回〉24年1/15～1/24(必着) 〈第6回〉24年2/1～2/14(必着)	10/21 11/18 12/16 1/27 2/20	11/1 11/30 12/27 2/7 2/29	一般：国(現代文のみ)、小論文、面接、書類審査		25,000円

◇開校年　2003年
◇入学者　44名(男子17名/女子27名)
◇出身県　山口県・広島県
◇主な実習先　宇部興産中央病院、山口県立総合医療センター、周東総合病院
◇主な就職先　山口大学医学部附属病院、山口労災病院、下関市立市民病院

◇初年度納入金(卒業までの納入金)
1,500,000円(4,800,000円)
◇学校独自の奨学金制度
・YIC特待生制度：免除[年額]900,000円[募集内容]指定校推薦区分出願者のうち希望者に選考試験を実施する
・社会人特別就学支援制度：減免[金額]入学金400,000円、前期授業料200,000円、初年度後期授業料200,000円[募集内容]社会人区分出願者

◇学生寮　あり
◇特徴
1、豊富な経験をもつ講師陣による分かりやすい授業
2、国際交流の実施
3、就職時や卒業後もフォローアップ
4、グループ校、地域、企業と連携した人材育成

資料請求	●学校案内　無料　●願書　無料	WEB出願　不可	残りの日程はWEBをCheck

社会福祉法人健祥会　専門学校　健祥会学園　理作社

学科	(1)理学療法学科(3年・40名) (2)作業療法学科(3年・40名)

〒779-3105　徳島県徳島市国府町東高輪字天満369-1
【TEL】088-642-9810　【E-mail】info@kenshokai.ac.jp
【交通】JR徳島線「府中」駅より徒歩約30分

	出願日程	試験日程	合格発表	推薦基準・試験内容		受験料
公募推薦	－	－	－	※9月26日以降、該当する試験はありません		－
一般	〈1次〉23年9/1～10/5(必着) 〈2次〉23年10/16～11/9(必着) 〈3次〉23年11/20～12/7(必着) 〈4次〉23年12/18～24年1/18(必着) 〈5次〉24年1/29～2/29(必着)	10/14 11/18 12/16 1/27 3/10	10/19 11/22 12/21 2/1 3/14	一般：1次～4次は面接、選択=国総(古漢除く)、数Iより1科目 5次(※専願)は面接、小論文		30,000円

◇開校年　1996年
◇入学者　－
◇出身県　－
◇主な実習先　－
◇主な就職先　－

◇初年度納入金(卒業までの納入金)
1,300,000円(3,300,000円)
◇学校独自の奨学金制度
・徳島県外出身者向け生活支援制度：給付[年額]240,000円

◇学生寮　－
◇特徴　－

資料請求	●学校案内　－　●願書　－	WEB出願	

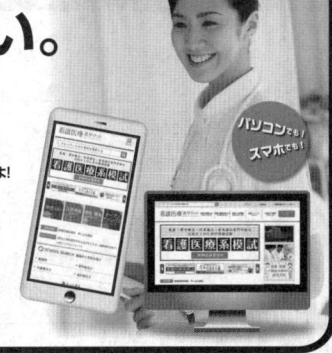
専門学校・養成施設

看護師

臨床検査技師　臨床工学技士　診療放射線技師

理学療法士　作業療法士　言語聴覚士

歯科衛生士　歯科技工士

あん摩マッサージ指圧師　はり師・きゅう師　柔道整復師

視能訓練士　義肢装具士　救急救命士

左欄（分類）：看護師／臨床検査技師・臨床工学技士・診療放射線技師／理学療法士・作業療法士・言語聴覚士／歯科衛生士・歯科技工士／柔道整復師・はり師・きゅう師・あん摩マッサージ指圧師／視能訓練士・義肢装具士・救急救命士

学校法人勝浦学園　徳島医療福祉専門学校　［理・作］

学科
(1)理学療法学科(3年・40名)
(2)作業療法学科(3年・40名)

〒771-4307　徳島県勝浦郡勝浦町大字三渓字平128-1
【TEL】0885-42-4810　【E-mail】info@tokushima-iryou.ac.jp
【交通】JR高徳線「徳島」駅よりバス45分

区分	出願日程	試験日程	合格発表	推薦基準・試験内容	受験料
公募推薦	23年9/15～9/29(消有)	10/8	試験の翌日から7日以内	推薦は併願、現役生のみ、3.0以上 推薦：選択＝数Ⅰ、国総(古漢除く)、コミ英Ⅰ(リスニング除く)より1科目、面接	25,000円
一般	〈一次〉23年10/20～11/7(消有) 〈二次〉23年11/24～12/12(消有) 〈三次〉24年1/12～1/30(消有) 〈四次〉24年3/8～3/15(必着)	11/12 12/17 2/4 3/17	試験の翌日から7日以内	一般:11/12は選択＝数Ⅰ、国総(古漢除く)、コミ英Ⅰ(リスニング除く)より1科目、面接 12/17,2/4は小論文、面接 3/17※は面接 ※四次の実施・不実施は3/7までに学校のHP上で告知します	25,000円

◇開校年　1993年
◇入学者　72名(男子40名/女子32名)
◇出身県　徳島県・愛媛県・香川県
◇主な実習先　徳島県内を中心として県内外の病院、施設
◇主な就職先　徳島県内を中心として県内外の病院、施設
◇初年度納入金(卒業までの納入金) 1,400,000円(－)
◇学校独自の奨学金制度 ・学年特待生奨学金：減免[年額]150,000円[募集内容]人物・学業成績ともに優秀で他の生徒の模範となる学生に対し学費を減免。入学後の成績により選考
◇学生寮　あり
◇特徴　豊かな自然環境の中、リハビリ医療のスペシャリストを養成します。昨年度の合格率は、理学97.1%(35名中34名)、作業100%(34名中34名)合格。

資料請求　●学校案内　無料　●願書　無料　｜　WEB出願　不可

学校法人穴吹学園　専門学校穴吹リハビリテーションカレッジ　［理・作］

学科
(1)理学療法学科(3年・40名)
(2)作業療法学科(3年・40名)

〒761-8056　香川県高松市上天神町722-1
【TEL】087-815-3300　【E-mail】happy@anabuki.ac.jp
【交通】琴電「太田」駅より徒歩約18分

区分	出願日程	試験日程	合格発表	推薦基準・試験内容	受験料
公募推薦	23年9/14～10/3(必着) 23年10/4～11/21(必着) 23年11/22～12/12(必着) 23年12/13～24年1/23(必着) 24年1/24～2/19(必着)	10/7 11/25 12/16 1/27 2/23	10/25 12/7 12/22 2/1 2/29	推薦は専願、現役生のみ 推薦：書類選考、面接、国総(現代文)	25,000円
一般	23年10/4～11/21(必着) 23年11/22～12/12(必着) 23年12/13～24年2/19(必着) 24年2/20～3/19(必着)	12/16 1/27 2/23 3/25	12/22 2/1 2/29 3/25	一般：書類選考、面接、国総(現代文)	25,000円

◇開校年　2002年
◇入学者　64名(男子37名/女子27名)
◇出身県　－
◇主な実習先　－
◇主な就職先　－
◇初年度納入金(卒業までの納入金) 1,860,000円(約4,980,000円)
◇学校独自の奨学金制度 ・穴吹学園経済的支援奨学生制度：給付[金額]入学時及び進級時200,000円[募集内容]学生募集要項をご参照ください ・高資格・検定取得者特待制度：免除[その他]50,000円～500,000円[募集内容]学生募集要項をご参照ください
◇学生寮　あり
◇特徴　「君の学びたい」×「育てる環境」=なりたい自分へ。実力と情熱を備えた理学療法士、対象者の想いを引き出し実現できる作業療法士をめざす。

資料請求　●学校案内　無料　●願書　無料　｜　WEB出願　可　｜　残りの日程はWEBをCheck

学校法人大麻学園　四国医療専門学校　［理・作］

学科
(1)理学療法学科(4年・36名)
(2)作業療法学科(4年・30名)

〒769-0205　香川県宇多津町浜五番丁62-1
【TEL】0877-41-2323　【E-mail】hello@459.ac.jp
【交通】JR予讃線「宇多津」駅より徒歩7分、坂出ICより車で約10分

区分	出願日程	試験日程	合格発表	推薦基準・試験内容	受験料
公募推薦	〈1次〉23年9/11～9/28(必着) 〈2次〉23年10/9～10/26(必着) 〈3次〉23年11/13～11/30(必着)	10/8 11/4 12/9	10/13 11/10 12/15	推薦は専願、1浪まで可 推薦：書類審査、小論文、面接	25,000円
一般	〈1次〉23年10/9～10/26(必着) 〈2次〉23年11/13～11/30(必着) 〈3次〉23年12/18～24年1/11(必着) 〈4次〉24年1/29～2/15(必着) 〈5次〉24年2/19～3/11(必着)	11/4 12/9 1/21 2/25 3/16	11/10 12/15 1/26 3/1 3/19	一般：書類審査、小論文、面接、選択＝国総(古漢除く)、数Ⅰより1科目	25,000円

◇開校年　1956年
◇入学者　－
◇出身県　香川県・徳島県・愛媛県
◇主な実習先　香川大学医学部附属病院、香川県立中央病院、さぬき市民病院他
◇主な就職先　香川大学医学部附属病院、かがわ総合リハビリテーションセンター、三豊総合病院
◇初年度納入金(卒業までの納入金) 1,550,000円(5,300,000円)
◇学校独自の奨学金制度 ・特待生制度：給付[年額]50,000円～500,000円[募集内容]総合型選抜の出願者の中で特待生選抜試験の受験希望者 ・新入生授業料減免制度：減免[年額]300,000円[募集内容]経済的理由により進学を断念することがないよう授業料より減免
◇学生寮　あり
◇特徴　4年間で即戦力となれる理学療法士・作業療法士になる！

資料請求　●学校案内　無料　●願書　無料　｜　WEB出願　可

一般財団法人積善会　愛媛十全医療学院　［理・作］

学科
(1)理学療法学科(3年・40名)
(2)作業療法学科(3年・40名)

〒791-0385　愛媛県東温市南方561
【TEL】089-966-4573　【E-mail】gakuin@esm-juzen.ac.jp
【交通】松山市より伊予鉄バス「川内」停下車

区分	出願日程	試験日程	合格発表	推薦基準・試験内容	受験料
公募推薦	23年8/28～9/30(消有)	10/8	10/13	推薦は専願、現役生のみ、3.4以上 推薦：コミ英Ⅰ、小論文、面接	20,000円
一般	23年11/6～12/2(消有) 23年12/4～24年2/3(消有) 24年2/5～3/2(消有)	12/9 2/10 3/9	12/15 2/16 3/15	一般：選択＝国・数Ⅰより1科目、コミ英ⅠⅡ、小論文、面接	20,000円

◇開校年　1979年
◇入学者　－
◇出身県　愛媛県・岡山県
◇主な実習先　大洲中央病院、済生会西条病院、松山赤十字病院
◇主な就職先　愛媛大学医学部附属病院、松山市民病院、松山リハビリテーション病院
◇初年度納入金(卒業までの納入金) 1,900,000円(4,900,000円)
◇学校独自の奨学金制度
◇学生寮　なし
◇特徴　現場で活躍する医師や専門家など多彩な外来講師陣による実践的な講義が行われています。また、附属病院が併設されているという恵まれた臨床教育を活かし、充実した臨床実習をカリキュラムに組み入れ、現場で即戦力となる人材育成に力を入れています。

資料請求　●学校案内　無料　●願書　無料　｜　WEB出願　不可

河原医療大学校

学校法人河原学園

理 作 総 社

学科	(1)理学療法学科(4年・40名) (2)作業療法学科(3年・40名)

〒790-0005　愛媛県松山市花園町3-6
【TEL】0120-40-5355　【E-mail】emsi@kawahara.ac.jp
【交通】伊予鉄道「松山市」駅より徒歩3分

	出願日程	試験日程	合格発表	推薦基準・試験内容	受験料
公募推薦	〈第1回〉23年10/2～10/31(必着) 〈第2回〉23年11/1～11/30(必着) 〈第3回〉23年12/1～12/25(必着) 〈第4回〉23年12/26～24年1/31(必着)	11/11 12/9 1/6 2/10	11/16 12/14 1/11 2/15	推薦は専願、現役生のみ 推薦：書類選考、面接	25,000円
一般	〈第1回〉23年10/2～10/31(必着) 〈第2回〉23年11/1～11/30(必着) 〈第3回〉23年12/1～12/25(必着) 〈第4回〉23年12/26～24年1/31(必着) 〈第5回〉24年2/1～2/29(必着)	11/11 12/9 1/6 2/10 3/9	11/16 12/14 1/11 2/15 3/14	一般：書類選考、面接	25,000円

◇開校年　2007年
◇入学者　−
◇出身県　−
◇主な実習先　−
◇主な就職先　−

◇初年度納入金(卒業までの納入金)
(1)1,960,000円(−)(2)2,060,000円(−)
◇学校独自の奨学金制度
・河原学園特待生制度：減免[金額]学費100,000円〜600,000円[募集内容]現役生のみ、書類、作文、面接による選考

◇学生寮　あり
◇特徴

資料請求　●学校案内　無料　●願書　無料　　WEB出願　不可　　残りの日程はWEBをCheck

四国中央医療福祉総合学院

学校法人RWFグループ

理 作 言 AO 社

学科	(1)理学療法学科(3年・40名) (2)作業療法学科(3年・40名) (3)言語聴覚学科(3年・40名)

〒799-0422　愛媛県四国中央市中之庄町1684-10
【TEL】0896-24-1000　【E-mail】info@rwf.ac.jp
【交通】JR予讃線「伊予三島」駅より徒歩10分、高速道路松山自動車道三島川之江ICより車で約10分

	出願日程	試験日程	合格発表	推薦基準・試験内容	受験料
公募推薦	〈第1回〉23年10/2～10/17(必着) 〈第2回〉23年10/18～11/14(必着) 〈第3回〉23年11/15～12/12(必着) 〈第4回〉23年12/13～24年1/16(必着) 〈第5回〉24年1/17～1/30(必着)	10/22 11/19 12/17 1/21 2/4	10/31 11/28 12/26 1/30 2/13	推薦：専願、現役生のみ、3.0以上 推薦は面接、小論文	25,000円
一般	〈第1回〉23年10/2～10/17(必着) 〈第2回〉23年10/18～11/14(必着) 〈第3回〉23年11/15～12/12(必着) 〈第4回〉23年12/13～24年1/16(必着) 〈第5回〉24年1/17～1/30(必着)	10/22 11/19 12/17 1/21 2/4	10/31 11/28 12/26 1/30 2/13	一般：選択=英、数Ⅰより1科目選択、小論文、面接	25,000円

◇開校年　2007年
◇入学者　−
◇出身県　愛媛県・香川県・徳島県
◇主な実習先　−
◇主な就職先　一般病院、身体障害者リハビリセンター、肢体不自由児施設他

◇初年度納入金(卒業までの納入金)
1,750,000円(4,450,000円)
◇学校独自の奨学金制度
・在校生特待生制度：免除
・家族優遇制度：免除

◇学生寮　あり
◇特徴
医療・福祉の総合的な学科構成と母体病院だからこそ学べるチーム医療。

資料請求　●学校案内　無料　●願書　無料　　WEB出願　不可　　残りの日程はWEBをCheck

高知医療学院

医療法人新松田会

理 社

学科	理学療法学科(3年・40名)

〒781-0270　高知県高知市長浜6012-10
【TEL】088-842-0412　【E-mail】jimu@kochi-iryogakuin.com
【交通】JR線「高知」駅前より車で20分、とさでん交通バス長浜行で「長浜」下車徒歩15分

	出願日程	試験日程	合格発表	推薦基準・試験内容	受験料
公募推薦	23年11/27～12/14(必着)	12/16	12/22	推薦は専願、浪人可 推薦：調査書、面接、作文	30,000円
一般	〈A日程〉24年1/4～1/18(必着) 〈B日程〉24年2/1～2/15(必着) 〈C日程〉24年3/1～3/13(必着)	1/20 2/17 3/15	1/26 2/22 3/19	一般：1/20は選択=国総(古漢除く)、英ⅠⅡ、数Ⅰ、作文より1科目、面接 2/17・3/15は作文、面接	30,000円

◇開校年　1978年
◇入学者　−
◇出身県　高知県・愛媛県・徳島県
◇主な実習先　高知県内外の医療機関
◇主な就職先　高知県内外の医療機関

◇初年度納入金(卒業までの納入金)
1,600,000円(−)
◇学校独自の奨学金制度
−

◇学生寮　なし
◇特徴
県内唯一の3年制養成校。本学院独自の学費サポート制度有。

資料請求　●学校案内　無料　●願書　無料　　WEB出願　不可

専門学校麻生リハビリテーション大学校

麻生専門学校グループ

理 作 言 社

学科	(1)理学療法学科(昼3年・80名) (2)理学療法学科(夜4年・30名) (3)作業療法学科(昼3年・30名) (4)作業療法学科(夜4年・30名) (5)言語聴覚学科(昼2年・40名) (6)言語聴覚学科(昼夜2年・40名)＊1

〒812-0007　福岡県福岡市博多区東比恵3-2-1
【TEL】092-436-6606　【E-mail】infoarc@asojuku.ac.jp
【交通】地下鉄空港線「東比恵」駅より徒歩すぐ

	出願日程	試験日程	合格発表	推薦基準・試験内容	受験料
公募推薦	(1)～(5)〈第1回〉23年10/1～10/4(必着) (1)～(5)〈県外入試〉23年10/1～10/4(必着) (1)～(5)〈第2回〉23年10/1～11/8(必着) (1)～(5)〈第3回〉23年10/1～12/6(必着) (1)～(5)〈第4回〉23年10/1～24年1/24(必着)	10/8 10/14 11/12 12/10 1/28	14日以内に郵送	推薦は専願、現役生のみ、3.3以上 推薦：国(古漢除く)、書類審査、面接	30,000円
一般	(1)～(5)〈第1回〉23年10/1～10/4(必着) (1)～(5)〈県外入試〉23年10/1～10/4(必着) (1)～(5)〈第2回〉23年10/1～11/8(必着) (1)～(5)〈第3回〉23年10/1～12/6(必着) (1)～(5)〈第4回〉23年10/1～24年1/24(必着)	10/8 10/14 11/12 12/10 1/28	14日以内に郵送	一般：国(古漢除く)、書類審査、面接	30,000円

◇開校年　2001年
◇入学者　−
◇出身県　−
◇主な実習先　−
◇主な就職先　−

◇初年度納入金(卒業までの納入金)
(1)(3)(5)1,950,000円(5,440,000円)、(2)(4)1,515,000円(5,420,000円)、(6)1,800,000円(3,300,000円)
◇学校独自の奨学金制度
・麻生特待生制度：免除[金額]100,000円〜300,000円[募集内容]選抜結果に応じて校納金一部免除(初年度のみ)
・夜間部特別支援制度：免除[金額]100,000円[募集内容]現役生等で本校を専願で受験される方に校納金一部免除(初年度のみ)

◇学生寮　あり
◇特徴
麻生リハビリテーション大学校は、100を超える病院・福祉施設をもつ麻生グループの教育ネットワークを活かした、3学科6コースを有する専門学校で、すべての学科・コースが職業実践専門課程という文部科学大臣の認定学科でもある。

資料請求　●学校案内　無料　●願書　無料　　WEB出願　可　　残りの日程はWEBをCheck

専門学校・養成施設

看護師

診療放射線技師　臨床放射線技師　臨床検査技師　臨床工学技士

理学療法士　作業療法士　言語聴覚士

歯科衛生士　歯科技工士

柔道整復　はり師・きゅう師　あん摩マッサージ指圧師

視能訓練士　義肢装具士　救急救命士

学校法人戸早学園　北九州リハビリテーション学院

理作／総

学科	(1)理学療法学科(3年・40名)　(2)作業療法学科(3年・30名)

〒800-0343　福岡県京都郡苅田町上片島1575
【TEL】0120-305-933　【E-mail】kita-reha@tohaya.ac.jp
【交通】JR日豊本線・平成筑豊鉄道「行橋」駅よりスクールバス約8分

	出願日程	試験日	合格発表	推薦基準・試験内容	受験料
公募推薦	〈Ⅰ期〉23年10/2～10/6(必着)　〈Ⅱ期〉23年10/10～11/10(必着)	10/8　11/12	1週間以内	推薦は専願、現役生のみ、欠席日数20日以内　推薦:国(現代文)、面接、書類審査	20,000円
一般	〈Ⅰ期〉23年10/2～10/6(必着)　〈Ⅱ期〉23年10/10～11/10(必着)　〈Ⅲ期〉23年11/13～12/1(必着)　〈Ⅳ期〉23年12/4～24年1/26(必着)　〈Ⅴ期〉24年1/29～2/9(必着)	10/8　11/12　12/3　1/28　2/11	1週間以内	一般:国(現代文)、面接、書類審査	20,000円

◇開校年　2003年
◇入学者　41名(男子29名/女子12名)
◇出身県　福岡県・大分県・山口県
◇主な実習先　福岡県内をはじめ九州一円を中心
◇主な就職先　北九州病院グループ、戸畑共立病院、門司掖済会病院他
◇初年度納入金(卒業までの納入金)　1,660,000円(-)
◇学校独自の奨学金制度　・戸早学園奨学金:貸与[月額]50,000円[募集定員]若干名[その他]入試日程にて特待生制度試験あり、国立大学編入学者への就学支援制度あり
◇学生寮　あり
◇特徴　2003年4月の開校以来、「人を支える心を学ぶ」を校是として、これからのリハビリテーションの専門職に必要な「知識・技術」はもちろん「心」も備えた、現場から"求められる"理学療法士・作業療法士を育成しています。

資料請求　●学校案内　無料　●願書　無料　　WEB出願　不可　　残りの日程はWEBをCheck

学校法人国際学園　九州医療スポーツ専門学校　→P.674

理作／社

学科	(1)理学療法学科(3年・40名)　(2)作業療法学科(3年・40名)

〒802-0077　福岡県北九州市小倉北区馬借1-1-2
【TEL】0120-594-160
【交通】JR線「小倉」駅より徒歩約10分

	出願日程	試験日	合格発表	推薦基準・試験内容	受験料
公募推薦	23年9/29～10/13(消有)　23年10/16～10/25(消有)　23年11/6～11/15(消有)　23年12/4～12/13(消有)　24年1/8～1/17(消有)	10/21　10/28　11/19　12/17　1/21	10日以内郵送	推薦は専願、現役生のみ、評定値の基準を学科毎に設置し高校に通知　推薦:小論文、面接　※10/21の試験は沖縄会場	30,000円
一般	23年9/29～10/13(消有)　23年10/16～10/25(消有)　23年11/6～11/15(消有)　23年12/4～12/13(消有)　24年1/8～1/17(消有)	10/21　10/28　11/19　12/17　1/21	10日以内郵送	一般:学科試験(国、数、英、社、理、一般常識)、小論文、面接　※10/21の試験は沖縄会場	30,000円

◇開校年　2008年
◇入学者　-
◇出身県　九州地方
◇主な実習先　-
◇主な就職先　病院、福祉施設、スポーツトレーナー他
◇初年度納入金(卒業までの納入金)　1,862,000円(-)
◇学校独自の奨学金制度
◇学生寮　あり
◇特徴　「医療系」と「スポーツ系」の領域を網羅した専門家を育てる、北九州唯一の専門学校として、時代と共に進化していきます。専門的な知識・技術・姿勢を学び、国家資格を取得します。

資料請求　●学校案内　無料　●願書　無料　　WEB出願　不可　　残りの日程はWEBをCheck

医療法人八女発心会　専門学校久留米リハビリテーション学院

理作／社

学科	(1)理学療法学科(4年・40名)　(2)作業療法学科(4年・40名)

〒834-0102　福岡県八女郡広川町水原1541番地
【TEL】0120-707-177　【E-mail】info@kurumereha.ac.jp
【交通】西鉄線「西鉄久留米」駅よりスクールバス25分

	出願日程	試験日	合格発表	推薦基準・試験内容	受験料
公募推薦	23年10/2～10/11(必着)	10/14	10/20	推薦は専願、現役生のみ、3.0以上　推薦:小論文、面接	25,000円
一般	〈Ⅰ期〉23年10/31～11/8(必着)　〈Ⅱ期〉23年12/5～12/13(必着)　〈Ⅲ期〉24年1/9～1/17(必着)　〈Ⅳ期〉24年1/30～2/7(必着)　〈Ⅴ期〉24年2/19～2/26(必着)	11/11　12/16　1/20　2/10　2/28	11/17　12/22　1/26　2/16　3/1	一般:選択=国、数より1科目、小論文、面接	25,000円

◇開校年　2003年
◇入学者　80名
◇出身県　福岡県・大分県・長崎県
◇主な実習先　筑後川温泉病院、高良台リハビリテーション病院、古賀病院21他
◇主な就職先　姫路病院、桜十字病院他、聖マリア病院他
◇初年度納入金(卒業までの納入金)　1,300,000円(4,300,000円)
◇学校独自の奨学金制度　・入学時特別奨学金:免除[金額]入学金全額または半額[募集内容]入学試験の学科試験受験者の中で成績優秀な学生を対象　・入学後特別奨励金:給付[年額]最優秀賞100,000円、優秀賞80,000円、奨励賞50,000円[募集内容]各学年の成績上位者かつ他の模範となる学生を対象
◇学生寮　あり
◇特徴　5年連続国家試験全員合格!

資料請求　●学校案内　無料　●願書　無料　　WEB出願　不可　　残りの日程はWEBをCheck

学校法人巨樹の会　小倉リハビリテーション学院

理作／総／社

学科	(1)理学療法学科(昼3年・80名)　(2)理学療法学科(夜4年・40名)　(3)作業療法学科(昼3年・40名)

〒800-0206　福岡県北九州市小倉南区葛原東2-2-10
【TEL】093-473-8005　【E-mail】info@kokura-reha.jp
【交通】JR線「下曽根」駅より徒歩15分

	出願日程	試験日	合格発表	推薦基準・試験内容	受験料
公募推薦	23年9/25～10/4(必着)	10/7	10/16	推薦は専願、現役生のみ　推薦:面接、書類審査、志望理由書	25,000円
一般	〈1期〉23年10/10～10/18(必着)　〈2期〉23年10/30～11/8(必着)　〈3期〉23年11/20～11/29(必着)　〈4期〉23年12/11～24年1/10(必着)　〈5期〉24年1/22～1/31(必着)	10/21　11/11　12/2　1/13　2/3	10/30　11/20　12/11　1/22　2/13	一般:選択=国、数より1科目、面接、書類審査	25,000円

◇開校年　2004年
◇入学者　140名
◇出身県　福岡県・大分県・山口県
◇主な実習先　グループ関連病院(新小文字病院、下関リハビリテーション病院他、関東他)
◇主な就職先　グループ関連病院他(北九州市、福岡県内、大分県内、関東以西主体)
◇初年度納入金(卒業までの納入金)　1,050,000円～1,450,000円(4,480,000円～4,530,000円)
◇学校独自の奨学金制度　・学校法人巨樹の会修学支援制度:給付[金額]合計1,000,000円[募集内容]理学療法学科夜間コース限定　・特待生制度:減免[募集内容]特待生A特待(全額)、B(半額)、C(3割)授業料減額
◇学生寮　あり
◇特徴　当学院は全国26病院と105以上の関連施設と連携した、日本最大級のリハビリテーションチームで、在学中の臨床実習、国家試験、就職を全面的にサポートしています。関連病院をキャンパスの一部にした、質の高い実習を行うことができます。

資料請求　●学校案内　無料　●願書　無料　　WEB出願　可(総合型のみ)　　残りの日程はWEBをCheck

学校法人滋慶学園
福岡医健・スポーツ専門学校

理 作 AO 社

学科	(1)理学療法科(4年・80名) (2)作業療法科(4年・40名)

〒812-0032　福岡県福岡市博多区石城町7-30
【TEL】0120-717-261　【E-mail】info@iken.ac.jp
【交通】地下鉄「千代県庁口」(3番出口)より徒歩10分、西鉄バス「築港口」バス停前

	出願日程		試験日程	合格発表	推薦基準・試験内容	受験料
公募推薦	〈第1回〉23年10/1〜10/5(必着) 〈第2回〉23年10/6〜10/13(必着) 〈第3回〉23年10/14〜10/20(必着) 〈第4回〉23年10/21〜10/27(必着)		10/8 10/15 10/22 10/29	後日	推薦は専願のみ 推薦:書類選考、作文、面接	30,000円
一般	〈第1回〉23年10/1〜10/5(必着) 〈第2回〉23年10/6〜10/13(必着) 〈第3回〉23年10/14〜10/20(必着) 〈第4回〉23年10/21〜10/27(必着) 〈第5回〉23年10/28〜11/3(必着)		10/9 10/15 10/22 10/29 11/5	後日	一般:書類選考、作文、面接	30,000円

◇開　校　年　2002年
◇入　学　者　−
◇出　身　県　−
◇主な実習先　−

◇主な就職先　−

◇初年度納入金(卒業までの納入金)　−
◇学校独自の奨学金制度
・保護者・兄弟姉妹学費免除制度:減免[金額]初年度学費の一部(100,000円) [募集内容]保護者・兄弟姉妹が滋慶学園グループに在籍もしくは卒業している入学者

◇学　生　寮　あり
◇特　　徴　−

資料請求	●学校案内 無料 ●願書 無料	WEB出願 可	残りの日程はWEBをCheck

学校法人福岡医療学院
福岡医療専門学校

理 AO

学科	理学療法科(4年・80名※) ※うちスポーツトレーナー25名

〒814-0005　福岡県福岡市早良区祖原3-1
【TEL】092-833-6120　【E-mail】shomu@jusei.ac.jp
【交通】福岡市地下鉄空港線「西新」駅より徒歩4分

	出願日程		試験日程	合格発表	推薦基準・試験内容	受験料
公募推薦	23年9/7〜9/29 23年9/7〜10/6 23年9/7〜10/13 23年9/7〜10/20 23年10/26〜11/3		10/1 10/8 10/15 10/22 11/5	10/4 10/11 10/18 10/25 11/8	推薦は専願、現役生のみ、3.2以上 推薦:面接 ※10/15は県外入試あり(熊本会場、宮崎会場、沖縄会場)、出願日程:23年9/1〜10/9	20,000円
一般	23年9/7〜9/29 23年9/7〜10/6 23年9/7〜10/13 23年9/7〜10/20 23年10/26〜11/3		10/1 10/8 10/15 10/22 11/5	10/4 10/11 10/18 10/25 11/8	一般:面接、作文 ※10/15は県外入試あり(熊本会場、宮崎会場、沖縄会場)、出願日程:23年9/1〜10/9	20,000円

◇開　校　年　1999年
◇入　学　者　−
◇出　身　県　−
◇主な実習先　−

◇主な就職先　−

◇初年度納入金(卒業までの納入金)
1,100,000円(3,800,000円)
◇学校独自の奨学金制度

◇学　生　寮　あり(提携先学生寮)
◇特　　徴　−

資料請求	●学校案内 − ●願書 −	WEB出願 可	残りの日程はWEBをCheck

学校法人都築学園
福岡天神医療リハビリ専門学校

理 作 AO 社

学科	(1)理学療法学科(3年・40名) (2)作業療法学科(3年・40名)

〒810-0004　福岡県福岡市中央区渡辺通4丁目3-7
【TEL】092-738-7823　【E-mail】info@dmr.ac.jp
【交通】西鉄天神大牟田線「薬院」駅より徒歩すぐ

	出願日程		試験日程	合格発表	推薦基準・試験内容	受験料
公募推薦	−		−	−	※9月26日以降、該当する試験はありません	−
一般	〈1期〉23年10/30〜11/16(必着) 〈2期〉23年11/27〜12/14(必着) 〈3期〉23年12/25〜24年1/25(必着) 〈4期〉24年2/5〜2/15(必着) 〈5期〉24年2/26〜3/7(必着)		11/19 12/17 1/28 2/18 3/10	11/24 12/22 2/2 2/23 3/13	一般:面接、書類審査、小論文	25,000円

◇開　校　年　2003年
◇入　学　者　88名(男子39名/女子49名)
◇出　身　県　福岡県・長崎県・宮崎県
◇主な実習先　病院、介護老人保健施設、デイケア

◇主な就職先　病院、介護老人保健施設、行政機関

◇初年度納入金(卒業までの納入金)
1,500,000円(4,100,000円)
◇学校独自の奨学金制度
−

◇学　生　寮　あり
◇特　　徴
個性を伸ばし、自信をつけさせ、社会に送り出す。医療福祉関係において社会のニーズに即応できる有為な人材育成を目的とし、専門的なリハビリテーション医療の知識を身につけた地域医療に貢献できる理学療法士、作業療法士を養成することを目標としています。

資料請求	●学校案内 無料 ●願書 無料	WEB出願 不可

学校法人藤川学園
福岡リハビリテーション専門学校

理 作

学科	(1)理学療法学科(4年・80名) (2)作業療法学科(4年・40名)

〒812-0011　福岡県福岡市博多区博多駅前3-29-17
【TEL】092-475-1000
【交通】JR線「博多」駅より徒歩5分

	出願日程		試験日程	合格発表	推薦基準・試験内容	受験料
公募推薦	−		−	−	※詳細は学校にお問い合わせください	−
一般	−		−	−	※詳細は学校にお問い合わせください	−

◇開　校　年　2002年
◇入　学　者　−
◇出　身　県　−
◇主な実習先　−

◇主な就職先　−

◇初年度納入金(卒業までの納入金)　−
◇学校独自の奨学金制度　−

◇学　生　寮　−
◇特　　徴　−

資料請求	●学校案内 − ●願書 −	WEB出願 −

福岡県・佐賀県・長崎県

学校法人高木学園 専門学校 柳川リハビリテーション学院 理作言 AO

		学科
(1)理学療法学科(3年・40名) (2)作業療法学科(3年・40名) (3)言語聴覚学科(3年・40名)		〒832-0058 福岡県柳川市上宮永町116-1 【TEL】0944-72-1001 【交通】西鉄「柳川」駅西口より堀川バス「亀の井ホテル柳川行」で「柳川リハビリテーション学院前」下車徒歩3分

	出願日程	試験日程	合格発表	推薦基準・試験内容	受験料
公募推薦	23年9/19〜10/3	10/8	10/17	推薦は専願、現役生のみ、3.0以上 推薦:国総(現代文)、面接、書類審査	30,000円
一般	〈Ⅰ期〉23年11/14〜11/28 〈Ⅱ期〉24年1/4〜1/16 〈Ⅲ期〉24年1/30〜2/13	12/3 1/21 2/18	12/12 1/30 2/27	一般:選択=国総(現代文)、コミ英Ⅰ(リスニング除く)、数Ⅰ、生基より1科目、面接、書類審査	30,000円

◇開校年 1990年
◇入学者 −
◇出身県 福岡県・佐賀県・熊本県
◇主な実習先 柳川リハビリテーション病院、高木病院、福岡山王病院
◇主な就職先 柳川リハビリテーション病院、高木病院、柳川療育センター

◇初年度納入金(卒業までの納入金)
1,235,000円(−)
◇学校独自の奨学金制度
・入学金免除制度:免除[金額]入学金の全額または半額[募集内容]一般入試の成績優秀者
・家族奨学生制度:給付(入学後)[金額]150,000円[募集内容]入学予定者のご家族が在籍もしくは卒業されている場合に学費の一部を支給

◇学生寮 あり
◇特徴
福岡県初の私立のリハビリテーション職養成校。3,600名を超える優秀な卒業生を輩出。敷地内に病院や施設を併設し、医学・リハビリ・療育を学ぶには最適な環境。卒業生は大学院進学も可能。

資料請求 ●学校案内 無料 ●願書 無料 | WEB出願 不可

学校法人緑生館 医療福祉専門学校緑生館 理作総社

		学科
(1)理学療法学科(4年・40名) (2)作業療法学科(4年・40名)		〒841-0074 佐賀県鳥栖市西新町1428-566 【TEL】0942-84-5100 【E-mail】pr@ryokuseikan.ac.jp 【交通】JR線「鳥栖」駅よりスクールバスで約15分

	出願日程	試験日程	合格発表	推薦基準・試験内容	受験料
公募推薦	23年9/25〜10/10(必着)	10/14	10/20	推薦は専願、現役生のみ、3.0以上 推薦:個人面接、書類審査	20,000円
一般	〈2期〉23年9/25〜10/10(必着) 〈3期〉23年10/23〜11/7(必着) 〈4期〉23年11/20〜12/5(必着) 〈5期〉24年1/9〜2/6(必着) 〈6期〉24年2/19〜3/5(必着)	10/14 11/11 12/9 2/10 3/9	10/20 11/17 2/12 2/16 3/15	一般:2期、3期は選択=国総(古漢除く)、数Ⅰより1科目、小論文、個人面接、書類審査 4期、5期、6期は小論文、個人面接、書類審査	20,000円

◇開校年 2009年
◇入学者 −
◇出身県 佐賀県・福岡県・長崎県
◇主な実習先 聖マリア病院、やいがおか鹿毛病院、佐賀県医療センター好生館
◇主な就職先 佐賀県医療センター好生館、高良台リハビリテーション病院、大島病院

◇初年度納入金(卒業までの納入金)
1,100,000円(3,920,000円)
◇学校独自の奨学金制度
・緑生館新特別奨学金:貸与[年額]350,000円[募集内容]原則無利子。貸与だが、返還免除規定あり
・家族入学支援制度:給付[金額]入学時1回のみ100,000円[募集内容]兄弟姉妹または父母が緑生館の在校生・卒業生の場合、入学後支給

◇学生寮 あり(女子のみ)
◇特徴
1. 4年制教育/高度専門士
2. 少人数教育
3. 学生ファースト

資料請求 ●学校案内 無料 ●願書 無料 | WEB出願 不可

学校法人巨樹の会 武雄看護リハビリテーション学校 理社

		学科
理学療法学科(3年・40名)		〒843-0024 佐賀県武雄市武雄町大字富岡12623 【TEL】0954-23-6700 【交通】JR線「武雄温泉」駅より徒歩15分

	出願日程	試験日程	合格発表	推薦基準・試験内容	受験料
公募推薦	23年9/20〜10/4(必着)	10/7	10/17	※詳細は学校にお問い合わせください	20,000円
一般	〈前期A〉23年10/5〜10/18(必着) 〈前期B〉23年10/25〜11/8(必着) 〈前期C〉23年11/15〜11/29(必着) 〈後期A〉23年12/22〜24年1/10(必着) 〈後期B〉24年1/17〜1/31(必着)	10/21 11/11 12/2 1/13 2/3	10/31 11/21 12/12 1/23 2/13	※詳細は学校にお問い合わせください 後期は定員を満たした場合、実施しないことがあります	20,000円

◇開校年 2011年
◇入学者 −
◇出身県 −
◇主な実習先 −
◇主な就職先 −

◇初年度納入金(卒業までの納入金)
−
◇学校独自の奨学金制度
・特待生制度:免除[金額]授業料よりA特待生:全額免除、B特待生:半額免除、C特待生:3割免除[募集内容]特待生選抜で決定。学業成績・人物ともに優秀な学生対象

◇学生寮 あり
◇特徴 −

資料請求 ●学校案内 − 願書 − | WEB出願 − | 残りの日程はWEBをCheck

学校法人岩永学園 こころ医療福祉専門学校 理総

		学科
理学療法科(3年・40名)		〒850-0048 長崎県長崎市上銭座町11-8 【TEL】0120-100-770 【E-mail】info@kokoro.ac.jp 【交通】JR「浦上」駅より徒歩10分

	出願日程	試験日程	合格発表	推薦基準・試験内容	受験料
公募推薦	〈1期〉23年10/2〜10/10(必着) 〈2期〉23年10/11〜11/7(必着) 〈3期〉23年11/8〜12/5(必着)	10/15 11/11 12/10	10/25 11/22 12/20	推薦は専願、現役生のみ、3.0以上 推薦:面接、書類選考	20,000円
一般	〈1期〉23年10/2〜10/10(必着) 〈2期〉23年10/11〜11/7(必着) 〈3期〉23年11/8〜12/5(必着) 〈4期〉23年12/6〜24年1/16(必着) 〈5期〉24年1/17〜2/13(必着)	10/15 11/11 12/10 1/20 2/17	10/25 11/22 12/20 1/31 2/28	一般:面接、筆記試験、書類選考	20,000円

◇開校年 2007年
◇入学者 −
◇出身県 長崎県・佐賀県・熊本県
◇主な実習先 −
◇主な就職先 藤本グループ、(株)湧命、みやび整骨院他

◇初年度納入金(卒業までの納入金)
1,400,000円(−)
◇学校独自の奨学金制度
・特別就学サポート制度:減免[金額]入学金より100,000円[募集内容]総合型入試で申し込みされた方を対象

◇学生寮 なし
◇特徴
医療・福祉・健康・スポーツの分野にわたる県内最多の学科を設置しています。幅広い知識とさまざまな資格取得が可能です。

資料請求 ●学校案内 無料 ●願書 無料 | WEB出願 不可 | 残りの日程はWEBをCheck

左端縦見出し:看護師 / 臨床検査技師・臨床工学技士・診療放射線技師 / 理学療法士・作業療法士・言語聴覚士 / 歯科衛生士・歯科技工士 / あん摩マッサージ指圧師・はり師・きゅう師・柔道整復師 / 視能訓練士・義肢装具士・救急救命士

長崎医療技術専門学校

学校法人玉木学園

理 作 社

	学科	(1)理学療法学科（3年・40名） (2)作業療法学科（3年・40名）	〒850-0822　長崎県長崎市愛宕1-36-59 【TEL】095-827-8868　【E-mail】igisen@tamaki.ac.jp 【交通】JR線「長崎」駅東口より長崎バス「風頭山」、県営バス「風頭町」行、終点下車

出願日程	公募推薦	23年10/2～10/6	試験日程	10/14	合格発表	10/27	推薦基準・試験内容	推薦は専願のみ、3.0以上 推薦：作文、面接	受験料	25,000円
	一般	〈Ⅰ期〉23年11/6～11/20 〈Ⅱ期〉24年1/15～1/29 〈Ⅲ期〉24年2/21～3/6		11/26 2/4 3/11		12/5 2/14 3/15		一般：選択=国総（古漢除く）、数Ⅰより1科目、面接		25,000円

◇開校年　1995年
◇入学者　－
◇出身県　－
◇主な実習先　－
◇主な就職先　－

◇初年度納入金（卒業までの納入金）
(1)1,290,000円（－）、(2)1,240,000円（－）
◇学校独自の奨学金制度
・特待生制度：給付［金額］100,000円［募集内容］各学年の成績優秀者を対象
・家族割：免除［金額］入学金全額160,000円［募集内容］卒業生、在学生に家族（親・兄弟・姉妹）がいる方を対象（同年度入学を含む）

◇学生寮　－
◇特徴　－

資料請求	●学校案内　－　●願書　－	WEB出願

長崎リハビリテーション学院

学校法人向陽学園

理 作 言 共 社

	学科	(1)理学療法学科（3年・40名） (2)作業療法学科（3年・40名） (3)言語療法学科（3年・40名）	〒856-0048　長崎県大村市赤佐古町42 【TEL】0957-53-7883　【E-mail】pc-1@nagariha.koyogakuen.ed.jp 【交通】JR線「大村」駅より徒歩10分

出願日程	公募推薦	23年10/27～11/8（必着）	試験日程	11/15	合格発表	11/22	推薦基準・試験内容	推薦は専願、現役生のみ、3.0以上 推薦：書類審査、小論文、面接	受験料	26,000円
	一般	〈Ⅰ期〉23年11/24～12/6（必着） 〈Ⅱ期〉24年1/10～1/26（必着） 〈Ⅲ期〉24年2/21～3/8（必着）		12/13 2/7 3/13		12/20 2/14 3/15		一般：国総（古漢除く）、数ⅠA（Aは場合の数と確率）、面接		26,000円

◇開校年　1981年
◇入学者　－
◇出身県　長崎県・佐賀県
◇主な実習先　長崎医療センター、長崎労災病院、長崎リハビリテーション病院
◇主な就職先　市立大村市民病院、長崎北病院、佐世保中央病院

◇初年度納入金（卒業までの納入金）
1,350,000円（－）
◇学校独自の奨学金制度
・特待生制度：減免［年額］100,000円～300,000円［募集内容］一般選抜試験の成績上位者を対象に授業料を一部免除
・大学入学共通テスト利用選抜減免制度：減免［金額］入学金相当額［募集内容］大学入学共通テスト利用入試の合格者に対し入学金を免除

◇学生寮　なし
◇特徴　－
長崎で1番目・九州で2番目に開校。卒業生は2,700人を超える。細やかで徹底した指導や図書館など学習環境が充実。ホスピタリティ教育・キャリア教育にも取り組んでおり国家試験対策から就職指導まで完全フォロー。

資料請求	●学校案内　無料　●願書　無料	WEB出願　不可

九州中央リハビリテーション学院

学校法人立志学園

理 作 社

	学科	(1)理学療法学科（昼4年・80名） (2)理学療法学科（夜3年・40名） (3)作業療法学科（昼4年・40名）	〒860-0821　熊本県熊本市中央区本山3-3-84 【TEL】096-322-2200　【E-mail】info@kcr.ac.jp 【交通】JR線「熊本」駅より徒歩7分

出願日程	公募推薦	23年10/2～10/4（必着）	試験日程	10/7	合格発表	10/10	推薦基準・試験内容	推薦は専願のみ、1浪まで可、3.0以上 推薦：集団面接	受験料	20,000円
	一般	〈前期〉23年11/24～12/6（必着） 〈後期〉24年1/4～1/17（必着）		12/9 1/20		12/12 1/23		一般：選択=国総（現代文のみ）、コミ英、数ⅠAより2科目、集団面接		20,000円

◇開校年　2006年
◇入学者　－
◇出身県　－
◇主な実習先　熊本大学医学部附属病院、くまもと成仁病院他
◇主な就職先　熊本託麻台リハビリテーション病院、桜十字病院、熊本機能病院他

◇初年度納入金（卒業までの納入金）
(1)(3)1,350,000円（－）、(2)1,250,000円（－）
◇学校独自の奨学金制度
・学院特待生制度：免除［金額］初年度授業料の10％～半額［募集内容］2年次以降は学院が定める基準を満たした者について、授業料の20～50％免除

◇学生寮　なし
◇特徴　－

資料請求	●学校案内　無料　●願書　無料	WEB出願　可

熊本駅前看護リハビリテーション学院

学校法人青照学舎

理 作 言 社

	学科	(1)理学療法学科（4年・40名） (2)作業療法学科（4年・40名） (3)言語聴覚療法学科（4年・40名）	〒860-0047　熊本県熊本市西区春日2-1-15 【TEL】096-212-0711　【E-mail】ekimae@seishoukan.ac.jp 【交通】JR鹿児島本線「熊本」駅より徒歩3分

出願日程	公募推薦	23年10/23～11/8（必着）	試験日程	11/11	合格発表	11/15	推薦基準・試験内容	推薦は専願、現役生のみ、3.0以上 推薦：面接	受験料	20,000円
	一般	〈A〉23年10/1～10/11（必着） 〈B〉23年10/23～11/8（必着） 〈C〉23年11/20～12/6（必着） 〈D〉24年1/15～1/31（必着）		10/14 11/11 12/9 2/3		10/18 11/15 12/13 2/7		一般：数ⅠA（Aは場合の数と確率より出題）、国総（古漢除く）、面接		20,000円

◇開校年　2008年
◇入学者　94名（男子48名/女子46名）
◇出身県　熊本県・宮崎県・鹿児島県
◇主な実習先　熊本県、宮崎県、福岡県
◇主な就職先　熊本県、福岡県、大阪府

◇初年度納入金（卒業までの納入金）
1,350,000円（4,500,000円）
◇学校独自の奨学金制度
－

◇学生寮　なし
◇特徴　－
愛と和の教育理念のもと、学生に寄り添う親身になって指導を行い、高い人間力と専門性を身につけ、社会貢献できる真の医療人の育成を目指しています。特待生制度や学内優秀者表彰、離島出身生支援、ボランティアや部活動支援等、日々の生活を支援しています。

資料請求	●学校案内　無料　●願書　web出願	WEB出願　可

看護師

臨床検査技師　臨床工学技士　診療放射線技師

理学療法士　作業療法士　言語聴覚士

歯科衛生士　歯科技工士

柔道整復師　あん摩マッサージ指圧師　はり師・きゅう師

視能訓練士　義肢装具士　救急救命士

熊本県・大分県・宮崎県

医療法人弘仁会
熊本総合医療リハビリテーション学院 〔理〕〔作〕

学科	(1)理学療法学科(4年・40名) (2)作業療法学科(4年・40名)	〒861-8045　熊本県熊本市東区小山2丁目25-35 【TEL】096-389-1133　【E-mail】kcmr@kumareha.ac.jp 【交通】九州産交バス「今村入口」バス停下車徒歩すぐ

	出願日程	試験日程	合格発表	推薦基準・試験内容	受験料
公募推薦	23年10/2～10/4(必着)	10/7・8	10/11	推薦は専願のみ、1浪まで可、3.0以上 推薦：面接 ※10/7は宮崎・鹿児島の2会場、10/8は本学院	20,000円
一般	〈前期〉23年10/12～10/18(必着) 〈後期〉23年11/21～11/29(必着)	10/22 12/3	10/24 12/5	一般：選択=国総(古漢除く)、数ⅠA(「場合の数と確率」、「整数の性質」、「図形の性質」のうち2項目選択)より1科目、面接	20,000円

◇開校年 1981年
◇入学者 －
◇出身県 －
◇主な実習先 病院などの医療機関
◇主な就職先 病院などの医療機関、保健所などの行政機関、老人保健施設他

◇初年度納入金(卒業までの納入金)
1,500,000円(－)
◇学校独自の奨学金制度
・特待生制度：免除[金額]150,000円[募集内容]学業成績が優秀な学生を支援し、授業料より免除する
・授業料減免制度：減免[金額]200,000円[募集内容]経済的に就学が困難な学生を支援し、授業料より減免する

◇学生寮 なし
◇特徴
①学習や学生生活全般のサポート体制を整えています。
②関連する医療業界と連携して実践的な職業教育を実施しています。
③万全な国家試験対策と徹底した個別支援プログラムがあります。

資料請求 ●学校案内 無料 ●願書 無料　　WEB出願 不可

左側分類：看護師

学校法人平松学園
大分リハビリテーション専門学校 〔理〕〔作〕〔言〕

学科	(1)理学療法士科(3年・30名) (2)作業療法士科(3年・30名) (3)言語聴覚士科(3年・30名)	〒870-8658　大分県大分市千代町3-22　【TEL】097-535-0201 【E-mail】(1)pt-med@hiramatsu.ac.jp(2)ot-med@hiramatsu.ac.jp(3)st-med@hiramatsu.ac.jp 【交通】JR日豊本線「大分」駅下車徒歩15分

	出願日程	試験日程	合格発表	推薦基準・試験内容	受験料
公募推薦	23年9/1～10/4(必着)	10/11	10/19	推薦は現役生のみ、3.0以上 推薦：選択=国総(古漢除く)、数Ⅰ、生基より1科目、小論文、面接	20,000円
一般	〈1期〉23年11/6～12/4(必着) 〈2期〉24年1/4～1/29(必着) 〈3期〉24年2/13～3/4(必着)	12/7 2/1 3/7	12/14 2/8 3/14	一般：選択=国総(古漢除く)、数Ⅰ、生基より1科目、小論文、面接	20,000円

◇開校年 1993年
◇入学者 －
◇出身県 －
◇主な実習先 大分リハビリテーション病院、大分記念病院、アルメイダ病院他
◇主な就職先 大分中村病院、井野辺病院、大分こども療育センター他

◇初年度納入金(卒業までの納入金)
1,350,000円(－)
◇学校独自の奨学金制度
・平松特待生制度：減免[金額]スカラシップ30:300,000円、スカラシップ15:150,000円[募集内容]他学生の模範となる入学生に対して評価する
・部活生等減免制度：減免[年額]100,000円[募集内容]文化スポーツ活動や資格検定取得の実績を評価する

◇学生寮 あり
◇特徴
全国に先駆けた専門学校グループとして、4つの専門学校が、医療・福祉の国家資格9職種の養成を行なっています。

資料請求 ●学校案内 無料 ●願書 無料　　WEB出願 不可

左側分類：臨床検査技師／臨床工学技士／診療放射線技師／理学療法士／作業療法士／言語聴覚士

学校法人後藤学園
藤華医療技術専門学校 〔理〕〔作〕

学科	(1)理学療法学科(3年・30名) (2)作業療法学科(3年・30名)	〒879-7125　大分県豊後大野市三重町内田2706-1 【TEL】0974-22-3800 【交通】JR豊肥線「三重町」駅より徒歩5分

	出願日程	試験日程	合格発表	推薦基準・試験内容	受験料
公募推薦	23年10/5～10/18(消有)	10/21	10/27	推薦は専願のみ、1浪可 推薦：小論文、面接	25,000円
一般	〈1〉23年11/2～11/15(消有) 〈2〉24年1/11～1/24(消有) 〈3〉24年2/5～2/19(消有) 〈4〉24年3/1～3/20(消有)	11/18 1/27 2/24 3/22	11/24 2/2 3/1 3/27	一般：国の基礎知識、選択=数Ⅰ、英Ⅰより1科目、面接 ※第4回のみ国の基礎知識、面接	25,000円

◇開校年 2002年
◇入学者 21名(男子17名/女子4名)
◇出身県 宮崎県・熊本県
◇主な実習先 大分中村病院、大分三愛メディカルセンター、大分大学医学部附属病院
◇主な就職先 永冨脳神経外科病院、大場整形外科、井野辺病院

◇初年度納入金(卒業までの納入金)
1,410,000円(3,710,000円)
◇学校独自の奨学金制度
・特待生A・B：減免[金額]施設費より200,000円、B:100,000円[募集内容]特待生入試特典
・家族入学時特待生制度：減免[金額]入学金より100,000円[募集内容]家族(親、兄弟、姉妹)が本校を卒業または在籍している者

◇学生寮 あり(女子のみ)
◇特徴
校是である、礼儀・感謝・奉仕を大切にした質の高い教育と技術の実践を行いスペシャリストを育てています。

資料請求 ●学校案内 無料 ●願書 無料　　WEB出願 不可

左側分類：歯科技工士／歯科衛生士

学校法人都城コア学園
都城リハビリテーション学院 〔理〕

学科	理学療法学科(4年・40名)	〒885-0062　宮崎県都城市大岩田町5822-9 【TEL】0986-36-5670 【交通】JR線「都城」駅よりバス15分

	出願日程	試験日程	合格発表	推薦基準・試験内容	受験料
公募推薦	〈第1回〉23年9/29～10/10(必着) 〈第2回〉23年11/2～11/14(必着) 〈第3回〉23年12/8～12/19(必着)	10/14 11/18 12/23	10/19 11/22 12/26	推薦は専願、現役生のみ、3.1以上 推薦：作文、面接、書類選考	20,000円
一般	〈第1回〉23年9/29～10/10(必着) 〈第2回〉23年11/2～11/14(必着) 〈第3回〉23年12/8～12/19(必着) 〈第4回〉24年1/19～1/30(必着) 〈第5回〉24年2/22～3/5(必着)	10/14 11/18 12/23 2/3 3/11	10/19 11/22 12/26 2/8 3/13	一般：国、作文、面接、書類選考	20,000円

◇開校年 2018年
◇入学者 －
◇出身県 －
◇主な実習先 －
◇主な就職先 －

◇初年度納入金(卒業までの納入金)
1,730,000円(－)
◇学校独自の奨学金制度
・在学特待生制度：免除[金額]授業料より100,000円[募集内容]本学院の学校生活において、他の学生の模範となる優秀な学生を対象
・都城コア学園　ファミリー割引：免除[金額]入学金より200,000円[募集内容]保護者やきょうだいに都城コア学園の卒業生および在校生がいる場合

◇学生寮 －
◇特徴 －

資料請求 ●学校案内 － ●願書 －　　WEB出願 －　　残りの日程はWEBをCheck

左側分類：あん摩マッサージ指圧師／はり師・きゅう師／柔道整復師／視能訓練士／義肢装具士／救急救命士

専門学校・養成施設

看護師

学校法人日章学園　宮崎医療福祉専門学校　[理][社]

〒881-0004　宮崎県西都市清水1000番地
【TEL】0983-42-1010
【交通】JR日豊線「佐土原」駅より西都市内までバスで約20分
スクールバス運行、東九州自動車道西都ICより約10分

学科	理学療法士養成学科(3年・39名)

	出願日程	試験日程	合格発表	推薦基準・試験内容	受験料
公募推薦	〈第1回〉23年10/2〜10/11(必着)	10/14	1週間以内	推薦は専願、3.8以上 推薦:作文、面接、書類審査	20,000円
	〈第2回〉23年12/4〜12/13(必着)	12/16			
一般	〈第1回〉23年12/4〜12/13(必着)	12/16	1週間以内	一般:国総(古漢除く)・現代文、面接、書類審査 ※第4回は定員に達した場合、実施しないこともあります	20,000円
	〈第2回〉24年1/15〜1/24(必着)	1/27	1週間以内		
	〈第3回〉24年2/5〜2/14(必着)	2/17	5日以内		
	〈第4回〉24年2/19〜3/6(必着)	3/12	3日以内		

◇開校年　1983年
◇入学者　42名(男子25名/女子17名)
◇出身県　宮崎県・鹿児島県
◇主な実習先　福祉事業関係、病院、介護老人保健施設他
◇主な就職先　宮崎県立病院、野崎東病院、済生会日向病院

◇初年度納入金(卒業までの納入金)
1,553,000円(4,329,000円)
◇学校独自の奨学金制度
・受験料免除制度:免除[金額]20,000円[募集内容]併設校在籍者で推薦入試受験者
・入学金免除制度:免除[金額]200,000円[募集内容]併設校・地元校・指定校の各種推薦入試の成績優秀者

◇学生寮　なし
◇特徴
感性豊かな人間性を持ち、真に社会から必要とされるリハビリテーション専門家の育成を目指します。

資料請求　●学校案内　無料　●願書　無料　　WEB出願　不可

学校法人宮崎南学園　宮崎保健福祉専門学校　[作][社]

〒889-1601　宮崎県宮崎市清武町木原5706
【TEL】0985-85-8551
【E-mail】information@miyazaki-minami.ac.jp
【交通】JR線「清武」駅・「木花」駅より車で10分

学科	作業療法学科(3年・35名)

	出願日程	試験日程	合格発表	推薦基準・試験内容	受験料
公募推薦	23年9/1〜9/29(必着)	10/1	10/4	推薦:作文、面接	30,000円
一般	23年9/1〜9/29(必着)	10/1	10/4	一般:現国、作文、面接	30,000円

◇開校年　2001年
◇入学者　32名(男子8名/女子24名)
◇出身県　宮崎県・鹿児島県・熊本県
◇主な実習先　宮崎リハビリテーションセンター、サンヒルきよたけ、宮崎県立こども療育センター
◇主な就職先　潤和会記念病院、宮崎善仁会病院、藤本総合病院

◇初年度納入金(卒業までの納入金)
1,600,000円(4,200,000円)
◇学校独自の奨学金制度
・宮崎南学園奨学金制度:貸与[金額]入学金の一部[募集内容]推薦入学者で希望する方。その方が優秀にして卒業した場合は返還を免除
・宮崎南学園特待生制度:減免[金額]入学時より200,000円、授業料等より600,000円[募集内容]意欲的かつ将来の目的を明確に持って入学を希望する優秀な学生を対象

◇学生寮　−
◇特徴
−

資料請求　●学校案内　無料　●願書　無料　　WEB出願　不可

一般財団法人潤和リハビリテーション振興財団　宮崎リハビリテーション学院　[理]

〒880-2112　宮崎県宮崎市大字小松1119-62
【TEL】0985-48-2734
【交通】JR「宮崎」駅より徒歩15分、「宮崎ナナイロ前」バス停より宮交バス「記念病院」または「有田」行き、「記念病院」下車徒歩3分

学科	理学療法学科(3年・40名)

	出願日程	試験日程	合格発表	推薦基準・試験内容	受験料
公募推薦	23年9/15〜9/28(必着)	10/7	10/17	推薦は専願、現役生のみ、3.5以上 推薦:適性試験、面接	20,000円
	23年10/27〜11/9(必着)	11/18	11/24		
一般	23年9/15〜9/28(必着)	10/7	10/17	一般:国、英、面接 ※学科免除制度あり(その場合は適性試験、面接)	20,000円
	23年10/27〜11/9(必着)	11/18	11/24		
	24年1/19〜2/1(必着)	2/10	2/19		

◇開校年　1982年
◇入学者　−
◇出身県　宮崎県・鹿児島県
◇主な実習先　宮崎を中心とした全国のリハビリテーション病院
◇主な就職先　宮崎・鹿児島・福岡・東京・大阪等のリハビリテーション病院や介護老人保健施設

◇初年度納入金(卒業までの納入金)
1,543,000円(3,706,000円)
◇学校独自の奨学金制度
・特待生制度:減免[年額]100,000円〜400,000円[募集内容]入学試験における成績や学業成績等を総合的に判断し、入学金を減免
・年間優秀賞:減免[年額]50,000円〜150,000円[募集内容]学院での成績や生活態度に優れた学生に対して、次年度学費の一部を減免

◇学生寮　なし
◇特徴
病院、介護老人保健施設に併設し、入学後から実践現場を見学できます。宮崎市街地にも近く、安全で利便性の高い地域にあります。高等教育の修学支援新制度の対象機関。

資料請求　●学校案内　無料　●願書　無料　　WEB出願　不可

学校法人原田学園　鹿児島医療技術専門学校(平川キャンパス)　[理][作][言]

〒891-0133　鹿児島県鹿児島市平川町字字都口5417-1
【TEL】099-261-6161
【E-mail】hirakawa.igi@harada-gakuen.ac.jp
【交通】JR線「平川」駅から本校シャトルバスで5分

学科	(1)理学療法学科(4年・80名) (2)作業療法学科(4年・40名) (3)言語聴覚療法学科(4年・40名)

	出願日程	試験日程	合格発表	推薦基準・試験内容	受験料
公募推薦	(1期)23年10/1〜10/4(必着)	10/14	10日以内	推薦は専願、現役生のみ、推薦A:3.5以上、推薦B:3.3以上 推薦A(10/14のみ実施):書類審査、面接　推薦B(全日程実施):選択=国総(古漢除く)、数Iより1科目、書類審査、面接 ※10/14は地方会場も実施(奄美市、熊本市、宮崎市)　※地方会場は推薦Aのみ	30,000円
	(2期)23年10/23〜11/14(必着)	11/18	11/18		
	(3期)23年11/27〜12/5(必着)	12/9	12/9		
	(4期)23年12/18〜24年1/16(必着)	1/20	1/20		
	(5期)24年1/29〜2/13(必着)	2/17	2/17		
一般	(1期)23年10/1〜10/4(必着)	10/14	10日以内	一般:選択=国総(古漢除く)、数Iより1科目、書類審査、面接 ※10/14は地方会場も実施(奄美市、熊本市、宮崎市)	30,000円
	(2期)23年10/23〜11/14(必着)	11/18	11/18		
	(3期)23年11/27〜12/5(必着)	12/9	12/9		
	(4期)23年12/18〜24年1/16(必着)	1/20	1/20		
	(5期)24年1/29〜2/13(必着)	2/17	2/17		

◇開校年　1993年
◇入学者　−
◇出身県　鹿児島県・宮崎県・熊本県
◇主な実習先　−
◇主な就職先　米盛病院、鹿児島徳洲会病院、大勝病院

◇初年度納入金(卒業までの納入金)
(1)1,550,000円(−)、(2)(3)1,500,000円(−)
◇学校独自の奨学金制度
・推薦A学費免除制度:減免[金額]200,000円[募集内容]入学年度の授業料より免除
・原田学園内兄弟姉妹特典制度:減免[募集内容]本校または鹿児島キャリアデザイン専門学校に兄弟・姉妹が在籍している方が授業料が免除されます

◇学生寮　あり
◇特徴
医技専で過ごす、確実な知識と技術を習得する4年間。全ての4年課程学科で卒業時に高度専門士の称号を付与するなど、医療技術者教育のスタンダード「4年課程」には様々なメリットがあります。

資料請求　●学校案内　無料　●願書　無料　　WEB出願　不可　　残りの日程はWEBをCheck

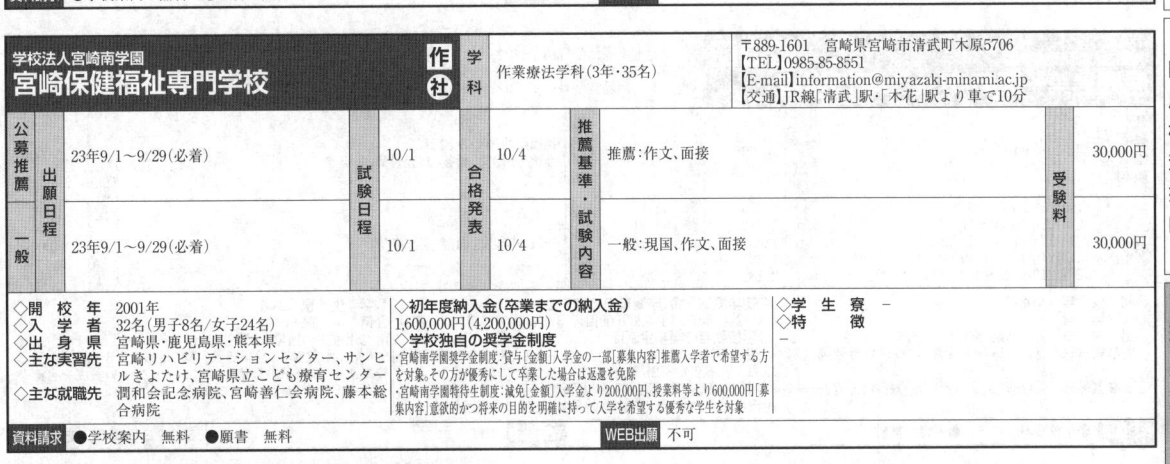

専門学校・養成施設

看護師

臨床検査技師　臨床工学技士　診療放射線技師

理学療法士　作業療法士　言語聴覚士

歯科衛生士　歯科技工士

柔道整復師　はり師・きゅう師　あん摩マッサージ指圧師

視能訓練士　義肢装具士　救急救命士

専門学校・養成施設

看護師

臨床検査技師／臨床工学技士／診療放射線技師

理学療法士／作業療法士／言語聴覚士

歯科衛生士／歯科技工士

あん摩マッサージ指圧師／はり師・きゅう師／柔道整復師

視能訓練士／義肢装具士／救急救命士

鹿児島医療福祉専門学校（学校法人南学園）

理 社　学科　理学療法学科（3年・80名）

〒890-0034 鹿児島県鹿児島市田上8-21-3
【TEL】099-281-9911　【E-mail】info@minami.ac.jp
【交通】JR線「鹿児島中央」駅より南国交通バスで約20分

	出願日程	試験日程	合格発表	推薦基準・試験内容	受験料
公募推薦	23年10/2〜10/10(必着)	10/14	10/20	推薦は専願、現役生のみ、3.3以上 推薦：面接	20,000円
一般	〈1次〉23年10/16〜10/31(必着) 〈2次〉23年11/6〜12/5(必着) 〈3次〉23年12/11〜24年1/30(必着) 〈4次〉24年2/5〜2/27(必着) 〈5次〉24年3/4〜3/25(必着)	11/4 12/9 2/3 3/2 3/26	11/10 12/15 2/9 3/8 3/28	一般：選択＝国(現代文のみ)、数ⅠAより1科目、面接 ※3/2・26は定員に達した場合、中止する可能性があります	20,000円

◇開校年 1989年
◇入学者 －
◇出身県 鹿児島県・宮崎県・熊本県
◇主な実習先 今給黎総合病院、鹿児島徳洲会病院、八反丸リハビリテーション病院
◇主な就職先 米盛病院、大勝病院、清学クリニック整形外科

◇初年度納入金(卒業までの納入金)
1,560,000円(－)
◇学校独自の奨学金制度
・森永茂樹奨学金：貸与[月額]30,000円〜100,000円[募集内容]人物、学業ともに優秀な者で、経済的理由により著しく修学に困難がある者

◇学生寮 なし
◇特徴
本学科では臨床に役立つ生きた知識と正確な技術を習得できるよう、充実した教材・設備・経験豊かな講師陣、最高水準の実習病院で学びます。

資料請求 ●学校案内 無料 ●願書 無料　　WEB出願 不可

鹿児島第一医療リハビリ専門学校（学校法人都築教育学園）

理 作 言　学科
(1)理学療法学科(3年・40名)
(2)作業療法学科(3年・40名)
(3)言語聴覚学科(3年・30名)

〒899-4395 鹿児島県霧島市国分中央一丁目12番42号
【TEL】0995-48-5551
【E-mail】r-koho@tsuzuki-edu.ac.jp
【交通】JR日豊本線「国分」駅より徒歩10分

	出願日程	試験日程	合格発表	推薦基準・試験内容	受験料
公募推薦	23年10/6〜10/20	10/29	11/8	推薦は専願のみ、3.1以上 推薦：小論文、面接、調査書等、推薦書	25,000円
一般	〈1期〉23年10/6〜10/20 〈2期〉23年10/20〜11/3 〈3期〉23年11/10〜11/24 〈4期〉24年1/5〜1/19 〈5期〉24年1/26〜2/9	10/29 11/12 12/3 1/28 2/18	11/8 11/21 12/13 2/7 2/28	一般：小論文、面接、調査書等	25,000円

◇開校年 2002年
◇入学者 －
◇出身県 鹿児島県・宮崎県・大分県
◇主な実習先 鹿児島県内の病院、本校付属整骨院、鍼灸院
◇主な就職先 総合病院、リハビリ専門病院、整骨院・鍼灸院

◇初年度納入金(卒業までの納入金)
(1)(2)1,600,000円(4,200,000円)、(3)1,400,000円(3,600,000円)
◇学校独自の奨学金制度
・学費負担減免制度：減免[金額]入学金を全額免除[募集内容]指定校推薦入学、推薦入学(B)、社会人入学(全募集区分)にて入学した者
・学費負担減免制度：減免[募集内容]都築教育学園の各学校に兄弟が在籍している場合、兄弟が在籍している間、その兄弟の授業料、施設充実費、実験実習費の半額を免除

◇学生寮 あり
◇特徴
南九州唯一の医療(柔道整復、はり・きゅう)とリハビリ(理学療法、作業療法、言語聴覚)を兼ね備えた3年制の専門学校であり、国家試験合格とスペシャリストの養成を目標とした専門教育を行う学校です。

資料請求 ●学校案内 無料 ●願書 無料　　WEB出願 不可　　残りの日程はWEBをCheck

神村学園専修学校（学校法人神村学園）

理 作 社　学科
(1)理学療法学科(3年・40名)
(2)作業療法学科(3年・40名)

〒896-8686 鹿児島県いちき串木野市別府4460番地
【TEL】0996-21-2070　【E-mail】vocational@kamimura.ac.jp
【交通】JR鹿児島本線「神村学園前」駅より徒歩3分

	出願日程	試験日程	合格発表	推薦基準・試験内容	受験料
公募推薦	23年10/2〜10/11	10/14	1週間以内	推薦は専願、現役生のみ、3.0以上 推薦：作文、面接 ※詳細は募集要項を参照ください。	20,000円
一般	〈1次〉23年10/2〜10/11 〈2次〉23年10/16〜11/15 〈3次〉23年11/20〜12/13 〈4次〉23年12/18〜24年1/24 〈5次〉24年1/29〜2/21	10/14 11/18 12/16 1/27 2/24・26・27	1週間以内	一般：選択＝国(現代文)、数ⅠAより1科目、面接	20,000円

◇開校年 1993年
◇入学者 71名(男子35名/女子36名)
◇出身県 鹿児島県・熊本県・宮崎県
◇主な実習先 －
◇主な就職先 －

◇初年度納入金(卒業までの納入金)
(1)1,400,000円(3,600,000円)、(2)1,280,000円(3,240,000円)
◇学校独自の奨学金制度
・成績特待生選抜減免：減免[金額]1年次前期学費より300,000円、別途1〜3年次各PT100,000円、OT80,000円[募集内容]成績特待生選抜入試に適用
・各種推薦減免：減免[金額]1年次前期学費より150,000円[募集内容]学校推薦、自己推薦、医療関係者推薦、社会人推薦入試に適用

◇学生寮 －
◇特徴
3年制の医療系国家試験受験資格が得られる学校です。オープンキャンパス参加にて入学検定料20,000円全額免除になります。国立大学医学部保健学科への編入学も積極的に支援しています。

資料請求 ●学校案内 無料 ●願書 無料　　WEB出願 不可　　残りの日程はWEBをCheck

沖縄医療工学院（学校法人SOLA学園）

理 AO　学科　理学療法学科※(3年・40名)
※指定申請中

〒901-2223 沖縄県宜野湾市大山7-9-8
【TEL】098-898-0701　【E-mail】sola_kouhou@sola.ac.jp
【交通】沖縄バス「大山」停より徒歩15分

	出願日程	試験日程	合格発表	推薦基準・試験内容	受験料
公募推薦	〈第1期〉23年10/1〜10/24(必着) 〈第2期〉23年11/1〜11/21(必着) 〈第3期〉23年12/1〜12/14(必着) 〈第4期〉24年1/4〜1/22(必着) 〈第5期〉24年2/1〜2/19(必着)	10/28 11/25 12/16 1/27 2/24	11/2 11/30 12/21 1/31 2/29	推薦は専願、現役生のみ、3.0以上 推薦：面接	20,000円
一般	〈第1期〉23年10/1〜10/24(必着) 〈第2期〉23年11/1〜11/21(必着) 〈第3期〉23年12/1〜12/14(必着) 〈第4期〉24年1/4〜1/22(必着) 〈第5期〉24年2/1〜2/19(必着)	10/28 11/25 12/16 1/27 2/24	11/2 11/30 12/21 1/31 2/29	一般：面接	20,000円

◇開校年 1990年
◇入学者 －
◇出身県 －
◇主な実習先 －
◇主な就職先 －

◇初年度納入金(卒業までの納入金)
1,600,000円(4,400,000円)
◇学校独自の奨学金制度
・親子兄弟姉妹学納金免除制度：免除[金額]初年度納入金の一部(100,000円)[募集内容]入学者の親もしくは兄弟姉妹が、本校に在籍または卒業している方

◇学生寮 なし
◇特徴
2024年1期生募集 理学療法学科の特徴は、県内最安値の学費と勉強とプライベートを両立できるカリキュラム。週休3日制(火〜金のスクーリング)で朝9時〜午後3時で終了。ONとOFFを切り替えて、国家試験合格を目指そう！

資料請求 ●学校案内 無料 ●願書 無料　　WEB出願 可　　残りの日程はWEBをCheck

※受験を希望される方は、必ず各学校の募集要項をご確認ください。

専門学校沖縄統合医療学院（学校法人松正学園）

理総　学科：理学療法学科(3年・40名)

〒901-2132　沖縄県浦添市伊祖4-9-8
【TEL】0120-873-104　【E-mail】info@ocim.jp
【交通】「浅野浦」バス停下車徒歩5分

	出願日程	試験日	合格発表	推薦基準・試験内容	受験料
公募推薦	〈第4期〉23年11/6～11/20(必着) 〈第5期〉23年11/27～12/11(必着) 〈第6期〉24年1/4～1/15(必着)	11/25 12/16 1/20	12/1 12/22 1/26	推薦は浪人可 推薦：小論文、集団または個人面接	10,000円
一般	〈第4期〉23年11/6～11/20(必着) 〈第5期〉23年11/27～12/11(必着) 〈第6期〉24年1/4～1/15(必着) 〈第7期〉24年1/29～2/13(必着) 〈第8期〉24年2/26～3/11(必着)	11/25 12/16 1/20 2/17 3/16	12/1 12/22 1/26 2/22 3/22	一般：筆記(文章理解)、個人面接	10,000円

◇開校年　2007年
◇入学者　－
◇出身県　－
◇主な実習先　－
◇主な就職先　－

◇初年度納入金(卒業までの納入金)
1,600,000円(4,500,000円)
◇学校独自の奨学金制度
・沖縄高校生支援奨学金：給付[金額]100,000円[募集内容]本校への入学を強く希望しているが、修学について経済的に不安がある者

◇学生寮　あり
◇特徴
スポーツ医学検定やスポーツトレーナーの資格も取得し、ワンランク上のスポーツトレーナーを目指すことも可。早い時期より現場実習を取り入れ、実際の現場で活躍できる理学療法士を目指します。

資料請求　●学校案内　無料　●願書　無料※HPからダウンロード可　　WEB出願　可

沖縄リハビリテーション福祉学院（医療法人おもと会）

理作言総社　学科：(1)理学療法学科(3年・60名) (2)作業療法学科(3年・30名) (3)言語聴覚学科(3年・30名)

〒901-1393　沖縄県島尻郡与那原町字板良敷1380-1
【TEL】098-946-1000　【E-mail】info@omoto-okiriha.ac.jp
【交通】バス「南板良敷」停より徒歩2分

	出願日程	試験日	合格発表	推薦基準・試験内容	受験料
公募推薦	23年9/25～10/13(必着)	10/21	10/27	推薦は専願のみ、1浪まで可、(1)3.5以上、(2)3.0以上、(3)3.3以上 推薦：小論文、面接、書類選考	20,000円
一般	〈Ⅰ期〉23年10/2～10/27(必着) 〈Ⅱ期〉23年12/18～24年1/19(必着) 〈Ⅲ期〉24年1/22～2/9(必着)	11/4 1/27 2/17	11/10 2/2 2/22	一般：選択=国総(古漢除く)、コミ英Ⅰ、生基、数Ⅰより1科目、面接、書類選考	20,000円

◇開校年　1990年
◇入学者　120名(男子41名/女子79名)
◇出身県　沖縄県・神奈川県・茨城県
◇主な実習先　大浜第一病院、大浜第二病院、沖縄赤十字病院他
◇主な就職先　大浜第一病院、大浜第二病院、沖縄赤十字病院他

◇初年度納入金(卒業までの納入金)
(1)1,784,000円(4,352,000円)、(2)1,744,000円(4,232,000円)、(3)1,668,000円(4,004,000円)
◇学校独自の奨学金制度
・大浜万栄奨学金：給付[月額]20,000円[募集定員]各クラス1名[募集内容]1年を通して人物・学業ともに優秀者

◇学生寮　なし
◇特徴
本学院では、臨床現場と教育現場が連携し、最新の知識・技術が学べ、即戦力が身につきます。また、リハビリテーション、福祉、看護(併設)を目指す学生が同じ校舎で学び、その繋がりがチーム医療に役立ちます。(2021年3月文部科学省「職業実践専門課程」設置校)

資料請求　●学校案内　無料　●願書　無料　　WEB出願　可

専門学校琉球リハビリテーション学院 金武校（学校法人智帆学園）

理作総社　学科：(1)理学療法学科(昼3年・60名) (2)作業療法学科(昼3年・40名) (3)作業療法学科(夜3年・20名)

〒904-1201　沖縄県国頭郡金武町字金武4348-2
【TEL】098-983-2130　【E-mail】koho@ryukyu.ac.jp
【交通】金武ICより車で3分、無料送迎バス(沖縄市、那覇市、浦添市)

	出願日程	試験日	合格発表	推薦基準・試験内容	受験料
公募推薦	〈1期〉23年10/1～10/7(必着) 〈2期〉23年10/1～10/21(必着) 〈3期〉23年10/25～11/11(必着) 〈4期〉23年11/15～12/9(必着)	10/14 10/28 11/18 12/16	10/21 11/4 11/25 12/23	推薦：書類選考、面接、小論文	20,000円
一般	〈1期〉23年10/25～11/11(必着) 〈2期〉23年11/15～12/9(必着) 〈3期〉23年12/13～24年1/13(必着) 〈4期〉24年1/17～1/27(必着) 〈5期〉24年1/31～2/17(必着)	11/18 12/16 1/20 2/3 2/24	11/25 12/23 1/27 2/10 3/2	一般：書類選考、面接、小論文	20,000円

◇開校年　2002年
◇入学者　－
◇出身県　沖縄県・鹿児島県・兵庫県
◇主な実習先　沖縄リハビリテーションセンター病院、豊見城中央病院、宜野湾記念病院他
◇主な就職先　ロクト整形外科クリニック、愛聖クリニック、西崎病院他

◇初年度納入金(卒業までの納入金)
(1)(2)1,600,000円(4,450,000円)、(3)1,450,000円(4,000,000円)
◇学校独自の奨学金制度
・特待生制度：免除[金額]3年間の合計：特待SS500,000円、特待S350,000円、特待A250,000円、特待B150,000円[募集内容]特待生入試合格者に対し3年間の学費免除(特待SSは9月の受験のみ適用)

◇学生寮　あり
◇特徴
金武町にある、リハビリの専門学校です。あなたは、人に温もりを伝えられる人間くさい人ですか？考えながら走ることができる行動力がありますか？琉リハは、すべての問いに自信をもって「はい」と答えられる、「心ゆさぶる人間くさい医療人」に育てます。

資料請求　●学校案内　無料　●願書　無料　　WEB出願　可

専門学校琉球リハビリテーション学院 那覇校（学校法人智帆学園）

理総社　学科：(1)理学療法学科(昼3年・40名) (2)理学療法学科(夜3年・40名)

〒902-0067　沖縄県那覇市安里二丁目5-22
【TEL】098-917-2970
【交通】モノレール「安里」駅より徒歩3分

	出願日程	試験日	合格発表	推薦基準・試験内容	受験料
公募推薦	〈1期〉23年10/1～10/7(必着) 〈2期〉23年10/1～10/21(必着) 〈3期〉23年10/25～11/11(必着) 〈4期〉23年11/15～12/9(必着)	10/14 10/28 11/18 12/16	10/21 11/4 11/25 12/23	推薦：書類選考、面接、小論文	20,000円
一般	〈1期〉23年10/25～11/11(必着) 〈2期〉23年11/15～12/9(必着) 〈3期〉23年12/13～24年1/13(必着) 〈4期〉24年1/17～1/27(必着) 〈5期〉24年1/31～2/17(必着)	11/18 12/16 1/20 2/3 2/24	11/25 12/23 1/27 2/10 3/2	一般：書類選考、面接、小論文	20,000円

◇開校年　2020年
◇入学者　－
◇出身県　－
◇主な実習先　－
◇主な就職先　－

◇初年度納入金(卒業までの納入金)
(1)1,600,000円(4,450,000円)、(2)1,450,000円(4,000,000円)
◇学校独自の奨学金制度
・特待生制度：免除[金額]3年間の合計：特待SS500,000円、特待S350,000円、特待A250,000円、特待B150,000円[募集内容]特待生入試合格者に対し3年間の学費免除(特待SSは9月の受験のみ適用)

◇学生寮　あり
◇特徴
最新の教育環境で理学療法を学ぶことができ、国家試験全員合格を目指した指導を実施。「実学」を重視し、グローバルな知識と技術を学ぶことが出来る、全国的にもユニークな学校を目指します。また、社会人の学び直しも支援します。

資料請求　●学校案内　無料　●願書　無料　　WEB出願　可

埼玉県・千葉県

▶ 歯科衛生士
▶ 歯科技工士

2024年 入試要項 & 学校情報

大学

埼玉県立大学【公】　衛／社

学科 保健医療福祉学部　健康開発学科　口腔保健科学専攻(4年・30名)

〒343-8540　埼玉県越谷市三野宮820番地
【TEL】048-973-4117　【E-mail】nyushi@spu.ac.jp
【交通】東武スカイツリーライン「せんげん台」駅西口より徒歩20分、または県立大学行バス約5分

出願日程		試験日程	合格発表	推薦基準・試験内容	受験料
公募推薦	23年11/1〜11/7(必着)	11/19	12/15	推薦は専願、現役生のみ、3.5以上、定員13名(県内要件有)　推薦：小論文、面接、書類審査	17,000円
一般	24年1/22〜2/2(必着)(一次は大学入学共通テスト利用)	2/25	3/6	一般：小論文、面接、書類審査	17,000円

◇開校年　1999年
◇入学者　30名(男子0名/女子30名)
◇出身県　−
◇主な実習先　埼玉県歯科医師会口腔保健センター、東京歯科大学水道橋病院他
◇主な就職先　東京歯科大学水道橋病院、明海大学病院、丸山記念総合病院他

◇初年度納入金(卒業までの納入金)　832,500円〜1,044,000円(2,695,500円〜2,907,000円)
◇学校独自の奨学金制度　−

◇学生寮　なし
◇特徴　保健・医療・福祉分野に強みを持つ公立大学。国家試験合格率、就職率は全国トップクラス。

資料請求　●学校案内　本体無料　要送料　●願書　※WEB出願のみ　　WEB出願　可

千葉県立保健医療大学【公】　衛／社

学科 健康科学部　歯科衛生学科(4年・25名)

〒261-0014　千葉県千葉市美浜区若葉2-10-1
【TEL】043-296-2000
【交通】JR線「幕張」駅、「海浜幕張」駅、「京成幕張」駅より徒歩15分

出願日程		試験日程	合格発表	推薦基準・試験内容	受験料
公募推薦	23年11/1〜11/8(必着)	11/18	12/1	推薦は専願、現役生のみ、3.8以上、定員12名(社会人若干名含む)　推薦：小論文、面接、書類審査	17,000円
一般	24年1/22〜2/2(必着)(一次は大学入学共通テスト利用)	2/25	3/7	一般：小論文、面接、書類審査	17,000円

◇開校年　2009年
◇入学者　25名(男子0名/女子25名)
◇出身県　−
◇主な実習先　千葉県立保健医療大学歯科診療室、千葉県内歯科診療所、県内病院他
◇主な就職先　千葉市、東海大学医学部付属病院、県内歯科診療所

◇初年度納入金(卒業までの納入金)　817,800円〜958,800円(−)
◇学校独自の奨学金制度　−

◇学生寮　なし
◇特徴　本学では、千葉県内で保健医療技術者を目指す学生を、総合的な健康づくりの推進力となる人材や、実践力があり将来的に指導者となりうる人材として育成することを目指しています。

資料請求　●学校案内　本体無料　送料180円　●願書　本体無料　送料180円　　WEB出願　可

学校法人明海大学　明海大学　衛／共／総／社

学科 保健医療学部　口腔保健学科(4年・70名)

〒279-8550　千葉県浦安市明海1丁目
【TEL】047-355-5116　【E-mail】nyushi-urayasu@meikai.ac.jp
【交通】JR京葉線「新浦安」駅より徒歩8分

出願日程		試験日程	合格発表	推薦基準・試験内容	受験料
公募推薦				※9月26日以降、該当する試験はありません	
一般	〈統一〉24年1/5〜1/18(必着) 〈A日程〉24年1/5〜1/18(必着) 〈B日程〉24年2/8〜2/19(必着)	2/1 2/2・3 3/1・2	2/9 2/9 3/8	一般：2/1は国(古漢除く)、数ⅠA、コミ英ⅠⅡ・英表Ⅰ(リスニング含む)、面接　2/2・3、3/1・2はコミ英ⅠⅡ・英表Ⅰ(リスニング含む)、国(古漢除く)、面接、選択＝化基・化、生基・生、数ⅠAより1科目	30,000円

◇開校年　1970年
◇入学者　57名(男子0名/女子57名)
◇出身県　千葉県・東京都・埼玉県
◇主な実習先　歯学部付属明海大学病院、PDI浦安・埼玉・東京歯科診療所、東京歯科大学千葉歯科医療センター・市川総合病院他
◇主な就職先　自治医科大学附属さいたま医療センター、東京歯科大学千葉歯科医療センター、明海大学他

◇初年度納入金(卒業までの納入金)　1,405,300円(4,924,300円)
◇学校独自の奨学金制度　−

◇学生寮　あり
◇特徴　全国では数少ない4年制大学の歯科衛生士養成課程として、口腔保健分野における学識、臨床能力及び研究能力を培うことを教育目的としています。建学の精神に基づき、国際的視野を育成するようきめ細かい教育を展開します。第32回歯科衛生士国家試験の結果は、受験生全員合格でした。

資料請求　●学校案内　無料　●願書　無料　　WEB出願　可

※受験を希望される方は、必ず各学校の募集要項をご確認ください。　

左側縦書き分類：看護師／診療放射線技師／臨床工学技士／臨床検査技師／理学療法士／作業療法士／言語聴覚士／歯科医師／歯科技工士／歯科衛生士／柔道整復師／あん摩マッサージ指圧師／はり師・きゅう師／視能訓練士／義肢装具士／救急救命士

東京医科歯科大学【国】　衛 技

学科	歯学部口腔保健学科 (1)口腔保健衛生学専攻(4年・22名) (2)口腔保健工学専攻(4年・10名)			〒113-8510 東京都文京区湯島1-5-45 【E-mail】nyu-gakubu-02.adm@tmd.ac.jp 【交通】東京メトロ丸ノ内線「御茶ノ水」駅より下車すぐ					

出願日程		試験日程	合格発表	推薦基準・試験内容	受験料
公募推薦	23年11/1～11/6	11/27・28	12/15	推薦は専願、現役生のみ、定員各2名 推薦:小論文、面接、書類審査	17,000円
一般	24年1/22～2/2 (一次は大学入学共通テスト利用)	2/25・26	3/8	一般:(1)コミ英ⅠⅡⅢ、小論文、面接 (2)実技、小論文、面接	17,000円

◇開 校 年　1928年
◇入 学 者　32名(男子3名/女子29名)
◇出 身 県　東京都・神奈川県・千葉県
◇主な実習先　東京医科歯科大学病院他

◇主な就職先　東京医科歯科大学病院、キヤノン株式会社、株式会社ジーシー他

◇初年度納入金(卒業までの納入金)
(1)900,960円(－)、(2)883,960円(－)
◇学校独自の奨学金制度
・東京医科歯科大学修学支援基金:給付
・小林育英会奨学金:給付

◇学 生 寮　あり
◇特　　徴
温かく豊かな人間性を有し、口腔保健・福祉の立場から、人々の健康で幸せな生活の実現のため、専門的知識及び技術をもって広く社会貢献し、指導的役割を果たすことのできる人材を育成します。

資料請求	●学校案内　215円(送料込)　●願書　※WEB出願のみ	WEB出願　可

看護師

新潟大学【国】　衛

学科	歯学部 口腔生命福祉学科(4年・20名)			〒951-8514 新潟県新潟市中央区学校町通2番町5274番地 【TEL】025-227-2798【E-mail】gakumu@dent.niigata-u.ac.jp 【交通】JR越後線「白山」駅より徒歩約15分					

出願日程		試験日程	合格発表	推薦基準・試験内容	受験料
公募推薦	23年11/1～11/6(必着)	11/25	2/9	推薦は専願、現役生のみ、3.8以上、定員5名 推薦:小論文、面接、書類審査	17,000円
一般	24年1/22～2/2(必着) (一次は大学入学共通テスト利用)	2/25・26	3/8	一般:コミ英ⅠⅡⅢ・英表ⅠⅡ、面接	17,000円

◇開 校 年　1949年
◇入 学 者　20名(男子0名/女子20名)
◇出 身 県　新潟県・長野県・群馬県
◇主な実習先　－

◇主な就職先　－

◇初年度納入金(卒業までの納入金)
910,800円(2,518,200円)
◇学校独自の奨学金制度
・輝け未来!新潟大学入学応援奨学金:給付[金額]400,000円[募集内容]経済的理由により進学を断念せざるを得ない学業優秀な者に入学前に給付する
・新潟大学修学応援特別奨学金:給付[月額]30,000円[募集内容]家計の急変等修学の継続が困難となった者に給付する

◇学 生 寮　あり
◇特　　徴
－

資料請求	●学校案内　本体無料　送料215円　●願書　※WEB出願	WEB出願　可

臨床検査技師　臨床工学技士　診療放射線技師

理学療法士　作業療法士　言語聴覚士

学校法人大阪歯科大学　大阪歯科大学　医療保健学部　→P.14　衛 技 共

学科	医療保健学部 (1)口腔保健学科(4年・70名) (2)口腔工学科(4年・30名)			〒573-1144　大阪府枚方市牧野本町1-4-4 【TEL】072-856-9951 【交通】京阪電車「牧野」駅より徒歩7分					

出願日程		試験日程	合格発表	推薦基準・試験内容	受験料
公募推薦	23年11/1～11/8(必着)	11/12	12/1	推薦は併願可、現役生のみ 推薦:選択=国総(古漢除く)、数ⅠA、コミ英ⅠⅡ・英表Ⅰより2教科、面接 ※英語民間試験で一定の基準を満たしている場合、外国語の合否判定に考慮あり	30,000円
一般	(前期)24年1/15～1/31(必着) (後期)24年3/1～3/13(必着)	2/4 3/15	2/16 3/22	一般:選択=国総(古漢除く)、数ⅠA、コミ英ⅠⅡ・英表Ⅰ、理((1)は生、(2)は物、化、生より1科目)より2教科、面接 ※英語民間試験で一定の基準を満たしている場合、外国語の合否判定に考慮あり	30,000円

◇開 校 年　1911年
◇入 学 者　106名(男子11名/女子95名)
◇出 身 県　－
◇主な実習先　大阪歯科大学附属病院他

◇主な就職先　大阪歯科大学附属病院、総合病院、医療関連企業他

◇初年度納入金(卒業までの納入金)
1,620,000円(5,670,000円)
◇学校独自の奨学金制度
　－

◇学 生 寮　なし
◇特　　徴
2020年度、2021年度、2022年度歯科衛生士・歯科技工士国家資格試験全員合格(全員受験全員合格)。一般開業歯科医院以外(総合病院・医療関連企業等)への就職者多数。

資料請求	●学校案内　無料　●願書　無料	WEB出願　可

歯科衛生士　歯科技工士

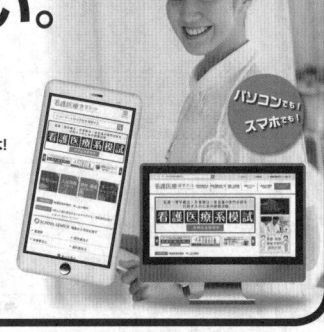

掲載分以降の出願日程は
看護医療進学ネットをご覧ください。

残りの日程はWEBをCheck とある学校は
看護医療進学ネットに掲載分以降の日程を掲載しています! 確認してみましょう!

このQRコードから直接アクセスできるよ!

→ PC 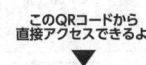 https://www.ishin.jp/
スマートフォン https://smt.ishin.jp/

柔道整復師　あん摩マッサージ指圧師　はり師・きゅう師

視能訓練士　義肢装具士　救急救命士

大阪府・兵庫県・広島県

梅花女子大学

学校法人 梅花学園

衛 共総社 学科

看護保健学部
口腔保健学科（女子4年）

〒567-8558　大阪府茨木市宿久庄2-19-5
【TEL】072-643-6566　【E-mail】nyushikun@baika.ac.jp
【交通】阪急「石橋阪大前」駅・「北千里」駅・「茨木市」駅、JR「茨木」駅、北大阪急行「千里中央」駅よりスクールバス（無料）

	出願日程	試験日程	合格発表	推薦基準・試験内容	受験料
公募推薦	—	—	—	※9月26日以降、該当する試験はありません	
一般	〈Ⅰ期〉23年12/26〜24年1/13（必着）〈Ⅱ期〉24年1/22〜2/6（必着）〈Ⅲ期〉24年2/9〜2/28（必着）	1/20・21 2/9 3/2	1/26 2/16 3/8	一般：1/20・21・2/9は国総（古漢除く）、コミ英ⅠⅡ、選択＝数ⅠA、生基より1科目　3/2は国総（古漢除く）、コミ英ⅠⅡ	35,000円

◇開校年　1878年
◇入学者　44名（女子44名）
◇出身県　大阪府・京都府・兵庫県
◇主な実習先　市立豊中病院、大阪大学歯学部附属病院、吹田市立保健センター
◇主な就職先　関西医科大学附属病院、近畿大学病院、サンスター財団附属千里歯科診療所

◇初年度納入金（卒業までの納入金）
1,632,150円（6,145,650円）
◇学校独自の奨学金制度
・澤山奨学金：給付［年額］半期授業料の1/2［募集内容］就学の熱意があるにもかかわらず経済的に理由により就学困難な者20名程度募集
・特別奨学金：給付［募集内容］勉学の熱意があるにもかかわらず、入学後要、家計支持者の死亡、その他突発的な理由により経済状況急変し修学困難となった者

◇学生寮　あり（女子のみ）
◇特徴
4年制大学ならではの教育基盤で養う、高い倫理観と豊かな人間性。それらを備え、専門的かつ高度な技術と、口腔保健学を主体とする「保健・医療・福祉領域」の確かな知識を身につけた、総合的な実践力と柔軟な対応力を発揮する人材の養成をめざします。

資料請求　●学校案内　無料　●願書　無料　　WEB出願　可

神戸常盤大学

学校法人 玉田学園　→P.23

衛 共総社 学科

保健科学部
口腔保健学科（4年・70名）

〒653-0838　兵庫県神戸市長田区大谷町2-6-2
【TEL】078-611-1821　【E-mail】nyushi@kobe-tokiwa.ac.jp
【交通】山陽電鉄「西代」駅より徒歩9分。JR・市営地下鉄「新長田」駅より徒歩15分

	出願日程	試験日程	合格発表	推薦基準・試験内容	受験料
公募推薦	23年10/26〜11/6（必着）	11/10・11	12/1	推薦は1浪まで可、定員32名（指定校を含む）推薦：選択＝国総（古漢除く）、数ⅠA、コミ英ⅠⅡ・英表Ⅰより1科目、面接、書類審査	30,000円
一般	〈前期〉24年1/5〜1/17（必着）〈中期〉24年2/2〜2/9（必着）〈後期〉24年2/22〜3/5（必着）	1/24 2/17 3/8	2/1 2/23 3/16	一般：1/24は国総（古漢除く）、選択＝数ⅠA、コミ英ⅠⅡ・英表Ⅰより1科目、選択＝化基・化、生基・生、化基・生基より1科目　2/17は選択＝国総（古漢除く）、数ⅠA、コミ英ⅠⅡ・英表Ⅰより、化基・化、生基・生より2科目　3/8は選択＝国総（古漢除く）、数ⅠA、コミ英ⅠⅡ・英表Ⅰより1科目、面接	30,000円

◇開校年　2008年
◇入学者　67名（女子67名）
◇出身県　兵庫県・大阪府・鳥取県
◇主な実習先　神戸大学医学部附属病院、北播磨総合医療センター、兵庫県立こども病院
◇主な就職先　※2022年4月開設のため実績なし

◇初年度納入金（卒業までの納入金）
1,520,000円（5,189,000円）
◇学校独自の奨学金制度
・修学支援奨学金：給付［金額］300,000円［募集内容］成績優秀かつ修学の熱意があるが経済的な諸事情で修学が困難な者
・修学支援奨学金（緊急対応）：給付［金額］1,000,000円以内［募集内容］成績優秀かつ修学の熱意があるが家計が急変した者

◇学生寮　なし
◇特徴
乳幼児から高齢者までのライフステージにあった適切な支援をするため、口腔や全身の病気、生活環境、心理面など様々な情報を把握して分析する科学的思考を持った歯科衛生士の育成を目指します。

資料請求　●学校案内　無料　●願書　無料　　WEB出願　可

宝塚医療大学

学校法人 平成医療学園

衛 総社 学科

保健医療学部
口腔保健学科（4年・64名）

〒666-0162　兵庫県宝塚市花屋敷緑が丘1
【TEL】0120-00-1239/072-736-8600
【交通】阪急宝塚線「阪急川西能勢口」駅よりスクールバスで10分

	出願日程	試験日程	合格発表	推薦基準・試験内容	受験料
公募推薦	—	—	—	※9月26日以降、該当する試験はありません	
一般	〈前期〉23年12/18〜24年1/15（消有）〈中期〉24年1/5〜2/9（消有）〈後期〉24年2/1〜3/1（消有）	1/27・28 2/17 3/11	2/2 2/22 3/15	一般：選択＝コミ英、国総（古漢除く）、数ⅠA、理（化基、生基より1科目）より2科目、調査書	30,000円

◇開校年　2011年
◇入学者　—
◇出身県　—
◇主な実習先　—
◇主な就職先　—

◇初年度納入金（卒業までの納入金）
1,500,000円（5,100,000円）
◇学校独自の奨学金制度
・特別奨学生：免除［内容］一般選抜前期（A・B日程）の合格者で、本学が定める一定の基準を満たした者の中から選出し授業料相当額を免除

◇学生寮　—
◇特徴

資料請求　●学校案内　—　●願書　—　　WEB出願　可

広島大学【国】

学校法人 平成医療学園

衛技 総 学科

歯学部
口腔健康科学科
(1)口腔保健学専攻（4年・20名）
(2)口腔工学専攻（4年・20名）

〒734-8553　広島県広島市南区霞1-2-3
【TEL】082-257-5613
【E-mail】kasumi-gaku-d@office.hiroshima-u.ac.jp
【交通】JR山陽本線「広島」駅よりバス約15分

	出願日程	試験日程	合格発表	推薦基準・試験内容	受験料
公募推薦	—	—	—	※9月26日以降、該当する試験はありません	
一般	〈前期〉24年1/22〜2/2（必着）〈後期〉24年1/22〜2/2（必着）（大学入学共通テスト利用）	2/25・26 3/12	3/8 3/20	一般：2/25・26は(1)面接、選択＝国総（近代以降の文章）・現代文B、数ⅠⅡAB（数列、ベクトル）、理（選択＝物基・物、化基・化、生基・生より1科目）より1科目、英、独、仏、中より1科目、(2)面接、数ⅠⅡⅢAB（数列、ベクトル）、選択＝物基・物、化基・化、生基・生より1科目、英、独、仏、中より1科目、3/12は面接　※3/12は(2)のみ	17,000円

◇開校年　1949年
◇入学者　40名（男子6名／女子34名）
◇出身県　広島県・愛媛県・大阪府
◇主な実習先　広島大学病院他
◇主な就職先　歯科衛生士や養護教諭、歯科技工士や大学・企業等の研究者・技術者として活躍

◇初年度納入金（卒業までの納入金）
817,800円（—）
◇学校独自の奨学金制度
・広島大学フェニックス奨学制度［金額］入学金全額免除、在学中の授業料全額免除および月額100,000円給付
・広島大学光り輝く奨学制度［金額］在学中（3年次以降）の授業料全額免除および月額100,000円給付

◇学生寮　なし
◇特徴
歯科衛生士や養護教論を育成する口腔保健学専攻と、歯工連携分野の人材育成を目的とした口腔工学専攻の2つの専攻から成り立つ。

資料請求　●学校案内　WEBからダウンロード　●願書　※WEB出願　　WEB出願　可

徳島大学【国】 　衛

学科		歯学部 口腔保健学科(4年・15名)		〒770-8504 徳島県徳島市蔵本町3-18-15(歯学部) 【TEL】088-656-7091(入試課) 【E-mail】nyuinfo@tokushima-u.ac.jp 【交通】JR徳島線「蔵本」駅より徒歩5分		

出願日程		試験日程	合格発表	推薦基準・試験内容		受験料
公募推薦	24年1/16～1/19 (大学入学共通テスト利用)	2/7 (2次)2/11	2/13	推薦は専願のみ、1浪まで可、4.0以上、定員5名 推薦:2/7は書類審査(2/7付結果通知)、2/11は個人面接、集団討論		17,000円
一般	〈前期〉24年1/22～2/2 〈後期〉24年1/22～2/2 (大学入学共通テスト利用)	2/25 3/12	3/6 3/21	一般:2/25は英、個人面接 3/12は個人面接		17,000円

◇開校年 1949年
◇入学者 15名(女子15名)
◇出身県 徳島県・兵庫県・岡山県
◇主な実習先 徳島大学病院他
◇主な就職先 サンスター、あわ歯科こどもクリニック、愛媛大学医学部附属病院他

◇初年度納入金(卒業までの納入金)
約894,800円(－)
◇学校独自の奨学金制度

◇学生寮 あり
◇特徴
「歯科衛生士」と「社会福祉士」の2つの資格が取得できるため、医療・福祉、どちらの道に進むとしても、両方の知識を生かし、専門的立場から健康長寿の推進に貢献することができます。

資料請求 ●学校案内 本体無料 要送料 ●願書 ※WEB出願　　WEB出願 可

徳島文理大学 　衛 共 総 社
学校法人 村崎学園

学科		保健福祉学部 口腔保健学科(4年・40名)		〒770-8514 徳島県徳島市山城町西浜傍示180 【TEL】088-602-8100 【交通】JR徳島線「徳島」駅よりスクールバスで10分		

出願日程		試験日程	合格発表	推薦基準・試験内容		受験料
公募推薦	〈Ⅰ期〉23年11/1～11/8(消有) 〈Ⅱ期〉23年11/21～12/1(消有)	11/18 12/10	11/29 12/16	推薦は併願可、2浪まで可、3.0以上、定員15名 推薦:11/18は選択=国総(古漢除く)、現社、数Ⅰ、物基、化基、生基、コミ英ⅠⅡ・英表Ⅰより1科目、面接 12/10は選択=国総(古漢除く)、数Ⅰ、コミ英Ⅰ・英表Ⅰより1科目、面接		30,000円 (27,000円)
一般	〈Ⅰ期A・B〉23年12/25～24年1/17(消有) 〈Ⅱ期〉24年1/30～2/8(消有) 〈Ⅲ期〉24年2/13～2/26(消有)	1/27・28 2/18 3/7	2/7 2/23 3/15	一般:1/27は選択=国総(古漢除く)、数Ⅰより1科目、選択=物基、化基、生基、コミ英ⅠⅡ・英表Ⅰより1科目　1/28は選択=国総(古漢除く)、数Ⅰより1科目、選択=現社、化基、生基、コミ英Ⅰ・英表Ⅰより1科目　2/18・3/7は国総(古漢除く)、選択=数Ⅰ、コミ英Ⅰ・英表Ⅰより1科目		30,000円 (27,000円)

◇開校年 1895年
◇入学者 －
◇出身県 －
◇主な実習先 －
◇主な就職先 医療法人社団アップル歯科クリニック、医療法人あべ歯科医院、岡山医療生活協同組合

◇初年度納入金(卒業までの納入金)
1,630,000円(5,680,000円)
◇学校独自の奨学金制度
・「ミライのわたし」予約型応援奨学金制度:給付[金額]4年間で800,000円[募集内容]総合型選抜入試Ⅰ型受験者で「「ミライのわたし」設計シート」をもとに面接
・徳島文理大学特待生制度:給付[金額]4年間で800,000円[募集内容]学力優秀な入学者が対象

◇学生寮 あり(女子のみ)
◇特徴
①3年連続 入学者全員が国家試験に合格! 手厚い教員のサポートが充実　②臨床スキルを高める最新の実習設備で技術を身につける　③大学教育で学んだからこそ就職先は幅広い進路選択ができる

資料請求 ●学校案内 無料 ●願書 無料　　WEB出願 可

九州歯科大学【公】 　衛

学科		歯学部 口腔保健学科(4年・25名)		〒803-8580 福岡県北九州市小倉北区真鶴2-6-1 【TEL】093-582-1131 【交通】JR線「小倉」駅よりバス 約20分		

出願日程		試験日程	合格発表	推薦基準・試験内容		受験料
公募推薦	23年11/1～11/10(必着) (大学入学共通テスト利用)	11/25	2/8	推薦は専願のみ、現役生のみ、3.8以上、定員3名 推薦:小論文、面接		17,000円
一般	24年1/22～2/2(消有) (一次は大学入学共通テスト利用)	2/25	3/8	一般:コミ英ⅠⅡⅢ・英表ⅠⅡ、総合問題、面接		17,000円

◇開校年 1914年
◇入学者 25名
◇出身県 －
◇主な実習先 －
◇主な就職先 －

◇初年度納入金(卒業までの納入金)
約831,170円～1,069,170円(－)
◇学校独自の奨学金制度
・永松奨学会:貸与[月額]30,000円または50,000円[募集内容]成績優秀、品行方正、身体強健であり、経済的理由で修学が困難と認められる学生が対象

◇学生寮 なし
◇特徴
歯科衛生士として患者さまのライフステージに応じた仕事ができるよう、歯学科とも連携を図り、充実した臨床教育を実施しています。

資料請求 ●学校案内 本体無料 送料215円 ●願書 取り寄せ不要　　WEB出願 可

九州看護福祉大学 　衛 共 総 社
学校法人熊本城北学園

学科		看護福祉学部 口腔保健学科(4年・50名)		〒865-0062 熊本県玉名市富尾888 【TEL】0968-75-1850 【E-mail】nyushi@kyushu-ns.ac.jp 【交通】JR線「玉名」駅・九州新幹線「新玉名」駅より大学行バス8分		

出願日程		試験日程	合格発表	推薦基準・試験内容		受験料
公募推薦	〈A日程〉23年11/6～11/20(消有) 〈B日程〉23年12/4～12/12(消有)	11/26 12/17	12/1 12/22	推薦は一浪まで可、11/26は専願のみ3.0以上、12/17は併願可2.7以上、定員21名(指定校含む) 推薦:小論文、面接、書類審査		28,000円
一般	〈前期〉24年1/9～1/24(消有) 〈後期〉24年2/16～2/27(消有)	2/1・2・3 3/3	2/9 3/8	一般:2/1・2・3は選択=国総(古漢除く)、コミ英ⅠⅡ・英表Ⅰ(リスニング除く)、数ⅠⅡA、理(生基・生、化基・化より1科目)より2科目、書類審査 3/3はコミ英ⅠⅡ・英表Ⅰ(リスニング除く)、小論文、書類審査		28,000円

◇開校年 1998年
◇入学者 28名(女子28名)
◇出身県 熊本県・福岡県・宮崎県
◇主な実習先 熊本大学病院、伊東歯科口腔病院、鹿児島大学病院
◇主な就職先 病院、歯科診療所、学校

◇初年度納入金(卒業までの納入金)
1,065,000円(3,660,000円)
◇学校独自の奨学金制度
・入学特待生:減免[年額]300,000円[募集内容]一般選抜(前期)の得点が上位の者に対し、在学中の授業料を減免する
・一般特待生:給付[年額]100,000円[募集内容]2年次以上の学部学生のうち、昨年度の学業成績が上位の者に対し、給付する

◇学生寮 なし
◇特徴
看護福祉学部としての基礎を生かし、保健・医療はもちろん福祉まで理解しヒューマンケアを実践する歯科衛生士を育成。

資料請求 ●学校案内 無料 ●願書 無料　　WEB出願 可

右欄(縦書きインデックス):
大学 / 看護師 / 臨床放射線技師 / 臨床検査技師 / 臨床工学技士 / 診療放射線技師 / 理学療法士 / 作業療法士 / 言語聴覚士 / 歯科衛生士 / 歯科技工士 / 柔道整復師 / あん摩マッサージ指圧師・はり師・きゅう師 / 視能訓練士 / 義肢装具士 / 救急救命士

短期大学

▷ 歯科衛生士
▷ 歯科技工士

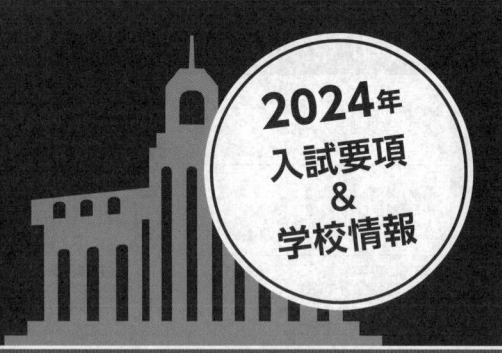

2024年 入試要項 & 学校情報

短期大学

学校法人弘前城東学園 弘前医療福祉大学短期大学部 〔衛〕〔社〕

学科 口腔衛生学科(3年・30名)

〒036-8102 青森県弘前市小比内三丁目18-1
【TEL】0172-27-1001 【E-mail】office@jyoto-gakuen.ac.jp
【交通】弘南鉄道弘南線「運動公園前」駅より徒歩約3分

	出願日程	試験日程	合格発表	推薦基準・試験内容	受験料
公募推薦	〈Ⅰ期〉23年11/1～11/10(必着) 〈Ⅱ期〉23年12/1～12/8(必着)	11/18 12/16	12/1 12/22	推薦は専願、現役生のみ、3.0以上、定員12名 推薦:小論文、面接、調査書、志願理由書	30,000円
一般	〈Ⅰ期〉24年1/10～1/26(必着) 〈Ⅱ期〉24年2/13～2/22(必着)	2/3 3/2	2/15 3/8	一般:調査書、国総(近代以降)、選択=数ⅠA、化基、生基、英(筆記)より1科目、面接	30,000円

◇開校年 2002年
◇入学者 27名(女子27名)
◇出身県 青森県・秋田県
◇主な実習先 －
◇主な就職先 －

◇初年度納入金(卒業までの納入金)
1,090,000円(2,980,000円)
◇学校独自の奨学金制度
・特待生奨学金制度2020:給付[年額]A:800,000円×3年間、B:400,000円×3年間[募集内容]一般Ⅰ期で成績最上位の者1名(A)と成績2位の者1名(B)に給付
・在学生特別奨学金制度2011:免除[金額]授業料・教育充実費の半額[募集内容]入学後、学期毎の成績・品行が優秀な者 各学科在学生のおよそ10%に給付

◇学生寮 あり(女子のみ)
◇特徴
ホスピタリティー精神を基盤に豊かな人間性を兼ね備え、人間の尊厳を基本とし、健康・福祉に関するさまざまな問題を総合的にとらえ、科学的に解決できる専門知識と技術を養い、地域に貢献できる質の高い専門有資格者の教育を行います。

資料請求 ●学校案内 無料 ●願書 無料　WEB出願 可

学校法人北杜学園 仙台青葉学院短期大学 〔衛〕〔共〕〔総〕〔社〕

学科 歯科衛生学科(3年・70名)

〒980-0021 宮城県仙台市青葉区中央4-5-3
【TEL】0120-918-880 【E-mail】sg@seiyogakuin.ac.jp
【交通】JR線・地下鉄線「仙台」駅より徒歩5分

	出願日程	試験日程	合格発表	推薦基準・試験内容	受験料
公募推薦	23年11/1～11/8(必着)	11/18	12/1	推薦は専願、1浪まで可、3.0以上 推薦:小論文、面接、調査書	30,000円
一般	〈Ⅰ期〉24年1/9～1/18(必着) 〈Ⅱ期〉24年2/8～2/15(必着)	2/1 2/23	2/9 3/4	一般:選択=国総(古漢除く)、コミ英ⅠⅡ、数Ⅰより1科目、面接、調査書	30,000円

◇開校年 2009年
◇入学者 －
◇出身県 －
◇主な実習先 －
◇主な就職先 －

◇初年度納入金(卒業までの納入金)
◇学校独自の奨学金制度

◇学生寮
◇特徴

資料請求 ●学校案内 － ●願書 －　WEB出願 －

学校法人東京歯科大学 東京歯科大学短期大学 〔衛〕〔総〕

学科 歯科衛生学科(3年・女子50名)

〒101-0061 東京都千代田区神田三崎町2-9-18
【TEL】03-6380-9105 【E-mail】tandai@tdc.ac.jp
【交通】JR総武線「水道橋」駅より徒歩1分

	出願日程	試験日程	合格発表	推薦基準・試験内容	受験料
公募推薦	23年11/1～11/8(必着)	11/11	12/1	推薦は専願、1浪まで可 推薦:書類審査、小論文、面接	－
一般	24年1/18～1/31(必着)	2/3	2/6	一般:書類審査、選択=国総(現代文のみ)、コミ英ⅠⅡ・英表Ⅰ(リスニング除く)、数ⅠAより2科目、記述試験、面接	－

◇開校年 2017年
◇入学者 －
◇出身県 －
◇主な実習先 －
◇主な就職先 －

◇初年度納入金(卒業までの納入金)
◇学校独自の奨学金制度

◇学生寮 －
◇特徴 －

資料請求 ●学校案内 － ●願書 －　WEB出願 －

※受験を希望される方は、必ず各学校の募集要項をご確認ください。

日本歯科大学東京短期大学

学校法人日本歯科大学　〔衛〕〔技〕〔総〕〔社〕

学科	(1)歯科技工学科(2年・35名)　(2)歯科衛生学科(3年・70名)

〒102-0071　東京都千代田区富士見2-3-16
【TEL】03-3265-8815
【交通】JR総武線「飯田橋」駅西口より徒歩1分、東京メトロ「飯田橋」駅より徒歩4分、東京メトロ「九段下」駅より徒歩15分

	出願日程		試験日程	合格発表	推薦基準・試験内容	受験料
公募推薦	〈Ⅰ期〉23年11/1～11/7(必着) 〈Ⅱ期〉23年12/6～12/12(必着)		11/11 12/16	12/1 12/19	推薦は専願、現役生のみ 推薦:面接、小論文、志望理由書	20,000円
一般	24年1/15～1/25(必着)		2/3	2/6	一般:面接、筆記試験(コミ英ⅠⅡ、英表Ⅰ)	20,000円

◇開校年　2005年
◇入学者　(1)15名(男子6名/女子9名)(2)56名(女子56名)
◇出身県　-
◇主な実習先　-
◇主な就職先　歯科診療所・病院、歯科器材メーカー、行政機関

◇初年度納入金(卒業までの納入金)
(1)1,524,000円(2,748,000円)、(2)1,090,000円(2,670,000円)
◇学校独自の奨学金制度　-

◇学生寮　あり(女子のみ)
◇特徴
高齢社会に突入したわが国において、歯科衛生士、歯科技工士の需要は増加の一途をたどっています。歯科衛生学科では歯科衛生士国家試験受験資格が、歯科技工学科では歯科技工士国家試験受験資格が取得できます。

資料請求　●学校案内　無料　●願書　無料　　WEB出願　-

目白大学短期大学部

学校法人目白学園　〔衛〕〔共〕〔総〕〔社〕

学科	歯科衛生学科(3年・女子60名)

〒161-8539　東京都新宿区中落合4-31-1
【TEL】03-3952-5115　【E-mail】colkoho@mejiro.ac.jp
【交通】西武新宿線「中井」駅より徒歩8分

	出願日程		試験日程	合格発表	推薦基準・試験内容	受験料
公募推薦	〈前期〉23年11/1～11/8(必着) 〈後期〉23年11/28～12/12(必着)		11/19 12/17	12/1 12/22	推薦は専願、現役生のみ、後期は3.0以上 推薦:11/19は面接、小論文、書類審査、12/17は面接、事前課題	30,000円
一般	〈1期〉24年1/4～1/16(必着) 〈2期〉24年2/8～2/14(必着) 〈3期〉24年2/28～3/2(必着)		1/31 2/22 3/8	2/9 2/29 3/15	一般:1/31は選択=国総(古漢除く)、コミ英ⅠⅡ・英表Ⅰ、数理(数ⅠA、生基・生より1科目)より2科目 2/22・3/8は国総(古漢除く)、コミ英ⅠⅡ・英表Ⅰ	30,000円

◇開校年　2019年
◇入学者　54名(女子54名)
◇出身県　東京都・埼玉県・千葉県
◇主な実習先　東京歯科大学水道橋病院、昭和大学歯科病院、慶應義塾大学病院
◇主な就職先　ANBI新宿歯科・矯正歯科、(医)入江歯科医院、(医)暁爽会晩田歯科医院

◇初年度納入金(卒業までの納入金)
1,354,000円(4,000,000円)
◇学校独自の奨学金制度
・目白大学短期大学部特待生奨学金:給付[その他]年間授業料の半額相当額[募集内容]学校推薦型選抜で優秀な成績を収めると年間授業の半額相当額が免除

◇学生寮　あり
◇特徴
①2019年4月開設、最新の設備を備えた実習室。
②新宿区にありながら「森の学園」と呼ばれる落ち着いた学びの環境。
③教員との距離が近く、学びとじっくり向き合える。
④奨学金制度が充実している。

資料請求　●学校案内　無料　●願書　無料　　WEB出願　不可

神奈川歯科大学短期大学部

学校法人神奈川歯科大学　〔衛〕〔総〕〔社〕

学科	歯科衛生学科(3年・100名)

〒238-8580　神奈川県横須賀市稲岡町82
【TEL】046-822-9580　【E-mail】nyushi-tandai@kdu.ac.jp
【交通】京浜急行「横須賀中央」駅より徒歩10分

	出願日程		試験日程	合格発表	推薦基準・試験内容	受験料
公募推薦	〈1期〉23年11/1～11/6(必着) 〈2期〉23年11/7～12/11(必着) 〈3期〉23年12/12～24年1/25(必着)		11/12 12/17 1/31	12/1 12/20 2/5	推薦は専願、1浪まで可、3.0以上 推薦:調査書、小論文、面接	30,000円
一般	24年1/22～2/5(必着)		2/15	2/21	一般:面接、選択=コミ英Ⅰ、国総(近代以降の文章)より1科目	30,000円

◇開校年　1952年
◇入学者　68名(男子2名/女子66名)
◇出身県　-
◇主な実習先　神奈川歯科大学附属病院、神奈川歯科大学附属横浜クリニック、他歯科医院
◇主な就職先　神奈川歯科大学附属病院、神奈川歯科大学附属横浜クリニック、さいとう歯科医院

◇初年度納入金(卒業までの納入金)
1,350,000円(3,450,000円)
◇学校独自の奨学金制度
-

◇学生寮　あり
◇特徴
技術をじっくり体得できる実習室で、しっかりと演習、実習をうけてから臨地実習、臨床実習を行います。教員との距離が近く、国家試験対策にも全教員が全力でサポート。毎年高い合格率を保っています。

資料請求　●学校案内　無料　●願書　無料　　WEB出願　可

鶴見大学短期大学部

学校法人総持学園　〔衛〕〔総〕〔社〕

学科	歯科衛生科(3年・150名)

〒230-8501　神奈川県横浜市鶴見区鶴見2-1-3
【TEL】045-580-8219・8220
【交通】JR京浜東北線「鶴見」駅西口より徒歩5分、京浜急行線「京急鶴見」駅より徒歩7分

	出願日程		試験日程	合格発表	推薦基準・試験内容	受験料
公募推薦	23年10/24～10/30(必着) ※web出願の場合、10/27の17時まで 窓口受付は10/31・11/1のみ		11/5	12/1	推薦は1浪まで可、3.1以上、定員5名 推薦:調査書、小論文、面接	30,000円 (25,000円)
一般	24年1/5～1/17(必着) ※web出願の場合、1/15の17時まで 窓口受付は1/18・1/19のみ		2/1	2/5	一般:国総(近代以降の文章)、面接	30,000円 (25,000円)

◇開校年　1962年
◇入学者　134名(男子2名/女子132名)
◇出身県　神奈川県・東京都・静岡県
◇主な実習先　鶴見大学歯学部附属病院、歯科診療所、鶴見区内の小学校他
◇主な就職先　歯科診療所、総合病院、大学病院他

◇初年度納入金(卒業までの納入金)
1,420,000円(3,560,000円)
◇学校独自の奨学金制度
・新入生特待奨学生:免除[金額]入学年度の授業料の半額
・同窓会奨学生:給付[金額]200,000円

◇学生寮　あり(女子のみ)
◇特徴
歯学部附属病院や豊富な実習先での歯科臨床実習を通して、歯科衛生士として現場で活かせる実践力を身に付けることができます。

資料請求　●学校案内　無料　●願書　無料　　WEB出願　可

学校法人日本歯科大学　日本歯科大学新潟短期大学　衛総社

学科：歯科衛生学科(3年・50名)

〒951-8580　新潟県新潟市中央区浜浦町1-8
【TEL】025-211-8166　【E-mail】tandai@ngt.ndu.ac.jp
【交通】JR線「関屋」駅より徒歩10分

区分	出願日程	試験日程	合格発表	推薦基準・試験内容	受験料
公募推薦	23年11/1〜11/10(必着)	11/19	12/1	推薦は専願、1浪まで可　推薦:小論文、面接、書類	20,000円
一般	〈Ⅰ〉24年2/1〜2/8(必着)　〈Ⅱ〉24年3/1〜3/7(必着)　〈Ⅲ〉24年3/11〜3/21(必着)	2/11　3/10　3/23	2/14　3/13　3/25	一般:2/11は英、面接、書類審査　3/10、3/23は小論文、面接、書類審査	20,000円

◇開校年　1983年
◇入学者　58名(女子58名)
◇出身県　新潟県・山形県・福島県
◇主な実習先　日本歯科大学新潟病院他
◇主な就職先　歯科医院、病院
◇初年度納入金(卒業までの納入金)　1,050,000円(2,550,000円)
◇学校独自の奨学金制度
◇学生寮　あり
◇特徴　全員就職。

資料請求　●学校案内　無料　●願書　無料　　WEB出願　−

学校法人明倫学園　明倫短期大学　衛技／共総社

学科：(1)歯科技工士学科(2年・30名)　(2)歯科衛生士学科(3年・60名)

〒950-2086　新潟県新潟市西区真砂3-16-10
【TEL】025-232-6352
【E-mail】info@meirin-c.ac.jp
【交通】JR越後線「小針」駅より徒歩15分

区分	出願日程	試験日程	合格発表	推薦基準・試験内容	受験料
公募推薦	〈第1回〉23年11/1〜11/15(必着)　〈第2回〉23年11/27〜12/6(必着)	11/18　12/9	12/1〜12/14	推薦は専願、浪人可、定員(1)15名(2)30名　推薦:小論文、面接	20,000円
一般	〈第1回〉24年1/29〜2/7(必着)　〈第2回〉24年3/1〜3/13(必着)　〈第3回〉24年3/18〜3/28(必着)	2/10　3/15　3/30	〜2/15　〜3/20　3/30	一般:2/10は国総(古典除く)、選択=数Ⅰ、コミ英ⅠⅡ・英表Ⅰより1科目、面接　3/15、3/30は小論文、面接	20,000円

◇開校年　1997年
◇入学者
◇出身県　新潟県・長野県・秋田県
◇主な実習先　明倫短期大学附属歯科診療所、新潟大学歯学総合病院、日本歯科大学新潟病院他
◇主な就職先　株式会社シンワ歯研、和田精密歯研株式会社
◇初年度納入金(卒業までの納入金)　1,522,000円(2,844,000円)、1,002,000円(2,606,000円)
◇学校独自の奨学金制度
・特待生制度:給付[年額]各学科の授業料相当額[募集内容]令和6年度大学入学共通テストの指定された科目の受験結果等に基づき選考(若干名)　各学科の授業料を支給
◇学生寮　あり
◇特徴　学生寮は大学の敷地内に位置。警備員が24時間常駐。寮生活指導担当教職員が生活面をサポート。栄養バランスに配慮した食事を3食提供。

資料請求　●学校案内　無料　●願書　無料　　WEB出願　不可

静岡県立大学短期大学部【公】　衛／総社

学科：歯科衛生学科(3年・40名)

〒422-8021　静岡県静岡市駿河区小鹿2-2-1
【TEL】054-202-2610　【E-mail】sizstu3@u-shizuoka-ken.ac.jp
【交通】JR東海道本線「東静岡」駅より徒歩20分

区分	出願日程	試験日程	合格発表	推薦基準・試験内容	受験料
公募推薦	23年11/2〜11/9(必着)	11/25	12/8	推薦は専願、現役生のみ、3.8以上、定員15名程度　推薦:小論文、面接	18,000円
一般	24年1/22〜2/2(必着)(大学入学共通テスト利用)	2/17	2/28	一般:面接	18,000円

◇開校年　1997年
◇入学者　40名(女子40名)
◇出身県　静岡県・愛知県・山梨県
◇主な実習先　静岡市保健福祉センター、介護老人保健施設、病院他
◇主な就職先　開業歯科医院、総合病院
◇初年度納入金(卒業までの納入金)　568,982円〜704,282円(−)
◇学校独自の奨学金制度　−
◇学生寮　なし
◇特徴
1.保健医療と福祉の連携による教育を行っています。
2.地域歯科保健の推進者の育成を行っています。
3.実習教育の充実を行っています。

資料請求　●学校案内　本体無料　送料250円　●願書　※HPよりダウンロード　　WEB出願　可

学校法人愛知学院　愛知学院大学短期大学部　衛／共総

学科：歯科衛生学科(3年・女子100名)

〒464-8650　愛知県名古屋市千種区楠元町1-100
【TEL】0561-73-1111(代)　【E-mail】nyushi@dpc.agu.ac.jp
【交通】地下鉄東山線・名城線「本山」駅より徒歩5分

区分	出願日程	試験日程	合格発表	推薦基準・試験内容	受験料
公募推薦	23年10/27〜11/2	11/11	12/1	推薦は専願、現役生のみ、3.3以上　推薦:小論文、面接	35,000円
一般	〈前期A〉24年1/5〜1/19　〈中期〉24年1/5〜1/25　〈後期〉24年2/2〜2/25	2/1・2・3・4　2/15　3/7	2/14　2/24　3/16	一般:選択=国総(漢除く)・国表・現代文AB、コミ英ⅠⅡ・英表Ⅰより1科目	30,000円

◇開校年　1950年
◇入学者　106名(女子106名)
◇出身県　愛知県・岐阜県・三重県
◇主な実習先　附属病院9診療科、地域の歯科医院
◇主な就職先　名古屋大学医学部附属病院、名古屋市立大学、岐阜大学附属病院
◇初年度納入金(卒業までの納入金)　1,449,000円(−)
◇学校独自の奨学金制度
・愛知学院大学新入生応急奨学金:給付[金額]500,000円
・愛知学院大学応急奨学金:給付[金額]500,000円
◇学生寮　なし
◇特徴　本学科の一番の魅力は、中部地区最大級の歯学部附属病院との密接な「学びの連携」です。最先端の医療に触れる講義や実習を通して、知識と技術と誇りを持った歯科衛生士を育成します。

資料請求　●学校案内　無料　●願書　無料　　WEB出願　可

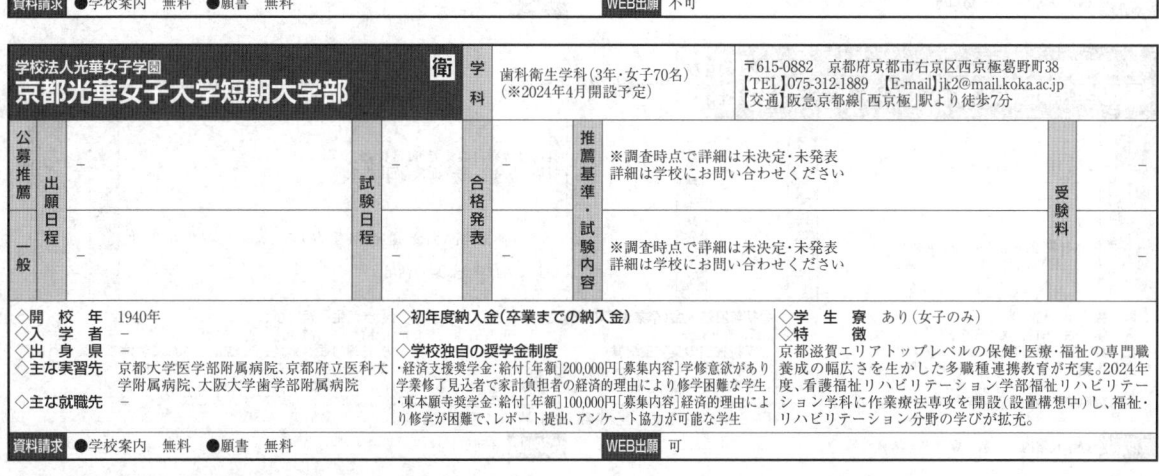

大垣女子短期大学（学校法人大垣総合学園）衛・総・社

学科：歯科衛生学科(3年・女子50名)

〒503-8554　岐阜県大垣市西之川町1-109
【TEL】0584-81-6819　【E-mail】info@ogaki-tandai.ac.jp
【交通】JR線「大垣」駅北口より通学バスで約10分、「大垣女子短大前」下車

	出願日程	試験日程	合格発表	推薦基準・試験内容	受験料
公募推薦	〈第一期〉23年11/1〜11/10(必着)　〈第二期〉23年12/4〜12/8(必着)	11/18　12/16	12/1　12/23	推薦は併願可、浪人可　推薦:小論文、書類審査、面接	30,000円
一般	24年1/22〜1/26(必着)	2/2	2/10	一般=選択=国総(現代文のみ)、コミ英Ⅰ(リスニングを除く)より1科目、面接、書類審査	30,000円

◇開校年　1969年
◇入学者　46名(女子46名)
◇出身県　岐阜県・愛知県・滋賀県
◇主な実習先　岐阜・愛知・滋賀等の学生の地元にて実習
◇主な就職先　歯科医院、総合病院、保健センター

◇初年度納入金(卒業までの納入金)　1,240,000円(3,220,000円)
◇学校独自の奨学金制度　・成績優秀奨学金:減免[年額]300,000円[募集内容]各学科若干名

◇学生寮　なし
◇特徴　高い合格率を誇る国家試験対策を実施。多様な経歴を持つ教授陣による徹底した復習授業、能力に合わせた個別指導など万全の準備で試験に臨む体制を整えています。

資料請求●学校案内 無料 ●願書 無料　WEB出願 不可

京都光華女子大学短期大学部（学校法人光華女子学園）衛

学科：歯科衛生学科(3年・女子70名)　(※2024年4月開設予定)

〒615-0882　京都府京都市右京区西京極葛野町38
【TEL】075-312-1889　【E-mail】jk2@mail.koka.ac.jp
【交通】阪急京都線「西京極」駅より徒歩7分

	出願日程	試験日程	合格発表	推薦基準・試験内容	受験料
公募推薦	-			※調査時点で詳細は未決定・未発表　詳細は学校にお問い合わせください	
一般				※調査時点で詳細は未決定・未発表　詳細は学校にお問い合わせください	

◇開校年　1940年
◇入学者　-
◇出身県　-
◇主な実習先　京都大学医学部附属病院、京都府立医科大学附属病院、大阪大学歯学部附属病院
◇主な就職先　-

◇初年度納入金(卒業までの納入金)　-
◇学校独自の奨学金制度　・経済支援奨学金:給付[年額]200,000円[募集内容]学修意欲があり学業修了見込者で家計負担者の経済的理由により修学困難な学生　・東本願寺奨学金:給付[年額]100,000円[募集内容]経済的理由により修学が困難で、レポート提出、アンケート協力が可能な学生

◇学生寮　あり(女子のみ)
◇特徴　京都滋賀エリアトップレベルの保健・医療・福祉の専門職養成の幅広さを生かした多職種連携教育が充実。2024年度、看護福祉リハビリテーション学部福祉リハビリテーション学科に作業療法専攻を開設(設置構想中)し、福祉・リハビリテーション分野の学びが拡充。

資料請求●学校案内 無料 ●願書 無料　WEB出願 可

関西女子短期大学（学校法人玉手山学園）➡P.68 衛・共・総・社

学科：歯科衛生学科(3年・女子100名)

〒582-0026　大阪府柏原市旭ヶ丘3-11-1　【TEL】072-978-0640
【交通】JR大和路線「高井田」駅、近鉄南大阪線「古市」駅からスクールバス、近鉄大阪線「河内国分」駅から徒歩約12分

	出願日程	試験日程	合格発表	推薦基準・試験内容	受験料
公募推薦	〈Ⅰ期〉23年10/13〜10/27(必着)　〈Ⅱ期〉23年11/10〜11/24(必着)	11/4　12/2	11/10　12/8	推薦は併願可、1浪まで可、定員65名程度　推薦:基礎能力(国語)型は国総(近代以降の文章)、面接、書類審査　課題作文型は課題作文、面接、書類審査　資格・検定試験利用型は資格・検定試験評価点、面接、書類審査	30,000円
一般	〈Ⅰ期〉24年1/4〜1/12(必着)　〈Ⅱ期〉24年1/19〜2/2(必着)	1/20　2/11	1/26　2/16	一般:国総(近代以降の文章)、コミ英Ⅰ、面接	30,000円

◇開校年　1965年
◇入学者　81名(女子81名)
◇出身県　大阪府・奈良県・和歌山県
◇主な実習先　大阪歯科大学附属病院、大阪大学歯学部附属病院他
◇主な就職先　(株)ジーシー、(一財)サンスター財団、小室歯科他

◇初年度納入金(卒業までの納入金)　1,449,600円(-)
◇学校独自の奨学金制度　・学校推薦型選抜(公募)奨学金:給付[金額]200,000円[募集内容]①基礎能力(国語)型入試成績上位者で得点75%以上　・一般選抜奨学金:給付[金額]200,000円[募集内容]入試成績上位者で学力試験の成績60%以上

◇学生寮　あり(女子のみ)
◇特徴　少人数制教育と実習に重きを置いた学びによって、口腔状態を総合的にとらえ、観察できる専門知識と技術を育む。また、患者さま、社会、自分自身に対して責任をもち、広く社会に貢献できる歯科衛生士としての自覚を育みます。

資料請求●学校案内 無料 ●願書 無料　WEB出願 不可

大手前短期大学（学校法人大手前学園）衛・共・総・社

学科：歯科衛生学科(3年・80名)

〒662-8552　兵庫県西宮市御茶家所町6-42
【TEL】0798-36-2532
【交通】阪急神戸線「夙川」駅より徒歩7分

	出願日程	試験日程	合格発表	推薦基準・試験内容	受験料
公募推薦	〈A日程〉23年10/6〜10/19(消有)　〈B日程〉23年11/16〜11/30(消有)	11/1・2　12/10	11/16　12/15	推薦は併願可、5浪まで可、欠席日数の条件あり　選択=コミ英ⅠⅢ・英ⅠⅡ、国総(古漢除く)・現代文B、数ⅠAより1科目、調査書、志望理由書[2科目方式の場合]コミ英ⅠⅢ・英ⅠⅡ、選択=国総(古漢除く)・現代文B、数ⅠAより1科目、調査書、志望理由書　12/10は選択=国総(古漢除く)・現代文B、コミ英ⅠⅢ・英ⅠⅡより1科目、調査書、志望理由書	30,000円(専願は25,000円)
一般	〈A日程〉24年1/5〜1/12(消有)　〈B日程〉24年2/1〜2/15(消有)　〈ファイナルチャレンジ〉24年2/23〜3/6(消有)	1/24　2/28　3/14	2/8　3/6　3/15	一般:1/24は[1科目方式の場合]選択=コミ英ⅠⅢ・英ⅠⅡ、国総(古漢除く)・現代文B、数ⅠAより1科目、志望理由書[2科目方式の場合]コミ英ⅠⅢ・英ⅠⅡ、選択=国総(古漢除く)・現代文B、数ⅠAより1科目、志望理由書　2/28は選択=国総(古漢除く)・現代文B、コミ英ⅠⅢ・英ⅠⅡより1科目、志望理由書　3/14は書類審査、小論文、面接	30,000円

◇開校年　1951年
◇入学者　-
◇出身県　-
◇主な実習先　-
◇主な就職先　-

◇初年度納入金(卒業までの納入金)　1,390,000円(-)
◇学校独自の奨学金制度　・大手前学園入試特別奨学金制度他

◇学生寮　あり
◇特徴　-

資料請求●学校案内 - ●願書 -　WEB出願 可

右端縦書き見出し：看護師／診療放射線技師／臨床工学技士／臨床検査技師／言語聴覚士／作業療法士／理学療法士／歯科技工士／歯科衛生士／あん摩マッサージ指圧師／はり師・きゅう師／柔道整復師／救急救命士／義肢装具士／視能訓練士

左側縦書きカテゴリ：短期大学 専門学校・養成施設／看護師／診療放射線技師 臨床工学技士 臨床検査技師／理学療法士 作業療法士 言語聴覚士／歯科衛生士 歯科技工士／あん摩マッサージ指圧師 はり師・きゅう師 柔道整復師／視能訓練士 義肢装具士 救急救命士

学校法人高知学園　高知学園短期大学　衛 総 社

学科：歯科衛生学科（3年・40名）

〒780-0955 高知県高知市旭天神町292-26
【TEL】088-840-1664　【E-mail】nyushi@kochi-gc.ac.jp
【交通】JR四国土讃線「旭」駅より徒歩約10分

区分	出願日程	試験日程	合格発表	推薦基準・試験内容	受験料
公募推薦	23年11/6～11/17(消有)	11/25	12/1	推薦は3浪まで可、3.0以上　推薦：選択=国(古漢除く)、英、化基、生基、数Iより1科目、面接	28,000円
一般	〈A〉24年1/15～1/26(消有)　〈B〉24年2/13～2/22(消有)	2/3　3/2	2/7　3/6	一般：2/3は書類審査、選択=国(古漢除く)、英、化基、生基、数Iより1科目、面接　3/2は書類審査、小論文、面接	28,000円

◇開校年 1967年　◇入学者 －　◇出身県 －　◇主な実習先 －　◇主な就職先 －
◇初年度納入金(卒業までの納入金) 1,130,000円(－)　◇学校独自の奨学金制度
◇学生寮 －　◇特徴 －

資料請求 ●学校案内 －　●願書 －　WEB出願 －

学校法人福岡学園　福岡医療短期大学　衛 総 社

学科：歯科衛生学科（3年・80名）

〒814-0193 福岡県福岡市早良区田村2-15-1
【TEL】092-801-0439　【E-mail】gakumuj@fdcnet.ac.jp
【交通】地下鉄七隈線「次郎丸」駅より徒歩5分

区分	出願日程	試験日程	合格発表	推薦基準・試験内容	受験料
公募推薦	23年11/1～11/9(必着)	11/11	12/1	推薦は専願、1浪まで可、定員3名　推薦：小論文、個人面接、提出書類	27,000円
一般	〈A日程〉24年1/9～1/30(必着)　〈B日程〉24年2/19～3/13(必着)	2/1　3/15	2/8　3/21	一般：小論文、個人面接、選択=国総(古漢除く)、数I、英※、生基・生より1科目　※英は外部検定試験を活用	27,000円

◇開校年 1997年　◇入学者 64名(女子64名)　◇出身県 福岡県・山口県・鹿児島県
◇主な実習先 福岡歯科大学医科歯科総合病院、サンシャインシティ、サンシャインプラザ
◇主な就職先 福岡歯科大学医科歯科総合病院
◇初年度納入金(卒業までの納入金) 1,170,000円(－)　◇学校独自の奨学金制度
・福岡医療短期大学特別奨学生制度：給付[年額]年間授業料の半額[募集定員]若干名[募集内容]授業成績が特に優秀で品行方正かつ健康な学生
・福岡医療短期大学一般選抜特別奨学生制度：免除[年額]入学金300,000円[募集定員]A日程4名・B日程1名[募集内容]一般選抜受験者に専願制の特別選抜を実施
◇学生寮 なし　◇特徴 医科歯科総合病院、介護施設、さらに学外の開業歯科医院で学ぶ充実した実践教育を行っています。

資料請求 ●学校案内 無料　●願書 無料　WEB出願 不可

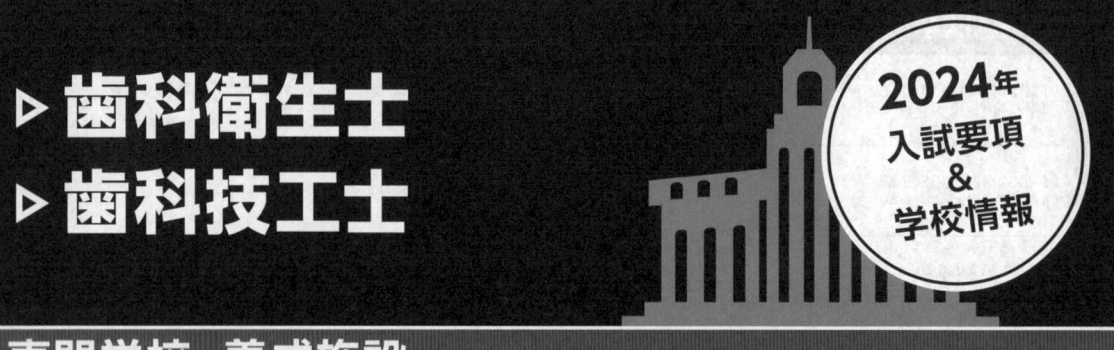

▷歯科衛生士　▷歯科技工士　2024年入試要項&学校情報　専門学校・養成施設

一般社団法人旭川歯科医師会立　旭川歯科学院専門学校　衛 社

学科：歯科衛生士科（3年・50名）

〒070-8012 北海道旭川市神居2条12丁目2-16
【TEL】0166-61-1022　【E-mail】asg@asa-sg.com
【交通】JR線「旭川」駅よりバス「神居2条10丁目」下車、徒歩3分

区分	出願日程	試験日程	合格発表	推薦基準・試験内容	受験料
公募推薦	〈I期〉23年10/1～10/18(必着)　〈II期〉23年10/30～11/22(必着)	10/22　11/26	10/25　11/29	推薦は専願、2浪まで可　推薦：面接　※10/22特待生試験あり	10,000円
一般	〈I期〉23年10/1～10/18(必着)　〈II期〉23年10/30～11/22(必着)　〈III期〉23年11/30～24年1/17(必着)　〈IV期〉24年1/29～2/14(必着)　〈V期〉24年2/26～3/13(必着)	10/22　11/26　1/21　2/18　3/17	10/25　11/29　1/24　2/21　3/21	一般：小論文、面接	10,000円

◇開校年 1964年　◇入学者 40名(女子40名)　◇出身県 北海道
◇主な実習先 旭川市内各歯科医院、旭川医大
◇主な就職先 旭川市内、道内外歯科医院、総合病院他
◇初年度納入金(卒業までの納入金) 810,000円(2,140,000円)　◇学校独自の奨学金制度
・旭川歯科医師会奨励金：給付[年額]850,000円(各学年、前後期成績上位者に授与)
◇学生寮 なし　◇特徴 歯科医師会立であることから、同会の強力なバックアップを受け、毎年、全員就職。

資料請求 ●学校案内 無料　●願書 無料　WEB出願 不可

一般社団法人小樽市歯科医師会会立 小樽歯科衛生士専門学校

衛 AO 社

学科	歯科衛生士科(3年・33名)

〒047-0032　北海道小樽市稲穂2-1-14
【TEL】0134-27-3001　【E-mail】otaru-dh@saturn.plala.or.jp
【交通】JR函館本線「小樽」駅より徒歩7分

	出願日程	試験日程	合格発表	推薦基準・試験内容	受験料
公募推薦	〈1期〉23年10/1～10/10(必着) 〈2期〉23年10/11～11/7(必着) 〈3期〉23年11/8～12/5(必着) 〈4期〉23年12/6～24年1/9(必着) 〈5期〉24年1/10～2/13(必着)	10/14 11/11 12/9 1/13 2/17	10/17 11/14 12/12 1/16 2/20	推薦は専願、浪人可、3.0以上、定員33名 推薦:書類審査、面接	20,000円
一般	〈1期〉23年10/1～10/10(必着) 〈2期〉23年10/11～11/7(必着) 〈3期〉23年11/8～12/5(必着) 〈4期〉23年12/6～24年1/9(必着) 〈5期〉24年1/10～2/13(必着)	10/14 11/11 12/9 1/13 2/17	10/17 11/14 12/12 1/16 2/20	一般:書類審査、面接	20,000円

◇開校年　1966年
◇入学者　19名(女子19名)
◇出身県　北海道
◇主な実習先　小樽市内歯科医院、北海道医療大学病院、デイサービスセンター
◇主な就職先　公務員(北海道・小樽)、北海道内歯科医院、東京都内歯科医院

◇初年度納入金(卒業までの納入金)
　750,000円(1,870,000円)
◇学校独自の奨学金制度
・小樽市歯科医師会奨励金:給付[年額]半期毎50,000円～100,000円[募集内容]前期、後期定期試験の成績優秀者なら若干名(但し、該当者なしの場合もある)

◇学生寮　なし
◇特徴
少人数制だからこそ、学生1人ひとりに対し先生方が親身に指導。小樽市歯科医師会の先生方が実習や国家試験合格に向けてサポートしてくれます。

資料請求	●学校案内　無料　●願書　無料	WEB出願 不可	残りの日程はWEBをCheck

学校法人帯広コア学園 帯広コア専門学校

衛 社

学科	歯科衛生士科(3年・30名)

〒080-0021　北海道帯広市西11条南41-3-5
【TEL】0155-48-6000　【E-mail】oca@core.ac.jp
【交通】JR根室本線「帯広」駅よりバス17分

	出願日程	試験日程	合格発表	推薦基準・試験内容	受験料
公募推薦	23年10/2～10/19(必着) 23年10/2～11/9(必着) 23年10/2～12/23(必着)	10/21 11/11 12/25	試験後1週間以内	推薦は併願可、現役生のみ、3.0以上 推薦:書類審査、面接	10,000円
一般	23年10/2～10/19(必着) 23年10/2～11/9(必着) 23年10/2～12/23(必着) 23年10/2～24年1/18(必着) 23年10/2～24年2/14(必着)	10/21 11/11 12/25 1/20 2/16	試験後1週間以内	一般:書類審査、面接、作文	10,000円

◇開校年　1986年
◇入学者　－
◇出身県　－
◇主な実習先　－
◇主な就職先　－

◇初年度納入金(卒業までの納入金)
　970,000円(3,000,000円)
◇学校独自の奨学金制度

◇学生寮　なし
◇特徴

資料請求	●学校案内　無料　●願書　無料	WEB出願 不可

学校法人栗原学園 オホーツク社会福祉専門学校

衛 社

学科	歯科衛生士科(3年・30名)

〒090-0803　北海道北見市常盤町3-14
【TEL】0157-33-1316
【交通】JR石北本線「北見」駅より徒歩約15分

	出願日程	試験日程	合格発表	推薦基準・試験内容	受験料
公募推薦	〈1期〉23年10/2～10/11(消有)	10/14	10/20	推薦は併願可、3.2以上 推薦:書類審査、集団面接	20,000円
一般	〈1期〉23年10/2～10/11(消有) 〈2期〉23年10/30～11/29(消有) 〈3期〉23年12/4～24年1/31(消有) 〈4期〉24年2/5～5/28(消有)	10/14 12/2 2/3 3/2	10/20 12/8 2/9 3/8	一般:書類審査、集団面接、小論文(事前提出)	20,000円

◇開校年　1998年
◇入学者　9名(女子9名)
◇出身県　北海道
◇主な実習先　まるちよ歯科医院、いのこ歯科医院、たねだ歯科クリニック
◇主な就職先　耳鼻咽喉科麻生北見病院歯科口腔外科、はやぶさ矯正歯科クリニック、松浦歯科医院

◇初年度納入金(卒業までの納入金)
　1,130,000円(2,900,000円)
◇学校独自の奨学金制度
・栗原太郎・栗原寛隆・藤田禮三奨学基金:貸与[年額]授業料、施設設備費、教材費を上限とする[募集内容]経済的理由で学校長が認めた者

◇学生寮　なし
◇特徴
オホーツク管内唯一の歯科衛生士科。学科開設から14年目ということもあり、施設も新しく充実。歯科医師による授業と少人数制で一人ひとりに対し手厚い実習など、聞きやすく、学びやすい環境で即戦力を目指せます。

資料請求	●学校案内　無料　●願書　無料	WEB出願 不可

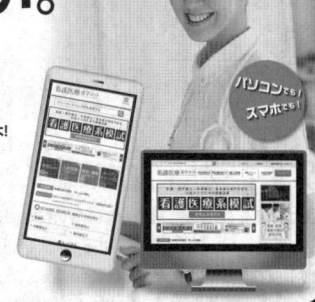
右側縦書き項目:
専門学校・養成施設
看護師
臨床検査技師
臨床工学技士
診療放射線技師
作業療法士
言語聴覚士
理学療法士
歯科技工士
歯科衛生士
柔道整復師
はり師・きゅう師
あん摩マッサージ指圧師
視能訓練士
義肢装具士
救急救命士

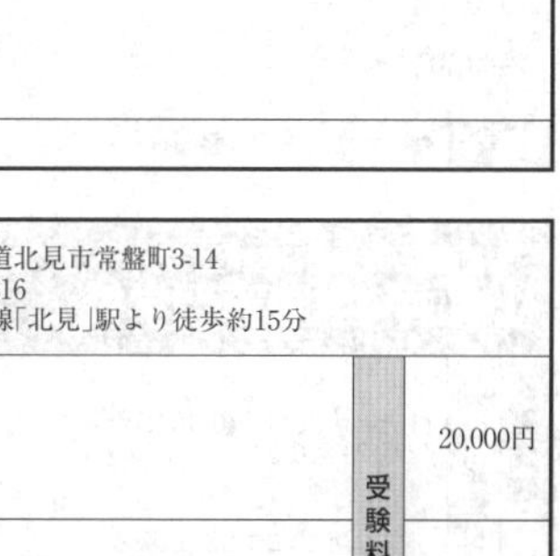

専門学校・養成施設

看護師 / 臨床検査技師 臨床工学技士 診療放射線技師 / 理学療法士 作業療法士 言語聴覚士 / 歯科衛生士 歯科技工士 / 柔道整復師 はり師・きゅう師 あん摩マッサージ指圧師 / 視能訓練士 義肢装具士 救急救命士

札幌医学技術福祉歯科専門学校

学校法人西野学園　【衛】【総】【社】

学科：歯科衛生士科(3年・女子50名)

〒064-0805 北海道札幌市中央区南5条西11丁目1289-5
【TEL】0120-558-433　【E-mail】mail@nishino-g.ac.jp
【交通】地下鉄東西線「西11丁目」駅より徒歩7分

	出願日程	試験日程	合格発表	推薦基準・試験内容	受験料
公募推薦	〈1期〉23年10/2〜10/13(必着) 〈2期〉23年11/1〜11/10(必着) 〈3期〉23年11/27〜12/8(必着)	10/21 11/18 12/16	10/27 11/24 12/22	推薦は専願、現役生のみ、3.0以上 推薦：面接、書類審査	25,000円 (20,000円)
一般	〈1期〉23年10/2〜10/13(必着) 〈2期〉23年11/1〜11/10(必着) 〈3期〉23年11/27〜12/8(必着) 〈4期〉24年1/15〜1/26(必着) 〈5期〉24年2/13〜2/22(必着)	10/21 11/18 12/16 2/3 2/28	10/27 11/24 12/22 2/9 3/7	一般：面接、書類審査	25,000円 (20,000円)

◇開校年　1982年
◇入学者　－
◇出身県　－
◇主な実習先　－
◇主な就職先　－
◇初年度納入金(卒業までの納入金)　－
◇学校独自の奨学金制度
◇学生寮　－
◇特徴　－

資料請求　●学校案内　－　●願書　－　　WEB出願　可　　残りの日程はWEBをCheck

札幌看護医療専門学校

学校法人滋慶学園　【衛】【AO】【社】

学科：歯科衛生士学科(3年・40名)

〒004-0051 北海道札幌市厚別区厚別中央1条5丁目1番5号
【TEL】0120-37-8343
【交通】JR千歳線「新札幌」駅より徒歩約5分

	出願日程	試験日程	合格発表	推薦基準・試験内容	受験料
公募推薦	23年10/1〜10/20 23年10/23〜11/10	10/22 11/12	14日以内	推薦は専願、現役生のみ 推薦：小論文、面接	30,000円
一般	23年10/1〜10/20 23年10/23〜11/10 23年11/13〜12/1 23年12/4〜24年1/11 24年1/14〜2/2	10/22 11/12 12/3 1/13 2/4	14日以内	一般：小論文、面接	30,000円

◇開校年　2021年
◇入学者　－
◇出身県　－
◇主な実習先　－
◇主な就職先　－
◇初年度納入金(卒業までの納入金)　1,120,000円(3,110,000円)
◇学校独自の奨学金制度
◇学生寮　－
◇特徴　－

資料請求　●学校案内　－　●願書　－　　WEB出願　可　　残りの日程はWEBをCheck

札幌歯科学院専門学校

一般社団法人札幌歯科医師会　【衛】【技】【AO】【社】

学科：(1)歯科衛生士科(3年・50名)　(2)歯科技工士科(2年・30名)

〒064-0807　北海道札幌市中央区南7条西10丁目1034
【TEL】011-511-1885　【E-mail】sds-info@dnet.or.jp
【交通】地下鉄東西線「西11丁目」駅より徒歩12分

	出願日程	試験日程	合格発表	推薦基準・試験内容	受験料
公募推薦	〈1期〉23年10/2〜10/16(必着) 〈2期〉23年10/30〜11/13(必着)	10/21 11/18	10/25 11/21	推薦は専願、現役生のみ 推薦：書類、面接 ※1期終了後合格者が募集定員を満たした場合は定員充足後の試験を実施いたしません	5,000円
一般	〈1期〉23年10/2〜10/16(必着) 〈2期〉23年10/30〜11/13(必着) 〈3期〉23年11/27〜12/11(必着) 〈4期〉23年12/25〜24年1/15(必着) 〈5期〉24年1/29〜2/13(必着)	10/21 11/18 12/16 1/20 2/17	10/25 11/21 12/19 1/23 2/21	一般：書類、面接、適性審査(選択=国、数より1科目) ※1期終了後合格者が募集定員を満たした場合は定員充足後の試験を実施いたしません	20,000円

◇開校年　1967年
◇入学者　44名(男子3名/女子41名)
◇出身県　北海道
◇主な実習先　一般歯科診療所、口腔医療センター、北海道大学他
◇主な就職先　一般歯科診療所、病院歯科、歯科技工所他
◇初年度納入金(卒業までの納入金)　(1)1,230,000円(2,890,000円)(2)1,570,000円(2,810,000円)
◇学校独自の奨学金制度　・札幌歯科医師会奨学金制度：給付[金額]年1回100,000円〜150,000円[募集内容]本学院に入学後、1年次以降の成績上位者で欠席時間が少ない者を学内選抜・ファミリー支援制度他
◇学生寮　なし
◇特徴　札幌歯科医師会立校として、会員の歯科医師が就職を全面バックアップすることで就職希望者全員内定。会員診療所他各大学病院等、実習施設が充実しています。また、歯科衛生士科と歯科技工士科を併設しているため、在学中から歯科医療のチームワークが学べます。

資料請求　●学校案内　無料　●願書　無料　　WEB出願　不可　　残りの日程はWEBをCheck

函館歯科衛生士専門学校

学校法人野又学園　【衛】【社】

学科：歯科衛生士科(3年・40名)

〒042-0942 北海道函館市柏木町1-60
【TEL】0138-53-0014
【交通】JR線「函館」駅より市電、「柏木町」電停より徒歩5分

	出願日程	試験日程	合格発表	推薦基準・試験内容	受験料
公募推薦	〈第1期〉23年10/30〜11/8(必着) 〈第2期〉24年1/9〜1/17(必着)	11/17 1/27	11/24 2/2	推薦は専願、現役生のみ、3.2以上 推薦：面接、適性検査	20,000円
一般	〈第1期〉23年10/30〜11/8(必着) 〈第2期〉24年1/9〜1/17(必着) 〈第3期〉24年2/5〜2/14(必着)	11/17 1/27 2/23	11/24 2/2 3/1	一般：国総、面接、適性検査	20,000円

◇開校年　2010年
◇入学者　27名(女子27名)
◇出身県　北海道
◇主な実習先　歯科医院、総合病院(歯科口腔外科)、口腔保健センター他
◇主な就職先　函館・札幌など道内・関東圏の歯科医院・歯科診療所
◇初年度納入金(卒業までの納入金)　1,170,000円(2,810,000円)
◇学校独自の奨学金制度
◇学生寮　あり
◇特徴　函館歯科医師会の強い要請により開設。専門知識と技能はもちろん、心豊かな人間形成と地域歯科医療の向上に寄与する職業人育成を目指す。

資料請求　●学校案内　無料　●願書　無料　　WEB出願　不可

※受験を希望される方は、必ず各学校の募集要項をご確認ください。

北海道医療大学歯学部附属歯科衛生士専門学校

学校法人東日本学園 【衛】【AO】

学科	歯科衛生生科(3年・50名)

〒061-0293　北海道石狩郡当別町金沢1757
【TEL】0120-068-222
【E-mail】nyushi@hoku-iryo-u.ac.jp
【交通】JR学園都市線「北海道医療大学」駅直結

	出願日程		試験日程	合格発表	推薦基準・試験内容	受験料
公募推薦	〈Ⅰ期〉23年10/2～10/6(必着)		10/8	10/11	推薦は専願、浪人可 推薦:調査書、面接	20,000円
	〈Ⅱ期〉23年11/1～11/15(必着)		11/19	11/23		
	〈Ⅲ期〉23年11/23～12/1(必着)		12/3	12/6		
一般	24年1/9～1/19(消有)		1/31	2/5	一般:国総(古漢除く)	20,000円

◇開校年　1984年
◇入学者　18名
◇出身県　北海道
◇主な実習先　道内各地の病院・歯科医院
◇主な就職先　道内各地の病院・歯科医院

◇初年度納入金(卒業までの納入金)
850,000円(2,150,000円)
◇学校独自の奨学金制度
・入学金(200,000円)の減免制度:減免[金額]早期出願(年内入試)で100,000円、同窓生・歯科医師会長推薦で100,000円
・学校法人東日本学園奨学金:貸与[年額]330,000円(無利子・卒業後返還)

◇学生寮　あり
◇特徴
北海道では唯一の大学歯学部附属の専門学校です。大学キャンパス内に設置されていて、歯学部の設備を使った質の高い授業だけでなく、大学生との交流も大きな魅力。国家試験合格も力強くサポートします。

資料請求　●学校案内　無料　●願書　無料　　WEB出願　不可

北海道歯科衛生士専門学校

学校法人札幌青葉学園 【衛】【AO】【社】

学科	(1)歯科衛生士学科(昼3年・50名) (2)歯科衛生士学科(夜3年・30名)

〒060-0042　北海道札幌市中央区大通西19丁目1-6
【TEL】011-640-6100
【交通】札幌市営地下鉄東西線「西18丁目」駅より徒歩3分

	出願日程		試験日程	合格発表	推薦基準・試験内容	受験料
公募推薦	23年10/20～10/25		10/29	11/2	推薦は専願 推薦:面接	20,000円
一般	〈1期〉23年11/13～11/22		11/26	11/30	一般:小論文、面接	20,000円
	〈2期〉23年12/1～12/13		12/17	12/20		
	〈3期〉24年1/5～1/17		1/21	1/25		
	〈4期〉24年1/29～2/14		2/18	2/21		
	〈5期〉24年2/26～3/13		3/17	3/21		

◇開校年　2007年
◇入学者　-
◇出身県　北海道・千葉県・宮城県
◇主な実習先　日之出歯科診療所、ちだ歯科クリニック、JR札幌病院
◇主な就職先　医療法人仁友会、医療法人社団千仁会、医療法人社団一心会

◇初年度納入金(卒業までの納入金)
(1)1,050,000円(2,750,000円)(2)900,000円(2,300,000円)
◇学校独自の奨学金制度
・特待生奨学金:給付[年額]最大200,000円[募集内容]希望者の新入生に対し特待生試験を実施、上位者に給付
・成績優秀者奨学金:給付[年額]最大200,000円[募集内容]成績優秀者に対し、1年～3年の毎年度末に順位に応じて給付

◇学生寮　なし
◇特徴
北海道内唯一の昼間部・夜間部を併設する、歯科衛生士単科の専門学校です。2023年度は、国家試験合格、全員就職を達成しました。実習を重視したカリキュラムと先生方の親身な指導で、3年間で国家資格取得と即戦力となる人材の養成を目指します。

資料請求　●学校案内　-　●願書　-　　WEB出願　可

北海道歯科技術専門学校

【技】【社】

学科	歯科技工士科(2年・60名)

〒061-1121　北海道北広島市中央3-4-1
【TEL】011-372-2457　【E-mail】hdtc@hokkaidodentaltec.ac.jp
【交通】JR千歳線「北広島」駅東出口より徒歩約13分

	出願日程		試験日程	合格発表	推薦基準・試験内容	受験料
公募推薦	〈第1期〉23年10/1～10/11(必着)		10/14	10/18	推薦は専願、現役生のみ、3.0以上 推薦:書類審査、面接 ※二次試験は定員になっていない場合のみ実施	5,000円
	〈第2期〉23年10/12～11/15(必着)		11/18	11/22		
	〈第3期〉23年11/16～12/13(必着)		12/16	12/20		
	〈二次試験〉24年1/18～(必着)					
一般	〈第1期〉23年10/1～10/11(必着)		10/14	10/18	一般:書類審査、面接、実技 ※二次試験は定員になっていない場合のみ実施	20,000円
	〈第2期〉23年10/12～11/15(必着)		11/18	11/22		
	〈第3期〉23年11/16～12/13(必着)		12/16	12/20		
	〈二次試験〉24年1/18～(必着)					

◇開校年　1978年
◇入学者　26名(男子9名・女子17名)
◇出身県　-
◇主な実習先　-
◇主な就職先　-

◇初年度納入金(卒業までの納入金)
1,700,000円(2,850,000円)
◇学校独自の奨学金制度
・特待生制度:免除[金額]550,000円[募集内容]成績優秀者に対して入学金全額もしくは半額程度を免除
・企業奨学金:給付[月額]50,000円[募集内容]貸与の上限は500,000円とし、(株)SDL・HDの入社を希望される方が対象

◇学生寮　なし
◇特徴
-

資料請求　●学校案内　無料　●願書　無料　　WEB出願　不可

吉田学園医療歯科専門学校

学校法人吉田学園 【衛】【技】【AO】【社】

学科	(1)歯科衛生学科(3年・50名) (2)歯科技工学科(2年・35名)

〒060-0063　北海道札幌市中央区南3条西1丁目11-1
【TEL】0120-607033
【交通】地下鉄東豊線「大通」駅より徒歩3分、「豊水すすきの」駅より徒歩2分

	出願日程		試験日程	合格発表	推薦基準・試験内容	受験料
公募推薦	〈1期〉23年10/1～10/13		10/21	10/27	推薦は専願、現役生のみ、3.2以上 推薦:書類審査、面接	20,000円
	〈2期〉23年10/23～11/10		11/19	11/24		
	〈3期〉23年11/20～12/8		12/16	12/22		
一般	〈1期〉23年10/1～10/13		10/21	10/27	一般:書類審査、面接、国総(古漢除く)	20,000円
	〈2期〉23年10/23～11/10		11/19	11/24		
	〈3期〉23年11/20～12/8		12/16	12/22		
	〈4期〉23年12/18～24年1/12		1/20	1/26		
	〈5期〉24年1/22～2/9		2/17	2/23		

◇開校年　2007年
◇入学者　-
◇出身県　-
◇主な実習先　-
◇主な就職先　-

◇初年度納入金(卒業までの納入金)
(1)980,000円(-)、(2)1,400,000円(-)
◇学校独自の奨学金制度
-

◇学生寮　あり
◇特徴
-

資料請求　●学校案内　無料　●願書　無料　　WEB出願　可　　残りの日程はWEBをCheck

青森県・岩手県

専門学校・養成施設

看護師 / 臨床検査技師 / 臨床工学技士 / 診療放射線技師 / 理学療法士 / 作業療法士 / 言語聴覚士 / 歯科衛生士 / 歯科技工士 / あん摩マッサージ指圧師 / はり師・きゅう師 / 柔道整復師 / 視能訓練士 / 義肢装具士 / 救急救命士

青森歯科医療専門学校

学校法人三和会　衛・社　学科　歯科衛生士科(3年・40名)

〒038-0031　青森県青森市三内字稲元122-2
【TEL】017-782-3040
【E-mail】info@aomori-dental.ac.jp
【交通】JR線「青森」駅よりバス「滝内福祉館前」下車

	出願日程	試験日程	合格発表	推薦基準・試験内容	受験料
公募推薦	―	―	―	※9月26日以降、該当する試験はありません	
一般	〈第1回〉23年10/2～11/1(必着)〈第2回〉23年11/6～11/29(必着)〈第3回〉24年1/4～1/24(必着)〈第4回〉24年2/13～3/13(必着)	11/4 12/2 1/28 3/17	試験日より1週間以内	一般:作文、面接、適性試験、書類審査	15,000円

◇開校年　1973年　◇入学者　―　◇出身県　―　◇主な実習先　―　◇主な就職先　―

◇初年度納入金(卒業までの納入金)　800,000円(―)　◇学校独自の奨学金制度　―

◇学生寮　なし　◇特徴　―

資料請求　●学校案内　無料　●願書　無料　　WEB出願　不可

八戸保健医療専門学校

学校法人あずま学園　衛・社　学科　歯科衛生士学科(3年・40名)

〒031-0011　青森県八戸市田向二丁目11-15
【TEL】0178-24-5127　【E-mail】azuma_810@royal.ocn.ne.jp
【交通】JR線「八戸」駅よりバス15分

	出願日程	試験日程	合格発表	推薦基準・試験内容	受験料
公募推薦	〈第1回〉～23年9/27(消有)〈第2回〉23年9/28～11/1(消有)	10/7 11/11	10/17 11/21	推薦は併願可　推薦:作文、面接	15,000円
一般	〈第1回〉23年11/2～11/29(消有)〈第2回〉23年11/30～24年1/17(消有)〈第3回〉24年2/8～3/6(消有)	12/9 1/27 3/16	12/19 2/6 3/26	一般:国、数、英、作文、面接	15,000円

◇開校年　2009年　◇入学者　―　◇出身県　青森県・岩手県　◇主な実習先　八戸赤十字病院、柏崎歯科医院、夏堀デンタルクリニック他　◇主な就職先　青森県内県外、岩手県内歯科医院

◇初年度納入金(卒業までの納入金)　950,000円(―)　◇学校独自の奨学金制度　―

◇学生寮　あり　◇特徴　専任教員は1クラス1担任制で、3年間をしっかりサポートします。また、周辺にはコンビニエンスストア、ドラッグストアなど商業施設が充実しています。

資料請求　●学校案内　無料　●願書　無料　　WEB出願　不可

岩手医科大学医療専門学校

衛・総・社　学科　歯科衛生学科(3年・40名)

〒020-0887　岩手県盛岡市上ノ橋町1-12
【TEL】019-651-5118　【E-mail】iryousen@j.iwate-med.ac.jp
【交通】JR線「盛岡」駅より徒歩約45分、バス「でんでんむし号(左・右周り)」→「上の橋」より徒歩3分

	出願日程	試験日程	合格発表	推薦基準・試験内容	受験料
公募推薦	23年10/9～10/23(必着)	10/28	11/2	推薦は専願のみ、1浪まで可　推薦:現代文、面接	15,000円
一般	〈1期〉23年11/2～11/15(必着)〈2期〉23年11/30～12/13(必着)〈3期〉24年1/11～1/24(必着)〈4期〉24年2/7～2/20(必着)〈5期〉24年2/26～3/11(必着)	11/18 12/16 1/27 2/24 3/14	11/22 12/21 2/1 2/29 3/18	一般:現代文、面接	15,000円

◇開校年　2011年　◇入学者　―　◇出身県　岩手県・秋田県・青森県　◇主な実習先　岩手医科大学歯科医療センター、盛岡市立病院、各歯科医院他　◇主な就職先　各歯科診療所、岩手医科大学歯科医療センター他

◇初年度納入金(卒業までの納入金)　1,000,000円(2,550,000円)　◇学校独自の奨学金制度　―

◇学生寮　なし　◇特徴　本校は全国でも数少ない医歯薬看学系大学の系列校。最新の設備環境で、医療現場の最先端に身を置く講師陣に3年間じっくりと学びます。

資料請求　●学校案内　無料　●願書　無料　　WEB出願　不可

盛岡医療大学校

学校法人龍澤学園　衛・社　学科　歯科衛生士学科(3年・30名)

〒020-0021　岩手県盛岡市中央通3-3-4
【TEL】0120-071-089
【交通】JR東北本線「盛岡」駅より徒歩7分

	出願日程	試験日程	合格発表	推薦基準・試験内容	受験料
公募推薦	―	―	―	※詳細は学校にお問い合わせください	
一般	〈1〉23年10/2～10/4〈2〉23年10/2～10/24〈3〉23年10/2～11/22〈4〉23年10/2～12/20〈5〉23年10/2～24年1/24	10/8 10/28 11/26 12/24 1/28	10/16 11/6 12/4 1/9 2/5	※詳細は学校にお問い合わせください	20,000円

◇開校年　2016年　◇入学者　―　◇出身県　―　◇主な実習先　―　◇主な就職先　―

◇初年度納入金(卒業までの納入金)　―　◇学校独自の奨学金制度　―

◇学生寮　あり　◇特徴　―

資料請求　●学校案内　―　●願書　―　　WEB出願　―　　残りの日程はWEBをCheck

※受験を希望される方は、必ず各学校の募集要項をご確認ください。

仙台歯科技工士専門学校

学校法人新英学園 【技】【社】【AO】

学科：歯科技工士科（2年・35名）

〒984-0051　宮城県仙台市若林区新寺3-13-6
【TEL】022-293-1822　【E-mail】info@sengi.ac.jp
【交通】JR線「仙台」駅東口より徒歩15分、地下鉄東西線「連坊」駅より徒歩4分

	出願日程	試験日程	合格発表	推薦基準・試験内容	受験料
公募推薦	〈1次〉23年10/2～10/11(必着) 〈2次〉23年10/2～11/29(必着) 〈3次〉23年10/2～24年3/6(必着) 〈4次〉23年10/2～24年3/27(必着)	10/15 12/3 3/10 3/31	2週間以内	推薦は専願のみ、浪人可、3.5以上 推薦：適性試験(石膏彫刻)、面接、書類審査	20,000円
一般	〈1次〉23年10/2～10/11(必着) 〈2次〉23年10/2～11/29(必着) 〈3次〉23年10/2～24年3/6(必着) 〈4次〉23年10/2～24年3/27(必着)	10/15 12/3 3/10 3/31	2週間以内	一般：小論文、適性試験(石膏彫刻)、面接、書類審査	20,000円

◇開校年　1970年
◇入学者　－
◇出身県　宮城県・山形県・岩手県
◇主な実習先　－
◇主な就職先　歯科技工所、歯科医院、歯科材料等メーカー

◇初年度納入金(卒業までの納入金)
1,390,000円(2,580,000円)
◇学校独自の奨学金制度
・学校法人新英学園奨学金助成制度：減免[金額]その都度 175,000円[募集内容]成績優秀者を書類選考し、減免資格取得者は授業料半額免除となる

◇学生寮　なし
◇特徴
少人数制を活かし、アットホームな雰囲気で学生と教職員の距離が近くにあり、教える側と教えられる側という関係ではなく、同じ歯科技工士の仲間として育成をいたします。

資料請求　●学校案内　無料　●願書　無料　　WEB出願　不可

仙台保健福祉専門学校

学校法人菅原学園 →P.15 【衛】【社】【AO】

学科：歯科衛生科（3年・40名）

〒981-3206　宮城県仙台市泉区明通2-1-1
【TEL】0120-329-080　【E-mail】career@sugawara.ac.jp
【交通】JR線「仙台」駅より宮城交通バス約40分、仙台市市営地下鉄「泉中央」駅より宮城交通バス約20分

	出願日程	試験日程	合格発表	推薦基準・試験内容	受験料
公募推薦	〈1期〉23年10/2～10/13(必着) 〈2期〉23年10/2～11/17(必着) 〈3期〉23年10/2～12/1(必着) 〈4期〉23年10/2～24年1/19(必着) 〈5期〉23年10/2～24年2/9(必着)	10/21 11/25 12/9 1/27 2/17	10/30 12/4 12/18 2/5 2/26	推薦は専願のみ、現役生のみ、3.0以上、欠席日数20日以内 推薦：面接、書類	10,000円
一般	〈1期〉23年10/2～10/13(必着) 〈2期〉23年10/2～11/17(必着) 〈3期〉23年10/2～12/1(必着) 〈4期〉23年10/2～24年1/19(必着) 〈5期〉23年10/2～24年2/9(必着)	10/21 11/25 12/9 1/27 2/17	10/30 12/4 12/18 2/5 2/26	一般：面接、書類	20,000円

◇開校年　2007年
◇入学者　23名(女子23名)
◇出身県　宮城県・山形県・秋田県
◇主な実習先　長谷川矯正歯科クリニック、小松こども歯科、医療法人Good Smiles鹿島デンタルオフィス
◇主な就職先　曽矢矯正歯科クリニック、K'sデンタルクリニック、くにみ野さいとう歯科医院

◇初年度納入金(卒業までの納入金)
1,220,000円(3,420,000円)
◇学校独自の奨学金制度
・菅原学園奨学金制度：給付[年額]240,000円[募集内容]進学したいが経済的に支障のある方対象。書類審査

◇学生寮　なし
◇特徴
実践能力を高める設備環境と実務経験豊富な教員が人を支える力を育てます。

資料請求　●学校案内　無料　●願書　無料　　WEB出願　可(出願区分による)　　残りの日程はWEBをCheck

東北歯科技工専門学校

一般社団法人五常会 【技】【AO】

学科：歯科技工学科（2年・30名）

〒982-0841　宮城県仙台市太白区向山4-27-8
【TEL】022-266-0237　【E-mail】info-2@toushigi.ac.jp
【交通】JR線「仙台」駅前より市バス約10分、「向山保育所前」下車、仙台地下鉄「愛宕大橋」駅より徒歩7分

	出願日程	試験日程	合格発表	推薦基準・試験内容	受験料
公募推薦	〈1次募集〉23年10/1～10/8(必着) 〈2次募集〉23年10/21～10/29(必着) 〈3次募集〉23年11/11～11/26(必着)	10/22 11/5 12/3	10/23 11/6 12/4	推薦は専願のみ 推薦：石膏彫刻、面接	30,000円
一般	〈1次募集〉23年10/21～10/29(必着) 〈2次募集〉23年11/11～11/26(必着) 〈3次募集〉24年1/3～1/7(必着) 〈4次募集〉24年1/20～2/4(必着) 〈5次募集〉24年2/17～3/4(必着)	11/5 12/3 1/14 2/18 3/10	11/6 12/4 1/15 2/19 3/11	一般：筆記、石膏彫刻、面接	30,000円

◇開校年　1965年
◇入学者　12名(男子5名/女子7名)
◇出身県　宮城県・山形県・福島県
◇主な実習先　－
◇主な就職先　歯科医院、歯科技工所、歯科材料店

◇初年度納入金(卒業までの納入金)
1,460,000円(2,720,000円)
◇学校独自の奨学金制度
・企業奨学金：貸与[月額]40,000円[募集内容]社員として3年間勤務した場合は返済を全額免除する

◇学生寮　なし
◇特徴
AO入学者募集もあり(エントリーは7月1日～)→検定料は10,000円となります。

資料請求　●学校案内　無料　●願書　無料　　WEB出願　不可

東北保健医療専門学校

学校法人日本コンピュータ学園 【衛】【AO】

学科：歯科衛生科（3年・女子30名）

〒980-0013　宮城県仙台市青葉区花京院一丁目3番1号
【TEL】0120-150-730　【E-mail】info@tmc.ac.jp
【交通】JR線「仙台」駅より徒歩5分

	出願日程	試験日程	合格発表	推薦基準・試験内容	受験料
公募推薦	〈1期〉23年10/1～10/17(必着) 〈2期〉23年10/24～11/14(必着) 〈3期〉23年11/21～12/12(必着) 〈4期〉23年12/19～24年1/16(必着) 〈5期〉24年1/23～2/20(必着)	10/21 11/18 12/16 1/20 2/24	10/27 11/24 12/22 1/26 3/1	推薦は専願のみ、浪人可、3.2以上 推薦：書類、面接	20,000円
一般	〈1期〉23年10/1～10/17(必着) 〈2期〉23年10/24～11/14(必着) 〈3期〉23年11/21～12/12(必着) 〈4期〉23年12/19～24年1/16(必着) 〈5期〉24年1/23～2/20(必着)	10/21 11/18 12/16 1/20 2/24	10/27 11/24 12/22 1/26 3/1	一般：書類、面接	20,000円

◇開校年　2011年
◇入学者　182名(全学科)
◇出身県　東北6県
◇主な実習先　総合病院、歯科医院、クリニック他
◇主な就職先　総合病院、歯科医院、クリニック他

◇初年度納入金(卒業までの納入金)
1,309,000円(3,347,000円)
◇学校独自の奨学金制度
・試験特待生制度：免除[金額]初年度100,000円～400,000円
・資格特待生制度：免除[金額]初年度100,000円～300,000円

◇学生寮　あり
◇特徴
理学療法士・作業療法士・歯科衛生士・介護福祉士指定養成施設。

資料請求　●学校案内　無料　●願書　無料　　WEB出願　可　　残りの日程はWEBをCheck

看護師

臨床検査技師　臨床工学技士　診療放射線技師

理学療法士　作業療法士　言語聴覚士

歯科衛生士　歯科技工士

柔道整復師　はり師・きゅう師　あん摩マッサージ指圧師

視能訓練士　義肢装具士　救急救命士

左側縦書き: 看護師 / 臨床検査技師 臨床工学技士 診療放射線技師 / 理学療法士 作業療法士 言語聴覚士 / 歯科衛生士 歯科技工士 / 柔道整復師 あん摩マッサージ指圧師 はり師・きゅう師 / 視能訓練士 義肢装具士 救急救命士

宮城高等歯科衛生士学院

一般社団法人宮城県歯科医師会　衛AO 社　学科　歯科衛生士科(3年・50名)

〒980-0803　宮城県仙台市青葉区国分町1-5-1
【TEL】022-222-5079　【E-mail】miyaei@miyashi.or.jp
【交通】JR線「仙台」駅より徒歩20分、地下鉄南北線「広瀬通」駅(西出口4)より徒歩5分、地下鉄東西線「青葉通一番町」駅(北出口1)より徒歩5分

出願日程		試験日程	合格発表	推薦基準・試験内容	受験料
公募推薦	23年10/2～10/20(必着)	10/29	11/2	推薦は専願のみ、現役生のみ、3.2以上 推薦:小論文、面接	0円(全額免除)
一般	23年12/18～24年1/12(必着)	1/21	1/23	一般:小論文、面接、一般常識テスト	20,000円

◇開校年　1963年
◇入学者　34名(男子1名/女子33名)
◇出身県　東北6県
◇主な実習先　歯科医院、東北大学病院(歯科)、国公立病院(歯科)他
◇主な就職先　歯科診療所、病院歯科、行政他

◇初年度納入金(卒業までの納入金)
1,400,000円(3,600,000円)
◇学校独自の奨学金制度
－

◇学生寮　なし
◇特徴
(一社)宮城県歯科医師会立である本学院は、1963年に設立し、満60年の歴史ある学校です。質の高いカリキュラムと充実した設備で技術を磨き、社会のニーズに応える歯科衛生士を育成します。

資料請求　●学校案内　無料　●願書　本体無料　送料210円　　WEB出願　不可

秋田県歯科医療専門学校

一般社団法人秋田県歯科医師会　衛 社　学科　歯科衛生士科(3年・50名)

〒010-0976　秋田県秋田市八橋南1-8-8　【TEL】018-865-4431
【交通】JR線「秋田」駅より秋田中央交通バス約15分「秋田市保健所前・サンライフ秋田前」下車、秋田中央ICより車で20分

出願日程		試験日程	合格発表	推薦基準・試験内容	受験料
公募推薦	〈Ⅰ期〉23年10/2～10/17(必着) 〈Ⅱ期〉23年11/13～11/28(必着)	10/21 12/2	10/30 12/4	推薦は専願、現役生のみ、定員35名程度 推薦:小論文、面接	10,000円
一般	〈Ⅰ期〉24年1/4～1/16(必着) 〈Ⅱ期〉24年2/5～2/14(必着) 〈Ⅲ期〉24年2/29～3/12(必着)	1/20 2/17 3/16	1/26 2/19 3/18	一般:国総(現代文のみ)、コミ英Ⅰ、面接	10,000円

◇開校年　1968年
◇入学者　－
◇出身県　秋田県
◇主な実習先　秋田県内各歯科医療機関他
◇主な就職先　秋田県内の歯科診療所

◇初年度納入金(卒業までの納入金)
850,000円(－)
◇学校独自の奨学金制度
－

◇学生寮　なし
◇特徴
県内唯一の歯科衛生士養成機関であり、歯科衛生士国家試験受験資格の他、介護職員初任者研修修了の認定が取得可能です。

資料請求　●学校案内　無料　●願書　無料　　WEB出願　不可

山形歯科専門学校

一般社団法人山形歯科医師会立　衛　学科　歯科衛生士科(3年・45名)

〒990-0031　山形県山形市十日町2-4-35
【TEL】023-624-8935　【E-mail】shikasen@keishi.org
【交通】JR線「山形」駅より徒歩15分

出願日程		試験日程	合格発表	推薦基準・試験内容	受験料
公募推薦	23年9/20～10/11(必着)	10/15	10/19	推薦は専願、現役生のみ、3.0以上、定員40名程度 推薦:書類、作文、面接	20,000円
一般	〈Ⅰ期〉23年10/17～11/8(必着) 〈Ⅱ期〉23年11/15～12/13(必着) 〈Ⅲ期〉23年12/20～24年1/17(必着)	11/12 12/17 1/21	11/16 12/21 1/25	一般:国総(古典分野除く)、実技、作文、面接	20,000円

◇開校年　1966年
◇入学者　－
◇出身県　－
◇主な実習先　－
◇主な就職先　－

◇初年度納入金(卒業までの納入金)
－
◇学校独自の奨学金制度
－

◇学生寮　－
◇特徴　－

資料請求　●学校案内　－　●願書　－　　WEB出願　－

東北歯科専門学校

一般財団法人影山育英会　衛 技 AO　学科　(1)歯科衛生士科(3年・40名)　(2)歯科技工士科(2年・25名)

〒963-8015　福島県郡山市細沼町12-18
【TEL】024-932-5690　【E-mail】bosyu@touhoku-ds.com
【交通】JR東北本線「郡山」駅より徒歩15分

出願日程		試験日程	合格発表	推薦基準・試験内容	受験料
公募推薦	〈第1期〉23年10/1～10/13(必着) 〈第2期〉23年10/1～11/10(必着) 〈第3期〉23年10/1～12/8(必着) 〈第4期〉23年10/1～24年1/19(必着) 〈第5期〉23年10/1～24年2/9(必着)	10/21 11/18 12/16 1/27 2/17	10/24 11/21 12/19 1/30 2/20	推薦は併願、浪人可 推薦:面接、書類、適性検査	15,000円
一般	〈第1期〉23年10/1～10/13(必着) 〈第2期〉23年10/1～11/10(必着) 〈第3期〉23年10/1～12/8(必着) 〈第4期〉23年10/1～24年1/19(必着) 〈第5期〉23年10/1～24年2/9(必着)	10/21 11/18 12/16 1/27 2/17	10/24 11/21 12/19 1/30 2/20	一般:面接、国、数、英、書類、適性検査	15,000円

◇開校年　1965年
◇入学者　－
◇出身県　－
◇主な実習先　－
◇主な就職先　－

◇初年度納入金(卒業までの納入金)
(1)1,530,000円(2,910,000円)、(2)2,050,000円(3,010,000円)
◇学校独自の奨学金制度
－

◇学生寮　なし
◇特徴
－

資料請求　●学校案内　無料　●願書　無料　　WEB出願　不可　　残りの日程はWEBをCheck

福島医療専門学校

学校法人平成医療学園

【AO】【社】

学科　歯科衛生士科(3年・80名)

〒963-8026　福島県郡山市並木3-2-23
【TEL】0800-800-1327　【E-mail】koho@f-iryo.ac.jp
【交通】JR線「郡山」駅よりバス15分。「西ノ内二丁目」「朝日三丁目」「並木」下車徒歩5分

	出願日程	試験日程	合格発表	推薦基準・試験内容	受験料
公募推薦	〈1次〉23年9/15〜10/12(消有) 〈2次〉23年11/10〜11/30(消有)	10/22 12/10	試験後14日程度	推薦は専願のみ 推薦:小論文、面接	15,000円
一般	〈1次〉23年9/15〜10/12(消有) 〈2次〉23年11/10〜11/30(消有)	10/22 12/10	試験後14日程度	一般:小論文、面接、書類選考	15,000円

◇開校年　2000年
◇入学者　−
◇出身県　東北・関東
◇主な実習先　歯科医院、総合病院、介護施設他
◇主な就職先　歯科医院、総合病院、役所他

◇初年度納入金(卒業までの納入金)
1,070,000円(−)
◇学校独自の奨学金制度
−

◇学生寮　なし
◇特徴
授業は1日3時間ほどですので、ライフスタイルに合わせて通学できます。仕事やアルバイト・家事・育児との両立も可能です。

資料請求　●学校案内　無料　●願書　無料　　WEB出願　不可

茨城歯科専門学校

公益社団法人茨城県歯科医師会

【衛】【技】【社】

学科
(1)歯科衛生士科(3年・50名)
(2)歯科技工士科(2年・20名)

〒310-0911　茨城県水戸市見和1-2-292-1
【TEL】029-252-3335　【E-mail】ibasisen@ibasikai.or.jp
【交通】JR線「水戸」駅より茨城交通バス「歯科医師会館前」下車

	出願日程	試験日程	合格発表	推薦基準・試験内容	受験料
公募推薦	23年10/2〜10/19(必着)	10/26	10/30	推薦は現役生のみ、3.0以上 推薦:小論文、面接、適性試験(石膏彫刻(2)のみ)	15,000円
一般	〈第1回〉23年11/8〜12/7 〈第2回〉24年1/5〜1/18 〈第3回〉24年2/7〜2/29	12/14 1/25 3/6	12/18 1/29 3/11	一般:小論文、面接、適性試験(石膏彫刻(2)のみ) ※第1回で満たした場合、第2回以降は実施しない	15,000円

◇開校年　1969年
◇入学者　47名(男子2名/女子45名)
◇出身県　茨城県
◇主な実習先　県内複数歯科診療所、県内複数病院、市町村保健センター他
◇主な就職先　県内歯科診療所、県内歯科技工所

◇初年度納入金(卒業までの納入金)
(1)940,000円(−)、(2)1,340,000円(−)
◇学校独自の奨学金制度
−

◇学生寮　なし
◇特徴
−

資料請求　●学校案内　無料　●願書　無料　　WEB出願　不可

晃陽看護栄養専門学校

学校法人晃陽学園

【衛】【AO】

学科　歯科衛生士学科(3年・40名)

〒306-0011　茨城県古河市東1-5-26
【TEL】0280-31-7888　【E-mail】info@koyo-gakuen.ac.jp
【交通】JR宇都宮線「古河」駅より徒歩3分

	出願日程	試験日程	合格発表	推薦基準・試験内容	受験料
公募推薦	〈1期〉23年10/2〜10/11(必着) 〈2期〉23年10/14〜11/8(必着) 〈3期〉23年11/11〜11/30(必着)	10/14 11/11 12/2	10/17 11/14 12/5	推薦は専願のみ、現役生のみ、3.0以上 推薦:書類選考、面接	20,000円
一般	〈1期〉23年10/2〜10/11(必着) 〈2期〉23年10/14〜11/8(必着) 〈3期〉23年11/11〜11/30(必着) 〈4期〉23年12/2〜24年1/17(必着) 〈5期〉24年1/20〜2/14(必着)	10/14 11/11 12/2 1/20 2/17	10/17 11/15 12/5 1/23 2/20	一般:書類選考、面接、現代文	20,000円

◇開校年　1993年
◇入学者　−
◇出身県　茨城県・埼玉県
◇主な実習先　桜井歯科医院、小倉歯科東クリニック、ながのデンタルオフィス他
◇主な就職先　−

◇初年度納入金(卒業までの納入金)
900,000円(2,300,000円)
◇学校独自の奨学金制度
−

◇学生寮　あり
◇特徴
授業は午前中がメインのカリキュラムで、午後は自由に時間を使えます。働きながら学ぶことも可能です。

資料請求　●学校案内　無料　●願書　無料　　WEB出願　不可　　残りの日程はWEBをCheck

つくば歯科福祉専門学校

学校法人広沢学園

【衛】【社】

学科　歯科衛生士科(3年・女子40名)

〒308-0811　茨城県筑西市ザ・ヒロサワ・シティ
【TEL】0296-23-1220　【E-mail】tsukuba@hirosawa.ac.jp
【交通】JR水戸線「下館」駅より車で10分

	出願日程	試験日程	合格発表	推薦基準・試験内容	受験料
公募推薦	〈第1次選考〉〜23年9/28(必着) 〈第2次選考〉〜23年10/12(必着)	10/1 10/14	1週間程度	推薦:書類審査、面接 ※第2次選考以降は随時個別見学と入学試験実施 ※定員になり次第、締切	20,000円
一般	〈第1次選考〉〜23年9/28(必着) 〈第2次選考〉〜23年10/12(必着)	10/1 10/14	1週間程度	一般:書類審査、作文、面接 ※第2次選考以降は随時個別見学と入学試験実施 ※定員になり次第、締切	20,000円

◇開校年　1995年
◇入学者　−
◇出身県　茨城県・栃木県
◇主な実習先　高野歯科、常陽歯科
◇主な就職先　歯科医院

◇初年度納入金(卒業までの納入金)
860,000円(2,180,000円)
◇学校独自の奨学金制度
−

◇学生寮　なし
◇特徴
−

資料請求　●学校案内　無料　●願書　無料　　WEB出願　不可

看護師

臨床検査技師　臨床工学技士　診療放射線技師

理学療法士　作業療法士　言語聴覚士

歯科衛生士　歯科技工士

柔道整復師　はり師・きゅう師　あん摩マッサージ指圧師

視能訓練士　義肢装具士　救急救命士

左端縦ラベル：専門学校・養成施設／看護師／臨床検査技師／臨床工学技士／診療放射線技師／理学療法士／作業療法士／言語聴覚士／歯科衛生士／歯科技工士／あん摩マッサージ指圧師／はり師・きゅう師／柔道整復師／視能訓練士／義肢装具士／救急救命士

取手歯科衛生専門学校
学校法人広沢学園　衛社　学科：歯科衛生士科(3年・女子50名)

〒302-0013　茨城県取手市台宿2-3136-8
【TEL】0297-77-1220　【E-mail】toride@hirosawa.ac.jp
【交通】JR常磐線「取手」駅より徒歩7分

区分	出願日程	試験日程	合格発表	推薦基準・試験内容	受験料
公募推薦	〈第1次選考〉〜23年9/28(必着)／〈第2次選考〉〜23年10/12(必着)	10/1 10/14	1週間程度	推薦：書類審査、面接 ※第2次選考以降は随時個別見学と入学試験実施 ※定員になり次第、締切	20,000円
一般	〈第1次選考〉〜23年9/28(必着)／〈第2次選考〉〜23年10/12(必着)	10/1 10/14	1週間程度	一般：書類審査、作文、面接 ※第2次選考以降は随時個別見学と入学試験実施 ※定員になり次第、締切	20,000円

◇開校年 2007年　◇入学者 —　◇出身県 茨城県・千葉県　◇主な実習先 ウララ歯科クリニック、萩原デンタルクリニック　◇主な就職先 歯科医院
◇初年度納入金(卒業までの納入金) 860,000円(2,180,000円)　◇学校独自の奨学金制度 —
◇学生寮 なし　◇特徴 —
資料請求 ●学校案内 無料 ●願書 無料　WEB出願 不可

宇都宮歯科衛生士専門学校
公益財団法人宇都宮市医療保健事業団附属　衛　学科：歯科衛生士学科(3年・50名)

〒321-0974　栃木県宇都宮市竹林町968
【TEL】028-625-2217　【E-mail】eisen@umth.or.jp
【交通】JR線「宇都宮」駅よりバス10分

区分	出願日程	試験日程	合格発表	推薦基準・試験内容	受験料
公募推薦	—	—	—	※9月26日以降、該当する試験はありません	—
一般	〈第1回〉23年12/18〜24年1/12(必着)／〈第2回〉24年1/29〜2/7(必着)／〈第3回〉24年3/1〜3/12(必着)	1/18 2/11 3/17	1/26 2/15 3/21	一般：国総(古漢除く)、面接、適性検査 ※3/17は定員に達した場合は行わないことがあります。必ずお問い合わせください。	15,000円

◇開校年 1978年　◇入学者 42名(女子42名)　◇出身県 栃木県・茨城県　◇主な実習先 歯科医院、大学病院(口腔外科)　◇主な就職先 歯科医院、病院
◇初年度納入金(卒業までの納入金) 625,000円(1,715,000円)　◇学校独自の奨学金制度 ・宇都宮歯科衛生士専門学校奨学金：貸与[月額]45,000円[募集内容]定員2名
◇学生寮 なし　◇特徴 最新の設備を備え、優秀な講師陣による充実したカリキュラムのもとで、歯科衛生士の教育に努めている。
資料請求 ●学校案内 無料 ●願書 無料　WEB出願 不可

小山歯科衛生士専門学校
学校法人産業教育事業団　衛社　学科：歯科衛生学科(3年・40名)

〒323-0807　栃木県小山市城東1-3-3
【TEL】0285-20-3550　【E-mail】info@oyamashika.ac.jp
【交通】JR線「小山」駅東口より徒歩約10分

区分	出願日程	試験日程	合格発表	推薦基準・試験内容	受験料
公募推薦	〈第1回〉23年10/2〜10/12(必着)／〈第2回〉23年10/2〜11/9(必着)／〈第3回〉23年10/2〜12/7(必着)／〈第4回〉23年10/2〜24年1/18(必着)／〈第5回〉23年10/2〜24年2/15(必着)	10/14 11/11 12/9 1/20 2/17	1週間以内	推薦は専願のみ、現役生のみ 推薦：作文、面接、書類審査	15,000円
一般	〈第1回〉23年10/2〜10/12(必着)／〈第2回〉23年10/2〜11/9(必着)／〈第3回〉23年10/2〜12/7(必着)／〈第4回〉23年10/2〜24年1/18(必着)／〈第5回〉23年10/2〜24年2/15(必着)	10/14 11/11 12/9 1/20 2/17	1週間以内	一般：作文、面接、国総(古漢除く)、書類審査	15,000円

◇開校年 2010年　◇入学者 —　◇出身県 栃木県・茨城県・埼玉県　◇主な実習先 てつか歯科医院、早乙女歯科医院、いわさき歯科クリニック　◇主な就職先 てつか歯科医院、山田歯科、あおぞら歯科
◇初年度納入金(卒業までの納入金) 910,000円(2,330,000円)　◇学校独自の奨学金制度 —
◇学生寮 なし　◇特徴 —
資料請求 ●学校案内 無料 ●願書 無料(過去問題は7/22以降の体験入学で配布)　WEB出願 不可　残りの日程はWEBをCheck

栃木県立衛生福祉大学校【公】
衛技　学科：歯科技術学部 (1)歯科衛生学科(3年・30名) (2)歯科技工学科(2年・15名)

〒320-0834　栃木県宇都宮市陽南4-2-1
【TEL】028-645-9227
【交通】JR線「宇都宮」駅より関東バス江曽島行きで「県立がんセンター前」下車徒歩5分

区分	出願日程	試験日程	合格発表	推薦基準・試験内容	受験料
公募推薦	—	—	—	※9月26日以降、該当する試験はありません	—
一般	23年11/27〜12/13(消有)	(1)1/9 (2)1/10	1/25	一般：(1)は国総(古漢除く)、コミ英Ⅰ、面接 (2)は国総(古漢除く)、面接	4,400円

◇開校年 1984年　◇入学者 25名(男子1名/女子24名)　◇出身県 栃木県　◇主な実習先 老人保健施設、市保健センター、自治医科大学附属病院他　◇主な就職先 歯科診療所、歯科技工所他
◇初年度納入金(卒業までの納入金) (1)552,400円(1,297,200円)、(2)870,800円(1,395,600円)　◇学校独自の奨学金制度 —
◇学生寮 なし　◇特徴 歴史と伝統、高い就職率、全国トップクラスの国家試験合格率、充実した講師陣、廉価な学費等。
資料請求 ●学校案内 本体無料 送料250円 ●願書 本体無料 送料250円　WEB出願 不可

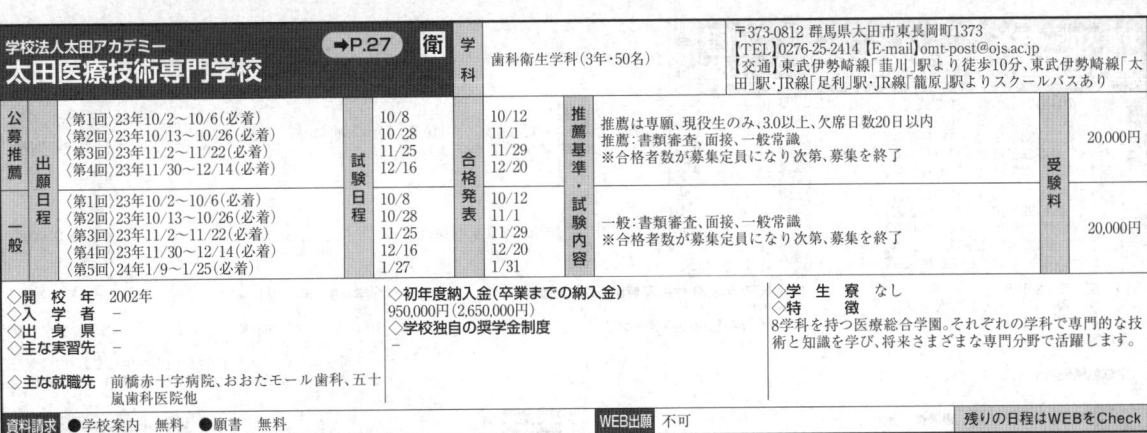

太田医療技術専門学校

学校法人太田アカデミー　➡P.27　衛　学科　歯科衛生学科(3年・50名)

〒373-0812　群馬県太田市東長岡町1373
【TEL】0276-25-2414　【E-mail】omt-post@ojs.ac.jp
【交通】東武伊勢崎線「韮川」駅より徒歩10分、東武伊勢崎線「太田」駅・JR線「足利」駅・JR線「籠原」駅よりスクールバスあり

	出願日程	試験日程	合格発表	推薦基準・試験内容	受験料
公募推薦	〈第1回〉23年10/2～10/6(必着) 〈第2回〉23年10/13～10/26(必着) 〈第3回〉23年11/2～11/22(必着) 〈第4回〉23年11/30～12/14(必着)	10/8 10/28 11/25 12/16	10/12 11/1 11/29 12/20	推薦は専願、現役生のみ、3.0以上、欠席日数20日以内 推薦:書類審査、面接、一般常識 ※合格者数が募集定員になり次第、募集を終了	20,000円
一般	〈第1回〉23年10/2～10/6(必着) 〈第2回〉23年10/13～10/26(必着) 〈第3回〉23年11/2～11/22(必着) 〈第4回〉23年11/30～12/14(必着) 〈第5回〉24年1/9～1/25(必着)	10/8 10/28 11/25 12/16 1/27	10/12 11/1 11/29 12/20 1/31	一般:書類審査、面接、一般常識 ※合格者数が募集定員になり次第、募集を終了	20,000円

◇開校年　2002年
◇入学者　－
◇出身県　－
◇主な実習先　－
◇主な就職先　前橋赤十字病院、おおたモール歯科、五十嵐歯科医院他

◇初年度納入金(卒業までの納入金)　950,000円(2,650,000円)
◇学校独自の奨学金制度

◇学生寮　なし
◇特徴　8学科を持つ医療総合学園。それぞれの学科で専門的な技術と知識を学び、将来さまざまな専門分野で活躍します。

資料請求　●学校案内　無料　●願書　無料　　WEB出願　不可

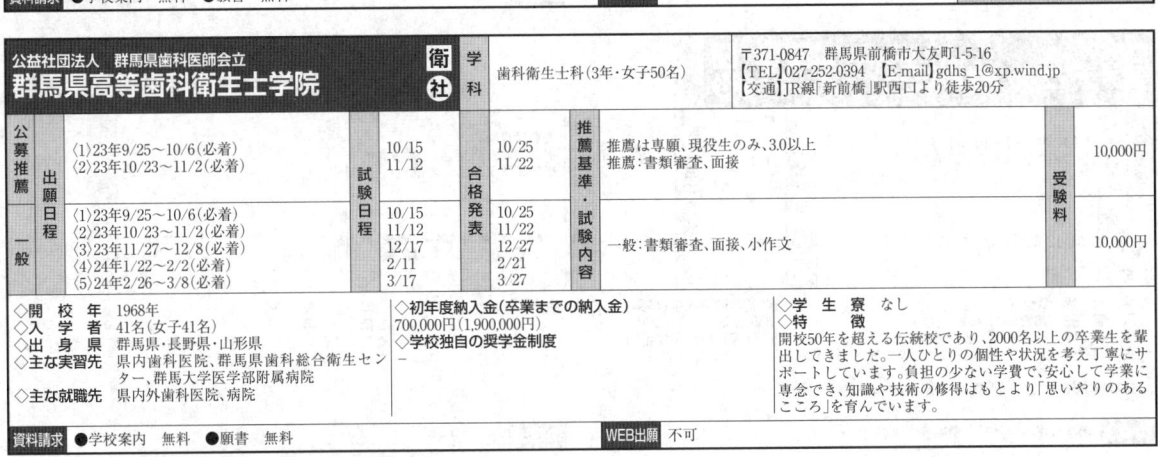

群馬県高等歯科衛生士学院

公益社団法人　群馬県歯科医師会立　衛社　学科　歯科衛生士科(3年・女子50名)

〒371-0847　群馬県前橋市大友町1-5-16
【TEL】027-252-0394　【E-mail】gdhs_1@xp.wind.jp
【交通】JR線「新前橋」駅西口より徒歩20分

	出願日程	試験日程	合格発表	推薦基準・試験内容	受験料
公募推薦	〈1〉23年9/25～10/6(必着) 〈2〉23年10/23～11/2(必着)	10/15 11/12	10/25 11/22	推薦は専願、現役生のみ、3.0以上 推薦:書類審査、面接	10,000円
一般	〈1〉23年9/25～10/6(必着) 〈2〉23年10/23～11/2(必着) 〈3〉23年11/27～12/8(必着) 〈4〉24年1/22～2/2(必着) 〈5〉24年2/26～3/8(必着)	10/15 11/12 12/17 2/11 3/17	10/25 11/22 12/27 2/21 3/27	一般:書類審査、面接、小作文	10,000円

◇開校年　1968年
◇入学者　41名(女子41名)
◇出身県　群馬県・長野県・山形県
◇主な実習先　県内歯科医院、群馬県歯科総合衛生センター、群馬大学医学部附属病院
◇主な就職先　県内外歯科医院、病院

◇初年度納入金(卒業までの納入金)　700,000円(1,900,000円)
◇学校独自の奨学金制度

◇学生寮　なし
◇特徴　開校50年を超える伝統校であり、2000名以上の卒業生を輩出してきました。一人ひとりの個性や状況を考え丁寧にサポートしています。負担の少ない学費で、安心して学業に専念でき、知識や技術の修得はもとより「思いやりのあるこころ」を育んでいます。

資料請求　●学校案内　無料　●願書　無料　　WEB出願　不可

高崎歯科衛生専門学校

学校法人未来学園　衛社　学科　歯科衛生学科(3年・女子50名)

〒370-0803　群馬県高崎市大橋町160-1
【TEL】027-327-3218　【E-mail】info@e-mirai.com
【交通】JR信越本線「北高崎」駅より徒歩2分

	出願日程	試験日程	合格発表	推薦基準・試験内容	受験料
公募推薦	〈第1回〉23年10/1～10/10(必着) 〈第1回〉23年10/11～11/2(必着) 〈第3回〉23年11/3～12/8(必着)	10/18 10/19 12/16	10/27 10/27 12/22	推薦は専願のみ 推薦:書類審査、面接	20,000円
一般	〈第1回〉23年10/1～10/10(必着) 〈第2回〉23年10/11～11/2(必着) 〈第3回〉23年11/3～12/8(必着) 〈第4回〉23年12/9～24年1/11(必着) 〈第5回〉24年1/12～2/8(必着)	10/18 11/12 12/16 1/20 2/17	10/27 11/21 12/22 1/30 2/22	一般:書類審査、小論文、面接	20,000円

◇開校年　1986年
◇入学者　－
◇出身県　－
◇主な実習先　高崎市役所、高崎総合医療センター、高南幼稚園他
◇主な就職先　群馬県庁、前橋市役所、公立碓氷病院他

◇初年度納入金(卒業までの納入金)　1,100,000円(－)
◇学校独自の奨学金制度

◇学生寮　なし
◇特徴　学内での講義・実習の他にも、幼稚園での虫歯予防指導実習、デンタルショー見学など、さまざまな取り組みを行っています。

資料請求　●学校案内　無料　●願書　無料　　WEB出願　不可

中央医療歯科専門学校太田校

学校法人有坂中央学園　衛社　学科　歯科衛生士学科(3年・40名)

〒373-0026　群馬県太田市東本町41-12
【TEL】0276-25-8833　【E-mail】cis@chuo.ac.jp
【交通】東武線「太田」駅より徒歩5分

	出願日程	試験日程	合格発表	推薦基準・試験内容	受験料
公募推薦	〈第1回〉23年10/1～10/5(必着) 〈第2回〉23年10/6～10/19(必着) 〈第3回〉23年10/20～11/1(必着) 〈第4回〉23年11/2～11/16(必着) 〈第5回〉23年11/17～12/14(必着)	10/7 10/21 11/3 11/18 12/16	1週間以内郵送	推薦は専願のみ、3.0以上、欠席15日以内 推薦:書類審査、面接	20,000円
一般	〈第1回〉23年10/1～10/5(必着) 〈第2回〉23年10/6～10/19(必着) 〈第3回〉23年10/20～11/1(必着) 〈第4回〉23年11/2～11/16(必着) 〈第5回〉23年11/17～12/14(必着)	10/7 10/21 11/3 11/18 12/16	1週間以内郵送	一般:書類審査、面接	20,000円

◇開校年　2003年
◇入学者　29名(女子29名)
◇出身県　群馬県・栃木県・埼玉県
◇主な実習先　－
◇主な就職先　－

◇初年度納入金(卒業までの納入金)　940,000円(－)
◇学校独自の奨学金制度

◇学生寮　なし
◇特徴　全国でも類を見ない「50分授業」「木曜日以外は13時20分で終了」「働きながら学ぶ・学びながら働く学校として、大変魅力的なカリキュラムを実現しています。午後の時間は歯科医院等でアルバイトすることにより、より効果的な国家試験対策になります。

資料請求　●学校案内　無料　●願書　無料　　WEB出願　可

残りの日程はWEBでCheck

専門学校・養成施設

群馬県・埼玉県

左欄（縦書き分類）：看護師／臨床検査技師・臨床工学技士・診療放射線技師／理学療法士・作業療法士・言語聴覚士／歯科衛生士・歯科技工士／あん摩マッサージ指圧師・はり師・きゅう師・柔道整復師／視能訓練士・義肢装具士・救急救命士

学校法人有坂中央学園 中央医療歯科専門学校高崎校 【衛 社】

学科：歯科衛生士学科（3年・47名）

〒370-0843　群馬県高崎市双葉町2-8
【TEL】027-310-5088　【E-mail】cms@chuo.ac.jp
【交通】JR線「高崎」駅東口より徒歩10分

出願日程		試験日程	合格発表	推薦基準・試験内容	受験料
公募推薦	〈第1回〉23年10/1～10/5(必着) 〈第2回〉23年10/6～10/19(必着) 〈第3回〉23年10/20～11/1(必着) 〈第4回〉23年11/2～11/16(必着) 〈第5回〉23年11/17～12/14(必着)	10/7 10/21 11/3 11/18 12/16	1週間以内郵送	推薦は専願のみ、3.0以上、欠席15日以内 推薦：書類審査、面接	20,000円
一般	〈第1回〉23年10/1～10/5(必着) 〈第2回〉23年10/6～10/19(必着) 〈第3回〉23年10/20～11/1(必着) 〈第4回〉23年11/2～11/16(必着) 〈第5回〉23年11/17～12/14(必着)	10/7 10/21 11/3 11/18 12/16	1週間以内郵送	一般：書類審査、面接	20,000円

◇開校年　2017年
◇入学者　37名(男子1名/女子36名)
◇出身県　群馬県・埼玉県・長野県
◇主な実習先　－
◇主な就職先　－

◇初年度納入金(卒業までの納入金)　940,000円(－)
◇学校独自の奨学金制度　－

◇学生寮　なし
◇特徴
3年間を通して、歯科衛生士になるための医学や歯学に関する知識や技術を学ぶことができます。また、当校は全国でも類を見ない「1コマ50分授業」を採用しており、働きながら学ぶこともできる大変魅力的なカリキュラムを実現しています。

資料請求　●学校案内　無料　●願書　無料　　WEB出願　可　　残りの日程はWEBをCheck

学校法人葵学園 葵メディカルアカデミー →P.63 【衛 社】

学科：歯科衛生科（3年・40名）

〒366-0824　埼玉県深谷市西島町3-14-4
【TEL】048-573-9321　【E-mail】info@aoi.ac.jp
【交通】JR高崎線「深谷」駅北口より徒歩2分、秩父鉄道・東武東上線「寄居」駅より無料送迎バス有

出願日程		試験日程	合格発表	推薦基準・試験内容	受験料
公募推薦	〈Ⅰ〉23年10/1～10/4(消有) 〈Ⅱ〉23年10/10～11/7(消有)	10/8 11/11	1週間以内	推薦は専願のみ 推薦：作文、面接(集団)、書類審査 ※出願状況によっては11/11は開催しない場合あり	16,000円
一般	23年12/6～24年3/15(消有)	随時	1週間以内	一般：一般常識テスト、面接(個別) ※出願状況によっては開催しない場合あり	16,000円

◇開校年　2008年
◇入学者　43名(女子43名)
◇出身県　埼玉県・群馬県・長野県
◇主な実習先　深谷中央病院、セントラル歯科、中村歯科医院他
◇主な就職先　県内外歯科医院、歯科クリニック他

◇初年度納入金(卒業までの納入金)　850,000円(2,150,000円)
◇学校独自の奨学金制度
・入学金減免制度

◇学生寮　なし
◇特徴
埼玉県北部の学校では唯一の歯科衛生科です。開校以来、高い国家試験合格率を維持しています。

資料請求　●学校案内　無料　●願書　無料　　WEB出願　不可

一般社団法人大宮歯科医師会立 大宮歯科衛生士専門学校 【衛 社】

学科：歯科衛生士学科（3年・40名）

〒330-0844　埼玉県さいたま市大宮区下町3-47-11
【TEL】048-642-0387　【E-mail】eiseishi@odhs.info
【交通】JR線「大宮」駅東口より徒歩10分

出願日程		試験日程	合格発表	推薦基準・試験内容	受験料
公募推薦	〈1〉23年10/2～10/4(必着) 〈2〉23年11/6～11/9(必着) 〈3〉24年1/9～1/12(必着)	10/15 11/19 1/21	10/23 11/27 1/26	推薦は専願のみ、社会人等可 推薦：適性検査、書類審査、面接	20,000円
一般	〈1〉23年11/6～11/9(必着) 〈2〉24年1/9～1/12(必着)	11/19 1/21	11/27 1/26	一般：適性検査、国総(現代文)、書類審査、面接	20,000円

◇開校年　1968年
◇入学者　39名
◇出身県　埼玉県・茨城県・千葉県
◇主な実習先　歯科医院・保育園・小学校他
◇主な就職先　歯科医院、病院

◇初年度納入金(卒業までの納入金)　1,250,000円(2,860,000円)
◇学校独自の奨学金制度
・成績等の総合評価で優秀な者に奨学金を授与

◇学生寮　なし
◇特徴
少人数制の実習ときめ細かい指導、歯科医師会との連携、2023年歯科衛生士国家試験全員合格。

資料請求　●学校案内　無料　●願書　無料　　WEB出願　不可

学校法人知音学園 埼玉歯科衛生専門学校 【衛 AO】

学科：歯科衛生士学科（3年・40名）

〒362-0034　埼玉県上尾市愛宕1-22-13
【TEL】048-774-5531　【E-mail】chiingakuen@mvb.biglobe.ne.jp
【交通】JR高崎線「上尾」駅東口より徒歩13分

出願日程		試験日程	合格発表	推薦基準・試験内容	受験料
公募推薦	〈一次〉23年10/2～10/10(必着) 〈二次〉23年11/1～11/8(必着)	10/14 11/11	郵送	推薦：書類審査、適性テスト、面接	10,000円
一般	〈一次〉24年1/15～1/18(必着) 〈二次〉24年2/13～2/16(必着)	1/20 2/24	郵送	一般：国総、英Ⅰ、適性テスト、面接	10,000円

◇開校年　1979年
◇入学者　27名
◇出身県　埼玉県・群馬県・新潟県
◇主な実習先　口腔研クリニック他
◇主な就職先　歯科クリニック、病院他

◇初年度納入金(卒業までの納入金)　970,000円(2,030,000円)
◇学校独自の奨学金制度
・近代口腔研究会(本校の支援団体)奨学金あり

◇学生寮　なし
◇特徴
真の歯科医療を実践しているクリニックで臨床実習が受けられますので開業歯科医からは高い評価を得ています。その為求人は毎年20倍前後であり初任給も大卒初任給平均より約4万円程高く恵まれています。

資料請求　●学校案内　無料　●願書　無料　　WEB出願　不可

※受験を希望される方は、必ず各学校の募集要項をご確認ください。

埼玉歯科技工士専門学校

学校法人阪勉学園 ➡P.669 技 AO 社

学科	歯科技工士学科(2年・70名)

〒337-0051　埼玉県さいたま市見沼区東大宮1-12-35
【TEL】048-685-5211　【E-mail】dtcs@dtcs.ac.jp
【交通】JR宇都宮線「東大宮」駅東口より徒歩6分

	出願日程	試験日程	合格発表	推薦基準・試験内容	受験料
公募推薦	〈第1回〉23年10/2〜10/13(必着) 〈第2回〉23年10/16〜11/9(必着)	10/14 11/11	10/18 11/16	推薦は現役生のみ、3.2以上 推薦:面接	20,000円
一般	23年11/1〜24年2/15(必着)	2/17	2/21	一般:適性検査、面接	20,000円

◇開校年　1977年
◇入学者　-
◇出身県　埼玉県・群馬県・栃木県
◇主な実習先　本校
◇主な就職先　希望する地域の歯科医院、歯科技工所、関連メーカー等

◇初年度納入金(卒業までの納入金)
2,080,000円
◇学校独自の奨学金制度
・成績優秀者減額制度:免除[募集内容]評定平均3.2以上の者は初年度学費より300,000円免除
・遠方地支援制度[募集内容]適用で初年度学費より700,000円減額

◇学生寮　あり
◇特徴
創立以来教育システムの整備に力を入れ、各種設備や独自開発のiPad教材等により効率的に技術と知識を身に付けます。そしてオンラインシステムによりいつでもどこでも学科の学習も可能です。また卒業年数に関係なくフォローを実施しています。

資料請求　●学校案内　無料　●願書　無料　　WEB出願　不可

医療創生大学歯科衛生専門学校

学校法人医療創生大学　(2024年4月開校予定・認可申請中)　衛 社

学科	(1)歯科衛生第Ⅰ学科(昼3年・50名) (2)歯科衛生第Ⅱ学科((特別時間帯)、夜3年・30名)

〒277-0803　千葉県柏市小青田1-3-4
【TEL】04-7126-0001　【E-mail】dh-info@isu.ac.jp
【交通】つくばエクスプレス「柏たなか」駅より徒歩約5分

	出願日程	試験日程	合格発表	推薦基準・試験内容	受験料
公募推薦	〈1期〉23年10/17〜11/13(必着) 〈2期〉23年11/14〜12/11(必着) 〈3期〉23年12/12〜24年1/22(必着) 〈4期〉24年1/23〜2/5(必着) 〈5期〉24年2/6〜3/4(必着)	11/18 12/16 1/27 2/10 3/9	11/28 12/26 2/6 2/20 3/19	推薦は専願、現役生のみ 推薦:書類審査、面接	30,000円
一般	〈1期〉23年10/17〜11/13(必着) 〈2期〉23年11/14〜12/11(必着) 〈3期〉23年12/12〜24年1/22(必着) 〈4期〉24年1/23〜2/5(必着) 〈5期〉24年2/6〜3/4(必着)	11/18 12/16 1/27 2/10 3/9	11/28 12/26 2/6 2/20 3/19	推薦は上記に加えて筆記試験(漢字・文章読解・四則演算・濃度計算・数表読解)60分 一般:書類審査、面接、筆記試験(漢字・文章読解・四則演算・濃度計算・数表読解)60分	30,000円

◇開校年　2024年
◇入学者　-
◇出身県　-
◇主な実習先　-
◇主な就職先　-

◇初年度納入金(卒業までの納入金)
1,100,000円(2,900,000円)
◇学校独自の奨学金制度
・葵会グループ奨学金:貸与[年額]450,000円[募集内容]推薦型入学試験で合格した方を対象に選考試験を実施。両科合わせて5名程度

◇学生寮　なし
◇特徴
2024年4月に開校予定の本校は、最新の設備・新しい校舎で対面授業を行う第Ⅰ学科と、講義はオンデマンド、演習・実習は登校して学ぶ第Ⅱ学科を併設。キャンパス内のグループ病院や施設で多職種との連携した学びも魅力の1つです。

資料請求　●学校案内　無料　●願書　無料　　WEB出願　-

北原学院歯科衛生専門学校

医療法人社団交心会　衛 社

学科	(1)歯科衛生士科(昼3年・80名) (2)歯科衛生士科(夜3年・80名)

〒270-0034　千葉県松戸市新松戸1-348-2
【TEL】047-341-8115　【E-mail】kitahara.gaku@koshin.or.jp
【交通】JR常磐線(千代田線)・JR武蔵野線「新松戸」駅より徒歩2分

	出願日程	試験日程	合格発表	推薦基準・試験内容	受験料
公募推薦	〈第2回〉23年10/10〜10/19(消有) 〈第3回〉23年11/7〜11/16(消有) 〈第4回〉23年12/5〜12/14(消有)	10/22 11/19 12/17	10/24 11/21 12/19	推薦は専願、現役生は3.0以上 推薦:面接、書類審査、適性技能検査 ※高等学校の調査書が提出できない場合、学力判定試験	15,000円
一般	〈第3回〉23年11/7〜11/16(消有) 〈第4回〉23年12/5〜12/14(消有) 〈第5回〉24年1/9〜1/18(消有) 〈第6回〉24年1/24〜2/1(消有) 〈第7回〉24年2/28〜3/7(消有)	11/19 12/17 1/20 2/4 3/12	11/21 12/19 1/23 2/6 3/12	一般:面接、書類審査、適性技能検査、課題作文 ※高等学校の調査書が提出できない場合、学力判定試験	15,000円

◇開校年　1980年
◇入学者　145名(女子145名)
◇出身県　千葉県・埼玉県・茨城県
◇主な実習先　北原歯科医院、オアシス デンタル メンテナンス、ハヤカワ歯科
◇主な就職先　ファミリー歯科医院、ウィズ歯科クリニック、なかむら歯科

◇初年度納入金(卒業までの納入金)
(1)1,100,000円(約3,398,000円)、(2)956,000円(約2,966,000円)
◇学校独自の奨学金制度
・北原育英会押鐘基金:①貸与[金額]入学時に200,000円[募集内容]入学後4月に貸与(無利息)。卒業後に分割返還(12回) ②貸与[金額]入学時に100,000円[募集内容]入学後4月に100,000円を貸与(無利息)。返還は6月・7月に50,000円ずつ

◇学生寮　あり
◇特徴
就職希望者の106名中106名全員就職を実現!!毎年学生数の10倍以上の求人あり。本校は昼間コースと夜間コースの2コース制。学費は毎月納入も可能。JR新松戸駅徒歩2分にある最新設備の整った本校で充実した3年間を!

資料請求　●学校案内　無料　●願書　無料　　WEB出願　不可

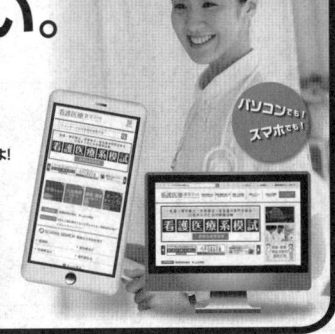
専門学校・養成施設

看護師

臨床検査技師　臨床工学技士　診療放射線技師

理学療法士　作業療法士　言語聴覚士

歯科衛生士　歯科技工士

柔道整復　はり師・きゅう師　あんま マッサージ指圧師

視能訓練士　義肢装具士　救急救命士

北原学院千葉歯科衛生専門学校

医療法人社団交心会　【衛】【社】

学科	所在地
(1)歯科衛生士科(昼3年・80名) (2)歯科衛生士科(夜3年・40名)	〒260-0022 千葉県千葉市中央区神明町201-5 【TEL】043-239-6661　【E-mail】kitahara.chiba@koshin.or.jp 【交通】京成線「千葉中央」駅より徒歩3分

	出願日程	試験日	合格発表	推薦基準・試験内容	受験料
公募推薦	23年10/1～10/10(必着)	10/15	10/17	推薦は専願、現役生のみ、3.1以上 推薦:面接、書類審査、適性技能検査	15,000円
一般	23年11/1～11/7(必着) 23年12/1～12/5(必着) 24年1/9～1/16(必着) 24年2/1～2/13(必着)	11/12 12/10 1/21 2/18	11/14 12/12 1/23 2/20	一般:面接、書類審査、適性技能検査、課題作文、学力判定試験	15,000円

◇開校年 2018年
◇入学者 120名(男子1名/女子119名)
◇出身県 千葉県・茨城県・東京都
◇主な実習先 千葉県内歯科医療施設、東京歯科大学千葉歯科医療センター、老人介護施設
◇主な就職先 歯科医院

◇初年度納入金(卒業までの納入金)
(1)1,100,000円(2,900,000円)、(2)956,000円(2,468,000円)
◇学校独自の奨学金制度
・北原社団法人小貫基金:貸与[募集内容]月50,000円を3年間(卒業後分割返還)
・北原育英会押鐘基金:貸与[募集内容]3年次後期授業料(昼・夜共通)、4月に200,000円または100,000円(夜間コースのみ)を貸与する

◇学生寮 なし
◇特徴 あたたかい心をもった歯科衛生士の育成。

資料請求 ●学校案内 無料 ●願書 無料　WEB出願 不可

アポロ歯科衛生士専門学校

学校法人アポロ学園　【衛】【AO】

学科	所在地
歯科衛生学科(3年・女子80名)	〒164-0002 東京都中野区上高田4-15-4 【TEL】03-3385-0814　【E-mail】apollo.tc@apollogakuen.ac.jp 【交通】JR総武線「東中野」駅より徒歩10分

	出願日程	試験日	合格発表	推薦基準・試験内容	受験料
公募推薦	－	－	－	※9月26日以降、該当する試験はありません	－
一般	23年11/1～定員が充足した時点で募集終了	11/11	11/25	1週間以内 一般:書類審査、面接、適性検査	20,000円

◇開校年 1963年
◇入学者 80名(女子80名)
◇出身県 東京都・埼玉県・千葉県
◇主な実習先 慶應義塾大学病院、東京女子医科大学東医療センター他
◇主な就職先 東京歯科大学水道橋病院、慶應義塾大学病院、明海大学PDI埼玉歯科診療所他

◇初年度納入金(卒業までの納入金)
1,450,000円(3,280,000円)
◇学校独自の奨学金制度
・アポロ給付奨学金制度:給付[金額]入学手続時100,000円[募集内容]指定校推薦者対象
・遠隔地入学者補助制度:給付[月額]10,000円×36カ月[募集内容]家賃補助

◇学生寮 なし
◇特徴 創立以来61年間で約3,500名の歯科衛生士を輩出。経験豊かで著名な講師陣による講義と、歯科医院だけでなく大学病院など多彩な現場での臨床実習を経験し、知識を深め、即戦力となる確かな技術を身につける事ができます。

資料請求 ●学校案内 無料 ●願書 無料　WEB出願 不可

首都医校

学校法人日本教育財団　【衛】【AO】【社】

学科	所在地
(1)歯科衛生学科(昼3年・23名) (2)歯科衛生学科(夜3年・40名)	〒160-0023 東京都新宿区西新宿1-7-3 【TEL】03-3346-3000　【E-mail】nyugaku.tokyo@iko.ac.jp 【交通】各線「新宿」駅より徒歩3分

	出願日程	試験日	合格発表	推薦基準・試験内容	受験料
公募推薦	〈第1回〉23年10/2～10/11(必着) 〈第2回〉23年10/16～10/25(必着) 〈第3回〉23年11/1～11/8(必着) 〈第4回〉23年11/13～11/22(必着) 〈第5回〉23年11/27～12/20(必着)	10/14 10/28 11/11 11/25 12/23	1週間以内	推薦は専願のみ 推薦:適性診断、面接、作文	30,000円
一般	〈第1回〉23年10/2～10/11(必着) 〈第2回〉23年10/16～10/25(必着) 〈第3回〉23年11/1～11/8(必着) 〈第4回〉23年11/13～11/22(必着) 〈第5回〉23年11/27～12/20(必着)	10/14 10/28 11/11 11/25 12/23	1週間以内	一般:適性診断Ⅰ、適性診断Ⅱ(専願は免除)、面接、作文	30,000円

◇開校年 2009年
◇入学者 －
◇出身県 －
◇主な実習先 －
◇主な就職先 －

◇初年度納入金(卒業までの納入金) －
◇学校独自の奨学金制度 －

◇学生寮 －
◇特徴 －

資料請求 ●学校案内 － ●願書 －　WEB出願 可　残りの日程はWEBをCheck

新宿医療専門学校

学校法人小倉学園　【衛】【AO】【社】

学科	所在地
(1)歯科衛生学科(午前部3年・60名) (2)歯科衛生学科(午後部3年・60名)	〒160-0017 東京都新宿区左門町5 【TEL】0120-207-750　【E-mail】info@ssjs.ac.jp 【交通】東京メトロ丸ノ内線「四谷三丁目」駅より徒歩2分。JR線「四ツ谷」駅より徒歩12分、「信濃町」駅より徒歩8分

	出願日程	試験日	合格発表	推薦基準・試験内容	受験料
公募推薦	〈1期〉23年10/1～10/5(必着) 〈2期〉23年10/6～10/19(必着) 〈3期〉23年10/20～11/2(必着) 〈4期〉23年11/1～11/23(必着) 〈5期〉23年11/24～12/20(必着)	10/7 10/22 11/5 11/26 12/23	10日以内	推薦は専願、現役生のみ、3.0以上 推薦:書類審査、面接 ※定員を満たした場合、選考は実施しません	免除
一般	〈1期〉23年11/1～11/23(必着) 〈2期〉23年11/24～12/20(必着) 〈3期〉23年12/21～24年1/10(必着)	11/26 12/23 1/13	10日以内	一般:書類審査、小論文、面接 ※定員を満たした場合、選考は実施しません	30,000円

◇開校年 2004年
◇入学者 108名(男子0名/女子108名)
◇出身県 －
◇主な実習先 －
◇主な就職先 －

◇初年度納入金(卒業までの納入金) －
◇学校独自の奨学金制度
・特待生チャレンジテスト:減免[金額]初年度授業料より400,000円[募集内容]本校に出願した方を対象に筆記試験を行い、成績優秀者へ授業料の減免を行う

◇学生寮 あり
◇特徴 －

資料請求 ●学校案内 無料 ●願書 無料　WEB出願 不可　残りの日程はWEBをCheck

看護師／臨床検査技師・臨床工学技士・診療放射線技師／理学療法士・作業療法士・言語聴覚士／歯科衛生士・歯科技工士／あん摩マッサージ指圧師・はり師・きゅう師・柔道整復師／視能訓練士・義肢装具士・救急救命士

新東京歯科衛生士学校

学校法人東京滋慶学園 　衛 AO

学科
(1)歯科衛生士科Ⅰ部(昼3年・80名)
(2)歯科衛生士科Ⅱ部(夜3年・80名)

〒143-0016　東京都大田区大森北1-18-2
【TEL】03-3763-2200　【E-mail】dh@ntdent.ac.jp
【交通】JR線「大森」駅東口徒歩5分、京浜急行「大森海岸」駅より徒歩5分

	出願日程	試験日程	合格発表	推薦基準・試験内容	受験料
公募推薦	23年10/1～10/7(必着)	10/8	1週間以内	推薦は専願、現役生のみ 推薦:書類、面接、適性試験	免除
	23年10/1～10/21(必着)	10/22			
	23年10/1～10/28(必着)	10/29			
	23年10/1～11/11(必着)	11/12			
	23年10/1～11/25(必着)	11/26			
一般	23年11/1～11/11(必着)	11/12	1週間以内	一般:書類、面接、適性試験	20,000円
	23年11/1～11/25(必着)	11/26			
	23年11/1～12/2(必着)	12/3			
	23年11/1～12/16(必着)	12/17			
	23年11/1～24年1/13(必着)	1/14			

◇開校年 1983年
◇入学者 ―
◇出身県 東京都・神奈川県・千葉県
◇主な実習先 歯科医院、大学病院、高齢者施設
◇主な就職先 歯科医院、大学病院

◇初年度納入金(卒業までの納入金)
(1)1,440,000円(―)、(2)1,224,000円(―)
◇学校独自の奨学金制度
・スカラシップ制度:給付[年額]200,000円[募集内容]1学年次の学業優秀者に2学年に進級の際、授業料の一部を免除
・特待生制度:給付[年額]50,000円～300,000円[募集内容]実技、筆記、SPIからいずれか一つを受験。初年度授業料から一部免除

◇学生寮 あり
◇特徴 アクティブラーニング形式の授業スタイルや、審美・美容ゼミ、歯科訪問診療ゼミ、最新歯科医療・矯正ゼミから興味のある分野を学べる希望性のゼミなど、新しい授業・楽しい授業で歯を守るプロ『歯科衛生士』を養成します。

資料請求 ●学校案内 無料 ●願書 無料　　WEB出願 可　　残りの日程はWEBをCheck

新東京歯科技工士学校

学校法人東京滋慶学園 　技 AO

学科
(1)歯科技工士科Ⅰ部歯科技工士専攻(昼2年・90名)
(2)歯科技工士科午後部3DCG・CADデザイナー専攻(昼3年・35名)

〒143-0016　東京都大田区大森北1-18-2
【TEL】03-3763-2211　【E-mail】dt@ntdent.ac.jp
【交通】JR線「大森」駅東口より徒歩5分、京浜急行「大森海岸」駅より徒歩5分

	出願日程	試験日程	合格発表	推薦基準・試験内容	受験料
公募推薦	23年10/1～10/7(必着)	10/8	1週間以内	推薦は専願、現役生のみ 推薦:書類、面接、適性試験	免除
	23年10/1～10/21(必着)	10/22			
	23年10/1～10/28(必着)	10/29			
	23年10/1～11/11(必着)	11/12			
	23年10/1～11/25(必着)	11/26			
一般	23年11/1～11/11(必着)	11/12	1週間以内	一般:書類、面接、適性試験	20,000円
	23年11/1～11/25(必着)	11/26			
	23年11/1～12/2(必着)	12/3			
	23年11/1～12/16(必着)	12/17			
	23年11/1～24年1/13(必着)	1/14			

◇開校年 1983年
◇入学者 ―
◇出身県 東京都・神奈川県・千葉県
◇主な実習先 ―
◇主な就職先 技工所、歯科医院、大学病院

◇初年度納入金(卒業までの納入金)
(1)1,983,000円(―)、(2)1,425,000円(―)
◇学校独自の奨学金制度
・スカラシップ制度:給付[年額]200,000円[募集内容]1学年次の学業優秀者に2学年に進級の際、授業料の一部を免除
・特待生制度:給付[年額]50,000円～300,000円[募集内容]実技、筆記、SPIからいずれか1つを受験。初年度授業料から一部免除

◇学生寮 あり
◇特徴 歯科技工士の国家資格を最短2年で取得できる歯科技工士科。 医療の国家資格を取得しCADデザイナーとして活躍する将来も選べる3DCG・CADデザイナー専攻。

資料請求 ●学校案内 無料 ●願書 無料　　WEB出願 可　　残りの日程はWEBをCheck

太陽歯科衛生士専門学校

医療法人社団友和会 　衛 AO 社

学科
(1)歯科衛生士科(昼間部)(3年・80名)
(2)歯科衛生士科(夜間部)(3年・80名)

〒116-0013 東京都荒川区西日暮里2-22-1 ステーションプラザタワー6F　【TEL】0800-111-8020
【E-mail】koho@taiyodhs.ac.jp　【交通】JR山手線・京浜東北線・常磐線、京成線、日暮里舎人ライナー「日暮里」駅より徒歩1分

	出願日程	試験日程	合格発表	推薦基準・試験内容	受験料
公募推薦	〈1次〉23年10/2～10/6(必着)	10/9	入試日より5日以内に郵送	推薦は専願、現役生のみ、3.0以上 推薦:面接、適性検査、書類選考	20,000円
	〈2次〉23年11/1～11/9(必着)	11/12			
	〈3次〉23年12/1～12/7(必着)	12/10			
一般	〈1次〉23年11/1～11/9(必着)	11/12	入試日より5日以内に郵送	一般:面接、適性検査、書類選考 ※(2)のみ	20,000円
	〈2次〉23年12/1～12/7(必着)	12/10			
	〈3次〉24年1/9～1/18(必着)	1/21			
	〈4次〉24年2/1～2/15(必着)	2/18			
	〈5次〉24年3/1～3/14(必着)※	3/17※			

◇開校年 1978年
◇入学者 155名(男子4名/女子151名)
◇出身県 東京都・埼玉県・千葉県
◇主な実習先 東京歯科大学水道橋病院、都立病院、一般歯科医院
◇主な就職先 大学附属病院、一般歯科、専門歯科

◇初年度納入金(卒業までの納入金)
(1)1,300,000円(3,100,000円)、(2)1,200,000円(2,800,000円)
◇学校独自の奨学金制度
―

◇学生寮 あり
◇特徴 授業時間が9:00～14:50　アルバイト紹介制度・学費分納制度・選択授業が豊富。

資料請求 ●学校案内 無料 ●願書 無料　　WEB出願 不可

東京医学技術専門学校

学校法人田島学園 　衛

学科
(1)歯科衛生士科Ⅰ部(昼3年・50名)
(2)歯科衛生士科Ⅱ部(夜3年・46名)

〒130-0026　東京都墨田区両国1-10-5
【TEL】03-3634-7101　【E-mail】info@tokyo-igaku.com
【交通】JR総武線各駅・都営地下鉄大江戸線「両国」駅より徒歩約4分

	出願日程	試験日程	合格発表	推薦基準・試験内容	受験料
公募推薦				※詳細は学校にお問い合わせください	―
一般				※詳細は学校にお問い合わせください	―

◇開校年 ―
◇入学者 ―
◇出身県 ―
◇主な実習先 ―
◇主な就職先 ―

◇初年度納入金(卒業までの納入金)
―
◇学校独自の奨学金制度
―

◇学生寮 ―
◇特徴 ―

資料請求 ●学校案内 ― ●願書 ―　　WEB出願 ―

左端縦書き：専門学校・養成施設

縦書き職種欄：看護師／臨床検査技師 臨床工学技士 診療放射線技師／理学療法士 作業療法士 言語聴覚士／歯科衛生士 歯科技工士／あん摩マッサージ指圧師 はり師・きゅう師 柔道整復師／視能訓練士 義肢装具士 救急救命士

学校法人滋慶学園 東京医薬看護専門学校 【衛】【AO】

学科：歯科衛生士科(3年・80名)

〒134-0084 東京都江戸川区東葛西6-5-12
【TEL】0120-06-1610 【E-mail】info@tcm.ac.jp
【交通】東京メトロ東西線「葛西」駅より徒歩3分

	出願日程	試験日程	合格発表	推薦基準・試験内容	受験料
公募推薦	〈第3回〉～23年10/4 〈第4回〉23年10/5～10/18 〈第5回〉23年10/19～10/31 〈第6回〉23年11/1～11/8 〈第7回〉23年11/9～11/22	10/8 10/22 11/5 11/12 11/26	選考日より10日以内に郵送	推薦は専願のみ、3.0以上、欠席20日以内 推薦：書類審査、面接	20,000円
一般	〈第6回〉23年11/1～11/8 〈第7回〉23年11/9～11/22 〈第8回〉23年11/23～12/6 〈第9回〉23年12/7～12/13 〈第10回〉23年12/14～24年1/10	11/12 11/26 12/10 12/17 1/14	選考日より10日以内に郵送	一般：書類審査、面接	20,000円

◇開校年 1979年
◇入学者 —
◇出身県 全国
◇主な実習先 日本医科大学付属病院、東京慈恵会医科大学附属病院、東京女子医科大学附属足立医療センター他
◇主な就職先 まつもと歯科医院、妙典歯科・こども歯科クリニック、白鳥歯科インプラントセンター他

◇初年度納入金(卒業までの納入金) 1,422,000円(3,828,000円)
◇学校独自の奨学金制度
・実技特待生制度：減免[金額]50,000円～200,000円[募集内容]各学科で実技試験を行い、採用されると納入額の一部免除が受けられる
・筆記特待生制度：減免[金額]50,000円～200,000円[募集内容]全学科共通の筆記試験。採用されると納入額の一部免除が受けられる

◇学生寮 あり
◇特徴 医療に携わるスペシャリストを目指すため、さまざまな学科・入学制度をご用意しています。「誰かの力になりたい」「たくさんの人を笑顔にしたい」未来への想いを形にできます。

資料請求 ●学校案内 無料 ●願書 無料 　WEB出願 可 　残りの日程はWEBをCheck

学校法人神奈川歯科大学 東京歯科衛生専門学校 【衛】【AO】【社】

学科：歯科衛生士科(昼3年・80名)

〒114-0023 東京都北区滝野川1-75-16
【TEL】03-3910-7211
【交通】都営三田線「西巣鴨」駅より徒歩約6分

	出願日程	試験日程	合格発表	推薦基準・試験内容	受験料
公募推薦	〈一期〉23年10/2～10/12(必着) 〈二期〉23年10/23～11/9(必着) 〈三期〉23年12/1～12/14(必着) 〈四期〉24年1/9～1/18(必着)	10/15 11/11 12/16 1/20	10/17 11/14 12/19 1/23	推薦は専願、現役生のみ 推薦：面接	20,000円
一般	〈一期〉23年11/1～11/9(必着) 〈二期〉23年12/1～12/14(必着) 〈三期〉24年1/9～1/18(必着) 〈四期〉24年1/29～2/8(必着) 〈五期〉24年2/19～2/29(必着)	11/11 12/16 1/20 2/10 3/2	11/14 12/19 1/23 2/14 3/5	一般：国(古漢除く)、面接	20,000円

◇開校年 1983年
◇入学者 80名(女子80名)
◇出身県 埼玉県・東京都・千葉県
◇主な実習先 埼玉県、東京都、千葉県
◇主な就職先 歯科医院、病院

◇初年度納入金(卒業までの納入金) 1,070,000円(3,020,000円)
◇学校独自の奨学金制度 —

◇学生寮 —
◇特徴 プロとしての知識や技術だけでなく、相手の気持を考え寄り添うことができ、あたたかい心を育み、創造力のある医療人の育成を目指します。学校法人神奈川歯科大学の人材と教育プログラムを共有し、学生への徹底した個別教育支援を充実させ国家試験全員合格を目指します。

資料請求 ●学校案内 無料 ●願書 無料 　WEB出願 不可

東京立川歯科衛生学院専門学校 【衛】【AO】

学科：歯科衛生士コース(3年・80名)

〒190-0014 東京都立川市緑町4-8
【TEL】042-528-8023
【交通】JR中央線「立川」駅より徒歩6分

	出願日程	試験日程	合格発表	推薦基準・試験内容	受験料
公募推薦	23年10/1～24年3/31(必着)	随時	随時	推薦は専願、浪人可、2.7以上 推薦：面接、書類選考	0円～15,000円
一般	23年11/1～24年3/31(必着)	随時	随時	一般：面接、書類選考	20,000円

◇開校年 2022年
◇入学者 —
◇出身県 —
◇主な実習先 —
◇主な就職先 —

◇初年度納入金(卒業までの納入金) 1,260,000円(3,380,000円)
◇学校独自の奨学金制度
・試験による特待制度：免除[金額]最大1,600,000円[募集内容]特待試験の結果に応じて、入学金・授業料を最大1,600,000円免除します
・資格・クラブ活動による特待制度：免除[金額]最大1,600,000円[募集内容]入学前に取得した資格や成績に応じて、入学金・授業料を最大1,600,000円免除します

◇学生寮 あり
◇特徴 最新設備が整った綺麗な新校舎で「歯科衛生士」の取得を目指せます。現場経験豊富なプロ講師陣による授業、実践的で充実した実習やカリキュラムで、国家資格である歯科衛生士試験の合格へ導きます。また、立川駅北口から徒歩6分と通学に便利です。

資料請求 ●学校案内 無料 ●願書 無料 　WEB出願 不可

学校法人健映学園 東京西の森歯科衛生士専門学校 【衛】【AO】【社】

学科：歯科衛生士科(3年・女子80名)

〒196-0002 東京都昭島市拝島町3970-13
【TEL】042-543-0118 【E-mail】gakumu@ntdhc.ac.jp
【交通】JR青梅線「昭島」駅より徒歩5分

	出願日程	試験日程	合格発表	推薦基準・試験内容	受験料
公募推薦	〈一次〉23年10/2～10/18(必着) 〈二次〉23年11/1～11/15(必着) 〈三次〉23年12/1～12/13(必着) 〈四次〉24年1/5～1/17(必着) 〈五次〉24年2/1～2/14(必着)	10/22 11/19 12/17 1/21 2/18	10日以内	推薦は専願のみ、2.6以上 推薦：書類審査、面接、教養試験、作文	20,000円
一般	〈一次〉23年11/1～11/15(必着) 〈二次〉23年12/1～12/13(必着) 〈三次〉24年1/5～1/17(必着) 〈四次〉24年2/1～2/14(必着)	11/19 12/17 1/21 2/18	10日以内	一般：書類審査、面接、教養試験、作文	20,000円

◇開校年 1979年
◇入学者 80名(女子80名)
◇出身県 東京都・埼玉県・山梨県
◇主な実習先 —
◇主な就職先 —

◇初年度納入金(卒業までの納入金) —(3,112,000円)
◇学校独自の奨学金制度
・成績優秀者表彰制度：減免[募集内容]成績順位によって学費の一部を免除
・特待制度：減免[募集内容]評定平均4.0以上の合格者は入学金を一部免除(指定校・学校推薦受験者に限る)

◇学生寮 あり
◇特徴 現在、歯科衛生士が活躍している様々な臨床現場で実践的な実習を行うため、即戦力となる技術が身につきます。また、レベル別に行う少人数制の国家試験対策授業では、一人ひとりがわかるまで、きめ細かく指導するので毎年高い国家試験合格率を誇ります。

資料請求 ●学校案内 無料 ●願書 無料 　WEB出願 不可

東京町田歯科衛生学院専門学校
（2024年4月開校予定 認可申請中）

衛	学科	歯科衛生士コース(3年・70名) ※東京都知事指定 歯科衛生士養成 所設置計画中		〒194-0022 東京都町田市森野1-9-21 【TEL】042-728-9941 【交通】小田急線「町田」駅より徒歩3分			

	出願日程		試験日程	合格発表	推薦基準・試験内容		受験料
公募推薦		－	－	－	※詳細は学校にお問い合わせください		
一般		－	－	－	※詳細は学校にお問い合わせください		－

◇開 校 年　2024年
◇入 学 者　－
◇出 身 県　－
◇主な実習先　－
◇主な就職先　－

◇初年度納入金(卒業までの納入金)
1,260,000円(3,380,000円)
◇学校独自の奨学金制度
・試験による特待生制度：免除［金額］最大1,600,000円［募集内容］特待生試験の結果に応じて、入学金・授業料を最大1,600,000円免除します
・資格・クラブ活動による特待生制度：免除［金額］最大1,600,000円［募集内容］入学前に取得した資格や成績に応じて、入学金・授業料を最大1,600,000円免除します

◇学 生 寮　あり
◇特　　徴
最新設備が整った綺麗な新校舎で「歯科衛生士」の取得を目指せます。現場経験豊富なプロ講師陣による授業、実践的で充実した実習やカリキュラムで、国家資格である歯科衛生士試験の合格へ導きます。また、町田駅から徒歩3分と通学に便利です。

資料請求 ●学校案内　無料 ●願書　－　　WEB出願　不可

学校法人東邦歯科学院
東邦歯科医療専門学校

衛技総社	学科	(1)歯科技工士学科(2年・30名) (2)歯科衛生士学科(3年・60名)		〒191-0032　東京都日野市三沢1-1-1 【TEL】042-591-5364　【E-mail】info@toho-dc.ac.jp 【交通】京王線「百草園」駅より徒歩2分			

	出願日程		試験日程	合格発表	推薦基準・試験内容		受験料
公募推薦	〈第1回〉23年10/2～10/24(必着) 〈第2回〉23年10/30～11/21(必着) 〈第3回〉23年11/27～12/12(必着) 〈第4回〉23年12/18～24年1/23(必着) 〈第5回〉24年1/29～2/20(必着)		10/29 11/26 12/17 1/28 2/25	1週間以内	推薦は専願、現役生のみ 推薦：書類審査、面接		10,000円
一般	〈第1回〉23年11/1～12/12(必着) 〈第2回〉23年12/18～24年1/23(必着) 〈第3回〉24年1/29～2/20(必着) 〈第4回〉24年2/26～3/19(必着)		12/17 1/28 2/25 3/24	1週間以内	一般：書類審査、面接、適性試験		20,000円 (10,000円)

◇開 校 年　1966年
◇入 学 者　－
◇出 身 県　東京都・神奈川県・山梨県
◇主な実習先　日本歯科大学附属病院、町田市民病院、株式会社ZOO LABO他
◇主な就職先　大学病院、総合病院、各地の技工所・歯科医院

◇初年度納入金(卒業までの納入金)
(1)1,750,000円(－)、(2)1,050,000円(－)
◇学校独自の奨学金制度
・業界給付型支援制度：給付・貸与［月額］～30,000円［募集内容］就職先の歯科医院から給付金をもらう代わりに規定年数働くことで返済免除

◇学 生 寮　あり
◇特　　徴
日本歯科大学より多くの教員を招き、基本的な知識をしっかり身に付け、幅広い実習で技術力や応用力を持つ歯科技工士、歯科衛生士を育成します。メリハリのある環境で楽しい学生生活が送れます。

資料請求 ●学校案内　無料 ●願書　無料　　WEB出願　可(一般入試のみ)

学校法人東京滋慶学園
日本医歯薬専門学校

衛AO	学科	(1)歯科衛生士学科午前部(昼3年・70名) (2)歯科衛生士学科夜間部(夜3年・70名)		〒166-0003　東京都杉並区高円寺南2-44-1 【TEL】0120-148941　【E-mail】info@ishiyaku.ac.jp 【交通】JR線「高円寺」駅、東京メトロ丸ノ内線「新高円寺」駅より 徒歩5分			

	出願日程		試験日程	合格発表	推薦基準・試験内容		受験料
公募推薦	23年10/1～10/7(必着) 23年10/8～10/21(必着) 23年10/22～10/28(必着) 23年10/29～11/4(必着) 23年11/5～11/18(必着)		10/8 10/22 10/29 11/5 11/19	7日以内に 通知	推薦は専願、現役生のみ 推薦：書類選考、面接		20,000円
一般	23年11/1～11/4(必着) 23年11/5～11/18(必着) 23年11/19～11/25(必着) 23年11/26～12/2(必着) 23年12/3～12/16(必着)		11/5 11/19 11/26 12/3 12/17	7日以内に 通知	一般：書類選考、面接		20,000円

◇開 校 年　1988年
◇入 学 者　－
◇出 身 県　－
◇主な実習先　－
◇主な就職先　－

◇初年度納入金(卒業までの納入金)
(1)1,425,000円(3,805,000円)、(2)1,202,000円(3,175,000円)
◇学校独自の奨学金制度
－

◇学 生 寮　あり
◇特　　徴
－

資料請求 ●学校案内　無料 ●願書　無料　　WEB出願　可　　残りの日程はWEBをCheck

学校法人タイケン学園
日本ウェルネス歯科衛生専門学校

衛AO社	学科	(1)歯科衛生士科Ⅰ部(昼3年・40名) (2)歯科衛生士科Ⅱ部(夜3年・30名)		〒175-0094 東京都板橋区成増1-2-5 【TEL】03-5968-3211　【E-mail】jwd@taiken.ac.jp 【交通】東武東上線「成増」駅より徒歩6分			

	出願日程		試験日程	合格発表	推薦基準・試験内容		受験料
公募推薦	〈1期〉23年10/1～10/12(必着) 〈2期〉23年10/13～11/9(必着) 〈3期〉23年11/10～12/7(必着)		10/15 11/12 12/10	1週間以内	推薦は専願のみ 推薦：面接、書類選考		20,000円
一般	〈1期〉23年11/1～11/9(必着) 〈2期〉23年11/10～12/7(必着) 〈3期〉23年12/18～24年1/11(必着) 〈4期〉24年1/12～2/15(必着) 〈5期〉24年2/16～3/7(必着)		11/12 12/10 1/14 2/18 3/10	1週間以内	一般：面接、書類選考、小論文		20,000円

◇開 校 年　2005年
◇入 学 者　－
◇出 身 県　埼玉県・東京都・千葉県
◇主な実習先　日本歯科大学附属病院、大月デンタルケア、すがぬま歯科他
◇主な就職先　TMGあさか医療センター、すがぬま歯科医院、秩父臨床デンタルクリニック他

◇初年度納入金(卒業までの納入金)
(1)820,000円(2,440,000円)、(2)820,000円(2,320,000円)
◇学校独自の奨学金制度
－

◇学 生 寮　あり
◇特　　徴
学生生活を通し、「思いやりの心」を持った歯科衛生士を育てることを柱とし、国家試験対策では各々の弱点を確実に克服するまで徹底的に行い、全員受験、全員合格を目指します。

資料請求 ●学校案内　無料 ●願書　無料　　WEB出願　不可

看護師

臨床検査技師
臨床工学技士
診療放射線技師

理学療法士
作業療法士
言語聴覚士

歯科衛生士
歯科技工士

柔道整復師
はり師・きゅう師
あん摩マッサージ指圧師

視能訓練士
義肢装具士
救急救命士

左欄（縦書き分類）：看護師　臨床検査技師／臨床工学技士／診療放射線技師　理学療法士／作業療法士／言語聴覚士　歯科衛生士／歯科技工士　柔道整復師／あん摩マッサージ指圧師・はり師・きゅう師　視能訓練士／義肢装具士／救急救命士

日本体育大学医療専門学校

学校法人日本体育大学　【衛】【AO】

学科：口腔健康学科（歯科衛生コース）（3年・40名）

〒158-0097　東京都世田谷区用賀2-2-7
【TEL】03-5717-6161　【E-mail】info@nittai-iryo.ac.jp
【交通】東急田園都市線「桜新町」駅又は「用賀」駅より徒歩10分

区分	出願日程	試験日程	合格発表	推薦基準・試験内容	受験料
公募推薦	〈1回〉23年10/2～10/18（必着） 〈2回〉23年10/30～11/15（必着） 〈3回〉23年11/27～12/13（必着） 〈4回〉23年12/25～24/1/17（必着）	10/22 11/19 12/17 1/21	10/23 11/20 12/18 1/22	推薦は専願 推薦：面接（個人面接）	30,000円
一般	〈1回〉23年12/25～24/1/17（必着） 〈2回〉24年1/29～2/14（必着） 〈3回〉24年2/26～3/13（必着）	1/21 2/18 3/16	1/22 2/19 3/18	一般：国、面接（個人面接）	30,000円

◇開校年　1973年
◇入学者　40名（男子3名/女子37名）
◇出身県　東京都・神奈川県・埼玉県
◇主な実習先　世田谷区の歯科医院
◇主な就職先　歯科医院他

◇初年度納入金（卒業までの納入金）
1,300,000円（3,200,000円）
◇学校独自の奨学金制度
－

◇学生寮　あり
◇特徴
少人数制で行き届いた授業、実習はもちろん、スポーツ歯学を授業に取り入れ、子どもからお年寄りまで対応できる即戦力を育成。日体大への3年次編入制度あり。

資料請求　●学校案内　無料　●願書　無料　　WEB出願　不可

日本大学歯学部附属歯科衛生専門学校

学校法人日本大学　【衛】【社】

学科：歯科衛生士学科（3年・女子40名）

〒101-8310　東京都千代田区神田駿河台1-8-13
【TEL】03-3219-8007　【E-mail】de.ts@nihon-u.ac.jp
【交通】JR中央線・総武線・東京メトロ丸ノ内線「御茶ノ水」駅より徒歩2～5分

区分	出願日程	試験日程	合格発表	推薦基準・試験内容	受験料
公募推薦	〈1期〉23年10/5～10/19（必着） 〈2期〉24年1/9～1/19（必着）	10/28 1/27	11/2 2/5	推薦は専願、現役生のみ、定員20名 推薦：書類審査、面接	20,000円
一般	〈1期〉23年11/2～11/16（必着） 〈2期〉24年2/19～3/1（必着）	11/25 3/9	11/30 3/14	一般：総合基礎学力試験、面接	20,000円

◇開校年　1958年
◇入学者　－
◇出身県　東京都・千葉県・埼玉県
◇主な実習先　日本大学歯学部付属歯科病院、日本大学医学部附属板橋病院、かんだ連雀
◇主な就職先　歯科医院（個人病院）、日本大学歯学部付属歯科病院

◇初年度納入金（卒業までの納入金）
1,050,000円（－）
◇学校独自の奨学金制度
・日本大学歯学部佐藤奨学金：給付[年額]100,000円
・日本大学歯学部附属歯科衛生専門学校同窓会奨学金：給付[年額]50,000円

◇学生寮　あり
◇特徴
日本大学歯学部の附属校としてその環境を最大限に活かした教育を行い、高い専門技術と知識を持つ人間性豊かなスペシャリストを養成します。

資料請求　●学校案内　無料　●願書　無料　　WEB出願　不可

日本大学歯学部附属歯科技工専門学校

学校法人日本大学　【総】【社】

学科：歯科技工士学科（夜3年・35名）

〒101-8310　東京都千代田区神田駿河台1-8-13
【TEL】03-3219-8007　【E-mail】de.ts@nihon-u.ac.jp
【交通】JR中央線・総武線・東京メトロ丸ノ内線「御茶ノ水」駅より徒歩2～5分

区分	出願日程	試験日程	合格発表	推薦基準・試験内容	受験料
公募推薦	23年10/5～10/19（必着）	10/28	11/2	推薦は専願のみ、1浪まで可、定員10名 推薦：書類審査、面接	20,000円
一般	〈1期〉23年11/2～11/16（必着） 〈2期〉24年1/9～1/19（必着） 〈3期〉24年2/19～3/1（必着）	11/25 1/27 3/9	11/30 2/5 3/14	一般：作文、面接	20,000円

◇開校年　1954年
◇入学者　13名（男子6名/女子7名）
◇出身県　東京都・千葉県
◇主な実習先　－
◇主な就職先　技工所、大学付属病院

◇初年度納入金（卒業までの納入金）
950,000円（－）
◇学校独自の奨学金制度
・日本大学歯学部佐藤奨学金：給付[年額]100,000円

◇学生寮　あり
◇特徴
夜間3年制の為、昼間の時間を有効に使用しながら学べます。日本大学歯学部教授陣等の講義と実習により高い技術を身につけられます。

資料請求　●学校案内　無料　●願書　無料　　WEB出願　不可

早稲田医学院歯科衛生士専門学校

医療法人社団親光会　【衛】【社】【AO】

学科：(1)歯科衛生士Ⅰ科（昼3年・63名）
　　　(2)歯科衛生士Ⅱ科（夜3年・33名）

〒169-0051　東京都新宿区西早稲田2-4-6
【TEL】03-3204-4751　【E-mail】dh@waseda-dh.net
【交通】東京メトロ東西線「早稲田」駅より徒歩8分

区分	出願日程	試験日程	合格発表	推薦基準・試験内容	受験料
公募推薦	23年10/2～10/12（必着） 23年10/16～10/26（必着） 23年10/30～11/9（必着） 23年11/13～11/30（必着） 23年12/4～24年1/11（必着）	10/15 10/29 11/12 12/3 1/14	10日以内	推薦は併願可、現役生のみ 推薦：書類選考、面接	20,000円
一般	23年10/30～11/9（必着） 23年11/13～11/30（必着） 23年12/4～24年1/11（必着） 24年1/15～2/1（必着） 24年2/5～2/29（必着）	11/12 12/3 1/14 2/4 3/3	10日以内	一般：書類選考、面接、適性テスト（算、国、一般常識）	20,000円

◇開校年　1987年
◇入学者　65名（女子65名）
◇出身県　東京都・埼玉県・千葉県
◇主な実習先　宮田歯科三田診療所、虎の門病院、東京医科大学病院
◇主な就職先　開業歯科医院、大学病院、総合病院

◇初年度納入金（卒業までの納入金）
(1)1,070,000円（2,610,000円）、(2)920,000円（2,360,000円）
◇学校独自の奨学金制度
・出願種別減額制度（AO入試）：減免[金額]入学金より150,000円減額[募集内容]AO入試に合格した全員に適用（2023年12月末迄の出願に限る）

◇学生寮　指定マンションあり
◇特徴
3年間の担任制による手厚いサポートで、歯科衛生士として必要な知識、技術、マナーを身につけ国家試験を目指します。高い合格率と幅広い就職先、多様な実習などワセダシカならではの学びとサポートで歯科衛生士を目指せます。

資料請求　●学校案内　無料　●願書　無料　　WEB出願　－　　残りの日程はWEBをCheck

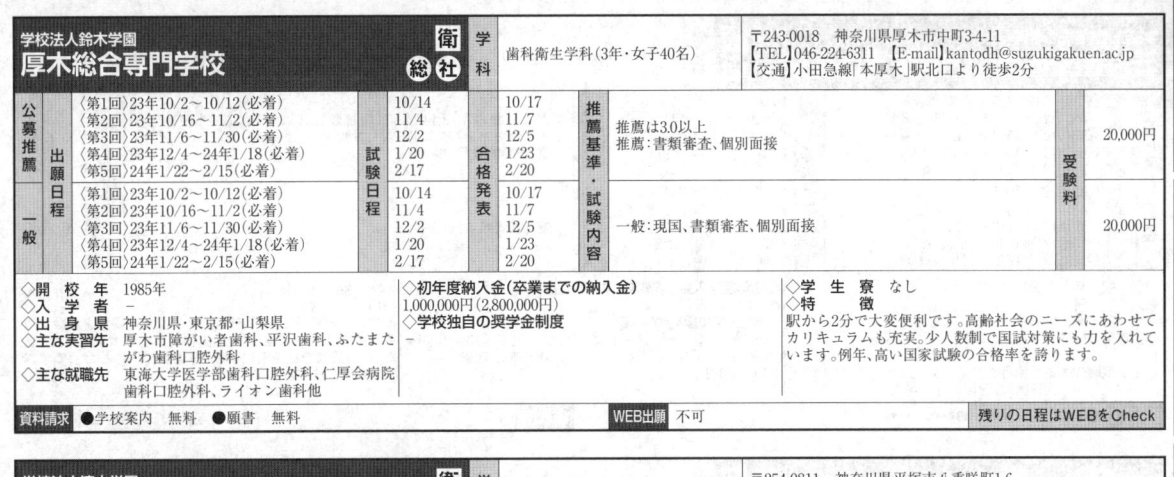

厚木総合専門学校

学校法人鈴木学園　衛 総 社

学科：歯科衛生学科(3年・女子40名)

〒243-0018　神奈川県厚木市中町3-4-11
【TEL】046-224-6311　【E-mail】kantodh@suzukigakuen.ac.jp
【交通】小田急線「本厚木」駅北口より徒歩2分

	出願日程	試験日程	合格発表	推薦基準・試験内容	受験料
公募推薦	〈第1回〉23年10/2～10/12(必着)	10/14	10/17	推薦は3.0以上 推薦：書類審査、個別面接	20,000円
	〈第2回〉23年10/16～11/2(必着)	11/4	11/7		
	〈第3回〉23年11/6～11/30(必着)	12/2	12/5		
	〈第4回〉23年12/4～24年1/18(必着)	1/20	1/23		
	〈第5回〉24年1/22～2/15(必着)	2/17	2/20		
一般	〈第1回〉23年10/2～10/12(必着)	10/14	10/17	一般：現国、書類審査、個別面接	20,000円
	〈第2回〉23年10/16～11/2(必着)	11/4	11/7		
	〈第3回〉23年11/6～11/30(必着)	12/2	12/5		
	〈第4回〉23年12/4～24年1/18(必着)	1/20	1/23		
	〈第5回〉24年1/22～2/15(必着)	2/17	2/20		

◇開校年　1985年
◇入学者　
◇出身県　神奈川県・東京都・山梨県
◇主な実習先　厚木市障がい者歯科、平沢歯科、ふたまたがわ歯科口腔外科
◇主な就職先　東海大学医学部歯科口腔外科、仁厚会病院歯科口腔外科、ライオン歯科他

◇初年度納入金(卒業までの納入金)　1,000,000円(2,800,000円)
◇学校独自の奨学金制度　－

◇学生寮　なし
◇特徴　駅から2分で大変便利です。高齢社会のニーズにあわせてカリキュラムも充実。少人数制で国試対策にも力を入れています。例年、高い国家試験の合格率を誇ります。

資料請求　●学校案内　無料　●願書　無料　　WEB出願　不可　　残りの日程はWEBをCheck

湘南歯科衛生士専門学校

学校法人清水学園　衛 AO

学科：歯科衛生士科(3年・80名)

〒254-0811　神奈川県平塚市八重咲町1-6
【TEL】0463-22-5000　【E-mail】shimizue@shimizu-gakuen.jp
【交通】JR線「平塚」駅南口より徒歩1分

	出願日程	試験日程	合格発表	推薦基準・試験内容	受験料
公募推薦	〈第1回〉23年10/2～10/11(必着)	10/14	10/18	推薦は専願のみ 推薦：書類選考、面接、作文	20,000円
	〈第2回〉23年10/12～10/31(必着)	11/4	11/8		
	〈第3回〉23年11/2～11/29(必着)	12/2	12/6		
	〈第4回〉23年11/30～24年1/17(必着)	1/20	1/24		
	〈第5回〉24年1/18～2/14(必着)	2/17	2/21		
一般	〈第1回〉23年10/2～10/11(必着)	10/14	10/18	一般：書類選考、面接、作文	20,000円
	〈第2回〉23年10/12～10/31(必着)	11/4	11/8		
	〈第3回〉23年11/2～11/29(必着)	12/2	12/6		
	〈第4回〉23年11/30～24年1/17(必着)	1/20	1/24		
	〈第5回〉24年1/18～2/14(必着)	2/17	2/21		

◇開校年　1980年
◇入学者　53名(女子53名)
◇出身県　神奈川県・静岡県
◇主な実習先　本校と臨床実習施設として契約した40の歯科医院、幼稚園および大学病院等
◇主な就職先　湘南～横浜地域(JR・東海道沿線地域)の各歯科医院等

◇初年度納入金(卒業までの納入金)　900,000円(3,245,000円)
◇学校独自の奨学金制度

◇学生寮　なし
◇特徴　心の教育をモットーに、最新の設備と豊富な実習を通して、即戦力に「技能」に「心」を兼ね備えた歯科衛生士の育成を目指しています。歯科衛生士の資格取得はもちろんのこと、医療事務の資格取得も目指せるカリキュラムがあるのでダブルライセンス取得も可能。

資料請求　●学校案内　無料　●願書　無料　　WEB出願　可

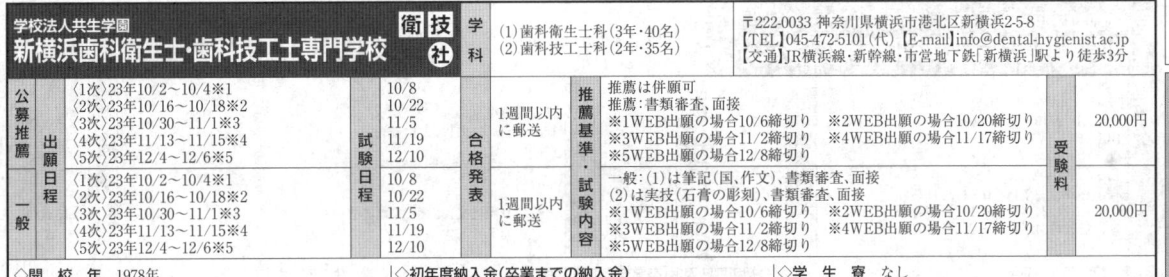

新横浜歯科衛生士・歯科技工士専門学校

学校法人共生学園　衛 技 社

学科：
(1)歯科衛生士科(3年・40名)
(2)歯科技工士科(2年・35名)

〒222-0033　神奈川県横浜市港北区新横浜2-5-8
【TEL】045-472-5101(代)　【E-mail】info@dental-hygienist.ac.jp
【交通】JR横浜線・新幹線・市営地下鉄「新横浜」駅より徒歩3分

	出願日程	試験日程	合格発表	推薦基準・試験内容	受験料
公募推薦	〈1次〉23年10/2～10/4※1	10/8	1週間以内に郵送	推薦は併願可 推薦：書類審査、面接 ※1WEB出願の場合10/6締切り　※2WEB出願の場合10/20締切り ※3WEB出願の場合11/2締切り　※4WEB出願の場合11/17締切り ※5WEB出願の場合12/8締切り	20,000円
	〈2次〉23年10/16～10/18※2	10/22			
	〈3次〉23年10/30～11/1※3	11/5			
	〈4次〉23年11/13～11/15※4	11/19			
	〈5次〉23年12/4～12/6※5	12/10			
一般	〈1次〉23年10/2～10/4※1	10/8	1週間以内に郵送	一般：(1)は筆記(国、作文)、書類審査、面接 (2)は実技(石膏の彫刻)、書類審査、面接 ※1WEB出願の場合10/6締切り　※2WEB出願の場合10/20締切り ※3WEB出願の場合11/2締切り　※4WEB出願の場合11/17締切り ※5WEB出願の場合12/8締切り	20,000円
	〈2次〉23年10/16～10/18※2	10/22			
	〈3次〉23年10/30～11/1※3	11/5			
	〈4次〉23年11/13～11/15※4	11/19			
	〈5次〉23年12/4～12/6※5	12/10			

◇開校年　1978年
◇入学者　67名
◇出身県　神奈川県・東京都・静岡県
◇主な実習先　神奈川県
◇主な就職先　神奈川県、東京都、静岡県他

◇初年度納入金(卒業までの納入金)
(1)918,000円(2,454,000円)、(2)1,380,000円(2,610,000円)
◇学校独自の奨学金制度
・入学時奨励制度：給付「年額」350,000円「募集内容」基準を満たした方、奨励制度の試験を受験した方※(2)のみ
・家賃補助制度：給付「月額」30,000円「募集内容」実家が東京都、神奈川県外より保護者と自宅を別にする入学者対象※(2)のみ

◇学生寮　なし
◇特徴　「しっかり学べる少人数制」「実践レベルの充実した実習」「費用負担も安心、学費が低額」

資料請求　●学校案内　無料　●願書　無料　　WEB出願　可　　残りの日程はWEBをCheck

横浜歯科医療専門学校

学校法人みなとみらい学園　衛 技 社

学科：
(1)歯科衛生士学科(3年・86名)
(2)歯科技工士学科(2年・70名)

〒220-0011　神奈川県横浜市西区高島1-2-15
【TEL】045-222-8666　【E-mail】info@ycdc.ac.jp
【交通】JR線「横浜」駅より徒歩9分

	出願日程	試験日程	合格発表	推薦基準・試験内容	受験料
公募推薦	23年10/2～10/6	10/7※	－	推薦：(1)面接、作文(2)面接 ※10/7は(2)のみ	(1)30,000円 (2)20,000円
	23年10/2～10/13	10/14			
	23年10/16～10/27	10/28			
	23年10/30～11/10	11/11			
	23年11/13～12/8	12/9			
一般	23年10/2～10/6	10/7※	－	一般：(1)面接、作文(2)面接 ※10/7は(2)のみ	(1)30,000円 (2)20,000円
	23年10/2～10/13	10/14			
	23年10/16～10/27	10/28			
	23年10/30～11/10	11/11			
	23年11/13～12/8	12/9			

◇開校年　1963年
◇入学者　109名
◇出身県　神奈川県・東京都・静岡県
◇主な実習先　
◇主な就職先　

◇初年度納入金(卒業までの納入金)
(1)880,000円(2,240,000円)、(2)1,510,000円(2,770,000円)
◇学校独自の奨学金制度

◇学生寮　なし
◇特徴

資料請求　●学校案内　無料　●願書　無料　　WEB出願　可(歯科技工士学科のみ)　　残りの日程はWEBをCheck

左端縦書き：専門学校・養成施設　看護師　臨床検査技師　臨床放射線技師　診療工学技士　理学療法士　作業療法士　言語聴覚士　歯科衛生士　歯科技工士　柔道整復師　あん摩マッサージ指圧師　はり師　きゅう師　視能訓練士　義肢装具士　救急救命士

三条看護・医療・歯科衛生専門学校

学校法人国際総合学園　衛　AO　学科　歯科衛生士学科（3年・50名）

〒955-0091　新潟県三条市上須頃5002番地1
【TEL】0800-888-4655　【E-mail】hospi@nsg.gr.jp
【交通】JR弥彦線「燕三条」駅より徒歩10分

	出願日程	試験日程	合格発表	推薦基準・試験内容	受験料
公募推薦	〈第1回〉23年9/15～10/5(必着) 〈第2回〉23年10/10～10/26(必着) 〈第3回〉23年10/30～11/16(必着) 〈第4回〉23年11/20～12/7(必着) 〈第5回〉24年1/9～1/25(必着)	10/7 10/28 11/18 12/9 1/27	10/16 11/6 11/27 12/15 2/2	推薦は専願のみ、3.1以上、欠席日数20日以内(原則)、当校主催のオープンキャンパスに1回以上参加 推薦：書類審査、面接	20,000円
一般	〈第2回〉23年10/10～10/26(必着) 〈第3回〉23年10/30～11/16(必着) 〈第4回〉23年11/20～12/7(必着) 〈第5回〉24年1/9～1/25(必着) 〈第6回〉24年1/29～2/21(必着)	10/28 11/18 12/9 1/27 2/24	11/6 11/27 12/15 2/2 3/1	一般：国、書類審査、面接	20,000円

◇開校年　2020年
◇入学者　－
◇出身県　新潟県・長野県・山形県
◇主な実習先　歯科医院、高齢者施設、保育所
◇主な就職先　あべ歯科クリニック、三鷹ハートフル矯正、倉田歯科医院他

◇初年度納入金(卒業までの納入金)　約1,330,000円
◇学校独自の奨学金制度
・NSGカレッジリーグ無利子奨学制度：貸与[年額]300,000円
・NSGカレッジリーグ無利子キャリア奨学制度：貸与[年額]1,000,000円

◇学生寮　なし
◇特徴　多数の実習施設で臨地実習を行い、様々な環境を経験することで幅広い視野を持った歯科衛生士を育成します。また、最新設備を完備し、実際の医療現場に即した形で学ぶことができます。

資料請求　●学校案内　無料　●願書　無料　　WEB出願　不可　　残りの日程はWEBをCheck

富山歯科総合学院

一般社団法人富山県歯科医師会立　衛　技　総　社　学科　(1)歯科技工士科（2年・18名）(2)歯科衛生士科（3年・42名）※学則変更申請中

〒930-0887　富山県富山市五福五味原2741-2
【TEL】076-441-5355
【交通】市電「トヨタモビリティ富山 Gスクエア五福前」駅より徒歩7分

	出願日程	試験日程	合格発表	推薦基準・試験内容	受験料
公募推薦	〈第一回〉23年11/1～11/14(消有) 〈第二回〉23年11/22～12/5(消有)	11/19 12/10	11/28 12/18	推薦は専願、現役生のみ、学校長推薦、3.0以上 推薦：小論文、面接、実技試験(1)、適性試験(2)	15,000円
一般	〈第一回〉24年1/4～1/16(消有) 〈第二回〉24年1/29～2/9(消有) 〈第三回〉24年2/16～2/27(消有)	1/21 2/15 3/3	1/23 2/19 3/5	一般：国総、面接、実技試験(1)、適性試験(2)	15,000円

◇開校年　1979年
◇入学者　－
◇出身県　富山県・岐阜県・新潟県
◇主な実習先　県内歯科医院、歯科技工所、総合病院
◇主な就職先　県内歯科医院、県内歯科技工所

◇初年度納入金(卒業までの納入金)　(1)1,200,000円(2,100,000円)、(2)800,000円(1,800,000円)※学則変更申請中
◇学校独自の奨学金制度
・奨学資金：給付[金額]100,000円[募集内容]学業成績が優秀で、生活態度が品行方正な学生に対して、2年および3年進級時に与える

◇学生寮　なし
◇特徴　学校区に立地し、静かな環境で勉学に励むことができる。また最新の設備が整っているので、最先端の技術を身に付けることができる。

資料請求　●学校案内　無料　●願書　無料　　WEB出願　不可

石川県歯科医師会立歯科医療専門学校

一般社団法人石川県歯科医師会　衛　総　学科　歯科衛生士科（3年・50名）

〒920-0806　石川県金沢市神宮寺3-20-5
【TEL】076-251-1010　【E-mail】ishi-eigaku@mist.ocn.jp
【交通】JR線「金沢」駅より北鉄バス「東警察署前」下車徒歩3分

	出願日程	試験日程	合格発表	推薦基準・試験内容	受験料
公募推薦	23年9/19～10/2(必着)	10/7	10/14	推薦は現役生のみ 推薦：小論文、面接、書類審査	15,000円
一般	〈一次〉23年11/10～11/24(必着) 〈二次〉24年1/15～1/26(必着) 〈三次〉24年2/13～2/26(必着)	11/30 2/1 2/29	12/9 2/3 3/2	一般：国(現代文)、面接、書類審査	15,000円

◇開校年　1963年
◇入学者　－
◇出身県　石川県・富山県・福井県
◇主な実習先　金沢大学附属病院、公立松任石川中央病院、石川県中央病院他
◇主な就職先　県内の歯科医院、病院(歯科)

◇初年度納入金(卒業までの納入金)　800,000円(1,840,000円)
◇学校独自の奨学金制度
・特別奨学金制度：給付[金額]一年次、二年次の成績上位順に1名100,000円、2名80,000円、3名50,000円、3名30,000円

◇学生寮　なし
◇特徴　歯と口の健康を守るスペシャリストを育成。国家試験合格・就職共にトップクラスです。
22年3月卒業生　国家資格合格率　100%(59名/59名)　就職率　100%(59名/59名)

資料請求　●学校案内　無料　●願書　無料　　WEB出願　不可

金沢医療技術専門学校

学校法人豊穣学園　衛　技　社　AO　学科　(1)歯科衛生学科（3年・50名）(2)歯科技工学科（2年・35名）

〒920-0849　石川県金沢市堀川新町7-1
【TEL】076-263-1515　【E-mail】houjyou@isis.ac.jp
【交通】JR線「金沢」駅より徒歩5分

	出願日程	試験日程	合格発表	推薦基準・試験内容	受験料
公募推薦	23年10/16～10/26(必着)	11/10	11/16	推薦は専願、2浪まで可 推薦：小論文、面接	30,000円
一般	〈Ⅰ期〉23年12/11～24年1/11(必着) 〈Ⅱ期〉24年1/29～2/8(必着) 〈Ⅲ期〉24年2/19～2/28(必着)	1/19 2/16 3/6	1/25 2/22 3/8	一般：国(ISIS国語問題集の中から出題)、小論文、面接	30,000円

◇開校年　1989年
◇入学者　－
◇出身県　石川県・富山県
◇主な実習先　溝口デンタルオフィス、ピースデンタルクリニック、やまざき歯科医院
◇主な就職先　－

◇初年度納入金(卒業までの納入金)　(1)800,000円(1,800,000円)、(2)1,050,000円(1,800,000円)
◇学校独自の奨学金制度
・ISISサポート制度：減免[金額]入学金の半額(150,000円)[募集内容]保護者がオープンキャンパスに参加された方は入学後に入学金の半額を返金

◇学生寮　あり
◇特徴　今後ますます活躍の場が広がる歯科衛生士・歯科技工士。確かな技術と専門知識を備えた歯科衛生士を育成(2019年4月開設)。確かな技術と最新デジタル機器のスキルを持ち医療人としての心も備えた歯科技工士を育成します(2021年4月開設)。

資料請求　●学校案内　本体無料　送料着払　●願書　本体無料　※学校HPよりダウンロード可　　WEB出願　不可

福井歯科専門学校

一般社団法人福井県歯科医師会

衛 社

学科	歯科衛生士科(3年・30名)

〒910-0001　福井県福井市大願寺3丁目4-1
【TEL】0776-22-3530
【交通】えちぜん鉄道「まつもと町屋」駅より徒歩8分

	出願日程	試験日程	合格発表	推薦基準・試験内容	受験料
公募推薦	23年10/2～10/20(消有)	10/28	11/7	推薦は専願のみ 推薦:小論文、一般常識、面接	20,000円
一般	〈1次〉24年1/9～1/19(消有) 〈2次〉24年2/19～3/1(消有)	1/27 3/7	2/2 3/9	一般:国総(古漢除く)、小論文、一般常識、面接	20,000円

◇開校年　1988年
◇入学者　26名(女子26名)
◇出身県　福井県
◇主な実習先　地元開業歯科医院、病院歯科、高齢者施設
◇主な就職先　地元開業歯科医院、病院歯科他

◇初年度納入金(卒業までの納入金)
1,000,000円(2,100,000円)
◇学校独自の奨学金制度
・福井県歯科医師会奨学金:貸与[月額]20,000円[募集内容]人物、学業成績ともに優秀な学生
・家賃補助制度あり

◇学生寮　なし
◇特徴
2022年度求人倍率約3倍。

資料請求　●学校案内　無料　●願書　無料　　WEB出願　不可

山梨県歯科衛生専門学校

一般社団法人山梨県歯科医師会

衛 社

学科	歯科衛生士学科(3年・48名)

〒400-0015　山梨県甲府市大手1-4-1
【TEL】055-252-6484　【E-mail】yama-dhc@mocha.ocn.ne.jp
【交通】JR中央線「甲府」駅より徒歩25分

	出願日程	試験日程	合格発表	推薦基準・試験内容	受験料
公募推薦	23年10/3～10/12(必着)	10/19	10日以内	推薦は併願可、高校卒業5年以内可、3.1以上 推薦:小論文、書類審査、基礎学力検査、面接	15,000円
一般	〈1次〉23年12/4～24年1/16(必着) 〈2次〉24年1/29～2/13(必着) 〈3次〉24年2/26～3/12(必着)	1/18 2/15 3/14	1/25 2/22 3/18	一般:小論文、基礎学力検査、面接	15,000円

◇開校年　1968年
◇入学者　－
◇出身県　山梨県
◇主な実習先　山梨県内歯科医院、福祉施設
◇主な就職先　山梨県内歯科医院、福祉施設、行政機関

◇初年度納入金(卒業までの納入金)
900,000円(2,100,000円)
◇学校独自の奨学金制度
・歯科衛生士育成基金:給付[年額]200,000円

◇学生寮　なし
◇特徴
国家試験対策スケジュールで合格を目指し、一人ひとりをサポート。毎年高い合格率を誇り、過去5年間の合格率は99.2%です。

資料請求　●学校案内　無料　●願書　無料　　WEB出願　不可

長野医療衛生専門学校

学校法人成田会

衛

学科	歯科衛生士学科(3年・女子28名)

〒386-0012　長野県上田市中央1-6-2
【TEL】0268-25-5582　【E-mail】info@nagano-iryoueisei.ac.jp
【交通】JR線「上田」駅より徒歩5分

	出願日程	試験日程	合格発表	推薦基準・試験内容	受験料
公募推薦	23年10/2～10/13(必着) 23年10/2～10/20(必着) 23年10/23～11/6(必着) 23年11/13～11/27(必着) 24年1/4～1/15(必着)	10/21 10/28 11/11 12/3 1/20	1週間以内	推薦は専願、浪人可、3.3以上 推薦:書類審査、面接	22,000円
一般	23年10/2～10/13(必着) 23年10/2～10/20(必着) 23年10/23～11/6(必着) 23年11/13～11/27(必着) 24年1/4～1/15(必着)	10/21 10/28 11/11 12/3 1/20	1週間以内	一般:書類審査、面接、小論文	22,000円

◇開校年　1997年
◇入学者　25名(女子25名)
◇出身県　長野県
◇主な実習先　歯科診療所、病院、高齢者施設
◇主な就職先　歯科診療所、病院、歯科口腔外科

◇初年度納入金(卒業までの納入金)
880,000円(2,600,000円)
◇学校独自の奨学金制度
・特待生制度:免除[金額]入学金の全額あるいは半額[募集内容]本校の特待生試験に合格した者
・地元支援制度:免除[金額]入学金(50,000円)[募集内容]2024年に高校を卒業見込みの者で自宅、高校が東信地区・坂城・千曲の者

◇学生寮　あり
◇特徴
歯科衛生士学科は少人数制で気軽に相談・指導を受けられます。国家試験対策も充実しており、全員で資格取得を目指します。実習先が豊富で、歯科医院や総合病院、学校や高齢者施設など多様な現場を経験できます。実習を通してどの分野に就職するか明確にできます。

資料請求　●学校案内　無料　●願書　無料　　WEB出願　不可　　残りの日程はWEBをCheck

長野県公衆衛生専門学校【公】

衛 社

学科	歯科衛生士学科(3年・20名)

〒396-0025　長野県伊那市荒井4347-1
【TEL】0265-72-4730　【E-mail】koshueisei@pref.nagano.lg.jp
【交通】JR飯田線「伊那市」駅より徒歩10分

	出願日程	試験日程	合格発表	推薦基準・試験内容	受験料
公募推薦	〈特別学校推薦〉23年9/12～9/26(消有) 〈学校推薦〉23年9/12～9/26(消有)	10/7 10/6・7	12/27 12/27	推薦は専願、現役生のみ、学校推薦の場合は概ね3.5以上、特別学校推薦の場合は4.0以上、定員15名程度 推薦:10/6は小論文、10/7は面接 特別学校推薦該当者は10/7に面接のみ	9,600円
一般	〈第1回〉23年11/14～11/29(消有) 〈第2回〉24年1/9～1/19(消有)	12/9 1/27	12/27 2/9	一般:国総(現代文)、英Ⅰ、面接	9,600円

◇開校年　1969年
◇入学者　17名(女子17名)
◇出身県　長野県・岐阜県・新潟県
◇主な実習先　地域の歯科診療所、信州大学医学部附属病院、松本歯科大学病院
◇主な就職先　地域の歯科診療所、信州大学医学部附属病院、松本歯科大学病院

◇初年度納入金(卒業までの納入金)
190,800円(524,400円)
◇学校独自の奨学金制度
－

◇学生寮　なし
◇特徴
県立の歯科衛生士を養成する学校です。1学科20名と少人数であり、勉強や生活面について手厚い指導が受けられます。2024年で開校56年目を迎え、これまでに1,756人が卒業し、歯科医院等で活躍しています。

資料請求　●学校案内　本体無料　送料210円　●願書　本体無料　送料140円　　WEB出願　不可

看護師　臨床検査技師　診療放射線技師　臨床工学技士　理学療法士　作業療法士　言語聴覚士　歯科衛生士　歯科技工士　柔道整復師　はり師・きゅう師　あん摩マッサージ指圧師　視能訓練士　義肢装具士　救急救命士

長野平青学園

学校法人平青学園　衛　学科：歯科衛生士科(3年・30名)

〒380-0918　長野県長野市アークス1-31
【TEL】026-224-8383　【E-mail】kouhou@heisei.ac.jp
【交通】JR線「長野」駅東口より長電バス「アークス中央」行き10分

出願日程		試験日程	合格発表	推薦基準・試験内容		受験料
公募推薦	23年10/2～10/24(必着)	10/28	1週間以内	推薦は3.5以上 推薦：小論文、面接、書類審査		20,000円(オープンキャンパス参加で免除)
一般	23年10/31～11/14(必着) 23年11/21～12/12(必着) 24年1/23～2/13(必着) 24年2/20～2/27(必着)	11/18 12/16 2/17 3/2	1週間以内	一般：書類審査、国、面接		20,000円(オープンキャンパス参加で免除)

◇開校年　1992年
◇入学者　29名(女子29名)
◇出身県　長野県・新潟県
◇主な実習先　長野赤十字病院、長野市内歯科医院、長野市内高齢者施設
◇主な就職先　ありす歯科医院、小野沢歯科医院、きたなが歯科医院他

◇初年度納入金(卒業までの納入金)
970,000円(2,590,000円)
◇学校独自の奨学金制度
・特待生制度：免除[年額]100,000円～640,000円[募集内容]本校専願、評定平均3.8以上、出席率90%以上、学校長推薦が条件
・家族制度：免除[年額]100,000円[募集内容]本校専願、父、母、兄、弟、姉、妹が本校卒業生もしくは在校生の者

◇学生寮　なし
◇特徴
長野平青学園がめざすのは、仕事で必要な知識・技術＝「専門力」と、人や社会と良い関係を築くコミュニケーション能力＝「人間力」を身につけ、地元で働き充実した人生を切り拓いていく人材を育てることです。

資料請求　●学校案内　無料　●願書　無料　　WEB出願　不可

松本歯科大学衛生学院

学校法人松本歯科大学　衛　総　社　学科：歯科衛生士学科(3年・100名)
※2024年4月定員(50→100名)変更承認申請中

〒399-0781　長野県塩尻市広丘郷原1780
【TEL】0263-51-2149　【E-mail】info_gakuin@mdu.ac.jp
【交通】中央東線・中央西線「塩尻」駅より大学シャトルバスで約10分

出願日程		試験日程	合格発表	推薦基準・試験内容		受験料
公募推薦	23年9/25～10/6(必着)	10/12	10/13	推薦は専願のみ、2浪まで可、入学定員のおよそ60% 推薦：小論文、面接		20,000円
一般	〈Ⅰ期〉24年1/15～1/26(必着) 〈Ⅱ期〉24年2/13～2/22(必着)	1/31 2/28	2/1 2/29	一般：小論文、面接		20,000円

◇開校年　1976年
◇入学者　50名(女子50名)
◇出身県　長野県
◇主な実習先　松本歯科大学病院、デイサービスセンター、小学校他
◇主な就職先　開業歯科医院、松本歯科大学病院、総合病院他

◇初年度納入金(卒業までの納入金)
160,000円(460,000円)
◇学校独自の奨学金制度
－

◇学生寮　あり
◇特徴
歯学部教員による徹底した少人数教育と豊富な臨床実習が受けられる。また、歯科衛生士の資格の他、医療事務が取得可。

資料請求　●学校案内　無料　●願書　無料　　WEB出願　不可

専門学校中央医療健康大学校

学校法人鈴木学園　衛　社　学科：歯科衛生学科(3年・35名)

〒422-8006　静岡県静岡市駿河区曲金6-7-15
【TEL】054-202-8700　【E-mail】cmhc@suzuki.ac.jp
【交通】JR線「東静岡」駅南口より徒歩5分

出願日程		試験日程	合格発表	推薦基準・試験内容		受験料
公募推薦	23年10/2～10/17(必着) 23年10/30～11/14(必着)	10/22 11/19	約2週間以内	推薦は専願、1浪まで可、3.0以上 推薦：小論文、面接、書類審査		20,000円
一般	23年10/2～10/17(必着) 23年10/30～11/14(必着) 23年11/27～12/12(必着) 24年1/5～1/16(必着) 24年1/29～2/13(必着)	10/22 11/19 1/21 2/18	約2週間以内	一般：選択＝現代文、英、数ⅠAより1科目、小論文、面接、書類審査		20,000円

◇開校年　2015年
◇入学者　－
◇出身県　静岡県
◇主な実習先　公立総合病院、県内歯科医院、介護・福祉施設他
◇主な就職先　医療法人社団山水会杉山歯科医院、渡辺歯科医院、竹下歯科医院他

◇初年度納入金(卒業までの納入金)
1,119,000円(2,957,000円)
◇学校独自の奨学金制度
－

◇学生寮　なし
◇特徴
最先端の設備と経験豊富な講師陣により国家資格取得と就職を目指します。確実に信頼される歯科衛生士を実現します。

資料請求　●学校案内　無料　●願書　無料　　WEB出願　不可　　残りの日程はWEBをCheck

中央歯科衛生士調理製菓専門学校

学校法人鈴木学園　衛　社　学科：歯科衛生学科(3年・32名)

〒411-0036　静岡県三島市一番町15-35
【TEL】055-971-1895　【E-mail】dental@suzuki.ac.jp
【交通】JR東海道線「三島」駅南口より徒歩3分

出願日程		試験日程	合格発表	推薦基準・試験内容		受験料
公募推薦	23年10/23～11/16(必着) 23年11/23～12/7(必着)	11/18 12/9	1週間以内	推薦は専願、現役生のみ 推薦：作文、個人面接、書類審査		20,000円
一般	23年10/2～10/12(必着) 23年10/23～11/16(必着) 23年11/23～12/7(必着) 23年12/6～24年1/18(必着) 24年1/15～2/1(必着)	10/14 11/18 12/9 1/20 2/3	1週間以内	一般：選択＝国(現代文)、英より1科目、個人面接、書類審査		20,000円

◇開校年　2004年
◇入学者　36名(女子36名)
◇出身県　静岡県・山梨県・神奈川県
◇主な実習先　歯科医院、介護老人施設、幼稚園・保育園他
◇主な就職先　歯科医院他

◇初年度納入金(卒業までの納入金)
1,085,200円(2,855,600円)
◇学校独自の奨学金制度
－

◇学生寮　なし
◇特徴
今年も国家試験全員合格・全員就職を達成。実習授業では1つの診療台に1人の教員がつく少人数制を導入しているので、確実に技術を習得して歯科医院で評価される即戦力となります。超高齢社会における対応力も求められる職種の為、介護の資格も取得可能です。

資料請求　●学校案内　無料　●願書　無料　　WEB出願　不可　　残りの日程はWEBをCheck

東海歯科衛生士専門学校

学校法人ミズモト学園　【衛・社】【学科】歯科衛生士科(3年・40名)

〒430-0915 静岡県浜松市中区東田町36-8
【TEL】053-413-2006　【E-mail】iryo@mizumoto.ac.jp
【交通】JR東海道線「浜松」駅より徒歩4分

公募推薦	出願日程	〈第1回〉23年10/2～10/10(必着)〈第2回〉23年10/11～11/7(必着)〈第3回〉23年11/8～11/28(必着)〈第4回〉23年11/29～24年1/9(必着)〈第5回〉24年1/10～2/6(必着)	試験日程	10/14 11/11 12/2 1/13 随時	合格発表	10/20 11/17 12/8 1/19 随時	推薦基準・試験内容	推薦は専願、現役生のみ、3.0以上推薦：面接、書類審査※定員になり次第締め切ります	受験料	20,000円
一般		〈第1回〉23年10/2～10/10(必着)〈第2回〉23年10/11～11/7(必着)〈第3回〉23年11/8～11/28(必着)〈第4回〉23年11/29～24年1/9(必着)〈第5回〉24年1/10～2/6(必着)		10/14 11/11 12/2 1/13 随時		10/20 11/17 12/8 1/19 随時		一般：書類審査、面接※定員になり次第締め切ります		20,000円

◇開校年 2005年
◇入学者 40名(女子40名)
◇出身県 静岡県・愛知県・長野県
◇主な実習先 歯科医院、創業病院、介護老人保健施設他
◇主な就職先 総合病院、歯科医院他

◇初年度納入金(卒業までの納入金)
1,430,000円(3,430,000円)
◇学校独自の奨学金制度
・ミズモト学園貸与奨学金：貸与[募集内容]日本学生支援機構奨学金の第二種が不採用となった人を対象に入学後審査

◇学生寮 なし
◇特徴
ミズモト学園グループ校とのコラボレーション授業を積極的に取り入れ、「食」「医療」「保育」などを学べるのが特徴です。

資料請求　●学校案内 無料 ●願書 無料　　WEB出願 不可

浜松歯科衛生士専門学校

一般社団法人浜松市歯科医師会　【衛・社】【学科】歯科衛生士科(3年・44名)

〒432-8023 静岡県浜松市中区鴨江2-11-2
【TEL】053-454-1030　【E-mail】hama@hdhsmirai.com
【交通】JR東海道線「浜松」駅よりバス7分

公募推薦	出願日程	23年10/17～10/27(消有)	試験日程	11/5	合格発表	11/15	推薦基準・試験内容	推薦は専願、現役生のみ、3.0以上推薦：小論文、面接	受験料	20,000円
一般		〈前期〉23年10/17～10/27(消有)〈後期〉24年1/12～1/23(消有)〈2次〉24年2/13～2/19(消有)※〈3次〉24年3/5～3/12(消有)※		11/5 1/28 2/25 3/17		11/15 2/6 3/5 3/25		一般：国総(現代文のみ)、小論文、面接※2次・3次試験は定員に余裕がある場合のみ実施		20,000円

◇開校年 1983年
◇入学者 44名
◇出身県 静岡県
◇主な実習先 浜松市内歯科医院、浜松市保健所、市内介護老人保健施設・障がい者施設等
◇主な就職先 浜松市内歯科医院、県西部地区歯科医院

◇初年度納入金(卒業までの納入金)
985,000円(－)
◇学校独自の奨学金制度
－

◇学生寮 なし
◇特徴
歯科衛生士、ケアコミュニケーション、介護職員初任者研修資格取得、歯科医師によるチューター制度、全員合格目標の国家試験対策、卒業生の復職支援、歯科医師会・同窓会連携による研修会(毎年)、実習施設・設備の充実、楽しい学校行事満載が特徴です。

資料請求　●学校案内 無料 ●願書 無料　　WEB出願 不可

愛知学院大学歯科技工専門学校

学校法人愛知学院　【技・社】【学科】歯科技工士科本科(2年・35名)

〒464-8650　愛知県名古屋市千種区楠元町1-100
【TEL】052-751-2561　【E-mail】gikou@dpc.agu.ac.jp
【交通】地下鉄東山線・名城線「本山」駅1番出口より徒歩5分

公募推薦	出願日程	〈第1回〉23年9/11～10/6(消有)〈第2回〉23年10/16～11/2(消有)〈第3回〉23年11/13～12/1(消有)〈第4回〉23年12/18～24年1/12(消有)〈第5回〉24年1/22～2/9(消有)	試験日程	10/15 11/11 12/9 1/20 2/17	合格発表	10/23 11/20 12/14 1/25 2/22	推薦基準・試験内容	推薦は現役生のみ推薦：小論文、面接、書類審査	受験料	15,000円
一般		〈第1回〉23年9/11～10/6(消有)〈第2回〉23年10/16～11/2(消有)〈第3回〉23年11/13～12/1(消有)〈第4回〉23年12/18～24年1/12(消有)〈第5回〉24年1/22～2/9(消有)		10/15 11/11 12/9 1/20 2/17		10/23 11/20 12/14 1/25 2/22		一般：小論文、面接、書類審査		15,000円

◇開校年 1962年
◇入学者 10名(男子5名/女子5名)
◇出身県 愛知県・岐阜県・三重県
◇主な実習先 －
◇主な就職先 (株)グランド・ラボ、(株)ジーシー、(株)和田精密歯研

◇初年度納入金(卒業までの納入金)
1,317,500円(2,444,500円)
◇学校独自の奨学金制度
・特待生奨学金：給付[年額]300,000円[募集内容]学業、人物共に優れ、他の学生の模範とするに足るものとする
・愛知学院大学開学50周年記念奨学金：給付[年額]300,000円[募集内容]学業成績優秀にして、経済的理由により修学が困難な者

◇学生寮 なし
◇特徴
大学歯学部に併設され、歯学部の教授陣から直接授業を受けることができます。また、附属病院で臨床に触れられるメリットがあります。

資料請求　●学校案内 無料 ●願書 無料　　WEB出願 不可　　残りの日程はWEBをCheck

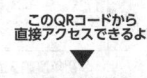

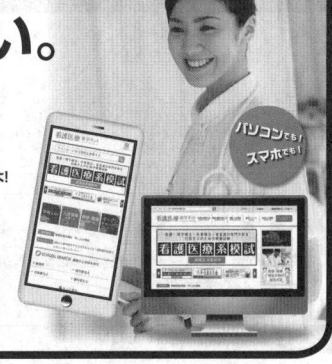
右側縦欄：専門学校・養成施設／看護師／診療放射線技師／臨床工学技士／臨床検査技師／言語聴覚士／作業療法士／理学療法士／歯科技工士／歯科衛生士／柔道整復師／はり師・きゅう師／あん摩マッサージ指圧師／救急救命士／義肢装具士／視能訓練士

愛知県

専門学校・養成施設

（縦書き左側カテゴリ）看護師／臨床検査技師・臨床放射線技師・診療工学技師／理学療法士・作業療法士・言語聴覚士／歯科衛生士・歯科技工士／あん摩マッサージ指圧師・はり師・きゅう師・柔道整復師／視能訓練士・義肢装具士・救急救命士

学校法人さくら学園　慈恵歯科医療ファッション専門学校 【AO】【社】【衛】

学科	歯科衛生士学科(3年・35名)

〒446-0037 愛知県安城市相生町367
【TEL】0566-76-5288　【E-mail】jikei@sakura-g.ac.jp
【交通】JR線「安城」駅より徒歩7分

	出願日程	試験日程	合格発表	推薦基準・試験内容	受験料
公募推薦	〈1次〉23年10/13～11/9(必着)　〈2次〉23年11/10～11/30(必着)	11/11　12/2	2週間以内	推薦は専願、現役生のみ　推薦：書類選考、面接、課題作文	20,000円
一般	〈1次〉23年10/13～11/9(必着)　〈2次〉23年11/10～11/30(必着)　〈3次〉23年12/1～24年1/11(必着)　〈4次〉24年1/12～2/15(必着)　〈5次〉24年2/16～3/7(必着)	11/11　12/2　1/13　2/17　3/9	2週間以内	一般：書類選考、面接、課題作文	20,000円

- ◇開校年　1947年
- ◇入学者　35名
- ◇出身県　愛知県
- ◇主な実習先　歯科医院、総合病院
- ◇主な就職先　歯科医院、総合病院、保健センター
- ◇初年度納入金(卒業までの納入金)　1,060,000円(2,780,000円)
- ◇学校独自の奨学金制度　・岩瀬あぐり奨学金Ⅰ～Ⅲ：給付[金額]1年次学費　・一人暮らしサポート制度：給付[月額]10,000円
- ◇学生寮　なし
- ◇特徴　開校76年を誇る歴史ある学園です。歯科衛生士学科では、大学講師や経験豊富なプロの歯科衛生士陣が集結し、教員の質が非常に高く、国家試験も開校以来、連続全員合格！又、介護福祉士実務者研修の取得など、高齢社会に必要なスキルも学ぶことが出来ます。

資料請求　●学校案内　無料　●願書　無料　　WEB出願　不可

学校法人利幸学園　専門学校 中部ビューティ・デザイン・デンタルカレッジ 【AO】【社】【衛】

学科	歯科衛生士科(3年・30名)

〒440-0893 愛知県豊橋市札木町59
【TEL】0532-52-1999　【E-mail】info@cbdc.jp
【交通】名鉄名古屋本線「豊橋」駅より徒歩12分

	出願日程	試験日程	合格発表	推薦基準・試験内容	受験料
公募推薦	〈第1回〉23年10/1～23年10/4(必着)　〈第2回〉～23年11/3(必着)　〈第3回〉～23年11/29(必着)	10/7　11/11　12/2	1週間以内(郵送)	推薦は専願、現役生のみ、2.7以上、欠席日数20日以内、定員15名　推薦：書類選考、面接(必要に応じ)	15,000円
一般	〈第2回〉23年11/1～11/3(必着)　〈第3回〉23年11/29(必着)　〈第4回〉23年12/12(必着)　〈第5回〉24年1/15(必着)　〈第6回〉24年2/6(必着)	11/11　12/2　12/23　1/20　2/10	1週間以内(郵送)	一般：書類審査、面接	15,000円

- ◇開校年　1993年
- ◇入学者　27名(女子27名)
- ◇出身県　愛知県・静岡県
- ◇主な実習先　豊川市歯科医師会、蒲郡市歯科医師会、田原市歯科医師会他
- ◇主な就職先　愛知県内歯科医院、静岡県内歯科医院、東京都内歯科医院
- ◇初年度納入金(卒業までの納入金)　900,000円(2,340,000円)
- ◇学校独自の奨学金制度　・特待生制度：減免[年額]20,000円～300,000円[募集内容]入学時、欠席日数3年間で20日以下の生徒　・奨学生制度：減免[年額]20,000円～300,000円[募集内容]進級時、教員の推薦にて受験
- ◇学生寮　－
- ◇特徴　きれいになれる専門職の育成。専門職になるための気持ちを大切にする養成所。

資料請求　●学校案内　無料　●願書　無料　　WEB出願　不可　　残りの日程はWEBをCheck

学校法人セムイ学園　東海歯科医療専門学校 【AO】【社】【技】

学科	歯科技工士科(2年・35名)

〒465-0032　愛知県名古屋市名東区藤が丘158
【TEL】0120-052648　【E-mail】info@tokai-med.ac.jp
【交通】地下鉄東山線「藤が丘」駅より徒歩1分

	出願日程	試験日程	合格発表	推薦基準・試験内容	受験料
公募推薦	〈第1回〉23年10/2～10/10(必着)　〈第2回〉23年11/1～11/7(必着)　〈第3回〉23年11/27～12/5(必着)　〈第4回〉24年1/15～1/23(必着)	10/15　11/12　12/10　1/28	10日以内	推薦は専願、現役生のみ　推薦：小論文、面接、書類審査	20,000円
一般	〈第2回〉23年11/1～11/7(必着)　〈第3回〉23年11/27～12/5(必着)　〈第4回〉24年1/15～1/23(必着)　〈第5回〉24年2/5～2/13(必着)　〈第6回〉24年2/26～3/5(必着)	11/12　12/10　1/28　2/18　3/10	10日以内	一般：国総(古漢除く)、数ⅠA、小論文、面接　※学力検査については、高校1年生までに学ぶ内容を含む	20,000円

- ◇開校年　1976年
- ◇入学者　6名(男子4名/女子2名)
- ◇出身県　愛知県・岐阜県・三重県
- ◇主な実習先　－
- ◇主な就職先　全国の歯科技工所、歯科医院、歯科材料メーカー他
- ◇初年度納入金(卒業までの納入金)　1,200,000円(2,200,000円)
- ◇学校独自の奨学金制度　・歯科技工士科特待生：給付[年額]200,000円～400,000円[募集内容]高校の評定平均により特待生AとBに分かれます。詳細は募集要項で確認　・利子補給奨学金：給付[募集内容]教育ローンを利用されている対象に利子を奨学金として支給
- ◇学生寮　なし
- ◇特徴　本格的な設備の中、基礎から応用まで様々な実習で、歯科技工士に必要な技術を習得。コンピュータを用いた先端歯科医学も学ぶ。

資料請求　●学校案内　無料　●願書　無料　　WEB出願　可

一般社団法人豊橋市歯科医師会　豊橋歯科衛生士専門学校 【衛】

学科	歯科衛生士学科(3年・女子42名)

〒441-8149　愛知県豊橋市中野町字中原100番4
【TEL】0532-26-8288　【E-mail】tdhc-hoippu@tdhc.ac.jp
【交通】JR線「豊橋」駅より豊鉄バス大崎線「ほいっぷ前」下車徒歩5分

	出願日程	試験日程	合格発表	推薦基準・試験内容	受験料
公募推薦	23年10/16～10/27(必着)	11/5	11/13	推薦は併願可、浪人可　推薦：小論文、面接	8,000円
一般	23年11/13～11/24(必着)　24年1/9～1/19(必着)　24年1/29～2/9(必着)	12/3　1/25　2/15	12/11　1/31　2/21	一般：国(古漢除く)、小論文、面接	8,000円

- ◇開校年　1982年
- ◇入学者　42名(女子42名)
- ◇出身県　－
- ◇主な実習先　豊橋市内一般歯科病院、豊橋市民病院、成田記念病院他
- ◇主な就職先　一般歯科医院他
- ◇初年度納入金(卒業までの納入金)　1,120,000円(2,500,000円)
- ◇学校独自の奨学金制度　－
- ◇学生寮　なし
- ◇特徴　1982年豊橋市歯科医師会立として開校。歯科衛生士として必要な知識と技能を修得し、他職種と連携協力のできる医療従事者の養成を目指す。

資料請求　●学校案内　無料　●願書　無料　　WEB出願　不可

学校法人那古野学園　ナゴノ福祉歯科医療専門学校

衛　学科：歯科衛生士科(3年)

〒461-0001　愛知県名古屋市東区泉1-17-17
【TEL】0120-008429　【E-mail】fs.mix@nagono.ac.jp
【交通】地下鉄「久屋大通」駅より徒歩3分

区分	出願日程	試験日程	合格発表	推薦基準・試験内容	受験料
公募推薦	23年10/1～10/12(必着) 23年10/16～11/9(必着) 23年11/13～12/7(必着) 23年12/11～24年1/11(必着) 24年1/15～2/15(必着)	10/15 11/12 12/10 1/14 2/18	1週間以内	推薦は専願のみ、1浪まで可 推薦:作文、面接、書類審査	20,000円
一般	23年10/16～11/9(必着) 23年11/13～12/7(必着) 23年12/11～24年1/11(必着) 24年1/15～2/15(必着) 24年2/19～2/29(必着)	11/12 12/10 1/14 2/18 3/2	1週間以内	一般:作文、面接、書類審査	20,000円

◇開校年　1974年
◇入学者　77名
◇出身県　愛知県・岐阜県・三重県
◇主な実習先　歯科医院、病院、福祉施設
◇主な就職先　歯科医院
◇初年度納入金(卒業までの納入金)　1,080,000円(－)
◇学校独自の奨学金制度
◇学生寮　なし
◇特徴　姉妹校では歯科技工士を養成しており、東海地区に学園全体で3,500名以上の歯科医療関係者を送り出しています。

資料請求　●学校案内　無料　●願書　無料
WEB出願　不可　　残りの日程はWEBをCheck

学校法人滋慶コミュニケーションアート　名古屋医健スポーツ専門学校

衛・社　学科：歯科衛生科(3年・40名)

〒460-0008　愛知県名古屋市中区栄3-20-3
【TEL】0120-532-305　【E-mail】info@nagoya-iken.ac.jp
【交通】地下鉄「矢場町」駅より徒歩6分、地下鉄「栄」駅より徒歩8分、地下鉄「伏見」駅より徒歩9分

区分	出願日程	試験日程	合格発表	推薦基準・試験内容	受験料
公募推薦	〈第1回〉23年10/1～10/6(必着) 〈第2回〉23年10/1～10/13(必着) 〈第3回〉23年10/1～10/20(必着) 〈第4回〉23年10/1～10/27(必着)	10/8 10/15 10/22 10/29	10日前後	推薦は専願、現役生のみ 推薦:面接、書類選考	30,000円
一般	〈第1回〉23年10/1～10/6(必着) 〈第2回〉23年10/1～10/13(必着) 〈第3回〉23年10/1～10/20(必着) 〈第4回〉23年10/1～10/27(必着)	10/8 10/15 10/22 10/29	10日前後	一般:面接、書類選考	30,000円

◇開校年　2013年
◇入学者　－
◇出身県　－
◇主な実習先　－
◇主な就職先　－
◇初年度納入金(卒業までの納入金)　1,310,000円(－)
◇学校独自の奨学金制度　・兄弟姉妹学費免除制度
◇学生寮　あり
◇特徴　業界で即戦力として活躍できる専門的な知識と技術を習得した人材を育成。最新の施設設備を備えた充実の学習環境を整えています。

資料請求　●学校案内　無料　●願書　無料
WEB出願　可

学校法人日本教育財団　名古屋医専

衛・社・AO　学科：(1)歯科衛生学科(昼3年・40名)　(2)歯科衛生学科(夜3年・40名)

〒450-0002　愛知県名古屋市中村区名駅4-27-1
【TEL】052-582-3000　【E-mail】nyugaku.nagoya@iko.ac.jp
【交通】各線「名古屋」駅より徒歩3分

区分	出願日程	試験日程	合格発表	推薦基準・試験内容	受験料
公募推薦	〈第1回〉23年10/2～10/12(必着) 〈第2回〉23年10/16～10/25(必着) 〈第3回〉23年10/30～11/9(必着) 〈第4回〉23年11/13～11/22(必着) 〈第5回〉23年11/27～12/7(必着)	10/15 10/28 11/12 11/25 12/10	1週間以内	推薦は専願のみ 推薦:適性診断、面接、作文	30,000円
一般	〈第1回〉23年10/2～10/12(必着) 〈第2回〉23年10/16～10/25(必着) 〈第3回〉23年10/30～11/9(必着) 〈第4回〉23年11/13～11/22(必着) 〈第5回〉23年11/27～12/7(必着)	10/15 10/28 11/12 11/25 12/10	1週間以内	一般:適性診断Ⅰ、適性診断Ⅱ(専願は免除)、面接、作文	30,000円

◇開校年　2008年
◇入学者　－
◇出身県　－
◇主な実習先　－
◇主な就職先　－
◇初年度納入金(卒業までの納入金)
◇学校独自の奨学金制度
◇学生寮　－
◇特徴　－

資料請求　●学校案内　－　●願書　－
WEB出願　可　　残りの日程はWEBをCheck

学校法人那古野学園　名古屋歯科医療専門学校

技・AO　学科：歯科技工士科(2年・35名)

〒451-0043　愛知県名古屋市西区新道1-26-20
【TEL】052-563-2121　【E-mail】meisi@nagono.ac.jp
【交通】JR線「名古屋」駅より徒歩15分、地下鉄鶴舞線「浅間町」駅より徒歩8分

区分	出願日程	試験日程	合格発表	推薦基準・試験内容	受験料
公募推薦	23年10/1～10/12(必着) 23年10/16～11/9(必着) 23年11/13～12/7(必着) 23年12/11～24年1/18(必着) 24年1/22～2/15(必着)	10/15 11/12 12/10 1/21 2/18	5日以内	推薦は専願のみ、浪人可 推薦:面接	15,000円
一般	23年10/1～10/12(必着) 23年10/16～11/9(必着) 23年11/13～12/7(必着) 23年12/11～24年1/18(必着) 24年1/22～2/15(必着)	10/15 11/12 12/10 1/21 2/18	5日以内	一般:作文、面接	15,000円

◇開校年　1974年
◇入学者　－
◇出身県　愛知県・岐阜県・三重県
◇主な実習先　－
◇主な就職先　和田精密歯研、三重歯科技工所、テック
◇初年度納入金(卒業までの納入金)　1,230,000円(2,260,000円)
◇学校独自の奨学金制度
・実技特待生制度:給付[金額]年額最大300,000円[募集内容]実技での特待生制度にチャレンジ！成績優秀者には1年次授業料の一部減免
・指定校推薦入試減免制度
◇学生寮　なし
◇特徴　開校から49年、徹底した少人数教育を貫き、1600名以上の歯科技工士を輩出。毎年高い国家試験合格率を継続しています。

資料請求　●学校案内　無料　●願書　無料
WEB出願　不可　　残りの日程はWEBをCheck

専門学校・養成施設／看護師／臨床検査技師／臨床工学技士／診療放射線技師／理学療法士／作業療法士／言語聴覚士／歯科衛生士／歯科技工士／柔道整復師／はり師・きゅう師／あん摩マッサージ指圧師／視能訓練士／義肢装具士／救急救命士

左欄（縦書き）：看護師／臨床検査技師・臨床放射線技師・診療工学技士・臨床工学技士／理学療法士・作業療法士・言語聴覚士／歯科衛生士・歯科技工士／柔道整復師・あん摩マッサージ指圧師・はり師・きゅう師／視能訓練士・義肢装具士・救急救命士

名古屋市歯科医師会附属歯科衛生士専門学校（名古屋市歯科医師会）衛

学科：歯科衛生士科(3年・45名)
〒462-0841　愛知県名古屋市北区黒川本通2-16
【TEL】052-916-0221　【E-mail】ndh@orion.ocn.ne.jp
【交通】地下鉄名城線「黒川」駅より徒歩4分

区分	出願日程	試験日程	合格発表	推薦基準・試験内容	受験料
公募推薦	〈第1回〉23年10/2～10/6(必着)／〈第2回〉23年11/1～11/30(必着)	10/12／12/14	10/19／12/21	推薦は専願、現役生のみ　推薦:作文、面接、適性検査	15,000円
一般	〈第1回〉23年11/1～11/30(必着)／〈第2回〉23年12/1～12/25(必着)／〈第3回〉24年1/22～2/2(必着)／〈第4回〉24年2/19～2/26(必着)	12/14／1/11／2/8／2/29	12/21／1/18／2/15／3/7	一般:国総(古典除く)、作文、面接、適性検査　※第3回・第4回募集は、当初の募集により欠員が生じた場合のみ実施	15,000円

◇開校年 1984年　◇入学者 45名(男子1名/女子44名)　◇出身県 愛知県、岐阜県、三重県　◇主な実習先 名古屋大学医学部附属病院、名古屋医療センター他　◇主な就職先 市内・県内一般歯科、病院他
◇初年度納入金(卒業までの納入金) 1,184,000円(3,112,000円)　◇学校独自の奨学金制度 ・特待生規定による奨学金:給付[年額]100,000円
◇学生寮 なし　◇特徴 臨床実習先は、名古屋市内にある大学病院(歯科口腔外科)、矯正歯科、小児歯科、一般歯科で行われ、全ての学生が平等に実習ができるように組まれています。全員受験、全員合格を目指して指導しています。
資料請求 ●学校案内 無料 ●願書 無料　WEB出願 不可

専門学校名古屋デンタル衛生士学院（学校法人薫育学園）衛

学科：歯科衛生士科(3年・70名)
〒468-0011　愛知県名古屋市天白区平針3-1601
【TEL】052-801-7272　【E-mail】koho@ngo-dental.ac.jp
【交通】地下鉄鶴舞線「平針」駅①番出口より徒歩1分

区分	出願日程	試験日程	合格発表	推薦基準・試験内容	受験料
公募推薦	〈Ⅰ期〉23年10/1～10/11／〈Ⅱ期〉23年10/19～11/15／〈Ⅲ期〉23年11/27～12/13／〈Ⅳ期〉23年12/21～24年1/17／〈Ⅴ期〉24年1/25～2/14	10/14／11/18／12/16／1/20／2/17	1週間以内	推薦は専願のみ　推薦:書類選考、適性検査、面接	15,000円
一般	〈Ⅰ期〉23年10/1～10/11／〈Ⅱ期〉23年10/19～11/15／〈Ⅲ期〉23年11/27～12/13／〈Ⅳ期〉23年12/21～24年1/17／〈Ⅴ期〉24年1/25～2/14	10/14／11/18／12/16／1/20／2/17	1週間以内	一般:書類選考、適性検査、面接	15,000円

◇開校年 1976年　◇入学者 178名　◇出身県 愛知県・岐阜県・三重県　◇主な実習先 愛知医科大学病院、名古屋大学医学部附属病院、名古屋市立大学病院他　◇主な就職先 一般・小児・矯正などの歯科診療所、総合病院の口腔外科他
◇初年度納入金(卒業までの納入金) 1,047,500円(2,662,500円)　◇学校独自の奨学金制度 ・薫育特待生制度 ・歯科医院奨学金制度
◇学生寮 あり　◇特徴 48年の「歴史と伝統」という自信をもって2500名を超える歯科衛生士を社会に送り出してきた信頼の厚い伝統校です。
資料請求 ●学校案内 無料 ●願書 無料　WEB出願 不可　残りの日程はWEBをCheck

名古屋ユマニテク歯科衛生専門学校（学校法人大橋学園）衛

学科：歯科衛生学科(3年・120名)
〒450-0002 愛知県名古屋市中村区名駅2-33-8
【TEL】052-564-0084　【E-mail】info-ndc@ao-g.jp
【交通】JR・名鉄・近鉄・地下鉄線「名古屋」駅より徒歩5分

区分	出願日程	試験日程	合格発表	推薦基準・試験内容	受験料
公募推薦	23年10/1～10/10(必着)／23年10/16～11/8(必着)／23年11/13～11/29(必着)／23年12/4～24年1/9(必着)／24年1/15～2/6(必着)	10/14／11/11／12/2／1/12／2/9	10/18／11/15／12/6／1/16／2/13	推薦は専願、現役生のみ　推薦:作文、面接、書類審査	20,000円
一般	23年10/16～11/8(必着)／23年11/13～11/29(必着)／23年12/4～24年1/9(必着)／24年1/15～2/6(必着)／24年2/13～3/4(必着)	11/11／12/2／1/12／2/9／3/11	11/15／12/6／1/16／2/13／3/11	一般:作文、面接、書類審査	20,000円

◇開校年 2005年　◇入学者 125名(女子125名)　◇出身県 愛知県・岐阜県・三重県　◇主な実習先 歯科医院、歯科診療所、病院の口腔外科　◇主な就職先 歯科医院、歯科診療所、病院の口腔外科他
◇初年度納入金(卒業までの納入金) 1,150,000円(―)　◇学校独自の奨学金制度 ・入試初減免制度:減免[金額]指定校推薦100,000円、AO50,000円、一般推薦50,000円 ・歯科特待生減免制度:減免[金額](A)100,000円、(B)50,000円。(A)もしくは(B)どちらか一方。条件があるためお問い合わせください
◇学生寮 なし　◇特徴 名古屋駅徒歩5分、東海地区一番の学生数を誇る歯科衛生士養成校です。豊かな人間性と確かな技術を教育理念とし、口腔ケアの最前線で自分らしく活躍できる力を身につけます。本校独自のカリキュラム「ライフデザイン」で興味にあわせた5つの学びも可能です。
資料請求 ●学校案内 無料 ●願書 無料　WEB出願 不可　残りの日程はWEBをCheck

三河歯科衛生専門学校（学校法人愛知産業大学）衛 AO

学科：歯科衛生士科(3年・40名)
〒444-0005 愛知県岡崎市岡町字原山12-130
【TEL】0564-48-6680　【E-mail】info-dental@asu.ac.jp
【交通】名鉄本線「藤川」駅より徒歩10分

区分	出願日程	試験日程	合格発表	推薦基準・試験内容	受験料
公募推薦	〈1次〉23年10/2～10/10(必着)／〈2次〉23年10/27～11/7(必着)	10/14／11/11	10/19／11/16	推薦は専願のみ　推薦:書類審査、面接	15,000円
一般	〈A日程〉23年10/2～10/10(必着)／〈B日程〉23年10/27～11/7(必着)／〈C日程〉23年11/16～11/28(必着)／〈D日程〉24年1/5～1/16(必着)／〈E日程〉24年2/1～2/13(必着)	10/14／11/11／12/2／1/20／2/22	10/19／11/16／12/7／1/25／2/22	一般:書類審査、作文、面接	15,000円

◇開校年 1997年　◇入学者 40名　◇出身県 愛知県　◇主な実習先 各病院・各歯科医院　◇主な就職先 各病院・各歯科医院
◇初年度納入金(卒業までの納入金) 1,428,000円(3,406,000円)　◇学校独自の奨学金制度 ・学修奨励奨学金:給付[金額]100,000円[募集内容]成績優秀、出席良好、授業態度及び生活態度優良な学生で、学校長の推薦する者 ・経済支援奨学金:給付[金額]300,000円[募集内容]経済的な困窮によって修学費用の納入が困難な学生で、学校長の推薦する者
◇学生寮 なし　◇特徴 ―
資料請求 ●学校案内 本体無料 ●願書 本体無料 送料無料　WEB出願 不可

専門学校・養成施設

看護師

診療放射線技師

臨床工学技士

臨床検査技師

理学療法士

作業療法士

言語聴覚士

歯科衛生士

歯科技工士

柔道整復師

はり師・きゅう師

あん摩マッサージ指圧師

視能訓練士

義肢装具士

救急救命士

朝日大学歯科衛生士専門学校

学校法人朝日大学　➡P.15　衛総

学科	歯科衛生士学科(3年・80名)

〒501-0296　岐阜県瑞穂市穂積1851
【TEL】058-329-1041　【E-mail】dh@alice.asahi-u.ac.jp
【交通】JR東海道本線「穂積」駅より無料スクールバス5分

	出願日程	試験日程	合格発表	推薦基準・試験内容	受験料
公募推薦	−	−		※9月26日以降、該当する試験はありません	
一般	−	−		※9月26日以降、該当する試験はありません	

◇開校年　1973年
◇入学者　92名(女子92名)
◇出身県　岐阜県・愛知県・三重県
◇主な実習先　朝日大学医科歯科医療センター、朝日大学病院、朝日大学PDI岐阜歯科診療所他
◇主な就職先　朝日大学医科歯科医療センター他

◇初年度納入金(卒業までの納入金)
814,380円(−)
◇学校独自の奨学金制度

◇学生寮　なし
◇特徴
医療系大学・大学附属病院と直結した充実の教育環境で、地域の歯科医療の今と未来を担う高度な知識と技術、豊かな心を持つ歯科衛生士専門職を育成します。

資料請求　●学校案内　無料　●願書　無料　　WEB出願　不可

岐阜県立衛生専門学校【公】

衛技

学科	(1)歯科技工学科(2年・20名)　(2)歯科衛生学科(3年・30名)

〒500-8226　岐阜県岐阜市野一色4丁目11番2号
【TEL】058-245-8502　【E-mail】c20301@pref.gifu.lg.jp
【交通】JR高山線「長森」駅より徒歩20分、名鉄各務原線「切通」駅より徒歩20分

	出願日程	試験日程	合格発表	推薦基準・試験内容	受験料
公募推薦				※9月26日以降、該当する試験はありません	
一般	23年11/22～12/7(消有)	1/18	2/8	一般:小論文、個人面接	6,000円

◇開校年　1954年
◇入学者　98名(男子13名/女子85名)
◇出身県　−
◇主な実習先　岐阜県総合医療センター、岐阜大学医学部附属病院、岐阜市民病院他
◇主な就職先　岐阜県総合医療センター、岐阜県立多治見病院、歯科クリニック他

◇初年度納入金(卒業までの納入金)
(1)629,700円(−)、(2)647,700円(−)
◇学校独自の奨学金制度

◇学生寮　なし
◇特徴
学生一人ひとりの個性を大切にし、専門職業人としての自覚と豊かな人間性を養うことを方針に、看護師、助産師、歯科技工士、歯科衛生士の育成を行っています。

資料請求　●学校案内　本体無料　送料210円　●願書　※学校案内に含む　　WEB出願　不可

伊勢保健衛生専門学校

学校法人伊勢学園　衛社

学科	歯科衛生学科(3年・女子40名)

〒516-0018　三重県伊勢市黒瀬町562-13
【TEL】0596-22-2563　【E-mail】info-iseho@isegakuen.ac.jp
【交通】JR線「五十鈴ケ丘」駅より徒歩10分、三重交通バス「伊勢学園前」下車

	出願日程	試験日程	合格発表	推薦基準・試験内容	受験料
公募推薦	〈1回〉23年10/2～10/13(消有)　〈2回〉23年11/21～12/1(消有)	10/26　12/8	11/7　12/14	推薦は現役生のみ、併願可　推薦:作文、面接	20,000円
一般	〈1回〉24年1/16～1/23(消有)　〈2回〉24年2/14～2/21(消有)	2/2　2/29	2/10　3/2	一般:国(古除く)、面接	20,000円

◇開校年　1983年
◇入学者　22名(女子22名)
◇出身県　三重県
◇主な実習先　三重大学医学部附属病院、伊勢赤十字病院、市立伊勢総合病院他
◇主な就職先　県内外開業歯科診療所、総合病院

◇初年度納入金(卒業までの納入金)
1,012,000円(−)
◇学校独自の奨学金制度

◇学生寮　なし
◇特徴
夜勤の無い医療職です。介護職員初任者研修、医療事務の資格が同時に取得できます。

資料請求　●学校案内　無料　●願書　無料　　WEB出願　不可

三重県立公衆衛生学院【公】

衛

学科	歯科衛生学科(3年・30名)

〒514-0116　三重県津市夢が丘1-1-17
【TEL】059-233-5700　【E-mail】eisei@pref.mie.lg.jp
【交通】JR・近鉄線「津」駅西口より三交バス「看護大学前」より徒歩3分

	出願日程	試験日程	合格発表	推薦基準・試験内容	受験料
公募推薦	23年10/23～10/30(必着)	11/4	11/21	推薦は専願、現役生のみ　推薦:作文、実技(折り紙)、面接	6,000円
一般	24年1/5～1/16(必着)	1/21	2/2	一般:国総(古漢除く)、英Ⅰ、実技(折り紙)、面接	6,000円

◇開校年　1974年
◇入学者　−
◇出身県　−
◇主な実習先　−
◇主な就職先　−

◇初年度納入金(卒業までの納入金)
642,000円～682,000円(1,346,000円～1,386,000円)
◇学校独自の奨学金制度
−

◇学生寮　なし
◇特徴
歯科衛生学科の単科として、歯科衛生士としての必要な知識・技術を習得させ、広く社会に貢献する有能な技術者の養成を目指します。

資料請求　●学校案内　本体無料　送料210円　●願書　本体無料　送料210円　　WEB出願　不可

専門学校・養成施設

専門学校 ユマニテク医療福祉大学校

学校法人みえ大橋学園　【AO】【社】

学科：歯科衛生学科(3年・40名)

〒510-0854　三重県四日市市塩浜本町2-34
【TEL】059-349-6033　【E-mail】info-re@humanitec.ac.jp
【交通】近鉄線「塩浜」駅より徒歩3分

	出願日程	試験日程	合格発表	推薦基準・試験内容	受験料
公募推薦	〈Ⅰ期〉23年10/23〜11/7(消有)　〈Ⅱ期〉23年11/20〜11/28(消有)	11/11　12/3	11/17　12/8	推薦は併願可、現役生のみ　推薦：作文、書類審査、面接	20,000円
一般	〈Ⅰ期〉23年11/20〜11/28(消有)　〈Ⅱ期〉23年12/18〜24年1/15(消有)　〈Ⅲ期〉24年1/29〜2/5(消有)	12/3　1/19　2/9	12/8　1/26　2/16	一般：基礎学力テスト(国、数)、作文、書類審査、面接	20,000円

◇開校年　1999年
◇入学者　36名(女子36名)
◇出身県　三重県・愛知県
◇主な実習先　三重県、愛知県、和歌山県
◇主な就職先　三重県、愛知県

◇初年度納入金(卒業までの納入金)
1,188,000円(ー)
◇学校独自の奨学金制度
・あり

◇学生寮　あり(女子のみ)
◇特徴

資料請求　●学校案内 ー　●願書 ー　　WEB出願 ー

滋賀県立総合保健専門学校【公】

【衛】【社】

学科：歯科衛生学科(3年・38名)

〒524-0022　滋賀県守山市守山5-4-10
【TEL】077-583-4147　【E-mail】ef55@pref.shiga.lg.jp
【交通】JR琵琶湖線「守山」駅よりバス約6分「滋賀県立総合病院」下車、徒歩2分

	出願日程	試験日程	合格発表	推薦基準・試験内容	受験料
公募推薦	23年10/5〜10/12(消有)	11/2	11/29	推薦は専願、県内に住所を有する現役生のみ、定員23名程度　推薦：国総(古漢除く)、数Ⅰ、小論文、適性検査	9,800円
一般	23年11/22〜11/30(消有)	12/27	1/29	一般：国総(古漢除く)、数Ⅰ、小論文、適性検査	9,800円

◇開校年　1977年
◇入学者　97名(男子7名/女子90名)
◇出身県　滋賀県・京都府・三重県
◇主な実習先　県立総合病院、滋賀医科大学医学部附属病院、県内歯科医療機関
◇主な就職先　県立総合病院、滋賀医科大学医学部附属病院、県内歯科医療機関

◇初年度納入金(卒業までの納入金)
県内：446,400円(1,226,400円)、県外：559,200円(1,339,200円)
◇学校独自の奨学金制度
・滋賀県立看護師等養成所授業料資金：貸与[月額]22,050円[募集内容]卒業後、県内の医療機関等において、看護師等として業務に従事する意志がある

◇学生寮　なし
◇特徴
滋賀県守山市にある滋賀県立総合保健専門学校は、看護学科と歯科衛生学科の複数学科を有し、多くの仲間と笑顔で学びあえる専修学校です。社会入試あり、詳細は学校にお問い合せください。

資料請求　●学校案内 本体無料 送料250円　●願書 本体無料 送料250円　　WEB出願 不可

京都歯科医療技術専門学校

一般社団法人京都府歯科医師会　【衛】【技】【社】

学科：(1)衛生士科(3年・50名)　(2)技工士科(2年・30名)

〒604-8418　京都府京都市中京区西ノ京東栂尾町1
【TEL】075-812-8494
【交通】JR線「二条」駅より徒歩1分

	出願日程	試験日程	合格発表	推薦基準・試験内容	受験料
公募推薦	ー	ー	ー	※9月26日以降、該当する試験はありません	
一般	〈一次〉23年10/16〜10/26(消有)　〈二次〉23年11/13〜11/24(消有)　〈三次〉23年12/18〜24年1/5(消有)　〈四次〉24年1/15〜1/26(消有)　〈五次〉24年2/5〜2/22(消有)	11/5　12/3　1/14　2/4　3/3	4日以内	一般：適性、面接	20,000円

◇開校年　1962年
◇入学者
◇出身県　京都府・滋賀県・大阪府
◇主な実習先　歯科医院、病院、老人ホーム他
◇主な就職先　歯科医院、病院、企業他

◇初年度納入金(卒業までの納入金)
1)1,320,000円(ー)、2)1,510,000円(ー)
◇学校独自の奨学金制度

◇学生寮　なし
◇特徴
歯科医療の現場に直結する充実した内容によって専門技能を高め、プロフェッショナルに育成します。

資料請求　●学校案内 無料　●願書 無料　　WEB出願 不可　　残りの日程はWEBをCheck

京都歯科衛生学院専門学校

学校法人大原学園　【衛】

学科：歯科衛生士コース(3年・80名)

〒600-8412　京都府京都市下京区烏丸通綾小路下る二帖半敷町651
【TEL】075-344-1390
【交通】地下鉄烏丸線「四条」駅より下車5番出口すぐ

	出願日程	試験日程	合格発表	推薦基準・試験内容	受験料
公募推薦	23年10/1〜24年3/31(必着)	随時	1週間以内	推薦は専願のみ、学習成績評価C段階、要推薦書　推薦：書類選考	15,000円
一般	23年10/1〜24年3/31(必着)	随時	1週間以内	一般：書類選考	20,000円

◇開校年　2020年
◇入学者
◇出身県　京都府・滋賀県・福井県
◇主な実習先
◇主な就職先　あゆみ歯科クリニック松井山手、アップル歯科クリニック、なかの歯科他

◇初年度納入金(卒業までの納入金)
1,360,000円(ー)
◇学校独自の奨学金制度
・試験による特待生制度
・取得資格による特待生制度

◇学生寮　提携寮あり
◇特徴
2020年4月に京都に開校した新しい学校です。歯科衛生士になるための基礎実習室やレントゲン室など最新設備を完備。歯科医療の現場を熟知した、経験豊富なプロ講師陣が理解できるまで分かりやすくサポートし、歯科衛生士の国家資格取得へ導きます。

資料請求　●学校案内 無料　●願書 無料　　WEB出願 不可

左欄職種：看護師／臨床検査技師・臨床放射線技師・診療放射線工学技士／理学療法士・作業療法士・言語聴覚士／歯科衛生士・歯科技工士／柔道整復師・あん摩マッサージ指圧師・はり師・きゅう師／視能訓練士・義肢装具士・救急救命士

京都文化医療専門学校

学校法人未来学園　衛

学科	歯科衛生学科(3年・100名)

〒604-8302　京都府京都市中京区御池通堀川西入池元町408-1
【TEL】075-803-1138　【E-mail】info@e-mirai.com
【交通】地下鉄東西線「二条城前」駅1番出口より徒歩すぐ

	出願日程	試験日程	合格発表	推薦基準・試験内容	受験料
公募推薦	〈第1回〉23年10/1～10/10 〈第2回〉23年10/11～11/2 〈第3回〉23年11/3～12/8	10/19 11/12 12/16	10/27 11/21 12/22	推薦は専願、現役生のみ 推薦:書類選考、面接	20,000円
一般	〈第1回〉23年10/1～10/10 〈第2回〉23年10/11～11/2 〈第3回〉23年11/3～12/8 〈第4回〉23年12/9～24年1/11 〈第5回〉24年1/12～2/8	10/19 11/12 12/16 1/20 2/17	10/27 11/21 12/22 1/30 2/22	一般:書類選考、面接、小論文	20,000円

◇開校年　2013年
◇入学者　－
◇出身県　－
◇主な実習先　－
◇主な就職先　－
◇初年度納入金(卒業までの納入金)　1,200,000円(－)
◇学校独自の奨学金制度　－
◇学生寮　なし
◇特徴　あらゆる分野において活躍できる歯科衛生士を養成。

資料請求　●学校案内　無料　●願書　無料　　WEB出願　不可　　残りの日程はWEBをCheck

大阪医専

学校法人日本教育財団　衛　AO　社

学科	(1)歯科衛生学科(昼3年・34名) (2)歯科衛生学科(夜3年・34名)

〒531-0076　大阪府大阪市北区大淀中1-10-3
【TEL】06-6452-0110　【E-mail】nyugaku.osaka@iko.ac.jp
【交通】JR線「大阪」駅、各線「梅田」駅より徒歩9分

	出願日程	試験日程	合格発表	推薦基準・試験内容	受験料
公募推薦	〈第1回〉23年10/2～10/12(必着) 〈第2回〉23年10/16～10/25(必着) 〈第3回〉23年10/30～11/9(必着) 〈第4回〉23年11/13～11/22(必着) 〈第5回〉23年11/27～12/14(必着)	10/15 10/28 11/12 11/25 12/17	1週間以内	推薦は専願のみ 推薦:適性診断、面接、作文	30,000円
一般	〈第1回〉23年10/2～10/12(必着) 〈第2回〉23年10/16～10/25(必着) 〈第3回〉23年10/30～11/9(必着) 〈第4回〉23年11/13～11/22(必着) 〈第5回〉23年11/27～12/14(必着)	10/15 10/28 11/12 11/25 12/17	1週間以内	一般:適性診断Ⅰ、適性診断Ⅱ(専願は免除)、面接、作文	30,000円

◇開校年　2000年
◇入学者　－
◇出身県　－
◇主な実習先　－
◇主な就職先　－
◇初年度納入金(卒業までの納入金)　－
◇学校独自の奨学金制度　－
◇学生寮　－
◇特徴　－

資料請求　●学校案内　－　●願書　－　　WEB出願　可

大阪歯科衛生学院専門学校

学校法人大原学園　衛

学科	(1)歯科衛生士コース(昼間部)(昼3年・80名) (2)歯科衛生士コース(夜間部)(夜3年・40名)

〒532-0011　大阪府大阪市淀川区西中島3-8-18
【TEL】06-4806-8654
【交通】大阪メトロ御堂筋線「西中島南方」駅より徒歩4分、阪急京都線「南方」駅より徒歩約2分

	出願日程	試験日程	合格発表	推薦基準・試験内容	受験料
公募推薦	23年10/1～24年3/31(必着)	随時	1週間以内	推薦は専願のみ、学習成績評価C段階、要推薦書 推薦:書類選考	15,000円
一般	23年10/1～24年3/31(必着)	随時	1週間以内	一般:書類選考	20,000円

◇開校年　2015年
◇入学者　－
◇出身県　大阪府・京都府・兵庫県他
◇主な実習先　しげなが歯科・矯正歯科、塚口オオマチ歯科・矯正歯科、長谷川歯科医院他
◇主な就職先　みなもりまち歯科クリニック、ますだ歯科、西宮北口歯科口腔外科他
◇初年度納入金(卒業までの納入金)　(1)1,360,000円(－)、(2)1,060,000円(－)
◇学校独自の奨学金制度
・試験による特待生制度
・取得資格による特待生制度
◇学生寮　あり(提携寮あり)
◇特徴　綺麗な最新校舎を基に、歯科衛生士になるための基礎実習室や実験室、レントゲン室など充実の実習設備を完備。歯科医療の現場を熟知した、経験豊富なプロ講師陣が理解できるまで分かりやすくサポートし、歯科衛生士の国家資格取得へ導きます。

資料請求　●学校案内　無料　●願書　無料　　WEB出願　不可

大阪歯科衛生士専門学校

学校法人加藤学園　衛

学科	歯科衛生士学科(3年・女子50名)

〒543-0028　大阪府大阪市天王寺区小橋町14-51
【TEL】06-6772-1450　【E-mail】info@odhc.ac.jp
【交通】近鉄線「大阪上本町」駅より徒歩5分、JR大阪環状線・近鉄線・地下鉄「鶴橋」駅より徒歩5分、地下鉄「谷町九丁目」駅より徒歩8分

	出願日程	試験日程	合格発表	推薦基準・試験内容	受験料
公募推薦	〈1次〉23年9/25～10/6(必着) 〈2次〉23年10/10～10/20(必着) 〈3次〉23年10/30～11/10(必着) 〈4次〉23年11/13～11/24(必着) 〈5次〉23年11/27～12/8(必着)	10/7 10/21 11/11 11/25 12/9	10/11 10/24 11/14 11/28 12/12	推薦は併願可、4浪まで可 推薦:書類選考、作文、面接	15,000円
一般	〈1次〉23年9/25～10/6(必着) 〈2次〉23年10/10～10/20(必着) 〈3次〉23年10/30～11/10(必着) 〈4次〉23年11/13～11/24(必着) 〈5次〉23年11/27～12/8(必着)	10/7 10/21 11/11 11/25 12/9	10/11 10/24 11/14 11/28 12/12	一般:書類選考、作文、現代文、面接	15,000円

◇開校年　1978年
◇入学者　－
◇出身県　大阪府・奈良県・和歌山県
◇主な実習先　大阪歯科大学附属病院、大阪赤十字病院、加藤歯科
◇主な就職先　もりかわ歯科、ふくしげ歯科、谷口歯科
◇初年度納入金(卒業までの納入金)　1,010,000円(2,810,000円)
◇学校独自の奨学金制度
・特待生制度:給付[年額]295,000円[募集内容]1・2年次の成績優秀者に次学年の授業料の半額を免除する
◇学生寮　あり(女子のみ)
◇特徴　本校では、校内・臨床での徹底的な実習により、即戦力となりうる実力ある歯科衛生士を養成しています。

資料請求　●学校案内　無料　●願書　無料　　WEB出願　不可　　残りの日程はWEBをCheck

左欄: 専門学校・養成施設 / 看護師 / 臨床検査技師 診療放射線技師 臨床工学技士 / 理学療法士 作業療法士 言語聴覚士 / 歯科衛生士 歯科技工士 / 柔道整復師 はり師・きゅう師 あん摩マッサージ指圧師 / 視能訓練士 義肢装具士 救急救命士

大阪歯科学院専門学校

一般社団法人歯英会　［衛］［社］

学科	歯科衛生士学科(3年・女子50名)

〒550-0013　大阪府大阪市西区新町3丁目12-11
【TEL】0120-29-8241　【E-mail】catalog@odic.ac.jp
【交通】地下鉄千日前線・長堀鶴見緑地線「西長堀」駅より徒歩約3分

	出願日程	試験日程	合格発表	推薦基準・試験内容	受験料
公募推薦	〈1次〉23年10/1～10/5(必着) 〈2次〉23年10/10～10/26(必着) 〈3次〉23年10/30～11/16(必着) 〈4次〉23年11/20～12/7(必着) 〈5次〉23年12/11～24年1/11(必着)	10/7 10/29 11/19 12/10 1/14	1週間以内	推薦は2浪まで可 推薦:面接、作文 ※定員に達した場合は入学試験を中止いたします。 詳細はHPをご確認ください。	15,000円
一般	〈1次〉23年10/1～10/5(必着) 〈2次〉23年10/10～10/26(必着) 〈3次〉23年10/30～11/16(必着) 〈4次〉23年11/20～12/7(必着) 〈5次〉23年12/11～24年1/11(必着)	10/7 10/29 11/19 12/10 1/14	1週間以内	一般:面接、作文、適性検査 ※定員に達した場合は入学試験を中止いたします。 詳細はHPをご確認ください。	15,000円

◇開校年　1970年
◇入学者　53名(女子53名)
◇出身県　大阪府・和歌山県・奈良県
◇主な実習先　大阪大学歯学部附属病院他
◇主な就職先　大阪府下一円の歯科医院
◇初年度納入金(卒業までの納入金)　1,287,000円(2,900,000円)
◇学校独自の奨学金制度
◇学生寮　あり(女子のみ)
◇特徴　学科設置から今年で45年、府内でも歴史ある専門学校です。永年にわたる大阪大学歯学部による強力なバックアップ、なかでも附属病院での臨地実習は伝統です。教員の多くが優秀な後輩を育てたいという卒業生、アットホームな校風が「やさしさ」を育みます。

資料請求　●学校案内　無料　●願書　無料　｜　WEB出願　不可　｜　残りの日程はWEBをCheck

大阪大学歯学部附属歯科技工士学校【国】

国立大学法人大阪大学　［技］

学科	歯科技工学科(2年・20名)

〒565-0871　大阪府吹田市山田丘1-8
【TEL】06-6879-2831　【交通】阪急千里線「北千里」駅より徒歩20分、北急・大阪モノレール「千里中央」駅・阪急「茨木市」駅・JR「茨木」駅からバス「阪大本部前」下車徒歩3分

	出願日程	試験日程	合格発表	推薦基準・試験内容	受験料
公募推薦	－	－	－	※詳細は学校にお問い合わせください	
一般				※詳細は学校にお問い合わせください	

◇開校年　1960年
◇入学者　－
◇出身県　－
◇主な実習先　－
◇主な就職先　－
◇初年度納入金(卒業までの納入金)
◇学校独自の奨学金制度
◇学生寮　－
◇特徴　－

資料請求　●学校案内　－　●願書　－　｜　WEB出願　－

大阪府歯科医師会附属歯科衛生士専門学校

［衛］

学科	歯科衛生士学科(3年・女子80名)

〒543-0033　大阪府大阪市天王寺区堂ヶ芝1-3-27
【TEL】06-6772-8343　【E-mail】oda-dhs@oda.or.jp
【交通】JR大阪環状線「桃谷」駅より北西へ徒歩5分、地下鉄千日前線「鶴橋」駅より南へ徒歩8分

	出願日程	試験日程	合格発表	推薦基準・試験内容	受験料
公募推薦	〈一次〉23年9/19～9/28(必着) 〈二次〉23年10/10～11/2(必着) 〈三次〉23年11/13～11/30(必着) 〈四次〉23年12/11～24年1/11(必着)	10/1 11/5 12/3 1/14	10/8 11/12 12/10 1/21	推薦は専願、浪人可 推薦:作文、面接 ※定員を満たした時点でそれ以降の試験は行いません	20,000円
一般	〈一次〉23年9/19～9/28(必着) 〈二次〉23年10/10～11/2(必着) 〈三次〉23年11/13～11/30(必着) 〈四次〉23年12/11～24年1/11(必着)	10/1 11/5 12/3 1/14	10/8 11/12 12/10 1/21	一般:作文、面接 ※定員を満たした時点でそれ以降の試験は行いません	20,000円

◇開校年　1970年
◇入学者　－
◇出身県　－
◇主な実習先　大阪歯科大学附属病院、大阪大学医学部附属病院、大阪府歯科医師会夜間緊急歯科診療所
◇主な就職先　歯科医院、病院、保健所
◇初年度納入金(卒業までの納入金)　1,090,000円(ー)
◇学校独自の奨学金制度
◇学生寮　なし
◇特徴　3年間の中で充実した基礎教育、臨床実習など段階的な教育カリキュラムを取り入れ、実践力のある歯科衛生士を目指します。また、1年次の特別講義で「介護職員初任者研修」(旧ホームヘルパー2級)資格を取得することができます。「高等教育の修学支援新制度」対象機関。

資料請求　●学校案内　無料　●願書　無料　｜　WEB出願　不可

関西医療学園専門学校

学校法人関西医療学園　［衛］［社］［AO］

学科	歯科衛生学科(3年・女子50名)

〒558-0011　大阪府大阪市住吉区苅田6-18-13
【TEL】06-6699-2222
【交通】大阪メトロ御堂筋線「あびこ」駅3番出口より東へ徒歩5分　JR阪和線「我孫子町」駅より東へ徒歩15分

	出願日程	試験日程	合格発表	推薦基準・試験内容	受験料
公募推薦	23年10/2～10/17(必着) 23年10/30～11/14(必着) 23年11/27～12/12(必着) 23年12/25～24年1/16(必着) 24年2/5～2/13(必着)	10/21 11/18 12/16 1/20 2/17	1週間以内	推薦は専願のみ、浪人可 推薦:作文、面接、書類審査	20,000円
一般	－			※9月26日以降、該当する試験はありません	－

◇開校年　1957年
◇入学者　43名
◇出身県　大阪府・和歌山県・兵庫県
◇主な実習先　－
◇主な就職先　※2022年4月学科新設のため実績なし
◇初年度納入金(卒業までの納入金)　1,441,000円(3,521,000円)
◇学校独自の奨学金制度
◇学生寮　なし
◇特徴

資料請求　●学校案内　無料　●願書　無料　｜　WEB出願　不可

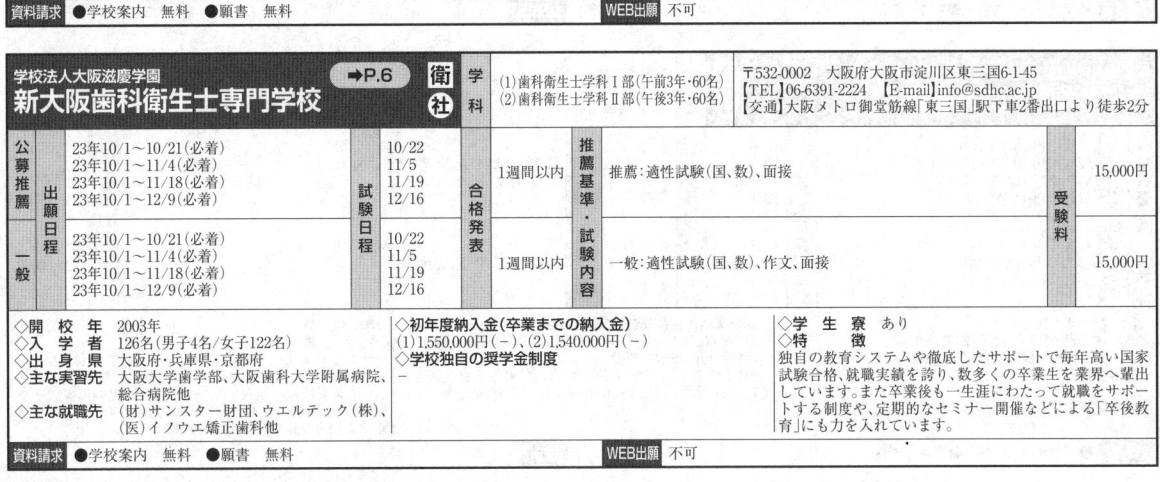

堺歯科衛生士専門学校
一般社団法人堺市歯科医師会　衛

学科	歯科衛生士学科(3年・40名)	〒590-0801　大阪府堺市堺区大仙中町18-3 【TEL】072-243-1919 【交通】JR阪和線「百舌鳥」駅より徒歩10分

	出願日程	試験日程	合格発表	推薦基準・試験内容	受験料
公募推薦	〈第2次〉23年10/16～11/1(必着) 〈第3次〉23年11/20～11/30(必着) 〈第4次〉24年1/6～1/11(必着) 〈第5次〉24年1/29～2/7(必着) 〈第6次〉24年2/19～2/28(必着)	11/5 12/3 1/14 2/11 3/3	5日以内	推薦は専願のみ、浪人可 推薦:作文、面接(適性検査含む)、書類審査	10,000円
一般	〈第2次〉23年10/16～11/1(必着) 〈第3次〉23年11/20～11/30(必着) 〈第4次〉24年1/6～1/11(必着) 〈第5次〉24年1/29～2/7(必着) 〈第6次〉24年2/19～2/28(必着)	11/5 12/3 1/14 2/11 3/3	5日以内	一般:作文、面接(適性検査含む)、書類審査	10,000円

◇開校年　1990年
◇入学者　−
◇出身県　大阪府・和歌山県
◇主な実習先　病院、歯科医院、保健センター
◇主な就職先　歯科医院、病院歯科

◇初年度納入金(卒業までの納入金)
930,000円(2,300,000円)
◇学校独自の奨学金制度
・入学金減免措置:減免[金額]100,000円[募集内容]堺市内在住者対象
・住民税非課税世帯減免措置[金額]入学金250,000円免除

◇学生寮　なし
◇特徴
最先端の治療設備と充実の教育環境でスペシャリストを育てます。

資料請求　●学校案内　無料　●願書　無料　WEB出願　不可

新大阪歯科衛生士専門学校
学校法人大阪滋慶学園　→P.6　衛・社

学科	(1)歯科衛生士学科Ⅰ部(午前3年・60名) (2)歯科衛生士学科Ⅱ部(午後3年・60名)	〒532-0002　大阪府大阪市淀川区東三国6-1-45 【TEL】06-6391-2224　【E-mail】info@sdhc.ac.jp 【交通】大阪メトロ御堂筋線「東三国」駅下車2番出口より徒歩2分

	出願日程	試験日程	合格発表	推薦基準・試験内容	受験料
公募推薦	23年10/1～10/21(必着) 23年10/1～11/4(必着) 23年10/1～11/18(必着) 23年10/1～12/9(必着)	10/22 11/5 11/19 12/16	1週間以内	推薦:適性試験(国、数)、面接	15,000円
一般	23年10/1～10/21(必着) 23年10/1～11/4(必着) 23年10/1～11/18(必着) 23年10/1～12/9(必着)	10/22 11/5 11/19 12/16	1週間以内	一般:適性試験(国、数)、作文、面接	15,000円

◇開校年　2003年
◇入学者　126名(男子4名/女子122名)
◇出身県　大阪府・兵庫県・京都府
◇主な実習先　大阪歯科大学歯学部、大阪歯科大学附属病院、総合病院他
◇主な就職先　(財)サンスター財団、ウエルテック(株)、(医)イノウエ矯正歯科他

◇初年度納入金(卒業までの納入金)
(1)1,550,000円(−)、(2)1,540,000円(−)
◇学校独自の奨学金制度
−

◇学生寮　あり
◇特徴
独自の教育システムや徹底したサポートで毎年高い国家試験合格、就職実績を誇り、数多くの卒業生を業界へ輩出しています。また卒業後も一生涯にわたって就職をサポートする制度や、定期的なセミナー開催などによる「卒後教育」にも力を入れています。

資料請求　●学校案内　無料　●願書　無料　WEB出願　不可

新大阪歯科技工士専門学校
学校法人大阪滋慶学園　→P.6　技・AO・社

学科	(1)歯科技工士学科Ⅰ部(午前2年・90名) (2)歯科技工士学科Ⅱ部(午後3年・30名)	〒532-0002　大阪府大阪市淀川区東三国6-1-13 【TEL】06-6391-2211　【E-mail】info@sdtc.ac.jp 【交通】地下鉄御堂筋線「東三国」駅下車2番出口より徒歩3分

	出願日程	試験日程	合格発表	推薦基準・試験内容	受験料
公募推薦	試験日前日の午後3時まで	10/1 10/22 11/5 11/19 12/2	1週間以内	推薦:適性試験、工作、面接	15,000円
一般	試験日前日の午後3時まで	10/1 10/22 11/19 12/2	1週間以内	一般:適性試験、工作、作文、面接	15,000円

◇開校年　1976年
◇入学者　109名(男子56名/女子53名)
◇出身県　大阪府・兵庫県・奈良県
◇主な実習先　−
◇主な就職先　歯科技工所、歯科医院、歯科関連企業他

◇初年度納入金(卒業までの納入金)
1,000,000円～1,450,000円(−)
◇学校独自の奨学金制度
−

◇学生寮　あり
◇特徴
開校以来47年、6,194名もの国家試験合格者を輩出した実績と先進性。歯科のチーム医療が学べる充実した環境があり、モノづくりで人の笑顔と健康を支える職業です。さらに高い国家試験合格率と完全な就職紹介制度は業界からも厚い信頼を得ています。

資料請求　●学校案内　無料　●願書　無料　WEB出願　可　残りの日程はWEBでCheck

太成学院大学歯科衛生専門学校
学校法人天満学園　衛・AO・社

学科	歯科衛生士学科(3年・女子50名)	〒530-0054　大阪市北区南森町2-1-8 【TEL】06-6363-2421　【E-mail】nyusi@otgd.ac.jp 【交通】大阪メトロ谷町・堺筋線「南森町」駅より、JR東西線「大阪天満宮」駅より徒歩で約1分

	出願日程	試験日程	合格発表	推薦基準・試験内容	受験料
公募推薦	〈1次〉23年10/2～10/6(必着) 〈2次〉23年10/10～10/20(必着) 〈3次〉23年10/23～11/2(必着) 〈4次〉23年11/6～11/17(必着) 〈5次〉23年11/20～12/1(必着)	10/7 10/21 11/4 11/18 12/2	試験後1週間以内	推薦は併願可、現役生のみ、50名 推薦:面接	20,000円
一般	〈1次〉23年10/2～10/6(必着) 〈2次〉23年10/10～10/20(必着) 〈3次〉23年10/23～11/2(必着) 〈4次〉23年11/6～11/17(必着) 〈5次〉23年11/20～12/1(必着)	10/7 10/21 11/4 11/18 12/2	試験後1週間以内	一般:面接	20,000円

◇開校年　1984年
◇入学者　22名(女子22名)
◇出身県　大阪府・兵庫県
◇主な実習先　病院、歯科医院
◇主な就職先　歯科医院、歯科関連企業

◇初年度納入金(卒業までの納入金)
1,150,000円(約3,500,000円)
◇学校独自の奨学金制度
・入学金免除:免除[年額]初年度200,000円[募集内容]指定校推薦入試、AO入試

◇学生寮　なし
◇特徴
2023年3月の国家試験は全員合格。
技術と人間性を兼ね備えた心豊かな人材を育てます。学生一人ひとりに応じた就職支援や、大学への編入制度まで、卒業後の進路サポート体制も充実しています。

資料請求　●学校案内　無料　●願書　無料　WEB出願　不可　残りの日程はWEBでCheck

看護師

臨床検査技師　臨床工学技士　診療放射線技師

理学療法士　作業療法士　言語聴覚士

歯科衛生士　歯科技工士

柔道整復師　はり師・きゅう師　あん摩マッサージ指圧師

視能訓練士　義肢装具士　救急救命士

左側見出し: 専門学校・養成施設

左側分類: 看護師 / 臨床検査技師 臨床放射線技師 診療放射線技師 / 理学療法士 作業療法士 言語聴覚士 / 歯科衛生士 歯科技工士 / 柔道整復師 あん摩マッサージ指圧師 はり師 きゅう師 / 視能訓練士 義肢装具士 救急救命士

東洋医療専門学校

学校法人大阪滋慶学園　→P.6　技・社

学科	歯科技工士学科(3年・30名)
所在地	〒532-0004　大阪府大阪市淀川区西宮原1-5-35 【TEL】06-6398-2255　【E-mail】info@toyoiryo.ac.jp 【交通】JR・大阪メトロ御堂筋線「新大阪」駅より徒歩5分

	出願日程	試験日程	合格発表	推薦基準・試験内容	受験料
公募推薦	23年9/1～10/14(必着) 23年9/1～10/21(必着) 23年9/1～10/27(必着) 23年9/1～11/4(必着) 23年9/1～11/10(必着)	10/15 10/22 10/28 11/5 11/11	10日以内	推薦は現役生のみ 推薦:国、面接	20,000円
一般	23年9/1～10/14(必着) 23年9/1～10/21(必着) 23年9/1～10/27(必着) 23年9/1～11/4(必着) 23年9/1～11/10(必着)	10/15 10/22 10/28 11/5 11/11	10日以内	一般:国、作文、面接	20,000円

◇開校年 1979年
◇入学者 302名(男子199名/女子103名)
◇出身県 大阪府・兵庫県・京都府
◇主な実習先 和田精密歯研㈱、㈲奈良デンタルタイコウィウム、㈱永松デンタル・ラボラトリー他
◇主な就職先 ㈱ナショナルデンタルラボラトリー、㈱ワールドラボ大阪、㈱アイ・エス・ティー他

◇初年度納入金(卒業までの納入金) 1,170,000円～1,670,000円(－)
◇学校独自の奨学金制度 －

◇学生寮 あり
◇特徴 じっくり学べる3年制教育でワンランク上の歯科技工士に! 2年間では学べない、「現場で求められる高度な知識・技術」を学ぶことができます。歯科技工士業界の次世代のリーダーを育成する、開校以来、国家試験全員合格、就職全員決定と全国でダントツの実績校です。

資料請求 ●学校案内 無料 ●願書 無料　WEB出願 不可　残りの日程はWEBをCheck

なにわ歯科衛生専門学校

学校法人平成医療学園　衛・社

学科	医療専門課程　歯科衛生士学科 (1)昼間部(3年・72名) (2)夜間部(3年・36名)
所在地	〒530-0011　大阪府大阪市北区大深町2-179 【TEL】0120-720-363 【交通】各線「大阪梅田」駅より徒歩8分

	出願日程	試験日程	合格発表	推薦基準・試験内容	受験料
公募推薦	〈1次〉23年10/2～10/6 〈2次〉23年10/10～10/20 〈3次〉23年11/20～12/8 〈4次〉23年11/20～12/8	10/8 10/22 11/12 12/10	10/11 10/25 11/15 12/13	推薦は専願のみ、卒業後1年以内 推薦:作文、面接	20,000円
一般	〈1次〉24年1/9～1/26 〈2次〉24年1/29～2/16 〈3次〉24年2/19～2/22	1/27 2/17 2/24	1/30 2/20 2/27	一般:面接、作文、実技試験	20,000円

◇開校年 1982年
◇入学者 126名(女子126名)
◇出身県 大阪府・兵庫県・京都府
◇主な実習先 －

◇初年度納入金(卒業までの納入金) (1)1,060,000円(3,661,230円)、(2)940,000円(3,056,836円)
◇学校独自の奨学金制度
・特待生学費充実制度:免除[金額]次年度授業料全額もしくは半額[募集内容]成績優秀者に対し免除(規定あり)

◇学生寮 なし
◇特徴 ロサンゼルス研修で最先端の歯科医療技術を体感! レベルの高いカリキュラムと実践に即した実習教育で、即戦力として歯科医療の現場で活躍できる! 充実の模擬試験や補講など、国家試験本番に向けて万全のバックアップ体制!遠方からの通学も楽々の好立地!

資料請求 ●学校案内 無料 ●願書 無料　WEB出願 不可

日本歯科学院専門学校

一般社団法人清医会　→P.676　衛・技・AO・社

学科	(1)歯科技工士学科(2年・30名) (2)歯科衛生士学科(3年・50名)
所在地	〒577-0803　大阪府東大阪市下小阪4-12-3 【TEL】06-6722-5601　【E-mail】office@jdm.ac.jp 【交通】近鉄奈良線「八戸ノ里」駅より徒歩7分

	出願日程	試験日程	合格発表	推薦基準・試験内容	受験料
公募推薦	〈1次〉23年10/1～10/6(必着) 〈2次〉23年10/10～10/27(必着) 〈3次〉23年10/30～11/17(必着) 〈4次〉23年11/20～12/14(必着)	10/7 10/28 11/18 12/15	10/8 10/29 11/19 12/16	推薦は専願、高等学校卒業後5年以内 推薦:(1)面接、デッサン (2)面接、作文	15,000円
一般	〈1次〉23年10/10～10/27(必着) 〈2次〉23年10/30～11/17(必着) 〈3次〉23年11/20～12/14(必着) 〈4次〉23年12/18～24年1/19(必着) 〈5次〉24年1/22～2/16(必着)	10/28 11/18 12/15 1/20 2/17	10/29 11/19 12/16 1/21 2/18	一般:(1)面接、デッサン、作文 (2)面接、作文、一般常識	15,000円

◇開校年 1979年
◇入学者 －
◇出身県 －
◇主な実習先 上り口歯科医院、うしくぼ歯科医院、大阪警察病院他
◇主な就職先 和田精密歯研㈱、㈱ハーモニック、㈱シケン他

◇初年度納入金(卒業までの納入金) (1)800,000円(2,600,000円)、(2)550,000円(2,300,000円)
◇学校独自の奨学金制度 ・特別優遇奨学金

◇学生寮 あり
◇特徴 「学ぶ姿勢を持つ心温かい医療技術者の育成」を教育目標に置き、学生への貢献、さらには医療界の発展を目指しています。

資料請求 ●学校案内 無料 ●願書 無料　WEB出願 不可　残りの日程はWEBをCheck

行岡医学技術専門学校

学校法人行岡保健衛生学園　衛・AO・社

学科	歯科衛生科(3年・50名)
所在地	〒531-0074　大阪府大阪市北区本庄東1-13-11 【TEL】06-6374-7101 【交通】大阪メトロ堺筋線・谷町線・阪急千里線「天神橋筋六丁目」駅より徒歩3分

	出願日程	試験日程	合格発表	推薦基準・試験内容	受験料
公募推薦	23年10/2～10/11(必着) 23年11/6～11/16(必着) 23年12/4～12/14(必着) 23年12/15～	10/14 11/18 12/16 随時	1週間以内	推薦は1浪まで可 推薦:面接	10,000円
一般	23年10/2～10/11(必着) 23年11/6～11/16(必着) 23年12/4～12/14(必着) 23年12/15～	10/14 11/18 12/16 随時	1週間以内	一般:面接	10,000円

◇開校年 1933年
◇入学者 －
◇出身県 －
◇主な実習先 －
◇主な就職先 行岡病院、友紘会総合病院、岡山大学病院他

◇初年度納入金(卒業までの納入金) 880,000円(2,440,000円)
◇学校独自の奨学金制度 －

◇学生寮 －
◇特徴 －

資料請求 ●学校案内 － ●願書 －　WEB出願 －

神戸総合医療専門学校

医療法人社団慈恵会

【衛】【社】【AO】

学科	歯科衛生士科(3年・40名)

〒654-0142 兵庫県神戸市須磨区友が丘7-1-21
【TEL】078-795-8000
【交通】神戸市営地下鉄西神山手線「名谷」駅より徒歩15分

		出願日程		試験日程	合格発表	推薦基準・試験内容			受験料
公募推薦		−		−	−	※9月26日以降、該当する試験はありません			
一般		〈1次〉23年10/2〜10/12(必着)		10/14	10/19	一般：国総(古漢除く)、面接			25,000円
		〈2次〉23年10/16〜11/9(必着)		11/11	11/16				
		〈3次〉23年11/13〜12/7(必着)		12/9	12/14				
		〈4次〉23年12/11〜24年1/18(必着)		1/20	1/25				
		〈5次〉24年1/22〜2/21(必着)		2/23	2/29				

◇開校年 1973年
◇入学者 −
◇出身県 兵庫県・鳥取県・香川県
◇主な実習先 神戸大学医学部附属病院、加古川中央市民病院、兵庫県立こども病院
◇主な就職先 −

◇初年度納入金(卒業までの納入金)
1,000,000円(2,600,000円)
◇学校独自の奨学金制度
・入学時諸経費奨学金：貸与[金額]150,000円[募集内容]無利子
・神戸総合医療専門学校奨学金：給付[金額]200,000円[募集内容]年最大15名

◇学生寮 なし
◇特徴
50年の歴史を持つ、医療の総合教育校!本校は、新須磨病院を母体とする医療法人社団慈恵会によって1973年に設立された医療専門職者の養成学校です。「病院が母体」という理想的な教育環境にあるので、現場の生きた医療を学ぶことができます。

資料請求 ●学校案内 無料 ●願書 無料　　WEB出願 可

神戸リハビリテーション衛生専門学校

学校法人スミレ・アカデミー

【衛】【社】

学科	歯科衛生学科(3年・女子40名)

〒650-0026 兵庫県神戸市中央区古湊通1-2-2
【TEL】078-361-2888 【E-mail】kobe-reha@sumire-academy.ac.jp
【交通】JR神戸線「神戸」駅より徒歩約3分

		出願日程	試験日程	合格発表	推薦基準・試験内容			受験料
公募推薦		〈第1次〉23年10/2〜10/16(必着)	10/22	10/24	推薦は併願可、1浪まで可、3.0以上			25,000円
		〈第2次〉23年11/1〜11/13(必着)	11/19	11/21	推薦：国総(古漢除く)、面接			
		〈第3次〉23年12/1〜12/11(必着)	12/17	12/19				
		〈第4次〉24年1/15〜1/26(必着)	2/4	2/6				
		〈第5次〉24年2/5〜2/26(必着)	3/3	3/5				
一般		〈第1次〉23年10/2〜10/16(必着)	10/22	10/24	一般：国総(古漢除く)、小論文、面接			25,000円
		〈第2次〉23年11/1〜11/13(必着)	11/19	11/21				
		〈第3次〉23年12/1〜12/11(必着)	12/17	12/19				
		〈第4次〉24年1/15〜1/26(必着)	2/4	2/6				
		〈第5次〉24年2/5〜2/26(必着)	3/3	3/5				

◇開校年 2006年
◇入学者 11名(女子11名)
◇出身県 兵庫県・山口県・愛媛県
◇主な実習先 −
◇主な就職先 −

◇初年度納入金(卒業までの納入金)
1,000,000円(2,600,000円)
◇学校独自の奨学金制度
・スミレ会グループ特別奨学金：減免[年額]100,000円[募集内容]学生本人または本人の兄弟姉妹が本校に在籍もしくは卒業している場合に支給
・学び直し支援奨学金：減免[年額]50,000円[募集内容]高校・短大・大学を卒業した社会人を対象

◇学生寮 あり
◇特徴
最新の設備を整え、通学に便利な立地で安価な学費設定。にぎやかな商業エリアも近くにあり、キャンパスライフをおしゃれに演出してくれるでしょう。

資料請求 ●学校案内 無料 ●願書 無料　　WEB出願 不可

姫路歯科衛生専門学校

学校法人斗南学園

【衛】

学科	歯科衛生士学科(3年・50名)

〒670-0944 兵庫県姫路市阿保甲499-4
【TEL】079-222-1500
【交通】JR線「姫路」駅南口より徒歩12分

		出願日程	試験日程	合格発表	推薦基準・試験内容			受験料
公募推薦		−	−	−	※詳細は学校にお問い合わせください			−
一般		−	−	−	※詳細は学校にお問い合わせください			

◇開校年 2006年
◇入学者 −
◇出身県 −
◇主な実習先 −
◇主な就職先 −

◇初年度納入金(卒業までの納入金)
◇学校独自の奨学金制度

◇学生寮 −
◇特徴 −

資料請求 ●学校案内 − ●願書 −　　WEB出願 −

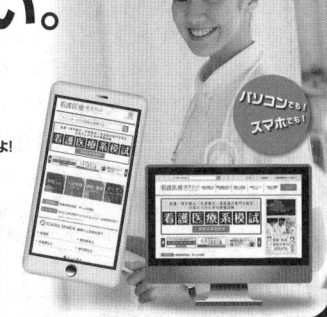

看護師

診療放射線技師

臨床検査技師

臨床工学技士

理学療法士

作業療法士

言語聴覚士

歯科衛生士

歯科技工士

あん摩マッサージ指圧師

はり師・きゅう師

柔道整復師

視能訓練士

義肢装具士

救急救命士

兵庫県立総合衛生学院【公】

〒653-0052 兵庫県神戸市長田区海運町7-4-13
【TEL】078-733-6611
【E-mail】Sougoueiseigakuin@pref.hyogo.lg.jp
【交通】山陽本線「鷹取」駅より徒歩10分

衛 / 学科：歯科衛生学科（3年・40名）

	出願日程	試験日程	合格発表	推薦基準・試験内容	受験料
公募推薦	23年10/25～10/31(消有)	11/9・10	11/20	推薦は専願、現役生のみ(県内の高等学校又は中等教育学校卒業見込み者)、学習成績概評B段階以上　推薦：国(近代以降の文章)、面接	2,200円
一般	23年11/27～12/8(消有)	1/11(2次)1/12	1/11(2次)1/22	一般:1/11は国(近代以降の文章)、英 1/12は面接	2,200円

◇開校年 1972年　◇入学者 －　◇出身県 －　◇主な実習先 診療所、病院、保健所・口腔保健センター他　◇主な就職先 兵庫県庁、こうべ市歯科センター、神戸大学医学部附属病院
◇初年度納入金(卒業までの納入金) 703,500円(1,117,500円)　◇学校独自の奨学金制度 －
◇学生寮 －　◇特徴 －

資料請求 ●学校案内 本体無料 送料210円(願書含む) ●願書 本体無料 送料140円　WEB出願 不可

兵庫県歯科医師会附属
兵庫歯科衛生士学院

〒650-0003 兵庫県神戸市中央区山本通5-7-18 【TEL】078-351-4188 【E-mail】hdhc@fc.hda.or.jp 【交通】阪神・JR線「元町」駅、神戸高速「花隈」駅より徒歩10分、神戸市営地下鉄「県庁前」駅より徒歩5分、神戸市バス7系統「諏訪山公園下」よりすぐ

衛 / 学科：歯科衛生学科（3年・女子80名）

	出願日程	試験日程	合格発表	推薦基準・試験内容	受験料
公募推薦	〈1次〉23年10/2～10/13(消有) 〈2次〉23年11/6～11/17(消有)	10/29 12/3	11/3 12/9	推薦：書類審査、小論文、面接	15,000円
一般	〈1次〉23年11/6～11/17(消有) 〈2次〉24年1/5～1/12(消有) 〈3次〉24年1/22～2/2(消有) 〈4次〉24年2/13～2/22(消有)	12/3 1/21 2/11 3/3	12/9 1/27 2/17 3/7	一般：書類審査、国総、面接	15,000円

◇開校年 1970年　◇入学者 63名(女子63名)　◇出身県 兵庫県・愛媛県・島根県　◇主な実習先 神戸大学医学部附属病院、神戸市立医療センター中央市民病院、神戸中央病院　◇主な就職先 県下各医療機関、病院
◇初年度納入金(卒業までの納入金) 1,040,000円(2,380,000円)　◇学校独自の奨学金制度 －
◇学生寮 なし　◇特徴 学校教育法及び歯科衛生士法に基づき、一般歯科衛生士として必要な知識及び技能を授け、有能な歯科衛生士を養成することを目的とする。

資料請求 ●学校案内 無料 ●願書 無料　WEB出願 不可

医療法人社団徳誠会
兵庫徳誠会歯科衛生士学校

〒670-0915 兵庫県姫路市高尾町87番地
【TEL】079-282-7170　【E-mail】tsk-dhs@tokuseikai.or.jp
【交通】JR山陽本線「姫路」駅より徒歩6分

衛 社 / 学科：歯科衛生士科（3年・女子40名）

	出願日程	試験日程	合格発表	推薦基準・試験内容	受験料
公募推薦	23年9/30～10/14(必着) 23年10/16～11/11(必着) 23年11/13～12/9(必着) 23年12/11～24年1/13(必着) 24年1/15～2/3(必着)	10/21 11/18 12/16 1/20 2/10	10月末 11月末 12月末 1月末 2月中旬	推薦は高等学校推薦のみ併願可、現役生のみ、3.2以上　推薦：適性検査、小論文、書類審査、面接	15,000円
一般	23年9/30～10/14(必着) 23年10/16～11/11(必着) 23年11/13～12/9(必着) 23年12/11～24年1/13(必着) 24年1/15～2/3(必着)	10/21 11/18 12/16 1/20 2/10	10月末 11月末 12月末 1月末 2月中旬	一般：適性検査、小論文、書類審査、面接	15,000円

◇開校年 2021年　◇入学者 －　◇出身県 兵庫県・岡山県・愛媛県　◇主な実習先 イオンモール姫路大津歯科、赤穂市民病院、特別養護老人ホームサンライフ御立　◇主な就職先 実績なし
◇初年度納入金(卒業までの納入金) 950,000円(2,510,000円)　◇学校独自の奨学金制度 ・徳誠会歯科衛生士学校生奨学金：貸与[月額]30,000円[募集内容]学生の中から学校長が学内選考
◇学生寮 なし　◇特徴 2021年開校の新設校です。姫路駅から徒歩6分と通学も便利、現役の歯科医師・歯科衛生士から実践に役立つ授業を受けることが出来、最新の設備も整っています。

資料請求 ●学校案内 無料 ●願書 無料　WEB出願 不可

一般社団法人奈良県歯科医師会立
奈良歯科衛生士専門学校

〒630-8002 奈良県奈良市二条町2-9-2
【TEL】0742-33-6474　【E-mail】nasigaku@nashikai.com
【交通】近鉄「大和西大寺」駅より徒歩7分

衛 社 / 学科：歯科衛生士学科（3年・35名）

	出願日程	試験日程	合格発表	推薦基準・試験内容	受験料
公募推薦	〈一次〉23年9/14～9/27(必着) 〈二次〉23年10/26～11/8(必着) 〈三次〉23年11/24～12/6(必着)	10/1 11/12 12/10	4日以内	推薦は専願、現役生のみ、3.0以上　推薦：適性検査、面接　※定員に達し次第、募集を締め切る場合があります	15,000円
一般	〈一次〉23年9/14～9/27(必着) 〈二次〉23年10/26～11/8(必着) 〈三次〉23年11/24～12/6(必着)	10/1 11/12 12/10	4日以内	一般：国(古漢除く)、英Ⅰ、適性検査、面接　※定員に達し次第、募集を締め切る場合があります	15,000円

◇開校年 1966年　◇入学者 －　◇出身県 奈良県・京都府・大阪府　◇主な実習先 大阪歯科大学附属病院、県内総合病院、県内歯科医院他　◇主な就職先 民間総合病院、歯科診療所
◇初年度納入金(卒業までの納入金) 920,000円(2,360,000円)　◇学校独自の奨学金制度 ・奈良県歯科医師会立奈良歯科衛生士専門学校修学資金制度：貸与[年額]100,000円[貸与対象]各学年10名　・あきしの歯科基金特別奨学金：給付[年額]50,000円[給付対象]2・3年次 各1名
◇学生寮 なし　◇特徴 －

資料請求 ●学校案内 無料 ●願書 無料　WEB出願 不可

和歌山県歯科衛生士専門学校

一般社団法人和歌山県歯科医師会立　【衛・社】

学科	歯科衛生士学科(3年・女子40名)	〒640-8287　和歌山県和歌山市築港1-4-7　【TEL】073-431-8616　【E-mail】wdhc@athena.ocn.ne.jp　【交通】JR線「和歌山」駅より和歌山バス「築港1丁目」下車、南海「和歌山市」駅下車徒歩約15分

	出願日程	試験日程	合格発表	推薦基準・試験内容	受験料
公募推薦	〈第1回〉23年10/5〜10/19(必着)　〈第2回〉23年11/16〜11/30(必着)	10/28　12/9	1週間以内	推薦は専願のみ、2浪まで可、3.0以上　推薦：書類審査、作文、面接	15,000円
一般	24年2/15〜2/29(必着)	3/9	1週間以内	一般：国総(現代文)、書類審査、作文、面接	15,000円

◇開校年　1970年
◇入学者　―
◇出身県　和歌山県
◇主な実習先　和歌山県立医科大学附属病院、日本赤十字社和歌山医療センター、保健センター他
◇主な就職先　歯科診療所他

◇初年度納入金(卒業までの納入金)　800,000円(1,600,000円)
◇学校独自の奨学金制度　・特待生制度：免除[募集内容]2年次及び3年次前期分の授業料・実習費(200,000円)を免除

◇学生寮　なし
◇特徴　1970年設立。あらゆる保健衛生部門において予防歯科衛生や歯科診療補助の有力な専門技術者として活躍できる人材を育成する。

資料請求　●学校案内　無料　●願書　無料　　WEB出願　不可

鳥取県立歯科衛生専門学校【公】

【衛】

学科	歯科衛生士学科(3年・36名)	〒680-0841　鳥取県鳥取市吉方温泉3-751-5　【TEL】0857-23-2621　【E-mail】kenshi@ttrda.jp　【交通】JR山陰本線「鳥取」駅より徒歩10分

	出願日程	試験日程	合格発表	推薦基準・試験内容	受験料
公募推薦	―			※9月26日以降、該当する試験はありません	
一般	23年10/23〜11/24(消有)　23年12/25〜24年1/12(消有)	12/14　1/25	12/22　2/2	一般：国総(古除く)、コミ英I、面接　※1/25は募集定員に達していない場合のみ実施	2,600円

◇開校年　1963年
◇入学者　35名(女子35名)
◇出身県　鳥取県
◇主な実習先　県内総合病院、県内各歯科医院
◇主な就職先　県内各歯科医院、県外各歯科医院

◇初年度納入金(卒業までの納入金)　478,350円(―)
◇学校独自の奨学金制度

◇学生寮　なし
◇特徴　有病者、障がい者、高齢者について深く学び幅広い教養と専門知識を習得し、臨床実習の経験を積み、幅広く対応できる歯科衛生士の育成を目指す。

資料請求　●学校案内　本体無料　送料250円　●願書　本体無料　送料250円　　WEB出願　不可

島根県歯科技術専門学校

一般社団法人島根県歯科医師会立　【衛・技・社】

学科	(1)歯科衛生士科(3年・40名)　(2)歯科技工士科(2年・20名)	〒690-0884　島根県松江市南田町141-9　【TEL】0852-24-2727　【E-mail】gakkou@shikasen.jp　【交通】JR山陰本線「松江」駅より徒歩15分

	出願日程	試験日程	合格発表	推薦基準・試験内容	受験料
公募推薦	(1)23年10/10〜10/25(必着)　(2)23年10/10〜10/24(必着)	10/29	1週間以内	推薦は(1)専願、1浪不可、3.5以上(推薦A)、専願、1浪可(推薦B)、(2)専願、1浪可　推薦：(1)書類審査、面接(推薦A)、国総(古漢除く)、書類審査、面接(推薦B)　(2)書類審査、実技(彫刻)、面接　※オープンキャンパスの実技対策コースを受講、認定された方は実技試験を免除	15,000円
一般	(1)23年10/20〜11/14(必着)　(2)23年10/30〜11/13(必着)　(1)23年11/13〜12/5(必着)　(2)23年11/13〜12/4(必着)　(1)24年1/9〜1/30(必着)	11/19　11/19　12/10　12/10　2/4	1週間以内	一般：(1)国総(古漢除く)、面接　(2)国総(古漢除く)、実技(彫刻)、面接　※オープンキャンパスの実技対策コースを受講、認定された方は実技試験を免除	15,000円

◇開校年　1966年
◇入学者　52名(男子8名/女子44名)
◇出身県　島根県・鳥取県
◇主な実習先　歯科医院、病院、老健施設他
◇主な就職先　歯科医院、病院歯科、技工所他

◇初年度納入金(卒業までの納入金)　(1)700,000円(―)、(2)1,050,000円(―)
◇学校独自の奨学金制度　・県内指定地区出身在学生支援制度：減免[年額]200,000円[募集内容]学校から遠方にあたる島根県西部、飯南町、隠岐出身者に対し学費の助成

◇学生寮　なし
◇特徴　開校60周年を迎え、2,000名を超える卒業生を輩出してきた。国家試験は10年以上連続して90%以上の高い合格率を誇っている。伝統と実績のある専門学校である。歯科医師会立の学校なので県内の就職情報が豊富である。

資料請求　●学校案内　無料　●願書　無料　　WEB出願　不可　　残りの日程はWEBをCheck

朝日医療大学校

学校法人朝日医療学園　【衛・AO・社】

学科	歯科衛生学科(3年・50名)	〒700-0026　岡山県岡山市北区奉還町2-7-1　【TEL】0120-775-350　【交通】JR山陽本線「岡山」駅西口より徒歩5分

	出願日程	試験日程	合格発表	推薦基準・試験内容	受験料
公募推薦	〈I期〉23年10/1〜10/5(必着)　〈II期〉23年12/4〜12/14(必着)	10/7　12/17	10/12　12/21	推薦：小論文、面接、書類選考	25,000円
一般	〈I期〉23年11/1〜11/9(必着)　〈II期〉24年1/9〜1/18(必着)　〈III期〉24年2/5〜2/15(必着)	11/11　1/21　2/18	11/16　1/25　2/22	一般：国総(古漢除く)、面接、書類選考	25,000円

◇開校年　2001年
◇入学者　―
◇出身県　―
◇主な実習先　―
◇主な就職先　―

◇初年度納入金(卒業までの納入金)　―
◇学校独自の奨学金制度　―

◇学生寮　―
◇特徴　―

資料請求　●学校案内　―　●願書　―　　WEB出願　―

専門学校・養成施設

看護師 / 臨床検査技師 臨床工学技士 診療放射線技師 / 理学療法士 作業療法士 言語聴覚士 / 歯科衛生士 歯科技工士 / 柔道整復師 あん摩マッサージ指圧師 はり師・きゅう師 / 視能訓練士 義肢装具士 救急救命士

学校法人本山学園 インターナショナル岡山歯科衛生専門学校 〔衛〕

学科	歯科衛生学科(3年・48名)	〒700-0913　岡山県岡山市北区大供3-2-18 【TEL】086-212-0155 【交通】JR山陽本線「岡山」駅東口から南へ徒歩10分

	出願日程		試験日程	合格発表	推薦基準・試験内容	受験料
公募推薦	〈1次〉23年10/2〜10/13(必着)		10/21	11/3	推薦は併願可 推薦:書類審査、国(現代文)、面接	25,000円
	〈2次〉23年11/1〜11/10(必着)		11/18	12/1		
	〈3次〉23年12/1〜12/15(必着)		12/23	1/11		
一般	〈1次〉23年10/2〜10/13(必着)		10/21	11/3	一般:書類審査、国(現代文)、面接	25,000円
	〈2次〉23年11/1〜11/10(必着)		11/18	12/1		
	〈3次〉23年12/1〜12/15(必着)		12/23	1/11		
	〈4次〉24年1/4〜1/12(必着)		1/20	2/2		
	〈5次〉24年2/1〜2/13(必着)		2/20	3/1		

◇開校年　2009年
◇入学者　44名(女子44名)
◇出身県　岡山県・広島県・愛媛県
◇主な実習先　歯科医院、総合病院、小学校他
◇主な就職先　歯科医院、総合病院、歯科関連企業他

◇初年度納入金(卒業までの納入金) 850,000円(一)
◇学校独自の奨学金制度
・本山学園奨学金:給付[金額]150,000円[募集内容]AO入試合格者を対象に奨学生試験を実施。親族割引奨学金との併用可能
・成績優秀者奨学金:給付[金額]100,000円[募集内容]2・3年生が対象。前年度の成績により上位者を選考

◇学生寮　なし
◇特徴
チーム医療の一員として信頼される歯科衛生士になるための特別な教育プログラムと環境を用意しています。入学から卒業まで同じ教員とメンバーで構成される「基礎ゼミ」と「担任制」のWサポートで、キャンパスライフ・国家試験・就職をサポートします。

資料請求　●学校案内　無料　●願書　無料 / WEB出願　不可

一般社団法人岡山県歯科医師会立 岡山高等歯科衛生専門学院 〔衛〕

学科	歯科衛生科(3年・女子50名)	〒700-0813　岡山県岡山市北区石関町1-5 【TEL】086-223-0202　【E-mail】info@odhc.jp 【交通】JR線「岡山」駅より徒歩15分

	出願日程	試験日程	合格発表	推薦基準・試験内容	受験料
公募推薦	23年10/16〜10/31(必着)	11/11	11/17	推薦は専願、現役生のみ 推薦:小論文、面接	15,000円
一般	〈A日程〉23年11/29〜12/8(必着)	12/16	12/22	一般:国(現代文)、小論文、面接	15,000円
	〈B日程〉24年1/31〜2/9(必着)	2/17	1週間以内		

◇開校年　1959年
◇入学者　36名(女子36名)
◇出身県　岡山県・山口県
◇主な実習先　歯科医院、岡山大学病院、保健所他
◇主な就職先　歯科医院、病院他

◇初年度納入金(卒業までの納入金) 約922,000円(約1,980,000円)
◇学校独自の奨学金制度 ー

◇学生寮　なし
◇特徴 ー

資料請求　●学校案内　無料　●願書　無料 / WEB出願　不可

一般社団法人岡山市歯科医師会立 岡山歯科技工専門学院 〔技〕〔社〕

学科	歯科技工科(2年・20名)	〒701-1202　岡山県岡山市北区楢津2182 【TEL】086-284-4905　【E-mail】info@odlts.ac.jp 【交通】JR山陽本線「岡山」駅よりバス30分

	出願日程	試験日程	合格発表	推薦基準・試験内容	受験料
公募推薦	〈1次〉23年10/2〜10/12(必着)	10/15	10/19	推薦は専願、現役生のみ 推薦:作文、面接、書類審査	20,000円
	〈2次〉23年10/30〜11/9(必着)	11/12	11/16		
	〈3次〉23年11/27〜12/7(必着)	12/10	12/14		
	〈4次〉24年1/9〜1/18(必着)	1/21	1/25		
	〈5次〉24年1/22〜2/1(必着)	2/4	2/8		
一般	〈1次〉23年10/2〜10/12(必着)	10/15	10/19	一般:現代国語、面接、書類審査	20,000円
	〈2次〉23年10/30〜11/9(必着)	11/12	11/16		
	〈3次〉23年11/27〜12/7(必着)	12/10	12/14		
	〈4次〉24年1/9〜1/18(必着)	1/21	1/25		
	〈5次〉24年1/22〜2/1(必着)	2/4	2/8		

◇開校年　1974年
◇入学者　6名(男子1名/女子5名)
◇出身県　岡山県・広島県・兵庫県
◇主な実習先　岡山大学医学部
◇主な就職先　歯科医院、歯科技工所他

◇初年度納入金(卒業までの納入金) 1,400,000円(2,400,000円)
◇学校独自の奨学金制度
・岡山市歯科医師会　特待生制度:減免[募集内容]学業成績優秀者は1年生後期の学費を一部(50,000円)減額
・岡山歯科技工専門学院　特待生制度:減免[年額]100,000円[募集内容]学業成績優秀者は2年次の学費を一部減額

◇学生寮　なし
◇特徴 ー

資料請求　●学校案内　無料　●願書　無料 / WEB出願　不可　残りの日程はWEBをCheck

学校法人IGL学園 IGL医療福祉専門学校 〔衛〕〔社〕

学科	歯科衛生学科(3年・女子50名)	〒731-3164　広島県広島市安佐南区伴東1-12-18 【TEL】082-849-5001 【交通】アストラムライン「長楽寺」駅下車、広域公園方面へ徒歩7分

	出願日程	試験日程	合格発表	推薦基準・試験内容	受験料
公募推薦	〈第2回〉23年10/1〜10/6	10/15	10/20	推薦は専願のみ 推薦:小論文、面接	15,000円
	〈第3回〉23年10/16〜11/6	11/11	11/17		
	〈第4回〉23年11/13〜12/11	12/16	12/22		
一般	〈第4回〉23年11/13〜12/11	12/16	12/22	一般:小論文、面接	15,000円
	〈第5回〉23年12/18〜24年1/15	1/21	1/26		
	〈第6回〉24年1/22〜2/13	2/17	2/26		
	〈随時〉24年2/19〜3/21	随時	随時		

◇開校年　1993年
◇入学者　ー
◇出身県　ー
◇主な実習先　ー
◇主な就職先　ー

◇初年度納入金(卒業までの納入金) 910,000円(2,430,000円)
◇学校独自の奨学金制度 ー

◇学生寮　あり(女子のみ)
◇特徴
週4日の授業で医療福祉のプロに!!IGLは火〜金曜日の授業で国家資格取得を目指します。月曜日は#FreeMonday(フリー・マンデー)国家資格プラスαのスキルを身につける1日です。実技練習、国家試験対策、独自の勉強やアルバイトで経験値アップもOKです

資料請求　●学校案内　ー　●願書　ー / WEB出願　可

※受験を希望される方は、必ず各学校の募集要項をご確認ください。

広島高等歯科衛生士専門学校

一般社団法人広島県歯科医師会　【衛】

学科	歯科衛生士科(3年・女子50名)

〒732-0057 広島県広島市東区二葉の里3-2-4
広島県歯科医師会館3F
【TEL】082-261-1765　【E-mail】college@hdhc.ac.jp
【交通】JR山陽本線「広島」駅北口より徒歩6分

出願日程		試験日程	合格発表		推薦基準・試験内容	受験料
公募推薦	23年10/2～10/10(必着)	10/18	2週間以内		推薦は専願、現役生のみ、3.2以上 推薦:国総(古漢除く)、一般教養、小論文、面接	15,000円
一般	23年11/1～11/8(必着)	11/15	2週間以内		一般:国総(古漢除く)、一般教養、小論文、面接	15,000円

◇開校年　1957年
◇入学者　50名(女子50名)
◇出身県　広島県・島根県・山口県
◇主な実習先　総合病院歯科、一般歯科診療所他
◇主な就職先　一般歯科診療所、総合病院歯科他

◇初年度納入金(卒業までの納入金)
約1,142,000円(約2,411,000円)
◇学校独自の奨学金制度
・奨学生制度:給付[年額]200,000円[募集内容]学業・人物ともに優秀であり他の模範となる者に奨学金を支給。2,3学年のみ

◇学生寮　なし
◇特徴
全国179校の養成機関の中でも8番目に古い歴史と伝統。約3,100名の卒業生を輩出。歯科衛生士国家資格合格率及び就職率は高い実績を誇る。

資料請求　●学校案内　無料　●願書　本体無料　送料210円　　WEB出願　不可

広島歯科技工士専門学校

学校法人山陽女学園　【技】

学科	歯科技工科(2年・30名)

〒738-8504 広島県廿日市市佐方本町1-1
【TEL】0829-32-1861　【E-mail】shika@sanyo.ac.jp
【交通】広電宮島線「山陽女学園前」駅より徒歩3分

出願日程		試験日程	合格発表		推薦基準・試験内容	受験料
公募推薦	23年10/2～10/24(必着)	10/28	約1週間後		推薦は専願、現役生のみ、2.8以上 推薦:面接	20,000円
一般	23年10/25～11/21(必着)	11/25	約1週間後		一般:実技(石膏彫刻)、面接	20,000円
	23年11/22～12/19(必着)	12/23	12/27			
	24年1/9～1/23(必着)	1/27				
	24年1/24～2/19(必着)	2/23				
	24年2/20～3/14(必着)	3/20				

◇開校年　1972年
◇入学者　9名(男子7名/女子2名)
◇出身県　広島県
◇主な実習先　広島大学病院歯科、歯科技工所
◇主な就職先　和田精密歯研(株)、(株)MDJ、(株)愛歯

◇初年度納入金(卒業までの納入金)
1,840,000円(3,030,000円)
◇学校独自の奨学金制度
―

◇学生寮　なし
◇特徴
最新技術に即応できる知識と技術を指導し、社会に出て対応できる歯科技工士を育成している。

資料請求　●学校案内　無料　●願書　無料　　WEB出願　不可

広島デンタルアカデミー専門学校

学校法人三宅学園　【衛】【技】

学科	歯科衛生士科(3年・60名)

〒732-0821 広島県広島市南区大須賀町19-11
【TEL】082-264-7000　【E-mail】info@hda.ac.jp
【交通】JR山陽本線「広島」駅より徒歩10分、広電「白島」電停より徒歩5分

出願日程		試験日程	合格発表		推薦基準・試験内容	受験料
公募推薦	23年10/1～10/6(必着)	10/21	10/31		推薦は併願可、浪人可、2.8以上 推薦:書類審査、小論文、個人面接	15,000円
	23年11/1～11/8(必着)	11/18	11/28			
	23年12/1～12/6(必着)	12/16	12/26			
	24年1/4～1/10(必着)	1/20	1/24			
	24年2/1～2/7(必着)	2/17	2/21			
一般	23年10/1～10/6(必着)	10/21	10/31		一般:国(現代文・国語常識)、書類審査、小論文、個人面接	15,000円
	23年11/1～11/8(必着)	11/18	11/28			
	23年12/1～12/6(必着)	12/16	12/26			
	24年1/4～1/10(必着)	1/20	1/24			
	24年2/1～2/7(必着)	2/17	2/21			

◇開校年　2007年
◇入学者　―
◇出身県　広島県・山口県・島根県
◇主な実習先　歯科医院、総合病院、大学病院他
◇主な就職先　歯科医院、総合病院他

◇初年度納入金(卒業までの納入金)
940,000円(―)
◇学校独自の奨学金制度
・HDA奨学金制度:免除[金額]年間授業料の半額[募集定員]2年生および3年生各1名
・ファミリー特待生制度:免除[金額]入学金の半額[募集内容]志望者本人または3親等以内の親族が三宅学園に在籍または卒業している者

◇学生寮　なし
◇特徴
本校では、患者さんを中心とした歯科医療の実現に向かって、患者さんを思いやる豊かな人間性を磨き、女性ならではの「やさしさのチカラ」を身につけた真のスペシャリストを育てていきます。

資料請求　●学校案内　無料　●願書　無料　　WEB出願　不可　　残りの日程はWEBをCheck

専門学校福山歯科衛生士学校

一般社団法人福山市歯科医師会附属　【衛】

学科	歯科衛生科(3年・女子50名)

〒721-0973 広島県福山市南蔵王町6-19-34
【TEL】084-941-4443　【E-mail】info@fdhc.ac.jp
【交通】JR山陽本線「東福山」駅より北へ徒歩10分

出願日程		試験日程	合格発表		推薦基準・試験内容	受験料
公募推薦	23年9/11～9/28(必着)	10/1	1週間以内		推薦は専願、現役生のみ 推薦:国総(古除く)、小論文、面接、適性検査、書類審査	15,000円
一般	〈A日程〉23年10/30～11/21(必着)	11/25	1週間以内		一般:国総(古除く)、小論文、面接、適性検査、書類審査	15,000円
	〈B日程〉24年1/9～1/31(必着)	2/3				
	〈C日程〉24年2/19～3/4(必着)	3/7				

◇開校年　1971年
◇入学者　51名(女子51名)
◇出身県　広島県・岡山県・山口県
◇主な実習先　広島大学病院、小学校、歯科医院他
◇主な就職先　歯科医院他

◇初年度納入金(卒業までの納入金)
1,042,000円(2,206,000円)
◇学校独自の奨学金制度
・特待生奨学金制度:免除[金額]1年生 200,000円、2年生300,000円、3年生 300,000円[募集定員]各学年2名ずつ(授業料の部分免除)

◇学生寮　なし
◇特徴
本校は福山市歯科医師会附属で市内の開業医から直接実習の指導も受けられ、就職も全員就職。地域の皆様に信頼される歯科衛生士の育成を目指す。

資料請求　●学校案内　無料　●願書　無料　　WEB出願　不可

専門学校・養成施設

看護師

診療放射線技師
臨床工学技士
臨床検査技師

言語聴覚士
作業療法士
理学療法士

歯科技工士
歯科衛生士

あん摩マッサージ指圧師
はり師・きゅう師
柔道整復師

救急救命士
義肢装具士
視能訓練士

専門学校・養成施設

下松デンタルアカデミー専門学校
学校法人三宅学園　【衛】【社】

学科：歯科衛生士科(3年・35名)

〒744-0017　山口県下松市東柳1-6-2
【TEL】0833-48-8806　【E-mail】dak@hda.ac.jp
【交通】JR線「下松」駅より徒歩10分

	出願日程	試験日程	合格発表	推薦基準・試験内容	受験料
公募推薦	23年9/25～10/4(必着) 23年10/23～11/1(必着) 23年11/17～11/29(必着) 23年12/19～12/28(必着) 24年1/22～1/31(必着)	10/14 11/11 12/9 1/13 2/10	10/20 11/17 12/15 1/19 2/16	推薦は併願可、浪人可、3.2以上 推薦：書類審査、小論文、面接	15,000円
一般	23年9/25～10/4(必着) 23年10/23～11/1(必着) 23年11/17～11/29(必着) 23年12/19～12/28(必着) 24年1/22～1/31(必着)	10/14 11/11 12/9 1/13 2/10	10/20 11/17 12/15 1/19 2/16	一般：国(現代文)、書類審査、小論文、面接	15,000円

◇開校年 2020年
◇入学者 －
◇出身県 －
◇主な実習先 －
◇主な就職先 －
◇初年度納入金(卒業までの納入金) －
◇学校独自の奨学金制度 －
◇学生寮 －
◇特徴 －

資料請求 ●学校案内 － ●願書 －　WEB出願 －　残りの日程はWEBをCheck

山口県高等歯科衛生士学院
公益社団法人山口県歯科医師会立　【AO】【衛】【社】

学科：歯科衛生士科(3年・女子50名)

〒753-0814　山口県山口市吉敷下東1-4-1
【TEL】083-928-8028　【E-mail】gakuin@ygda.or.jp
【交通】JR山口線「湯田温泉」駅より徒歩20分

	出願日程	試験日程	合格発表	推薦基準・試験内容	受験料
公募推薦	23年9/25～10/13(必着)	10/21	10/25	推薦は専願、現役生のみ、3.2以上 推薦：国(現代文)、数基、面接、書類審査	10,000円
一般	〈Ⅰ〉23年12/18～24年1/17(必着) 〈Ⅱ〉24年1/22～2/14(必着) 〈Ⅲ〉24年2/19～3/6(必着)	1/20 2/17 3/10	1/24 2/21 3/12	一般：国(現代文)、面接	15,000円

◇開校年 1964年
◇入学者 57名(女子57名)
◇出身県 山口県・島根県・福岡県
◇主な実習先 山口県内歯科診療所、総合病院、高齢者施設他
◇主な就職先 山口県内歯科診療所、総合病院
◇初年度納入金(卒業までの納入金) 660,000円(－)
◇学校独自の奨学金制度 ・学院奨学金：貸与[月額]50,000円[募集内容]3名／1学年
◇学生寮 なし
◇特徴 様々な人たちのニーズに対応できるように、幅広い知識・高い技術を習得し、誰からも慕われる人間育成を目指したカリキュラム構成を行う。

資料請求 ●学校案内 無料 ●願書 無料　WEB出願 不可

四国歯科衛生士学院専門学校
一般財団法人四国歯科衛生士学院　【衛】【総】【社】

学科：歯科衛生士科(3年・25名)

〒770-8023　徳島県徳島市勝占町外敷地16-36
【TEL】088-669-0369　【E-mail】picapicasdh6480@siren.ocn.ne.jp
【交通】JR牟岐線「地蔵橋」駅より徒歩約25分

	出願日程	試験日程	合格発表	推薦基準・試験内容	受験料
公募推薦	〈1次〉23年10/2～10/31(消有) 〈2次〉23年11/1～11/30(消有) 〈3次〉23年12/1～12/22(消有)	11/11 12/9 1/6	11/14 12/12 1/9	推薦は併願可、3浪まで可、3.0以上 推薦：小論文、書類審査、面接	10,000円
一般	〈1次〉23年12/26～24年1/16(必着) 〈2次〉24年1/23～2/6(必着) 〈3次〉24年2/13～2/27(必着) 〈4次〉24年3/12～3/22(必着)	1/20 2/10 3/2 3/25	1/23 2/13 3/5 3/26	一般：小論文、書類審査、面接	10,000円

◇開校年 1973年
◇入学者 16名(女子16名)
◇出身県 徳島県・愛媛県・兵庫県
◇主な実習先 県内歯科医院、県内高齢者施設、県内小中高等学校
◇主な就職先 歯科診療所、病院、高齢者施設
◇初年度納入金(卒業までの納入金) 950,000円(2,350,000円)
◇学校独自の奨学金制度
・卒業生家族入学支援制度：免除[年額]50,000円[募集内容]兄弟姉妹が本校に在籍もしくは卒業生の場合に免除を行う
・就学支援制度：免除[年額]100,000円[募集内容]経済的に就学困難な者に対し免除を行う
◇学生寮 あり(女子のみ)
◇特徴 3年次では、選べる臨地実習を取り入れている。本年度より、デンタルエステ、ホワイトニングの授業開始。

資料請求 ●学校案内 無料 ●願書 無料　WEB出願 不可

専門学校徳島穴吹カレッジ
学校法人穴吹学園　【衛】【社】

学科：歯科衛生士学科(3年・25名)

〒770-0852　徳島県徳島市徳島町2-20
【TEL】0120-18-3155　【E-mail】info@anacolle.com
【交通】JR線「徳島」駅より徒歩約10分

	出願日程	試験日程	合格発表	推薦基準・試験内容	受験料
公募推薦	〈2〉23年9/21～10/25(必着) 〈3〉23年10/26～11/22(必着) 〈4〉23年11/23～12/13(必着) 〈5〉23年12/14～24年1/24(必着)	10/28 11/25 12/16 1/27	11/8 12/6 12/22 2/7	推薦は専願のみ 推薦：書類選考、適性検査、面接	25,000円
一般	〈2〉23年9/21～10/25(必着) 〈3〉23年10/26～11/22(必着) 〈4〉23年11/23～12/13(必着) 〈5〉23年12/14～24年1/24(必着) 〈6〉24年1/25～2/21(必着)	10/28 11/25 12/16 1/27 2/23	11/8 12/6 12/22 2/7	一般：書類選考、適性検査、面接	25,000円

◇開校年 2008年
◇入学者 －
◇出身県 －
◇主な実習先 －
◇主な就職先 －
◇初年度納入金(卒業までの納入金) 710,000円(1,831,000円)※年度により変動あり
◇学校独自の奨学金制度
・県外出身者奨学生制度：免除[年額]240,000円[募集内容]県外出身者を対象に月20,000円(年間240,000円)を在学期間中※休学期間中を除く
・高資格・検定取得学費制度：免除[その他]50,000円～500,000円[募集内容]2024年3月高等学校卒業見込者対象。対象資格一覧は募集要項6ページ
◇学生寮 －
◇特徴 他校にはない学びやすい学納金。同じ国家資格を取得するなら少しでも負担のない学校で学んでみませんか。歯科衛生士国家試験全員合格(2023年3月卒業生)。さらには歯科衛生士として全員就職内定。

資料請求 ●学校案内 無料 ●願書 無料　WEB出願 可　残りの日程はWEBをCheck

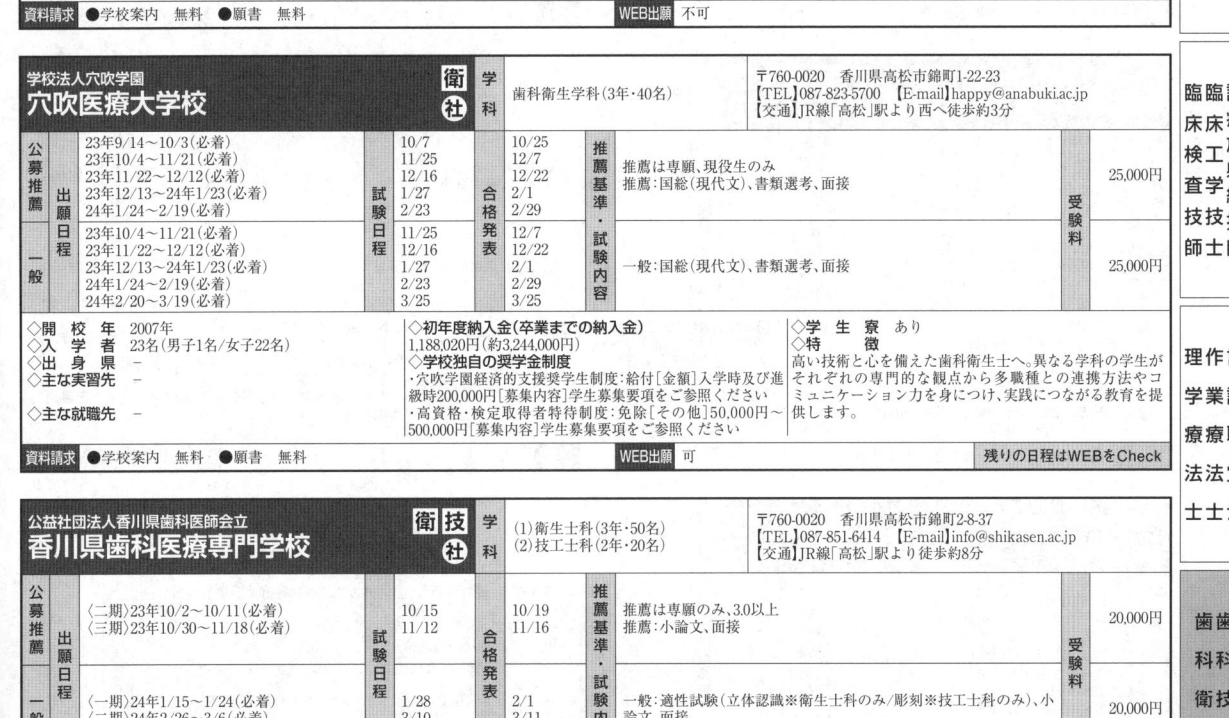

徳島歯科学院専門学校

一般社団法人徳島県歯科医師会

衛技社

| 学科 | (1)歯科衛生士科(3年・女子40名)
(2)歯科技工士科(2年・20名) | 〒770-0003　徳島県徳島市北田宮1-8-65
【TEL】088-632-7260
【交通】JR線「徳島」駅より市営バス5番島田石橋行「東田宮」下車徒歩4分 |

	出願日程	試験日程	合格発表	推薦基準・試験内容	受験料
公募推薦	–	–	–	※9月26日以降、該当する試験はありません	
一般	〈1次〉24年1/5～1/13(消有) 〈2次〉24年1/22～2/3(消有) 〈3次〉24年2/13～2/24(消有)	1/21 2/11 3/3	本人に郵送	一般：国総(古漢除くく)、小論文(歯科衛生士科のみ)、実技(彫刻・歯科技工士科のみ)、面接	10,000円

◇開校年　1960年
◇入学者　–
◇出身県　徳島県・兵庫県
◇主な実習先　開業歯科医院、徳島大学病院、介護老人保健施設他
◇主な就職先　開業歯科医院、歯科技工所他

◇初年度納入金(卒業までの納入金)
(1)900,000円(2,300,000円) (2)1,310,000円(2,070,000円)
◇学校独自の奨学金制度
・特待生制度：給付[金額]授業料・実習費減免[募集内容]選考あり
・学費支援制度：給付[金額]授業料減免[募集内容]選考あり

◇学生寮　なし
◇特徴
徳島歯科学院専門学校は、歯科衛生士および歯科技工士に必要な知識と技能を授けると共に、歯科医療の普及および向上に寄与する有能な歯科衛生士および歯科技工士を養成することを使命と考えています。

資料請求　●学校案内　無料　●願書　無料　　WEB出願　不可

穴吹医療大学校

学校法人穴吹学園

衛社

| 学科 | 歯科衛生学科(3年・40名) | 〒760-0020　香川県高松市錦町1-22-23
【TEL】087-823-5700　【E-mail】happy@anabuki.ac.jp
【交通】JR線「高松」駅より西へ徒歩約3分 |

	出願日程	試験日程	合格発表	推薦基準・試験内容	受験料
公募推薦	23年9/14～10/3(必着) 23年10/4～11/21(必着) 23年11/22～12/12(必着) 23年12/13～24年1/23(必着) 24年1/24～2/19(必着)	10/7 11/25 12/16 1/27 2/23	10/25 12/7 12/22 2/1 2/29	推薦は専願、現役生のみ 推薦：国総(現代文)、書類選考、面接	25,000円
一般	23年10/4～11/21(必着) 23年11/22～12/12(必着) 23年12/13～24年1/23(必着) 24年1/24～2/19(必着) 24年2/20～3/19(必着)	11/25 12/16 1/27 2/23 3/25	12/7 12/22 2/1 2/29 3/25	一般：国総(現代文)、書類選考、面接	25,000円

◇開校年　2007年
◇入学者　23名(男子1名/女子22名)
◇出身県　–
◇主な実習先　–
◇主な就職先　–

◇初年度納入金(卒業までの納入金)
1,188,020円(約3,244,000円)
◇学校独自の奨学金制度
・穴吹学園経済的支援奨学生制度：給付[金額]入学時及び進級時200,000円[募集内容]学生募集要項をご参照ください
・高資格・検定取得者特待制度：免除[その他]50,000円～500,000円[募集内容]学生募集要項をご参照ください

◇学生寮　あり
◇特徴
高い技術と心を備えた歯科衛生士へ。異なる学科の学生がそれぞれの専門的な観点から多職種との連携方法やコミュニケーション力を身につけ、実践につながる教育を提供します。

資料請求　●学校案内　無料　●願書　無料　　WEB出願　可　　残りの日程はWEBをCheck

香川県歯科医療専門学校

公益社団法人香川県歯科医師会立

衛技社

| 学科 | (1)衛生士科(3年・50名)
(2)技工士科(2年・20名) | 〒760-0020　香川県高松市錦町2-8-37
【TEL】087-851-6414　【E-mail】info@shikasen.ac.jp
【交通】JR線「高松」駅より徒歩約8分 |

	出願日程	試験日程	合格発表	推薦基準・試験内容	受験料
公募推薦	〈二期〉23年10/2～10/11(必着) 〈三期〉23年10/30～11/18(必着)	10/15 11/12	10/19 11/16	推薦は専願のみ、3.0以上 推薦：小論文、面接	20,000円
一般	〈一期〉24年1/15～1/24(必着) 〈二期〉24年2/26～3/6(必着)	1/28 3/10	2/1 3/11	一般：適性試験(立体認識※衛生士科のみ/彫刻※技工士科のみ)、小論文、面接	20,000円

◇開校年　1967年
◇入学者　45名(男子3名/女子42名)
◇出身県　香川県・高知県・沖縄県
◇主な実習先　大阪大学歯学部附属病院、香川県立中央病院、県内歯科医院
◇主な就職先　豊嶋歯科医院、井手口歯科医院、和田精密歯研

◇初年度納入金(卒業までの納入金)
1,009,000円～1,370,000円(－)
◇学校独自の奨学金制度
・香川県歯科医師会歯科衛生士修学資金支援制度：貸与[月額]23,000円・その他入学金100,000円[募集内容]貸付期間に応じて規程で定める期間指定地域で就労した者に免除
・香川県歯科衛生士等修学資金貸付制度：貸与[年額]500,000円

◇学生寮　なし
◇特徴
2009年度に新築した校舎には最新の設備を導入し、また歯科医師会立校ならではの実習先にも恵まれ、快適な教育環境で学ぶことができます。

資料請求　●学校案内　無料　●願書　無料　　WEB出願　不可

河原医療大学校

学校法人河原学園

衛技総社

| 学科 | (1)歯科衛生学科(3年・40名)
(2)歯科技工学科(2年・20名) | 〒790-0005　愛媛県松山市花園町3-6
【TEL】0120-40-5355　【E-mail】emsi@kawahara.ac.jp
【交通】伊予鉄道「松山市」駅より徒歩3分 |

	出願日程	試験日程	合格発表	推薦基準・試験内容	受験料
公募推薦	〈第1回〉23年10/2～10/31(必着) 〈第2回〉23年11/1～11/30(必着) 〈第3回〉23年12/1～12/25(必着) 〈第4回〉23年12/26～24年1/31(必着)	11/11 12/9 1/6 2/10	11/16 12/14 1/11 2/15	推薦は専願、現役生のみ 推薦：書類選考、面接	25,000円
一般	〈第1回〉23年10/2～10/31(必着) 〈第2回〉23年11/1～11/30(必着) 〈第3回〉23年12/1～12/25(必着) 〈第4回〉23年12/26～24年1/31(必着) 〈第5回〉24年2/1～2/29(必着)	11/11 12/9 1/6 2/10 3/9	11/16 12/14 1/11 2/15 3/14	一般：書類選考、面接	25,000円

◇開校年　2007年
◇入学者　–
◇出身県　–
◇主な実習先　–
◇主な就職先　–

◇初年度納入金(卒業までの納入金)
(1)1,240,000円(－) (2)1,380,000円(－)
◇学校独自の奨学金制度
・河原学園特待生制度：減免[金額]学費100,000円～600,000円[募集内容]現役生のみ、書類、作文、面接による選考

◇学生寮　あり
◇特徴

資料請求　●学校案内　無料　●願書　無料　　WEB出願　不可　　残りの日程はWEBをCheck

専門学校・養成施設

看護師

診療放射線技師

臨床検査技師

臨床工学技士

理学療法士

作業療法士

言語聴覚士

歯科衛生士

歯科技工士

あん摩マッサージ指圧師

はり師・きゅう師

柔道整復師

視能訓練士

義肢装具士

救急救命士

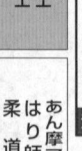

（左側縦項目）看護師 / 臨床検査技師 診療放射線技師 臨床工学技士 / 理学療法士 作業療法士 言語聴覚士 / 歯科衛生士 歯科技工士 / 柔道整復師 あん摩マッサージ指圧師 はり師・きゅう師 / 視能訓練士 義肢装具士 救急救命士

学校法人河原学園　河原医療大学校　新居浜校

衛・総・社　学科：歯科衛生学科(3年・24名)

〒792-0812 愛媛県新居浜市坂井町1-9-23
【TEL】0897-34-9555
【交通】JR線「新居浜」駅より徒歩5分

	出願日程	試験日程	合格発表	推薦基準・試験内容	受験料
公募推薦	〈第1回〉23年10/2〜10/31(必着)	11/11	11/16	推薦は専願、現役生のみ	25,000円
	〈第2回〉23年11/1〜11/30(必着)	12/9	12/14	推薦：書類選考、面接	
	〈第3回〉23年12/1〜12/25(必着)	1/6	1/11		
	〈第4回〉23年12/26〜24年1/31(必着)	2/10	2/15		
一般	〈第1回〉23年10/2〜10/31(必着)	11/11	11/16	一般：書類選考、面接	25,000円
	〈第2回〉23年11/1〜11/30(必着)	12/9	12/14		
	〈第3回〉23年12/1〜12/25(必着)	1/6	1/11		
	〈第4回〉23年12/26〜24年1/31(必着)	2/10	2/15		
	〈第5回〉24年2/1〜2/29(必着)	3/9	3/14		

◇開校年　1990年
◇入学者　−
◇出身県　−
◇主な実習先　−
◇主な就職先　−
◇初年度納入金(卒業までの納入金)
◇学校独自の奨学金制度
　−
◇学生寮　−
◇特徴　−

資料請求　●学校案内　−　●願書　−　　WEB出願　−　　残りの日程はWEBをCheck

学校法人松山ビジネスカレッジ　松山歯科衛生士専門学校　→P.677

衛・総・社　学科：歯科衛生学科(昼3年・40名)

〒790-0063 愛媛県松山市辻町1-33
【TEL】0120-086-406　【E-mail】info@mbc1946.ac.jp
【交通】JR予讃線「松山」駅より徒歩5分

	出願日程	試験日程	合格発表	推薦基準・試験内容	受験料
公募推薦	〈第1回〉23年10/2〜10/31(必着)	11/4	随時	推薦は専願のみ	25,000円
	〈第2回〉23年11/1〜11/30(必着)	12/3		推薦：面接、書類審査	
	〈第3回〉23年12/1〜12/26(必着)	1/6			
	〈第4回〉23年12/27〜24年1/31(必着)	2/3			
	〈第5回〉24年2/1〜2/29(必着)	3/5			
一般	〈第1回〉23年10/2〜10/31(必着)	11/4	随時	一般：面接、課題作文、書類審査	25,000円
	〈第2回〉23年11/1〜11/30(必着)	12/3			
	〈第3回〉23年12/1〜12/26(必着)	1/6			
	〈第4回〉23年12/27〜24年1/31(必着)	2/3			
	〈第5回〉24年2/1〜2/29(必着)	3/5			

◇開校年　1980年
◇入学者　43名(女子43名)
◇出身県　愛媛県
◇主な実習先　愛媛県内の歯科医院
◇主な就職先　愛媛県内の歯科医院を中心に、四国、関東、関西に至る
◇初年度納入金(卒業までの納入金)
1,330,000円(3,670,000円)
◇学校独自の奨学金制度
・MBC特待生制度：免除[募集内容]100,000円〜600,000円の初年度納入金免除※選考による
◇学生寮　なし
◇特徴
「歯科衛生士」だけの養成に専念してきた実績ある伝統校として「全員受験全員合格」を導きました。さらに本校独自の新カリキュラムで歯科医療のスペシャリストを目指します。

資料請求　●学校案内　無料　●願書　無料　　WEB出願　不可　　残りの日程はWEBをCheck

学校法人国際学園　九州医療スポーツ専門学校　→P.674

衛・総・社　学科：歯科衛生学科(3年・女子40名)

〒802-0077　福岡県北九州市小倉北区馬借1-1-2
【TEL】0120-594-160
【交通】JR線「小倉」駅より徒歩10分

	出願日程	試験日程	合格発表	推薦基準・試験内容	受験料
公募推薦	23年9/29〜10/13(消有)	10/21	10日以内郵送	推薦は専願、現役生のみ、評定値の基準を学科毎に設置し高校に通知	30,000円
	23年10/16〜10/25(消有)	10/28		推薦：小論文、面接	
	23年11/6〜11/15(消有)	11/19		※10/21の試験は沖縄会場	
	23年12/4〜12/13(消有)	12/17			
	24年1/8〜1/17(消有)	1/21			
一般	23年9/29〜10/13(消有)	10/21	10日以内郵送	一般：学科試験(国、数、英、社、理、一般常識)、小論文、面接	30,000円
	23年10/16〜10/25(消有)	10/28		※10/21の試験は沖縄会場	
	23年11/6〜11/15(消有)	11/19			
	23年12/4〜12/13(消有)	12/17			
	24年1/8〜1/17(消有)	1/21			

◇開校年　2008年
◇入学者　−
◇出身県　九州地方・中国地方
◇主な実習先　−
◇主な就職先　歯科医院、総合病院、大学病院他
◇初年度納入金(卒業までの納入金)
1,262,000円(−)
◇学校独自の奨学金制度
◇学生寮　あり
◇特徴
確実な知識と技術を身に付け、患者さまに合った歯科保健行動を考え、働きかけることのできる歯科衛生士となるための教育を提供します。専門的な知識・技術・姿勢を学び、国家資格を取得します。

資料請求　●学校案内　無料　●願書　無料　　WEB出願　不可　　残りの日程はWEBをCheck

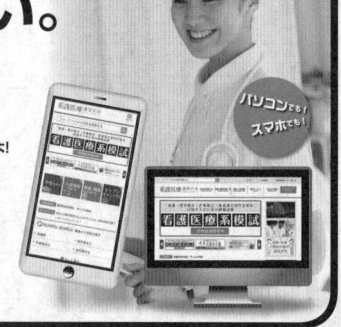

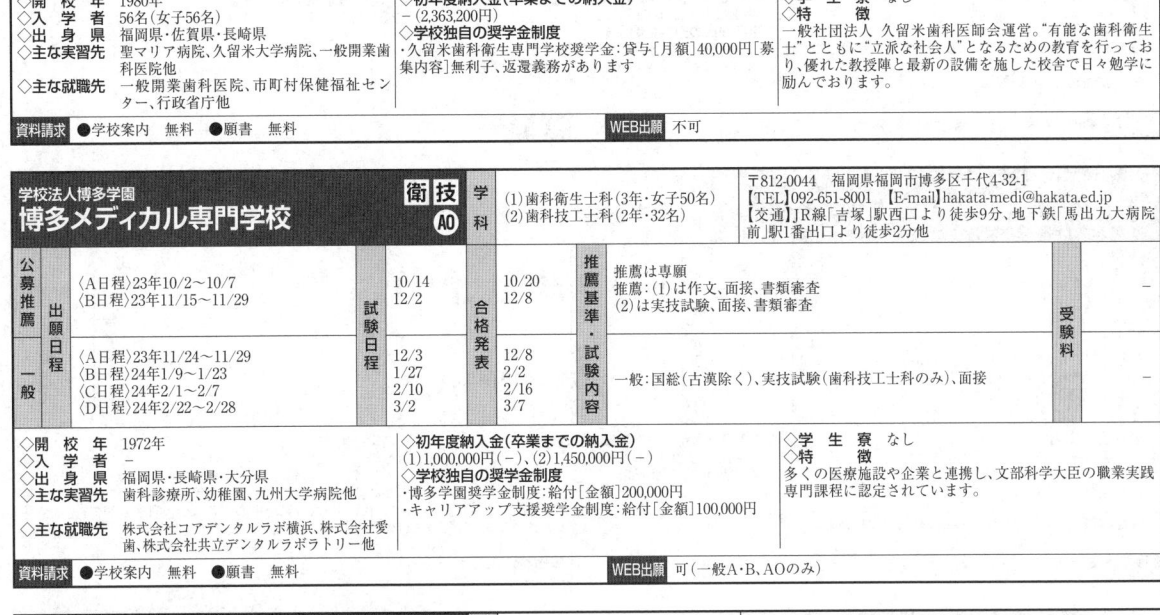

久留米歯科衛生専門学校

一般社団法人久留米歯科医師会　衛 社

学科	歯科衛生士科(3年・女子50名)

〒830-0013　福岡県久留米市櫛原町98
【TEL】0942-34-6116　【E-mail】kdhs@kurume-dental.or.jp
【交通】西鉄大牟田線「櫛原」駅より徒歩7分

出願日程		試験日程	合格発表	推薦基準・試験内容	受験料
公募推薦	23年10/19~10/30(必着)	11/5	11/9	推薦は専願、現役生のみ、3.0以上／推薦:作文、面接	15,000円
一般	〈1次〉23年11/16~11/27(必着)／〈2次〉23年12/18~12/28(必着)	12/3／1/14	12/7／1/18	一般:国(古漢除く)、面接	15,000円

◇開校年　1980年
◇入学者　56名(女子56名)
◇出身県　福岡県・佐賀県・長崎県
◇主な実習先　聖マリア病院、久留米大学病院、一般開業歯科医院他
◇主な就職先　一般開業歯科医院、市町村保健福祉センター、行政省庁他

◇初年度納入金(卒業までの納入金)　-(2,363,200円)
◇学校独自の奨学金制度　・久留米歯科衛生専門学校奨学金:貸与[月額]40,000円[募集内容]無利子、返還義務があります

◇学生寮　なし
◇特徴　一般社団法人 久留米歯科医師会運営。"有能な歯科衛生士"とともに"立派な社会人"となるための教育を行っており、優れた教授陣と最新の設備を施した校舎で日々勉学に励んでおります。

資料請求　●学校案内　無料　●願書　無料　　WEB出願　不可

博多メディカル専門学校

学校法人博多学園　衛 技 AO

学科	(1)歯科衛生士科(3年・女子50名)　(2)歯科技工士科(2年・32名)

〒812-0044　福岡県福岡市博多区千代4-32-1
【TEL】092-651-8001　【E-mail】hakata-medi@hakata.ed.jp
【交通】JR線「吉塚」駅西口より徒歩9分、地下鉄「馬出九大病院前」駅1番出口より徒歩2分他

出願日程		試験日程	合格発表	推薦基準・試験内容	受験料
公募推薦	〈A日程〉23年10/2~10/7／〈B日程〉23年11/15~11/29	10/14／12/2	10/20／12/8	推薦は専願／推薦:(1)は作文、面接、書類審査／(2)は実技試験、面接、書類審査	
一般	〈A日程〉23年11/24~11/29／〈B日程〉24年1/9~1/23／〈C日程〉24年2/1~2/7／〈D日程〉24年2/22~2/28	12/3／1/27／2/10／3/2	12/8／2/2／2/16／3/7	一般:国総(古漢除く)、実技試験(歯科技工士科のみ)、面接	

◇開校年　1972年
◇入学者　56名
◇出身県　福岡県・長崎県・大分県
◇主な実習先　歯科診療所、幼稚園、九州大学病院他
◇主な就職先　株式会社コアデンタルラボ横浜、株式会社愛歯、株式会社共立デンタルラボラトリー他

◇初年度納入金(卒業までの納入金)　(1)1,000,000円(-)、(2)1,450,000円(-)
◇学校独自の奨学金制度　・博多学園奨学金制度:給付[金額]200,000円　・キャリアアップ支援奨学金制度:給付[金額]100,000円

◇学生寮　なし
◇特徴　多くの医療施設や企業と連携し、文部科学大臣の職業実践専門課程に認定されています。

資料請求　●学校案内　無料　●願書　無料　　WEB出願　可(一般A・B、AOのみ)

福岡医健・スポーツ専門学校

学校法人滋慶学園　衛 AO 社

学科	歯科衛生士科(3年・40名)

〒812-0032　福岡県福岡市博多区石城町7-30
【TEL】0120-717-261　【E-mail】info@iken.ac.jp
【交通】地下鉄線「千代県庁口」(3番出口)より徒歩10分、西鉄バス「築港口」バス停前

出願日程		試験日程	合格発表	推薦基準・試験内容	受験料
公募推薦	〈第1回〉23年10/1~10/5(必着)／〈第2回〉23年10/6~10/13(必着)／〈第3回〉23年10/14~10/20(必着)／〈第4回〉23年10/21~10/27(必着)	10/8／10/15／10/22／10/29	後日	推薦は専願のみ／推薦:書類選考、作文、面接	30,000円
一般	〈第1回〉23年10/1~10/5(必着)／〈第2回〉23年10/6~10/13(必着)／〈第3回〉23年10/14~10/20(必着)／〈第4回〉23年10/21~10/27(必着)／〈第5回〉23年10/28~11/3(必着)	10/9／10/15／10/22／10/29／11/5	後日	一般:書類選考、作文、面接	30,000円

◇開校年　2002年
◇入学者　-
◇出身県　-
◇主な実習先　-
◇主な就職先　-

◇初年度納入金(卒業までの納入金)　-
◇学校独自の奨学金制度　・保護者・兄弟姉妹学費免除制度:減免[金額]初年度学費の一部(100,000円)[募集内容]保護者・兄弟姉妹が滋慶学園グループに在籍もしくは卒業している入学者

◇学生寮　あり
◇特徴　-

資料請求　●学校案内　無料　●願書　無料　　WEB出願　可　　残りの日程はWEBをCheck

福岡医療専門学校

学校法人福岡医療学院　衛 AO

学科	歯科衛生科(3年・50名)

〒814-0005　福岡県福岡市早良区祖原3-1
【TEL】092-833-6120　【E-mail】shomu@jusei.ac.jp
【交通】福岡市地下鉄空港線「西新」駅より徒歩4分

出願日程		試験日程	合格発表	推薦基準・試験内容	受験料
公募推薦	23年9/7~9/29／23年9/7~10/6／23年9/7~10/13／23年9/7~10/20／23年10/26~11/3	10/1／10/8／10/15／10/22／11/5	10/4／10/11／10/18／10/25／11/8	推薦は専願、現役生のみ、3.2以上／面接／※10/15は県外入試あり(熊本会場、宮崎会場、沖縄会場)、出願日程:23年9/1~10/9	20,000円
一般	23年9/7~9/29／23年9/7~10/6／23年9/7~10/13／23年9/7~10/20／23年10/26~11/3	10/1／10/8／10/15／10/22／11/5	10/4／10/11／10/18／10/25／11/8	一般:面接、作文／※10/15は県外入試あり(熊本会場、宮崎会場、沖縄会場)、出願日程:23年9/1~10/9	20,000円

◇開校年　1999年
◇入学者　-
◇出身県　-
◇主な実習先　-
◇主な就職先　-

◇初年度納入金(卒業までの納入金)　1,020,000円(2,660,000円)
◇学校独自の奨学金制度　-

◇学生寮　あり(提携先学生寮)
◇特徴　-

資料請求　●学校案内　-　●願書　-　　WEB出願　可　　残りの日程はWEBをCheck

左欄：看護師／臨床検査技師　臨床工学技士　診療放射線技師／理学療法士　作業療法士　言語聴覚士／歯科衛生士　歯科技工士／柔道整復師　あん摩マッサージ指圧師・はり師・きゅう師／視能訓練士　義肢装具士　救急救命士

公益社団法人福岡県歯科医師会立　福岡歯科衛生専門学校 【衛】

学科：歯科衛生士学科(3年・50名)
〒810-0041　福岡県福岡市中央区大名1-12-43
【TEL】092-751-5827　【E-mail】gakkou@fdanet.or.jp
【交通】西鉄大牟田線「西鉄福岡(天神)」駅より徒歩6分、地下鉄「赤坂」駅より南へ徒歩5分

区分	出願日程	試験日程	合格発表	推薦基準・試験内容	受験料
公募推薦	23年9/1～11/14	11/19	11/22	推薦は現役生のみ、3.0以上　推薦:作文、面接	15,000円
一般	〈A日程〉23年11/20～24年1/18　〈B日程〉24年1/29～2/29	1/21　3/3	1/26　3/5	一般:小論文、国総、面接	15,000円

◇開校年 1969年　◇入学者 －　◇出身県 福岡県
◇主な実習先 九州大学病院、航空自衛隊、就労支援施設他
◇主な就職先 歯科医院他
◇初年度納入金(卒業までの納入金) 1,186,000円(2,458,000円)
◇学校独自の奨学金制度 ・福岡歯科衛生専門学校特待生制度:免除[金額]授業料の一部[募集内容]学業成績、出席状況、学業態度が優秀な学生対象
◇学生寮 なし　◇特徴 －
資料請求 ●学校案内 無料 ●願書 無料　WEB出願 不可

学校法人美萩野学園　美萩野保健衛生学院 【衛】

学科：歯科衛生士学科(3年・女子50名)
〒802-0062　福岡県北九州市小倉北区片野新町2-5-28
【TEL】093-931-8666　【E-mail】info@mihagino-dh.ac.jp
【交通】JR日豊本線「城野」駅より徒歩約7分、西鉄バス「城野四ツ角」より徒歩約3分他

区分	出願日程	試験日程	合格発表	推薦基準・試験内容	受験料
公募推薦	23年10/4～11/7(消有)	11/11	11/15	推薦は専願、過年度生可　推薦:小論文、面接	20,000円
一般	〈第1期〉23年11/16～12/12(消有)　〈第2期〉24年1/12～1/30(消有)　〈第3期〉24年2/7～2/29(消有)	12/16　2/3　3/7	12/20　2/7　3/8	一般:国総(漢除く)、面接	20,000円

◇開校年 1972年　◇入学者 －　◇出身県 福岡県・山口県・大分県
◇主な実習先 上記各県の歯科診療所
◇主な就職先 歯科診療所、病院歯科、歯科関連企業
◇初年度納入金(卒業までの納入金) 910,000円(2,430,000円)
◇学校独自の奨学金制度 －
◇学生寮 なし
◇特徴 本学院は、2021年に開学50周年を迎えました。2023年4月現在、3,748名の卒業生を輩出しています。その多くが、福岡県・山口県・大分県を中心に各地の歯科医院等で、先輩歯科衛生士として活躍しています。
資料請求 ●学校案内 無料 ●願書 無料　WEB出願 不可

学校法人九州アカデミー学園　九州医療専門学校 【衛】【技】

学科：(1)歯科衛生士科(3年・50名)　(2)歯科技工士本科(2年・24名)
(1)〒841-0014　佐賀県鳥栖市桜町1449-1
(2)〒841-0038　佐賀県鳥栖市古野町176-8
【TEL】0120-83-2255
【交通】(1)JR線「田代」駅徒歩すぐ(2)JR線「鳥栖」駅徒歩約12分

区分	出願日程	試験日程	合格発表	推薦基準・試験内容	受験料
公募推薦	－	－	－	※詳細は学校にお問い合わせください	
一般	－	－	－	※詳細は学校にお問い合わせください	－

◇開校年 1968年　◇入学者 －　◇出身県 －　◇主な実習先 －
◇主な就職先 －
◇初年度納入金(卒業までの納入金) －　◇学校独自の奨学金制度 －
◇学生寮 －　◇特徴 －
資料請求 ●学校案内 － ●願書 －　WEB出願 －

一般社団法人佐賀県歯科医師会立　佐賀歯科衛生専門学校 【衛】

学科：歯科衛生士科(3年・50名)
〒840-0045　佐賀県佐賀市西田代2-5-20
【TEL】0952-24-7311　【E-mail】saga-dhschool@star.odn.ne.jp
【交通】JR長崎本線「佐賀」駅よりバスで15分

区分	出願日程	試験日程	合格発表	推薦基準・試験内容	受験料
公募推薦	〈二次〉23年10/23～10/28(消有)　〈三次〉23年11/20～11/25(消有)	11/5　12/2	11/10　12/8	推薦は専願、1浪まで可、3.2以上　推薦:作文、面接	10,000円
一般	〈一次〉23年11/20～11/25(消有)　〈二次〉24年1/4～1/10(消有)　〈三次〉24年2/5～2/10(消有)　〈四次〉24年2/26～3/2(消有)	12/2　1/14　2/17　3/10	12/8　1/19　2/24　3/15	一般:国総(古漢除く)、面接	10,000円

◇開校年 1968年　◇入学者 34名(女子34名)　◇出身県 佐賀県・福岡県・長崎県
◇主な実習先 佐賀県内の歯科医療機関、佐賀大学医学部他
◇主な就職先 佐賀県内の歯科医療機関他
◇初年度納入金(卒業までの納入金) 1,145,000円(2,364,500円)
◇学校独自の奨学金制度 －
◇学生寮 なし
◇特徴 本校は、一般社団法人佐賀県歯科医師会のバックアップによる、50年の歴史と信頼のある学校です。佐賀県内外より多くの講師を招き、最先端の授業をしています。国家試験までしっかりサポート！高い就職率も誇っています。
資料請求 ●学校案内 無料 ●願書 無料　WEB出願 不可

九州文化学園歯科衛生士学院

学校法人九州文化学園

衛 学科

歯科衛生士科（3年・40名）

〒857-0832　長崎県佐世保市藤原町7-32
【TEL】0956-26-1203　【E-mail】dental@kyubun.ed.jp
【交通】JR線「佐世保」駅より徒歩約20分、またはバスで「藤原橋」より徒歩2分

出願日程		試験日程	合格発表	推薦基準・試験内容	受験料
公募推薦	23年10/2～10/24(消有)	11/2	11/9	推薦は専願、浪人可、3.0以上 推薦：面接、書類選考	20,000円
一般	〈一期〉23年11/8～11/27(消有) 〈二期〉24年1/11～2/1(消有) 〈三期〉24年2/19～3/1(消有)	12/4 2/5 3/6	12/11 2/9 3/13	一般：小論文、面接、書類選考	20,000円

◇開 校 年　1981年
◇入 学 者　39名(女子39名)
◇出 身 県　長崎県・佐賀県
◇主な実習先　一般歯科医院、佐世保総合医療センター、佐世保共済病院
◇主な就職先　一般歯科医院

◇初年度納入金（卒業までの納入金）
1,153,965円(2,730,000円)
◇学校独自の奨学金制度
・学生サポート制度：給付［月額］上限15,000円(区分により異なる)［募集内容］一人暮らし又は遠距離通学者への補助支援制度(家賃・通学定期・駐車場代支援)

◇学 生 寮　なし
◇特　　徴
歯科衛生士の資格に加え、医療事務管理士技能検定や、サービス接遇検定3級・2級などに、多くの学生が合格し、就職に大変有利です。
文部科学省「職業実践専門課程」設置校
厚生労働省「専門実践教育給付金」指定講座

資料請求	●学校案内　無料　●願書　無料	WEB出願	不可

長崎歯科衛生士専門学校

一般社団法人長崎県歯科医師会

衛 社 学科

歯科衛生士科（3年・50名）

〒852-8104　長崎県長崎市茂里町3-19
【TEL】095-848-5002　【E-mail】happy-smile@ndhs.ac.jp
【交通】JR線「浦上」駅裏・長崎原爆病院隣、JR線「長崎」駅より車で10分

出願日程		試験日程	合格発表	推薦基準・試験内容	受験料
公募推薦	〈一次〉23年10/2～10/20(必着) 〈二次〉23年11/20～12/1(必着)	10/29 12/10	11/2 12/14	推薦は専願のみ、1浪まで可 推薦：一般常識、面接	20,000円
一般	〈一次〉24年1/15～1/31(必着) 〈二次〉24年2/13～2/28(必着) 〈三次〉24年3/4～3/13(必着)	2/3 3/3 3/16	2/8 3/7 3/18	一般：国総(古漢除く)、選択＝英、生基より1科目、面接 ※定員に達した場合、三次募集は実施しないことがあります	20,000円

◇開 校 年　1970年
◇入 学 者　-
◇出 身 県　長崎県
◇主な実習先　大学病院、歯科医院、市保健センター他
◇主な就職先　歯科医院、大学病院他

◇初年度納入金（卒業までの納入金）
900,000円(-)
◇学校独自の奨学金制度
・特待生制度：免除［募集内容］学業、人物共に優秀者に授業料の全額または一部を免除

◇学 生 寮　なし
◇特　　徴
修学支援新制度の認定を受けており本校独自の特待生制度もあります。長崎県歯科医師会のバックアップを受け、国家試験合格率、就職率ともに高い実績があります。また、オープンキャンパス参加者は、受験料が半額免除になります。

資料請求	●学校案内　無料　●願書　無料	WEB出願	不可

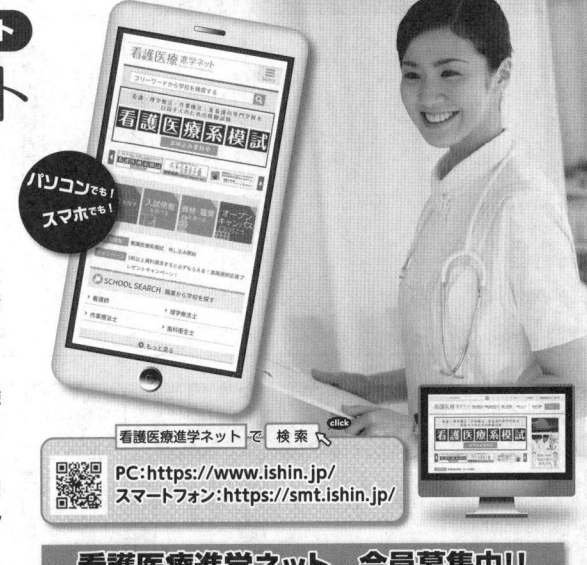

専門学校・養成施設

看護師

臨床検査技師

臨床工学技士

診療放射線技師

理学療法士

作業療法士

言語聴覚士

歯科衛生士

歯科技工士

柔道整復師

はり師・きゅう師

あん摩マッサージ指圧師

視能訓練士

義肢装具士

救急救命士

左端縦書き：専門学校・養成施設

縦書き分野一覧：看護師／臨床検査技師 臨床工学技士 診療放射線技師／理学療法士 作業療法士 言語聴覚士／歯科衛生士 歯科技工士／あん摩マッサージ指圧師 はり師・きゅう師 柔道整復師／視能訓練士 義肢装具士 救急救命士

一般社団法人熊本県歯科医師会 熊本歯科衛生士専門学院

衛社｜学科 歯科衛生士科(3年・50名)

〒860-0863 熊本県熊本市中央区坪井2-3-6
【TEL】096-344-6672 【E-mail】boshu@kuma8020.com
【交通】熊本電鉄「藤崎宮前」駅より徒歩2分

	出願日程	試験日程	合格発表	推薦基準・試験内容	受験料
公募推薦	23年10/2～10/10(必着)	10/14	10/20	推薦は専願のみ、1浪まで可、3.0以上 推薦：選択=国総(古漢除く)、英Ⅰより1科目、面接	20,000円
一般	〈1次〉23年11/1～11/13(必着) 〈2次〉24年1/4～1/15(必着) 〈3次〉24年2/9～2/19(必着)	11/18 1/20 2/24	11/24 1/26 3/1	一般：選択=国総(古漢除く)、英Ⅰより1科目、面接 ※3次は定員に達した場合、実施しないことがあります	20,000円

◇開校年 1964年
◇入学者 56名(女子56名)
◇出身県 熊本県
◇主な実習先 熊本大学病院、独立行政法人国立病院機構 熊本医療センター他
◇主な就職先 県下 歯科医院他

◇初年度納入金(卒業までの納入金) 1,300,000円(2,700,000円)
◇学校独自の奨学金制度

◇学生寮 なし
◇特徴 口腔保健のニーズの多様化や歯科医療の進歩に伴い、高度な専門能力を持ち敬愛される歯科衛生士の育成を目的としています。

資料請求 ●学校案内 無料 ●願書 無料　WEB出願 不可

学校法人中島学園 熊本歯科技術専門学校

衛技総社｜学科 (1)歯科衛生士科(3年・50名) (2)歯科技工士科(2年・35名)

〒860-0811 熊本県熊本市中央区本荘3-1-6
【TEL】096-371-6581 【E-mail】nakabo@ganaka.ac.jp
【交通】JR線「熊本」駅より熊本都市バス「大学病院前」停より徒歩5分

	出願日程	試験日程	合格発表	推薦基準・試験内容	受験料
公募推薦	23年10/2～10/13(必着)	10/21	10/27	推薦は専願、現役生のみ、3.0以上 推薦：国総(古漢除く)、面接	10,000円
一般	〈1次〉23年11/6～11/17(必着) 〈2次〉24年1/9～1/19(必着) 〈3次〉24年2/13～2/22(必着)	11/25 1/27 3/2	12/1 2/3 3/7	一般：国総(古漢除く)、面接	10,000円

◇開校年 1969年
◇入学者 58名(男子9名/女子49名)
◇出身県 熊本県
◇主な実習先 熊本大学附属病院、熊本機能病院、伊東歯科口腔病院他
◇主な就職先 (株)愛歯、(株)ギコウ、伊東歯科口腔病院他多数

◇初年度納入金(卒業までの納入金) (1)900,000円(2,300,000円)、(2)1,320,000円(2,240,000円)
◇学校独自の奨学金制度
・入学特待制度：免除[金額]前期授業料より、特待A：全額、特待B：100,000円、特待C：50,000円[募集内容]推薦型選抜の受験者かつ成績優秀者が対象

◇学生寮 なし
◇特徴 熊本県内で唯一、歯科技工士科と歯科衛生士科の2科ある専門学校です。社会に出てすぐ役立つ歯科医療のスペシャリストを養成。実践教育を重視した理論にとどまらない授業により、豊かな人材を育成している。

資料請求 ●学校案内 無料 ●願書 無料　WEB出願 不可

学校法人善広学園 IVY大分医療総合専門学校

技｜学科 歯科技工学科(2年・35名)

〒870-0037 大分県大分市東春日町17-21
【TEL】097-537-2471
【交通】JR線「大分」駅より徒歩約15分

	出願日程	試験日程	合格発表	推薦基準・試験内容	受験料
公募推薦	－	－	－	※詳細は学校にお問い合わせください	
一般	－	－	－	※詳細は学校にお問い合わせください	

◇開校年 1984年
◇入学者 －
◇出身県 －
◇主な実習先 －
◇主な就職先 －

◇初年度納入金(卒業までの納入金) －
◇学校独自の奨学金制度 －

◇学生寮 －
◇特徴 －

資料請求 ●学校案内 ●願書　WEB出願 －

学校法人溝部学園 大分県歯科技術専門学校

衛技総｜学科 (1)歯科衛生科(3年・35名) (2)歯科技工科(2年・35名) (3)ダブルライセンスコース(3年・35名)

〒874-8567 大分県別府市亀川中央町29-10
【TEL】0977-67-3038
【交通】JR日豊本線「亀川」駅より徒歩5～10分

	出願日程	試験日程	合格発表	推薦基準・試験内容	受験料
公募推薦	〈1期〉23年9/25～10/16(必着) 〈2期〉23年10/23～11/20(必着) 〈3期〉23年11/27～12/11(必着)	10/21 11/25 12/16	10/27 12/1 12/22	推薦は専願のみ、浪人可、3.0以上 推薦：書類審査、面接	20,000円
一般	〈A日程〉23年11/21～12/11(必着) 〈B日程〉24年1/9～1/29(必着) 〈C日程〉24年2/19～3/11(必着)	12/16 2/3 3/16	12/22 2/9 3/19	一般：書類審査、面接、作文	20,000円

◇開校年 1976年
◇入学者 －
◇出身県 大分県・宮崎県・熊本県
◇主な実習先 PMラボ、サンエイデンタルラボ、ニューセラデンタル
◇主な就職先 上人豊田歯科、(有)安達技術、ニューセラデンタル他

◇初年度納入金(卒業までの納入金) (1)1,110,000円(2,470,000円)、(2)1,590,000円(2,590,000円)、(3)－(2,960,000円)
◇学校独自の奨学金制度
・大分県歯科技術専門学校歯科育英会奨学金：貸与[金額]1,500,000円・750,000円[募集内容]指定された歯科医院での2年間の勤務により貸与金が返還免除されます
・大分県歯科技工士育成会奨学金：貸与[年額]1,000,000円、650,000円、350,000円[募集内容]指定された歯科技工所での勤務により貸与金の10%が返還免除されます

◇学生寮 あり
◇特徴 国家試験受験資格以外にも多くの資格が取得可能！就職や業務で役立つ＋αの資格で即戦力に！

資料請求 ●学校案内 無料 ●願書 無料　WEB出願 不可

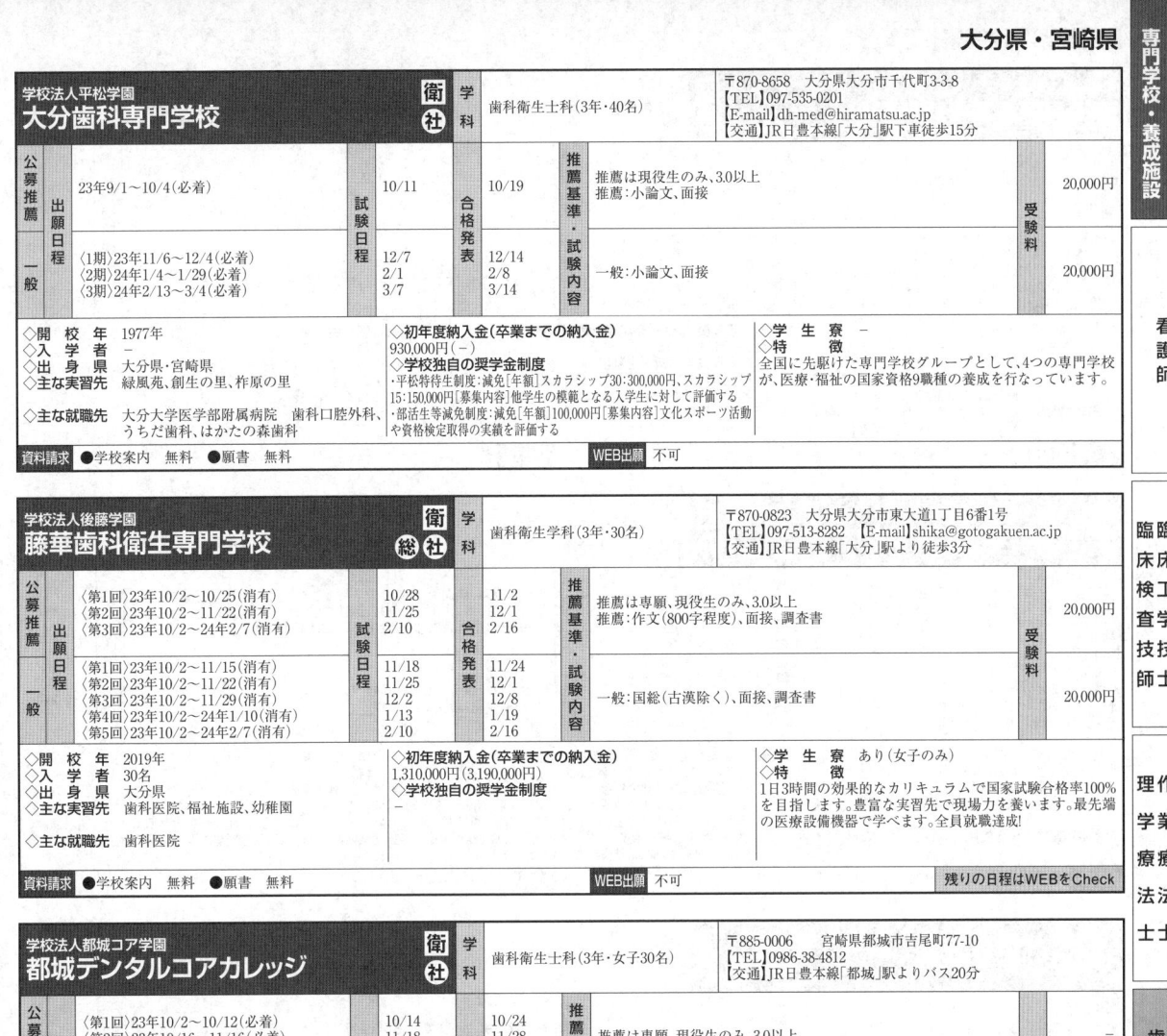

大分歯科専門学校
学校法人平松学園　衛・社　学科：歯科衛生士科(3年・40名)

〒870-8658　大分県大分市千代町3-3-8
【TEL】097-535-0201
【E-mail】dh-med@hiramatsu.ac.jp
【交通】JR日豊本線「大分」駅下車徒歩15分

	出願日程	試験日程	合格発表	推薦基準・試験内容	受験料
公募推薦	23年9/1～10/4(必着)	10/11	10/19	推薦は現役生のみ、3.0以上　推薦:小論文、面接	20,000円
一般	〈1期〉23年11/6～12/4(必着)　〈2期〉24年1/4～1/29(必着)　〈3期〉24年2/13～3/4(必着)	12/7　2/1　3/7	12/14　2/8　3/14	一般:小論文、面接	20,000円

◇開校年　1977年
◇入学者　－
◇出身県　大分県・宮崎県
◇主な実習先　緑風苑、創生の里、柞原の里
◇主な就職先　大分大学医学部附属病院　歯科口腔外科、うちだ歯科、はかたの森歯科

◇初年度納入金(卒業までの納入金)　930,000円(－)
◇学校独自の奨学金制度
・平松特待生制度:減免[年額]スカラシップ30:300,000円、スカラシップ15:150,000円[募集内容]他学生の模範となる入学生に対して評価する
・部活生等減免制度:減免[年額]100,000円[募集内容]文化スポーツ活動や資格検定取得の実績を評価する

◇学生寮　－
◇特徴　全国に先駆けた専門学校グループとして、4つの専門学校が、医療・福祉の国家資格9職種の養成を行なっています。

資料請求　●学校案内　無料　●願書　無料　　WEB出願　不可

藤華歯科衛生専門学校
学校法人後藤学園　衛・総・社　学科：歯科衛生学科(3年・30名)

〒870-0823　大分県大分市東大道1丁目6番1号
【TEL】097-513-8282　【E-mail】shika@gotogakuen.ac.jp
【交通】JR日豊本線「大分」駅より徒歩3分

	出願日程	試験日程	合格発表	推薦基準・試験内容	受験料
公募推薦	〈第1回〉23年10/2～10/25(消有)　〈第2回〉23年10/2～11/22(消有)　〈第3回〉23年10/2～24年2/7(消有)	10/28　11/25　2/10	11/2　12/1　2/16	推薦は専願、現役生のみ、3.0以上　推薦:作文(800字程度)、面接、調査書	20,000円
一般	〈第1回〉23年10/2～11/15(消有)　〈第2回〉23年10/2～11/22(消有)　〈第3回〉23年10/2～11/29(消有)　〈第4回〉23年10/2～24年1/10(消有)　〈第5回〉23年10/2～24年2/7(消有)	11/18　11/25　12/2　1/13　2/10	11/24　12/1　12/8　1/19　2/16	一般:国総(古漢除く)、面接、調査書	20,000円

◇開校年　2019年
◇入学者　30名
◇出身県　大分県
◇主な実習先　歯科医院、福祉施設、幼稚園
◇主な就職先　歯科医院

◇初年度納入金(卒業までの納入金)　1,310,000円(3,190,000円)
◇学校独自の奨学金制度　－

◇学生寮　あり(女子のみ)
◇特徴　1日3時間の効果的なカリキュラムで国家試験合格率100%を目指します。豊富な実習先で現場力を養います。最先端の医療設備機器で学べます。全員就職達成!

資料請求　●学校案内　無料　●願書　無料　　WEB出願　不可　　残りの日程はWEBをCheck

都城デンタルコアカレッジ
学校法人都城コア学園　衛・社　学科：歯科衛生士科(3年・女子30名)

〒885-0006　宮崎県都城市吉尾町77-10
【TEL】0986-38-4812
【交通】JR日豊本線「都城」駅よりバス20分

	出願日程	試験日程	合格発表	推薦基準・試験内容	受験料
公募推薦	〈第1回〉23年10/2～10/12(必着)　〈第2回〉23年10/16～11/16(必着)　〈第3回〉23年11/20～12/14(必着)	10/14　11/18　12/16	10/24　11/28　12/26	推薦は専願、現役生のみ、3.0以上	－
一般	〈第1回〉23年10/2～10/12(必着)　〈第2回〉23年10/16～11/16(必着)　〈第3回〉23年11/20～12/14(必着)　〈第4回〉23年12/18～24年1/18(必着)　〈第5回〉24年1/22～2/15(必着)	10/14　11/18　12/16　1/20　2/17	10/24　11/28　12/26　1/30　2/27	－	－

◇開校年　2008年
◇入学者　－
◇出身県　－
◇主な実習先　－
◇主な就職先　－

◇初年度納入金(卒業までの納入金)　－
◇学校独自の奨学金制度　－

◇学生寮　－
◇特徴　－

資料請求　●学校案内　－　●願書　－　　WEB出願　－　　残りの日程はWEBをCheck

宮崎歯科技術専門学校
一般社団法人宮崎県歯科医師会立　衛・技・社　学科：(1)歯科衛生士科(3年・50名)　(2)歯科技工士科(2年・10名)

〒880-0021　宮崎県宮崎市清水1-12-2
【TEL】0985-29-0057　【E-mail】sikasen2@miyazaki-da.or.jp
【交通】JR線「宮崎」駅より徒歩10分、宮崎交通バス「橘通り4丁目」下車徒歩2分

	出願日程	試験日程	合格発表	推薦基準・試験内容	受験料
公募推薦	〈Ⅰ期〉23年9/27～10/6(必着)　〈Ⅱ期〉23年10/23～10/30(必着)	10/12　11/4	10/20　11/10	推薦は専願、現役生のみ　推薦:小論文、面接	10,000円
一般	〈Ⅰ期〉23年11/6～11/20(必着)　〈Ⅱ期〉24年1/9～1/23(必着)　〈Ⅲ期〉24年2/15～2/26(必着)　〈Ⅳ期〉24年3/5～3/15(必着)	11/25　1/27　3/2　3/19	11/30　1/31　3/6　3/22	一般:小論文、面接	10,000円

◇開校年　1962年
◇入学者　－
◇出身県　宮崎県・大分県
◇主な実習先　－
◇主な就職先　－

◇初年度納入金(卒業までの納入金)　(1)1,042,000円(－)、(2)1,589,000円(－)
◇学校独自の奨学金制度
・成績優秀者に対する特待生制度:減免[金額]入学金より半額または100,000円または50,000円
・優遇制度:減免[金額]入学金より半額[募集内容]親族(2親等)が宮崎歯科技術専門学校の在学生または卒業生であること

◇学生寮　なし
◇特徴　宮崎県歯科医師会が設立した本校は、第一線で活躍中の講師を揃え、綿密な基礎教育と徹底した実技指導によって、たしかな技能と豊富な知識を養います。国家試験合格率も高く、実績と伝統を誇る専門学校として、歯科医療界から高い評価を得ています。

資料請求　●学校案内　無料　●願書　無料　　WEB出願　不可

左欄：専門学校・養成施設／看護師／臨床検査技師・臨床工学技士・診療放射線技師／理学療法士・作業療法士・言語聴覚士／歯科衛生士・歯科技工士／あん摩マッサージ指圧師・はり師・きゅう師・柔道整復師／視能訓練士・義肢装具士・救急救命士

学校法人南学園 鹿児島医療福祉専門学校

衛社／学科：歯科衛生学科(3年・40名)

〒890-0034 鹿児島県鹿児島市田上8-21-3
【TEL】099-281-9911 【E-mail】info@minami.ac.jp
【交通】JR線「鹿児島中央」駅より南国交通バスで約20分

	出願日程	試験日程	合格発表	推薦基準・試験内容	受験料
公募推薦	23年10/2～10/10(必着)	10/14	10/20	推薦は専願、現役生のみ、3.0以上 推薦:面接	10,000円
一般	〈1次〉23年10/16～10/31(必着) 〈2次〉23年11/6～12/5(必着) 〈3次〉23年12/11～24年1/30(必着) 〈4次〉24年2/5～2/27(必着) 〈5次〉24年3/4～3/25(必着)	11/4 12/9 2/3 3/2 3/26	11/10 12/15 2/9 3/8 3/28	一般:国(現代文のみ)、面接 ※3/2・26は定員に達した場合、中止する可能性があります	10,000円

◇開校年 1989年
◇入学者 -
◇出身県 鹿児島県・熊本県
◇主な実習先 鹿児島大学病院、鹿児島市立病院、大久保歯科口腔外科医院
◇主な就職先 イシタ小児・矯正歯科クリニック、瀬戸口たかし歯科、アミュプラザ鹿児島ローズ歯科

◇初年度納入金(卒業までの納入金) 700,000円(-)
◇学校独自の奨学金制度 ・森永茂樹奨学金:貸与[月額]30,000円～100,000円[募集内容]人物、学業ともに優秀な者で、経済的理由により著しく修学に困難がある者

◇学生寮 なし
◇特徴 充実した基礎学力向上対策とよく解る授業で全員進級卒業と国家試験全員合格、学生一人ひとりに合った丁寧な就職指導で全員就職。

資料請求 ●学校案内 無料 ●願書 無料　WEB出願 不可

公益社団法人鹿児島県歯科医師会 鹿児島歯科学院専門学校

衛技 AO／学科：(1)歯科衛生士科(3年・50名) (2)歯科技工士科(2年・20名)

〒892-0841 鹿児島県鹿児島市照国町13-15 鹿児島県歯科医師会館3F
【TEL】(1)099-223-7851/(2)099-226-7079
【E-mail】g-boshu@kdic.ac.jp 【交通】JR線「鹿児島中央」駅より徒歩15分又は、鹿児島市電・市バス「天文館」下車徒歩5分

	出願日程	試験日程	合格発表	推薦基準・試験内容	受験料
公募推薦	(1)(2)23年10/2～10/10(必着) (1)(2)23年10/2～10/13(必着) (2)23年11/13～12/5(必着)	10/14 10/21・22 12/9	11/6 11/6 12/22	推薦は専願、現役生のみ 推薦:(1)面接、作文、適性試験 (2)面接、適性試験 ※10/21は出水会場、鹿屋会場、10/22は奄美会場	10,000円
一般	23年11/13～12/5(必着) 24年1/9～1/23(必着) 24年2/5～2/13(必着) 24年2/26～3/5(必着)	12/9 1/27 2/17 3/10	12/22 2/2 2/26 3/15	一般:(1)一般常識、作文、面接 (2)一般常識、適性試験、面接	10,000円

◇開校年 1967年
◇入学者 46名(男子8名/女子38名)
◇出身県 鹿児島県
◇主な実習先 歯科医院、鹿児島大学病院、保健所
◇主な就職先 歯科医院、歯科技工所、市町村自治体

◇初年度納入金(卒業までの納入金) (1)730,000円(-)、(2)1,200,000円(-)
◇学校独自の奨学金制度 ・母子・父子家庭学生優遇制度:減免[年額]100,000円～150,000円[募集内容]母子・父子家庭の学生(世帯主の年収が400万円以下) ・離島学生優遇制度:減免[年額]150,000円～200,000円[募集内容]奄美群島全島等の離島、沖縄在住の者など

◇学生寮 なし
◇特徴 歯科医師会が設立している学校です。充実した講師陣、設備と環境の中で懇切な教育、指導を実践しています。鹿児島市の中心部にあり交通の便も大変良いです。国家試験、就職活動において高い合格率、並びにほぼ全員就職しています。

資料請求 ●学校案内 無料 ●願書 無料　WEB出願 不可

一般社団法人沖縄県歯科医師会 沖縄歯科衛生士学校

衛社／学科：歯科衛生士科(3年・44名)

〒901-2134 沖縄県浦添市港川1-36-3
【TEL】098-877-0167 【E-mail】odhs@okisi.org
【交通】ゆいレール「浦添前田」駅より徒歩30分

	出願日程	試験日程	合格発表	推薦基準・試験内容	受験料
公募推薦	23年10/2～10/13(必着)	10/19	10/31	推薦は専願、2浪まで可、3.5以上 推薦:国総、面接	10,000円
一般	〈日程A〉23年10/2～10/13(必着) 〈日程B〉24年1/9～1/19(必着) 〈日程C〉24年2/16～2/29(必着)	10/19 1/25 3/4	10/31 2/6 3/7	一般:国総、面接 ※定員に達した場合、3/4は実施しません	10,000円

◇開校年 1975年
◇入学者 44名
◇出身県 -
◇主な実習先 -
◇主な就職先 -

◇初年度納入金(卒業までの納入金) 900,000円(2,400,000円)
◇学校独自の奨学金制度 ・奨学金制度:給付[募集内容]成績優秀で出席状況が良好な生徒に対して、奨学金を授与しています

◇学生寮 なし
◇特徴 -

資料請求 ●学校案内 無料 ●願書 無料　WEB出願 不可

学校法人石川学園 専門学校 大育

衛総／学科：歯科衛生士科(3年・80名)

〒902-0066 沖縄県那覇市字大道88-5
【TEL】0120-557-370 【E-mail】info@daiiku.ac.jp
【交通】ゆいレール「おもろまち」駅より徒歩3分

	出願日程	試験日程	合格発表	推薦基準・試験内容	受験料
公募推薦				※9月26日以降、該当する試験はありません	-
一般	24年1/4～3/29(消有)	日程は随時連絡	選考後10日程度	一般:書類審査、小論文、面接	10,000円

◇開校年 2005年
◇入学者 -
◇出身県 沖縄県
◇主な実習先 県内歯科医院他
◇主な就職先 県内外歯科医院他

◇初年度納入金(卒業までの納入金) 850,000円(2,150,000円)
◇学校独自の奨学金制度 ・学費免除制度:減免[金額]1年次の校納金より総合型選抜第1期100,000円、第2期・3期50,000円[募集内容]総合型選抜の合格者を対象

◇学生寮 あり
◇特徴 歯科衛生士国家試験、2022年・2023年全員合格

資料請求 ●学校案内 無料 ●願書 無料　WEB出願 不可

▷ 柔道整復師
▷ はり師・きゅう師
▷ あん摩マッサージ指圧師

2024年 入試要項 & 学校情報

大学

学校法人帝京大学　帝京大学　宇都宮キャンパス

柔 / 共 総

学科 医療技術学部 柔道整復学科(4年・90名)

〒320-8551 栃木県宇都宮市豊郷台1-1
【TEL】0120-335933
【交通】JR東北新幹線・宇都宮線「宇都宮」駅よりバス約20分

	出願日程	試験日程	合格発表	推薦基準・試験内容	受験料
公募推薦	23年11/1～11/7(必着)	11/12	12/1	推薦は併願可、定員32名(指定校含む) 推薦:面接、書類審査、選択=コミ英ⅠⅡ・英表Ⅰ、国総(古漢除く)、数Ⅰ・物基・物、化基・化、生基・生より2科目 ※英・国の組み合わせ不可	35,000円
一般	〈Ⅰ期〉23年12/19～24年1/18(必着) 〈Ⅱ期〉24年2/1～2/14(必着) 〈Ⅲ期〉24年2/21～3/5(必着)	1/30・31・2/1 2/22・23 3/10	2/10 2/29 3/14	一般:コミ英ⅠⅡⅢ・英表ⅠⅡ、面接、書類審査、選択=国総(古漢除く)、数ⅠA、物基・物、化基・化、生基・生より2科目	35,000円

◇開校年 1966年
◇入学者 −
◇出身県 −
◇主な実習先 帝京豊郷台接骨院、帝京八王子接骨院他
◇主な就職先 かわうちはり灸接骨院、白鷗大前接骨院、六号通り鍼灸整骨院他

◇初年度納入金(卒業までの納入金) 1,956,300円(−)
◇学校独自の奨学金制度
・"自分流"奨学金制度:減免[年額]100,000円[募集内容]家計が急変し経済的に修学が困難となった、学部等で選考基準以上の学生
・帝京大学成績優秀者奨学金制度(第一種):減免[年額]200,000円[募集内容]2年次以降で、各学科前年度の成績上位者

◇学生寮 なし
◇特徴 高度な医療技術と知識を備え、患者さんの健康をサポートする柔道整復師を養成する。

資料請求 ●学校案内 無料 ●願書 ※WEB出願のみ
WEB出願 可

学校法人学文館　上武大学

柔 / 共 総 社

学科 ビジネス情報学部 スポーツ健康マネジメント学科 柔道整復師コース(4年・40名)

〒372-8588 群馬県伊勢崎市戸谷塚町634-1
【TEL】0270-32-1010 【E-mail】nyushi@jobu.ac.jp
【交通】JR線「本庄」駅、東武線「伊勢崎」駅よりスクールバス

	出願日程	試験日程	合格発表	推薦基準・試験内容	受験料
公募推薦	23年11/1～11/9(消有)	11/18	12/1	推薦は併願可、1浪まで可、3.0以上 推薦:小論文、面接(口頭試問)、書類審査	30,000円
一般	〈全学統一〉23年12/25～24年1/23(消有)	2/2・3	2/9	一般:国総(近代以降の文章)、書類審査、選択=コミ英ⅠⅡ、数ⅠA、生基・生、生基・化基より1科目	30,000円

◇開校年 1968年
◇入学者 −
◇出身県 −
◇主な実習先 −
◇主な就職先 −

◇初年度納入金(卒業までの納入金) 1,558,300円(5,633,200円)
◇学校独自の奨学金制度

◇学生寮 −
◇特徴 −

資料請求 ●学校案内 − ●願書 −
WEB出願 可

SBC東京医療大学
(2024年4月 了德寺大学より名称変更予定※)

柔 / 総 社

学科 健康科学部 整復医療・トレーナー学科(4年・60名)

〒279-8567 千葉県浦安市明海5丁目8-1
【TEL】047-382-2111
【交通】JR京葉線・武蔵野線「新浦安」駅よりバス約8分

	出願日程	試験日程	合格発表	推薦基準・試験内容	受験料
公募推薦	23年11/1～11/13(必着)	11/19	12/1	推薦は併願可、現役生のみ、3.0以上(英・数・国)、定員20名(指定校含む) 推薦:現代文、面接、書類審査	19,800円
一般	〈A日程〉23年12/28～24年1/12(必着) 〈B日程〉23年12/28～24年1/29(必着) 〈C日程〉24年2/5～2/19(必着) 〈D日程〉24年2/14～3/7(必着)	1/20・21 2/4 2/25 3/12	1/25 2/9 3/1 3/15	一般:1/20・21、2/4は面接、書類審査、選択=コミ英ⅠⅡ・英表Ⅰ(リスニング除く)、数ⅠA、国(近代以降の文章・古典除く)より2科目 2/25、3/12は面接、書類審査、選択=コミ英ⅠⅡ・英表Ⅰ(リスニング除く)、数ⅠAより1科目	19,800円

◇開校年 2006年
◇入学者 70名(男子52名/女子18名)
◇出身県 千葉県・東京都・埼玉県
◇主な実習先 了德寺大学附属新小岩整形外科、了德寺大学附属船堀整形外科内科、了德寺会葛西整形外科内科他
◇主な就職先 有限会社おゆみ野鍼灸整骨院、株式会社BESTメディカル、株式会社クラシオン他

◇初年度納入金(卒業までの納入金) 1,600,000円(5,800,000円)
◇学校独自の奨学金制度
・スカラシップ選抜特待生制度:免除[年額]授業料700,000円[募集内容]スカラシップ選抜受験者から優秀な成績をおさめた者を選出
・在学生特待生制度:免除[年額]授業料800,000円[募集内容]在学時前年度、各学科から成績上位者各2名を選出

◇学生寮 なし
◇特徴 アスリートを支えるトレーナー、ケガと痛みのプロフェッショナルである柔道整復師、その2つの夢を同時に叶えます。更に中高の保健体育教員になるための免許状を取得し、生徒を指導する事が出来るのも了德寺大学ならではの特徴です。
※名称変更は届出中であり、変更となる場合があります。

資料請求 ●学校案内 無料 ●願書 無料
WEB出願 可

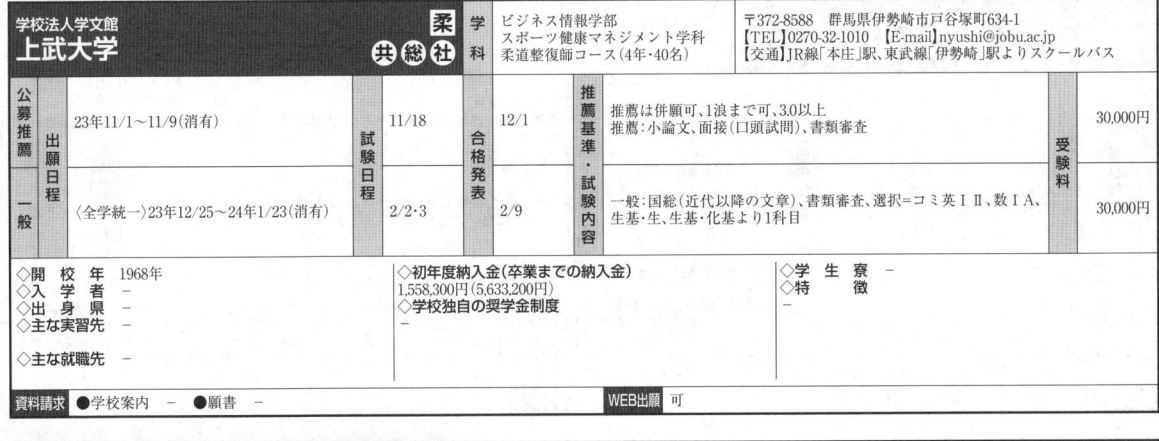

大学 / 看護師 / 診療放射線技師士 / 臨床工学技士 / 臨床検査技師士 / 理学療法士 / 作業療法士 / 言語聴覚士 / 歯科技工士 / 歯科衛生士 / 柔道整復師 / はり師・きゅう師 / あん摩マッサージ指圧師 / 視能訓練士 / 義肢装具士 / 救急救命士

左欄（縦書き見出し）: 看護師／臨床検査技師・臨床工学技士・診療放射線技師／理学療法士・作業療法士・言語聴覚士／歯科衛生士・歯科技工士／柔道整復師・はり師・きゅう師・あん摩マッサージ指圧師／視能訓練士・義肢装具士・救急救命士

帝京平成大学　千葉キャンパス（学校法人帝京平成大学）　柔・共総社

健康医療スポーツ学部　柔道整復学科(4年・60名)

〒290-0193　千葉県市原市うるいど南4-1
【TEL】03-5843-3200(池袋キャンパス)
【交通】JR内房線「八幡宿」駅よりスクールバスで22分、京成千原線「ちはら台」駅よりスクールバスで12分

区分	出願日程	試験日程	合格発表	推薦基準・試験内容	受験料
公募推薦	23年10/30~11/9(必着)	11/18	12/1	推薦は併願可、書類審査、選択=国総(古漢除く)、コミ英ⅠⅡ・英表Ⅰ、数ⅠAより1科目　推薦:面接、書類審査、選択=国総(古漢除く)、コミ英ⅠⅡ・英表Ⅰ、数ⅠAより1科目	35,000円
一般	〈Ⅰ期〉24年1/4~1/15(必着)　〈Ⅱ期〉24年2/1~2/10(必着)　〈Ⅲ期〉24年2/19~2/29(必着)	1/23・24・25　2/17・18　3/6・7	2/1　2/21　3/9	一般:面接、書類審査、選択=国総(古漢除く)、コミ英ⅠⅡ・英表Ⅰ、数ⅠA、化基・化、生基・生より2科目	35,000円

◇開校年　1987年
◇入学者　-
◇出身県　-
◇主な実習先　帝京市原接骨院他
◇主な就職先　帝京市原接骨院、医療法人社団ヘルスアンドスポーツ会 鍋島整形外科、医療法人社団秀穂博会 高島平27目整形外科他

◇初年度納入金(卒業までの納入金)　1,753,300円(6,403,300円)
◇学校独自の奨学金制度:減免[募集内容]高い修学意欲があり、入学後家計が急変し経済的に修学の継続が困難となった者・帝京平成大学沖永特待生制度:減免[募集内容]学業成績が優秀で、人物に優れ、他の模範となるに相応しいと認められる者

◇学生寮　あり
◇特徴　柔道整復師だけではなく、アスレティックトレーナー、健康運動実践指導者、中学校・高等学校教諭一種免許状(保健体育)の資格取得も目指せます。日本古来の医療でありながら、近年のニーズにマッチした柔道整復師を養成していきます。

資料請求　●学校案内　無料　●願書　WEB出願のみ　　WEB出願　可

帝京科学大学　千住キャンパス（学校法人帝京科学大学）　柔・共総

医療科学部　東京柔道整復学科(4年・90名)

〒120-0045　東京都足立区千住桜木2-2-1
【TEL】03-6910-1010　【E-mail】koho@ntu.ac.jp
【交通】JR常磐線、東京メトロ・東武スカイツリーライン・つくばエクスプレス「北千住」駅西口よりバス5分

区分	出願日程	試験日程	合格発表	推薦基準・試験内容	受験料
公募推薦	23年11/1~11/20(必着)	11/26	12/1	推薦は併願可、浪人可　推薦:小論文、面接、書類審査	35,000円
一般	〈Ⅰ期〉23年12/18~24年1/12(必着)　〈Ⅱ期〉24年1/25~2/8(必着)	1/21・22・23　2/16	2/1　2/22	一般:書類審査、選択=コミ英ⅠⅡ、国総(古漢除く)、数ⅠⅡAB、物基・物、化基・化、生基・生より2科目	35,000円

◇開校年　1990年
◇入学者　82名
◇出身県　-
◇主な実習先　-
◇主な就職先　帝京科学大学特待生:免除[金額]一般選抜試験(Ⅰ期)合格者のうち、学部・学科・コースを問わず上位100位以内の成績優秀者に授業料の半額・帝京科学大学奨学金:減免[金額]申請学期授業料の半額[募集内容]いずれも詳細は入学試験要項で確認

◇初年度納入金(卒業までの納入金)　1,995,370円(7,185,370円)
◇学校独自の奨学金制度

◇学生寮　なし
◇特徴　人体に関する深い理解をベースに、日常のケガからスポーツ現場での外傷・障がいまで、適切な処置ができる柔道整復師を養成します。柔道整復師の国家資格に加え、アスレティックトレーナーの受験資格をめざすことも可能です。

資料請求　●学校案内　無料　●願書　無料　　WEB出願　可

帝京平成大学　池袋キャンパス（学校法人帝京平成大学）　柔・は・共総社

ヒューマンケア学部　(1)鍼灸学科(4年・89名)　(2)柔道整復学科(4年・119名)

〒170-8445　東京都豊島区東池袋2-51-4　【TEL】03-5843-3200
【交通】JR線「池袋」駅東口より徒歩12分、東京メトロ有楽町線「東池袋」駅より徒歩10分、都電荒川線「向原」駅より徒歩10分

区分	出願日程	試験日程	合格発表	推薦基準・試験内容	受験料
公募推薦	23年10/30~11/9(必着)	11/18	12/1	推薦は併願可　推薦:面接、書類審査、選択=国総(古漢除く)、コミ英ⅠⅡ・英表Ⅰ、数ⅠAより1科目	35,000円
一般	〈Ⅰ期〉24年1/4~1/15(必着)　〈Ⅱ期〉24年2/1~2/10(必着)　〈Ⅲ期〉24年2/19~2/29(必着)	1/23・24・25　2/17・18　3/6・7	2/1　2/21　3/9	一般:面接、書類審査、選択=国総(古漢除く)、コミ英ⅠⅡ・英表Ⅰ、数ⅠA、化基・化、生基・生より2科目	35,000円

◇開校年　1987年
◇入学者　-
◇出身県　-
◇主な実習先　帝京池袋鍼灸院、帝京池袋接骨院、恵星会かきの樹はりきゅう整骨院他
◇主な就職先　株式会社クラシオン、帝京池袋接骨院、医療法人社団ひまわり会あおき整形外科他

◇初年度納入金(卒業までの納入金)　1,983,300円(7,023,300円)
◇学校独自の奨学金制度:・帝京平成大学特別奨学生制度:減免[募集内容]高い修学意欲があり、入学後家計が急変し経済的に修学の継続が困難となった者・帝京平成大学沖永奨学金:減免[金額]学業成績が優秀で、人物に優れ、他の模範となるに相応しいと認められる者

◇学生寮　なし
◇特徴　鍼灸学科では、今後ますますニーズが高まる鍼灸医学を多様な医療分野に特化した教育環境の中で深く学びます。柔道整復学科では柔道整復師とアスレティックトレーナー双方を目指した幅広い技術修得が可能です。

資料請求　●学校案内　無料　●願書　WEB出願のみ　　WEB出願　可

東京有明医療大学（学校法人花田学園）　柔・は・総社

保健医療学部　(1)鍼灸学科(4年・60名)　(2)柔道整復学科(4年・60名)

〒135-0063　東京都江東区有明2-9-1
【TEL】03-6703-7000
【交通】りんかい線「国際展示場」駅、「東雲」駅より徒歩13分

区分	出願日程	試験日程	合格発表	推薦基準・試験内容	受験料
公募推薦	23年11/1~11/13(消有)	11/19	12/1	推薦は専願のみ、2浪まで可、3.2以上、定員20名　推薦:筆記試験、面接、書類審査	35,000円
一般	〈第1回〉24年1/10~1/24(消有)　〈第2回〉24年2/5~2/13(消有)	2/3　2/18	2/7　2/22	一般:2/3は面接、選択=国総(古漢除く)、コミ英ⅠⅡ(リスニング除く)、数Ⅰ、生基より2科目　2/18は国総(古漢除く)、筆記試験、面接	35,000円

◇開校年　2009年
◇入学者　(1)43名(2)54名
◇出身県　東京都・神奈川県・千葉県
◇主な実習先　本学附属鍼灸センター、接骨センター、その他学外の鍼灸院・接骨院
◇主な就職先　田淵整形外科クリニック、Dr.KAKUKOスポーツクリニック、(株)リニアート他

◇初年度納入金(卒業までの納入金)　1,950,000円(7,800,000円)
◇学校独自の奨学金制度:・入学生授業料減免:減免[年額]400,000円[募集内容]入学生対象(一般選抜成績最優秀者)、免除期間1年・在校生授業料減免:減免[年額]50,000円~400,000円[募集内容]在校生対象(前年度学業成績最優秀者)、免除期間1年

◇学生寮　なし
◇特徴　東洋医学の専門的な知識・技術と現代医学の基礎的な知識を総合的に学び、豊富な実習を通して臨床能力を高める4年間、幅広い症状に対応できる医療人を育成します。

資料請求　●学校案内　本体無料　送料無料　●願書　-　　WEB出願　可

日本体育大学

学校法人日本体育大学　柔・共・総・社　学科

保健医療学部　整復医療学科(4年・90名)

〒227-0033　神奈川県横浜市青葉区鴨志田町1221-1
【TEL】045-963-7955
【交通】東急田園都市線「青葉台」駅よりバス15分

	出願日程	試験日程	合格発表	推薦基準・試験内容	受験料
公募推薦	23年12/1〜12/8(消有)	書類審査 (2次)12/17	(2次)12/21	推薦は3.0以上 推薦：1次は書類審査、2次は小論文、個人面接	35,000円
一般	23年12/18〜24/1/10(消有)	2/1・2・3	2/9	一般：国総(古除く)、英表Ⅰ・Ⅱ、集団面接	35,000円

◇開校年　1891年
◇入学者　103名(男子57名/女子46名)
◇出身県　神奈川県・東京都・千葉県
◇主な実習先　湯の丸高原高地トレーニング施設、スポーツキュアセンター横浜・健志台接骨院他
◇主な就職先　株式会社クラシオン、株式会社ファクトリージャパングループ、株式会社くまのみ他

◇初年度納入金(卒業までの納入金)　1,898,000円(6,669,500円)
◇学校独自の奨学金制度
・進雄奨学金：給付[年額]200,000円[募集内容]奨学金の貸与を受けていない者で経済的に困窮し修学困難な者
・メイドー・MCS・長谷川奨学金：給付[年額]250,000円[募集内容]課外活動等、大学生活において目標に向けて強い志を持って取り組んでいる者

◇学生寮　あり
◇特徴　国家資格「柔道整復師」取得を目指し、スポーツと健康増進に貢献するための専門知識と臨床技量を学ぶ。

資料請求　●学校案内　無料　●願書　※WEB出願　　WEB出願　可

新潟医療福祉大学

学校法人新潟総合学園　は・共・総・社　学科

リハビリテーション学部　鍼灸健康学科(4年・40名)

〒950-3198　新潟県新潟市北区島見町1398
【TEL】025-257-4459　【E-mail】nyuusi@nuhw.ac.jp
【交通】JR白新線「豊栄」駅よりスクールバスで20分

	出願日程	試験日程	合格発表	推薦基準・試験内容	受験料
公募推薦	〈前期〉23年11/1〜11/9(消有) 〈後期〉23年12/1〜12/11(消有)	11/25 12/16	12/6 12/20	推薦は専願のみ、1浪まで可、3.0以上、定員5名(前期3名、後期2名) 推薦：書類審査、小論文、対面型グループ面接	35,000円(32,000円)
一般	〈前期〉23年12/18〜24/1/15(消有) 〈後期〉24年2/5〜2/19(消有)	2/1・2 2/29	2/16 3/8	一般：2/1・2はコミ英Ⅰ・Ⅱ・英表Ⅰ(リスニング除く)、国総(古漢除く)、選択=数ⅠA、物基・化基、物基・生基、化基・生基、物、化、生、世B、日B、地理Bより1科目　2/29はコミ英Ⅰ・英表Ⅰ(リスニング除く)、国総(古漢除く)、数ⅠA(数ⅠAは受験任意) ※2/1・2は自由選択制(両日受験可)	35,000円(32,000円)

◇開校年　2001年
◇入学者　23名(男子12名/女子11名)
◇出身県　−
◇主な実習先　−
◇主な就職先　※2023年学科開設のため実績なし

◇初年度納入金(卒業までの納入金)　1,850,000円(6,350,000円)
◇学校独自の奨学金制度
・新潟医療福祉大学奨学金制度：給付[年額]250,000円[募集内容]在籍する2〜4年生のうち経済的理由により修学困難かつ成績が優秀な者
・新潟医療福祉大学融資奨学金制度：給付[金額]融資元本3,000,000円を上限とする教育ローンの利子相当額

◇学生寮　あり
◇特徴　医療系総合大学のメリットを活かし、実践的なチーム医療を学びながら医療、スポーツ、健康、美容など幅広い鍼灸分野を学ぶことができます。東洋医学の高い専門性を幅広い領域で発揮することができる〔はり師〕〔きゅう師〕を育成します。

資料請求　●学校案内　無料　●願書　無料　　WEB出願　可

帝京科学大学　東京西キャンパス

学校法人帝京平成大学　柔・共・総　学科

医療科学部　柔道整復学科(4年・30名)

〒409-0193　山梨県上野原市八ツ沢2525(東京西キャンパス)
【TEL】0554-63-4411(東京西キャンパス)
【交通】JR中央線「上野原」駅よりバス5分

	出願日程	試験日程	合格発表	推薦基準・試験内容	受験料
公募推薦	23年11/1〜11/20(必着)	11/26	12/1	推薦は併願可、浪人可 推薦：小論文、面接、書類審査	35,000円
一般	〈Ⅰ期〉23年12/18〜24/1/12(必着) 〈Ⅱ期〉24年1/25〜2/8(必着)	1/21・22・23 2/16	2/1 2/22	一般：書類審査、選択=コミ英Ⅰ・Ⅱ、国総(古漢除く)、数ⅠⅡAB、物基・物、化基・化、生基・生より2科目	35,000円

◇開校年　1990年
◇入学者　18名
◇出身県　−
◇主な実習先　−
◇主な就職先　−

◇初年度納入金(卒業までの納入金)　1,815,370円(6,465,370円)
◇学校独自の奨学金制度
・帝京科学大学特待生：免除[金額]一般選抜試験(Ⅰ期)合格者のうち、学部・学科・コースを問わず上位100位以内の成績優秀者に授業料の半額
・帝京科学大学特待生：減免[金額]申請学期授業料の半額[募集内容]いずれも詳細は入学試験要項で確認

◇学生寮　なし
◇特徴　解剖学や生理学などの学びを通じて、人体に対する理解を深めると同時に、柔道整復の知識と技術を実践的に学んでいきます。卒業後は、接骨院や整形外科、スポーツの現場などで活躍することが目標となります。

資料請求　●学校案内　無料　●願書　無料　　WEB出願　可

常葉大学

学校法人常葉大学　柔・は・共　学科

健康プロデュース学部
(1)健康鍼灸学科(4年・30名)
(2)健康柔道整復学科(4年・30名)

〒431-2102　静岡県浜松市北区都田町1230
【TEL】054-263-1126　【E-mail】nyuusi@tokoha.ac.jp
【交通】浜松キャンパス：JR「浜松」駅(北口バスターミナル16番ののりば)より遠州鉄道バス都田線(市役所経由)都田行「常葉大学正門」バス停下車

	出願日程	試験日程	合格発表	推薦基準・試験内容	受験料
公募推薦	23年10/13〜11/1(消有)	11/12	11/25	推薦は専願のみ、1浪まで可、3.3以上 推薦：小論文、面接、書類審査	30,000円
一般	〈前期〉24年1/5〜1/17(消有) 〈後期〉24年2/5〜2/21(消有)	1/30・31 3/5	2/16 3/16	一般：国総(古漢除く)、選択=コミ英Ⅰ・Ⅱ・英表Ⅰ、世B、日B、政経、数ⅠA、数ⅠⅡB、理(物基・化基、生基より2科目)、より1教科1科目または2教科2科目	30,000円

◇開校年　2013年
◇入学者　(1)26名(男子12名/女子8名)(2)35名(男子29名/女子6名)
◇出身県　静岡県・愛知県・山梨県
◇主な実習先　とこは鍼灸接骨院他
◇主な就職先　聖隷福祉事業団、本間鍼灸院、藤接骨院他

◇初年度納入金(卒業までの納入金)　1,870,000円(6,760,000円)
◇学校独自の奨学金制度
・奨学生入試　奨学生A〜B：減免[年額]授業料のA：全額　B：半額※原則2年、審査を経る2年継続[募集内容]出願期間11/13〜27、試験日12/9、合格発表12/22※一般合格あり
・努力奨学生：減免[金額]授業料半額から200,000円[募集内容]一般入試前期日程、共通テスト利用入試前期日程の成績上位者各30名

◇学生寮　なし
◇特徴
(1)実技中心のカリキュラムで理解を深め、健康、医療、スポーツ、美容、介護などさまざまな分野で活躍できる鍼灸師を育成します。
(2)経験豊富な教授陣の指導に基づき、医学知識と柔道整復を学び、より実践的な施術方法を見極める対応力を養います。

資料請求　●学校案内　無料　●願書　HPよりダウンロード　　WEB出願　可(奨学生入試・一般入試・共通テストプラス・共通テスト利用入試)

右側縦見出し：看護師　診療放射線技師　臨床検査技師　臨床工学技士　言語聴覚士　作業療法士　理学療法士　歯科技工士　歯科衛生士　柔道整復師　はり師・きゅう師　あん摩マッサージ指圧師　救急救命士　義肢装具士　視能訓練士

左欄（縦書き分類）：
看護師／臨床検査技師　臨床工学技士　診療放射線技師／理学療法士　作業療法士　言語聴覚士／歯科衛生士　歯科技工士／あん摩マッサージ指圧師　はり師・きゅう師　柔道整復師／視能訓練士　義肢装具士　救急救命士

鈴鹿医療科学大学

学校法人鈴鹿医療科学大学　は　共総社

学科　保健衛生学部　鍼灸サイエンス学科〔鍼灸・スポーツトレーナー学専攻／鍼灸学専攻〕(4年・30名)

〒510-0293　三重県鈴鹿市岸岡町1001-1(千代崎キャンパス)
【TEL】059-383-9591　【E-mail】nyushi@suzuka-u.ac.jp
【交通】近鉄名古屋線「千代崎」駅より徒歩約13分

出願日程		試験日程	合格発表	推薦基準・試験内容	受験料
公募推薦	23年11/1～11/9(消有)	11/16・17	12/1	推薦は併願可、1浪まで可(基礎テスト方式)、定員各10名　推薦：11/17は書類審査、選択=コミ英Ⅰ・Ⅱ、国総(現代文)、数ⅠＡ、物基、化基、生基より2科目(現役生のみ11/16特別枠あり(専願))	32,000円
一般	〈A日程〉23年12/19～24年1/19(消有)　〈B日程〉24年2/13～3/1(消有)	1/30　3/7	2/9　3/15	一般：1/30は選択=コミ英Ⅰ・Ⅱ・英表Ⅰ、国総(現代文)、数ⅠⅡＡ、物基、化基、生基より2科目　3/7は選択=コミ英Ⅰ・Ⅱ・英表Ⅰ、国総(現代文)、数ⅠＡ、化基、生基より2科目	32,000円

◇開校年　1991年
◇入学者　633名※大学全体
◇出身県　三重県・愛知県
◇主な実習先　附属の鍼灸治療センター
◇主な就職先　全国の鍼灸治療院

◇初年度納入金(卒業までの納入金)
1,400,000円(6,500,000円)
◇学校独自の奨学金制度
・特待生(授業料減免)制度：減免[金額]授業料半期分相当額[募集内容]対象入試の成績優秀者は授業料半期分を減免。最長4年間継続可(条件あり)

◇学生寮　あり(女子のみ)
◇特徴　幅広い疾病に対応できる臨床能力を持ち、医療・スポーツに貢献できる優れた鍼灸師を育成します。

資料請求　●学校案内　無料　●願書　※WEB出願のみ　　WEB出願　可

明治国際医療大学　→P.21

学校法人明治東洋医学院　柔　は　共総社

学科　(1)鍼灸学部　鍼灸学科(4年・40名)　(2)保健医療学部　柔道整復学科(4年・50名)

〒629-0392　京都府南丹市日吉町
【TEL】0771-72-1188
【交通】阪急「桂」駅、JR線「桂川」駅より直行バス運行

出願日程		試験日程	合格発表	推薦基準・試験内容	受験料
公募推薦	〈A日程〉23年11/1～11/8(消有)　〈B日程〉23年11/22～12/1(消有)	11/18　12/9	12/1　12/18	推薦は併願可、1浪まで可、3.0以上、定員(1)9名(2)15名　推薦：面接、書類審査、選択=英、国、数より2科目	30,000円
一般	〈A日程〉24年1/8～1/24(消有)　〈B日程〉24年2/4～2/16(消有)　〈C日程〉24年2/21～3/1(消有)	2/3　2/24　3/9	2/16　3/1　3/15	一般：2/3・2/24は面接、選択=コミ英Ⅰ・Ⅱ、国総(古漢除く)、数ⅠＡ、生基・化基より2科目　3/9は面接、小論文、選択=コミ英Ⅰ・Ⅱ、数ⅠＡ、生基、化基より1科目	30,000円

◇開校年　1983年
◇入学者　(1)46名(男子30名/女子16名)(2)48名(男子31名/女子17名)
◇出身県　京都府・滋賀県・大阪府
◇主な実習先　明治国際医療大学附属病院、明治国際医療大学附属鍼灸センター、特別養護老人ホームはぎの里他
◇主な就職先　(株)EMPOWERMENT、(株)フューチャーシップ、(株)Optimal

◇初年度納入金(卒業までの納入金)
1,880,000円(6,920,000円)
◇学校独自の奨学金制度
・特待生選抜制度：給付[年額]授業料の全額・半額・25%相当額[募集内容]一般・共通テスト利用入試A日程の成績優秀者(定員の10%以内)

◇学生寮　あり(女子のみ)
◇特徴　キャンパス内に附属病院を有し、地域医療の拠点であると同時に、学生たちの日々の臨床実習の場として活躍。実習を通して、「統合医療」の実践を体験的に学ぶほか、「チーム医療」への理解を深め、医療人としての豊かな人間性を身につけていきます。

資料請求　●学校案内　無料　●願書　無料　　WEB出願　可

関西医療大学

学校法人関西医療学園　柔　は　共総社

学科　保健医療学部　(1)はり灸・スポーツトレーナー学科(4年・50名)　(2)ヘルスプロモーション整復学科(4年・40名)

〒590-0482　大阪府泉南郡熊取町若葉2-11-1
【TEL】072-453-8284
【交通】JR阪和線・関西空港線「熊取」駅よりスクールバスまたは南海バス約15分

出願日程		試験日程	合格発表	推薦基準・試験内容	受験料
公募推薦	〈Ⅰ期〉23年10/17～10/27(消有)　〈Ⅱ期〉23年11/7～11/17(消有)	11/5　11/26	11/13　12/2	推薦は併願可、浪人可、定員(1)10名(2)10名　推薦：面接(専願制のみ)、書類審査、2科目型は(1)選択=国総・現代Ｂ、コミ英Ⅰ・Ⅱ・英表Ⅰより1科目、数ⅠＡ、化基、生基より1科目　(2)選択=国総・現代Ｂ、コミ英Ⅰ・Ⅱ・英表Ⅰ、数ⅠＡ、化基、生基より2科目　1科目型は高得点の1科目	30,000円
一般	〈前期A日程〉24年1/9～1/19(消有)　〈前期B日程〉24年1/9～1/19(消有)　〈後期〉24年2/13～2/23(消有)	1/28　1/29　3/3	2/8　2/9　3/7	一般：1/28・29の3科目型は国総・現代文Ｂ、選択=コミ英Ⅰ・Ⅱ・英表Ⅰ、数ⅠＡ、化基、生基より2科目　全日程の2科目型は(1)選択=国総・現代文Ｂ、コミ英Ⅰ・Ⅱ・英表Ⅰより1科目、数ⅠＡ、化基、生基より1科目　(2)選択=国総・現代文Ｂ、コミ英Ⅰ・Ⅱ・英表Ⅰ、数ⅠＡ、化基、生基より2科目　1科目型は高得点の1科目	30,000円

◇開校年　1985年
◇入学者　(1)50名(2)23名
◇出身県　大阪府・和歌山県・兵庫県
◇主な実習先　関西医療大学附属保健医療施設
◇主な就職先　あい整形外科リハビリクリニック、銀座HARICCHI、A.T.長島治療院他

◇初年度納入金(卒業までの納入金)
(1)2,000,000円(－)、(2)1,800,000円(－)
◇学校独自の奨学金制度
・特待生制度(1年次)：給付[年額]1,000,000円[募集内容]各学科の入学定員の10%を上限とし入学試験成績上位者に1,000,000円を支給　・特待生制度(2年次以降)：給付[年額]400,000円[募集内容]学科学年ごとに成績上位者3～5名について、一律400,000万円を免除

◇学生寮　なし
◇特徴　敷地内に附属診療所、附属接骨院があり、最高の教育環境のもとに、実践力を磨くことができ、日常的に臨床教育の現場として活用している。

資料請求　●学校案内　無料　●願書　無料　　WEB出願　可

森ノ宮医療大学　→P.22

学校法人森ノ宮医療学園　は　共総社

学科　医療技術学部　鍼灸学科(4年・60名)

〒559-8611　大阪府大阪市住之江区南港北1-26-16
【TEL】06-6616-6911／0120-68-8908
【E-mail】univ@morinomiya-u.ac.jp　【交通】地下鉄中央線・ニュートラム南港ポートタウン線「コスモスクエア」駅下車、徒歩1分

出願日程		試験日程	合格発表	推薦基準・試験内容	受験料
公募推薦	〈B日程[面接併用型]〉23年10/12～10/26※　〈B日程[学力重視型]〉23年10/12～10/26※　※WEB出願登録は10/25締切	11/4　11/5	11/17　11/17	推薦は2浪まで可、定員26名　推薦：面接(11/4のみ)、書類審査、選択=国総(古漢除く)、コミ英Ⅰ・Ⅱ・英表Ⅰ、数ⅠＡより2科目　※本学の公募推薦入試は、本学の総合型選抜B日程【面接併用型】【学力重視型】にあたります。	30,000円
一般	〈前期A日程〉24年1/9～1/22※　〈前期B日程〉24年1/9～1/22※　〈前期C日程〉24年1/9～1/22※　〈後期〉24年2/21～3/1※　※WEB出願登録は前期1/19、後期2/29締切	2/3　2/4　2/5　3/6	2/12　2/12　2/12　3/12	一般：2/3・4・5は面接、選択=国総(古漢除く)、コミ英Ⅰ・Ⅱ・英表Ⅰ、数ⅠＡ、化基・化、生基・生より3科目または2科目　3/6は面接、選択=国総(古漢除く)、コミ英Ⅰ・Ⅱ・英表Ⅰ、生基・生より2科目	30,000円

◇開校年　2007年
◇入学者　64名(男子32名/女子32名)
◇出身県　大阪府・兵庫県・奈良県
◇主な実習先　北里大学東洋医学総合研究所 漢方鍼灸治療センター、東京女子医科大学東洋医学研究所、橋本スポーツ鍼灸整骨院みらい学校教員他
◇主な就職先　やまい鍼灸整骨院、ぷらす鍼灸整骨院、公立学校教員他

◇初年度納入金(卒業までの納入金)
1,930,000円(7,150,000円)
◇学校独自の奨学金制度
・入学時成績優秀者学納金減免制度：給付[年額]1,600,000円[募集内容]一般選抜前期(3科目型)に合格した全学部の成績上位15名以内

◇学生寮　なし
◇特徴　臨床経験が豊富な学内教員をはじめ、スポーツ・小児・美容鍼灸などの分野で活躍している著名な臨床家も講師として迎え、実践に即した教育を行っています。スポーツ特修コースでは、中学校・高等学校教諭一種免許状(保健体育)とのWライセンスも可能です。

資料請求　●学校案内　無料　●願書　無料　　WEB出願　可

宝塚医療大学（学校法人 平成医療学園）

柔 は 総 社

学科	保健医療学部 (1) 柔道整復学科(4年・60名) (2) 鍼灸学科(4年・30名)	〒666-0162　兵庫県宝塚市花屋敷緑ガ丘1 【TEL】0120-00-1239 【交通】阪急宝塚線「阪急川西能勢口」駅よりスクールバスで10分

	出願日程	試験日程	合格発表	推薦基準・試験内容	受験料
公募推薦	−	−	−	※9月26日以降、該当する試験はありません	
一般	〈前期〉23年12/18〜24年1/15(消有) 〈中期〉24年1/5〜2/9(消有) 〈後期〉24年2/1〜3/1(消有)	1/27・28 2/17 3/11	2/2 2/22 3/15	一般：選択＝コミ英、国総(古漢除く)、数ⅠA、理(化基、生基より1科目)より2科目、調査書	30,000円

◇開校年　2011年
◇入学者　−
◇出身県　−
◇主な実習先　−
◇主な就職先　−

◇初年度納入金(卒業までの納入金)
1,950,000円(7,050,000円)
◇学校独自の奨学金制度
・特別奨学生：免除[内容]一般選抜前期(A・B日程)の合格者で、本学が定める一定の基準を満たした者の中から選出し授業料相当額を免除

◇学生寮　−
◇特徴　−

資料請求	●学校案内　− ●願書　−	WEB出願　可

IPU・環太平洋大学（学校法人創志学園）

柔 共 総 社

学科	体育学部 健康科学科(4年・60名)	〒709-0863　岡山県岡山市東区瀬戸町観音寺721 【TEL】086-908-0200　【E-mail】nk@ipu-japan.ac.jp 【交通】JR山陽本線「東岡山」駅より車10分

	出願日程	試験日程	合格発表	推薦基準・試験内容	受験料
公募推薦	〈Ⅰ期〉23年11/1〜11/8(消有) 〈Ⅱ期〉23年12/1〜12/8(消有)	11/18 12/16	12/1 12/22	推薦は併願可、現役生のみ、定員10名 推薦：課題レポート、一般教養(国、数、英に関するマークシート方式の混合問題)、集団面接	21,000円
一般	〈Ⅰ期A〉24年1/9〜1/24(消有) 〈Ⅰ期B〉24年1/9〜1/24(消有) 〈Ⅱ期〉24年2/5〜2/14(消有) 〈Ⅲ期〉24年3/1〜3/11(消有)	2/3 2/4 2/26 3/15	2/14 2/14 3/7 3/20	一般：課題レポート、国(現代文のみ)＋総合問題(選択＝英、数Ⅰより1科目)、集団面接(奨学金を希望する場合のみ)	21,000円

◇開校年　2007年
◇入学者　63名(男子47名/女子16名)
◇出身県　−
◇主な実習先　−
◇主な就職先　−

◇初年度納入金(卒業までの納入金)
2,037,820円(−)
◇学校独自の奨学金制度
・成績優秀者奨学金：給付[年額]1,400,000円[募集内容]筆記試験および面接試験で満点の85%以上の者は授業料全額免除(継続審査有)
・資格取得者奨学金：給付[年額]1,400,000円または700,000円[募集内容]英語検定準1級取得者は授業料全額、2級取得者は半額免除(継続審査有)

◇学生寮　あり
◇特徴　大学の体育学部で医療国家資格「柔道整復師」を取得できるのはIPUだけです。体育学部だからこそ、医学分野の授業に加えフィジカルトレーニングや栄養、メンタルトレーニングなど幅広い学問領域を学ぶことができます。

資料請求	●学校案内　無料 ●願書　無料	WEB出願　可

東亜大学（学校法人東亜大学学園）

柔 共 総 社

学科	人間科学部 スポーツ健康学科柔道整復コース (4年・65名) ※定員は学科全体	〒751-8503　山口県下関市一の宮学園町2-1 【TEL】083-256-1111　【E-mail】nyushi@toua-u.ac.jp 【交通】JR山陽本線「新下関」駅より徒歩10分

	出願日程	試験日程	合格発表	推薦基準・試験内容	受験料
公募推薦	〈A〉23年11/1〜11/10(必着) 〈B〉24年1/5〜1/24(必着)	11/18 2/3	12/4 2/16	推薦は併願可、浪人可 推薦：小論文、面接、書類審査	20,000円
一般	〈前期〉24年1/5〜1/24(必着) 〈後期〉24年1/26〜2/16(必着)	2/3 2/24	2/16 3/8	一般：2/3は選択＝国総(古漢除く)、数Ⅰ、コミ英Ⅰ Ⅱより1科目)より1科目、書類審査 2/24は書類審査、小論文、面接	20,000円

◇開校年　1974年
◇入学者　−
◇出身県　山口県・福岡県・沖縄県
◇主な実習先　−
◇主な就職先　−

◇初年度納入金(卒業までの納入金)
1,591,300円(−)
◇学校独自の奨学金制度

◇学生寮　なし
◇特徴　スポーツと外傷を科学的に学び、ケガの予防やスポーツ外傷への対応が可能なスポーツ医療の専門家としての柔道整復師を目指します。

資料請求	●学校案内　無料 ●願書　無料	WEB出願　可

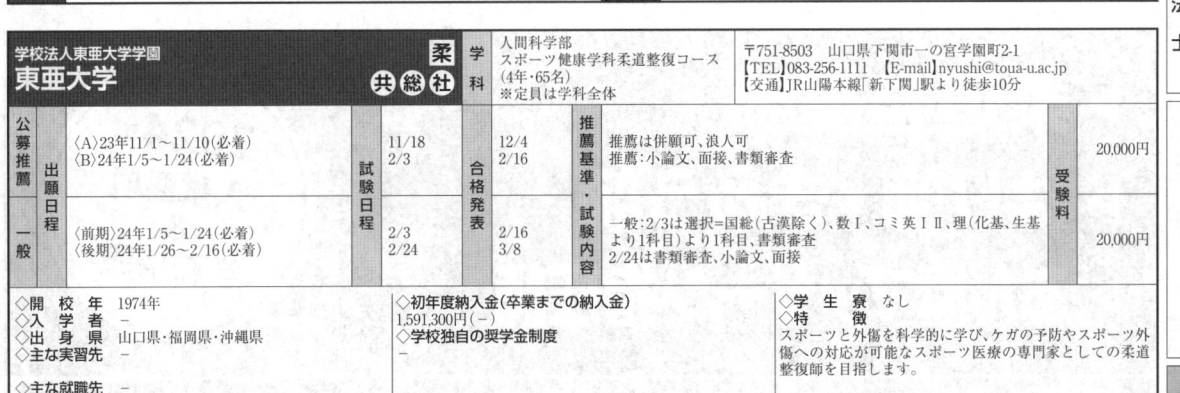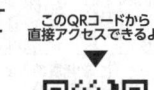

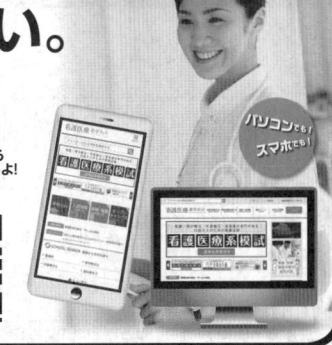
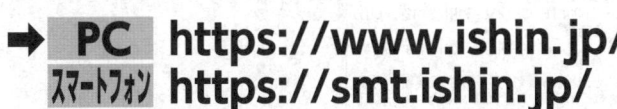
右端縦書き：大学／看護師／診療放射線技師／臨床工学技士／臨床検査技師／理学療法士／作業療法士／言語聴覚士／歯科衛生士／歯科技工士／柔道整復師／はり師・きゅう師／あん摩マッサージ指圧師／視能訓練士／義肢装具士／救急救命士

左余白(縦書き): 大学・短期大学／看護師／臨床検査技師・臨床工学技士・診療放射線技師／理学療法士・作業療法士・言語聴覚士／歯科衛生士・歯科技工士／柔道整復師・はり師・きゅう師・あん摩マッサージ指圧師／視能訓練士・義肢装具士・救急救命士

学校法人熊本城北学園 九州看護福祉大学 〔共・総・社・は〕

学科：看護福祉学部 鍼灸スポーツ学科(4年・40名)

〒865-0062 熊本県玉名市富尾888
【TEL】0968-75-1850 【E-mail】nyushi@kyushu-ns.ac.jp
【交通】JR線「玉名」駅・九州新幹線「新玉名」駅より大学行バス8分

	出願日程	試験日程	合格発表	推薦基準・試験内容	受験料
公募推薦	〈A日程〉23年11/6～11/20(消有) 〈B日程〉23年12/4～12/12(消有)	11/26 12/17	12/1 12/22	推薦は一浪まで可、11/26は専願のみ3.0以上、12/17は併願可2.7以上、定員12名(指定校含む) 推薦:小論文、面接、書類審査	28,000円
一般	〈前期〉24年1/9～1/24(消有) 〈後期〉24年2/16～2/27(消有)	2/1・2・3 3/3	2/9 3/8	一般:2/1・2・3は選択=国総(古漢除く)、コミ英ⅠⅡ・英表Ⅰ(リスニング除く)、数ⅠⅡA、理(生基・生、化基・化より1科目)より2科目、書類審査 3/3はコミ英ⅠⅡ・英表Ⅰ(リスニング除く)、小論文、書類審査	28,000円

◇開校年 1998年
◇入学者 29名(男子16名/女子13名)
◇出身県 熊本県・福岡県・宮崎県
◇主な実習先 熊本回生会病院、青磁野リハビリテーション病院
◇主な就職先 鍼灸院、医療機関、スポーツ関連施設

◇初年度納入金(卒業までの納入金) 1,455,000円(5,220,000円)
◇学校独自の奨学金制度
・入学特待生:減免[年額]475,000円[募集内容]一般選抜(前期)の得点が上位の者に対し、在学中の授業料を減免する
・一般特待生:給付[年額]100,000円[募集内容]2年次以上の学部学生のうち、昨年度の学業成績が上位の者に対し、給付する

◇学生寮 なし
◇特徴 東洋医学に基礎をおく鍼灸医療を多角的な視点から科学することのできる、ハートフルな真の医療人を育成します。2年次からは「コミュニティスポーツコース」「トレーニング科学コース」「スポーツ教育コース」を選択することも可能。

資料請求 ●学校案内 無料 ●願書 無料 WEB出願 可

学校法人順正学園 九州医療科学大学 〔共・総・社・は〕
(2024年4月九州保健福祉大学より校名変更予定)

学科：社会福祉学部 スポーツ健康福祉学科 鍼灸健康コース(4年)
※2024年4月鍼灸健康福祉コースより変更予定

〒882-8508 宮崎県延岡市吉野町1714-1
【TEL】0982-23-5544 【E-mail】kouhou@phoenix.ac.jp
【交通】JR線「延岡」駅より路線バスで約20分

	出願日程	試験日程	合格発表	推薦基準・試験内容	受験料
公募推薦	〈A日程〉23年11/1～11/10 〈B日程〉23年11/24～12/8	11/18 12/16	12/1 12/23	推薦は併願可、浪人可、3.2以上 推薦:11/18は書類審査、選択=国、数、英、小論文より1科目 12/16は書類審査、選択=国、数、英、小より2科目	20,000円 (2回目以降は10,000円)
一般	〈前期〉24年1/5～1/23 〈中期〉24年2/1～2/9 〈後期〉24年2/13～3/2	2/1・2・3 2/17 3/13	2/9 2/23 3/18	一般:2/1は【総合評価型】小論文、選択=国、英、数より1科目、選択=現社、化、生、物より1科目、【3科目型】選択=国、英、数より2教科2科目、選択=現社、化、生、物より1科目 2/2は選択=国、英、数、現社より2教科2科目 2/3は【1科目型】選択=国、英、数、生より1科目、【英語外部試験利用型】※(外部試験)、選択=国、英、数、生より1科目 2/17は選択=国、英、数、化、生より2教科2科目 3/13は面接、選択=国、英、数、生より1科目	20,000円 (2回目以降は10,000円)

◇開校年 1999年
◇入学者 ー
◇出身県 宮崎県・福岡県・大分県
◇主な実習先 ー
◇主な就職先 ぶんご整骨院、ロコ・ケア、甲斐整骨院

◇初年度納入金(卒業までの納入金) 1,550,000円(ー)
◇学校独自の奨学金制度
・入試特待生制度:減免[年額]300,000円[募集内容]特待生選考入試を受験し、高得点合格者から選考
・家賃補助制度:給付[月額]上限20,000円[募集内容]沖縄県及び離島出身者に対し家賃を補助する。支給期間は4年間

◇学生寮 なし
◇特徴 東洋医学やスポーツと共に健康福祉の領域も学んだ鍼灸師として社会での幅広い活躍を目指します。

資料請求 ●学校案内 無料 ●願書 無料 WEB出願 可

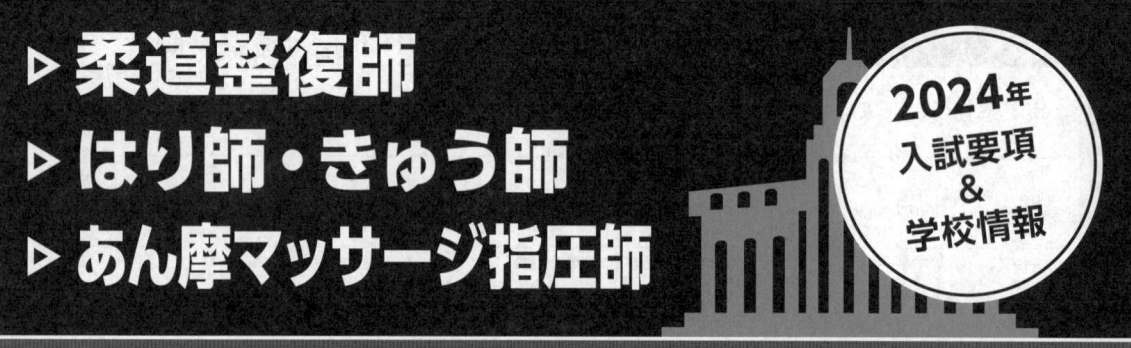

▷柔道整復師 ▷はり師・きゅう師 ▷あん摩マッサージ指圧師 2024年入試要項＆学校情報 短期大学

学校法人冲永学園 帝京短期大学 〔柔・共・総・社〕

学科：ライフケア学科
(1)柔道整復専攻柔道整復コース(昼3年・60名)
(2)柔道整復専攻(二部)柔道整復コース(夜間部)(夜3年・30名)

〒151-0071 東京都渋谷区本町6-31-1
【TEL】03-3379-9708
【交通】京王新線「幡ヶ谷」駅より徒歩7分

	出願日程	試験日程	合格発表	推薦基準・試験内容	受験料
公募推薦	〈Ⅰ期〉23年11/1～11/7 〈Ⅱ期〉23年12/1～12/11	11/12 12/16	12/1 12/21	推薦は併願可、浪人可、定員(1)18名(2)9名(指定校制含む) 推薦:面接、課題作文、書類審査	35,000円
一般	〈Ⅰ期〉23年12/19～24年1/15 〈Ⅱ期〉24年2/1～2/14 〈Ⅲ期〉24年2/21～3/5 〈Ⅳ期〉24年2/29～3/12	1/20 2/23 3/10 3/16	1/23 2/29 3/14 3/19	一般:1/20・2/23・3/10は選択=国総(古漢除く)、コミ英ⅠⅡ、数ⅠA、化基、生基、小論文より1科目、面接、書類審査 3/16は小論文、面接、書類審査	35,000円

◇開校年 1962年
◇入学者 43名(男子26名/女子17名)
◇出身県 東京都・千葉県・神奈川県
◇主な実習先 ー
◇主な就職先 花園整形外科内科、山崎整形外科、高島平2丁目整形外科

◇初年度納入金(卒業までの納入金) (1)1,252,600円(3,250,600円)、(2)1,251,350円(3,249,350円)
◇学校独自の奨学金制度
・特別奨学金:免除[金額]当該年度中の授業料の半額を奨学支援[募集内容]学業成績および人物が優秀である方が対象(2年次以上)
・冲永学園奨学金:免除[金額]当該年度中の授業料の半額を奨学支援[募集内容]学業に対する姿勢および人物が優秀かつ経済的理由で修学が困難である方が対象(2年次以上)

◇学生寮 なし
◇特徴

資料請求 ●学校案内 無料 ●願書 ※HPに掲載(入試要項) WEB出願 可

▷ 柔道整復師
▷ はり師・きゅう師
▷ あん摩マッサージ指圧師

2024年 入試要項 & 学校情報

専門学校・養成施設

学校法人札幌青葉学園
札幌青葉鍼灸柔整専門学校

柔 は 社 AO

学科	(1)鍼灸学科昼間1部(3年・30名) (2)鍼灸学科昼間2部(3年・30名) (3)柔道整復学科昼間1部(3年・60名)	〒060-0053 北海道札幌市中央区南3条東4丁目1-24 【TEL】011-231-8989 【交通】札幌市営地下鉄東西線「バスセンター前」駅より徒歩5分

	出願日程		試験日程	合格発表	推薦基準・試験内容		受験料
公募推薦	−		−	−	※9月26日以降、該当する試験はありません		
一般	〈5次〉23年11/20〜12/6 〈6次〉23年12/11〜24年1/17 〈7次〉24年1/22〜2/14 〈8次〉24年2/19〜3/6 〈特設募集〉〜24年3/22		12/10 1/21 2/18 3/10 随時	12/14 1/25 2/22 3/14 随時	一般：書類審査、適性試験、面接 ※特設募集は8次募集終了後、定員に満たない場合に実施		30,000円

◇開 校 年 2001年 ◇入 学 者 − ◇出 身 県 − ◇主な実習先 − ◇主な就職先 クラーク病院、からだ整骨院、デイサービス 　　　　　　　あったかい湯	◇初年度納入金(卒業までの納入金) 1,490,000円(3,890,000円) ◇学校独自の奨学金制度 ・成績優秀者奨学金：給付[金額]最大100,000円 ・経済的事情による奨学金：給付[金額]最大200,000円	◇学 生 寮 なし ◇特 徴 本校は鍼灸学科昼間2部と、柔道整復学科昼間1部の組み合わせで両学科に同時入学することで、最短3年間ではり師、きゅう師、柔道整復師3つの国家資格取得を目指せます。同時入学者は学納金が減免になる制度もあります。

資料請求	●学校案内　無料　●願書　無料	WEB出願 可

学校法人三幸学園
札幌スポーツ&メディカル専門学校

柔 は 社

学科	(1)鍼灸科(昼3年・30名) (2)鍼灸科(夜3年・27名) (3)柔整科(昼3年・50名)	〒060-0061　北海道札幌市中央区南1条西8丁目11-1 【TEL】0120-35-1554　【E-mail】info-sapporo-sports@sanko.ac.jp 【交通】地下鉄東西線・南北線・東豊線「大通」1番出口より徒歩5分、地下鉄東西線「西11丁目」駅3番出口より徒歩4分

	出願日程		試験日程	合格発表	推薦基準・試験内容		受験料
公募推薦	〈第1次〉23年10/1〜10/13(必着) 〈第2次〉23年10/14〜11/11(必着) 〈第3次〉23年11/12〜24年3/31(必着)		10/15 11/12 随時	試験後7日以内に郵送	推薦：書類、面接		20,000円
一般	〈第1次〉23年10/1〜10/13(必着) 〈第2次〉23年10/14〜11/11(必着) 〈第3次〉23年11/12〜24年3/31(必着)		10/15 11/12 随時	試験後7日以内に郵送	一般：面接		20,000円

◇開 校 年 2005年 ◇入 学 者 − ◇出 身 県 − ◇主な実習先 − ◇主な就職先 −	◇初年度納入金(卒業までの納入金) (1)1,400,000円(4,100,000円) (2)1,250,000円(3,650,000円) (3)1,350,000円(3,950,000円) ◇学校独自の奨学金制度 ・特待生入学制度：学費減免：[年額]50,000円〜500,000円 [募集内容]選考により特待生に合格すると、授業料の一部が免除される制度	◇学 生 寮 あり ◇特 徴 鍼灸科：スポーツ系の知識も幅広く身につけた、はり師・きゅう師を目指す。 柔整科：医療・スポーツ・福祉分野で活躍できる、柔道整復師を目指す。

資料請求	●学校案内　無料　●願書　無料	WEB出願 可

公益社団法人北海道柔道整復師会附属
北海道柔道整復専門学校

柔 社

学科	柔道整復科(3年・30名)	〒060-0042　北海道札幌市中央区大通西18丁目1-15 【TEL】011-642-0731　【E-mail】school@jusei.or.jp 【交通】地下鉄東西線「西18丁目」駅3番出口より徒歩3分

	出願日程		試験日程	合格発表	推薦基準・試験内容		受験料
公募推薦	〈4次〉〜23年10/7(必着) 〈5次〉23年10/10〜10/21(必着) 〈6次〉23年10/23〜11/11(必着) 〈7次〉23年11/13〜12/9(必着) 〈8次〉23年12/11〜24年1/20(必着)		10/8 10/22 11/12 12/10 1/21	10/15 10/29 11/19 12/17 1/26	推薦は3.0以上 推薦：小論文、面接		30,000円
一般	〈4次〉〜23年10/7(必着) 〈5次〉23年10/10〜10/21(必着) 〈6次〉23年10/23〜11/11(必着) 〈7次〉23年11/13〜12/9(必着) 〈8次〉23年12/11〜24年1/20(必着)		10/8 10/22 11/12 12/10 1/21	10/15 10/29 11/19 12/17 1/26	一般：一般常識、面接		30,000円

◇開 校 年 1977年 ◇入 学 者 − ◇出 身 県 − ◇主な実習先 附属整骨院 ◇主な就職先 −	◇初年度納入金(卒業までの納入金) 1,400,000円(3,800,000円) ◇学校独自の奨学金制度 −	◇学 生 寮 なし ◇特 徴 公益社団法人北海道柔道整復師会の附属校。職業実践専門課程。

資料請求	●学校案内　無料　●願書　無料	WEB出願 不可	残りの日程はWEBをCheck

専門学校・養成施設

左側縦書き見出し: 看護師／臨床検査技師・診療放射線技師・臨床工学技士／理学療法士・作業療法士・言語聴覚士／歯科衛生士・歯科技工士／柔道整復師・はり師・きゅう師・あん摩マッサージ指圧師／視能訓練士・義肢装具士・救急救命士

北海道鍼灸専門学校 は

〒063-0002 北海道札幌市西区山の手2条6丁目5-10
【TEL】011-642-5051
【交通】地下鉄東西線「西28丁目」駅よりバス「山の手高校前」下車すぐ

学科：(1)鍼灸科(昼3年・30名) (2)鍼灸科(夜3年・30名)

	出願日程	試験日程	合格発表
公募推薦	〈3次〉～23年10/13 / 〈4次〉23年10/19～11/17 / 〈5次〉23年11/24～12/15 / 〈6次〉23年12/21～24年1/19 / 〈7次〉24年1/25～2/9	10/15 / 11/19 / 12/17 / 1/21 / 2/11	10/19 / 11/23 / 12/21 / 1/25 / 2/15
一般	〈3次〉～23年10/13 / 〈4次〉23年10/19～11/17 / 〈5次〉23年11/24～12/15 / 〈6次〉23年12/21～24年1/19 / 〈7次〉24年1/25～2/9	10/15 / 11/19 / 12/17 / 1/21 / 2/11	10/19 / 11/23 / 12/21 / 1/25 / 2/15

推薦基準・試験内容：推薦は専願／推薦：小論文、面接／一般：小論文、適性試験(筆記テスト)、面接
受験料 30,000円／30,000円

◇開校年 1974年 ◇入学者 － ◇出身県 － ◇主な実習先 － ◇主な就職先 －
◇初年度納入金(卒業までの納入金) 1,350,000円(3,650,000円) ◇学校独自の奨学金制度
◇学生寮 － ◇特徴

資料請求 ●学校案内 － ●願書 － WEB出願 － 残りの日程はWEBをCheck

北海道ハイテクノロジー専門学校 柔 は AO
学校法人滋慶学園

〒061-1396 北海道恵庭市恵み野北2-12-1
【TEL】0120-8119-17 【E-mail】info@hht.ac.jp
【交通】JR線「恵み野」駅より徒歩約14分

学科：(1)柔道整復師学科(3年・30名) (2)鍼灸師学科(3年・30名)

	出願日程	試験日程	合格発表
公募推薦	23年10/1～10/14	10/15	後日
一般	23年10/1～10/14 / 23年10/15～11/4 / 23年11/5～12/2 / 23年12/3～24年1/13 / 24年1/14～2/3	10/15 / 11/5 / 12/3 / 1/14 / 2/4	後日

推薦基準・試験内容：推薦は現役生のみ／推薦：書類選考／一般：書類選考、面接
受験料

◇開校年 1988年 ◇入学者 － ◇出身県 － ◇主な実習先 － ◇主な就職先 －
◇初年度納入金(卒業までの納入金) ◇学校独自の奨学金制度
◇学生寮 － ◇特徴

資料請求 ●学校案内 － ●願書 － WEB出願 － 残りの日程はWEBをCheck

八戸保健医療専門学校 柔 社
学校法人あずま学園

〒031-0011 青森県八戸市田向二丁目11-15
【TEL】0178-24-5127 【E-mail】azuma_810@royal.ocn.ne.jp
【交通】JR線「八戸」駅よりバス15分

学科：スポーツ柔整学科(3年・30名)

	出願日程	試験日程	合格発表
公募推薦	〈第1回〉～23年9/27(消有) / 〈第2回〉23年9/28～11/1(消有)	10/7 / 11/11	10/17 / 11/21
一般	〈第1回〉23年11/2～11/29(消有) / 〈第2回〉23年11/30～24年1/17(消有) / 〈第3回〉24年2/8～3/6(消有)	12/9 / 1/27 / 3/16	12/19 / 2/6 / 3/26

推薦基準・試験内容：推薦は併願可／推薦：作文、面接／一般：国、数、英、作文、面接
受験料 15,000円／15,000円

◇開校年 2009年 ◇入学者 － ◇出身県 青森県・岩手県 ◇主な実習先 － ◇主な就職先 青森県内外整骨院、接骨院、総合病院
◇初年度納入金(卒業までの納入金) 1,600,000円(4,200,000円) ◇学校独自の奨学金制度
◇学生寮 あり ◇特徴 専任教員は1クラス1担任制で、3年間をしっかりサポートします。また、周辺にはコンビニエンスストア、ドラッグストアなど商業施設が充実しています。

資料請求 ●学校案内 無料 ●願書 無料 WEB出願 不可

盛岡医療大学校 柔 は 社
学校法人龍澤学園

〒020-0021 岩手県盛岡市中央通3-3-4
【TEL】0120-071-089
【交通】JR東北本線「盛岡」駅より徒歩7分

学科：(1)柔道整復学科(3年・60名) (2)鍼灸学科(3年・30名)

	出願日程	試験日程	合格発表
公募推薦			
一般	⑴23年10/2～10/4 / ⑵23年10/2～10/24 / ⑶23年10/2～11/22 / ⑷23年10/2～12/20 / ⑸23年10/2～24年1/24	10/8 / 10/28 / 11/26 / 12/24 / 1/28	10/16 / 11/6 / 12/4 / 1/9 / 2/5

推薦基準・試験内容：※詳細は学校にお問い合わせください
受験料 20,000円

◇開校年 2016年 ◇入学者 － ◇出身県 － ◇主な実習先 － ◇主な就職先 －
◇初年度納入金(卒業までの納入金) ◇学校独自の奨学金制度
◇学生寮 あり ◇特徴

資料請求 ●学校案内 － ●願書 － WEB出願 － 残りの日程はWEBをCheck

※受験を希望される方は、必ず各学校の募集要項をご確認ください。 — 520 —

仙台赤門医療専門学校（学校法人赤門宏志学院）

柔 は あ

学科
(1)鍼灸マッサージ東洋医療科（昼3年・50名）
(2)柔道整復医療科（昼3年・30名）

〒980-0845 宮城県仙台市青葉区荒巻青葉33-1
【TEL】022-222-8349
【交通】地下鉄東西線「青葉山」駅よりスクールバス5分

区分	出願日程	試験日程	合格発表	推薦基準・試験内容	受験料
公募推薦	〈12月入試〉23年11/6〜11/24（必着） 〈1月入試〉23年12/4〜24年1/12（必着）	12/3 1/20	7日以内	推薦は専願、現役生のみ、出席状況が良好であること、(1)3.0以上、(2)柔道整復師志望にふさわしいと推薦される方 推薦：小論文、適性検査、面接、書類審査	25,000円
一般	〈11月入試〉23年10/2〜10/27（必着） 〈12月入試〉23年11/6〜11/24（必着） 〈1月入試〉23年12/4〜24年1/12（必着） 〈3月入試〉24年1/22〜3/1（必着）	11/5 12/3 1/20 3/10	7日以内	一般：国（現代文）、適性検査、面接	25,000円

◇開校年　1947年
◇入学者　－
◇出身県　青森県・岩手県・秋田県
◇主な実習先　専門学校附属治療院、各種スポーツ大会
◇主な就職先　整骨院、接骨院、整形外科医院他

◇初年度納入金（卒業までの納入金）
(1)1,450,000円（3,950,000円）、(2)1,280,000円（3,440,000円）
◇学校独自の奨学金制度
・柔道整復医療科の指定校推薦利用者の1年時授業料減免：減免[金額]10月入試300,000円、12月入試200,000円

◇学生寮　なし
◇特徴
北海道、東北でマッサージ師・はりきゅう師・柔道整復師の4つの医療系国家資格を目指せる赤門‼スポーツ・治療院、接骨院・リハビリでも、必ず行うマッサージのスペシャリストになろう。マッサージは1年生から全学科で実技授業があります。

資料請求　●学校案内　無料　●願書　無料　　WEB出願　不可

仙台医健・スポーツ専門学校（学校法人滋慶学園）

柔

学科
柔道整復科（3年・90名）※学科全体
(1)柔整スポーツコース
(2)午前集中コース

〒984-0051 宮城県仙台市若林区新寺2-1-11
【TEL】022-292-2141　【E-mail】info@sendai-iken.ac.jp
【交通】JR線「仙台」駅東口より徒歩5分

区分	出願日程	試験日程	合格発表	推薦基準・試験内容	受験料
公募推薦	〈第1回〉23年10/1〜10/6（必着） 〈第2回〉23年10/1〜10/13（必着） 〈第3回〉23年10/1〜10/20（必着） 〈第4回〉23年10/1〜10/27（必着）	10/15 10/22 10/29 11/5	10日前後	推薦は専願のみ 推薦：作文、面接、書類	30,000円
一般	〈第1回〉23年10/1〜10/6（必着） 〈第2回〉23年10/1〜10/13（必着） 〈第3回〉23年10/1〜10/20（必着） 〈第4回〉23年10/1〜10/27（必着）	10/15 10/22 10/29 11/5	10日前後	一般：作文、面接、書類	30,000円

◇開校年　2007年
◇入学者　－
◇出身県　－
◇主な実習先　－
◇主な就職先　－

◇初年度納入金（卒業までの納入金）
1,550,000円〜1,600,000円（－）
◇学校独自の奨学金制度
－

◇学生寮　あり
◇特徴
東北トップクラス‼
柔道整復師　国試合格率97.3%（36名合格／37名中）※2022年3月卒業生実績

資料請求　●学校案内　無料　●願書　無料　　WEB出願　可

仙台接骨医療専門学校（学校法人東北柔専）

柔 社

学科
柔道整復科（昼3年・60名）

〒983-0005 宮城県仙台市宮城野区福室3-4-16
【TEL】0120-153713　【E-mail】sss@jusen.ac.jp
【交通】仙石線「陸前高砂」駅より徒歩3分

区分	出願日程	試験日程	合格発表	推薦基準・試験内容	受験料
公募推薦	〈第1期〉23年10/2〜10/11（消有） 〈第2期〉23年10/23〜11/8（消有） 〈第3期〉23年11/20〜12/6（消有）	10/15 11/12 12/10	10/19 11/16 12/14	推薦：書類、小論文、面接	25,000円
一般	〈第1期〉23年12/18〜24年1/10（消有） 〈第2期〉24年1/15〜1/31（消有） 〈第3期〉24年2/13〜2/28（消有） 〈第4期〉24年3/1〜3/13（消有）	1/14 2/4 3/3 3/17	1/18 2/8 3/7 3/21	一般：書類、国総、小論文、面接	25,000円

◇開校年　1952年
◇入学者　－
◇出身県　宮城県・山形県・岩手県
◇主な実習先　仙台接骨医療専門学校付属接骨院
◇主な就職先　接骨院・整骨院、整形外科病院、介護福祉施設他

◇初年度納入金（卒業までの納入金）
1,400,000円（3,200,000円）
◇学校独自の奨学金制度
・仙台接骨医療専門学校特別奨励生奨学金[金額]400,000円[募集定員]昼3・2年生若干名[募集内容]前年度の成績優秀者

◇学生寮　あり
◇特徴
創立70有余年の伝統校。「自分に厳しく人に優しく」をモットーに知識・技・心を鍛え、自分の夢を実現できる柔道整復師の育成を目指す。

資料請求　●学校案内　無料　●願書　無料　　WEB出願　不可

東日本医療専門学校（学校法人　健生学園）

柔 は AO

学科
(1)柔道整復スポーツ科学科（3年・60名）
(2)鍼灸スポーツ科学科（3年・30名）

〒981-1104　宮城県仙台市太白区中田4-4-35
【TEL】022-381-8381　【E-mail】info@kenseigakuen.jp
【交通】JR東北本線「南仙台」駅より徒歩8分

区分	出願日程	試験日程	合格発表	推薦基準・試験内容	受験料
公募推薦				※9月26日以降、該当する試験はありません	
一般	23年10/23〜11/1（必着） 23年11/20〜11/29（必着） 24年2/5〜2/14（必着） 24年2/19〜2/28（必着）	11/5 12/3 2/18 3/4	11/9 12/7 2/22 3/6	一般：面接、作文	25,000円

◇開校年　2006年
◇入学者　60名（男子33名／女子27名）
◇出身県　宮城県・山形県・福島県
◇主な実習先　－
◇主な就職先　株式会社健生、株式会社フロンティア、名取中央治療院他

◇初年度納入金（卒業までの納入金）
1,400,000円（－）
◇学校独自の奨学金制度
・スポーツ・文化特別奨学生制度：免除[金額]150,000円[募集内容]スポーツまたは文化活動において優秀な成績を収めた方に対する特別奨学生制度

◇学生寮　あり
◇特徴
本校ではダブルライセンス制度を設け、柔道整復師と鍼灸師両方の資格取得で施術の幅、活躍の場を広げるサポートをしています。またクラス担任制による面談や個別フォローの充実で教員と生徒の強い信頼関係を築き、例年高い合格率と就職実績に繋げております。

資料請求　●学校案内　無料　●願書　無料　　WEB出願　不可

専門学校・養成施設／看護師／診療放射線技師／臨床工学技士／臨床検査技師／理学療法士／作業療法士／言語聴覚士／歯科衛生士／歯科技工士／柔道整復／はり師・きゅう師／あん摩マッサージ指圧師／視能訓練士／義肢装具士／救急救命士

福島県・群馬県

左端縦書き（養成分野一覧）：看護師／臨床検査技師・臨床工学技士・診療放射線技師・臨床放射線技師／理学療法士・作業療法士・言語聴覚士／歯科衛生士・歯科技工士／あん摩マッサージ指圧師・はり師・きゅう師・柔道整復師／視能訓練士・義肢装具士・救急救命士

郡山健康科学専門学校（学校法人こおりやま東都学園）

種別：柔・社　学科：メディカルスポーツ柔道整復学科（3年・24名）

〒963-8834　福島県郡山市図景2-9-3
【TEL】024-936-7777　【E-mail】info@k-tohto.ac.jp
【交通】JR線「郡山」駅よりバス「香久池1丁目」下車、徒歩約1分

出願日程		試験日程	合格発表	推薦基準・試験内容	受験料
公募推薦	〈1期〉23年10/2〜10/13(必着) 〈2期〉23年10/16〜12/12(必着)	10/21 12/16	10/27 12/22	推薦は専願、現役生のみ、欠席日数15日以内 推薦：適性評価、面接、書類選考	25,000円
一般	〈1期〉23年10/16〜12/12(必着) 〈2期〉23年12/13〜24年1/30(必着)	12/16 2/3	12/22 2/9	一般：適性評価、小論文、面接、書類選考	25,000円

◇開校年　2003年
◇入学者　26名
◇出身県　福島県・茨城県・栃木県
◇主な実習先　キース鍼灸接骨院
◇主な就職先　医療法人掛田中央内科、整骨院kuramae、あさかの杜クリニック

◇初年度納入金（卒業までの納入金）　1,400,000円(3,900,000円)
◇学校独自の奨学金制度
・こおりやま東都学園奨学金制度：給付[年額]最大800,000円

◇学生寮　あり
◇特徴　Wi-Fi無料・完備　学校まで徒歩10分

資料請求　●学校案内　無料　●願書　無料　　WEB出願　不可

福島医療専門学校（学校法人平成医療学園）

種別：柔・は・AO・社　学科：(1)柔整科（3年・60名）／(2)鍼灸科（3年・30名）

〒963-8026　福島県郡山市並木3-2-23
【TEL】0800-800-1327　【E-mail】koho@f-iryo.ac.jp
【交通】JR線「郡山」駅よりバス15分。「西ノ内二丁目」「朝日三丁目」「並木」下車徒歩5分

出願日程		試験日程	合格発表	推薦基準・試験内容	受験料
公募推薦	〈1次〉23年9/15〜10/12(消有) 〈2次〉23年11/10〜11/30(消有)	10/22 12/10	試験後14日程度	推薦は専願のみ 推薦：小論文、面接	15,000円
一般	〈1次〉23年9/15〜10/12(消有) 〈2次〉23年11/10〜11/30(消有)	10/22 12/10	試験後14日程度	一般：小論文、面接、書類選考	15,000円

◇開校年　2000年
◇入学者　−
◇出身県　東北・関東
◇主な実習先　附属接骨院、附属鍼灸院
◇主な就職先　接骨院、整骨院、鍼灸治療院、病院他

◇初年度納入金（卒業までの納入金）　1,440,000円(−)
◇学校独自の奨学金制度　−

◇学生寮　なし
◇特徴　短い授業時間ながら、毎年高い国家試験合格率を実現。2022年度は柔整科88.9%、鍼灸科95.2%の合格率を誇ります。社会で輝くプロを育成する学校です。

資料請求　●学校案内　無料　●願書　無料　　WEB出願　不可

育英メディカル専門学校（学校法人群馬英数学館）

種別：柔・は・AO・社　学科：鍼灸学科Ⅰ部・午前部（3年・30名）／鍼灸学科Ⅱ部・午後部（3年・30名）／柔道整復学科Ⅰ部・午前部（3年・30名）／柔道整復学科Ⅱ部・午後部（3年・30名）

〒371-0844　群馬県前橋市古市町1-35-6
【TEL】027-280-6811　【E-mail】m.info@gunei.ac.jp
【交通】JR両毛線・上越線「新前橋」駅より徒歩約3分

出願日程		試験日程	合格発表	推薦基準・試験内容	受験料
公募推薦	23年10/2〜10/6(必着)	10/15	10日以内	推薦は現役生のみ 推薦：書類選考、面接、小論文	20,000円
一般	〈第4回〉23年10/2〜10/6(必着) 〈第5回〉23年11/6〜11/10(必着) 〈第6回〉23年12/4〜12/8(必着) 〈第7回〉24年1/15〜1/19(必着)	10/15 11/18 12/17 1/28	5日以内 ※10/15に関しては試験後10日以内	一般：国(現代文)、書類選考、面接、小論文	20,000円

◇開校年　2006年
◇入学者　98名(男子63名/女子35名)
◇出身県　群馬県・栃木県・茨城県
◇主な実習先　群馬大学医学部、佐藤艾工場他
◇主な就職先　伊勢崎てらい整骨院、(株)エムダブルエス日高、西田整形外科

◇初年度納入金（卒業までの納入金）　1,700,000円(−)
◇学校独自の奨学金制度
・入学金減免制度(特待生入試)：減免[金額]Aは300,000円、Bは200,000円、Cは100,000円[募集内容]入試結果により特待ランクを決定

◇学生寮　なし
◇特徴　国家資格対策オリジナルアプリや授業外での学習サポートで全国トップクラスの国家試験合格率。ダブルスクール制度で3つの資格取得が可能です。

資料請求　●学校案内　無料　●願書　無料　　WEB出願　不可

中央スポーツ医療専門学校（学校法人国際中央学園）

種別：柔・社　学科：スポーツ柔整学科（3年・30名）

〒371-0843　群馬県前橋市新前橋町21-16
【TEL】027-253-1205　【E-mail】csm@chuo.ac.jp
【交通】JR両毛線「新前橋」駅より徒歩1分

出願日程		試験日程	合格発表	推薦基準・試験内容	受験料
公募推薦	〈第1回〉23年10/1〜10/5(必着) 〈第2回〉23年10/1〜10/19(必着) 〈第3回〉23年10/1〜11/1(必着) 〈第4回〉23年11/1〜11/16(必着) 〈第5回〉23年10/1〜12/14(必着)	10/7 10/21 11/3 11/18 12/16	1週間以内に郵送	推薦は専願、3.0以上、欠席15日以内 推薦：書類審査、面接 ※定員になり次第締切	20,000円
一般	〈第1回〉23年10/1〜10/5(必着) 〈第2回〉23年10/1〜10/19(必着) 〈第3回〉23年10/1〜11/1(必着) 〈第4回〉23年11/1〜11/16(必着) 〈第5回〉23年10/1〜12/14(必着)	10/7 10/21 11/3 11/18 12/16	1週間以内に郵送	一般：書類審査、面接 ※定員になり次第締切	20,000円

◇開校年　2001年
◇入学者　−
◇出身県　群馬県・埼玉県・栃木県
◇主な実習先　−
◇主な就職先　高柳整形外科歯科クリニック、高崎ただき接骨院、おいけ接骨院

◇初年度納入金（卒業までの納入金）　1,540,000円(4,220,000円)
◇学校独自の奨学金制度　−

◇学生寮　なし
◇特徴　柔道整復師の国家資格取得はもちろんですが、ケガに対応できるスポーツトレーナーの育成に本校は力を入れています。資格を活かしトレーナーとして活躍している多くの先輩たちから学べる場もあり、トレーナーとしてのスキルアップを目指すことができます。

資料請求　●学校案内　無料　●願書　無料　　WEB出願　不可　　残りの日程はWEBをCheck

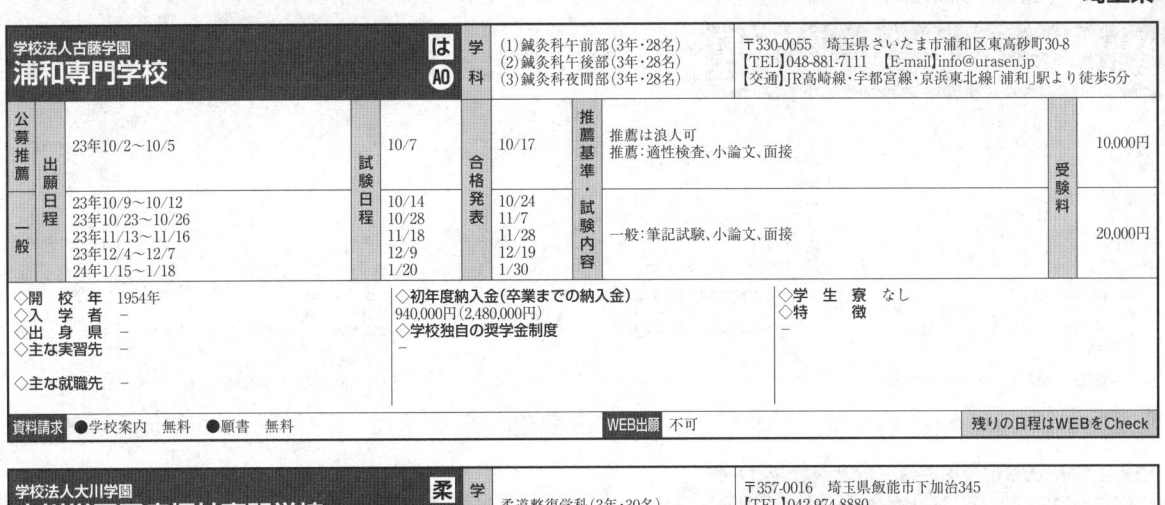

学校法人古藤学園　浦和専門学校　は　AO

学科	(1)鍼灸科午前部(3年・28名) (2)鍼灸科午後部(3年・28名) (3)鍼灸科夜間部(3年・28名)

〒330-0055　埼玉県さいたま市浦和区東高砂町30-8
【TEL】048-881-7111　【E-mail】info@urasen.jp
【交通】JR高崎線・宇都宮線・京浜東北線「浦和」駅より徒歩5分

	出願日程	試験日程	合格発表	推薦基準・試験内容	受験料
公募推薦	23年10/2～10/5	10/7	10/17	推薦は浪人可 推薦:適性検査、小論文、面接	10,000円
一般	23年10/9～10/12 23年10/23～10/26 23年11/13～11/16 23年12/4～12/7 24年1/15～1/18	10/14 10/28 11/18 12/9 1/20	10/24 11/7 11/28 12/19 1/30	一般:筆記試験、小論文、面接	20,000円

◇開校年　1954年
◇入学者　－
◇出身県　－
◇主な実習先　－
◇主な就職先　－

◇初年度納入金(卒業までの納入金)
940,000円(2,480,000円)
◇学校独自の奨学金制度
　－

◇学生寮　なし
◇特徴
　－

資料請求　●学校案内　無料　●願書　無料　　WEB出願　不可　　残りの日程はWEBをCheck

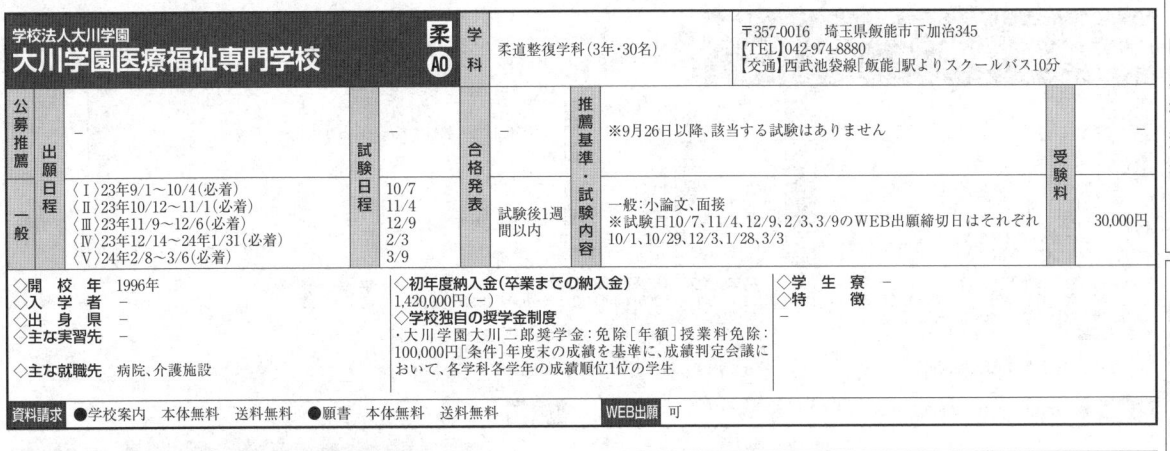

学校法人大川学園　大川学園医療福祉専門学校　柔　AO

学科	柔道整復学科(3年・30名)

〒357-0016　埼玉県飯能市下加治345
【TEL】042-974-8880
【交通】西武池袋線「飯能」駅よりスクールバス10分

	出願日程	試験日程	合格発表	推薦基準・試験内容	受験料
公募推薦	－	－	－	※9月26日以降、該当する試験はありません	
一般	〈Ⅰ〉23年9/1～10/4(必着) 〈Ⅱ〉23年10/12～11/1(必着) 〈Ⅲ〉23年11/9～12/6(必着) 〈Ⅳ〉23年12/14～24年1/31(必着) 〈Ⅴ〉24年2/8～3/6(必着)	10/7 11/4 12/9 2/3 3/9	試験後1週間以内	一般:小論文、面接 ※試験日10/7、11/4、12/9、2/3、3/9のWEB出願締切日はそれぞれ 10/1、10/29、12/3、1/28、3/3	30,000円

◇開校年　1996年
◇入学者　－
◇出身県　－
◇主な実習先　病院、介護施設

◇初年度納入金(卒業までの納入金)
1,420,000円(－)
◇学校独自の奨学金制度
・大川学園大川二郎奨学金:免除[年額]授業料免除:
100,000円[条件]年度末の成績を基準に、成績判定会議に
おいて、各学科各学年の成績順位1位の学生

◇学生寮　－
◇特徴
　－

資料請求　●学校案内　本体無料　送料無料　●願書　本体無料　送料無料　　WEB出願　可

医療法人光普会　大宮医療専門学院　柔　AO

学科	(1)柔道整復師科(昼3年・60名) (2)柔道整復師科(夜3年・60名)

〒330-0854　埼玉県さいたま市大宮区桜木町4-203 16ビル
【TEL】048-673-7777
【交通】JR線「大宮」駅より徒歩7分

	出願日程	試験日程	合格発表	推薦基準・試験内容	受験料
公募推薦	23年9/18～10/2(必着) 23年10/2～10/16(必着) 23年10/16～10/30(必着) 23年10/30～11/13(必着) 23年11/27～12/11(必着)	10/8 10/22 11/5 11/19 12/17	10/12 10/26 11/9 11/23 12/21	推薦は専願、現役生のみ、3.0以上 推薦:面接	20,000円
一般	23年9/18～10/2(必着) 23年10/2～10/16(必着) 23年10/16～10/30(必着) 23年10/30～11/13(必着) 23年11/27～12/11(必着)	10/8 10/22 11/5 11/19 12/17	10/12 10/26 11/9 11/23 12/21	一般:面接、小論文	20,000円

◇開校年　2005年
◇入学者　－
◇出身県　埼玉県・栃木県・群馬県
◇主な実習先　大宮ヒルズクリニック、大宮ヒルズ接骨院他
◇主な就職先　接骨院、病院

◇初年度納入金(卒業までの納入金)
(1)720,000円(1,960,000円)、(2)660,000円(1,860,000円)
◇学校独自の奨学金制度
　－

◇学生寮　なし
◇特徴
1.臨床重視の教育
2.もう一つの確かなスキルの習得
3.どこよりもリーズナブルな学費
4.特待生制度　　5.医療費補助制度
6.フィットネスジムの無料利用

資料請求　●学校案内　無料　●願書　無料　　WEB出願　不可　　残りの日程はWEBをCheck

学校法人呉竹学園　大宮呉竹医療専門学校　柔　は　あ　AO　社
(2024年4月 呉竹医療専門学校より校名変更予定)

学科	(1)鍼灸マッサージ科Ⅰ部(昼3年・60名) (2)鍼灸科Ⅱ部(夜3年・30名) (3)柔道整復科Ⅰ部(昼3年・60名) (4)柔道整復科Ⅱ部(夜3年・30名)

〒330-0854　埼玉県さいたま市大宮区桜木町1-185-1
【TEL】048-658-0001
【交通】JR線「大宮」駅西口より徒歩5分

	出願日程	試験日程	合格発表	推薦基準・試験内容	受験料
公募推薦	〈1次〉23年10/6～10/12(必着) 〈2次〉23年10/27～11/2(必着)	10/15 11/5	10/20 11/16	推薦:併願可、現役生のみ、3.2以上 推薦:小論文、面接	20,000円
一般	〈1次〉23年10/27～11/2(必着) 〈2次〉23年11/24～11/30(必着) 〈3次〉24年1/12～1/18(必着) 〈4次〉24年2/9～2/15(必着) 〈5次〉24年3/1～3/7(必着)	11/5 12/8 1/21 2/18 3/10	11/10 12/8 1/26 2/23 3/15	一般:小論文、面接、文章読解力試験	20,000円

◇開校年　1926年
◇入学者　－
◇出身県　埼玉県・栃木県・東京都
◇主な実習先　附属施設所、呉竹メディカルクリニック他
◇主な就職先　鍼灸治療院、接骨院、病院・クリニック他

◇初年度納入金(卒業までの納入金)
1,140,000円～1,740,000円(3,020,000円～4,820,000円)
◇学校独自の奨学金制度
　－

◇学生寮　あり
◇特徴
①伝統が生きる、質の高い医療教育
②すぐに活躍できる力を養う、実践に重きを置いた授業
③付設のクリニックで、生きた医療現場を体感
④自分の進路に合わせて選べる、選択科目が充実

資料請求　●学校案内　無料　●願書　無料　　WEB出願　可

右側縦組み見出し:
専門学校・養成施設
看護師
診療放射線技師／臨床工学技士／臨床検査技師
理学療法士／作業療法士／言語聴覚士
歯科衛生士／歯科技工士
柔道整復／はり師・きゅう師／あんまマッサージ指圧師
視能訓練士／義肢装具士／救急救命士

専門学校・養成施設

学校法人近藤学園 さいたま柔整専門学校 【柔】【AO】

学科
(1)柔道整復学科Ⅰ類(3年・60名)
(2)柔道整復学科Ⅱ類(3年・30名)

〒330-0075 埼玉県さいたま市浦和区針ヶ谷2-6-16
【TEL】048-831-0260 【E-mail】saitama-jyusei@csj.ac.jp
【交通】JR京浜東北線「与野」駅より徒歩7分

	出願日程	試験日程	合格発表	推薦基準・試験内容	受験料
公募推薦	~23年10/19(必着) ~23年11/22(必着) ~23年12/14(必着) ~24年1/11(必着) ~24年2/1(必着)	10/22 11/26 12/17 1/14 2/4	10/25 11/29 12/20 1/17 2/7	推薦は浪人可 推薦:小論文、面接	20,000円
一般	~23年10/19(必着) ~23年11/22(必着) ~23年12/14(必着) ~24年1/11(必着) ~24年2/1(必着)	10/22 11/26 12/17 1/14 2/4	10/25 11/29 12/20 1/17 2/7	一般:小論文、面接	20,000円

◇開校年 2003年
◇入学者 61名(男子50名/女子11名)
◇出身県 埼玉県・栃木県・茨城県
◇主な実習先 -
◇主な就職先 接骨院、整形外科、介護施設
◇初年度納入金(卒業までの納入金)
(1)1,000,000円(3,000,000円)、(2)820,000円(2,500,000円)
◇学校独自の奨学金制度
◇学生寮 あり
◇特徴 柔道復師の養成学校ですが、学びのひろがりとして在学生にはスポーツトレーナー講座、登録販売の講座、救命認定講習等すべて無料で行なっています。また卒業してからも卒後研修会を年4回開催し、最新の医療技術を修得できます。

資料請求 ●学校案内 無料 ●願書 無料 | WEB出願 不可 | 残りの日程はWEBをCheck

学校法人関東医療学園 関東鍼灸専門学校 【は】

学科
(1)はり・きゅう学科(昼3年・30名)
(2)はり・きゅう学科(夜3年・30名)

〒261-0014 千葉県千葉市美浜区若葉2-9-2
【TEL】043-273-5030
【交通】JR総武線「幕張」駅より徒歩13分

	出願日程	試験日程	合格発表	推薦基準・試験内容	受験料
公募推薦	-	-	-	※9月26日以降、該当する試験はありません	
一般	23年10/17~10/27(必着) 23年11/28~12/9(必着) 24年1/9~1/19(必着) 24年2/6~2/22(必着) 24年2/27~3/8(必着)	10/28 12/10 1/20 2/24 3/9	10/31 12/12 1/23 2/27 3/12	一般:作文、朗読、面接	8,000円

◇開校年 1976年
◇入学者 41名(男子15名/女子26名)
◇出身県 千葉県・東京都・茨城県
◇主な実習先 -
◇主な就職先 整骨院、鍼灸院、病院
◇初年度納入金(卒業までの納入金)
(1)1,610,000円(3,290,000円) (2)1,550,000円(3,230,000円)
◇学校独自の奨学金制度
・首都圏外からの入学者支援制度:給付[月額]30,000円[募集内容]条件にあう方全員に引越しと住居費の補助金を支給します。引っ越し費用(一律100,000円)
◇学生寮 なし
◇特徴 -

資料請求 ●学校案内 無料 ●願書 無料 | WEB出願 不可

学校法人西田学園 アルファ医療福祉専門学校 【柔】【は】【社】【AO】

学科
(1)柔道整復学科 Aクラス(3年・30名)/Bクラス(3年・30名)
(2)鍼灸学科 Aクラス(3年・30名)/Bクラス(3年・30名)

〒194-0022 東京都町田市森野1-7-8
【TEL】042-729-1026 【E-mail】info@alpha-net.ac.jp
【交通】JR・小田急線「町田」駅より徒歩5分

	出願日程	試験日程	合格発表	推薦基準・試験内容	受験料
公募推薦	-	-	-	※9月26日以降、該当する試験はありません	
一般	23年10/1~24年2/29(必着)	随時	随時	一般:書類選考、小論文、面接	20,000円

◇開校年 1999年
◇入学者 -
◇出身県 東京都・神奈川県
◇主な実習先 -
◇主な就職先 治療院、施設、整形外科他
◇初年度納入金(卒業までの納入金)
1,510,000円(4,080,000円)
◇学校独自の奨学金制度
◇学生寮 あり
◇特徴 -

資料請求 ●学校案内 無料 ●願書 無料 | WEB出願 可

学校法人都築学園 お茶の水はりきゅう専門学校 【は】【社】

学科
(1)はり師きゅう師学科(昼3年・28名)
(2)はり師きゅう師学科(夜3年・28名)

〒113-0034 東京都文京区湯島1-3-6
【TEL】03-5689-3366 【E-mail】info@harikyu.ac.jp
【交通】JR中央・総武線・東京メトロ「御茶ノ水」駅より徒歩3分

	出願日程	試験日程	合格発表	推薦基準・試験内容	受験料
公募推薦	23年10/4~10/10(必着) 23年11/1~11/7(必着) 23年11/29~12/5(必着)	10/15 11/12 12/10	1週間以内	推薦:書類審査、面接	30,000円
一般	24年1/10~1/16(必着) 24年2/7~2/13(必着) 24年2/28~3/5(必着)	1/21 2/18 3/10	1週間以内	一般:書類審査、面接	30,000円

◇開校年 -
◇入学者 -
◇出身県 -
◇主な実習先 -
◇主な就職先 -
◇初年度納入金(卒業までの納入金)
1,600,000円(4,000,000円)
◇学校独自の奨学金制度
・早期入学の特典:減免[金額]1、2年次授業料より100,000円、3年次授業料より200,000円
◇学生寮 あり
◇特徴 -

資料請求 ●学校案内 無料 ●願書 無料 | WEB出願 不可

（左欄 職種分類）看護師／臨床検査技師・臨床工学技士・診療放射線技師／理学療法士・作業療法士・言語聴覚士／歯科衛生士・歯科技工士／あん摩マッサージ指圧師・はり師・きゅう師・柔道整復師／視能訓練士・義肢装具士・救急救命士

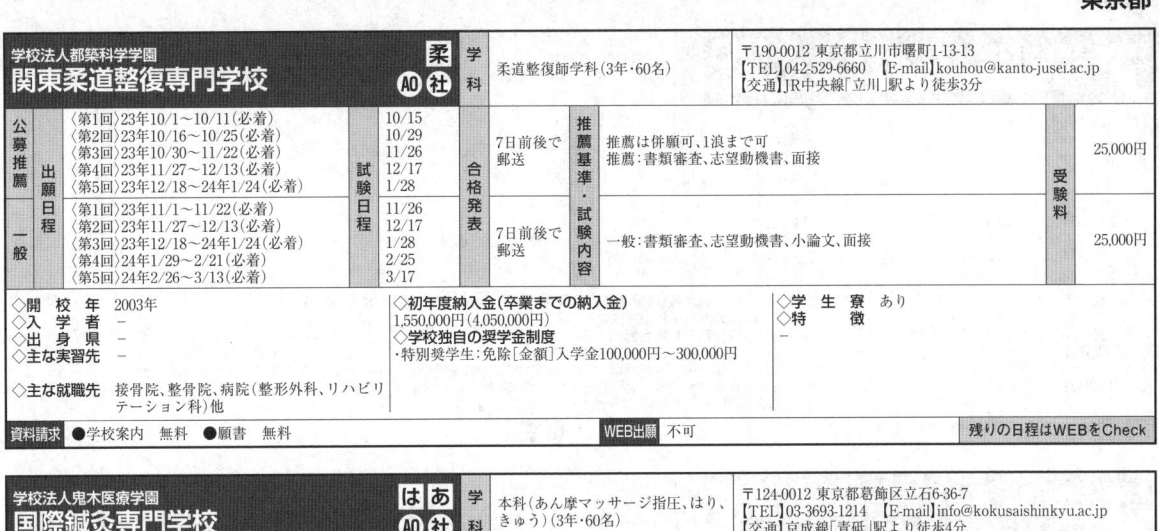

関東柔道整復専門学校（学校法人都築科学学園）

柔 AO 社

学科：柔道整復師学科（3年・60名）

〒190-0012　東京都立川市曙町1-13-13
【TEL】042-529-6660　【E-mail】kouhou@kanto-jusei.ac.jp
【交通】JR中央線「立川」駅より徒歩3分

区分	出願日程	試験日程	合格発表	推薦基準・試験内容	受験料
公募推薦	〈第1回〉23年10/1～10/11（必着） 〈第2回〉23年10/16～10/25（必着） 〈第3回〉23年10/30～11/22（必着） 〈第4回〉23年11/27～12/13（必着） 〈第5回〉23年12/18～24年1/24（必着）	10/15 10/29 11/26 12/17 1/28	7日前後で郵送	推薦は併願可、1浪まで可 推薦：書類審査、志望動機書、面接	25,000円
一般	〈第1回〉23年11/1～11/22（必着） 〈第2回〉23年11/27～12/13（必着） 〈第3回〉23年12/14～24年1/24（必着） 〈第4回〉24年1/29～2/21（必着） 〈第5回〉24年2/26～3/13（必着）	11/26 12/17 1/28 2/25 3/17	7日前後で郵送	一般：書類審査、志望動機書、小論文、面接	25,000円

◇開校年　2003年
◇入学者　－
◇出身県　－
◇主な実習先　－
◇主な就職先　接骨院、整骨院、病院（整形外科、リハビリテーション科）他

◇初年度納入金（卒業までの納入金）　1,550,000円（4,050,000円）
◇学校独自の奨学金制度
・特別奨学生：免除［金額］入学金100,000円～300,000円

◇学生寮　あり
◇特徴

資料請求　●学校案内　無料　●願書　無料
WEB出願　不可
残りの日程はWEBをCheck

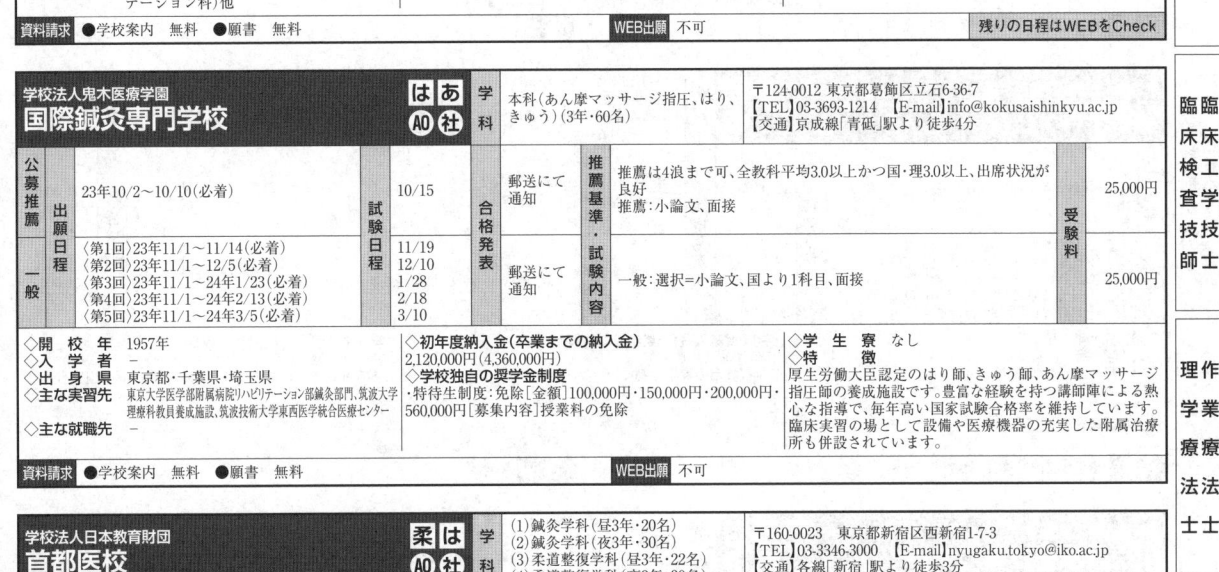

国際鍼灸専門学校（学校法人鬼木医療学園）

は あ AO 社

学科：本科（あん摩マッサージ指圧、はり、きゅう）（3年・60名）

〒124-0012　東京都葛飾区立石6-36-7
【TEL】03-3693-1214　【E-mail】info@kokusaishinkyu.ac.jp
【交通】京成線「青砥」より徒歩4分

区分	出願日程	試験日程	合格発表	推薦基準・試験内容	受験料
公募推薦	23年10/2～10/10（必着）	10/15	郵送にて通知	推薦は4浪まで可、全教科平均3.0以上かつ国・理3.0以上、出席状況が良好 推薦：小論文、面接	25,000円
一般	〈第1回〉23年11/1～11/14（必着） 〈第2回〉23年11/1～12/5（必着） 〈第3回〉23年11/1～24年1/23（必着） 〈第4回〉23年11/1～24年2/13（必着） 〈第5回〉23年11/1～24年3/5（必着）	11/19 12/10 1/28 2/18 3/10	郵送にて通知	一般：選択＝小論文、国より1科目、面接	25,000円

◇開校年　1957年
◇入学者　－
◇出身県　東京都・千葉県・埼玉県
◇主な実習先　筑波大学附属病院リハビリテーション部鍼灸部門、筑波大学理療科教員養成施設、筑波技術大学東西医学統合医療センター
◇主な就職先　－

◇初年度納入金（卒業までの納入金）　2,120,000円（4,360,000円）
◇学校独自の奨学金制度
・特待生制度：免除［金額］100,000円・150,000円・200,000円・560,000円［募集内容］授業料の免除

◇学生寮　なし
◇特徴
厚生労働大臣認定のはり師、きゅう師、あん摩マッサージ指圧師の養成施設です。豊富な経験を持つ講師陣による熱心な指導で、毎年高い国家試験合格率を維持しています。臨床実習の場として設備や医療機器の充実した附属治療所も併設されています。

資料請求　●学校案内　無料　●願書　無料
WEB出願　不可

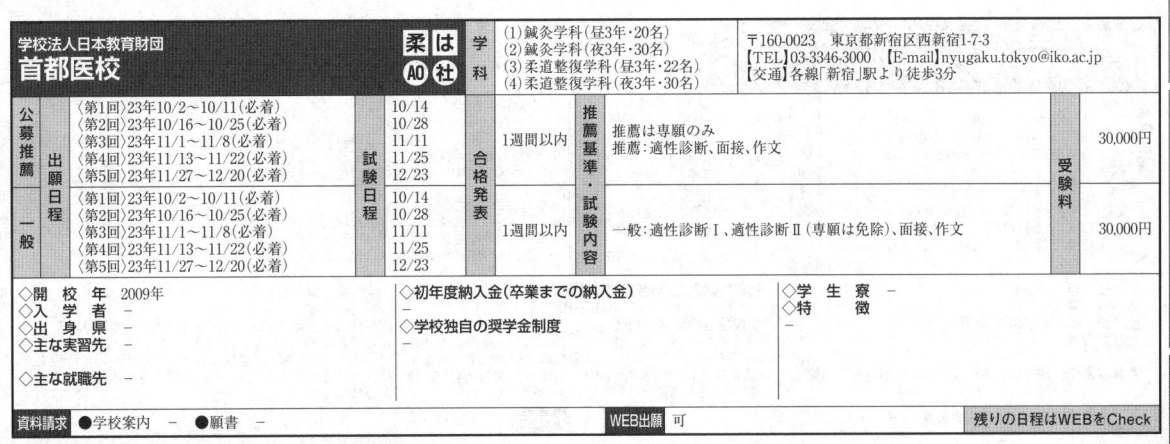

首都医校（学校法人日本教育財団）

柔 は AO 社

学科：
(1)鍼灸学科（昼3年・20名）
(2)鍼灸学科（夜3年・30名）
(3)柔道整復学科（昼3年・22名）
(4)柔道整復学科（夜3年・30名）

〒160-0023　東京都新宿区西新宿1-7-3
【TEL】03-3346-3000　【E-mail】nyugaku.tokyo@iko.ac.jp
【交通】各線「新宿」駅より徒歩3分

区分	出願日程	試験日程	合格発表	推薦基準・試験内容	受験料
公募推薦	〈第1回〉23年10/2～10/11（必着） 〈第2回〉23年10/16～10/25（必着） 〈第3回〉23年11/1～11/8（必着） 〈第4回〉23年11/13～11/22（必着） 〈第5回〉23年11/27～12/20（必着）	10/14 10/28 11/11 11/25 12/23	1週間以内	推薦は専願のみ 推薦：適性診断、面接、作文	30,000円
一般	〈第1回〉23年10/2～10/11（必着） 〈第2回〉23年10/16～10/25（必着） 〈第3回〉23年11/1～11/8（必着） 〈第4回〉23年11/13～11/22（必着） 〈第5回〉23年11/27～12/20（必着）	10/14 10/28 11/11 11/25 12/23	1週間以内	一般：適性診断Ⅰ、適性診断Ⅱ（専願は免除）、面接、作文	30,000円

◇開校年　2009年
◇入学者　－
◇出身県　－
◇主な実習先　－
◇主な就職先　－

◇初年度納入金（卒業までの納入金）　－
◇学校独自の奨学金制度

◇学生寮　－
◇特徴

資料請求　●学校案内　－　●願書　－
WEB出願　可
残りの日程はWEBをCheck

新宿医療専門学校（学校法人小倉学園）

柔 は AO 社

学科：
(1)鍼灸学科（3年・60名）
(2)柔道整復学科（3年・90名）

〒160-0017　東京都新宿区左門町5
【TEL】0120-207-750　【E-mail】info@ssjs.ac.jp
【交通】東京メトロ丸ノ内線「四谷三丁目」駅より徒歩2分。JR「四ッ谷」駅より徒歩12分、「信濃町」駅より徒歩8分

区分	出願日程	試験日程	合格発表	推薦基準・試験内容	受験料
公募推薦	〈1期〉23年10/1～10/5（必着） 〈2期〉23年10/6～10/19（必着） 〈3期〉23年10/20～11/2（必着） 〈4期〉23年11/6～11/23（必着） 〈5期〉23年11/24～12/20（必着）	10/7 10/22 11/5 11/26 12/23	10日以内	推薦は専願、現役生のみ、3.0以上 推薦：書類審査、面接 ※定員を満たした場合、選考は実施しません	免除
一般	〈1期〉23年11/1～11/23（必着） 〈2期〉23年11/24～12/20（必着） 〈3期〉23年12/21～24年1/10（必着）	11/26 12/23 1/13	10日以内	一般：書類審査、小論文、面接 ※定員を満たした場合、選考は実施しません	30,000円

◇開校年　2004年
◇入学者　(1)50名（男子28名/女子22名）(2)78名（男子61名/女子17名）
◇出身県　－
◇主な実習先　－
◇主な就職先　－

◇初年度納入金（卒業までの納入金）　－
◇学校独自の奨学金制度
・特待生チャレンジテスト：減免　［金額］初年度授業料より400,000円［募集内容］本校に出願した方を対象に筆記試験を行い、成績優秀者へ授業料の減免を行う

◇学生寮　あり
◇特徴

資料請求　●学校案内　無料　●願書　無料
WEB出願　不可
残りの日程はWEBをCheck

看護師／臨床検査技師／診療放射線技師／臨床工学技士／理学療法士／作業療法士／言語聴覚士／歯科衛生士／歯科技工士／柔道整復／はり師・きゅう師／あん摩マッサージ指圧師／視能訓練士／義肢装具士／救急救命士

学校法人 エイジェック学園 スポーツ健康医療専門学校

【柔】【は】【社】【AO】

学科	柔整科(3年・120名)　鍼灸科(3年・60名)

〒130-0026 東京都墨田区両国4-27-4
【TEL】03-3846-5151　【E-mail】info@agekke.ac.jp
【交通】JR総武線「両国」駅より徒歩2分

	出願日程	試験日程	合格発表	推薦基準・試験内容	受験料
公募推薦				※9月26日以降、該当する試験はありません	—
一般	23年11/1～11/8(必着) 23年11/29～12/6(必着) 23年12/20～24年1/10(必着) 24年2/7～2/14(必着) 24年2/28～3/6(必着)	11/12 12/10 1/14 2/18 3/10	11/22 12/20 1/24 2/28 3/20	一般:小論文、面接	30,000円

◇開校年 2000年
◇入学者 —
◇出身県 千葉県・東京都・埼玉県
◇主な実習先 —

◇初年度納入金(卒業までの納入金)
1,460,000円(3,960,000円)
◇学校独自の奨学金制度
・部活動奨励金:免除[金額]入学金200,000円・初年度施設管理費260,000円[募集内容]部活動(スポーツ及び文化部)に3年間または4年間所属されていた方　・ダブルスクール制度:免除[金額]入学金200,000円(2学科目)+3年間の施設管理760,000円(2学科目):減免[金額]3年間の授業料より600,000円[募集内容]柔整科と鍼灸科に同時入学またはどちらかの科に在籍している方

◇学生寮 なし
◇特徴
①国家試験合格サポート　②充実した臨床実習　③各種セミナー開催　④両学科受講できるWスクール制度　⑤多種多様な免除制度で学費をサポート

資料請求 ●学校案内 無料 ●願書 無料　　WEB出願 —

宗教法人総本山長生寺附属 長生学園

【あ】【社】

学科	(1)あん摩マッサージ指圧師科(昼3年・60名)　(2)あん摩マッサージ指圧師科(夜3年・60名)

〒144-0055　東京都大田区仲六郷2-35-7
【TEL】03-3738-1630
【交通】京浜急行線「雑色」駅より徒歩5分、JR「蒲田」駅より徒歩17分

	出願日程	試験日程	合格発表	推薦基準・試験内容	受験料
公募推薦	〈第1回〉～23年9/27(消有)	10/1	1週間以内に郵送	推薦は併願可 小論文、面接	20,000円
一般	〈A日程〉23年10/16～11/1(消有) 〈B日程〉23年11/13～11/29(消有) 〈C日程〉24年1/4～1/17(消有) 〈D日程〉24年1/29～2/14(消有) 〈E日程〉24年2/19～3/5(消有)	11/5 12/3 1/21 2/18 3/9	1週間以内に郵送	一般:選択=小論文、現代国語より1科目、面接	20,000円

◇開校年 1956年
◇入学者 —
◇出身県 東京都・神奈川県・埼玉県
◇主な実習先 —
◇主な就職先 —

◇初年度納入金(卒業までの納入金)
1,780,000円(—)
◇学校独自の奨学金制度

◇学生寮 あり(男子のみ)
◇特徴
全国でも数少ないあん摩マッサージ指圧師の国家資格をめざす単科校です。スポーツ、医療、看護、美容など幅広い活躍が期待されている国家資格です。アットホームな校風が特徴です。

資料請求 ●学校案内 無料 ●願書 無料　　WEB出願 不可

学校法人常陽学園 東京医療福祉専門学校

【柔】【は】【あ】【社】【AO】

学科	(1)はり・きゅう・あん摩マッサージ指圧科(3年・46名)　(2)はり・きゅう科(3年・30名)　(3)柔道整復科(3年・30名)

〒104-0032　東京都中央区八丁堀1-11-11
【TEL】03-3551-5751　【E-mail】info@joyo.ac.jp
【交通】東京メトロ日比谷線「八丁堀」駅より徒歩1分

	出願日程	試験日程	合格発表	推薦基準・試験内容	受験料
公募推薦	〈1回〉23年10/1～10/4(必着)※1 〈2回〉23年10/9～10/20(必着)※2 〈3回〉23年10/26～11/8(必着)※3	10/8 10/25 11/11	試験日から10日以内	推薦は専願、現役生のみ、3.0以上 推薦:面接、小論文 ※1窓口への願書持参は10/6(17時)締切り ※2窓口への願書持参は10/24(17時)締切り ※3窓口への願書持参は11/10(17時)締切り	25,000円
一般	〈1回〉23年11/1～11/8(必着)※1 〈2回〉23年11/13～12/6(必着)※2 〈3回〉23年12/11～24年1/10(必着)※3	11/11 12/9 1/13	試験日から10日以内	一般:面接、小論文 ※1窓口への願書持参は11/10(17時)締切り ※2窓口への願書持参は12/8(17時)締切り ※3窓口への願書持参は1/12(17時)締切り	25,000円

◇開校年 1950年
◇入学者 —
◇出身県 東京都・千葉県・埼玉県
◇主な実習先 —
◇主な就職先 鍼灸接骨療院、病院(整形外科)、開業

◇初年度納入金(卒業までの納入金)
(1)1,900,000円(—)、(2)(3)1,500,000円(—)
◇学校独自の奨学金制度
・ダブルスクール奨学金:給付[年額]200,000円[募集内容]柔整科、専科に同時在学中の奨学金で、3年間で600,000円が支給される
・進級時特待生奨学金:給付[年額]100,000円[募集内容]前年の成績状況を参考に学費の減免を行う制度

◇学生寮 なし
◇特徴
江戸時代に創始された「吉田流あん摩術」の伝承を母体とした専門学校で、開学70年を迎えました。鍼灸師・あん摩マッサージ指圧師・柔道整復師として臨床現場で即戦力となる人材を育成するため、実習の豊富さが本校の教育の最大の特徴です。

資料請求 ●学校案内 無料 ●願書 無料　　WEB出願 可(AOのみ)

学校法人衛生学園 東京衛生学園専門学校

【は】【あ】【社】

学科	(1)東洋医療総合学科1部(昼3年・30名)　(2)東洋医療総合学科2部(夜3年・28名)

〒143-0016　東京都大田区大森北4-1-1
【TEL】03-3763-6621
【交通】JR京浜東北線「大森」駅より徒歩5分

	出願日程	試験日程	合格発表	推薦基準・試験内容	受験料
公募推薦	〈高校生推薦〉23年10/2～10/5(必着)	10/8	10/11	推薦:作文、面接、適性	30,000円
一般	〈一般1回〉23年10/2～11/9(必着) 〈一般2回〉23年11/15～12/7(必着) 〈一般3回〉23年12/13～24年1/18(必着) 〈一般4回〉24年1/24～2/15(必着)※ 〈一般5回〉24年2/21～3/14(必着)※	11/12 12/10 1/21 2/18 3/17	11/14 12/12 1/23 2/20 3/18	一般:作文、面接、適性 ※定員に満たない場合のみ実施	30,000円

◇開校年 1953年
◇入学者 —
◇出身県 —
◇主な実習先 —
◇主な就職先 —

◇初年度納入金(卒業までの納入金)
—
◇学校独自の奨学金制度
—

◇学生寮 —
◇特徴
—

資料請求 ●学校案内 — ●願書 —　　WEB出願 —

※受験を希望される方は、必ず各学校の募集要項をご確認ください。

東京呉竹医療専門学校
学校法人呉竹学園
（2024年4月 東京医療専門学校より校名変更予定）

柔 は あ AO

学科	(1)鍼灸マッサージ科Ⅰ部(昼3年・60名) (2)鍼灸科Ⅰ部/夜間(昼夜3年・60名) (3)柔道整復科Ⅰ部(昼3年・60名)		**〒160-0008　東京都新宿区四谷三栄町16-12** 【TEL】03-3341-4043 【交通】JR線・東京メトロ「四ツ谷」駅より徒歩5分			

出願日程	公募推薦	23年10/1～10/11(必着)	試験日程	10/15	合格発表	10/22	推薦基準・試験内容	推薦は併願可、現役生のみ 推薦:小論文、面接	受験料	20,000円
	一般	〈1次〉23年11/1～11/8(必着) 〈2次〉23年11/22～12/6(必着) 〈3次〉23年12/25～24年1/17(必着)		11/12 12/10 1/21		11/19 12/17 1/28		一般:小論文、面接		20,000円

◆開 校 年　1926年
◆入 学 者　169名(男子86名/女子83名)
◆出 身 県　東京都・千葉県・埼玉県
◆主な実習先　鍼灸科附属施術所、柔道整復科附属施術所他
◆主な就職先　治療院、病院・クリニック、介護施設・リラクゼーション分野他

◆初年度納入金(卒業までの納入金)
1,600,000円～1,960,000円(4,200,000円～5,280,000円)
◆学校独自の奨学金制度
・入学金および授業料等の減免特典(2学部同時入学減免等)あり
・特待生制度:免除[募集内容]2年生、3年生に進学の際、成績によって一部免除

◆学 生 寮　あり
◆特 徴
97年の歴史に基づく伝統医学教育。3つの学科と1つのアドバンスコースで幅広い分野で活躍する臨床家を輩出しています。

資料請求　●学校案内　無料　●願書　無料　　WEB出願　可

東京柔道整復専門学校
学校法人杏文学園

柔 AO 社

学科	柔道整復科柔道整復コース午前部(3年・60名)、柔道整復科柔道整復コース夜間部(3年・60名)、柔道整復科柔整トレーナーコース午後部(3年・60名)		**〒179-0084　東京都練馬区氷川台3-31-13** 【TEL】0120-5920-21　【E-mail】toju1010@kyobun.ac.jp 【交通】東京メトロ有楽町線・副都心線「氷川台」駅より徒歩3分			

出願日程	公募推薦	23年10/2～10/12(必着)	試験日程	10/15	合格発表	10/16	推薦基準・試験内容	推薦は現役生のみ、3.0以上 推薦:面接	受験料	20,000円
	一般							※調査時点で詳細は未発表・未決定 詳細は学校にお問い合わせください		

◆開 校 年　1953年
◆入 学 者　－
◆出 身 県　東京都・埼玉県・千葉県
◆主な実習先　杏文接骨院、杏文パフォーマンスセンター
◆主な就職先　品川接骨院グループ、(株)ワイズケア、新越谷整骨院他

◆初年度納入金(卒業までの納入金)
1,720,000円(4,360,000円)
◆学校独自の奨学金制度
・特待生:免除[金額]800,000円[募集内容]高校生、評定平均3.7以上か、評定平均3.0以上で柔道経験者

◆学 生 寮　提携寮あり
◆特 徴
本校は、最も伝統ある養成校として、一貫した教育理念に基づく「人財」教育を実践しています。高い国家試験合格率や就職率はもとより、自分と社会の未来に向けて希望と意欲を沸き立たせられる「場」となることが、何より本校の役割であると考えています。

資料請求　●学校案内　無料　●願書　無料　　WEB出願　不可

東京メディカル・スポーツ専門学校
学校法人滋慶学園

柔 は AO

学科	(1)柔道整復師科午前コース(3年・60名)、午後コース(3年・30名) (2)鍼灸師科午前コース(3年・30名)、午後コース(3年・30名)		**〒134-0088　東京都江戸川区西葛西3-1-16** 【TEL】03-5605-2930　【E-mail】info@tokyo-medical.ac.jp 【交通】東京メトロ東西線「西葛西」駅下車、北口より徒歩5分			

出願日程	公募推薦	23年10/1～10/13 23年10/14～10/27 23年10/28～11/3 23年11/4～11/24 23年11/25～12/1	試験日程	10/15 10/29 11/5 11/26 12/3	合格発表	10日以内に郵送	推薦基準・試験内容	推薦は現役生のみ、3.5以上、欠席20日以内 推薦:書類選考、面接	受験料	20,000円
	一般	23年11/1～11/3 23年11/4～11/24 23年11/25～12/1 23年12/2～12/15		11/5 11/26 12/3 12/17		10日以内に郵送		一般:筆記試験、面接、書類選考		20,000円

◆開 校 年　2009年
◆入 学 者　－
◆出 身 県　－
◆主な実習先　－
◆主な就職先　FITグループわらびFIT整骨院、土屋鍼灸整骨院、東京ヤクルトスワローズ他

◆初年度納入金(卒業までの納入金)
(1)1,711,692円(5,018,826円)、(2)1,716,792円(4,923,006円)
◆学校独自の奨学金制度
・特待生制度:免除[金額]A採用:500,000円、B採用:200,000円、C採用:50,000円[募集内容]特待生試験の成績優秀者に、採用区分に応じて1年次の学費の一部を免除

◆学 生 寮　－
◆特 徴

資料請求　●学校案内　無料　●願書　無料　　WEB出願　可　　残りの日程はWEBをCheck

東洋鍼灸専門学校
学校法人素霊学園

は あ 社

学科	(1)鍼灸科(昼3年・30名) (2)鍼灸科(夜3年・30名) (3)鍼灸あん摩マッサージ指圧科(昼3年・30名) (4)鍼灸あん摩マッサージ指圧科(夜3年・30名)		**〒169-0073　東京都新宿区百人町1-4-4** 【TEL】03-3209-5436　【E-mail】info@toyoshinkyu.ac.jp 【交通】JR線「新大久保」駅より徒歩3分			

出願日程	公募推薦	23年10/2～10/4	試験日程	10/9	合格発表	4日以内	推薦基準・試験内容	推薦は現役生のみ、3.0以上、欠席日数20日以内 推薦:書類審査、適性試験、小論文、面接	受験料	30,000円
	一般	〈A日程〉23年11/1～11/8 〈B日程〉22年11/27～12/3		11/12 12/10		4日以内		一般:書類審査、現国、面接		30,000円

◆開 校 年　1957年
◆入 学 者　120名(男子41名/女子79名)
◆出 身 県　東京都・埼玉県・神奈川県
◆主な実習先　－
◆主な就職先　小守スポーツマッサージ療院、カリスタ(株)、アキュラ鍼灸院

◆初年度納入金(卒業までの納入金)
(1)(2)2,220,000円(4,460,000円)、(3)(4)2,570,000円(5,510,000円)
◆学校独自の奨学金制度
　－

◆学 生 寮　なし
◆特 徴
①1957年創立。6,000人を超える卒業生
②30人を超える実技講師指導
③国家試験合格率95%
④在学中から卒業後までしっかりと進路サポート
⑤抜群の立地条件と、働きながら学びやすい環境

資料請求　●学校案内　無料　●願書　無料　　WEB出願　可

専門学校・養成施設

看護師

診療放射線技師士

臨床検査技師

臨床工学技士

理学療法士

作業療法士

言語聴覚士

歯科技工士

歯科衛生士

柔道整復

はり師・きゅう師

あん摩マッサージ指圧師

視能訓練士

義肢装具士

救急救命士

東京都

学校法人敬心学園　日本医学柔整鍼灸専門学校

【柔】【は】【総】【社】

学科
(1)柔道整復学科(昼3年・60名)
(2)柔道整復学科(夜3年・60名)
(3)鍼灸学科(昼3年・60名)
(4)鍼灸学科(夜3年・60名)

〒169-0075　東京都新宿区高田馬場1-18-18
【TEL】03-3208-7741　【E-mail】info@nihonisen.ac.jp
【交通】JR山手線・西武新宿線「高田馬場」駅より徒歩1分

	出願日程		試験日程	合格発表	推薦基準・試験内容	受験料
公募推薦	〈第1回〉23年10/1～10/4(必着) 〈第2回〉23年10/5～10/18(必着) 〈第3回〉23年10/19～11/8(必着) 〈第4回〉23年11/9～11/22(必着) 〈第5回〉23年11/23～12/6(必着)		10/7 10/22 11/11 11/26 12/10	7日以内	推薦は専願のみ、1浪まで可、3.0以上 推薦:作文、面接	20,000円
一般	〈第1回〉23年11/1～11/15(必着) 〈第2回〉23年11/16～24年1/10(必着) 〈第3回〉24年1/1～2/21(必着)		11/18 1/14 2/23	7日以内	一般:作文、面接	20,000円

◇開校年　2002年
◇入学者　－
◇出身県　東京都・埼玉県・千葉県
◇主な実習先　附属治療院での研修など
◇主な就職先　接骨院、鍼灸院、病院他

◇初年度納入金(卒業までの納入金)
1,450,000円(3,950,000円)
◇学校独自の奨学金制度
・特待生制度
・有資格者優待制度

◇学生寮　あり
◇特徴
柔道整復師、鍼灸師を養成する職業実践専門課程設置校。スポーツトレーナー、美容鍼灸師など、実践的な知識や技術を習得し、現場で活躍する施術家を育成します。東京・高田馬場駅から徒歩1分。

資料請求　●学校案内　無料　●願書　無料　　WEB出願　可　　残りの日程はWEBをCheck

学校法人創志学園　日本健康医療専門学校

【柔】【は】【AO】【社】

学科
(1)鍼灸学科(3年・60名)
(2)柔道整復学科(3年・120名)

〒111-0053　東京都台東区浅草橋3-31-5
【TEL】03-5835-1456　【交通】JR総武線「浅草橋」駅より徒歩7分、都営地下鉄「蔵前」駅より徒歩5分

	出願日程	試験日程	合格発表	推薦基準・試験内容	受験料
公募推薦	23年9/27～10/17(必着) 23年10/18～10/31(必着) 23年11/1～11/14(必着) 23年11/15～11/28(必着) 23年11/29～12/12(必着)	10/22 11/5 11/19 12/3 12/17	10/26 11/9 11/23 12/7 12/21	推薦は専願のみ、浪人可、3.0以上 推薦:面接、書類審査	30,000円
一般	23年10/18～10/31(必着) 23年11/1～11/14(必着) 23年11/15～11/28(必着) 23年11/29～12/12(必着) 23年12/13～24年1/10(必着)	11/5 11/19 12/3 12/17 1/14	11/9 11/23 12/7 12/21	一般:面接、小論文、基礎学力適正考査、書類審査	30,000円

◇開校年　2002年
◇入学者　132名
◇出身県　千葉県・東京都・埼玉県
◇主な実習先　－

◇初年度納入金(卒業までの納入金)
1710,000円(－)
◇学校独自の奨学金制度
・特待生奨学金制度:免除[年額]620,000円[募集内容]特待生620,000円の免除、準特待生310,000円の免除。3年間最大1,860,000円の免除
・スポーツ特待生奨学金制度:免除[初年度]310,000円[募集内容]高校在籍時に都道府県大会においてベスト8以上の成績を収めた者が条件の1つ

◇学生寮　あり
◇特徴
在学中から実践的な知識・技術を学べる「αゼミ」が原則無料で受講できます。NSCA認定パーソナルトレーナー取得を目指すスポーツトレーナー養成コースも人気です。高い合格率を維持するため「補講」など授業外のサポート体制も充実しています。

資料請求　●学校案内　無料　●願書　無料　　WEB出願　可　　残りの日程はWEBをCheck

学校法人片柳学園　日本工学院八王子専門学校

【柔】【は】【総】

学科
(1)鍼灸科(3年・30名)
(2)柔道整復科(3年・30名)

〒192-0983　東京都八王子市片倉町1404-1
【TEL】0120-444-700　【E-mail】info@stf.neec.ac.jp
【交通】JR横浜線「八王子みなみ野」駅よりスクールバス5分

	出願日程	試験日程	合格発表	推薦基準・試験内容	受験料
公募推薦	〈1期〉23年10/2～10/10 〈2期〉23年10/16～11/7 〈3期〉23年11/13～11/28 〈4期〉23年12/4～24年1/9 〈5期〉24年1/19～1/30	10/21 11/18 12/9 1/20 2/10	10/27 11/24 12/15 1/26 2/16	推薦は専願のみ、1浪まで可、3.0以上 推薦:国(古漢除く)(試験時間:60分)※、面接、書類審査 ※既卒者は小論文(400文字程度)	25,000円
一般	〈2期〉～23年10/10(既卒者の方) 〈3期〉23年10/16～11/7(既卒者の方) 〈3期〉23年11/1～11/7(卒業見込みの方) 〈4期〉23年11/13～11/28 〈5期〉23年12/4～24年1/9	10/21 11/18 11/18 12/9 1/20	10/27 11/24 11/24 12/15 1/26	一般:国(古漢除く)(試験時間:60分)※、面接、書類審査 ※既卒者は小論文(400文字程度)	25,000円

◇開校年　1987年
◇入学者　－
◇出身県　－
◇主な実習先　附属治療院
◇主な就職先　治療院、病院、老人介護施設他

◇初年度納入金(卒業までの納入金)
1,859,440円(4,931,440円)
◇学校独自の奨学金制度
・若きつくりびと奨学金
・片柳学園貸与型奨学金

◇学生寮　あり
◇特徴
医療やスポーツの現場からのニーズをフィードバックさせた密度の濃い専門教育から、自然治癒力を引き出す伝統医療のプロフェッショナルを養成します。

資料請求　●学校案内　無料　●願書　無料　　WEB出願　不可　　残りの日程はWEBをCheck

学校法人浪越学園　日本指圧専門学校

【あ】【社】

学科
指圧科
(1)昼間部(3年・60名)
(2)夜間部(3年・60名)

〒112-0002　東京都文京区小石川2-15-6
【TEL】03-3813-7354
【交通】東京メトロ丸ノ内線「後楽園」駅より徒歩約8分

	出願日程	試験日程	合格発表	推薦基準・試験内容	受験料
公募推薦	23年10/2～10/12(必着)	10/15	1週間以内に郵送	推薦は併願可、現役生のみ 推薦:小論文、面接	30,000円
一般	〈1次〉23年11/1～11/9(必着) 〈2次〉23年11/27～12/6(必着) 〈3次〉24年1/9～1/16(必着)※ 〈4次〉24年1/27～2/7(必着)※ 〈5次〉24年2/21～2/29(必着)※	11/12 12/9 1/19※ 2/10※ 3/3※	1週間以内に郵送	一般:小論文、面接 ※2次までに定員に達した場合、3次～5次は実施しません	30,000円

◇開校年　1940年
◇入学者　－
◇出身県　－
◇主な実習先　－
◇主な就職先　指圧治療院、病院・診療所、老人ホーム・介護施設他

◇初年度納入金(卒業までの納入金)
1,820,000円(3780,000円)
◇学校独自の奨学金制度
－

◇学生寮　なし
◇特徴
創立80年を超える、日本で唯一の「指圧」の専門学校です。「あん摩マッサージ指圧師」国家資格取得を目指します。指圧の伝統、奥深さと温かい校風を基盤に、社会に貢献する臨床家である「指圧師」を輩出してきました。

資料請求　●学校案内　無料　●願書　無料　　WEB出願　不可

（左側縦書き見出し）
看護師／臨床検査技師・臨床工学技士・診療放射線技師／理学療法士・作業療法士・言語聴覚士／歯科技工士・歯科衛生士／柔道整復師・あん摩マッサージ指圧師・はり師・きゅう師／視能訓練士・義肢装具士・救急救命士

※受験を希望される方は、必ず各学校の募集要項をご確認ください。　　— 528 —

日本柔道整復専門学校

学校法人花田学園　柔

| 学科 | (1)柔道整復科1部(昼3年・60名)
(2)柔道整復科2部(夜3年・60名) | 〒150-0031　東京都渋谷区桜丘町20-1
【TEL】03-3461-4788
【交通】JR線「渋谷」駅南改札西口より徒歩約5分 |

出願日程		試験日程	合格発表	推薦基準・試験内容		受験料
公募推薦	23年10/2～10/5(必着)	10/8	10/12	推薦:小論文、面接		30,000円
一般	23年11/1～11/2(必着) 24年1/11～1/18(必着)	11/5 1/21	11/8 1/24	一般:小論文、面接		30,000円

◇開校年　1956年
◇入学者　－
◇出身県　東京都・神奈川県・千葉県
◇主な実習先　接骨院、鍼灸接骨院、病院・医院他
◇主な就職先　接骨院、鍼灸接骨院、病院・医院他

◇初年度納入金(卒業までの納入金)
(1)1,770,000円(4,170,000円)、(2)1,570,000円(3,970,000円)
◇学校独自の奨学金制度
－

◇学生寮　なし
◇特徴
半世紀以上の伝統と実績のある本校では、実技に加え、人間教育に力を入れています。また、体系的な授業で国家試験対策も充実しています。

資料請求　●学校案内　無料　●願書　無料　　WEB出願　不可

日本鍼灸理療専門学校

学校法人花田学園　はあ

| 学科 | (1)本科(鍼灸あん摩マッサージ指圧科)(1部/2部3年・各60名)
(2)専科(鍼灸科)(1部3年・30名)
(3)専科(鍼灸科)(2部3年・30名) | 〒150-0031　東京都渋谷区桜丘町20-1
【TEL】03-3461-4788
【交通】JR線「渋谷」駅南改札西口より徒歩約5分 |

出願日程		試験日程	合格発表	推薦基準・試験内容		受験料
公募推薦	23年10/2～10/5(必着)	10/8	10/12	推薦:本科(2部)は小論文、面接、国(古漢除く) 専科(1部・2部)は小論文、面接		30,000円
一般	23年11/1～11/2(必着) 24年1/11～1/18(必着)	11/5 1/21	11/8 1/24	一般:本科(1部・2部)は小論文、面接、国(古漢除く) 専科(1部・2部)は小論文、面接		30,000円

◇開校年　1956年
◇入学者　－
◇出身県　東京都・神奈川県・埼玉県
◇主な実習先　－
◇主な就職先　鍼灸院・鍼灸接骨院、鍼灸マッサージ院、トレーナー・スポーツ関連施設他

◇初年度納入金(卒業までの納入金)
(1)1,930,000円(4,450,000円)、(2)1,630,000円(3,750,000円)、(3)1,430,000円(3,550,000円)
◇学校独自の奨学金制度
－

◇学生寮　なし
◇特徴
半世紀以上の伝統と実績のある本校では、東洋医学の伝統的な技術と知識、そして西洋医学の基礎知識を同時に学べます。

資料請求　●学校案内　無料　●願書　無料　　WEB出願　不可

日本総合医療専門学校

学校法人平成医療学園　柔は AO

| 学科 | (1)柔道整復学科柔整スポーツ・ケアコース(3年・30名)
(2)鍼灸学科スポーツ・メディカルはり・きゅうコース(3年・30名) | 〒116-0002　東京都荒川区荒川1-41-10
【TEL】0120-235-352　【E-mail】info@nsi-iryo.jp
【交通】都電荒川線「荒川区役所前」駅より徒歩3分 |

出願日程		試験日程	合格発表	推薦基準・試験内容		受験料
公募推薦	〈第Ⅰ期〉23年10/2～10/12 〈第Ⅱ期〉23年10/30～11/9※	10/15 11/12※	10/27 11/24※	推薦は専願のみ、浪人可 推薦:書類選考、面接 ※早期に定員に達した場合、実施しない可能性あり		10,000円
一般	〈第Ⅰ期〉24年1/9～1/18 〈第Ⅱ期〉24年1/22～2/1※ 〈第Ⅲ期〉24年2/5～2/15※	1/21 2/4※ 2/18※	2/2 2/16※ 3/1※	一般:作文、面接 ※早期に定員に達した場合、実施しない可能性あり		10,000円

◇開校年　2000年
◇入学者　－
◇出身県　－
◇主な実習先　提携先治療院
◇主な就職先　整骨院、スポーツ施設、介護施設

◇初年度納入金(卒業までの納入金)
(1) (2)1,300,000円(3,500,000円)
◇学校独自の奨学金制度
－

◇学生寮　なし
◇特徴
少人数制のアットホームな環境で通いやすい学校。在学中にトレーナー資格にもチャレンジできます。

資料請求　●学校案内　無料　●願書　無料　　WEB出願　不可

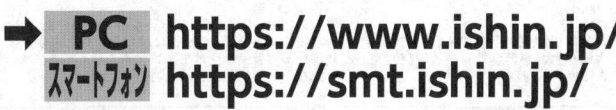
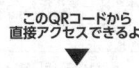

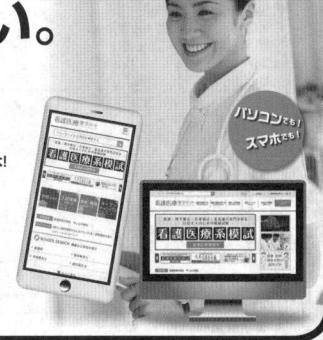
専門学校・養成施設
看護師
診療放射線技師
臨床工学技士
臨床検査技師
理学療法士
作業療法士
言語聴覚士
歯科衛生士
歯科技工士
柔道整復師
はり師・きゅう師
あん摩マッサージ指圧師
視能訓練士
義肢装具士
救急救命士

左側縦書きタブ：専門学校・養成施設／看護師／臨床検査技師・臨床工学技士・診療放射線技師／理学療法士・作業療法士・言語聴覚士／歯科技工士・歯科衛生士／あん摩マッサージ指圧師・はり師・きゅう師・柔道整復師／視能訓練士・義肢装具士・救急救命士

日本体育大学医療専門学校（学校法人日本体育大学）

| | | 柔 AO | 学科 | 整復健康学科（柔道整復コース）（3年・45名） | 〒158-0097　東京都世田谷区用賀2-2-7【TEL】03-5717-6161　【E-mail】info@nittai-iryo.ac.jp【交通】東急田園都市線「桜新町」駅又は「用賀」駅より徒歩10分 |

	出願日程	試験日程	合格発表	推薦基準・試験内容	受験料
公募推薦	〈1回〉23年10/2～10/18（必着）〈2回〉23年10/30～11/15（必着）〈3回〉23年11/27～12/13（必着）〈4回〉23年12/25～24年1/17（必着）	10/2211/1912/171/21	10/2311/2012/181/22	推薦は専願推薦：面接（個人面接）	30,000円
一般	〈1回〉23年12/25～24年1/17（必着）〈2回〉24年1/29～2/14（必着）〈3回〉24年2/26～3/13（必着）	1/212/183/16	1/222/193/16	一般：国、面接（個人面接）	30,000円

◇開校年　1973年
◇入学者　35名（男子25名/女子10名）
◇出身県　東京都・神奈川県・埼玉県
◇主な実習先　日体接骨院
◇主な就職先　接骨院、整骨院、スポーツトレーナー他
◇初年度納入金（卒業までの納入金）1,560,000円（3,980,000円）
◇学校独自の奨学金制度　－
◇学生寮　あり
◇特徴　49年の歴史をもつ伝統校であり、充実した臨床実習を通して優れた人材を育成します。国家試験の現役合格率は約92%で、合格者は全員就職しています。

資料請求　●学校案内　無料　●願書　無料　　WEB出願　不可

神奈川衛生学園専門学校（学校法人衛生学園）

| | | は あ 社 | 学科 | 東洋医療総合学科（3年・80名） | 〒238-0052　神奈川県横須賀市佐野町2-34【TEL】046-850-6310　【E-mail】exam@keg.ac.jp【交通】京急「横須賀中央」駅下車、京急バス「不入斗橋」より徒歩4分。JR「衣笠」駅下車、京急バス「佐野二丁目」より徒歩4分 |

	出願日程	試験日程	合格発表	推薦基準・試験内容	受験料
公募推薦	〈1次〉23年10/2～10/17（必着）〈2次〉24年1/9～1/17（必着）	10/211/20	10/241/23	推薦：作文（事前提出）、面接、口述試験	20,000円
一般	〈1次〉23年10/24～11/8（必着）〈2次〉23年11/21～12/6（必着）〈3次〉24年1/30～2/14（必着）〈4次〉24年2/20～3/6（必着）〈5次〉24年3/11～3/19（必着）※	11/1112/92/173/93/23※	11/1412/122/203/123/23※	一般：作文、面接、口述試験※欠員が生じた場合のみ実施	20,000円

◇開校年　1988年
◇入学者　－
◇出身県　神奈川県・長野県・富山県
◇主な実習先　おほりばた治療院、保険訪問部門リアル、コンフォートスタイル他
◇主な就職先　
◇初年度納入金（卒業までの納入金）2,050,000円（5,550,000円）
◇学校独自の奨学金制度
・社会人キャリアチェンジサポート：その他［金額］入学後に入学金300,000円返金［募集内容］高等学校等を卒業後、2024年3月の時点で1年以上の就職経験のある方
・国家資格保有者サポート：その他［金額］入学後に入学金300,000円の半額150,000円返金［募集内容］本校指定の国家資格保有者及び取得見込みある者
◇学生寮　なし
◇特徴　3年間で3つの医療国家資格（あん摩マッサージ指圧師、はり師、きゅう師）と3つの認定資格（アスレティックトレーナー、健康運動実践指導者、救急法救急員）、計6つの資格取得を目指せます。

資料請求　●学校案内　無料　●願書　無料　　WEB出願　不可

神奈川柔整鍼灸専門学校（学校法人平井学園）

| | | 柔 は AO 社 | 学科 | (1)柔道整復学科Ⅰ部（3年・30名）(2)柔道整復学科Ⅱ部（3年・30名）(3)鍼灸学科（3年・60名） | 〒252-0313　神奈川県相模原市南区松が枝町7-5【TEL】042-740-7222　【E-mail】info@hirai-gakuen.ac.jp【交通】小田急線「小田急相模原」駅より徒歩8分、「東林間」駅より徒歩15分 |

	出願日程	試験日程	合格発表	推薦基準・試験内容	受験料
公募推薦	23年9/13～10/11（必着）23年10/12～11/7（必着）23年11/8～12/5（必着）23年12/6～24年1/9（必着）24年1/10～2/13（必着）	10/1511/1112/91/132/17	－	推薦は専願のみ、1浪まで可、定員48名推薦：面接、小論文	20,000円
一般	23年9/13～10/11（必着）23年10/12～11/7（必着）23年11/8～12/5（必着）23年12/6～24年1/9（必着）24年1/10～2/13（必着）	10/1511/1112/91/132/17	－	一般：面接、小論文、現国	20,000円

◇開校年　2002年
◇入学者　47名（男子29名/女子18名）
◇出身県　神奈川県・東京都
◇主な実習先　附属接骨施術所、附属鍼灸施術所
◇主な就職先　(株)あおば、(株)ほねごり、みのり鍼灸整骨院
◇初年度納入金（卒業までの納入金）(1)(2)(3)1,300,000円（3,900,000円）
◇学校独自の奨学金制度
・平井学園独自の授業料減免制度：減免［金額］高等教育の修学支援新制度に準ずる減免［募集内容］住民税非課税世帯とそれに準ずる世帯の学生に向けた授業料減免
◇学生寮　なし
◇特徴　国家資格取得を考えている学生を独自の「伴走制度」「ベルトタイムレッスン」で徹底フォロー。国家試験現役合格を目指します。

資料請求　●学校案内　無料　●願書　無料　　WEB出願　不可　　残りの日程はWEBをCheck

湘南医療福祉専門学校（学校法人彩煌学園）

| | | は あ AO | 学科 | 東洋療法科（3年・20名） | 〒244-0805　神奈川県横浜市戸塚区川上町84-1【TEL】045-820-1329　【E-mail】info@smw.ac.jp【交通】JR横須賀線「東戸塚」駅西口より徒歩2分 |

	出願日程	試験日程	合格発表	推薦基準・試験内容	受験料
公募推薦	23年9/19～10/20（必着）23年10/23～11/17（必着）23年11/20～12/15（必着）23年12/18～24年1/19（必着）24年1/22～2/16（必着）	10/2111/1812/161/202/17	1週間以内	推薦は併願、浪人可推薦：作文、面接、書類選考　※作文は事前提出	20,000円
一般				※9月26日以降、該当する試験はありません	

◇開校年　1956年
◇入学者　－
◇出身県　神奈川県・長野県・静岡県
◇主な実習先　
◇主な就職先　鍼灸院、整形外科、スポーツ現場
◇初年度納入金（卒業までの納入金）2,050,000円（5,300,000円）
◇学校独自の奨学金制度
・奨励金制度：免除［金額］200,000円［募集内容］当校指定の国家資格保持者/大学・短大・専門学校新卒者/当校の在校生、卒業生のご家族（3親等以内）
◇学生寮　あり
◇特徴　実技の授業をしっかりと行い基礎力をつけたうえで応用へと進んでいきます。技術は練習しないと上がりません。放課後は実習室を開けて練習することもできます。教員はそんな学生を熱心に指導し、技術向上に力をかしています。

資料請求　●学校案内　無料　●願書　無料　　WEB出願　可　　残りの日程はWEBをCheck

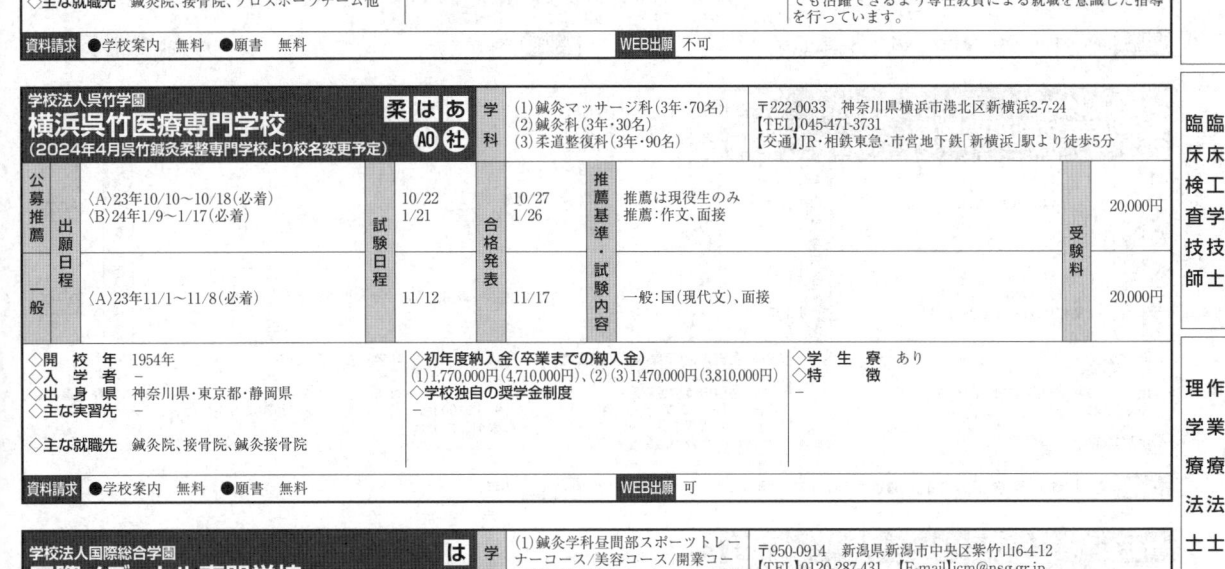

横浜医療専門学校
学校法人平成医療学園　柔 は AO 社

学科	(1)鍼灸師科(昼3年・60名/夜3年・30名)　(2)柔道整復師科(昼3年・60名/夜3年・30名)	〒221-0056　神奈川県横浜市神奈川区金港町9-12　【TEL】045-440-1750　【E-mail】info@yokohama-isen.ac.jp　【交通】JR線「横浜」駅より徒歩5分、京急線「神奈川」駅より徒歩1分

	出願日程	試験日	合格発表	推薦基準・試験内容	受験料
公募推薦	〈A〉23年10/2～10/12(必着)　〈B〉23年10/30～11/16(必着)　〈C〉23年12/4～12/14(必着)	10/15　11/19　12/17	10/23　11/27　12/25	推薦は専願のみ　推薦:小論文、面接	20,000円
一般	〈A〉24年1/9～1/18(必着)　〈B〉24年1/29～2/15(必着)　〈C〉24年2/26～3/7(必着)	1/21　2/18　3/10	1/29　2/26　3/14	一般:基礎学力試験、面接	20,000円

◇開校年　2005年
◇入学者　–
◇出身県　神奈川県・東京都・静岡県
◇主な実習先　–
◇主な就職先　鍼灸院、接骨院、プロスポーツチーム他

◇初年度納入金(卒業までの納入金)
1,570,000円(4,130,000円)
◇学校独自の奨学金制度
・両科在籍制度:給付[金額]毎年度480,000円の奨学金授与(両科重複年度に限る)

◇学生寮　なし
◇特徴
国家試験合格をゴールとするのではなく、その先にある医療現場を見据えた指導を受けることができます。通常のカリキュラムに加えて、ゼミナールも多数実施。臨床の現場でも活躍できるよう専任教員による就職を意識した指導を行っています。

資料請求　●学校案内　無料　●願書　無料　　WEB出願　不可

横浜呉竹医療専門学校
学校法人呉竹学園　柔 は あ AO 社
(2024年4月呉竹鍼灸柔整専門学校より校名変更予定)

学科	(1)鍼灸マッサージ科(3年・70名)　(2)鍼灸科(3年・30名)　(3)柔道整復科(3年・90名)	〒222-0033　神奈川県横浜市港北区新横浜2-7-24　【TEL】045-471-3731　【交通】JR・相鉄東急・市営地下鉄「新横浜」駅より徒歩5分

	出願日程	試験日	合格発表	推薦基準・試験内容	受験料
公募推薦	〈A〉23年10/10～10/18(必着)　〈B〉24年1/9～1/17(必着)	10/22　1/21	10/27　1/26	推薦は現役生のみ　推薦:作文、面接	20,000円
一般	〈A〉23年11/1～11/8(必着)	11/12	11/17	一般:国(現代文)、面接	20,000円

◇開校年　1954年
◇入学者　–
◇出身県　神奈川県・東京都・静岡県
◇主な実習先　–
◇主な就職先　鍼灸院、接骨院、鍼灸接骨院

◇初年度納入金(卒業までの納入金)
(1)1,770,000円(4,710,000円)、(2)(3)1,470,000円(3,810,000円)
◇学校独自の奨学金制度

◇学生寮　あり
◇特徴

資料請求　●学校案内　無料　●願書　無料　　WEB出願　可

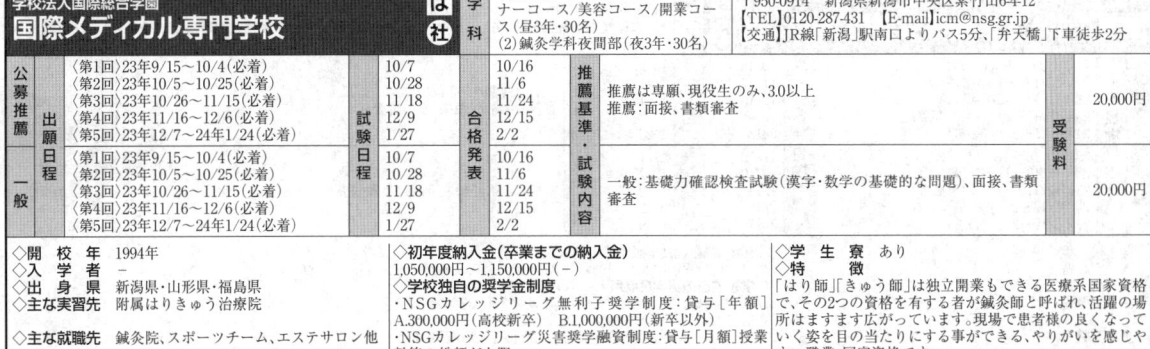

国際メディカル専門学校
学校法人国際総合学園　は 社

学科	(1)鍼灸学科昼間部スポーツトレーナーコース/美容コース/開業コース(3年・30名)　(2)鍼灸学科夜間部(夜3年・30名)	〒950-0914　新潟県新潟市中央区紫竹山6-4-12　【TEL】0120-287-431　【E-mail】icm@nsg.gr.jp　【交通】JR線「新潟」駅南口よりバス5分、「弁天橋」下車徒歩2分

	出願日程	試験日	合格発表	推薦基準・試験内容	受験料
公募推薦	〈第1回〉23年9/15～10/4(必着)　〈第2回〉23年10/5～10/25(必着)　〈第3回〉23年10/26～11/15(必着)　〈第4回〉23年11/16～12/6(必着)　〈第5回〉23年12/7～24年1/24(必着)	10/7　10/28　11/18　12/9　1/27	10/16　11/6　11/24　12/15　2/2	推薦は専願、現役生のみ、3.0以上　推薦:面接、書類審査	20,000円
一般	〈第1回〉23年9/15～10/4(必着)　〈第2回〉23年10/5～10/25(必着)　〈第3回〉23年10/26～11/15(必着)　〈第4回〉23年11/16～12/6(必着)　〈第5回〉23年12/7～24年1/24(必着)	10/7　10/28　11/18　12/9　1/27	10/16　11/6　11/24　12/15　2/2	一般:基礎力確認検査試験(漢字・数学の基礎的な問題)、面接、書類審査	20,000円

◇開校年　1994年
◇入学者　–
◇出身県　新潟県・山形県・福島県
◇主な実習先　附属はりきゅう治療院
◇主な就職先　鍼灸院、スポーツチーム、エステサロン他

◇初年度納入金(卒業までの納入金)
1,050,000円～1,150,000円(-)
◇学校独自の奨学金制度
・NSGカレッジリーグ無利子奨学金制度:貸与[年額]A.300,000円(高校新卒)　B.1,000,000円(新卒以外)
・NSGカレッジリーグ災害奨学融資制度:貸与[月額]授業料等の総額が上限

◇学生寮　あり
◇特徴
「はり師」「きゅう師」は独立開業もできる医療系国家資格で、その2つの資格を有する者が鍼灸師と呼ばれ、活躍の場所はますます広がっています。現場で患者様の良くなっていく姿を目の当たりにする事ができる、やりがいを感じやすい職業、国家資格です。

資料請求　●学校案内　無料　●願書　無料　　WEB出願　不可　残りの日程はWEBでCheck

新潟看護医療専門学校
学校法人北都健勝学園　は AO 社

学科	東洋医療学科(3年・15名)	〒950-2264　新潟県新潟市西区みずき野1-105-1　【TEL】025-264-3355　【E-mail】gakuseika@nnc.ac.jp　【交通】JR越後線「越後赤塚」駅より徒歩1分

	出願日程	試験日	合格発表	推薦基準・試験内容	受験料
公募推薦	23年9/19～9/29(必着)	10/7	10/11	推薦は専願、1浪まで可、3.0以上　推薦:面接	20,000円
一般	23年10/23～11/2(必着)　23年11/20～12/1(必着)	11/11　12/9	11/15　12/13	一般:国総(古漢除く)、面接	20,000円

◇開校年　2004年
◇入学者　–
◇出身県　新潟県
◇主な実習先　東洋医療センター鍼灸治療院
◇主な就職先　うえき鍼灸院、温穂堂、かえで接骨院

◇初年度納入金(卒業までの納入金)
1,440,000円(3,520,000円)
◇学校独自の奨学金制度
・特待生制度:免除[入学金]400,000円
・東洋医療学科AO奨学金制度:給付[年額]240,000円

◇学生寮　なし
◇特徴
1人の教員が4～5名の学生を担当するチューター制により、全員の国家試験合格を目指します。

資料請求　●学校案内　無料　●願書　無料　　WEB出願　可

専門学校・養成施設

看護師
診療放射線技師
臨床検査技師
臨床工学技士
理学療法士
作業療法士
言語聴覚士
歯科衛生士
歯科技工士
柔道整復師
はり師・きゅう師
あん摩マッサージ指圧師
視能訓練士
義肢装具士
救急救命士

左側縦ラベル：看護師／臨床検査技師・診療放射線技師・臨床工学技士／理学療法士・作業療法士・言語聴覚士／歯科技工士・歯科衛生士／柔道整復師・はり師・きゅう師・あん摩マッサージ指圧師／視能訓練士・義肢装具士・救急救命士

新潟柔整専門学校（学校法人新潟医療学園）

柔・社　学科
(1)第一柔道整復師学科（昼3年・60名）
(2)第二柔道整復師学科（夜3年・60名）

〒951-8142　新潟県新潟市中央区関屋大川前1-3-9
【TEL】0120-555-898　【E-mail】info@ncjt.jp
【交通】JR越後線「関屋」駅南口より徒歩5分、新潟交通バス「新潟第一高前」より徒歩2分

	出願日程	試験日程	合格発表	推薦基準・試験内容	受験料
公募推薦	〈1期〉23年9/19～9/28（必着） 〈2期〉23年10/10～10/19（必着） 〈3期〉23年10/23～11/2（必着） 〈4期〉23年11/13～11/22（必着） 〈5期〉23年12/4～12/14（必着）	10/1 10/22 11/5 11/26 12/17	10日以内	推薦は専願、現役生のみ、3.2以上 推薦：小論文※、面接 ※オープンキャンパス参加者は小論文を免除	20,000円
一般	〈1期〉23年9/19～9/28（必着） 〈2期〉23年10/10～10/19（必着） 〈3期〉23年10/23～11/2（必着） 〈4期〉23年11/13～11/22（必着） 〈5期〉23年12/4～12/14（必着）	10/1 10/22 11/5 11/26 12/17	10日以内	一般：筆記試験、小論文※、面接 ※オープンキャンパス参加者は小論文を免除	20,000円

◇開校年　2009年
◇入学者　－
◇出身県　－
◇主な実習先　－
◇主な就職先　接骨院・整骨院、病院、介護福祉施設

◇初年度納入金（卒業までの納入金）
1,650,000円～1,900,000円（－）
◇学校独自の奨学金制度
・第二柔道整復師学科サポート：給付［入学金］250,000円［募集内容］第二柔道整復師学科に入学する方
・ひとり暮らしサポート：給付［年額］120,000円［募集内容］高校新卒の方で通学のため新たに本校近辺に居住する方（当校規定あり）

◇学生寮　なし
◇特徴
新潟県唯一の柔道整復師養成校。「日中にしっかり学びたい」「働きながら夕方から学びたい」など、ライフスタイルに合わせて通学ができます。『医療』『スポーツ』『介護』の実習を通じて卒業後は幅広い分野で即戦力となる人材を育成します。

資料請求　●学校案内　無料　●願書　無料　　WEB出願　不可　　残りの日程はWEBをCheck

金沢医療技術専門学校（学校法人豊穣学園）

は・AO・社　学科
(1)鍼灸学科（昼3年・30名）
(2)鍼灸学科（夜3年・30名）

〒920-0849　石川県金沢市堀川新町7-1
【TEL】076-263-1515　【E-mail】houjyou@isis.ac.jp
【交通】JR線「金沢」駅より徒歩5分

	出願日程	試験日程	合格発表	推薦基準・試験内容	受験料
公募推薦	23年10/16～10/26（必着）	11/10	11/16	推薦は専願、2浪まで可 推薦：小論文、面接	30,000円
一般	〈Ⅰ期〉23年12/11～24年1/11（必着） 〈Ⅱ期〉24年1/29～2/8（必着） 〈Ⅲ期〉24年2/19～2/28（必着）	1/19 2/16 3/6	1/25 2/22 3/8	一般：国（ISIS国語問題集の中から出題）、小論文、面接	30,000円

◇開校年　1989年
◇入学者　－
◇出身県　石川県・富山県・福井県
◇主な実習先　－
◇主な就職先　－

◇初年度納入金（卒業までの納入金）
1,800,000円（4,800,000円）
◇学校独自の奨学金制度
・ISISサポート制度：減免［金額］入学金の半額（150,000円）［募集内容］保護者がオープンキャンパスに参加した方は入学後に入学金の半額を返金

◇学生寮　あり
◇特徴
西洋医学ではない、もう一つの医学。その可能性を追求していくチャレンジ精神にあふれた学生を求めています。

資料請求　●学校案内　本体無料　送料着払　●願書　本体無料　※学校HPよりダウンロード可　　WEB出願　不可

信州スポーツ医療福祉専門学校（学校法人光和学園）

柔・は・AO・社　学科
(1)はりきゅう学科（3年・30名）
(2)柔道整復学科（3年・60名）

〒380-0816　長野県長野市三輪1313-13
【TEL】026-233-0555
【交通】JR線「長野」駅乗り換え、長野電鉄（地下鉄）「長野」駅より5分、「権堂」駅より徒歩3分

	出願日程	試験日程	合格発表	推薦基準・試験内容	受験料
公募推薦	23年9/29～10/11（必着） 23年10/16～11/8（必着） 23年11/13～12/6（必着） 23年12/11～24年1/10（必着） 24年1/15～2/14（必着）	10/15 11/12 12/10 1/14 2/18	10/20 11/17 12/15 1/19 2/22	推薦は専願のみ、1浪まで可、3.2以上 推薦：小論文、面接、書類審査	20,000円
一般	23年10/16～11/8（必着） 23年11/13～12/6（必着） 23年12/11～24年1/10（必着） 24年1/15～2/14（必着） 24年2/19～3/13（必着）	11/12 12/10 1/14 2/18 3/17	11/17 12/15 1/19 2/22 3/17	一般：現国、小論文、面接、書類審査	20,000円

◇開校年　2005年
◇入学者　－
◇出身県　－
◇主な実習先　－

◇初年度納入金（卒業までの納入金）
(1)1,740,000円（4,420,000円）(2)1,840,000円（4,520,000円）
◇学校独自の奨学金制度
・スポーツ・生徒会・社会活動減免（高校生対象）：減免［金額］入学金の30%、［募集内容］高校で部活動やクラブ活動に所属もしくは生徒会で活動していた者
・家族減免：減免［金額］入学金の50%［募集内容］在校生・卒業生の親子兄弟・姉妹・夫婦の関係にある者

◇学生寮　なし
◇特徴

資料請求　●学校案内　無料　●願書　無料　　WEB出願　不可　　残りの日程はWEBをCheck

長野救命医療専門学校（学校法人成田会）

柔・AO・社　学科
柔道整復師学科（3年・30名）

〒389-0516　長野県東御市田中66番1号
【TEL】0268-64-6699
【E-mail】info@nagano-kyumeiiryou.ac.jp
【交通】しなの鉄道「田中」駅より徒歩5分

	出願日程	試験日程	合格発表	推薦基準・試験内容	受験料
公募推薦	〈第1回〉23年10/2～10/13（必着） 〈第2回〉23年10/16～11/1（必着） 〈第3回〉23年11/6～11/30（必着） 〈第4回〉24年1/4～1/11（必着） 〈第5回〉24年1/15～2/1（必着）	10/28 11/11 12/9 1/20 2/10	11/4 11/18 12/16 1/27 2/17	推薦は専願のみ、3.3以上 推薦：面接、書類審査	22,000円
一般	〈第1回〉23年10/2～10/13（必着） 〈第2回〉23年10/16～11/1（必着） 〈第3回〉23年11/6～11/30（必着） 〈第4回〉24年1/4～1/11（必着） 〈第5回〉24年1/15～2/1（必着）	10/28 11/11 12/9 1/20 2/10	11/4 11/18 12/16 1/27 2/17	一般：小論文、面接、書類審査	22,000円

◇開校年　2006年
◇入学者　57名（男子42名／女子15名）
◇出身県　長野県・山梨県・新潟県
◇主な実習先　長野救命医療専門学校附属接骨院
◇主な就職先　内山整骨院、石坂接骨院、くにとも鍼灸整骨院他

◇初年度納入金（卒業までの納入金）
1,502,000円（4,002,000円）
◇学校独自の奨学金制度
・社会人特別奨学金制度：［月額］50,000円（上限）［募集定員］5名程度

◇学生寮　なし
◇特徴

資料請求　●学校案内　無料　●願書　無料　　WEB出願　不可　　残りの日程はWEBをCheck

静岡医療学園専門学校（学校法人静岡医療学園）［柔・は・社］

学科
(1)鍼灸学科（3年・30名）
(2)柔道整復学科（昼3年・30名／夜3年・30名）

〒421-0115　静岡県静岡市駿河区みずほ5-14-22
【TEL】054-256-7770
【E-mail】info@smc.ac.jp
【交通】JR東海道線「安倍川」駅東口より徒歩2分

区分	出願日程	試験日程	合格発表	推薦基準・試験内容	受験料
公募推薦	〈1次〉23年10/1〜10/10（消有） 〈2次〉23年10/16〜10/30（消有） 〈3次〉23年11/13〜11/27（消有） 〈4次〉23年12/18〜24年1/5（消有） 〈5次〉24年1/22〜2/5（消有）	10/15 11/5 12/3 1/14 2/10	試験後1週間程度	推薦は専願のみ、1浪まで可、3.0以上 推薦：書類審査、面接	20,000円
一般	〈1次〉23年11/13〜11/27（消有） 〈2次〉23年12/18〜24年1/5（消有） 〈3次〉24年1/22〜2/5（消有） 〈4次〉24年2/26〜3/18（消有）	12/3 1/14 2/10 3/24	試験後1週間程度	一般：国総（現代文）、書類審査、面接	20,000円

◇開校年　2004年
◇入学者　76名（男子43名/女子33名）
◇出身県　静岡県・愛知県・長野県
◇主な実習先　－
◇主な就職先　トレーナー、鍼灸院・接骨院、整形外科・リハビリ施設他

◇初年度納入金（卒業までの納入金）
1,750,000円〜1,850,000円（4,250,000円〜4,550,000円）
◇学校独自の奨学金制度
・シズイの学費軽減制度：減免［募集内容］国家資格取得者割引、柔道整復学科夜間部に入学する高校生新卒者対象※その他にも学費軽減制度あり

◇学生寮　なし
◇特徴
高い国家試験合格率と1日3時間の時短授業で、効率的に資格取得を目指せます。また、無料の追加コース「+SKILL」コースでスポーツ・ビューティー・リハビリ・ビジネスコースを選択し、専門的な知識・現場実習でさらに上を目指せます。

資料請求　●学校案内　無料　●願書　無料　　WEB出願　可

静岡東都医療専門学校（学校法人原学園）［柔・社］

学科　柔道整復学科（3年・30名）

〒410-2221　静岡県伊豆の国市南江間1949
【TEL】055-947-5311　【E-mail】info@tohtoiryo.ac.jp
【交通】伊豆箱根鉄道駿豆線「韮山」駅・「伊豆長岡」駅より車で約10分

区分	出願日程	試験日程	合格発表	推薦基準・試験内容	受験料
公募推薦	〈1期〉23年10/2〜10/18（必着） 〈2期〉23年10/27〜11/22（必着） 〈3期〉23年12/1〜12/13（必着） 〈4期〉24年1/5〜1/24（必着） 〈5期〉24年2/2〜2/14（必着）	10/22 11/26 12/17 1/28 2/18	10/26 11/30 12/21 2/1 2/22	推薦は専願のみ、1浪まで可、3.0以上 推薦：面接、書類審査	25,000円
一般	〈1期〉23年10/2〜10/18（必着） 〈2期〉23年10/27〜11/22（必着） 〈3期〉23年12/1〜12/13（必着） 〈4期〉24年1/5〜1/24（必着） 〈5期〉24年2/2〜2/14（必着）	10/22 11/26 12/17 1/28 2/18	10/26 11/30 12/21 2/1 2/22	一般：小論文、面接、書類審査	25,000円

◇開校年　2005年
◇入学者　42名（男子30名/女子12名）
◇出身県　静岡県・神奈川県・山梨県
◇主な実習先　－
◇主な就職先　接骨院、鍼灸整骨院、整形外科

◇初年度納入金（卒業までの納入金）
1,600,000円（－）
◇学校独自の奨学金制度
・特待生S：免除［金額］入学金300,000円免除、授業料500,000円免除（初年度のみ）
・特待生A・B：免除［金額］(A)入学金300,000円免除、(B)入学金150,000円免除

◇学生寮　あり
◇特徴
本学は、患者さんや家族の言うことをよく聴き、共感できる心を持って、人に優しい医療を提供する資質の高い真のプロとしての医療人の養成を目指しています。早期受験者支援制度（入学金より10万円減免）などの学費支援制度も設置しております。

資料請求　●学校案内　無料　●願書　無料　　WEB出願　不可　　残りの日程はWEBをCheck

専門学校中央医療健康大学校（学校法人鈴木学園）［柔・は・社］

学科
(1)トータルケア鍼灸学科（昼3年・26名）
(2)スポーツ柔整学科（昼3年・30名）
(3)柔整健康学科（夜3年・28名）

〒422-8006　静岡県静岡市駿河区曲金6-7-15
【TEL】054-202-8700　【E-mail】cmhc@suzuki.ac.jp
【交通】JR線「東静岡」駅南口より徒歩5分

区分	出願日程	試験日程	合格発表	推薦基準・試験内容	受験料
公募推薦	23年10/2〜10/17（必着） 23年10/30〜11/14（必着）	10/22 11/19	約2週間以内	推薦は専願、1浪まで可、3.0以上 推薦：小論文、面接、書類審査	20,000円
一般	23年10/2〜10/17（必着） 23年10/30〜11/14（必着） 23年11/27〜12/12（必着） 24年1/5〜1/16（必着） 24年1/29〜2/13（必着）	10/22 11/19 12/17 1/21 2/18	約2週間以内	一般：小論文、面接、書類審査、選択=現代文、英、数IAより1科目	20,000円

◇開校年　2007年
◇入学者　－
◇出身県　静岡県・山梨県・広島県
◇主な実習先　アスルクラロ沼津、東静岡鍼灸院、東静岡整骨院他
◇主な就職先　さかくらクリニック、(株)ウィステリア藤接骨院、こころ接骨鍼灸マッサージ院

◇初年度納入金（卒業までの納入金）
(1)1,450,000円（3,750,000円）、(2)1,524,000円（3,972,000円）、(3)1,152,000円（3,756,000円）
◇学校独自の奨学金制度
－

◇学生寮　なし
◇特徴
(トータルケア鍼灸)様々な身体の不調の改善から美容・スポーツ・介護までサポートする鍼灸師を目指します。(スポーツ柔整)柔道整復師と10以上のトレーナーの資格取得が可能です。(柔整健康)国家資格の取得を中心に大学併修制度で大学卒業も目指せます。

資料請求　●学校案内　無料　●願書　無料　　WEB出願　不可　　残りの日程はWEBをCheck

東海医療学園専門学校（学校法人東海医療学園）［は・あ・AO・社］

学科　鍼灸マッサージ科（3年・40名）

〒413-0006　静岡県熱海市桃山町20-7
【TEL】0557-82-0459　【E-mail】info@tokaicom.ac.jp
【交通】JR東海道線「熱海」駅より徒歩5分

区分	出願日程	試験日程	合格発表	推薦基準・試験内容	受験料
公募推薦	〈A〉23年10/2〜10/12（必着） 〈B〉23年10/16〜11/16（必着）	10/15 11/19	1週間以内	推薦は専願、2浪まで可、3.0以上 推薦：小論文、面接	10,000円
一般	〈B〉23年11/20〜12/14（必着） 〈C〉23年12/18〜24年1/11（必着） 〈C〉24年1/15〜2/1（必着） 〈D〉24年2/5〜2/15（必着） 〈E〉24年2/26〜3/7（必着）	12/17 1/14 2/4 2/17 3/14	1週間以内	一般：小論文、面接	10,000円

◇開校年　1957年
◇入学者　34名（男子24名/女子10名）
◇出身県　静岡県・神奈川県・愛知県
◇主な実習先　－
◇主な就職先　病院、鍼灸・マッサージ治療院、福祉施設他

◇初年度納入金（卒業までの納入金）
1,800,000円（－）
◇学校独自の奨学金制度
・校友会（同窓会）奨学金制度

◇学生寮　なし
◇特徴
歴史と伝統を礎に"人間力"の向上を目指した教育に取り組んでいます。

資料請求　●学校案内　無料　●願書　無料　　WEB出願　可

左側縦書き見出し：専門学校・養成施設／看護師／診療放射線技師・臨床検査技師・臨床工学技士／理学療法士・作業療法士・言語聴覚士／歯科技工士・歯科衛生士・科学技工士／あん摩マッサージ指圧師・はり師・きゅう師・柔道整復師／視能訓練士・義肢装具士・救急救命士

専門学校浜松医療学院（学校法人森島学園）

柔 は 社

学科
(1)鍼灸学科（昼3年・30名）
(2)柔道整復学科（昼3年・60名）
(3)アスレティックトレーナー学科（夜2年・30名）

〒434-0038 静岡県浜松市浜北区貫布祢232-3
【TEL】053-585-1333 【E-mail】medical@hm.morishima.ac.jp
【交通】JR線「浜松」駅乗り換え、遠州鉄道「新浜松」駅より20分、浜北より徒歩5分

	出願日程		試験日程	合格発表	
公募推薦	23年10/2～10/6（必着）/23年10/23～11/2（必着）/23年11/20～12/1（必着）/23年12/18～24年1/5（必着）/24年1/15～1/26（必着）		10/15 11/12 12/10 1/14 2/4	10/20 11/17 12/15 1/19 2/9	推薦は専願、現役生のみ。3.0以上、またはクラブ活動・その他校内活動等で顕著に活躍した者、もしくはボランティア活動・その他社会の活動等において実績のある者（高等学校に福祉科、福祉コースを設置する場合においては授業実習等での実績を含む）／推薦：小論文、面接、書類審査　※(1)(2)のみ
一般	23年10/2～10/6（必着）/23年10/23～11/2（必着）/23年11/20～12/1（必着）/23年12/18～24年1/5（必着）/24年1/15～1/26（必着）		10/15 11/12 12/10 1/14 2/4	10/20 11/17 12/15 1/19 2/9	一般：(1)(2)は学力検査（国語力測定）、面接、書類審査／(3)は小論文、面接、書類審査

受験料 25,000円

◇開校年 2001年
◇入学者 114名（男子80名/女子34名）
◇出身県 静岡県・愛知県・長野県
◇主な実習先 ー
◇主な就職先 鍼灸院、接骨（整骨）院、整形外科院他

◇初年度納入金（卒業までの納入金）
(1)(2)1,710,000円(4,210,000円)、(3)960,000円(1,710,000円)
◇学校独自の奨学金制度
・遠距離通学助成金[年額]120,000～140,000円[募集内容]最寄り駅がJR金谷駅より東、JR豊橋駅より西の駅から通学する方
・自宅外通学助成金[年額]120,000円[募集内容]本校と居住地の直線距離が35kmを超え、本校近隣にアパートを借り通学する方

◇学生寮 なし
◇特徴 日本の伝統医療である鍼灸師、柔道整復師の国家資格取得とともに臨床現場に求められる高いスキルの治療家の育成を目指します。また、日本スポーツ協会公認のアスレティックトレーナーや日本トレーニング指導者協会認定トレーニング指導者資格取得を目指します。

資料請求 ●学校案内 無料 ●願書 無料　WEB出願 不可　残りの日程はWEBをCheck

中和医療専門学校（学校法人葛谷学園）

柔 は あ AO 社

学科
(1)あん摩マッサージ指圧、はり、きゅう科（本科）（昼3年・70名）
(2)はり、きゅう科（専科）（昼3年・30名）
(3)柔道整復科I部（昼3年・30名）

〒492-8251 愛知県稲沢市東緑町1-1-81
【TEL】0587-23-5235 【E-mail】toiawase@chuwa.ac.jp
【交通】名鉄名古屋本線「国府宮」駅より南へ約1800m、「奥田」駅より西へ約1000m

	出願日程		試験日程	合格発表	
公募推薦	23年10/2～10/10（必着）		10/15	10/19	推薦は専願、現役生のみ(1)3.8以上、(2)(3)3.0以上／推薦：作文、面接
一般	〈第1回〉(1)(2)(3)23年10/10～10/30（必着）/〈第2回〉(2)(3)23年11/20～12/5（必着）/〈第3回〉(1)(2)(3)23年12/15～24年1/16（必着）/〈第4回〉(2)(3)24年1/19～2/6（必着）/〈第5回〉(2)(3)24年2/19～2/27（必着）		11/5 12/10 1/21 2/11 3/3	11/9 12/14 1/25 2/15 3/7	一般：(1)は国総（古漢除く）、面接、(2)(3)は作文、面接　※第5回の一般入試は募集定員に達した場合実施しない

受験料 15,000円／15,000円

◇開校年 1958年
◇入学者 101名（男子59名/女子42名）
◇出身県 愛知県・岐阜県・三重県
◇主な実習先 附属治療所、附属接骨院他
◇主な就職先 エミシア鍼灸接骨院、長岡治療院、たかはし整形外科

◇初年度納入金（卒業までの納入金）
1,490,000円～1,880,000円(3,970,000円～4,840,000円)
◇学校独自の奨学金制度
ー

◇学生寮 なし
◇特徴 1958年創立。2000年に柔整科を増設。技術の習得とともに医療人としての教養を身につけた優秀な人材を育成する。オープンキャンパス：10/1(日)、11/12(日)、12/17(日)、1/14(日)、3/24(日)

資料請求 ●学校案内 無料 ●願書 無料　WEB出願 不可

東海医療科学専門学校（学校法人セムイ学園）

柔 AO 社

学科 柔道整復科（3年・30名）

〒450-0003 愛知県名古屋市中村区名駅南2-7-2
【TEL】052-588-2977 【E-mail】info@tokai-med.ac.jp
【交通】JR・名鉄・近鉄・地下鉄線「名古屋」駅より徒歩13分

	出願日程		試験日程	合格発表	
公募推薦	〈第1回〉23年10/2～10/10（必着）/〈第2回〉23年11/1～11/7（必着）/〈第3回〉23年11/27～12/5（必着）/〈第4回〉24年1/15～1/23（必着）		10/15 11/12 12/10 1/28	10日以内	推薦は専願、現役生のみ／推薦：小論文、面接、書類審査
一般	〈第2回〉23年11/1～11/7（必着）/〈第3回〉23年11/27～12/5（必着）/〈第4回〉24年1/15～1/23（必着）/〈第5回〉24年2/5～2/13（必着）/〈第6回〉24年2/26～3/5（必着）		11/12 12/10 1/28 2/18 3/10	10日以内	一般：国総（古漢除く）、数IA、小論文、面接、書類審査

受験料 20,000円／20,000円

◇開校年 2007年
◇入学者 ー
◇出身県 ー
◇主な実習先 ー
◇主な就職先 ー
◇学校独自の奨学金制度
・柔道整復科スポーツ特待生制度：給付[金額]100,000円[募集内容]柔道整復科の学生の模範となり、将来の医療を担う有望な人材を支援・奨励する制度。所属していた運動部の顧問または監督の推薦が得られる方に給付。評定平均が4.3以上の方はさらに100,000円追加給付

◇初年度納入金（卒業までの納入金）
1,400,000円(3,800,000円)

◇学生寮 なし
◇特徴 本学は世界52ヵ国に3万人を超える会員が所属しているアメリカで最もメジャーなトレーナー団体NSCA（全米ストレングス＆コンディショニング協会）の東海地区唯一の認定校。本格的なトレーニングジムを完備し国家資格と同時にパーソナルトレーナーの資格も取得可能。

資料請求 ●学校案内 無料 ●願書 無料　WEB出願 可

名古屋医健スポーツ専門学校（学校法人滋慶コミュニケーションアート）

柔 は 社

学科
(1)柔道整復科I部（3年・30名）
(2)柔道整復科II部（3年・30名）
(3)鍼灸科（3年・30名）

〒460-0008 愛知県名古屋市中区栄3-20-3
【TEL】0120-532-305 【E-mail】info@nagoya-iken.ac.jp
【交通】地下鉄「矢場町」駅より徒歩6分、地下鉄「栄」駅より徒歩8分、地下鉄「伏見」駅より徒歩9分

	出願日程		試験日程	合格発表	
公募推薦	〈第1回〉23年10/1～10/6（必着）/〈第2回〉23年10/1～10/13（必着）/〈第3回〉23年10/1～10/20（必着）/〈第4回〉23年10/1～10/27（必着）		10/8 10/15 10/22 10/29	10日前後	推薦は専願、現役生のみ／推薦：選択＝現代文、生より1科目、面接、書類選考
一般	〈第1回〉23年10/1～10/6（必着）/〈第2回〉23年10/1～10/13（必着）/〈第3回〉23年10/1～10/20（必着）/〈第4回〉23年10/1～10/27（必着）		10/8 10/15 10/22 10/29	10日前後	一般：選択＝現代文、生より1科目、面接、書類選考

受験料 30,000円／30,000円

◇開校年 2013年
◇入学者 ー
◇出身県 ー
◇主な実習先 ー
◇主な就職先 ー
◇学校独自の奨学金制度
・兄弟姉妹学費免除制度

◇初年度納入金（卒業までの納入金）
(1)(2)1,560,000円(ー)、(3)1,510,000円(ー)

◇学生寮 あり
◇特徴 業界で即戦力として活躍できる専門的な知識と技術を習得した人材を育成。最新の施設設備を備えた充実の学習環境を整えています。

資料請求 ●学校案内 無料 ●願書 無料　WEB出願 可

※受験を希望される方は、必ず各学校の募集要項をご確認ください。

名古屋医専

学校法人日本教育財団　柔 は AO 社

学科	(1)鍼灸学科（昼3年・30名） (2)鍼灸学科（夜3年・30名） (3)柔道整復学科（昼3年・30名） (4)柔道整復学科（夜3年・30名）

〒450-0002　愛知県名古屋市中村区名駅4-27-1
【TEL】052-582-3000　【E-mail】nyugaku.nagoya@iko.ac.jp
【交通】各線「名古屋」駅より徒歩3分

	出願日程	試験日程	合格発表	推薦基準・試験内容	受験料
公募推薦	〈第1回〉23年10/2〜10/12（必着） 〈第2回〉23年10/16〜10/25（必着） 〈第3回〉23年10/30〜11/9（必着） 〈第4回〉23年11/13〜11/22（必着） 〈第5回〉23年11/27〜12/7（必着）	10/15 10/28 11/12 11/25 12/10	1週間以内	推薦は専願のみ 推薦：適性診断、面接、作文	30,000円
一般	〈第1回〉23年10/2〜10/12（必着） 〈第2回〉23年10/16〜10/25（必着） 〈第3回〉23年10/30〜11/9（必着） 〈第4回〉23年11/13〜11/22（必着） 〈第5回〉23年11/27〜12/7（必着）	10/15 10/28 11/12 11/25 12/10	1週間以内	一般：適性診断Ⅰ、適性診断Ⅱ（専願は免除）、面接、作文	30,000円

◇開校年　2008年
◇入学者　－
◇出身県　－
◇主な実習先　－
◇主な就職先　－

◇初年度納入金（卒業までの納入金）　－
◇学校独自の奨学金制度

◇学生寮　－
◇特徴

資料請求　●学校案内　－　●願書　－　　WEB出願　可　　残りの日程はWEBをCheck

名古屋鍼灸学校

学校法人専門学校　は あ

学科	はり、きゅう、あん摩マッサージ指圧科（3年・30名）

〒454-0012　愛知県名古屋市中川区尾頭橋3-5-28
【TEL】052-321-4456　【E-mail】info@meisin.ac.jp
【交通】JR線「金山」駅より徒歩15分、JR線「尾頭橋」駅より徒歩5分

	出願日程	試験日程	合格発表	推薦基準・試験内容	受験料
公募推薦	－	－	－	※9月26日以降、該当する試験はありません	
一般	〈1次〉23年10/2〜10/27（必着） 〈2次〉23年11/13〜12/1（必着） 〈3次〉23年12/18〜24年1/19（必着）	10/29 12/3 1/21	2日以内	一般：国（現代文）、小論文、面接 ※定員に達したら以後の募集は行いません	25,000円

◇開校年　1950年
◇入学者　29名（男子16名/女子13名）
◇出身県　愛知県・岐阜県・三重県
◇主な実習先　－
◇主な就職先　治療院、接骨院他

◇初年度納入金（卒業までの納入金）
1,948,000円（3,444,000円）
◇学校独自の奨学金制度

◇学生寮　なし
◇特徴
1学年1クラス、少人数だからこそ技術の習熟度や知識の理解に合わせて1人ひとりに教師の目が届きやすく、仲間同士の連帯感も高まります。

資料請求　●学校案内　無料　●願書　無料　　WEB出願　不可

名古屋平成看護医療専門学校

学校法人平成医療学園　柔 は AO

学科	(1)柔道整復学科（3年・30名） (2)はり・きゅう学科（3年・40名）

〒464-0850　愛知県名古屋市千種区今池1-5-31
【TEL】0120-134-634　【E-mail】nheisei-kouhou@heisei-iryo.ac.jp
【交通】JR中央本線、地下鉄東山線「千種」駅より徒歩3分

	出願日程	試験日程	合格発表	推薦基準・試験内容	受験料
公募推薦	23年10/2〜10/11（必着） 23年10/20〜11/1（必着） 23年11/10〜11/22（必着） 23年12/1〜12/13（必着） 23年12/15〜24年1/17（必着）	10/14 11/4 11/25 12/16 1/20	10/20 11/10 12/1 12/22 1/26	推薦は専願、現役生のみ、3.0以上 推薦：面接、書類審査、事前作文	20,000円
一般	23年10/2〜10/11（必着） 23年10/13〜10/18（必着） 23年10/20〜11/1（必着） 23年11/10〜11/22（必着） 23年12/1〜12/13（必着）	10/14 10/21 11/4 11/25 12/16	10/20 10/27 11/10 12/1 12/22	一般：面接、書類審査、基礎学力試験（60分/国総、数ⅠA、英Ⅰ）、事前作文	20,000円

◇開校年　2019年
◇入学者　－
◇出身県　愛知県・岐阜県・三重県
◇主な実習先　－
◇主な就職先　鍼灸接骨院、整形外科、スポーツチームのトレーナー

◇初年度納入金（卒業までの納入金）
1,600,000円（4,200,000円）
◇学校独自の奨学金制度
・AO入試特別奨学金：給付［金額］入学時100,000円［募集内容］AO入試に合格し、入学する方が対象
・ダブル在籍支援奨学金：給付［金額］100,000円または120,000円［募集内容］2学科同時在籍する方が対象

◇学生寮　なし
◇特徴
本校の柔道整復学科とはり・きゅう学科は、トレーナー学科との併修が可能なため、現場で即戦力として活躍できるトレーナーを育成できます。授業内で、柔道整復学科はJATI-ATIの資格取得を目指すことができ、はり・きゅう学科はスポーツ鍼灸や美容鍼灸を学ぶことが可能です。

資料請求　●学校案内　無料　●願書　無料　　WEB出願　不可　　残りの日程はWEBをCheck

米田柔整専門学校

学校法人米田学園　柔 社

学科	柔道整復科　第1部 (1)午前クラス（3年・30名） (2)全日クラス（3年・50名）

〒451-0053　愛知県名古屋市西区枇杷島2-3-13
【TEL】052-562-1210　【E-mail】jusei@yoneda.ac.jp
【交通】名鉄「東枇杷島」駅より徒歩5分、名鉄「栄生」駅より徒歩8分

	出願日程	試験日程	合格発表	推薦基準・試験内容	受験料
公募推薦	〈1〉23年9/28〜10/11（必着） 〈2〉23年11/9〜11/15（必着） 〈3〉23年12/7〜12/13（必着）	10/15 11/19 12/17	10/19 11/24 12/21	推薦は専願のみ、1浪まで可、3.3以上 推薦：一般常識、作文（400文字）、面接	20,000円
一般	〈1〉23年9/28〜10/11（必着） 〈2〉23年11/9〜11/15（必着） 〈3〉23年12/7〜12/13（必着） 〈4〉24年1/18〜1/24（必着） 〈5〉24年2/15〜2/21（必着）	10/15 11/19 12/17 1/28 2/25	10/19 11/24 12/21 2/1 2/27	一般：一般常識、国（古漢除く、漢字読み書き及びマークシート方式）、作文（400文字）、面接	20,000円

◇開校年　1960年
◇入学者　75名（男子47名/女子28名）
◇出身県　愛知県・岐阜県・三重県
◇主な実習先　米田病院他整形外科医院、接骨院、介護施設
◇主な就職先　米田病院他整形外科医院、診療所、接骨院他

◇初年度納入金（卒業までの納入金）
1,500,000円（3,900,000円）
◇学校独自の奨学金制度
・引越し支援制度：免除［年額］120,000円［募集内容］各支援制度は併用可能（上限：各期360,000円）
・ひとり親家庭支援制度：免除［年額］120,000円［募集内容］各支援制度は併用可能（上限：各期360,000円）

◇学生寮　なし
◇特徴
接骨院の先生やスポーツトレーナーで活躍できる「柔道整復師」育成に特化した創立63年の実績ある伝統校。毎年全国平均を大きく上回る国試合格率、医療機関への就職の多さ、ハイレベルの実技教育、臨床実習の充実、スポーツトレーナー育成プログラムなどが特徴。

資料請求　●学校案内　無料　●願書　無料　　WEB出願　－

専門学校・養成施設

看護師

臨床検査技師　臨床工学技士　診療放射線技師

理学療法士　作業療法士　言語聴覚士

歯科衛生士　歯科技工士

柔道整復　はり師・きゅう師　あん摩マッサージ指圧師

視能訓練士　義肢装具士　救急救命士

岐阜保健大学医療専門学校

学校法人豊田学園　柔 は 社

学科
(1) スポーツ健康学科はり・きゅう科（3年・30名）
(2) スポーツ健康学科柔道整復科（3年・30名）

〒500-8281　岐阜県岐阜市東鶉2-68
【TEL】058-274-3227　【E-mail】koho@toyota.ac.jp
【交通】JR線「岐阜」駅よりバス「岐阜保健大学」下車1分

	出願日程	試験日程	合格発表	推薦基準・試験内容	受験料
公募推薦	〈1次〉23年10/2〜10/17（必着） 〈2次〉23年10/30〜11/14（必着） 〈3次〉23年11/27〜12/12（必着） 〈4次〉24年1/22〜2/6（必着） 〈5次〉24年2/19〜3/5（必着）	10/21 11/18 12/16 2/10 3/10	10/26 11/22 12/21 2/15 3/12	推薦は専願のみ（社会人も一部併用可） 推薦：小論文、面接	20,000円
一般	〈1次〉23年10/2〜10/17（必着） 〈2次〉23年10/30〜11/14（必着） 〈3次〉23年11/27〜12/12（必着） 〈4次〉24年1/22〜2/6（必着） 〈5次〉24年2/19〜3/5（必着）	10/21 11/18 12/16 2/10 3/10	10/26 11/22 12/21 2/15 3/12	一般：小論文、面接	20,000円

◇開校年　1978年
◇入学者　16名（男子9名/女子7名）
◇出身県　岐阜県・愛知県・石川県
◇主な実習先　－
◇主な就職先　病院、鍼灸院、接骨院などの各種医療機関

◇初年度納入金（卒業までの納入金）
1,430,000円（3,890,000円）
◇学校独自の奨学金制度
・医療福祉施設長推薦：免除［金額］入学金半額
・一人暮らし応援制度：給付［年額］50,000円［募集内容］片道2時間以上で一人暮らしの学生に3年間支給

◇学生寮　なし
◇特徴
少人数で落ち着いた環境の中で、ゆっくり・じっくり学びたい方に最適。一人暮らしの県外生や家庭や仕事を持つ社会人への支援も充実。豊かな人間性を持った地域医療のスペシャリスト育成を目指す。

資料請求　●学校案内　無料　●願書　無料　　WEB出願　不可

ルネス紅葉スポーツ柔整専門学校

学校法人ルネス学園　柔 社

学科
柔道整復科（3年・30名）

〒520-3403　滋賀県甲賀市甲賀町鳥居野1085「健康の森」内
【TEL】0748-88-6177　【E-mail】info@renaiss.ac.jp
【交通】草津線「甲賀」駅より徒歩15分

	出願日程	試験日程	合格発表	推薦基準・試験内容	受験料
公募推薦	23年9/11〜希望する試験日の6日前までに提出（必着）	10/1 10/15 10/29 11/12 11/26	1週間以内	推薦：面接、書類審査 ※10/15（日）・2/18（日）の試験は6日前が祝日のため、10/10（火）・2/13（火）までに提出（必着）	30,000円
一般	23年9/11〜希望する試験日の6日前までに提出（必着）	10/1 10/15 10/29 11/12 11/26	1週間以内	一般：小論文、面接、書類審査 ※10/15（日）・2/18（日）の試験は6日前が祝日のため、10/10（火）・2/13（火）までに提出（必着）	30,000円

◇開校年　1992年
◇入学者　27名（男子19名/女子8名）
◇出身県　－
◇主な実習先　－
◇主な就職先　－

◇初年度納入金（卒業までの納入金）
◇学校独自の奨学金制度

◇学生寮　－
◇特徴

資料請求　●学校案内　本体無料　●願書　本体無料　　WEB出願　不可　　残りの日程はWEBをCheck

京都医健専門学校

滋慶コミュニケーションアート　柔 は 社

学科
(1) 柔道整復科Ⅰ部午前（3年・60名）
(2) 柔道整復科Ⅰ部午後（3年・30名）
(3) 鍼灸科Ⅰ部午前（3年・30名）
(4) 鍼灸科Ⅰ部午後（3年・30名）

〒604-8203　京都府京都市中京区三条通室町西入衣棚町51-2
【TEL】0120-448-808　【E-mail】info@kyoto-iken.ac.jp
【交通】京都市営地下鉄「烏丸御池」駅6番出口より徒歩3分、阪急「烏丸」駅22番口より北へ徒歩8分

	出願日程	試験日程	合格発表	推薦基準・試験内容	受験料
公募推薦	(1)〜(4)23年10/1〜10/7（17時までに必着） (1)〜(4)23年10/1〜10/14（17時までに必着） (1)〜(4)23年10/1〜10/21（17時までに必着） (1)〜(4)23年10/1〜10/28（17時までに必着） (1)〜(4)23年10/1〜11/4（17時までに必着）	10/8 10/15 10/22 10/29 11/5	10日前後	推薦：選択＝現代文、生より1科目、面接、書類選考	30,000円
一般	(1)〜(4)23年10/1〜10/7（17時までに必着） (1)〜(4)23年10/1〜10/14（17時までに必着） (1)〜(4)23年10/1〜10/21（17時までに必着） (1)〜(4)23年10/1〜10/28（17時までに必着） (1)〜(4)23年10/1〜11/4（17時までに必着）	10/8 10/15 10/22 10/29 11/5	10日前後	一般：選択＝現代文、生より1科目、面接、書類選考	30,000円

◇開校年　2005年
◇入学者　－
◇出身県　京都府・滋賀県・福井県
◇主な実習先　－
◇主な就職先　整骨院、鍼灸院、クリニック

◇初年度納入金（卒業までの納入金）
1,660,000円（－）
◇学校独自の奨学金制度
・本人・兄弟姉妹学費免除制度：免除［募集内容］入学者の親・子・配偶者・兄弟姉妹が滋慶学園グループ校に在学または卒業済の場合、学費より100,000円を免除。入学者がグループ校に在学または卒業済の場合、初年度入学金相当額を免除

◇学生寮　なし
◇特徴
専門技能に限らず、現場を想定した臨床実習を行うなど即戦力を養います。国家試験に合格するまで一人ひとりをしっかりサポート。

資料請求　●学校案内　無料　●願書　無料　　WEB出願　可　　残りの日程はWEBをCheck

京都仏眼鍼灸理療専門学校

学校法人京都仏眼教育学園　は あ 社

学科
(1) 第1鍼灸科（昼3年・30名）
(2) 第2鍼灸科（夜3年・30名）
(3) 本科（昼3年・20名）
(4) 選科（夜3年・25名）

〒605-0994　京都府京都市東山区一橋宮ノ内町7
【TEL】075-551-6377
【交通】京阪本線「七条」駅より徒歩3分、JR線「京都」駅より徒歩15分

	出願日程	試験日程	合格発表	推薦基準・試験内容	受験料
公募推薦	(1)(2)23年9/19〜10/3 (1)(2)23年11/20〜12/4 (1)(2)23年12/25〜24年1/15 (1)(2)24年2/5〜2/19 (1)(2)24年2/28〜3/13	10/9 12/9 1/20 2/25 3/20	試験後1週間以内	推薦は(1)(2)のみ実施。専願のみ、浪人可 推薦：小作文（800字程度）、面接、書類審査	20,000円
一般	(1)〜(4)23年9/19〜10/3 (1)〜(4)23年11/20〜12/4 (1)〜(4)23年12/25〜24年1/15 (1)〜(4)24年2/5〜2/19 (1)〜(4)24年2/28〜3/13	10/9 12/9 1/20 2/25 3/20	試験後1週間以内	一般：(1)(2)＜一般入試＞は漢字（漢検3級程度）、面接、＜一般学科入試＞は国（古漢除く）、面接 (3)＜一般入試＞は小作文（800字程度）、漢字（漢検3級程度）、面接、＜一般学科入試＞は国（古漢除く）、小作文（800字程度）、面接 (4)＜一般入試＞は小作文（800字程度）、面接、＜一般学科入試＞は国（古漢除く）、面接	20,000円 （(3)のみ30,000円）

◇開校年　1948年
◇入学者　41名（男子24名/女子17名）
◇出身県　京都府・滋賀県・大阪府
◇主な実習先　京都仏眼鍼灸理療専門学校附属治療所
◇主な就職先　鍼灸整骨院、病院、マッサージ院他

◇初年度納入金（卒業までの納入金）
1,400,000円〜2,300,000円（3,800,000円〜5,100,000円）
◇学校独自の奨学金制度
－

◇学生寮　なし
◇特徴
将来も必要とされる本物の医療人となるための3年間。「人を癒せるのは人」という信念のもと、京都仏眼は皆さんを本気でサポートします。

資料請求　●学校案内　無料　●願書　無料　　WEB出願　不可

※受験を希望される方は、必ず各学校の募集要項をご確認ください。　― 536 ―

学校法人日本教育財団 大阪医専 〔柔〕〔は〕〔AO〕〔社〕

学科		
(1)鍼灸学科(昼3年・30名)		
(2)鍼灸学科(夜3年・30名)		
(3)柔道整復学科(昼3年・30名)		
(4)柔道整復学科(夜3年・30名)		

〒531-0076　大阪府大阪市北区大淀中1-10-3
【TEL】06-6452-0110　【E-mail】nyugaku.osaka@iko.ac.jp
【交通】JR線「大阪」駅、各線「梅田」駅より徒歩9分

	出願日程	試験日程	合格発表	推薦基準・試験内容	受験料
公募推薦	〈第1回〉23年10/2～10/12(必着) 〈第2回〉23年10/16～10/25(必着) 〈第3回〉23年10/30～11/9(必着) 〈第4回〉23年11/13～11/22(必着) 〈第5回〉23年11/27～12/14(必着)	10/15 10/28 11/12 11/25 12/17	1週間以内	推薦は専願のみ 推薦:適性診断、面接、作文	30,000円
一般	〈第1回〉23年10/2～10/12(必着) 〈第2回〉23年10/16～10/25(必着) 〈第3回〉23年10/30～11/9(必着) 〈第4回〉23年11/13～11/22(必着) 〈第5回〉23年11/27～12/14(必着)	10/15 10/28 11/12 11/25 12/17	1週間以内	一般:適性診断Ⅰ、適性診断Ⅱ(専願は免除)、面接、作文	30,000円

◇開 校 年　2000年
◇入 学 者　－
◇出 身 県　－
◇主な実習先　－

◇主な就職先　－

◇初年度納入金(卒業までの納入金)
　－
◇学校独自の奨学金制度
　－

◇学 生 寮　－
◇特　　徴

資料請求　●学校案内　－　●願書　－　　　WEB出願　可　　　残りの日程はWEBをCheck

学校法人大阪滋慶学園 大阪医療技術学園専門学校 〔→P.6〕〔は〕〔AO〕〔社〕

学科
鍼灸美容学科(3年・30名)

〒530-0044　大阪府大阪市北区東天満2-1-30
【TEL】06-6354-2501　【E-mail】info@ocmt.ac.jp
【交通】JR東西線「大阪天満宮」駅より徒歩6分、大阪メトロ谷町線・堺筋線「南森町」駅より徒歩9分、京阪電車「天満橋」駅より徒歩10分

	出願日程	試験日程	合格発表	推薦基準・試験内容	受験料
公募推薦	24年1/8～1/19(必着) 24年1/22～2/9(必着) 24年2/12～2/23(必着) 24年2/26～3/8(必着) 24年3/4～3/15(必着)	1/21 2/11 2/25 3/10 3/17	試験後10日以内	推薦は専願のみ、1浪まで可、3.0以上 推薦:作文、面接	20,000円 (15,000円)
一般	24年1/8～1/19(必着) 24年1/22～2/9(必着) 24年2/12～2/23(必着) 24年2/26～3/8(必着) 24年3/4～3/15(必着)	1/21 2/11 2/25 3/10 3/17	試験後10日以内	一般:一般常識、作文、面接	20,000円 (15,000円)

◇開 校 年　1978年
◇入 学 者　－
◇出 身 県　大阪府・兵庫県・奈良県
◇主な実習先　大阪医療技術学園専門学校附属鍼灸センター他
◇主な就職先　四季鍼灸整骨院、美容鍼灸サロンハリアット、美容鍼灸整骨サロンアネモネ

◇初年度納入金(卒業までの納入金)
　1,585,000円～4,125,000円～)
◇学校独自の奨学金制度
・大阪滋慶奨学金:給付[金額]100,000円[募集内容]条件あり)

◇学 生 寮　あり
◇特　　徴
身体の内からも外からも健康で美しく!美容と医療両方のプロになれる美容鍼灸師を養成します。

資料請求　●学校案内　無料　●願書　無料　　　WEB出願　可　　　残りの日程はWEBをCheck

学校法人大阪滋慶学園 大阪ハイテクノロジー専門学校 〔→P.6〕〔柔〕〔は〕〔AO〕

学科		
(1)鍼灸スポーツ学科(3年・30名)		
(2)柔道整復スポーツ学科(3年・30名)		
(3)柔道整復師学科(3年・30名)		

〒532-0003　大阪府大阪市淀川区宮原1-2-43
【TEL】06-6392-8119　【E-mail】mail@osaka-hightech.ac.jp
【交通】JR線「新大阪」駅より徒歩3分

	出願日程	試験日程	合格発表	推薦基準・試験内容	受験料
公募推薦	23年10/1～10/6(17時までに必着) 23年10/1～10/27(17時までに必着) 23年10/1～11/17(17時までに必着) 23年10/1～12/15(17時までに必着) 23年10/1～24年1/26(17時までに必着)	10/8 10/29 11/19 12/17 1/28	1週間以内に発送	推薦は併願可、1浪まで可、3.0以上 推薦:適性検査(中高で履修する程度の一般教養)、面接	20,000円
一般	23年10/1～10/6(17時までに必着) 23年10/1～10/27(17時までに必着) 23年10/1～11/17(17時までに必着) 23年10/1～12/15(17時までに必着) 23年10/1～24年1/26(17時までに必着)	10/8 10/29 11/19 12/17 1/28	1週間以内に発送	一般:適性検査(中高で履修する程度の一般教養)、作文、面接	20,000円

◇開 校 年　1987年
◇入 学 者　－
◇出 身 県　大阪府・兵庫県・京都府
◇主な実習先　附属整骨院、附属鍼灸院、社会人サッカーJFL FC大阪他
◇主な就職先　ゴールドジム十三、鍼灸整骨院、パナソニック(株)野球部他

◇初年度納入金(卒業までの納入金)
(1)1,615,000円(－)、(2)(3)1,585,000円(－)
◇学校独自の奨学金制度
・大阪滋慶奨学金:給付[金額]100,000円[募集内容]受験生本人または本人のご家族が本校または、大阪滋慶学園姉妹校に在籍または卒業している場合

◇学 生 寮　あり
◇特　　徴
医療・スポーツ・バイオ・AIの総合学園!新大阪駅から徒歩3分。あなたの未来を全力サポート!

資料請求　●学校案内　無料　●願書　無料　　　WEB出願　可　　　残りの日程はWEBをCheck

公益社団法人大阪府柔道整復師会 大阪府柔道整復師会医療スポーツ専門学校 〔柔〕〔AO〕

学科
柔道整復学科(4年・30名)

〒550-0004　大阪府大阪市西区靱本町3-10-3
【TEL】06-6444-4171　【E-mail】info@osaka-jyusei.ac.jp
【交通】大阪メトロ千日前線「阿波座」駅より徒歩2分

	出願日程	試験日程	合格発表	推薦基準・試験内容	受験料
公募推薦	－	－	－	※9月26日以降、該当する試験はありません	
一般	〈第3回〉23年9/19～10/6(必着) 〈第4回〉23年10/10～11/2(必着) 〈第5回〉23年11/6～12/8(必着) 〈第6回〉23年12/11～24年1/19(必着) 〈第7回〉24年1/22～2/16(必着)	10/7 11/4 12/9 1/20 2/17	約1週間後	一般:国、面接	10,000円

◇開 校 年　2007年
◇入 学 者　18名(男子14名/女子4名)
◇出 身 県　大阪府・兵庫県・和歌山県
◇主な実習先　山本第三病院、OJ接骨院　他

◇主な就職先　整骨院、病院、クリニック他

◇初年度納入金(卒業までの納入金)
1,280,000円(4,307,000円)
◇学校独自の奨学金制度
・大阪府柔道整復師会医療スポーツ専門学校奨学金:貸与[月額]30,000円[募集内容]人物、学業ともに優秀な学生で経済的理由により修学が困難な者

◇学 生 寮　なし
◇特　　徴
医療人職業教育は3年制から4年制の時代。全国唯一の4年制で卒業時に高度専門士の称号付与(文部科学省)。在学中に健康運動実践指導者・ストレッチングトレーナーの資格を取得。大学院進学やNSCA認定受験資格も取得できる。

資料請求　●学校案内　無料　●願書　無料　　　WEB出願　可　　　残りの日程はWEBをCheck

看護師

臨床検査技師

臨床工学技士

診療放射線技士

理学療法士

作業療法士

言語聴覚士

歯科衛生士

歯科技工士

あん摩マッサージ指圧師

はり師・きゅう師

柔道整復師

視能訓練士

義肢装具士

救急救命士

左側縦見出し: 専門学校・養成施設 / 看護師 / 臨床検査技師 臨床工学技士 診療放射線技師 / 理学療法士 作業療法士 言語聴覚士 / 歯科衛生士 歯科技工士 / あん摩マッサージ指圧師 はり師 きゅう師 柔道整復師 / 視能訓練士 義肢装具士 救急救命士

学校法人行岡保健衛生学園 大阪行岡医療専門学校長柄校 （は・社・AO）

学科：鍼灸科(3年・50名)
〒531-0061　大阪府大阪市北区長柄西1丁目7番53号
【TEL】06-6358-9271
【交通】大阪メトロ 阪急千里線「天神橋筋六丁目」駅2号出口より徒歩8分

区分	出願日程	試験日程	合格発表	推薦基準・試験内容	受験料
公募推薦	23年10/2～10/11(必着) 23年11/6～11/16(必着) 23年12/4～12/14(必着) 24年1/9～1/18(必着) 24年2/5～2/15(必着)	10/14 11/18 12/16 1/20 2/17	1週間以内	推薦は1浪まで可 推薦:面接、選択=生基、小論文より1科目	10,000円
一般	23年10/2～10/11(必着) 23年11/6～11/16(必着) 23年12/4～12/14(必着) 24年1/9～1/18(必着) 24年2/5～2/15(必着)	10/14 11/18 12/16 1/20 2/17	1週間以内	一般:面接、選択=生基、小論文より1科目 11/18、12/16は特別選考試験(小論文、面接)もあり	10,000円

◇開校年 －
◇入学者 －
◇出身県 －
◇主な実習先 土井整形外科、木村鍼灸院、A.T.長島治療院 他
◇初年度納入金(卒業までの納入金) 1,550,000円(4,250,000円)
◇学校独自の奨学金制度 －
◇学生寮 －
◇特徴 －

資料請求 ●学校案内 － ●願書 － ｜ WEB出願 － ｜ 残りの日程はWEBをCheck

学校法人関西医療学園 関西医療学園専門学校 （柔・は・あ・社・AO）

学科：
(1)柔道整復学科(3年・30名)
(2)東洋医療鍼灸学科(3年・30名)
(3)東洋療法学科(3年・30名)
〒558-0011　大阪府大阪市住吉区苅田6-18-13
【TEL】06-6699-2222
【交通】大阪メトロ御堂筋線「あびこ」駅3番出口より東へ徒歩5分 JR阪和線「我孫子町」駅より東へ徒歩15分

区分	出願日程	試験日程	合格発表	推薦基準・試験内容	受験料
公募推薦	〈10月入試〉23年9/19～10/3(必着) 〈11月入試〉23年10/16～10/31(必着)	10/8 11/4	1週間以内	推薦:併願可で、1浪まで可 推薦:面接、書類審査 ※対象学科は(1)(2)のみ	20,000円
一般	〈12月入試〉23年11/13～11/28(必着) 〈1月入試〉23年12/18～24年1/9(必着)※ 〈2月入試①〉24年1/15～1/30(必着) 〈2月入試②〉24年2/5～2/13(必着)※ 〈3月入試〉24年2/19～2/27(必着)※	12/2 1/13 2/3 2/17 3/2	1週間以内	一般:学力試験(一般常識)、面接、書類審査 ※(1)(2)のみ実施	20,000円

◇開校年 1957年
◇入学者 (1)14名(2)21名(3)30名
◇出身県 大阪府・和歌山県・兵庫県
◇主な実習先 本校附属鍼灸院、本校附属整骨院 他
◇主な就職先 KMC小林整骨院グループ、かすや整形外科クリニック、リハビリデイらくだ
◇初年度納入金(卒業までの納入金) (1)(2)1,531,000円(3,931,000円)、(3)1,811,000円(4,771,000円)
◇学校独自の奨学金制度 －
◇学生寮 なし
◇特徴 －

資料請求 ●学校案内 無料 ●願書 無料 ｜ WEB出願 不可

学校法人近畿医療学園 近畿医療専門学校 （柔・は・社）

学科：
(1)柔道整復学科(午前コース3年・60名)
(2)柔道整復学科(午後コース3年・30名)
(3)柔道整復学科(スポーツ科学コース3年・30名)
(4)鍼灸学科(午前コース3年・30名)
(5)鍼灸学科(午後コース3年・30名)
〒530-0047　大阪府大阪市北区西天満5-3-10
【TEL】06-6360-3002　【E-mail】ko-ho@kinkiisen.ac.jp
【交通】地下鉄堺筋線・谷町線「南森町」駅より徒歩5分

区分	出願日程	試験日程	合格発表	推薦基準・試験内容	受験料
公募推薦	〈第1回〉～23年10/11(必着) 〈第2回〉～23年11/8(必着) 〈第3回〉～23年12/12(必着) 〈第4回〉～24年1/10(必着) 〈第5回〉～24年2/14(必着)	10/15 11/12 12/16 1/14 2/18	5日以内	推薦:小論文、個人面接	30,000円
一般	〈第1回〉～23年10/11(必着) 〈第2回〉～23年11/8(必着) 〈第3回〉～23年12/12(必着) 〈第4回〉～24年1/10(必着) 〈第5回〉～24年2/14(必着)	10/15 11/12 12/16 1/14 2/18	5日以内	一般:国(古漢除く)、小論文、個人面接	30,000円

◇開校年 2008年
◇入学者 －
◇出身県 大阪府・兵庫県・福井県
◇主な実習先 関目病院、附属鍼灸整骨院、他提携病院
◇主な就職先 鍼灸整骨院、病院、介護施設
◇初年度納入金(卒業までの納入金) (1)(2)(4)(5)1,500,000円(3,900,000円)、(3)1,700,000円(4,300,000円)
◇学校独自の奨学金制度 －
◇学生寮 あり
◇特徴 「一生ものの国家資格」の取得はもちろん、それ以上に大切な「一生ものの高い技術」の習得に徹底的にこだわる「技術の近畿」。体が財産であるプロアスリートたちとの信頼は技術の証。技と心にすぐれたスポーツトレーナー、柔道整復師、鍼灸師を育成します。

資料請求 ●学校案内 無料 ●願書 無料 ｜ WEB出願 可 ｜ 残りの日程はWEBをCheck

国際東洋医療学院 （柔・は・社・AO）

学科：
(1)柔道整復学科(昼3年・30名)
(2)柔道整復学科(夜3年・30名)
(3)鍼灸学科(昼3年・30名)
(4)鍼灸学科(夜3年・30名)
〒596-0076　大阪府岸和田市野田町2丁目2-8
【TEL】0120-62-65-62　【E-mail】info@kokusai.ac.jp
【交通】南海本線「岸和田」駅より徒歩7分

区分	出願日程	試験日程	合格発表	推薦基準・試験内容	受験料
公募推薦	〈第9回〉23年10/30～11/10(必着) 〈第10回〉23年11/27～12/8(必着) 〈第11回〉24年1/9～1/19(必着) 〈第12回〉24年1/29～2/9(必着) 〈第13回〉24年2/26～3/8(必着)	11/12 12/10 1/21 2/11 3/10	試験後2日以内	推薦:面接	20,000円
一般	〈第9回〉23年10/30～11/10(必着) 〈第10回〉23年11/27～12/8(必着) 〈第11回〉24年1/9～1/19(必着) 〈第12回〉24年1/29～2/9(必着) 〈第13回〉24年2/26～3/8(必着)	11/12 12/10 1/21 2/11 3/10	試験後2日以内	一般:現代国語、面接	20,000円

◇開校年 2001年
◇入学者 －
◇出身県 大阪府・和歌山県
◇主な実習先 附属整骨・鍼灸院
◇主な就職先 附属整骨・鍼灸院
◇初年度納入金(卒業までの納入金) 1,400,000円～1,700,000円(3,400,000円～4,300,000円)
◇学校独自の奨学金制度
・AOエントリー学費優待制度:減免[金額]100,000円[募集内容]2023年9月までにAOエントリーがある合格者
・指定校推薦入試学費優待制度:減免[金額]100,000円[募集内容]高等学校からの推薦により指定校推薦入試を受験し合格した者
◇学生寮 なし
◇特徴 「医療」と「スポーツ」及び「美容」を同時に学び、ワンランク上の柔道整復師、鍼灸師を目指す教育内容を提供。「オンライン」と「通学」とのハイブリッド型の教育環境を提供しており、働きながら学ぶ教育環境を提供しています。

資料請求 ●学校案内 無料 ●願書 無料 ｜ WEB出願 不可

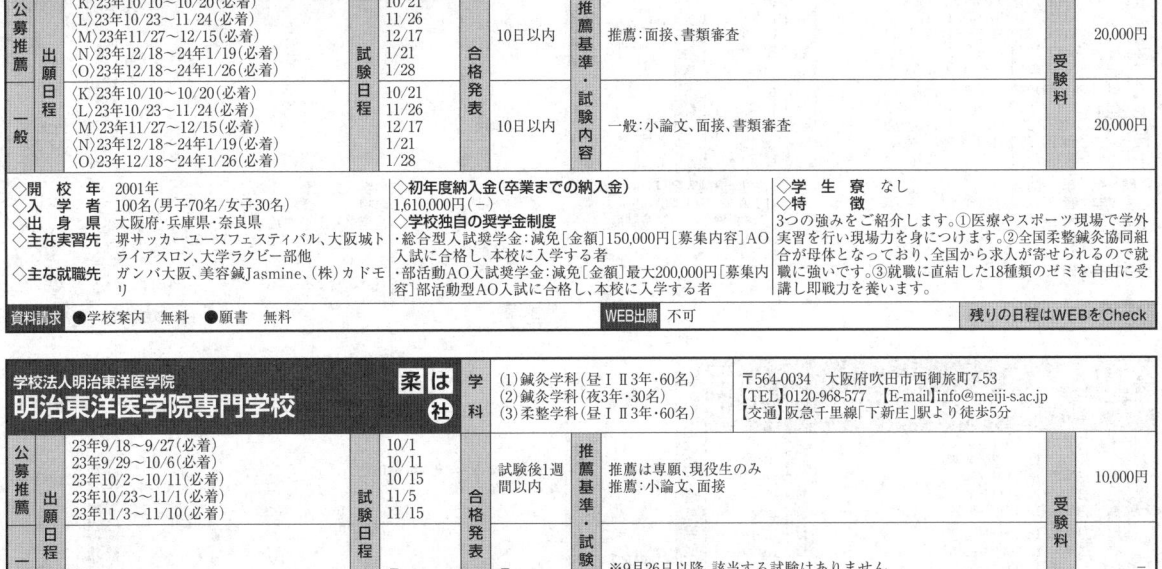

学校法人大阪滋慶学園 東洋医療専門学校 →P.6

柔 は 社 | 学科

学科
(1)鍼灸師学科（昼3年・30名）
(2)鍼灸師学科（夜3年・30名）
(3)柔道整復師学科（昼3年・60名）
(4)柔道整復師学科（夜3年・30名）

〒532-0004　大阪府大阪市淀川区西宮原1-5-35
【TEL】06-6398-2255　【E-mail】info@toyoiryo.ac.jp
【交通】JR・大阪メトロ御堂筋線「新大阪」駅より徒歩5分

	出願日程	試験日程	合格発表	推薦基準・試験内容	受験料
公募推薦	23年9/1～10/14(必着)	10/15	10日以内	推薦は現役生のみ 推薦：国、面接	20,000円
	23年9/1～10/21(必着)	10/22			
	23年9/1～10/27(必着)	10/28			
	23年9/1～11/4(必着)	11/5			
	23年9/1～11/10(必着)	11/11			
一般	23年9/1～10/14(必着)	10/15	10日以内	一般：国、作文、面接	20,000円
	23年9/1～10/21(必着)	10/22			
	23年9/1～10/27(必着)	10/28			
	23年9/1～11/4(必着)	11/5			
	23年9/1～11/10(必着)	11/11			

◇開校年　1979年
◇入学者　302名（男子199名/女子103名）
◇出身県　大阪府・兵庫県・京都府
◇主な実習先　(有)スマイルストーリー、Team 2nd Force、かなくさ鍼灸整骨院
◇主な就職先　ハリジェンヌ、(株)ケッズトレーナー、デイサービスきずな

◇初年度納入金（卒業までの納入金）
1,170,000円～1,670,000円（－）
◇学校独自の奨学金制度
－

◇学生寮　あり
◇特徴
独立開業している臨床経験豊富な講師陣を揃え、最先端の知識と技術を徹底指導。治療だけでなく、スポーツ・美容・福祉などオールマイティに活躍できる鍼灸師・柔道整復師に!

資料請求　●学校案内　無料　●願書　無料　｜　WEB出願　不可　｜　残りの日程はWEBでCheck

学校法人平成医療学園 平成医療学園専門学校

柔 は AO 社 | 学科

学科
(1)柔道整復師科（3年・60名）
(2)鍼灸師科（Ⅰ・Ⅱ3年・57名）

〒531-0071　大阪府大阪市北区中津7-1-13
【TEL】0120-1049-91　【E-mail】iryo-kouhou@heisei-iryo.ac.jp
【交通】阪急宝塚線・神戸線「中津」駅より徒歩5分

	出願日程	試験日程	合格発表	推薦基準・試験内容	受験料
公募推薦	〈K〉23年10/10～10/20(必着)	10/21	10日以内	推薦：面接、書類審査	20,000円
	〈L〉23年10/23～11/24(必着)	11/26			
	〈M〉23年11/27～12/15(必着)	12/17			
	〈N〉23年12/18～24年1/19(必着)	1/21			
	〈O〉23年12/18～24年1/26(必着)	1/28			
一般	〈K〉23年10/10～10/20(必着)	10/21	10日以内	一般：小論文、面接、書類審査	20,000円
	〈L〉23年10/23～11/24(必着)	11/26			
	〈M〉23年11/27～12/15(必着)	12/17			
	〈N〉23年12/18～24年1/19(必着)	1/21			
	〈O〉23年12/18～24年1/26(必着)	1/28			

◇開校年　2001年
◇入学者　100名（男子70名/女子30名）
◇出身県　大阪府・兵庫県・奈良県
◇主な実習先　堺サッカーユースフェスティバル、大阪城トライアスロン、大学ラグビー他
◇主な就職先　ガンバ大阪、美容鍼Jasmine、(株)カドモリ

◇初年度納入金（卒業までの納入金）
1,610,000円（－）
◇学校独自の奨学金制度
・総合型入試奨学金：減免［金額］150,000円［募集内容］AO入試に合格し、本校に入学する者
・部活動AO入試奨学金：減免［金額］最大200,000円［募集内容］部活動型AO入試に合格し、本校に入学する者

◇学生寮　なし
◇特徴
3つの強みをご紹介します。①医療やスポーツ現場で学外実習を行い現場力を身につけます。②全国柔整鍼灸協同組合が母体となっており、全国から求人が寄せられるので就職に強いです。③就職に直結した18種類のゼミを自由に受講し即戦力を養います。

資料請求　●学校案内　無料　●願書　無料　｜　WEB出願　不可　｜　残りの日程はWEBでCheck

学校法人明治東洋医学院 明治東洋医学院専門学校

柔 は 社 | 学科

学科
(1)鍼灸学科（昼Ⅰ・Ⅱ3年・60名）
(2)鍼灸学科（夜3年・30名）
(3)柔整学科（昼Ⅰ・Ⅱ3年・60名）

〒564-0034　大阪府吹田市西御旅町7-53
【TEL】0120-968-577　【E-mail】info@meiji-s.ac.jp
【交通】阪急千里線「下新庄」駅より徒歩5分

	出願日程	試験日程	合格発表	推薦基準・試験内容	受験料
公募推薦	23年9/18～9/27(必着)	10/1	試験後1週間以内	推薦は専願、現役生のみ 推薦：小論文、面接	10,000円
	23年9/29～10/6(必着)	10/11			
	23年10/2～10/11(必着)	10/15			
	23年10/23～11/1(必着)	11/5			
	23年11/3～11/10(必着)	11/15			
一般	－	－		※9月26日以降、該当する試験はありません	

◇開校年　1925年
◇入学者　－
◇出身県　大阪府・兵庫県・京都府
◇主な実習先　鍼灸整骨院、介護福祉施設
◇主な就職先　鍼灸整骨院、整形外科、鍼灸院他

◇初年度納入金（卒業までの納入金）
(1)(2)1,460,000円(3,940,000円)、(3)1,440,000円(4,140,000円)
◇学校独自の奨学金制度
－

◇学生寮　なし
◇特徴
創立98年の伝統校として1万6000人の卒業生を輩出。豊富な臨床実習やICTを活用した教育プログラムへと常に進化。臨床に直結した技と強みを養い、活躍し続けられる鍼灸師・柔道整復師を育成します。

資料請求　●学校案内　無料　●願書　無料　｜　WEB出願　可　｜　残りの日程はWEBでCheck

学校法人森ノ宮医療学園 森ノ宮医療学園専門学校

柔 は AO 社 | 学科

学科
(1)鍼灸学科（昼3年・80名）
(2)鍼灸学科（夜3年・30名）
(3)柔道整復学科（昼3年・60名）
(4)柔道整復学科（夜3年・30名）

〒537-0022　大阪府大阪市東成区中本4-1-8
【TEL】06-6976-6889　【E-mail】adm@morinomiya.ac.jp
【交通】大阪メトロ（地下鉄）「緑橋」駅より徒歩7分

	出願日程	試験日程	合格発表	推薦基準・試験内容	受験料
公募推薦	23年10/30～11/8(必着)	11/12	11/15	推薦：小論文、面接	10,000円
	23年11/13～11/21(必着)	11/26	11/29		
一般	23年10/4～10/13(必着)	10/17・18・19	10/23	一般：筆記試験、面接 ※試験日自由選択制：各自の都合に合わせて試験日を選択することができます。	10,000円
	23年10/10～10/18(必着)	10/22	10/25		
	23年10/30～11/8(必着)	11/12	11/15		
	23年11/8～11/17(必着)	11/21・22	11/27		
	23年11/13～11/21(必着)	11/26	11/29		

◇開校年　1973年
◇入学者　－
◇出身県　大阪府・兵庫県・奈良県
◇主な実習先　森ノ宮医療学園附属みどりの風鍼灸院・接骨院他
◇主な就職先　鍼灸整骨院、整骨院、クリニック他

◇初年度納入金（卒業までの納入金）
1,133,000円～1,593,000円(3,155,000円～4,335,000円)
◇学校独自の奨学金制度
－

◇学生寮　なし
◇特徴
教員力、教育力、施設力、学園力、すべてに自信があるのが森ノ宮です。創立以来50年にわたり、現場を見据えた学びによって、真の医療人として活躍できるプロフェッショナルを育てています。

資料請求　●学校案内　無料　●願書　無料　｜　WEB出願　不可　｜　残りの日程はWEBでCheck

専門学校・養成施設

看護師

診療放射線技師
臨床工学技士
臨床検査技師

理学療法士
作業療法士
言語聴覚士

歯科技工士
歯科衛生士

柔道整復師
はり師・きゅう師
あん摩マッサージ指圧師

視能訓練士
義肢装具士
救急救命士

左端縦書き見出し：専門学校・養成施設／看護師／臨床検査技師・臨床工学技士・診療放射線技師／理学療法士・作業療法士・言語聴覚士／歯科衛生士・歯科技工士／あん摩マッサージ指圧師・はり師・きゅう師・柔道整復師／視能訓練士・義肢装具士・救急救命士

履正社国際医療スポーツ専門学校

学校法人履正社　柔AO・は社

学科
(1)柔道整復学科(3年・60名)
(2)鍼灸学科(3年・60名)

〒532-0024　大阪府大阪市淀川区十三本町3-4-21
【TEL】0120-8404-21　【E-mail】ri-college@riseisha.ac.jp
【交通】阪急線「十三」駅より徒歩5分

	出願日程	試験日程	合格発表	推薦基準・試験内容	受験料
公募推薦	〈1次〉23年10/1〜10/20(必着)　〈2次〉23年10/23〜11/10(必着)	10/29　11/12	二週間以内	推薦は併願可、1浪まで　推薦：書類選考、面接、適性診断(マークシート)	10,000円 (20,000円)
一般	〈1次〉23年10/1〜10/20(必着)　〈2次〉23年10/23〜11/24(必着)　〈3次〉23年11/27〜12/22(必着)　〈4次〉24年1/4〜1/26(必着)　〈5次〉24年1/29〜2/23(必着)	10/21　11/25　1/6　1/27　2/24	二週間以内	一般：書類選考、面接、適性診断(マークシート)	10,000円 (20,000円)

◇開校年　1988年
◇入学者　—
◇出身県　大阪府・兵庫県・京都府
◇主な実習先　大阪回生病院(大阪市)、木内接骨院、野田医院(徳島県海陽町)他
◇主な就職先　喜馬病院、藤本はりきゅう整骨院、アシックス(アシックス機能訓練特化型デイサービスTryus)他

◇初年度納入金(卒業までの納入金)　1,665,000円(—)
◇学校独自の奨学金制度
・履正社特別奨学金[減免[募集内容]入学初年度対象
・履正不屈スカラーシップ制度：給付[年額]100,000円[募集内容]入学2年目以降対象

◇学生寮　あり
◇特徴
柔道整復学科では、靱帯構造や外傷治療の知識・技術を学び、豊富な臨床実習や海外研修(選択制)を通して柔道整復師に必要な資質を養います。鍼灸学科ではスポーツ現場での豊富な臨床実習に加えて、美容鍼灸など女性向けのカリキュラムも充実しています。

資料請求　●学校案内　無料　●願書　無料　　WEB出願　可　　残りの日程はWEBでCheck

関西健康科学専門学校

学校法人神戸創志学園　柔総・社

学科
(1)スポーツ医療柔道整復学科Ⅰ部(昼3年)
(2)スポーツ医療柔道整復学科Ⅱ部(夜3年)

〒659-0065　兵庫県芦屋市公光町1-18
【TEL】0797-22-7221
【交通】JR・阪神「芦屋」駅より徒歩5分、阪急「芦屋川」駅より徒歩7分

	出願日程	試験日程	合格発表	推薦基準・試験内容	受験料
公募推薦	〈第10回〉23年9/20〜9/27(必着)　〈第11回〉23年10/10〜10/17(必着)　〈第12回〉23年11/7〜11/14(必着)　〈第13回〉23年11/29〜12/6(必着)　〈第14回〉24年1/2〜1/9(必着)	10/1　10/21　11/18　12/10　1/13	試験日より1週間	推薦は専願のみ　推薦：国(古漢除く)、面接	なし
一般	〈第10回〉23年9/20〜9/27(必着)　〈第11回〉23年10/10〜10/17(必着)　〈第12回〉23年11/7〜11/14(必着)　〈第13回〉23年11/29〜12/6(必着)　〈第14回〉24年1/2〜1/9(必着)	10/1　10/21　11/18　12/10　1/13	試験日より1週間	一般：国、面接	10,000円

◇開校年　2002年
◇入学者　—
◇出身県　—
◇主な実習先　—
◇主な就職先　—

◇初年度納入金(卒業までの納入金)　1,720,000円(4,220,000円)
◇学校独自の奨学金制度
・生活支援制度

◇学生寮　—
◇特徴
兵庫県唯一の柔道整復師養成専門学校です。充実した補講・模試で国家試験全員合格をサポートしております！

資料請求　●学校案内　●願書　—　　WEB出願　WEBでCheck　　残りの日程はWEBでCheck

神戸医療福祉専門学校中央校

学校法人神戸滋慶学園　は・社

学科
鍼灸科(3年・30名)

〒650-0015　兵庫県神戸市中央区多聞通2-6-3
【TEL】0120-480-294　【E-mail】info@kmw.ac.jp
【交通】JR神戸「神戸」駅より徒歩4分、神戸市営地下鉄「大倉山」駅より徒歩5分、神戸高速鉄道「高速神戸」駅より徒歩3分

	出願日程	試験日程	合格発表	推薦基準・試験内容	受験料
公募推薦	23年10/1〜10/14(必着)　23年10/1〜10/28(必着)　23年10/1〜11/4(必着)　23年10/1〜11/25(必着)　23年10/1〜12/2(必着)	10/15　10/29　11/5　11/26　12/3	試験日の3日後	推薦は専願のみ、浪人可、3.0以上　推薦：作文、面接	20,000円
一般	23年10/1〜10/14(必着)　23年10/1〜10/28(必着)　23年10/1〜11/4(必着)　23年10/1〜11/25(必着)　23年10/1〜12/2(必着)	10/15　10/29　11/5　11/26　12/3	試験日の3日後	一般：国(古漢除く)、作文、面接	20,000円

◇開校年　1994年
◇入学者　179名(男子88名/女子91名)
◇出身県　島根県・鳥取県・徳島県
◇主な実習先　—
◇主な就職先　大西整形外科、ライフボートグループ、坂口はりきゅう整骨院他

◇初年度納入金(卒業までの納入金)　1,960,000円(—)
◇学校独自の奨学金制度
・神戸医療福祉在校生援助奨学金：貸与[金額]学費を上限とする[募集内容]若干名
・特待生選抜制度：給付[金額]年間授業料[募集内容]定員の10%以内

◇学生寮　なし
◇特徴
2023年での国試合格率ははり師68.2%、きゅう師77.8%の実績。少人数・担任制により丁寧な指導で、スポーツ・美容・福祉の分野も全員履修します。

資料請求　●学校案内　無料　●願書　無料　　WEB出願　不可　　残りの日程はWEBでCheck

神戸東洋医療学院

は・社

学科
(1)鍼灸コース(昼3年・23名/夜3年・23名)
(2)併修コース(昼3.5年・23名)

〒650-0021　兵庫県神戸市中央区三宮町1-9-1センタープラザ14階
【TEL】078-333-1557　【E-mail】harikyu@k-toyoiryo.com
【交通】各線「三宮」駅より徒歩5分

	出願日程	試験日程	合格発表	推薦基準・試験内容	受験料
公募推薦	〜23年12/8(消有)　〜24年2/9(消有)	12/17　2/18	1週間以内	推薦は併願可、10名　推薦：(1)は面接、(2)は面接、選択=生、英、中国語より1科目	20,000円
一般	〜23年12/8(消有)　〜24年2/9(消有)	12/17　2/18	1週間以内	一般：(1)は面接、小論文、(2)は面接、小論文、選択=生、英、中国語より1科目	20,000円

◇開校年　2000年
◇入学者　35名(男子10名/女子25名)
◇出身県　兵庫県・大阪府・大分県
◇主な実習先　—
◇主な就職先　—

◇初年度納入金(卒業までの納入金)　(1)1,750,000円(—)、(2)2,150,000円(—)
◇学校独自の奨学金制度
・特別奨学金制度：減免[年額]650,000円(3次のみ)[募集内容]入学から3年次開始までの成績優秀者数名に3年次納入金の半額を助成。

◇学生寮　なし
◇特徴
将来、業界や教育をリードするような優秀な人材を育成することを目的として、卒業後に開業できる実力や知識を身につけられる環境を提供することをテーマに掲げています。

資料請求　●学校案内　無料　●願書　無料　　WEB出願　不可

※受験を希望される方は、必ず各学校の募集要項をご確認ください。　― 540 ―

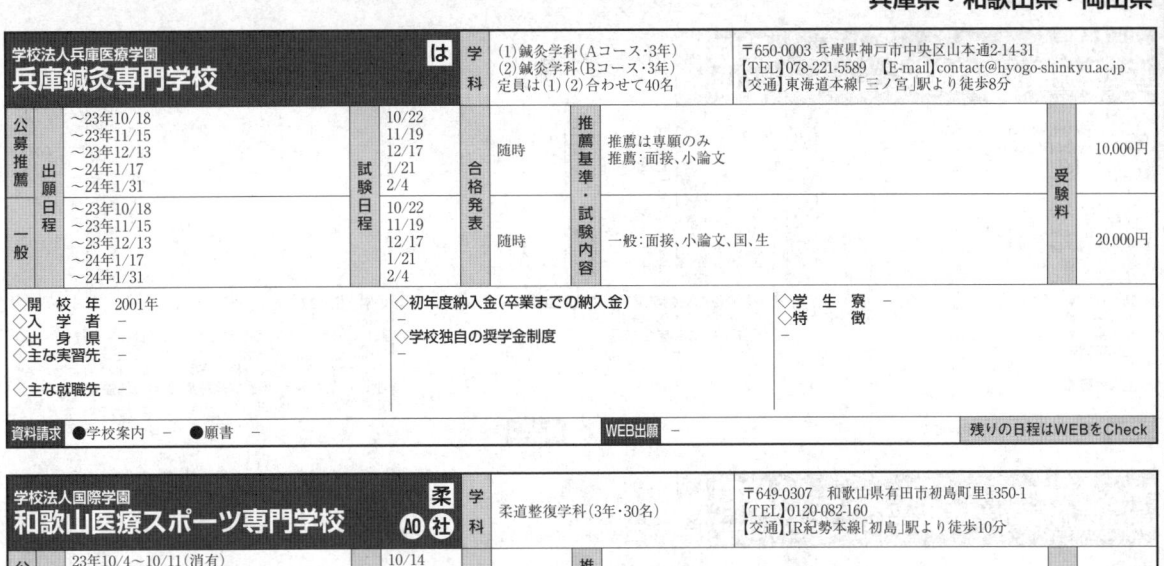

兵庫鍼灸専門学校

学校法人兵庫医療学園　は

学科	(1)鍼灸学科(Aコース・3年) (2)鍼灸学科(Bコース・3年) 定員は(1)(2)合わせて40名

〒650-0003 兵庫県神戸市中央区山本通2-14-31
【TEL】078-221-5589　【E-mail】contact@hyogo-shinkyu.ac.jp
【交通】東海道本線「三ノ宮」駅より徒歩8分

	出願日程	試験日程	合格発表	推薦基準・試験内容	受験料
公募推薦	～23年10/18 ～23年11/15 ～23年12/13 ～24年1/17 ～24年1/31	10/22 11/19 12/17 1/21 2/4	随時	推薦は専願のみ 推薦:面接、小論文	10,000円
一般	～23年10/18 ～23年11/15 ～23年12/13 ～24年1/17 ～24年1/31	10/22 11/19 12/17 1/21 2/4	随時	一般:面接、小論文、国、生	20,000円

◇開校年 2001年
◇入学者 －
◇出身県 －
◇主な実習先 －
◇主な就職先 －

◇初年度納入金(卒業までの納入金)
　－
◇学校独自の奨学金制度
　－

◇学生寮 －
◇特徴 －

資料請求 ●学校案内 － ●願書 －　　WEB出願 －　　残りの日程はWEBをCheck

和歌山医療スポーツ専門学校

学校法人国際学園　柔 社 AO

学科	柔道整復学科(3年・30名)

〒649-0307　和歌山県有田市初島町里1350-1
【TEL】0120-082-160
【交通】JR紀勢本線「初島」駅より徒歩10分

	出願日程	試験日程	合格発表	推薦基準・試験内容	受験料
公募推薦	23年10/4～10/11(消有) 23年10/11～10/18(消有) 23年11/8～11/15(消有) 23年12/6～12/13(消有) 24年1/10～1/17(消有)	10/14 10/21 11/19 12/17 1/20	10日以内に郵送	推薦は専願のみ、高校毎に基準を設定し、高校に通知 推薦:小論文、面接	20,000円
一般	23年10/4～10/11(消有) 23年10/11～10/18(消有) 23年11/8～11/15(消有) 23年12/6～12/13(消有) 24年1/10～1/17(消有)	10/14 10/21 11/19 12/17 1/20	10日以内に郵送	一般:学科試験(国、数、英、社、理、一般常識)、小論文、集団面接	20,000円

◇開校年 2023年
◇入学者 －
◇出身県 和歌山県
◇主な実習先 －
◇主な就職先 －

◇初年度納入金(卒業までの納入金)
　1,742,000円(－)
◇学校独自の奨学金制度
　－

◇学生寮 －
◇特徴
「医療系」と「スポーツ系」の領域を網羅した専門家を育てる、和歌山県唯一の専門学校として、時代と共に進化していきます。専門的な知識・技術・姿勢を学び、資格を取得します。

資料請求 ●学校案内 無料 ●願書 無料　　WEB出願 不可　　残りの日程はWEBをCheck

朝日医療大学校

学校法人朝日医療学園　柔 は 社 AO

学科	(1)柔道整復学科 (午前3年・30名/午後3年・30名) (2)鍼灸学科 (午前3年・30名/午後3年・30名)

〒700-0026　岡山県岡山市北区奉還町2-7-1
【TEL】0120-775-350
【交通】JR山陽本線「岡山」駅西口より徒歩5分

	出願日程	試験日程	合格発表	推薦基準・試験内容	受験料
公募推薦	〈Ⅰ期〉23年10/1～10/5(必着) 〈Ⅱ期〉23年12/4～12/14(必着)	10/7 12/17	10/12 12/21	推薦:小論文、面接、書類選考	25,000円
一般	〈Ⅰ期〉23年11/1～11/9(必着) 〈Ⅱ期〉24年1/9～1/18(必着) 〈Ⅲ期〉24年2/5～2/15(必着)	11/11 1/21 2/18	11/16 1/25 2/22	一般:国総(古漢除く)、面接、書類選考	25,000円

◇開校年 2001年
◇入学者 －
◇出身県 －
◇主な実習先 －
◇主な就職先 －

◇初年度納入金(卒業までの納入金)
　－
◇学校独自の奨学金制度
　－

◇学生寮 －
◇特徴 －

資料請求 ●学校案内 － ●願書 －　　WEB出願 －

美作市スポーツ医療看護専門学校

学校法人大阪滋慶学園　→P.6　柔 社

学科	柔道整復スポーツトレーナー学科 (3年・30名)

〒707-0412　岡山県美作市古町1701番地
【TEL】0868-73-0003
【E-mail】info@msmn.ac.jp
【交通】智頭急行智頭線「大原」駅より徒歩5分

	出願日程	試験日程	合格発表	推薦基準・試験内容	受験料
公募推薦	23年10/1～10/6(必着) 23年10/1～10/20(必着) 23年10/1～11/3(必着) 23年10/1～11/19(必着) 23年10/1～12/1(必着)	10/8 10/22 11/5 11/19 12/3	10日以内に通知	推薦は専願のみ、1浪まで可、3.0以上 推薦:作文、面接	20,000円 (15,000円)
一般	23年10/1～10/6(必着) 23年10/1～10/20(必着) 23年10/1～11/3(必着) 23年10/1～11/17(必着) 23年10/1～12/1(必着)	10/8 10/22 11/5 11/19 12/3	10日以内に通知	一般:適性試験、作文、面接	20,000円 (15,000円)

◇開校年 2018年
◇入学者 －
◇出身県 －
◇主な実習先 －
◇主な就職先 －

◇初年度納入金(卒業までの納入金)
　1,285,000円(3,625,000円)
◇学校独自の奨学金制度
・大阪滋慶育英会:給付[1回のみ]100,000円[募集内容]兄弟・姉妹が大阪滋慶学園グループ各校の卒業生の方

◇学生寮 あり
◇特徴
柔道整復師(国)とスポーツトレーナーのWライセンス+αの資格を在学中に取得していきます。医療×スポーツを仕事に活かしたいという方にオススメで、少人数クラス担任制で細やかにサポート!　全員就職(2023年3月卒業生実績)

資料請求 ●学校案内 無料 ●願書 無料　　WEB出願 可　　残りの日程はWEBをCheck

専門学校・養成施設

看護師

臨床検査技師　臨床工学技士　診療放射線技師

理学療法士　作業療法士　言語聴覚士

歯科衛生士　歯科技工士

柔道整復師　はり師・きゅう師　あん摩マッサージ指圧師

視能訓練士　義肢装具士　救急救命士

左縦：看護師　臨床検査技師　診療放射線技師　臨床工学技士　理学療法士　作業療法士　言語聴覚士　歯科衛生士　歯科技工士　あん摩マッサージ指圧師　はり師・きゅう師　柔道整復師　視能訓練士　義肢装具士　救急救命士

IGL医療福祉専門学校（学校法人IGL学園）

柔・は・社

〒731-3164　広島県広島市安佐南区伴東1-12-18
【TEL】082-849-5001
【交通】アストラムライン「長楽寺」駅より広域公園方面へ徒歩7分

学科	(1)柔整学科(3年・30名)　(2)鍼灸学科(3年・30名)

	出願日程	試験日程	合格発表	推薦基準・試験内容	受験料
公募推薦	〈第2回〉23年10/1〜10/6　〈第3回〉23年10/16〜11/6　〈第4回〉23年11/13〜12/11	10/15　11/11　12/16	10/20　11/17　12/22	推薦は専願のみ　推薦：小論文、面接	15,000円
一般	〈第4回〉23年11/13〜12/11　〈第5回〉23年12/18〜24年1/15　〈第6回〉24年1/22〜2/13　〈随時〉24年2/19〜3/21	12/16　1/21　2/17　随時	12/22　1/26　2/26　随時	一般：小論文、面接	15,000円

◇開校年　1993年
◇入学者　−
◇出身県　−
◇主な実習先　−
◇主な就職先　−

◇初年度納入金(卒業までの納入金)　1,550,000円(4,050,000円)
◇学校独自の奨学金制度

◇学生寮　あり(女子のみ)
◇特徴
週4日の授業で医療福祉のプロに!IGLは火〜金曜日の授業で国家資格取得を目指します。月曜日は#FreeMonday(フリー・マンデー)国家資格プラスαのスキルを身につける1日です。実技練習、国家試験対策、独自の勉強やアルバイトで経験値アップもOKです。

資料請求　●学校案内　−　●願書　−　　WEB出願　可

朝日医療専門学校 広島校（学校法人朝日医療学園）

柔・は・社

〒733-0812　広島県広島市西区己斐本町1丁目25番15号
【TEL】0120-81-5541　【E-mail】hiro@asahi.ac.jp
【交通】JR山陽本線「西広島」駅より徒歩すぐ

学科	(1)柔道整復学科(午前3年・30名/午後3年・30名)　(2)鍼灸学科(午前3年・30名/午後3年・30名)

	出願日程	試験日程	合格発表	推薦基準・試験内容	受験料
公募推薦	〈第一回〉23年10/1〜10/11(必着)　〈第二回〉23年12/4〜12/13(必着)	10/15　12/16	7日以内に郵送	推薦は現役生のみ　推薦：小論文、面接、書類選考	25,000円
一般	〈第一回〉23年12/4〜12/13(必着)　〈第二回〉24年1/22〜2/1(必着)　〈第三回〉24年2/19〜2/28(必着)	12/16　2/4　3/2	7日以内に郵送	一般：国(現代文)または小論文、面接、書類選考	25,000円

◇開校年　2008年
◇入学者　−
◇出身県　−
◇主な実習先　−
◇主な就職先　−

◇初年度納入金(卒業までの納入金)　−
◇学校独自の奨学金制度

◇学生寮　−
◇特徴　−

資料請求　●学校案内　−　●願書　−　　WEB出願　−

MSH医療専門学校（学校法人MSH医療学園）

柔・AO

〒733-0022　広島県広島市西区天満町6-5
【TEL】082-503-0003　【E-mail】info@msh.ac.jp
【交通】路面電車「観音町」駅より徒歩2分

学科	柔道整復師・スポーツトレーナー学科(3年・30名)

	出願日程	試験日程	合格発表	推薦基準・試験内容	受験料
公募推薦	−	−	−	※9月26日以降、該当する試験はありません	−
一般	〈1次〉23年11/27〜12/11(必着)　〈2次〉23年12/18〜24年1/15(必着)　〈3次〉24年2/1〜2/13(必着)　〈4次〉24年3/1〜3/18(必着)	12/16　1/20　2/17　3/23	12/23　1/27　2/24　3/30	一般：書類選考、作文、面接、筆記試験	20,000円

◇開校年　2008年
◇入学者　22名(男子19名/女子3名)
◇出身県　−
◇主な実習先　−
◇主な就職先　整骨院、整形外科、介護施設

◇初年度納入金(卒業までの納入金)　1,200,000円(−)
◇学校独自の奨学金制度

◇学生寮　なし
◇特徴　−

資料請求　●学校案内　無料　●願書　無料　　WEB出願　不可

四国医療専門学校（学校法人大麻学園）

柔・は・あ・社

〒769-0205　香川県宇多津町浜五番丁62-1
【TEL】0877-41-2323　【E-mail】hello@459.ac.jp
【交通】JR予讃線「宇多津」駅より徒歩7分、坂出ICより車で約10分

学科	(1)鍼灸マッサージ学科(3年・30名)　(2)鍼灸学科(3年・30名)　(3)柔道整復学科(3年・30名)

	出願日程	試験日程	合格発表	推薦基準・試験内容	受験料
公募推薦	〈1次〉23年9/11〜9/28(必着)　〈2次〉23年10/9〜10/26(必着)　〈3次〉23年11/13〜11/30(必着)	10/8　11/4　12/9	10/13　11/10　12/15	推薦は専願、1浪まで可　推薦：書類審査、小論文、面接	25,000円
一般	〈1次〉23年10/9〜10/26(必着)　〈2次〉23年11/13〜11/30(必着)　〈3次〉23年12/18〜24年1/11(必着)　〈4次〉24年1/29〜2/15(必着)　〈5次〉24年2/19〜3/11(必着)	11/4　12/9　1/21　2/25　3/16	11/10　12/15　1/26　3/1　3/19	一般：書類審査、小論文、面接、選択=国総(古漢除く)、数Ⅰより1科目	25,000円

◇開校年　1956年
◇入学者　−
◇出身県　香川県・徳島県・愛媛県
◇主な実習先　学校附属鍼灸治療院、学校附属接骨院他
◇主な就職先　中央クリニック、内海接骨院グループ、丸亀整形外科とだにクリニック

◇初年度納入金(卒業までの納入金)
(1)1,860,000円(4,980,000円)、(2)(3)1,350,000円(3,450,000円)
◇学校独自の奨学金制度
・特待生制度：給付[年額]50,000円〜500,000円[募集内容]総合型選抜の出願者の中で特待生選抜試験の受験希望者
・新入生授業料減免制度：減免[年額]300,000円[募集内容]経済的理由により進学を断念することがないよう授業料より減免

◇学生寮　あり
◇特徴
スポーツ選手もサポートできる鍼灸マッサージ師・鍼灸・柔道整復師になる!

資料請求　●学校案内　無料　●願書　無料　　WEB出願　可

※受験を希望される方は、必ず各学校の募集要項をご確認ください。　— 542 —

愛媛県・福岡県

河原医療福祉専門学校（学校法人河原学園）

柔・は・総・社

学科：(1)柔道整復師科（3年・60名）(2)鍼灸師科（3年・56名）

〒790-0014　愛媛県松山市柳井町3丁目3-13
【TEL】089-946-3388　【E-mail】emw@kawahara.ac.jp
【交通】伊予鉄道線「松山市」駅より徒歩5分

公募推薦 出願日程：23年10/2～10/31（必着）／23年11/1～11/30（必着）／23年12/1～12/25（必着）／23年12/26～24年1/31（必着）
試験日程：11/11・12/9・1/6・2/10
合格発表：11/16・12/14・1/11・2/15
推薦基準・試験内容：推薦は専願、現役生のみ、3.0以上／推薦：書類選考、面接、国総（現代文）、作文
受験料：20,000円

一般 出願日程：23年10/2～10/31（必着）／23年11/1～11/30（必着）／23年12/1～12/25（必着）／23年12/26～24年1/31（必着）／24年2/1～2/29（必着）
試験日程：11/11・12/9・1/6・2/10・3/9
合格発表：11/16・12/14・1/11・2/15・3/14
試験内容：一般：書類選考、面接、国総（現代文）、作文
受験料：20,000円

◇開校年　1995年
◇入学者　161名（男子87名/女子74名）
◇出身県　愛媛県・高知県・香川県
◇主な実習先　愛媛接骨院・愛媛鍼灸院（河原医療福祉専門学校附属）
◇主な就職先　だいふく鍼灸整骨院、iCureテクノロジー（株）、アスレヤマト他

◇初年度納入金（卒業までの納入金）　1,420,000円（-）
◇学校独自の奨学金制度

◇学生寮　あり
◇特徴　1995年に開校。現在は上記の他福祉、保育、医療分野を加えた5学科を設置。また、柔道整復師科、鍼灸師科は選択制としてスポーツメディカルコースを設置。トレーニング指導者資格が取得でき、スポーツトレーナーとして活躍できます。

資料請求　●学校案内　無料　●願書　無料　／　WEB出願　不可　／　残りの日程はWEBでCheck

九州医療スポーツ専門学校（学校法人国際学園）→P.674

柔・は・社

学科：(1)柔道整復学科昼間Ⅰ部（3年・60名）(2)柔道整復学科昼間Ⅱ部（3年・30名）(3)鍼灸学科昼間Ⅰ部（3年・30名）(4)鍼灸学科昼間Ⅱ部（3年・30名）

〒802-0077　福岡県北九州市小倉北区馬借1-1-2
【TEL】0120-594-160
【交通】JR線「小倉」駅より徒歩約10分

公募推薦 出願日程：23年9/29～10/13（消有）／23年10/16～10/25（消有）／23年11/6～11/15（消有）／23年12/4～12/13（消有）／24年1/8～1/17（消有）
試験日程：10/21・10/28・11/19・12/17・1/21
合格発表：10日以内郵送
推薦基準・試験内容：推薦は専願、現役生のみ、評定値の基準を学科毎に設置し高校に通知／推薦：小論文、面接　※10/21の試験は沖縄会場
受験料：30,000円

一般 出願日程：23年9/29～10/13（消有）／23年10/16～10/25（消有）／23年11/6～11/15（消有）／23年12/4～12/13（消有）／24年1/8～1/17（消有）
試験日程：10/21・10/28・11/19・12/17・1/21
合格発表：10日以内郵送
試験内容：一般：学科試験（国、数、英、社、理、一般常識）、小論文、面接　※10/21の試験は沖縄会場
受験料：30,000円

◇開校年　2008年
◇入学者　-
◇出身県　九州地方・中国地方・四国地方
◇主な実習先　-
◇主な就職先　接骨院、鍼灸院、スポーツトレーナー他

◇初年度納入金（卒業までの納入金）　1,962,000円～2,122,000円（-）
◇学校独自の奨学金制度　-

◇学生寮　あり
◇特徴　「医療系」と「スポーツ系」の領域を網羅した専門家を育てる、北九州唯一の専門学校として、時代と共に進化していきます。専門的な知識・技術・姿勢を学び、国家資格を取得します。

資料請求　●学校案内　無料　●願書　無料　／　WEB出願　不可　／　残りの日程はWEBでCheck

福岡医健・スポーツ専門学校（学校法人滋慶学園）

柔・は・AO・社

学科：(1)柔道整復科午前集中コース（3年・60名）(2)柔道整復科柔整スポーツコース（3年・30名）(3)鍼灸科（3年・30名）(4)鍼灸科美容スポーツコース（3年・30名）

〒812-0032　福岡県福岡市博多区石城町7-30
【TEL】0120-717-261　【E-mail】info@iken.ac.jp
【交通】地下鉄線「千代県庁口」（3番出口）より徒歩10分、西鉄バス「築港口」バス停前

公募推薦 出願日程：〈第1回〉23年10/1～10/5（必着）／〈第2回〉23年10/6～10/13（必着）／〈第3回〉23年10/14～10/20（必着）／〈第4回〉23年10/21～10/27（必着）
試験日程：10/8・10/15・10/22・10/29
合格発表：後日
推薦基準・試験内容：推薦は専願のみ／推薦：書類選考、作文、面接
受験料：30,000円

一般 出願日程：〈第1回〉23年10/1～10/5（必着）／〈第2回〉23年10/6～10/13（必着）／〈第3回〉23年10/14～10/20（必着）／〈第4回〉23年10/21～10/27（必着）／〈第5回〉23年10/28～11/3（必着）
試験日程：10/9・10/15・10/22・10/29・11/5
合格発表：後日
試験内容：一般：書類選考、作文、面接
受験料：30,000円

◇開校年　2002年
◇入学者　-
◇出身県　-
◇主な実習先　-
◇主な就職先　-

◇初年度納入金（卒業までの納入金）　-
◇学校独自の奨学金制度　・保護者・兄弟姉妹学費免除制度：減免［金額］初年度学費の一部（100,000円）［募集内容］保護者・兄弟姉妹が滋慶学園グループに在籍もしくは卒業している入学者

◇学生寮　あり
◇特徴　-

資料請求　●学校案内　無料　●願書　無料　／　WEB出願　可　／　残りの日程はWEBでCheck

福岡医療専門学校（学校法人福岡医療学院）

柔・は・AO

学科：(1)柔道整復科（3年・60名※）うちスポーツトレーナー25名　(2)鍼灸科（3年・60名※）うち美容鍼灸10名、スポーツ鍼灸10名、スポーツトレーナー5名

〒814-0005　福岡県福岡市早良区祖原3-1
【TEL】092-833-6120　【E-mail】shomu@jusei.ac.jp
【交通】福岡市地下鉄空港線「西新」駅より徒歩4分

公募推薦 出願日程：23年9/7～9/29／23年9/7～10/6／23年9/7～10/13／23年9/7～10/20／23年10/26～11/3
試験日程：10/1・10/8・10/15・10/22・11/5
合格発表：10/4・10/11・10/18・10/25・11/8
推薦基準・試験内容：推薦は専願、現役生のみ、3.2以上／推薦：面接　※10/15は学外入試あり（熊本会場、宮崎会場、沖縄会場）、出願日程：23年9/1～10/9
受験料：20,000円

一般 出願日程：23年9/7～9/29／23年9/7～10/6／23年9/7～10/13／23年9/7～10/20／23年10/26～11/3
試験日程：10/1・10/8・10/15・10/22・11/5
合格発表：10/4・10/11・10/18・10/25・11/8
試験内容：一般：面接、作文　※10/15は学外入試あり（熊本会場、宮崎会場、沖縄会場）、出願日程：23年9/1～10/9
受験料：20,000円

◇開校年　1999年
◇入学者　-
◇出身県　-
◇主な実習先　-
◇主な就職先　-

◇初年度納入金（卒業までの納入金）　1,400,000円（3,800,000円）
◇学校独自の奨学金制度　-

◇学生寮　あり（提携先学生寮）
◇特徴　-

資料請求　●学校案内　-　●願書　-　／　WEB出願　可　／　残りの日程はWEBでCheck

専門学校・養成施設

左欄目次（縦書き）：看護師／臨床検査技師・診療放射線技師・臨床工学技士／理学療法士・作業療法士・言語聴覚士／歯科技工士・歯科衛生士／柔道整復師・あん摩マッサージ指圧師・はり師・きゅう師／義肢装具士・救急救命士・視能訓練士

学校法人都築学園　福岡天神医療リハビリ専門学校　【AO】【柔】【は】【社】

学科	(1)柔道整復学科(3年・30名) (2)鍼灸学科(3年・30名)

〒810-0004　福岡県福岡市中央区渡辺通4丁目3-7
【TEL】092-738-7823　【E-mail】info@dmr.ac.jp
【交通】西鉄天神大牟田線「薬院」駅より徒歩すぐ

	出願日程	試験日程	合格発表	推薦基準・試験内容	受験料
公募推薦	－	－	－	※9月26日以降、該当する試験はありません	－
一般	〈1期〉23年10/30～11/16(必着) 〈2期〉23年11/27～12/14(必着) 〈3期〉23年12/25～24年1/25(必着) 〈4期〉24年2/5～2/15(必着) 〈5期〉24年2/26～3/7(必着)	11/19 12/17 1/28 2/18 3/10	11/24 12/22 2/2 2/23 3/13	一般:面接、書類審査、小論文	25,000円

◇開校年　2003年
◇入学者　52名(男子28名/女子24名)
◇出身県　福岡県・長崎県・熊本県
◇主な実習先　整骨院、鍼灸整骨院、整形外科
◇主な就職先　鍼灸整骨院、デイサービス、整形外科

◇初年度納入金(卒業までの納入金)
1,400,000円(4,200,000円)
◇学校独自の奨学金制度

◇学生寮　あり
◇特徴
柔道整復学科:地域医療に貢献できることはもちろん、スポーツや介護の現場でも実力を発揮できる柔道整復師を育成します。
鍼灸学科:医療・スポーツ・美容・福祉領域などさまざまな分野で活躍できるはり・きゅうのプロフェッショナルを育成します。

資料請求　●学校案内　無料　●願書　無料　　WEB出願　不可

学校法人九州アカデミー学園　九州医療専門学校　【柔】【は】

学科	(1)柔道整復師科(3年・30名) (2)鍼灸師科(3年・30名)

〒841-0027　佐賀県鳥栖市松原町1709-2
【TEL】0120-83-2255
【交通】JR線「田代」駅より徒歩約3分

	出願日程	試験日程	合格発表	推薦基準・試験内容	受験料
公募推薦	－	－	－	※詳細は学校にお問い合わせください	－
一般	－	－	－	※詳細は学校にお問い合わせください	－

◇開校年　1968年
◇入学者　－
◇出身県　－
◇主な実習先　－
◇主な就職先　－

◇初年度納入金(卒業までの納入金)　－
◇学校独自の奨学金制度

◇学生寮　－
◇特徴　－

資料請求　●学校案内　－　●願書　－　　WEB出願　－

学校法人岩永学園　こころ医療福祉専門学校　【柔】【は】【総】

学科	(1)柔道整復科(3年・30名) (2)鍼灸科(3年・30名)

〒850-0048　長崎県長崎市上銭座町11-8
【TEL】0120-100-770　【E-mail】info@kokoro.ac.jp
【交通】JR線「浦上」駅より徒歩10分

	出願日程	試験日程	合格発表	推薦基準・試験内容	受験料
公募推薦	〈1期〉23年10/2～10/10(必着) 〈2期〉23年10/11～11/7(必着) 〈3期〉23年11/8～12/5(必着)	10/15 11/11 12/10	10/25 11/22 12/20	推薦は専願、現役生のみ、3.0以上 推薦:面接、書類選考	20,000円
一般	〈1期〉23年10/2～10/10(必着) 〈2期〉23年10/11～11/7(必着) 〈3期〉23年11/8～12/5(必着) 〈4期〉23年12/6～24年1/16(必着) 〈5期〉24年1/17～2/13(必着)	10/15 11/11 12/10 1/20 2/17	10/25 11/22 12/20 1/31 2/28	一般:面接、筆記試験、書類選考	20,000円

◇開校年　2007年
◇入学者　－
◇出身県　長崎県・佐賀県・熊本県
◇主な実習先　－
◇主な就職先　藤本グループ、(株)湧命、みやび整骨院他

◇初年度納入金(卒業までの納入金)
1,400,000円(－)
◇学校独自の奨学金制度
・特別就学サポート制度:減免[金額]入学金より100,000円
[募集内容]総合型入試で申し込みされた方を対象

◇学生寮　なし
◇特徴
医療・福祉・健康・スポーツの分野にわたる県内最多の学科を設置しています。幅広い知識とさまざまな資格取得が可能です。

資料請求　●学校案内　無料　●願書　無料　　WEB出願　不可　　残りの日程はWEBをCheck

学校法人岩永学園　こころ医療福祉専門学校　佐世保校　【柔】【総】

学科	スポーツ柔整科(3年・30名)

〒857-0051　長崎県佐世保市浜田町1-22
【TEL】0120-935-756　【E-mail】info@kokoro.ac.jp
【交通】佐世保市営バスまたは西肥バス「谷郷町」停より徒歩すぐ

	出願日程	試験日程	合格発表	推薦基準・試験内容	受験料
公募推薦	〈1期〉23年10/2～10/10(必着) 〈2期〉23年10/11～11/7(必着) 〈3期〉23年11/8～12/5(必着)	10/15 11/11 12/10	10/25 11/22 12/20	推薦は専願、現役生のみ、3.0以上 推薦:書類選考、面接	20,000円
一般	〈1期〉23年10/2～10/10(必着) 〈2期〉23年10/11～11/7(必着) 〈3期〉23年11/8～12/5(必着) 〈4期〉23年12/6～24年1/16(必着) 〈5期〉24年1/17～2/13(必着)	10/15 11/11 12/10 1/20 2/17	10/25 11/22 12/20 1/31 2/28	一般:書類選考、面接、筆記試験	20,000円

◇開校年　2013年
◇入学者　－
◇出身県　長崎県・佐賀県
◇主な実習先　－
◇主な就職先　整骨院、整形外科、鍼灸整骨院

◇初年度納入金(卒業までの納入金)
1,400,000円(－)
◇学校独自の奨学金制度
・特別就学サポート制度:減免[金額]入学金より100,000円
[募集内容]総合型入試で申し込みされた方を対象

◇学生寮　なし
◇特徴
国家試験に向けて個別指導の充実に取り組み、全員合格を目指しています。
スポーツトレーナーの実習にも力を入れており、選択によって実践的に学ぶシステムになっています。

資料請求　●学校案内　無料　●願書　無料　　WEB出願　不可　　残りの日程はWEBをCheck

※受験を希望される方は、必ず各学校の募集要項をご確認ください。

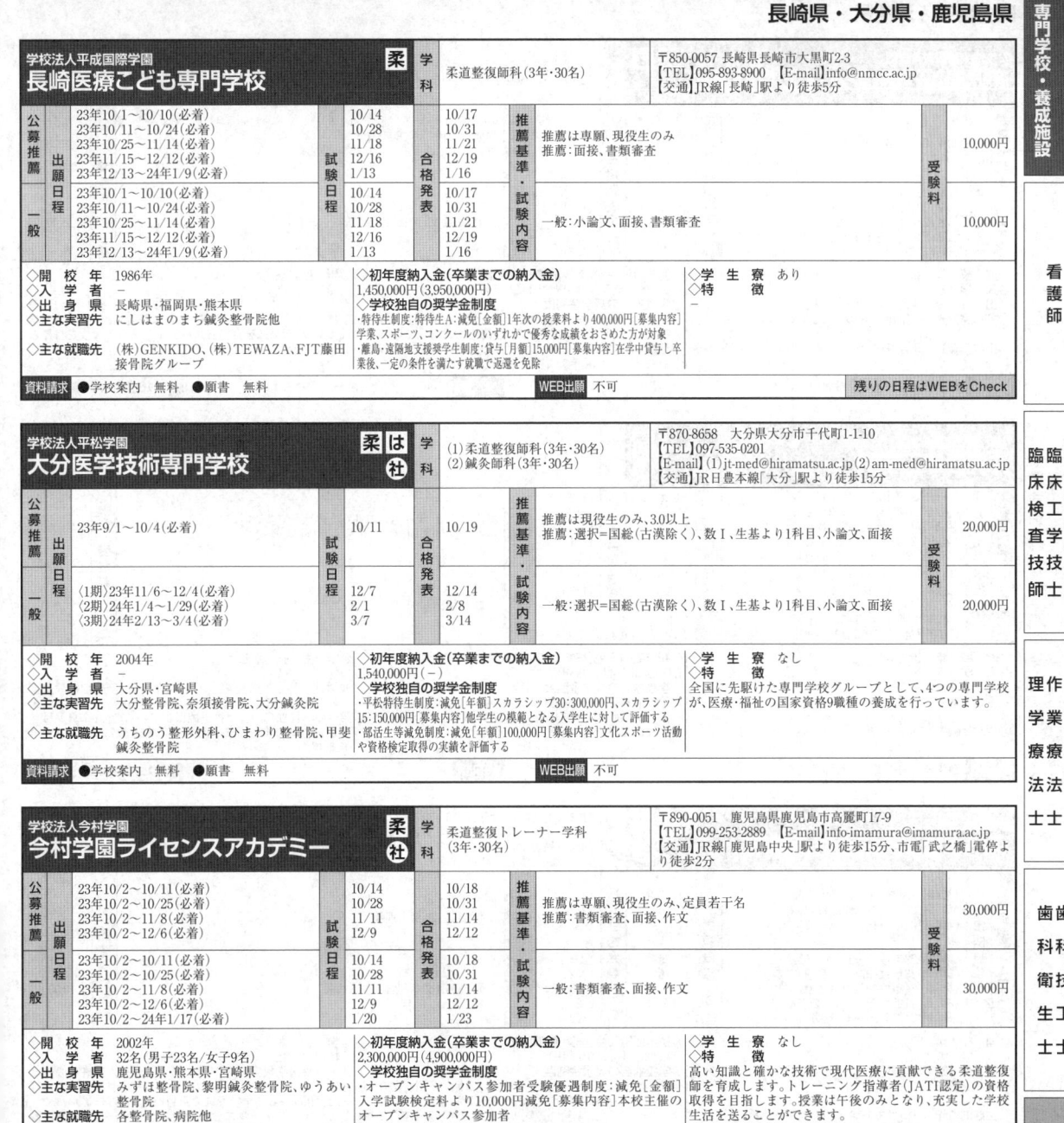

長崎医療こども専門学校（学校法人平成国際学園）柔

学科	柔道整復師科（3年・30名）
住所等	〒850-0057 長崎県長崎市大黒町2-3　【TEL】095-893-8900　【E-mail】info@nmcc.ac.jp　【交通】JR線「長崎」駅より徒歩5分

	出願日程	試験日程	合格発表	推薦基準・試験内容	受験料
公募推薦	23年10/1～10/10(必着)／23年10/11～10/24(必着)／23年10/25～11/14(必着)／23年11/15～12/12(必着)／23年12/13～24年1/9(必着)	10/14／10/28／11/18／12/16／1/13	10/17／10/31／11/21／12/19／1/16	推薦は専願、現役生のみ　推薦:面接、書類審査	10,000円
一般	23年10/1～10/10(必着)／23年10/11～10/24(必着)／23年10/25～11/14(必着)／23年11/15～12/12(必着)／23年12/13～24年1/9(必着)	10/14／10/28／11/18／12/16／1/13	10/17／10/31／11/21／12/19／1/16	一般:小論文、面接、書類審査	10,000円

◇開校年 1986年
◇入学者 －
◇出身県 長崎県・福岡県・熊本県
◇主な実習先 にしはまのまち鍼灸整骨院他
◇主な就職先 (株)GENKIDO、(株)TEWAZA、FJT藤田接骨院グループ

◇初年度納入金(卒業までの納入金) 1,450,000円(3,950,000円)
◇学校独自の奨学金制度
・特待生制度:特待生A:減免[金額]1年次の授業料より400,000円[募集内容]学業、スポーツ、コンクールのいずれかで優秀な成績をおさめた方が対象
・離島・遠隔地支援奨学生制度:貸与[月額]15,000円[募集内容]在学中貸与し卒業後、一定の条件を満たす就職で返還を免除

◇学生寮 あり
◇特徴 －

資料請求 ●学校案内 無料 ●願書 無料　WEB出願 不可　残りの日程はWEBをCheck

大分医学技術専門学校（学校法人平松学園）柔 は 社

学科	(1)柔道整復師科（3年・30名）(2)鍼灸師科（3年・30名）
住所等	〒870-8658 大分県大分市千代町1-1-10　【TEL】097-535-0201　【E-mail】(1)jt-med@hiramatsu.ac.jp (2)am-med@hiramatsu.ac.jp　【交通】JR日豊本線「大分」駅より徒歩15分

	出願日程	試験日程	合格発表	推薦基準・試験内容	受験料
公募推薦	23年9/1～10/4(必着)	10/11	10/19	推薦は現役生のみ、3.0以上　推薦:選択=国総(古漢除く)、数Ⅰ、生基より1科目、小論文、面接	20,000円
一般	〈1期〉23年11/6～12/4(必着)／〈2期〉24年1/4～1/29(必着)／〈3期〉24年2/13～3/4(必着)	12/7／2/1／3/7	12/14／2/8／3/14	一般:選択=国総(古漢除く)、数Ⅰ、生基より1科目、小論文、面接	20,000円

◇開校年 2004年
◇入学者 －
◇出身県 大分県・宮崎県
◇主な実習先 大分整骨院、奈須接骨院、大分鍼灸院
◇主な就職先 うちのう整形外科、ひまわり整骨院、甲斐鍼灸整骨院

◇初年度納入金(卒業までの納入金) 1,540,000円(－)
◇学校独自の奨学金制度
・平松特待生制度:減免[年額]スカラシップ30:300,000円、スカラシップ15:150,000円[募集内容]他学生の模範となる入学生に対して評価する
・部活生等減免制度:減免[年額]100,000円[募集内容]文化スポーツ活動や資格検定取得の実績を評価する

◇学生寮 なし
◇特徴 全国に先駆けた専門学校グループとして、4つの専門学校が、医療・福祉の国家資格9職種の養成を行っています。

資料請求 ●学校案内 無料 ●願書 無料　WEB出願 不可

今村学園ライセンスアカデミー（学校法人今村学園）柔 社

学科	柔道整復トレーナー学科（3年・30名）
住所等	〒890-0051 鹿児島県鹿児島市高麗町17-9　【TEL】099-253-2889　【E-mail】info-imamura@imamura.ac.jp　【交通】JR線「鹿児島中央」駅より徒歩15分、市電「武之橋」電停より徒歩2分

	出願日程	試験日程	合格発表	推薦基準・試験内容	受験料
公募推薦	23年10/2～10/11(必着)／23年10/2～10/25(必着)／23年10/2～11/8(必着)／23年10/2～12/6(必着)	10/14／10/28／11/11／12/9	10/18／10/31／11/14／12/12	推薦は専願、現役生のみ、定員若干名　推薦:書類審査、面接、作文	30,000円
一般	23年10/2～10/11(必着)／23年10/2～10/25(必着)／23年10/2～11/8(必着)／23年10/2～12/6(必着)／23年10/2～24年1/17(必着)	10/14／10/28／11/11／12/9／1/20	10/18／10/31／11/14／12/12／1/23	一般:書類審査、面接、作文	30,000円

◇開校年 2002年
◇入学者 32名(男子23名/女子9名)
◇出身県 鹿児島県・熊本県・宮崎県
◇主な実習先 みずほ整骨院、黎明鍼灸整骨院、ゆうあい整骨院
◇主な就職先 各整骨院、病院他

◇初年度納入金(卒業までの納入金) 2,300,000円(4,900,000円)
◇学校独自の奨学金制度
・オープンキャンパス参加者受験優遇制度:減免[金額]入学試験検定料より10,000円減免[募集内容]本校主催のオープンキャンパス参加者

◇学生寮 なし
◇特徴 高い知識と確かな技術で現代医療に貢献できる柔道整復師を育成します。トレーニング指導者(JATI認定)の資格取得を目指します。授業は午後のみとなり、充実した学校生活を送ることができます。

資料請求 ●学校案内 無料 ●願書 無料　WEB出願 不可　残りの日程はWEBをCheck

鹿児島鍼灸専門学校（学校法人久木田学園）は あ AO

学科	鍼灸あん摩マッサージ指圧学科（3年・20名）
住所等	〒890-0051 鹿児島県鹿児島市高麗町37-7　【TEL】099-259-0615　【交通】JR線「鹿児島中央」駅より徒歩約8分

	出願日程	試験日程	合格発表	推薦基準・試験内容	受験料
公募推薦	〈鹿児島会場(本校)〉23年10/1～10/5／〈福岡会場〉23年10/1～10/13	10/8／10/14	入試翌日から10日以内	推薦は現役生のみ、3.3以上　推薦:小論文、面接	30,000円(OC等参加者、福岡会場は免除)
一般	〈鹿児島会場(本校)第1回〉23年10/1～10/5／〈福岡会場〉23年10/1～10/13／〈鹿児島会場(本校)第2回〉23年10/9～12/7／〈鹿児島会場(本校)第3回〉23年12/4～24年1/25／〈鹿児島会場(本校)第4回〉24年1/29～2/15	10/8／10/14／12/10／1/28／2/18	入試翌日から10日以内	一般:国総(古漢除く)、小論文、面接　※定員になり次第締切	30,000円(OC等参加者、福岡会場は免除)

◇開校年 1910年
◇入学者 －
◇出身県 －
◇主な実習先 －
◇主な就職先 －

◇初年度納入金(卒業までの納入金) －
◇学校独自の奨学金制度
・鹿児島県離島・沖縄給付型奨学金:給付[金額]3年間合計240,000円[募集内容]鹿児島県内の離島、沖縄県に居住している方、当該地域の高校に在籍している方を対象

◇学生寮 －
◇特徴 －

資料請求 ●学校案内 － ●願書 －　WEB出願 －

左端縦書き見出し：
専門学校・養成施設 / 看護師 / 臨床検査技師 臨床工学技士 診療放射線技師 / 理学療法士 作業療法士 言語聴覚士 / 歯科衛生士 歯科技工士 / あん摩マッサージ指圧師 はり師・きゅう師 柔道整復師 / 視能訓練士 義肢装具士 救急救命士

学校法人都築教育学園 鹿児島第一医療リハビリ専門学校 〔柔〕〔は〕

学科	(1)柔道整復学科(3年・30名) (2)はり・きゅう学科(3年・15名)

〒899-4395 鹿児島県霧島市国分中央一丁目12番42号
【TEL】0995-48-5551 【E-mail】r-koho@tsuzuki-edu.ac.jp
【交通】JR日豊本線「国分」駅より徒歩10分

	出願日程		試験日程	合格発表	推薦基準・試験内容	受験料
公募推薦	23年10/6～10/20		10/29	11/8	推薦は専願のみ、3.1以上 推薦:小論文、面接、調査書等、推薦書	25,000円
一般	〈1期〉23年10/6～10/20 〈2期〉23年10/20～11/3 〈3期〉23年11/10～11/24 〈4期〉24年1/5～1/19 〈5期〉24年1/26～2/9		10/29 11/12 12/3 1/28 2/18	11/8 11/21 12/13 2/7 2/28	一般:小論文、面接、調査書等	25,000円

◇開校年 2002年
◇入学者 −
◇出身県 鹿児島県・宮崎県・大分県
◇主な実習先 鹿児島県内の病院、本校付属整骨院、鍼灸院
◇主な就職先 総合病院、リハビリ専門病院、整骨院・鍼灸院

◇初年度納入金(卒業までの納入金)
(1)1,600,000円(4,200,000円) (2)1,500,000円(3,900,000円)
◇学校独自の奨学金制度
・学費負担減免制度:減免[金額]入学金を全額免除[募集内容]指定校推薦入学、推薦入学(B)、社会人入学(全募集区分)にて入学した者
・学費負担減免制度:減免[募集内容]都築教育学園の各学校に兄弟が在籍している場合、兄弟が在籍している間、その弟妹の授業料、施設充実費の半額を免除

◇学生寮 あり
◇特徴 南九州唯一の医療(柔道整復、はり・きゅう)とリハビリ(理学療法、作業療法、言語聴覚)を兼ね備えた3年制の専門学校であり、国家試験合格とスペシャリストの養成を目標とした専門教育を行う学校です。

資料請求 ●学校案内 無料 ●願書 無料 | WEB出願 不可 | 残りの日程はWEBをCheck

学校法人SOLA学園 沖縄医療工学院 〔柔〕〔AO〕

学科	柔道整復学科(3年・30名)

〒901-2223 沖縄県宜野湾市大山7-9-8
【TEL】098-898-0701 【E-mail】sola_kouhou@sola.ac.jp
【交通】沖縄バス「大山」停より徒歩15分

	出願日程		試験日程	合格発表	推薦基準・試験内容	受験料
公募推薦	〈第1期〉23年10/1～10/24(必着) 〈第2期〉23年11/1～11/21(必着) 〈第3期〉23年12/1～12/14(必着) 〈第4期〉24年1/4～1/22(必着) 〈第5期〉24年2/1～2/19(必着)		10/28 11/25 12/16 1/27 2/24	11/2 11/30 12/21 1/31 2/29	推薦は専願、現役生のみ、3.0以上 推薦:選択=現国、数Ⅰ、化基より1科目、面接	20,000円
一般	〈第1期〉23年10/1～10/24(必着) 〈第2期〉23年11/1～11/21(必着) 〈第3期〉23年12/1～12/14(必着) 〈第4期〉24年1/4～1/22(必着) 〈第5期〉24年2/1～2/19(必着)		10/28 11/25 12/16 1/27 2/24	11/2 11/30 12/21 1/31 2/29	一般:選択=現国、数Ⅰ、化基より1科目、面接	20,000円

◇開校年 1990年
◇入学者 −
◇出身県 −
◇主な実習先 −
◇主な就職先 −

◇初年度納入金(卒業までの納入金)
1,480,000円(4,040,000円)
◇学校独自の奨学金制度
親子兄弟姉妹学納金免除制度:免除[金額]初年度学納金の一部(100,000円)[募集内容]入学者の親もしくは兄弟姉妹が本校に在籍または卒業している方

◇学生寮 なし
◇特徴 沖縄県内初の午前授業で、プライベートも充実!経験豊富な講師陣がいるので勉強面も安心!県外・県内の様々な企業への学校独自の推薦枠を確保しているので、全員就職させます!沖縄で唯一!開業経験のある先生からノウハウを学べます!

資料請求 ●学校案内 無料 ●願書 無料 | WEB出願 可 | 残りの日程はWEBをCheck

学校法人松正学園 専門学校沖縄統合医療学院 〔柔〕〔は〕〔総〕

学科	(1)第1柔道整復学科(昼3年・30名) (2)第2柔道整復学科(夜3年・30名) (3)第1鍼灸学科(昼3年・30名) (4)第2鍼灸学科(夜3年・30名)

〒901-2132 沖縄県浦添市伊祖4-1-19
【TEL】0120-873-104
【E-mail】info@ocim.jp
【交通】バス「浅野浦」停下車徒歩5分

	出願日程		試験日程	合格発表	推薦基準・試験内容	受験料
公募推薦	〈第4期〉23年11/6～11/20(必着) 〈第5期〉23年11/27～12/11(必着) 〈第6期〉24年1/4～1/15(必着)		11/25 12/16 1/20	12/1 12/22 1/26	推薦は浪人可 推薦:小論文、個人面接	10,000円
一般	〈第4期〉23年11/6～11/20(必着) 〈第5期〉23年11/27～12/11(必着) 〈第6期〉24年1/4～1/15(必着) 〈第7期〉24年1/29～2/13(必着) 〈第8期〉24年2/26～3/11(必着)		11/25 12/16 1/20 2/17 3/16	12/1 12/22 1/26 2/22 3/22	一般:筆記(文章理解)、個人面接	10,000円

◇開校年 2007年
◇入学者 −
◇出身県 沖縄県・神奈川県・長崎県
◇主な実習先 −
◇主な就職先 (株)さくらメディカル沖縄、(株)ワイズケア、Naoko女性クリニック

◇初年度納入金(卒業までの納入金)
1,600,000円(4,300,000円)
◇学校独自の奨学金制度
・沖縄高校生支援奨学金:給付[金額]100,000円[募集内容]本校への入学を強く希望しているが、修学について経済的に不安がある者
・Wスクール奨学生制度:給付[金額]950,000円～2,000,000円(在学中)[募集内容]複数学科(柔道整復・鍼灸)に在籍する者に対し、奨学金を支給

◇学生寮 あり
◇特徴 スポーツ医学検定とスポーツトレーナーの資格も取得でき、ワンランク上のスポーツトレーナーを目指すことが可能。1日90分×2コマの授業で自習時間の確保、アルバイトなどライフスタイルに合わせたスケジュールで資格取得が可能。

資料請求 ●学校案内 無料 ●願書 無料※HPからダウンロード可 | WEB出願 可

学校法人智帆学園 専門学校琉球リハビリテーション学院 金武校 〔柔〕〔総〕〔社〕

学科	メディカルスポーツ柔道整復学科(3年・30名)

〒904-1201 沖縄県国頭郡金武町字金武4348-2
【TEL】098-983-2130 【E-mail】koho@ryukyu.ac.jp
【交通】金武ICより車で3分、無料送迎バス(沖縄市、那覇市、浦添市)

	出願日程		試験日程	合格発表	推薦基準・試験内容	受験料
公募推薦	〈1期〉23年10/1～10/7(必着) 〈2期〉23年10/11～10/21(必着) 〈3期〉23年10/25～11/11(必着) 〈4期〉23年11/15～12/9(必着)		10/14 10/28 11/18 12/16	10/21 11/4 11/25 12/23	推薦:書類審査、面接、小論文	20,000円
一般	〈1期〉23年10/25～11/11(必着) 〈2期〉23年11/15～12/9(必着) 〈3期〉23年12/13～24年1/13(必着) 〈4期〉24年1/17～1/27(必着) 〈5期〉24年1/31～2/17(必着)		11/18 12/16 1/20 2/3 2/24	11/25 12/23 1/27 2/10 3/2	一般:書類選考、面接、小論文	20,000円

◇開校年 2002年
◇入学者 −
◇出身県 沖縄県・愛知県・京都府
◇主な実習先 学院内整骨院、金武リハビリテーションクリニック
◇主な就職先 あおぞら整骨院、弁慶はりきゅう整骨院、スマイルアンドサンキュー

◇初年度納入金(卒業までの納入金)
1,500,000円(4,150,000円)
◇学校独自の奨学金制度
・特待生制度:免除[金額]3年間の合計:特待SS500,000円、特待S350,000円、特待A250,000円、特待B150,000円[募集内容]特待生入試合格者に対し3年間の学費免除(特待SSは9月の受験のみ適用)

◇学生寮 あり
◇特徴 スポーツ中に起きたケガの処置が許可されているのは、医師を除くと柔道整復師だけ。運動器損傷、スポーツ障害の専門家として、活躍の場が拡大中です。独立開業ができる国家資格として、現役高校生はもちろん、社会人の注目も集めています。

資料請求 ●学校案内 無料 ●願書 無料 | WEB出願 可

※受験を希望される方は、必ず各学校の募集要項をご確認ください。

▷ 視能訓練士
▷ 義肢装具士
▷ 救急救命士

2024年 入試要項 & 学校情報

大学

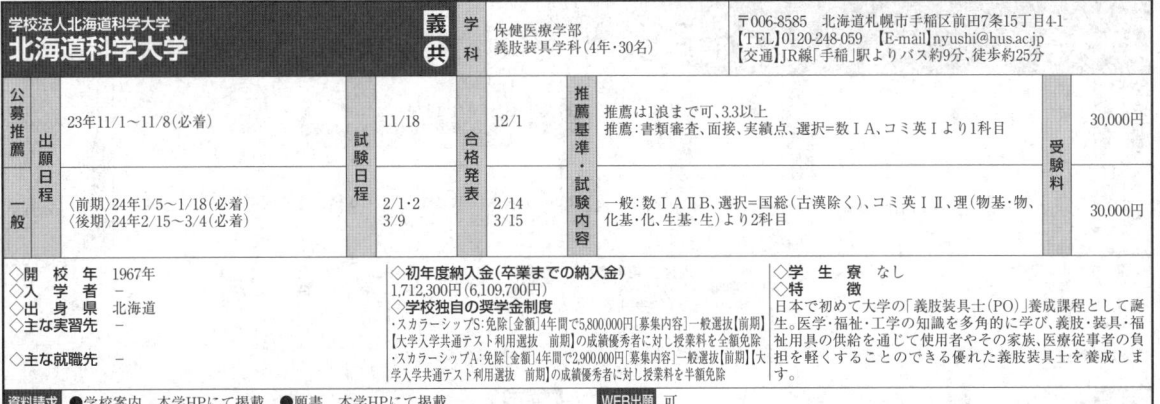

学校法人北海道科学大学　北海道科学大学 （義・共）

学科：保健医療学部 義肢装具学科（4年・30名）

〒006-8585　北海道札幌市手稲区前田7条15丁目4-1
【TEL】0120-248-059　【E-mail】nyushi@hus.ac.jp
【交通】JR線「手稲」駅よりバス約9分、徒歩約25分

	出願日程	試験日程	合格発表	推薦基準・試験内容	受験料
公募推薦	23年11/1～11/8（必着）	11/18	12/1	推薦は1浪まで可、3.3以上　推薦=書類審査、面接、実績点、選択=数ⅠA、コミ英Ⅰより1科目	30,000円
一般	〈前期〉24年1/5～1/18（必着）〈後期〉24年2/15～3/4（必着）	2/1・2　3/9	2/14　3/15	一般=数ⅠAⅡB、選択=国総（古漢除く）、コミ英ⅠⅡ、理（物基・物、化基・化、生基・生）より2科目	30,000円

◇開校年　1967年
◇入学者　ー
◇出身県　北海道
◇主な実習先　ー
◇主な就職先　ー

◇初年度納入金（卒業までの納入金）
1,712,300円（6,109,700円）
◇学校独自の奨学金制度
・スカラーシップS:免除[金額]4年間で5,800,000円[募集内容]一般選抜〈前期〉[大学入学共通テスト利用選抜　前期]の成績優秀者に対し授業料を全額免除
・スカラーシップA:免除[金額]4年間で2,900,000円[募集内容]一般選抜〈前期〉[大学入学共通テスト利用選抜　前期]の成績優秀者に対し授業料を半額免除

◇学生寮　なし
◇特徴　日本で初めて大学の「義肢装具士（PO）」養成課程として誕生。医学・福祉・工学の知識を多角的に学び、義肢・装具・福祉用具の供給を通じて使用者やその家族、医療従事者の負担を軽くすることのできる優れた義肢装具士を養成します。

資料請求　●学校案内 本学HPにて掲載　●願書 本学HPにて掲載　WEB出願　可

学校法人栴檀学園　東北福祉大学 （救・共総社）

学科：健康科学部 医療経営管理学科（4年・70名） 救急救命士課程（定員制35名）

〒981-8522　宮城県仙台市青葉区国見1-8-1
【TEL】022-717-3312
【交通】JR仙山線「東北福祉大前」駅下車徒歩約5分。仙台市営バス「東北福祉大前」バス停下車

	出願日程	試験日程	合格発表	推薦基準・試験内容	受験料
公募推薦	23年11/1～11/8	11/23	12/1	推薦は専願のみ、浪人可、3.5以上の者もしくは3.0以上で部活動等で特に優れた能力を有し、実績があり人物ともに優秀な者　推薦=書類審査、小論文、面接	30,000円
一般	〈A日程〉24年1/10～1/22〈B日程〉24年2/16～2/21	2/4・5　3/3・4	2/16　3/13	一般:2/4・5、3/4は国総（古漢除く）・現代文B、コミ英ⅠⅡⅢ・英表ⅠⅡ、選択=政経、日B、世B、地理B、数、生基、化基より1科目　3/3は国総（古除く）・現代文B、コミ英ⅠⅡⅢ・英表Ⅰ、面接	30,000円

◇開校年　1962年
◇入学者　77名（男子47名/女子30名）
◇出身県　ー
◇主な実習先　せんだんホスピタル、東北公済病院、松田病院他
◇主な就職先　東北大学病院、日本赤十字社医療センター他

◇初年度納入金（卒業までの納入金）
1,268,200円（4,472,800円）
◇学校独自の奨学金制度
・東北福祉大学奨学金（給付奨学金）:給付[月額]50,000円
・東北福祉大学奨学金（貸与奨学金）:貸与（無利子）[月額]50,000円

◇学生寮　あり
◇特徴　医療経営管理学科の医師、救急救命士や保健看護学科の看護師など多職種による講義と実習から、医療事務職のほか、救急医療に必要な知識と技術を身に付けることができます。さらに防災などの地域貢献活動から、安心・安全な社会に貢献できる人材を育成します。

資料請求　●学校案内 無料　●願書 ※WEB出願　WEB出願　可

学校法人東北文化学園大学　東北文化学園大学 （視・共総社）

学科：医療福祉学部 リハビリテーション学科 視覚機能学専攻（4年・40名）

〒981-8551　宮城県仙台市青葉区国見6-45-1
【TEL】0120-556-923　【E-mail】nyugaku@office.tbgu.ac.jp
【交通】JR仙山線「国見」駅より徒歩1分

	出願日程	試験日程	合格発表	推薦基準・試験内容	受験料
公募推薦	〈Ⅰ期〉23年10/30～11/7（消有）〈Ⅱ期〉23年11/28～12/6（消有）	11/18　12/17	12/1　12/22	推薦は専願のみ、1浪まで可、3.7以上、定員10名　推薦=小論文、面接、書類審査	30,000円
一般	〈前期〉24年1/9～1/23（消有）〈後期〉24年2/19～2/28（消有）	2/7　3/6	2/16　3/13	一般:2/7は国総（古漢除く）、コミ英ⅠⅡ（リスニング除く）、選択=数Ⅰ、生基より1科目　3/6は選択=国総（古漢除く）、コミ英ⅠⅡ（リスニング除く）、数Ⅰより2科目以上	30,000円

◇開校年　1999年
◇入学者　9名（男子2名/女子7名）
◇出身県　宮城県・岩手県・福島県
◇主な実習先　東北大学病院、山形大学医学部附属病院、弘前大学医学部附属病院他
◇主な就職先　学校法人慶應義塾、医療法人社団平成会、公益財団法人星総合病院他

◇初年度納入金（卒業までの納入金）
1,850,000円（ー）
◇学校独自の奨学金制度
・兄弟姉妹等優遇制度:免除[金額]240,000円または120,000円[募集内容]在学生や卒業生の親族入学者の入学金を全額または半額免除
・姉妹校優遇制度:免除[募集内容]法人設置の学校の卒業生が入学する場合、入学金を全額免除

◇学生寮　あり
◇特徴　チーム医療を担う専門能力と豊かな人間性を備えた人材を育成。お互いの専門業務を相互理解するため、専門職連携セミナーを実施。

資料請求　●学校案内 無料　●願書 ※WEB出願　WEB出願　可

右側見出し：看護師／臨床検査技師・臨床工学技士・診療放射線技師／理学療法士・作業療法士・言語聴覚士／歯科衛生士・歯科技工士／あん摩マッサージ指圧師・はり師・きゅう師・柔道整復師／視能訓練士・義肢装具士・救急救命士

左端縦見出し（学科系統）：
看護師／臨床検査技師・臨床工学技士・診療放射線技師／理学療法士・作業療法士・言語聴覚士／歯科技工士・歯科衛生士／柔道整復師・あん摩マッサージ指圧師・はり師・きゅう師／視能訓練士・義肢装具士・救急救命士

国際医療福祉大学　大田原キャンパス

学校法人国際医療福祉大学　[視][共][総][社]学科

保健医療学部
視機能療法学科（4年・50名）

〒324-8501　栃木県大田原市北金丸2600-1
【TEL】0287-24-3200　【E-mail】nyushi@iuhw.ac.jp
【交通】JR東北新幹線・東北本線「那須塩原」駅よりスクールバスにて約20分

	出願日程	試験日程	合格発表	推薦基準・試験内容	受験料
公募推薦	23年11/1～11/9(消有)	11/18	12/1	推薦は専願のみ、1浪まで可、3.5以上、定員20名(指定校含む)　推薦:学科適性試験(基礎学力試験)、小論文、面接	30,000円
一般	〈前期〉23年12/19～24年1/16(消有)　〈後期〉24年2/13～2/22(消有)	1/28・29・30　3/2	2/7　3/8	一般:1/28・29・30はコミ英ⅠⅡ・英表Ⅰ、小論文、選択=国総(古漢除く)、数ⅠA、数ⅡB、物基・物、化基・化、生基・生、物基・化基、生基・化基、ⅡBより1科目　3/2はコミ英ⅠⅡ・英表Ⅰ、面接	30,000円

◇開校年　1995年
◇入学者　51名(男子14名/女子37名)
◇出身県　栃木県・茨城県・福島県
◇主な実習先　国際医療福祉大学病院、国際医療福祉大学塩谷病院、国際医療福祉大学三田病院他
◇主な就職先　国際医療福祉大学病院、国際医療福祉大学成田病院、国際医療福祉大学熱海病院他

◇初年度納入金(卒業までの納入金)
1,645,000円(6,280,000円)
◇学校独自の奨学金制度
・国際医療福祉大学特待奨学生奨学金(4年間):給付[年額]授業料の最大100%相当額
・国際医療福祉大学年間成績優秀賞:給付[年額]授業料の50%

◇学生寮　あり
◇特徴　他の医療福祉専門職と協働して最善のサービスを提供できる人材の育成をめざす。

資料請求　●学校案内　無料　●願書　HPよりダウンロード　　WEB出願　可

上武大学

学校法人学文館　[救][共][総][社]学科

ビジネス情報学部
スポーツ健康マネジメント学科
救急救命士コース(4年・30名)

〒372-8588　群馬県伊勢崎市戸谷塚町634-1
【TEL】0270-32-1010　【E-mail】nyushi@jobu.ac.jp
【交通】JR線「本庄」駅、東武線「伊勢崎」駅よりスクールバス

	出願日程	試験日程	合格発表	推薦基準・試験内容	受験料
公募推薦	23年11/1～11/9(消有)	11/18	12/1	推薦は併願可、1浪まで可、3.0以上　推薦:小論文、面接(口頭試問)、書類審査	30,000円
一般	〈全学統一〉23年12/25～24年1/23(消有)	2/2・3	2/9	一般:国総(近代以降の文章)、書類審査、選択=コミ英ⅠⅡ、数ⅠA、生基・生、生基・化基より1科目	30,000円

◇開校年　1968年
◇入学者　－
◇出身県　－
◇主な実習先　－
◇主な就職先　－

◇初年度納入金(卒業までの納入金)
1,558,300円(5,633,200円)
◇学校独自の奨学金制度
－

◇学生寮　－
◇特徴　－

資料請求　●学校案内　－　●願書　－　　WEB出願　可

人間総合科学大学

学校法人早稲田医療学園　[義][共][総][社]学科

保健医療学部
リハビリテーション学科
義肢装具学専攻(4年・30名)

〒339-8555　埼玉県さいたま市岩槻区太田字新正寺曲輪354-3
【TEL】048-749-6120　【E-mail】admin@human.ac.jp
【交通】東武野田線「岩槻」駅より徒歩14分(またはバスで4分)

	出願日程	試験日程	合格発表	推薦基準・試験内容	受験料
公募推薦	〈A日程〉23年11/1～11/7(必着)　〈B日程〉23年11/27～12/6(必着)	11/12　12/10	12/1　12/13	推薦は専願のみ、3浪まで可、3.2以上、定員5名(指定校含む)　推薦:書類審査、小論文、面接	35,000円
一般	〈A日程〉24年1/5～1/16(必着)　〈B日程〉24年1/30～2/8(必着)　〈C日程〉24年3/1～3/8(必着)	1/21　2/14　3/13	1/25　2/19　3/15	一般:1/21は面接、選択=国(現代文のみ)、コミ英ⅠⅡ・英表Ⅰ(リスニング除く)、数ⅠA、生基、化基より2科目　2/14は面接、選択=国(現代文のみ)、数ⅠAより1科目　3/13は小論文、面接、書類審査	35,000円

◇開校年　2000年
◇入学者　22名
◇出身県　－
◇主な実習先　日本義手足製造(株)、(有)浦和義肢装具製作所、三浦医工デザイン(株)他
◇主な就職先　東名ブレース(株)、(株)幸和義肢研究所、(株)武内義肢製作所他

◇初年度納入金(卒業までの納入金)
1,900,000円(6,850,000円)
◇学校独自の奨学金制度
・一般選抜成績優秀者対象奨学金:給付[金額]授業料半期分相当額
・成績優秀者対象奨学金:給付[年額]100,000円

◇学生寮　なし
◇特徴　直接人に接する義肢装具士に必要な、人間に対する総合的な理解を養います。人々の生活や価値観を踏まえて科学的根拠に基づいた支援ができ、ユーザーと共通理解を持てるコミュニケーション能力を育てます。

資料請求　●学校案内　無料　●願書　無料　　WEB出願　可

千葉科学大学

学校法人加計学園　[救][共][総]学科

危機管理学部
保健医療学科(4年・80名)※学科全体
救急救命学コース

〒288-0025　千葉県銚子市潮見町3番
【TEL】0120-919-126　【E-mail】koho@cis.ac.jp
【交通】JR総武本線「銚子」駅よりバス約10分

	出願日程	試験日程	合格発表	推薦基準・試験内容	受験料
公募推薦	23年11/1～11/9(必着)	11/18	12/1	推薦は専願、現役生のみ、3.2以上　推薦:書類審査、面接	35,000円
一般	〈前期A方式〉24年1/9～1/22(必着)　〈前期B方式〉24年2/6～2/21(必着)　〈後期〉24年2/26～3/11(必着)	2/3・4　3/7　3/19	2/16　3/15　3/25	一般:2/3・4は選択=物基・物、化基・化、生基・生、コミ英ⅠⅡ・英表Ⅰ、数ⅠA、国総(古漢除く)より2科目　3/7は選択=物基・物、化基・化、生基・生、コミ英ⅠⅡⅢ・英表ⅠⅡ、数ⅠⅡAB、数ⅠA、国総(古漢除く)より2科目(高得点の1科目で判定、理科2科目選択不可)　3/19は選択=物基・物、化基・化、生基・生、コミ英ⅠⅡ・英表Ⅰ、数ⅠA、国総(古漢除く)より1科目	35,000円

◇開校年　2004年
◇入学者　－
◇出身県　千葉県・茨城県
◇主な実習先　－
◇主な就職先　－

◇初年度納入金(卒業までの納入金)
1,745,000円(6,155,000円)
◇学校独自の奨学金制度
・特待生制度:減免[募集内容]特定の入試において、入試成績により授業料部分の全額または半額を減免

◇学生寮　あり(女子のみ)
◇特徴　－

資料請求　●学校案内　無料　●願書　無料　　WEB出願　可

帝京平成大学　千葉キャンパス

学校法人帝京平成大学

共 総 社 | 救

〒290-0193　千葉県市原市うるいど南4-1
【TEL】03-5843-3200（池袋キャンパス）
【交通】JR内房線「八幡宿」駅よりスクールバスで22分、京成千原線「ちはら台」駅よりスクールバスで12分

学科
健康医療スポーツ学部
医療スポーツ学科
救急救命士コース（4年・60名）

	出願日程	試験日程	合格発表	推薦基準・試験内容	受験料
公募推薦	23年10/30〜11/9（必着）	11/18	12/1	推薦は併願可 推薦：面接、書類審査、選択＝国総（古漢除く）、コミ英ⅠⅡ・英表Ⅰ、数ⅠAより1科目	35,000円
一般	〈Ⅰ期〉24年1/4〜1/15（必着） 〈Ⅱ期〉24年2/1〜2/10（必着） 〈Ⅲ期〉24年2/19〜2/29（必着）	1/23・24・25 2/17・18 3/6・7	2/1 2/21 3/9	一般：面接、書類審査、選択＝国総（古漢除く）、コミ英ⅠⅡ・英表Ⅰ、数ⅠA、化基・化、生基・生より2科目	35,000円

◇開校年　1987年
◇入学者　−
◇出身県　−
◇主な実習先　市原市消防局、千葉市消防局、日本医科大学千葉北総病院他
◇主な就職先　東京消防庁、千葉市消防局、船橋市消防局他

◇初年度納入金（卒業までの納入金）
1,473,300円（5,283,300円）
◇学校独自の奨学金制度
・帝京平成大学特別奨学生制度：減免［募集内容］高い修学意欲があり、入学後家計が急変し経済的に修学の継続が困難となった者
・帝京平成大学沖永特待生制度：減免［募集内容］学業成績が優秀で、人物に優れ、他の模範となるに相応しいと認められる者

◇学生寮　あり
◇特徴　総合的・多角的にものごとを考える能力を身につけるため、情報科学から心理まで幅広い科目を学習。救急医療の高度化に対応できるよう模擬救急車を使用した実習や学内実習など多くの現場で実習を行い実践能力を修得します。

資料請求　●学校案内　無料　●願書　WEB出願のみ　　WEB出願　可

杏林大学

学校法人杏林学園

共 総 | 救

〒181-8612　東京都三鷹市下連雀5-4-1（井の頭キャンパス）
【TEL】0422-47-8000
【交通】JR線「三鷹」駅・「吉祥寺」駅、京王線「仙川」駅・「千歳烏山」駅・「調布」駅よりバス15分

学科
保健学部
救急救命学科（4年・50名）

	出願日程	試験日程	合格発表	推薦基準・試験内容	受験料
公募推薦	23年11/1〜11/8（必着）	11/19	12/1	推薦は専願のみ、1浪まで可、定員15名 推薦：適性検査（コミ英ⅠⅢ・英表ⅠⅡ、国総（近代以降の文章）、数ⅠA、物基、化基、生基）、面接	35,000円
一般	〈A日程〉23年12/20〜24年1/18（必着） 〈B日程〉23年12/20〜24年1/26（必着）	1/29・30 2/6	2/8 2/14	一般：コミ英ⅠⅢ・英表ⅠⅡ、選択＝国総（近代以降の文章）、数ⅠA、物基、化基、生基より2科目	35,000円

◇開校年　1970年
◇入学者　−
◇出身県　東京都・神奈川県・埼玉県
◇主な実習先　杏林大学医学部付属病院、日本赤十字医療センター、東京都立多摩総合医療センター（学部全体）
◇主な就職先　杏林大学医学部付属病院、東京消防庁、順天堂大学医学部附属順天堂医院（学部全体）

◇初年度納入金（卒業までの納入金）
1,988,370円（6,998,370円）
◇学校独自の奨学金制度
・杏林大学奨学金：給付［年額］360,000円［募集内容］年1回給付

◇学生寮　なし
◇特徴　医学部をもつ大学で数少ない救急救命士を養成する大学であり、付属病院高度救命救急センターでの実習、3年間の充実した模擬実習を行う。救急現場で実用できる英会話を身につける。2016年度よりWEB出願を導入。

資料請求　●学校案内　無料　●願書　※WEB出願　　WEB出願　可

国士舘大学

学校法人国士舘

救

〒206-8515　東京都多摩市永山7-3-1
【TEL】042-339-7200
【交通】小田急線・京王線「永山」駅よりスクールバス約9分

学科
体育学部
スポーツ医科学科（4年）

	出願日程	試験日程	合格発表	推薦基準・試験内容	受験料
公募推薦				※詳細は学校にお問い合わせください	
一般				※詳細は学校にお問い合わせください	

◇開校年　1958年
◇入学者　−
◇出身県　−
◇主な実習先　−
◇主な就職先　−

◇初年度納入金（卒業までの納入金）
◇学校独自の奨学金制度

◇学生寮　−
◇特徴　−

資料請求　●学校案内　−　●願書　−　　WEB出願　−

帝京大学　板橋キャンパス

学校法人帝京大学

視 共 総 | 救

〒173-8605　東京都板橋区加賀2-11-1
【TEL】0120-335933
【交通】JR埼京線「十条」駅より徒歩約10分

学科
医療技術学部
(1) 視能矯正学科（4年・100名）
(2) スポーツ医療学科
救急救命士コース（4年・60名）

	出願日程	試験日程	合格発表	推薦基準・試験内容	受験料
公募推薦	23年11/1〜11/7（必着）	11/12	12/1	推薦は併願可、定員(1)20名(2)10名（指定校含む） 推薦：面接、書類審査、選択＝コミ英ⅠⅡ・英表Ⅰ、国総（古漢除く）、数Ⅰ、物基・物、化基・化、生基・生より2科目 ※英・国の組み合わせ不可	35,000円
一般	〈Ⅰ期〉23年12/19〜24年1/18（必着） 〈Ⅱ期〉24年2/1〜2/14（必着） 〈Ⅲ期〉24年2/21〜3/5（必着）	1/30・31・2/1 2/22・23 3/10	2/10 2/29 3/14	一般：コミ英ⅠⅢ・英表ⅠⅡ、面接、書類審査、選択＝国総（古漢除く）、数ⅠA、物基・物、化基・化、生基・生より2科目	35,000円

◇開校年　1966年
◇入学者　−
◇出身県　−
◇主な実習先　帝京大学医学部附属病院、帝京大学医学部附属溝口病院、帝京大学ちば総合医療センター他
◇主な就職先　帝京大学医学部附属病院、東京消防庁、大阪大学医学部附属病院他

◇初年度納入金（卒業までの納入金）
1,860,620円〜1,889,620円（−）
◇学校独自の奨学金制度
・"自分流"奨学金制度：減免［年額］100,000円［募集内容］家計が急変し修学に修学が困難となった、学部等で選考基準以上の学生
・帝京大学成績優秀者奨学金制度（第一種）：減免［年額］200,000円［募集内容］2年次以降で、各学科前年度の成績上位者

◇学生寮　なし
◇特徴
(1) 抜群の学習環境の中で、人びとの目の健康維持に貢献する視能訓練士を養成する。
(2) 病院前救護医学の知識と医療スキルを備えた現場対応能力のある救急救命士を養成する。

資料請求　●学校案内　無料　●願書　※WEB出願のみ　　WEB出願　可

大学
看護師
臨床検査技師
臨床工学技士
診療放射線技師
理学療法士
作業療法士
言語聴覚士
歯科衛生士
歯科技工士
柔道整復師
はり師・きゅう師
あん摩マッサージ指圧師
視能訓練士
義肢装具士
救急救命士

大学

帝京平成大学　池袋キャンパス　共 総 社 救

学校法人帝京平成大学

〒170-8445　東京都豊島区東池袋2-51-4　【TEL】03-5843-3200
【交通】JR線「池袋」駅東口より徒歩12分、東京メトロ有楽町線「東池袋」駅より徒歩10分、都電荒川線「向原」駅より徒歩10分

学科：健康メディカル学部　医療科学科　救急救命士コース(4年・100名)

	出願日程	試験日程	合格発表	推薦基準・試験内容	受験料
公募推薦	23年10/30〜11/9(必着)	11/18	12/1	推薦は併願可　推薦：面接、書類審査、選択＝国総(古漢除く)、コミ英ⅠⅡ・英表Ⅰ、数ⅠAより1科目	35,000円
一般	〈Ⅰ期〉24年1/4〜1/15(必着)　〈Ⅱ期〉24年2/1〜2/10(必着)　〈Ⅲ期〉24年2/19〜2/29(必着)	1/23・24・25　2/17・18　3/6・7	2/1　2/21　3/9	一般：面接、書類審査、選択＝国総(古漢除く)、コミ英ⅠⅡ・英表Ⅰ、数ⅠA、化基・化、生基・生より2科目	35,000円

◇開校年 1987年
◇入学者 —
◇出身県 —
◇主な実習先 千葉県救急医療センター、日本医科大学千葉北総病院、川口市立医療センター他
◇主な就職先 東京消防庁、横浜市消防局、さいたま市消防局他

◇初年度納入金(卒業までの納入金) 1,503,300円(5,403,300円)
◇学校独自の奨学金制度：・帝京平成大学特別奨学生制度：減免(募集内容)高い修学意欲があり、入学後家計が急変し経済的に修学の継続が困難となった者・帝京平成大学冲永特待生制度：減免(募集内容)学業成績が優秀で、人物に優れ、他の模範となるに相応しいと認められる者

◇学生寮 なし
◇特徴 救急車内処置実習室は救急車内部を再現し、最新鋭の医療機器が設置されている救急車シミュレーターを配備しています。学内で救急現場と同様の救急救命処置の教育を行うことができます。

資料請求 ●学校案内 無料 ●願書 WEB出願のみ　WEB出願 可

北里大学　視 社

学校法人北里研究所

〒252-0373　神奈川県相模原市南区北里1-15-1
【TEL】042-778-9760　【交通】小田急線「相模大野」駅(北口)下車、神奈川中央交通バス1番乗り場より北里大学病院行、北里大学経由相模原駅南口行に乗車「北里大学病院・北里大学」下車

学科：医療衛生学部　リハビリテーション学科　視覚機能療法学専攻(4年・30名)

	出願日程	試験日程	合格発表	推薦基準・試験内容	受験料
公募推薦	23年11/1〜11/10(消有)	11/26	12/6	推薦は1浪まで可、定員9名　推薦：小論文、面接、書類審査	33,000円
一般	〈前期〉23年12/15〜24年1/19(消有)　〈後期〉24年2/9〜2/22(消有)	2/3　3/2	2/9　3/8	一般：コミ英ⅠⅡ・英表Ⅰ、選択＝国総(古漢除く)、数ⅠⅡA、物基・物、化基・化、生基・生より2科目	33,000円

◇開校年 1962年
◇入学者 33名(男子4名/女子29名)
◇出身県 神奈川県・東京都・静岡県
◇主な実習先 北里大学病院、北里大学北里研究所病院他
◇主な就職先 北里大学病院、北里大学北里研究所病院他

◇初年度納入金(卒業までの納入金) 1,800,000円(—)
◇学校独自の奨学金制度：・北里大学学生表彰による奨学金(北島賞)：給付[金額]100,000円[募集定員]各学年、各学科名程度・北里大学給付奨学金制度：給付[年額]学費年額の1/2相当額[募集定員]25名程度

◇学生寮 なし
◇特徴 高度化した医療の現場では、チーム医療を支える有能なメディカルスタッフが求められています。そのニーズに応えるために、医療衛生学部では、豊かな人間性と創造性に富み、高い専門知識・技術をもった人材を育てています。

資料請求 ●学校案内 無料 ●願書 ※WEB出願　WEB出願 可

日本体育大学　共 総 社 救

学校法人日本体育大学

〒227-0033　神奈川県横浜市青葉区鴨志田町1221-1
【TEL】045-963-7955
【交通】東急田園都市線「青葉台」駅より、バス15分

学科：保健医療学部　救急医療学科(4年・80名)

	出願日程	試験日程	合格発表	推薦基準・試験内容	受験料
公募推薦	23年12/1〜12/8(消有)	書類審査(2次)12/17	(2次)12/21	推薦は3.0以上　推薦：1次は書類審査、2次は小論文、個人面接	35,000円
一般	23年12/18〜24年1/10(消有)	2/1・2・3	2/9	一般：国総(古除く)、英表ⅠⅡ、集団面接	35,000円

◇開校年 1891年
◇入学者 97名(男子73名/女子24名)
◇出身県 神奈川県・東京都・埼玉県
◇主な実習先 横浜市消防局、昭和大学藤が丘病院他
◇主な就職先 東京消防庁、横浜市消防局、相模原市消防本部他

◇初年度納入金(卒業までの納入金) 2,048,000円(7,269,500円)
◇学校独自の奨学金制度：・雄淵奨学金：給付[年額]200,000円[募集内容]奨学金の貸与を受けている者でかつ経済的に困窮し修学困難な者・メイドー・MCS・長谷川奨学金：給付[年額]250,000円[募集内容]課外活動等、大学生活において目標に向けて強い志を持って取り組んでいる者

◇学生寮 あり
◇特徴 救急救命士国家試験合格に主眼を置き、救急医療分野の従事者に必要な専門知識や実践力を学ぶ。

資料請求 ●学校案内 無料 ●願書 ※WEB出願　WEB出願 可

新潟医療福祉大学　視 義 救 共 総 社

学校法人新潟総合学園

〒950-3198　新潟県新潟市北区島見町1398
【TEL】025-257-4459　【E-mail】nyuusi@nuhw.ac.jp
【交通】JR白新線「豊栄」駅よりスクールバスで20分

学科：(1)リハビリテーション学部義肢装具自立支援学科(4年・40名) (2)医療技術学部視機能科学科(4年・50名) (3)医療技術学部救急救命学科(4年・55名)

	出願日程	試験日程	合格発表	推薦基準・試験内容	受験料
公募推薦	〈前期〉23年11/1〜11/9(消有)　〈後期〉23年12/1〜12/11(消有)	11/25　12/16	12/6　12/20	推薦は専願のみ、1浪まで可、3.0以上、定員(1)前期4名・後期2名 (2)前期5名・後期2名(3)前期のみ5名　推薦：書類審査、小論文、対面型グループ面接 ※12/16は(1)(2)のみ実施	35,000円(32,000円)
一般	〈前期〉23年12/18〜24年1/15(消有)　〈後期〉24年2/5〜2/19(消有)	2/1・2　2/29	2/16　3/8	一般：2/1・2はコミ英ⅠⅡ・英表Ⅰ(リスニング除く)、国総(古漢除く)、選択＝数ⅠA、物基・化基・生基、物・化・生、世B、日B、地理Bより1科目　2/29はコミ英ⅠⅡ・英表Ⅰ(リスニング除く)、国総(古漢除く)、数ⅠA(数ⅠAは受験任意) ※2/1・2は自由選択制(両日受験可)	35,000円(32,000円)

◇開校年 2001年
◇入学者 (1)36名(2)36名(3)59名
◇出身県 新潟県・福島県・長野県
◇主な実習先 新潟大学医歯学総合病院、新潟県立中央病院、新潟脳外科病院他
◇主な就職先 新潟リハビリテーション病院、東北大学病院、義肢装具製造販売企業他

◇初年度納入金(卒業までの納入金) 1,850,000円(6,350,000円)
◇学校独自の奨学金制度：・新潟医療福祉大学奨学金制度：給付[年額]250,000円[募集内容]在籍する2〜4年次のうち、経済的理由により修学困難でかつ成績が優秀な者・新潟医療福祉大学資融資奨学金制度：給付[金額]融資元本3,000,000円を上限とする教育ローンの利子相当額

◇学生寮 あり
◇特徴 全15学科で国家資格をはじめとした専門資格の取得に対応。国家試験合格率、就職内定率ともに全国トップレベルの実績を達成しています!

資料請求 ●学校案内 無料 ●願書 無料　WEB出願 可

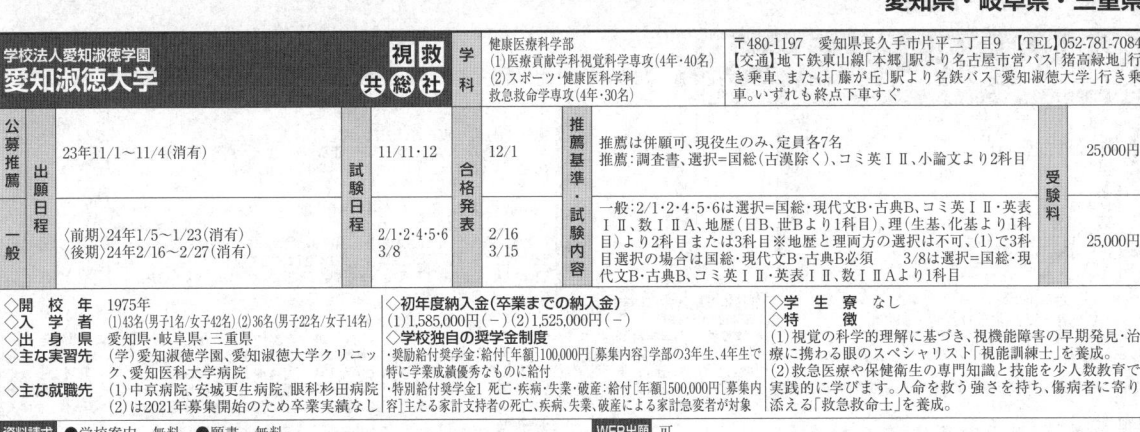

愛知淑徳大学（学校法人愛知淑徳学園）

視救　共総社

学科　健康医療科学部 (1)医療貢献学科視覚科学専攻(4年・40名) (2)スポーツ・健康医科学科 救急救命学専攻(4年・30名)

〒480-1197　愛知県長久手市片平二丁目9　【TEL】052-781-7084
【交通】地下鉄東山線「本郷」駅より名古屋市営バス「猪高緑地」行き乗車、または「藤が丘」駅より名鉄バス「愛知淑徳大学」行き乗車。いずれも終点下車すぐ

区分	出願日程	試験日程	合格発表	推薦基準・試験内容	受験料
公募推薦	23年11/1～11/4(消有)	11/11・12	12/1	推薦は併願可、現役生のみ、定員各7名　推薦：調査書、選択=国総(古漢除く)、コミ英ⅠⅡ、小論文より2科目	25,000円
一般	〈前期〉24年1/5～1/23(消有)　〈後期〉24年2/16～2/27(消有)	2/1・2・4・5・6　3/8	2/16　3/15	一般：2/1・2・4・5・6は選択=国総・現代文B・古典B、コミ英ⅠⅡ・英表ⅠⅡ、数ⅠⅡA、地歴(日B、世Bより1科目)、理(生基、化基より1科目)より2科目または3科目※地歴と理両方の選択は不可、(1)で3科目選択の場合は国総・現代文B・古典B必須　3/8は選択=国総・現代文B・古典B、コミ英ⅠⅡ・英表ⅠⅡ、数ⅠⅡAより1科目	25,000円

◇開校年　1975年
◇入学者　(1)43名(男子1名/女子42名)(2)36名(男子22名/女子14名)
◇出身県　愛知県・岐阜県・三重県
◇主な実習先　(学)愛知淑徳学園、愛知淑徳大学クリニック、愛知医科大学病院
◇主な就職先　(1)中京病院、安城更生病院、眼科杉田病院 (2)は2021年募集開始のため卒業実績なし

◇初年度納入金(卒業までの納入金)　(1)1,585,000円(-)(2)1,525,000円(-)
◇学校独自の奨学金制度　・奨励給付奨学金：給付[年額]100,000円[募集内容]学部の3年生、4年生で特に学業成績優秀なものに給付　・特別給付奨学金1 死亡・疾病・失業・破産：給付[年額]500,000円[募集内容]主たる家計支持者の死亡、疾病、失業、破産による家計急変者が対象

◇学生寮　なし
◇特徴　(1)視覚の科学的理解に基づき、視機能障害の早期発見・治療に携わる眼のスペシャリスト「視能訓練士」を養成。(2)救急医療や保健衛生の専門知識と技能を少人数教育で実践的に学びます。人命を救う強さを持ち、傷病者に寄り添える「救急救命士」を養成。

資料請求　●学校案内　無料　●願書　無料　WEB出願　可

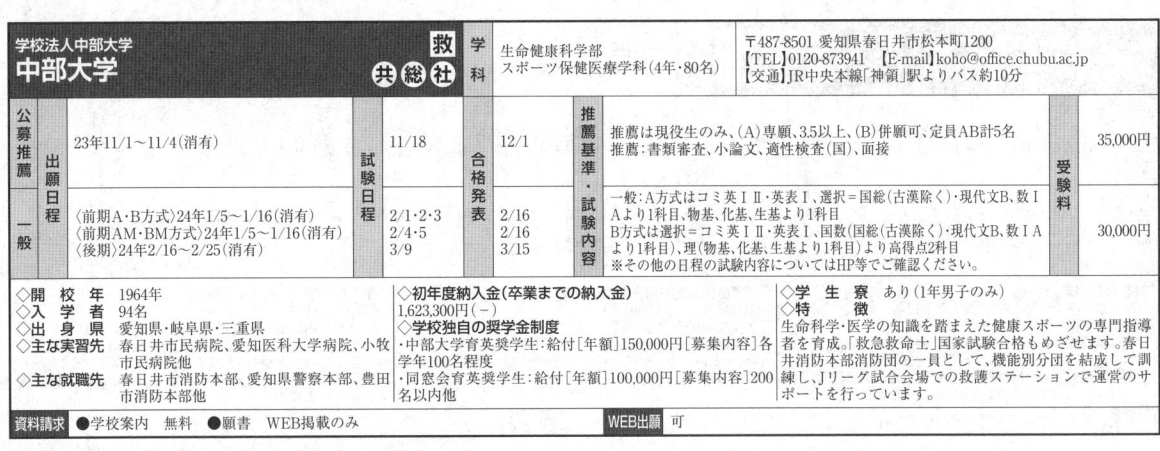

中部大学（学校法人中部大学）

救　共総社

学科　生命健康科学部 スポーツ保健医療学科(4年・80名)

〒487-8501 愛知県春日井市松本町1200
【TEL】0120-873941　【E-mail】koho@office.chubu.ac.jp
【交通】JR中央本線「神領」駅よりバス約10分

区分	出願日程	試験日程	合格発表	推薦基準・試験内容	受験料
公募推薦	23年11/1～11/4(消有)	11/18	12/1	推薦は現役生のみ、(A)専願、3.5以上、(B)併願可、定員AB計5名　推薦：書類審査、小論文、適性検査(国)、面接	35,000円
一般	〈前期A・B方式〉24年1/5～1/16(消有)　〈前期AM・BM方式〉24年1/5～1/16(消有)　〈後期〉24年2/16～2/25(消有)	2/1・2・3　2/4・5　3/9	2/16　2/16　3/9	一般：A方式はコミ英ⅠⅡ・英表ⅠⅡ、選択=国総(古漢除く)・現代文B、数ⅠAより1科目、物基、化基、生基より1科目　B方式は数ⅠA・国総(国総(古漢除く)・現代文B、数ⅠAより1科目)、理(物基、化基、生基より1科目)より高得点2科目　※その他の日程の試験内容についてはHP等でご確認ください。	30,000円

◇開校年　1964年
◇入学者　94名
◇出身県　愛知県・岐阜県・三重県
◇主な実習先　春日井市民病院、愛知医科大学病院、小牧市民病院他
◇主な就職先　春日井市消防本部、愛知県警察本部、豊田市消防本部他

◇初年度納入金(卒業までの納入金)　1,623,300円(-)
◇学校独自の奨学金制度　・中部大学育英奨学生：給付[年額]150,000円[募集内容]各学年100名程度　・同窓会育英奨学生：給付[年額]100,000円[募集内容]200名以内他

◇学生寮　あり(1年男子のみ)
◇特徴　生命科学・医学の知識を踏まえた健康スポーツの専門指導者を育成。「救急救命士」国家試験合格もめざせます。春日井消防本部消防団の一員として、機能別分団を結成して訓練し、Jリーグ試合会場での救護ステーションで運営のサポートを行っています。

資料請求　●学校案内　無料　●願書　WEB掲載のみ　WEB出願　可

東海学院大学（学校法人神谷学園）

救　共総社

学科　人間関係学部 心理学科 救急救命(4年・120名※学科全体)

〒504-8511　岐阜県各務原市那加桐野町5-68
【TEL】0120-373-072　【E-mail】nyushi@tokaigakuin-u.ac.jp
【交通】JR線「岐阜」駅よりバス20分

区分	出願日程	試験日程	合格発表	推薦基準・試験内容	受験料
公募推薦	〈前期〉23年11/1～11/9(消有)　〈後期〉23年12/4～12/14(消有)	11/18　12/23	12/1　1/5	推薦は併願可、1浪まで可　推薦：A方式は書類審査、面接・口頭試問　B方式は書類審査、面接、資格・スポーツ戦績等	35,000円
一般	〈前期〉24年1/4～1/18(消有)　〈後期〉24年2/12～2/22(消有)	2/3・4　3/5	2/14　3/14	一般：選択=国総(現代文のみ)、コミ英ⅠⅡ・英表Ⅰ、数ⅠA、理(化基または生基)より2科目(英と数の2教科選択は不可)	35,000円

◇開校年　1981年
◇入学者　-
◇出身県　-
◇主な実習先　-
◇主な就職先　各務原市消防本部、東京消防庁、一宮西病院他

◇初年度納入金(卒業までの納入金)　1,340,000円(4,760,000円)
◇学校独自の奨学金制度　※詳細はお問い合わせください

◇学生寮　あり
◇特徴　第一線で活躍する医師や救急救命士による講義、救急現場を想定したシミュレーション実習を繰り返し、現場で必要とされる高度な技術と的確な判断力を養います。

資料請求　●学校案内　無料　●願書　無料　WEB出願　不可

鈴鹿医療科学大学（学校法人鈴鹿医療科学大学）

救　共総

学科　保健衛生学部 救急救命学科(4年・40名)

〒513-8670 三重県鈴鹿市南玉垣町3500-3(白子キャンパス)
【TEL】059-383-9591　【E-mail】nyushi@suzuka-u.ac.jp
【交通】近鉄名古屋線「白子」駅よりバス約5分

区分	出願日程	試験日程	合格発表	推薦基準・試験内容	受験料
公募推薦	23年11/1～11/9(消有)	11/16・17	12/1	推薦は併願可、1浪まで可(基礎テスト方式)、定員20名　推薦：書類審査、選択=コミ英ⅠⅡ、国総(現代文)、数ⅠA、物基、化基、生基より2科目	32,000円
一般	〈A日程〉23年12/19～24年1/19(消有)　〈B日程〉24年2/13～3/1(消有)	1/30　3/7	2/9　3/15	一般：1/30は選択=コミ英ⅠⅡ・英表Ⅰ、国総(現代文)、数ⅠⅡA、物基、化基、生基より2科目　3/7は選択=コミ英ⅠⅡ・英表Ⅰ、国総(現代文)、数ⅠA、化基、生基より2科目	32,000円

◇開校年　1991年
◇入学者　633名※大学全体
◇出身県　三重県・静岡県・岐阜県
◇主な実習先　三重県内の救命救急センター、三重県内の消防機関他
◇主な就職先　※2022年4月開設のため実績なし

◇初年度納入金(卒業までの納入金)　1,400,000円(5,600,000円)
◇学校独自の奨学金制度　・特待生(授業料減免)制度：減免[金額]授業料半期分相当額[募集内容]対象入試の成績優秀者は授業料半期分を減免。最長4年間継続可(条件あり)

◇学生寮　あり(女子のみ)
◇特徴　傷病者や患者さんを含む家族に対して、思いやりの心と医療専門職としての倫理観、共感的態度をもって救急・災害医療の現場のみならず医療機関でも活躍できる知識と技術を有する救急救命士を養成します。

資料請求　●学校案内　無料　●願書　※WEB出願のみ　WEB出願　可

右端縦見出し：看護師　臨床検査技師　臨床工学技士　診療放射線技師　理学療法士　作業療法士　言語聴覚士　歯科衛生士　歯科技工士　柔道整復　はり師・きゅう師　あん摩マッサージ指圧師　視能訓練士　義肢装具士　救急救命士

京都橘大学

【救】【共】

学科：健康科学部　救急救命学科（4年・50名）

〒607-8175　京都府京都市山科区大宅山田町34
【TEL】075-574-4116　【E-mail】admis@tachibana-u.ac.jp
【交通】JR・京阪・地下鉄東西線「山科」駅より京阪バス「京都橘大学」行き乗車約15分

		出願日程	試験日程	合格発表	推薦基準・試験内容	受験料
公募推薦		23年10/20～11/1	11/15	12/1	推薦は併願可、浪人可、定員16名　推薦基準：書類審査、選択＝コミ英ⅠⅡⅢ・英表ⅠⅡ、国総（古漢除く）・現代文B、数（数ⅠA、数ⅠAⅡB）より1科目）より2科目	35,000円
一般		〈前期A・B日程〉23年12/25～24年1/11　〈前期C日程〉23年12/25～24年1/26　〈後期日程〉24年2/14～2/26	1/23・24　2/10　3/6	2/7　2/22　3/15	一般：1/23はコミ英ⅠⅡⅢ・英表ⅠⅡ、選択＝国総（古漢除く）・現代文B、数ⅠAⅡBから1科目、選択＝日B、世B、政経、数ⅠA、物、化、生から1科目　1/24はコミ英ⅠⅡⅢ・英表ⅠⅡ、選択＝国総（古漢除く）・現代文B、日B、世B、政経、数ⅠAⅡB、物、化、生から1科目　2/10はコミ英ⅠⅡⅢ・英表ⅠⅡ、選択＝国総（古漢除く）・現代文B、数ⅠAⅡBから1科目　3/6はコミ英ⅠⅡⅢ・英表ⅠⅡ、選択＝国総（古漢除く）・現代文B、数ⅠAⅡBから1科目	35,000円

◇開校年　1967年
◇入学者　52名（男子41名/女子11名）
◇出身県　大阪府・京都府・滋賀県
◇主な実習先　救急救命センター、総合病院、消防署他
◇主な就職先　京都市消防局、大阪市消防局、金沢市消防局他

◇初年度納入金（卒業までの納入金）
1,514,000円（－）
◇学校独自の奨学金制度
・大学入学共通テスト成績奨励奨学金：給付［年額］400,000円［募集内容］大学入学共通テスト利用選抜前期（4科目型）の合格者が対象
・地方創生・進学支援奨学金：給付［年額］400,000円［募集内容］入学年度の大学入学共通テストの本学指定3科目を受験した者が対象

◇学生寮　なし
◇特徴
ハイレベルな救急救命士をめざし、基礎医学や救急医学、チーム医療での連携などを総合的に修得します。最新機器を使った学内での実習に加え、救急救命センターや消防署など最先端の救急救命施設における臨地実習を行います。救急救命士国家資格・公務員試験の両方の合格を強力にサポートします。

資料請求　●学校案内　無料　●願書　無料　　WEB出願　可

明治国際医療大学

学校法人明治東洋医学院　➡P.21　【救】【共】【総】【社】

学科：保健医療学部　救急救命学科（4年・80名）

〒629-0392　京都府南丹市日吉町
【TEL】0771-72-1188
【交通】阪急「桂」駅・JR線「桂川」駅より直行バス運行

		出願日程	試験日程	合格発表	推薦基準・試験内容	受験料
公募推薦		〈A日程〉23年11/1～11/8（消有）　〈B日程〉23年11/22～12/1（消有）	11/18　12/9	12/1　12/18	推薦は併願可、1浪まで可、3.0以上、定員27名　推薦：面接、書類審査、選択＝英、国、数より2科目	30,000円
一般		〈A日程〉24年1/8～1/24（消有）　〈B日程〉24年2/4～2/16（消有）　〈C日程〉24年2/21～3/1（消有）	2/3　2/24　3/9	2/16　3/1　3/15	一般：2/3・2/24は面接、選択＝コミ英ⅠⅡ・国総（古漢除く）、数ⅠA、生基・化基より2科目　3/9は面接、小論文、数ⅠA	30,000円

◇開校年　1983年
◇入学者　84名（男子72名/女子12名）
◇出身県　京都府・大阪府・兵庫県
◇主な実習先　明治国際医療大学附属病院、京都市消防局、京都大学医学部附属病院
◇主な就職先　京都中部広域消防組合消防本部、京都市消防、京都府警察本部、大阪大学医学部附属病院高度救命救急医療センター

◇初年度納入金（卒業までの納入金）
1,630,000円（5,920,000円）
◇学校独自の奨学金制度
・特待生選抜制度：給付［年額］授業料の全額・半額・25％相当額［募集内容］一般・共通テスト利用入試A日程の成績優秀者（定員の10％以内）

◇学生寮　あり（女子のみ）
◇特徴
キャンパス内に附属病院を有し、地域医療の拠点であると同時に、学生たちの日々の臨床実習の場として活躍。実習を通して、「統合医療」の実践を体験的に学ぶほか、「チーム医療」への理解も深め、医療人としての豊かな人間性を身につけていきます。

資料請求　●学校案内　無料　●願書　無料　　WEB出願　可

大阪人間科学大学

学校法人薫英学園　【視】【共】【総】【社】

学科：人間科学部　医療福祉学科　視能訓練専攻（4年・30名）

〒566-8501　大阪府摂津市正雀1-4-1
【TEL】06-6381-3000（代表）　【E-mail】nyushi-ohs@kun.ohs.ac.jp
【交通】阪急京都線「正雀」駅より徒歩5分、JR京都線「岸辺」駅より徒歩10分

		出願日程	試験日程	合格発表	推薦基準・試験内容	受験料
公募推薦		〈Ⅰ期〉23年10/27～11/9（消有）　〈Ⅱ期〉23年11/24～12/7（消有）	11/18　12/16	12/1　12/21	推薦は併願可、学力型は浪人可、意欲型は1浪まで可、2.9以上　推薦：学力型の2科目型は国総（古漢除く）、選択＝コミ英ⅠⅡ・英表Ⅰ、数ⅠA、日B、生基より1科目、書類審査　3科目型は国総（古漢除く）、選択＝コミ英ⅠⅡ・英表Ⅰ、数ⅠAより1科目、選択＝日B、生基より1科目、書類審査　意欲型は面接、レポート、書類審査	30,000円
一般		〈前期A〉24年1/5～1/18（消有）　〈前期B〉24年1/5～1/25（消有）　〈中期〉24年2/2～2/15（消有）　〈後期〉24年2/16～2/29（消有）　〈ファイナル〉24年3/1～3/18（消有）	1/27　2/4　2/24　3/9　3/22	2/8　2/8　2/29　3/14　3/22	一般：1/27・2/4の2科目型は国総（古漢除く）、選択＝コミ英ⅠⅡ・英表Ⅰ、数ⅠA、日B、生基、化基より1科目　3科目型は国総（古漢除く）、選択＝コミ英ⅠⅡ・英表Ⅰ、数ⅠAより1科目、選択＝日B、生基、化基より1科目　2/24の2科目型は国総（古漢除く）、選択＝コミ英ⅠⅡ・英表Ⅰ、数ⅠA、日B、生基より1科目　3科目型は国総（古漢除く）、選択＝コミ英ⅠⅡ・英表Ⅰ、数ⅠAより1科目、選択＝日B、生基より1科目　3/9・22は国総（古漢除く）	30,000円

◇開校年　2001年
◇入学者　－
◇出身県　大阪府・京都府・兵庫県
◇主な実習先　兵庫医科大学、北野病院、渡部眼科他
◇主な就職先　関西医科大学香里病院、大阪市民病院機構他

◇初年度納入金（卒業までの納入金）
1,680,000円（－）
◇学校独自の奨学金制度
・大阪人間科学大学スカラシップ制度：減免［募集内容］対象となる入試種別で基準の得点率を超えた入学者全員が奨学金の対象
・遠隔地学生奨学金制度：減免［年額］400,000円［募集内容］入学後の奨学金を受験前に採用（内定）します

◇学生寮　なし
◇特徴
"対人援助の総合大学"で"チーム支援のリーダー"を目指します。

資料請求　●学校案内　無料　●願書　無料　　WEB出願　可

川崎医療福祉大学

学校法人川崎学園　【視】

学科：リハビリテーション学部　視能療法学科（4年・40名）

〒701-0193　岡山県倉敷市松島288
【TEL】086-464-1004
【交通】JR山陽本線「中庄」駅より徒歩15分

		出願日程	試験日程	合格発表	推薦基準・試験内容	受験料
公募推薦		〈前期〉23年11/1～11/9（消有）　〈後期〉23年11/24～12/5（消有）	11/18　12/13・14	12/1　12/20	推薦は11/18は専願、12/13・14は併願可　推薦：基礎学力確認テスト、面接、書類審査	30,000円
一般		〈前期A・B〉24年1/6～1/18（消有）　〈後期〉24年2/22～3/1（消有）	2/1・2　3/9	2/8　3/13	一般：2/1・2は面接、書類審査、選択＝コミ英ⅠⅡ・国（古除く）、日B、数Ⅰ、物基、化基、生基、物、化、生より2科目　※理科科目は2科目で1科目として扱う　3/9は基礎学力確認テスト、面接、書類審査	30,000円

◇開校年　1991年
◇入学者　33名
◇出身県　岡山県・広島県・香川県
◇主な実習先　川崎医科大学附属病院、川崎医科大学総合医療センター
◇主な就職先　岡山赤十字病院、倉敷成人病センター、ツカザキ病院他

◇初年度納入金（卒業までの納入金）
1,700,000円（－）
◇学校独自の奨学金制度
・川崎医療福祉大学奨学金：貸与［年額］300,000円［募集定員］若干名

◇学生寮　あり
◇特徴
2つの大きな附属病院を有する西日本随一の総合教育ネットワークを背景とする恵まれた教育環境の中で学習できます。
※受験料は、併願区分において3学科目まで30,000円での受験が可能です。

資料請求　●学校案内　無料　●願書　※WEB出願　　WEB出願　可

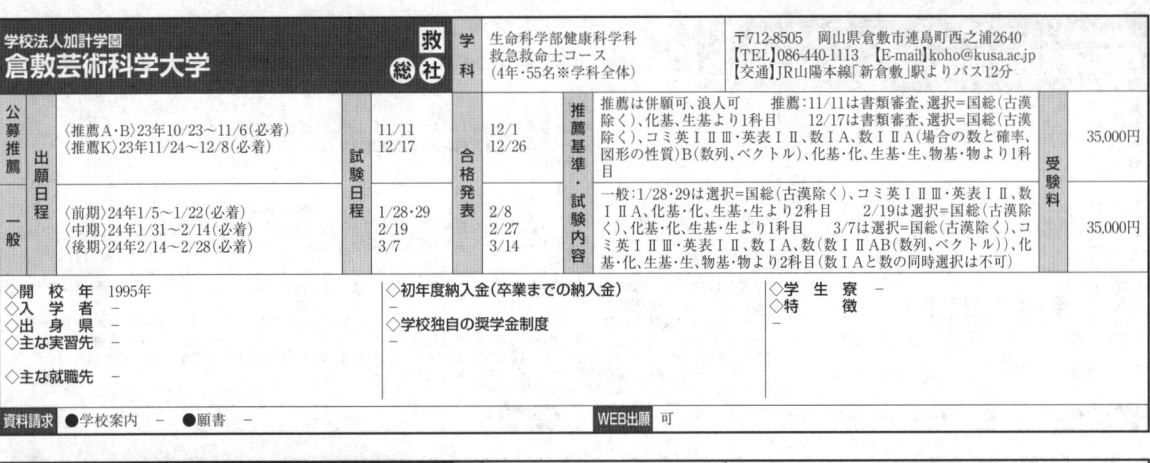

倉敷芸術科学大学

学校法人加計学園

救 総 社 | 学科

生命科学部健康科学科
救急救命士コース
（4年・55名※学科全体）

〒712-8505　岡山県倉敷市連島町西之浦2640
【TEL】086-440-1113　【E-mail】koho@kusa.ac.jp
【交通】JR山陽本線「新倉敷」駅よりバス12分

	出願日程	試験日程	合格発表	推薦基準・試験内容	受験料
公募推薦	〈推薦A・B〉23年10/23〜11/6（必着） 〈推薦K〉23年11/24〜12/8（必着）	11/11 12/17	12/1 12/26	推薦は併願可、浪人可　推薦：11/11は書類審査、選択＝国総（古漢除く）、化基、生基より1科目　12/17は書類審査、選択＝国総（古漢除く）、コミ英ⅠⅢⅢ・英表ⅠⅡ、数ⅠA、数ⅡA（場合の数と確率、図形の性質）B（数列、ベクトル）、化基・化、生基・生、物基・物より1科目	35,000円
一般	〈前期〉24年1/5〜1/22（必着） 〈中期〉24年1/31〜2/14（必着） 〈後期〉24年2/14〜2/28（必着）	1/28・29 2/19 3/7	2/8 2/27 3/14	一般：1/28・29は選択＝国総（古漢除く）、コミ英ⅠⅢⅢ・英表ⅠⅡ、数ⅠⅡA、化基・化、生基・生より2科目　2/19は選択＝国総（古漢除く）、コミ英ⅠⅢⅢ・英表ⅠⅡ、数ⅠA、数（数ⅡAB（数列、ベクトル））、化基・化、生基・生、物基・物より2科目（数ⅠAと数の同時選択は不可）	35,000円

◇開　校　年　1995年
◇入　学　者　－
◇出　身　県　－
◇主な実習先　－

◇主な就職先　－

◇初年度納入金（卒業までの納入金）
　－

◇学校独自の奨学金制度

◇学生寮　－
◇特　徴

資料請求　●学校案内　－　●願書　－　　WEB出願　可

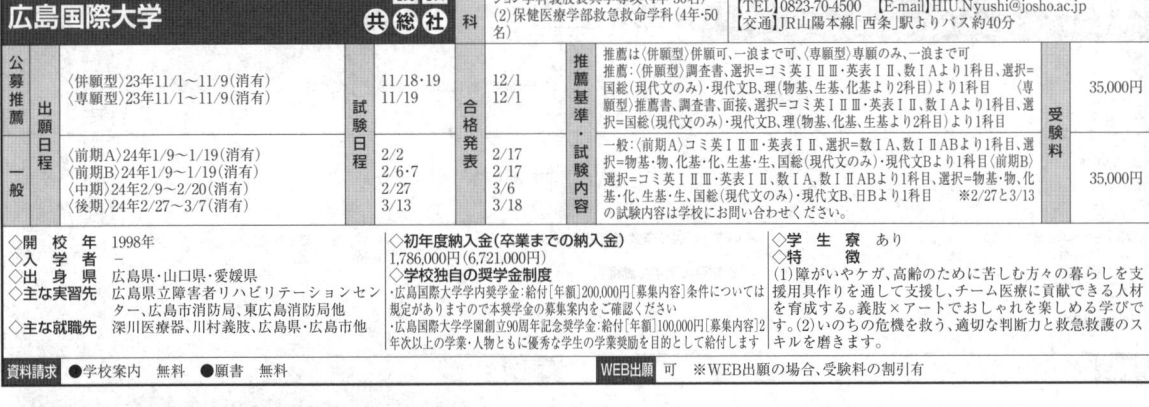

広島国際大学

学校法人常翔学園

義 救 共 総 社 | 学科

(1)総合リハビリテーション学部リハビリテーション学科義肢装具学専攻（4年・30名）
(2)保健医療学部救急救命学科（4年・50名）

〒739-2695　広島県東広島市黒瀬学園台555-36
【TEL】0823-70-4500　【E-mail】HIU.Nyushi@josho.ac.jp
【交通】JR山陽本線「西条」駅よりバス約40分

	出願日程	試験日程	合格発表	推薦基準・試験内容	受験料
公募推薦	〈併願型〉23年11/1〜11/9（消有） 〈専願型〉23年11/1〜11/9（消有）	11/18・19 11/19	12/1 12/1	推薦は〈併願型〉併願可、一浪まで可、〈専願型〉専願のみ、一浪まで可　推薦：〈併願型〉調査書、選択＝コミ英ⅠⅢⅢ・英表ⅠⅡ、数ⅠAより1科目、選択＝国総（現代文のみ）・現代文B、理、物基、生基、化基より2科目）より1科目　〈専願型〉推薦書、調査書、面接、選択＝コミ英ⅠⅢⅢ・英表ⅠⅡ、数ⅠAより1科目、選択＝国総（現代文のみ）・現代文B、理、物基、化基、生基より1科目	35,000円
一般	〈前期A〉24年1/9〜1/19（消有） 〈前期B〉24年1/9〜1/19（消有） 〈中期〉24年2/9〜2/20（消有） 〈後期〉24年2/27〜3/7（消有）	2/2 2/6・7 2/27 3/13	2/17 2/17 3/6 3/18	一般：〈前期A〉コミ英ⅠⅢⅢ・英表ⅠⅡ、選択＝数ⅠA、数ⅡABより1科目、選択＝物基・物、化基・化、生基・生、国総（現代文のみ）・現代文Bより1科目〈前期B〉コミ英ⅠⅢⅢ・英表ⅠⅡ、数ⅠA、数ⅡABより1科目、選択＝国総（現代文のみ）・現代文B、B日より1科目　※2/27と3/13の試験内容は学校にお問い合わせください。	35,000円

◇開　校　年　1998年
◇入　学　者　－
◇出　身　県　広島県・山口県・愛媛県
◇主な実習先　広島県立心身障害者リハビリテーションセンター、広島市消防局、東広島消防局他
◇主な就職先　深川医療器、川村義肢、広島県・広島市他

◇初年度納入金（卒業までの納入金）
　1,786,000円（6,721,000円）
◇学校独自の奨学金制度
・広島国際大学奨学金：給付［年額］200,000円［募集内容］条件については規定がありますので奨学金の募集案内をご確認ください
・広島国際大学学園創立90周年記念奨学金：給付［年額］100,000円［募集内容］2年次以上の学業・人物ともに優秀な学生の学業奨励を目的として給付します

◇学生寮　あり
◇特　徴
(1)障がいやケガ、高齢のために苦しむ方々の暮らしを支援用具作りを通して支援し、チーム医療に貢献できる人材を育成する。義肢×アートでおしゃれを楽しめる学びです。(2)いのちの危機を救う、適切な判断力と救急救護のスキルを磨きます。

資料請求　●学校案内　無料　●願書　無料　　WEB出願　可　※WEB出願の場合、受験料の割引有

東亜大学

学校法人東亜大学学園

救 共 総 社 | 学科

医療学部医療工学科
救急救命コース（4年・55名）
※定員は学科全体

〒751-8503　山口県下関市一の宮学園町2-1
【TEL】083-256-1111　【E-mail】nyushi@toua-u.ac.jp
【交通】JR山陽本線「新下関」駅より徒歩10分

	出願日程	試験日程	合格発表	推薦基準・試験内容	受験料
公募推薦	〈A〉23年11/1〜11/10（必着） 〈B〉24年1/5〜1/24（必着）	11/18 2/3	12/4 2/16	推薦は併願可、浪人可　推薦：小論文、面接、書類審査	20,000円
一般	〈前期〉24年1/5〜1/24（必着） 〈後期〉24年1/26〜2/16（必着）	2/3 2/24	2/16 3/8	一般：2/3は選択＝国総（古漢除く）、数Ⅰ、コミ英ⅠⅡ、理（化基、生基より1科目）より1科目、書類審査　2/24は書類審査、小論文、面接	20,000円

◇開　校　年　1974年
◇入　学　者　－
◇出　身　県　山口県・福岡県・沖縄県
◇主な実習先　－

◇主な就職先　－

◇初年度納入金（卒業までの納入金）
　1,591,300円（－）
◇学校独自の奨学金制度

◇学生寮　なし
◇特　徴
救急救命士国家試験とともに重要な公務員試験対策もしっかりサポート。アメリカの救急現場を見学する研修プログラムも用意。

資料請求　●学校案内　無料　●願書　無料　　WEB出願　可

帝京大学　福岡キャンパス

学校法人帝京大学

救 共 総 | 学科

福岡医療技術学部
医療技術学科
救急救命士コース（4年・40名程度）

〒836-8505　福岡県大牟田市岬町6-22
【TEL】0944-57-8333
【交通】JR・西鉄「大牟田」駅よりバス約6分

	出願日程	試験日程	合格発表	推薦基準・試験内容	受験料
公募推薦	23年11/1〜11/7（必着）	11/12	12/1	推薦は併願可、定員11名程度（指定校含む）　推薦：面接、書類審査、選択＝〈1科目方式〉コミ英ⅠⅡ・英表Ⅰ、数Ⅰ、物基・物、化基・化、生基・生より1科目　〈2科目方式〉コミ英ⅠⅡ・英表Ⅰ、国総（古漢除く）、数Ⅰ、物基・物、化基・化、生基・生より2科目　※英・国の組み合わせ不可	35,000円
一般	〈Ⅰ期〉23年12/19〜24年1/18（必着） 〈Ⅱ期〉24年2/1〜2/14（必着） 〈Ⅲ期〉24年2/21〜3/5（必着）	1/30・31・2/1 2/22・23 3/10	2/10 2/29 3/14	一般：コミ英ⅠⅡⅢ・英表ⅠⅡ、面接、書類審査、選択＝国総（古漢除く）、数ⅠA、物基・物、化基・化、生基・生より2科目	35,000円

◇開　校　年　1966年
◇入　学　者　－
◇出　身　県　－
◇主な実習先　大牟田市消防本部、みやま市消防本部、柳川市消防本部他
◇主な就職先　東京消防庁、長崎市消防局、宇和島地区広域事務組合消防本部他

◇初年度納入金（卒業までの納入金）
　1,707,370円（－）
◇学校独自の奨学金制度
・"自分流"奨学金制度：減免［年額］100,000円［募集内容］家計が急変し経済的に修学が困難となった、学部等で選考基準以上の学生
・帝京大学成績優秀者奨学金制度（第一種）：減免［年額］200,000円［募集内容］2年次以降で、各学科前年度の成績上位者

◇学生寮　なし
◇特　徴
地域医療に貢献する「救急医療のスペシャリスト」を育成する。

資料請求　●学校案内　無料　●願書　※WEB出願のみ　　WEB出願　可

右側縦書きインデックス：
看護師
診療放射線技師
臨床工学技士
臨床検査技師
作業療法士
理学療法士
言語聴覚士
歯科技工士
歯科衛生士
柔道整復
はり師・きゅう師
あん摩マッサージ指圧師
救急救命士
義肢装具士
視能訓練士

大学・短期大学

左縦見出し：看護師／臨床検査技師・臨床工学技士・診療放射線技師／理学療法士・作業療法士・言語聴覚士／歯科衛生士・歯科技工士／柔道整復師・はり師・きゅう師・あん摩マッサージ指圧師／視能訓練士・義肢装具士・救急救命士

福岡国際医療福祉大学（学校法人高木学園）

アイコン：視 共 総 社

学科	医療学部 視能訓練学科(4年・40名)

〒814-0001　福岡県福岡市早良区百道浜3-6-40
【TEL】092-832-1200　【E-mail】nyushi@takagigakuen.ac.jp
【交通】西鉄バス「福岡タワー南口」停より徒歩約5分、福岡市営地下鉄「藤崎」駅より徒歩約15分

	出願日程	試験日程	合格発表	推薦基準・試験内容	受験料
公募推薦	23年11/1～11/9(消有)	11/18	12/1	推薦は専願のみ、1浪まで可、3.5以上、定員15名　推薦：一般常識試験、面接、書類審査	30,000円
一般	〈前期〉23年12/19～24年1/16(消有)　〈後期〉24年2/14～2/24(消有)	1/26・27　3/4	2/5　3/12	一般：1/26・27はコミ英Ⅰ・Ⅱ・英表Ⅰ、選択＝国総(古漢除く)、日B、数ⅠA、数ⅡB、化基・化、生基・生、化基・生基より1科目、書類審査　3/4はコミ英Ⅰ・Ⅱ・英表Ⅰ、面接、書類審査	30,000円

- ◇開校年　2019年
- ◇入学者　42名(男子11名/女子31名)
- ◇出身県　福岡県・佐賀県・山口県
- ◇主な実習先　福岡山王病院、高木病院、柳川リハビリテーション病院
- ◇主な就職先　林眼科病院、福田眼科病院、はたえ眼科

- ◇初年度納入金(卒業までの納入金)　1,550,000円(5,900,000円)
- ◇学校独自の奨学金制度
　・福岡国際医療福祉大学特待生奨学金：給付[年額]S:授業料100%相当額、A:授業料50%相当額[募集内容]一般前期・共通テスト利用選抜の成績上位合格者が対象
　・福岡国際医療福祉大学年間成績優秀賞：給付[年額]300,000円[募集内容]前年度の成績優秀者から選考し、2年次以降各学科・各学年1名に給付

- ◇学生寮　なし
- ◇特徴　2019年、福岡市で初めてリハビリテーション専門職を養成する大学として誕生。次世代のリーダーを養成するべく、教育・医療・福祉が緊密に連携する教区環境を実現します。

資料請求　●学校案内　無料　●願書　無料(本学WEBサイトよりダウンロード)　　WEB出願　可

九州医療科学大学（学校法人順正学園）
(2024年4月九州保健福祉大学より校名変更予定)

アイコン：救 学科

学科	社会福祉学部スポーツ健康福祉学科　救急救命コース(4年・20名)　(2024年4月開設予定)

〒882-8508　宮崎県延岡市吉野町1714-1
【TEL】0982-23-5544　【E-mail】kouhou@phoenix.ac.jp
【交通】JR線「延岡」駅より路線バスで約20分

	出願日程	試験日程	合格発表	推薦基準・試験内容	受験料
公募推薦	―	―	―	※詳細は学校にお問い合わせください	
一般	―	―	―	※詳細は学校にお問い合わせください	

- ◇開校年　1999年
- ◇入学者　―
- ◇出身県　―
- ◇主な実習先　―
- ◇主な就職先　―

- ◇初年度納入金(卒業までの納入金)
- ◇学校独自の奨学金制度

- ◇学生寮　―
- ◇特徴　―

資料請求　●学校案内　―　●願書　―　　WEB出願　―

弘前医療福祉大学短期大学部（学校法人弘前城東学園）

アイコン：救 共 学科

学科	救急救命学科(3年・35名)

〒036-8102　青森県弘前市小比内三丁目18-1
【TEL】0172-27-1001　【E-mail】office@jyoto-gakuen.ac.jp
【交通】弘南鉄道大鰐線「運動公園前」駅より徒歩約3分

	出願日程	試験日程	合格発表	推薦基準・試験内容	受験料
公募推薦	〈Ⅰ期〉23年11/1～11/10(必着)　〈Ⅱ期〉23年12/1～12/8(必着)	11/18　12/16	12/1　12/22	推薦は専願、現役生のみ、3.5以上、定員16名　推薦：小論文、面接、調査書、志願理由書	30,000円
一般	〈Ⅰ期〉24年1/10～1/26(必着)　〈Ⅱ期〉24年2/13～2/22(必着)	2/3　3/2	2/15　3/8	一般：調査書、国総(近代以降)、選択＝数ⅠA、生基、英(筆記)より1科目、面接	30,000円

- ◇開校年　2002年
- ◇入学者　43名(男子37名/女子6名)
- ◇出身県　青森県・秋田県・岩手県
- ◇主な実習先　八戸市立市民病院、弘前地区消防事務組合、青森県立中央病院
- ◇主な就職先　弘前地区消防事務組合、秋田市消防本部、東京消防庁他

- ◇初年度納入金(卒業までの納入金)　1,440,000円(3,980,000円)
- ◇学校独自の奨学金制度
　・特待奨学金制度2020：給付[年額]A:1,100,000円×3年間、B:550,000円×3年間[募集内容]一般Ⅰ期で成績最上位の者1名(A)と成績2位の者1名(B)に給付
　・在学生特別奨学金制度2011：免除[金額]授業料・教育充実費の半額[募集内容]入学後、学期毎の成績・品行が優秀な者各学科在学生のおよそ10%に給付

- ◇学生寮　あり(女子のみ)
- ◇特徴　ホスピタリティー精神を基盤に豊かな人間性を兼ね備え、人間の尊厳を基本とし、健康・福祉に関するさまざまな問題を総合的にとらえ、科学的に解決できる専門知識と技術を養い、地域に貢献できる質の高い専門有資格者の教育を行います。

資料請求　●学校案内　無料　●願書　無料　　WEB出願　可

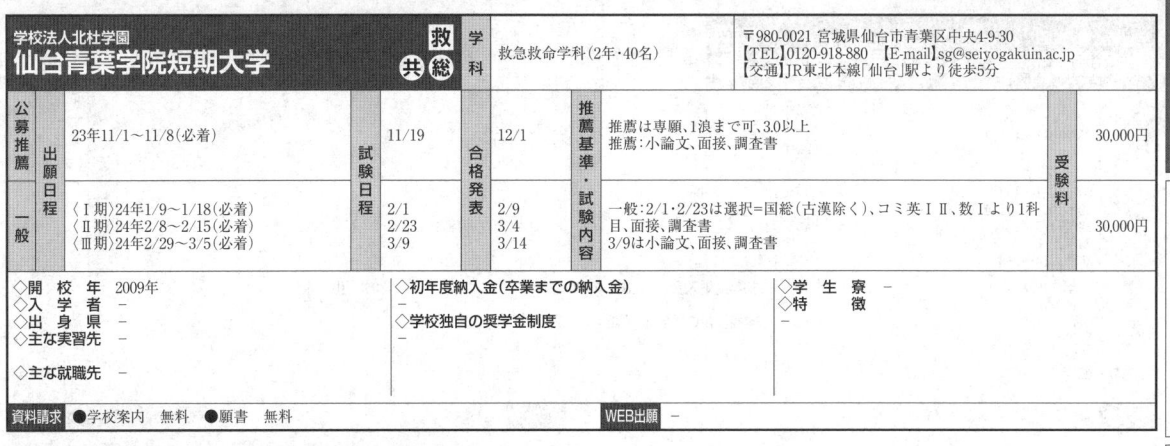

仙台青葉学院短期大学
学校法人北杜学園

【救】【共】【総】

〒980-0021 宮城県仙台市青葉区中央4-9-30
【TEL】0120-918-880　【E-mail】sg@seiyogakuin.ac.jp
【交通】JR東北本線「仙台」駅より徒歩5分

学科：救急救命学科(2年・40名)

	出願日程	試験日程	合格発表	推薦基準・試験内容	受験料
公募推薦	23年11/1〜11/8(必着)	11/19	12/1	推薦は専願、1浪まで可、3.0以上　推薦:小論文、面接、調査書	30,000円
一般	〈Ⅰ期〉24年1/9〜1/18(必着)　〈Ⅱ期〉24年2/8〜2/15(必着)　〈Ⅲ期〉24年2/29〜3/5(必着)	2/1　2/23　3/9	2/9　3/4　3/14	一般:2/1・2/23は選択=国総(古漢除く)、コミ英ⅠⅡ、数Ⅰより1科目、面接、調査書　3/9は小論文、面接、調査書	30,000円

◇開校年　2009年
◇入学者　－
◇出身県　－
◇主な実習先　－
◇主な就職先　－

◇初年度納入金(卒業までの納入金)　－
◇学校独自の奨学金制度　－

◇学生寮　－
◇特徴

資料請求　●学校案内　無料　●願書　無料　　WEB出願　－

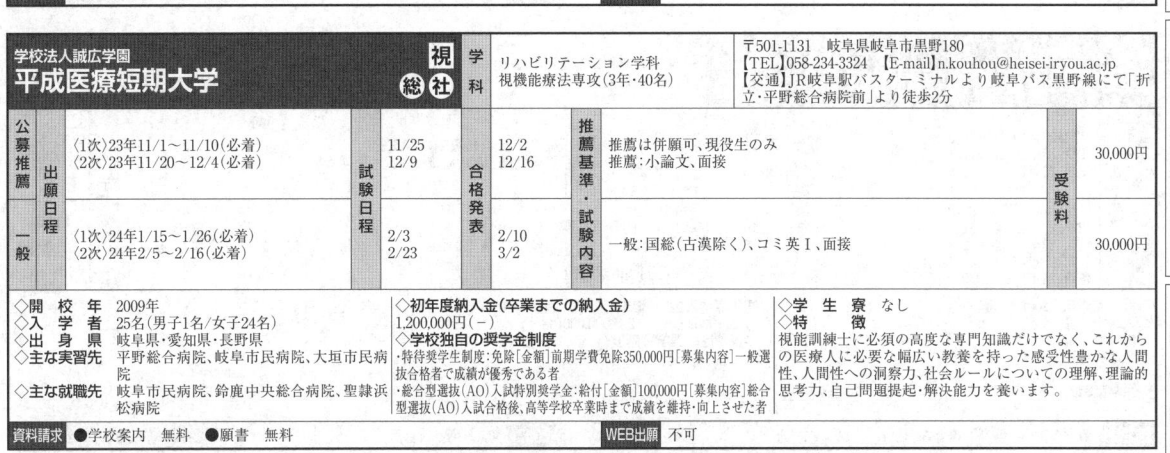

平成医療短期大学
学校法人誠広学園

【視】【総】【社】

〒501-1131　岐阜県岐阜市黒野180
【TEL】058-234-3324　【E-mail】n.kouhou@heisei-iryou.ac.jp
【交通】JR岐阜駅バスターミナルより岐阜バス黒野線にて「折立・平野総合病院前」より徒歩2分

学科：リハビリテーション学科　視機能療法専攻(3年・40名)

	出願日程	試験日程	合格発表	推薦基準・試験内容	受験料
公募推薦	〈1次〉23年11/1〜11/10(必着)　〈2次〉23年11/20〜12/4(必着)	11/25　12/9	12/2　12/16	推薦は併願可、現役生のみ　推薦:小論文、面接	30,000円
一般	〈1次〉24年1/15〜1/26(必着)　〈2次〉24年2/5〜2/16(必着)	2/3　2/23	2/10　3/2	一般:国総(古漢除く)、コミ英Ⅰ、面接	30,000円

◇開校年　2009年
◇入学者　25名(男子1名/女子24名)
◇出身県　岐阜県・愛知県・長野県
◇主な実習先　平野総合病院、岐阜市民病院、大垣市民病院
◇主な就職先　岐阜市民病院、鈴鹿中央総合病院、聖隷浜松病院

◇初年度納入金(卒業までの納入金)　1,200,000円(－)
◇学校独自の奨学金制度
・特待奨学生制度:免除[金額]前期学費免除350,000円[募集内容]一般選抜合格者で成績が優秀である者
・総合型選抜(AO)入試特別奨学金:給付[金額]100,000円[募集内容]総合型選抜(AO)入試合格後、高等学校卒業時まで成績を維持・向上させた者

◇学生寮　なし
◇特徴
視能訓練士に必須の高度な専門知識だけでなく、これからの医療人に必要な幅広い教養を持った感受性豊かな人間性、人間性への洞察力、社会ルールについての理解、理論的思考力、自己問題提起・解決能力を養います。

資料請求　●学校案内　無料　●願書　無料　　WEB出願　不可

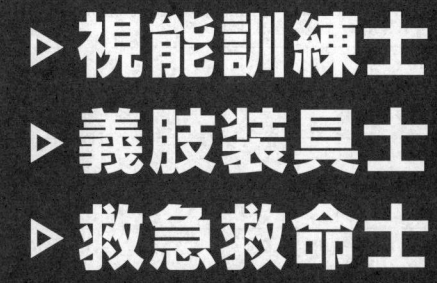

▷ 視能訓練士
▷ 義肢装具士
▷ 救急救命士

専門学校・養成施設

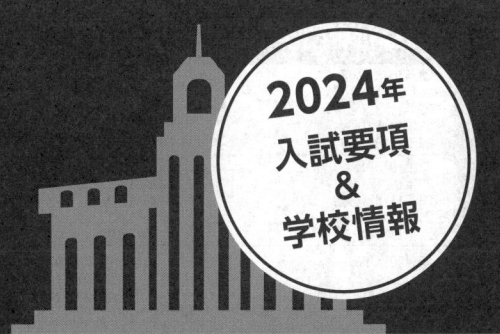

2024年入試要項＆学校情報

札幌看護医療専門学校
学校法人滋慶学園

【視】【AO】【社】

〒004-0051 北海道札幌市厚別区厚別中央1条5丁目1番5号
【TEL】0120-37-8343
【交通】JR千歳線「新札幌」駅より徒歩約5分

学科：視能訓練士学科(3年・40名)

	出願日程	試験日程	合格発表	推薦基準・試験内容	受験料
公募推薦	23年10/1〜10/20　23年10/23〜11/10	10/22　11/12	14日以内	推薦は専願、現役生のみ　推薦:小論文、面接	30,000円
一般	23年10/1〜10/20　23年10/23〜11/10　23年11/13〜12/1　23年12/4〜24年1/11　24年1/14〜2/2	10/22　11/12　12/3　1/13　2/4	14日以内	一般:小論文、面接	30,000円

◇開校年　2021年
◇入学者　－
◇出身県　－
◇主な実習先　－
◇主な就職先　－

◇初年度納入金(卒業までの納入金)　1,260,000円(3,420,000円)
◇学校独自の奨学金制度　－

◇学生寮　－
◇特徴

資料請求　●学校案内　－　●願書　－　　WEB出願　可　　残りの日程はWEBをCheck

短期大学　専門学校・養成施設

看護師

臨床検査技師　臨床工学技士　診療放射線技師

理学療法士　作業療法士　言語聴覚士

歯科衛生士　歯科技工士

あん摩マッサージ指圧師　はり師・きゅう師　柔道整復師

視能訓練士　義肢装具士　救急救命士

北海道・岩手県・宮城県

専門学校・養成施設

学校法人滋慶学園 北海道ハイテクノロジー専門学校 （救／AO）

学科：救急救命士学科（3年・120名）
〒061-1396 北海道恵庭市恵み野北2-12-1
【TEL】0120-8119-17　【E-mail】info@hht.ac.jp
【交通】JR線「恵み野」駅より徒歩約14分

	出願日程	試験日程	合格発表	推薦基準・試験内容	受験料
公募推薦	23年10/1〜10/14	10/15	後日	推薦は現役生のみ／推薦：書類選考	－
一般	23年10/1〜10/14／23年10/15〜11/4／23年11/5〜12/2／23年12/3〜24年1/13／24年1/14〜2/3	10/15／11/5／12/3／1/14／2/4	後日	一般：書類選考、面接	－

◇開校年 1988年　◇入学者 －　◇出身県 －　◇主な実習先 －　◇主な就職先 －
◇初年度納入金(卒業までの納入金)　◇学校独自の奨学金制度
◇学生寮 －　◇特徴

資料請求 ●学校案内 －　●願書 －　WEB出願 －　残りの日程はWEBをCheck

学校法人吉田学園 吉田学園医療歯科専門学校 （視／救／AO／社）

学科：(1)救急救命学科（3年・100名）(2)視能訓練学科（3年・50名）
〒060-0063 北海道札幌市中央区南3条西1丁目11-1
【TEL】0120-607033
【交通】地下鉄「大通」駅より徒歩3分、「豊水すすきの」駅より徒歩2分

	出願日程	試験日程	合格発表	推薦基準・試験内容	受験料
公募推薦	〈1期〉23年10/1〜10/13／〈2期〉23年10/23〜11/10／〈3期〉23年11/20〜12/8	10/21／11/19／12/16	10/27／11/24／12/22	推薦は専願、現役生のみ、3.2以上／推薦：書類審査、面接、国総(古漢除く)	20,000円
一般	〈1期〉23年10/1〜10/13／〈2期〉23年10/23〜11/10／〈3期〉23年11/20〜12/8／〈4期〉23年12/18〜24年1/12／〈5期〉24年1/22〜2/9	10/21／11/19／12/16／1/20／2/17	10/27／11/24／12/22／1/26／2/23	一般：書類審査、面接、国総(古漢除く)、選択=数Ⅰ、生基より1科目	20,000円

◇開校年 2007年　◇入学者 －　◇出身県 －　◇主な実習先 －　◇主な就職先 －
◇初年度納入金(卒業までの納入金) (1)1,200,000円(－)、(1,090,000円(－)　◇学校独自の奨学金制度
◇学生寮 あり　◇特徴

資料請求 ●学校案内 無料　●願書 無料　WEB出願 可　残りの日程はWEBをCheck

学校法人阿弥陀寺教育学園 国際医療福祉専門学校一関校 （救）

学科：救急救命学科（2年・30名）
〒029-1202 岩手県一関市室根町矢越字沼田78-2
【TEL】0191-64-4001　【E-mail】kokuigak99@way.ocn.ne.jp
【交通】JR大船渡線「矢越」駅より車9分

	出願日程	試験日程	合格発表	推薦基準・試験内容	受験料
公募推薦	〜23年10/3(必着)／〜23年10/17(必着)／〜23年11/21(必着)／〜23年12/12(必着)／〜24年1/16(必着)	10/7／10/22／11/26／12/17／1/21	10/11／10/25／11/29／12/20／1/24	推薦は専願、現役生のみ、3.0以上／推薦：小論文、個別面接	10,000円
一般	〜23年10/3(必着)／〜23年10/17(必着)／〜23年11/21(必着)／〜23年12/12(必着)／〜24年1/16(必着)	10/7／10/22／11/26／12/17／1/21	10/11／10/25／11/29／12/20／1/24	一般：一般常識問題、小論文、個別面接	10,000円

◇開校年 2011年　◇入学者 31名　◇出身県 岩手県・宮城県・秋田県
◇主な実習先 埼玉医科大学国際医療センター、秋田赤十字病院、青森県立病院
◇主な就職先 消防本部、病院、自衛隊
◇初年度納入金(卒業までの納入金) 1,270,000円(2,340,000円)　◇学校独自の奨学金制度 －
◇学生寮 なし　◇特徴 現場経験豊富なベテラン救急救命士の教員による授業、救急医療現場で活躍中の医師、救急救命士による授業、消防職員採用試験の合格に導くための授業、公務員試験と国家試験のダブル合格を目指し、即戦力を育成。

資料請求 ●学校案内 無料　●願書 無料　WEB出願 可　残りの日程はWEBをCheck

学校法人滋慶学園 仙台医健・スポーツ専門学校 （視）

学科：視能訓練科（3年・40名）※学科全体 (1)視能訓練・医療事務コース (2)視能訓練士コース
〒984-0051 宮城県仙台市若林区新寺2-1-11
【TEL】022-292-2141　【E-mail】info@sendai-iken.ac.jp
【交通】JR線「仙台駅」東口より徒歩5分

	出願日程	試験日程	合格発表	推薦基準・試験内容	受験料
公募推薦	〈第1回〉23年10/1〜10/6(必着)／〈第2回〉23年10/1〜10/13(必着)／〈第3回〉23年10/1〜10/20(必着)／〈第4回〉23年10/1〜10/27(必着)	10/15／10/22／10/29／11/5	10日前後	推薦は専願のみ／推薦：作文、面接、書類	30,000円
一般	〈第1回〉23年10/1〜10/6(必着)／〈第2回〉23年10/1〜10/13(必着)／〈第3回〉23年10/1〜10/20(必着)／〈第4回〉23年10/1〜10/27(必着)	10/15／10/22／10/29／11/5	10日前後	一般：作文、面接、書類	30,000円

◇開校年 2007年　◇入学者 －　◇出身県 －　◇主な実習先 －　◇主な就職先 －
◇初年度納入金(卒業までの納入金) 1,550,000円(－)　◇学校独自の奨学金制度
◇学生寮 あり　◇特徴 東北トップクラス‼ 視能訓練士 国試合格率94.4%(17名合格/18名中)※2022年3月卒業生実績

資料請求 ●学校案内 無料　●願書 無料　WEB出願 可

※受験を希望される方は、必ず各学校の募集要項をご確認ください。 — 556 —

国際医療看護福祉大学校

学校法人国際総合学園　→P.15　［救］［社］

学科	救急救命士科(2年・40名)

〒963-8811　福島県郡山市方八町2-4-19
【TEL】0120-160-956　【E-mail】imedical@fsg.gr.jp
【交通】JR東北新幹線、東北本線「郡山」駅東口より徒歩3分

	出願日程	試験日程	合格発表	推薦基準・試験内容	受験料
公募推薦	⟨1⟩23年10/2〜10/4(必着) ⟨2⟩23年10/5〜10/18(必着) ⟨3⟩23年10/19〜11/15(必着) ⟨4⟩23年11/16〜12/13(必着) ⟨5⟩23年12/14〜24年1/17(必着)	10/7 10/21 11/18 12/16 1/20	10/20 10/30 11/29 12/19 1/29	推薦は専願、現役生のみ、3.6以上、欠席日数5日以内 推薦:書類審査、面接試験	20,000円
一般	⟨1⟩23年10/2〜10/18(必着) ⟨2⟩23年10/19〜11/15(必着) ⟨3⟩23年11/16〜12/13(必着) ⟨4⟩23年12/14〜24年1/17(必着) ⟨5⟩24年1/18〜2/24(必着)	10/21 11/18 12/16 1/20 2/17	10/30 11/29 12/19 1/29 2/26	一般:書類審査、面接試験、筆記試験	20,000円

◇開校年　2002年
◇入学者　−
◇出身県　福島県・山形県・宮城県
◇主な実習先　総合南東北病院、福島県立医科大学附属病院、郡山地方広域消防組合本部他
◇主な就職先　福島市消防本部、いわき市消防本部、会津若松地方広域市町村圏整備組合消防本部他

◇初年度納入金(卒業までの納入金)　1,783,000円(3,370,000円)
◇学校独自の奨学金制度　・無利子奨学制度:貸与[年額]300,000円[募集定員]200名

◇学生寮　あり
◇特徴　アイメディカルは、福島県郡山市にある医療・リハビリ・福祉系の総合教育機関です。最短で看護師・臨床工学技士・救急救命士・介護福祉士を目指すとともに、「チーム医療」を体系的に学ぶ複合的な学科編成による独自カリキュラムを展開しています。

資料請求●学校案内　無料　●願書　無料　WEB出願　可　残りの日程はWEBをCheck

晃陽看護栄養専門学校

学校法人晃陽学園　［救］［AO］

学科	救急救命学科(2年・40名)

〒306-0011　茨城県古河市東1-5-26
【TEL】0280-31-7888　【E-mail】info@koyo-gakuen.ac.jp
【交通】JR宇都宮線「古河」駅より徒歩3分

	出願日程	試験日程	合格発表	推薦基準・試験内容	受験料
公募推薦	⟨1期⟩23年10/2〜10/11(必着) ⟨2期⟩23年10/14〜11/8(必着) ⟨3期⟩23年11/11〜11/30(必着)	10/14 11/11 12/2	10/17 11/14 12/5	推薦は専願、現役生のみ、3.0以上、出席率90%以上 推薦:書類選考、面接	20,000円
一般	⟨1期⟩23年10/2〜10/11(必着) ⟨2期⟩23年10/14〜11/8(必着) ⟨3期⟩23年11/11〜11/30(必着) ⟨4期⟩23年12/2〜24年1/17(必着) ⟨5期⟩24年1/20〜2/14(必着)	10/14 11/11 12/2 1/20 2/17	10/17 11/15 12/5 1/23 2/20	一般:書類選考、面接、現代文	20,000円

◇開校年　1993年
◇入学者　−
◇出身県　茨城県・栃木県・埼玉県
◇主な実習先　有愛記念病院、会津中央病院、埼玉医科大学総合医療センター他
◇主な就職先　茨城県西南地方広域市町村圏事務組合消防本部、筑西広域市町村圏事務組合消防本部他

◇初年度納入金(卒業までの納入金)　1,200,000円(1,200,000円)
◇学校独自の奨学金制度　・スポーツ特待制度:免除[金額]入学金200,000円免除

◇学生寮　あり
◇特徴　「医」と「食」の総合学園。第42回救急救命士国家試験全員合格。

資料請求●学校案内　無料　●願書　無料　WEB出願　不可　残りの日程はWEBをCheck

つくば栄養医療調理製菓専門学校

学校法人晃陽学園　［救］

学科	救急救命学科(2年・40名)

〒300-1207　茨城県牛久市ひたち野東1-14-8
【TEL】029-870-5454　【E-mail】tukuba@koyo-gakuen.ac.jp
【交通】JR常磐線「ひたち野うしく」駅東口より徒歩3分

	出願日程	試験日程	合格発表	推薦基準・試験内容	受験料
公募推薦	−	−	−	※9月26日以降、該当する試験はありません	−
一般	23年10/2〜11/2(必着) 23年11/6〜11/30(必着) 23年12/1〜24年1/11(必着) 24年1/12〜3/29(必着)	11/11 12/9 1/20 随時	選考日より1週間程度	一般:書類選考、面接、現代文	20,000円

◇開校年　2003年
◇入学者　−
◇出身県　茨城県
◇主な実習先　水戸市消防本部、土浦市消防本部、日立市消防本部他
◇主な就職先　東京消防庁、水戸市消防本部、石岡市消防本部他

◇初年度納入金(卒業までの納入金)　1,200,000円(−)
◇学校独自の奨学金制度　・スポーツ特待制度:免除[金額]入学金200,000円免除

◇学生寮　あり
◇特徴　救急救命士国家資格の受験まで最短2年。実践的なシミュレーション実習。公務員試験と国家試験のW合格をめざします。

資料請求●学校案内　無料　●願書　無料　WEB出願　不可　残りの日程はWEBをCheck

さくら医療福祉専門学校

(2024年4月さくら総合専門学校より校名変更予定)
学校法人東洋育英会　［救］［AO］［社］

学科	救急救命科(2年・35名)

〒329-1321　栃木県さくら市馬場410
【TEL】028-681-1301
【E-mail】info@skr.ac.jp
【交通】JR宇都宮線「氏家」駅西口より徒歩20分

	出願日程	試験日程	合格発表	推薦基準・試験内容	受験料
公募推薦	23年10/2〜10/6(必着) 23年10/7〜10/20(必着) 23年10/21〜11/10(必着) 23年11/11〜12/1(必着) 23年12/2〜24年1/19(必着)	10/14 10/28 11/18 12/9 1/27	試験後10日以内	推薦は併願可、現役生のみ、出席率95%以上 推薦:書類審査、面接	0円
一般	23年10/2〜10/6(必着) 23年10/7〜10/20(必着) 23年10/21〜11/10(必着) 23年11/11〜12/1(必着) 23年12/2〜24年1/19(必着)	10/14 10/28 11/18 12/9 1/27	試験後10日以内	一般:書類審査、小論文、面接	20,000円

◇開校年　1997年
◇入学者　−
◇出身県　−
◇主な実習先　−
◇主な就職先　那須地区消防組合那須地区消防本部、宇都宮市消防局、小山市消防本部他

◇初年度納入金(卒業までの納入金)　1,630,000円(3,250,000円)
◇学校独自の奨学金制度　・特待生制度:減免[金額]A500,000円、B300,000円、C200,000円、D100,000円[募集内容]筆記試験を経て減免額を決定

◇学生寮　なし
◇特徴　−

資料請求●学校案内　無料　●願書　無料　WEB出願　不可　残りの日程はWEBをCheck

左欄（分野）：専門学校・養成施設／看護師／臨床検査技師・臨床工学技士・診療放射線技師／理学療法士・作業療法士・言語聴覚士／歯科技工士・歯科衛生士／柔道整復師・あん摩マッサージ指圧師・はり師・きゅう師／視能訓練士・義肢装具士・救急救命士

太田医療技術専門学校

学校法人太田アカデミー　→P.27、87　救
学科：救急救命学科(3年・50名)

〒373-0812 群馬県太田市東長岡町1373
【TEL】0276-25-2414　【E-mail】omt-post@ojs.ac.jp
【交通】東武伊勢崎線「韮川」駅より徒歩10分、東武伊勢崎線「太田」駅、JR線「足利」駅、JR線「籠原」駅よりスクールバスあり

	出願日程	試験日程	合格発表	推薦基準・試験内容	受験料
公募推薦	〈第1回〉23年10/2～10/6(必着) 〈第2回〉23年10/13～10/26(必着) 〈第3回〉23年11/2～11/22(必着) 〈第4回〉23年11/30～12/14(必着)	10/8 10/28 11/25 12/16	10/12 11/1 11/29 12/20	推薦は専願、現役生のみ。3.0以上、欠席日数20日以内 推薦:書類審査、面接、一般常識 ※合格者数が募集定員になり次第、募集を終了	20,000円
一般	〈第1回〉23年10/2～10/6(必着) 〈第2回〉23年10/13～10/26(必着) 〈第3回〉23年11/2～11/22(必着) 〈第4回〉23年11/30～12/14(必着) 〈第5回〉24年1/9～1/25(必着)	10/8 10/28 11/25 12/16 1/27	10/12 11/1 11/29 12/20 1/31	一般:書類審査、面接、一般常識 ※合格者数が募集定員になり次第、募集を終了	20,000円

◇開校年　2002年
◇入学者　-
◇出身県　-
◇主な実習先　-
◇主な就職先　太田市消防本部、館林地区消防組合消防本部、伊勢崎市消防本部他
◇初年度納入金(卒業までの納入金)　1,250,000円(3,550,000円)
◇学校独自の奨学金制度
◇学生寮　なし
◇特徴　8学科を持つ医療総合学園。それぞれの学科で専門的な技術と知識を学び、将来さまざまな専門分野で活躍します。

資料請求　●学校案内　無料　●願書　無料　　WEB出願　不可　　残りの日程はWEBをCheck

浦和専門学校

学校法人古藤学園　視 AO
学科：視能訓練士科(3年・28名)

〒330-0055 埼玉県さいたま市浦和区東高砂町30-8
【TEL】048-881-7111　【E-mail】info@urasen.jp
【交通】JR高崎線・宇都宮線・京浜東北線「浦和」駅より徒歩5分

	出願日程	試験日程	合格発表	推薦基準・試験内容	受験料
公募推薦	23年10/9～10/12 23年10/23～10/26 23年11/13～11/16 23年12/4～12/7 24年1/15～1/18	10/14 10/28 11/18 12/9 1/20	10/24 11/7 11/28 12/19 1/30	推薦は浪人可 推薦:適性検査、小論文、面接	10,000円
一般	23年11/13～11/16 23年12/4～12/7 24年1/15～1/18 24年2/5～2/8 24年2/26～2/29	11/18 12/9 1/20 2/10 3/2	11/28 12/19 1/30 2/20 3/9	一般:筆記試験、小論文、面接	20,000円

◇開校年　1954年
◇入学者　-
◇出身県　-
◇主な実習先　-
◇主な就職先　-
◇初年度納入金(卒業までの納入金)　1,383,000円(3,819,000円)
◇学校独自の奨学金制度
◇学生寮　なし
◇特徴　-

資料請求　●学校案内　無料　●願書　無料　　WEB出願　不可　　残りの日程はWEBをCheck

国立障害者リハビリテーションセンター学院【国】

国(厚生労働省)　義
学科：義肢装具学科(3年・10名)

〒359-8555 埼玉県所沢市並木4-1
【TEL】04-2995-3100　【E-mail】ga_you@mhlw.go.jp
【交通】西武新宿線「新所沢」駅より徒歩15分

	出願日程	試験日程	合格発表	推薦基準・試験内容	受験料
公募推薦	-	-	-	※9月26日以降、該当する試験はありません	受験料
一般	-	-	-	※9月26日以降、該当する試験はありません	

◇開校年　1982年(義肢装具学科)
◇入学者　-
◇出身県　-
◇主な実習先　-
◇主な就職先　義肢装具関連の民間企業、医療関連施設他
◇初年度納入金(卒業までの納入金)　724,000円(2,328,000円)
◇学校独自の奨学金制度
◇学生寮　-
◇特徴　-

資料請求　●学校案内　-　●願書　本体無料　送料210円　　WEB出願　不可

専門学校日本医科学大学校

学校法人 村上学園　視 AO 社
学科：視能訓練士科(3年・30名)

〒343-0851 埼玉県越谷市七左町1丁目314番地1
【TEL】048-989-5101
【交通】JR武蔵野線「南越谷」駅より徒歩15分

	出願日程	試験日程	合格発表	推薦基準・試験内容	受験料
公募推薦	〈1期〉23年10/16～10/26(消有) 〈2期〉23年11/13～11/22(消有) 〈3期〉23年11/27～12/7(消有) 〈4期〉24年1/15～1/25(消有) 〈5期〉24年1/29～2/8(消有)	10/29 11/26 12/10 1/28 2/11	試験後5日以内	推薦は専願のみ 推薦:書類審査、小論文、面接	20,000円
一般	〈前期1期〉23年10/30～11/9(消有) 〈前期2期〉23年11/20～11/30(消有) 〈後期1期〉24年1/15～1/25(消有) 〈後期2期〉24年2/12～2/22(消有)	11/11 12/3 1/27 2/25	試験後5日以内	一般:国(古漢除く)、数ⅠA、生基、面接、書類審査	20,000円

◇開校年　1986年
◇入学者　-
◇出身県　埼玉県・千葉県・東京都
◇主な実習先　越谷市立病院、草加市立病院、春日部市立医療センター
◇主な就職先　越谷市立病院、草加市立病院、春日部市立医療センター
◇初年度納入金(卒業までの納入金)　1,222,500円(3,311,500円)
・特待生制度:免除[募集内容]年度終了時に無遅刻、無欠席、成績優秀者の次年度前期授業料を一部免除
◇学校独自の奨学金制度
◇学生寮　あり
◇特徴　視能訓練士科では、視能訓練士として医療に従事するために必要な知識や技術、及び人間性を高めて学びます。

資料請求　●学校案内　無料　●願書　無料　　WEB出願　可　　残りの日程はWEBをCheck

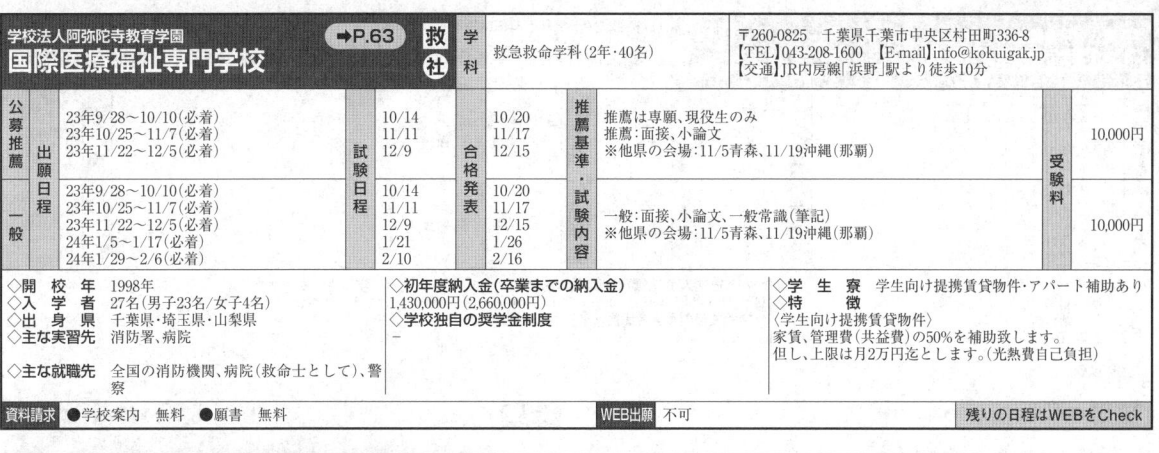

学校法人阿弥陀寺教育学園　国際医療福祉専門学校　→P.63　[救][社]

学科：救急救命学科(2年・40名)

〒260-0825　千葉県千葉市中央区村田町336-8
【TEL】043-208-1600　【E-mail】info@kokuigak.jp
【交通】JR内房線「浜野」駅より徒歩10分

	出願日程	試験日程	合格発表	推薦基準・試験内容	受験料
公募推薦	23年9/28～10/10(必着) 23年10/25～11/7(必着) 23年11/22～12/5(必着)	10/14 11/11 12/9	10/20 11/17 12/15	推薦は専願、現役生のみ 推薦:面接、小論文 ※他県の会場:11/5青森、11/19沖縄(那覇)	10,000円
一般	23年9/28～10/10(必着) 23年10/25～11/7(必着) 23年11/22～12/5(必着) 24年1/5～1/17(必着) 24年1/29～2/6(必着)	10/14 11/11 12/9 1/21 2/10	10/20 11/17 12/15 1/26 2/16	一般:面接、小論文、一般常識(筆記) ※他県の会場:11/5青森、11/19沖縄(那覇)	10,000円

◇開校年　1998年
◇入学者　27名(男子23名/女子4名)
◇出身県　千葉県・埼玉県・山梨県
◇主な実習先　消防署、病院
◇主な就職先　全国の消防機関、病院(救命士として)、警察

◇初年度納入金(卒業までの納入金)　1,430,000円(2,660,000円)
◇学校独自の奨学金制度　-

◇学生寮　学生向け提携賃貸物件・アパート補助あり
◇特徴　(学生向け提携賃貸物件)
家賃、管理費(共益費)の50%を補助致します。
但し、上限は月2万円迄とします。(光熱費自己負担)

資料請求　●学校案内　無料　●願書　無料　　WEB出願　不可　　残りの日程はWEBをCheck

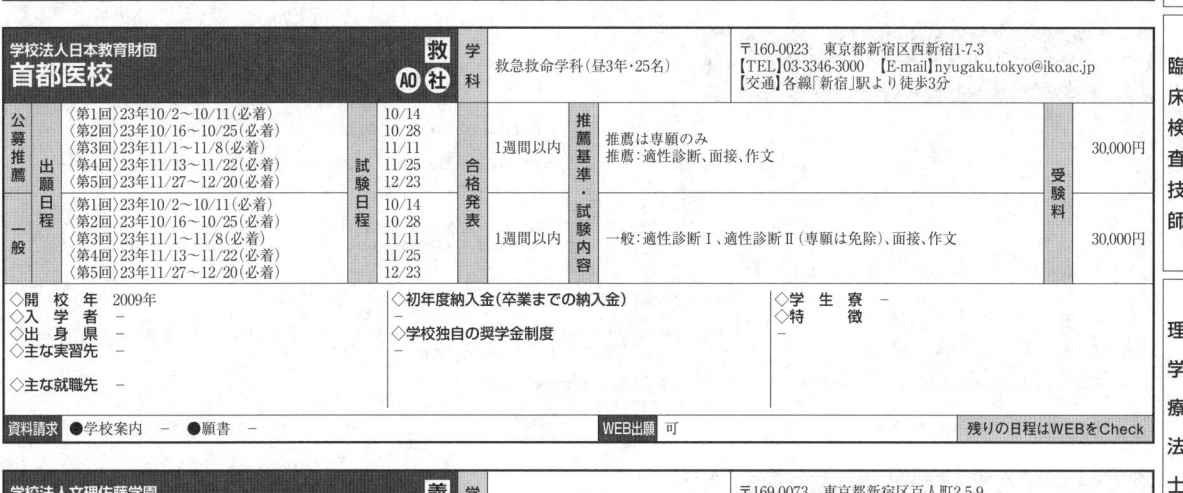

学校法人日本教育財団　首都医校　[救][AO][社]

学科：救急救命学科(昼3年・25名)

〒160-0023　東京都新宿区西新宿1-7-3
【TEL】03-3346-3000　【E-mail】nyugaku.tokyo@iko.ac.jp
【交通】各線「新宿」駅より徒歩3分

	出願日程	試験日程	合格発表	推薦基準・試験内容	受験料
公募推薦	〈第1回〉23年10/2～10/11(必着) 〈第2回〉23年10/16～10/25(必着) 〈第3回〉23年11/1～11/8(必着) 〈第4回〉23年11/13～11/22(必着) 〈第5回〉23年11/27～12/20(必着)	10/14 10/28 11/11 11/25 12/23	1週間以内	推薦は専願のみ 推薦:適性診断、面接、作文	30,000円
一般	〈第1回〉23年10/2～10/11(必着) 〈第2回〉23年10/16～10/25(必着) 〈第3回〉23年11/1～11/8(必着) 〈第4回〉23年11/13～11/22(必着) 〈第5回〉23年11/27～12/20(必着)	10/14 10/28 11/11 11/25 12/23	1週間以内	一般:適性診断Ⅰ、適性診断Ⅱ(専願は免除)、面接、作文	30,000円

◇開校年　2009年
◇入学者　-
◇出身県　-
◇主な実習先　-
◇主な就職先　-

◇初年度納入金(卒業までの納入金)　-
◇学校独自の奨学金制度　-

◇学生寮　-
◇特徴　-

資料請求　●学校案内　-　●願書　-　　WEB出願　可　　残りの日程はWEBをCheck

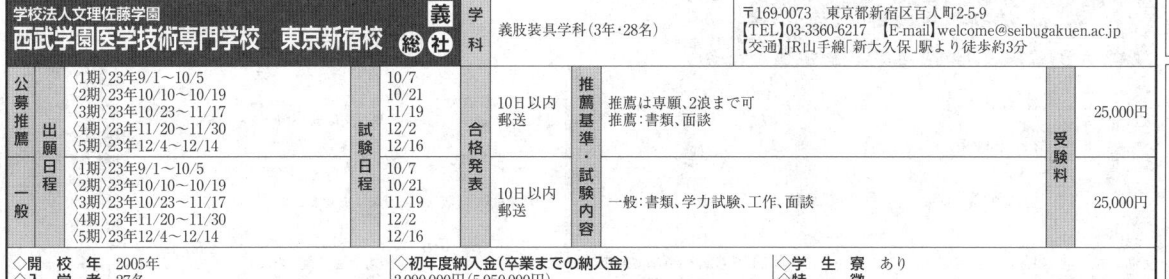

学校法人文理佐藤学園　西武学園医学技術専門学校　東京新宿校　[義][総][社]

学科：義肢装具学科(3年・28名)

〒169-0073　東京都新宿区百人町2-5-9
【TEL】03-3360-6217　【E-mail】welcome@seibugakuen.ac.jp
【交通】JR山手線「新大久保」駅より徒歩約3分

	出願日程	試験日程	合格発表	推薦基準・試験内容	受験料
公募推薦	〈1期〉23年9/1～10/5 〈2期〉23年10/10～10/19 〈3期〉23年10/23～11/17 〈4期〉23年11/20～11/30 〈5期〉23年12/4～12/14	10/7 10/21 11/19 12/2 12/16	10日以内郵送	推薦は専願、2浪まで可 推薦:書類、面談	25,000円
一般	〈1期〉23年9/1～10/5 〈2期〉23年10/10～10/19 〈3期〉23年10/23～11/17 〈4期〉23年11/20～11/30 〈5期〉23年12/4～12/14	10/7 10/21 11/19 12/2 12/16	10日以内郵送	一般:書類、学力試験、工作、面談	25,000円

◇開校年　2005年
◇入学者　27名
◇出身県　東京都・埼玉県・千葉県
◇主な実習先　所沢義肢製作所、吉田義肢研究所、小林義肢装具製作所
◇主な就職先　吉田義肢研究所、武内義肢装具製作所、田沢製作所

◇初年度納入金(卒業までの納入金)　2,090,000円(5,950,000円)
◇学校独自の奨学金制度　・西武学園在校生奨学金:給付[金額]100,000円または50,000円

◇学生寮　あり
◇特徴　臨床経験豊富な講師陣による実践授業。東京都内唯一の義肢装具士養成校として毎年高い国家試験合格率を維持しています。もの作りのプロフェッショナルとして活躍できる特殊な国家資格。少人数ならではの行き届いた指導が大きな特徴です。

資料請求　●学校案内　無料　●願書　無料　　WEB出願　不可　　残りの日程はWEBをCheck

学校法人滋慶学園　東京医薬看護専門学校　[視][救][AO]

学科：
(1)救急救命士科(3年・40名)
(2)視能訓練士科(3年・40名)
(3)視能訓練士科1年制(平日月～金1年・40名)*2

〒134-0084　東京都江戸川区東葛西6-5-12
【TEL】0120-06-1610　【E-mail】info@tcm.ac.jp
【交通】東京メトロ東西線「葛西」駅より徒歩3分

	出願日程	試験日程	合格発表	推薦基準・試験内容	受験料
公募推薦	〈第3回〉～23年10/4 〈第4回〉23年10/5～10/18 〈第5回〉23年10/19～10/31 〈第6回〉23年11/1～11/8 〈第7回〉23年11/9～11/22	10/8 10/22 11/5 11/12 11/26	選考より10日以内に郵送	推薦は専願のみ、3.0以上、欠席20日以内 推薦:書類審査、面接	20,000円
一般	〈第6回〉23年11/1～11/8 〈第7回〉23年11/9～11/22 〈第8回〉23年11/23～12/6 〈第9回〉23年12/7～12/13 〈第10回〉23年12/14～24年1/10	11/12 11/26 12/10 12/17 1/14	選考より10日以内に郵送	一般:書類審査、面接	20,000円

◇開校年　1979年
◇入学者　-
◇出身県　全国
◇主な実習先　日本医科大学付属病院、東京慈恵会医科大学附属病院、東京消防庁他
◇主な就職先　(1)東京消防庁、さいたま市消防局他(2)(3)東邦大学医療センター大森病院他

◇初年度納入金(卒業までの納入金)　(1)1,585,000円(4,330,000円)、(2)1,750,000円(4,760,000円)、(3)1,806,000円(1,806,000円)
◇学校独自の奨学金制度
・実技特待生試験:減免[金額]50,000円～200,000円[募集内容]各学科で実技試験を行い、採用されると納入額の一部免除が受けられます
・筆記特待生試験:減免[金額]50,000円[募集内容]全学科共通の筆記試験。採用されると納入額の一部免除が受けられます

◇学生寮　あり
◇特徴　医療に携わるスペシャリストを目指すため、さまざまな学科・入学制度をご用意しています。「誰かの力になりたい」「たくさんの人を笑顔にしたい」未来への想いを形にできます。

資料請求　●学校案内　無料　●願書　無料　　WEB出願　可　　残りの日程はWEBをCheck

看護師

臨床検査技師　臨床工学技士　診療放射線技師

理学療法士　作業療法士　言語聴覚士

歯科衛生士　歯科技工士

柔道整復師　はり師・きゅう師　あん摩マッサージ指圧師

視能訓練士　義肢装具士　救急救命士

東京都・神奈川県・新潟県

学校法人東京滋慶学園　日本医歯薬専門学校　視 AO

学科
(1)視能訓練士学科午前部(昼3年・35名)
(2)視能訓練士学科夜間部(夜1年・35名)＊2

〒166-0003　東京都杉並区高円寺南2-44-1
【TEL】0120-148941　【E-mail】info@ishiyaku.ac.jp
【交通】JR線「高円寺」駅、東京メトロ丸ノ内線「新高円寺」駅より徒歩5分

	出願日程	試験日程	合格発表	推薦基準・試験内容	受験料
公募推薦	23年10/1〜10/7(必着) 23年10/8〜10/21(必着) 23年10/22〜10/28(必着) 23年10/29〜11/4(必着) 23年11/5〜11/18(必着)	10/8 10/22 10/29 11/5 11/19	7日以内に通知	推薦は専願、現役生のみ 推薦：書類選考、面接	20,000円
一般	23年11/1〜11/4(必着) 23年11/5〜11/18(必着) 23年11/19〜11/25(必着) 23年11/26〜12/2(必着) 23年12/3〜12/16(必着)	11/5 11/19 11/26 12/3 12/17	7日以内に通知	一般：書類選考、面接	20,000円

◇開校年　1988年
◇入学者　-
◇出身県　-
◇主な実習先　-
◇主な就職先　-

◇初年度納入金(卒業までの納入金)
(1)1,716,000円(4,683,000円)、(2)1,634,000円(1,634,000円)
◇学校独自の奨学金制度

◇学生寮　あり
◇特徴

資料請求　●学校案内　無料　●願書　無料　　WEB出願　可　　残りの日程はWEBをCheck

学校法人湘央学園　湘央生命科学技術専門学校　救 AO 社

学科
救急救命学科(3年・40名)

〒252-1121　神奈川県綾瀬市小園1424-4
【TEL】0467-77-1234　【E-mail】admission_office@sho-oh.ac.jp
【交通】小田急線・相鉄線・JR相模線「海老名」駅よりバス5分、「望地」下車徒歩3分

	出願日程	試験日程	合格発表	推薦基準・試験内容	受験料
公募推薦	〈1期〉23年9/1〜9/27(必着) 〈2期〉23年10/2〜10/7(必着) 〈3期〉23年10/23〜11/8(必着) 〈4期〉23年11/20〜12/13(必着) 〈5期〉24年1/10〜1/24(必着)	9/30 10/12・14 11/11 12/16 1/27	10/3 10/17 11/14 12/19 1/30	推薦は専願のみ、浪人可、定員約20名 推薦：作文、面接 ※10/12は盛岡・松本会場、その他の試験は神奈川・沖縄会場で実施	25,000円
一般	〈1期〉23年9/1〜9/27(必着) 〈2期〉23年10/2〜10/7(必着) 〈3期〉23年10/23〜11/8(必着) 〈4期〉23年11/20〜12/13(必着) 〈5期〉24年1/10〜1/24(必着)	9/30 10/12・14 11/11 12/16 1/27	10/3 10/17 11/14 12/19 1/30	一般：選択＝国、化基、生基より1科目、面接 ※10/12は盛岡・松本会場、その他の試験は神奈川・沖縄会場で実施	25,000円

◇開校年　1987年
◇入学者　47名(男子37名/女子10名)
◇出身県　神奈川県・静岡県・長野県
◇主な実習先　横浜市立大学附属市民総合医療センター、北里大学病院、聖マリアンナ医科大学病院
◇主な就職先　東京消防庁、横浜市消防局、川崎市消防局

◇初年度納入金(卒業までの納入金)
1,410,000円(4,290,000円)
◇学校独自の奨学金制度
・東日本大震災被災者奨学金：給付[募集内容]入学金相当免除(150,000円)
・特待生制度：免除[金額]初年度1,040,000円

◇学生寮　あり
◇特徴
愛・智・技の教育理念により、人間性豊かな救急救命士を育成します。

資料請求　●学校案内　無料　●願書　無料　　WEB出願　可　　残りの日程はWEBをCheck

学校法人彩煌学園　湘南医療福祉専門学校　救 AO

学科
救急救命科(3年・30名)

〒244-0805　神奈川県横浜市戸塚区川上町84-1
【TEL】045-820-1329　【E-mail】info@smw.ac.jp
【交通】JR横須賀線「東戸塚」駅西口より徒歩2分

	出願日程	試験日程	合格発表	推薦基準・試験内容	受験料
公募推薦	23年9/19〜10/20(必着) 23年10/23〜11/17(必着) 23年11/20〜12/15(必着) 23年12/18〜24年1/19(必着) 24年1/22〜2/16(必着)	10/21 11/18 12/16 1/20 2/17	1週間以内	推薦は併願、浪人可 推薦：作文、面接、書類選考　※作文は事前提出	20,000円
一般				※9月26日以降、該当する試験はありません	

◇開校年　1956年
◇入学者　-
◇出身県　神奈川県・東京都・静岡県
◇主な実習先　-
◇主な就職先　東京消防庁、横浜市消防局、茅ヶ崎市消防本部

◇初年度納入金(卒業までの納入金)
1,588,000円(4,550,000円)
◇学校独自の奨学金制度
・奨励金制度：免除[金額]200,000円[募集内容]当校指定の国家資格保持者/大学・短大・専門学校新卒者/当校の在校生、卒業生のご家族(3親等以内)

◇学生寮　あり
◇特徴
一分一秒がとても大切な仕事。いざという時に体が動かない…そんなことがあってはなりません。あらゆる現場を想定しての実習では、現場で素早く対応できるように何度も練習し実践力を身に付けます。また公務員試験に合格できるよう全力でサポートします。

資料請求　●学校案内　無料　●願書　無料　　WEB出願　可　　残りの日程はWEBをCheck

学校法人新潟科学技術学園　新潟薬科大学附属医療技術専門学校　→P.87　視 救 AO 社

学科
(1)視能訓練士科(3年・40名)
(2)救急救命士科(3年・40名)

〒950-2076　新潟県新潟市西区上新栄町5-13-3
【TEL】0120-763-678
【交通】JR越後線「寺尾」駅より徒歩16分

	出願日程	試験日程	合格発表	推薦基準・試験内容	受験料
公募推薦	23年10/16〜10/30(必着) 23年11/27〜12/11(必着)	11/4 12/16	11/8 12/20	推薦は専願のみ、1浪可、2.8以上 推薦：面接、書類審査	20,000円
一般	23年11/27〜12/11(必着) 24年1/9〜1/17(必着) 24年1/22〜2/5(必着) 24年2/26〜3/8(必着) 24年3/11〜3/21(必着)	12/16 1/20 2/10 3/13 3/26	12/20 1/24 2/14 3/15 3/26	一般：選択＝国総(古漢除く)、数Ⅰより1科目、面接、書類審査	20,000円

◇開校年　1971年
◇入学者　-
◇出身県　-
◇主な実習先　-
◇主な就職先　(1)大学病院、民間総合病院他
(2)消防機関他

◇初年度納入金(卒業までの納入金)
1,347,000円(3,747,000円)
◇学校独自の奨学金制度

◇学生寮　あり
◇特徴
新潟県内唯一の3年制「視能訓練士」「救急救命士」養成校。新潟県内初の医療系専門学校として53年の歴史、5,800名を超える卒業生を輩出する伝統校。

資料請求　●学校案内　無料　●願書　無料　　WEB出願　不可

左端縦書き見出し（上から）： 看護師　臨床検査技師・臨床工学技士・診療放射線技師　理学療法士・作業療法士・言語聴覚士　歯科衛生士・歯科技工士　あん摩マッサージ指圧師・はり師・きゅう師　柔道整復師　視能訓練士・義肢装具士・救急救命士

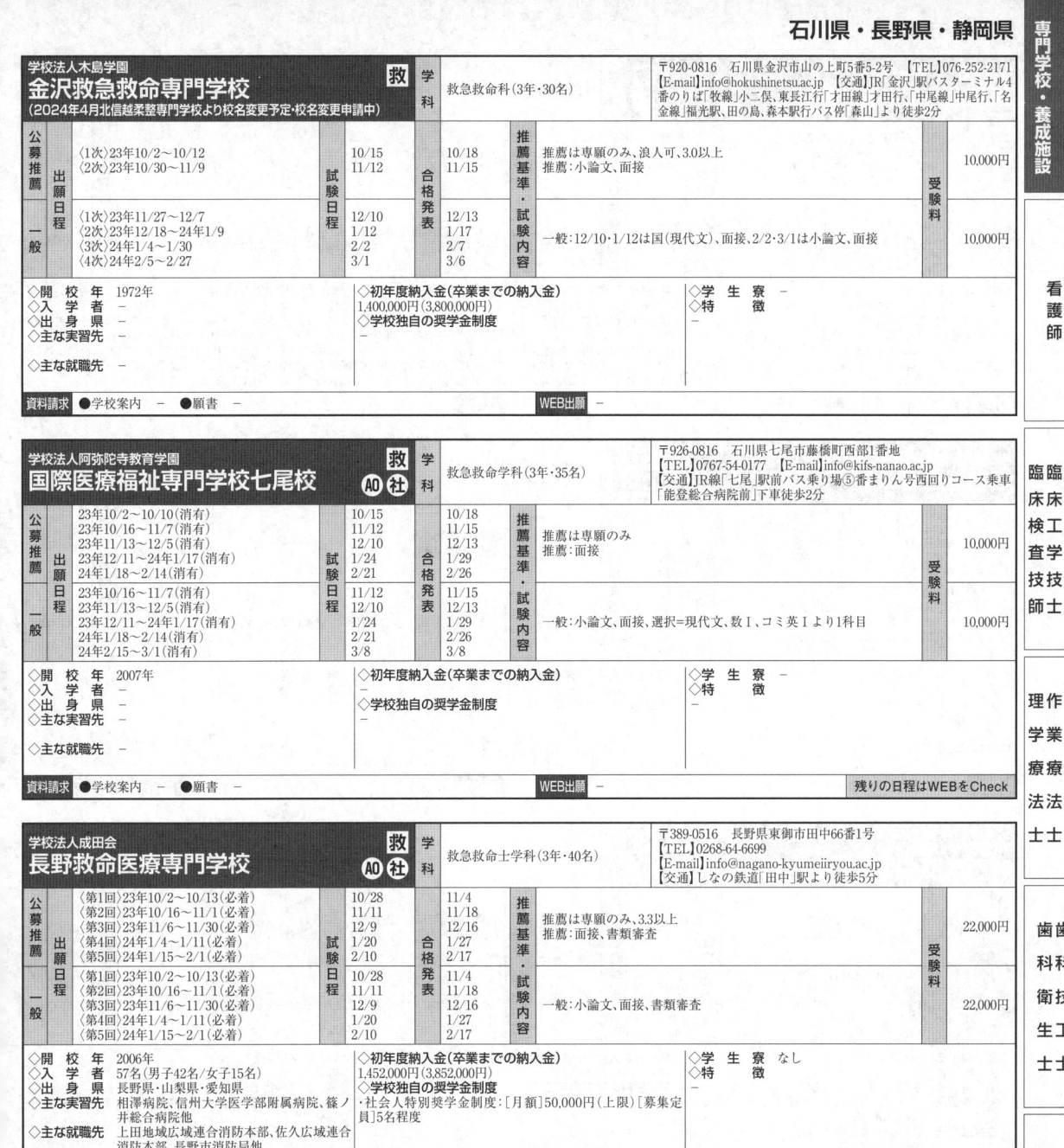

金沢救急救命専門学校

学校法人木島学園
（2024年4月北信越柔整専門学校より校名変更予定・校名変更申請中）

【救】【学科】救急救命科（3年・30名）

〒920-0816　石川県金沢市山の上町5番5-2号　【TEL】076-252-2171
【E-mail】info@hokushinetsu.ac.jp　【交通】JR「金沢」駅バスターミナル4番のりば「牧線」小二俣、東長江行「才田線」才田行、「中尾線」中尾行、「名金線」福光駅、田の島、森本駅行バス停「森山」より徒歩2分

| 公募推薦 | 出願日程 | 〈1次〉23年10/2〜10/12 / 〈2次〉23年10/30〜11/9 | 試験日程 | 10/15 / 11/12 | 合格発表 | 10/18 / 11/15 | 推薦基準・試験内容 | 推薦は専願のみ、浪人可、3.0以上 / 推薦：小論文、面接 | 受験料 | 10,000円 |
| 一般 | | 〈1次〉23年11/27〜12/7 / 〈2次〉23年12/18〜24年1/9 / 〈3次〉24年1/4〜1/30 / 〈4次〉24年2/5〜2/27 | | 12/10 / 1/12 / 2/2 / 3/1 | | 12/13 / 1/17 / 2/7 / 3/6 | | 一般：12/10・1/12は国（現代文）、面接、2/2・3/1は小論文、面接 | | 10,000円 |

◇開校年　1972年　◇入学者　−　◇出身県　−　◇主な実習先　−　◇主な就職先　−

◇初年度納入金（卒業までの納入金）1,400,000円（3,800,000円）　◇学校独自の奨学金制度　−

◇学生寮　−　◇特徴　−

資料請求　●学校案内　−　●願書　−　WEB出願　−

国際医療福祉専門学校七尾校

学校法人阿弥陀寺教育学園

【救】【AO】【社】【学科】救急救命学科（3年・35名）

〒926-0816　石川県七尾市藤橋町西部1番地　【TEL】0767-54-0177　【E-mail】info@kifs-nanao.ac.jp　【交通】JR線「七尾」駅前バス乗り場⑤番まりん号西回りコース乗車「能登総合病院前」下車徒歩2分

| 公募推薦 | 出願日程 | 23年10/2〜10/10（消有） / 23年10/16〜11/7（消有） / 23年11/13〜12/5（消有） / 23年12/11〜24年1/17（消有） / 24年1/18〜2/14（消有） | 試験日程 | 10/15 / 11/12 / 12/10 / 1/24 / 2/21 | 合格発表 | 10/18 / 11/15 / 12/13 / 1/29 / 2/26 | 推薦基準・試験内容 | 推薦は専願のみ / 推薦：面接 | 受験料 | 10,000円 |
| 一般 | | 23年10/16〜11/7（消有） / 23年11/13〜12/5（消有） / 23年12/11〜24年1/17（消有） / 24年1/18〜2/14（消有） / 24年2/15〜3/1（消有） | | 11/12 / 12/10 / 1/24 / 2/21 / 3/8 | | 11/15 / 12/13 / 1/29 / 2/26 / 3/8 | | 一般：小論文、面接、選択＝現代文、数Ⅰ、コミ英Ⅰより1科目 | | 10,000円 |

◇開校年　2007年　◇入学者　−　◇出身県　−　◇主な実習先　−　◇主な就職先　−

◇初年度納入金（卒業までの納入金）−　◇学校独自の奨学金制度　−

◇学生寮　−　◇特徴　−

資料請求　●学校案内　−　●願書　−　WEB出願　−　残りの日程はWEBをCheck

長野救命医療専門学校

学校法人成田会

【救】【AO】【社】【学科】救急救命士学科（3年・40名）

〒389-0516　長野県東御市田中66番1号　【TEL】0268-64-6699　【E-mail】info@nagano-kyumeiiryou.ac.jp　【交通】しなの鉄道「田中」駅より徒歩5分

| 公募推薦 | 出願日程 | 〈第1回〉23年10/2〜10/13（必着） / 〈第2回〉23年10/16〜11/1（必着） / 〈第3回〉23年11/6〜11/30（必着） / 〈第4回〉24年1/4〜1/11（必着） / 〈第5回〉24年1/15〜2/1（必着） | 試験日程 | 10/28 / 11/11 / 12/9 / 1/20 / 2/10 | 合格発表 | 11/4 / 11/18 / 12/16 / 1/27 / 2/17 | 推薦基準・試験内容 | 推薦は専願のみ、3.3以上 / 推薦：面接、書類審査 | 受験料 | 22,000円 |
| 一般 | | 〈第1回〉23年10/2〜10/13（必着） / 〈第2回〉23年10/16〜11/1（必着） / 〈第3回〉23年11/6〜11/30（必着） / 〈第4回〉24年1/4〜1/11（必着） / 〈第5回〉24年1/15〜2/1（必着） | | 10/28 / 11/11 / 12/9 / 1/20 / 2/10 | | 11/4 / 11/18 / 12/16 / 1/27 / 2/17 | | 一般：小論文、面接、書類審査 | | 22,000円 |

◇開校年　2006年　◇入学者　57名（男子42名/女子15名）　◇出身県　長野県・山梨県・愛知県　◇主な実習先　相澤病院、信州大学医学部附属病院、篠ノ井総合病院他　◇主な就職先　上田地域広域連合消防本部、佐久広域連合消防本部、長野市消防局他

◇初年度納入金（卒業までの納入金）1,452,000円（3,852,000円）　◇学校独自の奨学金制度　・社会人特別奨学金制度：［月額］50,000円（上限）［募集定員］5名程度

◇学生寮　なし　◇特徴　−

資料請求　●学校案内　無料　●願書　無料　WEB出願　不可　残りの日程はWEBをCheck

静岡福祉医療専門学校

学校法人中村学園

【視】【AO】【社】【学科】視能訓練士学科（3年・24名）

〒422-8061　静岡県静岡市駿河区森下町4-25　【TEL】054-280-0173　【E-mail】info@can.ac.jp　【交通】JR東海道線「静岡」駅より徒歩5分

| 公募推薦 | 出願日程 | − | 試験日程 | − | 合格発表 | | 推薦基準・試験内容 | ※9月26日以降、該当する試験はありません | 受験料 | |
| 一般 | | 〈第1回〉〜23年10/20（必着）※ / 〈第2回〉〜23年11/24（必着）※ / 〈第3回〉〜23年12/22（必着）※ / 〈第4回〉〜24年1/26（必着）※ / 〈第5回〉〜24年2/16（必着）※ | | 10/21 / 11/25 / 12/23 / 1/27 / 2/17 | | 2週間以内 | | 一般：書類審査、小論文、適職検査、面接、選択＝英、国、数より1科目　※各選考日の前日15時までに必着 | | 20,000円 |

◇開校年　1998年　◇入学者　104名（男子50名/女子54名）　◇出身県　静岡県　◇主な実習先　−　◇主な就職先　−

◇初年度納入金（卒業までの納入金）1,210,000円（3,170,000円）　◇学校独自の奨学金制度　・CANスカラシップ（A）：給付［年額］270,000円［募集内容］出願時に自己推薦文を提出し、面談等の結果と合わせて選考されます　・CANスカラシップ（B）：給付［年額］100,000円［募集内容］出願時に自己推薦文を提出し、面談等の結果と合わせて選考されます

◇学生寮　なし　◇特徴　−

資料請求　●学校案内　無料　●願書　無料　WEB出願　可　残りの日程はWEBをCheck

専門学校・養成施設

左欄（縦書き）：看護師／臨床検査技師 診療放射線技師 臨床工学技士／理学療法士 作業療法士 言語聴覚士／歯科衛生士 歯科技工士／あん摩マッサージ指圧師 はり師・きゅう師 柔道整復師／視能訓練士 義肢装具士 救急救命士

学校法人セムイ学園　東海医療工学専門学校

AO／救／社

〒470-0203　愛知県みよし市三好丘旭3-1-3
【TEL】0561-36-3303　【E-mail】info@tokai-med.ac.jp
【交通】名鉄豊田線「三好ヶ丘」駅より徒歩15分

区分	出願日程	試験日程	合格発表	推薦基準・試験内容	受験料
学科	救急救命科(2年・50名)				
公募推薦	〈第1回〉23年10/2～10/10(必着)／〈第2回〉23年11/1～11/7(必着)／〈第3回〉23年11/27～12/5(必着)／〈第4回〉24年1/15～1/23(必着)	10/15／11/12／12/10／1/28	10日以内	推薦は専願、現役生のみ　推薦:小論文、面接、書類審査	20,000円
一般	〈第2回〉23年11/1～11/7(必着)／〈第3回〉23年11/27～12/5(必着)／〈第4回〉24年1/15～1/23(必着)／〈第5回〉24年2/5～2/13(必着)／〈第6回〉24年2/26～3/5(必着)	11/12／12/10／1/28／2/18／3/10	10日以内	一般:国総(古漢除く)、数ⅠA、小論文、面接　※学力検査については、高校1年生までに学ぶ内容を含む	20,000円

◇開校年 1992年
◇入学者 46名(男子34名/女子12名)
◇出身県 愛知県・岐阜県・三重県
◇主な実習先 愛知医科大学病院、岐阜県総合医療センター、静岡済生会総合病院他
◇主な就職先 名古屋市消防局、東京消防庁、大阪市消防局他

◇初年度納入金(卒業までの納入金) 1,400,000円(2,600,000円)
◇学校独自の奨学金制度
・利子補給奨学金:給付[募集内容]教育ローンを利用されている対象者に利子を奨学金として支給
・ひとり親家庭奨学金:給付[年額]100,000円[募集内容]入学後、在学年度ごと100,000円の奨学金を支給

◇学生寮 あり(提携先学生寮)
◇特徴 全国で4番目に開校。全国的に少数の2年制。学習効率を最大限に高め、短期間に充実した教育で国家資格とプロとして活躍できる救急救命士を目指す。万一の際は合格支援制度で国家試験の再受験を、生涯就職サポート制度で卒業生の就職支援を行っている。

資料請求 ●学校案内 無料 ●願書 無料　　WEB出願 可

学校法人日本教育財団　名古屋医専

AO／視／救／社

〒450-0002　愛知県名古屋市中村区名駅4-27-1
【TEL】052-582-3000　【E-mail】nyugaku.nagoya@iko.ac.jp
【交通】各線「名古屋」駅より徒歩3分

区分	出願日程	試験日程	合格発表	推薦基準・試験内容	受験料
学科	(1)救急救命学科(3年・28名) / (2)視能訓練学科(3年・40名)				
公募推薦	〈第1回〉23年10/2～10/12(必着)／〈第2回〉23年10/16～10/25(必着)／〈第3回〉23年10/30～11/9(必着)／〈第4回〉23年11/13～11/22(必着)／〈第5回〉23年11/27～12/7(必着)	10/15／10/28／11/12／11/25／12/10	1週間以内	推薦は専願のみ　推薦:適性診断、面接、作文	30,000円
一般	〈第1回〉23年10/2～10/12(必着)／〈第2回〉23年10/16～10/25(必着)／〈第3回〉23年10/30～11/9(必着)／〈第4回〉23年11/13～11/22(必着)／〈第5回〉23年11/27～12/7(必着)	10/15／10/28／11/12／11/25／12/10	1週間以内	一般:適性診断Ⅰ、適性診断Ⅱ(専願は免除)、面接、作文	30,000円

◇開校年 2008年
◇入学者 －
◇出身県 －
◇主な実習先 －
◇主な就職先 －

◇初年度納入金(卒業までの納入金) －
◇学校独自の奨学金制度 －

◇学生寮 －
◇特徴 －

資料請求 ●学校案内 － ●願書 －　　WEB出願 可　　残りの日程はWEBをCheck

学校法人珪山学園　専門学校 日本聴能言語福祉学院

➡P.91／義／社

〒453-0023　愛知県名古屋市中村区若宮町2-14
【TEL】0120-112-436　【E-mail】ncg-office@kzan.jp
【交通】地下鉄桜通線「太閤通」駅①番出口より徒歩1分、「名古屋」駅より徒歩12分

区分	出願日程	試験日程	合格発表	推薦基準・試験内容	受験料
学科	義肢装具学科(3年・30名)				
公募推薦	〈1次〉23年10/1～10/5(必着)／〈2次〉23年10/16～10/30(必着)	10/8／11/4	10日以内	推薦は専願のみ、2浪まで可、3.0以上　推薦:適性試験(ペーパークラフト実技)、面接	20,000円
一般	〈1次〉23年10/16～10/30(必着)／〈2次〉23年11/20～12/4(必着)／〈3次〉24年1/4～1/15(必着)／〈4次〉24年1/22～2/5(必着)／〈5次〉24年2/19～3/4(必着)	11/4／12/9／1/20／2/10／3/9	10日以内	一般:国総(現代文)、適性試験(ペーパークラフト実技)、面接	20,000円

◇開校年 1985年
◇入学者 －
◇出身県 愛知県・岐阜県・三重県
◇主な実習先 (株)松本義肢製作所、東名ブレース(株)、川村義肢(株)
◇主な就職先 (株)松本義肢製作所、東名ブレース(株)、川村義肢(株)

◇初年度納入金(卒業までの納入金) 1,880,000円(5,140,000円)
◇学校独自の奨学金制度 －

◇学生寮 なし
◇特徴 充実した試験対策による高い国家試験合格率。全国にある、豊富な提携実習施設、都会の真ん中にある便利さ、通学のしやすさ。

資料請求 ●学校案内 無料 ●願書 無料　　WEB出願 不可

滋慶コミュニケーションアート　京都医健専門学校

視／社

〒604-8203　京都府京都市中京区三条通室町西入衣棚町51-2
【TEL】0120-448-808　【E-mail】info@kyoto-iken.ac.jp
【交通】京都市営地下鉄「烏丸御池」駅6番出口より徒歩3分、阪急「烏丸」駅22番出口より北へ徒歩8分

区分	出願日程	試験日程	合格発表	推薦基準・試験内容	受験料
学科	視能訓練科(3年・40名)				
公募推薦	23年10/1～10/7(17時までに必着)／23年10/1～10/14(17時までに必着)／23年10/1～10/21(17時までに必着)／23年10/1～10/28(17時までに必着)／23年10/1～11/4(17時までに必着)	10/8／10/15／10/22／10/29／11/5	10日前後	推薦:選択=現代文、生より1科目、面接、書類選考	30,000円
一般	23年10/1～10/7(17時までに必着)／23年10/1～10/14(17時までに必着)／23年10/1～10/21(17時までに必着)／23年10/1～10/28(17時までに必着)／23年10/1～11/4(17時までに必着)	10/8／10/15／10/22／10/29／11/5	10日前後	一般:選択=現代文、生より1科目、面接、書類選考	30,000円

◇開校年 2005年
◇入学者 －
◇出身県 京都府・滋賀県
◇主な実習先 大学病院、総合病院、眼科クリニック
◇主な就職先 大学病院、総合病院、眼科クリニック

◇初年度納入金(卒業までの納入金) 1,610,000円(－)
◇学校独自の奨学金制度
・本人・兄弟姉妹学費免除制度:免除[募集内容]入学者の親・子・配偶者・兄弟姉妹が滋慶学園グループ校に在学または卒業済の場合、学費より100,000円を免除。入学者がグループ校に在学または卒業済の場合、初年度入学金相当額を免除

◇学生寮 なし
◇特徴 専門技能に限らず、現場を想定した臨床実習を行うなど即戦力を養います。7年連続受験者全員合格!トップレベルの国家試験合格率を実現。

資料請求 ●学校案内 無料 ●願書 無料　　WEB出願 可　　残りの日程はWEBをCheck

※受験を希望される方は、必ず各学校の募集要項をご確認ください。

専門学校・養成施設

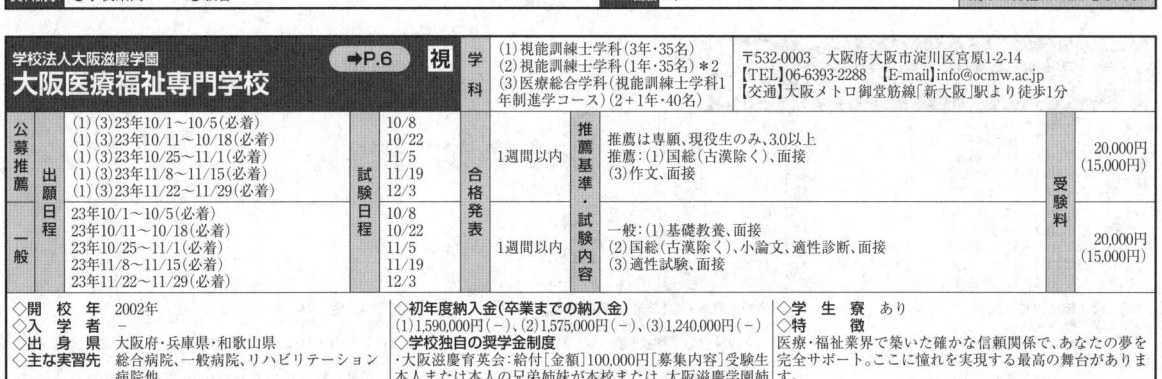

大阪医専
学校法人日本教育財団

【視】【救】【AO】【社】

学科
(1) 救急救命学科（昼3年・40名）
(2) 視能訓練学科（夜3年・40名）

〒531-0076　大阪府大阪市北区大淀中1-10-3
【TEL】06-6452-0110　【E-mail】nyugaku.osaka@iko.ac.jp
【交通】JR線「大阪」駅、各線「梅田」駅より徒歩9分

	出願日程	試験日程	合格発表	推薦基準・試験内容	受験料
公募推薦	〈第1回〉23年10/2〜10/12（必着） 〈第2回〉23年10/16〜10/25（必着） 〈第3回〉23年10/30〜11/9（必着） 〈第4回〉23年11/13〜11/22（必着） 〈第5回〉23年11/27〜12/14（必着）	10/15 10/28 11/12 11/25 12/17	1週間以内	推薦は専願のみ 推薦：適性診断、面接、作文	30,000円
一般	〈第1回〉23年10/2〜10/12（必着） 〈第2回〉23年10/16〜10/25（必着） 〈第3回〉23年10/30〜11/9（必着） 〈第4回〉23年11/13〜11/22（必着） 〈第5回〉23年11/27〜12/14（必着）	10/15 10/28 11/12 11/25 12/17	1週間以内	一般：適性診断Ⅰ、適性診断Ⅱ（専願は免除）、面接、作文	30,000円

◇開校年　2000年
◇入学者　－
◇出身県　－
◇主な実習先　－

◇主な就職先　－

◇初年度納入金（卒業までの納入金）　－
◇学校独自の奨学金制度　－

◇学生寮　－
◇特徴　－

資料請求　●学校案内　－　●願書　－　　WEB出願　可　　残りの日程はWEBをCheck

看護師

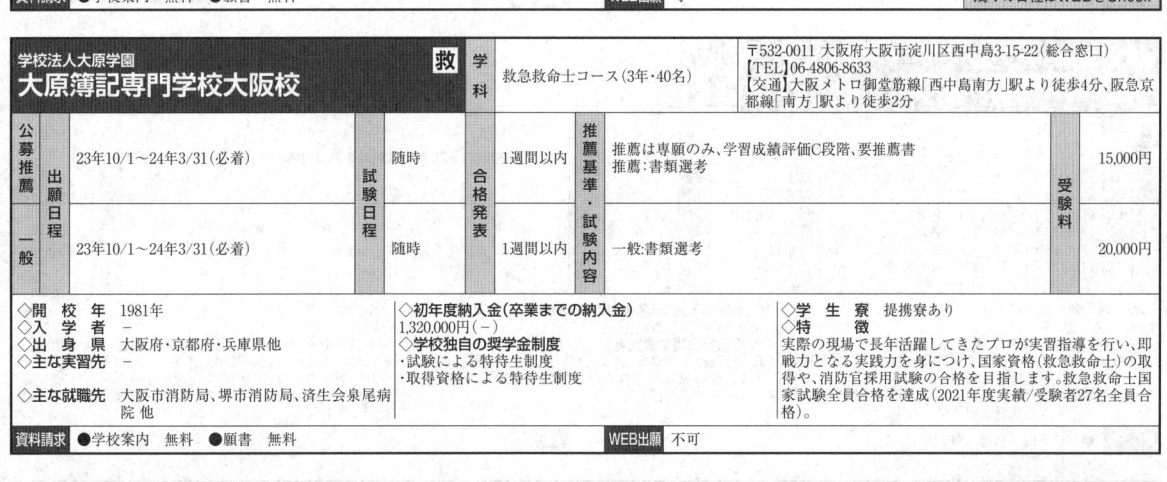

大阪医療福祉専門学校
学校法人大阪滋慶学園　→P.6

【視】

学科
(1) 視能訓練士学科（3年・35名）
(2) 視能訓練士学科（1年・35名）＊2
(3) 医療総合学科（視能訓練士学科1年制進学コース）（2＋1年・40名）

〒532-0003　大阪府大阪市淀川区宮原1-2-14
【TEL】06-6393-2288　【E-mail】info@ocmw.ac.jp
【交通】大阪メトロ御堂筋線「新大阪」駅より徒歩1分

	出願日程	試験日程	合格発表	推薦基準・試験内容	受験料
公募推薦	(1)(3)23年10/1〜10/5（必着） (1)(3)23年10/11〜10/18（必着） (1)(3)23年10/25〜11/1（必着） (1)(3)23年11/8〜11/15（必着） (1)(3)23年11/22〜11/29（必着）	10/8 10/22 11/5 11/19 12/3	1週間以内	推薦は専願、現役生のみ、3.0以上 推薦：(1)国総（古漢除く）、面接 (3)作文、面接	20,000円 (15,000円)
一般	23年10/1〜10/5（必着） 23年10/11〜10/18（必着） 23年10/25〜11/1（必着） 23年11/8〜11/15（必着） 23年11/22〜11/29（必着）	10/8 10/22 11/5 11/19 12/3	1週間以内	一般：(1)基礎教養、面接 (2)国総（古漢除く）、小論文、適性診断、面接 (3)適性試験、面接	20,000円 (15,000円)

◇開校年　2002年
◇入学者　－
◇出身県　大阪府・兵庫県・和歌山県
◇主な実習先　総合病院、一般病院、リハビリテーション病院他
◇主な就職先　滋賀医科大学医学部附属病院、京都府立医科大学　附属病院附属北部医療センター、和歌山県立医科大学付属病院　紀北分院　他

◇初年度納入金（卒業までの納入金）
(1)1,590,000円（－）、(2)1,575,000円（－）、(3)1,240,000円（－）
◇学校独自の奨学金制度
・大阪滋慶育英会：給付[金額]100,000円[募集内容]受験生本人または本人の兄弟姉妹が本校または、大阪滋慶学園姉妹校に在籍または卒業している場合に支給される

◇学生寮　あり
◇特徴
医療・福祉業界で築いた確かな信頼関係で、あなたの夢を完全サポート。ここに憧れを実現する最高の舞台があります。

資料請求　●学校案内　無料　●願書　無料　　WEB出願　可　　残りの日程はWEBをCheck

大原簿記専門学校大阪校
学校法人大原学園

【救】

学科
救急救命士コース（3年・40名）

〒532-0011　大阪府大阪市淀川区西中島3-15-22（総合窓口）
【TEL】06-4806-8633
【交通】大阪メトロ御堂筋線「西中島南方」駅より徒歩4分、阪急京都線「南方」駅より徒歩2分

	出願日程	試験日程	合格発表	推薦基準・試験内容	受験料
公募推薦	23年10/1〜24年3/31（必着）	随時	1週間以内	推薦は専願のみ、学習成績評価C段階、要推薦書 推薦：書類選考	15,000円
一般	23年10/1〜24年3/31（必着）	随時	1週間以内	一般：書類選考	20,000円

◇開校年　1981年
◇入学者　－
◇出身県　大阪府・京都府・兵庫県他
◇主な実習先　－

◇主な就職先　大阪市消防局、堺市消防局、済生会泉尾病院　他

◇初年度納入金（卒業までの納入金）
1,320,000円（－）
◇学校独自の奨学金制度
・試験による特待生制度
・取得資格による特待生制度

◇学生寮　提携寮あり
◇特徴
実際の現場で長年活躍してきたプロが実習指導を行い、即戦力となる実践力を身につけ、国家資格（救急救命士）の取得や、消防官採用試験の合格を目指します。救急救命士国家試験全員合格を達成（2021年度実績/受験者27名全員合格）。

資料請求　●学校案内　無料　●願書　無料　　WEB出願　不可

掲載分以降の出願日程は

看護医療進学ネットをご覧ください。

残りの日程はWEBをCheck とある学校は

看護医療進学ネットに掲載分以降の日程を掲載しています！ 確認してみましょう！

➡ **PC** https://www.ishin.jp/
スマートフォン https://smt.ishin.jp/

このQRコードから直接アクセスできるよ！▼

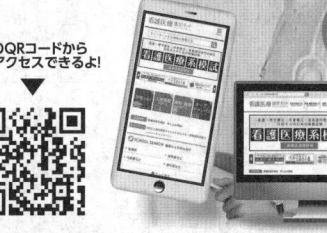

（右側縦タブ）
臨床検査技師　臨床工学技士　診療放射線技師
理学療法士　作業療法士　言語聴覚士
歯科衛生士　歯科技工士
柔道整復師　あん摩マッサージ指圧師　はり師・きゅう師
視能訓練士　義肢装具士　救急救命士

左欄（縦書き分類）：看護師／臨床検査技師・臨床放射線技師・診療工学技士／理学療法士・作業療法士・言語聴覚士／歯科衛生士・歯科技工士／柔道整復師・はり師・きゅう師・あん摩マッサージ指圧師／視能訓練士・義肢装具士・救急救命士

東洋医療専門学校
学校法人大阪滋慶学園　→P.6　[救][社]

学科	連絡先
(1)救急救命士学科(昼3年・80名) (2)救急救命士学科(夜3年・40名)	〒532-0004　大阪府大阪市淀川区西宮原1-5-35 【TEL】06-6398-2255　【E-mail】info@toyoiryo.ac.jp 【交通】JR・大阪メトロ御堂筋線「新大阪」駅より徒歩5分

	出願日程	試験日程	合格発表	推薦基準・試験内容	受験料
公募推薦	23年9/1~10/14(必着) 23年9/1~10/21(必着) 23年9/1~10/27(必着) 23年9/1~11/4(必着) 23年9/1~11/10(必着)	10/15 10/22 10/28 11/5 11/11	10日以内	推薦は現役生のみ 推薦:国、面接	20,000円
一般	23年9/1~10/14(必着) 23年9/1~10/21(必着) 23年9/1~10/27(必着) 23年9/1~11/4(必着) 23年9/1~11/10(必着)	10/15 10/22 10/28 11/5 11/11	10日以内	一般:国、作文、面接	20,000円

◇開校年　1979年
◇入学者　302名(男子199名/女子103名)
◇出身県　大阪府・兵庫県・京都府
◇主な実習先　大阪市消防局、神戸市消防局、京都市消防局他
◇主な就職先　東京消防庁、大阪市消防局、神戸市消防局他
◇初年度納入金(卒業までの納入金)　1,170,000円~1,670,000円(－)
◇学校独自の奨学金制度　－
◇学生寮　あり
◇特徴　救急医療現場の第一線で活躍中の経験豊富な講師陣や元消防職員の専任教員が指導!最先端の実習設備で現場さながらの実習を行い、卒業後は現場で即戦力として活躍できる救急救命士に!

資料請求　●学校案内　無料　●願書　無料　　WEB出願　不可　　残りの日程はWEBをCheck

神戸医療福祉専門学校三田校
学校法人神戸滋慶学園　[義][救][社]

学科	連絡先
(1)救急救命士科(2年・50名) (2)義肢装具士科4年制(4年・30名)	〒669-1313　兵庫県三田市福島501-85 【TEL】0120-511-294　【E-mail】info@kmw.ac.jp 【交通】JR福知山線「新三田」駅下車徒歩5分、中国自動車道・六甲有料道路「神戸三田IC」より新三田方面直進、車で10分

	出願日程	試験日程	合格発表	推薦基準・試験内容	受験料
公募推薦	23年10/1~10/14(必着) 23年10/1~10/28(必着) 23年10/1~11/4(必着) 23年10/1~11/25(必着) 23年10/1~12/2(必着)	10/15 10/29 11/5 11/26 12/3	10/20 11/3 11/10 12/1 12/8	推薦は専願、1浪まで可、3.0以上 推薦:面接、(1)作文、(2)国(古漢除く)	20,000円
一般	23年10/1~10/14(必着) 23年10/1~10/28(必着) 23年10/1~11/5(必着) 23年10/1~11/25(必着) 23年10/1~12/2(必着)	10/15 10/29 11/5 11/26 12/3	10/20 11/3 11/10 12/1 12/8	一般:国(古漢除く)、作文、面接	20,000円

◇開校年　1997年
◇入学者　302名(男子199名/女子103名)
◇出身県　兵庫県・大阪府・京都府
◇主な実習先　(1)病院、(2)義肢装具制作会社、リハビリセンター
◇主な就職先　(1)消防、医療機関、民間救急事業、(2)義肢装具制作会社他
◇初年度納入金(卒業までの納入金)　1,100,000円~1,750,000円(2,100,000円~5,900,000円)
◇学校独自の奨学金制度　・神戸滋慶学園特別奨学金　・神戸医療福祉在校生援助奨学金
◇学生寮　あり
◇特徴　救急救命士科は、国家試験14年連続全員合格の実績。義肢装具士科では、義足や義手、義具など患者さんが必要とする道具を製作、患者さんに適合していきます。

資料請求　●学校案内　無料　●願書　無料　　WEB出願　－　　残りの日程はWEBをCheck

神戸総合医療専門学校
医療法人社団慈恵会　[視][AO][社]

学科	連絡先
視能訓練士科(3年・40名)	〒654-0142　兵庫県神戸市須磨区友が丘7-1-21 【TEL】078-795-8000 【交通】神戸市営地下鉄西神山手線「名谷」駅より徒歩15分

	出願日程	試験日程	合格発表	推薦基準・試験内容	受験料
公募推薦	－	－	－	※9月26日以降、該当する試験はありません	－
一般	〈1次〉23年10/2~10/12(必着) 〈2次〉23年10/16~11/9(必着) 〈3次〉23年11/13~12/7(必着) 〈4次〉23年12/11~24年1/18(必着) 〈5次〉24年1/22~2/21(必着)	10/14 11/11 12/9 1/20 2/23	10/19 11/16 12/14 1/25 	一般:国総(古漢除く)、面接	25,000円

◇開校年　1973年
◇入学者　－
◇出身県　兵庫県・大阪府・京都府
◇主な実習先　神戸大学医学部附属病院、三菱神戸病院、新須磨病院他
◇主な就職先　神戸大学医学部附属病院、三菱神戸病院、神戸掖済会病院他
◇初年度納入金(卒業までの納入金)　1,400,000円(3,600,000円)
◇学校独自の奨学金制度　・入学時諸経費奨学金:貸与[金額]150,000円(無利子)　・神戸総合医療専門学校奨学金:給付[金額]200,000円[募集内容]年度最大15名
◇学生寮　なし
◇特徴　50年の歴史を持つ、医療の総合教育校!本校は、新須磨病院を母体とする医療法人社団慈恵会によって1973年に設立された医療専門職者の養成学校です。「病院が母体」という理想的な教育環境にあるので、現場の生きた医療を学ぶことができます。

資料請求　●学校案内　無料　●願書　無料　　WEB出願　可

姫路医療専門学校
学校法人神戸滋慶学園　[救][AO][社]

学科	連絡先
救急救命士科(3年・40名) ※2024年4月設置認可申請中	〒670-0927　兵庫県姫路市駅前町27番2 【TEL】0120-616-187　【E-mail】info@hmc.ac.jp 【交通】JR線「姫路」駅より東口より直結の歩行者デッキで徒歩4分

	出願日程	試験日程	合格発表	推薦基準・試験内容	受験料
公募推薦	〈第1回〉23年10/1~10/6(必着) 〈第2回〉23年10/1~10/13(必着) 〈第3回〉23年10/1~10/27(必着) 〈第4回〉23年10/1~11/10(必着) 〈第5回〉23年10/1~11/24(必着)	10/8 10/15 10/29 11/12 11/26	3日以内に発送	推薦は専願のみ、3.0以上 推薦:面接、作文	20,000円
一般	〈第1回〉23年10/1~10/6(必着) 〈第2回〉23年10/1~10/13(必着) 〈第3回〉23年10/1~10/27(必着) 〈第4回〉23年10/1~11/10(必着) 〈第5回〉23年10/1~11/24(必着)	10/8 10/15 10/29 11/12 11/26	3日以内に発送	一般:面接、作文、国(古漢除く)	20,000円

◇開校年　2018年
◇入学者　－
◇出身県　－
◇主な実習先　－
◇主な就職先　－
◇初年度納入金(卒業までの納入金)　1,500,000円(4,300,000円)
◇学校独自の奨学金制度　・特待生選抜制度・免除[金額]試験の点数により授業料を免除　・神戸滋慶学園特別奨学金:給付[年額]100,000円(入学時のみ)[募集内容]受験者の兄弟姉妹が本校・姉妹校(神戸医療福祉専門学校中央校・三田校、神戸製菓専門学校)に在籍もしくは卒業している場合
◇学生寮　なし
◇特徴　－

資料請求　●学校案内　無料　●願書　無料　　WEB出願　不可　　残りの日程はWEBをCheck

福山医療専門学校

学校法人福山医療学園　→P.673　救 総 社

学科	救急救命学科(3年・30名)

〒721-0945　広島県福山市引野町南1-6-45
【TEL】0120-33-2980　【E-mail】info@fukuiryo.ac.jp
【交通】JR線「東福山」駅南口より徒歩約20分(無料スクールバス毎日運行)

出願日程		試験日程	合格発表			受験料
公募推薦	23年10/2〜10/25(必着) 23年11/1〜11/22(必着) 23年11/27〜12/13(必着)	10/29 11/26 12/17	1週間以内	推薦基準・試験内容	推薦は専願、現役生のみ、3.5以上 推薦:書類選考、作文、面接	10,000円
一般	23年10/2〜10/25(必着) 23年11/1〜11/22(必着) 23年11/27〜12/13(必着) 24年1/4〜1/24(必着) 24年2/1〜2/21(必着)	10/29 11/26 12/17 1/28 2/25	1週間以内		一般:書類選考、国(現代文)、数Ⅰ、英Ⅰ、作文、面接	30,000円

◇開校年　2014年
◇入学者　21名(男子17名/女子4名)
◇出身県　広島県・岡山県・島根県
◇主な実習先　福山地区消防組合各消防署、中国労災病院、広島赤十字・原爆病院
◇主な就職先　福山地区消防組合消防局、井原地区消防組合、笠岡地区消防組合

◇初年度納入金(卒業までの納入金)
1,580,000円(ー)
◇学校独自の奨学金制度

◇学生寮　なし
◇特徴
親身な教員たちの全力指導、理想的な学習環境、充実の設備で国家試験合格、就職に向け徹底サポート。知識・技術だけでなく医療人としての心も磨き、医療現場のスペシャリストとして活躍したいあなたを応援します。

資料請求　●学校案内　無料　●願書　無料　　WEB出願　不可　　残りの日程はWEBをCheck

公務員ビジネス専門学校

学校法人藤川学園　救

学科	救急救命士学科(3年・150名)

〒812-0011　福岡県福岡市博多区博多駅前3-29-5
【TEL】092-433-8000
【交通】JR線「博多」駅より徒歩5分

出願日程	試験日程	合格発表			受験料
公募推薦	ー	ー	ー	推薦基準・試験内容	※詳細は学校にお問い合わせください	ー
一般	ー	ー	ー		※詳細は学校にお問い合わせください	ー

◇開校年　1986年
◇入学者　ー
◇出身県　ー
◇主な実習先　ー
◇主な就職先　ー

◇初年度納入金(卒業までの納入金)　ー
◇学校独自の奨学金制度　ー

◇学生寮　ー
◇特徴　ー

資料請求　●学校案内　ー　●願書　ー　　WEB出願　ー

福岡医健・スポーツ専門学校

学校法人滋慶学園　救 AO 社

学科	救急救命公務員科(3年・35名)

〒812-0032　福岡県福岡市博多区石城町7-30
【TEL】0120-717-261　【E-mail】info@iken.ac.jp
【交通】地下鉄線「千代県庁口」(3番出口)より徒歩10分、西鉄バス「築港口」バス停前

出願日程		試験日程	合格発表			受験料
公募推薦	〈第1回〉23年10/1〜10/5(必着) 〈第2回〉23年10/6〜10/13(必着) 〈第3回〉23年10/14〜10/20(必着) 〈第4回〉23年10/21〜10/27(必着)	10/8 10/15 10/22 10/29	後日	推薦基準・試験内容	推薦は専願のみ 推薦:書類選考、作文、面接	30,000円
一般	〈第1回〉23年10/1〜10/5(必着) 〈第2回〉23年10/6〜10/13(必着) 〈第3回〉23年10/14〜10/20(必着) 〈第4回〉23年10/21〜10/27(必着) 〈第5回〉23年10/28〜11/3(必着)	10/9 10/15 10/22 10/29 11/5	後日		一般:書類選考、作文、面接	30,000円

◇開校年　2002年
◇入学者　ー
◇出身県　ー
◇主な実習先　ー
◇主な就職先　ー

◇初年度納入金(卒業までの納入金)　ー
◇学校独自の奨学金制度
・保護者・兄弟姉妹学費免除制度:減免[金額]初年度学費の一部(100,000円)[募集内容]保護者・兄弟姉妹が滋慶学園グループに在籍もしくは卒業している入学者

◇学生寮　あり
◇特徴

資料請求　●学校案内　無料　●願書　無料　　WEB出願　可　　残りの日程はWEBをCheck

熊本総合医療リハビリテーション学院

医療法人弘仁会　義 救 総 社

学科	(1)救急救命学科(2年・40名) (2)義肢装具学科(3年・25名)

〒861-8045　熊本県熊本市東区小山2丁目25-35
【TEL】096-389-1133　【E-mail】kcmr@kumareha.ac.jp
【交通】九州産交バス「今村入口」バス停下車徒歩すぐ

出願日程		試験日程	合格発表			受験料
公募推薦	23年10/2〜10/4(必着)	10/7・8	10/11	推薦基準・試験内容	推薦は専願のみ、1浪まで可、3.0以上 推薦:面接 ※10/7は宮崎・鹿児島の2会場、10/8は本学院	20,000円
一般	〈前期〉23年10/12〜10/18(必着) 〈後期〉23年11/21〜11/29(必着)	10/22 12/3	10/24 12/5		一般:選択=国総(古漢除く)、数ⅠA(「場合の数と確率」、「整数の性質」、「図形の性質」のうち2項目選択)より1科目、面接	20,000円

◇開校年　1981年
◇入学者　ー
◇出身県　ー
◇主な実習先　義肢装具製作所、消防機関、病院などの医療機関他
◇主な就職先　義肢装具製作所、義肢装具関連会社、消防機関、病院などの医療機関

◇初年度納入金(卒業までの納入金)
(1)1,350,000円(ー)、(2)1,700,000円(ー)
◇学校独自の奨学金制度
・特待生制度:免除[金額]150,000円[募集内容]学業成績が優秀な学生を支援し、授業料より免除する
・授業料減免制度:減免[金額]200,000円[募集内容]経済的に就学が困難な学生を支援し、授業料より免除する

◇学生寮　なし
◇特徴
①学習や学生生活全般のサポート体制を整えています。
②関連する医療業界と連携して実践的な職業教育を実施しています。
③万全な国家試験対策を徹底した個別支援プログラムがあります。

資料請求　●学校案内　無料　●願書　無料　　WEB出願　不可

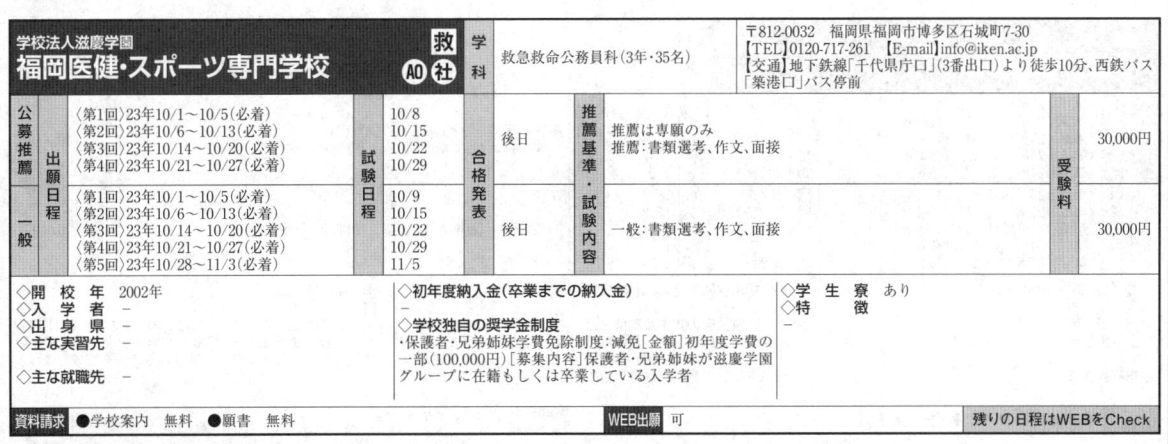

専門学校・養成施設

看護師

診療放射線技師

臨床検査技師

臨床工学技士

言語聴覚士

作業療法士

理学療法士

歯科衛生士

歯科技工士

あん摩マッサージ指圧師

はり師・きゅう師

柔道整復師

視能訓練士

義肢装具士

救急救命士

専門学校・養成施設

看護師／臨床検査技師・臨床工学技士・診療放射線技師／理学療法士・作業療法士・言語聴覚士／歯科技工士・歯科衛生士／柔道整復師・あん摩マッサージ指圧師・はり師・きゅう師／視能訓練士・義肢装具士・救急救命士

熊本県・大分県・沖縄県

学校法人清水学園　西日本教育医療専門学校

視社 / 学科　視能訓練士学科(3年・30名)

〒862-0911　熊本県熊本市東区健軍3丁目50番21号
【TEL】096-331-3301　【E-mail】info@nki-school.ac.jp
【交通】熊本市電「健軍町」電停下車、徒歩すぐ

	出願日程	試験日程	合格発表	推薦基準・試験内容	受験料
公募推薦	(第1回)23年10/2～10/6(必着) (第2回)23年10/30～11/2(必着) (第3回)23年11/27～12/1(必着) (第4回)24年1/22～1/26(必着) (第5回)24年2/19～2/22(必着)	10/12・13・14 11/11 12/9 2/3 3/2	10/20 11/17 12/15 2/9 3/7	推薦は専願、現役生のみ、3.5以上 推薦:面接 ※第1回の10/12は宮崎市会場、10/13は鹿児島市会場 ※募集定員に達した場合、募集停止する可能性があります	15,000円
一般	(第1回)23年10/2～10/6(必着) (第2回)23年10/30～11/2(必着) (第3回)23年11/27～12/1(必着) (第4回)24年1/22～1/26(必着) (第5回)24年2/19～2/22(必着)	10/12・13・14 11/11 12/9 2/3 3/2	10/20 11/17 12/15 2/9 3/7	一般:面接 ※第1回の10/12は宮崎市会場、10/13は鹿児島市会場 ※募集定員に達した場合、募集停止する可能性があります	15,000円

◇開校年 2010年
◇入学者 ―
◇出身県 熊本県・鹿児島県・宮崎県
◇主な実習先 総合病院(眼科)、眼科病院、眼科医院
◇主な就職先 総合病院(眼科)、眼科病院、眼科医院

◇初年度納入金(卒業までの納入金) 1,290,000円(3,470,000円)
◇学校独自の奨学金制度

◇学生寮 なし
◇特徴 南九州で唯一の視能訓練士養成専門学校。

資料請求 ●学校案内 無料 ●願書 無料　WEB出願 不可

学校法人平松学園　大分平松総合医療専門学校

視社 / 学科　視能訓練学科(3年・30名)

〒870-8658　大分県大分市千代町1-11
【TEL】097-535-0201　【E-mail】ort-med@hiramatsu.ac.jp
【交通】JR日豊本線「大分」駅より徒歩15分

	出願日程	試験日程	合格発表	推薦基準・試験内容	受験料
公募推薦	23年9/1～10/4(必着)	10/11	10/19	推薦は現役生のみ、3.0以上 推薦:選択=国総(古漢除く)、数Ⅰ、生基より1科目、小論文、面接	20,000円
一般	(1期)23年11/6～12/4(必着) (2期)24年1/4～1/29(必着) (3期)24年2/13～3/4(必着)	12/7 2/1 3/7	12/14 2/8 3/14	一般:選択=国総(古漢除く)、数Ⅰ、生基より1科目、小論文、面接	20,000円

◇開校年 2023年
◇入学者 28名
◇出身県 大分県・佐賀県・長崎県
◇主な実習先 大分大学医学部附属病院、九州大学病院、熊本大学病院
◇主な就職先 ―

◇初年度納入金(卒業までの納入金) 1,410,000円(―)
◇学校独自の奨学金制度
・平松特待生制度:減免[年額]スカラシップ30:300,000円、スカラシップ15:150,000円[募集内容]他学生の模範となる入学生に対して評価する
・部活生等減免制度:減免[年額]100,000円[募集内容]文化スポーツ活動や資格検定取得の実績を評価する

◇学生寮 ―
◇特徴 全国に先駆けた専門学校グループとして、4つの専門学校が、医療・福祉の国家資格9職種の養成を行っています。

資料請求 ●学校案内 無料 ●願書 無料　WEB出願 ―

学校法人SOLA学園　沖縄医療工学院

救AO / 学科　救急救命学科(3年・40名)

〒901-2223　沖縄県宜野湾市大山7-9-8
【TEL】098-898-0701　【E-mail】sola_kouhou@sola.ac.jp
【交通】沖縄バス「大山」停より徒歩15分

	出願日程	試験日程	合格発表	推薦基準・試験内容	受験料
公募推薦	(第1期)23年10/1～10/24(必着) (第2期)23年11/1～11/21(必着) (第3期)23年12/1～12/14(必着) (第4期)24年1/4～1/22(必着) (第5期)24年2/1～2/19(必着)	10/28 11/25 12/16 1/27 2/24	11/2 11/30 12/21 1/31 2/29	推薦は専願、現役生のみ、3.0以上 推薦:選択=現国、数Ⅰ、化基より1科目、面接	20,000円
一般	(第1期)23年10/1～10/24(必着) (第2期)23年11/1～11/21(必着) (第3期)23年12/1～12/14(必着) (第4期)24年1/4～1/22(必着) (第5期)24年2/1～2/19(必着)	10/28 11/25 12/16 1/27 2/24	11/2 11/30 12/21 1/31 2/29	一般:選択=現国、数Ⅰ、化基より1科目、面接	20,000円

◇開校年 1990年
◇入学者 ―
◇出身県 ―
◇主な実習先 ―
◇主な就職先 ―

◇初年度納入金(卒業までの納入金) 1,460,000円(3,980,000円)
◇学校独自の奨学金制度
親子兄弟姉妹学納金免除制度:免除[金額]初年度学納金の一部(100,000円)[募集内容]入学者の親もしくは兄弟姉妹が本校に在籍または卒業している方

◇学生寮 なし
◇特徴 就職という夢のスタートラインに向かってプロの講師陣がプロの技術を熱血指導。医療やスポーツだけでなく、大学進学への応用力まで育む個性溢れる人材を育成します。

資料請求 ●学校案内 無料 ●願書 無料　WEB出願 可　残りの日程はWEBをCheck

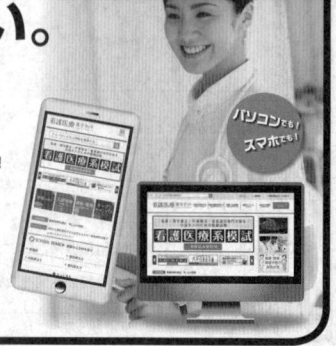

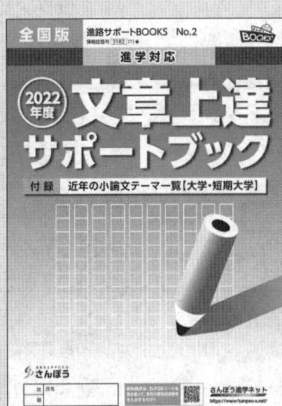

進路・学校情報をらくらくゲット!
パンフをお取り寄せ、プレゼントももらえる!

登録・利用すべて無料

さんぽう進学ネット 会員募集中

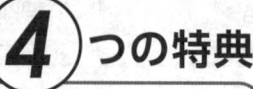
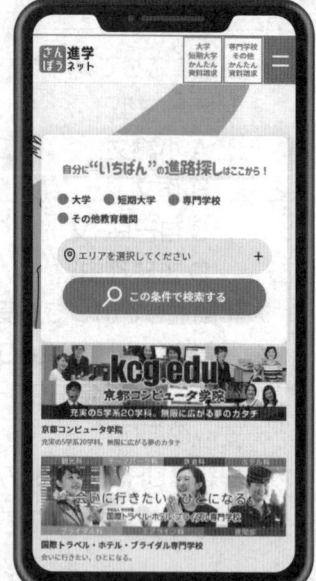

さんぽう進学ネット会員の **4** つの特典!

❶ ID・パスワードだけのカンタン操作!
「さんぽう進学ネット」から学校パンフ、情報誌をさくさくお取り寄せ

❷ オトクなポイント制
ポイントを集めてプレゼントをゲット!

❸ 有料情報誌申し込み(無料)
さんぽうの有料情報誌を無料でお届け!(一部除く)

❹ 模試も特別割引で!
看護・医療系模擬試験(年間2回実施)を特別割引金額で受験できる

会員登録の方法

	スマートフォンから	パソコンから
STEP 1	 このQRコードからアクセスしてね	「さんぽう進学ネット」で検索! さんぽう進学ネット 　検索
STEP 2	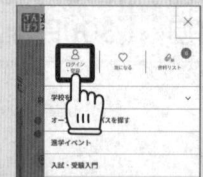 ログイン・登録ボタンをクリックしてみよう!	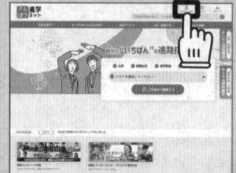 ログイン・登録ボタンをクリックしてみよう!
STEP 3	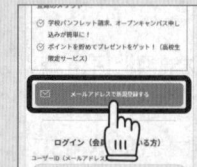 ページの中段にある「メールアドレスで新規登録する」ボタンをクリック!	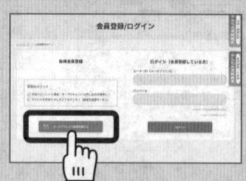 ページのトップにある「メールアドレスで新規登録する」ボタンをクリック!
STEP 4	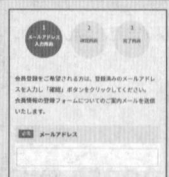 フォームの項目にキミの情報を登録してね!	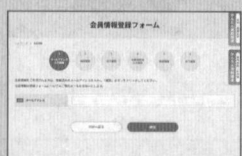 フォームの項目にキミの情報を登録してね!

登録情報の確認をして、送信ボタンを押すと、仮登録完了のメールが届くよ。そこに書いてあるURLをクリックすると **登録完了!**

キミの夢をかなえる学校探しを始めよう!

DT-014050

2024年度入試速報

大学入学共通テストを利用する入試〈大学・短大（私立）〉、総合型選抜・AO入試、社会人入試日程一覧

〈データの見方〉

- ●このデータは、各校よりご回答いただきましたアンケート等をもとに、編集部で再編集し、9月26日以降に出願可能な日程を掲載しています。
- ●データは『看護師』『臨床検査技師・臨床工学技士・診療放射線技師』『理学療法士・作業療法士・言語聴覚士』『歯科衛生士・歯科技工士』『柔道整復師・はり師・きゅう師・あん摩マッサージ指圧師』『視能訓練士・義肢装具士・救急救命士』の6つの分野に分けて掲載しています。
- ●各項目の内容は、各校からの回答によるため、表示の統一に欠ける部分があります。

<大学入学共通テストを利用する入試（大学・短大（私立））>
- ●受験日は大学入学共通テスト以外に学校で独自試験を設けている場合の日程です。

<総合型選抜・AO入試>
- ●掲載日程以外に面談等を設けている場合もありますので、詳細は各学校へご確認ください。

<社会人入試>
- ●こちらに掲載しているのは、社会人を対象とした入試区分を設けている学校です。掲載のない入試でも社会人の方が受験可能な場合もありますので、必ず各学校へご確認ください。

*このデータは、2023年9月の調査に基づいた2024年4月入学者用のデータです。**調査後に日程の変更・追加等が生じる場合もありますので、受験を希望される方は、必ず各学校へ直接ご確認ください。**

学科名末尾の記号は下記を表しています。
*1…大学、指定養成施設卒業者対象
*2…大学、短大、文部科学大臣または厚生労働大臣指定の保育士または看護師養成施設で2年以上修業かつ指定の科目を修めた者が対象
*3…特定の養成施設の卒業または修業期間を必要とする（詳細は学校にお問い合わせください）

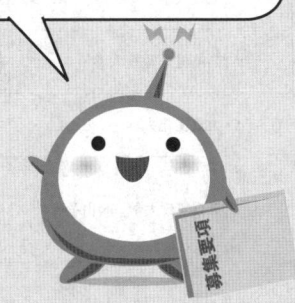

大学入学共通テストを利用する入試日程一覧〈大学・短大（私立）〉

この一覧は、各校よりご回答いただいたアンケートをもとに、編集部で再編集したものです（したがって全部の学校について掲載されているわけではありません。日程は調査時点のもののため、変更が生じる場合があります）。掲載されていなくても試験の実施を予定している場合もありますので、詳細は各学校にお問い合わせください。

※2023年9月現在

看護師

地域	学校名	学部・学科・コース	区分	出願期間	受験日	合格発表
大学						
北海道	札幌保健医療大学	保健医療学部看護学科	前期	1/9～1/19	-	2/14
			中期	2/14～2/22	-	3/1
			後期	3/1～3/7	-	3/18
	天使大学	看護栄養学部看護学科	-	1/9～1/23	2/15	2/26
	日本赤十字北海道看護大学	看護学部看護学科	前期	1/5～1/24	-	2/14
			後期	2/22～3/12	-	3/22
	北海道医療大学	看護福祉学部看護学科	前期A	12/22～1/12	-	2/15
			前期B	1/15～1/31	-	2/15
			後期	2/9～3/6	-	3/13
	北海道科学大学	保健医療学部看護学科	前期	1/5～1/25	-	2/14
			後期	2/15～3/8	-	3/15
	北海道文教大学	医療保健科学部看護学科	前期	1/6～1/25	-	2/15
			後期	2/15～3/8	-	3/18
青森県	青森中央学院大学	看護学部看護学科	第1期	1/9～1/31	-	2/14
			第2期	2/6～3/5	-	3/16
			第3期	3/11～3/23	-	3/28
	八戸学院大学	健康医療学部看護学科	A日程	1/9～1/29	-	2/16
			B日程	1/26～2/7	-	3/1
			C日程	2/14～2/26	-	3/15
	弘前医療福祉大学	保健学部看護学科	A日程	1/10～1/26	-	2/15
			B日程	2/13～2/22	-	3/8
			C日程	3/4～3/18	-	3/22
	弘前学院大学	看護学部看護学科	A日程	1/9～2/1	-	2/14
			B日程	2/8～2/28	-	3/9
			C日程	2/29～3/17	-	3/23
宮城県	東北福祉大学	健康科学部保健看護学科	前期	1/10～1/22	-	2/16
			後期	2/16～2/21	-	3/13
	東北文化学園大学	医療福祉学部看護学科	前期	1/9～1/23	-	2/16
			後期	2/19～2/28	-	3/13
秋田県	秋田看護福祉大学	看護福祉学部看護学科	前期	1/15～2/2	-	2/16
			後期	2/19～3/11	-	3/13
	日本赤十字秋田看護大学	看護学部看護学科	前期	1/10～2/1	-	2/16
			後期	2/13～3/1	-	3/11
福島県	医療創生大学　いわきキャンパス	看護学部看護学科	1期	1/5～1/29	-	2/14
			2期	2/22～3/11	-	3/25
茨城県	茨城キリスト教大学	看護学部看護学科	1期	1/9～1/23	-	2/14
			2期	2/20～3/6	-	3/15
	つくば国際大学	医療保健学部看護学科	1期	1/5～2/5	-	2/15
			2期	2/6～2/27	-	3/7
			3期	2/28～3/6	-	3/15
	常磐大学	看護学部看護学科	Ⅰ期	1/5～1/29	-	2/14
			Ⅱ期	2/14～3/7	-	3/14
栃木県	足利大学	看護学部看護学科	A	1/4～1/31	-	2/13
			B	2/1～2/21	-	2/29
	国際医療福祉大学　大田原キャンパス	保健医療学部看護学科	-	12/19～1/16	-	2/12
	獨協医科大学	看護学部看護学科	-	12/4～1/12	3/5	3/8
群馬県	桐生大学	医療保健学部看護学科	前期	12/21～1/26	-	2/9
			中期	2/5～2/19	-	3/1
			後期	2/23～3/6	-	3/14
	群馬医療福祉大学	看護学部看護学科	前期	1/5～1/23	-	2/9
			後期	2/5～2/26	-	3/13
	群馬パース大学	看護学部看護学科	前期	1/4～2/6	-	2/16
			後期	2/9～2/29	-	3/8
	上武大学	看護学部看護学科	前期	12/25～1/31	-	2/16
			中期	2/1～2/22	-	3/7
			後期	2/26～3/4	-	3/13
	高崎健康福祉大学	保健医療学部看護学科	前期	12/22～1/21	-	2/15
			中期	1/29～2/12	-	2/22
			後期	2/28～3/9	-	3/18
埼玉県	大東文化大学	スポーツ・健康科学部看護学科	前期	12/18～1/12	-	2/15
			中期	1/14～1/25	-	2/15
			後期	2/13～3/7	-	3/16
	東京家政大学　狭山キャンパス	健康科学部看護学科	1期	1/9～2/3	2/6	2/13
			A日程	1/9～2/2	-	2/13
			共通テスト利用	1/9～2/5	-	2/20
			2期	1/9～2/24	2/28	3/5
			B日程	1/9～3/2	-	3/8

※受験を希望される方は、必ず各学校の募集要項をご確認ください。

看護師

地域	学校名	学部・学科・コース	区分	出願期間	受験日	合格発表
埼玉県	東都大学 深谷キャンパス	ヒューマンケア学部看護学科	Ⅰ期	1/4～1/31	-	2/9
			Ⅱ期	2/22～3/12	-	3/19
	日本医療科学大学	保健医療学部看護学科	前期	12/25～2/1	-	2/14
			後期	2/19～3/5	-	3/11
	日本赤十字看護大学 大宮キャンパス	さいたま看護学部看護学科	Ⅰ	12/19～1/12	-	2/16
			Ⅱ	2/13～2/20	-	3/7
	日本保健医療大学	保健医療学部看護学科	第1回	1/18～1/31	-	2/8
			第2回	2/1～2/21	-	2/29
			第3回	2/22～3/13	-	3/21
	人間総合科学大学	保健医療学部看護学科	A日程	1/5～1/24	-	2/13
			B日程	1/30～2/19	-	2/27
			C日程	3/1～3/15	-	3/22
	文京学院大学	保健医療技術学部看護学科	Ⅰ期	12/14～1/12	-	2/15
			Ⅱ期	12/14～2/7	-	2/22
			Ⅲ期	12/14～2/26	-	3/8
	目白大学	看護学部看護学科	A日程	1/4～1/23	-	2/9
			B日程	2/8～2/22	-	2/29
			C日程	2/28～3/9	-	3/15
千葉県	医療創生大学 柏キャンパス	国際看護学部看護学科	前期	1/5～1/29	-	2/14
			後期	2/22～3/11	-	3/25
	国際医療福祉大学 成田キャンパス	成田看護学部看護学科	-	12/19～1/16	-	2/12
	秀明大学	看護学部看護学科	A日程	1/15～1/24	2/4	2/8
			B日程	1/18～2/1	2/11	2/16
			C日程	2/19～3/11	3/18	3/19
	淑徳大学	看護栄養学部看護学科	1期	1/6～1/23	-	2/14
			2期	1/24～2/13	-	2/29
			3期	2/16～3/5	-	3/18
	順天堂大学 浦安キャンパス	医療看護学部看護学科	-	12/20～1/12	2/20・21	2/28
	城西国際大学 千葉東金キャンパス	看護学部看護学科	第1期	1/10～1/19	-	2/14
			第2期	2/5～2/14	-	3/1
	聖徳大学	看護学部看護学科	A日程	12/18～1/31	-	2/13
			B日程	2/1～2/14	-	2/23
			C日程	2/20～3/5	-	3/15
	千葉科学大学	看護学部看護学科	前期	1/9～1/22	-	2/16
			中期	2/6～2/21	-	3/15
			後期	2/26～3/11	-	3/25
	帝京平成大学 千葉キャンパス	健康医療スポーツ学部看護学科	Ⅰ期	1/4～1/31	-	2/9
			Ⅱ期	2/5～2/26	-	3/2
	東京医療保健大学 船橋キャンパス	千葉看護学部看護学科	前期	12/14～1/11	-	2/15
			後期	2/22～3/6	-	3/16
	東京情報大学	看護学部看護学科	Ⅰ期	12/15～1/31	-	2/8
			Ⅱ期	2/5～2/20	-	3/4
			Ⅲ期	2/20～3/7	-	3/12
	東都大学 幕張キャンパス	幕張ヒューマンケア学部看護学科	Ⅰ期	1/4～1/31	-	2/9
			Ⅱ期	2/22～3/12	-	3/19
	東邦大学 習志野キャンパス	健康科学部看護学科	-	12/11～1/12	1/24・25	2/15
	和洋女子大学	看護学部看護学科	Ⅰ期	1/9～1/29	-	2/14
			Ⅱ期	2/8～2/21	-	3/4
東京都	共立女子大学	看護学部看護学科	-	12/18～1/26	-	3/4
	杏林大学	保健学部看護学科看護学専攻、看護養護教育学専攻	-	12/20～1/26	-	2/14
	駒沢女子大学	看護学部看護学科	Ⅰ期	1/5～1/29	-	2/15
			Ⅱ期	2/2～2/13	-	2/29
			Ⅲ期	3/1～3/9	-	3/19
	上智大学	総合人間科学部看護学科	共通テスト利用方式	1/4～1/12	(2次)2/19	2/15(2次)2/22
			学部学科試験・共通テスト併用方式	1/4～1/23	2/7(2次)2/19	2/15(2次)2/22
	聖路加国際大学	看護学部看護学科	C	12/18～1/17	-	2/13
	創価大学	看護学部看護学科	前期	12/15～1/12	-	2/15
	帝京大学 板橋キャンパス	医療技術学部看護学科	前期	12/19～1/12	(2次)2/16	2/10(2次)2/20
	帝京科学大学 千住キャンパス	医療科学部看護学科	-	1/9～2/8	-	2/22
	帝京平成大学 中野キャンパス	ヒューマンケア学部看護学科	Ⅰ期	1/4～1/31	-	2/9
			Ⅱ期	2/5～2/26	-	3/2
	東京医科大学	医学部看護学科	-	12/18～1/17	(2次)2/13	2/9(2次)2/15
	東京医療学院大学	保健医療学部看護学科	-	1/4～1/12	-	2/8
	東京医療保健大学	医療保健学部看護学科、東が丘看護学部看護学科、立川看護学部看護学科	前期	12/14～1/11	-	2/15
			後期	2/22～3/6	-	3/16
	東京工科大学	医療保健学部看護学科	前期	12/15～1/12	-	2/15
	東京純心大学	看護学部看護学科	第1回	1/24～2/14	2/18	2/22
			第2回	2/15～3/6	3/10	3/14
	日本赤十字看護大学	看護学部看護学科	Ⅰ	12/19～1/12	-	2/17
			Ⅱ	2/13～2/20	-	3/7
	武蔵野大学	看護学部看護学科	前期	12/18～1/12	-	2/17
			中期	1/15～2/9	-	2/22
神奈川県	神奈川工科大学	健康医療科学部看護学科	A日程	1/3～1/12	-	2/10
			B日程	2/3～2/23	-	3/2
			グループディスカッション	2/26～3/1	-	3/15
			C日程	2/26～3/8	-	3/15
	関東学院大学	看護学部看護学科	前期	1/5～1/25	-	2/17
			中期	2/2～2/9	-	2/26
			後期	2/13～2/21	-	3/12
			後期5科目スカラシップ型	3/7～3/14	-	3/19

看護師

地域	学校名	学部・学科・コース	区分	出願期間	受験日	合格発表
神奈川県	国際医療福祉大学　小田原キャンパス	小田原保健医療学部看護学科	-	12/19～1/16	-	2/12
	松蔭大学	看護学部看護学科	Ⅰ期	1/16～2/5	-	2/10
			Ⅱ期	2/6～2/19	-	2/23
	湘南医療大学	保健医療学部看護学科	Ⅰ期	1/4～1/19	-	2/7
			Ⅱ期	2/16～3/15	-	3/19
	昭和大学	保健医療学部看護学科	-	12/6～1/16	-	2/7
	東海大学　湘南キャンパス伊勢原校舎	医学部看護学科	前期	1/4～1/26	-	2/10
			後期	2/10～3/6	-	3/15
	横浜創英大学	看護学部看護学科	Ⅰ期	1/5～1/26	2/3	2/9
			Ⅱ期	2/9～2/20	2/27	3/4
新潟県	長岡崇徳大学	看護学部看護学科	Ⅰ期	1/15～1/24	-	2/16
			Ⅱ期	2/13～2/20	-	3/4
	新潟医療福祉大学	看護学部看護学科	前期	12/18～1/22	-	2/16
			後期	2/5～2/19	-	3/8
	新潟青陵大学	看護学部看護学科	-	1/9～1/22	-	2/16
	新潟薬科大学	看護学部看護学科	A日程	1/1～2/5	-	2/10
			B日程	2/6～2/29	-	2/29
			C日程	2/21～3/6	-	3/15
			D日程	3/7～3/21	-	3/23
石川県	金城大学	看護学部看護学科	前期	12/18～2/2	-	2/17
			後期	2/12～2/21	-	3/9
福井県	福井医療大学	保健医療学部看護学科	前期	1/22～2/7	-	2/16
			後期	3/4～3/13	-	3/18
山梨県	健康科学大学	看護学部看護学科	Ⅰ期	1/10～1/26	-	2/16
			Ⅱ期	2/12～3/8	-	3/14
長野県	佐久大学	看護学部看護学科	A日程	1/9～1/24	-	2/14
			B日程	2/15～2/28	-	3/15
			C日程	3/1～3/15	-	3/22
			D日程	3/18～3/26	-	3/28
	清泉女学院大学	看護学部看護学科	A日程	1/9～2/1	-	2/9
			B日程	2/5～2/22	-	3/4
			C日程	2/23～3/8	-	3/15
	長野保健医療大学	看護学部看護学科	Ⅰ期	1/15～2/6	-	2/16
			Ⅱ期	2/26～3/8	-	3/15
静岡県	順天堂大学　三島キャンパス	保健看護学部看護学科	共通テスト利用	1/5～1/12	2/27	3/6
			独自試験併用選抜	1/5～1/12	2/2(2次)2/27	2/22(2次)3/6
	聖隷クリストファー大学	看護学部看護学科	-	1/10～1/29	-	2/16
	東都大学　沼津キャンパス	沼津ヒューマンケア学部看護学科	Ⅰ期	1/4～1/31	-	2/9
			Ⅱ期	2/22～3/12	-	3/19
	常葉大学	健康科学部看護学科	共通テストプラス	1/5～1/17	1/30·31	2/16
			前期	1/5～1/17	-	2/16
			後期	2/5～2/21	-	3/16
愛知県	愛知医科大学	看護学部看護学科	A方式、B方式	12/18～1/19	-	2/14
	一宮研伸大学	看護学部看護学科	1期	1/9～1/26	-	2/19
			2期	2/9～2/22	-	3/7
			共通テスト選抜1期	1/9～1/26	2/3	2/19
			共通テストプラス選抜2期	2/9～2/22	3/2	3/7
	金城学院大学	看護学部看護学科	前期	1/5～1/22	-	2/16
			後期	2/19～3/7	-	3/15
	修文大学	看護学部看護学科	前期	1/9～1/26	-	2/17
			中期	2/5～2/22	-	3/2
			後期	3/4～3/18	-	3/23
	椙山女学園大学	看護学部看護学科	A	1/9～1/25	-	2/13
			B	2/13～2/27	-	3/12
	中部大学	生命健康科学部保健看護学科	前期	1/5～1/18	-	2/16
			後期	2/16～2/25	-	3/15
	豊橋創造大学	保健医療学部看護学科	1期	1/4～2/1	-	2/13
			2期	2/13～2/27	-	3/8
	名古屋学芸大学	看護学部看護学科	前期プラス共通テスト	1/5～1/19	2/6·7·8	2/20
			前期	1/5～1/19	-	2/20
			後期	2/16～3/7	-	3/15
	名古屋女子大学	健康科学部看護学科	Ⅰ期	12/25～1/18	-	2/9
			プラス	12/25～1/18	1/31·2/1·2/2	2/15
			Ⅱ期	2/14～2/21	-	3/11
	日本赤十字豊田看護大学	看護学部看護学科	1期	1/4～1/18	-	2/9
			6看護大学連携併願	2/3～2/19	-	3/4
			2期	2/13～2/22	3/5	3/8
	日本福祉大学	看護学部看護学科	前期	1/4～1/24	-	2/17
			中期	2/2～2/19	-	3/2
			後期	2/23～3/6	-	3/16
	人間環境大学　大府キャンパス	看護学部看護学科	Ⅰ期	1/4～1/26	-	2/16
			Ⅱ期	1/4～3/2	-	3/15
	藤田医科大学	保健衛生学部看護学科	前期	1/4～1/29	-	2/14
			後期	2/27～3/8	-	3/15
岐阜県	朝日大学	保健医療学部看護学科	Ⅰ期	12/15～1/16	-	2/9
			Ⅱ期	1/30～2/14	-	3/1
			Ⅲ期	2/20～3/6	-	3/19

※受験を希望される方は、必ず各学校の募集要項をご確認ください。

看護師

地域	学校名	学部・学科・コース	区分	出願期間	受験日	合格発表
岐阜県	岐阜医療科学大学	看護学部看護学科	前期	1/9〜1/23	-	2/9
			後期A日程	2/5〜2/16		3/8
			後期B日程	3/13〜3/22		3/27
	岐阜協立大学	看護学部看護学科	Ⅰ期	1/9〜1/26		2/14
			Ⅱ期	2/15〜2/22		2/28
			Ⅲ期	2/22〜2/29		3/8
			Ⅳ期	3/7〜3/15		3/22
	岐阜聖徳学園大学	看護学部看護学科	B日程共通プラス	1/5〜1/23		2/21
			前期	1/5〜1/26		2/21
			後期	3/1〜3/14		3/17
	岐阜保健大学	看護学部看護学科	Ⅰ期	1/5〜2/2		2/9
			Ⅱ期	2/13〜3/6		3/12
			Ⅲ期	3/1〜3/19		3/22
	中京学院大学	看護学部看護学科	Ⅰ	1/5〜2/2		2/15
			Ⅱ	2/5〜3/11		3/21
			共通テストプラス	1/5〜2/2	1/27・28	2/15
	中部学院大学	看護リハビリテーション学部看護学科	前期	1/5〜2/2		2/14
			後期	2/13〜3/1		3/8
三重県	鈴鹿医療科学大学	看護学部看護学科	前期	12/19〜2/1		2/9
			後期	2/13〜3/8		3/15
	四日市看護医療大学	看護医療学部看護学科	前期日程	12/25〜2/1		2/9
			後期日程	2/15〜3/4		3/15
滋賀県	聖泉大学	看護学部看護学科	前期	1/4〜1/26		2/22
			後期	2/5〜2/22		3/8
京都府	京都看護大学	看護学部看護学科	前期	12/18〜1/29		2/9
			後期	2/5〜2/26		3/7
	京都光華女子大学	看護福祉リハビリテーション学部看護学科	Ⅰ期	1/4〜1/19		2/10
			Ⅱ期	1/22〜2/13		2/28
			Ⅲ期	2/14〜3/5		3/15
	京都先端科学大学	健康医療学部看護学科	A日程	1/5〜1/11		2/15
			B日程	1/22〜2/12		3/1
			C日程	2/12〜2/28		3/15
	京都橘大学	看護学部看護学科	前期日程	12/25〜1/26		2/22
			後期日程	2/14〜2/26		3/15
	同志社女子大学	看護学部看護学科	前期	1/4〜2/2		2/14
			後期	2/14〜2/26		3/15
	佛教大学	保健医療技術学部看護学科	前期	1/9〜1/29		2/13
			後期	2/9〜2/28		3/12
	明治国際医療大学	看護学部看護学科	A日程	1/8〜1/24		2/16
			B日程	2/4〜2/16		3/1
			C日程	2/21〜3/1		3/15
大阪府	藍野大学	医療保健学部看護学科	前期	12/18〜1/17		2/9
			中期	1/23〜2/14		2/29
			後期	2/19〜3/4		3/15
	大阪医科薬科大学	看護学部看護学科	前期	12/11〜1/12	2/11	2/14
			後期	2/19〜3/4		3/14
	大阪歯科大学	看護学部看護学科	前期	12/18〜1/18		2/8
			後期	2/2〜3/13		3/18
	大阪信愛学院大学	看護学部看護学科	前期	1/5〜2/9	2/17	2/26
			後期	2/12〜2/28	3/5	3/14
	大阪成蹊大学	看護学部看護学科	A・B日程	12/17〜1/22		2/15
			D日程	1/9〜2/13		3/1
	大手前大学	国際看護学部看護学科	A日程	1/15〜1/26		2/22
			B日程	2/1〜2/19		3/6
	関西医科大学	看護学部看護学科	2教科型	12/11〜1/11		2/15
			3教科型	12/11〜1/11		2/15
			5教科型	12/11〜1/24		2/15
	関西医療大学	保健看護学部保健看護学科	前期	1/9〜1/26		2/8
			後期	2/13〜2/23		3/7
	四條畷学園大学	看護学部看護学科	A日程	1/15〜2/8		2/22
			B日程	2/8〜2/22		3/7
	四天王寺大学	看護学部看護学科	Ⅰ期	12/20〜2/12		2/26
			Ⅱ期	2/13〜3/10		3/22
	摂南大学	看護学部看護学科	前期	12/16〜1/10		2/22
			中期	12/16〜1/30		2/22
			後期	2/5〜2/26		3/14
			後期Ⅱ	2/5〜3/14		3/25
	千里金蘭大学	看護学部看護学科	Ⅰ期	12/18〜2/5		2/16
			Ⅱ期	2/13〜3/11		3/15
	太成学院大学	看護学部看護学科	A日程前期	1/3〜1/27		2/9
			A日程後期	1/15〜2/10		2/26
			B日程前期	1/29〜2/24		3/6
			B日程後期	2/12〜3/7		3/15
	宝塚大学　大阪梅田キャンパス	看護学部看護学科	一般選抜大学入学共通テスト利用	1/19〜2/1		2/16
	梅花女子大学	看護保健学部看護学科	Ⅰ期	12/28〜2/5		2/16
			Ⅱ期	2/19〜3/6		3/15
	森ノ宮医療大学	看護学部看護学科	【学力重視型】	1/9〜1/26		2/12
			【面接併用型】	2/6〜2/14	2/16	2/27

看護師

地域	学校名	学部・学科・コース	区分	出願期間	受験日	合格発表
大阪府	大和大学	保健医療学部看護学科	前期	1/4〜1/12	-	2/13
			後期	2/2〜3/11		3/18
兵庫県	関西看護医療大学	看護学部看護学科	-	1/23〜2/9		2/15
	関西国際大学	保健医療学部看護学科	前期	1/14〜1/22	-	2/13
			後期	2/20〜3/5		3/16
	関西福祉大学	看護学部看護学科	前期	12/1〜2/2	-	2/9
			後期	2/1〜2/28		3/6
	甲南女子大学	看護リハビリテーション学部看護学科	I日程	12/20〜1/24		2/11
			II日程（面接プラス）	2/26〜3/6	3/15	3/18
	神戸女子大学	看護学部看護学科	前期	12/21〜1/31	-	2/11
			後期A	12/21〜2/26		3/10
			後期B	12/21〜3/11		3/17
	神戸常盤大学	保健科学部看護学科	-	1/5〜2/9	-	2/23
			2次	2/22〜3/5		3/16
	姫路大学	看護学部看護学科	A日程	1/9〜1/31	-	2/14
			B日程	2/1〜3/5		3/14
	姫路獨協大学	看護学部看護学科	前期	1/5〜1/29	-	2/19
			後期	2/13〜2/28	-	3/14
			共通テストプラス入試	1/5〜1/29	2/9	2/19
	兵庫大学	看護学部看護学科	前期	12/25〜2/2	-	2/14
			後期	2/14〜3/15		3/22
	兵庫医科大学	看護学部看護学科	前期	1/4〜1/26	-	2/9
			後期	2/13〜2/26		3/8
	武庫川女子大学	看護学部看護学科	一般選抜D	12/22〜2/5		2/22
奈良県	畿央大学	健康科学部看護医療学科	前期	12/18〜1/22	-	2/8
			中期	1/29〜2/12		2/24
			後期	2/19〜3/4		3/14
	天理大学	医療学部看護学科	前期	1/9〜1/22	-	2/9
			中期	2/5〜2/20	-	2/28
			後期	2/22〜3/5		3/15
			併用	2/22〜3/5	3/12	3/15
	奈良学園大学	保健医療学部看護学科	前期	12/18〜1/19		2/9
			中期	1/23〜2/13		2/22
			後期	2/13〜3/4		3/14
和歌山県	宝塚医療大学 和歌山キャンパス	和歌山保健医療学部看護学科	前期	12/18〜1/15	1/27	2/9
			中期	1/5〜2/9	2/17	2/22
			後期	2/1〜3/1	3/11	3/15
	東京医療保健大学 雄湊キャンパス	和歌山看護学部看護学科	前期	12/14〜1/11	-	2/15
			後期	2/22〜3/6		3/16
鳥取県	鳥取看護大学	看護学部看護学科	I期	2/1〜2/9	-	2/25
			II期	2/26〜3/4		3/16
岡山県	吉備国際大学	看護学部看護学科	前期	1/5〜2/2	-	2/10
			中期	2/5〜2/15		2/23
			後期	2/16〜3/7		3/16
	山陽学園大学	看護学部看護学科	I期	1/19〜1/26		2/10
			II期	2/19〜2/27		3/6
			III期	3/7〜3/13		3/22
広島県	日本赤十字広島看護大学	看護学部看護学科	前期	1/4〜1/31	-	2/9
			6看護大学連携併願	2/3〜2/19		3/6
			後期	2/13〜2/22		3/8
	広島国際大学	看護学部看護学科	前期	1/9〜1/19	-	2/17
			後期	2/27〜3/7		3/18
	広島都市学園大学	健康科学部看護学科	前期	1/4〜2/4	-	2/16
			中期	2/9〜3/1		3/13
			後期	2/21〜3/12		3/18
	広島文化学園大学	看護学部看護学科	前期	1/5〜1/24		2/14
			中期	2/1〜2/13		2/23
			後期	2/26〜3/12		3/19
	福山平成大学	看護学部看護学科	前期	1/5〜1/24	-	2/9
			後期	2/22〜3/5		3/13
	安田女子大学	看護学部看護学科	前期	1/5〜1/19	-	2/10
			後期	2/16〜2/29		3/15
山口県	宇部フロンティア大学	看護学部看護学科	前期	1/4〜1/26	-	2/16
			中期	1/29〜2/15		3/1
			後期	2/20〜3/6		3/15
徳島県	四国大学	看護学部看護学科	前期	1/23〜2/13		2/27
			中期	2/13〜2/29		3/9
			後期	3/1〜3/11		3/23
	徳島文理大学	保健福祉学部看護学科	I期	12/25〜1/30		2/15
			II期	2/2〜2/15		3/1
			III期	3/1〜3/7		3/22
愛媛県	聖カタリナ大学	看護学部（2024年4月設置）看護学科	A日程	1/5〜2/1	2/17	3/1
			B日程	2/2〜3/8	3/13	3/15
	人間環境大学 松山キャンパス	松山看護学部看護学科	I期	1/4〜1/26		2/15
			II期	1/4〜3/2		3/15
福岡県	久留米大学	医学部看護学科	前期併用型	12/11〜1/11	2/5	2/21
			A日程	12/11〜1/23	-	2/21
			B日程	2/13〜2/29		3/14

※受験を希望される方は、必ず各学校の募集要項をご確認ください。

看護師

地域	学校名	学部・学科・コース	区分	出願期間	受験日	合格発表
福岡県	国際医療福祉大学 大川キャンパス	福岡保健医療学部看護学科	-	12/19～1/16	-	2/12
	純真学園大学	保健医療学部看護学科	Ⅰ期	1/5～1/24	-	2/16
			Ⅱ期	2/19～2/28	-	3/15
	西南女学院大学	保健福祉学部看護学科	A日程	1/4～1/22	-	2/15
			B日程	2/9～2/22	-	3/8
			C日程	2/28～3/13	-	3/23
	聖マリア学院大学	看護学部看護学科	前期	1/5～2/6	2/21	2/29
			後期	2/26～3/6	3/12	3/18
	第一薬科大学	看護学部看護学科	前期	12/23～2/2	-	2/10
			中期	1/20～2/14	-	2/29
			後期	2/17～3/10	-	3/23
	帝京大学 福岡キャンパス	福岡医療技術学部看護学科	前期	12/19～1/12	(2次)2/16	2/10(2次)2/20
	日本赤十字九州国際看護大学	看護学部看護学科	前期	1/4～1/19	2/3	2/15
			6看護大学連携併願	2/3～2/19(予定)	-	3/1(予定)
			後期	2/20～3/1	3/8	3/14
	福岡大学	医学部看護学科	一般・Ⅰ期	12/21～1/19	-	2/22
			一般・Ⅱ期	12/21～1/19	-	2/22
	福岡看護大学	看護学部看護学科	Ⅰ期	1/4～1/29	-	2/19
			Ⅱ期	2/8～2/22	-	3/11
	福岡国際医療福祉大学	看護学部看護学科	-	12/19～1/16	-	2/13
	福岡女学院看護大学	看護学部看護学科	前期	1/9～1/25	-	2/9
			後期A	2/13～3/6	-	3/18
			後期B	3/7～3/18	-	3/22
	令和健康科学大学	看護学部看護学科	-	12/20～1/19	-	2/14
佐賀県	西九州大学	看護学部看護学科	Ⅰ期	1/5～1/23	-	2/16
			Ⅱ期	2/19～2/26	-	3/13
			Ⅲ期	3/8～3/19	-	3/26
長崎県	活水女子大学	看護学部看護学科	A日程	1/4～2/5	2/17	2/26
			B日程	2/6～2/19	3/2	3/7
熊本県	九州看護福祉大学	看護福祉学部看護学科	前期	1/9～2/5	-	2/15
			後期	2/16～3/11	-	3/19
	熊本保健科学大学	保健科学部看護学科	前期	1/4～1/26	-	2/16
			後期	2/16～2/26	3/4	3/8
鹿児島県	鹿児島純心大学	看護栄養学部看護学科	A	1/9～1/25	2/7	2/13
			B	2/7～2/26	3/5	3/6
			C	3/6～3/13	3/19	3/21

短期大学

地域	学校名	学部・学科・コース	区分	出願期間	受験日	合格発表
北海道	帯広大谷短期大学	看護学科	Ⅰ	1/31～2/14	-	2/27
			Ⅱ	2/16～3/4	-	3/11
宮城県	仙台赤門短期大学	看護学科	Ⅰ期	1/9～1/17	1/27	2/15
			Ⅱ期	2/14～2/21	3/2	3/8
富山県	富山福祉短期大学	看護学科	Ⅰ期	1/18～1/24	2/3	2/8
			Ⅱ期	2/1～2/7	2/17	2/22

専門学校・養成施設

地域	学校名	学部・学科・コース	区分	出願期間	受験日	合格発表
鹿児島県	川内看護専門学校	看護学科	一次	2/5～2/16	2/25	3/1
			二次	2/19～3/1	3/10	3/15

臨床検査技師・臨床工学技士・診療放射線技師

大学

地域	学校名	学部・学科・コース	区分	出願期間	受験日	合格発表
北海道	北海道医療大学	医療技術学部臨床検査学科	前期A	12/22～1/12	-	2/15
			前期B	1/15～1/31	-	2/15
			後期	2/9～3/6	-	3/13
	北海道科学大学	保健医療学部臨床工学科、診療放射線学科	前期	1/5～1/25	-	2/14
			後期	2/15～3/8	-	3/15
	北海道情報大学	医療情報学部医療情報学科臨床工学専攻	前期	1/12～1/29	-	2/15
			中期	2/5～2/16	-	3/1
			後期	2/22～3/8	-	3/15
宮城県	東北文化学園大学	工学部臨床工学科	前期	1/9～1/23	-	2/16
			後期	2/19～2/28	-	3/13
茨城県	つくば国際大学	医療保健学部臨床検査学科、医療技術学科、診療放射線学科	1期	1/5～2/5	-	2/15
			2期	2/6～2/27	-	3/7
			3期	2/28～3/6	-	3/15
栃木県	国際医療福祉大学 大田原キャンパス	保健医療学部放射線・情報科学科	-	12/19～1/16	-	2/12
群馬県	群馬医療福祉大学	医療技術学部医療技術学科臨床検査学専攻、臨床工学専攻	前期	1/5～1/23	-	2/9
			後期	2/5～2/26	-	3/13
	群馬パース大学	医療技術学部検査技術学科、放射線学科、臨床工学科	前期	1/4～2/6	-	2/16
			後期	2/9～2/29	-	3/8
埼玉県	女子栄養大学	栄養学部保健栄養学科栄養科学専攻	1期	1/5～1/12	-	2/10
			2期	1/5～2/21	-	3/2
	大東文化大学	スポーツ・健康科学部健康科学科	前期	12/18～1/12	-	2/15
			中期	1/14～1/25	-	2/15
			後期	2/13～3/7	-	3/16
	日本医療科学大学	保健医療学部診療放射線学科、臨床工学科、臨床検査学科	前期	12/25～2/1	-	2/14
			後期	2/19～3/5	-	3/11
	文京学院大学	保健医療技術学部臨床検査学科	Ⅰ期	12/14～1/12	-	2/15
			Ⅱ期	12/14～2/7	-	2/22
			Ⅲ期	12/14～2/26	-	3/8

臨床検査技師・臨床工学技士・診療放射線技師

地域	学校名	学部・学科・コース	区分	出願期間	受験日	合格発表
千葉県	国際医療福祉大学　成田キャンパス	成田保健医療学部医学検査学科、放射線・情報科学科	-	12/19~1/16	-	2/12
	順天堂大学　浦安・日の出キャンパス	医療科学部臨床検査学科、臨床工学科	-	12/1~1/12	-	2/15
	千葉科学大学	危機管理学部保健医療学科臨床検査学コース、臨床工学コース	前期	1/9~1/22	-	2/16
			中期	2/6~2/21	-	3/15
			後期	2/26~3/11	-	3/25
	東都大学　幕張キャンパス	幕張ヒューマンケア学部臨床工学科	I期	1/4~1/31	-	2/9
			II期	2/22~3/12	-	3/19
	東邦大学　習志野キャンパス	理学部化学科、生物学科、生物分子科学科、生命圏環境科学科	前期	12/11~1/12	-	2/10
			後期	2/13~3/6	-	3/15
東京都	杏林大学	保健学部臨床検査技術学科、臨床工学科、診療放射線技術学科	-	12/20~1/26	-	2/14
	駒澤大学	医療健康科学部診療放射線技術科学科	前期	1/4~1/12	-	2/15
			後期	2/8~2/16	-	3/3
	帝京大学　板橋キャンパス	医療技術学部診療放射線学科、臨床検査学科	前期	12/19~1/12	(2次)2/16	2/10(2次)2/20
	帝京大学　千住キャンパス	生命環境学部生命科学科臨床工学コース	-	1/9~2/8	-	2/22
	帝京平成大学　池袋キャンパス	健康メディカル学部医療科学科臨床工学コース	I期	1/4~1/31	-	2/9
			II期	2/5~2/26	-	3/2
	東京工科大学	医療保健学部臨床検査学科、臨床工学科	前期	12/15~1/12	-	2/16
神奈川県	麻布大学	生命・環境科学部臨床検査技術学科	第I期	12/18~1/12	-	2/14
			第II期	2/6~2/19	-	3/7
	神奈川工科大学	健康医療科学部臨床工学科	A日程	1/3~1/12	-	2/10
			B日程	2/3~2/23	-	3/2
			グループディスカッション	2/26~3/1	-	3/15
			C日程	2/26~3/8	-	3/15
	桐蔭横浜大学	医用工学部生命医工学科、臨床工学科	前期	1/4~1/25	-	2/14
			後期	2/8~2/20	-	3/5
	東海大学 湘南キャンパス湘南校舎	工学部医工学科	前期	1/4~1/26	-	2/10
			後期	2/10~3/6	-	3/15
新潟県	新潟医療福祉大学	医療技術学部臨床技術学科、診療放射線学科	前期	12/18~1/22	-	2/16
			後期	2/5~2/19	-	3/8
	新潟薬科大学	医療技術学部臨床検査学科	A日程	1/1~2/5	-	2/10
			B日程	2/6~2/20	-	2/29
			C日程	2/21~3/6	-	3/15
石川県	北陸大学	医療保健学部医療技術学科	A日程	12/18~1/26	-	2/9
			B日程	2/5~2/22	-	3/2
			C日程	2/26~3/13	-	3/18
愛知県	愛知淑徳大学	健康医療科学部医療貢献学科臨床検査学専攻	前期	1/5~1/26	-	2/16
			後期	2/16~3/1	-	3/15
	修文大学	医療科学部臨床検査学科	前期	1/9~1/26	-	2/17
			中期	2/5~2/22	-	3/2
			後期	3/4~3/18	-	3/23
	中部大学	生命健康科学部生命医科学科、臨床工学科	前期	1/5~1/18	-	2/16
			後期	2/16~2/25	-	3/15
	藤田医科大学	医療科学部医療検査学科、放射線学科	前期	12/18~1/29	-	2/14
			後期	2/19~3/12	-	3/16
岐阜県	岐阜医療科学大学	保健科学部臨床検査学科、放射線技術学科	前期	1/9~1/23	-	2/9
			後期A日程	2/5~2/16	-	3/8
			後期B日程	3/13~3/22	-	3/27
	東海学院大学	健康福祉学部管理栄養学科臨床検査、総合福祉学科臨床工学	前期	1/4~1/30	-	2/14
			中期	2/5~2/19	-	3/6
			後期	2/22~3/8	-	3/19
			大学入学共通テスト利用プラス入試	1/4~1/30	2/3・2/4	2/14
三重県	鈴鹿医療科学大学	保健衛生学部臨床検査学科、放射線技術科学科、医用工学部臨床工学科	前期	12/19~2/1	-	2/9
			後期	2/13~3/8	-	3/15
	四日市看護医療大学	看護医療学部臨床検査学科	前期日程	12/25~2/1	-	2/9
			後期日程	2/15~3/4	-	3/15
滋賀県	長浜バイオ大学	バイオサイエンス学部フロンティアバイオサイエンス学科臨床検査学コース	前期A(2教科3科目型)	12/25~1/12	-	2/17
			前期A(3教科3科目型)	12/25~1/18	-	2/17
			前期B	12/25~1/31	-	2/17
			後期	2/12~3/1	-	3/17
京都府	京都橘大学	健康科学部臨床検査学科	前期日程	12/25~1/26	-	2/22
			後期日程	2/14~2/26	-	3/15
大阪府	藍野大学	医療保健学部臨床工学科	前期	12/18~1/17	-	2/9
			中期	1/23~2/14	-	2/29
			後期	2/19~3/4	-	3/15
	大阪電気通信大学	医療健康科学部医療科学科	前期	1/8~1/25	-	2/14
			後期	2/5~3/6	-	3/16
	関西医療大学	保健医療学部臨床検査学科	前期	1/9~1/26	-	2/8
			後期	2/13~2/23	-	3/7
	滋慶医療科学大学	医療科学部臨床工学科	I期	1/16~2/7	-	2/14
			II期	2/21~3/6	-	3/12
	森ノ宮医療大学	医療技術学部臨床検査学科、臨床工学科、診療放射線学科	【学力重視型】	1/9~1/26	-	2/12
			【面接併用型】	2/6~2/14	2/16	2/27
兵庫県	神戸学院大学	栄養学部栄養学科臨床検査学専攻	前期	12/18~1/18	-	2/18
			後期	2/14~2/27	-	3/15
	神戸常盤大学	保健科学部医療検査学科、診療放射線学科	-	1/5~2/9	-	2/23
			2次	2/22~3/5	-	3/16

※受験を希望される方は、必ず各学校の募集要項をご確認ください。

臨床検査技師・臨床工学技士・診療放射線技師

地域	学校名	学部・学科・コース	区分	出願期間	受験日	合格発表
兵庫県	姫路獨協大学	医療保健学部臨床工学科	前期	1/5~1/29	-	2/19
			後期	2/13~2/28	-	3/14
			共通テストプラス入試	1/5~1/29	2/9	2/19
奈良県	天理大学	医療学部臨床検査学科	前期	1/9~1/22	-	2/9
			中期	2/5~2/20	-	2/28
			後期	2/22~3/5	-	3/15
			併用	2/22~3/5	3/12	3/15
岡山県	岡山理科大学	理学部臨床生命科学科、工学部生命医療工学科	I期	1/5~1/21	-	2/13
			II期	2/14~2/28	-	3/14
			III期	3/1~3/15	-	3/26
広島県	広島工業大学	生命学部生体医工学科	A日程	1/4~1/30	-	2/14
			B日程	2/1~2/19	-	3/5
			C日程	2/20~3/9	-	
	広島国際大学	保健医療学部診療放射線学科、医療技術学科臨床工学専攻、臨床検査学専攻	前期	1/9~1/19	-	2/17
			後期	2/27~3/7	-	3/18
山口県	東亜大学	医療学部医療工学科臨床工学コース	前期	1/9~1/31	-	2/16
			後期	2/1~2/26	-	3/8
香川県	徳島文理大学　香川キャンパス	保健福祉学部臨床工学科、診療放射線学科	I期	12/25~1/30	-	2/15
			II期	2/2~2/15	-	3/1
			III期	3/1~3/7	-	3/22
高知県	高知学園大学	健康科学部臨床検査学科	A	1/15~1/26	2/4	2/7
			B	2/13~2/22	3/2	3/6
福岡県	国際医療福祉大学 大川キャンパス	福岡保健医療学部医学検査学科	-	12/19~1/16		2/12
	純真学園大学	保健医療学部放射線技術科学科、検査科学科、医療工学科	I期	1/5~1/24	-	2/16
			II期	2/19~2/28	-	3/15
	帝京大学　福岡キャンパス	福岡医療技術学部診療放射線学科、医療技術学科臨床工学コース	前期	12/19~1/12	(2次)2/16	2/10(2次)2/20
熊本県	熊本保健科学大学	保健科学部医学検査学科	前期	1/4~1/26	-	2/16
			後期	2/16~2/26	3/4	3/8
	崇城大学	生物生命学部生物生命学科	前期	1/5~1/24	-	2/23
			後期	2/21~3/7	-	3/18
	東海大学 九州キャンパス熊本校舎	文理融合学部人間情報工学科	前期	1/4~1/26	-	2/10
			後期	2/10~3/6	-	3/15
大分県	日本文理大学	保健医療学部保健医療学科診療放射線学コース、臨床検査学コース、臨床医工学コース	併用型1期	1/5~1/30	2/6	2/20
			併用型2期	2/7~3/8	3/14	3/20
			1期	1/5~2/1	-	2/20
			2期	2/7~2/16	-	2/27
			3期	2/19~3/7	-	3/14
			4期	3/11~3/18	-	3/23
宮崎県	九州医療科学大学（2024年4月九州保健福祉大学より校名変更予定）	生命医科学部生命医科学科臨床検査技師コース、臨床工学技士コース	前期	1/5~2/2	-	2/9
			中期	2/5~2/15	-	2/23
			後期	2/16~3/9	-	3/18

短期大学

地域	学校名	学部・学科・コース	区分	出願期間	受験日	合格発表
東京都	帝京短期大学	ライフケア学科臨床検査専攻	前期	12/19~1/12	-	2/10
			中期	2/1~2/14	-	2/20
			後期	2/29~3/12	-	3/19
広島県	山陽女子短期大学	臨床検査学科	III	3/11~3/15	-	3/22

理学療法士・作業療法士・言語聴覚士

大学

地域	学校名	学部・学科・コース	区分	出願期間	受験日	合格発表
北海道	北海道医療大学	リハビリテーション科学部理学療法学科、作業療法学科、言語聴覚療法学科	前期A	12/22~1/12	-	2/15
			前期B	1/15~1/31	-	2/15
			後期	2/9~3/6	-	3/13
	北海道科学大学	保健医療学部理学療法学科	前期	1/5~1/25	-	2/14
			後期	2/15~3/8	-	3/15
	北海道千歳リハビリテーション大学	健康科学部リハビリテーション学科理学療法学専攻、作業療法学専攻	前期	1/5~1/30	-	2/9
			後期	2/1~2/28	-	3/8
	北海道文教大学	医療保健科学部リハビリテーション学科理学療法学専攻、作業療法学専攻	前期	1/6~1/25	-	2/15
			後期	2/15~3/8	-	3/18
青森県	弘前医療福祉大学	保健学部医療技術学科作業療法学専攻、言語聴覚学専攻	A日程	1/10~1/26	-	2/15
			B日程	2/13~2/22	-	3/8
			C日程	3/4~3/18	-	3/22
宮城県	東北福祉大学	健康科学部リハビリテーション学科作業療法学専攻、理学療法学専攻	前期	1/10~1/22	-	2/16
			後期	2/16~2/21	-	3/13
	東北文化学園大学	医療福祉学部リハビリテーション学科理学療法学専攻、作業療法学専攻、言語聴覚学専攻	前期	1/9~1/23	-	2/16
			後期	2/19~2/28	-	3/15
福島県	医療創生大学　いわきキャンパス	健康医療科学部作業療法学科、理学療法学科	1期	1/5~1/29	-	2/14
			2期	2/22~3/11	-	3/25
茨城県	つくば国際大学	医療保健学部理学療法学科	1期	1/5~2/5	-	2/15
			2期	2/6~2/27	-	3/7
			3期	2/28~3/6	-	3/15
栃木県	国際医療福祉大学　大田原キャンパス	保健医療学部理学療法学科、作業療法学科、言語聴覚学科	-	12/19~1/16		2/12
群馬県	群馬医療福祉大学	リハビリテーション学部リハビリテーション学科理学療法専攻、作業療法専攻	前期	1/5~1/23	-	2/9
			後期	2/5~2/26	-	3/13
	群馬パース大学	リハビリテーション学部理学療法学科、作業療法学科、言語聴覚学科	前期	1/4~2/6	-	2/16
			後期	2/9~2/29	-	3/8
	高崎健康福祉大学	保健医療学部理学療法学科	前期	12/22~1/21	-	2/15
			中期	1/29~2/12	-	2/22
			後期	2/28~3/9	-	3/18

理学療法士・作業療法士・言語聴覚士

地域	学校名	学部・学科・コース	区分	出願期間	受験日	合格発表
埼玉県	東京家政大学　狭山キャンパス	健康科学部リハビリテーション学科作業療法学専攻、理学療法学専攻	1期	1/9～2/3	2/6	2/13
			A日程	1/9～2/2	-	2/13
			共通テスト利用	1/9～2/5	-	2/20
			2期	1/9～2/24	2/28	3/5
			B日程	1/9～3/2	-	3/8
	東京国際大学	医療健康学部理学療法学科	I期	12/21～1/22	-	2/9
			II期	1/30～2/7	-	2/26
			III期	2/14～2/24	-	3/8
	日本医療科学大学	保健医療学部リハビリテーション学科理学療法学専攻、作業療法学専攻	前期	12/25～2/1	-	2/14
			後期	2/19～3/5	-	3/11
	日本保健医療大学	保健医療学部理学療法学科	第1回	1/18～1/31	-	2/8
			第2回	2/1～2/21	-	2/29
			第3回	2/22～3/13	-	3/21
	人間総合科学大学	保健医療学部リハビリテーション学科理学療法学専攻	A日程	1/5～1/24	-	2/13
			B日程	1/30～2/19	-	2/27
			C日程	3/1～3/15	-	3/22
	文京学院大学	保健医療技術学部理学療法学科、作業療法学科	I期	12/14～1/12	-	2/15
			II期	12/14～2/7	-	2/22
			III期	12/14～2/26	-	3/8
	目白大学	保健医療学部理学療法学科、作業療法学科、言語聴覚学科	A日程	1/4～1/23	-	2/9
			B日程	2/8～2/22	-	2/29
			C日程	2/28～3/9	-	3/15
千葉県	植草学園大学	保健医療学部リハビリテーション学科理学療法学専攻、作業療法学専攻	A日程	12/18～1/5	-	2/9
			B日程	2/12～2/22	-	3/4
	国際医療福祉大学　成田キャンパス	成田保健医療学部理学療法学科、作業療法学科、言語聴覚学科	-	12/19～1/16	-	2/12
	城西国際大学千葉東金キャンパス	福祉総合学部理学療法学科	第1期	1/10～1/19	-	2/14
			第2期	2/5～2/14	-	3/1
			第3期	2/19～2/29	-	3/15
	帝京平成大学　千葉キャンパス	健康医療スポーツ学部リハビリテーション学科作業療法コース、理学療法コース	I期	1/4～1/31	-	2/9
			II期	2/5～2/26	-	3/2
	東都大学　幕張キャンパス	幕張ヒューマンケア学部理学療法学科	I期	1/4～1/31	-	2/9
			II期	2/22～3/12	-	3/19
東京都	杏林大学	保健学部リハビリテーション学科理学療法学専攻、作業療法学専攻、言語聴覚療法学専攻	-	12/20～1/26	-	2/14
	帝京科学大学　千住キャンパス	医療科学部東京理学療法学科	-	1/9～2/8	-	2/22
	帝京平成大学　池袋キャンパス	健康メディカル学部言語聴覚学科、作業療法学科、理学療法学科	I期	1/4～1/31	-	2/9
			II期	2/5～2/26	-	3/2
	東京医療学院大学	保健医療学部リハビリテーション学科理学療法学専攻、作業療法学専攻	-	1/4～1/12	-	2/8
	東京工科大学	医療保健学部リハビリテーション学科言語聴覚学専攻、理学療法学専攻、作業療法学専攻	前期	12/15～1/12	-	2/16
神奈川県	国際医療福祉大学　小田原キャンパス	小田原保健医療学部理学療法学科、作業療法学科	-	12/19～1/16	-	2/12
	湘南医療大学	保健医療学部リハビリテーション学科理学療法学専攻、作業療法学専攻	I期	1/4～1/19	-	2/7
			II期	2/16～3/15	-	3/19
	昭和大学	保健医療学部リハビリテーション学科理学療法学専攻、作業療法学専攻	-	12/6～1/16	-	2/7
新潟県	新潟医療福祉大学	リハビリテーション学部理学療法学科、作業療法学科、言語聴覚学科	前期	12/18～1/22	-	2/16
		リハビリテーション学部理学療法学科、作業療法学科	後期	2/5～2/19	-	3/8
	新潟リハビリテーション大学	医療学部リハビリテーション学科理学療法学専攻、作業療法学専攻	第1回	1/9～1/31	-	2/16
			第2回	2/5～3/1	-	3/5
石川県	金城大学	医療健康学部理学療法学科、作業療法学科	前期	12/18～2/2	-	2/17
			後期	2/12～2/21	-	3/9
	北陸大学	医療保健学部理学療法学科	A日程	12/18～1/26	-	2/9
			B日程	2/5～2/22	-	3/2
			C日程	2/26～3/13	-	3/18
福井県	福井医療大学	保健医療学部リハビリテーション学科理学療法学専攻、作業療法学専攻、言語聴覚学専攻	前期	1/22～2/7	-	2/16
			後期	3/4～3/13	-	3/18
山梨県	健康科学大学	健康科学部リハビリテーション学科理学療法学コース、作業療法学コース	I期	1/10～1/26	-	2/16
			II期	2/12～3/8	-	3/14
	帝京科学大学　東京西キャンパス	医療科学部理学療法学科、作業療法学科	-	1/9～2/8	-	2/22
長野県	長野保健医療大学	保健科学部リハビリテーション学科理学療法学専攻、作業療法学専攻	I期	1/15～2/6	-	2/16
			II期	2/26～3/8	-	3/15
静岡県	聖隷クリストファー大学	リハビリテーション学部理学療法学科、作業療法学科、言語聴覚学科	-	1/10～1/29	-	2/16
	常葉大学	健康科学部静岡理学療法学科、保健医療学部理学療法学科、作業療法学科	共通テストプラス	1/5～1/17	1/30・31	2/16
			前期	1/5～1/17	-	2/16
			後期	2/5～2/21	-	3/16
愛知県	愛知学院大学	健康科学部健康科学科言語聴覚士コース	共通テストプラス	1/5～1/19	-	2/14
			I期3科目型	1/5～1/25	-	2/14
			I期4科目型	1/5～1/25	-	2/14
			II期	1/26～2/25	-	3/7
	愛知淑徳大学	健康医療科学部医療貢献学科理学療法学専攻、言語聴覚学専攻	前期	1/5～1/26	-	2/16
			後期	2/16～3/1	-	3/15
	星城大学	リハビリテーション学部リハビリテーション学科理学療法学専攻、作業療法学専攻	前期	12/25～1/13	-	2/16
			中期	2/5～2/15	-	3/4
			後期	2/19～2/29	-	3/14
	中部大学	生命健康科学部理学療法学科、作業療法学科	前期	1/5～1/18	-	2/16
			後期	2/16～2/25	-	3/14
	豊橋創造大学	保健医療学部理学療法学科	1期	1/4～2/1	-	2/13
			2期	2/13～2/27	-	3/8
	名古屋学院大学	リハビリテーション学部理学療法学科	前期	1/9～1/29	-	2/9
			中期	2/1～2/21	-	3/5
			後期	2/22～3/7	-	3/16

※受験を希望される方は、必ず各学校の募集要項をご確認ください。

地域	学校名	学部・学科・コース	区分	出願期間	受験日	合格発表
愛知県	名古屋女子大学	医療科学部理学療法学科、作業療法学科	I期	12/25~1/18		2/15
			プラス	12/25~1/18	1/31・2/1・2/2	2/15
			II期	2/14~2/21		3/11
	日本福祉大学	健康科学部リハビリテーション学科理学療法学専攻、作業療法学専攻	前期	1/4~1/24	-	2/17
			中期	2/2~2/19	-	3/2
			後期	2/23~3/6	-	3/16
	藤田医科大学	保健衛生学部リハビリテーション学科先進理学療法コース、先進作業療法コース	前期	1/4~1/29	-	2/14
			後期	2/27~3/8	-	3/15
岐阜県	岐阜保健大学	リハビリテーション学部理学療法学科、作業療法学科	I期	1/5~2/2		2/9
			II期	2/13~3/6		3/12
			III期	3/1~3/19		3/22
	中部学院大学	看護リハビリテーション学部理学療法学科	前期	1/5~2/2		2/14
			後期	2/13~3/1		3/8
	東海学院大学	人間関係学部心理学科言語聴覚	前期	1/4~1/30		2/14
			中期	2/5~2/19		3/6
			後期	2/22~3/8		3/19
			大学入学共通テスト利用プラス入試	1/4~1/30	2/3・2/4	2/14
三重県	鈴鹿医療科学大学	保健衛生学部リハビリテーション学科理学療法学専攻、作業療法学専攻	前期	12/19~2/1	-	2/9
			後期	2/13~3/8	-	3/15
京都府	京都光華女子大学	看護福祉リハビリテーション学部福祉リハビリテーション学科作業療法専攻、言語聴覚専攻	I期	1/4~1/19		2/10
			II期	1/22~2/13		2/28
			III期	2/14~3/5		3/15
	京都先端科学大学	健康医療学部言語聴覚学科	A日程	1/5~1/11		2/15
			B日程	1/22~2/12		3/1
			C日程	2/12~2/28		3/15
	京都橘大学	健康科学部理学療法学科、作業療法学科	前期日程	12/25~1/26		2/22
			後期日程	2/14~2/26		3/15
	佛教大学	保健医療技術学部理学療法学科、作業療法学科	前期	1/9~1/29		2/13
			後期	2/9~2/28		3/12
大阪府	藍野大学	医療保健学部理学療法学科、作業療法学科	前期	12/18~1/17		2/9
			中期	1/23~2/14		2/29
			後期	2/19~3/4		3/15
	大阪河﨑リハビリテーション大学	リハビリテーション学部リハビリテーション学科理学療法学専攻、作業療法学専攻、言語聴覚学専攻	前期	12/22~1/19		2/8
			中期	1/29~2/9		2/22
			後期	2/19~3/4		3/13
	大阪電気通信大学	医療健康科学部理学療法学科	前期	1/8~1/25		2/14
			後期	2/5~3/6		3/16
	大阪人間科学大学	保健医療学部理学療法学科、作業療法学科、言語聴覚学科	前期	1/5~1/26		2/8
			中期	2/2~2/15		2/29
			後期	2/16~2/29		3/14
			ファイナル	3/1~3/18		3/22
			ファイナルプラス	3/1~3/18	3/22	3/22
	大阪保健医療大学	保健医療学部リハビリテーション学科理学療法学専攻、作業療法学専攻	前期	12/20~1/18		2/8
			後期	1/22~2/12		2/21
	関西医科大学	リハビリテーション学部理学療法学科、作業療法学科	2教科型	12/11~1/26		2/15
			4教科型	12/11~1/26		2/15
	関西医療大学	保健医療学部理学療法学科、作業療法学科	前期	1/9~1/26		2/8
			後期	2/13~2/23		3/7
	関西福祉科学大学	保健医療学部リハビリテーション学科理学療法学専攻、作業療法学専攻、言語聴覚学専攻	前期	1/4~1/11		2/16
			後期	2/21~3/6		3/15
	四條畷学園大学	リハビリテーション学部リハビリテーション学科理学療法学専攻、作業療法学専攻	A日程	1/15~2/8		2/22
			B日程	2/8~2/22		3/7
	森ノ宮医療大学	総合リハビリテーション学部理学療法学科、作業療法学科、言語聴覚学科	【学力重視型】	1/9~1/26		2/12
			【面接併用型】	2/6~2/14	2/16	2/27
	大和大学	保健医療学部総合リハビリテーション学科理学療法学専攻、作業療法学専攻、言語聴覚学専攻	前期	1/4~1/12		2/12
			後期	2/2~3/11		3/18
兵庫県	甲南女子大学	看護リハビリテーション学部理学療法学科	I日程	12/20~1/24		2/11
			II日程(面接プラス)	2/26~3/6	3/15	3/18
	神戸学院大学	総合リハビリテーション学部理学療法学科、作業療法学科	前期	12/18~1/18		2/14
			後期	2/14~2/27		3/15
	神戸国際大学	リハビリテーション学部理学療法学科	前期	1/5~1/30		2/14
			中期	2/1~2/19		3/5
			後期	2/28~3/7		3/21
	姫路獨協大学	医療保健学部理学療法学科、作業療法学科、言語聴覚療法学科	前期	1/5~1/29		2/19
			後期	2/13~2/28		3/14
			共通テストプラス入試	1/5~1/29	2/9	2/19
	兵庫医科大学	リハビリテーション学部理学療法学科、作業療法学科	前期	1/4~1/26	-	2/8
			後期	2/13~2/26		3/8
奈良県	畿央大学	健康科学部理学療法学科	前期	12/18~1/22		2/8
			中期	1/29~2/12		2/24
			後期	2/19~3/4		3/14
	奈良学園大学	保健医療学部リハビリテーション学科理学療法学専攻、作業療法学専攻	前期	12/18~1/19		2/9
			中期	1/23~2/13		2/22
			後期	2/13~3/4		3/14
和歌山県	宝塚医療大学 和歌山キャンパス	和歌山保健医療学部リハビリテーション学科理学療法学専攻、作業療法学専攻	前期	12/18~1/15	1/27	2/9
			中期	1/5~2/9	2/17	2/22
			後期	2/1~3/1	3/11	3/15

理学療法士・作業療法士・言語聴覚士

地域	学校名	学部・学科・コース	区分	出願期間	受験日	合格発表
岡山県	吉備国際大学	人間科学部人間科学科理学療法学専攻、作業療法学専攻	前期	1/5〜2/2	-	2/10
			中期	2/5〜2/15	-	2/23
			後期	2/16〜3/7	-	3/16
広島県	広島国際大学	総合リハビリテーション学部リハビリテーション学科理学療法学専攻、作業療法学専攻、言語聴覚療法学専攻	前期	1/9〜1/19	-	2/17
			後期	2/27〜3/7	-	3/18
	広島都市学園大学	健康科学部リハビリテーション学科理学療法学専攻、作業療法学専攻	前期	1/4〜2/4	-	2/16
			中期	2/9〜3/1	-	3/13
			後期	2/21〜3/12	-	3/18
徳島県	徳島文理大学	保健福祉学部理学療法学科	Ⅰ期	12/25〜1/30	-	2/15
			Ⅱ期	2/2〜2/15	-	3/1
			Ⅲ期	3/1〜3/7	-	3/22
福岡県	九州栄養福祉大学	リハビリテーション学部理学療法学科、作業療法学科	前期	1/9〜1/26	-	2/16
			後期	2/26〜3/4	-	3/14
	国際医療福祉大学 大川キャンパス	福岡保健医療学部理学療法学科、作業療法学科	-	12/19〜1/16	-	2/12
	帝京大学 福岡キャンパス	福岡医療技術学部理学療法学科、作業療法学科	前期	12/19〜1/12	(2次)2/16	2/10(2次)2/20
	福岡国際医療福祉大学	医療学部理学療法学科、作業療法学科、言語聴覚学科	-	12/19〜1/16	-	2/13
	令和健康科学大学	リハビリテーション学部理学療法学科、作業療法学科	-	12/20〜1/19	-	2/14
佐賀県	西九州大学	リハビリテーション学部リハビリテーション学科理学療法学専攻、作業療法学専攻	Ⅰ期	1/5〜1/23	-	2/16
			Ⅱ期	2/19〜2/26	-	3/13
			Ⅲ期	3/8〜3/19	-	3/26
熊本県	九州看護福祉大学	看護福祉学部リハビリテーション学科	前期	1/9〜2/5	-	2/15
			後期	2/16〜3/11	-	3/19
	熊本保健科学大学	保健科学部リハビリテーション学科理学療法学専攻、生活機能療法学専攻、言語聴覚学専攻	前期	1/4〜1/26	-	2/16
			後期	2/16〜2/26	3/4	3/8
宮崎県	九州医療科学大学（2024年4月九州保健福祉大学より校名変更予定）	臨床心理学部臨床心理学科言語聴覚コース	前期	1/5〜2/2	-	2/9
			中期	2/5〜2/15	-	2/23
			後期	2/16〜3/9	-	3/18

短期大学

地域	学校名	学部・学科・コース	区分	出願期間	受験日	合格発表
宮城県	仙台青葉学院短期大学	言語聴覚学科	Ⅰ期	1/9〜1/18	-	2/9
			Ⅱ期	2/8〜2/15	-	3/4
			Ⅲ期	2/29〜3/5	-	3/14

専門職大学

地域	学校名	学部・学科・コース	区分	出願期間	受験日	合格発表
茨城県	アール医療専門職大学	リハビリテーション学部理学療法学科、作業療法学科	A日程	1/5〜2/6	-	2/14
			B日程	2/7〜2/28	-	3/12
			C日程	3/5〜3/18	-	3/25
和歌山県	和歌山リハビリテーション専門職大学	健康科学部リハビリテーション学科理学療法学専攻、作業療法学専攻	第1期	2/1〜2/16	2/25	3/1
			第2期	2/26〜3/5	3/15	3/19
岡山県	岡山医療専門職大学	健康科学部理学療法学科、作業療法学科	前期	2/9〜2/22	2/29	3/6
			後期	3/8〜3/18	3/22	3/27
高知県	高知リハビリテーション専門職大学	リハビリテーション学部リハビリテーション学科理学療法学専攻、作業療法学専攻、言語聴覚学専攻	A日程	1/5〜1/31	-	2/8
			B日程	2/1〜2/16	-	2/29
			C日程	2/19〜3/8	-	3/18
			D日程	3/11〜3/18	-	3/25

専門学校・養成施設

地域	学校名	学部・学科・コース	区分	出願期間	受験日	合格発表
長崎県	長崎リハビリテーション学院	理学療法学科、作業療法学科、言語療法学科	第1回	1/16〜1/26	-	2/14
			第2回	2/21〜3/8	-	3/14

歯科衛生士・歯科技工士

大学

地域	学校名	学部・学科・コース	区分	出願期間	受験日	合格発表
千葉県	明海大学	保健医療学部口腔保健学科	A日程	1/5〜1/18	-	2/9
			B日程	2/8〜2/19	-	3/8
			C日程	2/22〜3/6	-	3/18
大阪府	大阪歯科大学	医療保健学部口腔保健学科、口腔工学科	前期	1/15〜1/31	2/4	2/16
			後期	3/1〜3/13	3/15	3/22
	梅花女子大学	看護保健学部口腔保健学科	Ⅰ期	12/28〜2/5	-	2/16
			Ⅱ期	2/19〜3/6	-	3/15
兵庫県	神戸常盤大学	保健科学部口腔保健学科	-	1/5〜2/9	-	2/23
			2次	2/22〜3/5	-	3/15
徳島県	徳島文理大学	保健福祉学部口腔保健学科	Ⅰ期	12/25〜1/30	-	2/15
			Ⅱ期	2/2〜2/15	-	3/1
			Ⅲ期	3/1〜3/7	-	3/22
熊本県	九州看護福祉大学	看護福祉学部口腔保健学科	前期	1/9〜2/5	-	2/15
			後期	2/16〜3/11	-	3/19

短期大学

地域	学校名	学部・学科・コース	区分	出願期間	受験日	合格発表
宮城県	仙台青葉学院短期大学	歯科衛生学科	Ⅰ期	1/9〜1/18	-	2/9
			Ⅱ期	2/8〜2/15	-	3/4
東京都	目白大学短期大学部	歯科衛生学科	1期	1/4〜1/16	1/31	2/9
			2期	2/28〜3/2	3/8	3/15
新潟県	明倫短期大学	歯科技工士学科、歯科衛生士学科	第1回	1/29〜2/7	2/10	-
			第2回	3/1〜3/12	3/15	-
			第3回	3/18〜3/27	3/30	-
愛知県	愛知学院大学短期大学部	歯科衛生学科	Ⅰ期3教科型	1/5〜1/25	-	2/14
大阪府	関西女子短期大学	歯科衛生学科	Ⅰ期	1/19〜2/2	-	2/16
			Ⅱ期	2/13〜2/26	-	3/8
兵庫県	大手前短期大学	歯科衛生学科	A日程	1/15〜1/26	-	2/8
			B日程	2/1〜2/9	-	3/6

※受験を希望される方は、必ず各学校の募集要項をご確認ください。

柔道整復師・はり師・きゅう師・あん摩マッサージ指圧師

地域	学校名	学部・学科・コース	区分	出願期間	受験日	合格発表
大学						
栃木県	帝京大学　宇都宮キャンパス	医療技術学部柔道整復学科	前期	12/19~1/12	(2次)2/16	2/10(2次)2/20
群馬県	上武大学	ビジネス情報学部スポーツ健康マネジメント学科柔道整復師コース	前期	12/25~1/31	-	2/16
			中期	2/1~2/22	-	3/7
			後期	2/26~3/4	-	3/13
千葉県	帝京平成大学　千葉キャンパス	健康医療スポーツ学部柔道整復学科	I期	1/4~1/31	-	2/9
			II期	2/5~2/26	-	3/2
東京都	帝京科学大学　千住キャンパス	医療科学部東京柔道整復学科	-	1/9~2/8	-	2/22
	帝京平成大学　池袋キャンパス	ヒューマンケア学部鍼灸学科、柔道整復学科	I期	1/4~1/31	-	2/9
			II期	2/5~2/26	-	3/2
神奈川県	日本体育大学	保健医療学部整復医療学科	-	12/18~1/10	-	2/9
新潟県	新潟医療福祉大学	リハビリテーション学部鍼灸健康学科	前期	12/18~1/22	-	2/16
			後期	2/5~2/19	-	3/8
山梨県	帝京科学大学　東京西キャンパス	医療科学部柔道整復学科	-	1/9~2/8	-	2/22
静岡県	常葉大学	健康プロデュース学部健康鍼灸学科、健康柔道整復学科	共通テストプラス	1/5~1/17	1/30·31	2/16
			前期	1/5~1/17	-	2/16
			後期	2/5~2/21	-	3/16
三重県	鈴鹿医療科学大学	保健衛生学部鍼灸サイエンス学科鍼灸・スポーツトレーナー専攻、鍼灸学専攻	前期	12/19~2/1	-	2/9
			後期	2/13~3/8	-	3/15
京都府	明治国際医療大学	鍼灸学部鍼灸学科、保健医療学部柔道整復学科	A日程	1/8~1/24	-	2/16
			B日程	2/4~2/16	-	3/1
			C日程	2/21~3/1	-	3/15
大阪府	関西医療大学	保健医療学部はり灸・スポーツトレーナー学科、ヘルスプロモーション整復学科	前期	1/9~1/26	-	2/8
			後期	2/13~2/23	-	3/7
	森ノ宮医療大学	医療技術学部鍼灸学科	【学力重視型】	1/9~1/26	-	2/12
			【面接併用型】	2/6~2/14	2/16	2/27
岡山県	IPU・環太平洋大学	体育学部健康科学科	I期	1/9~1/24	-	2/14
			II期	2/5~2/14	-	3/7
			III期	3/1~3/11	-	3/20
山口県	東亜大学	人間科学部スポーツ健康学科柔道整復コース	前期	1/9~1/31	-	2/16
			後期	2/1~2/26	-	3/8
熊本県	九州看護福祉大学	看護福祉学部鍼灸スポーツ学科	前期	1/9~2/5	-	2/15
			後期	2/16~3/11	-	3/19
宮崎県	九州医療科学大学(2024年4月九州保健福祉大学より校名変更予定)	社会福祉学部スポーツ健康福祉学科鍼灸健康コース※2024年4月鍼灸健康福祉コースより変更予定	前期	1/5~2/2	-	2/9
			中期	2/5~2/15	-	2/23
			後期	2/16~3/9	-	3/18
短期大学						
東京都	帝京短期大学	ライフケア学科柔道整復専攻	前期	12/19~1/12	-	2/10
			中期	2/1~2/14	-	2/20
			後期	2/29~3/12	-	3/19

視能訓練士・義肢装具士・救急救命士

地域	学校名	学部・学科・コース	区分	出願期間	受験日	合格発表
大学						
北海道	北海道科学大学	保健医療学部義肢装具学科	前期	1/5~1/25	-	2/14
			後期	2/15~3/8	-	3/15
宮城県	東北福祉大学	健康科学部医療経営管理学科救急救命士課程	前期	1/10~1/22	-	2/16
			後期	2/16~2/21	-	3/13
	東北文化学園大学	医療福祉学部リハビリテーション学科視覚機能学専攻	前期	1/9~1/23	-	2/16
			後期	2/19~2/28	-	3/13
栃木県	国際医療福祉大学　大田原キャンパス	保健医療学部視機能療法学科	-	12/19~1/16	-	2/12
群馬県	上武大学	ビジネス情報学部スポーツ健康マネジメント学科救急救命士コース	前期	12/25~1/31	-	2/16
			中期	2/1~2/22	-	3/7
			後期	2/26~3/4	-	3/13
埼玉県	人間総合科学大学	保健医療学部リハビリテーション学科義肢装具学専攻	A日程	1/5~1/24	-	2/13
			B日程	1/30~2/19	-	2/27
			C日程	3/1~3/15	-	3/22
千葉県	千葉科学大学	危機管理学部保健医療学科救急救命学コース	前期	1/9~1/22	-	2/16
			中期	2/6~2/21	-	3/15
			後期	2/26~3/11	-	3/25
	帝京平成大学　千葉キャンパス	健康医療スポーツ学部医療スポーツ学科救急救命士コース	I期	1/4~1/31	-	2/9
			II期	2/5~2/26	-	3/2
東京都	杏林大学	保健学部救急救命学科	-	12/20~1/26	-	2/14
	帝京大学　板橋キャンパス	医療技術学部視能矯正学科、スポーツ医療学科救急救命士コース	前期	12/19~1/12	(2次)2/16	2/10(2次)2/20
	帝京平成大学　池袋キャンパス	健康メディカル学部医療科学科救急救命士コース	I期	1/4~1/31	-	2/9
			II期	2/5~2/26	-	3/2
神奈川県	日本体育大学	保健医療学部救急医療学科	-	12/18~1/10	-	2/9
新潟県	新潟医療福祉大学	リハビリテーション学部義肢装具自立支援学科、医療技術学部視機能科学科、救急救命学科	前期	12/18~1/22	-	2/16
			後期	2/5~2/19	-	3/8
愛知県	愛知淑徳大学	健康医療科学部医療貢献学科視覚科学専攻、スポーツ・健康医科学科救急救命学専攻	前期	1/5~1/26	-	2/16
			後期	2/16~3/1	-	3/15
	中部大学	生命健康科学部スポーツ保健医療学科	前期	1/5~1/18	-	2/16
			後期	2/16~2/25	-	3/15
岐阜県	東海学院大学	人間関係学部心理学科救急救命	前期	1/4~1/30	-	2/14
			中期	2/5~2/19	-	3/6
			後期	2/22~3/8	-	3/19
			大学入学共通テスト利用プラス入試	1/4~1/30	2/3·2/4	2/14
三重県	鈴鹿医療科学大学	保健衛生学部救急救命学科	前期	12/19~2/1	-	2/9
			後期	2/13~3/8	-	3/15

視能訓練士・義肢装具士・救急救命士

地域	学校名	学部・学科・コース	区分	出願期間	受験日	合格発表
京都府	京都橘大学	健康科学部救急救命学科	前期日程	12/25〜1/26	-	2/22
			後期日程	2/14〜2/26	-	3/15
	明治国際医療大学	保健医療学部救急救命学科	A日程	1/8〜1/24	-	2/16
			B日程	2/4〜2/16	-	3/1
			C日程	2/21〜3/1	-	3/15
大阪府	大阪人間科学大学	人間科学部医療福祉学科視能訓練専攻	前期	1/5〜1/25	-	2/8
			中期	2/2〜2/15	-	2/29
			後期	2/16〜2/29	-	3/14
			ファイナル	3/1〜3/18	-	3/22
			ファイナルプラス	3/1〜3/18	3/22	3/22
広島県	広島国際大学	総合リハビリテーション学部リハビリテーション学科義肢装具学専攻、保健医療学部救急救命学科	前期	1/9〜1/19	-	2/17
			後期	2/27〜3/7	-	3/18
山口県	東亜大学	医療学部医療工学科救急救命コース	前期	1/9〜1/31	-	2/16
			後期	2/1〜2/26	-	3/8
福岡県	帝京大学　福岡キャンパス	福岡医療技術学部医療技術学科救急救命士コース	前期	12/19〜1/12	(2次)2/16	2/10(2次)2/20
	福岡国際医療福祉大学	医療学部視能訓練学科	-	12/19〜1/16	-	2/13
短期大学						
青森県	弘前医療福祉大学短期大学部	救急救命学科	Ⅰ期	1/10〜1/26	-	2/15
			Ⅱ期	2/13〜2/22	-	3/8
宮城県	仙台青葉学院短期大学	救急救命学科	Ⅰ期	1/9〜1/18	2/1	2/9
			Ⅱ期	2/8〜2/15	2/23	3/4
			Ⅲ期	2/29〜3/5	3/9	3/14

総合型選抜・AO入試日程一覧

この一覧は、各校よりご回答いただいたアンケートをもとに、編集部で再編集したものです（したがって全部の学校について掲載されているわけではありません。日程は調査時点のもののため、変更が生じる場合があります）。掲載されていなくても試験の実施を予定している場合もありますので、詳細は各学校にお問い合わせください。

※2023年9月現在

看護師

大学

地域	学校名	学部・学科・コース	エントリー	出願期間	試験日	合格発表
北海道	札幌保健医療大学	保健医療学部看護学科	-	9/27～10/6	10/14	11/1
	北海道医療大学	看護福祉学部看護学科	-	9/21～10/12	10/22	11/1
	北海道文教大学	医療保健科学部看護学科	-	9/25～10/3	10/14	11/1
			-	9/25～10/10	10/21	11/1
			-	9/28～10/17	10/28	11/4
			-	10/10～10/24	11/3	11/14
			-	11/15～12/5	12/13	12/18
青森県	青森中央学院大学	看護学部看護学科	-	11/21～12/9	12/16	12/23
	八戸学院大学	健康医療学部看護学科	-	9/11～9/28	10/14	11/2
			-	11/8～11/30	12/16	12/22
			-	1/26～2/7	2/22	3/1
	弘前大学【国】	医学部保健学科看護学専攻	-	9/22～9/28	10/28・29	2/3
	弘前医療福祉大学	保健学部看護学科	-	11/1～11/10	11/18	12/1
	弘前学院大学	看護学部看護学科	-	9/4～10/10	10/14	11/1
			-	11/20～12/11	12/16	12/25
			-	2/8～2/28	3/4	3/9
宮城県	東北大学【国】	医学部保健学科看護学専攻	-	10/13～10/19	11/4(2次)11/18	11/10(2次)11/24
			-	1/18～1/22	2/10	2/12
	東北文化学園大学	医療福祉学部看護学科	-	9/20～10/2	10/15	11/1
			-	11/28～12/6	12/16	12/22
	宮城大学【公】	看護学群看護学類	-	9/20～9/27	10/15(2次)11/11・12	10/27(2次)11/24
山形県	山形県立保健医療大学【公】	保健医療学部看護学科	-	1/15～1/19	1/30	2/6
福島県	医療創生大学　いわきキャンパス	看護学部看護学科	-	9/1～9/26	9/30	11/1
			-	10/2～10/24	10/28	11/15
			-	12/1～12/12	12/16	12/26
			-	2/6～2/19	2/22	3/4
			-	3/9～3/14	3/16	3/25
茨城県	茨城キリスト教大学	看護学部看護学科	-	11/27～12/8	12/16	12/20
	つくば国際大学	医療保健学部看護学科	-	11/2～11/24	12/2	12/11
			-	1/23～2/8	2/15	2/22
	常磐大学	看護学部看護学科	9/21～9/28	10/10～10/16	10/28	11/1
			11/24～11/30	12/3～12/5	12/9	12/12
栃木県	足利大学	看護学部看護学科	9/1～9/26	9/29～10/18	10/22	11/1
			11/1～12/4	12/6～12/13	12/17	12/20
	国際医療福祉大学　大田原キャンパス	保健医療学部看護学科	-	9/20～10/4	10/14	11/1
群馬県	桐生大学	医療保健学部看護学科	7/15～10/11	9/21～10/11	10/14	11/1
			11/27～12/6	11/27～12/6	12/9	12/14
	群馬医療福祉大学	看護学部看護学科	-	11/1～11/10	11/18	12/1
	群馬パース大学	看護学部看護学科	-	9/25～10/6	10/14	11/1
			-	11/27～12/8	12/16	12/22
	上武大学	看護学部看護学科	-	10/13～10/26	11/4	11/9
			-	10/31～11/30	12/9	12/14
			-	2/5～2/28	3/8	3/13
	高崎健康福祉大学	保健医療学部看護学科	-	9/19～10/5	10/14	11/1
埼玉県	西武文理大学	看護学部看護学科	-	9/1～10/6	10/14	11/1
			-	11/1～11/14	11/18	12/1
			-	12/1～12/12	12/16	12/20
	大東文化大学	スポーツ・健康科学部看護学科	-	10/10～10/16	10/22	11/1
			-	11/20～12/4	12/10	12/15
	東都大学　深谷キャンパス	ヒューマンケア学部看護学科	9/11～9/29	9/20～9/29	10/7	11/1
			10/16～11/6	11/1～11/6	11/11	11/13
			11/20～12/11	12/1～12/11	12/16	12/18
			1/22～2/9	2/1～2/9	2/17	2/19
			2/13～3/1	2/22～3/1	3/11	3/12
			2/26～3/12	3/4～3/12	3/18	3/19
	日本医療科学大学	保健医療学部看護学科	-	9/25～10/12	10/15	11/1
			-	10/20～11/7	11/12	11/14
			-	12/4～12/19	12/26	12/27
			-	12/25～1/17	1/21	1/23
			-	1/29～2/13	2/17	2/20
			-	2/26～3/12	3/16	3/18
	日本保健医療大学	保健医療学部看護学科	-	9/21～10/18	10/22	11/1
			-	10/19～11/15	11/19	11/24
			-	11/16～12/13	12/17	12/21
			-	12/14～1/4	1/8	1/11
			-	2/1～2/21	2/25	2/29
			-	2/22～3/13	3/17	3/21

地域	学校名	学部・学科・コース	エントリー	出願期間	試験日	合格発表
埼玉県	人間総合科学大学	保健医療学部看護学科	-	11/1~11/7	11/12	11/15
			-	11/27~12/6	12/10	12/13
			-	2/9~2/19	2/23	2/27
			-	3/8~3/14	3/19	3/22
	文京学院大学	保健医療技術学部看護学科	-	9/25~10/4	10/14	11/1
			-	11/24~12/6	12/16	12/22
千葉県	医療創生大学　柏キャンパス	国際看護学部看護学科	-	11/30~12/19	12/23	1/10
			-	2/2~2/15	2/17	2/22
			-	2/22~3/11	3/15	3/25
	SBC東京医療大学(2024年4月 了徳寺大学より校名変更予定／届出中)	健康科学部看護学科	-	9/25~10/6	10/15	11/1
			-	11/24~12/11	12/17	12/26
	亀田医療大学	看護学部看護学科	-	11/20~12/8	12/16	12/22
			-	3/4~3/11	3/16	3/22
	秀明大学	看護学部看護学科	-	9/19~10/4	10/15	11/1
			-	10/23~11/8	11/19	11/24
			-	11/20~12/6	12/17	12/21
	淑徳大学	看護栄養学部看護学科	9/21~10/13	9/21~10/13	10/22	11/1
			11/21~12/5	11/21~12/5	12/10	12/20
			2/16~3/4	2/16~3/4	3/12	3/18
	順天堂大学　浦安キャンパス	医療看護学部看護学科	10/2~10/13	10/2~10/13	10/29	11/2
	城西国際大学　千葉東金キャンパス	看護学部看護学科	-	10/2~10/12	10/21	11/1
			-	1/10~1/19	1/31	2/9
			-	2/19~2/29	3/8	3/15
	聖徳大学	看護学部看護学科	-	9/25~10/6	10/14	11/1
			-	10/23~10/30	11/5	11/10
			-	12/1~12/12	12/17	12/22
			-	2/29~3/7	3/13	3/16
	千葉科学大学	看護学部看護学科	-	10/16~10/26	11/3	11/13
			-	11/1~11/9	11/19	12/1
	帝京平成大学　千葉キャンパス	健康医療スポーツ学部看護学科	-	9/1~9/30	10/9·10、10/21·22	11/1
			-	11/20~12/9	12/17·18	12/21
	東京医療保健大学　船橋キャンパス	千葉看護学部看護学科	-	9/14~10/3	10/15	11/1
	東京情報大学	看護学部看護学科	-	9/15~10/6	10/14	11/1
			-	10/16~11/10	11/18	12/1
			-	11/20~12/11	12/16	12/20
	東都大学　幕張キャンパス	幕張ヒューマンケア学部看護学科	9/11~9/29	9/20~9/29	10/7	11/1
			10/16~11/6	11/1~11/6	11/11	11/13
			11/20~12/11	12/1~12/11	12/16	12/18
			1/22~2/9	2/1~2/9	2/17	2/19
			2/13~3/1	2/22~3/1	3/11	3/12
			2/26~3/12	3/4~3/12	3/18	3/19
	東邦大学　習志野キャンパス	健康科学部看護学科	-	10/2~10/13	10/21	11/1
	和洋女子大学	看護学部看護学科	-	9/20~10/4	10/22	11/1
			-	11/22~12/4	12/10	12/14
			-	2/26~3/12	3/15	3/18
東京都	共立女子大学	看護学部看護学科	-	9/21~10/2	10/5~10/10(2次)10/22	10/13(2次)11/1
	杏林大学	保健学部看護学科看護学専攻、看護養護教育学専攻	-	9/27~10/4	10/15	11/1
	三育学院大学	看護学部看護学科	-	10/9~10/23	10/29	11/3
			-	11/6~11/20	11/26	12/1
			-	12/4~12/11	12/17	12/22
	聖路加国際大学	看護学部看護学科	-	11/6~11/17	12/1	12/7
	帝京大学　板橋キャンパス	医療技術学部看護学科	-	9/14~9/29	10/7·8	11/1
			-	11/6~11/17	11/25·26	12/1
			-	12/1~12/11	12/16	12/21
	帝京科学大学　千住キャンパス	医療科学部看護学科	-	10/23~11/6	11/11	11/16
			-	11/20~12/4	12/9	12/14
			-	2/16~3/1	3/8	3/14
	帝京平成大学　中野キャンパス	ヒューマンケア学部看護学科	-	9/1~9/30	10/9·10、10/21·22	11/1
			-	11/20~12/9	12/17·18	12/21
	東京医療学院大学	保健医療学部看護学科	-	9/25~10/5	10/15	11/1
			-	11/27~12/7	12/17	12/20
	東京医療保健大学	医療保健学部看護学科	-	9/8~9/26	10/15	11/1
		立川看護学部看護学科	-	9/14~10/3	10/15	11/1
		東が丘看護学部看護学科	-	9/21~10/5	10/15	11/1
	東京純心大学	看護学部看護学科	-	9/25~10/11	10/15	11/1
			-	11/22~12/13	12/17	12/21
	東邦大学　大森キャンパス	看護学部看護学科	-	9/26~10/13	10/21	11/1
神奈川県	神奈川工科大学	健康医療科学部看護学科	-	10/5~10/13	10/21	11/1
			-	11/21~12/1	12/9	12/15
	関東学院大学	看護学部看護学科	-	11/6~11/14	12/10	12/19
	国際医療福祉大学　小田原キャンパス	小田原保健医療学部看護学科	-	9/20~10/4	10/14	11/1
	湘南医療大学	保健医療学部看護学科	-	11/20~12/4	12/10	12/13
	横浜創英大学	看護学部看護学科	-	9/26~10/10	10/15	11/1
新潟県	長岡崇徳大学	看護学部看護学科	-	12/1~12/14	12/23	12/27
			-	3/1~3/7	3/12	3/15
	新潟医療福祉大学	看護学部看護学科	-	11/1~11/9	11/25	12/6
	新潟青陵大学	看護学部看護学科	-	3/1~3/8	3/15	3/21

※受験を希望される方は、必ず各学校の募集要項をご確認ください。

地域	学校名	学部・学科・コース	エントリー	出願期間	試験日	合格発表
石川県	金城大学	看護学部看護学科	-	9/28～10/6	10/14	11/1
			-	12/1～12/7	12/17	12/23
福井県	福井医療大学	保健医療学部看護学科	-	9/25～10/13	10/20	11/1
山梨県	健康科学大学	看護学部看護学科	-	11/27～12/12	12/16	12/25
			-	2/12～3/8	3/13	3/14
長野県	佐久大学	看護学部看護学科	-	9/21～10/6	10/14	11/1
			-	11/13～12/8	12/16	12/27
	清泉女学院大学	看護学部看護学科	9/15～10/6	10/20～10/27	10/14	11/1
	長野保健医療大学	看護学部看護学科	-	12/1～12/11	12/16	12/22
	松本看護大学	看護学部看護学科	-	11/1～11/10	11/11・11/19	11/24
静岡県	順天堂大学　三島キャンパス	保健看護学部看護学科	-	9/19～9/26	10/7	11/1
			-	11/1～11/8	11/18	12/4
	聖隷クリストファー大学	看護学部看護学科	-	9/20～10/2	10/14	11/1
	東都大学　沼津キャンパス	沼津ヒューマンケア学部看護学科	9/11～9/29	9/20～9/29	10/7	11/1
			10/16～11/6	11/1～11/6	11/11	11/13
			11/20～12/11	12/1～12/11	12/16	12/18
			1/22～2/9	2/1～2/9	2/17	2/19
			2/13～3/1	2/22～3/1	3/11	3/12
			2/26～3/12	3/4～3/12	3/18	3/19
愛知県	修文大学	看護学部看護学科	-	10/2～10/16	10/28	11/10
	中部大学	生命健康科学部保健看護学科	-	9/25～10/2	10/21	11/1
			-	11/1～11/4	11/18	12/1
			-	11/24～12/3	12/17(2次)1/6	12/23(2次)1/11
	豊橋創造大学	保健医療学部看護学科	-	9/25～10/9	10/14	11/1
			-	11/29～12/11	12/16	12/26
	名古屋学芸大学	看護学部看護学科	-	9/26～10/7	10/22	11/1
	名古屋女子大学	健康科学部看護学科	-	9/25～10/6	10/21	11/1
			-	11/13～11/21	12/2	12/8
	日本福祉大学	看護学部看護学科	-	9/1～9/27	10/15	11/1
			-	9/22～10/4	10/22	11/1
	藤田医科大学	保健衛生学部看護学科	-	9/16～10/5	10/15	11/1
岐阜県	朝日大学	保健医療学部看護学科	-	9/19～10/4	10/15	11/1
			-	10/20～11/3	11/11	12/1
			-	11/20～12/3	12/9	12/15
			-	12/15～1/17	1/26	2/2
			-	1/30～2/14	2/22	3/1
			-	2/20～3/6	3/14	3/19
			-	3/7～3/17	3/22	3/22
	岐阜医療科学大学	看護学部看護学科	-	9/15～9/29	10/15	11/1
			-	11/20～12/1	12/10	12/22
	岐阜協立大学	看護学部看護学科	-	9/20～10/6	10/21	11/1
			-	11/1～11/11	11/19	12/1
			-	12/1～12/8	12/10	12/15
			-	1/9～1/19	2/3	2/14
			-	2/15～2/29	3/2	3/8
			-	3/7～3/15	3/17	3/22
	岐阜聖徳学園大学	看護学部看護学科	-	9/25～10/4	10/14	11/1
			-	11/1～11/8	11/18	12/1
	岐阜保健大学	看護学部看護学科	-	9/11～10/10	10/14・10/15	11/1
			-	11/1～11/8	11/12	11/18
	中京学院大学	看護学部看護学科	-	9/25～10/6	10/14	11/1
			-	11/6～11/24	12/2	12/8
			-	9/1～9/29	10/14	11/1
			-	10/6～11/17	12/2	12/8
			-	10/10～10/27	11/4	11/10
			-	11/27～12/8	12/16	12/22
	中部学院大学	看護リハビリテーション学部看護学科	-	9/25～10/10	10/14	11/1
			-	11/20～12/5	12/9	12/15
			-	11/1～11/14	11/18	12/1
			-	11/20～12/5	12/9	12/15
三重県	鈴鹿医療科学大学	看護学部看護学科	-	9/18～9/29	10/9	11/1
滋賀県	聖泉大学	看護学部看護学科	-	9/19～10/6	10/14	11/1
京都府	京都光華女子大学	看護福祉リハビリテーション学部看護学科	-	9/1～9/29	10/14	11/1
			-	11/20～12/8	12/16	12/22
			-	1/22～2/13	2/19	2/28
	明治国際医療大学	看護学科	-	10/4～10/11	10/21	11/1
大阪府	大阪医科薬科大学	看護学部看護学科	-	10/2～10/11	(2次)11/23	11/8(2次)12/1
	大阪信愛学院大学	看護学部看護学科	-	9/25～10/6	10/21	11/1
	大阪成蹊大学	看護学部看護学科	-	9/1～10/6	10/15	11/1
	大手前大学	国際看護学部看護学科	11/6～11/20	1/5～1/12		1/31
	関西医療大学	保健看護学部保健看護学科	10/2～11/18	11/21～12/1	12/10	12/15
	四條畷学園大学	看護学部看護学科	-	9/14～10/5	10/5	10/19
			-	10/5～10/26	11/3	11/9
			-	11/2～11/22	12/3	12/7
	四天王寺大学	看護学部看護学科	-	9/22～10/10	10/21	11/1
	千里金蘭大学	看護学部看護学科	-	9/18～10/2	10/8	10/13
			-	10/2～10/23	10/28	11/10
			-	10/2～10/23	10/29	11/10
			-	11/1～11/20	11/25	12/1

総合型選抜・AO入試

総合型選抜・AO入試

地域	学校名	学部・学科・コース	エントリー	出願期間	試験日	合格発表
大阪府	太成学院大学	看護学部看護学科	-	9/18~9/30	10/8	11/1
			-	10/2~10/14	10/21	11/1
	宝塚大学 大阪梅田キャンパス	看護学部看護学科	-	9/22~9/29	10/15	11/1
			-	10/6~10/19	11/5	11/10
	梅花女子大学	看護保健学部看護学科	-	9/29~10/13	10/21	11/1
			-	10/31~11/11	11/18	11/24
			-	11/27~12/9	12/16	12/22
	森ノ宮医療大学	看護学部看護学科	-	9/25~10/6	10/13	10/23
			-	9/25~10/6	10/15	10/23
兵庫県	関西看護医療大学	看護学部看護学科	9/25~10/6	9/25~10/6	10/14	10/19
	関西国際大学	保健医療学部看護学科	-	9/28~10/23	11/4	11/14
			-	10/24~11/20	12/3	12/12
			-	11/21~12/7	12/17	12/26
	関西福祉大学	看護学部看護学科	-	10/1~10/16	10/21·22	11/1
	神戸常盤大学	保健科学部看護学科	-	9/23~10/10	10/14	10/26
	園田学園女子大学	人間健康学部人間看護学科	-	10/2~10/16	10/22	11/1
	姫路大学	看護学部看護学科	-	9/1~9/27	10/7	11/1
			-	9/28~10/31	11/11	11/21
			-	10/2~10/20	10/28·29	11/8
			-	10/27~11/13	11/18	11/29
	姫路獨協大学	看護学部看護学科	-	9/13~10/11	10/21	11/1
			-	11/13~11/29	12/9	12/18
	兵庫大学	看護学部看護学科	-	9/1~10/5	10/15	11/1
			-	10/16~11/10	11/18·19	12/1
			-	11/20~12/8	12/16	12/23
奈良県	奈良学園大学	保健医療学部看護学科	9/7~10/10	10/13~10/20	10/28	11/7
			10/13~11/13	11/17~11/24	12/2	12/12
和歌山県	宝塚医療大学 和歌山キャンパス	和歌山保健医療学部看護学科	9/19~10/13	9/19~10/13	10/21	11/1
			10/2~11/3	10/2~11/3	11/11	11/17
			11/1~12/1	11/1~12/1	12/9	12/15
			2/5~3/5	2/5~3/5	3/15	3/20
	東京医療保健大学 雄湊キャンパス	和歌山看護学部看護学科	-	9/14~9/28	10/8	11/1
岡山県	岡山大学【国】	医学部保健学科看護学専攻	-	11/1~11/8	12/2	2/9
	吉備国際大学	看護学部看護学科	9/1~9/29	10/13~10/27	-	11/3
			10/2~11/17	12/1~12/15	-	12/23
			11/27~3/13	1/5~3/21	-	大学の指定する日
	山陽学園大学	看護学部看護学科	-	9/28~10/4	10/14	11/1
			-	11/29~12/7	12/16	12/23
広島県	広島大学【国】	医学部保健学科看護学専攻	-	10/1~10/6	11/18	2/13
	広島国際大学	看護学部看護学科	-	9/29~10/5	10/15	11/1
	広島都市学園大学	健康科学部看護学科	9/4~10/2	-	10/7	11/1
	広島文化学園大学	看護学部看護学科	7/3~10/4	10/11~11/1	随時(2次)10/14以降	11/8
			7/3~10/4	10/11~11/1	随時(2次)10/21	11/8
	福山平成大学	看護学部看護学科	9/27~10/11	11/4~11/17	11/24	12/2
	安田女子大学	看護学部看護学科	-	10/20~11/7	11/19	11/25
			-	12/1~12/12	12/17	12/22
山口県	宇部フロンティア大学	看護学部看護学科	10/10~10/19	11/13~11/30	12/16	12/22
徳島県	四国大学	看護学部看護学科	-	9/13~10/4	10/14	11/1
			-	11/13~12/4	12/9	12/19
			-	1/5~1/31	2/17	2/27
			-	3/1~3/11	3/17	3/23
	徳島文理大学	保健福祉学部看護学科	10/1~10/13	11/7~11/17	~10/29	11/28
			11/1~11/15	12/6~12/14	~11/28	12/23
			12/1~12/8	1/4~1/9	~12/17	1/19
			2/1~2/25	~3/12	~3/3	3/22
愛媛県	人間環境大学 松山キャンパス	松山看護学部看護学科	-	9/20~9/27	10/7	11/1
			-	11/8~11/21	12/2	12/11
福岡県	九州大学【国】	医学部保健学科看護学専攻	-	10/23~11/2	11月下旬~12月中旬(2次)1/20	2/13
	国際医療福祉大学 大川キャンパス	福岡保健医療学部看護学科	-	9/20~10/4	10/14	11/1
	第一薬科大学	看護学部看護学科	-	9/23~10/8	10/15	11/1
			-	10/28~11/12	11/19	11/25
			-	2/3~2/25	3/3	3/9
	帝京大学 福岡キャンパス	福岡医療技術学部看護学科	-	9/14~9/29	10/7·8	11/1
			-	11/6~11/17	11/25·26	12/1
			-	12/1~12/11	12/16	12/21
	福岡国際医療福祉大学	看護学部看護学科	-	9/20~10/4	10/14	11/1
	令和健康科学大学	看護学部看護学科	-	9/26~10/10	10/21	11/1
熊本県	九州看護福祉大学	看護福祉学部看護学科	-	10/2~10/17	10/22	11/1
鹿児島県	鹿児島大学【国】	医学部保健学科看護学専攻	-	12/18~12/20	2/4	2/13
短期大学						
北海道	帯広大谷短期大学	看護学科	10/10~10/26	11/20~12/1	11/4	12/15
宮城県	仙台赤門短期大学	看護学科	12/14~12/26	1/30~2/7	2/17	2/29
神奈川県	神奈川歯科大学短期大学部	看護学科	-	~10/17	10/22	11/1
			-	10/17~12/11	12/17	12/20
			-	12/12~2/19	2/23	2/27
			-	2/19~3/11	3/14	3/15
富山県	富山福祉短期大学	看護学科	-	10/12~10/18	10/28	11/2

※受験を希望される方は、必ず各学校の募集要項をご確認ください。

看護師

地域	学校名	学部・学科・コース	エントリー	出願期間	試験日	合格発表
岐阜県	平成医療短期大学	看護学科	-	～9/29	10/7	11/1
大阪府	藍野大学短期大学部 大阪富田林キャンパス	第二看護学科	-	～10/6	10/15	11/1
高知県	高知学園短期大学	看護学科	-	～9/29	10/7	11/1
				11/27～12/8	12/16	12/20

専門学校・養成施設

地域	学校名	学部・学科・コース	エントリー	出願期間	試験日	合格発表
福島県	温知会看護学院	看護科	-	9/12～9/29	10/7	10/13
茨城県	晃陽看護栄養専門学校	看護学科	9/9～9/30	～9/30	10/7	10/11
栃木県	国際看護介護保育専門学校	看護学科	8/1～10/3	8/1～10/4	後日	後日
			10/7～12/13	10/10～1/24	後日	後日
	国際ティビィシィ小山看護専門学校	看護学科		8/1～10/25	10/28	11/6
埼玉県	専門学校日本医科学大学校	看護師科	6/1～10/4	個別に対応	10/8	選考後10日以内
			6/1～10/18	個別に対応	10/22	選考後10日以内
千葉県	二葉看護学院	保健看護学科		10/23～11/6	11/11	11/15
東京都	首都医校	高度看護学科、高度看護保健学科【統】、実践看護学科（Ⅰ・Ⅱ）	10/2～10/11	合格から1週間以内～	10/14	試験から1週間以内
			10/16～10/25	合格から1週間以内～	10/28	試験から1週間以内
	日本医療ビジネス大学校	看護師科	～10/11	個別に通知～	10/14	試験後10日以内
			～10/25	個別に通知～	10/28	試験10日以内
神奈川県	厚木看護専門学校	看護学科	～10/11	～10/11	10/22(2次)10/29	10/24(2次)10/31
	イムス横浜国際看護専門学校	看護学科	～10/6	10/9～10/13	10/28	11/1
			11/1～11/10	11/13～11/17	12/2	12/6
			12/8～12/22	12/25～1/9	1/20	1/24
	おだわら看護専門学校	看護学科	-	9/26～10/10	10/13(2次)10/14	10/13(2次)10/20
			-	10/24～11/7	11/10(2次)11/11	11/10(2次)11/17
			-	11/21～12/5	12/8(2次)12/9	12/8(2次)12/15
	神奈川県立平塚看護大学校【公】	看護学科	-	10/3～10/23	11/6(2次)11/21	11/14(2次)12/1
	湘南平塚看護専門学校	看護学科	11/6～11/22	12/14～12/21	12/9	12/27
			12/4～12/22	1/18～1/25	1/13	1/31
	茅ヶ崎看護専門学校	看護学科	11/20～12/1	-	12/16	12/26
新潟県	三条看護・医療・歯科衛生専門学校	看護学科	-	9/15～10/5	10/7	10/16
			-	10/10～10/26	10/28	11/6
			-	10/30～11/16	11/18	11/27
			-	11/20～12/7	12/9	12/15
			-	1/9～1/25	1/27	2/2
			-	1/29～2/21	2/24	3/1
			-	2/26～3/6	3/9	3/15
			-	3/11～3/19	3/21	3/27
			-	3/22～3/28	3/29	3/29
	新潟看護医療専門学校	看護学科	9/1～9/29	10/23～11/2	11/11	11/15
	村上看護専門学校（2024年4月新潟看護医療専門学校村上校より校名変更予定）	看護学科	10/2～11/21	11/27～12/13	12/16	12/20
			1/15～2/14	2/19～3/6	3/9	3/12
愛知県	東海医療科学専門学校	看護科	9/22～9/27	9/1～10/31	10/1	-
	名古屋医専	高度看護学科、高度看護保健学科【統】、実践看護学科Ⅰ・Ⅱ	～9/28	～10/14	10/1	試験から1週間以内
三重県	ユマニテク看護助産専門学校		9/20～10/18	11/8～11/29	12/3	12/8
大阪府	大阪医専	高度看護学科、高度看護保健学科【統】、実践看護学科Ⅰ、実践看護学科Ⅱ（社会人）	～9/28	～10/14	10/1	試験から1週間以内
	松下看護専門学校	看護学科	-	9/11～9/29	10/7	10/13
鳥取県	鳥取市医療看護専門学校	看護学科	8/28～9/29	-	10/1	試験後一週間程度
			10/2～11/3	-	11/5	試験後一週間程度
			11/6～12/1	-	12/3	試験後一週間程度
島根県	出雲医療看護専門学校	看護学科	10/9～10/19	11/13～11/22	10/22	出願受付後10日以内
			10/30～11/9	12/4～12/14	11/12	出願受付後10日以内
	松江総合医療専門学校	看護学科	9/19～9/29	～10/10	9/30	試験後一週間以内
岡山県	朝日医療大学校	看護学科	10/23～11/7	11/1～11/9	11/11	11/16
			11/27～12/12	12/4～12/14	12/17	12/21
	玉野総合医療専門学校	保健看護学科	-	10/30～11/7	11/11	11/17
			-	11/27～12/5	12/9	12/15
広島県	福山医療専門学校	看護学科	4/1～2/29	10/2～10/25	10/29	1週間以内
			4/1～2/29	11/1～11/22	11/26	1週間以内
			4/1～2/29	11/27～12/13	12/17	1週間以内
			4/1～2/29	1/4～1/24	1/28	1週間以内
			4/1～2/29	2/1～2/21	2/25	1週間以内
			4/1～2/29	2/22～3/6	3/10	1週間以内
山口県	下関看護リハビリテーション学校	看護学科	-	2/28～3/13	3/16	3/19
香川県	守里会看護福祉専門学校	看護学科	-	～9/26	9/30	10/4
			-	～10/24	10/28	11/1
			-	～11/21	11/25	11/29
			-	～12/12	12/16	12/20
			-	～1/23	1/27	1/31
			-	～2/13	2/17	2/21
			-	～3/12	3/16	3/19
愛媛県	河原医療大学校	看護学科	9/1～9/29	10/2～10/31	10/7	11/16
	四国中央医療福祉総合学院	看護学科	9/20～3/8	内定通知到着後2週間以内	10/2～3/15	後日
	東城看護専門学校	看護学科	-	9/19～10/6	10/21	10/27
			-	10/30～11/17	12/2	12/8
			-	12/4～12/22	1/6	1/12
			-	1/15～2/2	2/17	2/22
			-	2/5～2/22	3/9	3/15
福岡県	福岡医療専門学校	看護科	-	9/21～10/11	10/15	10/18
			-	10/19～11/15	11/19	11/22

看護師

地域	学校名	学部・学科・コース	エントリー	出願期間	試験日	合格発表
福岡県	福岡医療専門学校	看護科	-	11/23~12/13	12/17	12/20
			-	12/21~1/17	1/21	1/24
			-	1/25~2/14	2/18	2/21
			-	2/22~3/13	3/17	3/19
	福岡水巻看護助産学校	看護学科	-	2/26~3/8	3/16	3/21
佐賀県	嬉野医療センター附属看護学校	看護学科		10/16~10/31	11/28	12/15
大分県	藤華医療技術専門学校	看護学科	9/1~10/4	~許可証到着から2週間以内	10/7	本校に願書到着の1週間後
			9/1~10/18	~許可証到着から2週間以内	10/21	本校に願書到着の1週間後
			9/1~11/15	~許可証到着から2週間以内	11/18	本校に願書到着の1週間後
			9/1~1/24	~許可証到着から2週間以内	1/27	本校に願書到着の1週間後

臨床検査技師・臨床工学技士・診療放射線技師

大学

地域	学校名	学部・学科・コース	エントリー	出願期間	試験日	合格発表
北海道	北海道医療大学	医療技術学部臨床検査学科	-	9/21~10/12	10/22	11/1
	北海道情報大学	医療情報学部医療情報学科臨床工学専攻	9/25~10/5	11/1~11/13	10/14・15	11/1(2次)12/1
青森県	弘前大学【国】	医学部保健学科放射線技術科学専攻、検査技術科学専攻	-	9/22~9/28	10/28・29	2/3
宮城県	東北大学【国】	医学部保健学科検査技術科学専攻、放射線技術科学専攻	-	10/13~10/19	11/4(2次)11/18	11/10(2次)11/24
			-	1/18~1/22	2/10	2/12
	東北文化学園大学	工学部臨床工学科	-	9/20~10/2	10/15	11/1
			-	11/28~12/6	12/16	12/22
茨城県	つくば国際大学	医療保健学部臨床検査学科、医療技術学科、診療放射線学科	-	11/2~11/24	12/2	12/11
			-	1/23~2/8	2/15	2/22
栃木県	国際医療福祉大学 大田原キャンパス	保健医療学部放射線・情報科学科	-	9/20~10/4	10/14	11/1
群馬県	群馬医療福祉大学	医療技術学部医療技術学科臨床検査学専攻、臨床工学専攻	-	11/1~11/10	11/18	12/1
	群馬パース大学	医療技術学部検査技術学科、放射線学科、臨床工学科	-	9/25~10/6	10/14	11/1
			-	11/27~12/8	12/16	12/22
埼玉県	女子栄養大学	栄養学部保健栄養学科栄養科学専攻	-	10/6~10/13	10/21	11/1
	大東文化大学	スポーツ・健康科学部健康科学科	-	10/10~10/16	10/22	11/1
			-	11/20~12/4	12/10	12/15
	日本医療科学大学	保健医療学部診療放射線学科、臨床工学科、臨床検査学科	-	9/25~10/12	10/15	11/1
			-	10/20~11/7	11/12	11/14
			-	12/4~12/19	12/26	12/27
			-	12/25~1/17	1/21	1/23
			-	1/29~2/13	2/17	2/20
			-	2/26~3/12	3/16	3/18
	文京学院大学	保健医療技術学部臨床検査学科	-	9/25~10/4	10/14	11/1
			-	11/24~12/6	12/16	12/22
千葉県	順天堂大学 浦安・日の出キャンパス	医療科学部臨床検査学科、臨床工学科	9/1~9/28	9/1~9/28	10/1	11/1
			9/11~10/13	9/11~10/13	10/22	11/1
	千葉科学大学	危機管理学部保健医療学科臨床検査コース、臨床工学コース	-	10/16~10/26	11/3	11/13
			-	11/1~11/9	11/18	12/1
	東都大学 幕張キャンパス	幕張ヒューマンケア学部臨床工学科	9/11~9/29	9/20~9/29	10/7	11/1
			10/16~11/6	11/1~11/6	11/11	11/13
			11/20~12/11	12/1~12/11	12/16	12/18
			1/22~2/9	2/1~2/9	2/17	2/19
			2/13~3/1	2/22~3/1	3/11	3/12
			2/26~3/12	3/4~3/12	3/18	3/19
	東邦大学 習志野キャンパス	理学部化学科、生物学科、生物分子科学科、生命圏環境科学科	-	10/3~10/12	書類(2次)10/28	10/21(2次)11/6
東京都	杏林大学	保健学部臨床検査技術学科、臨床工学科、診療放射線技術学科	-	9/27~10/4	10/15	11/1
	駒澤大学	医療健康科学部診療放射線技術科学科	9/29~10/6	9/29~10/6	10/22	11/10
	帝京大学 板橋キャンパス	医療技術学部診療放射線学科、臨床検査学科	-	9/14~9/29	10/7・8	11/1
			-	11/6~11/17	11/25・26	12/1
			-	12/1~12/11	12/16	12/21
	帝京科学大学 千住キャンパス	生命環境学部生命科学科臨床工学コース	-	10/23~11/6	11/11	11/16
			-	11/20~12/4	12/9	12/14
			-	2/16~3/1	3/8	3/14
	帝京平成大学 池袋キャンパス	健康メディカル学部医療科学科臨床工学コース	-	9/1~9/30	10/9・10、10/21・22	11/1
			-	11/20~12/9	12/17・18	12/21
神奈川県	神奈川工科大学	健康医療科学部臨床工学科	-	10/5~10/13	10/21	11/1
			-	11/21~12/1	12/9	12/15
	桐蔭横浜大学	医用工学部生命医工学科、臨床工学科	-	9/25~10/4	10/14	11/1
			-	9/25~10/4	10/21	11/1
			-	11/30~12/8	12/16	12/23
			-	2/27~3/5	3/12	3/19
	東海大学 湘南キャンパス湘南校舎	工学部医工学科	-	10/6~10/18	11/5	11/15
新潟県	新潟医療福祉大学	医療技術学部臨床技術学科、診療放射線学科	-	11/1~11/9	11/25	12/6
石川県	北陸大学	医療保健学部医療技術学科	-	9/1~9/28	10/7	11/1
			-	3/1~3/13	随時	随時
愛知県	愛知淑徳大学	健康医療科学部医療貢献学科臨床検査学専攻	-	9/15~9/29	10/21	11/1
			-	9/15~9/29	10/22	11/1
	修文大学	医療科学部臨床検査学科	-	10/2~10/16	10/28	11/10
	中部大学	生命健康科学部生命医科学科、臨床工学科	-	9/25~10/2	10/21	11/1
			-	11/1~11/4	11/18	12/1
			-	11/24~12/8	12/17(2次)1/6	12/23(2次)1/11
	藤田医科大学	医療科学部医療検査学科、放射線学科	-	9/16~10/5	10/15	11/1
岐阜県	岐阜医療科学大学	保健科学部臨床検査学科、放射線技術学科	-	9/15~9/29	10/15	11/1
			-	11/20~12/1	12/10	12/22
	東海学院大学	健康福祉学部管理栄養学科臨床検査、総合福祉学科臨床工学	-	9/25~10/5	10/14	11/1
			-	12/4~12/14	12/23	1/5

臨床検査技師・臨床工学技士・診療放射線技師

地域	学校名	学部・学科・コース	エントリー	出願期間	試験日	合格発表
岐阜県	東海学院大学	健康福祉学部管理栄養学科臨床検査、総合福祉学科臨床工学	-	2/5~2/14	2/23	3/6
			-	2/26~3/6	3/15	3/19
			-	11/20~11/30	12/10	12/19
三重県	鈴鹿医療科学大学	保健衛生学部臨床検査学科、放射線技術科学科	-	9/18~9/29	10/9	11/1
			-	9/18~9/29	10/9	11/1
		医用工学部臨床工学科	-	11/1~11/9	11/17	12/1
			-	11/21~12/12	12/16	12/22
			-	2/13~3/1	3/7	3/15
	四日市看護医療大学	看護医療学部臨床検査学科	-	10/5~10/18	10/21	11/1
大阪府	藍野大学	医療保健学部臨床工学科	-	9/27~10/6	10/15	11/1
			-	12/18~1/12	1/20	1/25
	大阪電気通信大学	医療健康科学部医療科学科	-	9/22~10/2	10/14	11/1
	関西医療大学	保健医療学部臨床検査学科	10/2~11/18	11/21~12/1	12/10	12/15
	滋慶医療科学大学	医療科学部臨床工学科	-	9/14~9/26	10/1	11/1
			-	10/3~10/17	10/22	11/1
			-	11/1~11/15	11/19	11/24
			-	11/29~12/13	12/17	12/22
			-	1/5~1/17	1/21	1/26
			-	2/8~2/22	2/28	3/5
			-	3/1~3/18	3/22	3/26
	森ノ宮医療大学	医療技術学部臨床検査学科、臨床工学科、診療放射線学科	-	9/25~10/6	10/13	10/23
			-	9/25~10/6	10/15	10/23
兵庫県	神戸常盤大学	保健科学部医療検査学科、診療放射線学科	-	9/23~10/10	10/14	10/26
	姫路獨協大学	医療保健学部臨床工学科	-	9/13~10/11	10/21	11/1
			-	11/13~11/29	12/9	12/18
岡山県	岡山大学【国】	医学部保健学科放射線技術科学専攻、検査技術科学専攻	-	11/1~11/8	12/2	2/9
	岡山理科大学	理学部臨床生命科学科、工学部生命医療工学科	-	11/24~12/8	12/16	12/26
	倉敷芸術科学大学	生命科学部生命医科学科、生命科学科臨床工学コース	11/1~11/14	12/5~12/11	11/24	12/18
			11/1~11/14	1/5~1/11	12/21	1/17
			2/1~2/13	3/1~3/7	2/16	3/13
			2/1~3/11	3/18~3/20	3/14	3/25
			11/1~11/14	12/5~12/11	11/25	12/18
	広島工業大学	生命学部生体医工学科		11/25~12/7	12/16	12/23
広島県	広島国際大学	保健医療学部診療放射線学科、医療技術学科臨床工学専攻、臨床検査学専攻		9/29~10/5	10/15	11/1
		保健医療学部医療技術学科臨床工学専攻		11/17~12/5	12/10	12/20
山口県	東亜大学	医療学部医療工学科臨床工学コース	10/2~11/10	~12/11	11/18	12/22
			11/13~12/1	~1/9	12/9	1/19
			12/4~12/22	~1/26	1/6	2/9
			1/5~1/24	~2/22	2/3	3/8
			1/29~2/22	~3/15	3/2	3/21
香川県	徳島文理大学 香川キャンパス	保健福祉学部臨床工学科、診療放射線学科	10/1~10/13	11/7~11/17	~10/29	11/28
			11/1~11/15	12/6~12/14	~11/28	12/23
			12/1~12/8	1/4~1/9	~12/17	1/19
			2/1~2/25	~3/12	~3/3	3/22
高知県	高知学園大学	健康科学部臨床検査学科	-	~9/29	10/7	11/1
			-	11/27~12/8	12/16	12/20
福岡県	九州大学【国】	医学部保健学科検査技術科学専攻、放射線技術科学専攻	-	10/23~11/2	11月下旬~12月中旬(2次)1/20	2/13
	国際医療福祉大学 大川キャンパス	福岡保健医療学部医学検査学科	-	9/20~10/4	10/14	11/1
	帝京大学 福岡キャンパス	福岡医療技術学部診療放射線学科、医療技術学科臨床工学コース	-	9/14~9/29	10/7・8	11/1
			-	11/6~11/17	11/25・26	12/1
			-	12/1~12/11	12/16	12/21
大分県	日本文理大学	保健医療学部保健医療学科	-	11/1~11/10	11/18	12/5
			-	11/20~12/8	12/16	12/23
			-	12/20~1/11	1/18	1/25
熊本県	東海大学 九州キャンパス熊本校舎	文理融合学部人間情報工学科	-	10/6~10/18	11/5	11/15
			-	12/1~12/13	12/24	1/12
宮崎県	九州医療科学大学 (2024年4月九州保健福祉大学より校名変更予定)	生命医科学部生命医科学科臨床検査技師コース、臨床工学技士コース	-	9/28~10/11	10/21・22	11/1
			-	10/26~11/8	11/19	12/1
			-	11/24~12/8	12/16	12/23
			-	1/5~3/21	大学の指定する日	大学の指定する日

短期大学

地域	学校名	学部・学科・コース	エントリー	出願期間	試験日	合格発表
東京都	帝京短期大学	ライフケア学科臨床検査専攻	-	10/3~10/16	10/21	11/1
			-	12/1~12/11	12/16	12/21
	新渡戸文化短期大学 中野臨検キャンパス	臨床検査学科	-	~10/16	10/19	11/1

専門学校・養成施設

地域	学校名	学部・学科・コース	エントリー	出願期間	試験日	合格発表
北海道	札幌医学技術福祉歯科専門学校	臨床検査技師科、臨床工学技士科	-	10/2~10/13	書類審査	10/27
			-	11/1~11/10	書類審査	11/24
			-	11/27~12/8	書類審査	12/22
			-	1/15~1/26	書類審査	2/9
			-	2/13~2/22	書類審査	3/7
			-	2/26~3/8	書類審査	3/18
	札幌看護医療専門学校	臨床工学技士学科	-	~10/20	10/22	14日以内
			-	10/23~11/10	11/12	14日以内
	吉田学園医療歯科専門学校	臨床工学科、臨床検査学科	6/1~11/30	9/25~10/13	10/21	10/27
			6/1~11/30	10/23~11/10	11/19	11/24
			6/1~11/30	11/20~12/8	12/16	12/22

総合型選抜・AO入試

地域	学校名	学部・学科・コース	エントリー	出願期間	試験日	合格発表
栃木県	さくら医療福祉専門学校（2024年4月さくら総合専門学校より校名変更予定）	臨床工学科	9/16~	10/2~10/6	10/14	10日以内郵送
			9/16~	10/7~10/20	10/28	10日以内郵送
			9/16~	10/21~11/10	11/18	10日以内郵送
			9/16~	11/11~12/1	12/9	10日以内郵送
			9/16~	12/2~1/19	1/27	10日以内郵送
			9/16~	1/20~2/9	2/17	10日以内郵送
			9/16~	2/10~3/15	3/23	10日以内郵送
埼玉県	国際医療専門学校	臨床検査学科	9/19~10/19	10/23~11/10		11/22
	西武学園医学技術専門学校	臨床検査技師科	9/25~12/22	10/10~1/12	9/25~12/22	10日以内郵送
			1/5~3/29	1/9~4/2	1/5~3/29	10日以内郵送
東京都	池見東京医療専門学校	臨床工学科	10/2~10/16	11/1~11/13	10/21	5日以内に通知
			11/1~11/13	11/29~12/11	11/18	5日以内に通知
			11/29~12/11	12/20~1/15	12/16	5日以内に通知
			12/20~1/15	1/30~2/9	1/20	5日以内に通知
			1/17~1/29	2/14~2/26	2/3	5日以内に通知
			1/30~2/9	2/19~2/26	2/17	5日以内に通知
			2/14~2/26	3/4~3/11	3/2	5日以内に通知
			2/28~3/11	3/18~3/21	3/16	5日以内に通知
	首都医校	高度臨床工学学科、臨床工学技士特科*3	10/2~10/11	合格から1週間以内~	10/14	試験から1週間以内
			10/16~10/25	合格から1週間以内~	10/28	試験から1週間以内
	城西放射線技術専門学校	診療放射線学科(夜)		11/1~11/18	11/19	-
	昭和医療技術専門学校	臨床検査技師科	9/1~10/25	10/26~11/2	11/5	11/6
			11/1~11/30	12/1~12/7	12/10	12/11
	東京医薬看護専門学校	臨床工学技士科	~11/30	~10/4	10/8	10日以内郵送
			~11/30	10/5~10/18	10/22	10日以内郵送
			~11/30	10/19~10/31	11/5	10日以内郵送
			~11/30	11/1~11/8	11/12	10日以内郵送
			~11/30	11/9~11/22	11/26	10日以内郵送
			~11/30	11/23~12/6	12/10	10日以内郵送
	読売理工医療福祉専門学校	臨床工学科	~9/30	~11/5	10/7	5日以内
			10/1~11/5	~12/10	11/12	5日以内
			11/6~12/10	~1/14	12/17	5日以内
			12/11~1/14	~2/12	1/21	5日以内
			1/15~2/12	~3/3	2/18	5日以内
神奈川県	湘央医学技術専門学校	臨床検査技術学科	12/20~1/10	1/22~1/27	1/13	1/30
愛知県	東海医療科学専門学校	臨床工学科	9/22~9/27	~10/31	10/1	10日以内に通知
	名古屋医専	高度臨床工学学科	~9/28	~10/14	10/1	試験から1週間以内
京都府	京都保健衛生専門学校	第一臨床検査学科、第二臨床検査学科	9/26~10/4	10/19~10/26	10/13・10/14・10/16	11/9
			10/24~11/1	11/15~11/22	11/10・11/11・11/13	12/6
大阪府	大阪医専	高度臨床工学学科	~9/28	~10/14	10/1	試験から1週間以内
	大阪医療技術学園専門学校	臨床検査技師科	9/11~10/5	10/9~10/29	10/8	10日以内郵送
			10/9~10/26	10/30~11/19	10/29	10日以内郵送
			10/30~11/16	11/20~12/17	11/19	10日以内郵送
			11/20~11/30	12/4~12/24	12/3	10日以内郵送
			12/4~12/14	12/18~1/21	12/17	10日以内郵送
	大阪ハイテクノロジー専門学校	臨床工学技士科(昼・夜)、診療放射線技師学科(昼・夜)	6/1~10/6	~11/13	10/8	随時
			6/1~10/27	~11/13	10/29	随時
	大阪行岡医療専門学校長柄校	臨床検査科、放射線科	10/16~10/25	11/22~11/28	10/28	11/29
			1/15~1/24	2/7~2/13	1/27	2/14
	清恵会第二医療専門学院	放射線技師科1部、放射線技師科2部	-	9/4~10/4	10/7	10/12
	日本医療学院専門学校	臨床検査技師学科	-	9/19~9/29	-	1週間以内に通知
			-	10/10~10/27	-	1週間以内に通知
	日本メディカル福祉専門学校	臨床工学科、臨床工学専攻科*3	-	9/1~10/6	-	一週間以内
			-	9/1~10/20	-	一週間以内
			-	9/1~11/2	-	一週間以内
			-	9/1~11/17	-	一週間以内
			-	9/1~12/1	-	一週間以内
			-	9/1~12/15	-	一週間以内
			-	9/1~1/5	-	一週間以内
			-	9/1~1/19	-	一週間以内
			-	9/1~2/2	-	一週間以内
			-	9/1~2/16	-	一週間以内
			-	9/1~3/1	-	一週間以内
			-	9/1~3/15	-	一週間以内
			-	9/1~3/29	-	一週間以内
			-	9/1~4/5	-	一週間以内
兵庫県	神戸総合医療専門学校	臨床工学科、診療放射線科、臨床工学専攻科*3	12/11~1/17	2/5~2/16	1/20	1/25・2/22
	姫路医療専門学校	臨床工学技士科	9/18~9/29	10/4~10/18	-	3日以内
			10/2~10/13	10/18~11/1	-	3日以内
			10/16~10/27	11/1~11/15	-	3日以内
			10/30~11/10	11/15~11/29	-	3日以内
			11/13~11/24	11/29~12/13	-	3日以内
			11/27~12/8	12/13~12/27	-	3日以内
			12/11~12/22	12/27~1/17	-	3日以内
島根県	出雲医療看護専門学校	臨床工学技士学科	10/9~10/19	11/13~11/22	10/22	出願受付後10日以内
			10/30~11/9	12/4~12/14	11/12	出願受付後10日以内
広島県	トリニティカレッジ広島医療福祉専門学校	臨床工学科	6/1~9/30	10/2~10/5	10/7	10/11
福岡県	博多メディカル専門学校	臨床工学技士科	12/1~12/12	12/20~1/9	1/13	1/19

※受験を希望される方は、必ず各学校の募集要項をご確認ください。

臨床検査技師・臨床工学技士・診療放射線技師

地域	学校名	学部・学科・コース	エントリー	出願期間	試験日	合格発表
福岡県	福岡医療専門学校	診療放射線科	-	9/21～10/11	10/15	10/18
			-	10/19～11/15	11/19	11/22
			-	11/23～12/13	12/17	12/20
			-	12/21～1/17	1/21	1/24
			-	1/25～2/14	2/18	2/21
			-	2/22～3/13	3/17	3/19
熊本県	熊本総合医療リハビリテーション学院	臨床工学学科	7/1～	10/2～	個別に対応	本人に通知
沖縄県	沖縄医療工学院	臨床工学科	10/1～10/24	11/16～11/24	10/28	11/30
			11/1～11/21	12/11～12/21	11/25	12/25
			12/1～12/14	1/10～1/18	12/16	1/22
			1/4～1/22	2/8～2/21	1/27	2/29
			2/1～2/19	3/8～3/21	2/24	3/26

理学療法士・作業療法士・言語聴覚士

大学

地域	学校名	学部・学科・コース	エントリー	出願期間	試験日	合格発表
北海道	北海道医療大学	リハビリテーション科学部理学療法学科、作業療法学科、言語聴覚療法学科	-	9/21～10/12	10/22	11/1
	北海道千歳リハビリテーション大学	健康科学部リハビリテーション学科理学療法学専攻、作業療法学専攻	-	9/1～10/10	10/14	11/1
			-	9/25～10/17	10/21	11/1
	北海道文教大学	医療保健科学部リハビリテーション学科理学療法学専攻、作業療法学専攻	-	9/25～10/3	10/14	11/1
			-	9/25～10/10	10/21	11/1
			-	9/28～10/17	10/28	11/4
			-	10/10～10/24	11/3	11/14
			-	11/1～11/10	11/23	12/3
			-	11/15～12/5	12/13	12/18
青森県	弘前大学【国】	医学部保健学科理学療法学専攻、作業療法学専攻	-	9/22～9/28	10/28・29	2/3
	弘前医療福祉大学	保健学部医療技術学科作業療法学専攻、言語聴覚学専攻	-	11/1～11/10	11/18	12/1
宮城県	東北文化学園大学	医療福祉学部リハビリテーション学科理学療法学専攻、作業療法学専攻、言語聴覚学専攻	-	9/20～10/2	10/15	11/1
			-	11/28～12/6	12/16	12/22
福島県	医療創生大学　いわきキャンパス	健康医療科学部理学療法学科、作業療法学科	-	9/1～9/26	9/30	11/1
			-	10/2～10/24	10/28	11/15
			-	12/1～12/12	12/16	12/26
			-	2/6～2/19	2/22	3/4
			-	3/9～3/14	3/16	3/25
茨城県	つくば国際大学	医療保健学部理学療法学科	-	11/2～11/24	12/2	12/11
			-	1/23～2/8	2/15	2/22
栃木県	国際医療福祉大学　大田原キャンパス	保健医療学部理学療法学科、作業療法学科、言語聴覚学科	-	9/20～10/4	10/14	11/1
群馬県	群馬医療福祉大学	リハビリテーション学部理学療法学科理学療法専攻、作業療法専攻	-	11/1～11/10	11/18	12/1
	群馬パース大学	リハビリテーション学部理学療法学科、作業療法学科、言語聴覚学科	-	9/25～10/6	10/14	11/1
			-	11/27～12/8	12/16	12/22
	高崎健康福祉大学	保健医療学部理学療法学科	-	9/19～10/5	10/14	11/1
埼玉県	東京国際大学	医療健康学部理学療法学科	-	10/3～10/10	10/21	11/1
			-	11/1～11/8	11/19	12/1
			-	11/28～12/6	12/16	12/22
			-	2/14～2/24	3/4	3/8
	日本医療科学大学	保健医療学部リハビリテーション学科理学療法学専攻、作業療法学専攻	-	9/25～10/12	10/15	11/1
			-	10/20～11/7	11/12	11/14
			-	12/4～12/19	12/26	12/27
			-	12/25～1/17	1/21	1/23
			-	1/29～2/13	2/17	2/20
			-	2/26～3/12	3/16	3/18
	日本保健医療大学	保健医療学部理学療法学科	-	9/21～10/18	10/22	11/1
			-	10/19～11/15	11/19	11/24
			-	11/16～12/13	12/17	12/21
			-	12/14～1/4	1/8	1/11
			-	2/1～2/21	2/25	2/29
			-	2/22～3/13	3/17	3/21
	人間総合科学大学	保健医療学部リハビリテーション学科理学療法学専攻	-	11/1～11/7	11/12	11/15
			-	11/27～12/6	12/10	12/13
			-	2/9～2/19	2/23	2/27
			-	3/8～3/14	3/19	3/22
	文京学院大学	保健医療技術学部理学療法学科、作業療法学科	-	9/25～10/4	10/14	11/1
			-	11/24～12/6	12/16	12/22
千葉県	植草学園大学	保健医療学部リハビリテーション学科理学療法学専攻、作業療法学専攻	-	9/15～10/6	10/13	11/1
			-	10/13～3/8	相談のうえ決定	試験2日後
	SBC東京医療大学(2024年4月了徳寺大学より校名変更予定／届出中)	健康科学部理学療法学科	-	9/25～10/6	10/15	11/1
			-	11/24～12/11	12/17	12/26
	城西国際大学　千葉東金キャンパス	福祉総合学部理学療法学科	-	10/2～10/12	10/21	11/1
			-	11/1～11/8	11/18	12/1
			-	1/10～1/19	1/31	2/9
			-	2/19～2/29	3/8	3/15
	帝京平成大学　千葉キャンパス	健康医療スポーツ学部リハビリテーション学科作業療法コース、理学療法コース	-	9/1～9/30	10/9・10、10/21・22	11/1
			-	11/20～12/9	12/17・18	12/21
	東都大学　幕張キャンパス	幕張ヒューマンケア学部理学療法学科	9/11～9/29	9/20～9/29	10/7	11/1
			10/16～11/6	11/1～11/6	11/11	11/13
			11/20～12/11	12/1～12/11	12/16	12/18
			1/22～2/9	2/1～2/9	2/17	2/19
			2/13～3/1	2/22～3/1	3/11	3/12
			2/26～3/12	3/4～3/12	3/18	3/19

地域	学校名	学部・学科・コース	エントリー	出願期間	試験日	合格発表
東京都	杏林大学	保健学部リハビリテーション学科理学療法学専攻、作業療法学専攻、言語聴覚療法学専攻	-	9/27～10/4	10/15	11/1
	帝京科学大学　千住キャンパス	医療科学部東京理学療法学科	-	10/23～11/6	11/11	11/16
			-	11/20～12/4	12/9	12/14
			-	2/16～3/1	3/8	3/14
	帝京平成大学　池袋キャンパス	健康メディカル学部言語聴覚学科、作業療法学科、理学療法学科	-	9/1～9/30	10/9・10、10/21・22	11/1
			-	11/20～12/9	12/17・18	12/21
	東京医療学院大学	保健医療学部リハビリテーション学科理学療法学専攻、作業療法学専攻	-	9/25～10/5	10/15	11/1
			-	11/27～12/7	12/17	12/20
	東京工科大学	医療保健学部リハビリテーション学科言語聴覚学専攻	-	11/9～11/15	11/26	12/4
神奈川県	国際医療福祉大学　小田原キャンパス	小田原保健医療学部理学療法学科、作業療法学科	-	9/20～10/4	10/14	11/1
	湘南医療大学	保健医療学部リハビリテーション学科理学療法学専攻、作業療法学専攻	-	11/20～12/4	12/10	12/13
新潟県	新潟医療福祉大学	リハビリテーション学部理学療法学科、作業療法学科	-	11/1～11/7	11/18	12/6
			-	11/1～11/9	11/25	12/6
	新潟リハビリテーション大学	医療学部リハビリテーション学科理学療法学専攻、作業療法学専攻	-	9/1～10/6	10/14	11/1
			-	11/30～12/14	12/16	12/22
			-	3/4～3/13	3/15	3/22
石川県	金城大学	医療健康学部理学療法学科、作業療法学科	-	9/28～10/6	10/14	11/1
			-	12/1～12/7	12/17	12/23
	北陸大学	医療保健学部理学療法学科	-	9/1～9/28	10/7	11/1
			-	10/2～10/12	10/21	11/1
			-	3/1～3/13	随時	随時
福井県	福井医療大学	保健医療学部リハビリテーション学科理学療法学専攻、作業療法学専攻、言語聴覚学専攻	-	9/25～10/13	10/20	11/1
山梨県	健康科学大学	健康科学部リハビリテーション学科理学療法学コース、作業療法学コース	-	11/27～12/12	12/16	12/25
			-	2/12～3/8	3/13	3/14
	帝京科学大学　東京西キャンパス	医療科学部理学療法学科、作業療法学科	-	10/23～11/6	11/11	11/16
			-	11/20～12/4	12/9	12/14
			-	2/16～3/1	3/8	3/14
長野県	長野保健医療大学	保健科学部リハビリテーション学科理学療法学専攻、作業療法学専攻	-	12/1～12/11	12/16	12/22
静岡県	聖隷クリストファー大学	リハビリテーション学部理学療法学科、作業療法学科、言語聴覚学科	-	9/20～10/2	10/14	11/1
愛知県	愛知学院大学	健康科学部健康科学科言語聴覚士コース	9/25～10/2	10/16～10/19	10/22	10/13(2次)11/1
	愛知淑徳大学	健康医療科学部医療貢献学科理学療法学専攻、言語聴覚学専攻	-	9/15～9/29	10/21	11/1
			-	9/15～9/29	10/22	11/1
	中部大学	生命健康科学部理学療法学科、作業療法学科	-	9/25～10/2	10/21	11/1
			-	11/1～11/4	11/18	12/1
			-	11/24～12/3	12/17(2次)1/6	12/23(2次)1/11
	豊橋創造大学	保健医療学部理学療法学科	-	9/25～10/9	10/14	11/1
			-	11/29～12/11	12/16	12/26
	名古屋女子大学	医療科学部理学療法学科、作業療法学科	-	9/25～10/6	10/21	11/1
			-	11/13～11/21	12/2	12/8
	日本福祉大学	健康科学部リハビリテーション学科作業療法学専攻	-	9/22～10/4	10/22	11/1
			-	11/24～12/6	12/17	12/23
			-	1/18～1/31	2/10	2/24
			-	9/1～9/27	10/15	11/1
			-	11/24～12/6	12/17	12/23
			-	1/18～1/31	2/10	2/24
	藤田医科大学	保健衛生学部リハビリテーション学科先進理学療法コース、先進作業療法コース	-	9/16～10/5	10/15	11/1
岐阜県	岐阜保健大学	リハビリテーション学部理学療法学科、作業療法学科	-	9/11～10/10	10/14・10/15	11/1
			-	11/1～11/8	11/12	11/18
	中部学院大学	看護リハビリテーション学部理学療法学科	-	9/25～10/10	10/14	11/1
			-	11/20～12/5	12/9	12/15
			-	11/1～11/14	11/18	12/1
			-	11/20～12/5	12/9	12/15
	東海学院大学	人間関係学部心理学科言語聴覚	-	9/25～10/5	10/14	11/1
			-	12/4～12/14	12/23	1/5
			-	2/5～2/14	2/23	3/6
			-	2/26～3/6	3/15	3/19
			-	11/20～11/30	12/10	12/19
三重県	鈴鹿医療科学大学	保健衛生学部リハビリテーション学科理学療法学専攻、作業療法学専攻	-	9/18～9/29	10/9	11/1
		保健衛生学部リハビリテーション学科作業療法学専攻	-	11/1～11/9	11/17	12/1
			-	11/21～12/12	12/16	12/22
			-	2/13～3/1	3/7	3/15
京都府	京都光華女子大学	看護福祉リハビリテーション学部福祉リハビリテーション学科作業療法専攻、言語聴覚専攻	-	9/1～9/29	10/14	11/1
			-	11/20～12/8	12/16	12/22
			-	1/22～2/13	2/19	2/28
大阪府	大阪河﨑リハビリテーション大学	リハビリテーション学部リハビリテーション学科理学療法学専攻、作業療法学専攻、言語聴覚学専攻	-	9/25～10/6	10/15	10/19
			-	10/10～10/23	10/29	11/2
			-	11/1～11/13	11/18	11/24
			-	1/29～2/9	2/17	2/22
			-	2/19～3/4	3/9	3/13
	大阪電気通信大学	医療健康科学部理学療法学科	-	9/22～10/2	10/14	11/1
	大阪人間科学大学	保健医療学部理学療法学科、作業療法学科、言語聴覚学科	-	9/22～10/5	10/14	11/1
			-	9/29～10/12	10/21	11/1
			11/24～12/7	2/16～2/29	12/16(2次)3/9	12/21(2次)3/14

※受験を希望される方は、必ず各学校の募集要項をご確認ください。

理学療法士・作業療法士・言語聴覚士

地域	学校名	学部・学科・コース	エントリー	出願期間	試験日	合格発表
大阪府	大阪保健医療大学	保健医療学部リハビリテーション学科、理学療法学専攻、作業療法学専攻	-	9/13～10/2	10/8	10/11
			-	10/18～11/6	11/12	11/15
			-	11/8～11/20	11/26	12/1
			-	11/22～12/4	12/10	12/13
		保健医療学部リハビリテーション学科作業療法学専攻	-	10/4～10/16	10/22	10/25
	大阪行岡医療大学	医療学部理学療法学科	9/30～10/20	11/4～11/9	11/11	11/15
	関西医療大学	保健医療学部理学療法学科、作業療法学科	10/2～11/18	11/21～12/1	12/10	12/15
	関西福祉科学大学	保健医療学部リハビリテーション学科理学療法学専攻、作業療法学専攻、言語聴覚学専攻	-	9/29～10/13	10/21	10/27
			-	11/1～11/15	11/25	12/1
			-	1/4～1/12	1/23	1/26
			-	2/21～3/6	3/15	3/19
	四條畷学園大学	リハビリテーション学部リハビリテーション学科理学療法学専攻、作業療法学専攻	-	9/14～10/5	10/5	10/19
			-	10/5～10/26	11/3	11/9
			-	10/19～11/9	11/19	11/24
			-	11/2～11/22	12/3	12/7
	森ノ宮医療大学	総合リハビリテーション学部理学療法学科、作業療法学科、言語聴覚学科	-	9/25～10/6	10/13	10/23
			-	9/25～10/6	10/15	10/23
兵庫県	神戸学院大学	総合リハビリテーション学部理学療法学科、作業療法学科	-	9/25～10/5	10/21	11/1
	神戸国際大学	リハビリテーション学部理学療法学科	-	10/1～10/12	10/22	11/1
			-	10/23～11/9	11/22	12/2
			-	11/24～12/7	12/17	12/26
			-	2/1～2/14	2/22	3/5
	宝塚医療大学	保健医療学部理学療法学科	-	9/19～10/13	10/21	11/1
			-	10/2～11/3	11/11	11/17
			-	11/1～12/1	12/9	12/15
			-	2/5～3/5	3/15	3/20
	姫路獨協大学	医療保健学部理学療法学科、作業療法学科、言語聴覚療法学科	-	9/13～10/11	10/21	11/1
			-	11/13～11/29	12/9	12/18
奈良県	奈良学園大学	保健医療学部リハビリテーション学科理学療法学専攻、作業療法学専攻	9/7～10/10	10/13～10/20	10/28	11/7
			10/13～11/13	11/17～11/24	12/2	12/12
			1/9～2/26	2/1～3/4	3/10	3/14
和歌山県	宝塚医療大学 和歌山キャンパス	和歌山保健医療学部リハビリテーション学科理学療法学専攻、作業療法学専攻	9/19～10/13	9/19～10/13	10/21	11/1
			10/2～11/3	10/2～11/3	11/11	11/17
			11/1～12/1	11/1～12/1	12/9	12/15
			2/5～3/5	2/5～3/5	3/15	3/20
岡山県	吉備国際大学	人間科学部人間科学科理学療法学専攻、作業療法学専攻	9/1～9/29	10/13～10/27	-	11/3
			10/2～11/17	12/1～12/15	-	12/23
			11/27～3/13	1/5～3/21	-	大学の指定する日
広島県	広島大学【国】	医学部保健学科理学療法学専攻、作業療法学専攻	-	10/1～10/6	11/18	2/13
	広島国際大学	総合リハビリテーション学部リハビリテーション学科理学療法学専攻、作業療法学専攻、言語聴覚療法学専攻	-	9/29～10/5	10/15	11/1
		総合リハビリテーション学部リハビリテーション学科言語聴覚療法学専攻		11/17～12/5	12/10	12/20
	広島都市学園大学	健康科学部リハビリテーション学科理学療法学専攻、作業療法学専攻	9/4～10/2		10/7	11/1
徳島県	徳島文理大学	保健福祉学部理学療法学科	10/1～10/13	11/7～11/17	～10/29	11/28
			11/1～11/15	12/6～12/14	～11/28	12/23
			12/1～12/8	1/4～1/9	～12/17	1/19
			2/1～2/25	～3/12	～3/3	3/22
福岡県	国際医療福祉大学 大川キャンパス	福岡保健医療学部理学療法学科、作業療法学科	-	9/20～10/4	10/14	11/1
	帝京大学 福岡キャンパス	福岡医療技術学部理学療法学科、作業療法学科	-	9/14～9/29	10/7・8	11/1
			-	11/6～11/17	11/25・26	12/1
			-	12/1～12/11	12/16	12/21
	福岡国際医療福祉大学	医療学部理学療法学科、作業療法学科、言語聴覚学科	-	9/20～10/4	10/14	11/1
	令和健康科学大学	リハビリテーション学部理学療法学科、作業療法学科	-	9/26～10/10	10/21	11/1
佐賀県	西九州大学	リハビリテーション学部リハビリテーション学科理学療法学専攻、作業療法学専攻	9/20～10/5	11/1～11/6	10/19	12/1
			11/6～11/16	1/5～1/23	12/14	2/16
			11/24～12/21	1/25～1/31	1/11	2/16
			1/10～3/7	随時	随時	随時
熊本県	九州看護福祉大学	看護福祉学部リハビリテーション学科	-	10/2～10/17	10/22	11/1
宮崎県	九州医療科学大学（2024年4月九州保健福祉大学より校名変更予定）	臨床心理学部臨床心理学科言語聴覚コース	-	9/28～10/11	10/21・22	11/1
			-	10/26～11/8	11/19	12/1
			-	11/24～12/8	12/16	12/23
			-	1/5～3/21	大学の指定する日	大学の指定する日
短期大学						
宮城県	仙台青葉学院短期大学	言語聴覚学科	-	12/1～12/7	12/16	12/22
岐阜県	平成医療短期大学	リハビリテーション学科理学療法専攻、作業療法専攻	-	～9/29	10/7	-
奈良県	大和大学白鳳短期大学部	総合人間学科リハビリテーション学専攻	10/2～12/26	随時	本学指定日	随時
			2/9～	随時	本学指定日	随時
専門職大学						
茨城県	アール医療専門職大学	リハビリテーション学部理学療法学科、作業療法学科	-	11/21～12/7	12/17	12/25
			-	3/5～3/18	3/23	3/25
東京都	東京保健医療専門職大学	リハビリテーション学部理学療法学科、作業療法学科	-	10/1～10/20	10/29	11/8
			-	11/1～11/17	11/26	12/1
			-	11/20～12/8	12/17	12/22
			-	12/11～1/12	1/21	1/26
			-	1/15～1/26	2/4	2/9
			-	1/29～2/16	2/25	2/29
			-	2/19～3/1	3/10	3/12

総合型選抜・AO入試

総合型選抜・AO入試

地域	学校名	学部・学科・コース	エントリー	出願期間	試験日	合格発表
滋賀県	びわこリハビリテーション専門職大学	リハビリテーション学部理学療法学科、作業療法学科、言語聴覚療法学科※2024年設置届出・指定学校申請中	～9/28	10/6～10/19	10/1,10/21	11/1
			-	12/15～1/19	1/27	2/2
和歌山県	和歌山リハビリテーション専門職大学	健康科学部リハビリテーション学科理学療法学専攻、作業療法学専攻	-	～9/29	10/8	11/9
			-	10/10～11/10	11/19	11/24
			-	11/21～12/8	12/17	12/22
			-	1/5～1/19	1/28	2/2
			-	2/1～2/16	2/25	3/1
			-	2/26～3/5	3/15	3/19
岡山県	岡山医療専門職大学	健康科学部理学療法学科、作業療法学科	-	10/27～11/10	11/15(2次)11/25	11/20(2次)12/1
			-	11/24～12/8	12/13(2次)12/23	12/18(2次)12/26
高知県	高知リハビリテーション専門職大学	リハビリテーション学部リハビリテーション学科理学療法学専攻、作業療法学専攻、言語聴覚学専攻	-	～9/29	10/14	11/1
			-	2/1～2/16	2/21	2/27
			-	3/1～3/11	3/19	3/25
専門学校・養成施設						
北海道	札幌医学技術福祉歯科専門学校	理学療法士科、作業療法士科、言語聴覚士科	-	10/2～10/13	書類審査	10/27
			-	11/1～11/10	書類審査	11/24
			-	11/27～12/8	書類審査	12/22
			-	1/15～1/26	書類審査	2/9
			-	2/13～2/22	書類審査	3/7
			-	2/26～3/8	書類審査	3/18
	札幌医療リハビリ専門学校	理学療法学科、作業療法学科	6/1～11/1	10/20～10/27	10/15	11/3
			6/1～11/1	11/10～11/17	11/5	11/24
			6/1～11/1	12/1～12/8	11/26	12/15
	札幌リハビリテーション専門学校	理学療法士科、作業療法士科	-	10/2～10/13	書類審査	10/27
			-	11/1～11/10	書類審査	11/24
			-	11/27～12/8	書類審査	12/22
			-	1/15～1/26	書類審査	2/9
			-	2/13～2/22	書類審査	3/7
			-	2/26～3/8	書類審査	3/18
	専門学校北海道リハビリテーション大学校	理学療法学科、作業療法学科、言語聴覚学科	6/1～1/11	～10/13	10/21	10/27
			6/1～1/11	10/23～11/10	11/19	11/24
			6/1～1/11	11/20～12/8	12/16	12/22
			6/1～1/11	12/18～1/12	1/20	1/26
			6/1～1/11	1/22～2/9	2/17	2/23
岩手県	岩手リハビリテーション学院	理学療法学科、作業療法学科	-	10/10～11/9	11/18	11/27
宮城県	仙台保健福祉専門学校	理学療法科、作業療法科、言語聴覚科	7/3～10/13	～11/29	10/21	10/30
	東北保健医療専門学校	理学療法科、作業療法科	9/20～9/30	～10/31	10/7	10日以内に通知
埼玉県	上尾中央医療専門学校	理学療法学科、作業療法学科	-	10/18～10/24	10/28	11/2
			-	11/8～11/14	11/18	11/24
			-	12/6～12/12	12/16	12/21
			-	1/10～1/16	1/20	1/25
			-	1/31～2/6	2/10	2/16
			-	2/15～2/21	2/28	3/4
	専門学校医学アカデミー	理学療法学科	-	10/1～10/3	10/8	10/9
			-	10/26～10/31	11/5	11/6
	埼玉福祉保育医療製菓調理専門学校	言語聴覚士科・午前コース、午後コース	6/1～	9/16～10/13	10/15	10日以内
			6/1～	10/14～11/10	11/12	10日以内
千葉県	千葉医療福祉専門学校	理学療法学科、作業療法学科	-	9/25～10/4	10/7	3日以内郵送
			-	10/30～11/8	11/11	3日以内郵送
			-	11/20～11/29	12/2	3日以内郵送
			-	12/11～12/20	12/23	3日以内郵送
			-	1/9～1/17	1/20	3日以内郵送
			-	1/29～2/7	2/10	3日以内郵送
			-	2/19～3/1	3/6	3日以内郵送
	千葉・柏リハビリテーション学院	理学療法学科、作業療法学科	6/1～10/25	11/6～11/15	10/28	11/23
	八千代リハビリテーション学院	理学療法学科(昼・夜)、作業療法学科	-	10/10～10/17	10/21	11/1
東京都	関東リハビリテーション専門学校	理学療法学科、作業療法学科	-	10/2～10/12	10/15	10/18
			-	11/1～11/9	11/12	11/15
			-	11/27～12/7	12/10	12/13
			-	1/9～1/18	1/21	1/24
			-	2/5～2/15	2/18	2/21
			-	2/26～2/29	3/3	3/6
	首都医校	高度理学療法学科、理学療法学科(昼・夜)、高度作業療法学科、作業療法学科(昼・夜)、言語聴覚学科*1	10/2～10/11	合格から1週間以内～	10/14	試験から1週間以内
			10/16～10/25	合格から1週間以内～	10/28	試験から1週間以内
	西武学園医学技術専門学校 東京池袋校	言語聴覚学科	9/25～12/22	10/10～1/12	9/25～12/22	10日以内郵送
			1/5～3/29	1/9～4/2	1/5～3/29	10日以内郵送
	多摩リハビリテーション学院専門学校	作業療法学科、理学療法学科、言語聴覚学科*1	10/10～10/20	10/10～10/20	10/28	10/31
			11/6～11/17	11/6～11/17	11/25	11/28
			11/27～12/8	11/27～12/8	12/16	12/19
			1/9～1/19	1/9～1/19	1/27	1/30
	東京医薬看護専門学校	言語聴覚士科(3年制・2年制*1)	～11/30	～10/4	10/8	10日以内郵送
			～11/30	10/5～10/18	10/22	10日以内郵送
			～11/30	10/19～10/31	11/5	10日以内郵送
			～11/30	11/1～11/8	11/12	10日以内郵送
			～11/30	11/9～11/22	11/26	10日以内郵送
			～11/30	11/23～12/6	12/10	10日以内郵送
	東京福祉専門学校	作業療法士科	～10/20	9/23～10/13	書類選考	-
			～10/20	10/14～10/27	書類選考	

※受験を希望される方は、必ず各学校の募集要項をご確認ください。

理学療法士・作業療法士・言語聴覚士

総合型選抜・AO入試

地域	学校名	学部・学科・コース	エントリー	出願期間	試験日	合格発表
東京都	東京メディカル・スポーツ専門学校	理学療法士科（Ⅰ部・Ⅱ部）	〜10/31	〜10/13	10/15	1週間以内
			〜10/31	10/14〜10/27	10/29	1週間以内
			〜10/31	10/28〜11/3	11/5	1週間以内
	専門学校東都リハビリテーション学院	理学療法学科	10/16〜11/9	11/14〜11/28	11/12	12/1
			11/13〜12/7	12/12〜1/4	12/10	1/5
			12/11〜1/18	1/23〜2/6	1/21	2/9
			1/22〜2/15	2/20〜3/5	2/18	3/8
	日本福祉教育専門学校	言語聴覚療法学科*1	随時〜	随時〜	随時	10日以内
	日本リハビリテーション専門学校	理学療法学科（昼・夜）、作業療法学科（昼・夜）	〜10/18	11/6〜11/17	10/22	11/27
			〜11/1	11/20〜12/1	11/5	12/11
			〜11/22	12/11〜12/22	11/26	1/9
			〜12/13	1/9〜1/19	12/17	1/29
富山県	富山医療福祉専門学校	理学療法学科	-	12/13〜1/5	1/11	1/18
	富山リハビリテーション医療福祉大学校	理学療法科、作業療法科	-	10/2〜10/20	10/28	11/8
			-	10/30〜11/10	11/18	11/29
			-	11/20〜12/1	12/9	12/20
			-	12/11〜1/19	1/27	2/7
			-	1/22〜2/9	2/17	2/28
			-	2/19〜3/1	3/7	3/15
石川県	国際医療福祉専門学校七尾校	理学療法学科	-	10/2〜10/10	-	10/18
福井県	若狭医療福祉専門学校	理学療法科	10/3〜10/10	10/19〜11/9	11/11	2週間以内
			11/7〜11/14	11/23〜12/14	12/16	2週間以内
			1/9〜1/16	1/25〜2/15	2/17	2週間以内
愛知県	国際医学技術専門学校	理学療法学科、作業療法学科	6/1〜随時	9/1〜3/13	個別に対応	願書到着後1週間以内
	専門学校 星城大学リハビリテーション学院	理学療法学科（Ⅰ部・Ⅱ部）	6/1〜	9/1〜	-	10/2〜
	東海医療科学専門学校	理学療法科、作業療法科	9/22〜9/27	〜10/31	10/1	10日以内郵送
		言語聴覚科*1	6/1〜9/29	〜10/31	個別に対応	10日以内郵送
	名古屋医専	高度理学療法学科、理学療法学科、高度作業療法学科、言語聴覚学科*1	〜9/28	〜10/14	10/1	試験から1週間以内
	名古屋平成看護医療専門学校	理学療法学科	9/15〜9/27	10/6〜10/18	9/30	10/27
			10/2〜10/18	10/27〜11/8	10/21	11/17
			10/20〜11/1	11/10〜11/22	11/4	12/1
	理学・作業名古屋専門学校	理学療法学科、作業療法学科	〜9/27	10/13〜1/12	9/30	書類受理より2週間後
			〜11/8	〜1/12	11/11	書類受理より2週間後
			〜12/14	〜1/12	12/17	書類受理より2週間後
岐阜県	サンビレッジ国際医療福祉専門学校	作業療法学科、言語聴覚学科	〜9/27	〜10/27	10/7	11/2
			〜11/15	〜12/15	11/25	12/22
			〜12/6	〜1/5	12/16	1/12
三重県	伊勢志摩リハビリテーション専門学校	理学療法学科	9/19〜10/11	10/23〜11/10	10/14	1週間以内
			10/16〜11/8	11/20〜12/8	11/11	1週間以内
			11/13〜12/6	12/18〜12/27	12/9	1週間以内
	専門学校 ユマニテク医療福祉大学校	理学療法学科、作業療法学科	10/2〜10/17	10/23〜11/7	11/11	11/17
			10/30〜11/7	11/20〜11/28	12/3	12/8
大阪府	AST関西医科専門学校	理学療法学科Ⅰ部・Ⅱ部	-	-	10/14	試験後一週間以内
			-	-	10/28	試験後一週間以内
			-	-	11/18	試験後一週間以内
			-	-	12/16	試験後一週間以内
			-	-	1/13	試験後一週間以内
			-	-	1/27	試験後一週間以内
			-	-	2/17	試験後一週間以内
			-	-	3/2	試験後一週間以内
			-	-	3/16	試験後一週間以内
	大阪医専	高度理学療法学科、高度作業療法学科、理学療法学科（昼・夜）、言語聴覚学科*1	〜9/28	〜10/14	10/1	試験から1週間以内
	大阪医療技術学園専門学校	言語聴覚士学科	9/11〜10/5	10/9〜10/29	10/8	10日以内郵送
			10/9〜10/26	10/30〜11/19	10/29	10日以内郵送
			10/30〜11/16	11/20〜12/17	11/19	10日以内郵送
			11/20〜11/30	12/4〜12/24	12/3	10日以内郵送
			12/4〜12/14	12/18〜1/21	12/17	10日以内郵送
	大阪リハビリテーション専門学校	理学療法学科、作業療法学科	6/1〜10/7	10/8〜11/4	-	11/14
			6/1〜10/7	11/5〜12/2	-	12/12
	近畿リハビリテーション学院	第一理学療法学科、第二理学療法学科	9/19〜10/4	10/16〜10/20	10/8	5日以内
			10/10〜10/18	10/30〜11/2	10/22	5日以内
			11/6〜11/15	11/27〜12/1	11/19	5日以内
			11/20〜11/29	12/11〜12/15	12/3	5日以内
			1/9〜1/17	1/29〜2/2	1/21	5日以内
			2/5〜2/14	2/26〜3/1	2/18	5日以内
	阪奈中央リハビリテーション専門学校	理学療法学科、作業療法学科	11/10〜11/22	11/27〜12/8	11/25	12/12
			1/12〜1/24	1/29〜2/9	1/27	2/13
	箕面学園福祉保育専門学校	作業療法学科	-	9/14〜10/4	10/7	7日以内
			-	10/3〜10/18	10/22	7日以内
			-	10/19〜11/8	11/11	7日以内
			-	10/2〜11/15	11/19	7日以内
			-	11/9〜11/15	11/26	7日以内
			-	11/22〜12/13	12/17	7日以内
			-	12/14〜1/17	1/21	7日以内
			-	1/18〜2/14	2/18	7日以内
			-	2/15〜2/28	3/2	7日以内
	履正社国際医療スポーツ専門学校	理学療法学科（昼・夜）	-	10/23〜11/24	随時	試験後二週間以内
			-	11/27〜12/22	随時	試験後二週間以内

総合型選抜・AO入試

地域	学校名	学部・学科・コース	エントリー	出願期間	試験日	合格発表
大阪府	履正社国際医療スポーツ専門学校	理学療法学科(昼・夜)	-	1/4~1/26	随時	試験後二週間以内
			-	1/29~2/9	随時	試験後二週間以内
兵庫県	関西総合リハビリテーション専門学校	理学療法学科、作業療法学科、言語聴覚学科	-	9/30~10/18	10/18	10/25
			-	10/30~11/8	11/8	11/15
			-	11/27~12/8	12/8	12/13
			-	1/4~1/17	1/17	1/24
			-	2/5~2/14	2/14	2/21
			-	3/1~3/6	3/6	3/13
	神戸総合医療専門学校	理学療法士科、作業療法士科、言語聴覚士科*1	12/11~1/17	2/5~2/16	1/20	1/25・2/22
	はくほう会医療専門学校 赤穂校	理学療法士科、作業療法学科	~10/23	11/13~11/20	10/28	11/28
			~11/13	12/4~12/11	11/18	12/19
			~12/11	1/4~1/11	12/16	1/16
	姫路医療専門学校	作業療法士科、言語聴覚士科	9/18~9/29	10/4~10/18	-	3日以内
			10/2~10/13	10/18~11/1	-	3日以内
			10/16~10/27	11/1~11/15	-	3日以内
			10/30~11/10	11/15~11/29	-	3日以内
			11/13~11/24	11/29~12/13	-	3日以内
			11/27~12/8	12/13~12/27	-	3日以内
			12/11~12/22	12/27~1/17	-	3日以内
	姫路ハーベスト医療福祉専門学校	理学療法学科(昼・夜)	9/12~10/23	随時	10/28	10日以内郵送
			10/24~11/13	随時	11/18	10日以内郵送
	平成リハビリテーション専門学校	理学療法学科、作業療法学科、言語聴覚療法学科	9/12~10/2	10/9~10/26	10/7・10/27	10/28
			10/3~10/16	10/24~11/16	10/22・11/17	11/18
			10/17~11/13	11/21~12/7	11/19・12/8	12/9
			11/14~12/11	12/19~1/11	12/17・1/12	1/13
奈良県	関西学研医療福祉学院	作業療法学科、理学療法学科	-	6/1~10/4	10/8	試験後二週間以内
			-	6/1~10/17	10/22	試験後二週間以内
			-	6/1~10/31	11/5	試験後二週間以内
			-	6/1~11/15	11/19	試験後二週間以内
			-	6/1~12/6	12/10	試験後二週間以内
			-	6/1~1/17	1/21	試験後二週間以内
			-	6/1~1/31	2/4	試験後二週間以内
			-	6/1~2/14	2/18	試験後二週間以内
			-	6/1~2/28	3/3	試験後二週間以内
			-	6/1~3/13	3/17	試験後二週間以内
	奈良リハビリテーション専門学校	理学療法学科	-	10/3~10/17	10/21	10/24
			-	10/31~11/14	11/18	11/21
			-	11/29~12/13	12/17	12/19
			-	1/9~1/23	1/27	1/30
			-	1/31~2/14	2/18	2/20
			-	2/27~3/12	3/16	3/19
鳥取県	鳥取市医療看護専門学校	理学療法士学科、作業療法士学科	8/28~9/29	-	10/1	試験後一週間程度
			10/2~11/3	-	11/5	試験後一週間程度
			11/6~12/1	-	12/3	試験後一週間程度
島根県	出雲医療看護専門学校	理学療法士学科	10/9~10/19	11/13~11/22	10/22	出願受付後10日以内
			10/30~11/9	12/4~12/14	11/12	出願受付後10日以内
	松江総合医療専門学校	理学療法学科、作業療法学科	9/19~9/29	~10/10	9/30	試験後一週間以内
	リハビリテーションカレッジ島根	理学療法学科、作業療法学科、言語聴覚学科	7/3~12/20	-	随時	随時
岡山県	朝日医療大学校	理学療法学科、言語聴覚学科	10/23~11/7	11/1~11/9	11/11	11/16
			11/27~12/12	12/4~12/14	12/17	12/21
	玉野総合医療専門学校	理学療法学科、作業療法学科	-	10/30~11/7	11/11	11/17
			-	11/27~12/5	12/9	12/15
			-	2/5~2/13	2/17	2/22
広島県	広島国際医療福祉専門学校	理学療法学科、作業療法学科	OC実施日	10/2~10/10	10/14	10/18
			OC実施日	10/28~11/8	11/11	11/15
			OC実施日	11/27~12/6	12/9	12/13
	福山医療専門学校	理学療法学科、作業療法学科	4/1~2/29	10/2~10/25	10/29	1週間以内
			4/1~2/29	11/1~11/22	11/26	1週間以内
			4/1~2/29	11/27~12/13	12/17	1週間以内
			4/1~2/29	1/4~1/24	1/28	1週間以内
			4/1~2/29	2/1~2/21	2/25	1週間以内
			4/1~2/29	2/22~3/6	3/10	1週間以内
山口県	下関看護リハビリテーション学校	理学療法学科	-	10/4~10/18	10/21	10/27
			-	10/25~11/8	11/11	11/17
			-	11/15~11/29	12/2	12/8
			-	12/27~1/10	1/13	1/19
			-	1/17~1/31	2/3	2/9
			-	2/14~2/28	3/2	3/8
			-	2/28~3/13	3/16	3/19
愛媛県	河原医療大学校	理学療法学科、作業療法学科	9/1~9/29	10/2~10/31	10/7	11/16
	四国中央医療福祉総合学院	理学療法学科、作業療法学科、言語聴覚学科	9/20~3/8	内定通知到着後2週間以内	10/2~3/15	後日
福岡県	北九州リハビリテーション学院	理学療法学科、作業療法学科	7/1~試験日3日前	10/10~11/10	9/30・10/14・10/21	出願後1週間以内
			7/1~試験日3日前	11/13~12/1	11/18	出願後1週間以内
			7/1~試験日3日前	12/4~1/26	12/17・1/13	出願後1週間以内
			7/1~試験日3日前	1/29~2/9	1/21	出願後1週間以内
			7/1~試験日3日前	2/13~3/1	2/11	出願後1週間以内
			7/1~試験日3日前	3/4~3/13	2/23・3/2	出願後1週間以内
	小倉リハビリテーション学院	理学療法学科(昼・夜)、作業療法学科	-	10/10~10/18	10/21	10/30
			-	10/30~11/8	11/11	11/20
			-	11/20~11/29	12/2	12/11

※受験を希望される方は、必ず各学校の募集要項をご確認ください。

理学療法士・作業療法士・言語聴覚士

地域	学校名	学部・学科・コース	エントリー	出願期間	試験日	合格発表
福岡県	小倉リハビリテーション学院	理学療法学科(昼・夜)、作業療法学科	-	12/11~1/10	1/13	1/22
			-	1/22~1/31	2/3	2/13
			-	2/5~2/14	2/17	2/26
			-	2/19~2/28	3/2	3/11
			-	3/4~3/13	3/16	3/22
	福岡医健・スポーツ専門学校	理学療法科、作業療法科	7/1~9/29	9/1~10/13	10/1	選考後10日前後で郵送
	福岡医療専門学校	理学療法科	-	9/21~10/11	10/15	10/18
			-	10/19~11/15	11/19	11/22
			-	11/23~12/13	12/17	12/20
			-	12/21~1/17	1/21	1/24
			-	1/25~2/14	2/18	2/21
			-	2/22~3/13	3/17	3/19
	福岡天神医療リハビリ専門学校	理学療法学科、作業療法学科	-	10/30~11/16	11/19	11/24
			-	11/27~12/14	12/17	12/22
			-	12/25~1/25	1/28	2/2
			-	2/1~2/15	2/18	2/23
			-	2/26~3/7	3/10	3/13
	専門学校 柳川リハビリテーション学院	理学療法学科、作業療法学科、言語聴覚学科	9/25~10/31	~11/21	-	11/28
			11/1~11/30	~12/16	-	12/22
			12/1~12/27	~1/20	-	1/26
			1/5~1/31	~2/16	-	2/22
			2/1~2/24	~3/11	-	3/16
佐賀県	医療福祉専門学校緑生館	理学療法学科、作業療法学科	-	9/25~10/10	10/14	10/20
			-	10/23~11/7	11/11	11/17
			-	11/20~12/5	12/9	12/15
			-	1/9~2/6	2/10	2/16
			-	2/19~3/5	3/9	3/15
長崎県	こころ医療福祉専門学校	理学療法科	7/1~9/30	9/1~10/17	随時	10/25
熊本県	熊本総合医療リハビリテーション学院	理学療法学科、作業療法学科	7/1~	10/2~	個別に対応	本人に通知
大分県	藤華医療技術専門学校	理学療法学科、作業療法学科	9/1~10/4	~許可証到着から2週間以内	10/7	本校に顧書到着の1週間後
			9/1~10/18	~許可証到着から2週間以内	10/21	本校に顧書到着の1週間後
			9/1~11/15	~許可証到着から2週間以内	11/18	本校に顧書到着の1週間後
			9/1~1/24	~許可証到着から2週間以内	1/27	本校に顧書到着の1週間後
沖縄県	沖縄医療工学院	理学療法学科(指定申請中)	10/1~10/24	11/16~11/24	10/28	11/30
			11/1~11/21	12/11~12/21	11/25	12/25
			12/1~12/14	1/10~1/18	12/16	1/22
			1/4~1/22	2/8~2/21	1/27	2/29
			2/1~2/19	3/8~3/21	2/24	3/26
	専門学校沖縄統合医療学院	理学療法学科	9/1~10/2	10/10~10/23	10/28	11/2
	沖縄リハビリテーション福祉学院	理学療法学科、作業療法学科、言語聴覚学科	10/25~10/31	11/1~12/1	12/9	12/15
			1/15~1/19	1/22~2/9	2/17	2/22
	専門学校琉球リハビリテーション学院 金武校	理学療法学科、作業療法学科(昼・夜)	-	10/1~10/21	10/28	11/4
			-	10/25~11/11	11/18	11/25
			-	11/15~12/9	12/16	12/23
			-	12/13~1/13	1/20	1/27
			-	1/17~1/27	2/3	2/10
			-	1/31~2/17	2/24	3/2
	専門学校琉球リハビリテーション学院 那覇校	理学療法学科(昼・夜)	-	10/1~10/21	10/28	11/4
			-	10/25~11/11	11/18	11/25
			-	11/15~12/9	12/16	12/23
			-	12/13~1/13	1/20	1/27
			-	1/17~1/27	2/3	2/10
			-	1/31~2/17	2/24	3/2

歯科衛生士・歯科技工士

大学

地域	学校名	学部・学科・コース	エントリー	出願期間	試験日	合格発表
千葉県	明海大学	保健医療学部口腔保健学科	-	9/15~9/28	10/8(2次)書類審査	10/12(2次)11/1
			-	10/9~10/13	10/29	11/2
			-	10/9~10/20	10/29	11/2
			-	10/26~11/8	11/26	12/1
			-	10/30~11/10	11/19	11/23
			-	11/27~12/1	12/17	12/21
			-	11/27~12/8	12/17	12/21
			-	2/22~3/1	3/15	3/18
			-	2/22~3/6	3/15	3/18
			-	2/26~3/1	3/15	3/18
大阪府	梅花女子大学	看護保健学部口腔保健学科	-	9/29~10/13	10/21	11/1
			-	10/31~11/11	11/18	11/24
			-	11/27~12/9	12/16	12/22
兵庫県	神戸常盤大学	保健科学部口腔保健学科	-	9/23~10/10	10/14	10/26
	宝塚医療大学	保健医療学部口腔保健学科	-	9/19~10/13	10/21	11/1
			-	10/2~11/3	11/11	11/17
			-	11/1~12/1	12/9	12/15
			-	2/5~3/5	3/15	3/20
広島県	広島大学【国】	歯学部口腔健康科学科口腔保健学専攻、口腔工学専攻	-	10/1~10/6	11/18	2/13
徳島県	徳島文理大学	保健福祉学部口腔保健学科	10/1~10/13	11/7~11/17	~10/29	11/28
			11/1~11/15	12/6~12/14	~11/28	12/23
			12/1~12/8	1/4~1/9	~12/17	1/19
			2/1~2/25	~3/12	~3/3	3/22
熊本県	九州看護福祉大学	看護福祉学部口腔保健学科	-	10/2~10/17	10/22	11/1

歯科衛生士・歯科技工士

総合型選抜・AO入試

地域	学校名	学部・学科・コース	エントリー	出願期間	試験日	合格発表
短期大学						
宮城県	仙台青葉学院短期大学	歯科衛生学科	-	12/1～12/7	12/16	12/22
			-	2/29～3/5	3/9	3/14
東京都	東京歯科大学短期大学	歯科衛生学科	-	～10/3	10/14	11/9
			-	2/15～2/26	3/2	3/6
	日本歯科大学東京短期大学	歯科技工学科、歯科衛生学科		10/11～10/17	10/21	11/1
	目白大学短期大学部	歯科衛生学科	9/28～10/5	9/28～10/5	10/15	11/1
			11/28～12/12	11/28～12/12	12/17	12/22
神奈川県	神奈川歯科大学短期大学部	歯科衛生学科	-	～10/17	10/22	11/1
			-	10/17～12/11	12/17	12/20
			-	12/12～2/19	2/23	2/27
			-	2/19～3/11	3/14	3/15
	鶴見大学短期大学部	歯科衛生科		10/24～10/30 ※Webの場合10/27の17時まで	11/5	11/9
				2/15～3/4 ※Webの場合3/1の17時まで	3/13	3/15
新潟県	日本歯科大学新潟短期大学	歯科衛生学科	-	～10/13	10/22	11/1
			-	11/20～12/1	12/10	12/13
	明倫短期大学	歯科技工士学科、歯科衛生士学科	-	10/2～10/11	10/14	-
			-	11/1～11/15	11/18	-
			-	11/27～12/6	12/9	-
			-	1/29～2/7	2/10	-
			-	3/1～3/13	3/15	-
			-	3/18～3/28	3/30	-
静岡県	静岡県立大学短期大学部【公】	歯科衛生学科	-	～10/2	10/21	11/1
愛知県	愛知学院大学短期大学部	歯科衛生学科	-	9/25～10/2	書類審査(2次)10/22	10/13(2次)11/1
岐阜県	大垣女子短期大学	歯科衛生学科	-	11/1～11/10	11/18	12/1
			-	12/4～12/8	12/16	12/23
			-	2/13～2/16	2/22	2/23
			-	2/26～3/4	3/8	3/9
大阪府	関西女子短期大学	歯科衛生学科	-	10/13～10/27	11/4	11/10
			-	11/10～11/24	12/2	12/8
			-	1/4～1/12	1/20	1/26
			-	1/19～2/2	2/11	2/16
			-	2/13～2/26	3/4	3/8
兵庫県	大手前短期大学	歯科衛生学科	11/6～11/20	1/5～1/12	12/10	1/31
			1/5～1/18	2/15～2/26	2/7	3/6
高知県	高知学園短期大学	歯科衛生学科	-	～9/29	10/7	11/1
			-	11/27～12/8	12/16	12/20
福岡県	福岡医療短期大学	歯科衛生学科	-	～10/5	10/7	11/1
			-	10/6～10/26	10/28	11/2
			-	11/27～12/7	12/9	12/14
			-	12/18～1/11	1/13	1/18
			-	2/1～2/14	2/16	2/22
			-	2/19～3/13	3/15	3/21
専門学校・養成施設						
北海道	小樽歯科衛生士専門学校	歯科衛生士科	9/27～1/31	9/27～1/31	随時	随時
	札幌医学技術福祉歯科専門学校	歯科衛生士科	-	10/2～10/13	書類審査	10/27
			-	11/1～11/10	書類審査	11/24
			-	11/27～12/8	書類審査	12/22
			-	1/15～1/26	書類審査	2/9
			-	2/13～2/22	書類審査	3/7
			-	2/26～3/8	書類審査	3/18
	札幌看護医療専門学校	歯科衛生士学科	-	～10/20	10/22	14日以内
			-	10/23～11/10	11/12	14日以内
	札幌歯科学院専門学校	歯科衛生士科、歯科技工士科	10/26～11/2	10/30～11/13	11/18	11/21
			11/22～12/7	11/27～12/14	12/16	12/19
			12/20～1/11	12/25～1/18	1/20	1/23
	北海道医療大学歯学部附属歯科衛生士専門学校	歯科衛生科	～12/1	9/1～以降随時	エントリー後随時	出願受付後10日目途
			以降随時～	9/1～以降随時	エントリー後随時	出願受付後10日目途
	北海道歯科衛生士専門学校	歯科衛生士学科	11/6～11/16	11/13～11/22	11/26	11/30
			11/27～12/7	12/1～12/13	12/17	12/20
			12/18～1/11	1/5～1/17	1/21	1/25
			1/22～2/8	1/29～2/14	2/18	2/21
			2/19～3/7	2/26～3/13	3/17	3/21
	吉田学園医療歯科専門学校	歯科衛生学科、歯科技工学科	6/1～11/30	9/25～10/13	10/21	10/27
			6/1～11/30	10/23～11/10	11/19	11/24
			6/1～11/30	11/20～12/8	12/16	12/22
		歯科技工学科	6/1～11/30	12/18～1/12	1/20	1/26
			6/1～11/30	1/22～2/9	2/17	2/23
			6/1～11/30	2/19～3/12	3/19	3/22
岩手県	岩手医科大学医療専門学校	歯科衛生学科	6/24～11/12	11/2～11/15	11/18	11/22
			11/13～12/2	11/30～12/13	12/16	12/21
			12/3～1/6	1/11～1/24	1/27	-
宮城県	仙台歯科技工士専門学校	歯科技工士科	7/1～3/15	9/15～3/31	随時	試験後2週間以内
	仙台保健福祉専門学校	歯科衛生科	7/3～10/13	～11/29	10/21	10/30
	東北歯科技工専門学校	歯科技工学科	10/1～10/13	～11/2	10/22	10日以内に通知
			11/1～11/17	～12/7	11/26	10日以内に通知
			12/1～12/8	～1/4	12/17	10日以内に通知

※受験を希望される方は、必ず各学校の募集要項をご確認ください。

歯科衛生士・歯科技工士

地域	学校名	学部・学科・コース	エントリー	出願期間	試験日	合格発表
宮城県	東北保健医療専門学校	歯科衛生科	9/20~9/30	~10/31	10/7	10日以内に通知
	宮城高等歯科衛生士学院	歯科衛生士科	10/16~11/2	11/20~12/1	11/12	12/5
			11/20~12/8	1/9~1/19	12/21	1/23
			1/22~2/8	2/26~3/8	2/18	3/12
			2/19~3/8	3/21~3/26	3/17	3/27
福島県	東北歯科専門学校	歯科衛生士科、歯科技工士科	7/1~12/8	-	12/16	12/19
			7/1~2/9	-	2/17	2/20
			7/1~3/22	-	3/30	4/2
	福島医療専門学校	歯科衛生士科	-	10/13~11/9	11/19	後日
			-	12/1~1/18	1/28	後日
			-	1/19~2/8	2/18	後日
			-	2/9~2/22	3/3	後日
茨城県	晃陽看護栄養専門学校	歯科衛生士学科	9/9~9/30	~9/30	10/7	10/11
埼玉県	埼玉歯科衛生専門学校	歯科衛生士学科	-	10/2~10/10	10/14	郵送
			-	11/1~11/8	11/11	郵送
	埼玉歯科技工士専門学校	歯科技工士学科	6/1~3/31	9/1~	随時	出願後1週間以内郵送
東京都	アポロ歯科衛生士専門学校	歯科衛生学科	6/1~9/29	9/1~	10/7	後日
	首都医校	歯科衛生学科(昼・夜)	10/2~10/11	合格から1週間以内~	10/14	試験から1週間以内
			10/16~10/25	合格から1週間以内~	10/28	試験から1週間以内
	新宿医療専門学校	歯科衛生学科	10/1~10/5	10/1~10/5	10/7	10日以内
			10/6~10/19	10/6~10/19	10/22	10日以内
			10/20~11/2	10/20~11/2	11/5	10日以内
			-	11/1~11/23	11/26	10日以内
			-	11/24~12/20	12/23	10日以内
	新東京歯科衛生士学校	歯科衛生士科Ⅱ部	6/1~	9/1~10/7	10/8	1週間以内
			6/1~	9/1~10/21	10/22	1週間以内
			6/1~	9/1~10/28	10/29	1週間以内
	新東京歯科技工士学校	歯科技工士科Ⅰ部歯科技工士専攻、歯科技工士科午後部3DCG・CADデザイナー専攻	6/1~	9/1~10/7	10/8	1週間以内
			6/1~	9/1~10/21	10/22	1週間以内
			6/1~	9/1~10/28	10/29	1週間以内
	太陽歯科衛生士専門学校	歯科衛生士科(夜間部)	~1/31	~10/6	随時	10/9
			~1/31	11/1~11/9	随時	11/12
			~1/31	12/1~12/7	随時	12/10
			~1/31	1/9~1/18	随時	1/21
			~1/31	2/1~2/15	随時	2/18
	東京医薬看護専門学校	歯科衛生士科	~11/30	~10/4	10/8	10日以内郵送
			~11/30	10/5~10/18	10/22	10日以内郵送
			~11/30	10/19~10/31	11/5	10日以内郵送
			~11/30	11/1~11/8	11/12	10日以内郵送
			~11/30	11/9~11/22	11/26	10日以内郵送
			~11/30	11/23~12/6	12/10	10日以内郵送
	東京歯科衛生専門学校	歯科衛生士科	11/1~	11/1~	随時	随時
	東京立川歯科衛生学院専門学校	歯科衛生士コース	~9/30	~10/31	エントリーシート受理後随時	随時
			10/16~2/29	10/16~3/7	エントリーシート受理後随時	随時
	東京西の森歯科衛生士専門学校	歯科衛生士科	12/1~12/13	-	12/17	10日以内
	東邦歯科医療専門学校	歯科技工士学科、歯科衛生士学科	~1/31	~3/19	随時	随時
	日本医歯薬専門学校	歯科衛生士学科(午前部・夜間部)	~11/25	9/24~10/7	10/8	10日以内郵送
			~11/25	10/8~10/21	10/22	10日以内郵送
			~11/25	10/22~10/28	10/29	10日以内郵送
			~11/25	10/29~11/4	11/5	10日以内郵送
			~11/25	11/5~11/18	11/19	10日以内郵送
			~11/25	11/19~11/25	11/26	10日以内郵送
	日本ウェルネス歯科衛生専門学校	歯科衛生士科(Ⅰ部、Ⅱ部)	~10/12	10/19~10/27	10/15	1週間以内
	日本体育大学医療専門学校	口腔健康学科(歯科衛生コース)	-	10/2~10/18	10/22	10/23
			-	10/30~11/15	11/19	11/20
			-	11/27~12/13	12/17	12/18
			-	12/25~1/17	1/21	1/22
			-	1/29~2/14	2/18	2/19
			-	2/26~3/13	3/16	3/18
	日本大学歯学部附属歯科技工専門学校	歯科技工士学科	11/13~12/8	1/9~1/19	1/27	2/5
	早稲田医学院歯科衛生士専門学校	歯科衛生士Ⅰ科、歯科衛生士Ⅱ科	6/1~	9/1~	随時	10日以内
神奈川県	厚木総合専門学校	歯科衛生学科	2/1~2/9	2/19~2/26	2/27	2/29
	湘南歯科衛生士専門学校	歯科衛生士科	10/12~10/31	11/6~11/16	11/4	11/20
新潟県	三条看護・医療・歯科衛生専門学校	歯科衛生士学科	-	9/15~10/5	10/7	10/16
			-	10/10~10/26	10/28	11/6
			-	10/30~11/16	11/18	11/27
			-	11/20~12/7	12/9	12/15
			-	1/9~1/25	1/27	2/2
			-	1/29~2/21	2/24	3/1
			-	2/26~3/6	3/9	3/15
			-	3/11~3/19	3/21	3/27
			-	3/22~3/28	3/29	3/29
富山県	富山歯科総合学院	歯科技工士科、歯科衛生士科	-	9/20~10/3	10/7	10/12
石川県	石川県歯科医師会立歯科医療専門学校	歯科衛生科	-	9/19~10/21	10/7	10/14
	金沢医療技術専門学校	歯科衛生学科、歯科技工学科	-	10/16~11/30	12/8	12/14
長野県	松本歯科大学衛生学院	歯科衛生士学科	-	10/23~11/2	11/8	11/9
			-	11/20~12/1	12/6	12/7
			-	1/15~1/26	1/31	2/1
			-	2/13~2/22	2/28	2/29

総合型選抜・AO入試

歯科衛生士・歯科技工士

地域	学校名	学部・学科・コース	エントリー	出願期間	試験日	合格発表
愛知県	慈恵歯科医療ファッション専門学校	歯科衛生士学科	-	9/22~10/19	10/21	-
			-	10/20~11/9	11/11	-
	専門学校中部ビューティ・デザイン・デンタルカレッジ	歯科衛生士科	6/1~	9/1~3/1	-	10/1~
	東海歯科医療専門学校	歯科技工士科	9/22~9/27	~10/31	10/1	10日以内郵送
	名古屋医専	歯科衛生学科(昼・夜)	~9/28	~10/14	10/1	試験から1週間以内
	名古屋歯科医療専門学校	歯科技工士科	-	9/1~9/30	10/15	-
			-	10/1~10/12	10/15	-
			-	10/16~11/9	11/12	-
			-	11/13~12/7	12/10	-
			-	12/11~1/18	1/21	-
	三河歯科衛生専門学校	歯科衛生士科	~9/29	~10/10	-	10/19
岐阜県	朝日大学歯科衛生士専門学校	歯科衛生士学科	-	10/11~10/24	10/28	11/1
			-	11/1~11/14	11/18	11/22
			-	11/22~12/5	12/9	12/13
			-	1/31~2/13	2/17	2/21
三重県	専門学校 ユマニテク医療福祉大学校	歯科衛生学科	10/2~10/17	10/23~11/7	11/11	11/17
			10/30~11/7	11/20~11/28	12/3	12/8
大阪府	大阪医専	歯科衛生学科(昼・夜)	~9/28	~10/14	10/1	試験から1週間以内
	関西医療学園専門学校	歯科衛生学科	10/2~10/17	-	10/21	1週間以内
			10/30~11/14	-	11/18	1週間以内
			11/27~12/12	-	12/16	1週間以内
			12/25~1/16	-	1/20	1週間以内
			2/5~2/13	-	2/17	1週間以内
	新大阪歯科技工士専門学校	歯科技工士学科Ⅰ部・Ⅱ部	6/1~3/15	9/1~3/22	随時	試験後一週間以内
	太成学院大学歯科衛生専門学校	歯科衛生士学科	6/1~9/29	9/1~10/13	-	一週間以内
	日本歯科学院専門学校	歯科技工士学科、歯科衛生士学科	-	9/19~9/29	-	試験後一週間以内
			-	10/10~10/27	-	試験後一週間以内
	行岡医学技術専門学校	歯科衛生科	10/16~10/25	11/22~11/28	10/28	11/29
			1/15~1/24	2/7~2/13	1/27	2/14
兵庫県	神戸総合医療専門学校	歯科衛生科	12/11~1/17	2/5~2/16	1/20	1/25・2/22
岡山県	朝日医療大学校	歯科衛生学科	10/23~11/7	11/1~11/9	随時	11/16
			11/27~12/12	12/4~12/14	随時	12/21
山口県	山口県高等歯科衛生士学院	歯科衛生士科	-	10/23~11/15	11/19	11/22
			-	11/20~12/13	12/16	12/20
徳島県	四国歯科衛生士学院専門学校	歯科衛生士科	9/1~9/30	-	10/7	10/10
愛媛県	河原医療大学校	歯科衛生学科、歯科技工学科	9/1~9/29	10/2~10/31	10/7	11/16
	河原医療大学校 新居浜校	歯科衛生学科	9/1~9/29	10/2~10/31	10/7	11/16
福岡県	博多メディカル専門学校	歯科衛生士科、歯科技工士科	12/1~12/12	12/20~1/9	1/13	1/19
	福岡医健・スポーツ専門学校	歯科衛生士科	7/1~9/29	9/1~10/13	10/1	選考後10日前後で郵送
	福岡医療専門学校	歯科衛生科	-	9/21~10/11	10/15	10/18
			-	10/19~11/15	11/19	11/22
			-	11/23~12/13	12/17	12/20
			-	12/21~1/17	1/21	1/24
			-	1/25~2/14	2/18	2/21
			-	2/22~3/13	3/17	3/19
熊本県	熊本歯科技術専門学校	歯科衛生士科、歯科技工士科	-	10/2~10/13	10/21	10/27
大分県	大分県歯科技術専門学校	歯科衛生科、歯科技工科、ダブルライセンスコース	7/3~随時	8/1~随時	個別に対応	10/2~順次
	藤華歯科衛生専門学校	歯科衛生学科	7/1~	8/1~	随時	10/1~
鹿児島県	鹿児島歯科学院専門学校	歯科衛生士科、歯科技工士科	10/23~11/10	11/27~12/5	12/9	12/22
沖縄県	専門学校 大育	歯科衛生士科	-	10/2~10/19	10/21	選考後10日程度
			-	12/1~12/14	12/16	選考後10日程度

柔道整復師・はり師・きゅう師・あん摩マッサージ指圧師

大学

地域	学校名	学部・学科・コース	エントリー	出願期間	試験日	合格発表
栃木県	帝京大学　宇都宮キャンパス	医療技術学部柔道整復学科	-	9/14~9/29	10/7・8	11/1
			-	11/6~11/17	11/25・26	12/1
			-	12/1~12/11	12/16	12/21
群馬県	上武大学	ビジネス情報学部スポーツ健康マネジメント学科柔道整復師コース	-	10/13~10/26	11/5	11/9
			-	10/31~11/30	12/9	12/14
			-	12/1~12/18	1/6	1/12
			-	1/5~1/30	2/10	2/16
			-	2/5~2/28	3/8	3/13
千葉県	SBC東京医療大学(2024年4月 了徳寺大学より校名変更予定／届出中)	健康科学部整復医療・トレーナー学科	-	9/25~10/6	10/15	11/1
			-	11/24~12/11	12/17	12/26
	帝京平成大学　千葉キャンパス	健康医療スポーツ学部柔道整復学科	-	9/1~9/30	10/9・10、10/21・22	11/1
			-	11/20~12/9	12/17・18	12/21
東京都	帝京科学大学　千住キャンパス	医療科学部東京柔道整復学科	-	10/23~11/6	11/11	11/16
			-	11/20~12/4	12/9	12/14
			-	2/16~3/1	3/8	3/14
	帝京平成大学　池袋キャンパス	ヒューマンケア学部鍼灸学科、柔道整復学科	-	9/1~9/30	10/9・10、10/21・22	11/1
			-	11/20~12/9	12/17・18	12/21
	東京有明医療大学	保健医療学部鍼灸学科、柔道整復学科	-	10/2~10/16	10/22	11/1
			-	11/24~12/4	12/10	12/14
			-	2/26~3/4	3/9	3/14
神奈川県	日本体育大学	保健医療学部整復医療学科	-	11/1~11/9	(2次)12/2	11/24(2次)12/7
新潟県	新潟医療福祉大学	リハビリテーション学部鍼灸健康学科	-	11/1~11/7	11/18	12/6
			-	11/1~11/9	11/25	12/6
山梨県	帝京科学大学　東京西キャンパス	医療科学部柔道整復学科	-	10/23~11/6	11/11	11/16
			-	11/20~12/4	12/9	12/14
			-	2/16~3/1	3/8	3/14

※受験を希望される方は、必ず各学校の募集要項をご確認ください。

柔道整復師・はり師・きゅう師・あん摩マッサージ指圧師

地域	学校名	学部・学科・コース	エントリー	出願期間	試験日	合格発表
三重県	鈴鹿医療科学大学	保健衛生学部鍼灸サイエンス学科鍼灸・スポーツトレーナー学専攻、鍼灸学専攻	-	9/18~9/29	10/9	11/1
			-	11/1~11/9	11/17	12/1
			-	11/21~12/12	12/16	12/22
			-	2/13~3/1	3/7	3/15
京都府	明治国際医療大学	鍼灸学部鍼灸学科、保健医療学部柔道整復学科	-	10/4~10/11	10/21	11/1
大阪府	関西医療大学	保健医療学部はり・スポーツトレーナー学科、ヘルスプロモーション整復学科	10/2~11/18	11/21~12/1	12/10	12/15
	森ノ宮医療大学	医療技術学部鍼灸学科	-	9/25~10/6	10/13	10/23
			-	9/25~10/6	10/15	10/23
兵庫県	宝塚医療大学	保健医療学部柔道整復学科、鍼灸学科	-	9/19~10/13	10/21	11/1
			-	10/2~11/3	11/11	11/17
			-	11/1~12/1	12/9	12/15
			-	2/5~3/5	3/15	3/20
岡山県	IPU・環太平洋大学	体育学部健康科学科	-	11/1~11/8	11/18	12/1
			-	1/9~1/24	2/3	2/14
山口県	東亜大学	人間科学部スポーツ健康学科柔道整復コース	10/2~11/10	~12/11	11/18	12/22
			11/13~12/1	~1/9	12/9	1/19
			12/4~12/22	~1/26	1/6	2/9
			1/5~1/24	~2/22	2/3	3/8
			1/29~2/22	~3/15	3/2	3/21
熊本県	九州看護福祉大学	看護福祉学部鍼灸スポーツ学科	-	10/2~10/17	10/22	11/1
宮崎県	九州医療科学大学（2024年4月九州保健福祉大学より校名変更予定）	社会福祉学部スポーツ健康福祉学科鍼灸健康コース※2024年4月鍼灸健康福祉コースより変更予定	-	9/28~10/11	10/21·22	11/1
			-	10/26~11/8	11/19	12/1
			-	11/24~12/8	12/16	12/23
			-	1/5~3/21	大学の指定する日	大学の指定する日

短期大学

地域	学校名	学部・学科・コース	エントリー	出願期間	試験日	合格発表
東京都	帝京短期大学	ライフケア学科柔道整復専攻	-	10/3~10/16	10/21	11/1
			-	12/1~12/11	12/16	12/21

専門学校・養成施設

地域	学校名	学部・学科・コース	エントリー	出願期間	試験日	合格発表
北海道	札幌青葉鍼灸柔整専門学校	鍼灸学科、柔道整復学科	~10/2	10/2~10/18	10/22	10/26
			10/2~1/5	12/11~1/17	1/21	1/25
			10/2~2/2	1/22~2/14	2/18	2/22
			10/2~2/22	2/19~3/6	3/10	3/14
	北海道ハイテクノロジー専門学校	柔道整復師学科、鍼灸師学科	~10/6	~10/14	10/15	後日
			~10/6	10/15~11/4	11/5	後日
宮城県	東日本医療専門学校	柔道整復スポーツ科学科、鍼灸スポーツ科学科	9/25~10/4	10/16~10/31	10/8	11/20
福島県	福島医療専門学校	柔整科、鍼灸科	-	10/13~11/9	11/19	後日
			-	12/1~1/18	1/28	後日
			-	1/19~2/8	2/18	後日
			-	2/9~2/22	3/3	後日
群馬県	育英メディカル専門学校	鍼灸学科Ⅰ部・午前部、鍼灸学科Ⅱ部・午後部、柔道整復学科Ⅰ部・午前部、柔道整復学科Ⅱ部・午後部	-	10/2~10/6	10/15	10日以内郵送
			-	11/6~11/10	11/18	5日以内郵送
			-	12/4~12/8	12/17	5日以内郵送
			-	1/15~1/19	1/28	5日以内郵送
埼玉県	浦和専門学校	鍼灸科午前部、鍼灸科午後部、鍼灸科夜間部	6/1~4/30	9/1~4/26	随時	随時
	大川学園医療福祉専門学校	柔道整復学科	10/1~3/6	~3/8	適宜	1週間以内
	大宮医療専門学院	柔道整復師科（昼・夜）	-	9/18~10/2	10/8	10/12
			-	10/2~10/16	10/22	10/26
			-	10/16~10/30	11/5	11/9
			-	10/30~11/13	11/19	11/23
			-	11/27~12/11	12/17	12/21
			-	12/25~1/8	1/14	1/18
			-	1/29~2/12	2/18	2/22
			-	2/26~3/11	3/17	3/21
	大宮呉竹医療専門学校（2024年4月呉竹医療専門学校より校名変更予定）	鍼灸マッサージ科Ⅰ部、鍼灸科Ⅱ部、柔道整復科Ⅰ部・Ⅱ部	6/1~9/29	10/6~10/12	10/15	5日以内
	さいたま柔整専門学校	柔道整復学科Ⅰ類、柔道整復学科Ⅱ類	9/25~10/12	10/27~11/8	10/22	11/10
			10/30~11/16	12/1~12/13	11/26	12/15
			11/20~12/7	12/22~1/10	12/17	1/12
			12/18~1/9	1/19~1/31	1/14	2/2
	アルファ医療福祉専門学校	柔道整復学科・鍼灸学科	-	6/1~9/30	随時	随時
	関東柔道整復専門学校	柔道整復師学科	-	9/1~9/26	9/30	7日前後で郵送
			-	10/1~10/11	10/15	7日前後で郵送
			-	10/16~10/25	10/29	7日前後で郵送
			-	10/30~11/22	11/26	7日前後で郵送
			-	11/27~12/13	12/17	7日前後で郵送
			-	12/18~1/24	1/28	7日前後で郵送
			-	1/29~2/21	2/25	7日前後で郵送
			-	2/26~3/13	3/17	7日前後で郵送
東京都	国際鍼灸専門学校	本科（あん摩マッサージ指圧、はり、きゅう）	6/1~10/10	10/16~10/23	10/15	10/26
	首都医校	鍼灸学科（昼・夜）、柔道整復学科（昼・夜）	10/2~10/13	合格から1週間以内~	10/14	試験から1週間以内
			10/16~10/25	合格から1週間以内~	10/28	試験から1週間以内
	新宿医療専門学校	鍼灸学科、柔道整復学科	10/1~10/5	10/1~10/5	10/7	10日以内
			10/6~10/19	10/6~10/19	10/22	10日以内
			10/20~11/2	10/20~11/2	11/5	10日以内
			-	11/1~11/23	11/26	10日以内
			-	11/24~12/20	12/23	10日以内
	スポーツ健康医療専門学校	柔整科、鍼灸科	9/27~10/11	10/27~11/4	10/15	面接日から10日以内
			10/25~11/8	11/24~12/1	11/12	面接日から10日以内

柔道整復師・はり師・きゅう師・あん摩マッサージ指圧師

地域	学校名	学部・学科・コース	エントリー	出願期間	試験日	合格発表
東京都	スポーツ健康医療専門学校	柔整科、鍼灸科	11/22~12/6	12/22~1/12	12/10	面接日から10日以内
			12/20~1/10	1/26~2/9	1/14	面接日から10日以内
	東京医療福祉専門学校	はり・きゅう・あん摩マッサージ指圧科、はり・きゅう科、柔道整復科	9/28~10/4(郵送)	9/28~10/4(郵送)	10/8	試験日から10日以内
			9/28~10/6(持参)	9/28~10/6(持参)	10/8	試験日から10日以内
			10/9~10/18(郵送)	10/9~10/18(郵送)	10/21	試験日から10日以内
			10/9~10/20(持参)	10/9~10/20(持参)	10/21	試験日から10日以内
			10/9~10/20(郵送)	10/9~10/20(郵送)	10/25	試験日から10日以内
			10/9~10/24(持参)	10/9~10/24(持参)	10/25	試験日から10日以内
			10/26~11/8(郵送)	10/26~11/8(郵送)	11/11	試験日から10日以内
			10/26~11/10(持参)	10/26~11/10(持参)	11/11	試験日から10日以内
			11/13~11/24(郵送)	11/13~11/24(郵送)	11/29	試験日から10日以内
			11/13~11/28(持参)	11/13~11/28(持参)	11/29	試験日から10日以内
			11/13~12/6(郵送)	11/13~12/6(郵送)	12/9	試験日から10日以内
			11/13~12/8(持参)	11/13~12/8(持参)	12/9	試験日から10日以内
	東京呉竹医療専門学校(2024年4月東京医療専門学校より校名変更予定)	鍼灸マッサージ科Ⅰ部、鍼灸科(昼・夜)、柔道整復科Ⅰ部	~9/29	10/24~11/2	10/15	11/10
	東京柔道整復専門学校	柔道整復科柔道整復コース(午前部・夜間部)、柔道整復科柔整トレーナーコース午後部	-	10/2~10/12	10/15	10/16
	東京メディカル・スポーツ専門学校	柔道整復師科(午前コース・午後コース)、鍼灸師科(午前コース・午後コース)	~10/31	~10/13	10/15	1週間以内
			~10/31	10/14~10/27	10/29	1週間以内
			~10/31	10/28~11/3	11/5	1週間以内
	日本医学柔整鍼灸専門学校	柔道整復学科(昼・夜)、鍼灸学科(昼・夜)	6/1~	9/1~	随時	7日以内
	日本健康医療専門学校	鍼灸学科、柔道整復学科	-	9/27~10/17	10/22	10/26
			-	10/18~10/31	11/5	11/9
			-	11/1~11/14	11/19	11/23
			-	11/15~11/28	12/3	12/7
			-	11/29~12/12	12/17	12/21
			-	12/13~1/10	1/14	1/18
			-	2/7~2/20	2/25	2/29
	日本工学院八王子専門学校	鍼灸科、柔道整復科	~10/10	11/1~11/30	10/21	後日
			10/16~11/7	12/1~12/15	11/18	後日
			11/13~11/28	1/9~1/31	12/9	後日
			12/4~1/9	2/5~2/29	1/20	後日
	日本総合医療専門学校	柔道整復学科柔整スポーツ・ケアコース、鍼灸学科スポーツ・メディカルはり・きゅうコース	11/6~1/14	11/28~12/8	11/26	12/15
			11/6~1/14	12/12~12/22	12/10	12/28
			11/6~1/14	1/16~1/26	1/14	2/2
	日本体育大学医療専門学校	整復健康学科(柔道整復コース)	-	10/2~10/18	10/22	10/23
			-	10/30~11/15	11/19	11/20
			-	11/27~12/13	12/17	12/18
			-	12/25~1/17	1/21	1/22
			-	1/29~2/14	2/18	2/19
			-	2/26~3/13	3/16	3/18
神奈川県	神奈川柔整鍼灸専門学校	柔道整復学科Ⅰ部、柔道整復学科Ⅱ部、鍼灸学科	-	9/13~10/11	10/15	-
			-	10/12~11/7	11/11	-
			-	11/8~12/5	12/9	-
			-	12/6~1/9	1/13	-
			-	1/10~2/13	2/17	-
			-	2/14~2/27	3/2	-
	湘南医療福祉専門学校	東洋療法科	9/19~10/20	10/25~11/17	10/21	-
			10/23~11/17	11/22~12/15	11/18	-
			11/20~12/15	12/20~1/19	12/16	-
			12/18~1/19	1/24~2/16	1/20	-
			1/22~2/16	2/21~3/8	2/17	-
			2/19~3/8	3/13~3/19	3/9	-
	横浜医療専門学校	鍼灸師科、柔道整復師科	9/19~9/29	10/2~10/12	10/15	10/23
	横浜呉竹医療専門学校(2024年4月呉竹鍼灸柔整専門学校より校名変更予定)	鍼灸マッサージ科、鍼灸科、柔道整復科	6/1~9/29	10/6~10/12	10/15	5日以内
新潟県	新潟看護医療専門学校	東洋療法学科	7/3~3/15	通知書到着後10日以内	個別に通知	1週間以内
石川県	金沢医療技術専門学校	鍼灸学科(昼・夜)	-	10/16~11/30	12/8	12/14
長野県	信州スポーツ医療福祉専門学校	はりきゅう学科、柔道整復学科	6/1~12/22	8/1~	7/1~1/15	面接試験後7日以内
	長野救命医療専門学校	柔道整復師学科	10/10~10/19	10/31~11/10	10/28	11/18
			10/20~11/1	11/20~12/1	11/11	12/16
静岡県	東海医療学園専門学校	鍼灸マッサージ科	9/25~10/12	10/23~11/10	10/15	選考日より3日後
愛知県	中和医療専門学校	はり、きゅう科(専科)、柔道整復科Ⅰ部	9/5~9/29	10/23~10/31	10/15	11/7
			10/2~10/31	11/13~11/30	11/5	12/5
	東海医療科学専門学校	柔道整復科	9/22~9/27	~10/31	10/1	10日以内郵送
	名古屋医専	鍼灸学科(昼・夜)、柔道整復学科(昼・夜)	~9/28	~10/14	10/1	試験から1週間以内
	名古屋平成看護医療専門学校	柔道整復学科、はり・きゅう学科	9/15~9/27	10/6~10/18	9/30	10/27
			10/2~10/18	10/27~11/8	10/21	11/17
			10/20~11/1	11/10~11/22	11/4	12/1
大阪府	大阪医専	鍼灸学科(昼・夜)、柔道整復学科(昼・夜)	~9/28	~10/14	10/1	試験から1週間以内
	大阪医療技術学園専門学校	鍼灸美容学科	9/11~10/5	10/9~10/29	10/8	10日以内郵送
			10/9~10/26	10/30~11/19	10/29	10日以内郵送
			10/30~11/16	11/20~12/17	11/19	10日以内郵送
			11/20~11/30	12/4~12/24	12/3	10日以内郵送
			12/4~12/14	12/18~1/21	12/17	10日以内郵送
	大阪ハイテクノロジー専門学校	鍼灸スポーツ学科、柔道整復スポーツ学科、柔道整復師学科	6/1~10/6	~11/13	10/8	随時
			6/1~10/27	~11/13	10/29	随時

※受験を希望される方は、必ず各学校の募集要項をご確認ください。

柔道整復師・はり師・きゅう師・あん摩マッサージ指圧師

地域	学校名	学部・学科・コース	エントリー	出願期間	試験日	合格発表
大阪府	大阪府柔道整復師会医療スポーツ専門学校	柔道整復学科	9/19～10/6	9/19～10/6	10/7	約1週間後
			10/10～11/2	10/10～11/2	11/4	約1週間後
			11/6～12/8	11/6～12/8	12/9	約1週間後
			12/11～1/19	12/11～1/19	1/20	約1週間後
			1/22～2/16	1/22～2/16	2/17	約1週間後
			2/19～3/15	2/19～3/15	3/16	約1週間後
	大阪行岡医療専門学校長柄校	鍼灸科	10/16～10/25	11/22～11/28	10/28	11/29
			1/15～1/24	2/7～2/13	1/27	2/14
	関西医療学園専門学校	柔道整復学科、東洋医療鍼灸学科、東洋医療学科	9/19～10/3	-	10/8	1週間以内
			10/16～10/31	-	11/4	1週間以内
		柔道整復学科、東洋医療鍼灸学科	11/13～11/28	-	12/2	1週間以内
			12/18～1/9	-	1/13	1週間以内
			1/15～1/30	-	2/3	1週間以内
			2/5～2/13	-	2/17	1週間以内
			2/19～2/27	-	3/2	1週間以内
	国際東洋医療学院	柔道整復学科(昼・夜)、鍼灸学科(昼・夜)	-	10/2～10/13	10/15	2日以内
			-	10/30～11/10	11/12	2日以内
			-	11/27～12/8	12/10	2日以内
			-	1/9～1/19	1/21	2日以内
			-	1/29～2/9	2/11	2日以内
			-	2/26～3/8	3/10	2日以内
	平成医療学園専門学校	柔道整復師科、鍼灸師科	9/25～10/6	10/23～11/24	10/8	10日以内郵送
			10/10～10/20	11/27～12/15	10/21	10日以内郵送
	森ノ宮医療学園専門学校	鍼灸学科(昼・夜)、柔道整復学科(昼・夜)	-	～11/6	-	11/9
			-	～11/24	-	11/27
			-	～12/11	-	12/14
			-	～1/5	-	1/9
			-	～1/29	-	2/1
			-	～2/5	-	2/8
			-	～2/26	-	3/1
			-	～3/11	-	3/14
			-	～3/12	-	3/14
	履正社国際医療スポーツ専門学校	柔道整復学科、鍼灸学科	-	10/23～11/24	随時	試験後二週間以内
			-	11/27～12/22	随時	試験後二週間以内
			-	1/4～1/26	随時	試験後二週間以内
			-	1/29～2/9	随時	試験後二週間以内
兵庫県	関西健康科学専門学校	スポーツ医療柔道整復学科(Ⅰ部・Ⅱ部)	9/20～9/27	-	10/1	試験後一週間以内
			10/10～10/17	-	10/21	試験後一週間以内
			11/7～11/14	-	11/18	試験後一週間以内
			11/29～12/6	-	12/10	試験後一週間以内
			1/2～1/9	-	1/13	試験後一週間以内
			1/17～1/24	-	1/28	試験後一週間以内
			2/6～2/13	-	2/17	試験後一週間以内
			2/21～2/28	-	3/3	試験後一週間以内
			3/13～3/20	-	3/24	試験後一週間以内
和歌山県	和歌山医療スポーツ専門学校	柔道整復学科	10/11～10/25	11/8～11/15	11/19	10日以内郵送
			11/8～11/22	12/6～12/13	12/17	10日以内郵送
岡山県	朝日医療大学校	柔道整復学科、鍼灸学科	10/23～11/7	11/1～11/9	11/11	11/16
			11/27～12/12	12/4～12/14	12/17	12/21
広島県	MSH医療専門学校	柔道整復師・スポーツトレーナー学科	-	9/25～10/16	10/21	10/28
			-	11/1～11/20	11/25	12/2
愛媛県	河原医療福祉専門学校	柔道整復師科(午前・午後)、鍼灸師科(午前・午後)	9/1～9/29	10/2～10/31	10/7	11/16
福岡県	福岡医健・スポーツ専門学校	柔道整復科午前集中コース・柔整スポーツコース、鍼灸科午前集中コース・美容スポーツコース	7/1～9/29	9/1～10/13	10/1	選考後10日前後で郵送
	福岡医療専門学校	柔道整復科、鍼灸科	-	9/21～10/11	10/15	10/18
			-	10/19～11/15	11/19	11/22
			-	11/23～12/13	12/17	12/20
			-	12/21～1/17	1/21	1/24
			-	1/25～2/14	2/18	2/21
			-	2/22～3/13	3/17	3/19
	福岡天神医療リハビリ専門学校	柔道整復学科、鍼灸学科	-	10/30～11/16	11/19	11/24
			-	11/27～12/14	12/17	12/22
			-	12/25～1/25	1/28	2/2
			-	2/1～2/15	2/18	2/23
			-	2/26～3/7	3/10	3/13
長崎県	こころ医療福祉専門学校	柔道整復科、鍼灸科	7/1～9/30	9/1～10/17	随時	10/25
	こころ医療福祉専門学校 佐世保校	スポーツ柔整科	7/1～9/30	9/1～10/17	随時	10/25
鹿児島県	鹿児島鍼灸専門学校	鍼灸あん摩マッサージ指圧学科	7/1～9/29	9/1～9/29	9/30	9/1以降
沖縄県	沖縄医療工学院	柔道整復学科	10/1～10/24	11/16～11/24	10/28	11/30
			11/1～11/25	12/11～12/21	11/25	12/25
			12/1～12/14	1/10～1/18	12/16	1/22
			1/4～1/22	2/8～2/21	1/27	2/29
			2/1～2/19	3/8～3/21	2/24	3/26
	専門学校沖縄統合医療学院	第1柔道整復学科、第2柔道整復学科(夜)、第1鍼灸学科、第2鍼灸学科(夜)	9/1～10/2	10/10～10/23	10/28	11/2
	専門学校琉球リハビリテーション学院 金武校	メディカルスポーツ柔道整復学科	-	10/1～10/21	10/28	11/4
			-	10/25～11/11	11/18	11/25
			-	11/15～12/9	12/16	12/23

柔道整復師・はり師・きゅう師・あん摩マッサージ指圧師

地域	学校名	学部・学科・コース	エントリー	出願期間	試験日	合格発表
沖縄県	専門学校琉球リハビリテーション学院 金武校	メディカルスポーツ柔道整復学科	-	12/13～1/13	1/20	1/27
			-	1/17～1/27	2/3	2/10
			-	1/31～2/17	2/24	3/2

視能訓練士・義肢装具士・救急救命士

大学

地域	学校名	学部・学科・コース	エントリー	出願期間	試験日	合格発表
宮城県	東北福祉大学	健康科学部医療経営管理学科救急救命士課程	-	10/2～10/10	10/21	11/1
	東北文化学園大学	医療福祉学部リハビリテーション学科視覚機能学専攻	-	9/20～10/2	10/15	11/1
栃木県	国際医療福祉大学　大田原キャンパス	保健医療学部視機能療法学科	-	11/28～12/6	12/16	12/22
			-	9/20～10/4	10/14	11/1
群馬県	上武大学	ビジネス情報学部スポーツ健康マネジメント学科救急救命士コース	-	10/13～10/26	11/5	11/9
			-	10/31～11/30	12/9	12/14
			-	12/1～12/18	1/6	1/12
			-	1/5～1/30	2/10	2/16
			-	2/5～2/28	3/8	3/13
埼玉県	人間総合科学大学	保健医療学部リハビリテーション学科義肢装具学専攻	-	11/1～11/7	11/12	11/15
			-	11/27～12/6	12/10	12/13
			-	2/9～2/19	2/23	2/27
			-	3/8～3/14	3/19	3/22
千葉県	帝京平成大学　千葉キャンパス	健康医療スポーツ学部医療スポーツ学科救急救命士コース	-	9/1～9/30	10/9・10, 10/21・22	11/1
			-	11/20～12/5	12/17・18	12/21
	千葉科学大学	危機管理学部保健医療学科救急救命学コース	-	10/16～10/26	11/3	11/13
			-	11/1～11/9	11/18	12/1
東京都	杏林大学	保健学部救急救命学科	-	9/27～10/4	10/15	11/1
	帝京大学　板橋キャンパス	医療技術学部視能矯正学科、スポーツ医療学科救急救命士コース	-	9/14～9/29	10/7・8	11/1
			-	11/6～11/17	11/25・26	12/1
			-	12/1～12/11	12/16	12/21
	帝京平成大学　池袋キャンパス	健康メディカル学部医療科学科救急救命士コース	-	9/1～9/30	10/9・10, 10/21・22	11/1
			-	11/20～12/8	12/17・18	12/21
神奈川県	日本体育大学	保健医療学部救急医療学科	-	11/1～11/9	(2次)12/2	11/24(2次)12/7
新潟県	新潟医療福祉大学	リハビリテーション学部義肢装具自立支援学科、医療技術学部視機能科学科、救急救命学科	-	11/1～11/7	11/18	12/6
			-	11/1～11/9	11/25	12/6
愛知県	愛知淑徳大学	健康医療科学部医療貢献学科視覚科学専攻、スポーツ・健康医科学科救急救命学専攻	-	9/15～9/29	10/21	11/1
			-	9/15～9/29	10/22	11/1
	中部大学	生命健康科学部スポーツ保健医療学科	-	9/25～10/2	10/21	11/1
			-	11/1～11/4	11/18	12/1
			-	11/24～12/3	12/17(2次)1/6	12/23(2次)1/11
岐阜県	東海学院大学	人間関係学部心理学科救急救命	-	9/25～10/5	10/14	11/1
			-	12/4～12/14	12/23	1/5
			-	2/5～2/14	2/23	3/6
			-	2/26～3/5	3/15	3/19
			-	11/20～11/30	12/10	12/19
三重県	鈴鹿医療科学大学	保健衛生学部救急救命学科	-	9/18～9/29	10/9	11/1
京都府	明治国際医療大学	保健医療学部救急救命学科	-	10/4～10/11	10/21	11/1
大阪府	大阪人間科学大学	人間科学部医療福祉学科視能訓練専攻	-	9/22～10/5	10/14	11/1
			-	9/29～10/12	10/21	11/1
			11/24～12/7	2/16～2/29	12/16(2次)3/9	12/21(2次)3/14
岡山県	倉敷芸術科学大学	生命科学部健康科学科救急救命士コース	11/1～11/14	12/5～12/11	11/24	12/18
			11/1～11/14	1/5～1/11	12/21	1/17
			2/1～2/13	3/1～3/7	2/16	3/13
			2/1～3/11	3/18～3/20	3/14	3/25
広島県	広島国際大学	総合リハビリテーション学部リハビリテーション学科義肢装具学専攻、保健医療学部救急救命学科	11/1～11/14	12/5～12/11	11/25	12/18
			-	9/29～10/5	10/15	11/1
			-	11/17～12/5	12/10	12/20
山口県	東亜大学	医療学部医療工学科救急救命コース	10/2～11/10	～12/11	11/18	12/22
			11/13～12/1	～1/9	12/9	1/19
			12/4～12/22	～1/26	1/6	2/9
			1/5～1/24	～2/22	2/3	3/8
			1/29～2/22	～3/15	3/2	3/21
福岡県	帝京大学　福岡キャンパス	福岡医療技術学部医療技術学科救急救命士コース	-	9/14～9/29	10/7・8	11/1
			-	11/6～11/17	11/25・26	12/1
			-	12/1～12/11	12/16	12/21
	福岡国際医療福祉大学	医療学部視能訓練学科	-	9/20～10/4	10/14	11/1

短期大学

地域	学校名	学部・学科・コース	エントリー	出願期間	試験日	合格発表
宮城県	仙台青葉学院短期大学	救急救命学科	-	12/1～12/7	12/16	12/22
岐阜県	平成医療短期大学	リハビリテーション学科視機能療法学専攻	-	～9/29	10/7	11/1

専門学校・養成施設

地域	学校名	学部・学科・コース	エントリー	出願期間	試験日	合格発表
北海道	札幌看護医療専門学校	視能訓練士学科	-	～10/20	10/22	14日以内
			-	10/23～11/10	11/12	14日以内
	北海道ハイテクノロジー専門学校	救急救命士学科	～10/6	～10/14	10/15	後日
			～10/6	10/15～11/4	11/5	後日
	吉田学園医療歯科専門学校	救急救命学科、視能訓練学科	6/1～11/30	9/25～10/13	10/21	10/27
			6/1～11/30	10/23～11/10	11/19	11/24
			6/1～11/30	11/20～12/8	12/16	12/22
茨城県	晃陽看護栄養専門学校	救急救命学科	9/9～9/30	～9/30	10/7	10/11

※受験を希望される方は、必ず各学校の募集要項をご確認ください。

視能訓練士・義肢装具士・救急救命士

地域	学校名	学部・学科・コース	エントリー	出願期間	試験日	合格発表
栃木県	さくら医療福祉専門学校 （2024年4月さくら総合専門学校より校名変更予定）	救急救命科	9/16〜	10/2〜10/6	10/14	10日以内郵送
			9/16〜	10/7〜10/20	10/28	10日以内郵送
			9/16〜	10/21〜11/10	11/18	10日以内郵送
			9/16〜	11/11〜12/1	12/9	10日以内郵送
			9/16〜	12/2〜1/19	1/27	10日以内郵送
			9/16〜	1/20〜2/9	2/17	10日以内郵送
			9/16〜	2/10〜3/15	3/23	10日以内郵送
埼玉県	浦和専門学校	視能訓練士科	6/1〜2/29	9/1〜2/29	随時	随時
	専門学校日本医科学大学校	視能訓練士科	6/1〜10/4	個別に対応	10/8	選考後10日以内
			6/1〜10/18	個別に対応	10/22	選考後10日以内
東京都	首都医校	救急救命学科	10/2〜10/11	合格から1週間以内〜	10/14	試験から1週間以内
			10/16〜10/25	合格から1週間以内〜	10/28	試験から1週間以内
	西武学園医学技術専門学校東京新宿校	義肢装具学科	9/25〜12/22	10/10〜1/12	9/25〜12/22	10日以内郵送
			1/5〜3/29	1/9〜4/2	1/5〜3/29	10日以内郵送
	東京医薬看護専門学校	救急救命士科、視能訓練士科、視能訓練士科1年制*2	〜11/30	〜10/4	10/8	10日以内郵送
			〜11/30	10/5〜10/18	10/22	10日以内郵送
			〜11/30	10/19〜10/31	11/5	10日以内郵送
			〜11/30	11/1〜11/8	11/12	10日以内郵送
			〜11/30	11/9〜11/22	11/26	10日以内郵送
			〜11/30	11/23〜12/6	12/10	10日以内郵送
	日本医歯薬専門学校	視能訓練士学科（午前部・夜間部*2）	〜11/25	9/24〜10/7	10/8	10日以内郵送
			〜11/25	10/8〜10/21	10/22	10日以内郵送
			〜11/25	10/22〜10/28	10/29	10日以内郵送
			〜11/25	10/29〜11/4	11/5	10日以内郵送
			〜11/25	11/5〜11/18	11/19	10日以内郵送
			〜11/25	11/19〜11/25	11/26	10日以内郵送
神奈川県	湘央生命科学技術専門学校	救急救命学科	12/20〜1/10	1/22〜1/27	1/13	1/30
	湘南医療福祉専門学校	救急救命科	9/19〜10/20	10/25〜11/17	10/21	-
			10/23〜11/17	11/22〜12/15	11/18	-
			11/20〜12/15	12/20〜1/19	12/16	-
			12/18〜1/19	1/24〜2/16	1/20	-
			1/22〜2/16	2/21〜3/8	2/17	-
			2/19〜3/8	3/13〜3/19	3/9	-
新潟県	新潟薬科大学附属医療技術専門学校	視能訓練士科、救急救命士科	9/29〜11/10	11/27〜12/11	-	12/20
石川県	国際医療福祉専門学校七尾校	救急救命学科	-	10/2〜10/10	-	10/18
長野県	長野救命医療専門学校	救急救命士学科	10/10〜10/19	10/31〜11/10	10/28	11/18
			10/20〜11/1	11/20〜12/1	11/11	12/16
静岡県	静岡福祉医療専門学校	視能訓練士学科	6/1〜10/6	10/1〜10/27	随時	随時
愛知県	東海医療工学専門学校	救急救命科	9/22〜9/27	〜10/31	10/1	10日以内郵送
	名古屋医専	救急救命学科、視能訓練学科	〜9/28	〜10/14	10/1	試験から1週間以内
大阪府	大阪医専	救急救命学科、視能訓練学科	〜9/28	〜10/14	10/1	試験から1週間以内
兵庫県	神戸総合医療専門学校	視能訓練士科	12/11〜1/17	2/5〜2/16	1/20	1/25・2/22
	姫路医療専門学校	救急救命士科※2024年4月設置認可申請中	9/18〜9/29	10/4〜10/18	-	3日以内
			10/2〜10/13	10/18〜11/1	-	3日以内
			10/16〜10/27	11/1〜11/15	-	3日以内
			10/30〜11/10	11/15〜11/29	-	3日以内
			11/13〜11/24	11/29〜12/13	-	3日以内
			11/27〜12/8	12/13〜12/27	-	3日以内
			12/11〜12/22	12/27〜1/17	-	3日以内
広島県	福山医療専門学校	救急救命学科	4/1〜2/29	10/2〜10/25	10/29	1週間以内
			4/1〜2/29	11/1〜11/22	11/26	1週間以内
			4/1〜2/29	11/27〜12/13	12/17	1週間以内
			4/1〜2/29	1/4〜1/24	1/28	1週間以内
			4/1〜2/29	2/1〜2/21	2/25	1週間以内
			4/1〜2/29	2/22〜3/6	3/10	1週間以内
福岡県	福岡医健・スポーツ専門学校	救急救命公務員科	7/1〜9/29	9/1〜10/13	10/1	選考後10日前後で郵送
熊本県	熊本総合医療リハビリテーション学院	救急救命学科、義肢装具学科	7/1〜	10/2〜	個別に対応	本人に通知
沖縄県	沖縄医療工学院	救急救命学科	10/1〜10/24	11/16〜11/24	10/28	11/30
			11/1〜11/21	12/11〜12/21	11/25	12/25
			12/1〜12/14	1/10〜1/18	12/16	1/22
			1/4〜1/22	2/8〜2/21	1/27	2/29
			2/1〜2/19	3/8〜3/21	2/24	3/26

社会人入試日程一覧

この一覧は、各校よりご回答いただいたアンケートをもとに、編集部で再編集したものです（したがって全部の学校について掲載されているわけではありません。日程は調査時点のもののため、変更が生じる場合があります）。掲載されていなくても試験の実施を予定している場合もありますので、詳細は各学校にお問い合わせください。

※2023年9月現在

社会人入試

看護師

地域	学校名	学部・学科・コース	出願期間	試験日	合格発表
大学					
北海道	旭川市立大学【公】	保健福祉学部保健看護学科	11/1～11/10	11/19	12/1
	天使大学	看護栄養学部看護学科	10/23～11/7	11/18	12/15
	名寄市立大学【公】	保健福祉学部看護学科	11/1～11/7	11/21	12/5
	日本赤十字北海道看護大学	看護学部看護学科	11/1～11/9	11/19	12/1
	北海道文教大学	医療保健科学部看護学科	11/2～11/24	12/13	12/18
			1/7～1/25	2/7	2/19
青森県	青森中央学院大学	看護学部看護学科	11/1～11/10	11/18	12/1
	八戸学院大学	健康医療学部看護学科	11/8～11/30	12/16	12/22
			1/26～2/7	2/22	3/1
	弘前大学【国】	医学部保健学科看護学専攻	9/22～9/28	10/29	11/16
	弘前医療福祉大学	保健学部看護学科	12/1～12/8	12/16	12/22
	弘前学院大学	看護学部看護学科	11/1～11/14	11/18	12/1
岩手県	岩手医科大学	看護学部看護学科	11/1～11/10	11/19	12/1
	岩手県立大学【公】	看護学部看護学科	11/6～11/13	11/26	12/4
	岩手保健医療大学	看護学部看護学科	11/1～11/10	11/18	12/1
宮城県	東北福祉大学	健康科学部保健看護学科	11/1～11/8	11/19	12/1
	東北文化学園大学	医療福祉学部看護学科	11/28～12/6	12/17	12/22
	宮城大学【公】	看護学群看護学類	10/31～11/7	12/2	12/15
秋田県	秋田看護福祉大学	看護福祉学部看護学科	1/15～1/30	2/4	2/16
	日本赤十字秋田看護大学	看護学部看護学科	11/1～11/8	11/18	12/1
福島県	医療創生大学　いわきキャンパス	看護学部看護学科	11/1～11/14	11/18	12/1
			2/6～2/19	2/22	3/4
茨城県	茨城キリスト教大学	看護学部看護学科	9/26～10/5	10/14	10/20
	茨城県立医療大学【公】	保健医療学部看護学科	11/1～11/7	11/15	12/1
	つくば国際大学	医療保健学部看護学科	11/1～11/9	11/18	12/1
			11/13～12/7	12/16	12/25
	常磐大学	看護学部看護学科	11/27～12/1	12/9	12/12
栃木県	足利大学	看護学部看護学科	11/1～11/15	11/19	12/1
	国際医療福祉大学　大田原キャンパス	保健医療学部看護学科	11/1～11/9	11/18	12/1
			12/19～1/11	1/31	2/7
群馬県	桐生大学	医療保健学部看護学科	11/27～12/6	12/9	12/14
	群馬大学【国】	医学部保健学科看護学専攻	11/1～11/7	11/17・18	12/6
	群馬医療福祉大学	看護学部看護学科	11/1～11/10	11/18	12/1
			2/5～2/26	3/7	3/13
	群馬県立県民健康科学大学【公】	看護学部看護学科	11/1～11/8	11/18	12/1
	群馬パース大学	看護学部看護学科	11/27～12/8	12/16	12/22
	上武大学	看護学部看護学科	11/20～11/30	12/9	12/14
	高崎健康福祉大学	保健医療学部看護学科	11/1～11/10	11/18	12/1
埼玉県	埼玉県立大学【公】	保健医療福祉学部看護学科	10/23～10/27	11/19	12/15
	西武文理大学	看護学部看護学科	12/1～12/12	12/16	12/20
	東京家政大学　狭山キャンパス	健康科学部看護学科	1/15～1/26	2/6	2/13
	東都大学　深谷キャンパス	ヒューマンケア学部看護学科	11/1～11/6	11/11	11/13
			12/1～12/11	12/16	12/18
			2/1～2/9	2/17	2/19
			2/22～3/1	3/11	3/12
			3/4～3/12	3/18	3/19
	日本医療科学大学	保健医療学部看護学科	11/20～12/12	12/17	12/18
	日本保健医療大学	保健医療学部看護学科	9/21～10/11	10/22	11/1
			10/19～11/8	11/19	11/24
			11/16～12/6	12/17	12/21
			12/14～12/27	1/8	1/11
	人間総合科学大学	保健医療学部看護学科	11/27～12/6	12/10	12/13
	目白大学	看護学部看護学科	10/27～11/2	11/19	12/1
千葉県	医療創生大学　柏キャンパス	国際看護学部看護学科	11/2～11/17	11/25	12/6
			11/30～12/19	12/23	1/10
			2/2～2/15	2/17	2/22
	SBC東京医療大学(2024年4月 了徳寺大学より校名変更予定／届出中)	健康科学部看護学科	11/1～11/13	11/19	12/1
	亀田医療大学	看護学部看護学科	11/2～11/10	11/18	12/1
	国際医療福祉大学　成田キャンパス	成田看護学部看護学科	11/1～11/9	11/18	12/1
			12/19～1/11	1/31	2/7
	淑徳大学	看護栄養学部看護学科	11/21～12/5	12/10	12/20
	聖徳大学	看護学部看護学科	11/1～11/6	11/12	12/1
			12/1～12/12	12/17	12/22
			2/20～3/5	3/11	3/15
	千葉大学【国】	看護学部看護学科	10/23～10/25	11/18	12/6
	千葉県立保健医療大学【公】	健康科学部看護学科	11/1～11/8	11/18	12/1

地域	学校名	学部・学科・コース	出願期間	試験日	合格発表
千葉県	東京情報大学	看護学部看護学科	11/20~12/11	12/16	12/20
	東都大学　幕張キャンパス	幕張ヒューマンケア学部看護学科	11/1~11/6	11/11	11/13
			12/1~12/11	12/16	12/18
			2/1~2/9	2/17	2/19
			2/22~3/1	3/11	3/12
			3/4~3/12	3/18	3/19
	東邦大学　習志野キャンパス	健康科学部看護学科	10/2~10/13	10/21	11/1
	和洋女子大学	看護学部看護学科	11/22~12/1	12/10	12/14
東京都	共立女子大学	看護学部看護学科	11/1~11/7	11/12	11/16
	三育学院大学	看護学部看護学科	1/8~1/22	1/28	2/2
			2/5~2/19	2/25	3/1
			3/4~3/11	3/17	3/22
	東京有明医療大学	看護学部看護学科	11/1~11/13	11/19	12/1
	東京医科大学	医学部看護学科	11/1~11/15	11/25	12/1
	東京純心大学	看護学部看護学科	11/1~11/8	11/12	11/16
			11/22~12/13	12/17	12/21
	東京都立大学【公】	健康福祉学部看護学科	11/1~11/4	11/25	12/18
	東邦大学　大森キャンパス	看護学部看護学科	9/26~10/13	10/21	11/1
	武蔵野大学	看護学部看護学科	11/1~11/9	11/26	12/1
			11/1~11/9	12/10	12/15
神奈川県	神奈川県立保健福祉大学【公】	保健福祉学部看護学科	10/16~10/25	11/23	12/8
	川崎市立看護大学【公】	看護学部看護学科	11/1~11/7	11/18	12/12
	関東学院大学	看護学部看護学科	10/10~10/16	11/8	11/17
	北里大学	看護学部看護学科	9/1~10/2	10/14	10/24
	国際医療福祉大学　小田原キャンパス	小田原保健医療学部看護学科	11/1~11/9	11/18	12/1
			12/19~1/11	1/31	2/7
	松蔭大学	看護学部看護学科	12/1~12/11	12/16	12/19
新潟県	長岡崇徳大学	看護学部看護学科	11/1~11/8	11/18	12/1
			12/1~12/14	12/23	12/27
	新潟大学【国】	医学部保健学科看護学専攻	11/1~11/6	11/24	12/14
	新潟医療福祉大学	看護学部看護学科	11/1~11/9	11/25	12/6
	新潟県立看護大学【公】	看護学部看護学科	11/1~11/9	11/18	12/1
	新潟青陵大学	看護学部看護学科	11/13~11/20	12/2	12/11
	新潟薬科大学	看護学部看護学科	10/2~11/13	11/18	12/1
富山県	富山大学【国】	医学部看護学科	11/1~11/8	11/29	12/8
石川県	石川県立看護大学【公】	看護学部看護学科	11/1~11/7	11/18	12/1
	公立小松大学【公】	保健医療学部看護学科	11/1~11/8	11/18	12/8
福井県	敦賀市立看護大学【公】	看護学部看護学科	11/2~11/10	11/18	12/1
	福井医療大学	保健医療学部看護学科	11/1~11/10	11/18	11/27
	福井県立大学【公】	看護福祉学部看護学科	11/1~11/9	11/18	12/1
山梨県	山梨県立大学【公】	看護学部看護学科	11/1~11/8	11/18	12/6
長野県	佐久大学	看護学部看護学科	11/13~12/8	12/16	12/27
	清泉女学院大学	看護学部看護学科	1/9~1/23	2/1	2/9
	長野県看護大学【公】	看護学部看護学科	11/7~11/14	11/26	12/1
	長野保健医療大学	看護学部看護学科	11/1~11/13	11/18	12/1
			12/1~12/11	12/16	12/22
			1/9~1/29	2/3	2/9
	松本看護大学	看護学部看護学科	11/1~11/10	11/19	12/1
静岡県	聖隷クリストファー大学	看護学部看護学科	11/1~11/9	11/18	11/24
	東都大学　沼津キャンパス	沼津ヒューマンケア学部看護学科	11/1~11/6	11/11	11/13
			12/1~12/11	12/16	12/18
			2/1~2/9	2/17	2/19
			2/22~3/1	3/11	3/12
			3/4~3/12	3/18	3/19
	常葉大学	健康科学部看護学科	10/13~11/1	11/12	11/25
	浜松医科大学【国】	医学部看護学科	11/13~11/22	2/3	2/13
愛知県	愛知医科大学	看護学部看護学科	10/16~10/27	11/11	11/21
	愛知県立大学【公】	看護学部看護学科	11/1~11/8	11/25	12/4
	一宮研伸大学	看護学部看護学科	11/1~11/10	11/18	12/4
			2/9~2/22	3/2	3/7
	修文大学	看護学部看護学科	11/1~11/10	11/25	12/2
	中部大学	生命健康科学部保健看護学科	11/24~12/6	2/5	2/16
	豊橋創造大学	保健医療学部看護学科	9/25~10/9	10/14	10/21
	名古屋学芸大学	看護学部看護学科	10/20~10/26	11/19	12/1
	名古屋女子大学	健康科学部看護学科	9/25~10/6	10/21	11/1
	日本赤十字豊田看護大学	看護学部看護学科	11/1~11/17	11/25	12/1
	日本福祉大学	看護学部看護学科	11/24~12/6	12/17	12/23
	人間環境大学　大府キャンパス	看護学部看護学科	10/19~10/25	11/4	11/13
	藤田医科大学	保健衛生学部看護学科	11/1~11/13	11/18	12/1
岐阜県	朝日大学	保健医療学部看護学科	10/20~11/3	11/11	12/1
	岐阜大学【国】	医学部看護学科	11/1~11/6	11/11	12/1
	岐阜医療科学大学	看護学部看護学科	9/15~9/29	10/15	11/1
			9/20~10/5	10/21	11/1
	岐阜協立大学	看護学部看護学科	1/9~1/19	2/3	2/14
			3/7~3/15	3/17	3/22
	岐阜聖徳学園大学	看護学部看護学科	11/20~12/5	12/9	12/14
	岐阜保健大学	看護学部看護学科	11/1~11/8	11/12	11/18
			2/13~3/5	3/8	3/12

看護師

地域	学校名	学部・学科・コース	出願期間	試験日	合格発表
岐阜県	中京学院大学	看護学部看護学科	10/6～10/20	10/28	11/6
			11/2～11/17	11/26	12/1
			11/24～12/8	12/16	12/22
			1/5～1/19	1/28	2/5
			2/2～2/16	2/24	3/1
			2/19～3/4	3/7	3/12
			3/1～3/14	3/18	3/21
	中部学院大学	看護リハビリテーション学部看護学科	1/15～1/31	2/10	2/16
三重県	三重県立看護大学【公】	看護学部看護学科	11/1～11/8	11/18	12/8
	四日市看護医療大学	看護医療学部看護学科	10/23～11/6	11/11	11/24
滋賀県	聖泉大学	看護学部看護学科	11/1～11/10	11/18	12/1
京都府	京都看護大学	看護学部看護学科	11/1～11/13	11/18	12/1
	京都光華女子大学	看護福祉リハビリテーション学部看護学科	11/20～12/8	12/16	12/22
			1/4～1/19	2/2	2/10
	同志社女子大学	看護学部看護学科	1/4～1/15	1/26・1/27・1/28	2/7
	明治国際医療大学	看護学部看護学科	10/4～10/31	10/21	11/1
			2/4～2/16	2/24	3/1
大阪府	藍野大学	医療保健学部看護学科	11/15～12/8	12/17	12/22
	大阪青山大学	看護学部※看護学科(※2024年4月開設予定)	11/1～11/17	11/26	12/1
			1/22～2/9	2/20	2/27
	大阪信愛学院大学	看護学部看護学科	1/5～2/2	2/17	2/26
	大阪成蹊大学	看護学部看護学科	11/1～11/10	11/18	12/1
	大手前大学	国際看護学部看護学科	1/4～1/10	1/25	2/8
			1/29～2/7	2/29	3/6
	関西医療大学	保健看護学部保健看護学科	11/7～11/17	11/26	12/2
	四條畷学園大学	看護学部看護学科	10/19～11/9	11/19	11/24
	四天王寺大学	看護学部看護学科	11/10～11/17	12/9	12/20
	摂南大学	看護学部看護学科	11/6～11/17	12/9	12/27
	千里金蘭大学	看護学部看護学科	11/1～11/20	11/25	12/1
	宝塚大学　大阪梅田キャンパス	看護学部看護学科	10/6～10/19	11/5	11/10
	梅花女子大学	看護保健学部看護学科	11/9～11/21	12/2	12/8
	森ノ宮医療大学	看護学部看護学科	1/9～1/22	2/4	2/12
			2/21～3/1	3/6	3/12
兵庫県	関西看護医療大学	看護学部看護学科	10/20～11/3	11/11	11/16
	関西国際大学	保健医療学部看護学科	10/24～11/20	12/3	12/12
			1/22～2/5	2/13	2/27
	関西福祉大学	看護学部看護学科	10/1～10/16	10/22	11/1
	甲南女子大学	看護リハビリテーション学部看護学科	10/10～10/18	11/11	11/20
	神戸市看護大学【公】	看護学部看護学科	11/1～11/8	11/18	12/1
	神戸女子大学	看護学部看護学科	10/18～11/24	12/3	12/10
	神戸常盤大学	保健科学部看護学科	1/26～2/9	2/17	2/23
	園田学園女子大学	人間健康学部人間看護学科	10/11～10/30	11/5	11/10
	姫路大学	看護学部看護学科	10/27～11/14	11/18	11/29
	姫路獨協大学	看護学部看護学科	11/13～11/29	12/9	12/18
			1/22～2/7	2/17	2/26
	兵庫大学	看護学部看護学科	11/20～12/8	12/16	12/23
			12/25～2/16	2/25	3/2
	兵庫県立大学【公】	看護学部看護学科	11/1～11/10	11/25	12/4
奈良県	畿央大学	健康科学部看護医療学科	10/17～10/27	11/5	11/11
	奈良学園大学	保健医療学部看護学科	2/13～3/4	3/10	3/14
和歌山県	宝塚医療大学　和歌山キャンパス	和歌山保健医療学部看護学科	11/1～12/1	12/9	12/15
			2/1～3/1	3/11	3/15
鳥取県	鳥取大学【国】	医学部保健学科看護学専攻	11/2～11/9	12/2	2/9
	鳥取看護大学	看護学部看護学科	11/9～11/16	11/26	12/3
			2/1～2/9	2/18	2/25
岡山県	岡山大学【国】	医学部保健学科看護学専攻	11/1～11/8	12/2	12/18
	吉備国際大学	看護学部看護学科	11/1～11/10	11/19	12/1
	山陽学園大学	看護学部看護学科	11/1～11/9	11/18	12/1
			2/6～2/14	2/23	3/2
広島県	日本赤十字広島看護大学	看護学部看護学科	1/4～1/12	2/3	2/9
	広島都市学園大学	健康科学部看護学科	10/16～11/13	11/18	12/1
	広島文化学園大学	看護学部看護学科	1/5～1/24	2/1	2/8
			2/1～2/13	2/16	2/23
			2/26～3/12	3/18	3/19
山口県	宇部フロンティア大学	看護学部看護学科	11/1～11/8	11/18	12/4
			1/4～1/19	2/3	2/16
	山口大学【国】	医学部保健学科看護学専攻	11/1～11/7	11/28	12/12
徳島県	四国大学	看護学部看護学科	11/1～11/20	12/9	12/19
			3/1～3/11	3/17	3/23
	徳島大学【国】	医学部保健学科看護学専攻	11/1～11/8	11/24	12/15
	徳島文理大学	保健福祉学部看護学科	11/1～11/8	11/18	11/29
			1/30～2/8	2/18	2/23
愛媛県	愛媛大学【国】	医学部看護学科	11/1～11/7	11/25	12/8
	聖カタリナ大学	看護学部看護学科	11/1～11/16	11/25	12/5
	人間環境大学　松山キャンパス	松山看護学部看護学科	10/19～10/25	11/4	11/13
高知県	高知県立大学【公】	看護学部看護学科	10/5～10/13	11/19	12/1

※受験を希望される方は、必ず各学校の募集要項をご確認ください。

看護師

地域	学校名	学部・学科・コース	出願期間	試験日	合格発表
福岡県	国際医療福祉大学 大川キャンパス	福岡保健医療学部看護学科	11/1～11/9	11/18	12/1
			12/19～1/11	1/31	2/7
	純真学園大学	保健医療学部看護学科	11/1～11/10	11/18	12/4
	西南女学院大学	保健福祉学部看護学科	11/1～11/8	11/17	12/1
	聖マリア学院大学	看護学部看護学科	11/1～11/9	11/18	12/1
	第一薬科大学	看護学部看護学科	9/23～10/8	10/15	11/1
			10/28～11/12	11/19	11/25
			2/3～2/25	3/3	3/9
	福岡看護大学	看護学部看護学科	11/1～11/8	11/11	12/1
	福岡県立大学【公】	看護学部看護学科	11/1～11/10	11/18	12/5
	福岡国際医療福祉大学	看護学部看護学科	12/19～1/16	1/27	2/5
	福岡女学院看護大学	看護学部看護学科	11/6～11/15	11/25	12/1
			2/13～2/29	3/12	3/18
	令和健康科学大学	看護学部看護学科	9/26～10/10	10/21	11/1
佐賀県	西九州大学	看護学部看護学科	12/1～12/8	12/16	12/26
長崎県	長崎大学【国】	医学部保健学科看護学専攻	10/10～10/13	10/28	11/17
	長崎県立大学【公】 シーボルト校	看護栄養学部看護学科	11/1～11/8	11/25	12/1
熊本県	九州看護福祉大学	看護福祉学部看護学科	11/6～11/20	11/26	12/1
大分県	大分県立看護科学大学【公】	看護学部看護学科	11/1～11/9	11/25	12/11
宮崎県	宮崎県立看護大学【公】	看護学部看護学科	11/1～11/7	11/18	12/8
鹿児島県	鹿児島純心大学	看護栄養学部看護学科	11/1～11/9	11/16	12/1
			1/9～1/25	2/7	2/13
			3/6～3/13	3/19	3/21
沖縄県	名桜大学【公】	人間健康学部看護学科	11/7～11/14	12/2	12/27

短期大学

地域	学校名	学部・学科・コース	出願期間	試験日	合格発表
北海道	帯広大谷短期大学	看護学科	11/1～11/15	-	12/5
			11/14～11/27	-	12/5
			12/18～1/26	-	2/14
			1/31～2/14	-	2/27
			2/16～3/4	-	3/11
宮城県	仙台赤門短期大学	看護学科	11/1～11/8	11/18	12/1
			11/28～12/6	12/16	12/25
神奈川県	神奈川歯科大学短期大学部	看護学科	～10/17	10/22	11/1
			10/17～11/6	11/12	12/1
			11/7～12/11	12/17	12/20
			12/12～1/25	1/31	2/5
			1/23～2/19	2/23	2/27
			2/19～3/11	3/14	3/15
富山県	富山福祉短期大学	看護学科	11/9～11/15	11/25	11/30
			1/18～1/24	2/3	2/8
			2/27～3/4	3/12	3/15
長野県	飯田短期大学	看護学科	12/1～12/8	12/16	12/21
			1/5～1/12	1/20	1/25
岐阜県	平成医療短期大学	看護学科	11/1～11/10	11/25	12/2
大阪府	藍野大学短期大学部 大阪富田林キャンパス	第二看護学科	11/13～11/24	12/3	12/8
			2/5～2/19	2/25	3/6
奈良県	大和大学白鳳短期大学部	総合人間学科看護学専攻	10/10～10/25	10/28	11/2
			11/22～12/13	12/16	12/21
			1/4～1/18	1/25	2/7
			1/4～1/30	2/5	2/13
			2/2～2/27	3/2	3/15
高知県	高知学園短期大学	看護学科	～9/29	10/7	10/11
			1/15～1/26	2/3	2/7
			2/13～2/22	3/2	3/6

専門学校・養成施設

地域	学校名	学部・学科・コース	出願期間	試験日	合格発表
北海道	旭川厚生看護専門学校	看護学科	10/17～10/27	11/25	12/13
	岩見沢市立高等看護学院【公】	医療看護学科	10/16～11/7	11/21	12/4
	浦河赤十字看護専門学校	看護学科	10/16～11/1	11/10	11/10
	北見医師会看護専門学校	看護学科	10/10～10/17	11/4	11/24
			2/6～2/13	2/22	3/14
	釧路孝仁会看護専門学校	看護学科	10/11～11/1	11/11	11/27
	釧路市医師会看護専門学校	看護学科	～10/6	10/14	10/27
	札幌看護医療専門学校	看護学科	10/1～11/10	11/12	14日以内
			11/13～1/11	1/13	14日以内
	三草会札幌看護専門学校	看護学科	10/10～10/19	10/29	10/31
	中村記念病院附属看護専門学校	看護学科	10/11～11/20	11/11	11/20
	日鋼記念看護学校	看護学科	10/25～11/7	11/11	11/21
	函館看護専門学校	看護科	10/6～10/27	11/10	11/16
	函館厚生院看護専門学校	看護科	10/18～10/25	11/11	11/17
	函館市医師会看護・リハビリテーション学院	看護学科	9/29～10/17	10/28	11/6
	富良野看護専門学校【公】	看護学科	12/1～12/18	1/10	2/2
	北都保健福祉専門学校	看護学科	10/1～10/11	10/14	10/20
			12/1～12/15	12/21	12/25
			1/12～1/31	2/3	2/9
			3/4～3/13	3/14	3/15
	北海道看護専門学校	看護学科	10/23～11/7	11/11	11/15
	北海道社会事業協会帯広看護専門学校	看護学科	～10/6	10/20	11/13

看護師

社会人入試

地域	学校名	学部・学科・コース	出願期間	試験日	合格発表
青森県	八戸看護専門学校	看護学科	12/1～12/18	1/10	1/12
	弘前総合医療センター附属看護学校	看護学科	10/3～10/18	11/8	12/5
岩手県	岩手県立一関高等看護学院【公】	看護学科	10/10～10/20	11/1	2/9
	岩手県立二戸高等看護学院【公】	看護学科	10/10～10/20	11/1	12/1
	岩手県立宮古高等看護学院【公】	看護学科	10/10～10/20	11/1	12/1
	花巻高等看護専門学校	看護科	10/10～10/20	11/11	11/17
			11/27～12/8	1/5	1/15
	水沢学苑看護専門学校	看護科	10/23～11/8	11/18	11/28
	盛岡医療大学校	看護学科	10/2～10/16	11/4	11/11
宮城県	仙台市医師会看護専門学校	看護師3年課程	10/10～10/18	10/28	11/8
秋田県	秋田市医師会立秋田看護学校	看護学科	10/23～10/27	11/12	11/17
	秋田しらかみ看護学院	看護学科	10/16～10/20	11/3	11/10
山形県	三友堂看護専門学校	看護学科	10/23～11/2	11/14	11/27
	山形厚生看護学校	看護学科	10/2～10/20	11/5	11/17
	山形病院附属看護学校	看護学科	10/2～10/26	11/11	11/30
福島県	温知会看護学院	看護科	10/10～10/27	11/4	11/10
	公立岩瀬病院附属高等看護学院【公】	看護学科	10/5～10/19	11/9	11/24
	国際医療看護福祉大学校	看護学科	10/2～10/18	10/21	10/30
			10/19～11/15	11/18	11/29
			11/16～12/13	12/16	12/19
			12/14～1/17	1/20	1/29
			1/18～2/14	2/17	2/26
			2/15～3/6	3/9	3/13
			3/7～3/21	3/23	3/23
	相馬看護専門学校【公】	看護学科	10/2～10/23	11/2	1/18
	福島看護専門学校	看護学科	9/25～10/6	10/21	11/6
茨城県	アール医療福祉専門学校	看護学科	9/19～10/3	10/7	10/13
			11/6～11/20	11/25	12/1
			12/4～12/19	12/23	1/5
			1/5～1/19	1/24	1/31
			1/29～2/9	2/15	2/22
			2/19～3/1	3/7	3/13
	茨城県きぬ看護専門学校	看護学科	10/13～11/10	11/18	11/29
	茨城県結城看護専門学校	看護学科	10/10～10/24	11/11	11/17
			11/27～12/15	1/10	1/17
	茨城北西看護専門学校	看護学科	9/15～1/25	10/14	10/17
			9/15～1/25	11/2	11/7
			9/15～1/25	12/13	12/18
			9/15～1/25	1/27	1/30
			9/15～1/25	3/7	3/11
	筑波学園看護専門学校	看護学科	9/14～9/28	10/6	10/12
	土浦協同病院附属看護専門学校	看護学科	10/10～10/20	11/3	11/7
	東京医科大学霞ヶ浦看護専門学校	看護科	12/1～12/15	1/19	1/26
	白十字看護専門学校	看護学科	11/20～12/5	12/9	12/15
	水戸看護福祉専門学校	看護学科	10/1～10/4	10/15	10/20
			11/6～11/15	11/25	12/1
			1/15～1/24	2/3	2/8
			2/13～2/20	3/4	3/11
	医療専門学校　水戸メディカルカレッジ	看護学科	10/16～10/27	11/5	11/10
			11/6～11/24	12/3	12/8
			12/25～1/11	1/14	1/18
			1/26～2/8	2/11	2/14
			2/22～3/7	3/10	3/13
	宮本看護専門学校	看護学科	9/19～10/2	10/7	10/11
			10/31～11/14	11/18	11/21
栃木県	国際医療福祉大学塩谷看護専門学校	看護学科	1/9～1/26	2/3	2/6
	国際看護介護保育専門学校	看護学科	10/1～12/20	10/7	10日以内郵送
			10/1～12/20	10/21	10日以内郵送
			10/1～12/20	11/3	10日以内郵送
			10/1～12/20	11/18	10日以内郵送
			10/1～12/20	12/2	10日以内郵送
			10/1～12/20	12/16	10日以内郵送
			10/1～12/20	1/6	10日以内郵送
			1/5～4/3	1/13	10日以内郵送
			1/5～4/3	1/20	10日以内郵送
			1/5～4/3	1/27	10日以内郵送
			1/5～4/3	2/3	10日以内郵送
			1/5～4/3	2/10	10日以内郵送
			1/5～4/3	2/17	10日以内郵送
			1/5～4/3	2/23	10日以内郵送
			1/5～4/3	随時	10日以内郵送
	国際ティビィシィ小山看護専門学校	看護学科	10/1～10/25	10/28	11/6
			10/30～11/29	12/2	12/8
			12/4～1/24	1/27	2/2
			1/29～2/21	2/23	3/1
			2/26～3/14	3/16	3/18
	さくら看護専門学校(2024年4月開校予定)	看護学科	10/2～10/6	10/14	10日以内郵送
			10/7～10/20	10/28	10日以内郵送

※受験を希望される方は、必ず各学校の募集要項をご確認ください。

看護師

地域	学校名	学部・学科・コース	出願期間	試験日	合格発表
栃木県	さくら看護専門学校(2024年4月開校予定)	看護学科	10/21～11/10	11/18	10日以内郵送
			11/11～12/1	12/9	10日以内郵送
			12/2～1/19	1/27	10日以内郵送
			1/20～2/9	2/17	10日以内郵送
			2/10～3/15	3/23	10日以内郵送
	獨協医科大学附属看護専門学校	看護学科	9/12～10/3	10/14	10/27
	那須看護専門学校	看護学科	9/6～9/29	10/7	10/13
			1/4～1/26	2/3	2/9
	報徳看護専門学校	看護学科	11/2～11/17	11/25	12/1
			12/22～1/5	1/13	1/19
			2/2～2/9	2/17	2/22
	マロニエ医療福祉専門学校	看護学科	10/2～10/11	10/14	試験後一週間以内
			10/23～11/8	11/11	試験後一週間以内
			11/20～12/6	12/9	試験後一週間以内
			12/25～1/17	1/20	試験後一週間以内
			1/29～2/14	2/17	試験後一週間以内
			2/26～3/6	3/11	試験後一週間以内
			3/18～3/27	3/30	試験後一週間以内
群馬県	伊勢崎敬愛看護学院	看護学科	10/23～11/2	11/11	11/13
			11/20～12/1	12/7	12/8
			1/19～1/26	2/1	2/2
	太田高等看護学院	看護学科	9/19～9/29	10/6	10/11
	公立館林高等看護学院【公】	看護学科	9/19～9/29	10/11	10/18
	渋川看護専門学校	看護学科	9/26～10/3	10/14	10/24
			10/24～10/31	11/11	11/21
			11/20～11/28	12/9	12/19
	専門学校高崎福祉医療カレッジ	看護師学科	10/1～10/11	10/14	10/19
			10/16～11/8	11/11	11/16
			11/13～12/6	12/9	12/14
			12/11～1/17	1/20	1/25
			1/22～2/14	2/17	2/20
	東群馬看護専門学校	看護学科	10/2～10/11	10/18	10/25
	前橋東看護学校	看護学科	9/15～10/6	10/14	10/19
埼玉県	上尾看護専門学校	看護学科	10/3～10/12	10/21	10/24
			11/14～11/22	12/2	12/5
			2/20～2/29	3/9	3/12
	上尾中央看護専門学校	第一学科	10/19～11/2	11/11	11/17
			1/15～1/26	2/3	2/7
	春日部市立看護専門学校【公】	看護学科	9/25～10/2	10/21	10/27
	上福岡高等看護学院	看護学科	9/25～10/10	10/14	-
			10/16～10/31	11/4	-
			11/13～11/28	12/2	-
			1/8～1/22	1/27	-
			1/23～2/6	2/10	-
			2/19～3/5	3/9	-
	川口市立看護専門学校【公】	看護学科	9/25～9/29	10/21	11/1
	国際医療専門学校	看護学科	10/1～10/6	10/14	10/19
			10/23～11/10	11/18	11/22
			11/27～12/8	12/16	12/20
			12/21～1/12	1/20	1/24
	済生会川口看護専門学校	看護学科	10/30～11/6	11/18	11/28
			1/5～1/12	1/19	1/26
			2/6～2/13	2/20	2/28
	埼玉医科大学附属総合医療センター看護専門学校	看護学科	10/2～10/20	10/28	11/2
	埼玉医療福祉会看護専門学校	看護学科	10/2～10/23	10/28	10/31
	さいたま看護専門学校	看護学科	10/2～10/13	10/21	10/25
			11/6～11/17	11/25	11/29
			11/27～12/8	12/16	12/20
	埼玉県立高等看護学院【公】	看護学科	9/25～10/11	11/7	11/15
	さいたま市立高等看護学院【公】	看護科	9/20～9/29	書類審査(2次)10/21	10/13(2次)10/26
	坂戸鶴ヶ島医師会立看護専門学校	看護学科	11/6～11/13	11/18	11/24
			12/11～12/18	12/23	12/24
	幸手看護専門学校	第一学科	11/21～11/28	12/2	12/6
			1/2～1/9	1/13	1/17
	秩父看護専門学校	看護学科	10/2～10/6	10/8	10/12
			11/13～11/22	11/26	11/30
			12/18～1/10	1/14	1/18
	戸田中央看護専門学校	看護学科	10/16～10/27	11/4	11/9
	専門学校日本医科学大学校	看護師科	9/18～9/28	10/1	試験後5日以内
			10/16～10/26	10/29	試験後5日以内
			11/13～11/22	11/26	試験後5日以内
			11/27～12/7	12/10	試験後5日以内
			1/15～1/25	1/28	試験後5日以内
			1/29～2/8	2/11	試験後5日以内
			2/26～3/7	3/10	試験後5日以内
	深谷大里看護専門学校	看護学科	11/9～11/22	12/2	12/7
			1/4～1/17	1/27	1/31
			2/2～2/22	3/2	3/4
	本庄児玉看護専門学校	看護学科	11/6～11/10	11/19	11/24

社会人入試

地域	学校名	学部・学科・コース	出願期間	試験日	合格発表
埼玉県	蕨戸田市医師会看護専門学校	看護学科	10/2~10/16	10/21	10/25
			10/31~11/13	11/19	11/22
			12/1~12/14	12/21	12/26
			1/5~1/17	1/21	1/24
千葉県	旭中央病院附属看護専門学校	看護学科	9/19~10/12	10/21	10/31
	安房医療福祉専門学校	看護学科	9/15~10/6	10/14	10/26
			11/8~11/29	12/2	12/6
			12/27~1/17	1/20	1/24
	亀田医療技術専門学校	看護学科	9/19~10/12	10/21	10/27
	君津中央病院附属看護学校	看護学科	9/25~10/13	10/28	11/10
	勤医会東葛看護専門学校	看護学科	9/19~10/10	10/20・10/21	10/23
	千葉市青葉看護専門学校	看護学科	10/4~10/20	11/3	11/8
	千葉労災看護専門学校	看護科	12/1~1/5	1/18(2次)1/19	1/18(2次)1/26
	日本医科大学看護専門学校	看護学科	9/25~10/24	11/11	11/16
	二葉看護学院	保健看護学科【統】	12/4~12/20	1/13	1/17
			2/1~2/13	2/17	2/21
東京都	板橋中央看護専門学校	看護学科	10/13~10/27	11/4	11/10
	江戸川看護専門学校	看護学科	9/25~10/13	10/21	10/25
	首都医校	高度看護学科、高度看護保健学科【統】、実践看護学科(I・II)	10/2~10/11	10/14	1週間以内
			10/16~10/25	10/28	1週間以内
			11/1~11/8	11/11	1週間以内
			11/13~11/22	11/25	1週間以内
			11/27~12/20	12/23	1週間以内
			12/25~1/11	1/14	1週間以内
			1/15~1/24	1/27	1週間以内
			2/1~2/14	2/17	1週間以内
			2/19~2/28	3/2	1週間以内
	帝京高等看護学院	看護科	10/3~10/16	10/21	10/26
			11/6~11/17	11/25	12/1
	東京衛生学園専門学校	看護学科	10/2~10/12	10/14	10/17
			11/1~12/14	12/16	12/19
	東京警察病院看護専門学校	看護学科	~9/28	10/7	10/25
			10/30~11/17	11/25	12/12
			12/1~12/22	1/6	1/22
	東京女子医科大学看護専門学校	看護学科	10/13~11/6	11/11	11/15
	東京新宿メディカルセンター附属看護専門学校	看護学科	~9/26	10/13(2次)10/14	10/13(2次)10/17
	東京墨田看護専門学校	看護学科	10/1~10/10	10/14	7日程度で発送
			11/1~11/13	11/18	7日程度で発送
			12/18~1/15	1/20	7日程度で発送
			1/29~2/13	2/17	7日程度で発送
	西新井看護専門学校	看護学科	~10/6	10/14	10/17
	日本医療ビジネス大学校	看護師科	~9/27	9/30	試験後5日以内
			10/2~10/11	10/14	試験後5日以内
			11/13~11/22	11/25	試験後5日以内
			11/27~12/6	12/9	試験後5日以内
			1/15~1/24	1/27	試験後5日以内
			1/29~2/7	2/10	試験後5日以内
			2/26~3/6	3/9	試験後5日以内
	博慈会高等看護学院	看護学科	9/25~10/10	10/14	10/17
			10/26~11/7	11/11	11/14
	早稲田速記医療福祉専門学校	看護科	10/2~10/16	10/22	10/25
神奈川県	小澤高等看護学院	看護学科	1/9~1/18	1/23	1/30
	おだわら看護専門学校	看護学科	9/26~10/10	10/14	10/20
			10/24~11/7	11/11	11/17
			11/21~12/5	12/9	12/15
	神奈川衛生学園専門学校	看護学科	1/18~2/1	2/5	2/7
	相模原看護専門学校	看護学科	10/2~10/16	10/28(2次)10/29	10/28(2次)11/1
	湘南看護専門学校	看護学科	9/20~10/10	10/14	10/18
	湘南平塚看護専門学校	看護学科	10/3~10/18	10/21	10/25
			11/14~12/6	12/9	12/13
	積善会看護専門学校	看護学科	10/2~10/10	10/14	10/20
	たまプラーザ看護学校	看護学科	10/16~11/3	11/11	11/17
			11/13~12/1	12/9	12/15
			12/11~1/5	1/13	1/19
			1/15~2/2	2/10	2/16
			2/12~3/1	3/9	3/15
	茅ヶ崎看護専門学校	看護学科	10/23~11/2	11/18	11/29
			12/25~1/12	1/20	1/30
	藤沢市立看護専門学校【公】	看護学科	9/11~10/6	10/14(2次)11/3	10/27(2次)11/21
	横浜医療センター附属横浜看護専門学校	看護学科	9/19~10/13	10/24	10/31
	横浜市医師会聖灯看護専門学校	第一看護学科、第二看護学科	10/23~11/2	11/11	11/17
	横浜実践看護専門学校	看護学科	9/11~10/10	10/15	10/20
			10/16~11/6	11/12	11/17
			11/13~12/4	12/10	12/15
			12/11~1/15	1/21	1/26
			1/22~1/29	2/4	2/9
			2/26~3/4	3/10	3/14
	横浜市病院協会看護専門学校	看護学科	9/21~10/11	10/21	10/27

※受験を希望される方は、必ず各学校の募集要項をご確認ください。

地域	学校名	学部・学科・コース	出願期間	試験日	合格発表
神奈川県	横浜中央看護専門学校	看護学科	9/4~9/28	10/7	10/13
			11/6~11/24	12/2	12/7
	横浜未来看護専門学校	看護学科	9/1~10/6	10/14	10/20
			10/16~11/2	11/11	11/17
新潟県	国際メディカル専門学校	看護学科	9/15~10/4	10/8	10/16
			10/5~12/6	12/10	12/15
			12/7~1/24	1/27	2/2
	上越看護専門学校	看護学科	10/13~10/26	11/4	11/14
			11/10~11/22	12/2	12/12
			1/12~1/25	2/3	2/13
	新潟看護医療専門学校	看護学科	10/23~11/2	11/11	11/15
			11/20~12/1	12/9	12/13
			12/18~1/5	1/13	1/17
	新潟県厚生連佐渡看護専門学校	看護学科	12/18~1/9	1/20	2/1
			2/15~3/4	3/13	3/22
	新潟県厚生連中央看護専門学校	看護学科	9/11~9/28	10/14	10/23
	新潟病院附属看護学校	看護学科	10/23~11/6	11/13	11/16
	村上看護専門学校 (2024年4月新潟看護医療専門学校村上校より校名変更予定)	看護学科	9/19~10/4	10/7	10/12
			10/23~11/8	11/11	11/15
			11/27~12/13	12/16	12/20
			1/5~1/24	1/27	1/31
			2/1~2/14	2/17	2/21
富山県	富山医療福祉専門学校	看護学科	10/2~10/12	10/21	10/27
			11/13~11/30	12/9	12/15
			1/9~1/25	2/3	2/9
			2/19~3/4	3/12	3/15
	富山県高岡看護専門学校	看護学科	10/6~10/17	11/10	11/30
石川県	加賀看護学校【公】	看護学科	10/2~10/12	10/29	11/6
	金沢医療センター附属金沢看護学校	看護学科	10/10~10/31	11/15	11/27
	金沢看護専門学校	看護学科	10/2~10/20	11/3	11/17
			11/20~12/14	1/5	1/16
	七尾看護専門学校	看護学科	1/5~1/15	1/18	1/26
			1/29~2/8	2/15	2/26
福井県	公立若狭高等看護学院【公】	看護学科	9/25~10/6	10/14	10/27
			11/27~12/8	12/16	12/28
	武生看護専門学校	看護学科	10/6~10/20	11/5	11/13
			12/11~12/27	1/8	1/15
			2/9~2/26	3/9	3/15
	福井市医師会看護専門学校	看護学科	9/26~10/16	10/22	10/30
			12/7~12/26	1/7	1/15
山梨県	共立高等看護学院	看護学科	10/2~10/13	10/20	10/27
			12/4~12/20	1/5	1/12
	帝京山梨看護専門学校	看護学科	12/11~12/22	1/6	1/12
			2/1~2/14	2/23	2/29
	富士吉田市立看護専門学校【公】	看護学科	9/29~10/13	10/28	11/10
			12/1~12/22	1/9	1/15
長野県	佐久総合病院看護専門学校	看護学科	9/29~10/6	10/28	11/17
	諏訪赤十字看護専門学校	看護学科	10/5~10/25	11/2	11/17
	諏訪中央病院看護専門学校	看護学科	10/2~10/25	11/4	11/10
	長野看護専門学校	第1看護学科	10/3~10/12	10/28	11/8
	長野県須坂看護専門学校【公】	看護学科	9/25~10/6	10/28	11/16
静岡県	JA静岡厚生連するが看護専門学校	看護学科	10/10~10/24	11/8	11/17
	静岡医療センター附属静岡看護学校	看護学科	9/12~10/2	10/13	10/30
	静岡済生会看護専門学校	看護学科	10/2~10/12	10/27	11/13
	島田市立看護専門学校【公】	看護学科	9/13~10/2	10/17・10/18	10/27
	東海アクシス看護専門学校【公】	看護学科	9/19~10/5	10/26・10/27	11/15
愛知県	愛生会看護専門学校	看護科	10/2~10/13	10/21	10/25
	愛知県立総合看護専門学校【公】	第一看護学科	10/12~10/26	11/15	12/4
	専門学校愛知保健看護大学校	保健看護学科【統】	11/1~12/6	12/12	12/20
			12/11~1/10	1/16	1/24
			2/5~2/28	3/5	3/12
	愛北看護専門学校	看護学科	10/10~10/30	11/9	11/20
	岡崎市立看護専門学校【公】	看護学科	10/6~10/26	11/10	11/27
	蒲郡市立ソフィア看護専門学校【公】	看護学科	10/17~11/6	11/7(2次)11/11	11/24
	加茂看護専門学校	看護学科	10/10~10/30	11/9	11/20
	更生看護専門学校	看護学科	10/10~10/30	11/9	11/20
	公立春日井小牧看護専門学校【公】	看護学科	10/10~10/25	11/11	11/22
	公立瀬戸旭看護専門学校【公】	看護学科	10/23~10/31	11/11	11/27
	中部看護専門学校	看護科	12/1~1/5	1/12・1/13	1/29
			1/29~2/8	2/16	2/22
			3/4~3/12	3/19	3/22
	中部労災看護専門学校	看護学科	12/1~1/4	1/18(2次)1/19	1/26
	東海医療科学専門学校	看護科	10/2~10/10	10/15	10日以内郵送
			11/1~11/7	11/12	10日以内郵送
			11/27~12/5	12/10	10日以内郵送
			1/15~1/23	1/28	10日以内郵送
			2/5~2/13	2/18	10日以内郵送
			2/26~3/5	3/10	10日以内郵送
	豊田地域看護専門学校	医療専門課程看護科	10/27~11/6	12/2	12/8

社会人入試

看護師

地域	学校名	学部・学科・コース	出願期間	試験日	合格発表
愛知県	名古屋医専	高度看護学科、高度看護保健学科【統】、実践看護学科I・II	10/2〜10/12	10/15	1週間以内
			10/16〜10/25	10/28	1週間以内
			10/30〜11/9	11/12	1週間以内
			11/13〜11/22	11/25	1週間以内
			11/27〜12/7	12/10	1週間以内
			12/11〜12/20	12/23	1週間以内
			12/25〜1/10	1/13	1週間以内
			1/15〜1/25	1/28	1週間以内
			2/1〜2/7	2/10	1週間以内
			2/13〜2/15	2/18	1週間以内
			2/19〜2/22	2/25	1週間以内
	名古屋平成看護医療専門学校	看護学科	10/20〜11/1	11/4	11/10
	西尾市立看護専門学校【公】	看護学科	11/9〜11/22	12/10	12/18
	半田常滑看護専門学校【公】	看護学科	10/19〜11/1	11/11	12/1
	東三河看護専門学校	看護学科	10/2〜10/6	10/14	10/25
	尾北看護専門学校	看護学科	10/16〜10/27	11/12	11/20
	まつかげ看護専門学校	看護学科	10/20〜11/2	11/11	11/24
岐阜県	JA岐阜厚生連看護専門学校	看護学科	10/6〜10/20	11/12	11/24
	中部国際医療専門学校(2024年4月あじさい看護福祉専門学校より校名変更予定)	看護学科	11/6〜11/24	12/2	12/15
三重県	伊勢保健衛生専門学校	看護学科	10/10〜10/17	10/28	11/3
	岡波看護専門学校	看護学科	9/19〜10/3	10/14	10/19
	桑名医師会立桑名看護専門学校	看護学科	9/25〜10/16	10/21	10/26
	聖十字看護専門学校	看護学科	10/10〜10/27	11/3	11/10
	津看護専門学校	看護学科	10/6〜10/18	10/28	11/7
	松阪看護専門学校	看護学科	10/2〜10/17	10/31	11/10
	三重看護専門学校	看護学科	10/2〜10/10	10/21	10/30
	ユマニテク看護助産専門学校	看護学科	10/12〜10/25	10/28	11/2
			11/8〜11/29	12/3	12/8
			12/4〜1/17	1/20	1/26
	四日市医師会看護専門学校	看護学科	10/2〜10/16	11/1	11/17
滋賀県	大津赤十字看護専門学校	看護学科	10/25〜11/1	11/10	12/1
	草津看護専門学校	看護学科	10/2〜10/13	10/28	11/10
	滋賀県堅田看護専門学校	看護学科	12/1〜12/18	1/6	1/16
	滋賀県済生会看護専門学校	看護学科	10/23〜10/31	11/9	11/20
	滋賀県立看護専門学校【公】	看護学科	10/13〜10/20	11/7	11/27
	滋賀県立総合保健専門学校【公】	看護学科	10/5〜10/12	11/4	11/29
京都府	京都医療センター附属京都看護助産学校	看護学科	10/11〜10/26	11/9(2次)11/10・11	11/9(2次)11/16
	京都第一赤十字看護専門学校	看護学科	11/1〜11/8	11/16	12/1
	(専)京都中央看護保健大学校	看護保健学科、看護学科	11/2〜11/9	11/18	11/24
			11/30〜12/7	12/16	12/21
	京都中部総合医療センター看護専門学校【公】	看護学科	10/10〜10/25	11/11	11/27
	京都府医師会看護専門学校	看護学科	11/17〜11/27	12/3	12/8
	京都府立看護学校【公】	看護学科	10/16〜10/30	11/11	11/24
	近畿高等看護専門学校	看護学科	10/16〜11/6	11/11	11/16
	洛和会京都厚生学校	看護学科	9/11〜9/26	10/7	10/11
			11/20〜12/5	12/16	12/20
			12/13〜12/29	1/13	1/17
大阪府	愛仁会看護助産専門学校	看護学科	10/2〜10/13	11/11	11/17
	浅香山病院看護専門学校	看護学科	9/29〜10/6	10/14(2次)10/16	試験後一週間以内
			11/8〜11/17	11/25(2次)11/27	試験後一週間以内
	泉佐野泉南医師会看護専門学校	看護学科	10/16〜11/6	11/11	11/15
	大阪医専	高度看護学科、高度看護保健学科【統】、実践看護学科I、実践看護学科II(社会人)	10/2〜10/12	10/15	1週間以内
			10/16〜10/25	10/28	1週間以内
			10/30〜11/9	11/12	1週間以内
			11/13〜11/22	11/25	1週間以内
			11/27〜12/14	12/17	1週間以内
			12/18〜1/5	1/8	1週間以内
			1/9〜1/17	1/20	1週間以内
			1/22〜1/25	1/28	1週間以内
			2/1〜2/7	2/10	1週間以内
			2/13〜2/15	2/18	1週間以内
			2/19〜2/22	2/25	1週間以内
	大阪医療センター附属看護学校	看護学科	10/11〜10/26	11/9(2次)11/11	11/9(2次)11/16
	大阪警察病院看護専門学校	看護学科	9/28〜10/13	10/27	11/1
	大阪済生会中津看護専門学校	看護学科	10/10〜10/20	10/28	11/6
	大阪病院附属看護専門学校	看護科	9/29〜10/13	10/28	11/6
	大阪府病院協会看護専門学校	看護学科3年課程	9/19〜9/29	10/7	10/16
	関西看護専門学校	看護学科	9/20〜10/4	10/14	3日目以降
	錦秀会看護専門学校	看護第1学科	11/27〜12/19	1/11	1/23
	久米田看護専門学校	看護学科	9/19〜10/10	10/14	10/23
	香里ヶ丘看護専門学校	看護学科	10/2〜10/10	10/14	10/17
	堺看護専門学校	看護第1学科	10/2〜10/13	10/18	10/23
			11/20〜12/6	12/13	12/18
	清惠会医療専門学院	第1看護学科	10/2〜10/31	11/4	11/8
			11/6〜11/29	12/2	12/6
	南海福祉看護専門学校	看護学科	11/1〜11/21	11/25	11/28
	PL学園衛生看護専門学校	看護学科	9/5〜9/28	10/7・10/28	10/14・11/6

社会人入試

※受験を希望される方は、必ず各学校の募集要項をご確認ください。

地域	学校名	学部・学科・コース	出願期間	試験日	合格発表
大阪府	ペガサス大阪南看護学校	看護学科	11/10〜11/22	11/25	11/29
	専門学校 ベルランド看護助産大学校	高度専門看護学科	10/2〜10/20	10/28	11/6
	南大阪看護専門学校	看護学科	10/2〜10/13	10/21	10/26
	美原看護専門学校	看護学科	10/23〜11/2	11/11	11/13
兵庫県	相生市看護専門学校【公】	看護学科	10/2〜10/27	11/2	11/13
	明石医療センター附属看護専門学校	看護学科	10/16〜10/31	11/10	11/21
	尼崎健康医療財団看護専門学校	看護学科	10/13〜10/26	11/4	11/10
	神戸看護専門学校	看護専門課程	10/16〜10/25	11/11	11/20
	神戸市医師会看護専門学校	看護専門課程	10/10〜10/20	11/11	11/18
	公立八鹿病院看護専門学校【公】	看護学科	10/25〜11/7	11/17	11/24
	西神看護専門学校	看護学科	10/2〜10/20	11/4	11/14
			12/4〜12/20	1/6	1/16
			1/9〜1/26	2/10	2/20
	宝塚市立看護専門学校【公】	看護学科	10/13〜10/20	11/2	11/7
	西宮市医師会看護専門学校	看護科	10/18〜10/25	11/4(2次)11/5	11/14
	はくほう会医療専門学校　明石校	看護学科	10/2〜10/27	11/4	11/10
	播磨看護専門学校【公】	看護学科	10/20〜10/30	11/3	11/14
	姫路医療センター附属看護学校	看護学科	10/11〜10/26	11/9・11/10	11/9・11/16
	姫路市医師会看護専門学校	看護学科	10/10〜10/27	11/4	11/16
	姫路赤十字看護専門学校	看護学科	10/12〜10/25	11/11・11/12	11/22
	平成淡路看護専門学校	看護学科	10/1〜10/17	10/21	10/30
			10/1〜10/24	10/28	10/30
			10/25〜11/22	11/26	11/27
			11/23〜12/12	12/16	12/18
			12/13〜1/17	1/21	1/22
			1/18〜2/21	2/25	2/26
奈良県	関西学研医療福祉学院	看護学科	11/1〜11/15	11/19	試験後二週間以内
			11/1〜12/6	12/10	試験後二週間以内
			11/1〜1/17	1/21	試験後二週間以内
	田北看護専門学校	看護学科	10/16〜10/25	11/3	11/8
			11/13〜11/24	12/2	12/7
			12/25〜1/12	1/20	1/25
	奈良県医師会看護専門学校	看護学科	9/26〜10/25	11/4	11/7
	奈良県病院協会看護専門学校	看護学科	10/2〜10/31	11/3	11/8
			12/11〜12/27	1/6	1/11
	奈良市立看護専門学校【公】	看護学科	10/25〜10/31	11/9	11/22
	ハートランドしぎさん看護専門学校	看護学科	9/11〜10/18	10/24・10/25(福岡)	11/6
			9/11〜10/18	10/26・10/27(札幌)	11/6
			9/11〜10/18	10/30・10/31(本校)	11/6
	阪奈中央看護専門学校	看護学科	10/2〜10/13	10/21	10/24
			11/13〜11/24	12/2	12/5
			1/15〜1/26	2/3	2/6
	南奈良看護専門学校	看護学科	11/6〜11/20	11/25	12/8
	大和高田市立看護専門学校【公】	看護学科	12/11〜1/9	1/15	1/25
和歌山県	紀南看護専門学校	看護学科	11/1〜11/6	11/17	12/1
	国保野上厚生総合病院附属看護専門学校	看護学科	11/1〜11/6	11/15	11/22
	日高看護専門学校	看護学科	10/26〜11/2	11/15	11/22
鳥取県	鳥取県立鳥取看護専門学校【公】	看護学科	9/20〜9/26	10/13	10/27
	鳥取市医療看護専門学校	看護学科	10/1〜10/6	10/8	試験後一週間程度
			10/1〜10/20	10/22	試験後一週間程度
			10/1〜11/3	11/5	試験後一週間程度
			10/1〜11/17	11/19	試験後一週間程度
			10/1〜12/1	12/3	試験後一週間程度
			10/1〜12/15	12/17	試験後一週間程度
島根県	出雲医療看護専門学校	看護学科	10/9〜10/19	10/22	試験後一週間以内
			10/30〜11/9	11/12	試験後一週間以内
			11/13〜11/22	11/26	試験後一週間以内
			12/4〜12/14	12/17	試験後一週間以内
			1/15〜1/24	1/27	試験後一週間以内
	浜田医療センター附属看護学校	看護学科	10/16〜10/30	11/8	11/27
	松江総合医療専門学校	看護学科	10/2〜10/6	10/8	10/12
			10/12〜11/10	11/11	11/16
			11/15〜12/15	12/16	12/21
			12/20〜1/19	1/20	1/25
岡山県	朝日医療大学校	看護学科	10/1〜10/5	10/7	10/12
			12/4〜12/14	12/17	12/22
			11/1〜11/9	11/11	11/16
			1/9〜1/18	1/21	1/25
			2/5〜2/15	2/18	2/22
	旭川荘厚生専門学院	看護学科	10/1〜10/10	10/14	試験後一週間以内
			10/25〜11/7	11/11	試験後一週間以内
			11/22〜12/5	12/9	試験後一週間以内
			1/4〜1/16	1/20	試験後一週間以内
			2/1〜2/13	2/17	試験後一週間以内
			3/6〜3/14	3/21	試験後一週間以内
	岡山医療センター附属岡山看護助産学校	看護学科	9/19〜10/2	10/13	10/30
	岡山医療福祉専門学校	看護学科	10/2〜10/10	10/14	10/24
			10/30〜11/2	11/11	11/21

看護師

地域	学校名	学部・学科・コース	出願期間	試験日	合格発表
岡山県	岡山医療福祉専門学校	看護学科	11/27〜12/1	12/9	12/19
			1/9〜1/12	1/20	1/26
			2/5〜2/9	2/17	2/22
			2/19〜2/28	3/5	3/14
	岡山済生会看護専門学校	看護学科	9/25〜10/4	10/20	10/31
	岡山赤十字看護専門学校	看護学科	10/1〜10/11	10/21	10/27
	倉敷看護専門学校	看護学科	10/2〜10/10	10/15	10/23
	倉敷中央看護専門学校	看護学科	9/19〜9/28	10/6	10/11
	ソワニエ看護専門学校	看護学科	10/1〜10/10	10/14	10/17
			10/17〜11/14	11/18	11/21
	津山中央看護専門学校	看護学科	10/3〜10/19	11/2	11/15
	美作市スポーツ医療看護専門学校	看護学科	10/1〜10/6	10/8	10日以内郵送
			10/1〜10/20	10/22	10日以内郵送
			10/1〜11/3	11/5	10日以内郵送
			10/1〜11/17	11/19	10日以内郵送
			10/1〜12/1	12/3	10日以内郵送
			10/1〜12/15	12/17	10日以内郵送
			10/1〜1/26	1/28	10日以内郵送
			10/1〜2/2	2/4	10日以内郵送
			10/1〜2/23	2/25	10日以内郵送
			10/1〜3/1	3/3	10日以内郵送
			10/1〜3/8	3/10	10日以内郵送
			10/1〜3/15	3/17	10日以内郵送
			10/1〜3/22	3/24	10日以内郵送
			10/1〜3/29	3/31	10日以内郵送
広島県	尾道市医師会看護専門学校	看護科	10/20〜11/6	11/11	11/17
	呉医療センター附属呉看護学校	看護学科	9/20〜10/6	11/1	11/30
	呉共済病院看護専門学校	看護科	10/2〜10/16	11/9	11/17
	呉市医師会看護専門学校	看護学科	11/6〜11/17	11/25	12/1
	広島県立三次看護専門学校【公】	第一看護学科	9/13〜9/27	10/20	11/2
	福山医療専門学校	看護学科	10/2〜10/25	10/29	1週間以内
			11/1〜11/22	11/26	1週間以内
			11/27〜12/13	12/17	1週間以内
			1/4〜1/24	1/28	1週間以内
			2/1〜2/21	2/25	1週間以内
			2/22〜3/6	3/10	1週間以内
	福山市医師会看護専門学校	第一看護学科	10/18〜10/30	11/5	11/8
山口県	岩国医療センター附属岩国看護学校	看護学科	10/12〜10/25	11/11	11/27
	岩国YMCA保健看護専門学校	保健看護学科	10/2〜10/4	10/7	10/18
			10/2〜1/23	1/27	2/2
			10/2〜2/27	3/2	3/8
	大島看護専門学校【公】	看護学科	10/2〜10/17	10/28	11/10
	下関看護リハビリテーション学校	看護学科	10/25〜11/8	11/11	11/17
			11/15〜11/29	12/2	12/8
			1/4〜1/10	1/13	1/19
			1/17〜1/31	2/3	2/9
			2/14〜2/28	3/2	3/8
			2/28〜3/13	3/16	3/19
	徳山看護専門学校	看護科	9/11〜9/29	10/10	10/13
			11/6〜11/24	12/4	12/8
	よしみず病院附属看護学院	看護学科	10/3〜10/16	10/21	10/26
	YIC看護福祉専門学校	看護学科	10/2〜10/11	10/14	10/25
			10/23〜11/7	11/11	11/22
			11/27〜12/12	12/16	12/27
			1/15〜1/30	2/3	2/15
			2/19〜3/5	3/9	3/15
香川県	穴吹医療大学校	看護学科	9/14〜10/3	10/7	10/25
			10/4〜11/21	11/25	12/7
			11/22〜12/12	12/16	12/22
			12/13〜1/23	1/27	2/1
			1/24〜2/19	2/23	2/29
			2/20〜3/19	3/25	3/25
	香川看護専門学校	第1看護学科	9/19〜9/29	10/7	10/13
			11/27〜12/7	12/9	12/15
			2/19〜2/29	3/9	3/13
	四国医療専門学校	看護学科	9/11〜9/28	10/8	10/13
			10/9〜10/26	11/4	11/10
			11/13〜11/30	12/9	12/15
			12/18〜1/11	1/21	1/26
			1/29〜2/15	2/25	3/1
			2/19〜3/11	3/16	3/19
	四国こどもとおとなの医療センター附属善通寺看護学校	看護学科	9/21〜10/5	10/18	11/8
	守里会看護福祉専門学校	看護学科	〜9/26	9/30	10/4
			〜10/24	10/28	11/1
			〜11/21	11/25	11/29
			〜12/12	12/16	12/20
			〜1/23	1/27	1/31
			〜2/13	2/17	2/21
			〜3/12	3/16	3/19

※受験を希望される方は、必ず各学校の募集要項をご確認ください。

地域	学校名	学部・学科・コース	出願期間	試験日	合格発表
愛媛県	今治看護専門学校	第一看護学科	10/4～10/11	10/19	10/26
			1/10～1/17	1/25	2/1
	宇和島看護専門学校	看護学科	10/13～10/26	11/8	11/24
	河原医療大学校	看護学科	10/2～10/31	11/11	11/16
			11/1～11/30	12/9	12/14
			12/1～12/25	1/6	1/11
			12/26～1/31	2/10	2/15
			2/1～2/29	3/9	3/14
			3/1～3/26	3/27	3/28
	四国中央医療福祉総合学院	看護学科	10/2～10/17	10/22	10/31
			10/18～11/14	11/19	11/28
			11/15～12/12	12/17	12/26
			12/13～1/16	1/21	1/30
			1/17～1/30	2/4	2/13
			1/31～3/5	3/10	3/15
	十全看護専門学校	看護科	11/13～11/17	11/27	12/5
			2/5～2/16	3/4	3/8
	東城看護専門学校	看護学科	9/19～10/6	10/21	10/27
			10/30～11/17	12/2	12/8
			1/15～2/2	2/17	2/22
	松山看護専門学校	第1看護学科	9/20～10/3	10/15	10/31
高知県	高知開成専門学校	看護学科	9/1～10/5	10/13	10/20
			11/24～12/13	12/19	12/25
	龍馬看護ふくし専門学校	看護学科	11/17～12/7	12/16	12/21
			1/9～1/22	1/27	2/1
			2/5～2/16	2/23	2/29
福岡県	あさくら看護学校	看護学科	9/4～10/4	10/8	10/13
			11/6～12/6	12/10	12/15
			1/9～1/31	2/4	2/7
			2/13～3/6	3/10	3/13
	専門学校麻生看護大学校	看護科	11/1～11/27	12/2	12/15
			2/13～2/22	3/2	3/8
	大川看護福祉専門学校	看護学科	9/19～10/3	10/8	10/17
	おばせ看護学院	看護学科	9/29～10/17	10/22	後日
	遠賀中央看護助産学校	看護学科	10/6～10/19	10/29	11/7
			11/16～12/1	12/10	12/19
			2/20～3/6	3/10	3/13
	専門学校北九州看護大学校	看護学科	10/2～10/5	10/8	10/13
			12/4～1/25	1/28	2/2
	九州医療スポーツ専門学校	看護学科	10/16～10/25	10/28	10日以内郵送
			11/6～11/15	11/19	10日以内郵送
			12/4～12/13	12/17	10日以内郵送
			1/8～1/17	1/21	10日以内郵送
			2/5～2/14	2/18	10日以内郵送
			2/26～3/6	3/10	10日以内郵送
	健和看護学院	看護学科	9/28～10/3	10/7	10/17
	古賀国際看護学院	看護学科	9/27～10/6	10/14	10/20
			1/9～1/19	1/27	2/2
			2/6～2/16	2/24	3/1
	製鉄記念八幡看護専門学校	看護学科	9/25～10/6	10/14	10/20
	髙尾看護専門学校	看護学科	10/30～11/17	11/25	11/29
			1/4～1/19	1/27	1/31
			1/29～2/16	2/24	2/28
	西日本看護専門学校	看護学科	9/11～10/17	10/21	10/30
	原看護専門学校	看護師科	9/1～10/14	10/22	10/25
			10/26～11/25	12/3	12/6
			12/7～1/13	1/21	1/24
			1/25～2/24	3/3	3/4
	福岡県私設病院協会看護学校	看護学科	10/19～11/7	11/11	11/16
			11/16～12/12	12/16	12/21
			12/21～1/23	1/28	2/1
	福岡市医師会看護専門学校	第一看護学科	9/25～10/11	10/22	10/30
	福岡水巻看護助産学校	看護学科	11/13～11/24	12/2	12/11
			12/25～1/5	1/13	1/22
	宗像看護専門学校	看護学科	9/11～10/17	10/22	10/27
	八幡医師会看護専門学院	看護師科	10/23～11/17	11/25	11/29
佐賀県	医療福祉専門学校緑生館	総合看護学科	9/25～10/10	10/14	10/20
	嬉野医療センター附属看護学校	看護学科	11/15～1/9	1/16(2次)2/2	1/30(2次)2/13
	武雄看護リハビリテーション学校	看護学科	10/5～10/18	10/21	10/31
長崎県	佐世保市立看護専門学校【公】	看護学科	9/21～10/5	10/14	11/8
	島原市医師会看護学校	看護学科	10/17～10/24	10/28	11/2
	長崎市医師会看護専門学校	第1看護学科	9/26～10/10	10/22	11/6
熊本県	天草市立本渡看護専門学校【公】	看護学科	10/16～10/27	11/11	11/20
	上天草看護専門学校【公】	看護学科	10/3～10/13	10/21	11/2
	九州中央リハビリテーション学院	看護学科	10/11～10/25	10/28	10/31
			11/8～11/22	11/18	11/21
			11/24～12/6	12/9	12/12
			1/4～1/17	1/20	1/23
			2/7～2/21	2/24	2/27
			2/28～3/12	3/15	3/18

社会人入試

看護師

地域	学校名	学部・学科・コース	出願期間	試験日	合格発表
熊本県	熊本医療センター附属看護学校	看護学科	11/29～1/12	1/16(2次)2/9	1/30(2次)2/20
	熊本駅前看護リハビリテーション学院	看護学科	10/1～10/11	10/14	10/18
	熊本看護専門学校	看護学科	9/19～9/29	10/7	10/19
大分県	藤華医療技術専門学校	看護学科	10/5～10/18	10/21	10/27
	別府市医師会立別府青山看護学校	看護学科3年課程	9/19～10/2	10/7	10/19
宮崎県	小林看護医療専門学校	看護学科	10/1～10/12	10/14	10/26
			11/23～12/14	12/16	12/26
			1/17～2/1	2/3	2/14
	日南看護専門学校	看護学科	9/19～9/29	9/30	10/3
			12/4～12/15	12/16	12/19
			1/9～1/19	1/20	1/23
			2/1～2/9	2/11	2/14
			3/1～3/8	3/10	3/11
	藤元メディカルシステム付属医療専門学校	看護学科	9/28～10/12	10/15	10/20
			11/30～12/14	12/15	12/22
			1/4～1/18	1/19	1/26
			1/25～2/8	2/9	2/16
			2/26～3/7	3/8	3/15
			3/11～3/21	3/22	3/26
	宮崎医療福祉専門学校	看護学科	10/2～10/11	10/14	試験後一週間以内
			12/4～12/13	12/16	試験後一週間以内
			1/15～1/24	1/27	試験後一週間以内
鹿児島県	赤塚学園看護専門学校	看護学科	10/2～10/5	10/7	-
			10/10～11/8	11/11	-
			11/13～12/6	12/9	-
			12/11～1/17	1/20	-
			1/22～3/26	個別に対応	-
	奄美看護福祉専門学校	看護学科	10/23～11/7	11/11	11/20
			11/13～12/5	12/9	12/18
	鹿児島医療福祉専門学校	看護学科	10/2～10/10	10/14	10/20
	鹿児島中央看護専門学校	3年課程看護科	10/30～11/17	11/25	11/29
	加治木看護専門学校	看護学科	10/23～11/15	11/18	11/22
			12/1～1/17	1/20	1/25
			2/1～2/21	2/24	2/29
			2/26～3/13	3/16	3/22
	神村学園専修学校	看護学科	10/2～10/11	10/14	試験後1週間以内
	仁心看護専門学校	看護科3年課程	11/8～11/22	11/26	12/1
			1/10～1/24	1/28	2/2
			2/6～2/20	2/23	2/29
			3/4～3/13	3/16	3/18
	川内看護専門学校	看護学科	10/30～11/10	11/19	11/24
			11/20～12/1	12/9	12/15
			1/9～1/19	1/28	2/2
			2/5～2/16	2/25	3/1
			2/19～3/1	3/10	3/15
沖縄県	沖縄看護専門学校	看護学科	9/1～9/29	10/7	10/13

臨床検査技師・臨床工学技士・診療放射線技師

大学

地域	学校名	学部・学科・コース	出願期間	試験日	合格発表
宮城県	東北文化学園大学	工学部臨床工学科	11/28～12/6	12/17	12/22
茨城県	茨城県立医療大学【公】	保健医療学部放射線技術科学科	11/1～11/7	11/15	12/1
	つくば国際大学	医療保健学部臨床検査学科、医療技術学科、診療放射線学科	11/1～11/9	11/18	12/1
			11/13～12/7	12/16	12/25
栃木県	国際医療福祉大学　大田原キャンパス	保健医療学部放射線・情報科学科	11/1～11/9	11/18	12/1
			12/19～1/11	1/31	2/7
群馬県	群馬大学【国】	医学部保健学科検査技術科学専攻	11/1～11/7	11/17・18	12/6
	群馬医療福祉大学	医療技術学部臨床検査学専攻、臨床工学専攻	11/1～11/10	11/18	12/1
			2/5～2/26	3/7	3/13
	群馬県立県民健康科学大学【公】	診療放射線学部診療放射線学科	11/1～11/8	11/18	12/1
	群馬パース大学	医療技術学部検査技術学科、放射線学科、臨床工学科	11/27～12/8	12/16	12/22
埼玉県	埼玉県立大学【公】	保健医療学部健康開発学科検査技術科学専攻	10/23～10/27	11/19	12/15
	日本医療科学大学	保健医療学部診療放射線学科、臨床工学科、臨床検査学科	11/20～12/12	12/17	12/18
千葉県	国際医療福祉大学　成田キャンパス	成田保健医療学部医学検査学科、放射線・情報科学科	11/1～11/9	11/18	12/1
			12/19～1/11	1/31	2/7
	東都大学　幕張キャンパス	幕張ヒューマンケア学部臨床工学科	11/1～11/6	11/11	11/13
			12/1～12/6	12/16	12/18
			2/1～2/9	2/17	2/19
			2/22～3/1	3/11	3/12
			3/4～3/12	3/18	3/19
東京都	駒澤大学	医療健康科学部診療放射線技術科学科	11/27～12/1	1/7	1/19
	帝京平成大学　池袋キャンパス	健康メディカル学部医療科学科臨床工学コース	11/20～12/9	12/17	12/21
神奈川県	麻布大学	生命・環境科学部臨床検査技術学科	11/1～11/7	11/18	12/1
	北里大学	医療衛生学部医療検査学科、医療工学科臨床工学専攻、診療放射線技術科学科	11/1～11/10	11/26	12/6
	桐蔭横浜大学	医用工学部生命医工学科、臨床工学科	10/23～11/2	11/11	11/18
			2/27～3/5	3/12	3/19
新潟県	新潟大学【国】	医学部保健学科検査技術科学専攻、放射線技術科学専攻	11/1～11/6	11/24	12/14
	新潟医療福祉大学	医療技術学部臨床技術学科、診療放射線学科	11/1～11/5	11/25	12/6
石川県	公立小松大学【公】	保健医療学部臨床工学科	11/1～11/8	11/18	12/8
	北陸大学	医療保健学部医療技術学科	12/18～1/12	1/31	2/9

※受験を希望される方は、必ず各学校の募集要項をご確認ください。

臨床検査技師・臨床工学技士・診療放射線技師

地域	学校名	学部・学科・コース	出願期間	試験日	合格発表
愛知県	愛知淑徳大学	健康医療科学部医療貢献学科臨床検査学専攻	11/1〜11/10	11/25	12/5
	修文大学	医療科学部臨床検査学科	11/1〜11/10	11/25	12/2
	中部大学	生命健康科学部生命医科学科、臨床工学科	11/24〜12/6	2/5	2/16
岐阜県	岐阜医療科学大学	保健科学部臨床検査学科、放射線技術学科	9/15〜9/29	10/15	11/1
	東海学院大学	健康福祉学部管理栄養学科臨床検査、総合福祉学科臨床工学	11/1〜11/9	11/18	12/1
			2/26〜3/6	3/15	3/19
	四日市看護医療大学	看護医療学部臨床検査学科	10/23〜11/6	11/11	11/24
滋賀県	長浜バイオ大学	バイオサイエンス学部フロンティアバイオサイエンス学科臨床検査学コース	1/5〜1/26	2/7	2/17
			2/12〜2/29	3/11	3/17
京都府	京都医療科学大学	医療科学部放射線技術学科	11/1〜11/10	11/18	12/1
大阪府	藍野大学	医療保健学部臨床工学科	11/15〜12/8	12/17	12/22
	大阪物療大学	保健医療学部診療放射線技術学科	2/26〜3/7	3/10	3/11
	関西医療大学	保健医療学部臨床検査学科	11/7〜11/11	11/26	12/2
	森ノ宮医療大学	医療技術学部臨床検査学科、臨床工学科、診療放射線学科	1/9〜1/22	2/4	2/12
			2/21〜3/1	3/6	3/12
兵庫県	神戸学院大学	栄養学部栄養学科臨床検査学専攻	11/1〜11/22	12/9	12/13
			1/11〜1/18	2/10	2/18
	神戸常盤大学	保健科学部医療検査学科、診療放射線学科	1/26〜2/9	2/17	2/23
	姫路獨協大学	医療保健学部臨床工学科	11/13〜11/29	12/9	12/18
			1/22〜2/7	2/17	2/26
鳥取県	鳥取大学【国】	医学部保健学科検査技術科学専攻	11/1〜11/9	12/2	2/9
岡山県	岡山大学【国】	医学部保健学科放射線技術科学専攻、検査技術科学専攻	11/1〜11/8	12/2	12/18
	岡山理科大学	理学部臨床生命科学科、工学部生命医療工学科	11/24〜12/8	12/17	12/26
	倉敷芸術科学大学	生命科学部生命科学科、生命科学科臨床工学コース	10/2〜10/16	10/21	11/6
広島県	広島工業大学	生命学部生体医工学科	11/25〜12/7	12/16	12/23
	広島国際大学	保健医療学部医療技術学科臨床工学専攻、臨床検査学専攻	10/16〜11/6	11/18	12/1
			1/9〜1/19	2/6	2/17
山口県	東亜大学	医療学部医療工学科臨床工学コース	1/5〜1/24	2/3	2/16
	山口大学【国】	医学部保健学科検査技術科学専攻	11/1〜11/7	11/28	12/12
香川県	徳島文理大学　香川キャンパス	保健福祉学部臨床工学科、診療放射線学科	11/1〜11/8	11/18	11/29
			1/30〜2/8	2/18	2/23
高知県	高知学園大学	健康科学部臨床検査学科	〜9/29	10/7	10/11
			1/15〜1/26	2/3	2/7
			2/13〜2/22	3/2	3/6
福岡県	国際医療福祉大学 大川キャンパス	福岡保健医療学部医学検査学科	11/1〜11/9	11/18	12/1
			12/19〜1/11	1/31	2/7
	純真学園大学	保健医療学部放射線技術科学科、検査科学科、医療工学科	11/1〜11/10	11/18	12/4
大分県	日本文理大学	保健医療学部保健医療学科	11/13〜11/24	12/16	12/23
			1/15〜2/14	2/20	2/27
宮崎県	九州医療科学大学(2024年4月九州保健福祉大学より校名変更予定)	生命医科学部生命医科学科臨床検査技師コース、臨床工学技士コース	11/1〜11/10	11/18	12/1

短期大学

地域	学校名	学部・学科・コース	出願期間	試験日	合格発表
東京都	帝京短期大学	ライフケア学科臨床検査専攻	11/1〜11/7	11/12	12/1
			12/19〜1/15	1/20	1/23
	新渡戸文化短期大学 中野臨検キャンパス	臨床検査学科	10/2〜10/16	10/19	10/20
			11/20〜12/11	12/14	12/15
			1/9〜1/29	2/1	2/2
			2/1〜2/19	2/22	2/24
			2/1〜3/11	3/14	3/15
広島県	山陽女子短期大学	臨床検査学科	〜10/20	10/28	11/2
			〜11/24	12/2	12/8
			〜1/5	1/13	1/19
			〜2/2	2/10	2/16
			〜3/1	3/9	3/13

専門学校・養成施設

地域	学校名	学部・学科・コース	出願期間	試験日	合格発表
北海道	札幌医学技術福祉歯科専門学校	臨床検査技師科、臨床工学技士科	10/2〜10/13	10/21	10/27
			11/1〜11/10	11/18	11/24
			11/27〜12/8	12/16	12/22
			1/15〜1/26	2/3	2/9
			2/13〜2/22	2/28	3/7
			2/26〜3/8	3/18	3/18
	札幌看護医療専門学校	臨床工学技士学科	10/1〜10/20	10/22	14日以内
			10/23〜11/10	11/12	14日以内
			11/13〜12/1	12/3	14日以内
			12/4〜1/11	1/13	14日以内
			1/14〜2/2	2/4	14日以内
			2/5〜2/23	2/25	14日以内
			2/26〜3/1	3/3	14日以内
	北海道医学技術専門学校	臨床検査技師科	11/13〜11/30	12/6	12/8
	吉田学園医療歯科専門学校	臨床工学科、臨床検査学科	10/1〜10/13	10/21	10/27
			10/23〜11/10	11/19	11/24
			11/20〜12/8	12/16	12/22
			12/18〜1/12	1/20	1/26
			1/22〜2/9	2/17	2/23
			2/19〜3/12	3/19	3/22
福島県	国際医療看護福祉大学校	臨床工学技士科	10/2〜10/18	10/21	10/30
			10/19〜11/15	11/18	11/29
			11/16〜12/13	12/16	12/19
			12/14〜1/17	1/20	1/29

臨床検査技師・臨床工学技士・診療放射線技師

地域	学校名	学部・学科・コース	出願期間	試験日	合格発表
福島県	国際医療看護福祉大学校	臨床工学技士科	1/18〜2/14	2/17	2/26
			2/15〜3/6	3/9	3/13
			3/7〜3/21	3/23	3/23
栃木県	さくら医療福祉専門学校 （2024年4月さくら総合専門学校より校名変更予定）	臨床工学科	10/2〜10/6	10/14	10日以内郵送
			10/7〜10/20	10/28	10日以内郵送
			10/21〜11/10	11/18	10日以内郵送
			11/11〜12/1	12/9	10日以内郵送
			12/2〜1/19	1/27	10日以内郵送
			1/20〜2/9	2/17	10日以内郵送
			2/10〜3/15	3/23	10日以内郵送
埼玉県	国際医療専門学校	臨床検査学科	10/1〜10/6	10/14	10/19
			10/23〜11/10	11/18	11/22
			11/27〜12/8	12/16	12/20
			12/21〜1/12	1/20	1/24
			2/13〜3/1	3/7	3/8
	西武学園医学技術専門学校	臨床検査技師科	9/1〜10/5	10/7	10日以内郵送
			10/10〜10/19	10/21	10日以内郵送
			10/23〜11/17	11/19	10日以内郵送
			11/20〜11/30	12/2	10日以内郵送
			12/4〜12/14	12/16	10日以内郵送
			12/18〜1/4	1/6	10日以内郵送
			1/9〜1/18	1/20	10日以内郵送
			1/22〜2/1	2/3	10日以内郵送
			2/5〜2/15	2/17	10日以内郵送
			2/19〜3/8	3/10	10日以内郵送
			3/11〜3/21	3/23	10日以内郵送
			3/25〜3/30	4/2	10日以内郵送
東京都	池見東京医療専門学校	臨床工学科	11/1〜11/13	11/18	5日以内に郵送
			11/29〜12/11	12/16	5日以内に郵送
			12/20〜1/15	1/20	5日以内に郵送
			1/17〜1/29	2/3	5日以内に郵送
			1/30〜2/9	2/17	5日以内に郵送
			2/14〜2/26	3/2	5日以内に郵送
			2/28〜3/11	3/16	5日以内に郵送
			3/12〜3/18	3/23	5日以内に郵送
	首都医校	高度臨床工学学科、臨床工学技士特科＊3	10/2〜10/11	10/14	1週間以内
			10/16〜10/25	10/28	1週間以内
			11/1〜11/8	11/11	1週間以内
			11/13〜11/22	11/25	1週間以内
			11/27〜12/20	12/23	1週間以内
			12/25〜1/11	1/14	1週間以内
			1/15〜1/24	1/27	1週間以内
			2/1〜2/14	2/17	1週間以内
			2/19〜2/28	3/2	1週間以内
	城西放射線技術専門学校	診療放射線学科（夜）	10/2〜10/14	10/15	-
			11/20〜12/16	12/17	-
			1/22〜2/17	2/18	-
	東京電子専門学校	診療放射線学科、臨床工学科、臨床検査学科	〜10/31	11/5	11/9
	読売理工医療福祉専門学校	臨床工学科	〜9/30	10/7	5日以内
			10/1〜11/5	11/12	5日以内
			11/6〜12/10	12/17	5日以内
			12/11〜1/14	1/21	5日以内
			1/15〜2/12	2/18	5日以内
			2/13〜3/3	3/10	5日以内
			3/4〜	随時	5日以内
神奈川県	湘央医学技術専門学校	臨床検査技術学科	9/1〜9/27	9/30	10/3
			10/2〜10/7	10/12(盛岡・松本)・10/14(神奈川・沖縄)	10/17
			10/23〜11/8	11/11	11/14
			11/20〜12/13	12/16	12/19
			1/10〜1/24	1/27	1/30
			2/1〜2/10	2/15(盛岡・松本)・2/17(神奈川・沖縄)	2/20
			2/22〜3/5	3/7	3/8
			3/11〜3/19	3/21	3/22
新潟県	国際メディカル専門学校	臨床工学技士科	9/15〜10/4	10/7	10/16
			10/5〜10/25	10/28	11/6
			10/26〜11/15	11/18	11/24
			11/16〜12/6	12/9	12/15
			12/7〜1/24	1/27	2/2
			1/25〜2/21	2/24	3/1
			2/22〜3/6	3/9	3/15
			3/7〜3/27	3/31	3/31
静岡県	静岡医療科学専門大学校	医学工学科、医学検査学科、医学放射線学科	9/4〜10/4	10/7	10/16
			10/30〜11/29	12/2	12/11
			12/11〜1/17	1/20	1/29
			1/22〜2/20	2/24	3/4
愛知県	東海医療科学専門学校	臨床工学科	10/2〜10/10	10/15	10日以内郵送
			11/1〜11/7	11/12	10日以内郵送
			11/27〜12/5	12/10	10日以内郵送

※受験を希望される方は、必ず各学校の募集要項をご確認ください。

臨床検査技師・臨床工学技士・診療放射線技師

社会人入試

地域	学校名	学部・学科・コース	出願期間	試験日	合格発表
愛知県	東海医療科学専門学校	臨床工学科	1/15～1/23	1/28	10日以内郵送
			2/5～2/13	2/18	10日以内郵送
			2/26～3/5	3/10	10日以内郵送
	東海医療技術専門学校	診療放射線科	10/30～12/13	12/16	10日以内
	名古屋医専	高度臨床工学学科	10/2～10/12	10/15	1週間以内
			10/16～10/25	10/28	1週間以内
			10/30～11/9	11/12	1週間以内
			11/13～11/22	11/25	1週間以内
			11/27～12/7	12/10	1週間以内
			12/11～12/20	12/23	1週間以内
			12/25～1/10	1/13	1週間以内
			1/15～1/25	1/28	1週間以内
			2/1～2/7	2/10	1週間以内
			2/13～2/15	2/18	1週間以内
			2/19～2/22	2/25	1週間以内
大阪府	大阪医専	高度臨床工学学科	10/2～10/12	10/15	1週間以内
			10/16～10/25	10/28	1週間以内
			10/30～11/9	11/12	1週間以内
			11/13～11/22	11/25	1週間以内
			11/27～12/14	12/17	1週間以内
			12/18～1/5	1/8	1週間以内
			1/9～1/17	1/20	1週間以内
			1/22～1/25	1/28	1週間以内
			2/1～2/7	2/10	1週間以内
			2/13～2/15	2/18	1週間以内
			2/19～2/22	2/25	1週間以内
	大阪医療技術学園専門学校	臨床検査技師科	10/9～10/29	10/8	10日以内郵送
			10/30～11/19	10/29	10日以内郵送
			11/20～12/17	11/19	10日以内郵送
			12/4～12/24	12/3	10日以内郵送
			12/18～1/21	12/17	10日以内郵送
	大阪行岡医療専門学校長柄校	臨床検査科、放射線科	12/4～12/14	12/16	試験後一週間以内
	清恵会第二医療専門学院	放射線技師科1部、放射線技師科2部	10/10～10/31	11/4	11/8
			11/6～11/29	12/2	12/6
	日本医療学院専門学校	臨床検査技師学科	10/10～10/27	10/28	10/29
			10/30～11/17	11/18	11/19
			11/20～12/14	12/15	12/16
			12/18～1/19	1/20	1/21
			1/22～2/16	2/17	2/18
			2/19～3/8	3/10	3/11
	日本メディカル福祉専門学校	臨床工学科、臨床工学専攻科*3	7/1～10/6	-	一週間以内
			7/1～10/20	-	一週間以内
			7/1～11/2	-	一週間以内
			7/1～11/17	-	一週間以内
			7/1～12/1	-	一週間以内
			7/1～12/15	-	一週間以内
			7/1～1/5	-	一週間以内
			7/1～1/19	-	一週間以内
			7/1～2/2	-	一週間以内
			7/1～2/16	-	一週間以内
			7/1～3/1	-	一週間以内
			7/1～3/15	-	一週間以内
			7/1～3/29	-	一週間以内
			7/1～4/5	-	一週間以内
兵庫県	神戸総合医療専門学校	臨床工学科、診療放射線科	10/2～10/12	10/14	10/19
			10/16～11/9	11/11	11/16
			11/13～12/7	12/9	12/14
			12/11～1/18	1/20	1/25
			1/22～2/21	2/23	2/29
	姫路医療専門学校	臨床工学技士科	8/1～9/29	10/1	3日以内
			8/1～10/13	10/15	3日以内
			8/1～10/27	10/29	3日以内
			8/1～11/10	11/12	3日以内
			8/1～11/24	11/26	3日以内
			8/1～12/8	12/10	3日以内
			8/1～12/22	12/24	3日以内
			8/1～1/12	1/14	3日以内
			8/1～1/26	1/28	3日以内
			8/1～2/9	2/11	3日以内
			8/1～2/23	2/25	3日以内
			8/1～3/1	3/3	3日以内
			3月随時～	3月随時	3日以内
島根県	出雲医療看護専門学校	臨床工学技士学科	10/9～10/19	10/22	試験後一週間以内
			10/30～11/9	11/12	試験後一週間以内
			11/13～11/22	11/26	試験後一週間以内
			12/4～12/14	12/17	試験後一週間以内
			1/15～1/24	1/27	試験後一週間以内

社会人入試

臨床検査技師・臨床工学技士・診療放射線技師

地域	学校名	学部・学科・コース	出願期間	試験日	合格発表
広島県	トリニティカレッジ広島医療福祉専門学校	臨床工学科	10/2~10/5	10/7	10/11
			10/30~11/9	11/11	11/15
			12/4~12/14	12/16	12/20
			1/15~1/25	1/27	1/31
			2/1~2/7	2/9	2/14
			3/1~3/13	3/15	3/19
福岡県	美萩野臨床医学専門学校	臨床検査科	11/20~11/30	12/2	12/6
			2/5~2/15	2/17	2/21
熊本県	熊本総合医療リハビリテーション学院	臨床工学学科	10/2~	個別に対応	本人に通知
大分県	大分平松総合医療専門学校	臨床検査学科、臨床工学科	10/16~11/8	11/11	11/17
			1/15~2/14	2/17	2/22
			3/1~3/19	3/23	3/25

理学療法士・作業療法士・言語聴覚士

大学

地域	学校名	学部・学科・コース	出願期間	試験日	合格発表
北海道	北海道千歳リハビリテーション大学	健康科学部リハビリテーション学科理学療法学専攻、作業療法学専攻	2/1~2/13	2/16	2/23
	北海道文教大学	医療保健科学部リハビリテーション学科理学療法学専攻、作業療法学専攻	11/2~11/24	12/13	12/18
			1/7~1/25	2/7	2/19
青森県	弘前大学【国】	医学部保健学科理学療法学専攻	9/22~9/28	10/29	11/16
	弘前医療福祉大学	保健学部医療技術学科作業療法学専攻、言語聴覚学専攻	12/1~12/8	12/16	12/22
宮城県	東北福祉大学	健康科学部リハビリテーション学科作業療法学専攻、言語聴覚学専攻	11/1~11/8	11/19	12/1
	東北文化学園大学	医療福祉学部リハビリテーション学科理学療法学専攻、作業療法学専攻、言語聴覚学専攻	11/28~12/6	12/17	12/22
福島県	医療創生大学　いわきキャンパス	健康医療科学部作業療法学科、理学療法学科	11/1~11/14	11/18	12/1
			2/6~2/19	2/22	3/4
茨城県	茨城県立医療大学【公】	保健医療学部理学療法学科、作業療法学科	11/1~11/7	11/15	12/1
	つくば国際大学	医療保健学部理学療法学科	11/1~11/9	11/18	12/1
			11/13~12/7	12/16	12/25
栃木県	国際医療福祉大学　大田原キャンパス	保健医療学部理学療法学科、作業療法学科、言語聴覚学科	11/1~11/9	11/18	12/1
			12/19~1/11	1/31	2/7
群馬県	群馬大学【国】	医学部保健学科理学療法学専攻、作業療法学専攻	11/1~11/7	11/17·18	12/6
	群馬医療福祉大学	リハビリテーション学部リハビリテーション学科理学療法専攻、作業療法専攻	11/1~11/10	11/18	12/1
			2/5~2/26	3/7	3/13
	群馬パース大学	リハビリテーション学部理学療法学科、作業療法学科、言語聴覚学科	11/27~12/8	12/16	12/22
	高崎健康福祉大学	保健医療学部理学療法学科	11/1~11/10	11/18	12/1
埼玉県	埼玉県立大学【公】	保健医療福祉学部理学療法学科、作業療法学科	10/23~10/27	11/19	12/15
	東京家政大学　狭山キャンパス	健康科学部リハビリテーション学科作業療法学専攻、理学療法学専攻	1/15~1/26	2/6	2/13
	日本医療科学大学	保健医療学部リハビリテーション学科理学療法学専攻、作業療法学専攻	11/20~12/12	12/17	12/18
	日本保健医療大学	保健医療学部理学療法学科	9/21~10/11	10/22	11/1
			10/19~11/8	11/19	11/24
			11/16~12/6	12/17	12/21
			12/14~12/27	1/8	1/11
	人間総合科学大学	保健医療学部リハビリテーション学科理学療法学専攻	11/27~12/6	12/10	12/13
	目白大学	保健医療学部理学療法学科、作業療法学科、言語聴覚学科	10/27~11/2	11/19	12/1
千葉県	植草学園大学	保健医療学部リハビリテーション学科理学療法学専攻、作業療法学専攻	11/1~11/8	11/15	11/20
			1/9~1/25	2/1	2/5
	SBC東京医療大学(2024年4月 了德寺大学より校名変更予定／届出中)	健康科学部理学療法学科	11/1~11/13	11/19	12/1
	国際医療福祉大学　成田キャンパス	成田保健医療学部理学療法学科、作業療法学科、言語聴覚学科	11/1~11/9	11/18	12/1
			12/19~1/11	1/31	2/7
	千葉県立保健医療大学【公】	健康科学部リハビリテーション学科理学療法学専攻、作業療法学専攻	11/1~11/8	11/18	12/1
	東都大学　幕張キャンパス	幕張ヒューマンケア学部理学療法学科	11/1~11/6	11/11	11/13
			12/1~12/11	12/16	12/18
			2/1~2/9	2/17	2/19
			2/22~3/1	3/11	3/12
			3/4~3/12	3/18	3/19
東京都	帝京平成大学　池袋キャンパス	健康メディカル学部言語聴覚学科	11/20~12/9	12/17	12/21
	東京都立大学【公】	健康福祉学部作業療法学科	11/1~11/4	11/25	12/18
神奈川県	神奈川県立保健福祉大学【公】	保健福祉学部リハビリテーション学科理学療法学専攻、作業療法学専攻	10/16~10/25	11/23	12/8
	北里大学	医療衛生学部リハビリテーション学科理学療法学専攻、作業療法学専攻、言語聴覚療法学専攻	11/1~11/10	11/26	12/6
	国際医療福祉大学　小田原キャンパス	小田原保健医療学部理学療法学科、作業療法学科	11/1~11/9	11/18	12/1
			12/19~1/11	1/31	2/7
新潟県	新潟医療福祉大学	リハビリテーション学部理学療法学科、作業療法学科、言語聴覚学科	11/1~11/10	11/25	12/1
	新潟リハビリテーション大学	医療学部リハビリテーション学科理学療法学専攻、作業療法学専攻	11/1~11/14	11/18	12/1
石川県	北陸大学	医療保健学部理学療法学科	12/18~1/12	1/31	2/9
福井県	福井医療大学	保健医療学部リハビリテーション学科理学療法学専攻、作業療法学専攻、言語聴覚学専攻	11/1~11/10	11/18	11/27
長野県	長野保健医療大学	保健科学部リハビリテーション学科理学療法学専攻、作業療法学専攻	11/1~11/13	11/18	12/1
			12/1~12/11	12/16	12/22
			1/9~1/29	2/3	2/9
静岡県	常葉大学	健康科学部静岡理学療法学科	10/13~11/1	11/12	11/25
愛知県	愛知淑徳大学	健康医療科学部医療貢献学科理学療法学専攻、言語聴覚学専攻	11/1~11/10	11/25	12/5
	中部大学	生命健康科学部理学療法学科、作業療法学科	11/24~12/6	2/5	2/16
	豊橋創造大学	保健医療学部理学療法学科	9/25~10/9	10/14	10/21
	名古屋女子大学	医療科学部理学療法学科、作業療法学科	9/25~10/6	10/21	11/1
岐阜県	岐阜保健大学	リハビリテーション学部理学療法学科、作業療法学科	11/1~11/8	11/12	11/18
			2/13~3/5	3/8	3/12
	中部学院大学	看護リハビリテーション学部理学療法学科	1/15~1/31	2/10	2/16
	東海学院大学	人間関係学部心理学科言語聴覚	11/1~11/9	11/18	12/1
			2/26~3/6	3/15	3/19

理学療法士・作業療法士・言語聴覚士

地域	学校名	学部・学科・コース	出願期間	試験日	合格発表
京都府	京都光華女子大学	看護福祉リハビリテーション学部福祉リハビリテーション学科作業療法専攻、言語聴覚専攻	11/20～12/8	12/16	12/22
			1/4～1/19	2/2	2/10
大阪府	藍野大学	医療保健学部理学療法学科、作業療法学科	11/15～12/8	12/17	12/22
	大阪河﨑リハビリテーション大学	リハビリテーション学部リハビリテーション学科理学療法学専攻、作業療法学専攻、言語聴覚学専攻	9/25～10/6	10/15	10/19
			11/1～11/13	11/18	11/24
			1/29～2/9	2/17	2/22
	大阪人間科学大学	保健医療学部理学療法学科、作業療法学科、言語聴覚学科	9/29～10/12	10/21	11/1
			2/2～2/15	2/24	2/29
	大阪保健医療大学	保健医療学部リハビリテーション学科理学療法学専攻、作業療法学専攻	11/8～11/20	11/26	12/1
			1/22～2/12	2/18	2/21
	大阪行岡医療大学	医療学部理学療法学科	1/19～2/1	2/3	2/7
			2/2～2/14	2/16	2/20
			2/23～3/1	3/5	3/8
			3/4～3/15	3/19	3/22
	関西医療大学	保健医療学部理学療法学科、作業療法学科	11/7～11/17	11/26	12/2
	関西福祉科学大学	保健医療学部リハビリテーション学科理学療法学専攻、作業療法学専攻、言語聴覚学専攻	11/1～11/10	11/19	11/27
			1/29～2/2	2/11	2/16
	四條畷学園大学	リハビリテーション学部リハビリテーション学科理学療法学専攻、作業療法学専攻	10/19～11/9	11/19	11/24
	森ノ宮医療大学	総合リハビリテーション学部理学療法学科、作業療法学科、言語聴覚学科	1/9～1/22	2/4	2/12
			2/21～3/1	3/6	3/12
兵庫県	甲南女子大学	看護リハビリテーション学部理学療法学科	10/10～10/18	11/11	11/20
	神戸国際大学	リハビリテーション学部理学療法学科	11/24～12/7	12/17	12/26
	宝塚医療大学	保健医療学部理学療法学科	11/1～12/1	12/9	12/15
			2/1～3/1	3/11	3/15
	姫路獨協大学	医療保健学部作業療法学科	11/13～11/29	12/9	12/18
			1/22～2/7	2/17	2/26
奈良県	畿央大学	健康科学部理学療法学科	10/17～10/27	11/5	11/11
	奈良学園大学	保健医療学部リハビリテーション学科理学療法学専攻、作業療法学専攻	2/13～3/4	3/10	3/14
和歌山県	宝塚医療大学　和歌山キャンパス	和歌山保健医療学部リハビリテーション学科理学療法学専攻、作業療法学専攻	11/1～12/1	12/9	12/15
			2/1～3/1	3/11	3/15
岡山県	吉備国際大学	人間科学部人間科学科理学療法学専攻、作業療法学専攻	11/1～11/10	11/19	12/1
広島県	広島国際大学	総合リハビリテーション学部リハビリテーション学科作業療法学専攻、言語聴覚療法学専攻	10/16～11/6	11/18	12/1
			1/9～1/19	2/6	2/17
	広島都市学園大学	健康科学部リハビリテーション学科理学療法学専攻、作業療法学専攻	10/16～11/13	11/18	12/1
徳島県	徳島文理大学	保健福祉学部理学療法学科	11/1～11/8	11/18	11/29
			1/30～2/8	2/18	2/23
福岡県	九州栄養福祉大学	リハビリテーション学部理学療法学科、作業療法学科	11/1～11/10	11/18	12/1
			12/4～12/9	12/16	12/22
	国際医療福祉大学 大川キャンパス	福岡保健医療学部理学療法学科、作業療法学科	11/1～11/9	11/18	12/1
			12/19～1/11	1/31	2/7
	福岡国際医療福祉大学	医療学部理学療法学科、作業療法学科、言語聴覚学科	12/19～1/16	1/27	2/5
	令和健康科学大学	リハビリテーション学部理学療法学科、作業療法学科	9/26～10/10	10/21	11/1
佐賀県	西九州大学	リハビリテーション学部リハビリテーション学科理学療法学専攻、作業療法学専攻	11/1～12/8	12/16	12/26
長崎県	長崎大学【国】	医学部保健学科理学療法学専攻、作業療法学専攻	10/10～10/13	10/28	11/17
熊本県	九州看護福祉大学	看護福祉学部リハビリテーション学科	11/6～11/20	11/26	12/1
	熊本保健科学大学	保健科学部リハビリテーション学科理学療法学専攻、生活機能療法学専攻、言語聴覚学専攻	10/16～10/27	11/4	12/1
宮崎県	九州医療科学大学(2024年4月九州保健福祉大学より校名変更予定)	臨床心理学部臨床心理学科言語聴覚コース	11/1～11/10	11/18	12/1

短期大学

地域	学校名	学部・学科・コース	出願期間	試験日	合格発表
宮城県	仙台青葉学院短期大学	言語聴覚学科	12/1～12/7	12/16	12/22
岐阜県	平成医療短期大学	リハビリテーション学科理学療法専攻、作業療法専攻	11/1～11/10	11/25	12/2
奈良県	大和大学白鳳短期大学部	総合人間学科リハビリテーション学専攻	10/10～10/25	10/28	11/2
			11/22～12/13	12/16	12/22
			1/4～1/18	1/25	2/7
			1/4～1/30	2/5	2/13
			2/2～2/27	3/2	3/15

専門職大学

地域	学校名	学部・学科・コース	出願期間	試験日	合格発表
茨城県	アール医療専門職大学	リハビリテーション学部理学療法学科、作業療法学科	11/21～12/7	12/17	12/25
			1/5～1/22	1/28	2/6
			2/7～2/28	3/7	3/12
東京都	東京保健医療専門職大学	リハビリテーション学部理学療法学科、作業療法学科	10/1～10/20	10/29	11/8
滋賀県	びわこリハビリテーション専門職大学	リハビリテーション学部理学療法学科、作業療法学科、言語聴覚療法学科※設置届出・指定学校申請中	11/1～11/9	11/11	12/1
			11/22～12/13	12/16	12/22
和歌山県	和歌山リハビリテーション専門職大学	健康科学部リハビリテーション学科理学療法学専攻、作業療法学専攻	～9/29	10/8	11/9
			10/10～11/10	11/19	11/24
			11/21～12/8	12/17	12/22
			1/5～1/19	1/28	2/2
			2/1～2/16	2/25	3/1
			2/26～3/5	3/15	3/19
高知県	高知リハビリテーション専門職大学	リハビリテーション学部リハビリテーション学科理学療法学専攻、作業療法学専攻、言語聴覚学専攻	11/1～11/10	11/19	12/1
			11/20～12/11	12/17	12/21

専門学校・養成施設

地域	学校名	学部・学科・コース	出願期間	試験日	合格発表
北海道	札幌医学技術福祉歯科専門学校	理学療法士科、作業療法士科、言語聴覚士科	10/2～10/13	10/21	10/27
			11/1～11/10	11/18	11/24
			11/27～12/8	12/16	12/22
			1/15～1/26	2/3	2/9
			2/13～2/22	2/28	3/7
			2/26～3/8	3/18	3/18

地域	学校名	学部・学科・コース	出願期間	試験日	合格発表
北海道	札幌医療リハビリ専門学校	理学療法学科、作業療法学科	10/1〜10/10	10/15	10/20
			10/16〜10/27	11/5	11/10
			11/6〜11/17	11/26	12/1
			12/4〜12/15	12/23	12/28
			12/25〜1/5	1/14	1/19
			1/15〜1/26	2/4	2/9
			2/13〜2/22	3/3	3/8
			3/4〜3/8	3/17	3/22
	札幌リハビリテーション専門学校	理学療法士科、作業療法士科	10/2〜10/13	10/21	10/27
			11/1〜11/10	11/18	11/24
			11/27〜12/8	12/16	12/22
			1/15〜1/26	2/3	2/9
			2/13〜2/22	2/28	3/7
			2/26〜3/8	3/18	3/18
	函館市医師会看護・リハビリテーション学院	理学療法学科、作業療法学科	11/22〜12/6	12/16	12/25
	北都保健福祉専門学校	理学療法学科、作業療法学科	10/1〜10/11	10/14	10/20
			12/1〜12/15	12/21	12/25
			1/12〜1/31	2/3	2/9
			2/9〜2/16	2/22	2/22
			3/4〜3/13	3/14	3/15
	専門学校北海道リハビリテーション大学校	言語聴覚学科	11/20〜12/8	12/16	12/22
			12/18〜1/12	1/20	1/26
			1/22〜2/9	2/17	2/23
			2/19〜3/12	3/19	3/22
青森県	東北メディカル学院	理学療法学科、作業療法学科	10/16〜10/27	11/5	11/13
			11/13〜11/24	12/3	12/11
			12/13〜12/27	1/6	1/15
			1/22〜2/2	2/10	2/19
			2/19〜3/4	3/11	3/13
			(定員に空きがある場合)〜3/29頃	3月末頃	個別に対応
岩手県	岩手リハビリテーション学院	理学療法学科、作業療法学科	10/10〜11/9	11/18	11/27
			11/1〜11/30	12/9	12/15
宮城県	仙台保健福祉専門学校	理学療法科、作業療法科、言語聴覚科	10/2〜10/13	10/21	10/30
			10/2〜11/17	11/25	12/4
			10/2〜12/1	12/9	12/18
			10/2〜1/19	1/27	2/5
			10/2〜2/9	2/17	2/26
			10/2〜3/7	3/14	3/19
	仙台リハビリテーション専門学校	理学療法学科、作業療法学科	6/1〜	随時	10日以内郵送
山形県	山形医療技術専門学校	理学療法学科、作業療法学科	10/2〜10/13	10/29	11/2
			11/6〜11/24	12/10	12/13
福島県	郡山健康科学専門学校	作業療法学科、理学療法学科	8/30〜12/12	12/16	12/22
	国際医療看護福祉大学校	言語聴覚士科	10/2〜10/18	10/21	10/30
			10/19〜11/15	11/18	11/29
			11/16〜12/13	12/16	12/19
			12/14〜1/17	1/20	1/29
			1/18〜2/14	2/17	2/26
			2/15〜3/6	3/9	3/13
			3/7〜3/21	3/23	3/23
茨城県	医療専門学校　水戸メディカルカレッジ	理学療法学科、言語聴覚療法学科	10/16〜10/27	11/5	11/10
			11/6〜11/24	12/3	12/8
			12/25〜1/11	1/14	1/18
			1/26〜2/8	2/11	2/14
			2/22〜3/7	3/10	3/13
栃木県	マロニエ医療福祉専門学校	理学療法学科、作業療法学科	10/2〜10/11	10/14	試験後一週間以内
			10/23〜11/8	11/11	試験後一週間以内
			11/20〜12/6	12/9	試験後一週間以内
			12/25〜1/17	1/20	試験後一週間以内
			1/29〜2/14	2/17	試験後一週間以内
			2/26〜3/6	3/11	試験後一週間以内
			3/18〜3/27	3/30	試験後一週間以内
群馬県	前橋医療福祉専門学校	理学療法学科、作業療法学科、言語聴覚学科*1	10/1〜10/10	10/18	10/27
			10/1〜10/10	10/19	10/27
			10/11〜11/2	11/12	11/21
			11/3〜12/8	12/16	12/22
			12/9〜1/11	1/20	1/30
			1/12〜2/8	2/17	2/22
			2/9〜2/22	3/3	3/8
			2/23〜3/8	3/15	3/21
埼玉県	葵メディカルアカデミー	理学療法科	9/1〜3/15	随時	試験後一週間以内
	上尾中央医療専門学校	理学療法学科、作業療法学科	9/27〜10/3	10/7	10/13
			10/18〜10/24	10/28	11/2
			11/8〜11/14	11/18	11/24
			12/6〜12/12	12/16	12/21
			1/10〜1/16	1/20	1/25
			1/31〜2/6	2/10	2/16
			2/15〜2/21	2/28	3/4
	専門学校医学アカデミー	理学療法学科	10/1〜10/3	10/8	10/9
			10/26〜10/31	11/5	11/6

※受験を希望される方は、必ず各学校の募集要項をご確認ください。

地域	学校名	学部・学科・コース	出願期間	試験日	合格発表
埼玉県	埼玉医療福祉専門学校	理学療法学科(昼・夜)	9/1～3/15	随時	試験後1週間目安
	国際医療福祉専門学校	リハビリテーション学科理学療法士コース、作業療法士コース	9/28～10/10	10/14	10/20
			10/25～11/7	11/11	11/17
			11/22～12/5	12/9	12/15
			1/5～1/17	1/21	1/26
			1/29～2/6	2/10	2/16
			2/15～2/28	3/3	3/8
千葉県	千葉医療福祉専門学校	理学療法学科、作業療法学科	9/25～10/4	10/7	3日以内郵送
			10/30～11/8	11/11	3日以内郵送
			11/20～11/29	12/2	3日以内郵送
			12/11～12/20	12/23	3日以内郵送
			1/9～1/17	1/20	3日以内郵送
			1/29～2/7	2/10	3日以内郵送
			2/19～3/1	3/6	3日以内郵送
	千葉・柏リハビリテーション学院	理学療法学科、作業療法学科	11/1～11/15	11/18	11/23
			11/1～12/13	12/16	12/22
			11/1～1/17	1/20	1/26
			11/1～2/7	2/10	2/16
			11/1～3/6	3/9	3/15
	八千代リハビリテーション学院	理学療法学科(昼・夜)、作業療法学科	10/30～11/7	11/11	11/22
			11/20～11/28	12/2	12/13
			1/9～1/16	1/20	1/31
東京都	関東リハビリテーション専門学校	理学療法学科、作業療法学科	10/2～10/12	10/15	10/18
			11/1～11/9	11/12	11/15
			11/27～12/7	12/10	12/13
			1/9～1/18	1/21	1/24
			2/5～2/15	2/18	2/21
			2/26～2/29	3/3	3/6
	専門学校社会医学技術学院	理学療法学科(昼・夜)、夜間部作業療法学科	10/2～10/10	10/14	10/19
			11/1～11/14	11/18	11/24
			12/1～12/12	12/16	12/21
			1/5～1/16	1/20	1/25
	首都医校	高度理学療法学科、理学療法学科(昼・夜)、高度作業療法学科、作業療法学科(昼・夜)、言語聴覚学科*1	10/2～10/11	10/14	1週間以内
			10/16～10/25	10/28	1週間以内
			11/1～11/8	11/11	1週間以内
			11/13～11/22	11/25	1週間以内
			11/27～12/20	12/23	1週間以内
			12/25～1/11	1/14	1週間以内
			1/15～1/24	1/27	1週間以内
			2/1～2/14	2/17	1週間以内
			2/19～2/28	3/2	1週間以内
	彰栄リハビリテーション専門学校	作業療法学科昼間部	10/10～10/17	10/21	試験後2日以内
			11/27～12/5	12/9	試験後2日以内
			1/5～1/10	1/13	試験後2日以内
			1/22～1/30	2/3	試験後2日以内
			2/19～2/27	3/2	試験後2日以内
	西武学園医学技術専門学校 東京池袋校	言語聴覚学科	9/1～10/5	10/7	10日以内郵送
			10/10～10/19	10/21	10日以内郵送
			10/23～11/17	11/19	10日以内郵送
			11/20～11/30	12/2	10日以内郵送
			12/4～12/14	12/16	10日以内郵送
			12/18～1/4	1/6	10日以内郵送
			1/9～1/18	1/20	10日以内郵送
			1/22～2/1	2/3	10日以内郵送
			2/5～2/15	2/17	10日以内郵送
			2/19～3/8	3/10	10日以内郵送
			3/11～3/21	3/23	10日以内郵送
			3/25～3/30	4/2	10日以内郵送
	専門学校 東京医療学院	理学療法学科(昼間部、夜間部)	10/1～10/5	10/9	10/14
			10/10～10/26	10/29	11/3
			10/30～11/9	11/12	11/17
			11/13～11/22	11/26	12/1
			11/27～12/7	12/10	12/15
			12/11～12/21	12/24	12/29
			12/25～1/18	1/21	1/26
			1/22～2/1	2/4	2/9
	東京衛生学園専門学校	リハビリテーション学科1部	～10/5	10/8	10/11
			1/9～2/15	2/18	2/20
			2/21～2/29	3/3	3/5
			3/6～3/14	3/17	3/18
	東京福祉専門学校	作業療法士科	11/1～11/10	11/12	10日程度で郵送
			11/11～11/24	11/26	10日程度で郵送
			11/25～12/15	12/17	10日程度で郵送
			1/9～1/12	1/14	10日程度で郵送
			1/13～1/19	1/21	10日程度で郵送
			1/20～1/26	1/28	10日程度で郵送
			1/27～2/2	2/4	10日程度で郵送
			2/3～2/9	2/11	10日程度で郵送
			2/10～2/16	2/18	10日程度で郵送

理学療法士・作業療法士・言語聴覚士

社会人入試

地域	学校名	学部・学科・コース	出願期間	試験日	合格発表
東京都	東京福祉専門学校	作業療法士科	2/17～2/23	2/25	10日程度で郵送
			2/24～3/1	3/3	10日程度で郵送
			3/2～3/8	3/10	10日程度で郵送
	東京YMCA医療福祉専門学校	作業療法学科	10/2～10/5	10/7	試験後、郵送
			10/10～10/19	10/21	試験後、郵送
			10/23～11/16	11/18	試験後、郵送
			11/13～12/7	12/9	試験後、郵送
			12/11～1/11	1/13	試験後、郵送
			1/15～2/8	2/10	試験後、郵送
			2/13～3/7	3/9	試験後、郵送
神奈川県	茅ヶ崎リハビリテーション専門学校	理学療法学科、作業療法学科	10/23～11/6	11/11	10日以内
			11/28～12/8	12/16	10日以内
			1/22～2/5	2/13	10日以内
	横浜リハビリテーション専門学校	理学療法学科、作業療法学科	12/18～1/16	1/21	1/26
			1/17～1/30	2/4	2/9
			2/26～3/6	3/9	3/15
新潟県	晴陵リハビリテーション学院	理学療法学科、作業療法学科	9/22～10/18	10/28	11/1
富山県	富山医療福祉専門学校	理学療法学科	10/2～10/13	10/21	10/27
			10/23～11/9	11/18	11/24
			1/9～1/25	2/3	2/9
			2/19～3/4	3/12	3/19
石川県	専門学校金沢リハビリテーションアカデミー	理学療法学科、作業療法学科	10/2～10/6	10/15	10/18
			10/30～11/7	11/12	11/15
			11/27～12/5	12/10	12/13
			12/20～1/5	1/11	1/16
			1/24～1/31	2/6	2/8
			2/20～2/26	2/29	2/29
			3/7～3/14	3/19	3/19
	国際医療福祉専門学校七尾校	理学療法学科	10/16～11/7	11/12	11/15
			11/13～12/5	12/10	12/13
			12/11～1/17	1/24	1/29
			1/18～2/14	2/21	2/26
			2/15～3/1	3/8	3/8
			3/2～3/12	3/19	3/19
福井県	若狭医療福祉専門学校	理学療法科	10/2～10/20	10/21	2週間以内
			10/30～11/17	11/18	2週間以内
			11/27～12/15	12/16	2週間以内
			1/9～1/26	1/27	2週間以内
			1/29～2/16	2/17	2週間以内
			2/26～3/15	3/16	2週間以内
長野県	信州リハビリテーション専門学校	理学療法学科	10/30～11/10	11/18	11/24
			11/27～12/8	12/16	12/19
			12/22～1/5	1/13	1/16
			1/25～2/2	2/10	2/14
			2/16～2/22	3/2	3/5
静岡県	静岡医療科学専門大学校	理学療法学科、作業療法学科	9/4～10/4	10/7	10/16
			10/30～11/29	12/2	12/11
			12/11～1/17	1/20	1/29
			1/22～2/20	2/24	3/4
	静岡東都医療専門学校	理学療法学科	10/2～10/18	10/22	10/26
			10/27～11/22	11/26	11/30
			12/1～12/13	12/17	12/21
			1/5～1/24	1/28	2/1
			2/2～2/14	2/18	2/22
			2/15～3/12	個別に対応	試験日の3日後
	専門学校中央医療健康大学校	理学療法学科	10/2～10/17	10/22	約2週間以内
			10/30～11/14	11/19	約2週間以内
			11/27～12/12	12/17	約2週間以内
			1/5～1/16	1/21	約2週間以内
			1/29～2/13	2/18	約2週間以内
			2/19～2/27	3/3	約2週間以内
	専門学校富士リハビリテーション大学校	理学療法学科、作業療法学科	10/2～10/16	10/22	10/27
			10/30～11/24	12/3	12/8
			12/11～1/4	1/7	1/12
			1/15～1/26	2/4	2/9
			2/13～2/21	2/27	3/4
愛知県	あいち福祉医療専門学校	理学療法学科、作業療法学科	10/30～11/10	11/18	11/22
			11/27～12/1	12/9	12/13
			12/18～1/12	1/20	1/24
	専門学校 星城大学リハビリテーション学院	理学療法学科（I部・II部）	10/31～11/9	11/11	11/16
			11/15～11/22	11/25	11/30
			1/9～1/18	1/20	1/25
			2/7～2/16	2/20	2/26
			2/1～2/22	2/27	3/5
			2/26～3/6	3/8	3/14
			3/4～3/13	3/15	3/21
	中部リハビリテーション専門学校	理学療法学科一部・二部	10/16～10/27	11/3	11/8
			11/13～11/26	12/2	12/6

地域	学校名	学部・学科・コース	出願期間	試験日	合格発表
愛知県	中部リハビリテーション専門学校	理学療法学科一部・二部	12/18~1/7	1/13	1/17
			1/15~1/28	2/3	2/7
			2/19~2/25	3/3	3/6
	東海医療科学専門学校	理学療法科、作業療法科	10/2~10/10	10/15	10日以内郵送
			11/1~11/7	11/12	10日以内郵送
			11/27~12/5	12/10	10日以内郵送
			1/15~1/23	1/28	10日以内郵送
			2/5~2/13	2/18	10日以内郵送
			2/26~3/5	3/10	10日以内郵送
	名古屋医健スポーツ専門学校	理学療法科、作業療法科	6/1~10/6	10/8	-
			6/1~10/13	10/15	-
			6/1~10/20	10/22	-
			6/1~10/27	10/29	-
	名古屋医専	高度理学療法学科、理学療法学科、高度作業療法学科、言語聴覚学科*1	10/2~10/12	10/15	1週間以内
			10/16~10/25	10/28	1週間以内
			10/30~11/9	11/12	1週間以内
			11/13~11/22	11/25	1週間以内
			11/27~12/7	12/10	1週間以内
			12/11~12/20	12/23	1週間以内
			12/25~1/10	1/13	1週間以内
			1/15~1/25	1/28	1週間以内
			2/1~2/7	2/10	1週間以内
			2/13~2/15	2/18	1週間以内
			2/19~2/22	2/25	1週間以内
	専門学校 日本聴能言語福祉学院	補聴言語学科	10/16~10/30	11/4	10日以内
			11/20~12/4	12/9	10日以内
			1/4~1/15	1/20	10日以内
			1/22~2/5	2/10	10日以内
			2/19~3/4	3/9	10日以内
	日本福祉大学中央福祉専門学校	言語聴覚士科*1	10/2~10/18	10/22	10/30
			10/30~11/22	11/26	12/4
			11/27~1/10	1/14	1/22
			1/15~2/7	2/11	2/19
			2/13~3/6	3/10	3/14
	東名古屋病院附属リハビリテーション学院	理学療法学科、作業療法学科	9/25~10/6	10/14	10/23
	理学・作業名古屋専門学校	理学療法学科、作業療法学科	10/2~10/6	10/14	10/23
			10/7~10/27	11/4	11/13
			10/28~12/1	12/9	12/18
			12/2~1/12	1/21	1/31
			1/13~1/26	2/3	2/14
			1/27~2/22	3/2	3/11
			2/22~3/11	3/18	3/22
三重県	伊勢志摩リハビリテーション専門学校	理学療法学科	9/19~10/11	10/14	試験後一週間以内
			10/16~11/8	11/11	試験後一週間以内
			11/13~12/6	12/9	試験後一週間以内
			12/11~1/10	1/13	試験後一週間以内
			1/15~2/7	2/10	試験後一週間以内
			2/13~3/6	3/9	試験後一週間以内
			3/11~3/18	3/21	試験後一週間以内
	専門学校 ユマニテク医療福祉大学校	理学療法学科、作業療法学科	9/25~10/10	10/14	10/20
			10/23~11/7	11/11	11/17
			11/20~11/28	12/3	12/8
			12/18~1/15	1/19	1/26
			1/29~2/5	2/9	2/16
京都府	京都医健専門学校	理学療法科I・II部、作業療法科、言語聴覚科*1	10/1~10/7	10/8	10日以内郵送
			10/1~10/14	10/15	10日以内郵送
			10/1~10/21	10/22	10日以内郵送
			10/1~10/28	10/29	10日以内郵送
			10/1~11/4	11/5	10日以内郵送
			10/1~11/18	11/19	10日以内郵送
			10/1~12/2	12/3	10日以内郵送
			10/1~12/16	12/17	10日以内郵送
			10/1~1/13	1/14	10日以内郵送
			10/1~1/27	1/28	10日以内郵送
			10/1~2/3	2/4	10日以内郵送
			10/1~2/10	2/11	10日以内郵送
			10/1~2/17	2/18	10日以内郵送
			10/1~2/24	2/25	10日以内郵送
			10/1~3/2	3/3	10日以内郵送
			10/1~3/9	3/10	10日以内郵送
			10/1~3/16	3/17	10日以内郵送
大阪府	AST関西医科専門学校	理学療法学科I・II部	-	10/14	試験後一週間以内
			-	10/28	試験後一週間以内
			-	11/18	試験後一週間以内
			-	12/16	試験後一週間以内
			-	1/13	試験後一週間以内
			-	1/27	試験後一週間以内
			-	2/17	試験後一週間以内
			-	3/2	試験後一週間以内
			-	3/16	試験後一週間以内

社会人入試

理学療法士・作業療法士・言語聴覚士

地域	学校名	学部・学科・コース	出願期間	試験日	合格発表
大阪府	大阪医専	高度理学療法学科、高度作業療法学科、理学療法学科(昼・夜)、言語聴覚学科*1	10/2〜10/12	10/15	1週間以内
			10/16〜10/25	10/28	1週間以内
			10/30〜11/9	11/12	1週間以内
			11/13〜11/22	11/25	1週間以内
			11/27〜12/14	12/17	1週間以内
			12/18〜1/5	1/8	1週間以内
			1/9〜1/17	1/20	1週間以内
			1/22〜1/25	1/28	1週間以内
			2/1〜2/7	2/10	1週間以内
			2/13〜2/15	2/18	1週間以内
			2/19〜2/22	2/25	1週間以内
	大阪医療技術学園専門学校	言語聴覚士学科	10/9〜10/29	10/8	10日以内郵送
			10/30〜11/19	10/29	10日以内郵送
			11/20〜12/17	11/19	10日以内郵送
			12/4〜12/24	12/3	10日以内郵送
			12/18〜1/21	12/17	10日以内郵送
	大阪医療福祉専門学校	理学療法士学科(夜)、作業療法士学科(夜)	10/1〜10/5	10/8	試験後一週間以内
			10/11〜10/18	10/22	試験後一週間以内
			11/25〜11/1	11/5	試験後一週間以内
			11/8〜11/15	11/19	試験後一週間以内
			11/22〜11/29	12/3	試験後一週間以内
			12/6〜12/13	12/17	試験後一週間以内
	大阪リハビリテーション専門学校	理学療法学科、作業療法学科	8/27〜10/7	10/15	10/17
			10/8〜11/4	11/12	11/14
			11/5〜12/2	12/10	12/12
			12/3〜1/20	1/27	1/30
			1/21〜2/10	2/17	2/20
			2/11〜3/2	3/9	3/12
	近畿リハビリテーション学院	第一理学療法学科、第二理学療法学科	9/19〜10/4	10/8	5日以内
			10/16〜10/20	10/8	5日以内
			10/10〜10/18	10/22	5日以内
			10/30〜11/2	10/22	5日以内
			11/6〜11/15	11/19	5日以内
			11/27〜12/1	11/19	5日以内
			11/20〜11/29	12/3	5日以内
			12/11〜12/15	12/3	5日以内
			1/9〜1/17	1/21	5日以内
			1/29〜2/2	1/21	5日以内
			2/5〜2/14	2/18	5日以内
			2/26〜3/1	2/18	5日以内
			3/4〜3/13	3/17	5日以内
	阪奈中央リハビリテーション専門学校	理学療法学科、作業療法学科	10/2〜10/16	10/22	10/23
			11/27〜12/11	12/16	12/18
			1/29〜2/13	2/17	2/19
			2/19〜2/27	3/2	3/4
	箕面学園福祉保育専門学校	作業療法学科	9/14〜10/4	10/7	7日以内
			10/3〜10/18	10/22	7日以内
			10/19〜11/8	11/11	7日以内
			10/2〜11/15	11/19	7日以内
			11/9〜11/21	11/26	7日以内
			11/22〜12/13	12/17	7日以内
			12/14〜1/17	1/21	7日以内
			1/18〜2/14	2/18	7日以内
			2/15〜2/28	3/2	7日以内
	履正社国際医療スポーツ専門学校	理学療法学科(昼・夜)	10/23〜11/24	随時	試験後二週間以内
			11/27〜12/22	随時	試験後二週間以内
			1/4〜1/26	随時	試験後二週間以内
			1/29〜2/9	随時	試験後二週間以内
兵庫県	関西総合リハビリテーション専門学校	理学療法学科、作業療法学科、言語聴覚学科	9/30〜10/18	10/18	10/25
			10/30〜11/8	11/8	11/15
			11/27〜12/8	12/8	12/13
			1/4〜1/17	1/17	1/24
			2/5〜2/14	2/14	2/21
			3/1〜3/6	3/6	3/13
	神戸医療福祉専門学校三田校	理学療法士科、作業療法士科、言語聴覚士科	6/1〜10/14	10/15	10/20
			6/1〜10/28	10/29	11/3
			6/1〜11/4	11/5	11/10
			6/1〜11/25	11/26	12/1
			6/1〜12/2	12/3	12/8
			6/1〜12/16	12/17	随時
			6/1〜1/13	1/14	随時
			6/1〜1/27	1/28	随時
			6/1〜2/10	2/11	随時
			6/1〜2/24	2/25	随時
			6/1〜3/2	3/3	随時
			6/1〜3/9	3/10	随時
	神戸総合医療専門学校	理学療法士科、作業療法士科	10/2〜10/12	10/14	10/19
			10/16〜11/9	11/11	11/16

理学療法士・作業療法士・言語聴覚士

地域	学校名	学部・学科・コース	出願期間	試験日	合格発表
兵庫県	神戸総合医療専門学校	理学療法士科、作業療法士科	11/13～12/7	12/9	12/14
			12/11～1/18	1/20	1/25
			1/22～2/21	2/23	2/29
	神戸リハビリテーション衛生専門学校	理学療法学科	11/1～11/13	11/19	11/21
			12/1～12/11	12/17	12/19
			1/15～1/26	2/4	2/6
			2/5～2/26	3/3	3/5
	はくほう会医療専門学校 赤穂校	理学療法学科、作業療法学科	10/2～10/14	10/21	10/24
			11/27～12/9	12/16	12/19
			1/4～1/13	1/20	1/23
			2/13～2/24	3/3	3/5
	姫路医療専門学校	作業療法士科、言語聴覚士科	8/1～9/29	10/1	3日以内
			8/1～10/13	10/15	3日以内
			8/1～10/27	10/29	3日以内
			8/1～11/10	11/12	3日以内
			8/1～11/24	11/26	3日以内
			8/1～12/8	12/10	3日以内
			8/1～12/22	12/24	3日以内
			8/1～1/12	1/14	3日以内
			8/1～1/26	1/28	3日以内
			8/1～2/9	2/11	3日以内
			8/1～2/23	2/25	3日以内
			8/1～3/1	3/3	3日以内
			3月随時～	3月随時	3日以内
	姫路ハーベスト医療福祉専門学校	理学療法学科(昼・夜)	10/2～10/6	10/14	10/19
			10/21～10/27	11/4	11/9
			11/4～11/10	11/18	11/22
			11/25～12/1	12/9	12/14
			1/13～1/19	1/27	2/1
			2/3～2/9	2/17	2/22
			2/17～2/22	3/2	3/7
			3/2～3/8	3/16	3/21
	平成リハビリテーション専門学校	理学療法学科、作業療法学科、言語聴覚療法学科	9/25～10/18	10/22	10/23
			10/30～11/15	11/19	11/20
			11/27～12/13	12/17	12/18
			11/25～1/10	1/14	1/15
			1/15～1/30	2/4	2/5
			2/5～2/14	2/18	2/20
			2/19～2/28	3/3	3/4
			3/4～3/13	3/17	3/18
奈良県	関西学研医療福祉学院	作業療法学科、理学療法学科、言語聴覚学科*1	11/1～11/15	11/19	試験後二週間以内
			11/1～1/17	1/21	試験後二週間以内
			11/1～1/31	2/4	試験後二週間以内
			11/1～2/14	2/18	試験後二週間以内
			11/1～2/28	3/3	試験後二週間以内
			11/1～3/13	3/17	試験後二週間以内
	奈良リハビリテーション専門学校	理学療法学科	10/3～10/17	10/21	10/24
			10/31～11/14	11/18	11/21
			11/29～12/13	12/17	12/19
			1/9～1/23	1/27	1/30
鳥取県	鳥取市医療看護専門学校	理学療法士学科、作業療法士学科	10/1～10/6	10/8	試験後一週間程度
			10/1～10/20	10/22	試験後一週間程度
			10/1～11/3	11/5	試験後一週間程度
			10/1～11/17	11/19	試験後一週間程度
			10/1～12/1	12/3	試験後一週間程度
			10/1～12/15	12/17	試験後一週間程度
	YMCA米子医療福祉専門学校	理学療法士学科、作業療法士学科	10/2～10/4	10/7	10/14
			10/2～11/1	11/4	11/11
			10/2～11/29	12/2	12/9
			10/2～2/14	2/17	2/24
			10/2～2/28	3/2	3/9
			10/2～3/12	3/14	3/16
島根県	出雲医療看護専門学校	理学療法士学科	10/9～10/19	10/22	試験後一週間以内
			10/30～11/9	11/12	試験後一週間以内
			11/13～11/22	11/26	試験後一週間以内
			12/4～12/14	12/17	試験後一週間以内
			1/15～1/24	1/27	試験後一週間以内
	松江総合医療専門学校	理学療法学科、作業療法学科	10/2～10/6	10/8	10/12
			10/12～11/10	11/11	11/16
			11/15～12/15	12/16	12/21
			12/20～1/19	1/20	1/25
岡山県	朝日医療大学校	理学療法学科、言語聴覚学科	10/1～10/5	10/7	10/12
			12/4～12/14	12/17	12/21
			11/1～11/9	11/11	11/16
			1/9～1/18	1/21	1/25
			2/5～2/15	2/18	2/22
	専門学校倉敷リハビリテーション学院	理学療法学科	10/16～10/20	10/28	7日以内に郵送
			11/6～11/10	11/18	7日以内に郵送

社会人入試

理学療法士・作業療法士・言語聴覚士

地域	学校名	学部・学科・コース	出願期間	試験日	合格発表
岡山県	専門学校倉敷リハビリテーション学院	理学療法学科	12/4～12/8	12/16	7日以内に郵送
			1/9～1/12	1/20	7日以内に郵送
			2/5～2/9	2/17	7日以内に郵送
			2/26～3/1	3/9	7日以内に郵送
広島県	広島国際医療福祉専門学校	理学療法学科、作業療法学科	4/3～2/28	第4土曜日(12月除く)	試験後翌週水曜日
			11/27～12/6	12/9	12/13
			2/21～2/28	3/2	3/6
	福山医療専門学校	理学療法学科、作業療法学科	10/2～10/25	10/29	1週間以内
			11/1～11/22	11/26	1週間以内
			11/27～12/13	12/17	1週間以内
			1/4～1/24	1/28	1週間以内
			2/1～2/21	2/25	1週間以内
			2/22～3/6	3/10	1週間以内
山口県	下関看護リハビリテーション学校	理学療法学科	10/25～11/8	11/11	11/17
			11/15～11/29	12/2	12/8
			12/27～1/10	1/13	1/19
			1/17～1/31	2/3	2/9
			2/14～2/28	3/2	3/8
			2/28～3/13	3/16	3/19
	山口コ・メディカル学院	理学療法学科、作業療法学科、言語聴覚学科	10/2～10/11	10/14	試験後十日以内
			11/6～11/15	11/18	試験後十日以内
			12/11～12/20	12/25	試験後一週間以内
			1/22～1/31	2/3	試験後一週間以内
			2/19～2/29	3/5	試験後一週間以内
			3/12～3/21	3/25	試験後一週間以内
	専門学校YICリハビリテーション大学校	理学療法学科、作業療法学科	10/2～10/18	10/21	11/1
			11/6～11/15	11/18	11/30
			12/4～12/13	12/16	12/27
			1/15～1/24	1/27	2/7
			2/1～2/14	2/20	2/29
			2/26～3/8	3/14	3/22
徳島県	専門学校 健祥会学園	理学療法学科、作業療法学科	9/1～10/5	10/14	10/19
			10/16～11/9	11/18	11/22
			11/20～12/7	12/16	12/21
			12/18～1/18	1/27	2/1
			1/29～2/29	3/10	3/14
	徳島医療福祉専門学校	理学療法学科、作業療法学科	9/15～9/29	10/8	試験後一週間以内
香川県	専門学校穴吹リハビリテーションカレッジ	理学療法学科、作業療法学科	9/14～10/3	10/7	10/25
			10/4～11/21	11/25	12/7
			11/22～12/12	12/16	12/22
			12/13～1/23	1/27	2/1
			1/24～2/19	2/23	2/29
			2/20～3/19	3/25	3/25
	四国医療専門学校	理学療法学科、作業療法学科	9/11～9/28	10/8	10/13
			10/9～10/26	11/4	11/10
			11/13～11/30	12/9	12/15
			12/18～1/11	1/21	1/26
			1/29～2/15	2/25	3/1
			2/19～3/11	3/16	3/19
愛媛県	愛媛十全医療学院	作業療法学科	8/28～9/30	10/8	10/13
			11/6～12/2	12/9	12/15
			12/4～2/3	2/10	2/16
			2/5～3/2	3/9	3/15
	河原医療大学校	理学療法学科、作業療法学科	10/2～10/31	11/11	11/16
			11/1～11/30	12/9	12/14
			12/1～12/25	1/6	1/11
			12/26～1/31	2/10	2/15
			2/1～2/29	3/9	3/14
			3/1～3/26	3/27	3/28
	四国中央医療福祉総合学院	理学療法学科、作業療法学科、言語聴覚学科	10/2～10/17	10/22	10/31
			10/18～11/14	11/19	11/28
			11/15～12/12	12/17	12/26
			12/13～1/16	1/21	1/30
			1/17～1/30	2/4	2/13
			1/31～3/5	3/10	3/15
高知県	高知医療学院	理学療法学科	10/10～10/26	10/28	11/2
福岡県	専門学校麻生リハビリテーション大学校	理学療法学科(昼・夜)、作業療法学科(昼・夜)、言語聴覚学科(昼・昼夜*1)	10/1～10/4	10/8	14日以内に郵送
			10/1～10/4	10/14	14日以内に郵送
			10/1～11/8	11/12	14日以内に郵送
			10/1～12/6	12/10	14日以内に郵送
			10/1～1/24	1/28	14日以内に郵送
			10/1～2/14	2/18	14日以内に郵送
			10/1～2/28	3/3	14日以内に郵送
			10/1～3/13	3/16	14日以内に郵送
	九州医療スポーツ専門学校	理学療法学科、作業療法学科	10/16～10/25	10/28	10日以内郵送
			11/6～11/15	11/19	10日以内郵送
			12/4～12/13	12/17	10日以内郵送
			1/8～1/17	1/21	10日以内郵送
			2/5～2/14	2/18	10日以内郵送

※受験を希望される方は、必ず各学校の募集要項をご確認ください。

社会人入試

理学療法士・作業療法士・言語聴覚士

地域	学校名	学部・学科・コース	出願期間	試験日	合格発表
福岡県	九州医療スポーツ専門学校	理学療法学科、作業療法学科	2/26～3/6	3/10	10日以内郵送
	専門学校久留米リハビリテーション学院	理学療法学科、作業療法学科	10/31～11/8	11/11	11/17
			12/5～12/13	12/16	12/22
			1/9～1/17	1/20	1/26
			1/30～2/7	2/10	2/16
			2/19～2/26	2/28	3/1
			3/1～3/5	3/6	3/8
	小倉リハビリテーション学院	理学療法学科(昼・夜)、作業療法学科	10/10～10/18	10/21	10/30
			11/20～11/29	12/2	12/11
			12/11～1/10	1/13	1/22
			2/5～2/14	2/17	2/26
	福岡医健・スポーツ専門学校	理学療法科、作業療法科	6/1～10/5	10/9	-
	福岡天神医療リハビリ専門学校	理学療法学科、作業療法学科	10/2～10/12	10/15	10/24
			10/30～11/16	11/19	11/24
			11/27～12/14	12/17	12/22
			12/25～1/25	1/28	2/2
			2/5～2/15	2/18	2/23
佐賀県	医療福祉専門学校緑生館	理学療法学科、作業療法学科	9/25～10/10	10/14	10/20
			10/23～11/7	11/11	11/17
			11/20～12/5	12/9	12/15
			1/9～2/6	2/10	2/16
			2/19～3/5	3/9	3/15
	武雄看護リハビリテーション学校	理学療法学科	9/20～10/4	10/7	10/17
長崎県	長崎医療技術専門学校	理学療法学科、作業療法学科	11/6～11/20	11/26	12/5
			1/15～1/29	2/4	2/14
			2/21～3/6	3/11	3/15
	長崎リハビリテーション学院	理学療法学科、作業療法学科、言語療法学科	10/27～11/8	11/15	11/22
			11/24～12/6	12/13	12/20
			1/10～1/26	2/7	2/14
			2/21～3/8	3/13	3/14
熊本県	九州中央リハビリテーション学院	理学療法学科(昼・夜)、作業療法学科	10/11～10/25	10/28	10/31
			11/8～11/22	11/18	11/21
			11/24～12/6	12/9	12/12
			1/4～1/17	1/20	1/23
			2/7～2/21	2/24	2/27
			2/28～3/12	3/15	3/18
	熊本駅前看護リハビリテーション学院	理学療法学科、作業療法学科、言語聴覚療法学科	10/1～10/11	10/14	10/18
			10/23～11/8	11/11	11/15
			11/20～12/6	12/9	12/13
			1/15～1/31	2/3	2/7
			2/12～2/26	2/28	3/6
			3/8～3/13	3/15	3/20
	熊本総合医療リハビリテーション学院	理学療法学科、作業療法学科	10/2～	個別に対応	本人に通知
大分県	大分リハビリテーション専門学校	理学療法士科、作業療法士科、言語聴覚士科	10/16～11/8	11/11	11/17
			1/15～2/14	2/17	2/22
			3/1～3/19	3/23	3/25
	藤華医療技術専門学校	理学療法学科、作業療法学科	10/5～10/18	10/21	10/27
宮崎県	都城リハビリテーション学院	理学療法学科	9/29～10/10	10/14	10/19
			11/2～11/14	11/18	11/22
			12/8～12/19	12/23	12/26
			1/19～1/30	2/3	2/8
			2/22～3/5	3/11	3/13
			3/11～3/22	3/26	3/27
	宮崎医療福祉専門学校	理学療法士養成学科	10/2～10/11	10/14	試験後一週間以内
			12/4～12/13	12/16	試験後一週間以内
			1/15～1/24	1/27	試験後一週間以内
	宮崎保健福祉専門学校	作業療法学科	9/1～9/29	10/1	10/4
鹿児島県	鹿児島医療福祉専門学校	理学療法学科	10/2～10/10	10/14	10/20
	神村学園専修学校	理学療法学科、作業療法学科	10/2～10/11	10/14	試験後1週間以内
		作業療法学科	10/16～11/15	11/18	試験後1週間以内
			11/20～12/13	12/16	試験後1週間以内
			12/18～1/24	1/27	試験後1週間以内
			1/29～2/21	2/24・26・27	試験後1週間以内
			2/28～3/6	3/9	試験後1週間以内
沖縄県	沖縄リハビリテーション福祉学院	理学療法学科、作業療法学科、言語聴覚学科	9/25～10/13	10/21	10/27
	専門学校琉球リハビリテーション学院 金武校	理学療法学科、作業療法学科(昼・夜)	4/1～随時	随時	試験後一週間以内
	専門学校琉球リハビリテーション学院 那覇校	理学療法学科(昼・夜)	4/1～随時	随時	試験後一週間以内

歯科衛生士・歯科技工士

大学

地域	学校名	学部・学科・コース	出願期間	試験日	合格発表
埼玉県	埼玉県立大学【公】	保健医療福祉学部健康開発学科口腔保健科学専攻	10/23～10/27	11/19	12/15
千葉県	千葉県立保健医療大学【公】	健康科学部歯科衛生学科	11/1～11/8	11/18	12/1
	明海大学	保健医療学部口腔保健学科	10/2～10/13	10/21	10/26
			2/22～3/6	3/15	3/18
大阪府	梅花女子大学	看護保健学部口腔保健学科	11/9～11/21	12/2	12/8
兵庫県	神戸常盤大学	保健科学部口腔保健学科	1/26～2/9	2/17	2/23
	宝塚医療大学	保健医療学部口腔保健学科	11/1～12/1	12/9	12/15
			2/1～3/1	3/11	3/15

歯科衛生士・歯科技工士

地域	学校名	学部・学科・コース	出願期間	試験日	合格発表
徳島県	徳島文理大学	保健福祉学部口腔保健学科	11/1～11/8	11/18	11/29
			1/30～2/8	2/18	2/23
熊本県	九州看護福祉大学	看護福祉学部口腔保健学科	11/6～11/20	11/26	12/1
短期大学					
青森県	弘前医療福祉大学短期大学部	口腔衛生学科	12/1～12/8	12/16	12/22
			2/13～2/22	3/2	3/8
宮城県	仙台青葉学院短期大学	歯科衛生学科	12/1～12/7	12/16	12/22
東京都	日本歯科大学東京短期大学	歯科技工学科、歯科衛生学科	1/15～1/25	2/3	2/6
	目白大学短期大学部	歯科衛生学科	10/27～11/2	11/19	12/1
神奈川県	神奈川歯科大学短期大学部	歯科衛生学科	～10/17	10/22	11/1
			10/17～11/6	11/12	12/1
			11/7～12/11	12/17	12/20
			12/12～1/25	1/31	2/5
			1/23～2/19	2/23	2/27
			2/19～3/11	3/14	3/15
	鶴見大学短期大学部	歯科衛生科	11/16～11/28 ※Webの場合11/25の17時まで	12/10	12/13
			1/5～1/17 ※Webの場合1/15の17時まで	2/1	2/5
			2/15～3/4 ※Webの場合3/1の17時まで	3/13	3/15
新潟県	日本歯科大学新潟短期大学	歯科衛生学科	11/20～11/9	12/10	12/13
	明倫短期大学	歯科技工士学科、歯科衛生士学科	10/2～10/11	10/14	-
			11/1～11/15	11/18	-
			11/27～12/6	12/9	-
			1/29～2/7	2/10	-
			3/1～3/13	3/15	-
			3/18～3/28	3/30	-
静岡県	静岡県立大学短期大学部【公】	歯科衛生学科	11/2～11/9	11/25	12/8
岐阜県	大垣女子短期大学	歯科衛生学科	11/1～11/9	11/18	12/1
			12/4～12/8	12/16	12/23
			1/22～1/26	2/2	2/10
大阪府	関西女子短期大学	歯科衛生学科	10/13～10/27	11/4	11/10
			11/10～11/24	12/2	12/8
			1/4～1/12	1/20	1/26
			1/19～2/2	2/11	2/16
兵庫県	大手前短期大学	歯科衛生学科	10/6～10/19	11/1	11/16
			1/4～1/10	1/24	2/8
高知県	高知学園短期大学	歯科衛生学科	～9/29	10/7	10/11
			1/15～1/26	2/3	2/7
			2/13～2/22	3/2	3/6
福岡県	福岡医療短期大学	歯科衛生学科	～10/5	10/7	11/1
			10/6～10/26	10/28	11/2
			11/27～12/7	12/9	12/14
			12/18～1/11	1/13	1/18
			2/1～2/14	2/16	2/22
			2/19～3/13	3/15	3/21
専門学校・養成施設					
北海道	旭川歯科学院専門学校	歯科衛生士科	10/1～10/18	10/22	10/25
			10/30～11/22	11/26	11/29
			11/30～1/17	1/21	1/24
			1/29～2/14	2/18	2/21
			2/26～3/13	3/17	3/21
	小樽歯科衛生士専門学校	歯科衛生士科	10/1～10/10	10/14	10/17
			10/11～11/7	11/11	11/14
			11/8～12/5	12/9	12/12
			12/6～1/9	1/13	1/16
			1/10～2/13	2/17	2/20
			2/14～2/27	3/2	3/5
	オホーツク社会福祉専門学校	歯科衛生士科	10/2～10/11	10/14	一週間以内
			10/30～11/29	12/2	一週間以内
			12/4～1/31	2/3	一週間以内
			2/5～2/28	3/2	一週間以内
	札幌医学技術福祉歯科専門学校	歯科衛生士科	10/2～10/13	10/21	10/27
			11/1～11/10	11/18	11/24
			11/27～12/8	12/2	12/22
			1/15～1/26	2/3	2/9
			2/13～2/22	2/28	3/7
			2/26～3/8	3/18	3/18
	札幌看護医療専門学校	歯科衛生士学科	10/1～10/20	10/22	14日以内
			10/23～11/10	11/12	14日以内
			11/13～12/1	12/3	14日以内
			12/4～1/11	1/13	14日以内
			1/14～2/2	2/4	14日以内
			2/5～2/23	2/25	14日以内
			2/26～3/1	3/3	14日以内

※受験を希望される方は、必ず各学校の募集要項をご確認ください。

歯科衛生士・歯科技工士

地域	学校名	学部・学科・コース	出願期間	試験日	合格発表
北海道	札幌歯科学院専門学校	歯科衛生士科、歯科技工士科	10/2～10/16	10/21	10/25
			10/30～11/13	11/18	11/21
			11/27～12/11	12/16	12/19
			12/25～1/15	1/20	1/23
			1/29～2/13	2/17	2/20
			2/26～3/11	3/16	3/19
	函館歯科衛生士専門学校	歯科衛生士科	10/30～11/8	11/17	11/24
			1/9～1/17	1/27	2/2
			2/5～2/14	2/23	3/1
	北海道歯科衛生士専門学校	歯科衛生士学科	10/2～10/11	10/15	10/19
			10/20～10/25	10/29	11/2
			11/13～11/22	11/26	11/30
			12/1～12/13	12/17	12/20
			1/5～1/17	1/21	1/25
			1/29～2/14	2/18	2/21
			2/26～3/13	3/17	3/21
	北海道歯科技術専門学校	歯科技工士科	10/1～10/11	10/14	10/18
			10/12～11/15	11/18	11/22
			11/16～12/13	12/16	12/20
			1/18～	要問合せ	要問合せ
	吉田学園医療歯科専門学校	歯科衛生学科、歯科技工学科	10/1～10/13	10/21	10/27
			10/23～11/10	11/19	11/24
			11/20～12/8	12/16	12/22
			12/18～1/12	1/20	1/26
			1/22～2/9	2/17	2/23
			2/19～3/12	3/19	3/22
青森県	青森歯科医療専門学校	歯科衛生士科	10/2～11/1	11/4	本人宛郵送
	八戸保健医療専門学校	歯科衛生士学科	1/9～2/7	2/18	後日
岩手県	岩手医科大学医療専門学校	歯科衛生学科	10/9～10/23	10/28	11/2
			11/2～11/15	11/18	11/22
			11/30～12/13	12/16	12/21
			1/11～1/24	1/27	2/1
			2/7～2/20	2/24	2/29
			2/26～3/11	3/14	3/18
	盛岡医療大学校	歯科衛生士学科	10/2～10/4	10/8	10/16
			10/2～10/24	10/28	11/6
			10/2～11/22	11/26	12/4
			10/2～12/20	12/24	1/9
			10/2～1/24	1/28	2/5
			10/2～2/21	2/25	3/4
			10/2～3/13	3/17	3/25
			10/2～3/20	3/24	4/1
宮城県	仙台歯科技工士専門学校	歯科技工士科	10/2～10/11	10/15	試験後二週間以内
			10/2～11/29	12/3	試験後二週間以内
			10/2～3/6	3/10	試験後二週間以内
			10/2～3/27	3/31	試験後二週間以内
	仙台保健福祉専門学校	歯科衛生科	10/2～10/13	10/21	10/30
			10/2～11/17	11/25	12/4
			10/2～12/1	12/9	12/18
			10/2～1/19	1/27	2/5
			10/2～2/9	2/17	2/26
			10/2～3/7	3/14	3/19
	宮城高等歯科衛生士学院	歯科衛生士科	12/18～1/12	1/21	1/23
秋田県	秋田県歯科医療専門学校	歯科衛生士科	10/2～10/17	10/21	10/30
			1/4～1/16	1/20	1/26
福島県	福島医療専門学校	歯科衛生士科	9/15～10/12	10/22	試験後二週間以内
			11/10～11/30	12/10	試験後二週間以内
茨城県	茨城歯科専門学校	歯科衛生科、歯科技工士科	10/2～10/19	10/26	10/30
	つくば歯科福祉専門学校	歯科衛生士科	～9/28	10/1	試験後一週間以内
			～10/12	10/14	試験後一週間以内
	取手歯科衛生専門学校	歯科衛生士科	～9/28	10/1	試験後一週間以内
			～10/12	10/14	試験後一週間以内
栃木県	小山歯科衛生士専門学校	歯科衛生学科	10/2～10/12	10/14	試験後一週間以内
			10/2～11/9	11/11	試験後一週間以内
			10/2～12/7	12/9	試験後一週間以内
			10/2～1/18	1/20	試験後一週間以内
			10/2～2/15	2/17	試験後一週間以内
			10/2～3/7	3/11	試験後一週間以内
			10/2～3/28	3/30	試験後一週間以内
群馬県	群馬県高等歯科衛生士学院	歯科衛生士科	9/25～10/6	10/15	10/25
			10/23～11/2	11/12	11/22
			11/27～12/8	12/17	12/27
			1/22～2/2	2/11	2/21
			2/26～3/8	3/17	3/27
	高崎歯科衛生専門学校	歯科衛生学科	10/1～10/10	10/18	10/27
			10/1～10/10	10/19	10/27
			10/11～11/2	11/12	11/21
			11/3～12/8	12/16	12/22
			12/9～1/11	1/20	1/30

地域	学校名	学部・学科・コース	出願期間	試験日	合格発表
群馬県	高崎歯科衛生専門学校	歯科衛生学科	1/12〜2/8	2/17	2/22
			2/9〜2/22	3/3	3/8
			2/23〜3/8	3/15	3/21
	中央医療歯科専門学校太田校	歯科衛生士学科	10/1〜10/5	10/7	試験後一週間以内
			10/6〜10/19	10/21	試験後一週間以内
			10/20〜11/1	11/3	試験後一週間以内
			11/2〜11/16	11/18	試験後一週間以内
			11/17〜12/14	12/16	試験後一週間以内
			12/15〜1/18	1/20	試験後一週間以内
			1/19〜2/15	2/17	試験後一週間以内
			2/16〜3/7	3/9	試験後一週間以内
			3/8〜3/29	4/2	試験後一週間以内
	中央医療歯科専門学校高崎校	歯科衛生士学科	10/1〜10/5	10/7	試験後一週間以内
			10/6〜10/19	10/21	試験後一週間以内
			10/20〜11/1	11/3	試験後一週間以内
			11/2〜11/16	11/18	試験後一週間以内
			11/17〜12/14	12/16	試験後一週間以内
			12/15〜1/18	1/20	試験後一週間以内
			1/19〜2/15	2/17	試験後一週間以内
			2/16〜3/7	3/9	試験後一週間以内
			3/8〜3/29	4/2	試験後一週間以内
埼玉県	葵メディカルアカデミー	歯科衛生科	9/1〜3/15	随時	試験後一週間以内
	大宮歯科衛生士専門学校	歯科衛生士学科	11/6〜11/9	11/19	11/27
			1/9〜1/12	1/21	1/26
	埼玉歯科技工士専門学校	歯科技工士学科	9/19〜10/12	10/14	10/18
			10/16〜11/9	11/11	11/16
			11/13〜12/7	12/9	12/13
			12/11〜1/18	1/20	1/24
			1/22〜2/15	2/17	2/21
千葉県	医療創生大学歯科衛生専門学校(2024年4月開校予定・認可申請中)	歯科衛生第I学科、歯科衛生第II学科	11/14〜12/11	12/16	12/26
			12/12〜1/22	1/27	2/6
			1/23〜2/5	2/10	2/20
			2/6〜3/4	3/9	3/19
	北原学院歯科衛生専門学校	歯科衛生士科(昼・夜)	10/10〜10/19	10/22	-
			11/7〜11/16	11/19	-
			12/5〜12/14	12/17	-
	北原学院千葉歯科衛生専門学校	歯科衛生士科(昼・夜)	11/1〜11/7	11/12	-
			12/1〜12/5	12/10	-
			1/9〜1/16	1/21	-
東京都	首都医校	歯科衛生学科(昼・夜)	10/2〜10/11	10/14	1週間以内
			10/16〜10/25	10/28	1週間以内
			11/1〜11/8	11/11	1週間以内
			11/13〜11/22	11/25	1週間以内
			11/27〜12/20	12/23	1週間以内
			12/25〜1/11	1/14	1週間以内
			1/15〜1/24	1/27	1週間以内
			2/1〜2/14	2/17	1週間以内
			2/19〜2/28	3/2	1週間以内
	新宿医療専門学校	歯科衛生学科	10/1〜10/5	10/7	10日以内
			10/6〜10/19	10/22	10日以内
			10/20〜11/2	11/5	10日以内
			11/1〜11/23	11/26	10日以内
			11/24〜12/20	12/23	10日以内
			12/21〜1/10	1/13	10日以内
	太陽歯科衛生士専門学校	歯科衛生士科(昼間部)	〜10/6	10/9	-
			11/1〜11/9	11/12	-
			12/1〜12/7	12/10	-
			1/9〜1/18	1/21	-
			2/1〜2/15	2/18	-
		歯科衛生士科(夜間部)	〜3/14	随時	-
	東京歯科衛生専門学校	歯科衛生士科	〜2/29	9/11〜3/2まで随時	試験日から3日以内
	東京西の森歯科衛生士専門学校	歯科衛生士科	10/2〜10/18	10/22	10日以内
			11/1〜11/15	11/19	10日以内
			12/1〜12/13	12/17	10日以内
			1/5〜1/17	1/21	10日以内
			2/1〜2/14	2/18	10日以内
	東邦歯科医療専門学校	歯科技工士学科、歯科衛生士学科	〜10/24	10/29	1週間以内
			10/30〜11/21	11/26	1週間以内
			11/27〜12/12	12/17	1週間以内
			12/18〜1/23	1/28	1週間以内
			1/29〜2/20	2/25	1週間以内
			2/26〜3/19	3/24	1週間以内
	日本ウェルネス歯科衛生専門学校	歯科衛生士科(I部・II部)	10/1〜10/12	10/15	1週間以内
			10/13〜11/9	11/12	1週間以内
			11/10〜12/7	12/10	1週間以内
			12/8〜1/11	1/14	1週間以内
			1/12〜2/15	2/18	1週間以内
			2/16〜3/7	3/10	1週間以内

※受験を希望される方は、必ず各学校の募集要項をご確認ください。

地域	学校名	学部・学科・コース	出願期間	試験日	合格発表
東京都	日本大学歯学部附属歯科衛生専門学校	歯科衛生士学科	10/5～10/19	10/28	11/2
			2/19～3/1	3/9	3/14
	日本大学歯学部附属歯科技工専門学校	歯科技工士学科	2/19～3/1	3/9	3/14
	早稲田医学院歯科衛生士専門学校	歯科衛生士I科、歯科衛生士II科	10/2～10/12	10/15	10日以内
			10/16～10/26	10/29	10日以内
			10/30～11/9	11/12	10日以内
			11/13～11/30	12/3	10日以内
			12/4～1/11	1/14	10日以内
			1/15～2/1	2/4	10日以内
			2/5～2/29	3/3	10日以内
神奈川県	厚木総合専門学校	歯科衛生学科	10/2～10/12	10/14	10/17
			10/16～11/2	11/4	11/7
			11/6～11/30	12/2	12/5
			12/4～1/18	1/20	1/23
			1/22～2/15	2/17	2/20
			2/19～3/7	3/9	3/12
	新横浜歯科衛生士・歯科技工士専門学校	歯科衛生士科、歯科技工士科	10/2～10/4（窓口・郵送）	10/8	1週間以内に郵送
			10/2～10/6（WEB）	10/8	1週間以内に郵送
			10/16～10/18（窓口・郵送）	10/22	1週間以内に郵送
			10/16～10/20（WEB）	10/22	1週間以内に郵送
			10/30～11/1（窓口・郵送）	11/5	1週間以内に郵送
			10/30～11/2（WEB）	11/5	1週間以内に郵送
			11/13～11/15（窓口・郵送）	11/19	1週間以内に郵送
			11/13～11/17（WEB）	11/19	1週間以内に郵送
			12/4～12/6（窓口・郵送）	12/10	1週間以内に郵送
			12/4～12/8（WEB）	12/10	1週間以内に郵送
			1/9～1/10（窓口・郵送）	1/14	1週間以内に郵送
			1/9～1/12（WEB）	1/14	1週間以内に郵送
			1/29～1/31（窓口・郵送）	2/4	1週間以内に郵送
			1/29～2/2（WEB）	2/4	1週間以内に郵送
			3/4～3/6（窓口・郵送）	3/10	1週間以内に郵送
			3/4～3/8（WEB）	3/10	1週間以内に郵送
			3/11～3/13（窓口・郵送）	3/17	1週間以内に郵送
			3/11～3/15（WEB）	3/17	1週間以内に郵送
	横浜歯科医療専門学校	歯科衛生士学科、歯科技工士学科	9/1～9/29	9/30	-
		歯科技工士学科	10/2～10/6	10/7	-
		歯科衛生士学科、歯科技工士学科	10/2～10/13	10/14	-
			10/16～10/27	10/28	-
			10/30～11/10	11/11	-
			11/13～12/8	12/9	-
			12/11～1/26	1/27	-
			1/29～2/16	2/17	-
			2/19～3/1	3/2	-
			3/4～3/15	3/16	-
富山県	富山歯科総合学院	歯科技工士科、歯科衛生士科	1/4～1/16	1/21	1/23
			1/29～2/9	2/15	2/19
			2/16～2/27	3/3	3/5
石川県	金沢医療技術専門学校	歯科衛生学科、歯科技工学科	10/16～10/26	11/10	11/16
			12/11～1/11	1/19	1/25
			1/29～2/8	2/16	2/22
福井県	福井歯科専門学校	歯科衛生士科	10/2～10/20	10/28	11/7
長野県	長野県公衆衛生専門学校【公】	歯科衛生士学科	10/10～10/20	10/29	12/27
	松本歯科大学衛生学院	歯科衛生士学科	10/23～11/2	11/8	11/9
			11/20～12/1	12/6	12/7
			1/15～1/26	1/31	2/1
			2/13～2/22	2/28	2/29
静岡県	専門学校中央医療健康大学校	歯科衛生学科	10/2～10/17	10/22	約2週間以内
			10/30～11/14	11/19	約2週間以内
			11/27～12/12	12/17	約2週間以内
			1/5～1/16	1/21	約2週間以内
			1/29～2/13	2/18	約2週間以内
			2/19～2/27	3/3	約2週間以内
	中央歯科衛生士調理製菓専門学校	歯科衛生学科	10/2～10/12	10/14	試験後一週間以内
			10/23～11/16	11/18	試験後一週間以内
			11/23～12/7	12/9	試験後一週間以内
			12/6～1/18	1/20	試験後一週間以内
			1/15～2/1	2/3	試験後一週間以内
			2/15～3/4	3/6	試験後一週間以内
	東海歯科衛生士専門学校	歯科衛生士科	10/2～10/10	10/14	10/20
			10/11～11/7	11/11	11/17
			11/8～11/28	12/2	12/8
			11/29～1/9	1/13	1/19
			1/10～2/6	随時	随時
	浜松歯科衛生士専門学校	歯科衛生士科	10/17～10/27	11/5	11/15
愛知県	愛知学院大学歯科技工専門学校	歯科技工士科本科	9/11～10/6	10/15	10/23
			10/16～11/2	11/11	11/20
			11/13～12/1	12/9	12/14
			12/18～1/12	1/20	1/25

社会人入試

地域	学校名	学部・学科・コース	出願期間	試験日	合格発表
愛知県	愛知学院大学歯科技工専門学校	歯科技工士科本科	1/22～2/9	2/17	2/22
			2/19～3/5	3/9	3/13
			3/11～3/15	3/20	3/22
	慈恵歯科医療ファッション専門学校	歯科衛生士学科	10/13～11/9	11/11	試験後二週間以内
			11/10～11/30	12/2	試験後二週間以内
			12/1～1/11	1/13	試験後二週間以内
			1/12～2/15	2/17	試験後二週間以内
			2/16～3/7	3/9	試験後二週間以内
	専門学校中部ビューティ・デザイン・デンタルカレッジ	歯科衛生士科	～1/15	1/20	-
			～2/6	2/10	-
			～2/28	3/2	-
	東海歯科医療専門学校	歯科技工士科	10/2～10/10	10/15	10日以内郵送
			11/1～11/7	11/12	10日以内郵送
			11/27～12/5	12/10	10日以内郵送
			1/15～1/23	1/28	10日以内郵送
			2/5～2/13	2/18	10日以内郵送
			2/26～3/5	3/10	10日以内郵送
	名古屋医健スポーツ専門学校	歯科衛生科	6/1～10/6	10/8	-
			6/1～10/13	10/15	-
			6/1～10/20	10/22	
			6/1～10/27	10/29	-
	名古屋医専	歯科衛生学科(昼・夜)	10/2～10/12	10/15	1週間以内
			10/16～10/25	10/28	1週間以内
			10/30～11/9	11/12	1週間以内
			11/13～11/22	11/25	1週間以内
			11/27～12/7	12/10	1週間以内
			12/11～12/20	12/23	1週間以内
			12/25～1/10	1/13	1週間以内
			1/15～1/25	1/28	1週間以内
			2/1～2/7	2/10	1週間以内
			2/13～2/15	2/18	1週間以内
			2/19～2/22	2/25	1週間以内
三重県	伊勢保健衛生専門学校	歯科衛生学科	10/2～10/13	10/26	11/7
			11/21～12/1	12/8	12/14
	専門学校 ユマニテク医療福祉大学校	歯科衛生学科	9/25～10/10	10/14	10/20
			10/23～11/7	11/11	11/17
			11/20～11/28	12/3	12/8
			12/18～1/15	1/19	1/26
			1/29～2/5	2/9	2/16
滋賀県	滋賀県立総合保健専門学校【公】	歯科衛生学科	10/5～10/12	11/4	11/29
京都府	京都歯科医療技術専門学校	衛生士科、技工士科	10/16～10/26	11/5	4日以内
			11/13～11/24	12/3	4日以内
			12/18～1/5	1/14	4日以内
			1/15～1/26	2/4	4日以内
			2/5～2/22	3/3	4日以内
		技工士科	2/26～3/8	3/17	4日以内
大阪府	大阪医専	歯科衛生学科(昼・夜)	10/2～10/12	10/15	1週間以内
			10/16～10/25	10/28	1週間以内
			10/30～11/9	11/12	1週間以内
			11/13～11/22	11/25	1週間以内
			11/27～12/14	12/17	1週間以内
			12/18～1/5	1/8	1週間以内
			1/9～1/17	1/20	1週間以内
			1/22～1/25	1/28	1週間以内
			2/1～2/7	2/10	1週間以内
			2/13～2/15	2/18	1週間以内
			2/19～2/22	2/25	1週間以内
	大阪歯科学院専門学校	歯科衛生士学科	10/1～10/5	10/7	試験後一週間以内
			10/10～10/26	10/29	試験後一週間以内
			10/30～11/16	11/19	試験後一週間以内
			11/20～12/7	12/10	試験後一週間以内
			12/11～1/11	1/14	試験後一週間以内
			1/15～2/1	2/4	試験後一週間以内
			2/5～2/22	2/25	試験後一週間以内
	関西医療学園専門学校	歯科衛生学科	10/2～10/17	10/21	一週間以内
			10/30～11/14	11/18	一週間以内
			11/27～12/12	12/16	一週間以内
			12/25～1/16	1/20	一週間以内
			2/5～2/13	2/17	一週間以内
	新大阪歯科衛生士専門学校	歯科衛生士学科I部・II部	～9/30	10/1	試験後一週間以内
			～10/21	10/22	試験後一週間以内
			～11/4	11/5	試験後一週間以内
			～11/18	11/19	試験後一週間以内
			～12/9	12/10	試験後一週間以内
			～12/15	12/16	試験後一週間以内
	新大阪歯科技工士専門学校	歯科技工士学科I部・II部	～9/30	10/1	試験後一週間以内
			～10/21	10/22	試験後一週間以内
			～11/4	11/5	試験後一週間以内

地域	学校名	学部・学科・コース	出願期間	試験日	合格発表
大阪府	新大阪歯科技工士専門学校	歯科技工士学科I部・II部	~11/18	11/19	試験後一週間以内
			~12/1	12/2	試験後一週間以内
			~12/15	12/16	試験後一週間以内
			~1/6	1/7	試験後一週間以内
			~1/19	1/20	試験後一週間以内
			~2/3	2/4	試験後一週間以内
			~2/17	2/18	試験後一週間以内
			~3/2	3/3	試験後一週間以内
			~3/23	3/24	試験後一週間以内
	太成学院大学歯科衛生専門学校	歯科衛生士学科	10/2~10/6	10/7	試験後一週間以内
			10/10~10/20	10/21	試験後一週間以内
			10/23~11/2	11/4	試験後一週間以内
			11/6~11/17	11/18	試験後一週間以内
			11/20~12/1	12/2	試験後一週間以内
			12/4~12/15	12/16	試験後一週間以内
			1/9~1/26	1/27	試験後一週間以内
			1/29~2/22	2/24	試験後一週間以内
	東洋医療専門学校	歯科技工士学科	9/1~10/14	10/15	10日以内郵送
			9/1~10/21	10/22	10日以内郵送
			9/1~10/27	10/28	10日以内郵送
			9/1~11/4	11/5	10日以内郵送
			9/1~11/10	11/11	10日以内郵送
			9/1~11/18	11/19	10日以内郵送
			9/1~11/24	11/25	10日以内郵送
			9/1~12/1	12/2	10日以内郵送
			9/1~12/8	12/9	10日以内郵送
			9/1~1/6	1/7	10日以内郵送
			9/1~1/12	1/13	10日以内郵送
			9/1~1/20	1/21	10日以内郵送
			9/1~1/26	1/27	10日以内郵送
			9/1~2/3	2/4	10日以内郵送
			9/1~2/9	2/10	10日以内郵送
			9/1~2/17	2/18	10日以内郵送
			9/1~2/23	2/24	10日以内郵送
	なにわ歯科衛生専門学校	医療専門課程　歯科衛生士学科　昼間部・夜間部	10/2~10/6	10/8	10/11
			10/10~10/20	10/22	10/25
			10/23~11/10	11/12	11/15
			11/20~12/8	12/10	12/13
	日本歯科学院専門学校	歯科技工士学科、歯科衛生士学科	10/10~10/27	10/28	10/29
			10/30~11/17	11/18	11/29
			11/20~12/14	12/15	12/16
			12/18~1/19	1/20	1/21
			1/22~2/16	2/17	2/18
			2/19~3/8	3/10	3/11
	行岡医学技術専門学校	歯科衛生科	12/4~12/14	2/16	一週間以内
			12/15~	随時	一週間以内
兵庫県	神戸総合医療専門学校	歯科衛生士科	10/2~10/12	10/14	10/19
			10/16~11/9	11/11	11/16
			11/13~12/7	12/9	12/14
			12/11~1/18	1/20	1/25
			1/22~2/21	2/23	2/29
	神戸リハビリテーション衛生専門学校	歯科衛生学科	11/1~11/13	11/19	11/21
			12/1~12/11	12/17	12/19
			1/15~1/26	2/4	2/6
			2/5~2/26	3/3	3/5
	兵庫徳誠会歯科衛生士学校	歯科衛生士科	9/30~10/14	10/21	10月末
			10/16~11/11	11/18	11月末
			11/13~12/9	12/16	12月末
			12/11~1/13	1/20	1月末
			1/15~2/3	2/10	2月中旬
奈良県	奈良歯科衛生士専門学校	歯科衛生士学科	9/14~9/27	10/1	4日以内
			10/26~11/8	11/12	4日以内
			11/24~12/6	12/10	4日以内
和歌山県	和歌山県歯科衛生士専門学校	歯科衛生士学科	10/5~10/19	10/28	試験後一週間以内
			11/16~11/30	12/9	試験後一週間以内
島根県	島根県歯科技術専門学校	歯科衛生士科	10/20~11/14	11/19	試験後一週間以内
			11/13~12/5	12/10	試験後一週間以内
			1/9~1/30	2/4	試験後一週間以内
			2/20~3/21	3/26	3/28
		歯科技工士科	10/30~11/13	11/19	試験後一週間以内
			11/13~12/4	12/10	試験後一週間以内
			1/9~1/29	2/4	試験後一週間以内
			2/20~3/19	3/26	3/28
岡山県	朝日医療大学校	歯科衛生学科	10/1~10/5	10/7	10/12
			12/4~12/14	12/17	12/21
			11/1~11/9	11/11	11/16
			1/9~1/18	1/21	1/25
			2/5~2/15	2/18	2/22

地域	学校名	学部・学科・コース	出願期間	試験日	合格発表
岡山県	岡山歯科技工専門学院	歯科技工科	10/2〜10/12	10/15	10/19
			10/30〜11/9	11/12	11/16
			11/27〜12/7	12/10	12/14
			1/9〜1/18	1/21	1/25
			1/22〜2/1	2/4	2/8
			2/13〜2/22	2/25	2/29
広島県	IGL医療福祉専門学校	歯科衛生学科	10/1〜10/6	10/15	10/20
			10/16〜11/6	11/11	11/17
			11/13〜12/11	12/16	12/22
			12/18〜1/15	1/21	1/26
			1/22〜2/13	2/17	2/26
			2/19〜3/21	随時	随時
	広島デンタルアカデミー専門学校	歯科衛生士科	10/1〜10/6	10/21	10/31
			11/1〜11/8	11/18	11/28
			12/1〜12/6	12/16	12/26
			1/4〜1/10	1/20	1/24
			2/1〜2/7	2/17	2/21
			3/1〜3/6	3/16	3/19
山口県	下松デンタルアカデミー専門学校	歯科衛生士科	9/25〜10/4	10/14	10/20
			10/23〜11/1	11/11	11/17
			11/17〜11/29	12/9	12/15
			12/19〜12/28	1/13	1/19
			1/22〜1/31	2/10	2/16
			2/26〜3/7	3/17	3/21
	山口県高等歯科衛生士学院	歯科衛生士科	10/23〜11/15	11/19	11/22
			11/20〜12/13	12/16	12/20
			12/18〜1/17	1/20	1/24
			1/22〜2/14	2/17	2/21
			2/19〜3/6	3/10	3/12
徳島県	四国歯科衛生士学院専門学校	歯科衛生士科	11/1〜11/30	12/9	12/12
			12/26〜1/16	1/20	1/23
			1/23〜2/6	2/10	2/13
			2/13〜2/27	3/2	3/5
			3/12〜3/22	3/25	3/26
	専門学校徳島穴吹カレッジ	歯科衛生士学科	9/21〜10/25	10/28	11/8
			10/26〜11/22	11/25	12/6
			11/23〜12/13	12/16	12/22
			12/14〜1/24	1/27	2/7
	徳島歯科学院専門学校	歯科衛生士科、歯科技工士科	10/23〜11/4	11/12	本人に郵送
			1/5〜1/13	1/21	本人に郵送
香川県	穴吹医療大学校	歯科衛生学科	9/14〜10/3	10/7	10/25
			10/4〜11/21	11/25	12/7
			11/22〜12/12	12/16	12/22
			12/13〜1/23	1/27	2/1
			1/24〜2/19	2/23	2/29
			2/20〜3/19	3/25	3/25
	香川県歯科医療専門学校	衛生士科、技工士科	10/2〜10/11	10/15	10/19
			10/30〜11/8	11/12	11/16
愛媛県	河原医療大学校	歯科衛生学科、歯科技工学科	10/2〜10/31	11/11	11/16
			11/1〜11/30	12/9	12/14
			12/1〜12/25	1/6	1/11
			12/26〜1/31	2/10	2/15
			2/1〜2/29	3/9	3/14
			3/1〜3/26	3/27	3/28
	河原医療大学校　新居浜校	歯科衛生学科	10/2〜10/31	11/11	11/16
			11/1〜11/30	12/9	12/14
			12/1〜12/25	1/6	1/11
			12/26〜1/31	2/10	2/15
			2/1〜2/29	3/9	3/14
			3/1〜3/26	3/27	3/28
	松山歯科衛生士専門学校	歯科衛生学科	10/2〜10/31	11/4	随時
			11/1〜11/30	12/3	随時
			12/1〜12/26	1/6	随時
			12/27〜1/31	2/3	随時
			2/1〜2/29	3/5	随時
			3/1〜3/27	3/28	随時
福岡県	九州医療スポーツ専門学校	歯科衛生学科	10/16〜10/25	10/28	10日以内郵送
			11/6〜11/15	11/19	10日以内郵送
			12/4〜12/13	12/17	10日以内郵送
			1/8〜1/17	1/21	10日以内郵送
			2/5〜2/14	2/18	10日以内郵送
			2/26〜3/6	3/10	10日以内郵送
	久留米歯科衛生専門学校	歯科衛生士科	11/16〜11/27	12/3	12/7
			12/18〜12/28	1/14	1/18
	福岡医健・スポーツ専門学校	歯科衛生士科	6/1〜10/5	10/9	-
長崎県	長崎歯科衛生士専門学校	歯科衛生士科	11/20〜12/1	12/10	12/14
			1/15〜1/31	2/3	2/8
			2/13〜2/28	3/3	3/7

※受験を希望される方は、必ず各学校の募集要項をご確認ください。

歯科衛生士・歯科技工士

地域	学校名	学部・学科・コース	出願期間	試験日	合格発表
熊本県	熊本歯科衛生士専門学院	歯科衛生士科	11/1〜11/13	11/18	11/24
			1/4〜1/15	1/20	1/26
			2/9〜2/19	2/24	3/1
	熊本歯科技術専門学校	歯科衛生士科、歯科技工士科	11/6〜11/17	11/25	12/1
			1/9〜1/19	1/27	2/2
			2/13〜2/22	3/2	3/7
大分県	大分歯科専門学校	歯科衛生士科	10/16〜11/8	11/11	11/17
			1/15〜2/14	2/17	2/22
			3/1〜3/19	3/23	3/25
	藤華歯科衛生専門学校	歯科衛生学科	10/2〜11/15	11/18	11/24
			10/2〜11/22	11/25	12/1
			10/2〜11/29	12/2	12/8
			10/2〜1/10	1/13	1/19
			10/2〜2/7	2/10	2/16
			10/2〜2/28	3/2	3/8
			10/2〜3/13	3/16	3/22
宮崎県	都城デンタルコアカレッジ	歯科衛生士科	10/2〜10/12	10/14	10/24
			10/16〜11/16	11/18	11/28
			11/20〜12/14	12/16	12/26
			12/18〜1/18	1/20	1/30
			1/22〜2/15	2/17	2/27
			2/19〜3/14	3/16	3/26
	宮崎歯科技術専門学校	歯科衛生士科、歯科技工士科	10/23〜10/30	11/4	11/10
鹿児島県	鹿児島医療福祉専門学校	歯科衛生学科	10/2〜10/10	10/14	10/20
沖縄県	沖縄歯科衛生士学校	歯科衛生士科	10/2〜10/13	10/19	10/31
			1/9〜1/19	1/25	2/6
			2/16〜2/29	3/4	3/7

柔道整復師・はり師・きゅう師・あん摩マッサージ指圧師

大学

地域	学校名	学部・学科・コース	出願期間	試験日	合格発表
群馬県	上武大学	ビジネス情報学部スポーツ健康マネジメント学科柔道整復師コース	11/1〜11/9	11/18	12/1
千葉県	SBC東京医療大学（2024年4月 了徳寺大学より校名変更予定／届出中）	健康科学部整復医療・トレーナー学科	11/1〜11/13	11/19	12/1
	帝京平成大学　千葉キャンパス	健康医療スポーツ学部柔道整復学科	11/20〜12/9	12/17	12/21
東京都	帝京平成大学　池袋キャンパス	ヒューマンケア学部鍼灸学科、柔道整復学科	11/20〜12/9	12/17	12/21
	東京有明医療大学	保健医療学部鍼灸学科、柔道整復学科	11/1〜11/13	11/19	12/1
			11/24〜12/4	12/10	12/14
神奈川県	日本体育大学	保健医療学部整復医療学科	11/1〜11/9	12/3	12/7
新潟県	新潟医療福祉大学	リハビリテーション学部鍼灸健康学科	11/1〜11/9	11/25	12/6
三重県	鈴鹿医療科学大学	保健衛生学部鍼灸サイエンス学科鍼灸・スポーツトレーナー専攻、鍼灸学専攻	11/21〜12/12	12/16	12/22
京都府	明治国際医療大学	鍼灸学部鍼灸学科、保健医療学部柔道整復学科	10/4〜10/11	10/21	11/1
			2/4〜2/16	2/24	3/1
大阪府	関西医療大学	保健医療学部はり灸・スポーツトレーナー学科、ヘルスプロモーション整復学科	11/7〜11/17	11/26	12/2
	森ノ宮医療大学	医療技術学部鍼灸学科	1/9〜1/22	2/4	2/12
			2/21〜3/1	3/6	3/12
兵庫県	宝塚医療大学	保健医療学部柔道整復学科、鍼灸学科	11/1〜12/1	12/9	12/15
			2/1〜3/1	3/11	3/15
岡山県	IPU・環太平洋大学	体育学部健康科学科	12/1〜12/8	12/16	12/22
			3/1〜3/11	3/15	3/20
山口県	東亜大学	人間科学部スポーツ健康学科柔道整復コース	1/5〜1/24	2/3	2/16
熊本県	九州看護福祉大学	看護福祉学部鍼灸スポーツ学科	11/6〜11/20	11/26	12/1
宮崎県	九州医療科学大学（2024年4月 九州保健福祉大学より校名変更予定）	社会福祉学部スポーツ健康福祉学科鍼灸健康コース※2024年4月鍼灸健康福祉コースより変更予定	11/1〜11/10	11/18	12/1

短期大学

地域	学校名	学部・学科・コース	出願期間	試験日	合格発表
東京都	帝京短期大学	ライフケア学科柔道整復専攻	11/1〜11/7	11/12	12/1
			12/19〜1/15	1/20	1/23

専門学校・養成施設

地域	学校名	学部・学科・コース	出願期間	試験日	合格発表
北海道	札幌青葉鍼灸柔整専門学校	鍼灸学科、柔道整復学科	10/23〜11/15	11/19	11/24
			11/20〜12/6	12/10	12/14
			12/11〜1/17	1/21	1/25
			1/22〜2/14	2/18	2/22
			2/19〜3/6	3/10	3/14
			〜3/22	随時	後日
	札幌スポーツ＆メディカル専門学校	鍼灸科、柔整科	〜10/13	10/15	試験後一週間以内
			10/14〜11/11	11/12	試験後一週間以内
			11/12〜2/3	2/4	試験後一週間以内
	北海道柔道整復専門学校	柔道整復科	〜10/7	10/8	10/15
			10/10〜10/21	10/22	10/29
			10/23〜11/11	11/12	11/19
			11/13〜12/9	12/10	12/17
			12/11〜1/20	1/21	1/26
			1/22〜2/10	2/11	2/16
			2/13〜3/9	3/10	3/15
青森県	八戸保健医療専門学校	スポーツ柔整学科	1/9〜2/7	2/18	後日
岩手県	盛岡医療大学校	柔道整復学科、鍼灸学科	10/2〜10/4	10/8	10/16
			10/2〜10/24	10/28	11/6
			10/2〜11/22	11/26	12/4

柔道整復師・はり師・きゅう師・あん摩マッサージ指圧師

社会人入試

地域	学校名	学部・学科・コース	出願期間	試験日	合格発表
岩手県	盛岡医療大学校	柔道整復学科、鍼灸学科	10/2~12/20	12/24	1/9
			10/2~1/24	1/28	2/5
			10/2~2/21	2/25	3/4
			10/2~3/13	3/17	3/25
			10/2~3/20	3/24	4/1
宮城県	仙台接骨医療専門学校	柔道整復科	10/2~10/11	10/15	10/19
			10/23~11/8	11/12	11/16
			11/20~12/6	12/10	12/14
			12/18~1/10	1/14	1/18
			1/15~1/31	2/4	2/8
			2/13~2/28	3/3	3/7
			3/1~3/13	3/17	3/21
福島県	郡山健康科学専門学校	メディカルスポーツ柔道整復学科	8/30~12/12	12/16	12/22
	福島医療専門学校	柔整科、鍼灸科	9/15~10/12	10/22	試験後二週間以内
			11/10~11/30	12/10	試験後二週間以内
群馬県	育英メディカル専門学校	鍼灸学科I部・午前部、鍼灸学科II部・午後部、柔道整復学科I部・午前部、柔道整復学科II部・午後部	10/2~10/6	10/15	10日以内郵送
			11/6~11/10	11/18	5日以内郵送
			12/4~12/8	12/17	5日以内郵送
			1/15~1/19	1/28	5日以内郵送
	中央スポーツ医療専門学校	スポーツ柔整学科	10/1~10/5	10/7	1週間以内に郵送
			10/1~10/19	10/21	1週間以内に郵送
			10/1~11/1	11/3	1週間以内に郵送
			10/1~11/16	11/18	1週間以内に郵送
			10/1~12/14	12/16	1週間以内に郵送
			10/1~1/18	1/20	1週間以内に郵送
			10/1~2/15	2/17	1週間以内に郵送
			10/1~3/7	3/9	1週間以内に郵送
			10/1~3/29	4/2	1週間以内に郵送
埼玉県	大宮呉竹医療専門学校（2024年4月呉竹医療専門学校より校名変更予定）	鍼灸マッサージ科I部、鍼灸科II部、柔道整復科I部・II部	10/6~10/12	10/15	5日以内
東京都	アルファ医療福祉専門学校	柔道整復学科・鍼灸学科	6/1~2/29	随時	随時
	お茶の水はりきゅう専門学校	はり師きゅう師学科（昼・夜）	10/4~10/10	10/15	1週間以内
			11/1~11/7	11/12	1週間以内
			11/29~12/5	12/10	1週間以内
			1/10~1/16	1/21	1週間以内
			2/7~2/13	2/18	1週間以内
			2/28~3/5	3/10	1週間以内
	関東柔道整復専門学校	柔道整復師学科	11/1~11/22	11/26	7日前後で郵送
			11/27~12/13	12/17	7日前後で郵送
			12/18~1/24	1/28	7日前後で郵送
			1/29~2/21	2/25	7日前後で郵送
			2/26~3/13	3/17	7日前後で郵送
	国際鍼灸専門学校	本科（あん摩マッサージ指圧、はり、きゅう）	9/1~10/10	10/15	後日
	首都医校	鍼灸学科（昼・夜）、柔道整復学科（昼・夜）	10/2~10/11	10/14	1週間以内
			10/16~10/25	10/28	1週間以内
			11/1~11/8	11/11	1週間以内
			11/13~11/22	11/25	1週間以内
			11/27~12/20	12/23	1週間以内
			12/25~1/11	1/14	1週間以内
			1/15~1/24	1/27	1週間以内
			2/1~2/14	2/17	1週間以内
			2/19~2/28	3/2	1週間以内
	新宿医療専門学校	鍼灸学科、柔道整復学科	10/1~10/5	10/7	10日以内
			10/6~10/19	10/22	10日以内
			10/20~11/2	11/5	10日以内
			11/1~11/23	11/26	10日以内
			11/24~12/14	12/23	10日以内
			12/21~1/10	1/13	10日以内
	スポーツ健康医療専門学校	柔整科、鍼灸科	10/4~10/11	10/15	-
	長生学園	あん摩マッサージ指圧師科（昼・夜）	~9/27	10/1	1週間以内に郵送
	東京医療福祉専門学校	はり・きゅう・あん摩マッサージ指圧科、はり・きゅう科、柔道整復科	10/1~10/4（郵送）	10/8	試験日から10日以内
			10/1~10/6（持参）	10/8	試験日から10日以内
			10/9~10/20（郵送）	10/25	試験日から10日以内
			10/9~10/24（持参）	10/25	試験日から10日以内
			11/13~11/24（郵送）	11/29	試験日から10日以内
			11/13~11/28（持参）	11/29	試験日から10日以内
			12/11~1/10（郵送）	1/13	試験日から10日以内
			12/11~1/12（持参）	1/13	試験日から10日以内
	東京衛生学園専門学校	東洋医療総合学科（1部・2部）	~10/5	10/8	10/11
	東京柔道整復専門学校	柔道整復科柔道整復コース（午前部・夜間部）、柔道整復科柔整トレーナーコース午後部	10/2~10/12	10/15	10/16
	東洋鍼灸専門学校	鍼灸科（昼・夜）、鍼灸あん摩マッサージ指圧科（昼・夜）	9/25~10/4	10/9	4日以内
	日本医学柔整鍼灸専門学校	柔道整復学科（昼・夜）、鍼灸学科（昼・夜）	11/1~11/15	11/18	7日以内
			11/16~1/10	1/14	7日以内
			1/11~2/21	2/23	7日以内
	日本健康医療専門学校	鍼灸学科、柔道整復学科	9/27~10/17	10/22	10/26
			10/18~10/31	11/5	11/9
			11/1~11/14	11/19	11/23
			11/15~11/28	12/3	12/7

※受験を希望される方は、必ず各学校の募集要項をご確認ください。

柔道整復師・はり師・きゅう師・あん摩マッサージ指圧師

地域	学校名	学部・学科・コース	出願期間	試験日	合格発表
東京都	日本健康医療専門学校	鍼灸学科、柔道整復学科	11/29～12/12	12/17	12/21
			12/13～1/10	1/14	1/18
			1/11～1/23	1/28	2/1
			1/24～2/6	2/11	2/15
			2/7～2/20	2/25	2/29
	日本指圧専門学校	指圧科(昼・夜)	10/2～10/12	10/15	1週間以内に郵送
神奈川県	神奈川衛生学園専門学校	東洋医療総合学科	9/29～10/17	10/21	10/24
			1/9～1/17	1/20	1/23
	神奈川柔整鍼灸専門学校	柔道整復学科I部、柔道整復学科II部、鍼灸学科	9/13～10/11	10/15	-
			10/12～11/7	11/11	-
			11/8～12/5	12/9	-
			12/6～1/9	1/13	-
			1/10～2/13	2/17	-
			2/14～2/27	3/2	-
	横浜医療専門学校	鍼灸師科、柔道整復師科	10/2～10/12	10/15	10/23
			10/30～11/16	11/19	11/27
			12/4～12/14	12/17	12/25
	横浜呉竹医療専門学校(2024年4月呉竹鍼灸柔整専門学校より校名変更予定)	鍼灸マッサージ科、鍼灸科、柔道整復科	10/6～10/12	10/15	5日以内
新潟県	国際メディカル専門学校	鍼灸学科	9/15～10/4	10/7	10/16
			10/5～10/25	10/28	11/6
			10/26～11/15	11/18	11/24
			11/16～12/6	12/9	12/15
			12/7～1/24	1/27	2/2
			1/25～2/21	2/24	3/1
			2/22～3/6	3/9	3/15
			3/7～3/27	3/31	3/31
	新潟看護医療専門学校	東洋医療学科	12/18～1/5	1/13	1/17
			1/22～2/2	2/10	2/14
	新潟柔整専門学校	第一柔道整復師学科、第二柔道整復師学科	9/19～9/28	10/1	10日以内
			10/10～10/19	10/22	10日以内
			10/23～11/2	11/5	10日以内
			11/13～11/22	11/26	10日以内
			12/4～12/14	12/17	10日以内
			1/9～1/18	1/21	10日以内
			1/22～2/1	2/4	10日以内
			2/5～2/15	2/18	10日以内
			2/19～2/29	3/3	10日以内
			3/4～3/14	3/17	10日以内
石川県	金沢医療技術専門学校	鍼灸学科(昼・夜)	10/16～10/26	11/10	11/16
			12/11～1/11	1/19	1/25
			1/29～2/8	2/16	2/22
長野県	信州スポーツ医療福祉専門学校	はりきゅう学科、柔道整復学科	9/29～10/11	10/15	10/20
			10/16～11/8	11/12	11/17
			11/13～12/6	12/10	12/15
			12/11～1/10	1/14	1/19
			1/15～2/14	2/18	2/22
			2/19～3/13	3/17	3/22
	長野救命医療専門学校	柔道整復師学科	10/2～10/13	10/28	11/4
			10/16～11/1	11/11	11/18
			11/6～11/30	12/9	12/16
			1/4～1/11	1/20	1/27
			1/15～2/1	2/10	2/17
			2/5～2/29	3/9	3/16
静岡県	静岡医療学園専門学校	鍼灸学科、柔道整復学科(昼・夜)	10/1～10/10	10/15	試験後一週間程度
			10/16～10/30	11/5	試験後一週間程度
			11/13～11/27	12/3	試験後一週間程度
			12/18～1/5	1/14	試験後一週間程度
			1/22～2/5	2/10	試験後一週間程度
			2/26～3/18	3/24	試験後一週間程度
	静岡東都医療専門学校	柔道整復学科	10/2～10/17	10/22	10/26
			10/27～11/22	11/26	11/30
			12/1～12/13	12/17	12/21
			1/5～1/24	1/28	2/1
			2/2～2/14	2/18	2/22
			2/15～3/12	個別に対応	試験日の3日後
	専門学校中央医療健康大学校	トータルケア鍼灸学科、スポーツ柔整学科、柔整健康学科	10/2～10/17	10/22	約2週間以内
			10/30～11/14	11/19	約2週間以内
			11/27～12/12	12/17	約2週間以内
			1/5～1/16	1/21	約2週間以内
			1/29～2/13	2/18	約2週間以内
			2/19～2/27	3/3	約2週間以内
	東海医療学園専門学校	鍼灸マッサージ科	9/25～10/12	10/15	選考日より3日後
			10/16～11/16	11/19	選考日より3日後
	専門学校浜松医療学院	鍼灸学科、柔道整復学科	10/2～10/6	10/15	10/20
			10/23～11/2	11/12	11/17
			11/20～12/1	12/10	12/15
			12/18～1/5	1/14	1/19

柔道整復師・はり師・きゅう師・あん摩マッサージ指圧師

地域	学校名	学部・学科・コース	出願期間	試験日	合格発表
静岡県	専門学校浜松医療学院	鍼灸学科、柔道整復学科	1/15～1/26	2/4	2/9
			2/13～2/22	3/3	3/8
愛知県	中和医療専門学校	はり・きゅう科(専科)、柔道整復科I部	9/20～10/10	10/15	10/19
	東海医療科学専門学校	柔道整復科	10/2～10/10	10/15	10日以内郵送
			11/1～11/7	11/12	10日以内郵送
			11/27～12/5	12/10	10日以内郵送
			1/15～1/23	1/28	10日以内郵送
			2/5～2/13	2/18	10日以内郵送
			2/26～3/5	3/10	10日以内郵送
	名古屋医健スポーツ専門学校	柔道整復科I部・II部、鍼灸科	6/1～10/6	10/8	-
			6/1～10/13	10/15	-
			6/1～10/20	10/22	-
			6/1～10/27	10/29	-
	名古屋医専	鍼灸学科(昼・夜)、柔道整復学科(昼・夜)	10/2～10/12	10/15	1週間以内
			10/16～10/25	10/28	1週間以内
			10/30～11/9	11/12	1週間以内
			11/13～11/22	11/25	1週間以内
			11/27～12/7	12/10	1週間以内
			12/11～12/20	12/23	1週間以内
			12/25～1/10	1/13	1週間以内
			1/15～1/25	1/28	1週間以内
			2/1～2/7	2/10	1週間以内
			2/13～2/15	2/18	1週間以内
			2/19～2/22	2/25	1週間以内
	米田柔整専門学校	柔道整復科　第1部	9/28～10/11	10/15	10/19
			11/9～11/15	11/19	11/24
			12/7～12/13	12/17	12/21
			1/18～1/24	1/28	2/1
			2/15～2/21	2/25	2/27
岐阜県	岐阜保健大学医療専門学校	スポーツ健康学科はり・きゅう科、スポーツ健康学科柔道整復科	10/2～10/17	10/21	10/26
			10/30～11/14	11/18	11/22
			11/27～12/12	12/16	12/21
			1/22～2/6	2/10	2/15
			2/19～3/5	3/10	3/12
滋賀県	ルネス紅葉スポーツ柔整専門学校	柔道整復科	9/11～	10/1	試験後一週間以内
			9/11～	10/15	試験後一週間以内
			9/11～	10/29	試験後一週間以内
			9/11～	11/12	試験後一週間以内
			9/11～	11/26	試験後一週間以内
			9/11～	12/3	試験後一週間以内
			9/11～	12/17	試験後一週間以内
			9/11～	1/21	試験後一週間以内
			9/11～	2/4	試験後一週間以内
			9/11～	2/18	試験後一週間以内
			9/11～	3/3	試験後一週間以内
			9/11～	3/17	試験後一週間以内
京都府	京都医健専門学校	柔道整復科I部(午前・午後)、鍼灸科I部(午前・午後)	10/1～10/7	10/8	10日以内郵送
			10/1～10/14	10/15	10日以内郵送
			10/1～10/21	10/22	10日以内郵送
			10/1～10/28	10/29	10日以内郵送
			10/1～11/4	11/5	10日以内郵送
			10/1～11/18	11/19	10日以内郵送
			10/1～12/2	12/3	10日以内郵送
			10/1～12/16	12/17	10日以内郵送
			10/1～1/13	1/14	10日以内郵送
			10/1～1/27	1/28	10日以内郵送
			10/1～2/3	2/4	10日以内郵送
			10/1～2/10	2/11	10日以内郵送
			10/1～2/17	2/18	10日以内郵送
			10/1～2/24	2/25	10日以内郵送
			10/1～3/2	3/3	10日以内郵送
			10/1～3/9	3/10	10日以内郵送
			10/1～3/16	3/17	10日以内郵送
	京都仏眼鍼灸理療専門学校	第1鍼灸科、第2鍼灸科	9/19～10/3	10/9	試験後一週間以内
			11/20～12/4	12/9	試験後一週間以内
			12/25～1/15	1/20	試験後一週間以内
			2/5～2/19	2/25	試験後一週間以内
			2/28～3/13	3/20	試験後一週間以内
大阪府	大阪医専	鍼灸学科(昼・夜)、柔道整復学科(昼・夜)	10/2～10/12	10/15	1週間以内
			10/16～10/25	10/28	1週間以内
			10/30～11/9	11/12	1週間以内
			11/13～11/22	11/25	1週間以内
			11/27～12/14	12/17	1週間以内
			12/18～1/5	1/8	1週間以内
			1/9～1/17	1/20	1週間以内
			1/22～1/25	1/28	1週間以内
			2/1～2/7	2/10	1週間以内
			2/13～2/15	2/18	1週間以内
			2/19～2/22	2/25	1週間以内

※受験を希望される方は、必ず各学校の募集要項をご確認ください。

柔道整復師・はり師・きゅう師・あん摩マッサージ指圧師

地域	学校名	学部・学科・コース	出願期間	試験日	合格発表
大阪府	大阪医療技術学園専門学校	鍼灸美容学科	10/9〜10/29	10/8	10日以内郵送
			10/30〜11/19	10/29	10日以内郵送
			11/20〜12/17	11/19	10日以内郵送
			12/4〜12/24	12/3	10日以内郵送
			12/18〜1/21	12/17	10日以内郵送
	大阪行岡医療専門学校長柄校	鍼灸科	12/4〜12/14	12/16	試験後一週間以内
			1/9〜1/18	1/20	試験後一週間以内
			2/5〜2/15	2/17	試験後一週間以内
			3/4〜3/14	3/16	試験後一週間以内
	関西医療学園専門学校	柔道整復学科、東洋医療鍼灸学科、東洋医療学科	9/19〜10/3	10/8	1週間以内
			10/16〜10/31	11/4	1週間以内
			11/13〜11/28	12/2	1週間以内
		柔道整復学科、東洋医療鍼灸学科	12/18〜1/9	1/13	1週間以内
			1/15〜1/30	2/3	1週間以内
			2/5〜2/13	2/17	1週間以内
			2/19〜2/27	3/2	1週間以内
	近畿医療専門学校	柔道整復学科、鍼灸学科	〜10/11	10/15	試験後5日以内
			〜11/8	11/12	試験後5日以内
			〜12/12	12/16	試験後5日以内
			〜1/10	1/14	試験後5日以内
			〜2/14	2/18	試験後5日以内
			〜2/28	3/3	試験後5日以内
	国際東洋医療学院	柔道整復学科(昼・夜)、鍼灸学科(昼・夜)	10/2〜10/13	10/15	2日以内
			10/30〜11/10	11/12	2日以内
			11/27〜12/8	12/10	2日以内
			1/9〜1/19	1/21	2日以内
			1/29〜2/9	2/11	2日以内
			2/26〜3/8	3/10	2日以内
	東洋医療専門学校	鍼灸師学科(昼・夜)、柔道整復師学科(昼・夜)	9/1〜10/14	10/15	10日以内郵送
			9/1〜10/21	10/22	10日以内郵送
			9/1〜10/27	10/28	10日以内郵送
			9/1〜11/4	11/5	10日以内郵送
			9/1〜11/10	11/11	10日以内郵送
			9/1〜11/18	11/19	10日以内郵送
			9/1〜11/24	11/25	10日以内郵送
			9/1〜12/1	12/2	10日以内郵送
			9/1〜12/8	12/9	10日以内郵送
			9/1〜1/6	1/7	10日以内郵送
			9/1〜1/12	1/13	10日以内郵送
			9/1〜1/20	1/21	10日以内郵送
			9/1〜1/26	1/27	10日以内郵送
			9/1〜2/3	2/4	10日以内郵送
			9/1〜2/9	2/10	10日以内郵送
			9/1〜2/17	2/18	10日以内郵送
			9/1〜2/23	2/24	10日以内郵送
	平成医療学園専門学校	柔道整復師科、鍼灸師科	9/25〜10/6	10/8	10日以内郵送
			10/10〜10/20	10/21	10日以内郵送
			10/23〜11/24	11/26	10日以内郵送
			11/27〜12/15	12/17	10日以内郵送
			12/18〜1/19	1/21	10日以内郵送
			12/18〜1/26	1/28	10日以内郵送
			1/29〜2/9	2/11	10日以内郵送
			2/13〜2/22	2/25	10日以内郵送
			2/26〜3/8	3/10	10日以内郵送
			3/11〜3/22	3/24	10日以内郵送
	明治東洋医学院専門学校	鍼灸学科(昼・夜)、柔整学科	9/18〜9/27	10/1	試験後一週間以内
			9/29〜10/6	10/11	試験後一週間以内
			10/2〜10/11	10/15	試験後一週間以内
			10/23〜11/1	11/5	試験後一週間以内
			11/3〜11/10	11/15	試験後一週間以内
			11/13〜11/22	11/26	試験後一週間以内
			11/27〜12/6	12/10	試験後一週間以内
			12/8〜12/15	12/20	試験後一週間以内
			1/5〜1/12	1/17	試験後一週間以内
			1/8〜1/17	1/21	試験後一週間以内
			1/22〜1/31	2/4	試験後一週間以内
			2/2〜2/9	2/14	試験後一週間以内
			2/5〜2/14	2/18	試験後一週間以内
			2/19〜2/28	3/3	試験後一週間以内
			3/1〜3/8	3/13	試験後一週間以内
			3/4〜3/13	3/17	試験後一週間以内
			3/15〜3/22	3/27	試験後一週間以内
	森ノ宮医療学園専門学校	鍼灸学科(昼・夜)、柔道整復学科(昼・夜)	10/4〜10/13	10/17・10/18・10/19	10/23
			10/10〜10/18	10/22	10/25
			10/30〜11/8	11/12	11/15
			11/8〜11/17	11/21・11/22	11/27
			11/13〜11/21	11/26	11/29
			11/21〜12/1	12/5・12/6・12/7	12/11
			12/1〜12/13	12/17	12/20

柔道整復師・はり師・きゅう師・あん摩マッサージ指圧師

地域	学校名	学部・学科・コース	出願期間	試験日	合格発表
大阪府	森ノ宮医療学園専門学校	鍼灸学科(昼・夜)、柔道整復学科(昼・夜)	1/5〜1/11	1/14	1/17
			1/5〜1/12	1/16・1/17・1/18	1/22
			1/9〜1/17	1/21	1/24
			1/24〜2/2	2/6・2/7・2/8	2/13
			1/29〜2/7	2/12	2/15
			2/5〜2/14	2/18	2/21
			2/13〜2/21	2/25	2/28
			2/14〜2/22	2/27・2/28・2/29	3/4
			2/19〜2/28	3/3	3/6
			2/26〜3/6	3/9	3/13
	履正社国際医療スポーツ専門学校	柔道整復学科、鍼灸学科	10/23〜11/24	随時	試験後二週間以内
			11/27〜12/22	随時	試験後二週間以内
			1/4〜1/26	随時	試験後二週間以内
			1/29〜2/9	随時	試験後二週間以内
兵庫県	関西健康科学専門学校	スポーツ医療柔道整復学科(I部・II部)	9/20〜9/27	10/1	試験後一週間以内
			10/10〜10/17	10/21	試験後一週間以内
			11/7〜11/14	11/18	試験後一週間以内
			11/29〜12/6	12/10	試験後一週間以内
			1/2〜1/9	1/13	試験後一週間以内
			1/17〜1/24	1/28	試験後一週間以内
			2/6〜2/13	2/17	試験後一週間以内
			2/21〜2/28	3/3	試験後一週間以内
			3/13〜3/20	3/24	試験後一週間以内
	神戸医療福祉専門学校中央校	鍼灸科	6/1〜10/14	10/15	10/18
			6/1〜10/28	10/29	11/1
			6/1〜11/4	11/5	11/8
			6/1〜11/25	11/26	11/29
			6/1〜12/2	12/3	12/6
			6/1〜12/16	12/17	12/20
			6/1〜1/13	1/14	1/17
			6/1〜1/27	1/28	1/31
			6/1〜2/10	2/11	2/14
			6/1〜2/24	2/25	2/28
			6/1〜3/2	3/3	3/6
			6/1〜3/9	3/10	3/13
	神戸東洋医療学院	鍼灸コース、併修コース	〜12/8	12/17	試験後一週間以内
			〜2/9	2/18	試験後一週間以内
和歌山県	和歌山医療スポーツ専門学校	柔道整復学科	10/11〜10/18	10/21	10日以内郵送
			11/8〜11/15	11/19	10日以内郵送
			12/6〜12/13	12/17	10日以内郵送
			1/10〜1/17	1/20	10日以内郵送
			2/7〜2/14	2/17	10日以内郵送
			2/28〜3/6	3/10	10日以内郵送
岡山県	朝日医療大学校	柔道整復学科(午前・午後)、鍼灸学科(午前・午後)	10/1〜10/5	10/7	10/12
			12/4〜12/14	12/17	12/21
			11/1〜11/9	11/11	11/16
			1/9〜1/18	1/21	1/25
			2/5〜2/15	2/18	2/22
	美作市スポーツ医療看護専門学校	柔道整復スポーツトレーナー学科	10/1〜10/6	10/8	10日以内郵送
			10/1〜10/20	10/22	10日以内郵送
			10/1〜11/3	11/5	10日以内郵送
			10/1〜11/17	11/19	10日以内郵送
			10/1〜12/1	12/3	10日以内郵送
			10/1〜12/15	12/17	10日以内郵送
			10/1〜1/26	1/28	10日以内郵送
			10/1〜2/2	2/4	10日以内郵送
			10/1〜2/23	2/25	10日以内郵送
			10/1〜3/1	3/3	10日以内郵送
			10/1〜3/8	3/10	10日以内郵送
			10/1〜3/15	3/17	10日以内郵送
			10/1〜3/22	3/24	10日以内郵送
			10/1〜3/29	3/31	10日以内郵送
広島県	IGL医療福祉専門学校	柔整学科、鍼灸学科	10/1〜10/6	10/15	10/20
			10/16〜11/6	11/11	11/17
			11/13〜12/11	12/16	12/22
			12/18〜1/15	1/21	1/26
			1/22〜2/13	2/17	2/26
			2/19〜3/21	随時	随時
	朝日医療専門学校 広島校	柔道整復学科(午前・午後)、鍼灸学科(午前・午後)	10/30〜11/9	11/12	試験後一週間以内
			12/4〜12/13	12/16	試験後一週間以内
			1/22〜2/1	2/4	試験後一週間以内
			2/19〜2/28	3/2	試験後一週間以内
香川県	四国医療専門学校	鍼灸マッサージ学科、鍼灸学科、柔道整復学科	9/11〜9/28	10/8	10/13
			10/9〜10/26	11/4	11/10
			11/13〜11/30	12/9	12/15
			12/18〜1/11	1/21	1/26
			1/29〜2/15	2/25	3/1
			2/19〜3/11	3/16	3/19

※受験を希望される方は、必ず各学校の募集要項をご確認ください。

柔道整復師・はり師・きゅう師・あん摩マッサージ指圧師

地域	学校名	学部・学科・コース	出願期間	試験日	合格発表
愛媛県	河原医療福祉専門学校	柔道整復師科、鍼灸師科	10/2~10/31	11/11	11/16
			11/1~11/30	12/9	12/14
			12/1~12/25	1/6	1/11
			12/26~1/31	2/10	2/15
			2/1~2/29	3/9	3/14
			3/1~3/26	3/27	3/28
福岡県	九州医療スポーツ専門学校	柔道整復学科昼間I部・昼間II部、鍼灸学科昼間I部・昼間II部	10/16~10/25	10/28	10日以内郵送
			11/6~11/15	11/19	10日以内郵送
			12/4~12/13	12/17	10日以内郵送
			1/8~1/17	1/21	10日以内郵送
			2/5~2/14	2/18	10日以内郵送
			2/26~3/6	3/10	10日以内郵送
	福岡医健・スポーツ専門学校	柔道整復科午前集中コース・柔整スポーツコース、鍼灸科午前集中コース・美容スポーツコース	6/1~10/5	10/9	-
	福岡天神医療リハビリ専門学校	柔道整復学科、鍼灸学科	10/2~10/12	10/15	10/24
			10/30~11/16	11/19	11/24
			11/27~12/14	12/17	12/22
			12/25~1/25	1/28	2/2
			2/5~2/15	2/18	2/23
大分県	大分医学技術専門学校	柔道整復師科、鍼灸師科	10/16~11/8	11/11	11/17
			1/15~2/14	2/17	2/22
			3/1~3/19	3/23	3/25
鹿児島県	今村学園ライセンスアカデミー	柔道整復トレーナー学科	10/2~10/11	10/14	10/18
			10/2~10/25	10/28	10/31
			10/2~11/8	11/11	11/14
			10/2~12/6	12/9	12/12
			10/2~1/17	1/20	1/23
			10/2~1/31	2/3	2/6
			10/2~2/28	3/2	3/4
沖縄県	専門学校琉球リハビリテーション学院 金武校	メディカルスポーツ柔道整復学科	4/1~随時	随時	試験後一週間以内

視能訓練士・義肢装具士・救急救命士

大学

地域	学校名	学部・学科・コース	出願期間	試験日	合格発表
宮城県	東北福祉大学	健康科学部医療経営管理学科救急救命士課程	11/1~11/8	11/19	12/1
	東北文化学園大学	医療福祉学部リハビリテーション学科視覚機能学専攻	11/28~12/6	12/17	12/22
栃木県	国際医療福祉大学　大田原キャンパス	保健医療学部視機能療法学科	11/1~11/9	11/18	12/1
			12/19~1/11	1/31	2/7
群馬県	上武大学	ビジネス情報学部スポーツ健康マネジメント学科救急救命士コース	11/1~11/9	11/18	12/1
埼玉県	人間総合科学大学	保健医療学部リハビリテーション学科義肢装具学専攻	11/27~12/6	12/10	12/13
千葉県	帝京平成大学　千葉キャンパス	健康医療スポーツ学部医療スポーツ学科救急救命士コース	11/20~12/9	12/17	12/21
東京都	帝京平成大学　池袋キャンパス	健康メディカル学部医療科学科救急救命士コース	11/20~12/9	12/17	12/21
神奈川県	北里大学	医療衛生学部リハビリテーション学科視覚機能療法学専攻	11/1~11/10	11/26	12/6
	日本体育大学	保健医療学部救急医療学科	11/1~11/9	12/3	12/7
新潟県	新潟医療福祉大学	リハビリテーション学部義肢装具自立支援学科、医療技術学部視機能科学科、救急救命学科	11/1~11/9	11/25	12/6
愛知県	愛知淑徳大学	健康医療科学部医療貢献学科視覚科学専攻、スポーツ・健康医科学科救急救命学専攻	11/1~11/10	11/25	12/5
	中部大学	生命健康科学部スポーツ保健医療学科	11/24~12/6	2/5	2/16
岐阜県	東海学院大学	人間関係学部心理学科救急救命	11/1~11/9	11/18	12/1
			2/26~3/6	3/15	3/19
京都府	明治国際医療大学	保健医療学部救急救命学科	10/4~10/11	10/21	11/1
			2/4~2/16	2/24	3/1
大阪府	大阪人間科学大学	人間科学部医療福祉学科視能訓練専攻	9/29~10/12	10/21	11/1
			2/2~2/15	2/24	2/29
岡山県	倉敷芸術科学大学	生命科学部健康科学科救急救命士コース	10/2~10/16	10/21	11/6
広島県	広島国際大学	総合リハビリテーション学部リハビリテーション学科義肢装具学専攻、保健医療学部救急救命学科	10/16~11/6	11/18	12/1
			1/9~1/19	2/6	2/17
山口県	東亜大学	医療学部医療工学科救急救命コース	1/5~1/24	2/3	2/16
福岡県	福岡国際医療福祉大学	医療学部視能訓練学科	12/19~1/16	1/27	2/5

短期大学

地域	学校名	学部・学科・コース	出願期間	試験日	合格発表
岐阜県	平成医療短期大学	リハビリテーション学科視機能療法専攻	11/1~11/10	11/25	12/2

専門学校・養成施設

地域	学校名	学部・学科・コース	出願期間	試験日	合格発表
北海道	札幌看護医療専門学校	視能訓練士学科	10/1~10/20	10/22	14日以内
			10/23~11/10	11/12	14日以内
			11/13~12/1	12/3	14日以内
			12/4~1/11	1/13	14日以内
			1/14~2/2	2/4	14日以内
			2/5~2/23	2/25	14日以内
			2/26~3/1	3/3	14日以内
	吉田学園医療歯科専門学校	救急救命学科、視能訓練学科	10/1~10/13	10/21	10/27
			10/23~11/10	11/19	11/24
			11/20~12/8	12/16	12/22
			12/18~1/12	1/20	1/26
			1/22~2/9	2/17	2/23
			2/19~3/12	3/19	3/22
福島県	国際医療看護福祉大学校	救急救命士科	10/2~10/18	10/21	10/30
			10/19~11/15	11/18	11/29

視能訓練士・義肢装具士・救急救命士

地域	学校名	学部・学科・コース	出願期間	試験日	合格発表
福島県	国際医療看護福祉大学校	救急救命士科	11/16~12/13	12/16	12/19
			12/14~1/17	1/20	1/29
			1/18~2/14	2/17	2/26
			2/15~3/6	3/9	3/13
			3/7~3/21	3/23	3/23
栃木県	さくら医療福祉専門学校（2024年4月さくら総合専門学校より校名変更予定）	救急救命科	10/2~10/6	10/14	10日以内郵送
			10/7~10/20	10/28	10日以内郵送
			10/21~11/10	11/18	10日以内郵送
			11/11~12/1	12/9	10日以内郵送
			12/2~1/19	1/27	10日以内郵送
			1/20~2/9	2/17	10日以内郵送
			2/10~3/15	3/23	10日以内郵送
埼玉県	専門学校日本医科学大学校	視能訓練士科	9/18~9/28	10/1	試験後5日以内
			10/16~10/26	10/29	試験後5日以内
			11/13~11/22	11/26	試験後5日以内
			11/27~12/7	12/10	試験後5日以内
			1/15~1/25	1/28	試験後5日以内
			1/29~2/8	2/11	試験後5日以内
			2/26~3/7	3/10	試験後5日以内
千葉県	国際医療福祉専門学校	救急救命学科	9/28~10/10	10/14	10/20
			10/25~11/7	11/11	11/17
			11/22~12/5	12/9	12/15
			1/5~1/17	1/21	1/26
			1/29~2/6	2/10	2/16
			2/15~2/28	3/3	3/8
東京都	首都医校	救急救命学科	10/2~10/11	10/14	1週間以内
			10/16~10/25	10/28	1週間以内
			11/1~11/8	11/11	1週間以内
			11/13~11/22	11/25	1週間以内
			11/27~12/20	12/23	1週間以内
			12/25~1/11	1/14	1週間以内
			1/15~1/24	1/27	1週間以内
			2/1~2/14	2/17	1週間以内
			2/19~2/28	3/2	1週間以内
	西武学園医学技術専門学校 東京新宿校	義肢装具学科	9/1~10/5	10/7	10日以内郵送
			10/10~10/19	10/21	10日以内郵送
			10/23~11/17	11/19	10日以内郵送
			11/20~11/30	12/2	10日以内郵送
			12/4~12/14	12/16	10日以内郵送
			12/18~1/4	1/6	10日以内郵送
			1/9~1/18	1/20	10日以内郵送
			1/22~2/1	2/3	10日以内郵送
			2/5~2/15	2/17	10日以内郵送
			2/19~3/8	3/10	10日以内郵送
			3/11~3/21	3/23	10日以内郵送
			3/25~3/30	4/2	10日以内郵送
神奈川県	湘央生命科学技術専門学校	救急救命学科	9/1~9/27	9/30	10/3
			10/2~10/7	10/12(盛岡・松本)・10/14(神奈川・沖縄)	10/17
			10/23~11/8	11/11	11/14
			11/20~12/13	12/16	12/19
			1/10~1/24	1/27	1/30
			2/1~2/10	2/15(盛岡・松本)・2/17(神奈川・沖縄)	2/20
			2/22~3/5	3/7	3/8
			3/11~3/19	3/21	3/22
新潟県	新潟薬科大学附属医療技術専門学校	視能訓練士科、救急救命士科	10/16~10/30	11/4	11/8
			11/27~12/11	12/16	12/20
石川県	国際医療福祉専門学校七尾校	救急救命学科	10/16~11/7	11/12	11/15
			11/13~12/5	12/10	12/13
			12/11~1/17	1/24	1/29
			1/18~2/14	2/21	2/26
			2/15~3/1	3/8	3/8
			3/2~3/12	3/19	3/19
長野県	長野救命医療専門学校	救急救命士学科	10/2~10/13	10/28	11/4
			10/16~11/1	11/11	11/18
			11/6~11/30	12/9	12/16
			1/4~1/15	1/20	1/27
			1/15~2/1	2/10	2/17
			2/5~2/29	3/9	3/16
静岡県	静岡福祉医療専門学校	視能訓練士学科	~10/20	10/21	試験後二週間以内
			~11/24	11/25	試験後二週間以内
			~12/22	12/23	試験後二週間以内
			~1/26	1/27	試験後二週間以内
			~2/16	2/17	試験後二週間以内
			~3/8	3/9	試験後二週間以内
愛知県	東海医療工学専門学校	救急救命科	10/2~10/10	10/15	10日以内郵送
			11/1~11/7	11/12	10日以内郵送
			11/27~12/5	12/10	10日以内郵送
			1/15~1/23	1/28	10日以内郵送

※受験を希望される方は、必ず各学校の募集要項をご確認ください。

視能訓練士・義肢装具士・救急救命士

地域	学校名	学部・学科・コース	出願期間	試験日	合格発表
愛知県	東海医療工学専門学校	救急救命科	2/5～2/13	2/18	10日以内郵送
			2/26～3/5	3/10	10日以内郵送
	名古屋医専	救急救命学科、視能訓練学科	10/2～10/12	10/15	1週間以内
			10/16～10/25	10/28	1週間以内
			10/30～11/9	11/12	1週間以内
			11/13～11/22	11/25	1週間以内
			11/27～12/7	12/10	1週間以内
			12/11～12/20	12/23	1週間以内
			12/25～1/10	1/13	1週間以内
			1/15～1/25	1/28	1週間以内
			2/1～2/7	2/10	1週間以内
			2/13～2/15	2/18	1週間以内
			2/19～2/22	2/25	1週間以内
	専門学校 日本聴能言語福祉学院	義肢装具学科	10/16～10/30	11/4	10日以内
			11/20～12/4	12/9	10日以内
			1/4～1/15	1/20	10日以内
			1/22～2/5	2/10	10日以内
			2/19～3/4	3/9	10日以内
京都府	京都医健専門学校	視能訓練科	10/1～10/7	10/8	10日以内郵送
			10/1～10/14	10/15	10日以内郵送
			10/1～10/21	10/22	10日以内郵送
			10/1～10/28	10/29	10日以内郵送
			10/1～11/4	11/5	10日以内郵送
			10/1～11/18	11/19	10日以内郵送
			10/1～12/2	12/3	10日以内郵送
			10/1～12/16	12/17	10日以内郵送
			10/1～1/13	1/14	10日以内郵送
			10/1～1/27	1/28	10日以内郵送
			10/1～2/3	2/4	10日以内郵送
			10/1～2/10	2/11	10日以内郵送
			10/1～2/17	2/18	10日以内郵送
			10/1～2/24	2/25	10日以内郵送
			10/1～3/2	3/3	10日以内郵送
			10/1～3/9	3/10	10日以内郵送
			10/1～3/16	3/17	10日以内郵送
大阪府	大阪医専	救急救命学科、視能訓練学科	10/2～10/12	10/15	1週間以内
			10/16～10/25	10/28	1週間以内
			10/30～11/9	11/12	1週間以内
			11/13～11/22	11/25	1週間以内
			11/27～12/14	12/17	1週間以内
			12/18～1/5	1/8	1週間以内
			1/9～1/17	1/20	1週間以内
			1/22～1/25	1/28	1週間以内
			2/1～2/7	2/10	1週間以内
			2/13～2/15	2/18	1週間以内
			2/19～2/22	2/25	1週間以内
	東洋医療専門学校	救急救命士学科(昼・夜)	9/1～10/14	10/15	10日以内郵送
			9/1～10/21	10/22	10日以内郵送
			9/1～10/27	10/28	10日以内郵送
			9/1～11/4	11/5	10日以内郵送
			9/1～11/10	11/11	10日以内郵送
			9/1～11/18	11/19	10日以内郵送
			9/1～11/24	11/25	10日以内郵送
			9/1～12/1	12/2	10日以内郵送
			9/1～12/8	12/9	10日以内郵送
			9/1～1/6	1/7	10日以内郵送
			9/1～1/12	1/13	10日以内郵送
			9/1～1/20	1/21	10日以内郵送
			9/1～1/26	1/27	10日以内郵送
			9/1～2/3	2/4	10日以内郵送
			9/1～2/9	2/10	10日以内郵送
			9/1～2/17	2/18	10日以内郵送
			9/1～2/23	2/24	10日以内郵送
兵庫県	神戸医療福祉専門学校三田校	救急救命士科、義肢装具士科4年制	6/1～10/14	10/15	10/20
			6/1～10/28	10/29	11/3
			6/1～11/4	11/5	11/10
			6/1～11/25	11/26	12/1
			6/1～12/2	12/3	12/8
			6/1～12/16	12/17	随時
			6/1～1/13	1/14	随時
			6/1～1/27	1/28	随時
			6/1～2/10	2/11	随時
			6/1～2/24	2/25	随時
			6/1～3/2	3/3	随時
			6/1～3/9	3/10	随時
	神戸総合医療専門学校	視能訓練士科	10/2～10/12	10/14	10/19
			10/16～11/9	11/11	11/16
			11/13～12/7	12/9	12/14

社会人入試

— 647 —

視能訓練士・義肢装具士・救急救命士

地域	学校名	学部・学科・コース	出願期間	試験日	合格発表
兵庫県	神戸総合医療専門学校	視能訓練士科	12/11〜1/18	1/20	1/25
			1/22〜2/21	2/23	2/29
	姫路医療専門学校	救急救命士科※2024年4月設置認可申請中	10/1〜10/6	10/8	3日以内
			10/1〜10/13	10/15	3日以内
			10/1〜10/27	10/29	3日以内
			10/1〜11/10	11/12	3日以内
			10/1〜11/24	11/26	3日以内
			10/1〜12/8	12/10	3日以内
			10/1〜12/22	12/24	3日以内
			10/1〜1/12	1/14	3日以内
			10/1〜1/26	1/28	3日以内
			10/1〜2/9	2/11	3日以内
			10/1〜2/23	2/25	3日以内
			10/1〜3/1	3/3	3日以内
			3月随時	3月随時	3日以内
広島県	福山医療専門学校	救急救命学科	10/2〜10/25	10/29	1週間以内
			11/1〜11/22	11/26	1週間以内
			11/27〜12/13	12/17	1週間以内
			1/4〜1/24	1/28	1週間以内
			2/1〜2/21	2/25	1週間以内
			2/22〜3/6	3/10	1週間以内
福岡県	福岡医健・スポーツ専門学校	救急救命公務員科	6/1〜10/5	10/9	-
熊本県	熊本総合医療リハビリテーション学院	救急救命学科、義肢装具学科	10/2〜	個別に対応	本人に通知
	西日本教育医療専門学校	視能訓練士学科	10/2〜10/6	10/12・10/13・10/14	10/20
			10/30〜11/2	11/11	11/17
			11/27〜12/1	12/9	12/15
			1/22〜1/26	2/3	2/9
			2/19〜2/22	3/2	3/7
大分県	大分平松総合医療専門学校	視能訓練学科	10/16〜11/8	11/11	11/17
			1/15〜2/14	2/17	2/22
			3/1〜3/19	3/23	3/25

准看護師学校養成施設名簿・一般入試日程データ

准看護師の資格を取得するには、准看護師学校養成施設を卒業し、都道府県知事が実施する試験に合格しなければなりません。この名簿は各校よりご回答いただいたアンケートや学校HPに掲載された情報をもとに、編集部で再編集したものです。出願期間及び試験日は一般入試の情報です。詳細は、各学校、厚生労働省、各都道府県庁にお問い合わせください。　　※2023年9月現在

地域	学校名	所在地・TEL	出願期間	試験日
北海道	旭川市医師会看護専門学校	〒070-0029　旭川市金星町1丁目1番50号 ☎0166-23-5716	9/13~10/4 11/22~12/13	10/21 1/6
	岩見沢市医師会附属看護高等専修学校	〒068-0030　岩見沢市10条西3丁目1番地4 ☎0126-22-5453	9/1~9/29 12/1~12/28	10/14 1/13
	深川医師会附属准看護学院	〒074-0022　深川市北光町2丁目11番12号 ☎0164-23-4406	11/6~11/24	12/9
青森県	青森市医師会立青森准看護学院	〒030-0821　青森市勝田1丁目16-16 ☎017-776-7130	12/11~1/15	1/27
	一般財団法人済誠会附属十和田准看護学院	〒034-0089　十和田市西二十三番町1番2号 ☎0176-23-5683	10/24~12/21 1/9~2/7 2/8~3/5	1/13 2/16 3/12
	一般財団法人仁和会三沢中央病院附属准看護学院	〒033-0001　三沢市中央町3-11-2 ☎0176-57-1111	11/20~12/11 1/15~2/13	12/19 2/20
	一般財団法人双仁会厚生看護専門学校	〒036-0351　黒石市黒石建石9-1 ☎0172-53-6060	12/20~1/4 2/14・15※	1/23 2/22※定員に満たない場合のみ実施
	八戸市医師会立八戸准看護学院	〒031-0804　八戸市青葉二丁目17-4 ☎0178-43-4946	1/4~1/17	1/20
	弘前市医師会看護専門学校	〒036-8045　弘前市大字野田2丁目7-1 ☎0172-33-2209	12/19~1/5	1/20
岩手県	盛岡市医師会附属盛岡准看護学院	〒020-0013　盛岡市愛宕町18-6 ☎019-622-5872	12/1~12/22	1/13
宮城県	石巻市医師会附属准看護学校	〒986-0826　石巻市鋳銭場1番27号石巻市医師会4F ☎0225-94-2310	11/13~11/24	12/2
	大崎市医師会附属准看護学校	〒989-6162　大崎市古川駅前大通三丁目3番17号 ☎0229-23-2451	11/28~12/12	12/16
福島県	会津若松医師会附属会津准看護高等専修学校	〒965-0059　会津若松市インター西33-5 ☎0242-93-5616	11/24~12/6 1/26~2/7 2/28~3/6	12/15 2/16 3/9
	いわき市医師会附属いわき准看護学校	〒970-8044　いわき市中央台飯野4丁目7-1 ☎0246-38-4202	12/18~1/5 1/29~2/9	1/14 2/18
	喜多方准看護高等専修学校	〒966-0069　喜多方市字稲清水2333番地1アイデミきたかた2階 ☎0241-22-1219	11/21~11/29 1/31~2/7	12/6 2/14
	公立双葉准看護学院	〒975-0036　南相馬市原町区萱浜字巣掛場45-76 ☎0244-32-0990	-	-
	郡山医師会郡山看護専門学校	〒963-8031　郡山市字上亀田14-4 ☎024-953-3155	12/14~12/26 1/22~2/2	1/20 2/17
	白河医師会白河准看護学院	〒961-0054　白河市北中川原313 ☎0248-23-3701	1/9~1/26 2/5~2/13 2/15~3/6	2/2 2/16 3/7
茨城県	鹿島医師会附属准看護学院	〒314-0031　鹿嶋市宮中1998番地2 ☎0299-82-7278	12/11~1/13	1/24
	土浦市医師会附属准看護学院	〒300-0052　土浦市東真鍋町2-39 ☎029-824-2131	2/1~2/16	2/25
	真壁医師会准看護学院	〒308-0841　筑西市二木成827-1 ☎0296-22-7702	1/30~2/6	2/9は作文・国語 2/11は面接
	水戸市医師会看護専門学院	〒311-4153　水戸市河和田町107-2 ☎029-251-3840	2/1~2/8	2/25
栃木県	足利市医師会付属准看護学校	〒326-0808　足利市本城三丁目2022番地1 ☎0284-22-4064	11/2~11/9 1/5~1/11	11/12 1/14
	宇都宮市医療保健事業団附属宇都宮准看護高等専修学校	〒321-0974　宇都宮市竹林町968 ☎028-625-2216	11/13~12/1 1/9~1/19	12/5 1/23
	佐野市医師会附属佐野准看護学校	〒327-0832　佐野市植上町1678番地 ☎0283-23-7538	10/30~11/9 12/4~12/14 1/4~1/11 2/5~2/15 2/26~3/7	11/11 12/16 1/13 2/17 3/15
	医療法人報徳会宇都宮病院附属准看護学校	〒320-8521　宇都宮市陽南4丁目6番34号 ☎028-658-2121		10/18 12/6 1/17 3/6
群馬県	吾妻郡医師会立吾妻准看護学校	〒377-0423　吾妻郡中之条町大字伊勢町25-9 ☎0279-75-3904	10/16~10/25 1/9~1/17 2/26~3/6	10/26 1/18 3/7
	安中市医師会立安中准看護学校	〒379-0116　安中市安中1-1-20 ☎027-382-3776	10/16~10/20 1/22~1/26	10/28 2/3

— 649 —

地域	学校名	所在地・TEL	出願期間	試験日
群馬県	桐生市医師会立桐生准看護学校	〒376-0027　桐生市元宿町18番地2 ☎0277-47-2504	1/9~1/25 (持参のみ) 3/4~3/14 (持参のみ)	1/28 3/17
	高崎市医師会看護専門学校	〒370-0006　高崎市問屋町四丁目8番地11 ☎027-363-3555	11/8~11/14	11/25
	沼田利根医師会沼田准看護学校	〒378-0051　沼田市上原町1801-68 ☎0278-23-2053	11/13~11/24 1/15~1/26	11/25 1/27
	前橋市医師会立前橋准看護学校	〒371-0035　前橋市岩神町二丁目3-5 ☎027-231-5795	11/14~11/20 1/21~1/5	11/25 1/13
埼玉県	朝霞地区医師会立朝霞准看護学校	〒351-0011　朝霞市本町1-7-3(朝霞市保健センター3F) ☎048-461-5051	9/20~10/13 10/31~11/24	10/28 12/2
	入間地区医師会立入間准看護学校	〒358-0014　入間市宮寺528-2 ☎04-2934-1822	10/23~11/6 1/9~1/16	11/11 1/20
	大宮医師会立大宮准看護学校	〒331-8689　さいたま市北区東大成町2-107大宮医師会館3階 ☎048-778-7567	11/21~12/5 1/9~1/23	12/9 1/27
	桶川北本伊奈地区医師会立准看護学校	〒364-0014　北本市二ツ家3-183 ☎048-592-8926	9/29~10/13 11/10~11/24※	10/21 12/3※1次で定員に満たない場合のみ実施
	川越市医師会川越看護専門学校	〒350-0036　川越市小仙波町2-53-1 ☎049-224-8421	9/22~10/27 12/18~1/22 1/30~2/26	11/4 1/27 3/2
	桔梗十字専修学校 (2024年4月大橋医療高等専修学校より校名変更予定)	〒332-0017　川口市栄町2丁目7番16号 ☎048-452-4044	-	-
	北埼玉医師会准看護学校	〒348-0058　羽生市中央1丁目2番3号 ☎048-561-3426	9/19~10/20 11/27~1/9	10/28 1/13
	熊谷市医師会看護専門学校	〒360-0812　熊谷市大原1-5-28 ☎048-523-1020	10/24~11/7 11/28~12/6	11/11 12/9
	熊谷准看護学校	〒360-0816　熊谷市石原529-17 ☎048-521-2461	11/13~11/29 1/9~1/17	12/2 1/20
	鴻巣准看護学校	〒365-0032　鴻巣市中央2-2 ☎048-543-1812	10/30~11/9 11/27~12/7 1/9~1/18	11/11 12/9 1/20
	学校法人橘心学園幸手看護専門学校	〒340-0164　幸手市香日向4丁目5番1号 ☎0480-31-7121	11/13~11/20 1/8~1/15	11/25 1/20
	狭山市医師会立狭山准看護学校	〒350-1304　狭山市狭山台1-21 ☎04-2958-4411	10/23~10/27	11/4
	草加八潮医師会准看護学校	〒340-0022　草加市瀬崎5-34-5 ☎048-925-2950	11/8~11/21 (窓口は11/22まで) 2/1~2/13 (窓口は2/15まで)	11/25 2/17
	所沢市医師会立所沢准看護学院	〒359-0025　所沢市上安松1224-7 ☎04-2994-7087	10/18~11/1	11/12
	飯能看護専門学校	〒357-0016　飯能市大字下加治359 ☎042-974-1736	10/2~10/30	11/5
	比企医師会立比企准看護学校	〒355-0016　東松山市材木町2-36 ☎0493-22-1202	10/2~11/8 12/1~1/10 1/23~2/14※	11/12 1/14 2/18※二次で定員に満たない場合のみ実施
千葉県	市原看護専門学校	〒290-0062　市原市八幡1050 ☎0436-41-7065	11/24~1/9 1/26~2/7	1/21 2/18
	香取郡市医師会附属佐原准看護学校	〒287-0001　香取市佐原ロ2097-72 ☎0478-52-2745	2/8~2/16 3/5~3/8	2/21 3/13
	君津木更津医師会木更津看護学院	〒292-0832　木更津市新田3-4-30 ☎0438-23-9320	12/11~1/5 2/1~2/9	1/13・14 2/18
東京都	葛飾区医師会附属看護専門学校	〒124-0011　葛飾区四つ木1-6-5 ☎03-3691-3635	10/1~11/15 (窓口11/16·17) 12/1~1/10 (窓口1/11·12)	11/25 1/14
	下谷医師会立看護高等専修学校	〒110-0015　台東区東上野3丁目38番1号 ☎03-3836-0007	1/9~1/18	1/27
	世田谷区医師会立看護高等専修学校	〒156-0043　世田谷区松原6丁目37番10号4階 ☎03-6704-9113	1/9~1/13 1/29~2/3	1/14 2/4
	世田谷中央看護高等専修学校	〒154-0017　世田谷区世田谷1-34-10 ☎03-3429-7341	1/9~1/13 2/5~2/10 2/26~3/2	1/20 2/17 3/9
	東京精神科病院協会府中看護高等専修学校	〒183-0055　府中市府中町1-23-3 ☎042-361-3638	1/11・12 (窓口持参)	1/23・24
富山県	砺波医師会砺波准看護学院	〒939-1386　砺波市幸町6-4 ☎0763-33-2837	12/18~1/12	1/20
	富山市医師会看護専門学校	〒930-0083　富山市総曲輪4丁目4番10号 ☎076-425-4110	11/20~11/27 12/18~12/25 1/22~1/29	12/9 1/14 2/18
石川県	石川県立総合看護専門学校	〒920-8201　金沢市鞍月東2丁目1番地 ☎076-238-5877	12/1~12/8	1/18
	小松市医師会附属小松准看護学院	〒923-0918　小松市京町81-2 ☎0761-22-2671	-	-

※受験を希望される方は、必ず各学校の募集要項をご確認ください。

地域	学校名	所在地・TEL	出願期間	試験日
山梨県	学校法人看護学園甲府看護専門学校	〒400-0026　甲府市塩部3-1-4 ☎055-254-3300	1/5~1/23	2/3
長野県	上伊那医師会附属准看護学院	〒396-0014　伊那市狐島4176 ☎0265-72-2856	10/2~10/31 1/9~1/31	11/11 2/17
	諏訪市医師会附属准看護学院	〒392-0027　諏訪市湖岸通り5-12-5 ☎0266-52-0632	10/2~10/16 1/4~1/17	10/28 1/27
	長野看護専門学校	〒380-0928　長野市若里7-1-5 ☎026-226-0600	11/7~11/16 12/25~1/10	12/2(2次)12/9 1/25
静岡県	浜松市医師会看護高等専修学校	〒430-0935　浜松市中区伝馬町311-2 ☎053-452-6917	10/2~10/31 2/1~2/27	11/5 3/3
愛知県	豊橋市医師会豊橋准看護学校	〒441-8149　豊橋市中野町字中原100番地3 ☎0532-45-0007	10/2~10/18 1/29~2/14 3/4~3/13※	10/28 2/25 3/20※前期・後期で定員に満たない場合のみ実施
	西尾市医師会准看護学校	〒445-0071　西尾市熊味町小松島34 ☎0563-54-2841	2/1~2/14 3/5~3/13※	2/17 3/16※状況により実施
岐阜県	大垣市医師会准看護学校	〒503-0856　大垣市新田町1-8 ☎0584-89-5802	12/4~1/4	1/13
	各務原市医師会准看護学校	〒504-0022　各務原市那加東亜町106番地 ☎058-389-3118	1/9~1/16	1/21
	可児医師会・加茂医師会立可茂准看護学校	〒509-0214　可児市広見5-20 ☎0574-60-5137	-	-
	岐阜市医師会准看護学校	〒500-8881　岐阜市青柳町5-4 ☎058-255-1560	12/11~1/5 1/17~2/5	1/14 2/10
	多治見市医師会准看護学校	〒507-0037　多治見市音羽町3-19 ☎0572-26-8302	1/5~1/22	1/25
	土岐医師会准看護学校	〒509-5121　土岐市土岐津町高山4番地 ☎0572-55-3895	1/5~1/19	1/25
	羽島市医師会准看護学校	〒501-6236　羽島市江吉良町1997番地1 ☎058-392-8338	1/10~1/17	1/20
三重県	伊勢地区医師会准看護学校	〒516-0035　伊勢市勢田町613-12 ☎0596-24-8228	12/1~12/14	1/11
滋賀県	大津市医師会立看護専修学校	〒520-0036　大津市園城寺町字常在寺233-5 ☎077-526-2059	12/18~1/12 2/5~2/16	1/21 2/24
京都府	福知山医師会看護高等専修学校	〒620-0042　福知山市北本町二区35-1 ☎0773-22-2546	1/11~2/1	2/8
大阪府	泉大津市医師会附属看護高等専修学校	〒595-0013　泉大津市宮町2番25号保健センター4F ☎0725-32-0660	11/1~11/17 1/11~1/19※	11/25 1/27※1次で定員に満たなかった場合のみ実施
	大阪精神科病院協会大精協看護専門学校	〒591-8003　堺市北区船堂町2丁8番7号 ☎072-253-3228	12/4~12/22	1/7
	河﨑会看護専門学校	〒597-0104　貝塚市水間511 ☎072-446-1631	10/10~10/31	11/11 ※定員に満たない場合は追加募集・試験を実施
	錦秀会看護専門学校	〒586-0077　河内長野市南花台四丁目24番1号 ☎0721-21-9015	11/27~12/19 1/5~1/29	1/11 2/7
	高槻市医師会看護学校	〒569-0065　高槻市城西町2番31号 ☎072-675-0001	10/16~11/2 11/20~12/1	11/11 12/9
	東大阪准看護学院	〒577-0843　東大阪市荒川2丁目32番43号 ☎06-6720-0307	12/4~1/12	1/20
兵庫県	医療法人山西会宝塚三田病院附属准看護学校	〒669-1537　三田市西山2丁目22-10 ☎079-563-4871	1/10~1/16 2/7~2/13 2/29~3/11	1/27 2/24 3/16
奈良県	学校法人栗岡学園阪奈中央看護専門学校	〒630-0243　生駒市俵口町450番地 ☎0743-74-9058	10/16~10/27 11/27~12/8 1/29~2/9	11/3 12/16 2/17
和歌山県	新宮市医師会准看護学院	〒647-0012　新宮市伊佐田町1丁目2-12 ☎0735-21-2529	-	-
鳥取県	鳥取県東部医師会附属鳥取看護高等専修学校	〒680-0845　鳥取市富安1丁目27 ☎0857-24-0888	1/29~2/9	2/18
島根県	浜田准看護学校	〒697-0021　浜田市松原町277-8 ☎0855-22-0967	12/13~1/5 2/1~2/8	1/18 2/15
	松江市医師会立松江看護高等専修学校	〒690-0048　松江市西嫁島2丁目2番23号 ☎0852-21-0106	11/10~11/20	12/2
広島県	安佐医師会立安佐准看護学校	〒731-0223　広島市安佐北区可部南2丁目1番38号安佐医師会病院2階 ☎082-555-8602	-	10/15 2/4 3/3※ ※入試実施状況により実施しない場合あり
	尾道准看護学院	〒722-0025　尾道市栗原東2丁目4番33号 ☎0848-24-1945	1/5~1/12 1/26~2/9 2/26~3/4	1/21 2/23 3/10
	広島市医師会看護専門学校	〒733-8548　広島市西区観音本町一丁目1番1号 ☎082-233-0700	10/20~11/2 12/1~1/16 2/1~2/16	11/19 1/27 3/2

地域	学校名	所在地・TEL	出願期間	試験日
山口県	宇部市医師会宇部看護専門学校	〒755-0072　宇部市中村3丁目12番53号 ☎0836-31-5368	11/1~11/10 1/9~1/15	11/23 1/21
	吉南医師会吉南准看護学院	〒754-0002　山口市小郡下郷799 ☎083-972-0634	10/23~11/6 1/15~1/29	11/11 2/3
	東亜大学附属下関看護専門学校	〒751-8503　下関市一の宮学園町2-1 ☎083-256-1118	11/17~12/1 12/11~1/10 1/22~2/13 2/26~3/19	12/10 1/21 2/25 3/24
	萩市医師会萩准看護学院	〒758-0074　萩市大字平安古町209番地1 ☎0838-25-6665	10/10~11/6 1/15~2/9	11/18 2/17
	防府医師会防府看護専門学校	〒747-0814　防府市三田尻1丁目3番1号 ☎0835-24-5424	11/6~11/17 1/9~1/19	11/26 1/28
徳島県	医療法人敬愛会南海病院附属准看護学院	〒772-0053　鳴門市鳴門町土佐泊浦字高砂14-2 ☎088-687-2230	-	-
	徳島県立総合看護学校	〒770-0046　徳島市鮎喰町2丁目41-6 ☎088-633-6620	11/1~12/28	1/30
	三好市医師会准看護学院	〒778-0005　三好市池田町シマ842-1 ☎0883-72-0586	12/1~1/9	1/20 (2次)1/21
香川県	大川地区医師会附属准看護学院	〒769-2401　さぬき市津田町津田1673番地2 ☎0879-42-3424	11/1~12/4 12/5~1/29 1/30~3/18	12/7 2/1 3/21
	木田地区医師会附属准看護学院	〒761-0701　木田郡三木町大字池戸2991-2 ☎087-898-1020	10/2~10/27 11/13~12/16 1/4~1/26	11/4 12/16 2/3
	坂出市医師会附属准看護学院	〒762-0003　坂出市久米町一丁目17番11号 ☎0877-45-4080	8/24~9/26 11/2~12/5 1/4~1/30※	9/28 12/7 2/1※中止の場合あり
	小豆郡医師会立小豆島准看護学院	〒761-4431　小豆郡小豆島町片城甲44番地341 ☎0879-82-0498	9/25~10/6 11/13~11/24	10/19 12/7
	高松市医師会看護専門学校	〒760-0068　高松市松島町一丁目16番20号 ☎087-831-9585	11/21~12/6 2/5~2/15	12/9・10 2/17
	丸亀市医師会附属准看護学院	〒763-0033　丸亀市中府町5-1-3 ☎0877-22-4809	9/1~9/27 11/1~11/29 12/18~1/24	10/5 12/7 2/1
	三豊・観音寺市医師会三豊准看護学院	〒769-1506　三豊市豊中町本山甲201番地1 ☎0875-62-4100	9/4~10/3 10/30~11/28 1/5~1/30	10/7 12/2 2/3
愛媛県	今治看護専門学校	〒794-0026　今治市別宮町7-3-2 ☎0898-22-6545	11/22~11/29 1/10~1/17 2/22~2/27	12/7 1/25 3/5
	松山看護専門学校	〒790-0014　松山市柳井町2丁目85 ☎089-915-7751	1/5~1/15 2/9~2/16	1/21 2/25
高知県	清和准看護学院	〒789-1202　高岡郡佐川町乙1777番地 ☎0889-20-0034	-	-
福岡県	飯塚医師会看護高等専修学校	〒820-0040　飯塚市吉原町1番1号サンメディラック飯塚3階 ☎0948-22-3559	11/14~11/21 1/9~1/16 2/6~2/13※	11/25 1/20 2/17※2次で定員を満たさない場合のみ実施
	大牟田医師会看護専門学校	〒836-0843　大牟田市不知火町3丁目104 ☎0944-52-7698	10/10~10/20 10/30~11/10	10/28 11/18
	北九州小倉看護専門学校	〒802-0076　北九州市小倉北区中島1丁目19番17号小倉医師会館内 ☎093-551-3183	10/26~11/6 1/22~1/30	11/11 2/3
	久留米医師会看護専門学校	〒830-0013　久留米市櫛原町45番地 ☎0942-34-4184	10/23~11/6 11/13~12/4 12/18~1/12 1/22~2/9 2/26~3/12	11/11 12/10 1/20 2/17 3/16
	筑紫医師会筑紫看護高等専修学校	〒818-0132　太宰府市国分三丁目13番1号 ☎092-922-5684	11/1~11/21 1/4~1/16 1/29~2/13	11/26 1/21 2/18
	直方鞍手医師会直方看護専修学校	〒822-0034　直方市大字山部808番地13 ☎0949-22-0512	10/16~10/25 11/27~12/6 2/13~2/21	10/28 12/9 2/24
	福岡市医師会看護専門学校	〒814-0001　福岡市早良区百道浜1-6-9 ☎092-852-1530	9/1~9/27 10/23~11/8 1/22~2/14	10/8 11/19 2/25
	福間看護高等専修学校	〒811-3295　福津市花見が浜1丁目5番1号 ☎0940-42-7928	10/30~11/24 1/4~1/26 2/26~3/1	12/3 2/4 3/3
	豊前築上医師会看護高等専修学校	〒828-0021　豊前市大字八屋1522番地2 ☎0979-82-0607	10/30~11/24 11/27~1/26	11/25 1/27
	京都医師会看護高等専修学校	〒824-0002　行橋市東大橋2丁目9番2号 ☎0930-22-1804	11/20~12/4 12/23~1/6 1/22~2/5	12/10 1/14 2/11
	柳川山門医師会看護高等専修学校	〒832-0827　柳川市三橋町蒲船津1401-10 ☎0944-72-8086	10/13~11/1 11/24~11/30 1/9~1/18 1/31~2/15	11/5 12/3 1/21 2/18
	八幡医師会看護専門学院	〒805-0062　北九州市八幡東区平野2丁目1番1号 ☎093-671-1507	10/23~11/6 11/13~11/24	11/11 12/2
	八女筑後看護専門学校	〒834-0063　八女市本村656番地の1 ☎0943-23-6284	9/19~10/13 10/16~11/10 11/13~12/8 2/13~3/8	10/22 11/19 12/17 3/17
佐賀県	伊万里看護学校	〒848-0027　伊万里市立花町1542-15 ☎0955-23-4635	9/15~9/29 10/19~11/2	10/7 11/10

※受験を希望される方は、必ず各学校の募集要項をご確認ください。

地域	学校名	所在地・TEL	出願期間	試験日
佐賀県	鹿島藤津地区医師会立看護高等専修学校	〒849-1311　鹿島市大字高津原813　☎0954-63-3969	11/6~11/16 12/4~12/14 2/5~2/15 2/26~3/7	11/19 12/16 2/18 3/9
	唐津東松浦医師会唐津看護専門学校	〒847-0011　唐津市栄町2588-8　☎0955-74-6125	9/19~10/12 1/16~1/30	10/14 2/10
	佐賀市医師会立看護専門学校	〒840-0054　佐賀市水ヶ江1丁目12-11　☎0952-23-1414	10/23~11/4 1/4~1/12	11/12 1/21
	武雄杵島地区医師会武雄看護学校	〒843-0023　武雄市武雄町大字昭和297番地　☎0954-23-7171	9/25~10/6 1/15~1/26	10/17 2/3
	鳥栖三養基医師会立看護高等専修学校	〒841-0062　鳥栖市幸津町1923番地　☎0942-83-2282	10/10~10/20 11/20~12/1	10/28 12/9
長崎県	長崎市医師会看護専門学校	〒850-8511　長崎市栄町2番22号　☎095-818-5800	11/7~11/21	12/3
熊本県	天草郡市医師会附属天草准看護高等専修学校	〒863-0002　天草市本渡町本戸馬場1078番2　☎0969-22-2309	9/19~10/17 11/14~12/5	10/23 12/11
	鹿本医師会看護学校	〒861-0501　山鹿市山鹿332番地1　☎0968-44-6098	10/2~11/1 11/2~12/6	11/9 12/14
	菊池郡市医師会立看護高等専修学校	〒861-1331　菊池市隈府764番地1　☎0968-25-2182	10/23~11/8	11/9
	熊本市医師会看護専門学校	〒860-0811　熊本市中央区本荘3丁目3番3号　☎096-366-3638	11/8~11/17 1/9~1/16※	11/26 1/21※状況により実施
	下益城郡医師会立宇城看護高等専修学校	〒869-0502　宇城市松橋町松橋351番地　☎0964-33-7474	-	-
	人吉市医師会人吉球磨准看護学院	〒868-0037　人吉市南泉田町72-2　☎0966-22-2962	9/25~9/29 10/30~11/2 11/27~12/1 1/9~1/12 2/13~2/16	10/8 11/12 12/10 1/21 2/25
	八代市医師会八代看護学校	〒866-0074　八代市平山新町4453-2　☎0965-34-5573	10/25~11/2 12/13~12/22	11/11 1/13
大分県	大分市医師会立大分准看護専門学院	〒870-1133　大分市大字宮崎字古園1315番　☎097-569-3328	12/1~1/5 1/24~2/2	1/11 2/6
	佐伯市医師会立佐伯准看護学院	〒876-0835　佐伯市鶴岡町2丁目2番1号　☎0972-23-1310	10/26~11/9 12/27~1/12	11/16 1/20
	中津市医師会中津ファビオラ看護学校	〒871-0162　中津市大字永添字小森2110番地　☎0979-24-7270	10/27~11/24 1/4~1/26	12/2 2/3
	日田市医師会立日田准看護学院	〒877-1232　日田市清水町802番地の5　☎0973-23-8836	11/1~11/27 1/4~2/9 2/19~3/8	12/3 2/18 3/17
	豊後大野市竹田市医師会共立豊西准看護学院	〒879-6643　豊後大野市緒方町下自在字大石137番1　☎0974-42-2432	11/20~12/1 1/9~2/9	12/10 2/18
宮崎県	児湯准看護学校	〒884-0002　児湯郡高鍋町大字北高鍋160-1　☎0983-23-2008	10/10~11/9 1/4~1/25	11/11 1/27
	日向市東臼杵郡医師会日向看護高等専修学校	〒883-0052　日向市鶴町1丁目6番2号　☎0982-52-0222	10/2~10/12 1/15~1/26	10/21 2/3
	都城市北諸県郡医師会都城看護専門学校	〒885-0073　都城市姫城町8街区23号　☎0986-22-0775	10/10~11/2 12/11~1/5	11/11 1/13
鹿児島県	出水郡医師会准看護学校	〒899-0202　出水市昭和町18番18号鹿児島県北薩地域振興局出水庁舎2階　☎0996-62-3335	11/13~11/24 1/17~1/29 随時	12/2 2/3 随時
	肝付町立高山准看護学校	〒893-1206　肝属郡肝付町前田1072-1　☎0994-65-2864	11/27~12/4	12/14

助産師養成施設名簿

※助産師の資格を取得するには、看護師免許取得後、助産師国家試験に合格しなければなりません。詳細は各学校にお問い合わせください。

医療関係職種養成施設・厚生労働省（2023年3月10日現在）

都道府県	養成機関名	修業年限・募集人数	所在地	電話番号
北海道	北海道立旭川高等看護学院	1年・20名	〒078-8803 旭川市緑が丘東3条1丁目1-2	0166-65-7101
宮城	医療法人社団スズキ病院附属助産学校	1年・30名	〒989-2481 岩沼市里の杜3-5-21	0223-23-3116
	独立行政法人国立病院機構仙台医療センター附属仙台看護助産学校	1年・25名	〒983-0045 仙台市宮城野区宮城野二丁目8番8号	022-293-1312
秋田	秋田県立衛生看護学院	1年・10名	〒013-0037 横手市前郷2番町10-2	0182-23-5011
茨城	茨城県立中央看護専門学校	1年・25名	〒309-1703 笠間市鯉淵6528	0296-77-0588
	晃陽看護栄養専門学校	1年・20名	〒306-0011 古河市東1-5-26	0280-31-7888
栃木	マロニエ医療福祉専門学校	1年・30名	〒328-0027 栃木市今泉町2-6-22	0282-28-0030
群馬	高崎市医師会看護専門学校	1年・20名	〒370-0006 高崎市問屋町四丁目8番地11	027-360-3300
千葉	あびこ助産師専門学校	1年・40名	〒270-1166 我孫子市我孫子1854-12	04-7179-0321
	亀田医療技術専門学校	1年・20名	〒296-0041 鴨川市東町 1343-4	04-7099-1205
東京	首都医校	1年・25名	〒160-0023 新宿区西新宿1-7-3	03-3346-3000
	中林病院助産師学院	1年・20名	〒131-0032 墨田区東向島3-29-1	03-3614-5030
	日本赤十字社助産師学校	1年・40名	〒150-0012 渋谷区広尾4-1-3	03-3400-0112
	母子保健研修センター助産師学校	1年・25名	〒112-0013 文京区音羽1丁目19番18号	03-5981-3027
神奈川	神奈川県立衛生看護専門学校	1年・40名	〒231-0836 横浜市中区根岸町2-85-2	045-625-6767
静岡	静岡医療科学専門大学校	1年・15名	〒434-0041 浜松市浜北区平口2000	053-585-1551
	静岡県立看護専門学校	1年・10名	〒411-0905 駿東郡清水町長沢212-1	055-971-2135
	静岡市立清水看護専門学校	1年・10名	〒424-0911 静岡市清水区宮加三1221番地-5	054-336-1136
愛知	名古屋医専	1年・40名	〒450-0002 名古屋市中村区名駅四丁目27番1号	052-582-3000
岐阜	岐阜県立衛生専門学校	1年・20名	〒500-8226 岐阜市野一色4-11-2	058-245-8502
三重	ユマニテク看護助産専門学校	1年・30名	〒510-0067 四日市市浜田町13-29	059-353-4318
京都	京都府医師会看護専門学校	1年・20名	〒607-8169 京都市山科区椥辻西浦町1-13	075-502-9500
	独立行政法人国立病院機構京都医療センター附属京都看護助産学校	1年・18名	〒612-8555 京都市伏見区深草向畑町1-1	075-641-9191
	洛和会京都厚生学校	1年・20名	〒607-8064 京都市山科区音羽八ノ坪53-1	075-593-4116
大阪	愛仁会看護助産専門学校	1年・15名	〒569-1115 高槻市古曽部町1丁目3番33号	072-681-6031
	聖バルナバ助産師学院	1年・20名	〒543-0032 大阪市天王寺区細工谷1-3-18	06-6779-1675
	専門学校ベルランド看護助産大学校	1年・10名	〒599-8247 堺市中区東山500-3	072-234-2004
兵庫	兵庫県立総合衛生学院	1年・20名	〒653-0052 神戸市長田区海運町7丁目4-13	078-733-6611
鳥取	鳥取県立倉吉総合看護専門学校	1年・11名	〒682-0805 倉吉市南昭和町15	0858-22-1041
岡山	独立行政法人国立病院機構岡山医療センター附属岡山看護助産学校	1年・16名	〒701-1195 岡山市北区田益1711-1	086-294-9292
福岡	遠賀中間医師会立 遠賀郡中央看護助産学校	1年・15名	〒807-0052 遠賀郡水巻町下二西2-1-33	093-203-2333
	福岡水巻看護助産学校	1年・16名	〒807-0051 遠賀郡水巻町立屋敷1-14-51	093-201-5233
佐賀	佐賀県医療センター好生館看護学院	1年・12名	〒849-0918 佐賀市兵庫南3-7-17	0952-25-9220
大分	藤華医療技術専門学校	1年・20名	〒879-7125 豊後大野市三重町内田4000-1	0974-22-3434
鹿児島	鹿児島医療福祉専門学校	1年・20名	〒890-0034 鹿児島市田上8-21-3	099-281-9911

保健師養成施設名簿

※保健師の資格を取得するには、看護師免許取得後、保健師国家試験に合格しなければなりません。詳細は各学校にお問い合わせください。

医療関係職種養成施設・厚生労働省（2023年3月10日現在）

都道府県	養成機関名	修業年限・募集人数	所在地	電話番号
北海道	北海道立旭川高等看護学院	1年・20名	〒078-8803 旭川市緑が丘東3条1丁目1-2	0166-65-7101
秋田	秋田県立衛生看護学院	1年・15名	〒013-0037 横手市前郷2番町10-2	0182-23-5011
栃木	栃木県立衛生福祉大学校	1年・30名	〒320-0834 宇都宮市陽南4-2-1	028-658-8521
埼玉	早稲田医療技術専門学校	1年・40名	〒339-8555 さいたま市岩槻区太田字新正寺曲輪354-3	048-758-7117
愛知	名古屋医専	1年・40名	〒450-0002 名古屋市中村区名駅四丁目27番1号	052-582-3000

※統合カリキュラム除く

助産師・保健師養成施設名簿

管理栄養士（栄養士）養成施設名簿

※管理栄養士の資格を取得するには、栄養士免許取得後、管理栄養士国家試験に合格しなければなりません。詳細は各学校にお問い合わせください。

（参考：一般社団法人全国栄養士養成施設協会HP）

都道府県	名　称	課　程	所在地	電話番号
北海道	名寄市立大学	保健福祉学部栄養学科	〒096-8641　名寄市西4条北8-1	01654(2)4194
	札幌保健医療大学	保健医療学部栄養学科	〒007-0894　札幌市東区中沼西4条2-1-15	011(792)3350
	天使大学	看護栄養学部栄養学科	〒065-0013　札幌市東区北13条東3-1-30	011(741)1051
	藤女子大学	人間生活学部食物栄養学科	〒061-3204　石狩市花川南4条5丁目	0133(74)3111
	北海道文教大学	人間科学部健康栄養学科	〒061-1449　恵庭市黄金中央5-196-1	0123(34)0019
	酪農学園大学	農食環境学群食と健康学類管理栄養士コース	〒069-8501　江別市文京台緑町582	011(386)1111
青森	青森県立保健大学	健康科学部栄養学科	〒030-8505　青森市大字浜館字間瀬58-1	017(765)2000
	柴田学園大学	生活創生学部健康栄養学科	〒036-8530　弘前市清原1-1-16	0172-33-2289
岩手	盛岡大学	栄養科学部栄養科学科	〒020-0694　滝沢市砂込808	019(688)5555
宮城	尚絅学院大学	健康栄養学群健康栄養学類	〒981-1295　名取市ゆりが丘4-10-1	022(381)3300
	仙台白百合女子大学	人間学部健康栄養学科管理栄養専攻	〒981-3107　仙台市泉区本田町6-1	022(372)3254
	東北生活文化大学	家政学部家政栄養学専攻	〒981-8585　仙台市泉区虹の丘1-18-2	022(272)7414
	宮城学院女子大学	生活科学部食品栄養学科	〒981-8557　仙台市青葉区桜ケ丘9-1-1	022(279)1311
山形	山形県立米沢栄養大学	健康栄養学部健康栄養学科	〒992-0025　米沢市通町6-15-1	0238(22)7330
福島	郡山女子大学	家政学部食物栄養学科	〒963-8503　郡山市開成3-25-2	0120(910)488
茨城	茨城キリスト教大学	生活科学部食物健康科学科	〒319-1295　日立市大みか町6-11-1	0294(52)3212
	つくば国際大学	医療保健学部保健栄養学科	〒300-0051　土浦市真鍋6-8-33	029(826)6622
	常磐大学	人間科学部健康栄養学科	〒310-8585　水戸市見和1-430-1	029(232)0007
	晃陽看護栄養専門学校	管理栄養士学科	〒306-0011　茨城県古河市東1-5-26	0280-31-7888
群馬	桐生大学	医療保健学部栄養学科	〒379-2392　みどり市笠懸町阿左美606-7	0277(76)2400
	高崎健康福祉大学	健康福祉学部健康栄養学科	〒370-0033　高崎市中大類町37-1	027(352)1290
	東洋大学	食環境科学部健康栄養学科	〒374-0193　邑楽郡板倉町泉野1-1-1	0276(82)9111
埼玉	十文字学園女子大学	人間生活学部食物栄養学科	〒352-8510　新座市菅沢2-1-28	048(477)0555
	城西大学	薬学部医療栄養学科	〒350-0295　坂戸市けやき台1-1	049(271)7711
	女子栄養大学	栄養学部実践栄養学科	〒350-0288　坂戸市千代田3-9-21	049(282)7331
	東都大学	管理栄養学部管理栄養学科	〒366-0052　深谷市上柴町西4-2-7	048(574)2500
	人間総合科学大学	人間科学部健康栄養学科	〒339-8539　さいたま市岩槻区馬込1288	048(749)6111
千葉	千葉県立保健医療大学	健康科学部栄養学科	〒261-0014　千葉市美浜区若葉2-10-1	043(296)2000
	淑徳大学	看護栄養学部栄養学科	〒260-8703　千葉市中央区仁戸名町673	043(305)1881
	聖徳大学	人間栄養学部人間栄養学科	〒271-8555　松戸市岩瀬550	047(365)1111
	和洋女子大学	家政学部健康栄養学科	〒272-8533　市川市国府台2-3-1	047(371)1127
東京	お茶の水女子大学	生活科学部食物栄養学科	〒112-8610　文京区大塚2-1-1	03(5978)5151
	大妻女子大学	家政学部食物学科管理栄養士専攻	〒102-8357　千代田区三番町12	03(5275)0404
	共立女子大学	家政学部食物栄養学科管理栄養士専攻	〒101-8437　千代田区一ツ橋2-2-1	03(3237)5656
	駒沢女子大学	人間健康学部健康栄養学科	〒206-8511　稲城市坂浜238	042(350)7110
	実践女子大学	生活科学部食生活科学科管理栄養士専攻	〒191-8510　日野市大坂上4-1-1	042(585)8820
	昭和女子大学	食健康科学部管理栄養学科	〒154-8533　世田谷区太子堂1-7-57	03(3411)5154
	帝京平成大学	健康メディカル学部健康栄養学科	〒170-8445　豊島区東池袋2-51-4	03(5843)3200
	東京医療保健大学	医療保健学部医療栄養学科	〒154-8568　世田谷区世田谷3-11-3	03(5799)3711
	東京家政大学	栄養学部管理栄養学科	〒173-8602　板橋区加賀1-18-1	03(3961)5226
	東京家政学院大学	人間栄養学部人間栄養学科	〒102-8341　千代田区三番町22	03(3262)2251
	東京聖栄大学	健康栄養学部管理栄養学科	〒124-8530　葛飾区西新小岩1-4-6	03(3692)0211
	東京農業大学	応用生物科学部栄養科学科	〒156-8502　世田谷区桜丘1-1-1	03(5477)2226
	日本女子大学	家政学部食物学科管理栄養士専攻	〒112-8681　文京区目白台2-8-1	03(5981)3786
	吉祥寺二葉栄養調理専門職学校	管理栄養士科	〒180-0004　武蔵野市吉祥寺本町2-11-2	0120-28-1409
	東京栄養食糧専門学校	管理栄養士科	〒154-8544　世田谷区池尻2-23-11	03(3424)9113
	華学園栄養専門学校	管理栄養士科	〒110-8662　台東区根岸1-1-12	03(3875)1111
神奈川	神奈川県立保健福祉大学	保健福祉学部栄養学科	〒238-8522　横須賀市平成町1-10-1	046(828)2511
	神奈川工科大学	健康医療科学部管理栄養学科	〒243-0292　厚木市下荻野1030	046(291)3002
	鎌倉女子大学	家政学部管理栄養学科	〒247-8512　鎌倉市大船6-1-3	0467(44)2111
	関東学院大学	栄養学部管理栄養学科	〒236-8501　横浜市金沢区六浦東1-50-1	045(786)7019
	相模女子大学	栄養科学部管理栄養学科	〒252-0383　相模原市南区文京2-1-1	042(742)1411
	文教大学	健康栄養学部管理栄養学科	〒253-8550　茅ヶ崎市行谷1100	0467(54)4300
新潟	新潟県立大学	人間生活学部健康栄養学科	〒950-8680　新潟市東区海老ヶ瀬471	025(270)1311
	新潟医療福祉大学	健康科学部健康栄養学科	〒950-3198　新潟市北区島見町1398	025(257)4459
	北陸食育フードカレッジ	管理栄養士学科	〒940-0034　長岡市福住1-5-25	0258(32)0288
石川	金沢学院大学	栄養学部栄養学科	〒920-1392　金沢市末町10	076(229)8833
福井	仁愛大学	人間生活学部健康栄養学科	〒915-8586　越前市大手町3-1-1	0778(27)2010
山梨	山梨学院大学	健康栄養学部管理栄養学科	〒400-8575　甲府市酒折2-4-5	055(224)1234
長野	長野県立大学	健康発達学部食健康学科	〒380-8525　長野市三輪8-49-7	026(462)1489
	松本大学	人間健康学部健康栄養学科	〒390-1295　松本市新村2095-1	0263(48)7201
静岡	静岡県立大学	食品栄養科学部栄養生命科学科	〒422-8526　静岡市駿河区谷田52-1	054(264)5007
	常葉大学	健康プロデュース学部健康栄養学科	〒431-2102　浜松市北区都田町1230	053(428)3511
愛知	愛知学院大学	健康栄養学部健康栄養学科	〒470-0195　日進市岩崎町阿良池12	0561(73)1111
	愛知学泉大学	家政学部管理栄養学科	〒444-8520　岡崎市舳越町上川成28	0564(34)1212
	愛知淑徳大学	健康医療科学部健康栄養学科	〒480-1197　長久手市片平2-9	0561(62)4111
	金城学院大学	生活環境学部食環境栄養学科	〒463-8521　名古屋市守山区大森2-1723	0120-331791
	至学館大学	健康科学部栄養科学科	〒474-8651　大府市横根町名高山55	0562(46)8861
	修文大学	健康栄養学部管理栄養学科	〒491-0938　一宮市日光町6	0120(138)158

都道府県	名　称	課　程	所在地	電話番号
愛知	椙山女学園大学	生活科学部管理栄養学科	〒464-8662 名古屋市千種区星が丘元町17-3	052(781)1186
	中部大学	応用生物学部食品栄養科学科管理栄養科学専攻	〒487-8501 春日井市松本町1200	0568(51)5541
	東海学園大学	健康栄養学部管理栄養学科	〒468-8514 名古屋市天白区中平2-901	052(801)1201
	名古屋学芸大学	管理栄養学部管理栄養学科	〒470-0196 日進市岩崎町竹ノ山57	0561(75)7111
	名古屋経済大学	人間生活科学部管理栄養学科	〒484-8504 犬山市内久保61-1	0568(67)0624
	名古屋女子大学	健康科学部健康栄養学科	〒467-8610 名古屋市瑞穂区汐路町3-40	052(852)1111
	名古屋文理大学	健康生活学部健康栄養学科	〒492-8520 稲沢市稲沢町前田365	0587(23)2400
岐阜	岐阜女子大学	家政学部健康栄養学科	〒501-2592 岐阜市太郎丸80	058(229)2211
	東海学院大学	健康福祉学部管理栄養学科	〒504-8511 各務原市那加桐野町5-68	058(389)2200
三重	鈴鹿医療科学大学	保健衛生学部医療栄養学科	〒510-0293 鈴鹿市岸岡町1001-1	059(383)8991
滋賀	滋賀県立大学	人間文化学部生活栄養学科	〒522-8533 彦根市八坂町2500	0749(28)8200
	龍谷大学	農学部食品栄養学科	〒520-2194 大津市瀬田大江町横谷1-5	0570-017887
京都	京都府立大学	生命環境学部食保健学科	〒606-8522 京都市左京区下鴨半木町1-5	075(703)5101
	京都華頂大学	現代家政学部食物栄養学科管理栄養士養成課程	〒605-0062 京都市東山区林下町3-456	075(551)1188
	京都光華女子大学	健康科学部健康栄養学科管理栄養士専攻	〒615-0882 京都市右京区西京極葛野町38	075(312)1899
	京都女子大学	家政学部食物栄養学科	〒605-8501 京都市東山区今熊野北日吉町35	075(531)7054
	同志社女子大学	生活科学部食物栄養科学科管理栄養士専攻	〒602-0893 京都市上京区今出川通寺町西入	0774(65)8811
	京都栄養医療専門学校	管理栄養士科	〒616-8376 京都市右京区嵯峨天竜寺瀬戸川町18-39	075-872-8500
大阪	大阪市立大学	生活科学部食品栄養科学科	〒558-8585 大阪市住吉区杉本3-3-138	06(6605)2141
	大阪府立大学	総合リハビリテーション学類栄養療法学専攻	〒583-8555 羽曳野市はびきの3-7-30	072(950)2111
	大阪青山大学	健康科学部健康栄養学科	〒562-8580 箕面市新稲2-11-1	072(722)4165
	大阪樟蔭女子大学	健康栄養学部健康栄養学科管理栄養士専攻	〒577-8550 東大阪市菱屋西4-2-26	06(6723)8181
	大手前大学	健康栄養学部管理栄養学科	〒540-0008 大阪市中央区大手前2-1-88	06(6941)7698
	関西福祉科学大学	健康福祉学部福祉栄養学科	〒582-0026 柏原市旭ヶ丘3-11-1	072(978)0676
	摂南大学	農学部食品栄養学科	〒573-0101 枚方市長尾峠町45-1	072(839)9104
	千里金蘭大学	生活科学部食物栄養学科	〒565-0873 吹田市藤白台5-25-1	06(6872)0673
	相愛大学	人間発達学部発達栄養学科	〒559-0033 大阪市住之江区南港中4-4-1	06(6612)5900
	帝塚山学院大学	人間科学部食物栄養学科	〒590-0113 堺市南区晴美台4-2-2	072-290-0652
	梅花女子大学	食文化学部管理栄養学科	〒567-8578 茨木市宿久庄2-19-5	072(643)6221
	羽衣国際大学	人間生活学部食物栄養学科	〒592-8344 堺市西区浜寺南町1-89-1	072(265)7000
兵庫	兵庫県立大学	環境人間学部食環境栄養課程	〒670-0092 姫路市新在家本町1-1-12	079(292)1515
	甲子園大学	栄養学部栄養学科	〒665-0006 宝塚市紅葉ガ丘10-1	0797(87)5111
	甲南女子大学	医療栄養学部医療栄養学科	〒658-0001 神戸市東灘区森北町6-2-23	078(431)0499
	神戸学院大学	栄養学部栄養学科管理栄養学専攻	〒651-2180 神戸市西区伊川谷町有瀬518	078(974)1551
	神戸松蔭女子学院大学	人間科学部食物栄養学科	〒657-0015 神戸市灘区篠原伯母野山町1-2-1	078(882)6122
	神戸女子大学	家政学部管理栄養士養成課程	〒654-8585 神戸市須磨区東須磨青山2-1	078(731)4416
	園田学園女子大学	人間健康学部食物栄養学科	〒661-8520 尼崎市南塚口町7-29-1	06(6429)9903
	兵庫大学	健康科学部栄養マネジメント学科	〒675-0195 加古川市平岡町新在家2301	079(427)5111
	武庫川女子大学	食物栄養科学部食物栄養学科	〒663-8558 西宮市池開町6-46	0798(47)1212
奈良	奈良女子大学	生活環境学部食物栄養学科	〒630-8506 奈良市北魚屋東町	0742(20)3353
	畿央大学	健康科学部健康栄養学科	〒635-0832 北葛城郡広陵町馬見中4-2-2	0745(54)1601
	近畿大学	農学部食品栄養学科管理栄養士養成課程	〒631-8505 奈良市中町3327-204	06-6730-1124
	帝塚山大学	現代生活学部食物栄養学科	〒631-8585 奈良市学園南3-1-3	0742(41)4716
岡山	岡山県立大学	保健福祉学部栄養学科	〒719-1197 総社市窪木111	0866(94)9163
	岡山学院大学	人間生活学部食物学科	〒710-8511 倉敷市有城787	086(428)2651
	川崎医療福祉大学	医療技術学部臨床栄養学科	〒701-0193 倉敷市松島288	086(462)1111
	くらしき作陽大学	食文化学部栄養学科	〒710-0292 倉敷市玉島長尾3515	0120(911)394
	中国学園大学	現代生活学部人間栄養学科	〒701-0197 岡山市北区庭瀬83	086-293-0541
	ノートルダム清心女子大学	人間生活学部食品栄養学科	〒700-8516 岡山市北区伊福町2-16-9	086(252)1155
	美作大学	生活科学部食物学科	〒708-8511 津山市北園町50	0868(22)7718
広島	県立広島大学	地域創生学部健康科学コース	〒734-8558 広島市南区宇品東1-1-71	082(251)5178
	比治山大学	健康栄養学部管理栄養学科	〒732-8509 広島市東区牛田新町4-1-1	082(229)0121
	広島国際大学	健康科学部医療栄養学科	〒737-0112 呉市広古新開5-1-1	0823(70)4500
	広島修道大学	健康科学部健康栄養学科	〒731-3195 広島市安佐南区大塚東1-1-1	082(830)1100
	広島女学院大学	人間生活学部管理栄養学科	〒732-0063 広島市東区牛田東4-13-1	082(228)0386
	広島文教大学	人間科学部人間栄養学科	〒731-0295 広島市安佐北区可部東1-2-1	082(814)3191
	福山大学	生命工学部生命栄養科学科	〒729-0292 福山市学園町1番地三蔵	084(936)2111
	安田女子大学	家政学部管理栄養学科	〒731-0153 広島市安佐南区安東6-13-1	082(878)8111
山口	山口県立大学	看護栄養学部栄養学科	〒753-8502 山口市桜畠3-2-1	083(928)0211
	東亜大学	医療学部健康栄養学科	〒751-8503 下関市一の宮学園町2-1	083(256)1111
徳島	徳島大学	医学部栄養学科	〒770-8503 徳島市蔵本町3-18-15	088(633)9116
	四国大学	生活科学部管理栄養士養成課程	〒771-1192 徳島市応神町古川字戎子野123-1	088(665)1300
	徳島文理大学	人間生活学部食物栄養学科	〒770-8514 徳島市山城町西浜傍示180	088(602)8000
高知	高知県立大学	健康栄養学部健康栄養学科	〒781-8515 高知市池2751-1	088(847)8700
	高知学園大学	健康科学部管理栄養学科	〒780-0955 高知市旭天神町292-26	088-840-1121
福岡	福岡女子大学	国際文理学部食・健康学科	〒813-8529 福岡市東区香住ヶ丘1-1-1	092(661)2411
	九州栄養福祉大学	食物栄養学部食物栄養学科	〒803-8511 北九州市小倉北区下到津5-1-1	093(561)2060
	九州女子大学	家政学部栄養学科	〒807-8586 北九州市八幡西区自由ヶ丘1-1	093(693)3277
	西南女学院大学	保健福祉学部栄養学科	〒803-0835 北九州市小倉北区井堀1-3-5	093(583)5123
	中村学園大学	栄養科学部栄養科学科	〒814-0198 福岡市城南区別府5-7-1	092(851)6762
佐賀	西九州大学	健康栄養学部健康栄養学科	〒842-8585 神埼市神埼町尾崎4490-9	0952(52)4191
長崎	長崎県立大学	看護栄養学部栄養健康学科	〒851-2195 西彼杵郡長与町まなび野1-1-1	095(813)5500
	活水女子大学	健康生活学部食生活健康学科	〒850-8515 長崎市東山手町1-50	095(822)4107
	長崎国際大学	健康管理学部健康栄養学科	〒859-3298 佐世保市ハウステンボス町2825-7	0956(39)2020
熊本	熊本県立大学	環境共生学部環境共生学科食健康環境学専攻	〒862-8502 熊本市東区月出3-1-100	096(383)2929
	尚絅大学	生活科学部栄養科学科	〒862-8678 熊本市中央区九品寺2-6-78	096(362)2011

都道府県	名　称	課　程	所在地	電話番号
大　分	別府大学	食物栄養科学部食物栄養学科	〒874-8501　別府市北石垣82	0977(67)0101
宮　崎	南九州大学	健康栄養学部管理栄養学科	〒880-0032　宮崎市霧島5-1-2	0985(83)2111
鹿児島	鹿児島純心大学	看護栄養学部健康栄養学科	〒895-0011　薩摩川内市天辰町2365	0996(23)5311
沖　縄	沖縄大学	健康栄養学部管理栄養学科	〒902-8521　那覇市国場555	098(832)3216

養護教諭養成施設名簿

※詳細は各学校にお問い合わせください。

(参考：文部科学省資料)

●通学課程　一種免許状（大学卒業程度）

都道府県	名　称	課　程	所在地	電話番号
北海道	北海道教育大学	教育学部教員養成課程	〒002-8501　札幌市北区あいの里5条3丁目1番3号	011-778-0206
	北翔大学	教育文化学部教育学科養護教諭コース	〒069-8511　江別市文京台23番地	011-387-3906
青　森	弘前大学	教育学部養護教諭養成課程	〒036-8560　弘前市文京町一番地	0172-36-2111
	八戸学院大学	健康医療学部人間健康学科	〒031-8588　八戸市美保野13-98	0178-30-1700
岩　手	岩手県立大学	看護学部看護学科	〒020-0693　滝沢市巣子152-52	019-694-2200
宮　城	宮城大学	看護学群看護学類	〒981-3298　黒川郡大和町学苑1番地1	022-377-8333
	仙台大学	体育学部健康福祉学科	〒989-1693　柴田郡柴田町船岡南二丁目2番18号	0224-55-1121
	東北福祉大学	総合福祉学部福祉心理学科	〒981-8522　仙台市青葉区国見1-8-1	022-717-3312
	宮城学院女子大学	教育学部教育学科健康教育専攻	〒981-8557　仙台市青葉区桜ケ丘9-1-1	022-279-5837
秋　田	日本赤十字秋田看護大学	看護学部看護学科	〒010-1493　秋田市上北手猿田字苗代沢17-3	018-829-3759
茨　城	茨城大学	教育学部養護教諭養成課程	〒310-8512　水戸市文京2-1-1	029-228-8600
	筑波大学	医学群看護学類	〒305-8577　つくば市天王台1-1-1	029-853-6007
	茨城キリスト教大学	看護学部看護学科	〒319-1295　日立市大みか町6-11-1	0120-56-1890
	常磐大学	看護学部看護学科(選択制)	〒310-8585　水戸市見和1丁目430-1	029-232-0007
栃　木	足利大学	看護学部看護学科	〒326-0808　足利市本城3-2100-1	0120-62-9980
群　馬	桐生大学	医療保健学部看護学科	〒379-2392　みどり市笠懸町阿左美606-7	0277-48-9107
	群馬医療福祉大学	看護学部看護学科	〒375-0024　藤岡市藤岡787-2	0274-24-2941
	上武大学	看護学部看護学科	〒370-1393　高崎市新町270-1	0274-42-2828
	高崎健康福祉大学	保健医療学部看護学科	〒370-0033　高崎市中大類町37-1	027-352-1290
	東京福祉大学	教育学部教育学科学校教育専攻	〒372-0831　伊勢崎市山王町2020-1	0270-20-3673
埼　玉	埼玉大学	教育学部養護教諭養成課程	〒338-8570　さいたま市桜区下大久保255	048-858-3036
	埼玉県立大学	保健医療福祉学部看護学科/健康開発学科健康行動科学専攻・口腔保健科学専攻	〒343-8540　越谷市三野宮820番地	048-973-4117
	十文字学園女子大学	教育人文学部心理学科	〒352-8510　新座市菅沢2-1-28	0120-8164-10
	女子栄養大学	栄養学部保健栄養学科保健養護専攻	〒350-0288　坂戸市千代田3-9-21	049-282-7331
千　葉	千葉大学	教育学部学校教員養成課程	〒263-8522　千葉市稲毛区弥生町1-33	043-251-1111
	SBC東京医療大学(2024年4月 了德寺大学より名称変更予定)	健康科学部看護学科	〒279-8567　浦安市明海5-8-1	047-382-2111
	淑徳大学	総合福祉学部教育福祉学科健康教育コース	〒260-8701　千葉市中央区大巌寺町200	043-265-7331
	城西国際大学	看護学部看護学科	〒283-8555　東金市求名1番地	0475-55-8855
	聖徳大学	心理・福祉学部社会福祉学科	〒271-8555　松戸市岩瀬550	0120-66-5531
	東京医療保健大学	千葉看護学部看護学科	〒273-8710　船橋市海神町西1-1042-2	03-5779-5071
東　京	東京学芸大学	教育学部初等教育教員養成課程・中等教育教員養成課程・特別支援教育教員養成課程・養護教育教員養成課程	〒184-8501　小金井市貫井北町4-1-1	042-329-7111
	杏林大学	保健学部看護学科看護養護教育学専攻/健康福祉学科	〒181-8611　三鷹市新川6-20-2	0422-47-0077
	国士舘大学	体育学部スポーツ医科学科/文学部教育学科中等教育課程	〒154-8515　世田谷区世田谷4-28-1	03-5481-3111
	上智大学	総合人間科学部看護学科	〒102-8554　千代田区紀尾井町7-1	03-3238-3167
	聖路加国際大学	看護学部看護学科	〒104-0044　中央区明石町10番1号	03-5550-2347
	帝京大学	医療技術学部スポーツ医療学科健康スポーツコース	〒192-0395　八王子市大塚359	0120-335933
	東京医療保健大学	医療保健学部看護学科	〒141-8648　品川区東五反田4-1-17	03-5779-5071
	東京家政大学	人文学部心理カウンセリング学科	〒173-8602　板橋区加賀1-18-1	03-3961-5228
	東京福祉大学	教育学部教育学科学校教育専攻	〒170-8426　豊島区東池袋4-23-1	03-3987-6602
	東洋大学	ライフデザイン学部健康スポーツ学科	〒115-8650　北区赤羽台1-7-11	03-5924-2100
	日本体育大学	体育学部健康学科ヘルスプロモーション領域	〒158-8508　世田谷区深沢7-1-1	03-5706-0900
	武蔵野大学	看護学部看護学科	〒135-8181　江東区有明3-3-3	03-5530-7300
	帝京短期大学	専攻科養護教諭専攻	〒151-0071　渋谷区本町6-31-1	03-3379-9708
神奈川	神奈川県立保健福祉大学	保健福祉学部看護学科	〒238-8522　横須賀市平成町1-10-1	046-828-2530
	鎌倉女子大学	家政学部家政保健学科	〒247-8512　鎌倉市大船6丁目1番3号	0467-44-2117
	北里大学	看護学部看護学科	〒252-0373　相模原市南区北里1-15-1	042-778-9760
	国際医療福祉大学	小田原保健医療学部看護学科	〒250-8588　小田原市城山1-2-25	0465-21-0361
	東海大学	医学部看護学科	〒259-1193　伊勢原市下糟屋143	0463-58-1211
	横浜創英大学	看護学部看護学科	〒226-0015　横浜市緑区三保町1番地	045-922-6105
新　潟	新潟医療福祉大学	看護学部看護学科	〒950-3198　新潟市北区島見町1398番地	025-257-4459
	新潟青陵大学	看護学部看護学科	〒951-8121　新潟市中央区水道町1丁目5939番地	025-368-7411

都道府県	名　　称	課　程	所在地	電話番号
福　井	福井県立大学	看護福祉学部看護学科	〒910-1195　永平寺町松岡兼定島4-1-1	0776-68-8297
	福井医療大学	保健医療学部看護学科	〒910-3190　福井市江上町55-13-1	0776-59-2207
山　梨	山梨県立大学	看護学部看護学科	〒400-0062　甲府市池田1-6-1	055-253-8901
長　野	清泉女学院大学	看護学部看護学科	〒380-0921　長野市栗田2277	026-219-1650
	松本大学	人間健康学部スポーツ健康学科	〒390-1295　松本市新村2095-1	0120-507-200
	飯田短期大学	専攻科養護教育専攻	〒395-8567　飯田市松尾代田610番地	0265-22-9700
静　岡	静岡大学	教育学部学校教育教員養成課程養護教育専攻	〒422-8529　静岡市駿河区大谷836	054-238-4465
	聖隷クリストファー大学	看護学部看護学科養護教諭課程	〒433-8558　浜松市北区三方原町3453	053-439-1401
愛　知	愛知教育大学	教育学部学校教員養成課程養護教育専攻	〒448-8542　刈谷市井ヶ谷町広沢1	0566-26-2202
	愛知学院大学	健康科学部健康科学科	〒470-0195　日進市岩崎町阿良池12	0561-73-1111
	愛知みずほ大学	人間科学部心身健康科学科養護・保健コース	〒467-0867　名古屋市瑞穂区春敲町2-13	052-882-1123
	椙山女学園大学	看護学部看護学科	〒464-8662　名古屋市千種区星が丘元町17番3号	0120-244-887
	中部大学	生命健康科学部保健看護学科	〒487-8501　春日井市松本町1200	0568-51-5541
	東海学園大学	教育学部教育学科養護教諭専攻	〒468-8514　名古屋市天白区中平二丁目901番地	052-801-1204
	名古屋学芸大学	ヒューマンケア学部子どもケア学科子どもケア専攻	〒470-0196　日進市岩崎町竹ノ山57	0561-75-7111
	人間環境大学	看護学部看護学科	〒474-0035　大府市江端町3丁目220番地	0562-43-0701
岐　阜	岐阜県立看護大学	看護学部看護学科	〒501-6295　羽島市江吉良町3047番1	058-397-2300
	岐阜聖徳学園大学	看護学部看護学科	〒501-6194　岐阜市柳津町高桑西一丁目1番地	058-278-0727
三　重	鈴鹿大学	こども教育学部こども教育学科養護教育学専攻	〒510-0298　鈴鹿市郡山町663-222	0120-919-593
滋　賀	滋賀県立大学	人間看護学部人間看護学科	〒522-8533　彦根市八坂町2500	0749-28-8217
	びわこ学院大学	教育福祉学部子ども学科	〒527-8533　東近江市布施町29	0748-35-0006
京　都	京都光華女子大学	健康科学部看護学科	〒615-0882　京都市右京区西京極葛野町38	075-312-1899
	京都女子大学	発達教育学部教育学科養護・福祉教育学専攻	〒605-8501　京都市東山区今熊野北日吉町35	075-531-7054
	京都橘大学	看護学部看護学科	〒607-8175　京都市山科区大宅山田町34	075-574-4116
	同志社女子大学	看護学部看護学科	〒610-0395　京田辺市興戸	0774-65-8811
	花園大学	社会福祉学部児童福祉学科	〒604-8456　京都市中京区西ノ京壺ノ内町8-1	075-811-5181
大　阪	大阪大学	医学部保健学科看護学専攻	〒565-0871　吹田市山田丘1-7	06-6877-5111
	大阪教育大学	教育学部教育協働学科/養護教諭養成課程	〒582-8582　柏原市旭ヶ丘4-698-1	072-978-3324
	大阪公立大学	看護学部看護学科	〒583-8555　羽曳野市はびきの3丁目7番30号	072-950-2111
	藍野大学	医療保健学部看護学科	〒567-0012　茨木市東太田4-5-4	072-627-1766
	大阪信愛学院大学	看護学部看護学科	〒536-8585　大阪市城東区古市2-7-30	06-6939-4391
	関西福祉科学大学	健康福祉学部健康科学科	〒582-0026　柏原市旭ケ丘3丁目11番1号	072-978-0676
	四天王寺大学	看護学部看護学科/教育学部教育学科保健教育選修	〒583-8501　羽曳野市学園前3丁目2-1	072-956-3183
	千里金蘭大学	看護学部看護学科	〒565-0873　吹田市藤白台5-25-1	06-6872-0721
	太成学院大学	看護学部看護学科	〒587-8555　堺市美原区平尾1060-1	072-362-3731
	帝塚山学院大学	総合心理学部総合心理学科(新設)2024.4～	〒590-0113　堺市南区晴美台4-2-2	072-290-0652
	梅花女子大学	看護保健学部看護学科/口腔保健学科	〒567-8578　茨木市宿久庄2-19-5	072-643-6566
	桃山学院教育大学	人間教育学部人間教育学科健康・スポーツ教育専攻	〒590-0114　堺市南区槙塚台4-5-1	072-247-5605
	森ノ宮医療大学	看護学部看護学科	〒559-8611　大阪市住之江区南港北1-26-16	0120-68-8908
兵　庫	兵庫県立大学	看護学部看護学科	〒673-8588　明石市北王子町13-71	078-925-9404
	関西福祉大学	教育学部保健教育学科/看護学部看護学科	〒678-0255　赤穂市新田380-3	0791-46-2500
	甲南女子大学	看護リハビリテーション学部看護学科	〒658-0001　神戸市東灘区森北町6-2-23	078-431-0499
	神戸女子大学	看護学部看護学科	〒650-0046　神戸市中央区港島中町4-7-2	078-737-2329
	神戸常盤大学	保健科学部看護学科	〒653-0838　神戸市長田区大谷町2丁目6-2	078-611-1821
	園田学園女子大学	人間健康学部人間看護学科/総合健康学科養護コース	〒661-8520　尼崎市南塚口町7丁目29-1	06-6429-9903
	姫路大学	教育学部こども未来学科	〒671-0101　姫路市大塩町2042-2	079-247-7306
	兵庫大学	健康科学部健康システム学科/看護学部看護学科	〒675-0195　加古川市平岡町新在家2301	079-427-1116
	湊川短期大学	専攻科健康教育専攻	〒669-1342　三田市四ツ辻1430	079-568-1858
奈　良	奈良教育大学	教育学部学校教育教員養成課程	〒630-8528　奈良市高畑町	0742-27-9126
	畿央大学	教育学部現代教育学科保健教育コース/健康科学部看護医療学科	〒635-0832　北葛城郡広陵町馬見中4-2-2	0745-54-1603
和歌山	東京医療保健大学	和歌山看護学部看護学科	〒640-8538　和歌山市東坂ノ上丁3	03-5779-5071
島　根	島根大学	医学部看護学科	〒693-8501　出雲市塩冶町89-1	0853-20-2087
岡　山	岡山大学	教育学部養護教諭養成課程	〒700-8530　岡山市北区津島中3丁目1番1号	086-251-7193
	新見公立大学	健康科学部看護学科	〒718-8585　新見市西方1263-2	0867-72-0634
	川崎医療福祉大学	医療技術学部健康体育学科	〒701-0193　倉敷市松島288	086-464-1064
	吉備国際大学	保健医療福祉学部看護学科	〒716-8508　高梁市伊賀町8	0120-25-9944
	山陽学園大学	看護学部看護学科	〒703-8501　岡山市中区平井1-14-1	086-272-6254
	就実大学	教育学部教育心理学科	〒703-8516　岡山市中区西川原1-6-1	086-271-8118
広　島	広島大学	医学部保健学科/歯学部口腔健康科学科口腔保健学専攻	〒734-8551　広島市南区霞一丁目2番3号	082-424-6174
	県立広島大学	保健福祉学部保健福祉学科看護学コース	〒723-0053　三原市学園町1-1	0848-60-1120
	広島文化学園大学	看護学部看護学科	〒737-0004　呉市阿賀南二丁目10番3号	0823-74-6000

都道府県	名　称	課　程	所在地	電話番号
広　島	福山平成大学	看護学部看護学科/福祉健康学部健康スポーツ科学科	〒720-0001　福山市御幸町上岩成正戸117-1	084-972-5001
	安田女子大学	心理学部現代心理学科	〒731-0153　広島市安佐南区安東6丁目13番1号	082-878-8557
山　口	山口県立大学	看護栄養学部看護学科	〒753-8502　山口市桜畠3-2-1	083-929-6503
	宇部フロンティア大学	看護学部看護学科	〒755-0805　宇部市文京台2-1-1	0836-38-0500
徳　島	徳島大学	医学部保健学科看護学専攻	〒770-8503　徳島市蔵本町3丁目18-15	088-656-7091
	四国大学	看護学部看護学科	〒771-1192　徳島市応神町古川字戎子野123-1	088-665-9906
	徳島文理大学	人間生活学部心理学科・人間生活学科/保健福祉学部看護学科	〒770-8514　徳島市山城町西浜傍示180	088-602-8000
香　川	香川大学	医学部看護学科	〒761-0793　木田郡三木町池戸1750-1	087-832-1182
愛　媛	愛媛大学	医学部看護学科	〒791-0295　東温市志津川454	089-964-5111
高　知	高知大学	医学部看護学科	〒783-8505　南国市岡豊町小蓮	088-880-2295
	高知県立大学	看護学部看護学科	〒781-8515　高知市池2751番地1	088-847-8789
	高知学園短期大学	専攻科地域看護学専攻	〒780-0955　高知市旭天神町292-26	088-840-1664
福　岡	福岡県立大学	看護学部看護学科	〒825-8585　田川市伊田4395	0947-42-1365
	西南女学院大学	保健福祉学部看護学科/福祉学科	〒803-0835　北九州市小倉北区井堀1丁目3番5号	093-583-5123
	福岡大学	医学部看護学科	〒814-0180　福岡市城南区七隈八丁目19番1号	092-871-6631
	九州女子短期大学	専攻科子ども健康学専攻	〒807-8586　北九州市八幡西区自由ケ丘1番1号	093-693-3277
佐　賀	西九州大学	看護学部看護学科	〒845-0001　小城市小城町176-27	0952-37-9207
長　崎	長崎県立大学	看護栄養学部看護学科	〒851-2195　西彼杵郡長与町まなび野1-1-1	095-813-5500
	活水女子大学	健康生活学部子ども学科	〒856-8515　長崎市東山手町1-50	095-820-6015
熊　本	熊本大学	教育学部学校教育教員養成課程	〒860-8555　熊本市中央区黒髪2丁目39番1号	096-342-2148
	九州看護福祉大学	看護福祉学部看護学科/口腔保健学科/社会福祉学科	〒865-0062　玉名市富尾888番地	0968-75-1850
大　分	大分県立看護科学大学	看護学部看護学科養護教諭養成課程	〒870-1201　大分市大字廻栖野2944-9	097-586-4303
鹿児島	鹿児島純心大学	看護栄養学部看護学科	〒895-0011　薩摩川内市天辰町2365番地	0996-23-5311
	志學館大学	人間関係学部心理臨床学科	〒890-8504　鹿児島市紫原1-59-1	099-812-8501
沖　縄	琉球大学	医学部保健学科	〒903-0213　中頭郡西原町字千原1番地	098-895-8141
	名桜大学	人間健康学部スポーツ健康学科	〒905-8585　名護市字為又1220-1	0980-51-1056

●通学課程　二種免許状（短期大学卒業程度）

都道府県	名　称	課　程	所在地	電話番号
栃　木	國學院大學栃木短期大学	人間教育学科生活健康フィールド	〒328-8588　栃木市平井町608番地	0282-22-5511
千　葉	千葉科学大学	看護学部看護学科	〒288-0025　銚子市潮見町3番	0120-919-126
東　京	帝京短期大学	生活科学科生活科学専攻養護教諭コース	〒151-0071　渋谷区本町6-31-1	03-3379-9708
長　野	飯田短期大学	生活科学学科生活科学専攻	〒395-8567　飯田市松尾代田610番地	0265-22-9700
愛　知	愛知みずほ短期大学	生活学科生活文化専攻	〒467-0867　名古屋市瑞穂区春敲町2-13	052-882-1815
大　阪	関西女子短期大学	養護保健学科	〒582-0026　柏原市旭ヶ丘3丁目11番1号	072-978-0640
兵　庫	湊川短期大学	人間生活学科養護教諭コース	〒669-1342　三田市四ツ辻1430	079-568-1858
高　知	高知学園短期大学	看護学科	〒780-0955　高知市旭天神町292-26	088-840-1664
福　岡	九州女子短期大学	子ども健康学科養護教諭養成課程	〒807-8586　北九州市八幡西区自由ケ丘1番1号	093-693-3277
	福岡こども短期大学	こども教育学科	〒818-0197　太宰府市五条3-11-25	0120-183-433
佐　賀	佐賀女子短期大学	こども未来学科こども養護コース	〒840-8550　佐賀市本庄町本庄1313	0952-23-5145

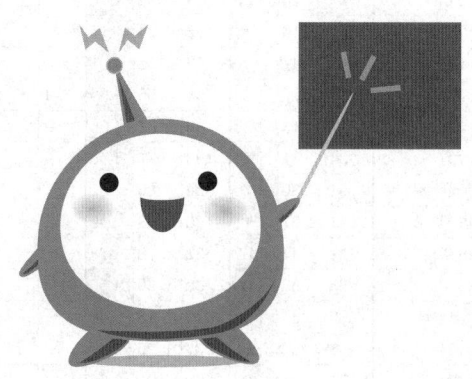

2023年度 入試競争率速報

※このデータは、2023年度の入試結果について、アンケートで回答をいただいたものを掲載しております。　　　（8月8日現在）
※入学者内訳は「学校推薦型選抜・推薦入試」「一般選抜・一般入試」「社会人入試」「総合型選抜・AO入試」での入学者数の合計であり、入学者全体の人数とは異なる場合があります。
※学校推薦型選抜・推薦入試は一般・公募推薦に限ります。

都道府県	学校名	学科・コース・専攻名	学校推薦型選抜・推薦入試 受験者	合格者	倍率	一般選抜・一般入試 受験者	合格者	倍率	社会人入試 受験者	合格者	倍率	総合型選抜・AO入試 受験者	合格者	倍率	入学者内訳 入学者	新卒者	既卒者
大学・短期大学入試倍率																	
北海道	旭川医科大学	看護学科	30	10	3.00	234	52	4.50							60	58	2
	北海道医療大学	看護学科	30	27	1.11	591	154	3.84				29	14	2.07	86		
	北海道医療大学	臨床検査学科	23	18	1.28	250	66	3.79				31	14	2.21	56		
	北海道医療大学	理学療法学科	19	18	1.06	247	77	3.21				32	21	1.52	59		
	北海道医療大学	作業療法学科	8	8	1.00	276	101	2.73				12	10	1.20	34		
	北海道医療大学	言語聴覚療法学科	1	1	1.00	139	64	2.17				11	11	1.00	21		
	北海道千歳リハビリテーション大学	リハビリテーション学科	4	4	1.00	98	98	1.00				37	37	1.00	65	64	1
	北海道文教大学	看護学科（他の推薦入試も含む）	31	30	1.03	152	116	1.31				24	23	1.04			
	北海道文教大学	理学療法学専攻（他の推薦入試も含む）	45	45	1.00	70	25	2.80				57	52	1.10			
	北海道文教大学	作業療法学専攻（他の推薦入試も含む）	9	9	1.00	60	57	1.05				24	24	1.00			
青森県	青森中央学院大学	看護学科	42	41	1.02	39	39	1.00									
	弘前学院大学	看護学科	29	29	1.00	45	39	1.15				6	6	1.00	45	40	5
岩手県	岩手医科大学	看護学科	43	29	1.48	156	119	1.31							92	90	2
宮城県	東北福祉大学	保健看護学科	51	31	1.65	317	107	2.96	1	0		50	20	2.50	62		
	東北福祉大学	リハビリテーション学科作業療法学専攻	18	18	1.00	61	43	1.42				6	5	1.20	36		
	東北福祉大学	リハビリテーション学科理学療法学専攻	42	15	2.80	163	45	3.62				28	7	4.00	30		
	東北福祉大学	医療経営管理学科	29	27	1.07	69	51	1.35				33	29	1.14	59		
	東北文化学園大学	看護学科	22	22	1.00	69	62	1.11				14	14	1.00	56		
	東北文化学園大学	リハビリテーション学科理学療法学専攻	38	34	1.12	55	43	1.28				43	33	1.30	82		
	東北文化学園大学	リハビリテーション学科作業療法学専攻	12	11	1.09	16	11	1.45				14	13	1.08	23		
	東北文化学園大学	リハビリテーション学科言語聴覚学専攻	5	5	1.00	8	8	1.00				6	6	1.00	12		
	東北文化学園大学	リハビリテーション学科視覚機能学専攻	7	7	1.00							3	3	1.00	9		
	東北文化学園大学	臨床工学科	13	11	1.18	35	26	1.35				16	11	1.45	36		
秋田県	日本赤十字秋田看護大学	看護学科	61	61	1.00	94	72	1.31	3	2	1.50				98	95	3
福島県	福島県立医科大学	看護学科	52	30	1.73	173	63	2.75							84	75	9
	福島県立医科大学	臨床検査学科	36	16	2.25	85	24	3.54							40	38	2
	福島県立医科大学	診療放射線科学科	24	10	2.40	56	15	3.73							25	21	4
	福島県立医科大学	理学療法学科	27	16	1.69	35	24	1.46							40	40	0
	福島県立医科大学	作業療法学科	20	16	1.25	52	24	2.17							40	40	0
茨城県	茨城キリスト教大学	看護学科	48	47	1.02	67	35	1.91				36	31	1.16	87	86	1
	常磐大学	看護学科	6	5	1.20	55	55	1.00	1	1	1.00	54	25	2.16	52	48	4
栃木県	足利大学	看護学科	16	13	1.23	86	81	1.06				15	9	1.67	47		
	国際医療福祉大学大田原キャンパス	看護学科	34	31	1.10	153	77	1.99				41	25	1.64			
	国際医療福祉大学大田原キャンパス	放射線・情報科学科	51	30	1.70	336	86	3.91				44	11	4.00			
	国際医療福祉大学大田原キャンパス	理学療法学科	41	37	1.11	130	38	3.42				53	31	1.71			
	国際医療福祉大学大田原キャンパス	作業療法学科	42	41	1.02	32	18	1.78				25	24	1.04			
	国際医療福祉大学大田原キャンパス	言語聴覚学科	33	33	1.00	39	25	1.56				23	21	1.10			
	国際医療福祉大学大田原キャンパス	視機能療法学科	32	31	1.03	19	13	1.46				12	11	1.09			
	自治医科大学	看護学科	53	53	1.00	237	95	2.49							111		
群馬県	上武大学	看護学科	51	51	1.00	99	94	1.05				7	7	1.00			
	上武大学	柔道整復師コース	17	17	1.00	35	9	3.89				12	12	1.00			
	上武大学	救急救命士コース	11	10	1.10	45	16	2.81				22	22	1.00			
埼玉県	埼玉県立大学	看護学科	178	53	3.36	285	92	3.10	5	2	2.50				133		
	埼玉県立大学	検査技術科学専攻	38	16	2.38	107	26	4.12							40		

都道府県	学校名	学科・コース・専攻名	学校推薦型選抜・推薦入試			一般選抜・一般入試			社会人入試			総合型選抜・AO入試			入学者内訳		
			受験者	合格者	倍率	受験者	合格者	倍率	受験者	合格者	倍率	受験者	合格者	倍率	入学者	新卒者	既卒者
埼玉県	埼玉県立大学	理学療法学科	42	16	2.63	88	27	3.26	1	1	1.00				40		
	埼玉県立大学	作業療法学科	22	16	1.38	46	30	1.53							40		
	埼玉県立大学	口腔保健科学専攻	15	12	1.25	93	22	4.23	1	0					30		
	女子栄養大学	栄養科学専攻	1	1	1.00	71	67	1.06									
	西武文理大学	看護学科	3	3	1.00	61	45	1.36				33	30	1.10			
	大東文化大学	看護学科	19	11	1.73	221	106	2.08				56	31	1.81	71	69	2
	東京家政大学	看護学科	19	14	1.36	141	84	1.68				11	9	1.22			
	東京家政大学	理学療法学専攻	1	1	1.00	45	32	1.41				4	4	1.00			
	東京家政大学	作業療法学専攻				25	23	1.09				5	5	1.00			
	東京国際大学	理学療法学科				28	27	1.04				38	38	1.00			
	日本医療科学大学	看護学科	45	39	1.15	67	42	1.60	1	0		43	31	1.39			
	日本医療科学大学	臨床検査学科	30	29	1.03	118	58	2.03				30	24	1.25			
	日本医療科学大学	臨床工学科	18	17	1.06	80	24	3.33				17	13	1.31			
	日本医療科学大学	診療放射線学科	84	44	1.91	223	89	2.51				89	13	6.85			
	日本医療科学大学	リハビリテーション学科理学療法学専攻	39	37	1.05	74	35	2.11				47	29	1.62			
	日本医療科学大学	リハビリテーション学科作業療法学専攻	12	11	1.09	27	9	3.00				19	11	1.73			
	目白大学	看護学科	51	30	1.70	195	55	3.55				61	27	2.26	66	65	1
	目白大学	理学療法学科	8	8	1.00	65	45	1.44				38	28	1.36	51	50	1
	目白大学	作業療法学科				24	16	1.50				8	8	1.00	8	8	0
	目白大学	言語聴覚学科	3	3	1.00	10	9	1.11				15	14	1.07	19	19	0
千葉県	SBC東京医療大学 (2024年4月 了德寺大学より校名変更予定／届出中)	看護学科	39	39	1.00	112	80	1.40				52	29	1.79			
	SBC東京医療大学 (2024年4月 了德寺大学より校名変更予定／届出中)	理学療法学科	31	31	1.00	93	46	2.02				66	40	1.65			
	SBC東京医療大学 (2024年4月 了德寺大学より校名変更予定／届出中)	整復医療・トレーナー学科	26	26	1.00	38	12	3.17				79	45	1.76			
	国際医療福祉大学成田キャンパス	看護学科	62	49	1.27	447	62	7.21									
	国際医療福祉大学成田キャンパス	医学検査学科	63	35	1.80	205	48	4.27									
	国際医療福祉大学成田キャンパス	理学療法学科	55	37	1.49	262	49	5.35									
	国際医療福祉大学成田キャンパス	作業療法学科	32	30	1.07	48	6	8.00									
	国際医療福祉大学成田キャンパス	言語聴覚学科	36	30	1.20	55	5	11.00									
	国際医療福祉大学成田キャンパス	放射線・情報科学科	54	16	3.38	289	42	6.88									
	秀明大学	看護学科 (指定校含む)	58	54	1.07	45	18	2.50				44	21	2.10	75		
	淑徳大学	看護学科	3	2	1.50	149	86	1.73	1	0		88	41	2.15			
	千葉大学	看護学科	81	21	3.86	153	61	2.51	6	2	3.00				84		
	東京情報大学	看護学科				40	28	1.43				33	32	1.03	40		
	和洋女子大学	看護学科	9	9	1.00	120	96	1.25				62	34	1.82	65		
東京都	国立看護大学校	看護学科				345	147	2.35							102	99	3
	駒澤大学	診療放射線技術科学科	非公表			618	174	3.55				31	9	3.44	66		
	上智大学	看護学科	48	21	2.29	206	59	3.49									
	帝京短期大学	ライフケア学科柔道整復専攻	18	18	1.00	20	20	1.00				13	13	1.00	43	28	15
	帝京短期大学	ライフケア学科臨床検査専攻	8	8	1.00	53	53	1.00				18	18	1.00	31	22	9
	帝京科学大学	看護学科	46	20	2.30	173	10	17.30				326	109	2.99	94	93	1
	帝京科学大学	臨床工学コース	4	4	1.00	69	20	3.45				29	18	1.61	23	17	6
	帝京科学大学	理学療法学科	44	44	1.00	48	24	2.00				15	10	1.50	48	46	2
	帝京科学大学	東京理学療法学科	23	18	1.28	149	27	5.52				197	85	2.32	92	92	0
	帝京科学大学	作業療法学科	7	7	1.00	23	3	7.67				5	3	1.67	9	9	0
	帝京科学大学	柔道整復学科	14	14	1.00	9	2	4.50				7	6	1.17	18	18	0
	帝京科学大学	東京柔道整復学科	55	55	1.00	48	14	3.43				82	41	2.00	82	82	0
	東京有明医療大学	看護学科	30	21	1.43	121	65	1.86	2	1	2.00				60		
	東京有明医療大学	柔道整復学科	25	25	1.00	13	8	1.63				29	28	1.04	54		
	東京有明医療大学	鍼灸学科	17	17	1.00	8	3	2.67				26	25	1.04	43		
	東京医科大学	看護学科	35	17	2.06	421	159	2.65	2	1	2.00				80		

都道府県	学校名	学科・コース・専攻名	学校推薦型選抜・推薦入試			一般選抜・一般入試			社会人入試			総合型選抜・AO入試			入学者内訳		
			受験者	合格者	倍率	受験者	合格者	倍率	受験者	合格者	倍率	受験者	合格者	倍率	入学者	新卒者	既卒者
東京都	東京慈恵会医科大学	看護学科	3	3	1.00	283	80	3.54							60	57	3
	東京女子医科大学	看護学科	17	17	1.00	290	245	1.18							81	76	5
	日本歯科大学東京短期大学	歯科衛生学科	13	12	1.08	9	9	1.00	2	1	2.00	54	49	1.10	64		
	日本歯科大学東京短期大学	歯科技工学科	2	0		2	2	1.00				13	13	1.00	14		
	武蔵野大学	看護学科				525	116	4.53				48	15	3.20			
	目白大学短期大学部	歯科衛生学科	1	1	1.00	6	5	1.20				20	16	1.25	13	11	2
神奈川県	麻布大学	臨床検査技術学科（推薦は指定校等含む）	36	36	1.00	173	137	1.26				14	10	1.40			
	神奈川工科大学	看護学科	5	4	1.25	131	106	1.24				28	23	1.22			
	神奈川工科大学	臨床工学科	4	3	1.33	51	46	1.11				11	5	2.20			
	国際医療福祉大学　小田原キャンパス	看護学科	23	20	1.15	288	75	3.84				48	26	1.85			
	国際医療福祉大学　小田原キャンパス	理学療法学科	35	28	1.25	116	41	2.83				52	30	1.73			
	国際医療福祉大学　小田原キャンパス	作業療法学科	11	11	1.00	13	6	2.17				19	18	1.06			
	湘南医療大学	看護学科	53	24	2.21	231	70	3.30				107	40	2.68	90		
	湘南医療大学	理学療法学専攻	20	12	1.67	79	19	4.16				43	12	3.58	35		
	湘南医療大学	作業療法学専攻	5	2	2.50	11	10	1.10				19	18	1.06	23		
	鶴見大学短期大学部	歯科衛生科（指定校含む）	86	86	1.00	12	12	1.00				46	42	1.10	134		
	桐蔭横浜大学	生命医工学科				58	49	1.18				17	17	1.00	22		
	桐蔭横浜大学	臨床工学科	1	1	1.00	57	53	1.08				11	11	1.00	14		
	横浜創英大学	看護学科	8	5	1.60	107	45	2.38				27	20	1.35	36	34	2
新潟県	新潟大学	保健学科看護学専攻	76	28	2.71	89	55	1.62	1	1	1.00				81	74	7
	新潟大学	保健学科放射線技術科学専攻	60	12	5.00	51	33	1.55							40	37	3
	新潟大学	保健学科検査技術科学専攻	30	12	2.50	159	30	5.30							41	36	5
	新潟大学	口腔生命福祉学科	11	5	2.20	24	16	1.50							20	20	0
	新潟医療福祉大学	看護学科	11	10	1.10	187	107	1.75	1	1	1.00	114	84	1.36			
	新潟医療福祉大学	臨床技術学科	11	8	1.38	100	91	1.10				83	49	1.69			
	新潟医療福祉大学	診療放射線学科	31	22	1.41	173	68	2.54				94	53	1.77			
	新潟医療福祉大学	理学療法学科	29	18	1.61	111	85	1.31				200	83	2.41			
	新潟医療福祉大学	作業療法学科	6	5	1.20	14	14	1.00				42	31	1.35			
	新潟医療福祉大学	言語聴覚学科				10	10	1.00				30	20	1.50			
	新潟医療福祉大学	鍼灸健康学科	2	2	1.00	2	2	1.00	1	1	1.00	28	28	1.00			
	新潟医療福祉大学	視機能科学科	2	2	1.00	7	7	1.00				23	23	1.00			
	新潟医療福祉大学	義肢装具自立支援学科	3	3	1.00	9	9	1.00				36	34	1.06			
	新潟医療福祉大学	救急救命学科	23	8	2.88	23	10	2.30				122	34	3.59			
	新潟青陵大学	看護学科	46	35	1.31	102	81	1.26				62	25	2.48	96		
	新潟リハビリテーション大学	リハビリテーション学科	8	8	1.00	12	12	1.00				4	4	1.00	12	12	0
富山県	富山大学	看護学科	32	20	1.60	101	71	1.42	1	0					80		
石川県	金沢医科大学	看護学科	27	26	1.04	189	100	1.89							75	73	2
	金城大学	看護学科	32	31	1.03	182	159	1.14				27	22	1.23			
	金城大学	理学療法学科	32	32	1.00	86	65	1.32				23	13	1.77			
	金城大学	作業療法学科	7	7	1.00	25	24	1.04				10	10	1.00			
	北陸大学	医療技術学科	9	9	1.00	87	85	1.02	1	1	1.00	9	9	1.00	44		
	北陸大学	理学療法学科	14	13	1.08	60	59	1.02				18	16	1.13	52		
福井県	福井県立大学	看護学科	32	21	1.52	90	35	2.57							55	52	3
山梨県	山梨県立大学	看護学科	80	46	1.74	145	62	2.34							106	104	2
長野県	清泉女学院大学	看護学科	14	12	1.17	24	20	1.20				9	9	1.00	22		
	長野県看護大学	看護学科	67	36	1.86	115	49	2.35	1	0					85	82	3
	長野保健医療大学	看護学科	20	13	1.54	46	35	1.31				28	25	1.12	51		
	長野保健医療大学	理学療法学専攻	38	10	3.80	38	13	2.92				24	9	2.67	28		
	長野保健医療大学	作業療法学専攻	33	14	2.36	30	11	2.73				25	7	3.57	30		
静岡県	静岡県立大学	看護学科	50	30	1.67	148	97	1.53	3	1	3.00				120		

都道府県	学校名	学科・コース・専攻名	学校推薦型選抜・推薦入試			一般選抜・一般入試			社会人入試			総合型選抜・AO入試			入学者内訳		
			受験者	合格者	倍率	受験者	合格者	倍率	受験者	合格者	倍率	受験者	合格者	倍率	入学者	新卒者	既卒者
静岡県	順天堂大学　三島キャンパス	保健看護学部(指定校含む)	95	45	2.11	365	127	2.87				146	33	4.42			
	聖隷クリストファー大学	看護学科	71	57	1.25	237	127	1.87				32	17	1.88	127		
	聖隷クリストファー大学	理学療法学科	22	10	2.20	55	30	1.83				10	3	3.33	33		
	聖隷クリストファー大学	作業療法学科	5	5	1.00	16	13	1.23				9	8	1.13	17		
	聖隷クリストファー大学	言語聴覚学科	8	8	1.00	6	5	1.20				5	4	1.25	15		
	常葉大学	看護学科	48	48	1.00	126	82	1.54							61		
	常葉大学	静岡理学療法学科	45	41	1.10	64	37	1.73							45		
	常葉大学	理学療法学科	28	24	1.17	129	96	1.34				33	7	4.71	41		
	常葉大学	作業療法学科	17	17	1.00	75	69	1.09				9	9	1.00	26		
	常葉大学	健康鍼灸学科	7	7	1.00	26	24	1.08				7	7	1.00	14		
	常葉大学	健康柔道整復学科	15	15	1.00	24	19	1.26				14	14	1.00	29		
愛知県	愛知県立大学	看護学科	82	40	2.05	195	53	3.68							91	90	1
	一宮研伸大学	看護学科(推薦は指定校含む)	82	63	1.30	148	87	1.70	2	0							
	修文大学	看護学科(指定校含む)	104	92	1.13	190	107	1.78	1	1	1.00	16	6	2.67			
	修文大学	臨床検査学科(指定校含む)	44	43	1.02	101	89	1.13	1	1	1.00	12	10	1.20			
	名古屋学院大学	理学療法学科	94	55	1.71										36		
	藤田医科大学	看護学科(指定校・特別含む)	63	33	1.91	948	412	2.30				23	7	3.29	144		
	藤田医科大学	医療検査学科	84	44	1.91	437	168	2.60				56	11	5.09	132		
	藤田医科大学	放射線学科	87	31	2.81	480	127	3.78				67	8	8.38	81		
	藤田医科大学	理学療法専攻(指定校・特別含む)	34	10	3.40	290	103	2.82				24	6	4.00	62		
	藤田医科大学	作業療法専攻(指定校含む)	18	14	1.29	93	64	1.45				14	9	1.56	49		
岐阜県	岐阜大学	看護学科	39	15	2.60	185	69	2.68	2	0					80	78	2
	岐阜協立大学	看護学科	37	37	1.00	79	40	1.98				13	12	1.08	51		
	岐阜聖徳学園大学	看護学科	19	17	1.12	275	190	1.45				28	22	1.27	68	65	3
三重県	鈴鹿医療科学大学	看護学科	188	155	1.21	114	78	1.46									
	鈴鹿医療科学大学	臨床検査学科	107	65	1.65	87	46	1.89									
	鈴鹿医療科学大学	臨床工学科	58	37	1.57	51	32	1.59									
	鈴鹿医療科学大学	放射線技術科学科	193	118	1.64	208	99	2.10									
	鈴鹿医療科学大学	理学療法学専攻	103	60	1.72	97	25	3.88									
	鈴鹿医療科学大学	作業療法学専攻	48	31	1.55	32	20	1.60				6	6	1.00			
	鈴鹿医療科学大学	鍼灸サイエンス学科	18	15	1.20	13	7	1.86				4	4	1.00			
	鈴鹿医療科学大学	救急救命学科	69	41	1.68	34	13	2.62				13	10	1.30			
滋賀県	滋賀医科大学	看護学科	35	15	2.33	48	47	1.02							60	57	3
	聖泉大学	看護学科	71	68	1.04	47	43	1.09	1	1	1.00	17	15	1.13	91	86	5
	長浜バイオ大学	臨床検査学コース	11	8	1.38	36	23	1.57				7	6	1.17			
京都府	京都府立医科大学	看護学科	61	40	1.53	56	45	1.24							85	80	5
	明治国際医療大学	看護学科	22	21	1.05	45	42	1.07	2	1	2.00	19	16	1.19	35	31	4
	明治国際医療大学	柔道整復学科	6	6	1.00	10	8	1.25				15	14	1.07	17	17	0
	明治国際医療大学	鍼灸学科	7	4	1.75	14	7	2.00	1	1	1.00	24	17	1.41	21	20	1
	明治国際医療大学	救急救命学科	45	23	1.96	42	17	2.47				31	21	1.48	45	45	0
大阪府	大阪青山大学	看護学科	119	76	1.57	88	23	3.83				42	32	1.31	78	74	4
	大阪医科薬科大学	看護学科	130	28	4.64	485	201	2.41				8	3	2.67	79	71	8
	大阪河崎リハビリテーション大学	理学療法学専攻				38	10	3.80				56	42	1.33	24		
	大阪河崎リハビリテーション大学	作業療法学専攻				28	22	1.27				47	21	2.24	15		
	大阪河崎リハビリテーション大学	言語聴覚学専攻				29	19	1.53				15	9	1.67	4		
	大阪信愛学院大学	看護学科	72	46	1.57	93	24	3.88				36	30	1.20	68	65	3
	大阪物療大学	診療放射線技術学科	80	54	1.48	102	59	1.73									
	大阪保健医療大学	理学療法学専攻				48	7	6.86				131	70	1.87	61		
	大阪保健医療大学	作業療法学専攻				16	11	1.45				22	17	1.29	16		
	大阪保健医療大学	言語聴覚専攻科				28	28	1.00							27		

都道府県	学校名	学科・コース・専攻名	学校推薦型選抜・推薦入試			一般選抜・一般入試			社会人入試			総合型選抜・AO入試			入学者内訳		
			受験者	合格者	倍率	受験者	合格者	倍率	受験者	合格者	倍率	受験者	合格者	倍率	入学者	新卒者	既卒者
大阪府	関西医科大学	看護学科	247	38	6.50	816	168	4.86							96	92	4
	関西医科大学	理学療法学科	37	33	1.12	83	29	2.86				35	10	3.50	60	59	1
	関西医科大学	作業療法学科	20	18	1.11	52	38	1.37				30	9	3.33	39	34	5
	関西医療大学	保健看護学科	169	63	2.68	217	45	4.82	1	1	1.00	21	7	3.00	68	65	3
	関西医療大学	臨床検査学科	57	37	1.54	95	40	2.38				6	4	1.50	43	37	6
	関西医療大学	理学療法学科	81	39	2.08	69	27	2.56				18	6	3.00	46	45	1
	関西医療大学	作業療法学科	43	42	1.02	33	32	1.03				2	2	1.00	32	31	1
	関西医療大学	はり灸・スポーツトレーナー学科	14	14	1.00	18	17	1.06				27	27	1.00	40	39	1
	関西医療大学	ヘルスプロモーション整復学科	4	4	1.00	7	7	1.00				9	9	1.00	12	12	0
	太成学院大学	看護学科	107	75	1.43	46	19	2.42				45	15	3.00	80	78	2
	宝塚大学	看護学科	17	14	1.21	67	39	1.72	2	1	2.00	87	66	1.32	92		
	梅花女子大学	看護学科	195	126	1.55	129	44	2.93									
	梅花女子大学	口腔保健学科	27	24	1.13	23	21	1.10				6	6	1.00			
	大和大学	看護学科	608	239	2.54	1119	129	8.67									
	大和大学	総合リハビリテーション学科	604	167	3.62	1069	164	6.52				15	5	3.00			
兵庫県	神戸市看護大学	看護学科	135	27	5.00	235	75	3.13	3	1	3.00				100	92	8
	園田学園女子大学	人間看護学科	75	40	1.88	42	23	1.83				63	31	2.03			
	姫路大学	看護学科	31	31	1.00	69	56	1.23				61	60	1.02	82	75	7
	兵庫医科大学	看護学科	546	145	3.77	460	80	5.75				96	18	5.33			
	兵庫医科大学	理学療法学科	177	24	7.38	193	34	5.68				48	6	8.00			
	兵庫医科大学	作業療法学科	51	25	2.04	44	25	1.76				9	6	1.50			
奈良県	天理大学	看護学科	33	32	1.03	46	43	1.07							59	57	2
	天理大学	臨床検査学科	3	3	1.00	23	20	1.15							18	17	1
	奈良学園大学	看護学科	442	124	3.56	200	65	3.08				108	21	5.14			
	奈良学園大学	リハビリテーション学科	81	68	1.19	16	11	1.45				32	29	1.10			
	奈良県立医科大学	看護学科	72	35	2.06	123	52	2.37							85	82	3
鳥取県	鳥取看護大学	看護学科	59	52	1.13	87	71	1.23	1	1	1.00				82		
岡山県	岡山県立大学	看護学科	38	14	2.71	48	28	1.71							42	42	0
	川崎医療短期大学	看護学科	110	101	1.09	59	50	1.18				42	37	1.14	72	69	3
	山陽学園大学	看護学科	30	30	1.00	27	21	1.29				16	16	1.00			
	新見公立大学	看護学科	65	25	2.60	233	69	3.38							88	85	3
広島県	日本赤十字広島看護大学	看護学科	38	26	1.46	190	115	1.65							77	76	1
	広島文化学園大学	看護学科	31	31	1.00	54	53	1.02	1	1	1.00	39	39	1.00	88	84	4
	福山大学	看護学科	69	49	1.41	88	62	1.42							78	77	1
	安田女子大学	看護学科				430	211	2.04				213	92	2.32	111		
山口県	宇部フロンティア大学	看護学科	7	7	1.00	53	51	1.04				3	3	1.00	29		
	山口県立大学	看護学科	64	22	2.91	124	31	4.00									
香川県	香川大学	看護学科				53	37	1.43				133	27	4.93	62	60	2
高知県	高知リハビリテーション専門職大学	リハビリテーション学科	79	79	1.00	20	16	1.25	1	1	1.00	23	22	1.05	110		
福岡県	九州歯科大学	口腔保健学科	6	3	2.00	39	21	1.86				7	1	7.00	25	23	2
	久留米大学	看護学科	95	33	2.88	535	185	2.89									
	国際医療福祉大学大川キャンパス	医学検査学科	27	23	1.17	109	58	1.88				16	4	4.00			
	国際医療福祉大学大川キャンパス	理学療法学科	27	26	1.04	60	24	2.50				7	4	1.75			
	国際医療福祉大学大川キャンパス	作業療法学科	17	17	1.00	13	11	1.18				5	5	1.00			
	国際医療福祉大学大川キャンパス	看護学科	7	7	1.00	102	66	1.55	1	1	1.00	7	6	1.17			
	西南女学院大学	看護学科	36	23	1.57	156	78	2.00	1	1	1.00						
	福岡大学	看護学科	80	27	2.96	770	156	4.94									
	福岡医療短期大学	歯科衛生学科	4	4	1.00	3	3	1.00	1	1	1.00	30	30	1.00	36	35	1
	福岡女学院看護大学	看護学科	28	28	1.00	101	101	1.00							70	69	1
	令和健康科学大学	看護学科	28	16	1.75	116	60	1.93				58	16	3.63	57	56	1

都道府県	学校名	学科・コース・専攻名	学校推薦型選抜・推薦入試			一般選抜・一般入試			社会人入試			総合型選抜・AO入試			入学者内訳		
			受験者	合格者	倍率	受験者	合格者	倍率	受験者	合格者	倍率	受験者	合格者	倍率	入学者	新卒者	既卒者
福岡県	令和健康科学大学	理学療法学科	19	10	1.90	103	41	2.51				38	28	1.36	55	55	0
	令和健康科学大学	作業療法学科（転科合格者含む）	1	3	0.33	20	29	0.69				15	11	1.36	30	29	1
熊本県	九州看護福祉大学	看護学科	53	48	1.10	298	157	1.90				44	20	2.20	101	100	1
	九州看護福祉大学	リハビリテーション学科	13	13	1.00	68	64	1.06				10	10	1.00	42	40	2
	九州看護福祉大学	口腔保健学科	4	4	1.00	35	27	1.30				9	9	1.00	18	18	0
	九州看護福祉大学	鍼灸スポーツ学科	8	8	1.00	34	28	1.21	1	1	1.00	18	18	1.00	29	27	2
	熊本保健科学大学	看護学科	69	33	2.09	165	124	1.33				15	10	1.50	109		
	熊本保健科学大学	医学検査学科	40	32	1.25	117	97	1.21				15	8	1.88	103		
	熊本保健科学大学	理学療法学専攻	42	18	2.33	89	47	1.89				12	8	1.50	61		
	熊本保健科学大学	生活機能療法学専攻	14	12	1.17	22	16	1.38	1	1	1.00	9	5	1.80	28		
	熊本保健科学大学	言語聴覚学専攻	15	13	1.15	22	18	1.22				7	3	2.33	28		
大分県	大分県立看護科学大学	看護学科	63	30	2.10	156	58	2.69	1	0					82	81	1
宮崎県	九州医療科学大学（2024年4月 九州保健福祉大学より名称変更予定）	生命医科学科（一般は共通テスト利用含む）	10	10	1.00	174	140	1.24				4	4	1.00			
	九州医療科学大学（2024年4月 九州保健福祉大学より名称変更予定）	臨床心理学科（一般は共通テスト利用含む）				60	52	1.15	1	1	1.00	5	5	1.00			
	九州医療科学大学（2024年4月 九州保健福祉大学より名称変更予定）	スポーツ健康福祉学科	2	2	1.00	39	27	1.44				8	8	1.00			
	宮崎大学	看護学科	45	20	2.25	98	48	2.04							60	51	9
鹿児島県	鹿児島純心大学	看護学科	13	13	1.00	38	37	1.03							27		
沖縄県	琉球大学	保健学科	23	10	2.30	119	63	1.89							60		

専門学校ほか入試倍率

都道府県	学校名	学科・コース・専攻名	学校推薦型選抜・推薦入試			一般選抜・一般入試			社会人入試			総合型選抜・AO入試			入学者内訳		
			受験者	合格者	倍率	受験者	合格者	倍率	受験者	合格者	倍率	受験者	合格者	倍率	入学者	新卒者	既卒者
北海道	小樽歯科衛生士専門学校	歯科衛生士科	8	8	1.00							11	11	1.00	19	19	0
岩手県	国際医療福祉専門学校一関校	理学療法学科	6	6	1.00	7	7	1.00	3	3	1.00	3	3	1.00	16	13	3
	国際医療福祉専門学校一関校	救急救命学科	18	18	1.00	7	7	1.00	2	2	1.00	6	6	1.00	31	29	2
	盛岡医療大学校	看護学科	13	13	1.00	21	21	1.00	1	0					31	27	4
宮城県	気仙沼市立病院附属看護専門学校	看護学科				46	41	1.12							33	29	4
秋田県	秋田しらかみ看護学院	看護学科	24	24	1.00	19	19	1.00	5	5	1.00				40	35	5
茨城県	茨城県立つくば看護専門学校	看護学科	26	19	1.37	41	28	1.46							40	37	3
	茨城歯科専門学校	歯科衛生士科	41	41	1.00	4	3	1.33							43	39	4
	茨城歯科専門学校	歯科技工士科	3	3	1.00	1	1	1.00							4	4	0
	日立メディカルセンター看護専門学校	看護学科	47	47	1.00	20	20	1.00							57	47	10
群馬県	東群馬看護専門学校	看護学科	9	8	1.13	18	4	4.50	4	4	1.00				13	9	4
埼玉県	上尾市医師会上尾看護専門学校	看護学科	12	8	1.50	3	2	1.50	65	30	2.17				37		
	済生会川口看護専門学校	看護学科	13	5	2.60	33	17	1.94	15	3	5.00				13	9	4
	埼玉医療福祉専門学校	理学療法学科昼間部	13	13	1.00	7	6	1.17				14	11	1.27	24	23	1
	埼玉医療福祉専門学校	理学療法学科夜間部	8	8	1.00	1	1	1.00	12	12	1.00	1	1	1.00	20	1	19
	埼玉医療福祉会看護専門学校	看護学科	73	56	1.30	48	30	1.60	4	4	1.00				79		
	さいたま市立高等看護学院	看護科	41	32	1.28	44	37	1.19	10	2	5.00				63	59	4
東京都	城西放射線技術専門学校	診療放射線学科	4	3	1.33	27	26	1.04	6	6	1.00	13	11	1.18	39	21	18
	昭和大学医学部附属看護専門学校	看護学科	113	73	1.55	214	107	2.00	39	23	1.70				154		
	東京都立府中看護専門学校	看護学科	33	24	1.38	92	63	1.46	55	20	2.75				82		
	日本ウェルネス歯科衛生専門学校	歯科衛生士学科I部	19	19	1.00				1	1	1.00	25	24	1.04	44	38	6
	日本ウェルネス歯科衛生専門学校	歯科衛生士学科II部	17	17	1.00				7	7	1.00	9	9	1.00	33	1	32
神奈川県	神奈川県立平塚看護大学校	看護学科	38	38	1.00	47	31	1.52				66	32	2.06			
	湘南看護専門学校	看護学科	8	6	1.33	29	23	1.26	21	10	2.10				26	17	9
	横浜市病院協会看護専門学校	看護学科	37	37	1.00	48	26	1.85	37	26	1.42				80	45	35
石川県	加賀看護学校	看護学科	30	20	1.50	31	28	1.11							39	32	7
長野県	佐久総合病院看護専門学校	看護学科	56	41	1.37	35	25	1.40	2	0					58	55	3
	長野平青学園	歯科衛生士科	8	8	1.00	2	2	1.00				10	9	1.11	19	17	2
静岡県	浜松市立看護専門学校	看護学科	38	29	1.31	69	50	1.38							61	55	6
愛知県	愛生会看護専門学校	看護学科	20	15	1.33	33	24	1.38	11	1	11.00				26	24	2
	中和医療専門学校	あん摩マッサージ指圧、はり、きゅう科	14	14	1.00	63	59	1.07							70		

都道府県	学校名	学科・コース・専攻名	学校推薦型選抜・推薦入試			一般選抜・一般入試			社会人入試			総合型選抜・AO入試			入学者内訳		
			受験者	合格者	倍率	受験者	合格者	倍率	受験者	合格者	倍率	受験者	合格者	倍率	入学者	新卒者	既卒者
愛知県	中和医療専門学校	はり、きゅう科	2	2	1.00	6	6	1.00	8	8	1.00	5	5	1.00	19		
	中和医療専門学校	柔道整復科	3	3	1.00	4	4	1.00	5	5	1.00	4	4	1.00	12		
	津島市立看護専門学校	看護科	22	16	1.38	33	18	1.83	17	3	5.70				32	24	8
	東海医療工学専門学校	救急救命科	16	12	1.33	12	7	1.71	7	4	1.75	51	27	1.89	46	43	3
岐阜県	JA岐阜厚生連看護専門学校	看護学科				39	29	1.34	3	3	1.00				15	10	5
三重県	名張市立看護専門学校	看護学科	5	5	1.00	28	19	1.47							16	14	2
	ユマニテク医療福祉大学校	理学療法学科	26	23	1.13	2	2	1.00	1	1	1.00	14	13	1.08	38	33	5
	ユマニテク医療福祉大学校	作業療法学科	13	12	1.08							2	2	1.00	14	14	0
	ユマニテク医療福祉大学校	歯科衛生学科	22	20	1.10	4	0		4	3	1.33	13	13	1.00	36	33	3
滋賀県	大津赤十字看護専門学校	看護学科	18	14	1.29	32	28	1.14	5	5	1.00				32	26	6
	甲賀看護専門学校	看護学科				54	36	1.50							33	21	12
	滋賀県立総合保健専門学校	看護学科	40	36	1.11	36	30	1.20	17	15	1.13				63	50	13
	滋賀県立総合保健専門学校	歯科衛生学科	29	29	1.00	5	4	1.25	9	6	1.50				38	30	8
京都府	京都中部総合医療センター看護専門学校	看護学科	28	27	1.04	22	9	2.44	15	10	1.50				44	28	16
	京都仏眼鍼灸理療専門学校	本科				13	10	1.30	8	8	1.00				15	1	14
	京都仏眼鍼灸理療専門学校	選科				11	9	1.22	5	4	1.25				13	0	13
	京都仏眼鍼灸理療専門学校	第1鍼灸科							12	12	1.00				8	0	8
	京都仏眼鍼灸理療専門学校	第2鍼灸科				3	3	1.00	2	2	1.00				5	0	5
	近畿高等看護専門学校	看護学科	19	17	1.12	47	22	2.14	15	3	5.00				37	27	10
大阪府	愛仁会看護助産専門学校	看護学科	51	41	1.24	67	33	2.03	42	21	2.00				88	59	29
	大阪リハビリテーション専門学校	理学療法学科				11	9	1.22	25	25	1.00	4	4	1.00	35		
	大阪リハビリテーション専門学校	作業療法学科	1	0		16	15	1.07	11	10	1.10	3	3	1.00	26		
	箕面学園福祉保育専門学校	作業療法学科	3	3	1.00							2	2	1.00	5		
	美原看護専門学校	看護学科	19	16	1.19	25	18	1.39	5	3	1.67				32	21	11
兵庫県	神戸リハビリテーション衛生専門学校	理学療法学科	8	8	1.00	6	5	1.20				13	11	1.18	24	18	6
	神戸リハビリテーション衛生専門学校	歯科衛生学科	6	6	1.00	2	2	1.00	3	3	1.00				11	8	3
和歌山県	紀南看護専門学校	看護学科				23	19	1.21	1	1	1.00				17	14	3
島根県	浜田医療センター附属看護学校	看護学科	24	23	1.04	28	27	1.04	1	1	1.00				32	31	1
山口県	徳山看護専門学校	看護科	14	14	1.00	13	13	1.00	7	7	1.00				27	20	7
鹿児島県	川内市医師会立川内看護専門学校	看護学科	4	4	1.00	6	6	1.00	9	9	1.00				15	7	8

「さんぽう」は、3つのTで高校生と進路のベストマッチングを演出する会社です!

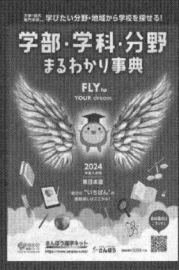

さんぽう公式キャラクター「さんぽうくん」

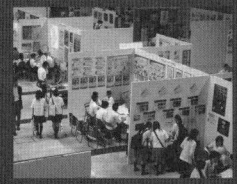

EVENT イベントメディア

高校内の進路指導行事の一環として業界最多の年間約3000校(全国)で「高校内ガイダンス」を実施! また、みなさんの住んでいる地域で「進学相談会」「大学フェア」などを開催し、大学や専門学校の担当者と直接コミュニケーションを取ることができる場を提供し、高校生の進路決定をサポート!

✕

PRINT プリントメディア

高校内ガイダンスなどで、高校生にさまざまなプリントメディアを配布しています。「つくにはブックス」をはじめ、「まるわかり事典シリーズ」「分野別ガイドブックシリーズ」など、進路研究の決定版として活用できるプリントメディアを多数制作! **お取り寄せはこちらから▶**

✕

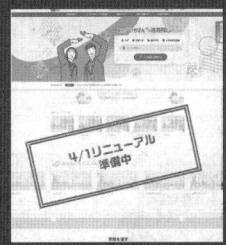

4/1リニューアル準備中

INTERNET デジタルメディア

学校紹介や進学情報、資料請求、イベント情報など、高校生の進路決定に役立つ情報が満載の進学情報サイト「さんぽう進学ネット」「看護医療進学ネット」の運営を通し、プリント媒体・イベント媒体のメディアミックスを実現!

資料請求もカンタン! 高校生のための進路総合情報サイト

さんぽう進学ネット

さんぽう進学ネット で 検索▼

スマートフォンでもさんぽう進学ネット!
https://www.sanpou-s.net/
きみの知りたい進路情報が、スマホならではのラクラク操作ですぐに探せる、すぐに見つかる!!

QRコードで今すぐアクセス!

あなたにいちばんの進路情報をお届けする

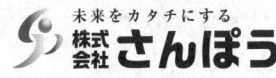

未来をカタチにする
株式会社 さんぽう

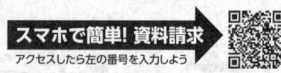
これからの社会に必要とされるスペシャリストになる!

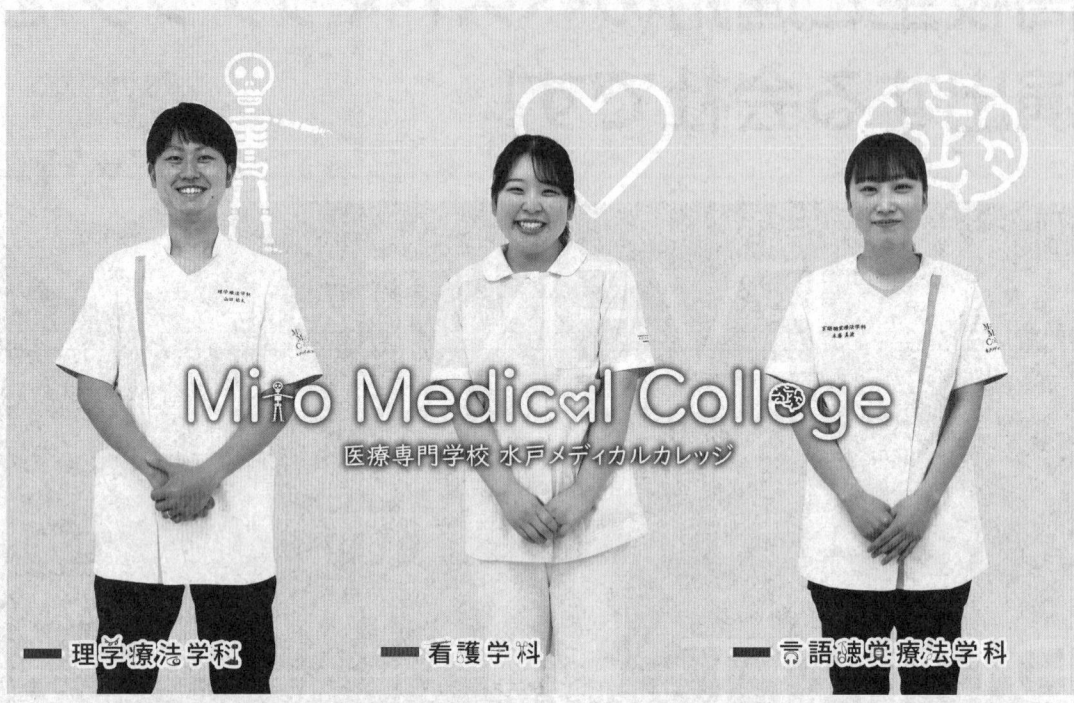

Mito Medical College
医療専門学校 水戸メディカルカレッジ

— 理学療法学科　　— 看護学科　　— 言語聴覚療法学科

医療専門職の資格を最短コースの3年で取得!

最短コースの3年間で国家資格の取得を目指し、現場でのスキルをより早く身に付けることを目標とした学校です。各分野の役割を理解し、時代の求める幅広い知識と確かな技術を身に付けた人材を育てます。また、各学科との交流を通してチーム医療としての役割を知ることができます。

学ぶみんな心強い環境がココにはある!

さまざまな医療・福祉サービスを提供する「水高スクエア」の中に本校はあります。隣接する病院や福祉施設で見学・実習を行い、現場を身近に感じながら自分が働いているイメージをつかむことができます。校内で使う機器・備品は現場で使われているものを取り入れて、よりリアルな演習を行える環境を整えています。

水戸メディカルカレッジ

保育園　救護施設　特別養護老人ホーム　介護老人保健施設

フィットネスクラブ　コンビニ　医療モール　レストラン　病院

＜水高スクエア＞

医療専門学校 水戸メディカルカレッジ

Mito Medical College

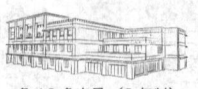
各40名定員(3年制)

■ 理学療法学科
■ 言語聴覚療法学科
■ 看護学科

〒310-0035　茨城県水戸市東原3-2-5　TEL 029-303-7033　FAX 029-303-7034
URL https://www.mmc.ac.jp　E-mail info@mmc.ac.jp

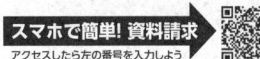
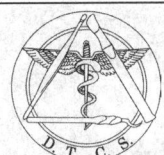

学校法人　阪勉学園
埼玉歯科技工士専門学校
URL https://www.dtcs.ac.jp（各社携帯にも対応）　e-mail　dtcs@dtcs.ac.jp

歯科技工士とは、

歯を作る特殊な技術を持ったスペシャリスト
医療系国家資格で、安定した将来を望める
昔も、今も、これからも、世界中の人達を笑顔にできます。

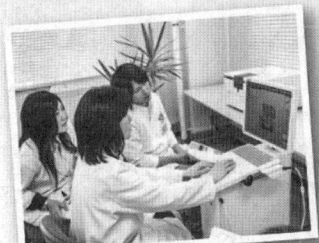 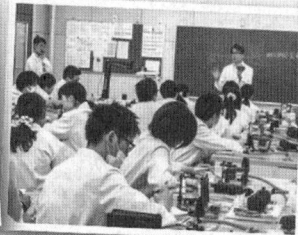 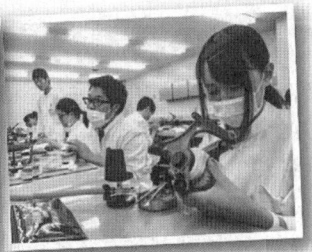

歯科技工士学科　昼間2年　70名（男女）

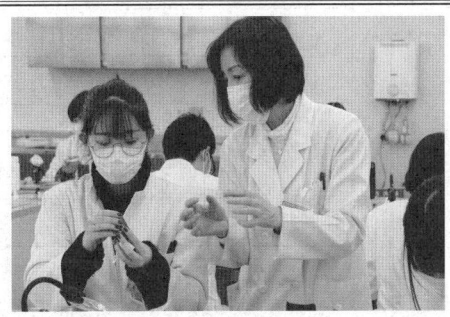

歯科技工士のキーワードは、「ものづくり」「人に喜ばれる」「国家資格」「医療・福祉」「手に職」「独立開業」など魅力的な言葉がたくさん。
また、高齢化社会の到来や患者さんの歯に対する要望の高まりなど、将来的にますます歯科技工士の需要は高まっていくことが予想されます。
一生の仕事として選択して損はない職業と言えるのではないでしょうか？

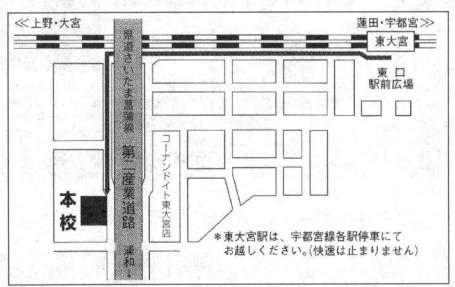

※東大宮駅は、宇都宮線各駅停車にてお越しください。（快速は止まりません）

2024年度入学試験　試験日

●指定校推薦入学試験
　10月14日（土）

●特別推薦入学試験
　10月14日（土）、11月11日（土）

●社会人推薦入学試験
　10月14日（土）、11月11日（土）、12月9日（土）、
　1月20日（土）、2月17日（土）

●一般入学試験
　2月17日（土）

●AO入学試験
　【エントリー期間】〜3月末
　※定員になり次第、募集を締め切る場合があります。

■2024年度入学試験・選考科目
　●指定校推薦・特別推薦:面接のみ
　●社会人推薦:書類審査、面接
　●AO:面接、実技
　●一般:適性検査、面接

■20〜70万円の学費減額制度あり。
　詳細は本校HP参照もしくはお問い合わせ下さい。

お問い合わせ・資料請求　　埼玉歯科技工士専門学校　事務局
〒337-0051　埼玉県さいたま市見沼区東大宮1-12-35
☎0120-105211　☎048（685）5211　Fax 048（685）5239

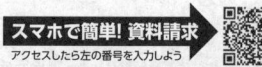
早稲田速記医療福祉専門学校

学校法人　川口学園　〈高等教育の修学支援新制度対象校〉

看護科/医療秘書科/医療事務IT科/診療情報管理科/医療事務科/くすり・調剤事務科/介護福祉科

専門学校の特長を活かし多様な場で活躍できる看護の実践者を育成します。

SOKKIの看護科ここがPoint!

●救命救急から在宅医療までを持つ河北医療財団と協力し、より良い実践的な教育・実習体制を編成しています。

●教員が学生一人ひとりの状況を把握しながら、細やかに学習・学生生活サポートを行います。教員と国試のプロがタッグを組み、国家試験対策を実施します。

●介護福祉科など、他学科の学生との協働学習を通して視野を広げ、他の職種との連携・対応方法など、看護師としての学びを深めることができます。

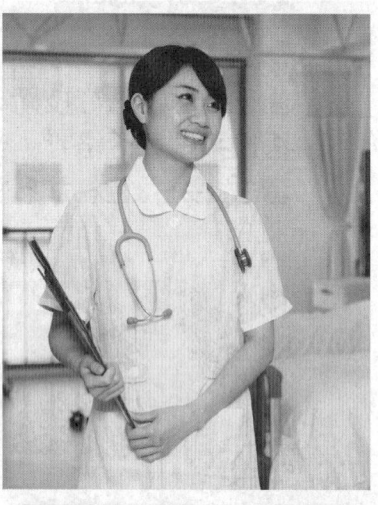

看護科 Open Campus

2023年　9/16（土）、10/28（土）、12/16（土）、
2024年　3/23（土）
時間：受付開始13:30　スタート14:00　終了16:20
内容：学科・入試説明／模擬授業／在校生インタビュー／施設見学／個別相談　など
◎参加者には2023年度、一般入試の学科試験問題をお配りします。

看護科入試日程

試験区分	試験日	
指定校推薦入試	2023.10.22（日）	
公募推薦入試	2023.10.22（日）	
社会人・キャリア入試	2023.10.22（日）	
一般入試	1期	2023.11.19（日）
	2期	2024.2.4（日）

※出願期間、選考結果通知日等、詳しくは入学案内書・看護科募集要項をお取り寄せの上、ご確認ください。（無料でお送りします）

〈独自の学費減免・奨学金制度〉
・看護科指定校推薦奨学生
・看護科特別奨学生　　　ほか

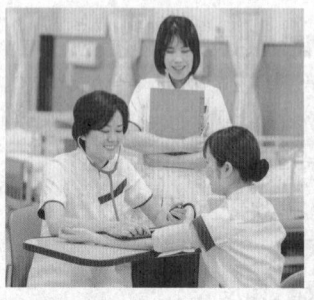
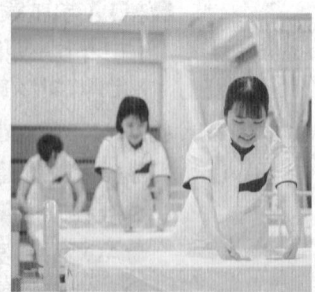
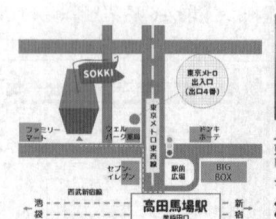
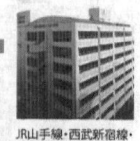

JR山手線・西武新宿線・東京メトロ東西線「高田馬場駅」から
★JR・西武線 早稲田口より 徒歩1分

医療秘書科や介護福祉科など、他の設置学科につきましてはホームページまたは入学案内書・募集要項でご確認ください。

〒171-8543　東京都豊島区高田3-11-17
TEL　0120-567-222（入学相談室）　受付時間　月〜金9:00〜17:00　※土・日・祝日はお休みです
ホームページ　https://www.wasedasokki.jp　E-mail　w-sokki@kawaguchi-g.ac.jp

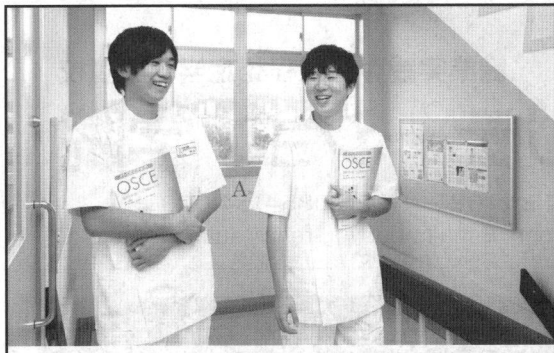
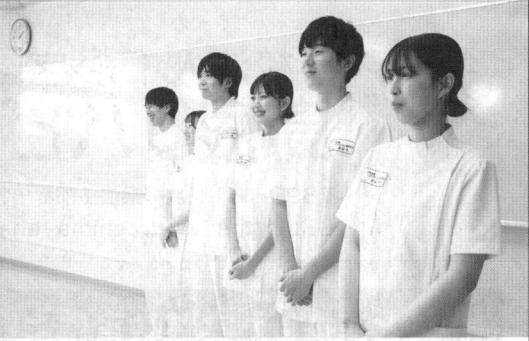

大型リハビリ施設併設で実践力体得。
大学併修制度で大卒資格も得られます。

募集学科	修業年限	定員	卒業後の資格
理学療法学科	4年（昼間）	40名	理学療法士国家試験受験資格 高度専門士（医療専門課程）、大学院入学資格

本校は伊勢志摩中央リハビリテーションセンターを併設しています。
単なる机上の学習にとどまらない、現場を知る実践的な理学療法士育成を目指しています。

出願期間・試験日

● AO入試

受験区分		受付開始日	出願締切日 （エントリー必着、出願消印有効）	試験日	入学金納入締切日
第6回	AOエントリー	9月19日(火)	10月11日(水)	10月14日(土)	11月30日(木)
	AO出願	10月23日(月)	11月10日(金)		
第7回	AOエントリー	10月16日(月)	11月8日(水)	11月11日(土)	12月27日(水)
	AO出願	11月20日(月)	12月8日(金)		
第8回	AOエントリー	11月13日(月)	12月6日(水)	12月9日(土)	2024年 1月26日(金)
	AO出願	12月18日(月)	12月27日(水)		

●指定校推薦入試・推薦入試・社会人入試・一般入試

受験区分	受付開始日	出願締切日（必着）	試験日	入学金納入締切日
第1回 *1	9月19日(火)	10月11日(水)	10月14日(土)	11月10日(金)
第2回	10月16日(月)	11月8日(水)	11月11日(土)	12月1日(金)
第3回	11月13日(月)	12月6日(水)	12月9日(土)	2024年 1月5日(金)
第4回	12月11日(月)	1月10日(水)	1月13日(土)	2月2日(金)
第5回	1月15日(月)	2月7日(水)	2月10日(土)	2月26日(月)
第6回	2月13日(火)	3月6日(水)	3月9日(土)	3月22日(金)
第7回 *2	3月11日(月)	3月18日(月)	3月21日(木)	4月3日(水)

＊1 指定校推薦入試は第1回のみ実施
＊2 第7回は一般入試のみの実施

推　薦　入　試	
社　会　人　入　試	面接・書類選考・小論文
一　般　入　試	

※AO入試につきましては、募集要項をご確認ください。

学校説明会日程

	日　程
2023年	10月14日(土)
	11月11日(土)
	12月9日(土)

各日 10:00～、11:00～

◎学校施設見学　　◎体験授業
◎入試要項説明会
◎個別進学相談会

◎お車でお越しの方は、駐車場がございますのでご利用ください。

HPまたはお電話にてご予約ください。
※日程によってスケジュール、イベント内容に変更がございます。

学校法人 協栄学園 伊勢志摩リハビリテーション専門学校
KYOEI GAKUEN

【所在地】〒516-0805 三重県伊勢市御薗町高向1658
【資料請求及び問合わせ先】学校法人 協栄学園 伊勢志摩リハビリテーション専門学校
【電話】0596-24-2540　【FAX】0596-24-2567　【E-mail】iseshima@kyoeigakuen.ac.jp
【Ｕ Ｒ Ｌ】http://www.kyoeigakuen.ac.jp

学校法人 仁多学園　職業実践専門課程認定学科設置校
島根リハビリテーション学院

〒699-1511 島根県仁多郡奥出雲町三成1625-1　TEL(0854)54-0001
URL https://www.shima-reha.com　E-mail : bosyuu-reha@shima-reha.jp

地域と連携した実践教育により、社会で求められるセラピストへ

■理学療法学科(4年制・30名)

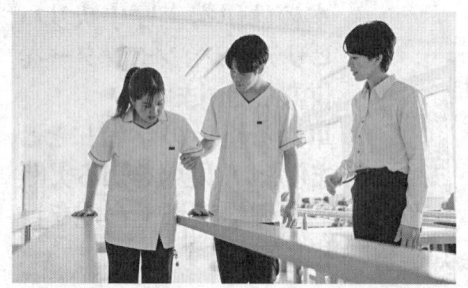

　病気やケガにより障がいをもった人たちの日常生活を最大限回復するのに必要な技術を身につけるために、実習を重視したカリキュラムを積極的に取り入れています。治療理論と技術を体系的に修得した理学療法士を育成します。

■作業療法学科(4年制・30名)

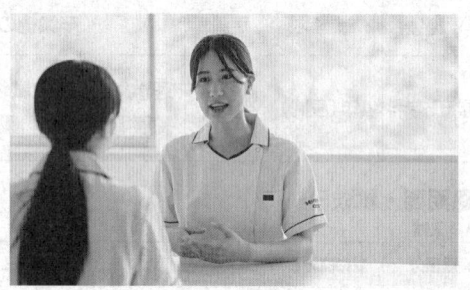

　作業療法士は、対象者に応じた作業活動を通して実生活に必要な心身の回復をサポートし、自立と社会参加を支援します。人との関係を基本とした心の通った温かい教育を心がけ、単なる知識を求めるだけでなく、人間性豊かな人材育成に取り組んでいます。

2023年度オープンキャンパス

●日程　（開始時間12:30〜）
[2023年]
10月8日(日)※、10月29日(日)※、
11月19日(日)、12月3日(日)
[2024年]
3月17日(日)、
3月23日(土):理学療法学科DAY、
3月24日(日):作業療法学科DAY、
3月31日(日)
◎学校見学随時受付中！事前にご連絡ください。
※入試対策セミナー 同時開催！

当日の流れ
STEP1　リハの魅力・本学院の魅力説明
STEP2　在学生による学院紹介
STEP3　体験学習
　　　　体験学習の内容は毎回異なります。
STEP4　保護者説明会
　　　　学生が体験学習を受けている間、保護者向けの説明会を開催します。
STEP5　個別面談／フリートーキング
　　　　仕事内容や、学生生活、学生支援制度について、気軽に相談ができます。

無料送迎
おおよそ学院から1時間半程度までの範囲でしたら送迎可能です。
<発着場所例>JR松江駅、JR出雲市駅、JR米子駅、JR三次駅、JR生山駅、
　　　　　　下熊谷バスセンター、三刀屋バス停
※高校や施設などその他の場所のご希望も伺います。お気軽にご相談ください。

●安定の就職実績！(2023年3月卒業生)
島根県立中央病院、安来第一病院、出雲市民病院、山口整形外科医院、やまもと整形外科クリニック、西部島根医療福祉センター、加藤病院、国立病院機構鳥取医療センター、広島中央リハビリテーション病院、福山リハビリテーション病院、北原リハビリテーション病院、淞南慶育病院　他多数 (順不同)

学校法人　福山医療学園
福山医療専門学校

【住所】〒721-0945　広島県福山市引野町南1-6-45
【TEL】0120-33-2980
【URL】https://fukuiryo.ac.jp/
【アクセス】JR東福山駅より徒歩20分
※東福山駅〜学校までの無料スクールバスが運行しています。

学生個別の理解度に合わせた徹底サポート!

親身な教員たちの全力指導、理想的な学習環境・充実の設備で国家試験合格、各種資格取得、就職に向け徹底サポート。
技術だけではなく医療人としての心も磨き、医療現場のスペシャリストとして活躍したいあなたを応援します。

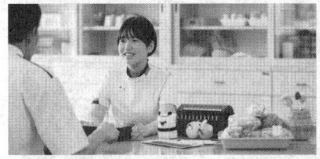

●作業療法学科(4年・40名)
作業療法は、人々の健康と幸福を促進するために、医療・保健・福祉・教育・職業などの領域で行われる作業に焦点を当てた治療・指導・援助を行います。作業とは対象となる人々にとって目的や価値を持つ生活行為を指します。例えば、子どもなら就学や遊びに向けて、主婦(夫)なら家事ができるように、お勤めの方なら仕事復帰ができるように、作業療法士はその人らしい暮らしができるようにこころとからだの両面から治療・指導・援助する専門家です。一人ひとりの視点に立ち、運動面・心理面・認知面などあらゆる角度から支援できる人材を育成します。

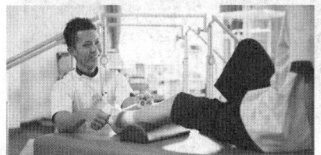

●理学療法学科(4年・40名)
身体に障がいを持つ人に、機能回復のための運動療法や、障がいや痛みを軽減するための物理療法をすることで患者さまの自立する力を引き出しながら支援のできる理学療法士を目指します。本校独自のカリキュラムと各授業ごとに到達目標を定めた国家試験対策プログラム、豊富な実習により確かな技術と知識を身につけ、さらに患者さまとの信頼関係を築くためのコミュニケーション能力も磨きます。また、本校ではスポーツリハビリテーションの基礎となる知識・技術も学びます。

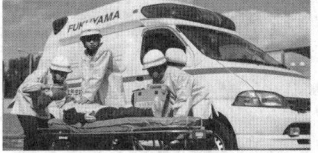

●救急救命学科(3年・30名)
病気や事故、災害などの現場にいち早く駆けつけ、救命処置を行う救急救命士。専任教員には救急救命士として救急現場で活躍した消防経験者等を配置し、学生の学習状況・苦手科目を把握し弱点分野を繰り返し補強する万全の国家試験対策と作文・面接指導、体力試験のためのトレーニングカリキュラムなども含めた公務員試験対策も入学初年度より実施します。豊富な学内実習や救命病院等での実習、また救急車同乗実習など救命処置の基礎から実践までをしっかりと習得します。

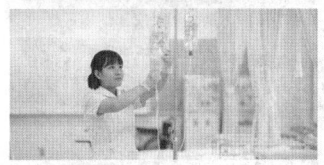

●看 護 学 科(3年・40名)
看護師に必要な自己・他者理解を深め、自主性と人間関係構築を目指す協同学習法(LTD学習法)を取り入れ、地域医療や地域看護学の基礎や、在宅・訪問看護のスキル等を習得し、3年間で地域に求められる看護師を目指します。学生一人ひとりに対して効果の上がる学習を学年担任とチューターの二重体制で手厚くサポートします。

【学校の特徴】

本校は、国家資格である作業療法士・理学療法士・救急救命士・看護師の養成校であり、国家資格取得を目指しています。各学科ともに、
①親しみやすく熱心な教員たちと学生との距離が近く、勉強・学生生活の悩み・就職についてなどの個別相談体制が充実。
②成績の推移を個別に分析し、弱点の克服から成績アップのための学生一人ひとりに合った指導。授業時間外でも質問や疑問点への解説や補習など、個別・グループ問わず専任教員が対応。
③1年次から始まる病院・施設での豊富な実習や校外授業。
④年々広がる医療現場のニーズに対応する学校として、学習環境の充実を実現。広々とした1号館校舎(4階建)と2号館校舎(3階建)内には最先端の機器を揃えた各教室に加え、蔵書数だけでも16,000冊を超え、医療系雑誌・映像資料・論文資料も多数揃う付属図書館は平日8:50〜17:00まで自由に利用可能。

などの点が魅力です。技術だけではなく医療職としての心も磨き、今後ますます高度化する医療・福祉分野の即戦力として活躍したいあなたを全力で応援します。
また、毎朝夕のスクールバス運行や200台収容の駐車場を設置し、実習費用も学校が負担するなど快適な通学・学習環境も整っています。
●作業・理学療法士になるために重要な「解剖学」・「生理学」は、難解な科目でもあります。そこで本校では二つの独立した科目を一体化させた「構造と機能」という科目とし、連携させて分かりやすく学べるよう配慮されています。理解を深めるため、4学科共に時間外学習を図書室や多目的ホールで行っています。

資格について
●目指す国家試験受験資格
・作業療法士、理学療法士、救急救命士、看護師

・就職支援
担任・就職担当教員が連携し、個別就職相談・アドバイス・面接指導など、学生一人ひとりの希望に沿った就職の実現のため、国家試験に向けての勉強の進捗具合を見ながら就職活動についても個別で対応しています。

○令和5年3月 卒業生就職実績
●救急救命学科(公務員業界)
雲南消防本部、浜田市消防本部、松山市消防局、福山地区消防組合消防局、広島市消防局、自衛隊(陸上・航空・海上)、岡山大学病院、岸和田徳州会病院
●作業療法学科・理学療法学科・看護学科(医療・福祉業界)
公立みつぎ総合病院、前原病院、寺岡記念病院、三宅会 グッドライフ病院、福山記念病院、南岡山医療センター、日本鋼管福山病院、藤井病院、福山市民病院、府中市民病院、小畠病院、山陽病院、榊原記念病院、JA尾道総合病院、尾道市立市民病院、脳神経センター 太田記念病院、寺岡整形外科病院、井野口病院、明神町リハ・整形クリニック、AOI七沢リハビリテーション病院、水永リハビリテーション病院、森本整形外科医院、ハッピーデイひかり苑、興生総合病院、因島医師会病院、廿日市記念病院、恒生病院、兵庫県立リハビリテーション中央病院、山口リハビリテーション病院、笠岡第一病院、倉敷中央病院、荒木脳神経外科病院、亀川病院

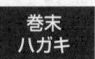

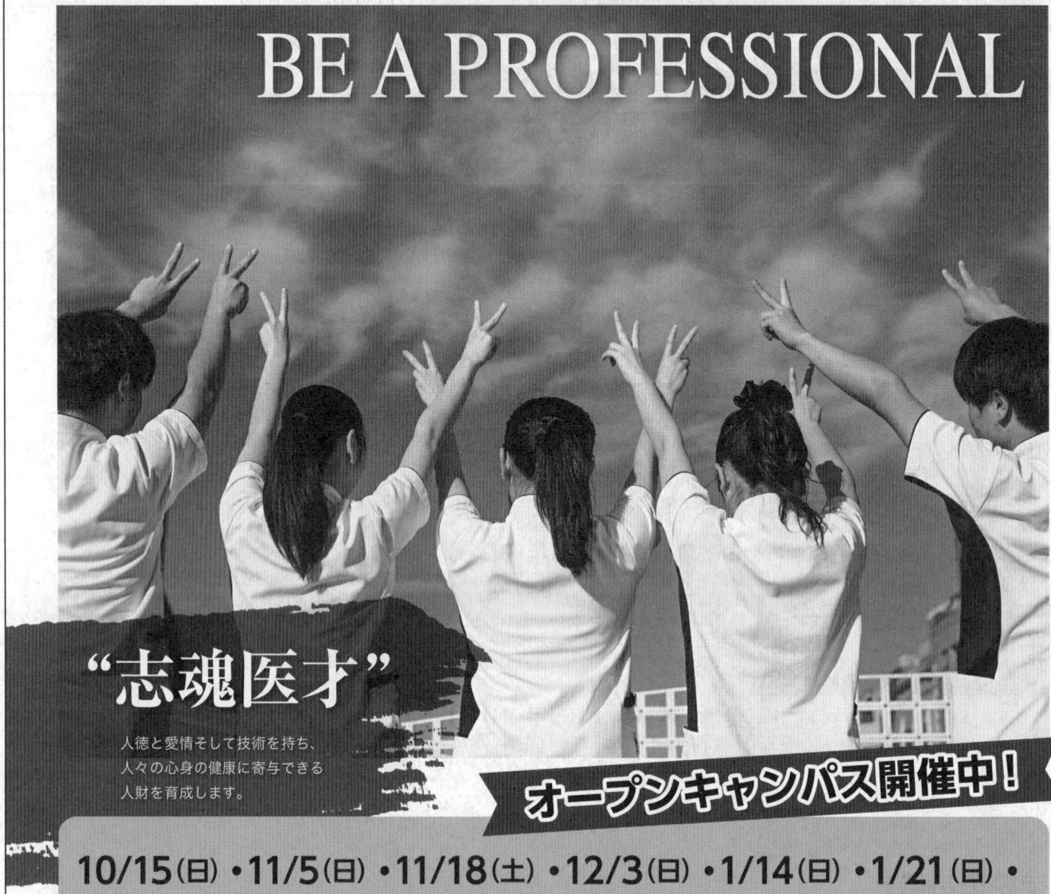

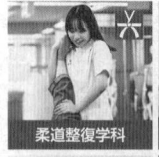
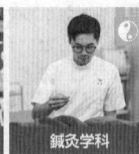
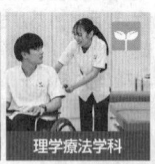
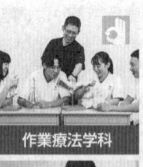
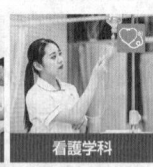

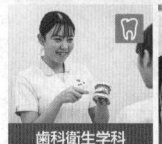
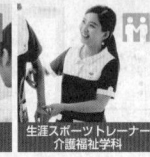
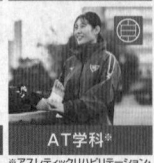
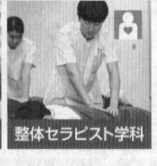
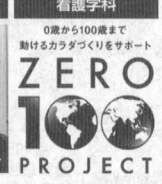
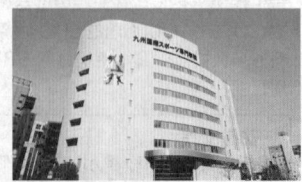
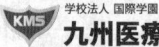

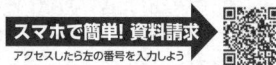
夢の実現は茨城北西看護専門学校から!!

『一人ひとりと向き合う』

　当校は、豊かな自然に囲まれた広々とした校舎、充実した実習環境で、学生一人ひとりが看護の道を探求し、看護師として歩んでいけるようしっかりサポートしています。他者を思いやり、慈しむ心を持つことができるやさしさと自ら考え判断し、行動できる学生の育成に力を入れています。

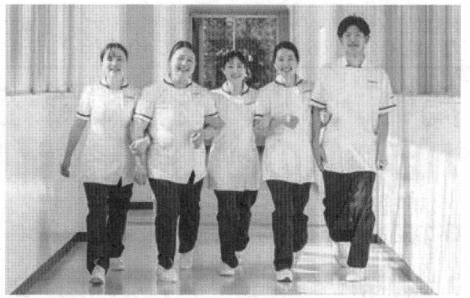

●出願期間・試験日

入学試験区分	出願期間	試験日
第1回推薦入試	令和5年9月15日(金)〜令和6年1月25日(木)まで願書を受け付けます。希望する試験日の2日前までに願書を提出してください。(なお、学校窓口での土・日・祝日及び12月29日〜1月4日は受け付けいたしません)※1:第4回までに定員が充足された場合は実施しません。実施の有無は2月初旬にホームページでお知らせいたします。※2:入学手続きとは入学金を振り込むことです。	令和5年10月 2日(月)
第2回推薦入試 第1回一般入試		令和5年10月14日(土)
第3回推薦入試 第2回一般入試		令和5年11月 2日(木)
第3回一般入試		令和5年12月13日(水)
第4回一般入試		令和6年 1月27日(土)
第5回一般入試※1		令和6年 3月 7日(木)

<合格実績>

第112回看護師国家試験全員合格！
（令和4年度卒業生28名）

<主な学生支援制度など>

・各病院の奨学金制度の説明会開催
・常陸大宮駅から学校間のバス定期券の半額を補助
・一人暮らし学生には毎月20,000円の支援金支給
・令和6年入学生「専門実践教育訓練給付制度」対象

学校法人志村学園　茨城北西看護専門学校

〔所在地〕〒319-2131 茨城県常陸大宮市下村田2304－4　〔TEL〕0295-54-1422　〔URL〕https://ihnc.ac.jp

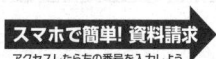
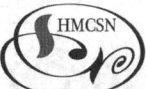

日立メディカルセンター看護専門学校

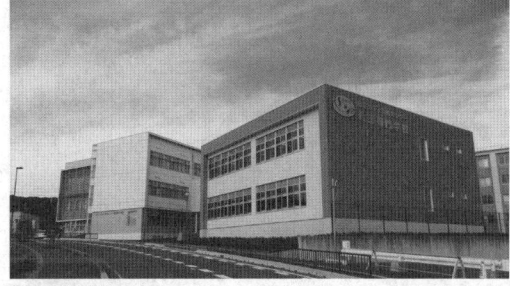

　本校は、昭和45年に開校して約半世紀、地域に密着した看護師養成の専門学校です。令和2年4月から、看護師養成3年課程（全日制）の新たな専門学校となり、1学年定員80人、全学年合計240人の学生が、快適な学びの環境の中で看護師を目指しています。急速に進むICT環境への対応やタブレット端末を活用したわかりやすい授業、身近なエリアでできる充実した実習などで、学生の着実な成長と夢の実現を支援しています。

●看護学科

	日程		時間	
オープンキャンパス	令和5年 9月16日(土)		10：00〜11：30	
	令和5年11月25日(土)		10：00〜11：30	
	令和6年 3月21日(木)		10：00〜11：30	

	試験区分	出願期間	入学試験日	合格発表日
入 学 試 験	指定高校推薦入試 一般高校推薦入試 地域特定推薦入試	令和5年 9月 8日(金)〜20日(水)	令和5年10月 3日(火)	令和5年10月10日(火)
	一 般 入 学 試 験	令和6年 1月 5日(金)〜12日(金)	令和6年 1月23日(火)	令和6年 1月30日(火)
	一般入学試験二次募集※	令和6年 2月 2日(金)〜 8日(木)	令和6年 2月13日(火)	令和6年 2月19日(月)
	一般入学試験三次募集※	令和6年 2月26日(月)〜3月1日(金)	令和6年 3月 5日(火)	令和6年 3月 8日(金)

※入試の結果により入学定員に満たないときは、一般入試の二次募集及び三次募集を実施します。

詳しくは下記へ直接お問い合わせください。
〒317-0066　茨城県日立市高鈴町1-4-10　　TEL 0294-59-3200

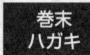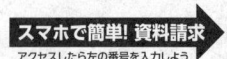
埼玉医療福祉会看護専門学校

〔所在地〕〒350-0495 埼玉県入間郡毛呂山町大字毛呂本郷38番地　〔URL〕https://www.saitama-mwa.or.jp/kango/
〔電　話〕049-276-2055　〔FAX〕049-276-2058　〔E-mail〕moro.nurs.col@bj.wakwak.com

高いレベルの医療知識・技術と生命の大切さを感じ取れる バランスのとれた看護師をめざす

　埼玉医科大学グループとしての本校では、21世紀を担う看護師として、基本的に必要とする専門的な医療・看護の知識・技術を修得し、病める人々に信頼される人間性豊かで社会に貢献しうる有能な人材の育成を目指しています。

　本校に隣接する埼玉医科大学病院の医療・看護の優れた教育環境のもとで各分野における充実した講義や実習指導を実施しています。

　未来ある看護への道に、意欲ある若人との出会いを心からお待ちしています。

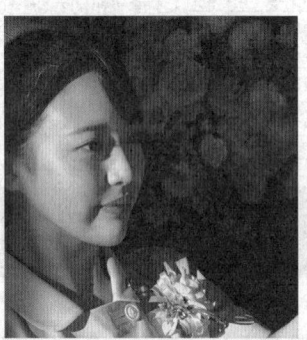

学部・学科・コース

看護学科(昼3年・男女)

奨学金制度

埼玉医療福祉会奨学金
日本学生支援機構
高等教育の修学支援新制度

入試日程

看護学科(全日制3年課程)

学校推薦型選抜試験 社会人特別選抜試験	令和5年10月28日(土)
一般選抜試験Ⅰ期	令和6年1月20日(土)
一般選抜試験Ⅱ期	令和6年2月17日(土)

アクセス

<電車をご利用の場合>
JR東日本八高線毛呂駅徒歩5分
東武東上線(坂戸乗換)池袋より約60分
東武越生線、東毛呂駅下車徒歩20分
(埼玉医大行、有料バス利用可)
<車をご利用の場合>
関越・圏央自動車道、鶴ヶ島インターより
10km、約20分

 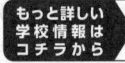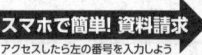
創立45年目の伝統校で医療技術者を目指そう!

設置学科

歯科技工士	30名	2年
歯科衛生士	50名	3年
臨床検査技師	80名	3年

取得資格

歯科技工士国家試験受験資格
歯科衛生士国家試験受験資格
臨床検査技師国家試験受験資格

学校見学会・入試説明会
10/7(土)、10/28(土)、11/18(土)

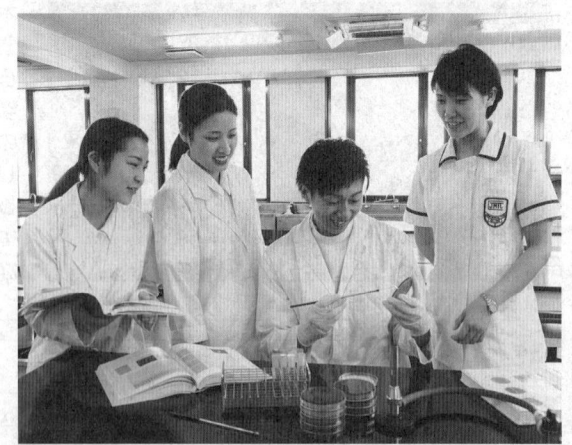

厚生労働大臣指定　専修学校

日本歯科学院専門学校・日本医療学院専門学校

〒577-0803　東大阪市下小阪4-12-3　　日本歯科学院専門学校　06-6722-5601
　　　　　　　　　　　　　　　　　　　日本医療学院専門学校　06-6723-1441
[FAX] 06-6722-5603(両校共通)　　[URL] https://www.jdm.ac.jp　　[E-mail] office@jdm.ac.jp

【理学療法学科】【作業療法学科】
昼間／3年制

～思いやりの心と確かな技術を～

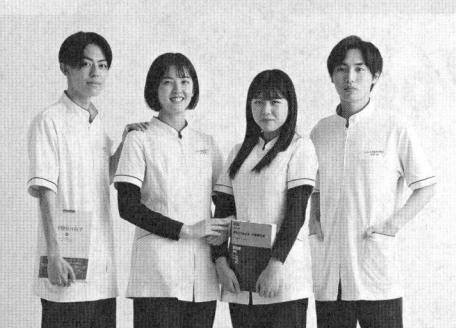

伯鳳会グループ2024年度　奨学生募集

作業療法学科　5名募集

月額5万円
入学金30万円免除
年間20万円補助

【 2024年度 入試日程 】

入試区分	試験日	出願期間
指定校推薦・推薦 社会人	令和5年 10/21(土)	令和5年 10/ 2(月)～ 10/14(土)
ＡＯ エントリー〆 試験日の5日前	令和5年 9/16(土)	令和5年 10/ 2(月)～ 10/10(火)
	令和5年 10/28(土)	令和5年 11/13(月)～ 11/20(月)
	令和5年 11/18(土)	令和5年 12/ 4(月)～ 12/11(月)
	令和5年 12/16(土)	令和6年 1/ 4(木)～ 1/11(木)
一般A・社会人	令和5年 12/16(土)	令和5年 11/27(月)～12/ 9(土)
一般B・社会人	令和6年 1/20(土)	令和6年 1/ 4(木)～ 1/13(土)
一般C・社会人	令和6年 3/ 3(日)	令和6年 2/13(火)～ 2/24(土)

オープンキャンパス開催中！

 医療法人　伯鳳会 **はくほう会医療専門学校赤穂校**

〒678-0203　兵庫県赤穂市元町5番地9　〔TEL〕0791-45-1117　〔URL〕http://hakuho-isen.ac.jp

---

愛媛で唯一！「歯科衛生士」に特化した、伝統校ならではの信頼と実績。

歴史と実績のある伝統校

1980年の開校以来、43年間で1,600人以上の卒業生を輩出している歯科衛生士養成の伝統校です。

歯科衛生士に必要な能力が全て身につく 本校独自のカリキュラム

・全員受験・全員合格を叶える専門講師による独自の国家試験対策
・「介護職員初任者研修」「メディカルクラーク（歯科）」の取得でトリプルライセンス
・講義と実習全ての学びを繋げる「歯科医療総論」
・実践力が身につく充実した実習スケジュール

有効求人倍率は21倍（愛媛県内求人倍率は約5倍）

愛媛県歯科医師会、松山市歯科医師会のバックアップと、責任ある指導、斡旋により「納得の就職」ができます。

オープンキャンパス開催中!!				
2023年の開催日	10月14日(土)	2024年の開催日	1月20日(土)
	11月11日(土)		2月17日(土)
	12月16日(土)		3月16日(土)

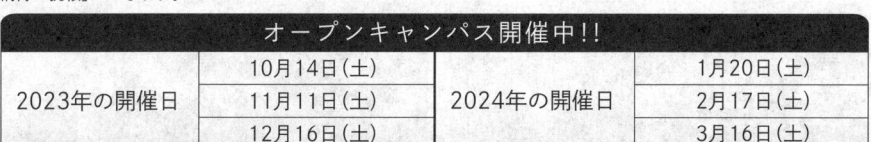

フリーダイヤル、ホームページ、LINEから予約できます。

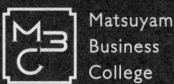 Matsuyama Business College

学校法人 松山ビジネスカレッジ
松山歯科衛生士専門学校

☎**0120-086-406**
https://mdh.mbc1946.ac.jp
〒790-0063 愛媛県松山市辻町1-33

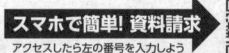
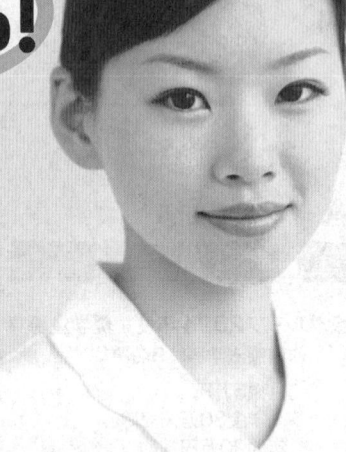
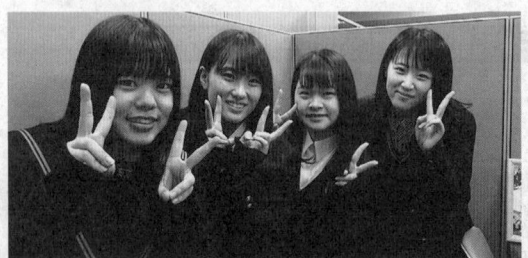
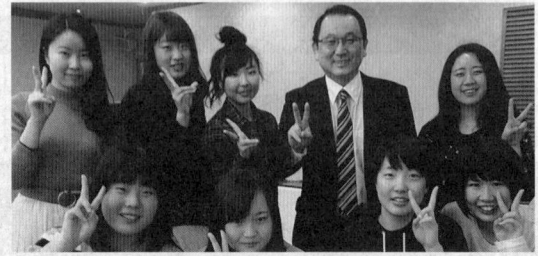

全国約1200校 2025年度入試情報一挙掲載

PC画面

『看護・医療系学校入学全ガイド』はWEBサイト『看護医療進学ネット』のWEB企画になります。

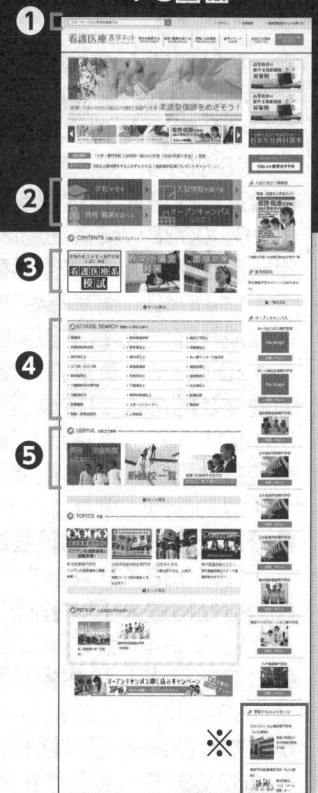

時代のニーズに合わせて冊子からWEBサイトにリニューアル!

特 色

「看護・医療系学校入学全ガイド」は創刊1981年(誌歴40余年)と看護・医療系ガイド情報誌として最古の伝統を誇り、全国の高等学校教員・生徒、看護・医療系を目指す社会人の方々から大変好評をいただいておりましたが、弊社オリジナルの看護・医療分野に特化した「看護医療進学ネット」リニューアルに伴い統合することになりました。
全国の看護・医療系教育機関の学校情報、入試情報を網羅した「看護・医療系学校入学全ガイド」の特徴は継続し、「看護医療進学ネット」にて学校・入試情報が閲覧できるようにいたします。

機 能 (予 定)

❶ フリーワード検索　　　❹ 職業から学校を探す
❷ 目的別カテゴリーボタン　❺ お役立ちコンテンツ
❸ 入試対策　※学校からのメッセージ … ページが更新されると表示されます。

進路・学校情報をらくらくゲット! パンフをお取り寄せ、プレゼントももらえる!

さんぽう 進学ネット 会員募集中 登録・利用すべて無料

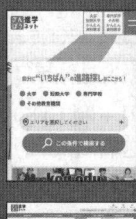

スマートフォンから
このQRコードからアクセス! ▶▶▶

パソコンから　https://www.sanpou-s.net/
「さんぽう進学ネット」で検索!

| さんぽう進学ネット | 検索 |

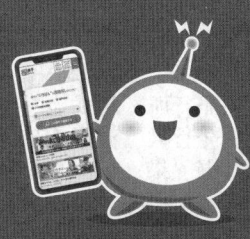

会 員 登 録 の 方 法

1 スマートフォン、パソコンから「さんぽう進学ネット」にアクセス!

3 「メールアドレスで新規登録する」ボタンをクリック!

2 ログイン・登録ボタンをクリックしてみよう!

4 登録情報を入力しよう!

登録完了!

登録情報を確認して、送信ボタンを押すと、仮登録完了のメールが届くよ。そこに書いてあるURLをクリックすると

DT-914050

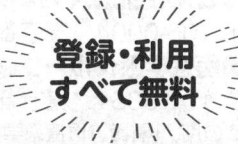

ご指導・ご協力いただいた国家資格関連団体

●一般社団法人 日本臨床衛生検査技師会
〒143-0016　東京都大田区大森北 4-10-7　Tel 03-3768-4722

●公益社団法人 日本診療放射線技師会
〒108-0073　東京都港区三田 1-4-28 三田国際ビル 22 階　Tel 03-4226-2211

●公益社団法人 日本理学療法士協会
〒106-0032　東京都港区六本木 7-11-10　Tel 03-6804-1422

●一般社団法人 日本作業療法士協会
〒111-0042　東京都台東区寿 1-5-9 盛光伸光ビル 7 階　Tel 03-5826-7871

●公益社団法人 日本鍼灸師会
〒170-0005　東京都豊島区南大塚 3-44-14-2 階　Tel 03-5944-5089

●公益社団法人 日本柔道整復師会
〒110-0007　東京都台東区上野公園 16-9　Tel 03-3821-3511

●公益社団法人 日本視能訓練士協会
〒101-0044　東京都千代田区鍛冶町 1-8-5 新神田ビル 2 階　Tel 03-5209-5251

●公益社団法人 日本義肢装具士協会
〒113-0033　東京都文京区本郷 5-32-7 義肢会館 202　Tel 03-5842-5457

●公益社団法人 日本臨床工学技士会
〒113-0034　東京都文京区湯島 1-3-4 KT お茶の水聖橋ビル 5 階　Tel 03-5805-2515

●公益社団法人 日本歯科衛生士会
〒169-0072　東京都新宿区大久保 2-11-19　Tel 03-3209-8020

●公益社団法人 日本歯科技工士会
〒162-0846　東京都新宿区市谷左内町 21-5 歯科技工士会館　Tel 03-3267-8681

●一般社団法人 日本言語聴覚士協会
〒162-0814　東京都新宿区新小川町 6-29 アクロポリス東京 9 階　Tel 03-6280-7629

●一般財団法人 日本救急医療財団
〒113-0034　東京都文京区湯島 3-37-4 HF 湯島ビルディング 7 階　Tel 03-3835-1199

●公益社団法人 日本栄養士会
〒105-0004　東京都港区新橋 5-13-5 新橋 MCV ビル 6 階　Tel 03-5425-6555

●医進学園グループ（入試全般・国家試験対策）
〒101-0051　東京都千代田区神田神保町 2-2-31-B1F　Tel 03-3230-0212

この度、「看護・医療系学校最新入学全ガイド」におきまして、ご指導賜りましたことを厚く御礼申し上げます。

> 本誌内容の最新情報は「看護医療進学ネット」を御参照ください。

看護・医療系学校最新入学全ガイド2024	2023年9月26日　発行

発行所　株式会社　さんぽう　　　　　　　　定価1,300円（本体 1,182円＋税10%）
発行人　渡邉王雄　　　　　　　　　　　　　　　　　　　　　（送料 450円）
編　集　（株）さんぽう　看護医療進学研究会

〔東京本社〕〒151-0061　東京都渋谷区初台1-31-16　初台壱番館ビル　　Tel(03)3378-7111(代)　Fax(03)3373-0880
〔仙台営業所〕〒983-0852　宮城県仙台市宮城野区榴岡4-13-20ミトビルB4階　Tel(022)292-0771(代)　Fax(022)295-0710
〔新潟営業所〕〒950-0087　新潟県新潟市中央区東大通2-1-20　　　　　　　Tel(025)245-5546(代)　Fax(025)244-5588
　　　　　　　　　　　　　　ステーションプラザ新潟ビル4階
〔名古屋支社〕〒464-0075　愛知県名古屋市千種区内山3-10-17　　　　　　Tel(052)733-6010(代)　Fax(052)733-6009
〔大阪支社〕〒532-0012　大阪府大阪市淀川区木川東2-5-35　　　　　　　Tel(06)6300-7039(代)　Fax(06)6300-7560
〔広島営業所〕〒732-0054　広島県広島市東区愛宕町4-1-201　　　　　　　Tel(082)568-2323(代)　Fax(082)568-2329
〔福岡支社〕〒812-0013　福岡県福岡市博多区博多駅東1-1-33はかた近代ビル3階　Tel(092)436-3538(代)　Fax(092)436-3539
　　　　　　　　　　　　　　　　　　　　　　　　（振替）00150(7)49420　株式会社　さんぽう

編　集　株式会社　現代企画センター　　　〒151-0061　東京都渋谷区初台1-28-2
　　　　　　　　　　　　　　　　　　　　　Tel(03)3379-6611(代)　Fax(03)3379-6129

発売元　株式会社　星雲社（共同出版社・流通責任出版社）　〒112-0005　東京都文京区水道1-3-30
　　　　　　　　　　　　　　　　　　　　　　　　　　　Tel(03)3868-3275　FAX(03)3868-6588

K-DEJJ,629050★
ISBN978-4-434-32418-5 C3547 ¥1182E

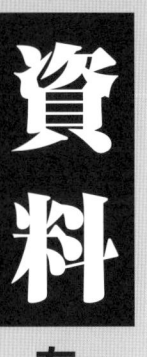

資料

をもらおう！

校内学案　入学項要　請求はこのハガキで

看護・医療系学校最新入学全ガイド2024　(株)さんぽう

料金受取人払郵便

長田局承認

390

差出有効期間
2025年9月25日まで

（切手は貼らず
にこのまま
お出しください）

郵便はがき

653-8790

神戸市長田区大谷町2-6-2

神戸常盤大学

入試広報課 行

フリガナ				
氏名 name				男・女
住所 address	〒□□□-□□□□			
	都道府県市			
	☎ ( ) －			
E-mail				
高校名 高等学校	都道府県私立			
課程 科	年 組	担任 先生		

※ご記入いただいた個人情報は、進学情報をお送りするためにのみ使用し、当該目的以外での使用、第三者への提供は一切行っておりません。

看護・医療系学校最新入学全ガイド2024　(株)さんぽう

料金受取人払郵便

豊島局承認

4165

差出有効期間
2025年9月25日まで

●切手不要

郵便はがき

170-8780

133

東京都豊島区
東池袋3-6-1

学校法人

東京電子専門学校

入学相談室 行

フリガナ			男・女	☎ ( ) －
氏名			歳	E-mail @
フリガナ				
住所	〒 都道府県			
高校名	道県都府私 立	高校	課程 科	学年 卒3年2年1年

※ご記入いただいた個人情報は、進学情報をお送りするためにのみ使用し、当該目的以外での使用、第三者への提供は一切行っておりません。

(株)さんぽう

入学案内資料請求ハガキ

下記のアンケートにお答え下さい。
＜該当する項目に○印をつけて下さい＞

1. あなたは本学を知っていましたか？（1つだけ）
   a.よく知っていた　b.校名は聞いたことがあった　c.今回はじめて知った

2. 興味を持った学科を教えてください。
   a.医療検査学科　b.診療放射線学科　c.口腔保健学科
   d.看護学科　e.こども教育学科

3. 現在のあなたの第1希望進路は？
   a.大学　b.短期大学　c.専門学校　d.その他（　　　）

4. あなたは本学についてどのようにお考えですか？
   a.第1志望として考えている。
   b.第1志望ではないが、受験対象校として考えている。
   c.今回関心を持ったので、もっと詳しい内容を知りたい。

5. 本学以外で興味を持っている学校を教えてください。
   大学・短大・専門学校　学部学科・コース
   大学・短大・専門学校　学部学科・コース
   大学・短大・専門学校　学部学科・コース

6. その他質問などございましたらご自由にお書きください。

※ご協力ありがとうございました。早速案内書をお送りいたします。

看護・医療系学校最新入学全ガイド2024　(株)さんぽう

きりとりせん

神戸常盤大学　1

東京電子専門学校　2

きりとりせん

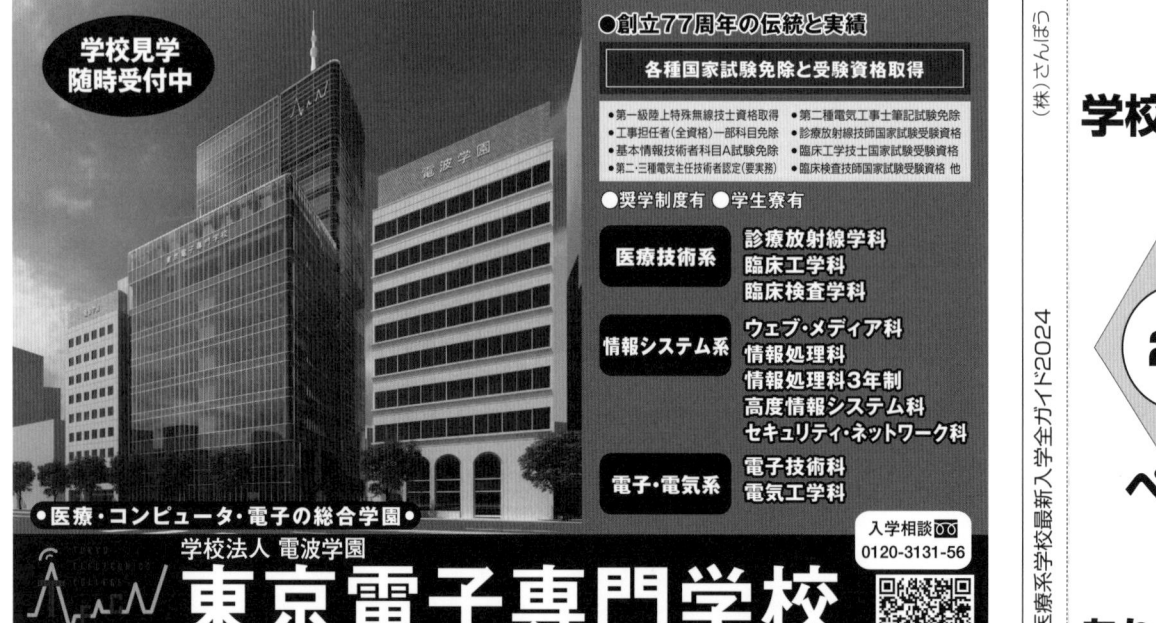

看護・医療系学校最新入学全ガイド2024　(株)さんぽう

まとめて資料請求できるハガキ

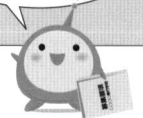

6校以上で
もれなくプレゼントが
もらえるよ!

看護・医療系学校最新入学全ガイド 2024

下記の学校(本誌掲載校)案内をご希望の方は、希望校の資料希望欄の□に✓印をつけてお送りください。
折り返し案内書をお送りします。(ただし、✓印は10校まで)
※校名は地域別の50音順。代金は送料共の代金です。
※専用ハガキがある学校は、巻末の専用ハガキをご活用ください。

地域	資料希望	資料請求番号	学校名	料金	専用ハガキ
大 学					
茨城		508300	つくば国際大学	無料	
栃木		508800	足利大学	無料	
東京		520200	聖路加国際大学	無料	
神奈川		587600	湘南鎌倉医療大学	無料	
愛知		538300	愛知医科大学 看護学部	無料	
		542600	日本福祉大学	無料	
		542800	藤田医科大学	無料	
京都		547000	明治国際医療大学	無料	
大阪		589900	大阪歯科大学 看護学部※	無料	
		590000	大阪歯科大学 医療保健学部	無料	
		550700	関西福祉科学大学	無料	
		587900	滋慶医療科学大学	無料	
		575700	森ノ宮医療大学	無料	
兵庫		576300	神戸常盤大学	無料	1
短期大学					
東京		195600	新渡戸文化短期大学 臨床検査学科	無料	
大阪		635100	関西女子短期大学	無料	
奈良		640000	大和大学白鳳短期大学部	無料	
専門学校・養成施設					
宮城		125600	仙台保健福祉専門学校	無料	
福島		133700	太田看護専門学校	無料	
		134800	国際医療看護福祉大学校	無料	
茨城		441700	茨城北西看護専門学校	無料	
		459200	日立メディカルセンター看護専門学校	250円	
		422300	医療専門学校 水戸メディカルカレッジ	無料	
群馬		148000	太田医療技術専門学校	無料	
埼玉		416400	葵メディカルアカデミー	無料	
		158100	埼玉医療福祉専門学校	無料	
		162600	埼玉医療福祉会看護専門学校	無料	
		158800	埼玉歯科技工士専門学校	無料	
千葉		165100	国際医療福祉専門学校(千葉校)	無料	

※2024年4月 開設予定

地域	資料希望	資料請求番号	学校名	料金	専用ハガキ
東京		193771	東京電子専門学校	無料	2
		210571	早稲田速記医療福祉専門学校	無料	
神奈川		212200	おだわら看護専門学校	無料	
新潟		225200	新潟薬科大学附属医療技術専門学校	無料	
静岡		250200	静岡医療科学専門大学校	無料	
愛知		264100	中部看護専門学校	無料	
		265100	中部リハビリテーション専門学校	無料	
		274100	専門学校日本聴能言語福祉学院	無料	
岐阜		244100	朝日大学歯科衛生士専門学校	無料	
三重		405800	伊勢志摩リハビリテーション専門学校	無料	
大阪		426700	大阪医療看護専門学校	無料	
		290900	大阪医療技術学園専門学校	無料	
		291100	大阪医療福祉専門学校	無料	
		296000	大阪ハイテクノロジー専門学校	無料	
		297700	大阪保健福祉専門学校	無料	
		394300	新大阪歯科衛生士専門学校	無料	
		304800	新大阪歯科技工士専門学校	無料	
		307300	東洋医療専門学校	無料	
		308600	日本医療学院専門学校	無料	
		309100	日本歯科学院専門学校	無料	
兵庫		401200	はくほう会医療専門学校赤穂校	無料	
鳥取		442600	鳥取市医療看護専門学校	無料	
島根		432100	出雲医療看護専門学校	無料	
		330000	島根リハビリテーション学院	無料	
岡山		451800	美作市スポーツ医療看護専門学校	無料	
広島		338000	福山医療専門学校	無料	
愛媛		354300	松山歯科衛生士専門学校	無料	
福岡		420500	九州医療スポーツ専門学校	無料	
長崎		―	長崎リハビリテーション学院	★	
予備校					
兵庫		800400	栄進看護医療ゼミナール	無料	
		802200	神戸看護受験セミナー	無料	

★デジタルパンフレットをHPよりご確認ください。

✍ アンケートにお答えください
※資料請求6校以上で1枚、アンケートご回答で1枚、図書カードを差し上げます! 詳しくは裏面を見てください。

1. 本誌を何で知りましたか? さんぽうの注文はがき・書店で・ホームページ・その他( )

2. 本誌を購入したきっかけは?

3. 役に立ったページ

4. 役に立たなかったページ

5. 希望する特集・記事・情報はありますか?

*ご回答ありがとうございました。

ハガキのキリトリ線

151-8715

代々木郵便局　私書箱10号
（東京都渋谷区初台1-31-16）

株式会社 さんぽう

入学案内書係 行

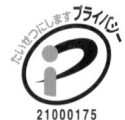

情報誌番号　5451

フリガナ					男 ・ 女
氏　名	姓		名		歳

住　所	〒　－
	都道 府県　　　　　市区 　　　　　　　郡町

電　話	ー　　　　　ー

高　校	（所在地）　　　　　都道 　　　　　　　　　府県	[国・都・道・府 ・県・市・私] 立	（学校名）　　　　高等 　　　　　　　学校

課　程	科　　　　　年　　　　組	20（　　）年　卒業 　　　　　　　　卒業見込み

今後、さんぽうからの資料送付を希望しない方は右記の□に✓印をつけてください。	□ 希望しない

資料（本体・送料）が有料の場合、送付を希望しない方は右記の□に✓印をつけてください。	□ 希望しない

さんぽう進学ネットの会員登録・無料メールマガジン購読を希望する場合は、メールアドレスを記入して下さい。
（　　　　　　　　　　　　　＠　　　　　　　　　　　　　）

さんぽう資料請求ハガキで プレゼントをもらおう!! 高校生限定

学校資料請求（6校以上）なら

図書カード NEXT
500円
1枚

学校資料請求 ＋
アンケート回答なら

図書カード NEXT
500円
図書カード NEXT
500円
2枚

アンケート回答なら

図書カード NEXT
500円
1枚

このハガキを使って6校以上資料請求をした人に1枚、アンケートにお答えいただいた人に1枚（両方の場合は2枚）「全国共通図書カード」500円分をもれなくプレゼントします!

応募締切日：2024年7月31日まで（当日必着）

記入項目に記入モレなどの不備があった場合、また不正やいたずらと判断した場合は、資料やプレゼントはお送りできませんのでご注意ください。

スマートフォン から資料請求

資料請求は、下のQRコードを読み取って、希望の学校を選ぶだけ!!

ハガキのキリトリ線